Robert A. Novelline

Squire's
Radiologie

2. Auflage

Robert A. Novelline, M. D.

Squire's Radiologie

Grundlagen
der klinischen Diagnostik
für Studium und Praxis

Zweite, überarbeitete
und erweiterte Auflage

Deutsche Bearbeitung
Prof. Dr. med. Andreas Heuck

Mit 1377 Abbildungen

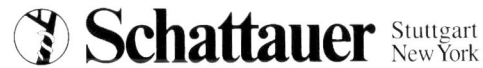 Schattauer Stuttgart New York

Robert A. Novelline, M.D.
Professor of Radiology, Harvard Medical School
Direktor, Emergency Radiology
and Director, Undergraduate Radiology Education
Department of Radiology
Massachusetts General Hospital
Boston, Massachusetts 02114-2698

Prof. Dr. med. Andreas Heuck
Radiologisches Zentrum München-Pasing
Pippinger Str. 25
81245 München

Titel der Originalausgabe:

Squire's Fundamentals of Radiology, Fifth Edition.
Robert A. Novelline, M.D.
Harvard University Press. Cambridge, Massachusetts, and London,
England 1997

First edition entitled *Fundamentals of Roentgenology*
Copyright © 1964 by the Commonwealth Fund
Second, third, and fourth editions entitled *Fundamentals* of *Radiology*
Copyright © 1975, 1982, 1988 by the President and Fellows of
Harvard College

Fifth edition entitled Squire's Fundamentals of Radiology
Copyright © 1997 by the President and Fellows of Harvard College

Die vorliegende Übersetzung der 5. Auflage erscheint in Vereinbarung mit
Harvard University Press

Die Deutsche Bibliothek – CIP-Einheitsaufnahme
Ein Titeldatensatz für diese Publikation ist bei Der Deutschen Bibliothek
erhältlich.

Besonderer Hinweis:

Die Medizin unterliegt einem fortwährenden Entwicklungsprozeß, so daß alle Angaben, insbesondere zu diagnostischen und therapeutischen Verfahren, immer nur dem Wissensstand zum Zeitpunkt der Drucklegung des Buches entsprechen können. Hinsichtlich der angegebenen Empfehlungen zur Therapie und der Auswahl sowie Dosierung von Medikamenten wurde die größtmögliche Sorgfalt beachtet. Gleichwohl werden die Benutzer aufgefordert, die Beipackzettel und Fachinformationen der Hersteller zur Kontrolle heranzuziehen und im Zweifelsfall einen Spezialisten zu konsultieren. Fragliche Unstimmigkeiten sollten bitte im allgemeinen Interesse dem Verlag mitgeteilt werden. Der Benutzer selbst bleibt verantwortlich für jede diagnostische oder therapeutische Applikation, Medikation und Dosierung.

In diesem Buch sind eingetragene Warenzeichen (geschützte Warennamen) nicht besonders kenntlich gemacht. Es kann also aus dem Fehlen eines entsprechenden Hinweises nicht geschlossen werden, dass es sich um einen freien Warennamen handelt.

© 2001 by F.K. Schattauer Verlagsgesellschaft mbH, Stuttgart, Germany
E-Mail: info@schattauer.de
Internet: http://www.schattauer.de
Printed in Germany

Umschlaggestaltung: Bernd Burkart
Satz: Satzpunkt Bayreuth GmbH, Bayreuth
Druck, Einband: Mayr Miesbach Druckerei und Verlag GmbH, Miesbach
Gedruckt auf chlor- und säurefrei gebleichtem Papier.

ISBN 3-7945-1872-1

To the memory of
Dr. Richard Schatzki
with grateful appreciation
for his inspiration
and example

Vorwort zur Originalausgabe

Bei der Vorbereitung dieses Lehrbuches war es mein wichtigstes Anliegen, Gestaltung und Intention der früheren Auflagen beizubehalten, die auf meine Kollegin, Mentorin und Freundin Dr. Lucy Frank Squire zurückgehen. Über mehr als ein Vierteljahrhundert haben ihre *Fundamentals of Radiology* Medizinstudenten auf logische und unterhaltsame Weise in die Grundlagen der diagnostischen Radiologie eingeführt. Aufgrund der im letzten Jahrzehnt erzielten signifikanten technischen Fortschritte im Bereich der bildgebenden Verfahren und der gleichzeitigen Veränderungen im Gesundheitswesen habe ich in diese neue Auflage Hunderte von aktuellen Bildbeispielen und etliche neue Themenbereiche aufgenommen. Studenten, die sich auf ihre Tätigkeit in der klinischen Medizin vorbereiten, müssen die heute verfügbare breite Spanne an bildgebenden diagnostischen Verfahren kennen und natürlich die Indikationen für diese Untersuchungen sowie ihren Platz in der Reihenfolge der für ihre Patienten geeigneten Diagnostik. Nahezu alle neuen Bildbeispiele in dieser Auflage wurden von Studenten meiner eigenen Radiologiekurse an der Harvard Medical School getestet.

Wie die vorhergehenden Auflagen soll auch dieses Buch eine Einführung für Medizinstudenten in die Radiologie sein. Es kann sicherlich auch für diejenigen eine Leitlinie sein, die in mit der Radiologie verwandten Berufen tätig sind. Die erweiterte Umfang der fünften Auflage ist vor allem auf die Einarbeitung zahlreicher neuer Lehrbeispiele mit Bildern aus den Bereichen Computertomographie, Ultraschall, MR-Tomographie und computerberechneten Rekonstruktionsbildern zurückzuführen. In den letzten zehn Jahren wurden zahlreiche konventionelle Röntgenaufnahmen und Tomographien sowie durchleuchtungsgezielte und angiographische Untersuchungen durch schnellere und genauere Schichtbildverfahren ersetzt, die häufig weniger kosten als die von ihnen ersetzten Untersuchungen und darüber hinaus einfacher und für die Patienten weniger belastend durchzuführen sind.

Die Leser früherer Auflagen mußten für die Grundlagen der Röntgenanatomie und der Schnittbildanatomie, die für das Erlernen der Radiologie notwendig sind, auf andere Lehrbücher zurückgreifen. Deshalb habe ich in diese Auflage ein neues Kapitel zur Röntgen- und Schnittbildanatomie aufgenommen, darüber hinaus eine Einführung in Gefäßanatomie und Neuroanatomie in den neuen Kapiteln zur Gefäßradiologie und Neuroradiologie. Heutzutage wird immer wieder darauf hingewiesen, wie wichtig allgemeinärztliche Aspekte für die zukünftigen Ärzte sind, und um dem Rechnung zu tragen, wurde diese Auflage unter anderem um die spezielle Bildgebung bei Frauen, Männern und Kindern erweitert. Zusätzlich entstand ein Kapitel über die interventionelle Radiologie, um den Leser mit den zahlreichen Biopsieverfahren und interventionellen Therapieverfahren vertraut zu machen, die heutzutage von Radiologen durchgeführt werden.

Um dem Bedürfnis nachzukommen, verschiedene radiologische Untersuchungsräume vorzuführen, habe ich in die vorliegende Auflage einige Fotos eingefügt, die Patienten während einer Untersuchung zeigen. Es wurde auch auf die Eindrücke von Patienten während verschiedener Untersuchungen eingegangen, damit die Studenten ihre Patienten besser vorbereiten können.

Um das zunehmende Wissen der Studenten zu überprüfen, sind in viele Kapitel sog. „Unbekannte" eingearbeitet, zu denen die Antworten am Ende des Buches gegeben werden. Es empfiehlt sich, dieses Buch kontinuierlich vom Anfang bis zum Ende zu lesen, da Prinzipien, Konzepte und Methoden aufeinander aufbauend abgehandelt werden.

Meine größte Hoffnung ist es, daß die Leser mit diesem Buch wirklich die Grundlagen der Radiologie erlernen und daß das, was sie lernen, ihnen bei der Versorgung ihrer Patienten wirklich hilft. Wie bei den früheren Auflagen gebe ich nachfolgend meine Adresse an, in der Hoffnung, daß mir die Leser ihre kritischen Kommentare und Anmerkungen zu diesem Buch schreiben und mir mitteilen, wie auf ihre Bedürfnisse vielleicht besser eingegangen werden kann.

Robert A. Novelline, M.D.

Inhalt

1 Einleitung und Grundlagen

Was ist das?

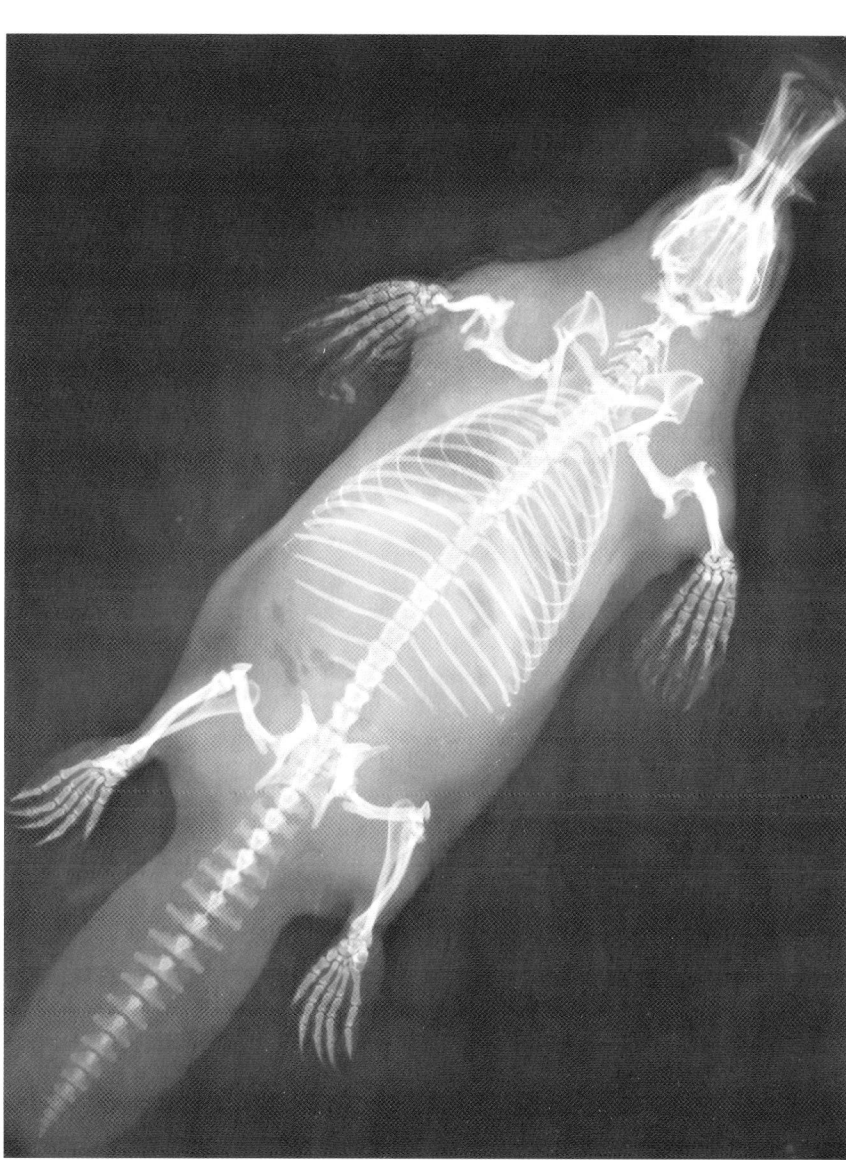

Abb. 1-1. Sein Name ist Ornithorhynchus anatinus, und Sie haben bestimmt noch nie ein Röntgenportrait von ihm gesehen. Trotzdem, es gibt nur eine einzige Kreatur im Tierreich, die ein solches röntgenologisches Erscheinungsbild abgibt, so daß Sie das Tier auf diese Weise identifizieren können.

Wie Sie vielleicht schon wissen, werden Röntgenstrahlen dadurch erzeugt, daß eine Wolfram-Anode von einem Elektronenstrahl bombardiert wird. Sie stellen eine Form von Strahlenenergie dar und sind in mancher Hinsicht dem sichtbaren Licht ähnlich. So strahlen sie beispielsweise von ihrer Quelle in alle Richtungen, es sei denn, sie werden durch einen Absorber gestoppt. Ähnlich wie bei Lichtstrahlen wird ein sehr geringer Teil eines Röntgenstrahlenbündels durch Luft absorbiert. Durch ein dickes Stück Metall hingegen kann es vollständig absorbiert werden. Der grundlegende Unterschied zwischen Röntgenstrahlen und Lichtstrahlen liegt im Wellenlängenbe-

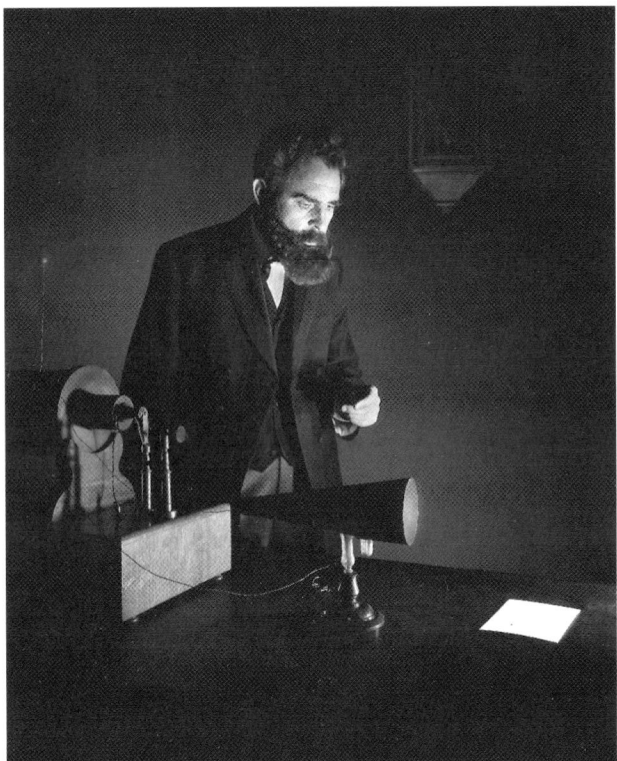

Abb. 1-2. Die Entdeckung der Röntgenstrahlen (nachgestellt)

reich, wobei die Wellenlänge aller Röntgenstrahlen kürzer ist als die von ultraviolettem Licht. Die Wissenschaft der Radiologie baut auf diesem Unterschied auf, denn viele Materialien, die zwar lichtundurchlässig sind, können von Röntgenstrahlen durchdrungen werden. Es war eben diese faszinierende Eigenschaft, die Professor Conrad Wilhelm Röntgen an der Universität Würzburg in einer kalten Novembernacht des Jahres 1895 fesselte, als er gewisse, für ihn unerklärliche physikalische Phänomene beobachtete.

Röntgen experimentierte mit einer Apparatur, die ihm eine bis dahin unbekannte Emission von X-Strahlen als Nebenprodukt lieferte. Akkommodiert an das verdunkelte Labor, beobachtete er immer dann, wenn die Apparatur eingeschaltet war, daß ein mit einer bestimmten Chemikalie beschichteter Pappkarton auf dem Tisch mattgrün aufleuchtete. Wir wissen heute, daß Fluoreszenz bzw. die Emission sichtbaren Lichtes auf die verschiedenste Weise durch komplexe kernenergetische Austauschvorgänge erzeugt werden kann. Doch 1895 erkannte Röntgen zuerst einmal nur die Tatsache, daß er unbeabsichtigt *eine bis dahin unbekannte Form von Strahlenenergie erzeugt hatte, die unsichtbar war, Fluoreszenz hervorrufen und lichtundurchlässige Gegenstände durchdringen konnte.* Als er seine Hand zwischen die Strahlenquelle und den leuchtenden Pappkarton brachte, konnte er seine Fin-

gerknochen inmitten seines Handschattens erkennen. Außerdem entdeckte er, daß die neuen, von ihm „X-Strahlen" genannten Strahlen auch Holz durchdringen konnten. Durch Benutzen von Fotopapier anstelle fluoreszierenden Materials machte Röntgen das erste X-Strahlenbild seiner Hand, und zwar durch die geschlossene Tür seines Labors hindurch.

Sechs Jahre später erhielt Röntgen den ersten Nobelpreis für Physik. Bis zu diesem Zeitpunkt hatte der außerordentlich systematisch arbeitende Forscher die meisten physikalischen Grundlagen und medizinischen Anwendungsmöglichkeiten der neuen Strahlen erforscht. Die Vorstellung, durch dichte Objekte hindurchsehen zu können, löste in der ganzen Welt Begeisterung aus, und so wurde im ersten Jahrzehnt nach der Entdeckung auch mancherlei Unsinn über das Thema in allen Sprachen geschrieben. So wurde etwa vorausgesagt, daß nun sogar Gedanken von den Radiologen erforscht werden könnten. Doch konnten andere das Thema mit der Zeit wieder auf den Boden der Tatsachen zurückholen.

Sind Sie eigentlich sicher, daß Sie eine zutreffende Vorstellung davon haben, was Röntgen sah, als er mit Hilfe der neuen Strahlen erstmals durch seine Hand hindurchsehen konnte? Um es wirklich klar zu begreifen, müssen Sie erst den wichtigen Unterschied zwischen dem, was bei der Durchleuchtung zu sehen ist **(Abb. 1-3)**, und dem, was man heutzutage auf einem Röntgenbild der Hand sieht **(Abb. 1-4)**, kennenlernen. Trifft Licht auf einen fotografischen Film, so findet ein mysteriöser fotochemischer Prozeß statt, bei dem in Gelatineemulsion eingebundenes metallisches Silber zu feinen Partikeln präzipitiert und so zu einer Schwärzung des anschließend entwickelten Filmes führt. Die Stellen des Filmes, die nicht dem Licht ausgesetzt sind, bleiben hell. Wird ein „positiver" Abzug von diesem „negativen" Film gemacht, kommt es zu einer Umkehrung: Die schwarzen, silberenthaltenden Flächen des Filmes verhindern, daß Licht auf das fotosensible Papier trifft, während die ungeschwärzten Flächen des Films einen Lichtdurchtritt und damit die Schwärzung des Fotopapiers ermöglichen.

Jeder Röntgenfilm, den Sie während Ihrer Ausbildung sehen werden, ist vergleichbar mit einem Negativfilm, mit dem Sie vielleicht schon in Ihrer eigenen Dunkelkammer gearbeitet haben. Röntgenstrahlen fällen wie Lichtstrahlen das Silber eines fotografischen Filmes aus, allerdings viel weniger intensiv als Licht. Man kann von einem Patienten kaum erwarten, so lange still zu halten, bis ein Film allein durch die Wirkung von Röntgenstrahlen ausreichend belichtet ist; außerdem wäre eine entsprechend hohe Strahlenexposition auch gefährlich und darüber hinaus aus technischen Gründen unerwünscht. Daher wurde eine geniale Verstärkungstechnik unter Einbeziehung einer Filmkassette entwickelt.

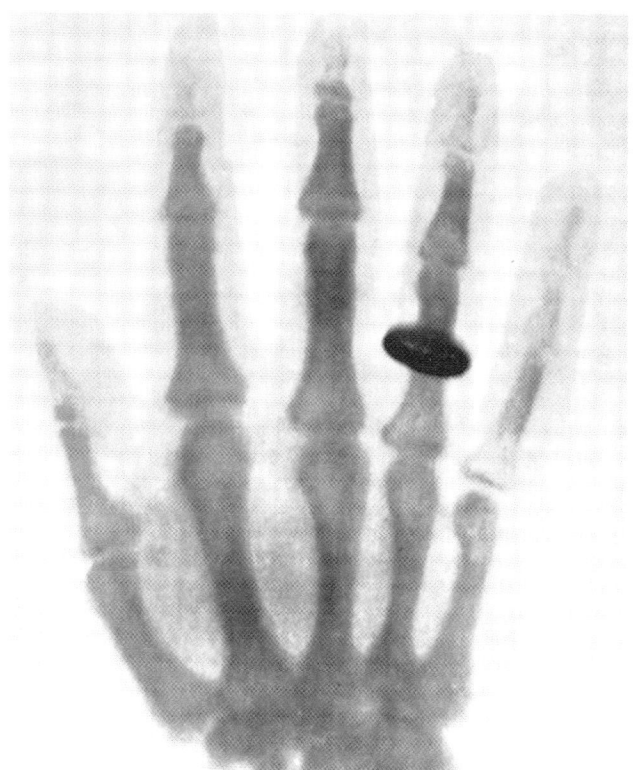

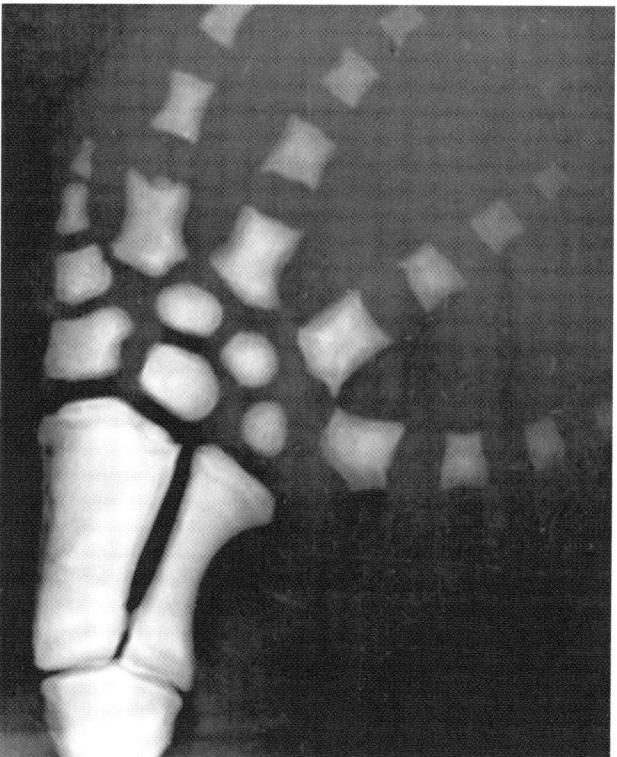

Abb. 1-3. Das sah Röntgen, als er seine Hand zwischen die Röhre und den fluoreszierenden Karton auf seinem Labortisch brachte. Die Bereiche außerhalb seines Handschattens fluoreszierten sehr kräftig. Die Regionen unter den Knochen wurden von weniger Röntgenstrahlen erreicht, so daß sie nicht so stark aufleuchteten.

Abb. 1-4. Das Röntgenbild einer Hand... oder doch keiner Hand? Raten Sie, um was es sich handeln könnte. (Anmerkung: In diesem Buch finden Sie immer wieder rhetorische Fragen und nicht weiter erklärte Anregungen. Teilweise finden Sie die Antworten direkt im folgenden Text, manchmal aber auch erst einige Seiten später im Text versteckt oder in die Legende einer zugehörigen Abbildung eingebaut. Es ist unsere Absicht, Ihnen dadurch einen Anstoß zum Überlegen zu geben und somit das Lernen effektiver zu gestalten.)

Die *Kassette* enthält eine Leuchtfolie, die durch Röntgenstrahlen aktivierbar ist und dann Lichtstrahlen emittiert, die den fotochemischen Effekt der Röntgenstrahlen am Film verstärken **(Abb. 1-5)**. Auf diese Weise ergänzen sich die silberausfällenden Effekte von Röntgenstrahlen und Lichtstrahlen bei der Schwärzung des Films. Wenn ein zwischen Röntgenstrahlenquelle und Kassette gebrachtes Objekt die Strahlen vollständig absorbiert, gibt es keine Lichtaktivierung durch die Leuchtfolie und weder Röntgen- noch Lichtstrahlen erreichen den Film, so daß auch kein Silber ausgefällt werden kann.

Bei **Abb. 1-6** wurde die linke Hand einer Frau auf die Kassette gelegt und einer Röntgenstrahlung ausgesetzt. Beachten Sie, daß der überhaupt nicht von der Hand bedeckte Teil des Films intensiv geschwärzt ist, denn durch die Luft als einzigem zwischen Röntgenröhre und Film liegendem Absorber wurde nur ein sehr geringer Teil der Strahlen geschwächt. Die „fleischigen" Anteile der Hand, der Radiologe nennt sie **Weichteile**, haben dagegen eine ganze Menge Strahlen absorbiert, so daß der Film hier grau erscheint. Sehr wenige Röntgenstrahlen

erreichen die direkt unter den **Knochen** liegenden Filmanteile, da die Knochen große Mengen Kalk enthalten. Alle **Metalle** absorbieren Röntgenstrahlen in einem von ihrer Ordnungszahl und Dicke abhängigen Maß. Durch den Goldring der Frau konnten keinerlei Röntgenstrahlen dringen, so daß der darunter gelegene Film überhaupt nicht fotografisch verändert wurde.

Was nun Röntgen aber sah, war die Umkehrung aller Hell-Dunkel-Werte, wie Sie sie auf dieser Handaufnahme gesehen haben. Die Röntgenstrahlen erreichten den beschichteten Karton außerhalb seiner Hand ungeschwächt, so daß der Hintergrund kräftig aufleuchtete, während der Handschatten weniger Licht emittierte und graugrün erschien. Der Karton unter seinen Fingerknochen erschien am dunkelsten, da ihn fast überhaupt keine aktivierenden Strahlen trafen (vgl. Abb. 1-3).

Fluoroskopisches Licht ist sehr schwach, es sei denn, es wird elektronisch verstärkt. Heute sind alle Durchleuchtungsräume mit einem Bildverstärkergerät ausgerüstet, so daß auch in einem nicht verdunkelten Raum durchleuchtet werden kann. Vielleicht werden Sie nicht viele

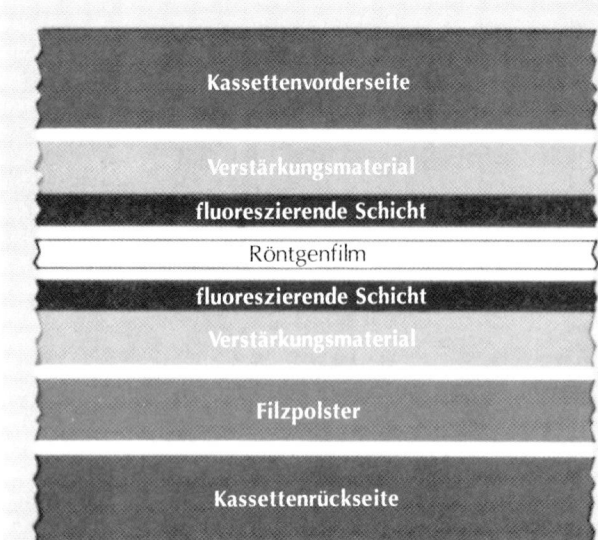

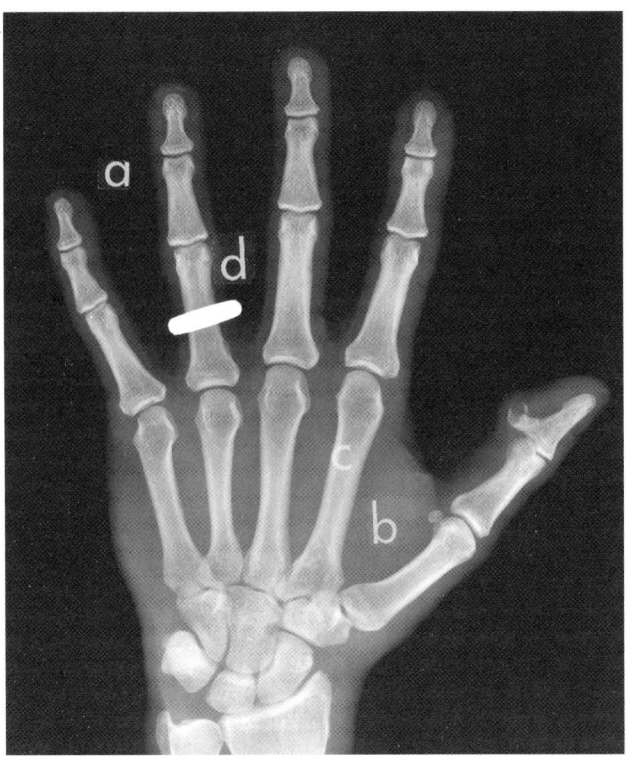

Abb. 1-5 A. Querschnitt durch eine Röntgenfilmkassette. Heutzutage gebräuchliche Röntgenfilme bestehen aus einer Azetatschicht, die auf beiden Seiten mit einer fotografischen Emulsion überzogen ist. Die Kassette ist so aufgebaut, daß fluoreszierende Folien dem Film auf beiden Seiten direkt anliegen. Auf diese Weise verstärken Lichtstrahlen den fotochemischen Effekt der Röntgenstrahlen in der Filmemulsion. So können die Belichtungszeit und die Strahlendosis erheblich verringert werden und zusätzlich reduziert sich die durch Patientenbewegung bedingte Unschärfe.

Abb. 1-6. Modernes Röntgenbild der Hand
a. Geschwärzte Areale des Filmes an Stellen, an denen nur Luft durchstrahlt wird.
b. Die Weichteile absorbieren vor Erreichen des Filmes einen Teil der Strahlen
c. Noch mehr Röntgenstrahlen werden von den Kalksalzen des Knochens absorbiert, so daß der Film nur leicht belichtet wird und wenig Silber in der Emulsion ausfällt.
d. Das dichte Metall des Ringes absorbiert alle Strahlen, an dieser Stelle wird kein Silber ausgefällt.
(Anmerkung: Diese Darstellung ist doppelt umgekehrt, wie heutzutage bei allen in Büchern und Zeitschriften wiedergegebenen Röntgenbildern, so daß Sie die Abbildung so sehen, als würden Sie das Röntgenbild in Ihrer Hand gegen das Licht halten.)

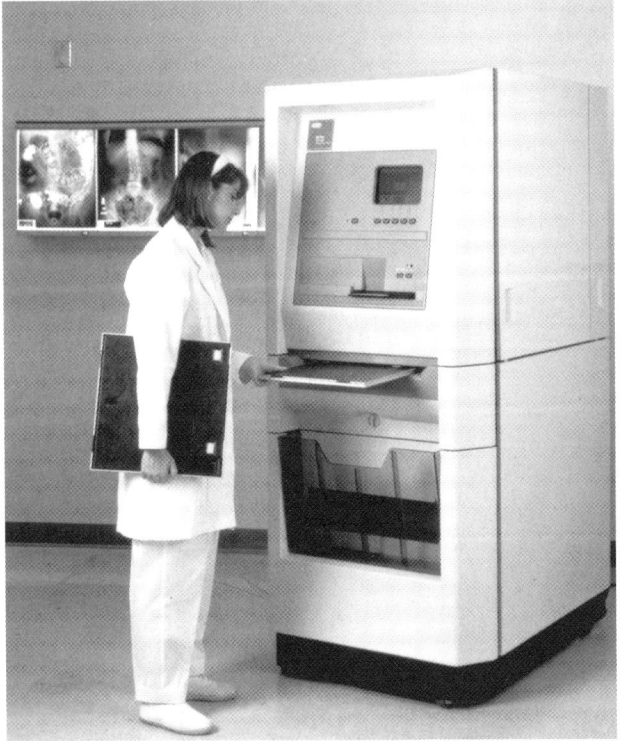

Abb. 1-5 B. Eine medizinisch-technische Röntgenassistentin (MTRA) hält in der rechten Hand eine Röntgenfilmkassette, mit der linken führt sie eine andere Kassette in die Entwicklungsmaschine ein.

Durchleuchtungen in Ihrem Leben sehen, dafür aber tausende von Röntgenbildern. Daher schlagen wir vor, daß Sie sich darin üben, in weißen und schwarzen Werten zu denken, so wie sie auf einem gewöhnlichen Röntgenfilm (etwa dem in Abb. 1-6) vorkommen. Stellen Sie sich röntgendichte Objekte weiß vor und solche, die leichter durchdrungen werden, grau oder schwarz. Alle Abbildungen dieses Buches sind wie **Abb. 1-6** gedruckt, so wie es in allen neueren Büchern und Zeitschriften üblich ist. Auch wenn es sehr wichtig ist zu wissen, welche Substanzen **röntgendicht** oder eher **röntgentransparent (radioluzent)** sind, so sollten Sie sich dennoch, gerade wenn Sie zum ersten Mal Röntgenbilder ansehen, nicht nur um die Dichte kümmern. Oft kann man nämlich schon sehr aussagekräftige und nützliche Schlüsse aus der **Form** und **Gestalt** von Röntgenschatten ziehen. Wenn Sie herausgefunden haben, daß **Abb. 1-1** nichts anderes als die Röntgenaufnahme eines entschnabeltragenden australischen Säugetieres (Ornithorhynchus anatinus) sein kann, haben Sie schon diese Art „kritischen Vermutens" kennengelernt, die man in der Radiologie häufig anwendet. Man hegt zunächst eine Vermutung, die dann einer streng logischen Analyse auf der Grundlage radiologischer und medizinischer Kenntnisse unterzogen wird. Nehmen Sie die zu erwartende Dichte und Form eines bestimmten Objekts oder einer Struktur zusammen, werden Sie bald herausfinden, daß man dessen Darstellungsweise auf dem Röntgenbild gewissermaßen vorhersagen kann.

Beginnen Sie damit, Ihr Vorstellungs- und Urteilsvermögen auf verschiedene nichtmedizinische Objekte anzuwenden. Versuchen Sie vorherzusagen, welcher Schatten beim Röntgen eines Eies auf dem Bild entstehen würde.

Abbildung 1-8 zeigt das Röntgenbild einer Damenhandtasche. Der Stoff, aus dem die Tasche gemacht ist, schwächt die Röntgenstrahlen zwar fast gar nicht, jedoch absorbieren alle metallischen Gegenstände innerhalb der Tasche ebenso wie ihr Rahmen die Röntgenstrahlen und hinterlassen weiße Spuren auf dem Film. Allein anhand der Form können Sie eine Büroklammer, eine Sicherheitsnadel, eine randlose Brille, ein Lippenstiftgehäuse, zwei sich überlagernde Schlüssel, eine Nagelfeile und einen metallenen Kugelschreiber voneinander unterscheiden. Sie können sich fast das Mädchen vorstellen: ein von Geldnot geplagtes, kurzsichtiges Individuum mit einer Vorliebe für Lippenstift und Make-up. Bezüglich ihrer finanziellen Verhältnisse könnte man sich allerdings auch täuschen: Papiergeld ist sehr strahlentransparent und würde nicht unbedingt sichtbar sein.

Reine Metalle sind ebenso wie ihre Salze relativ röntgendicht. Ähnlich ist es mit Mischungen aus Öl und farbigen Metallsalzen, wie sie in der ganzen Malerei verwendet werden. Das Röntgen von Bildern und anderen Kunstwerken ist eine faszinierende und nützliche Sparte der Wissenschaft. Fälschungen, unsachgemäße Restaurierungen oder von Amateuren übermalte Meisterwerke können manchmal durch Röntgenstrahlen entdeckt werden.

In **Abb. 1-9** haben zwei Maler dieselbe Leinwand benutzt – oder aber derselbe Maler hat, enttäuscht über sein Männerportrait (unteres Augenpaar), dieses Bild einfach mit dem Portrait einer Frau mit hellen Augen und streng gekämmtem Haar übermalt. Äußerlich war nur das Frauenportrait zu sehen.

Unterschiede in der genauen Metallzusammensetzung von Farben, die in verschiedenen Zeitperioden benutzt wurden, können dazu beitragen, Kunstwerke zu identifizieren und zu datieren. Die Farbpigmente, die seit etwa 1800 benutzt werden, sind aus Metallsalzen mit erheblich kleine-

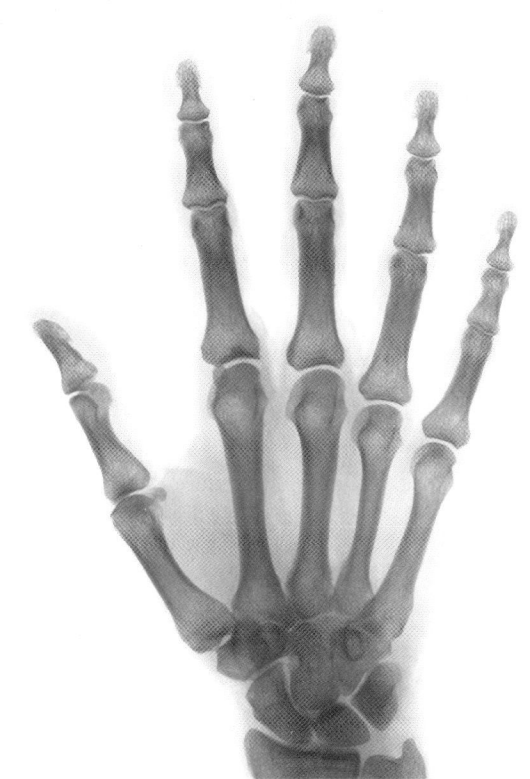

Abb. 1-7. Positiv-Abbildung eines Röntgenbildes der Hand, die durch einfache Umkehrung zustande kommt. So etwa würde die Hand auch auf dem Durchleuchtungsschirm aussehen.

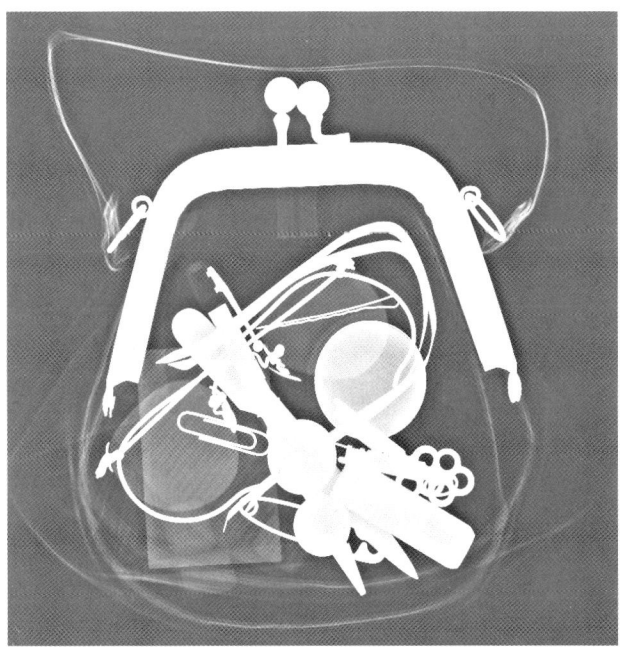

Abb. 1-8

Bei Abb. 1-4 handelt es sich nicht um eine menschliche Hand, sondern um die (fotografisch verkleinerte) Flosse eines Wals.

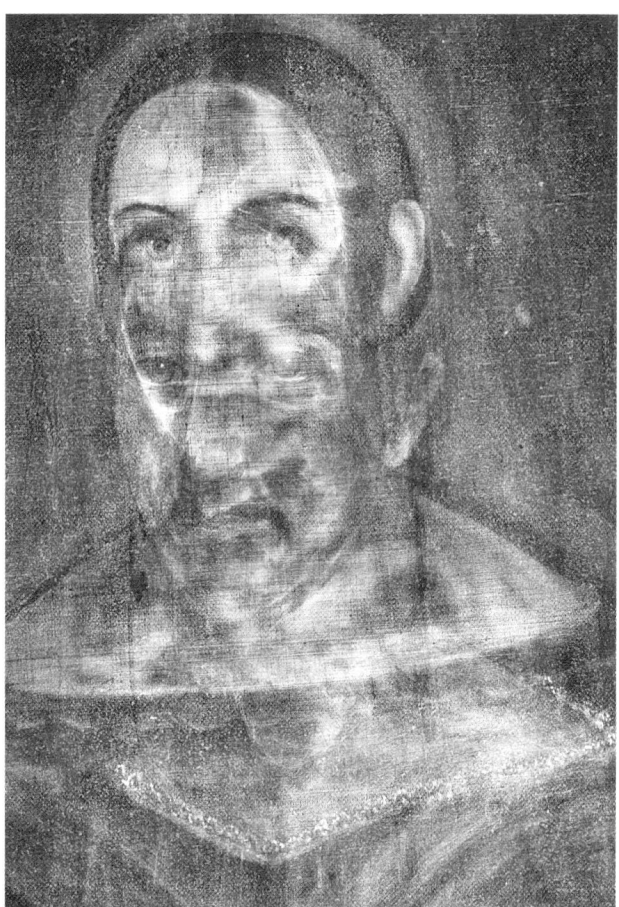

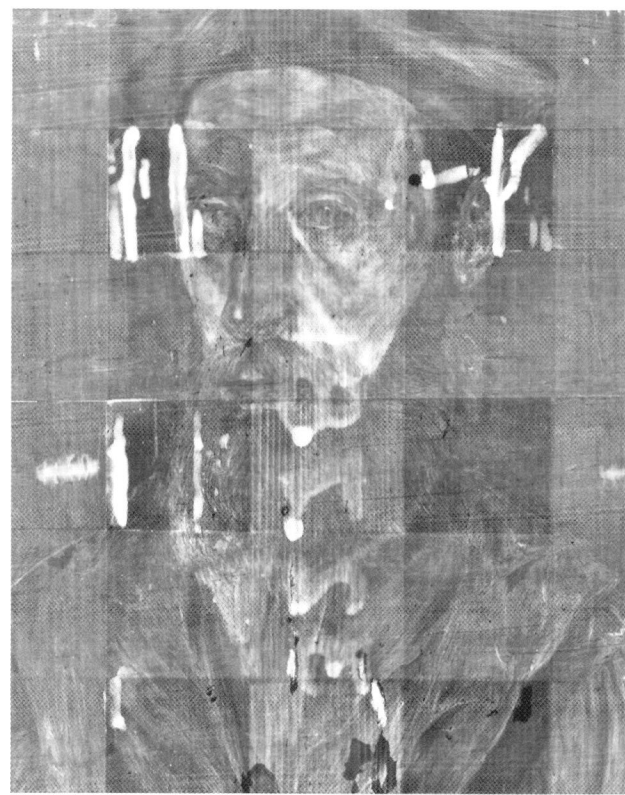

Abb. 1-10

Abb. 1-9. Röntgenbild eines in Öl gemalten Portraits, das über ein älteres Portrait gemalt wurde. Bei der normalen Betrachtung des Gemäldes war nur die Frau mit den hellen Augen zu sehen.

rer Ordnungszahl hergestellt als ältere Pigmente; sie haben daher recht unterschiedliche Röntgeneigenschaften.

So ergibt die moderne Nachahmung eines alten Meisters, ungeachtet wie gut die Kopie gemalt ist, ein völlig anderes Röntgenbild als das Original.

Andererseits läßt das Gemälde eines Meisterschülers oder eines Künstlers aus derselben Schule, der etwa in derselben Zeitperiode malte und die gleichen handgemahlenen Erdmineralfarben benutzte, ein ähnliches Röntgenbild erwarten.

Die Charakteristik der Pinselstriche, die das Werk eines Meisters manchmal besser als seine Unterschrift erkennen lassen, kann auch dazu beitragen, ein von einem anderen Künstler übermaltes Meisterstück zu entdecken. Sie würden beispielsweise sicher in der Lage sein, sich das Röntgenbild einer zeitgenössisch bemalten Leinwand vorzustellen, auf dem Sie die ausdrucksvoll kräftigen Pinselstriche van Goghs durchscheinen sehen.

Denken Sie auch daran, daß das Röntgenbild eines Gemäldes eine Summation verschiedener Farbdichten so-

wie der Röntgenschatten der Leinwand und anderer Hilfsstrukturen darstellt. Der Holzrahmen, auf den die Leinwand gespannt ist, gibt einen Schatten, und wenn Nägel im Holz stecken, sind natürlich auch sie zu sehen. **Abbildung 1-10** zeigt das Röntgenbild eines auf Holz aufgezogenen Gemäldes. Die komischen weißen Flächen sind Wurmlöcher, die mit weißem Blei ausgefüllt wurden. Wie Sie sicher bemerkt haben, wurden die Röntgenstrahlen vom Blei vollständig absorbiert, so daß unter ihm keine Strahlen den Film erreichen und schwärzen konnten. Die weißen Flächen auf dem Film sind also *Schattenprofile* dieser Bleifüllungen. Merken Sie sich dies gut! Es gibt hierzu eine wichtige Parallele bei den medizinischen Röntgenuntersuchungen des Gastrointestinaltrakts mit Barium.

Auch die industrielle Anwendung von Röntgenstrahlen ist vielfältig und wichtig. So können beispielsweise Risse und Brüche in Stahl gefunden werden, wenn die entsprechenden Gegenstände oder Baumaterialien geröntgt werden. Für diese Anwendung werden besonders leistungsfähige Apparate benötigt, die stärker durchdringende Röntgenstrahlen mit sehr kurzer Wellenlänge (oft „harte" Röntgenstrahlen genannt) generieren. Röntgenstrahlen größerer Wellenlänge (oder „weiche" Röntgenstrahlen) werden dagegen bei der Untersuchung sehr dünner und feiner Objekte verwendet. Besonders weiche Röntgenstrahlen benutzt man, um Knochengewebsanteile von 1 oder 2 Dicke zu untersuchen (Mikroradiographie), während sehr harte Röntgenstrahlen, die tief in den Körper eindringen und maligne Tumorzellen zerstören können, in der Strahlentherapie Verwendung finden. Zwischen diese beiden Extreme fallen die Wellenlängen, die in der medizinischen Röntgendiagnostik verwendet werden.

Das **elektromagnetische Spektrum** ist eine nach der Wellenlänge aufgetragene Darstellung aller Typen von Strahlenenergien. Innerhalb der in der diagnostischen Radiologie benutzten Spanne wird von den medizinisch-technischen Assistent(inn)en oder vom Arzt die zur Untersuchung einer bestimmten Körperregion am besten geeignete Wellenlänge ausgewählt (unter Berücksichtigung von Dichte und Dicke). Dies ist durch Veränderung der Kilovolt (kV)-Spannung des Röntgengerätes möglich: Je höher die Spannung, desto härter und stärker penetrierend ist die erzeugte Röntgenstrahlung. Es kann aber auch die Menge an Strahlung durch Veränderung des Milliampere (mA)-Stromflusses geändert und zusätzlich die Belichtungszeit variiert werden. Bei einem dünnen Untersuchungsobjekt wie der Hand können z. B. eine weiche Strahlung und kurze Belichtungszeit genommen werden, während für ein dichtes Objekt wie den Kopf eine härtere Strahlung und längere Belichtungszeit gewählt werden müssen.

Die Röntgendichte als eine Funktion der Dicke

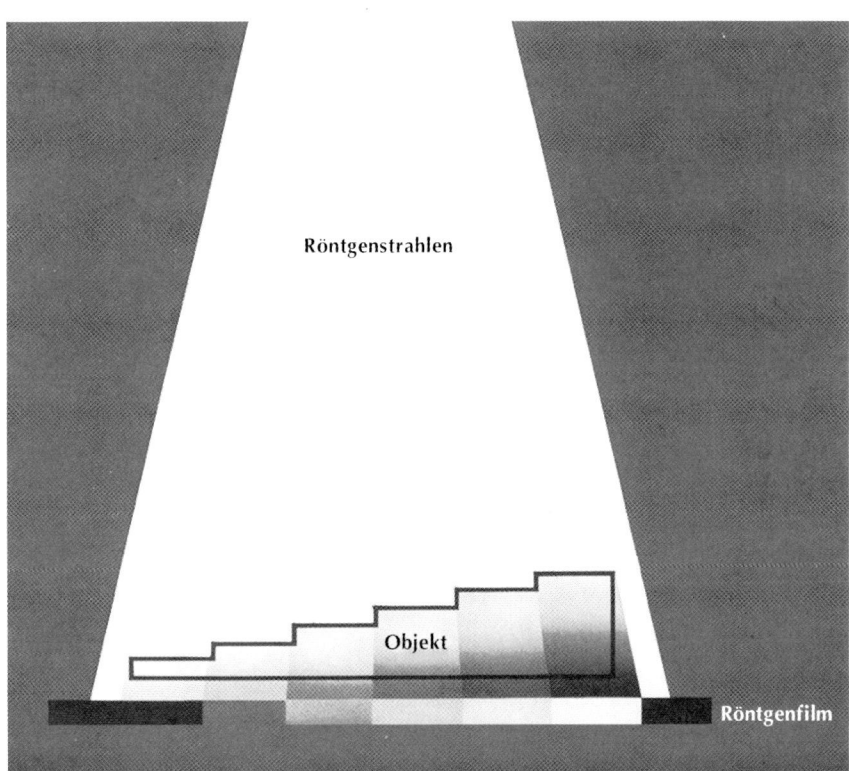

Abb. 1-11. Die Röntgendichte als Funktion der Objektdicke. Das hier durchstrahlte Objekt ist homogen zusammengesetzt und weist eine stufenartig zunehmende Dicke auf. Die grauen Schattierungen geben den Schwächungsgrad der Röntgenstrahlen an.

Die Dicke bleibt konstant, aber die Zusammensetzung ändert sich

Wenn Sie das bisher Gesagte alles bedacht haben, so müssen Sie sich jetzt etwas genauer mit den **relativen Röntgendichten** verschiedener Substanzen und Gewebe beschäftigen. Um es möglichst einfach zu machen, lassen wir die Dicke für einen Moment völlig außer acht. Stellen Sie sich eine Reihe von lauter 1 cm dicken Würfeln vor, die aus Blei, Luft, Butter, Knochen, Leber, Blut, Muskel, subkutanem Fett und Bariumsulfat bestehen. Können Sie diese in der Reihenfolge abnehmender Röntgendichten von links nach rechts anordnen?

Wären alles chemisch reine Elemente, würden Sie sicherlich auf deren Ordnungszahlen schauen und sie entsprechend anordnen. Aber nur bei einem Würfel ist es so einfach, so daß Sie wohl aus gutem Grund dem Blei mit der Ordnungszahl 82 den Platz ganz links in der Reihe zuteilen würden. Können Sie sich denn zwischen Knochen und Bariumsulfat entscheiden? Barium hat die Ordnungszahl 56 und das Calcium des Knochens die Ordnungszahl 20. Allerdings besteht der Knochen nicht nur aus reinem Calciumsalz. Er besitzt eine funktionstüchtige physiologische Struktur mit Löchern und Zwischenräumen für Körperflüssigkeiten und das Knochenmark. Er ist aus einer organischen Matrix aufgebaut, in welche die komplexen Knochensalze eingefügt sind. Alle organischen Anteile vermindern die Röntgendichte des Knochenwürfels und entsprechend hat er auch eine niedrigere Röntgendichte, als sie ein gleich großer Würfel aus dicht zusammengepreßtem Knochenstaub hätte. Der Würfel aus Bariumsulfat muß also neben den Bleiwürfel gesetzt werden, und schließlich ist der Knochenwürfel an der Reihe.

Was den strahlendurchlässigsten Würfel angeht, haben Sie bestimmt keine Probleme: Sicherlich werden Sie den Luftwürfel ganz rechts nach außen an das dem Blei entgegengesetzte Ende der Reihe stellen. Der Film unter dem Luftwürfel wird schwarz sein, da das gelegentliche Auftreffen von Strahlen auf ein Luftmolekül für diese fast kein Hindernis darstellt. Der Film unter dem Bleiwürfel bleibt völlig unbeeinträchtigt und daher völlig weiß, da keine Strahlen den Würfel durchdringen konnten. Unter dem Knochen wird der Film leicht grau sein.

Butter und subkutanes Fett haben sehr ähnliche Röntgendichten. Sie sind extrem strahlendurchlässig (radioluzent) und müssen in unserer Reihe direkt neben die Luft gesetzt werden. Weder Butter noch Fettgewebe sind homogene Substanzen, da erstere niemals ganz wasserfrei ist und letzteres sowohl zirkulierende Flüssigkeiten als auch ein Bindegewebsgerüst enthält. Die entsprechenden Quadrate auf dem Röntgenbild würden mit ihrem sehr dunklen Grau nahezu identisch sein. Zwischen den drei sehr dichten und den drei sehr durchlässigen Würfeln müssen jetzt also noch die übriggebliebenen drei Würfel

aus Blut, Muskeln und Leber angeordnet werden. Alle drei werden zu einem fast identischen Mittelgrau auf dem Film führen, und Sie können sich merken, daß alle feucht-soliden oder flüssigkeitshaltigen Organe und Gewebsmassen in etwa die gleiche Röntgendichte haben. Sie ist höher als die von Luft und Fett, aber erheblich niedriger als die von Knochen oder Metall. So können wir schon vorhersagen, wie sich der Herzmuskel mit seinen blutgefüllten Kammern auf einer Thoraxaufnahme darstellt, nämlich als eine homogene Masse, die viel dichter ist als die lufthaltigen Lungen zu beiden Seiten. Sie läßt aber keine Differenzierung zwischen der muskulären Ventrikelwand und dem Blut innerhalb des Ventrikels zu.

Bedenken Sie aber, daß wir in obiger Diskussion der relativen Röntgendichten stets die Dicke und Form konstant gelassen haben, ebenso die technischen Faktoren Röhrenspannung und Belichtungszeit. Wir haben das bewußt gemacht, damit Sie sich leichter ein Arbeitskonzept der relativen Dichten unterschiedlicher Gewebe zurechtlegen können. In der praktischen Arbeit wählt der Radiologe die technischen Faktoren so, daß diese Dichteunterschiede betont werden. Die gesamte medizinische Radiologie baut auf dem Spektrum unterschiedlicher Röntgendichten verschiedener menschlicher Gewebe auf.

Wenn Sie diese Überlegungen einmal verinnerlicht haben, wird die Radiologie zu einer Übung im logischen Schlußfolgern und eine fesselnde Herausforderung für den Geist. Aber noch wichtiger für Sie ist:

> Die Radiologie vermittelt auch eine erfreuliche Dimension des Lernens; sie ist eine Art maßgeschneidertes bildliches Medium für nahezu alles, was Sie in der medizinischen Ausbildung kennenlernen werden. Wenn Sie wollen, können Sie es schon vom ersten Tag an beim Lernen der Anatomie nutzen, auch im Untersuchungskurs oder in Kursen der Pathologie, Inneren Medizin, Chirurgie usw., einfach als ein Mittel, medizinische Fakten zusammenzufassen und sich einzuprägen.

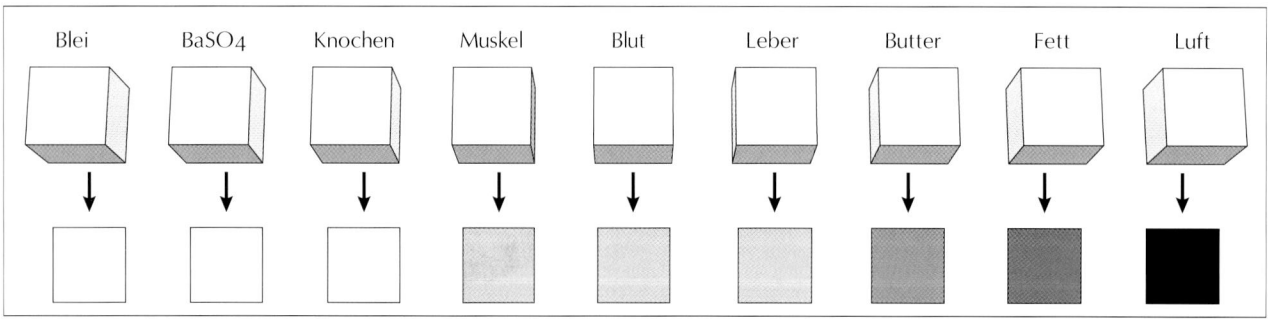

Blei   BaSO4   Knochen   Muskel   Blut   Leber   Butter   Fett   Luft

Abb. 1-12. Die Dicke bleibt konstant, aber die Zusammensetzung ändert sich.

Röntgenschatten sagen Ihnen etwas über die Form

Kommen wir jetzt zur Bedeutung der Form. **Abbildung 1-13** zeigt das Röntgenbild dreier Rosen, das wir als Beispiel für die den Röntgenschatten zugrundeliegende Logik komplexer Objekte nehmen können. Zum Röntgen von Blumen benötigt man natürlich nur sehr weiche Strahlen, da Blumen zart und dünn sind. Bereits der erste Blick sagt Ihnen, daß eine Rose schon voll und die beiden anderen gerade erst aufgeblüht sind. Sie können aus dem Aspekt, den Begrenzungen, der Form und der Struktur von Röntgenschatten eine ganze Menge Informationen ableiten. Sie werden mit der Zeit lernen, die Zuordnung bestimmter Schatten auf medizinischen Röntgenaufnahmen allein anhand ihres Aspektes oder ihrer Form mit einer gewissen Sicherheit treffen zu können.

Sehen Sie sich nun einmal die verschiedenen Bereiche der Blütenblätter an und vergleichen Sie deren Röntgendichten bzw. Helligkeiten mit denen der grünen Blätter. Letztere wirken weniger dicht als die Blüten und die Stiele. Beachten Sie auch, daß die Adern der einzelnen grünen Blätter dichter sind als die übrigen Blattanteile, da sie natürlich anders aufgebaut sind als die Zellschichten, die die flachen Teile des Blattes bilden. Die Stiele sind dicker und enthalten zusätzlich noch Flüssigkeit. Sowohl bei medizinischen als auch bei nichtmedizinischen Röntgenaufnahmen können Sie grundsätzlich davon ausgehen, daß überall dort, wo sich Flüssigkeit befindet, auch zusätzliche Dichte vorliegt.

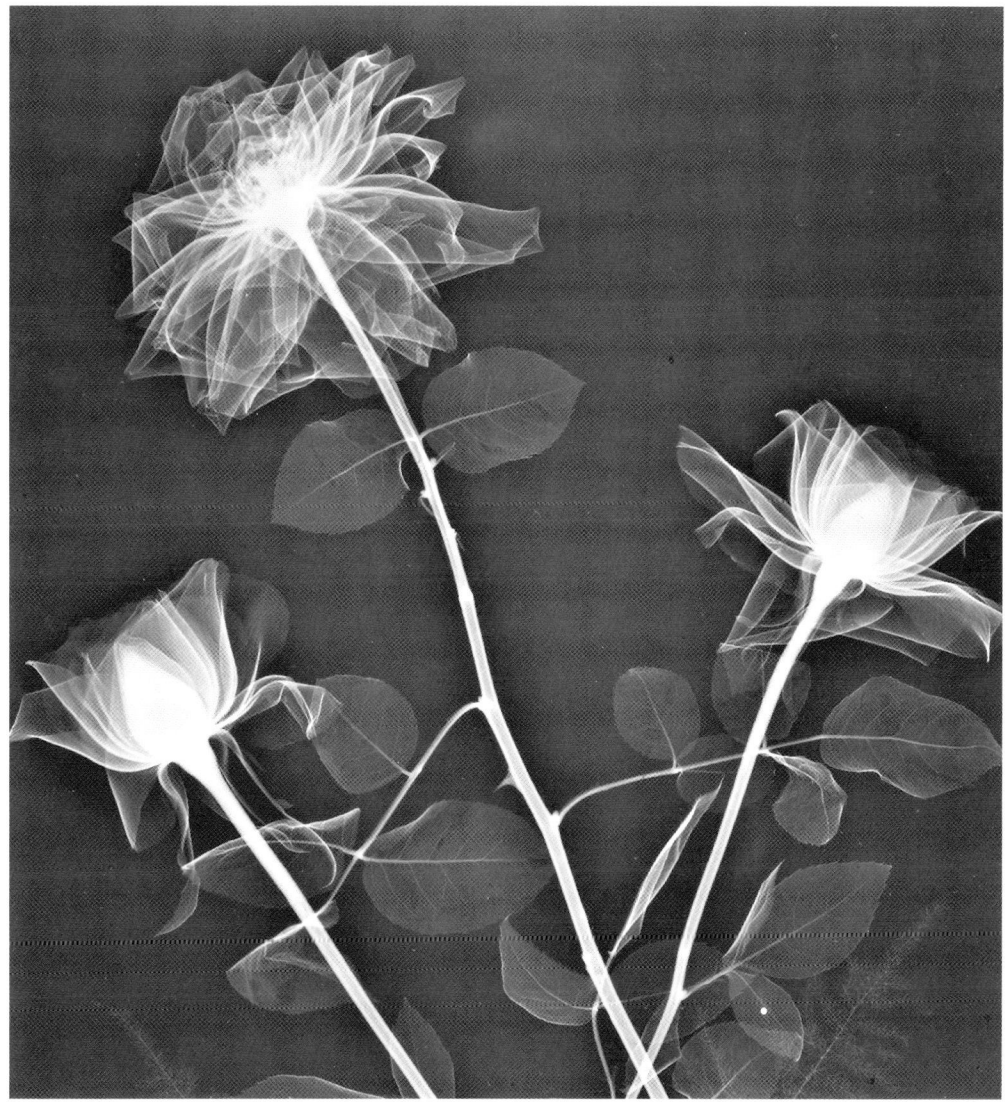

Abb. 1-13

Röntgenaufnahmen sind eine Summation von Röntgenschatten

Ein weiterer Grund für das dichte Erscheinungsbild der Blütenblätter in **Abb. 1-13** im Vergleich zu den grünen Blättern ist, daß sie nicht flach auf dem Film liegen, sondern gekrümmt und gefaltet sind und sich teilweise überlagern. Dies weist auf eine ganz wichtige Facette der radiologischen Bildinterpretation hin.

> Wenn ein Material mit einer beliebigen, aber homogenen Zusammensetzung in gleichmäßiger Dicke flach und parallel zum Film liegt, hat es eine gleichmäßige Röntgendichte und einen homogenen Röntgenschatten. Ist es aber gekrümmt, sehen die senkrecht zur Filmebene liegenden Anteile aus, als wären sie viel dichter.

Das ist ganz einfach zu erklären: Röntgenstrahlen dringen durch ein komplexes Objekt und ergeben auf dem Film natürlich kein einfaches Bild, sondern ein „zusammengesetztes Schattenbild", das durch die Summe der verschiedenen Dichten zwischen Strahlenquelle und Film repräsentiert wird. So kommt es, daß der Teil eines Blütenblattes, der senkrecht zur Filmebene bzw. in der Ebene des Röntgenstrahls liegt, der Dicke von mehreren aufeinandergelegten Blütenblättern entspricht und deshalb logischerweise viel dichter als ein einzelnes, flach liegendes Blatt erscheint. Schauen Sie sich nun einmal ein grünes Blatt mit umgeschlagenem Rand an.

Gekrümmte Gegenstände können sich, geometrisch betrachtet, in verschiedene Gruppen von Ebenen anordnen und sollten in Ihrer Vorstellung bei der Betrachtung eines Röntgenbildes auch so bedacht werden. In der Natur und folglich auch in der Medizin sind gekrümmte Ebenen sehr häufig anzutreffen, symmetrische Ebenen aber selten. Bei Röntgenbildern von Strukturen mit gekrümmten Ebenen sollten Sie sich ein Denken aneignen, das zwischen den Anteilen unterscheidet, die *relativ parallel* zum Film liegen, und solchen, die *ungefähr senkrecht* zum Film liegen.

Beachten Sie aber auch noch, daß die Schatten der Rosenstiele in **Abb. 1-13** die charakteristische Form einer **Röhrenstruktur** mit gleichmäßigem Aufbau aufweisen. Die Ränder sind ziemlich dicht, denn sie entsprechen langen, gekrümmten Ebenen, die tangential geröntgt wurden; dagegen erscheint die zentrale Zone zwischen den Rändern als ein dunklerer, röntgendurchlässigerer Streifen. Rosenstiele sind nicht völlig hohl, wie man bei Betrachtung mit bloßem Auge meinen könnte, sondern besitzen einen zentralen Raum, der ähnlich den Röhrenknochen mit einem allerdings weniger dichten Material ausgefüllt ist. Folglich wirkt so ein Stiel auf dem Röntgenbild röhrenförmig und hohl, ähnlich einem lufthaltigen Rohr. Nun sind Sie sich schon über mehrere wichtige Prinzipien im klaren, auch wenn Sie sie größtenteils aus Beispielen erlernt haben:

– *Erstens* wissen Sie, daß Röntgenstrahlen eine sehr kurze Wellenlänge besitzen, die im elektromagnetischen Spektrum jenseits vom Licht liegt, und daß sie in Abhängigkeit von der Wellenlänge auch solche Materialien, die nicht lichtdurchlässig sind, unterschiedlich gut durchdringen können.

– *Zweitens* wissen Sie, daß Röntgenstrahlen ein komplexes Objekt, wie z. B. eine Hand, abhängig von den relativen Röntgendichten der Einzelkomponenten, aus denen es zusammengesetzt ist, durchdringen können. Sie wissen, daß auf dem Film ein zusammengesetztes Schattenbild entsteht, das die Summe dieser verschiedenen, Schicht für Schicht und Teil für Teil addierten Röntgendichten repräsentiert. Und Sie wissen, daß die Dichte eines Materials von seiner Ordnungszahl und seiner Dicke abhängt.

– *Drittens* haben Sie bemerkt, daß Teile eines Objektes erkennbar werden können, wenn man aus ihrer Form und Struktur Schlüsse zieht. Dabei kann man unterscheiden, ob sie eher solide oder hohl sind, sphärisch, kubisch oder zylindrisch aufgebaut sind oder als flache Stücke eben oder gekrümmt vor dem Film liegen.

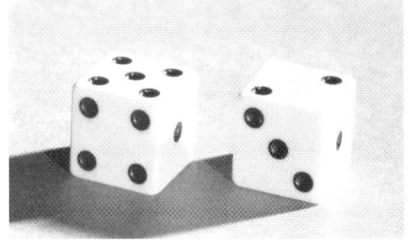 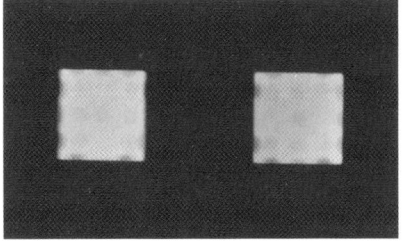 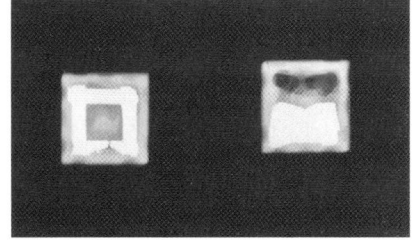

Abb. 1-14 *(Unbekannte 1-1).* Manchmal kann der Radiologe auch dem Kriminologen mit zusätzlichen Informationen weiterhelfen. Bei den beiden Würfeln auf dem Foto handelt es sich nicht – wie man denken könnte – um Zubehör zum normalen Glücksspiel, sondern um Zubehör zu einer geplanten Geschäftemacherei.

Daneben sehen Sie zwei Röntgenbilder, eines zeigt zwei gefüllte Würfel, das andere zwei ungefüllte Würfel, die sich von außen zum Verwechseln ähnlich sehen. Es ist natürlich leicht, die gefüllten Würfel zu erkennen, aber können Sie genau herausfinden, was mit ihnen gemacht wurde?

Da wir glauben, daß das Knobeln an Problemen und Puzzles den Genuß dieses Buches erheblich steigern wird, haben wir sie bewußt in nahezu jedes Kapitel eingearbeitet. Sie sind den Kapiteln bezüglich Inhalt und Schwierigkeitsgrad angepaßt. In der Regel werden die Fälle mit einigen Angaben zum Patienten versehen, und Sie sollten sich vorstellen, der für den jeweiligen Patienten zuständige Stationsarzt oder praktische Arzt zu sein. Besonders in den anfänglichen Kapiteln werden Sie häufig nicht nach einer Diagnose gefragt, sondern eher nach Ihrem Eindruck, ob es sich bei einer bestimmten Struktur um eine

Abweichung vom Normalen handelt oder nicht. Sie werden sehen, daß es Ihnen hilft, wenn Sie sich damit beschäftigen, wie Röntgenschatten analysierbar sind und gleichzeitig als Gedächtnisstütze beim Lernen der Medizin dienen können. Wir glauben Sie auch überzeugen zu können, daß Sie mehr wissen und mehr herausfinden können, als Sie bislang dachten (ein beruhigender Gedanke). Die Antworten werden am Ende des Buches gegeben, wobei die „Unbekannten" entsprechend dem Kapitel, in dem sie vorkommen, numeriert werden: *1-1, 1-2, 1-3* usw., *2-1, 2-2, 2-3* usw.

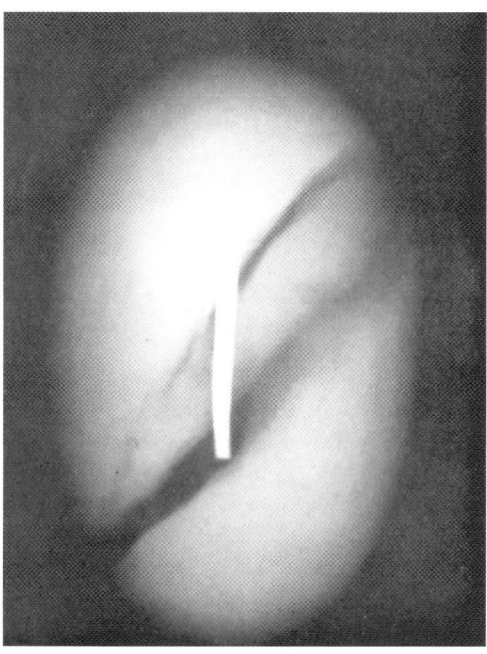

Abb. 1-15 *(Unbekannte 1-2).* Hier handelt es sich nicht um ein gewöhnliches Objekt. Auch wenn Sie seine Struktur aus diesem Röntgenbild ableiten können, so wären Sie doch sehr begnadet, wenn Sie sagen könnten, wo es gefunden wurde.

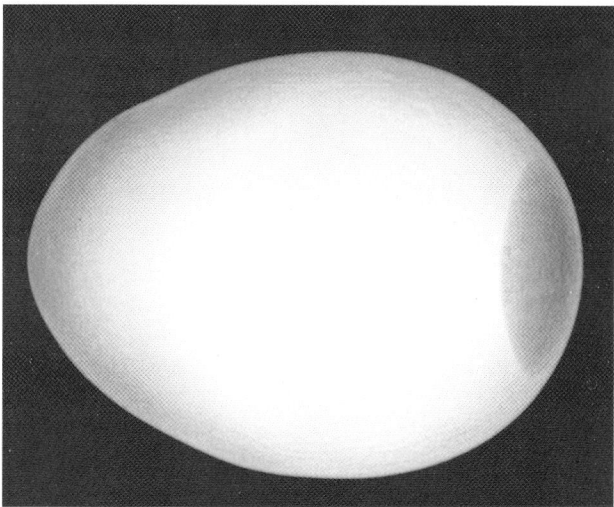

Abb. 1-16. Dies ist keine Unbekannte, sondern das Röntgenbild von einem Ei, auf das schon vorher eingegangen wurde. Sie haben bestimmt die Form vorhersagen können. Doch haben Sie auch an die Lufttasche am breiteren Ende gedacht? Beachten Sie, wie dort die Dichte der Schale zur Peripherie hin zunimmt, wie es bei jedem runden Hohlkörper der Fall ist.

2 Die bildgebenden Verfahren der Radiologie

In diesem Kapitel werden wir Ihnen einige wichtige Informationen zu den konventionellen Röntgenuntersuchungen vermitteln und Ihnen eine Einführung in die anderen, heute angewandten bildgebenden Methoden geben. In späteren Kapiteln werden Sie dann mehr über diese Methoden erfahren. Versuchen Sie immer dreidimensional zu denken, wenn Sie Röntgenbilder oder die Bilder anderer bildgebender Verfahren betrachten.

Die dreidimensionale Vorstellung beim Betrachten von Röntgenbildern

Diese drei Röntgenbilder (**Abb. 2-1**) eines Fingers zeigen Ihnen ganz unmittelbar, wie wichtig es ist, über Röntgenschatten anhand der drei Raumebenen nachzudenken und sich in Gedanken eine bestimmte Form vorzustellen, die man aus zwei senkrecht zueinanderstehenden Perspektiven betrachtet. Das Weichteilgewebe in **A** ist als schwach grauer, die Knochen umgebender Schatten erkennbar. In **B** und **C** wird nun die Haut mit ihrem Relief und ihren Falten sichtbar, ebenso der feine Spalt zwischen Cuticula

und dem Nagel. Dieser Effekt entsteht dadurch, daß der Finger mit einer cremigen, ein metallisches Salz enthaltenden Substanz überzogen ist.

Die Haut selber ist natürlich kein bißchen mehr sichtbar, als sie es zuvor war; die röntgendichte Creme jedoch bildet auf der gemusterten irregulären Hautoberfläche eine erkennbare Ummantelung, die diese markiert. A und B wurden in der **frontalen Projektion** angefertigt, C wurde seitlich aufgenommen und wird auch **laterale Projektion** genannt.

Obwohl Sie Bild A vermutlich als sehr flach wahrnehmen und die Bilder B und C Ihnen viel eher den Eindruck räumlicher Tiefe vermitteln, haben Sie sicher bemerkt, daß Sie beim Betrachten eines medizinischen Röntgenbildes *dreidimensional*, d.h. räumlich denken, selbst wenn Sie das Bild tatsächlich nur zweidimensional sehen. Das Röntgenbild ist ein zusammengesetztes Schattenbild und gibt die aufaddierten Dichten vieler Gewebsschichten wieder. Wenn man ein Röntgenbild betrachtet, sollte man immer in diesen Schichten denken.

Den auffälligsten Kontrast zwischen verschiedenen Röntgendichten findet man im Brustkorb. Dort befinden sich die luftgefüllten (strahlendurchlässigen) Lungen

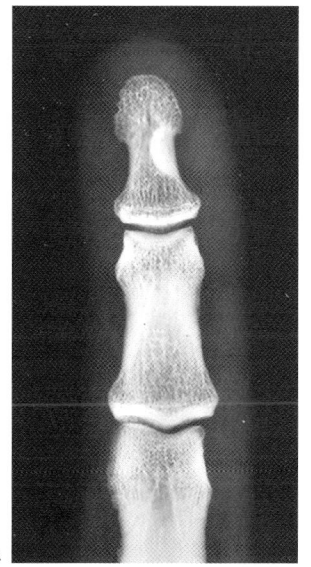 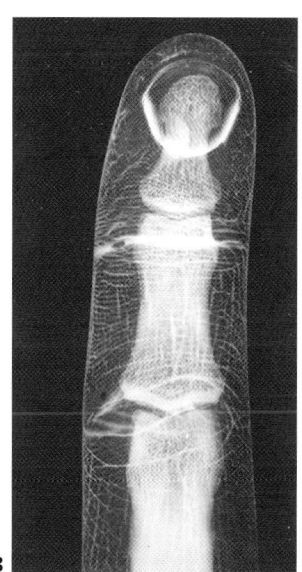 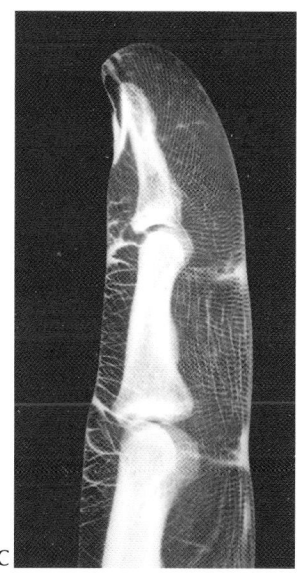

Abb. 2-1 A–C   A   B   C

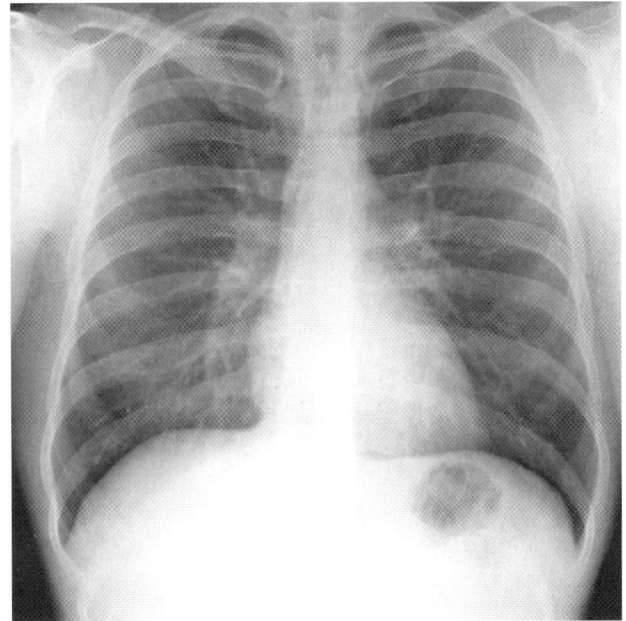
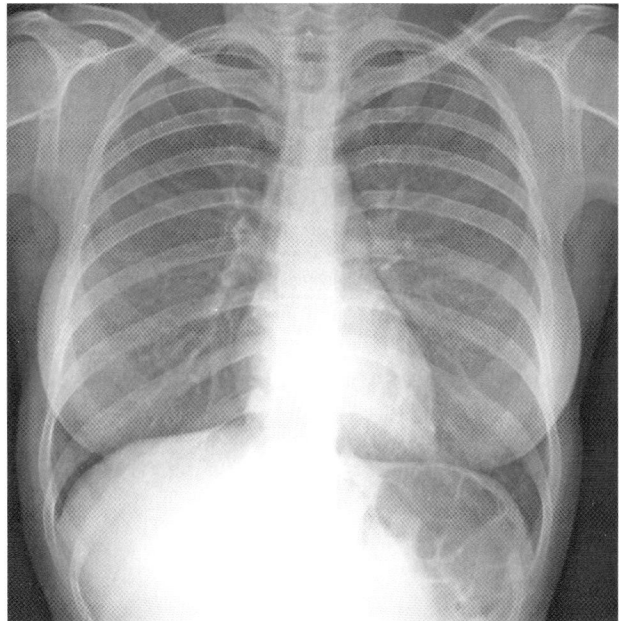

A

B

Abb. 2-2

beidseits des muskulären und flüssigkeitsgefüllten (relativ strahlendichten) Herzens innerhalb eines knöchernen Käfigs (der an eine Laubsägearbeit aus sich kreuzenden, röntgendichten Streifen erinnert). Es scheint daher zweckmäßig, den Brustkorb (Thorax) hier zuerst zu besprechen und Ihnen dabei gleichzeitig eine Systematik zu vermitteln, mit deren Hilfe Sie Thorax-Röntgenaufnahmen beurteilen können.

Die posteroanteriore (p.a.) Thoraxaufnahme

Wenn Sie sich **Abb. 2-2 A** ansehen, stellen Sie sich bitte alle Strukturen vor, die die Röntgenstrahlen von hinten nach vorne durchdringen: die Haut des Rückens, das subkutane Fett, eine ganze Menge Muskeln im Bereich des Schulterblattes, die Wirbelsäule, die hintere Brustwand mit den Rippen, die Lungen mit den dazwischenliegenden Mediastinalstrukturen einschließlich des Herzens, das Sternum und die vorderen Rippenanteile, den Musculus pectoralis, das subkutane Fett, das Brustgewebe und letztlich wieder die Haut.

Sehen Sie sich die zusätzlich erkennbaren Sicheln erhöhter Dichte in **Abb. 2-2 B** an, wo die Röntgenstrahlen neben den anderen Gewebsschichten auch die weibliche Brust durchdringen mußten. Unterhalb des Brustschattens und über dem Zwerchfellschatten ist der Film stärker geschwärzt, weil ihn mehr Röntgenstrahlen erreichen konnten.

Eines der Probleme, die Sie beschäftigen werden, wenn Sie beginnen, sich mit Thoraxaufnahmen zu befassen,

wird die Frage sein, wie herum Sie diese überhaupt an den Leuchtkasten hängen. Da die Filme transparent sind, können Sie sie natürlich von beiden Seiten betrachten. *Schauen Sie die Bilder immer so an, als würden Sie dem Patienten gegenüberstehen.* Natürlich ist das nur mit p. a. Aufnahmen oder a.p. (anteroposterioren) Aufnahmen möglich.

Gewöhnlich werden die Röntgenfilme von den medizinisch-technischen Röntgenassistent(inn)en (MTRA) gekennzeichnet, so daß man die rechte bzw. linke Seite des Patienten erkennen kann. Bei Thoraxaufnahmen kann man sich im allgemeinen auch unabhängig von solchen Markierungen orientieren, da der linke Ventrikel und der Aortenbogen deutlich erkennbare Schatten linksseitig der Wirbelsäule bilden. Sehen Sie sich also die Thoraxaufnahmen immer so an, als stünde der Patient mit seiner linken Seite Ihrer rechten Seite gegenüber, und bedenken Sie bitte auch, daß, wenn man „links" sagt und dabei über einen Befund auf der Aufnahme spricht, dann immer nur die linke Seite des *Patienten* gemeint ist. Wenn Sie also auf einem Befund lesen „...fehlt die rechte Brust...", dann sehen Sie sich automatisch den Brustschatten auf der von Ihnen aus linken Seite an. Bei den meisten Thoraxaufnahmen, die Sie sehen werden, wurde der Brustkorb sagittal in posteroanteriorer Richtung durchstrahlt, d.h., die Röntgenröhre war hinter dem Patienten und der Röntgenfilm vor dem Patienten plaziert. So entsteht die Standard-p.a.-Thoraxaufnahme.

Grundsätzlich gilt aber, daß alle *Röntgenbilder, bei denen das Strahlenbündel den Patienten von hinten nach vorne durchdringt,* **p.a. Aufnahmen** heißen.

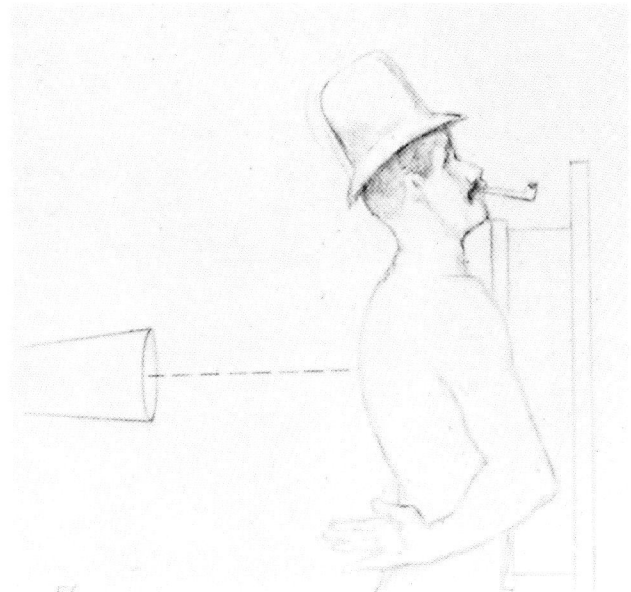

A

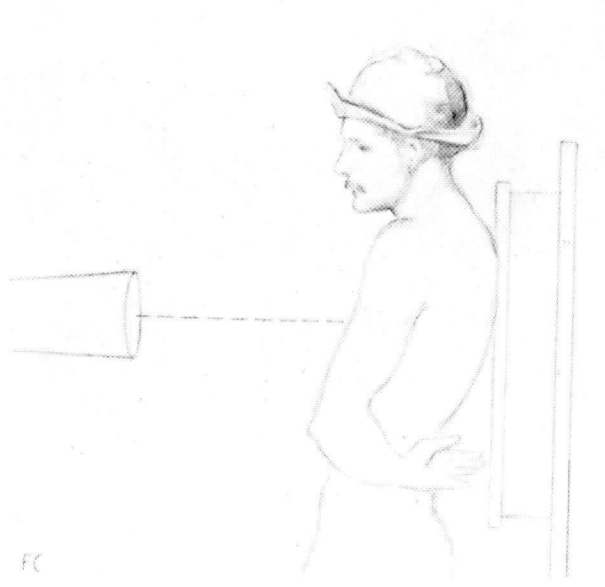

B

Abb. 2-3 A. Der posteroanteriore (p.a.) Strahlengang erzeugt ein p.a. Thoraxbild. Es ist die Röntgenaufnahme, die Sie vermutlich am häufigsten sehen. (Zeichnung nach Cézanne)

B. Der anteroposteriore (a.p.) Strahlengang erzeugt ein a.p. Bild. Sie merken, daß das Bild nach der Richtung benannt wird, in der der Röntgenstrahl den Patienten durchdringt. (Zeichnung nach Cézanne)

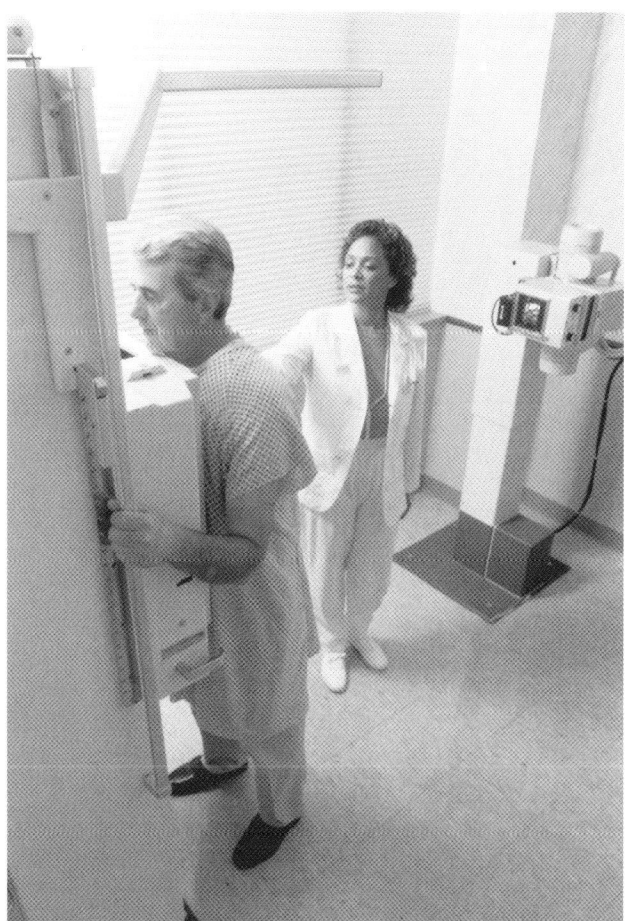

C

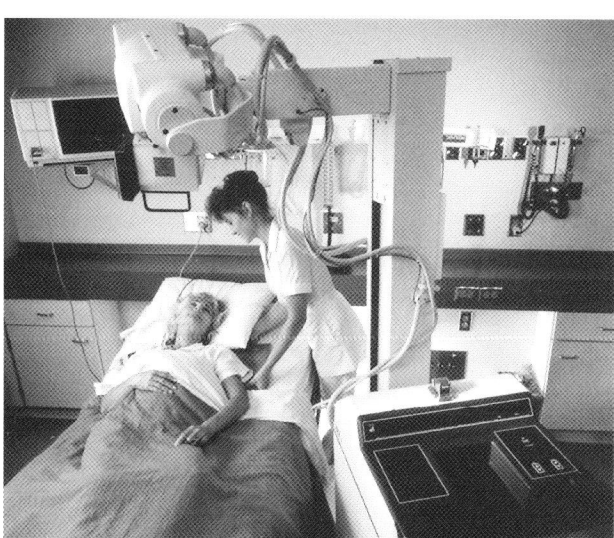

D

C. Der Patient wird für eine p.a. Thoraxaufnahme positioniert; die Röntgenröhre befindet sich hinter der Röntgenassistentin und die Filmkassette vor dem Thorax des Patienten.

D. Positionierung des Patienten für ein a.p. Thoraxbild im Liegen mit einem fahrbaren Röntgengerät im Patientenzimmer. Die Röntgenassistentin schiebt eine Filmkassette unter den Thorax des Patienten; die Röntgenröhre befindet sich über dem Patienten.

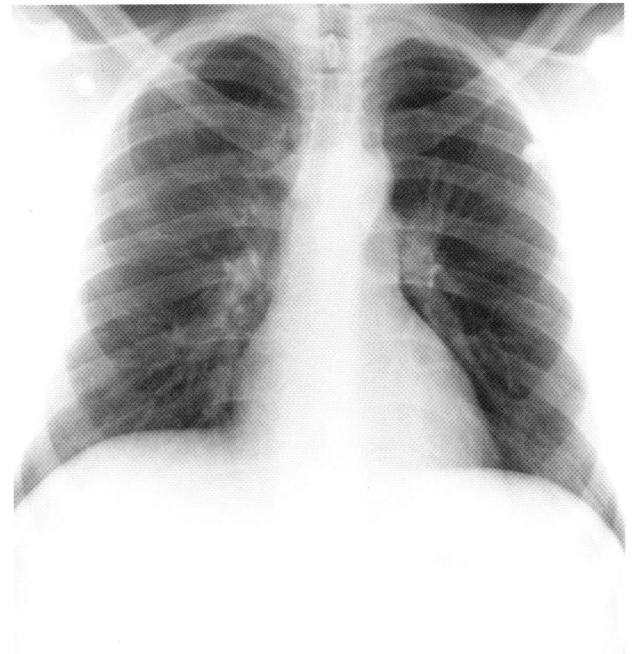

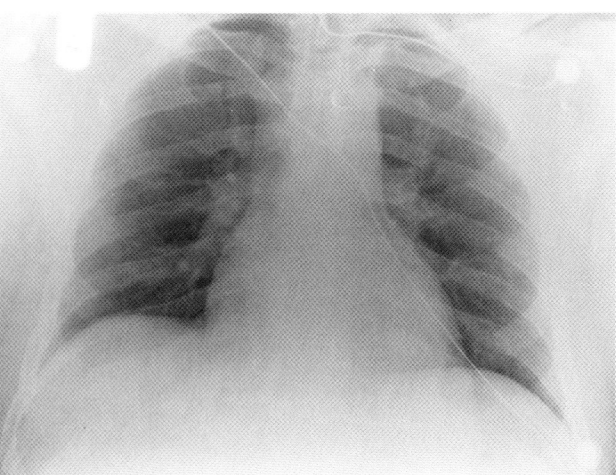

A

Abb. 2-4 A. Posteroanteriore (p.a.) Thoraxaufnahme (stehender Patient)

B. Anteroposteriore (a.p.) Thoraxaufnahme (liegender Patient; es handelt sich um denselben Patienten wie in Abb. 2.4 A).

Es hat sich durchgesetzt, bei allen Patienten, die stehen oder sitzen können, eine Thoraxaufnahme in p.a. Projektion anzufertigen.

Vergleich von p.a. und a.p. Thoraxaufnahmen

Wenn der Patient so krank ist, daß er sein Bett nicht verlassen kann, können mit einem fahrbaren Röntgengerät zwar weniger gute, aber dennoch oft wertvolle **a.p. Thoraxaufnahmen** gemacht werden. Der Film wird dann unter den Patienten gelegt und die Röntgenröhre über dem Bett positioniert. Somit durchdringt der Strahl den Patienten *von vorne nach hinten, also in anteroposteriorer (a.p.) Richtung.* Sie werden solche „Bettaufnahmen" von schwerkranken Patienten auch noch sehen, und obwohl sie qualitativ schlechter als die unter besseren technischen Bedingungen in der Röntgenabteilung gemachten p.a. Aufnahmen sind, geben sie dennoch wichtige Informationen über den Verlauf der Erkrankung eines Patienten. Gelegentlich ist der Patient aber auch nicht so schwer krank, als daß er nicht im Bett in die Röntgenabteilung gefahren werden könnte, wo dann eine a.p. Aufnahme mit besserer Ausrüstung als die des fahrbaren Gerätes gemacht wird und eine bessere Bildqualität ermöglicht.

Bei a.p. Aufnahmen lassen sich die Normalitätskriterien nicht ganz mit denen vergleichen, die sich Ihr Auge anhand der viel häufigeren p.a. Aufnahmen bilden wird. Das hat vor allem zwei Gründe: Zum einen wird durch die Divergenz der Röntgenstrahlen der Schatten des Herzens, das relativ weit vorne im Brustkorb liegt, vergrö-ßert. Zum anderen erscheinen die hinteren Anteile der Rippen bei einem zurückgelehnten Patienten viel eher horizontal ausgerichtet. Beides wird noch besonders durch den geringeren Röhren-Film-Abstand (oder Fokus-Film-Abstand) betont, den man bei einer Bettaufnahme hat. Bedenken Sie auch, daß das Zwerchfell im Liegen höher steht und daher das Lungenvolumen geringer ist als bei einem stehenden Patienten.

Die seitliche Thoraxaufnahme

Nach der Routine-p.a.-Aufnahme ist die nächsthäufige Thoraxaufnahme die Seitaufnahme oder laterale Aufnahme. Sie wird gewöhnlich mit einem R oder einem L gekennzeichnet, je nachdem, ob der Film der rechten oder der linken Seite des Patienten anliegt. Am häufigsten wird die linksanliegende Aufnahme angefertigt, weil dabei das Herz näher am Film ist und dadurch weniger vergrößert wird. Sehen Sie sich bitte auf der Seitaufnahme **(Abb. 2-5)** an, daß die Rippen alle ziemlich parallel erscheinen und sich einige übereinander projizierte Rippenpaare als ein einziger, dichterer weißer Schatten darstellen. Beachten Sie auch, wie weit sich die Wirbelsäule in den Brustkorb hineinprojiziert. Größere Lungensegmente reichen auf beiden Seiten bis hinter die Wirbelsäule oder überlagern sich in der Seitaufnahme mit ihr. Sollten die MTRAs vergessen haben, ein Seitenzeichen anzubringen, ist es durchaus möglich, daß Sie nicht entscheiden können, ob Sie eine links- oder rechtsanliegende Seitaufnahme vor sich haben.

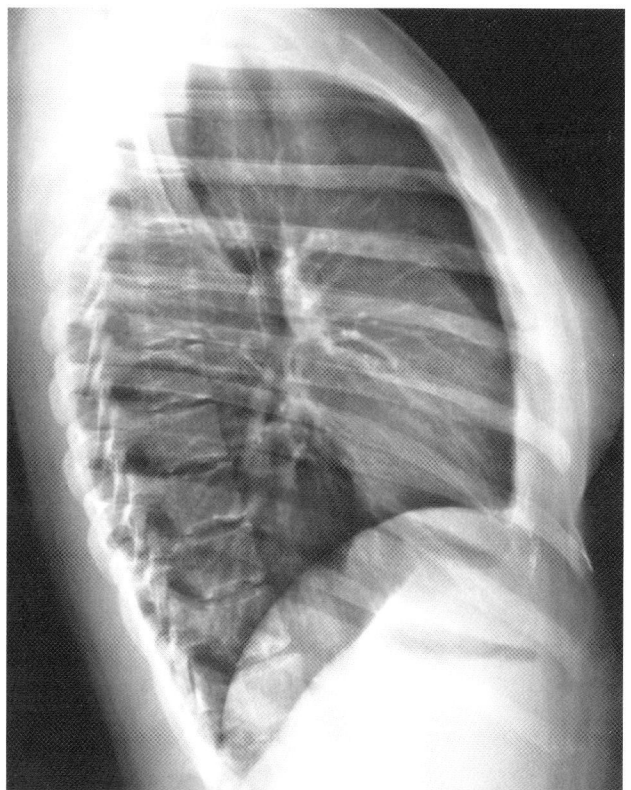

Abb. 2-5. Rechtsanliegende Seitaufnahme des Thorax

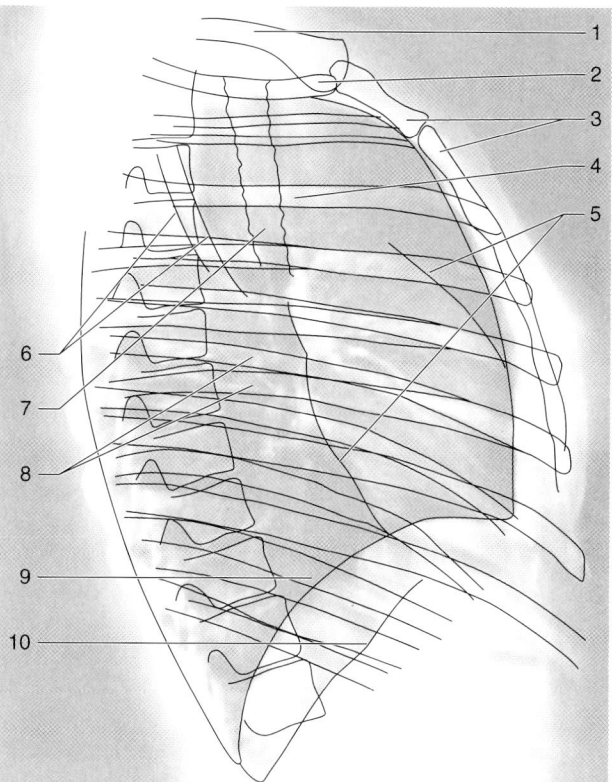

Abb. 2-6. Skizze zu Abb. 2-5: **1** Clavicula; **2** mediales Ende der 1. Rippe; **3** die beiden 3. Rippen, einander überlagert; **4** Angulus sternalis; **5** vordere und hintere Begrenzung des Herzens; **6** die beiden Scapulae; **7** Luft in der Trachea; **8** die beiden nicht überlagerten 6. Rippen; **9** und **10** rechtes und linkes Hemidiaphragma

Die Lordoseaufnahme

Hier sehen Sie einen Patienten, der wegen persistierendem Husten, zeitweise blutigem Sputum sowie Gewichtsverlust und täglichem Fieber ins Krankenhaus geschickt wurde. Die Routine-p.a.-Thoraxaufnahme **(Abb. 2-7)** ist auf den ersten Blick nicht sonderlich auffällig, aber klinisch bestand doch der eindeutige Verdacht auf eine Lungentuberkulose, so daß eine spezielle Röntgenaufnahme, die sogenannte **Lordoseaufnahme**, angefertigt wurde. Der Patient steht dabei zurückgelehnt in maximaler Lordose, das horizontal verlaufende a.p. Röntgenstrahlenbündel durchdringt den Brustkorb in schrägem Winkel so, daß die hinteren und vorderen Anteile der gleichen Rippen überlagert werden. Der diesem Manöver zugrundeliegende Gedanke ist natürlich, die Schlüsselbeine so weit nach oben zu projizieren, daß die Lungenspitze beim Blick zwischen die Rippen sehr viel klarer, weil weniger überlagert, zu erkennen ist. Dieser Fall ist auch ein gutes Beispiel für die Nützlichkeit der **bilateralen Symmetrie**, die man bei Röntgenaufnahmen mit sagittalem Strahlengang häufig findet. Man kann im oberen Anteil der linken Lunge, am besten im zweiten Interkostalraum, einen weichen weißen Schatten sehen. Vergewissern Sie sich, daß nichts Vergleichbares im

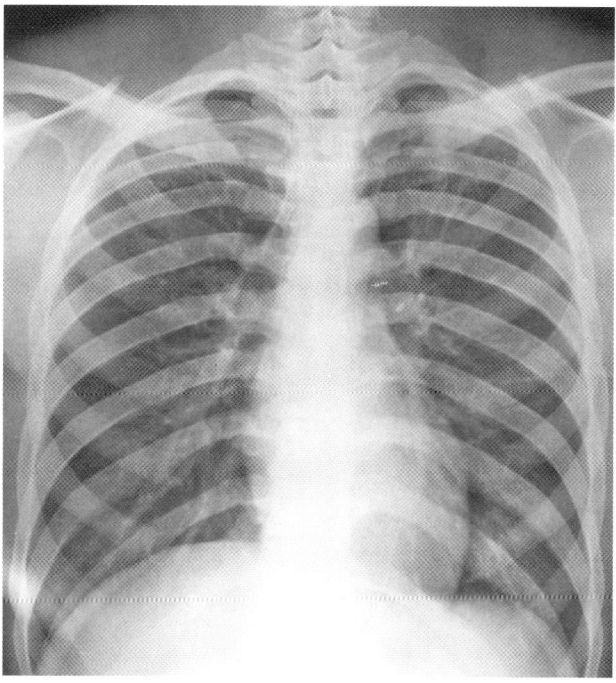

Abb. 2-7. Standard-p.a.-Thoraxaufnahme eines Patienten mit Husten, Fieber; Gewichtsverlust und Hämoptysen

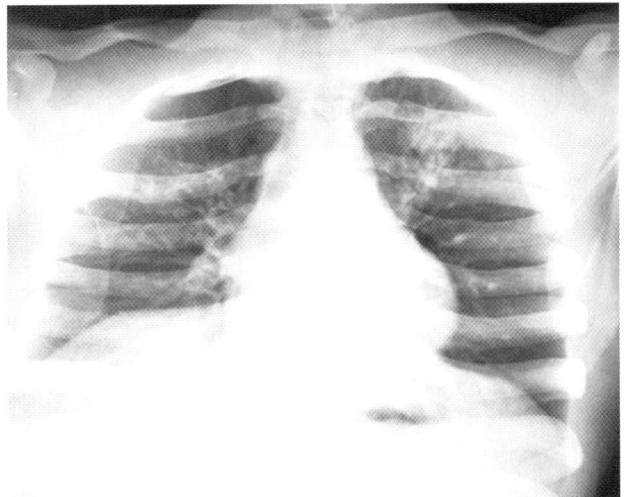

Abb. 2-8. Lordoseaufnahme des Thorax beim selben Patienten

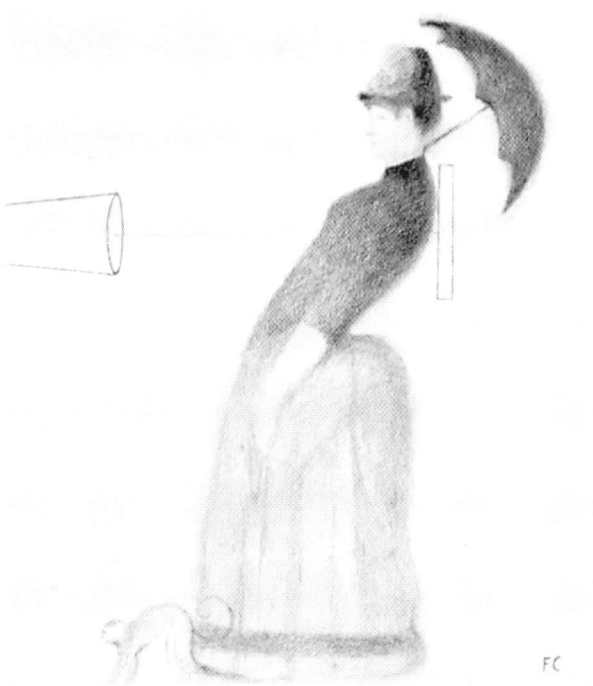

gleichen Interkostlraum der anderen Seite zu sehen ist. Die Sputumuntersuchung bestätigte bei diesem Patienten die Diagnose einer Tuberkulose.

Die Röntgenaufnahme in **Abb. 2-10** gibt Ihnen die Möglichkeit, Ihre Fortschritte im räumlichen Denken zu überprüfen. Sie zeigt ganz offensichtlich ein Artefakt von metallischer Röntgendichte. Das Aussehen dieses Metallteiles läßt vermuten, daß es sich um eine Gewehrkugel handelt. Tatsächlich ist dies die Aufnahme eines Soldaten, der während des Zweiten Weltkrieges in Sizilien verwundet wurde. Er wurde verletzt in ein Krankenhaus gebracht, wo die Chirurgen dasselbe sahen, was Sie jetzt auch sehen. Sie schickten, wie Sie es selbst vielleicht auch schon fast tun wollten, den Patienten zur Anfertigung einer seitlichen Thoraxaufnahme, um die genaue Lage der Kugel herauszufinden. Die Kugel kann natürlich in allen Gewebsstrukturen liegen, deren Röntgenschatten sich in dieser Aufnahme auf den Ursprung der 5. Rippe projizieren. Die Wichtigkeit, die Lage dieser Kugel zu lokalisieren, wird in der Querschnittszeichnung deutlich **(Abb. 2-11)**. Liegt die Kugel im Rückenmark (1), in der Trachea (2) oder vielleicht in einem der großen Blutgefäße auf dieser Höhe (3, 4), so gibt es wahrscheinlich weniger Hoffnung, den Patienten zu retten. In diesem Fall lag die Kugel völlig harmlos im vorderen Mediastinum, sie hatte keine lebenswichtige Organstruktur verletzt und konnte problemlos entfernt werden. (Die Seitaufnahme sehen Sie in **Abb. 2-12** auf der nächsten Seite.)

Abb. 2-9. Diese Dame zeigt die Position, in der die Aufnahme in Abb. 2-8 angefertigt wurde. (Nach Seurat)

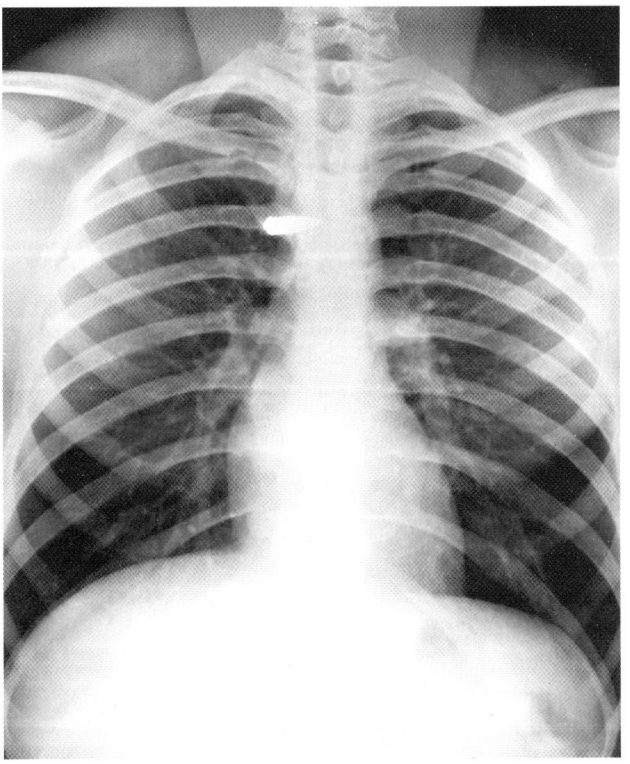

Abb. 2-10

Anhand einer einzigen Röntgenaufnahme können Sie nie genau sagen, wo ein Fremdkörper lokalisiert ist. Es ist daher sehr wichtig, ein zweites Röntgenbild, möglichst in einer zur ersten Aufnahme senkrechten Projektion, anzufertigen.

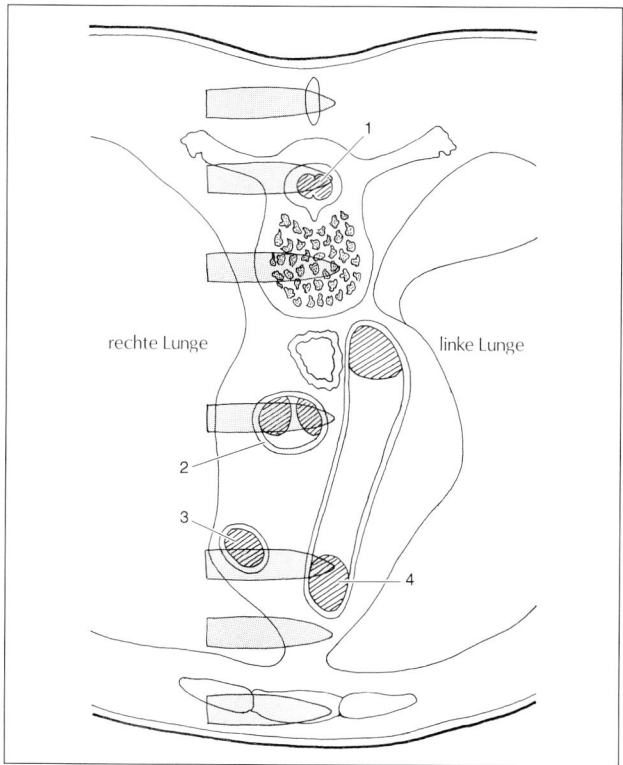

Abb. 2-11
1 Rückenmark
2 Trachea in Höhe der Bifurkation
3 Vena cava superior
4 Aorta ascendens

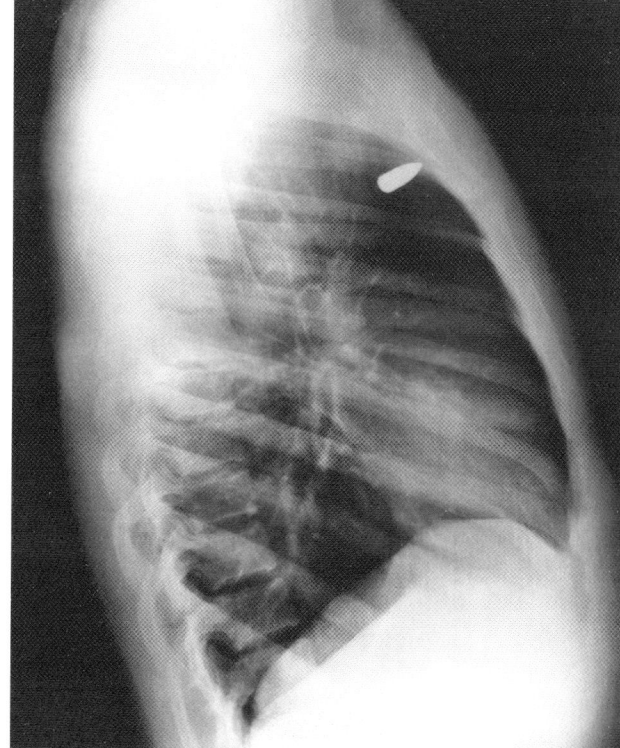

Abb. 2-12

Wenn eine verfeinerte Technik angewandt wird, können auch kleinste metallische Fremdkörper, z.B. im Bereich der Extremitäten, auf diese Weise lokalisiert werden. Gebrochene Knochen können anhand einer einzigen Röntgenaufnahme den Eindruck vermitteln, als stünden die Frakturenden in einer guten Position zueinander, wobei eine zweite Aufnahme in senkrechter Projektion zur ersten zeigt, daß die Fragmente auseinanderklaffen und keine Berührungspunkte aufweisen. Eine zusätzliche Seitaufnahme gehört normalerweise zu jeder Routineuntersuchung. Manchmal müssen Sie jedoch auch extra darum bitten, daß sie bei Ihrem Patienten angefertigt wird.

Fordern Sie eine rechtsanliegende seitliche Thoraxaufnahme immer dann an, wenn Sie der Meinung sind, daß die vermutete Läsion auf der rechten Seite sitzt. Sie haben dann die zu untersuchende Struktur so nahe wie möglich am Film. In den meisten Kliniken hierzulande gehören zu einer Thoraxuntersuchung eine p.a. Aufnahme und eine linksanliegende Thoraxaufnahme. Können Sie sagen warum?

Ungefähr an diesem Punkt werden Sie sich vielleicht fragen: „Wie kann ich herausbekommen, welche Projektionen wichtig sind und wozu sie verwendet werden?"

Wenn Sie sich im Verlauf der medizinischen Ausbildung mit den Thoraxstrukturen und ihren Röntgenschatten, so wie Sie sie in p.a. und Seitaufnahmen sehen, vertraut machen, dann haben Sie sich ein sehr nützliches und gutes Hilfsmittel geschaffen, das Sie immer wieder gut gebrauchen können. Lassen Sie sich nicht verwirren oder entmutigen, wenn Sie gelegentlich Thoraxaufnahmen sehen, die in keiner Weise dem entsprechen, was Sie jemals zuvor gesehen haben. Einige werden tatsächlich Aufnahmen erheblich veränderter Thoraces sein. Andere dagegen werden sich als Aufnahmen herausstellen, die in speziellen oder selten gebrauchten Röntgenprojektionen angefertigt wurden, mit denen Sie jetzt noch nicht vertraut sind. Sie können sich getrost auf Ihre Vertrautheit mit den Standardprojektionen verlassen, aber Sie sollten nie die Neugierde und das Interesse an den Möglichkeiten anderer Untersuchungsabläufe verlieren.

Im Rüstzeug des Radiologen gibt es alle möglichen erfinderischen Schrägprojektionen und viele faszinierende Spezialuntersuchungen, über die Sie sicherlich etwas wissen möchten. So werden z.B. die p.a. **Schrägaufnahmen** des Thorax gelegentlich zur Darstellung des Herzens oder der Lungenhili herangezogen. Für eine genauere Untersuchung der Rippen dagegen wird meist eine schräge a.p. Aufnahme angefertigt. Außerdem gibt es andere Aufnahmetechniken, die entwickelt wurden, um eine bestimmte Struktur in einer bestimmten Weise so darzustellen, daß sie eine sonst nicht erhältliche anatomische Information liefern. Häufig werden solche Untersuchungen und Projektionen nach dem Ermessen oder auf Veranlassung des Radiologen durchgeführt. Manchmal werden Sie spezielle Aufnahmetechniken jedoch auch gesondert anfordern oder – besser noch – sich mit dem Radiologen über die möglichen Vorteile verschiedener

Aufnahmetechniken für die Beantwortung einer bestimmten Fragestellung bei Ihrem Patienten unterhalten.

Die Tomographie

Die beiden Aufnahmen der **Abb. 2-13** wurden von demselben Patienten angefertigt. **Abbildung 2-13 A** zeigt eine gewöhnliche p.a. Aufnahme, während **B** einer Spe-

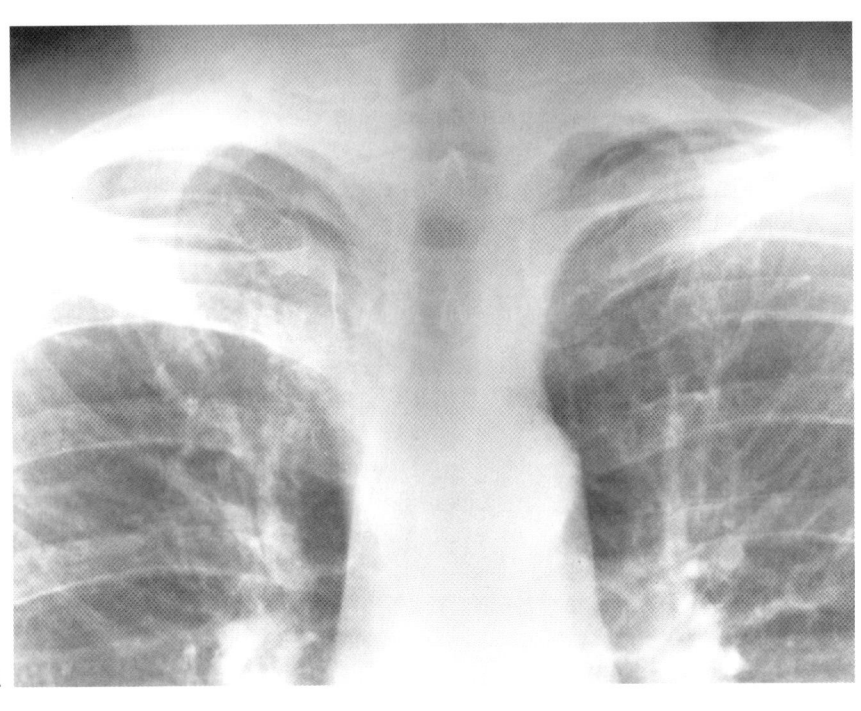

A

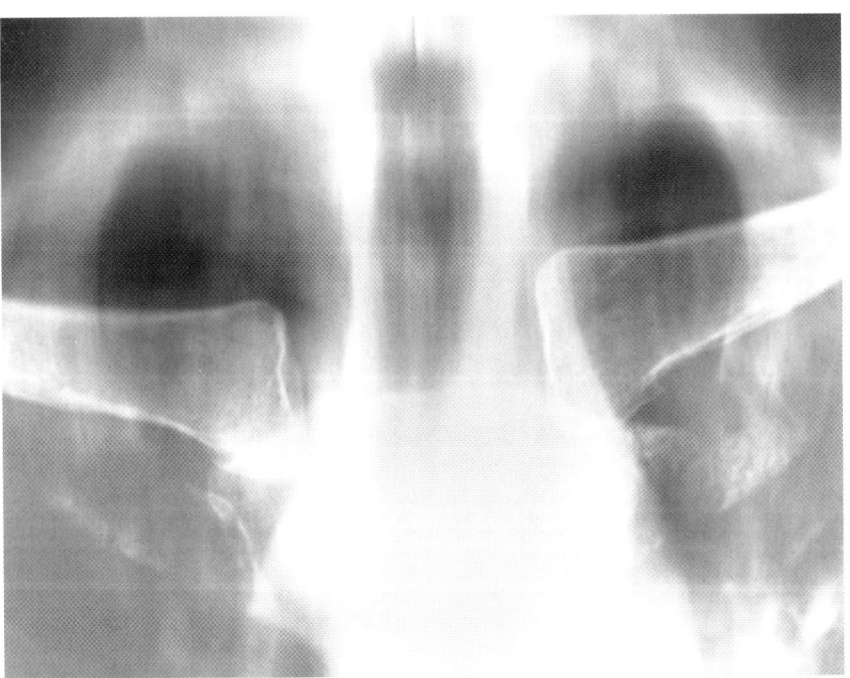

B

Abb. 2-13 A. Posteroanteriore Aufnahme des oberen knöchernen Thorax
B. Das koronare konventionelle Tomogramm des vorderen Anteils des knöchernen Thorax zeigt die gelenkige Verbindung der Claviculae mit dem Manubrium sterni.

zialaufnahme entspricht, die wir **Tomogramm** nennen. Diese Art von Röntgenuntersuchung wird für Sie während der Lektüre dieses Buches sehr nützlich sein und Ihnen helfen, all die Röntgenschatten besser zu erkennen, die in einer normalen Röntgenaufnahme einfach übereinander addiert werden. Daher ist es wichtig, daß Sie verstehen, wie derartige Röntgenaufnahmen gemacht werden.

Stellen Sie sich vor, eine gefrorene Leiche wird in koronaren Schichten von ca. 2 cm Dicke zersägt und Sie machen dann von jeder Schicht eine gesonderte Röntgenaufnahme. Jede Aufnahme wird also nur die Röntgenschatten zeigen, die durch die Dichten der verschiedenen Strukturen einer bestimmten Schicht hervorgerufen werden. Somit wird es keine verwirrende Röntgenschattenüberlagerung durch Strukturen geben, die in anderen Schichten liegen und Ihnen Schwierigkeiten bereiten könnten. Es wird beispielsweise sehr viel einfacher sein, daß Manubrium sterni und die medialen Hälften der Schlüsselbeine zu untersuchen, wenn Sie nicht – wie in einer normalen p.a. Thoraxaufnahme – durch den Schatten der Brustwirbelsäule überlagert sind. Auf den nächsten Seiten können Sie einige solcher Leichenschnitte im Röntgenbild studieren. Die Aufnahmen sind der Reihe nach von vorne nach hinten angeordnet, wobei die vorderste Schicht, welche die vordere Brustwand, die Rippenknorpel und das Sternum enthielt, weggelassen wurde. Es wird hilfreich sein, wenn Sie beim Lernen der röntgenologischen Darstellung von verschiedenen Organen und Strukturen immer wieder auf diese Schichten zurückkommen. Sehen Sie sich zunächst erst einmal an, wie gut Sie in Abb. 2-13 B die Schatten der medialen Klavikulaanteile und des Sternoklavikulargelenks sehen.

Tomographien (wie in Abb. 2-13 B) „schneiden" den lebenden Patienten tatsächlich so in Schichten, daß Sie sich die Röntgenschatten verschiedener Strukturen weitgehend überlagerungsfrei ansehen können. Der Ausdruck „Tomogramm" ist zunächst allgemein zu verstehen. Es gibt verschiedene Arten von Schichtverfahren, deren Technik vom gewünschten Ergebnis, nämlich die Schatten der zu untersuchenden Strukturen darzustellen und die der überlagernden Strukturen zu verwischen, abhängt. Auf den ersten Blick werden die Tomogramme unscharf und etwas verwirrend auf Sie wirken, aber Sie werden in diesem Buch viele Abbildungen finden, in denen Sie Tomogramm und normale Röntgenaufnahme in gleicher Projektion nebeneinandergestellt sehen. Sollten Sie ein Tomogramm einmal nicht verstehen, so kommen Sie bitte zu den Leichenschnitten auf den nächsten beiden Seiten zurück.

Denken Sie immer daran, daß im Tomogramm nur die Strukturen innerhalb *einer* Ebene scharf zu erkennen sind.

Bedenken Sie auch, daß die Dicke der hier gezeigten Leichenschnitte möglicherweise nicht ganz genau der der gewählten Schicht des Tomogramms entspricht, das Sie gerade betrachten. Der die Schichtebene einer tomographischen Untersuchung bestimmende Drehpunkt wird entsprechend der radiologischen Fragestellung willkürlich für eine gewisse Entfernung (in cm) von der Körperoberfläche bestimmt.

Röntgenaufnahmen von koronaren Schichten einer gefrorenen Leiche

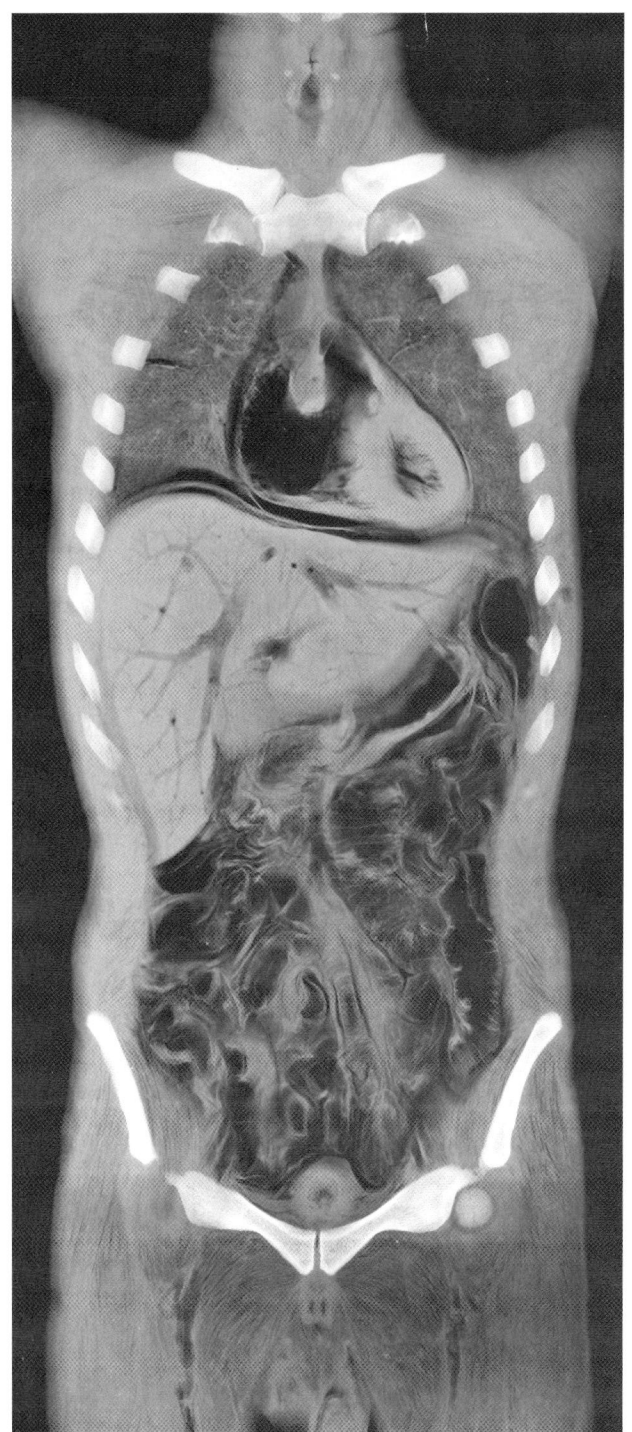

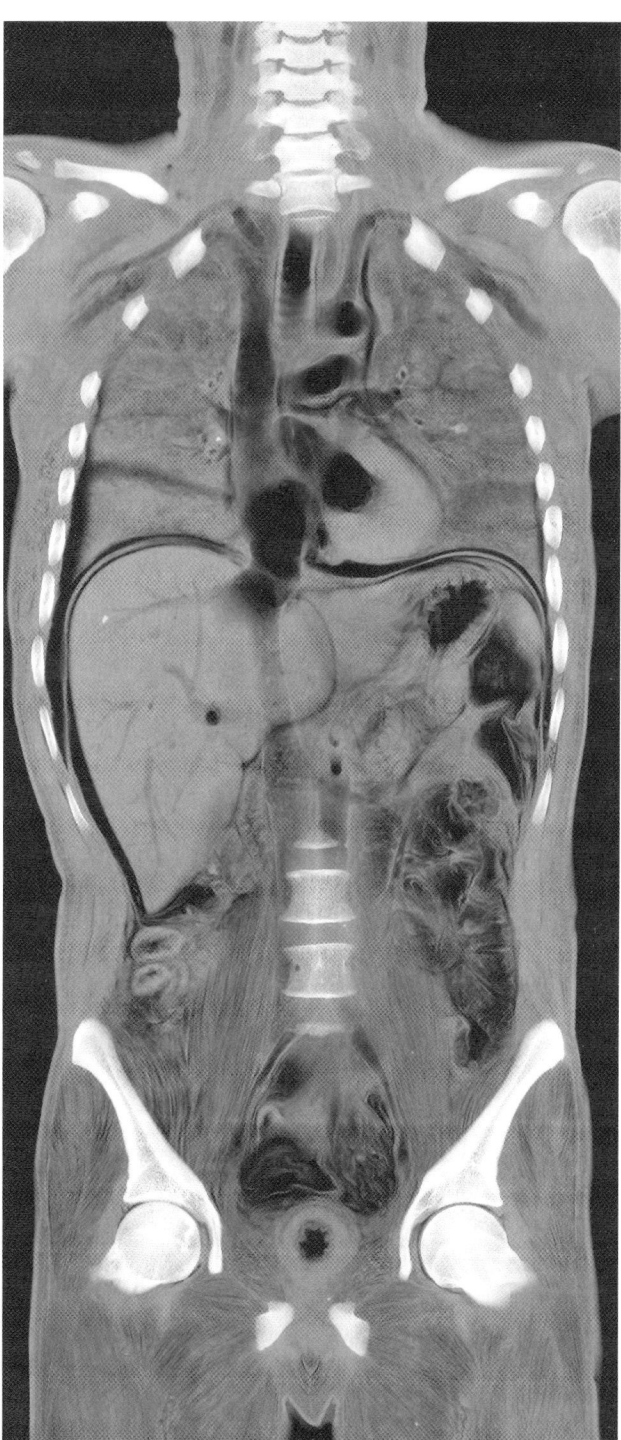

Abb. 2-14

Abb. 2-15

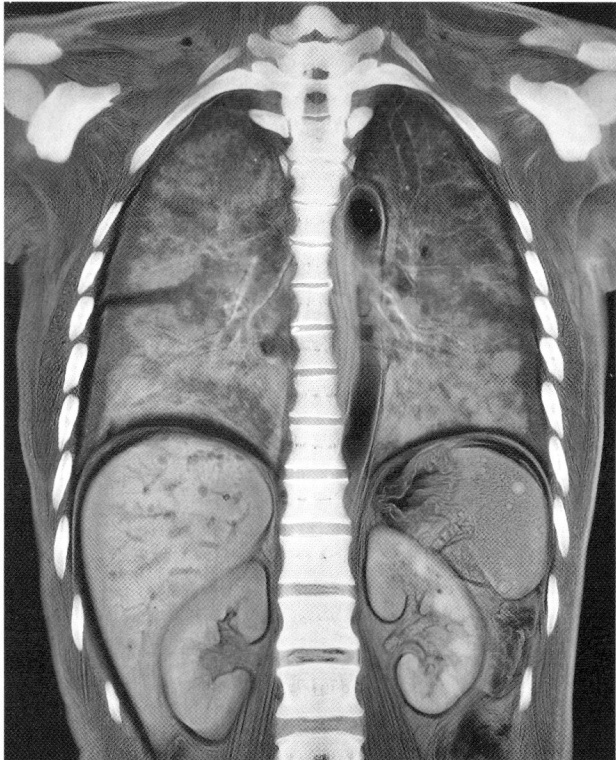

Abb. 2-17

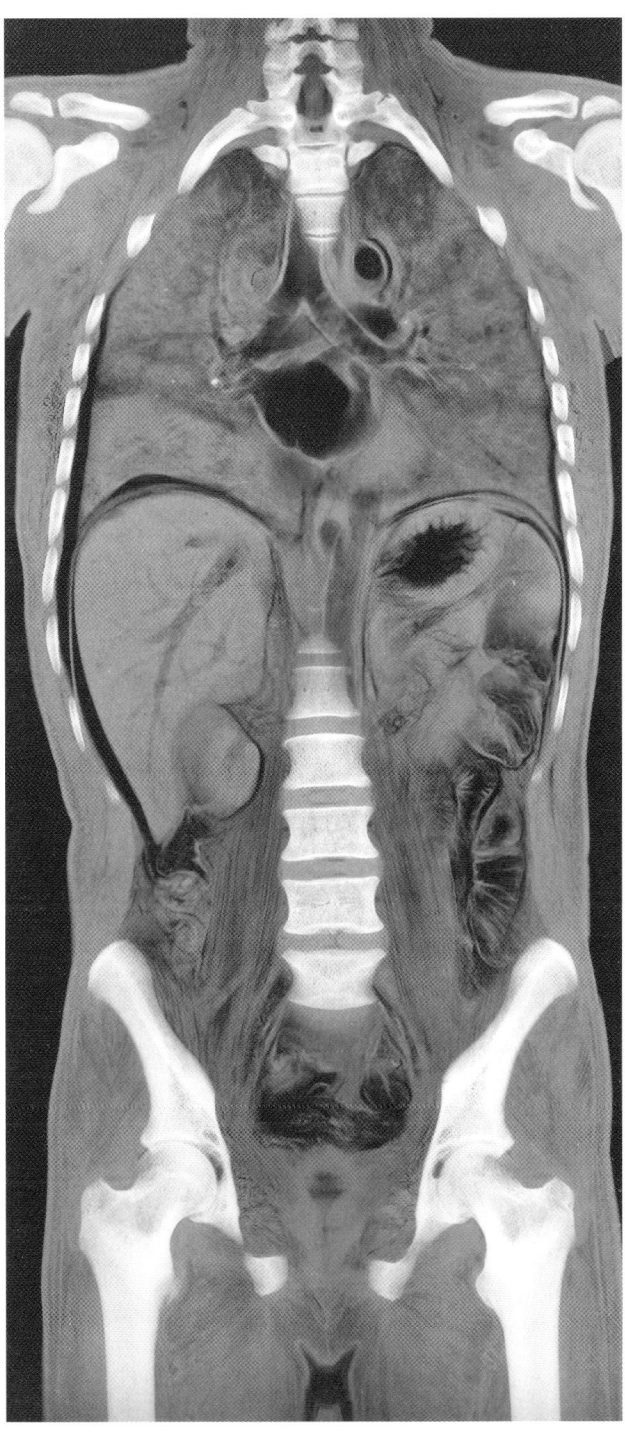

Abb. 2-16

Abb. 2-14 bis 2-17. Röntgenbilder einer Reihe koronarer Schichten durch eine Leiche, von vorne (ventral) nach hinten (dorsal) angeordnet. Suchen Sie die folgenden anatomischen Orte auf:
– die Sternoklavikulargelenke
– die Vena cava superior (sie ist entleert und enthält Luft)
– den Magenfundus
(Jede dieser anatomischen Lokalisationen ist ein Indikator für die Lage der jeweiligen Schicht. Bei einer röntgentomographischen Untersuchung können Sie durch das Erfassen bestimmter Strukturen und die fehlende Darstellung anderer Strukturen ebenso auf die Schichtebene schließen.)
– die Symphysis pubica
– die leere Höhle des linken Ventrikels
– die Trachea mit ihrer Karina, die Hauptbronchien und den direkt darunterliegenden luftgefüllten linken Vorhof.
Achten Sie auf die Veränderungen der Leberform von Schicht zu Schicht. Denken Sie auch daran, daß diese Schichten sich von Tomogrammen dadurch unterscheiden, daß keine verschwommenen Konturen durch in anderen Ebenen liegende Strukturen überlagert sind.

Beurteilungsprobleme

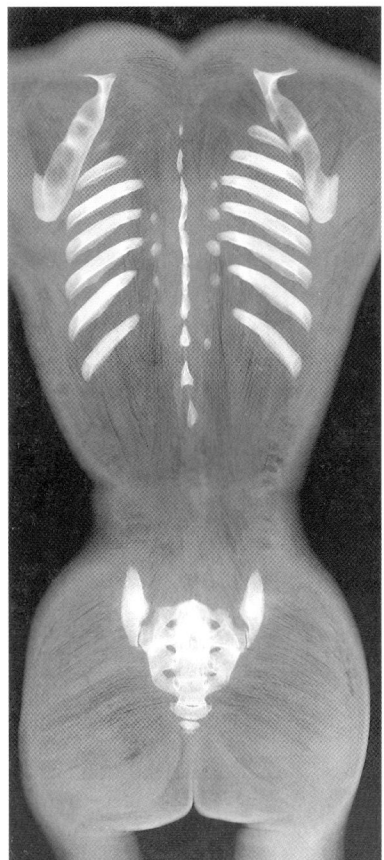 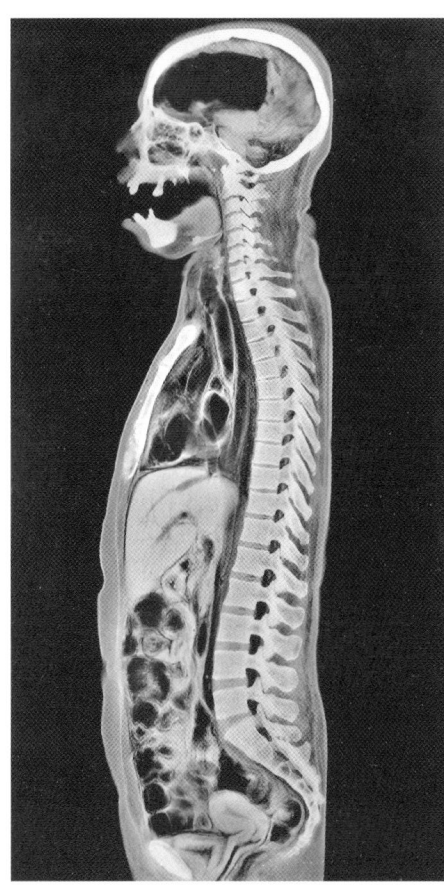

Abb. 2-18 *(Unbekannte 2-1)* und **Abb. 2-19** *(Unbekannte 2-2)*. Finden Sie genau heraus, was hier geröntgt wurde.

Konventionelle Tomogramme des lebenden Patienten in der koronaren Ebene

Konventionelle Tomogramme werden dadurch erzeugt, daß sich *sowohl die Röntgenröhre als auch der Film während der Röntgenexposition um den Patienten bewegen*, wie in **Abb. 2-20** dargestellt. Dabei bewegen sie sich um einen gemeinsamen Drehpunkt, der sich in der Schichtebene des zu untersuchenden Objekts befindet. Auf diese Weise werden alle Objekte, die sich außerhalb der gewünschten Ebene befinden, bewußt verwaschen dargestellt, da sie sich in Relation zum Film bewegen. Das zu untersuchende Objekt (*b* in **Abb. 2-21**) wird auf dem Film scharf abgebildet, während die Objekte in der Ebene *a* vergrößert, unscharf und verzerrt zwischen den Abbildungspunkten *a'* und *a"* zur Darstellung kommen. Nur die Strukturen in der Ebene des Drehpunktes werden demnach gut erkennbar sein (s. **Abb. 2-22 C**).Schatten von davor oder dahinter gelegenen Strukturen werden so verzerrt, daß sie in ihrer Form und Kontur nicht mehr zu

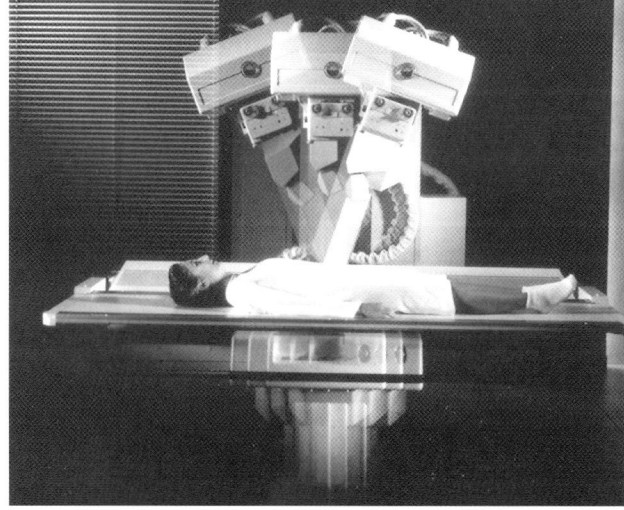

Abb. 2-20. Konventionelles Tomographiegerät. Aus dieser mehrfach belichteten Aufnahme sind die Bewegung von Röhre und Kassette erkennbar.

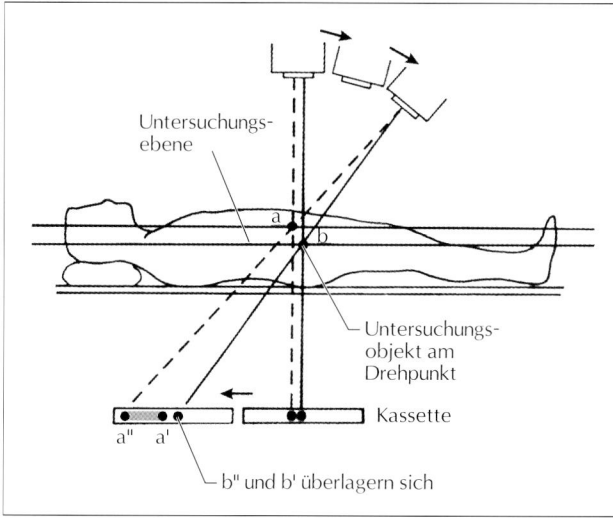

Abb. 2-21. Anordnung bei einem a.p. Tomogramm

erkennen sind, und diese verwaschenen Strukturen werden vom Auge weitgehend ignoriert. Die konventionelle Tomographie wird als zusätzliche Untersuchungsmethode eingesetzt, wenn eine bestimmte Struktur, die im herkömmlichen Röntgenbild durch Überlagerung anderer Strukturen nicht klar zu erkennen ist, genauer dargestellt werden soll.

Röntgendurchleuchtung

Die Durchleuchtung ist eine häufig eingesetzte radiologische Technik, die eine Real-time-Untersuchung des Patienten ermöglicht. Möglicherweise haben Sie den Einsatz der Durchleuchtung schon bei den Kontrastmitteluntersuchungen des Gastrointestinaltrakts kennengelernt, wo die Passage des Bariums durch Ösophagus, Magen und Darm verfolgt wird. Die Durchleuchtung wird vom Ra-

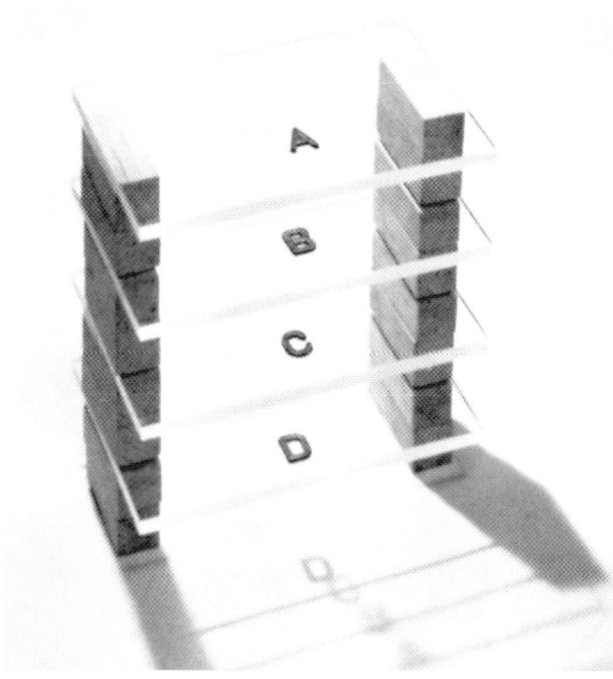

A

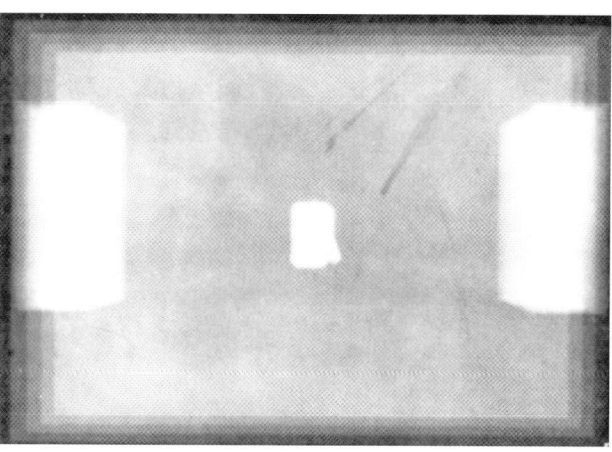

B

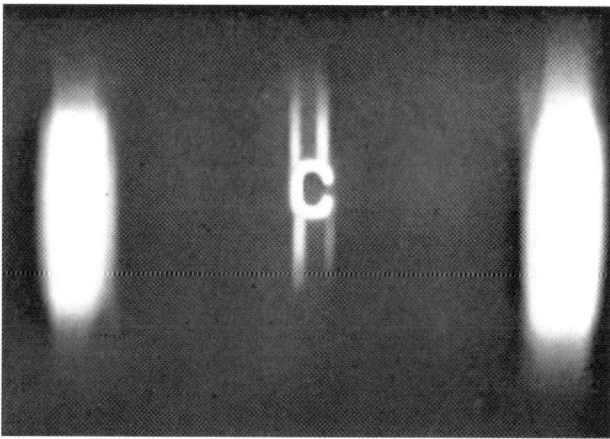

C

Abb. 2-22. Darstellung des durch die Tomographie bewirkten Effekts
A. Eine Reihe von Plastikplatten, auf denen jeweils ein Bleibuchstabe liegt
B. Auf dem konventionellen Röntgenbild sind alle Buchstaben einander überlagert.
C. Das konventionelle Tomogramm in Höhe der Plastikplatte C zeigt diesen Buchstaben klar, während die anderen verzerrt und verwischt werden.

diologen auch bei der selektiven arteriellen und venösen Katheterisierung zur Durchführung angiographischer Untersuchungen eingesetzt. Zudem erfordern die meisten radiologisch-interventionellen Maßnahmen eine Durchleuchtungskontrolle.

Bei der Durchleuchtung wird der Patient kontinuierlich von Röntgenstrahlen durchdrungen. Diese treffen auf einen fluoreszierenden Schirm, und nach Verstärkung durch einen elektronischen Bildverstärker kann das so erzeugte Bild auf einem hochauflösenden Fernsehmonitor betrachtet werden.

Abbildung 2-23 zeigt einen Angiographieraum, in dem eine Koronarangiographie durchgeführt wird. Die Röntgenröhre befindet sich unterhalb des Patienten und der große zylindrische Bildverstärker oberhalb; die Röntgenstrahlung durchdringt den Patienten also von unten nach oben. Der Untersucher betrachtet eine Kontrastinjektion in die Koronararterie auf dem Bildschirm. Beachten Sie, daß auf dem Bildschirm schwarz und weiß vertauscht sind, so daß Knochen und Kontrastmittel dunkel erscheinen, und röntgendurchlässige Strukturen wie die Lungen hell zur Darstellung kommen.

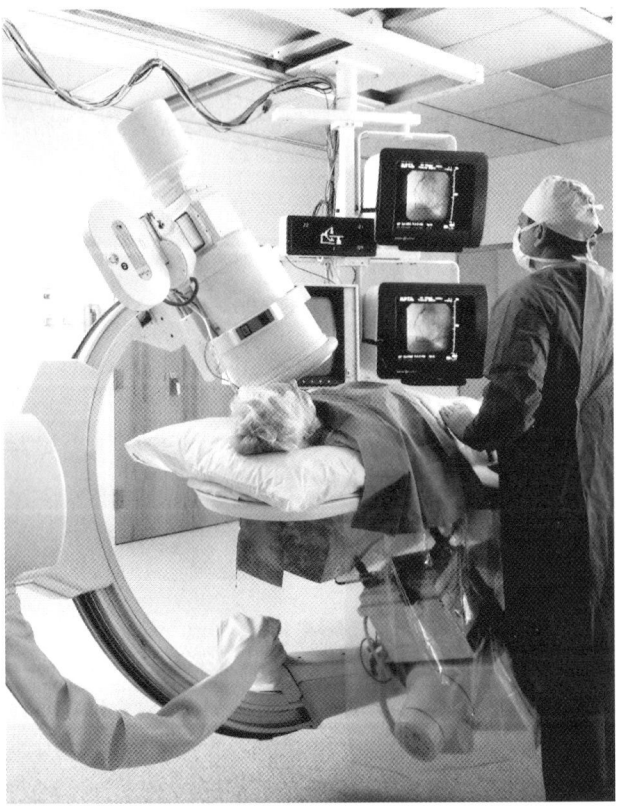

Abb. 2-23. Durchleuchtungseinheit in einem Angiographieraum

Abbildung 2-24 A zeigt einen etwas einfacheren Durchleuchtungsraum, wie er für gastrointestinale Untersuchungen benutzt wird. Auch hier befindet sich der Bildverstärker oberhalb des Patienten; die Röntgenröhre ist unterhalb des Patienten in den Röntgentisch integriert. Aufnahmen, die der Radiologe während der Durchleuchtung anfertigt, werden auch Zielaufnahmen genannt. Auf ihnen werden besonders interessante, während der Durchleuchtung auffallende Abschnitte innerhalb der Untersuchungsregion detailliert dargestellt **(Abb. 2-24 D)**. Am Ende der Durchleuchtungsuntersuchung fertigen Röntgenassistentin oder -assistent meist noch konventionelle Übersichtsröntgenaufnahmen an **(Abb. 2-24 C)**. Man bezeichnet diese Aufnahmen auch als „Über-Tisch-Aufnahmen", da sie mit einer zweiten Röntgenröhre aufgenommen werden, die über eine Schiene herbeigezogen werden kann und über dem Patienten positioniert wird.

Angiographie

Unter dem Begriff der Angiographie wird eine Vielzahl von Untersuchungsmethoden zusammengefaßt. Bei diesen Untersuchungsmethoden wird das Gefäßsystem dadurch dargestellt, daß während einer intravaskulären Injektion von jodhaltigem Kontrastmittel Röntgenaufnahmen angefertigt werden. Die Darstellung arterieller Strukturen wird auch Arteriogramm (oder Arteriographie) genannt, die Darstellung venöser Strukturen Venogramm (oder Phlebographie).

Gewöhnlich erfolgt die Darstellung des arteriellen Systems über einen perkutan plazierten, kleinkalibrigen, flexiblen arteriellen Katheter, der meistens über die Arteria femoralis eingeführt wird und über den dann die Kontrastmittelinjektion erfolgt. Unter Durchleuchtungskontrolle wird der Katheter durch das arterielle System geschoben, bis seine Spitze in der Arterie liegt, die untersucht werden soll. Es gibt eine Vielzahl verschiedener Katheter und ausgefeilter Führungsbestecke, die eine selektive Katheterisierung nahezu jeder größeren Arterie im Körper ermöglichen. Liegt die Katheterspitze in richtiger Position, wird das Kontrastmittel über eine Druckspritze injiziert. Dabei kann eine gewünschte Flußgeschwindigkeit und ein gewünschtes Gesamtvolumen programmiert werden. Die Röntgenaufnahmen werden mit einem schnellen Filmwechsler, einem digitalen System oder einer Filmkamera (Cine-Radiographie) aufgenommen.

Die Venographie der großen Venen wie der Vena cava superior, der V. cava inferior oder der Nierenvenen erfolgt auf ähnliche Art und Weise, meist über einen Zugang über die Femoralvene. Einige venöse Strukturen, etwa die Lungenvenen oder die Pfortader, bieten sich

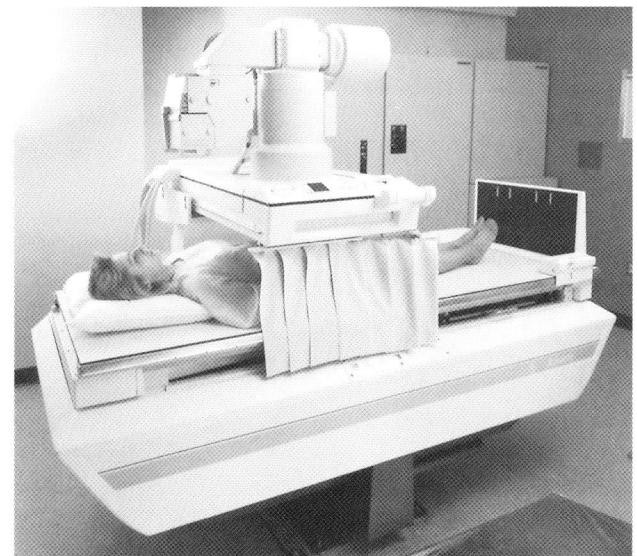

A

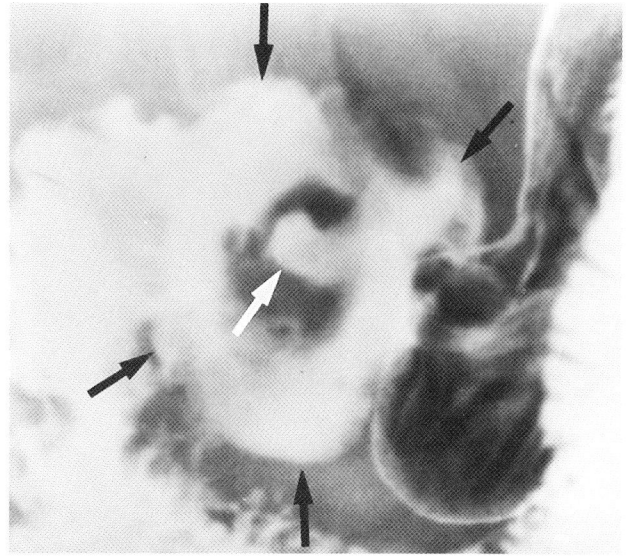

B

C

Abb. 2-24.
A. Durchleuchtungsgerät für Untersuchungen des Magen-Darm-Trakts
B. Zielaufnahme des Duodenums, aufgenommen während der Durchleuchtung. Der *weiße Pfeil* zeigt auf einen Ulkuskrater im Bulbus duodeni *(schwarze Pfeile)*.
C. Nach der Durchleuchtung angefertigte Übersichtsaufnahme des oberen Gastrointestinaltrakts. Magen, Duodenum und der größte Teil des Dünndarms sind mit Kontrastmittel gefüllt, aber noch nicht das Kolon.

anatomisch nicht für die direkte Katheterisierung an und werden daher gewöhnlich über eine Kontrastmittelinjektion in ihre zuführenden Arterien (Pulmonalarterie, Arteria mesenterica superior) und die Anfertigung einer Aufnahmeserie während der venösen Passage dargestellt. Venöse Aufnahmen der Extremitäten (Beinphlebographie, Armphlebographie) erfordern keine Katheterisierung. Bei diesen Untersuchungen wird das Kontrastmittel in eine periphere Vene des Fußes oder der Hand injiziert.

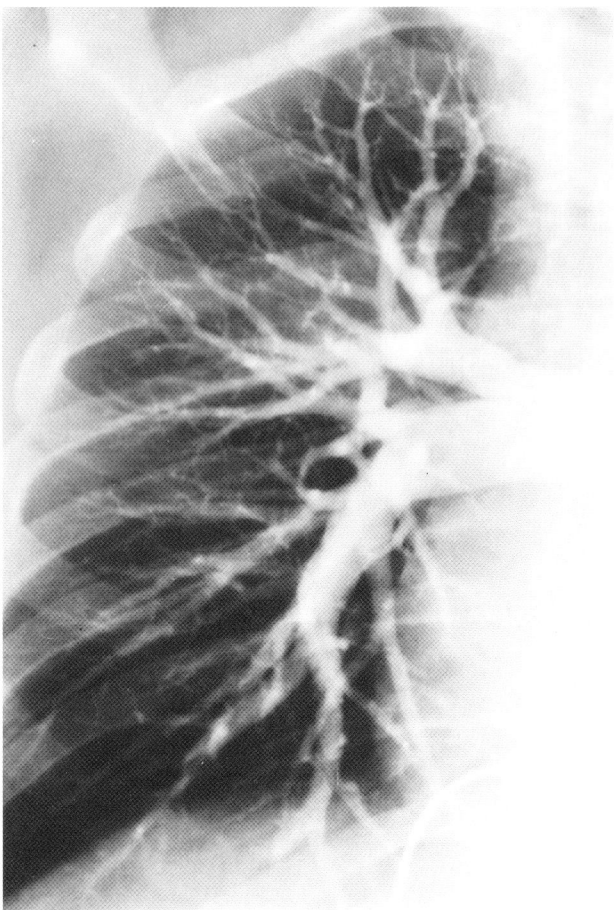

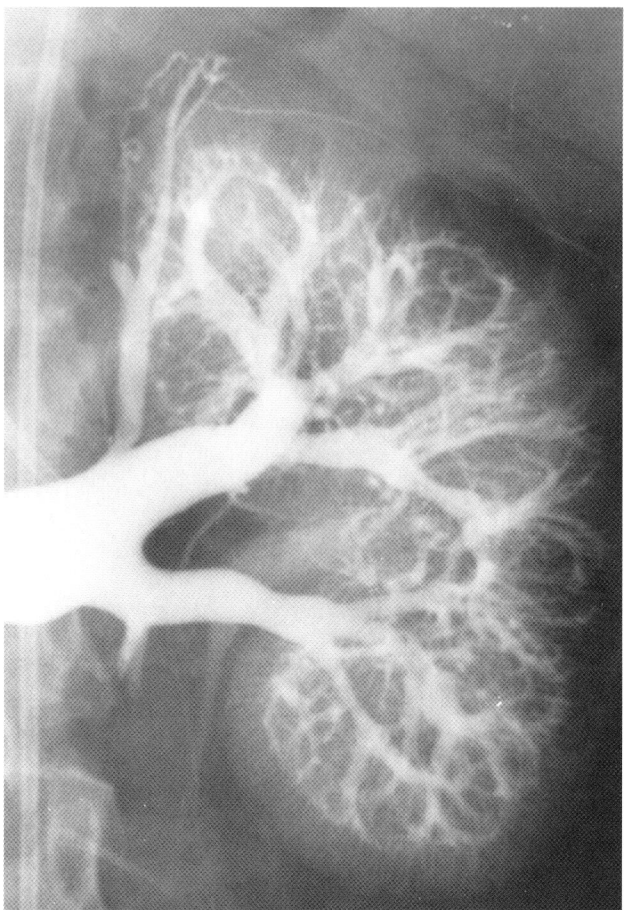

Abb. 2-25. Arteriogramm der rechten A. pulmonalis

Abb. 2-26. Venogramm der linken Niere

Computertomographie

Die Computertomographie (CT) gibt einen ganz neuen Einblick in den Körper, denn sie liefert uns praktisch Querschnitts-Röntgenaufnahmen des lebenden Menschen. Während bei uns der Begriff CT verwendet wird, ist im Englischen auch die Abkürzung CAT (computerized axial tomography) geläufig. Die CT ist eine der wichtigsten und informativsten radiologischen Untersuchungen überhaupt. Beginnen Sie also damit, den Unterschied zwischen normaler Röntgenaufnahme, konventioneller Tomographie und der CT zu verstehen. Sie wissen, daß normale Röntgenaufnahmen Ihnen zusammengesetzte, d.h. überlagerte Schattenbilder liefern: Auf dem Film ist das Bild aller übereinander gelagerter Strukturen sichtbar. Die *konventionelle* Tomographie dagegen bringt die scharf dargestellte röntgenologische Information *einer* bestimmten Schicht des Patienten, wobei (leider) noch die *verwischten* Bildanteile von Strukturen, die vor oder hinter der gewünschten Schicht liegen, überlagert sind.

Ein CT-Schichtbild wiederum gibt Ihnen röntgenologische Bildinformationen über einen Querschnitt durch den Patienten, und dies ohne verwirrende Bildüberlagerungen. Die CT liefert Ihnen eigentlich eine schematische Anordnung von Dichtewerten einer bestimmten Schicht durch den Patienten, für deren Beurteilung Sie sich immer die Querschnittsanatomie vorstellen müssen. Dabei werden Sie sicherlich die Beziehungen der Körperstrukturen mit Hilfe der durch die CT ermöglichten zusätzlichen Dimension sehr viel genauer lernen.

Die Kenntnis der relativen Röntgendichten verschiedener Gewebe und Organe und deren Grenzflächen zu den Fettschichten des Körpers helfen Ihnen bei der Betrachtung von CT-Bildern. Bei der CT durchdringt ein bleistiftdünnes, kollimiertes Strahlenbündel die zu untersuchende Körperschicht. Dabei dreht sich die Röntgenröhre in einer kontinuierlichen Kreisbewegung um den Patienten herum. Der Röntgenröhre genau gegenüberliegend sind spezielle elektronische Detektoren angeordnet, die 100mal sensitiver als ein normaler Röntgenfilm sind. Diese Detektoren konvertieren die auf der anderen Seite der Körperschicht austre-

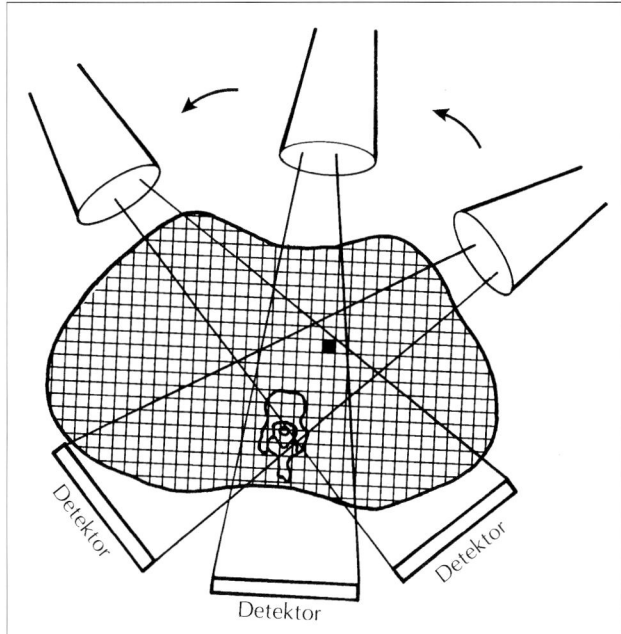

Abb. 2-27. Das Prinzip der Computertomographie in einer vereinfachten Schemazeichnung

tenden Strahlen in verstärkte elektrische Impulse, deren Intensität von der Menge der eintreffenden Strahlen, die also nicht vom dazwischenliegenden Gewebe absorbiert wurden, abhängt. Entsprechend werden, wenn das Strahlenbündel überwiegend durch sehr dichte Körperareale (wie z. B. Knochen) dringt, weniger Röntgenstrahlen am Detektor ankommen, als wenn es hauptsächlich durch Gewebe niedriger Dichte (wie z. B. Lunge) dringt.

Wenn Sie eine Schicht durch den Körper als flaches Mosaik aus einheitlichen Volumina *(Voxel* genannt), die ein geometrisches Gitter bilden (s. **Abb. 2-27**), betrachten, so können Sie sehen, daß eine einzige dichtere Volumeneinheit (die vielleicht wie das kleine schwarze Rechteck in **Abb. 2-27** Calcium enthält) mehr Strahlung aus dem Bündel absorbiert als benachbarte, weniger dichte Voxel.

Sobald die Strahlen den Detektor erreichen, wird diese Information einem Computer übermittelt, der dann die Röntgenabsorption jedes Voxels im Mosaik berechnet. Die bildhafte Anordnung von Absorptionswerten macht dann letztendlich das CT-Bild aus. Der Absorptionswert wird in Hounsfield-Einheiten (HE) ausgedrückt (benannt nach dem Erfinder der CT). Dabei wurde dem Wasser willkürlich der Wert 0 zugeordnet, während dichtere Werte bis hin zu Knochen oder Kalk nach oben reichen und bei +500 HE oder darüber liegen. Weniger dichte Strukturen reichen mit ihren Dichtewerten über Fettgewebe bis zur Luft, die bei -500 HE liegen kann, nach unten.

Die für jedes Voxel in der Mosaikschicht gewonnene Dichtezahl wird zu einem Punkt auf einem Fernsehschirm konvertiert, dessen Helligkeit die Dichte des jeweiligen Voxels repräsentiert und so etwas über die anatomische Struktur aussagt. Das so produzierte Bild entspricht dem eines Röntgenbildes von dem entsprechenden Körperquerschnitt eines lebenden Patienten.

Üblicherweise wird ein CT-Bild so betrachtet, als würde man von den Füßen des Patienten darauf schauen **(Abb. 2-28 A** und **B)**. Es ist also wichtig, sich einzuprägen, daß die Strukturen, die man auf dem CT-Bild rechts sieht, denen der linken Seite des Patienten entsprechen, genauso als würde man sich eine Thoraxaufnahme ansehen.

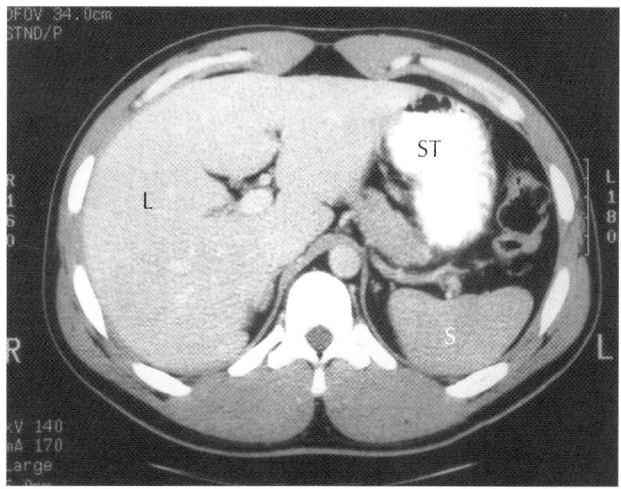

Abb. 2-28 A. CT-Aufnahme des Oberbauchs mit Darstellung der Leber *(L)*, die den rechten oberen Quadranten ausfüllt und der kleineren, links dorsal gelegenen Milz *(S)*. Der mit oralem Kontrastmittel gefüllte Magen *(ST)* liegt links vorne.
B. CT-Schicht etwas weiter kaudal mit Darstellung beider Nieren *(K)*. Sie sind durch intravenös verabreichtes Kontrastmittel röntgendicht. Links Darstellung einiger mit oralem Kontrastmittel gefüllter Dünndarmschlingen. Durch den ventralen Anteil des Abdomens verläuft in dieser Höhe das Colon transversum, das mit Luft und Stuhl gefüllt ist.

Ausdrucke der CT-Aufnahmen (hard copies) werden erzeugt, in dem die Bilddaten mit Hilfe einer Laserkamera auf einen Röntgenfilm abgebildet werden. Für jede CT-Schicht können die Bildparameter (Window und Level) an der Gerätekonsole verändert werden, um bestimmte Gewebe besser darzustellen (Knochen im Vergleich zu Lungengewebe oder Lungengewebe im Vergleich zu Herz und Gefäßen). Sie werden feststellen, daß die meisten CT-Untersuchungen in mehreren Fenstern abfotografiert werden. So wird beispielsweise ein Thorax-CT gewöhnlich im „Lungenfenster" abfotografiert, um das Lungenparenchym optimal darzustellen, und zusätzlich im „Weichteilfenster", um das Herz, die Blutgefäße und

andere Strukturen des Mediastinums und der Thoraxwand besser beurteilen zu können. Ein Schädel-CT bei einem Traumapatienten wird sowohl im Weichteilfenster dargestellt, um Verletzungen des Gehirns zu zeigen, als auch im Knochenfenster, um Frakturen zu erkennen.

Die CT-Aufnahmen in der Filmtüte Ihres Patienten werden normalerweise so dokumentiert, daß sich auf jedem Film zwischen 6 und 20 Einzelaufnahmen in der Reihenfolge befinden, wie sie aufgenommen wurden. So können Sie sich ein Bild nach dem anderen anschauen, um zusätzliche Informationen über die Form einer Struktur oder eines Organs zu erhalten. Die aktuellen CT-Aufnahmen werden gewöhnlich auch digital gespeichert (Magnetband, Diskette), so daß zusätzliche Hard copies auch noch zu einem späteren Zeitpunkt ausgedruckt werden können.

Eine CT-Untersuchung des Thorax und des Abdomens besteht normalerweise aus kontinuierlichen 5 bis 10 Millimeter dicken Schichten; die Schichtdicke kann jedoch auch auf 3 oder 1 Millimeter reduziert werden, wenn es darum geht, detaillierte Informationen zur Diagnosefindung zu erhalten. In den meisten radiologischen Instituten werden individuelle CT-Untersuchungsprotokolle angelegt, die hinsichtlich der Untersuchungsregion und der verschiedenen klinischen Indikationen optimiert werden. Die Protokolle beinhalten nicht nur die Schichtdicke und den Untersuchungsumfang (Lokalisation der ersten und letzten Schicht), sondern auch die Kippung der CT-Öffnung (gantry) (0 Grad bei exaktem Querschnitt gegenüber angulierten Querschnitten, um Strukturen besser darzustellen, die in einem bestimmten Winkel zur streng axialen Ebene verlaufen), Angaben, ob orales, intravenöses oder sonstiges Kontrastmittel benötigt wird und ob Computernachverarbeitungen der axialen Schichten erforderlich sind. Die Protokolle geben auch an, welches Fenster (Knochen, Weichteil, Lunge, Leber, Gehirn usw.) für welche Schicht ausgedruckt werden soll.

Die Röntgendosis pro Schicht variiert bei einer CT-Untersuchung von 1 bis 4 rad (betrifft jedoch nur die Schicht, die auch untersucht wird) und ist vergleichbar mit der Strahlenexposition der entsprechenden Region bei einer herkömmlichen Röntgenaufnahme.

Materialien sehr hoher Dichte, wie z. B. Barium oder Metall (etwa bei einer Hüftprothese oder in metallhaltigen Operationsclips), können Artefakte hervorrufen, die wie Sterne mit geometrisch scharfen, weißen strahlenförmigen Linien die Bildqualität und damit die Bildinformation beeinträchtigen. Bewegung beeinträchtigt ebenfalls die Bildqualität. Die Bewegung der abdominellen Organe durch die Bauchatmung liegt bei etwa 1 bis 2 cm und reicht damit aus, die Darstellung kleiner Strukturen zu verzerren.

CT-Geräte benötigen nur 1 bis 10 Sekunden Aufnahmezeit pro Schicht, und wenn ein Patient den Atem nicht so

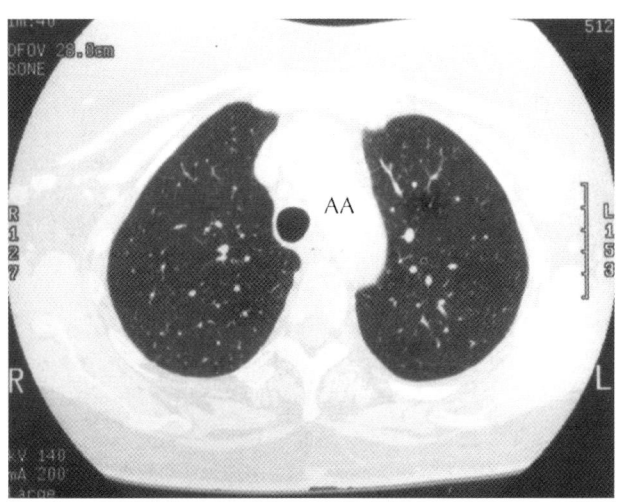

A

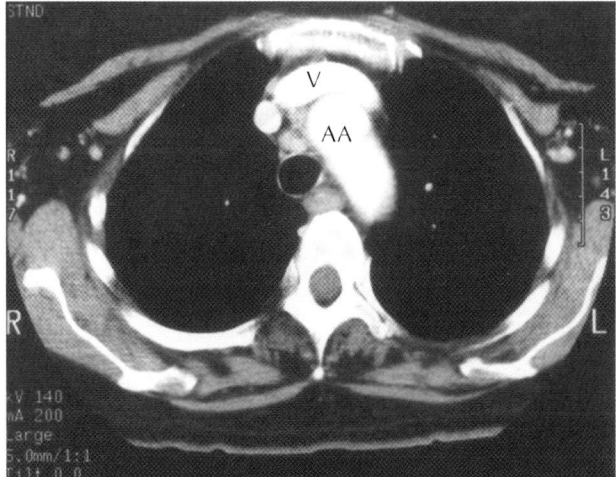

B

Abb. 2-29 A. CT-Aufnahme des Thorax in Höhe des Aortenbogens *(AA)*, abfotografiert im Lungenfenster. Beachten Sie die Pulmonalgefäße und die Bronchien im Lungenparenchym.
B. CT-Aufnahme in derselben Schichthöhe, abfotografiert im Weichteilfenster, welches die Strukturen des Mediastinums und der Thoraxwand besser darstellt. Der Aortenbogen *(AA)* ist durch intravenöses Kontrastmittel hervorgehoben, ebenso die linke Vena subclavia *(V)*, die vor dem Aortenbogen verläuft.

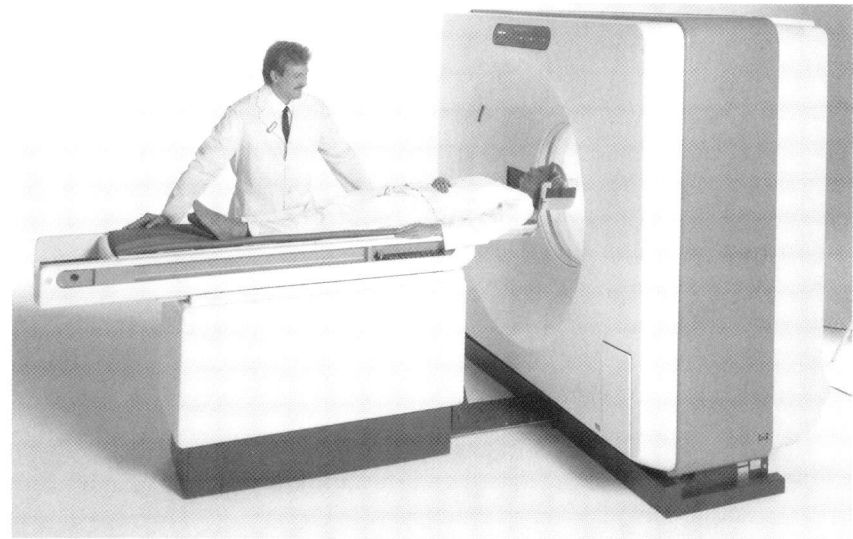

Abb. 2-30 A. Patient auf einem CT-Tisch, der gerade in die Öffnung (Gantry) des Gerätes gefahren wird.
B. Die Bedienkonsole des CT-Gerätes: der Radiologe stellt das Fenster (die Window- und Level-Werte) ein, um die verschiedenen Gewebe optimal darzustellen.

lange anhalten kann, ist mit Bewegungsartefakten auf dem Bild zu rechnen. Die meisten Patienten können allerdings den Atem wiederholt für 5 Sekunden anhalten, so daß lediglich bei bewußtlosen, schwerkranken, dyspnoischen Patienten oder bei kleinen Kindern die Bildqualität durch Bewegungsartefakte eingeschränkt sein kann. Manchmal können auch beruhigende Worte oder eine leichte Sedierung durch Sie oder den Radiologen sehr hilfreich sein, denn die *Gantry,* also das Gehäuse des CT-Gerätes, kann ziemlich groß und für den Patienten zunächst beängstigend sein. In jedem Falle sollten Sie sich einmal die CT-Einrichtung in dem für Sie zuständigen Röntgeninstitut ansehen, so daß Sie Ihrem Patienten schon von vornherein erklären können, daß die Untersuchung trotz des Ausmaßes der Maschine völlig harmlos und schmerzfrei ist, so als würde nur ein Foto angefertigt.

CT-Untersuchungen des Körpers können in Rücken-, Bauch- oder Seitenlage des Patienten angefertigt werden. Darüber hinaus können noch andere Schichtebenen eingestellt werden, besonders bei Untersuchungen des Kopfs oder der Extremitäten. Sie sollten sich aber zunächst einmal einprägen, daß die meisten CT-Untersuchungen des Körpers in axialer (transversaler) Schichtführung und in Rückenlage angefertigt werden, da der Patient in Rückenlage am bequemsten und entspanntesten liegen kann.

> Es ist wichtig für Sie zu begreifen, daß die CT im Prinzip als aufwendige Untersuchung für besondere Fragestellungen anzusehen ist und in der Regel nur nach Rücksprache mit dem Radiologen durchgeführt werden sollte. Bei zu erwartendem gleichen Informationsgehalt sollten weniger kostspielige Untersuchungen, z.B. normale Röntgenaufnahmen oder Ultraschall, durchgeführt werden.

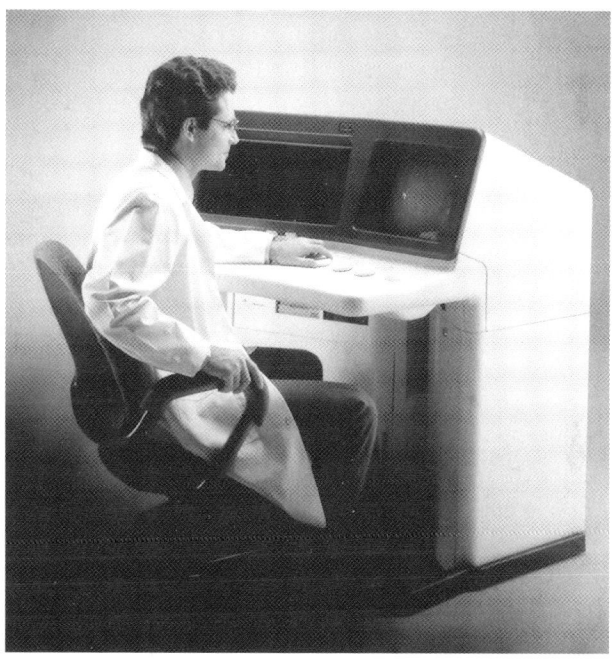

Die wichtigen Ausnahmen von dieser Regel gelten für den traumatisierten Patienten und bei Notfällen des zentralen Nervensystems. Bei einem Schädeltrauma z.B. hat die CT aufgrund ihrer viel besseren Möglichkeiten, eine intrakranielle Blutung zu erkennen, Priorität vor konventionellen Schädelaufnahmen, die dann oft eine gefährliche Zeitverschwendung mit sich bringen können. Häufig werden notfallmäßig auch Patienten mit schwerem Bauchtrauma direkt ins CT gelegt und Serienschnitte vom Zwerchfell bis zum Becken angefertigt, die eine Reihe sehr wichtiger, manchmal lebensrettender Informationen bezüglich Blutungen und Organrupturen liefern können.

In Abhängigkeit von der zu untersuchenden klinischen Fragestellung können für die CT-Untersuchung Kontrastmittel benutzt werden, die die Dichtedifferenz verschiedener Strukturen erhöhen. Der Gastrointestinal-(GI-)Trakt kann herausgearbeitet werden, indem man dem Patienten verdünntes orales Kontrastmittel gibt, das dazu beiträgt, den Magen und Darm von anderen Weichteilstrukturen und -massen abzugrenzen. Die intravenöse (i. v.) Gabe von wasserlöslichem Kontrastmittel führt hingegen zu einem vorübergehenden Dichteanstieg besonders der vaskulären Strukturen und stark vaskularisierter Organe. Diese Kontrastaufnahme (oder *enhancement*) ist äußerst nützlich. So würden z. B. ein großes Gefäß und ein Tumor, der dieses ummauert und komprimiert, als eine einzige Masse homogener Dichte erscheinen, wenn man nicht das Gefäß durch Kontrastverstärkung sichtbar und damit auch seine Einengung erkennbar machen könnte.

Dreidimensionale CT

Dreidimensionale CT-Bilder können durch eine computergestützte Nachverarbeitung einer Serie von CT-Einzelschichten gewonnen werden. **Abbildung 2-31** zeigt das 3-D-CT-Bild eines Patienten mit Mittelgesichtsfraktur.

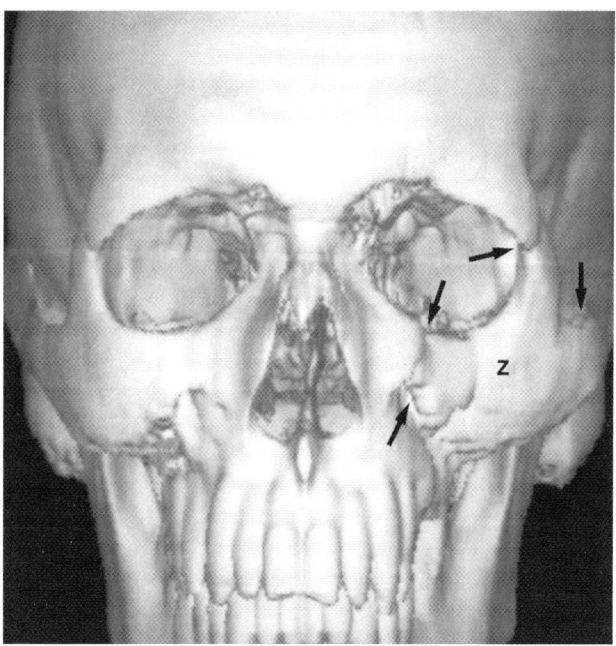

Abb. 2-31. 3-D-CT-Bild eines Patienten mit einer Fraktur des linken Os zygomaticum. Das linke Jochbein *(Z)* ist im Bereich seiner Artikulationen mit dem Os frontale, dem Os maxillare und dem Os temporale *(Pfeile)* frakturiert und ist insgesamt nach unten und hinten verlagert. Beachten Sie auch, daß die linke Orbita ovalär und im Vergleich mit der rechten Seite größer erscheint.

tur. Ein solches Bild liefert dem Chirurgen eine sehr plastische und weitgehend realistische Information über die Lage und Anordnung dislozierter Frakturfragmente. Auch wenn die Frakturlinie und die Fragmente bereits deutlich auf den CT-Einzelschichten erkannt werden können, ist es oft einfacher, sich einen Gesamtüberblick beim Betrachten einer solchen 3-D-Darstellung zu verschaffen, anstatt sich die räumliche Situation durch das Zusammenfügen der Einzelschichten im Kopf vorzustellen. Zur Erzeugung der 3-D-CT-Bilder ist keine zusätzliche Untersuchung notwendig. Die 3-D-Modelle können aus den axialen Einzelschichten entweder an der CT-Konsole selbst oder an einem separaten Computer angefertigt werden. Ist das Modell einmal angefertigt, kann es beliebig rotiert und von jeder Seite angeschaut werden. Es kann sogar virtuell aufgeschnitten werden, um den Blick auf die dreidimensionale Anatomie der inneren Strukturen freizugeben.

Schnelle Spiral-CT und CT-Angiographie

Eine konventionelle CT-Untersuchung wird durch das Anfertigen einer Serie einzelner axialer Bilder durchgeführt, wobei jedes Bild bei angehaltenem Atem aufgenommen wird. Röntgenröhre und Detektorring rotieren für jede Aufnahme einmal um den Patienten. Zwischen den einzelnen Aufnahmen bewegen sich Röntgenröhre und Detektor nicht, und der Patient kann während der 5 bis 10 Sekunden dauernden Pause atmen, während der Untersuchungstisch den Patienten in die nächste Aufnahmeposition bewegt. Technische Weiterentwicklungen ermöglichen es, mit sog. Spiral-CT-Geräten eine kontinuierliche Aufnahme durchzuführen, bei der der Patient auf dem Untersuchungstisch mit einer konstanten Geschwindigkeit durch die Gantry gefahren wird, während die Einheit aus Röntgenröhre und Detektorring kontinuierlich um den Patienten rotiert. Die Untersuchung ist so schnell, daß eine komplette CT-Untersuchung des Kopfs, des Thorax oder des Abdomens in weniger als 90 Sekunden durchgeführt werden kann und der Patient meist nur einmal die Luft anhalten muß. Durch die hohe Geschwindigkeit treten nahezu keine Bewegungsartefakte auf. Während der Untersuchung beschreibt die Röntgenröhre einen spiralförmigen Verlauf um den Körper des Patienten. Sie können sich sicherlich vorstellen, daß die schnelle Untersuchung nicht nur dann hilfreich ist, wenn Bewegung ein Problem darstellt, z. B. bei der Untersuchung von Kindern oder sehr kranken erwachsenen Patienten, sondern auch dann, wenn eine Untersuchung von Strukturen erfolgen soll, die sich innerhalb des Patienten bewegen, also z. B. von Blutgefäßen (arterielle Pulsationen) oder der Lungen (Atemartefakte). Die schnellen CT-

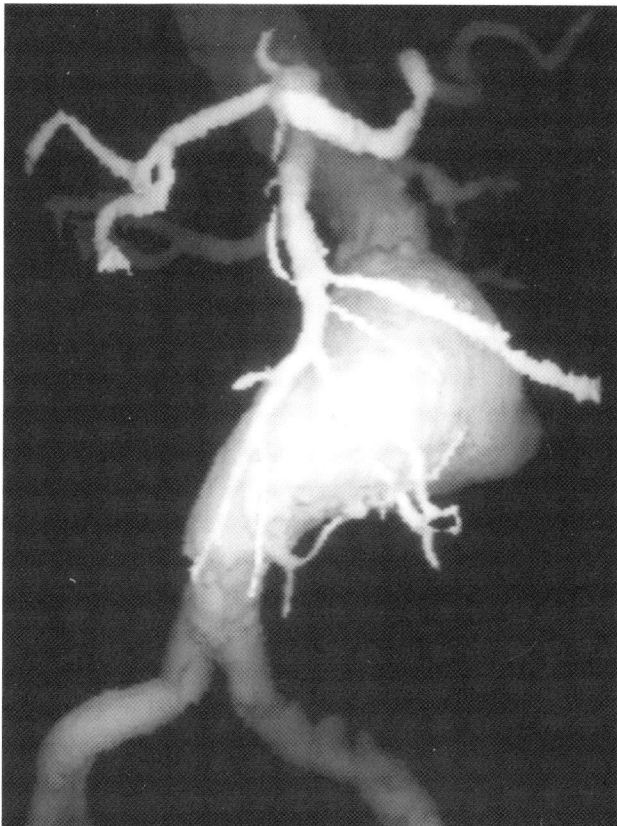

Abb. 2-32. 3-D-CT-Angiographie bei einem Patienten mit einem abdominellen Aortenaneurysma. Die Strukturen im Vordergrund (Truncus coeliacus, Arteria mesenterica superior, Vorderwand des Aneurysmas) sind heller dargestellt. Die Nierenarterien und die Iliakalarterien, die einen nach hinten gerichteten Verlauf nehmen, sind in der 3-D-Darstellung weniger hell wiedergegeben.

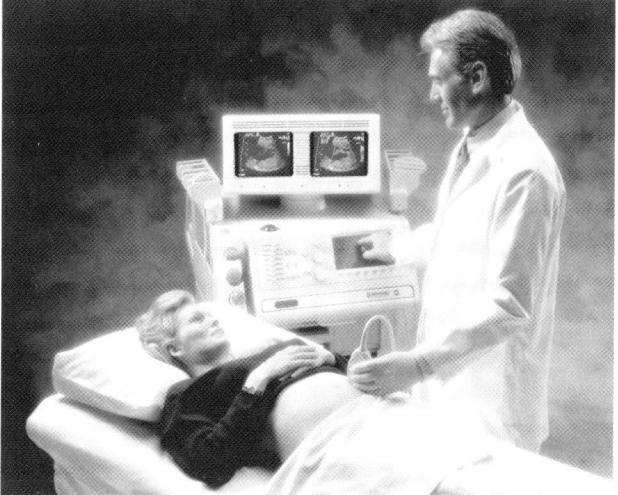

Abb. 2-33. Abdomen-Ultraschalluntersuchung bei einer Patientin

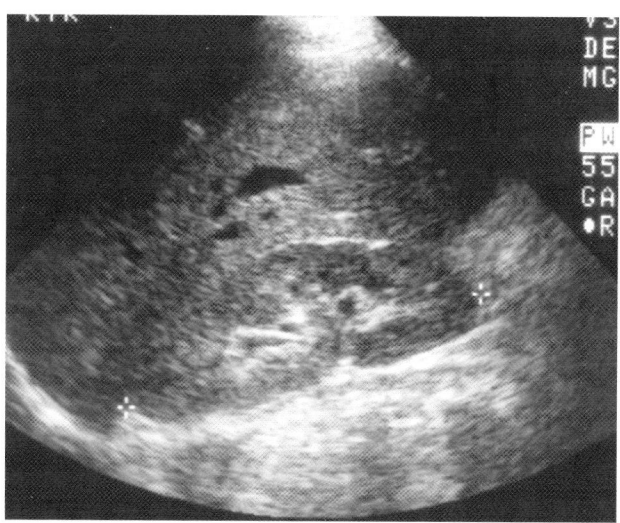

Abb. 2-34. Sagittales Ultraschallbild des rechten Oberbauchs. Die rechte Niere wurde vom Untersucher mit Markern *(weiße Kreuze)* gekennzeichnet. Die Leber befindet sich vor der Niere. Beachten Sie den hellen, weißen, echoreichen Zwerchfellreflex, der den Leberoberrand abgrenzt. Das Fett im Sinus renalis der Niere ist ebenfalls echoreich.

Techniken können detaillierte dreidimensionale Darstellungen von Blutgefäßen liefern **(Abb. 2-32)**. Diese auch als CT-Angiographie bezeichnete Technik kann zur Untersuchung von Aortenaneurysmen und Aortendissektionen, Nierenarterienstenosen und einer Reihe weiterer Gefäßveränderungen herangezogen werden.

Ultraschall

Der Ultraschall liefert Ihnen ebenfalls Schnittbilder des Körpers, indem ein Bündel hochfrequenter Ultraschallwellen in den Körper gesendet wird und die Reflexionen der Schallwellen, die durch die Organe und andere Strukturen erzeugt werden, registriert werden. Der Untersucher hält einen Schallkopf in der Hand, der piezoelektrische Kristalle enthält; diese wandeln elektrische Energie in hochfrequente Schallwellen um. Der Schallstrahl wird in die zu untersuchende Region gerichtet und wird dann zurück zum Schallkopf reflektiert, wenn er auf Grenzflä-chen zwischen Geweben trifft, die eine unterschiedliche akustische Impedanz haben (diese berechnet sich aus der Dichte eines Gewebes und der Geschwindigkeit der Schallwellen). Da der Unterschied der akustischen Impedanz zwischen zwei Geweben mit jeder Grenzfläche zunimmt, nimmt auch der erzeugte Echoreflex mit der Anzahl der Grenzflächen zu.

Wenn die reflektierten Schallwellen auf den Schallkopf zurücktreffen, werden sie in elektrische Signale umgewandelt, die dann wiederum mittels eines Computers in das Ultraschallbild umgerechnet werden.

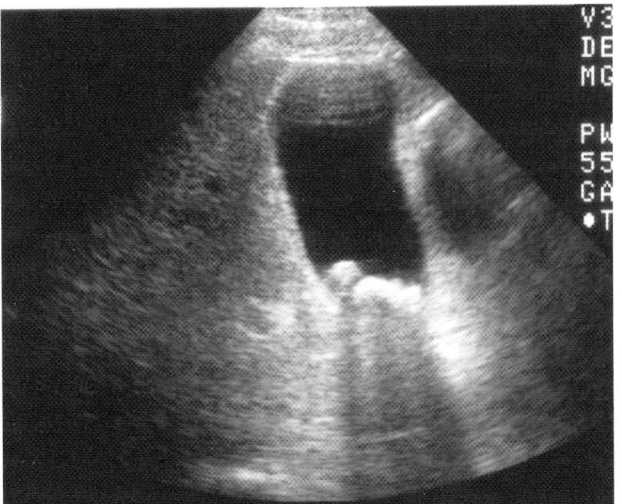

Abb. 2-35. Ultraschallbild einer Gallenblase mit multiplen Steinen. Die Flüssigkeit in der Gallenblase ist echofrei (keine Echos): Die Flüssigkeit in der Gallenblase reflektiert keine Schallwellen zurück zum Schallkopf. Die Steine hingegen sind echoreich. Beachten Sie die dichten weißen Echos, die von den Steinen reflektiert werden. Dadurch wird der Durchtritt von Ultraschallwellen von oben quasi blockiert, so daß es hinter den Steinen zu dunklen Schallschatten kommt.

Die Bilder werden im Echtzeitmodus (real time) angeschaut und können somit auch die Bewegung des Herzens oder der Blutgefäße darstellen. Im Ultraschall erscheinen solide Organe als echoreiche Strukturen, weil sie aus Geweben aufgebaut sind, die multiple akustische Grenzflächen bieten, wohingegen Zysten und Flüssigkeitsansammlungen **(Abb. 2-35)** echofrei sind, weil sich in ihnen keine akustischen Reflektoren befinden. Luft und Knochen können mit dem Ultraschall nicht ausreichend dargestellt werden, weil der Unterschied der akustischen Impedanz zwischen diesen Strukturen und den angrenzenden Weichteilen zu groß ist. Daher wird die Schallenergie nahezu komplett reflektiert, so daß nur wenig Schallenergie übrig bleibt, um die Strukturen hinter dieser Grenzfläche abzubilden.

Der Ultraschall erzeugt ein Bild, das nicht die Schärfe und Klarheit eines CT-Bildes erreicht, aber man kann fünf Vorteile des Ultraschalls festhalten:

1. Der Ultraschall ist eine harmlose Untersuchungsmethode, die keine ionisierende Strahlung verwendet und keine biologischen Schäden erzeugt. Daher besitzt er ein weites Anwendungsspektrum in der Geburtshilfe, der Gynäkologie, der Pädiatrie und in der Hodendiagnostik.
2. Der Ultraschall kann in der axialen oder sagittalen Ebene oder in jeder beliebigen Ebene erfolgen, die erforderlich ist, um die anatomische Region, die untersucht werden soll, möglichst gut darzustellen.
3. Der Ultraschall ist wesentlich billiger als die Computertomographie oder auch die Magnetresonanztomographie.
4. Der Ultraschall kann zum Patienten kommen, d.h., sehr kranke Patienten können auf der Station untersucht werden.
5. Durch die Echtzeitdarstellung (real time) kann der Ultraschall bewegte Bilder des Herzens, eines Fetus oder anderer Strukturen erzeugen.

Magnetresonanztomographie

Wie der Ultraschall, so verwendet auch die Magnetresonanztomographie (MRT) oder Kernspintomographie keine ionisierende Strahlung, wie sie beim konventionellen Röntgen oder bei der Computertomographie gebraucht wird. Bei dieser Technik wird der Patient in die zentrale Öffnung eines sehr starken Magneten gebracht, und es werden Radiowellen in einer bestimmten Folge sehr kurzer Impulse (oder Pulse) in den Patienten gesendet. Jeder Puls erzeugt einen Antwort-Puls von Radiowellen (auch Signal genannt), der aus dem Gewebe des Patienten zurückgesandt wird. Von einem Detektor werden die Signale aufgenommen und zu einem Computer weitergeleitet, der daraus letztlich ein zweidimensionales Bild erzeugt, welches eine bestimmte Schicht des Patienten repräsentiert.

Die spezifischen Grundlagen der MRT sind sehr komplex und werden an dieser Stelle nicht näher abgehandelt. Aber ein basales Verständnis dieses bildgebenden Verfahrens kann Ihnen helfen, den klinischen Anwendungsbereich und auch die Erfahrungen des Patienten besser zu verstehen.

Die MRT verwendet sehr starke Magneten mit einer Feldstärke zwischen 0,2 und 1,5 Tesla. Zum Vergleich sei erwähnt, daß 1 Tesla 10 000 Gauss entspricht und das Magnetfeld der Erde lediglich 0,5 Gauss stark ist. Daher können Patienten mit Herzschrittmachern und bestimmten Metallimplantaten nicht mit der MRT untersucht werden.

Die diagnostische Kernspintomographie beruht auf der Darstellung von Wasserstoffkernen in Fett- und Wassermolekülen. In einem Magnetfeld ordnen sich die Wasserstoffkerne, die praktisch selbst winzige Magnete sind, wie ein Kompaß im Magnetfeld der Erde entlang des äußeren Magnetfeldes an. Während einer Messung werden gepulste Radiowellen (Pulse) einer bestimmten Frequenz (Radiofrequenz, RF) in den Patienten gesendet, die diese winzigen Magneten kurzzeitig aus ihrer Anordnung entlang des Magnetfeldes auslenken. Die Wasserstoffkerne kehren etwas später wieder in ihren Gleichgewichtszustand entlang des äußeren Magnetfeldes zurück und senden dabei die absorbierten Radiofrequenzwellen als sog. Signale zurück. Die Verteilung der zurückgesendeten Signale wird von einem Computer analysiert und zur Erzeugung des Bildes verwendet. Die Zeit, innerhalb derer die Wasserstoffkerne in den Gleichgewichtszustand zurückkehren, wird auch als Relaxationszeit bezeichnet. Man kennt bei der MRT zwei Relaxationszeiten. Die T1- oder longitudinale Relaxationszeit und die T2-, oder transversale Relaxationszeit.

Es gibt eine Vielzahl von MR-Techniken, um die verschiedenen Gewebe und Krankheitsprozesse optimal darstellen zu können. Die am häufigsten verwendeten Puls-Sequenzen sind die Spin-Echo-Sequenzen. Zwei weitere MR-Begriffe, die Ihnen immer wieder begegnen werden, sind die Repetitionszeit (TR) und die Echozeit (TE).

Die Repetitionszeit (TR) ist die Zeit zwischen aufeinanderfolgenden RF-Pulsen. Die Echozeit (TE) ist die Zeit zwischen dem RF-Puls, der die Wasserstoffkerne anregt, und der Ankunft des Antwortsignals am Detektor. Durch die Wahl langer TR- und TE-Zeiten werden Bilder erzeugt, die stärker von den T2-Werten des Gewebes abhängen. Kurze TR- und TE-Zeiten führen zu Bildern, die stärker T1-abhängig sind. Durch Änderung der TR- und TE-Zeiten kann die relative Signalintensität unterschiedlicher Gewebe beeinflußt werden, um das zu untersuchende Organ oder Krankheitsbild besser darzustellen.

Verschiedene Körpergewebe senden charakteristische MR-Signale, aus denen sich ableitet, ob diese Gewebe auf den entsprechenden Bildern weiß, grau oder schwarz angebildet werden. Gewebe mit einem starken MR-Signal sind im MR-Bild weiß, während solche mit einem schwachen oder fehlenden Signal schwarz erscheinen. Denken Sie daran, daß die Ihnen aus dem Röntgen bekannten Begriffe „röntgendurchlässig" und „röntgendicht" nicht für die MRT zutreffen. Statt dessen werden Strukturen, die auf dem MR-Bild weiß erscheinen, als signalreich bezeichnet, während dunkelgraue oder schwarze Objekte als signalarm oder signallos beschrieben werden. Kompakter Knochen (Kortikalis) ist immer schwarz. Fett ist sehr hell auf T1- und T2-gewichteten Bildern, hat aber auf T2-gewichteten Bildern eine etwas niedrigere Signalintensität. Die meisten Tumoren oder entzündlichen Veränderungen erscheinen auf T2-gewichteten Bildern hell. Bei den meisten MR-Sequenzen erscheint das sich schnell bewegende Blut schwarz, weil das Blut die angeregte Schicht bereits wieder verlassen hat, bevor die emittierten RF-Signale der angeregten Protonen registriert werden können.

Ein großer Vorteil der MRT gegenüber der CT ist die Möglichkeit der multiplanaren Schichtführung, d.h., die MRT kann Bilder in jeder beliebigen Schichtebene er-

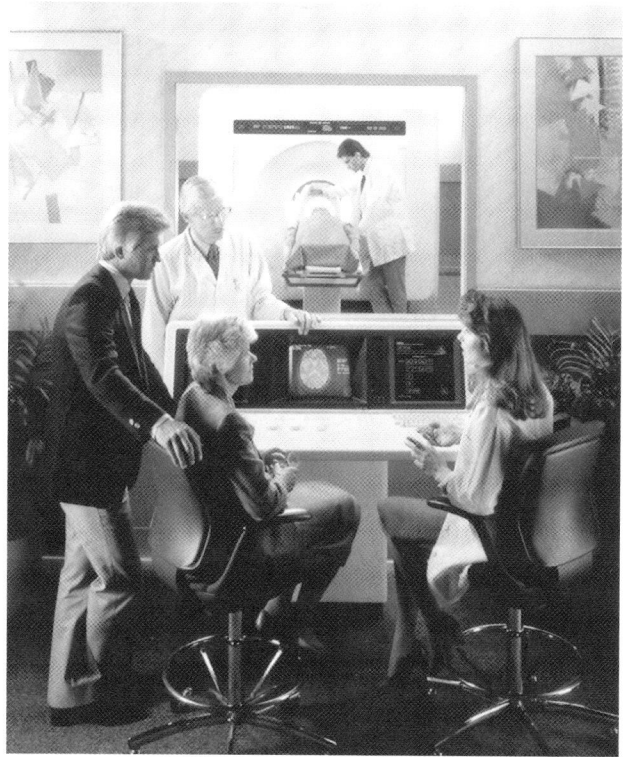

Abb. 2-36. Magnetresonanztomographie-Einheit. Aus dem Kontrollraum, von wo aus MTAs und Radiologen die Untersuchung steuern, können sie sehen, wie gerade ein Patient in die Öffnung des Magneten gefahren wird. Der Untersuchungsraum ist gegen Radiofrequenz(RF)-Wellen von außen isoliert. Ferromagnetische Materialien dürfen wegen des sehr starken Magnetfeldes nicht in den Untersuchungsraum mitgenommen werden.

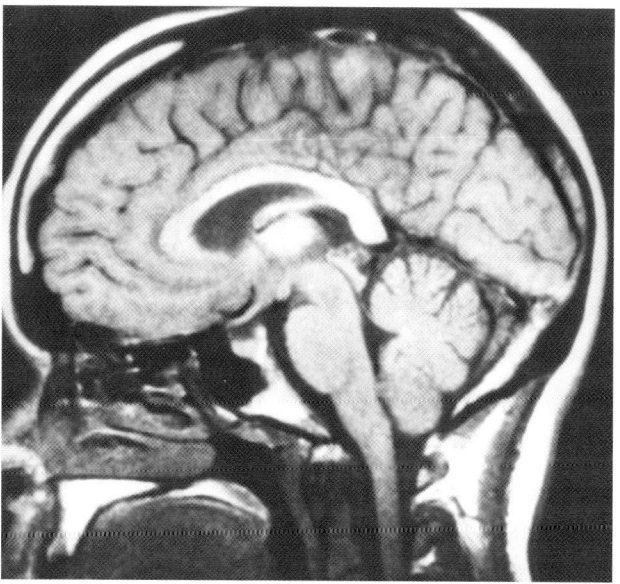

Abb. 2-37. Ein sagittales MR-Bild durch die Mitte des Gehirns. Man sieht sehr gut die mediale Oberfläche der einen Hemisphäre, den Balken (Corpus callosum), das Kleinhirn, den Hirnstamm und das obere zervikale Rückenmark.

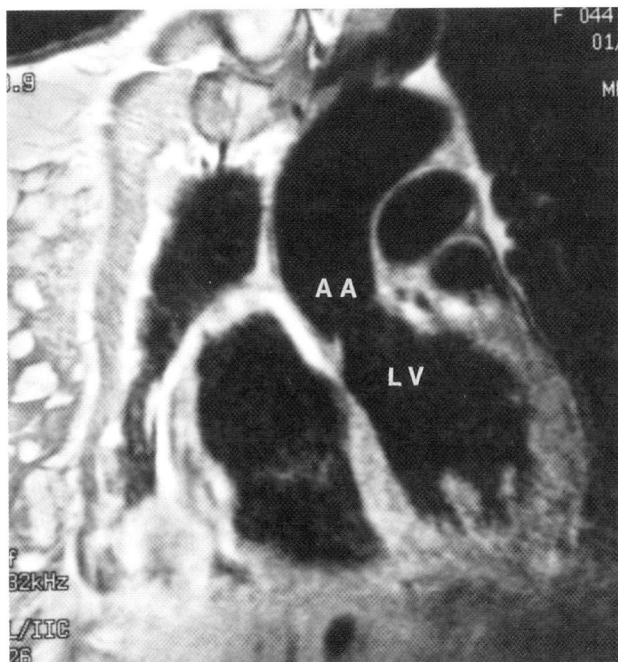

A

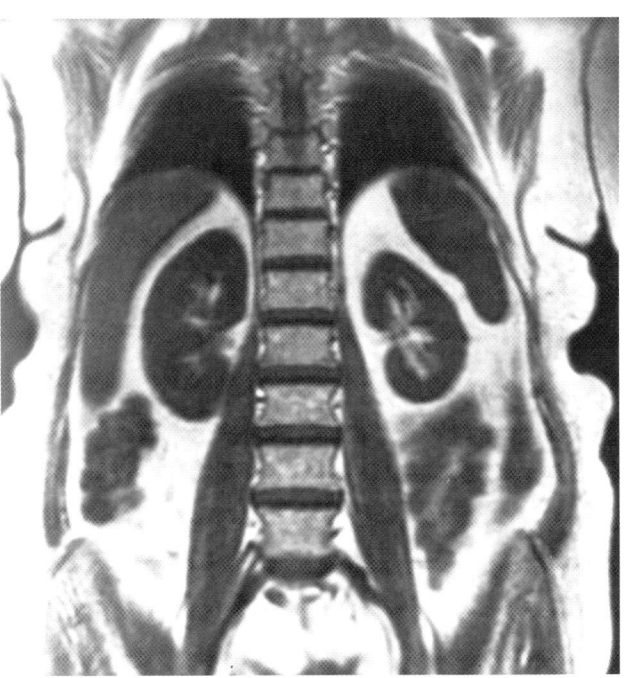

B

Abb. 2-38 A. Koronares MR-Bild des Herzens. Das Blut in den Herzkammern und Blutgefäßen hat mit den hier verwendeten MR-Parametern nahezu kein Signal und ist daher schwarz dargestellt. Der Herzmuskel ist grau und das mediastinale Fett (das ein starkes MR-Signal zeigt) ist weiß. Diese Messung wurde in Höhe der Aortenklappe durchgeführt, die gerade geöffnet ist und zwischen dem linken Ventrikel *(LV)* und der Aorta ascendens *(AA)* dargestellt ist.

B. Koronares MR-Bild des hinteren Abdomens bei einem anderen Patienten. Dieser adipöse Patient hat eine große Menge MR-signalreichen Fettgewebes (weiß dargestellt) in der Peritonealhöhle, im Retroperitoneum (um die Nieren) und im subkutanen Fettgewebe (zwischen der Haut und der Bauchwandmuskulatur). Suchen Sie die Wirbelsäule, den Musculus psoas, die Nieren, die Leber und die Milz. Beachten Sie das hochstehende Zwerchfell und das daher geringe Lungenvolumen.

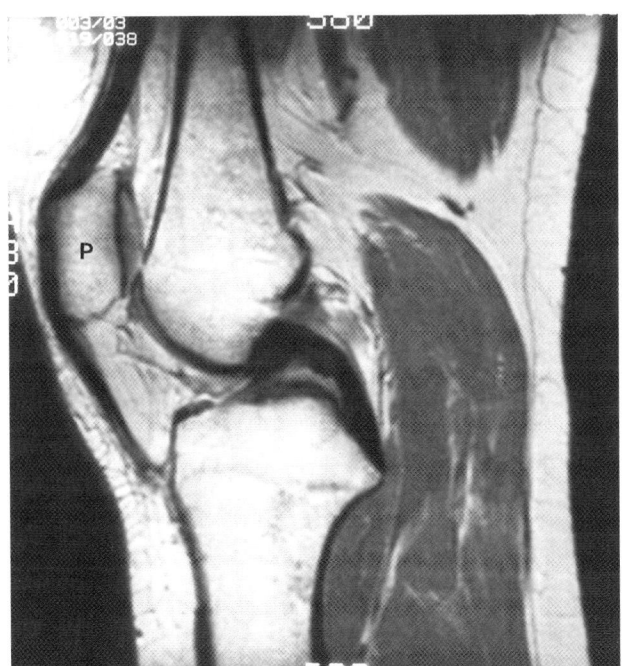

Abb. 2-39. Sagittales MR-Bild des Knies. Das Fett im Knochenmark und im Weichteilgewebe hat bei den MR-Parametern, die hier verwendet wurden, eine hohe Signalintensität. Daher erscheinen Strukturen, die Fettgewebe enthalten, weiß. Die Knochenkortikalis und die Sehnen haben wenig oder kein MR-Signal und sind daher schwarz. Das Muskelgewebe mit einem schwachen Signal erscheint dunkelgrau. Beachten Sie die Patella *(P)*, die vor dem distalen Femur liegt und zwischen die Sehne des Musculus quadriceps (oben) und die Patellarsehne (unten) eingespannt ist.

zeugen. Dazu zählen die axiale, koronare und sagittale, aber auch jede individuell gewählte schräge Schichtführung. Zusätzlich ist eine bessere Gewebedifferenzierung der Weichteilstrukturen mit der MRT möglich. Ein Nachteil der MRT ist die längere Meßzeit (auch Akquisitionszeit genannt) von mehreren Minuten, wodurch es auch häufiger zum Auftreten von Bewegungsartefakten kommt. Dies stellt vor allem ein Problem bei MR-Untersuchungen des Thorax und des Abdomens dar (durch die Atembewegungen), spielt jedoch bei Untersuchungen des Kopfs und der Extremitäten keine Rolle. Verglichen mit einer etwa 5 bis 10 Minuten dauernden CT-Untersuchung benötigt eine MR-Untersuchung etwa 20 bis 30 Minuten, um die notwendigen Daten zur Bilderstellung zu sammeln. Dreidimensionale Rekonstruktionen können sowohl aus CT- als auch aus MR-Schichten angefertigt werden; da man jedoch mit der MRT Blutgefäße auch ohne Kontrastmittelinjektion darstellen kann, ist eine kontrastmittellose 3-D-Bildgebung der Gefäße möglich **(Abb. 2-40)**.

Sie sollten daran denken, daß manche Patienten in der engen Röhre des MR-Gerätes klaustrophobisch werden können, gelegentlich auch einmal so stark, daß die Untersuchung vorzeitig abgebrochen werden muß. Derartige Probleme können jedoch durch ein beruhigendes Gespräch vor der Untersuchung abgemildert oder bei besonders ängstlichen Patienten durch eine Sedierung gelöst werden. Wir empfehlen Ihnen sehr, sich neben der MRT mit möglichst vielen radiologischen Untersuchungsme-

thoden vertraut zu machen, damit Sie in der Lage sind, Ihre Patienten möglichst exakt auf das vorzubereiten, was sie bei den einzelnen Untersuchungen erwartet.

Nuklearmedizinische Bildgebung

Zum Abschluß wollen wir Ihnen die nuklearmedizinische Bildgebung vorstellen, die in gewissem Sinne ein Zweiggebiet der Radiologie darstellt und wichtige physiologische Informationen liefert, mit denen Sie vertraut sein sollten. Die Nuklearmedizin basiert auf der Darstellung bestimmter Organe und Gewebe durch die Injektion eines radioaktiven Isotops (Radionuklid), welches sich dort kurzzeitig anreichert. Man erreicht dies dadurch, indem man das Isotop an eine bestimmte chemische Substanz bindet (Radionuklid-markierte Substanz), die normalerweise am physiologischen Stoffwechsel des darzustellenden Organs beteiligt ist oder in diesem so lange angereichert wird, daß die Zeit für Aufnahme eines Szintigrammes ausreicht. Das Prinzip der Bildentstehung beruht darauf, daß das radioaktive Isotop für eine kurze Zeitdauer Gammastrahlen aussendet. Die Strahlen werden von einer *Gammakamera* oder seltener von einem *rektilinearen Scanner* während der Emission der Gammastrahlung registriert. Einige Stunden oder Tage später ist die Strahlenemission durch das Isotop nicht mehr nachweisbar, da es allmählich in einen stabilen Zustand übergeht. Der Übergang in einen stabilen Metaboliten

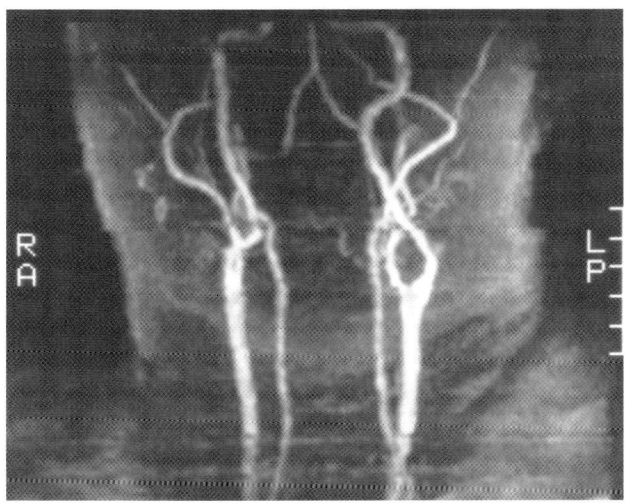

Abb. 2-40. 3-D-MR-Angiographie der Halsarterien. Zur Anfertigung dieser Bilder der Karotis- und Vertebralarterien wurde kein intravenöses Kontrastmittel benötigt.

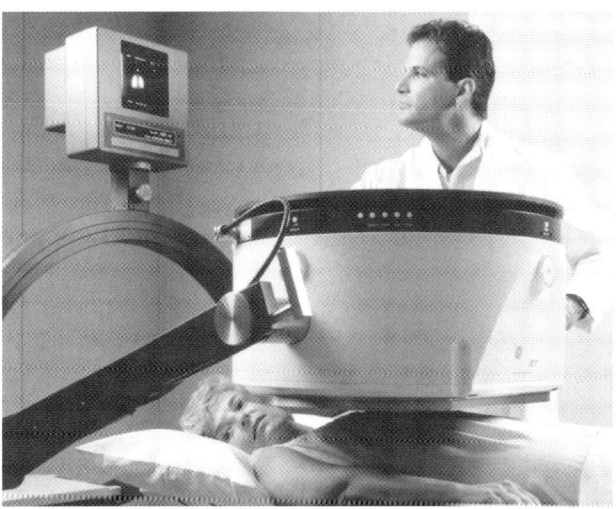

Abb. 2-41. Position der Gammakamera über dem Patienten für die anteriore Projektion eines Lungenperfusions-Scans. Zusätzlich werden Bilder mit der dem Rücken des Patienten anliegenden Kamera (posteriore Ansicht) und beiden Seiten des Thorax (seitliche Ansichten) angefertigt. Auch schräge und andere Projektionen sind möglich.

wird mit der *Halbwertszeit* angegeben: darunter versteht man die Zeit, innerhalb derer die emittierte Strahlung auf die Hälfte ihres Ausgangswertes zurückgegangen ist. Die verwendeten Isotopen sollten sich ausreichend lange in dem zu untersuchenden Organ anreichern, um ein brauchbares Bild zu erzeugen, andererseits jedoch über eine relativ kurze Halbwertszeit verfügen, so daß die Strahlendosis für den Patienten möglichst gering ist.

Technetium-99m (^{99m}Tc) ist heutzutage der am häufigsten verwendete radioaktive Marker; es ist relativ billig, hat eine kurze, aber ausreichende Halbwertzeit und ist leicht verfügbar aus tragbaren Generatoren. Technetium-99m wird an verschiedene physiologische Substanzen gekoppelt, die eine Affinität zu unterschiedlichen Organen besitzen. Technetium-99m Pertechnetat wird von der Schilddrüse gespeichert und kann somit für die Darstellung der Schilddrüse eingesetzt werden. Zwei weitere Beispiele gebräuchlicher ^{99m}Tc-Verbindungen sind ^{99m}Tc-Albumin-Makroaggregate (die in den Lungenkapillaren hängen bleiben) für die Lungendarstellung **(Abb. 2-42)** und ^{99m}Tc-Methyldiphosphonat zur Knochendarstellung **(Abb. 2-43)**. Es gibt noch weitere Radionuklide, die für die diagnostische Bildgebung eingesetzt werden. So haben Sie vielleicht schon einmal vom Thallium-201 gehört, welches zur Beurteilung des myokardialen Blutflusses eingesetzt wird.

Eine häufig angeforderte nuklearmedizinische Untersuchung ist das Knochenszintigramm. In Abhängigkeit von der Knochendicke und vom Knochenstoffwechsel zeigen

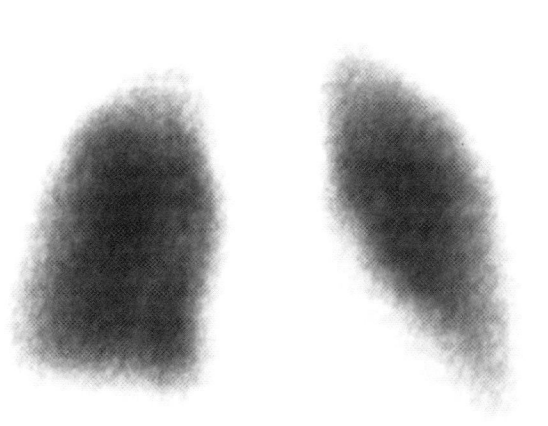

Abb. 2-42. Lungenperfusionsszintigramm, aufgenommen von vorne. Die detektierte Radioaktivität stammt von intravenös appliziertem, radioaktiv markierten Albumin, das vorübergehend in den Lungenkapillaren steckengeblieben ist. Zwischen den Lungenflügeln ist keine das Herz oder das Mediastinum überlagernde Aktivität erkennbar.

sich im szintigraphischen Bild Regionen mit unterschiedlich starker Strahlungsintensität. Sogenannte Hot spots (heiße Flecken) werden Regionen genannt, die eine deutlich erhöhte Aktivität des Knochens anzeigen und als dichte schwarze Areale auf dem szintigraphischen Bild sichtbar werden (s. Knochenszintigramm in **Abb. 2-44**). Leider sind diese vermehrten Nuklidanreicherungen nicht spezifisch und erlauben per se keine Aussage über die Ursache des erhöhten Knochenstoffwechsels. Sind die Areale symmetrisch und im Bereich von Gelenken gelegen, können sie z.B. Ausdruck einer akuten Arthritis sein. Wenn sie fokal und exzentrisch gelegen sind wie in Abb. 2-44, muß man davon ausgehen, daß es sich um Knochenmetastasen handelt, insbesondere wenn bei dem Patienten ein Tumor bekannt ist oder vermutet wird. Vielleicht haben Sie auch schon von einer neueren nuklearmedizinischen Aufnahmetechnik, der SPECT (single photon emission computed tomography) gehört, bei der eine Gammakamera um den Patienten rotiert und tomographische nuklearmedizinische Bilder erzeugt.

Im weiteren Verlauf dieses Buches werden noch andere wichtige Verfahren vorgestellt, die radioaktive Isotopen verwenden. Merken Sie sich aber zunächst, daß die Nuklearmedizin Ihnen zwar weniger genaue anatomische Aussagen liefert, dafür jedoch wichtige physiologische Informationen, die hilfreich sind, sowohl normale als auch pathologische Stoffwechselprozesse zu verstehen.

Sie sollten sich darüber klar sein, daß beim normalen Szintigramm (ausgenommen SPECT) ein Bild erzeugt wird, daß die Gammastrahlung in dem gesamten untersuchten Organ repräsentiert und nicht einer Schicht durch das Organ entspricht, wie Sie es von der CT, der MRT und der Sonographie her kennen. Ähnlich wie die Röntgendurchleuchtung durch eine kontinuierliche oder wiederholte Beobachtung der durchstrahlten Organe dynamische Informationen liefert, kann auch jedes andere der hier vorgestellten bildgebenden Verfahren als dynamische Untersuchung durchgeführt werden. Das Schlagen des fetalen Herzens kann routinemäßig durch die Echtzeit (real time)- Sonographie beurteilt werden, so daß man auch bei einem ruhig liegenden Fetus nachweisen kann, daß er lebt. Auch mit der CT sind dynamische Untersuchungen möglich, indem Aufnahmen während einer intravenösen Kontrastmittelinjektion schnell hintereinander durchgeführt werden, um beispielsweise Informationen über die Durchblutungsdynamik eines Lebertumors zu erhalten. Ähnlich können mehrere, schnell hintereinander aufgenommene szintigraphische Bilder angefertigt werden, um Durchblutungs- oder Flußmuster zu erhalten, etwa zur Darstellung des Blutflusses durch die Herzhöhlen bei einem Patienten mit einem vermuteten kongenitalen Herzfehler.

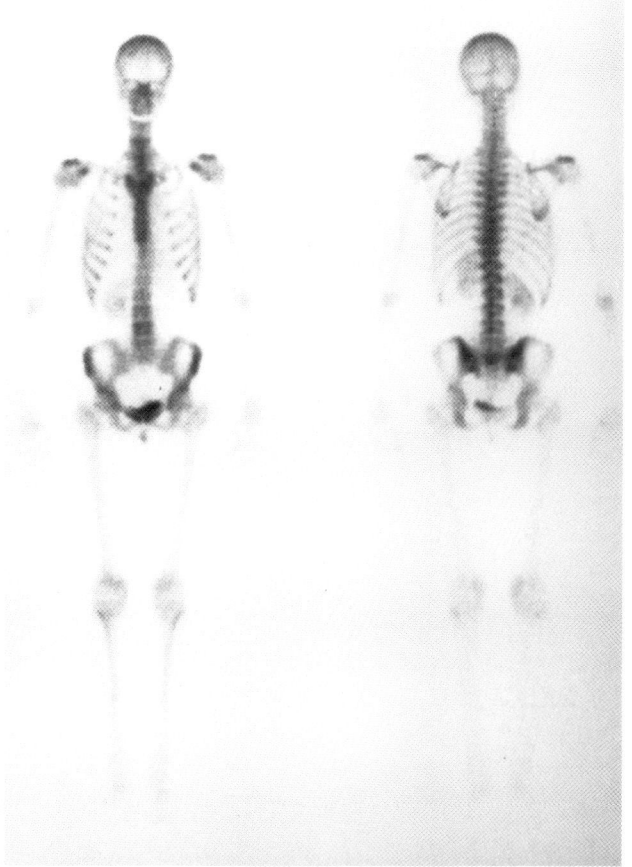

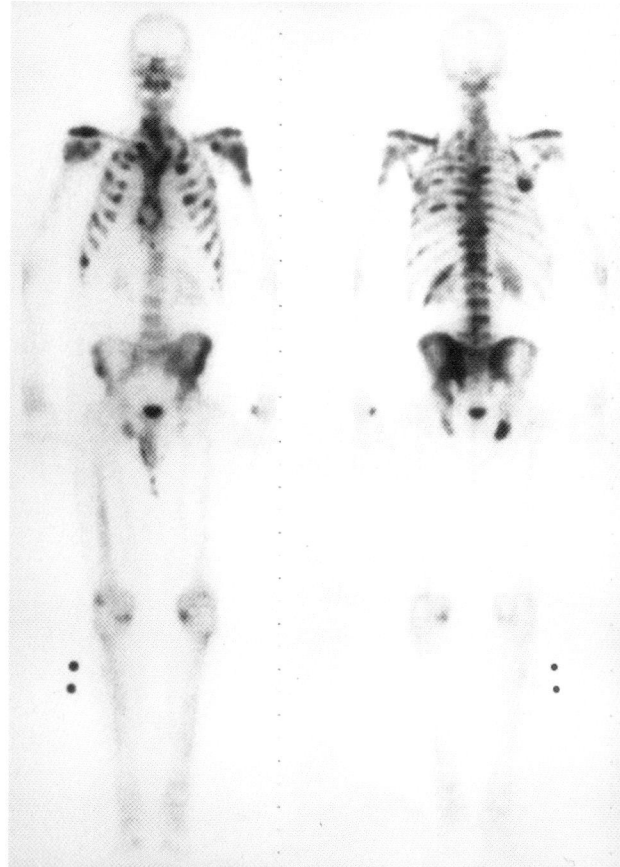

Abb. 2-43. Normales Technetium-Knochenszintigramm, aufgenommen mit einem rektilinearen Scanner, der den gesamten Körper in einer Aufnahme darstellen kann. Es werden sowohl Aufnahmen von vorne (anteriore Projektion) als auch von hinten (posteriore Projektion) angefertigt. Bestimmt haben Sie auf Anhieb erkannt, daß sich die anteriore Projektion links befindet (das vorne gelegene y-förmige Sternum und die Gesichtsknochen sind besser erkennbar) und die posteriore Projektion rechts (die dorsal gelegene Wirbelsäule und das Hinterhaupt des Schädels sind besser zu sehen).

Abb. 2-44. Technetium-Knochenszintigramm einer Frau mittleren Alters mit metastasiertem Mammakarzinom. Man sieht multiple Knochenmetastasen, die sich als Areale erhöhter Radioisotopen-Anreicherung (dunklere Areale) in der Wirbelsäule, den Rippen, den Schulterblättern und dem Becken darstellen.

Als Student können Sie sicherlich lernen, einige der wesentlichen Veränderungen auf Röntgenbildern des Thorax, des Abdomens und der Knochen zu erkennen. Keiner wird von Ihnen erwarten, daß Sie all die unzähligen subtilen röntgenologischen Veränderungen kennen, die der Radiologe kennen muß. Auch werden Sie sicherlich nicht in der Lage sein, die vielen Befunde zu erkennen, die der Radiologe in den weiterführenden Untersuchungstechni-ken wie der CT, der MRT und dem Ultraschall identifiziert. Dazu ist fast schon die Facharztausbildung in der Radiologie zu knapp bemessen.

Es ist aber wichtig, daß Sie bereits in Ihrem Studium lernen, wie Sie die Hilfe des Radiologen bei der Planung Ihres diagnostischen Vorgehens in Anspruch nehmen können und in welcher sinnvollen Reihenfolge Sie die verschiedenen Untersuchungen durchführen sollten.

3 Normale radiologische Anatomie

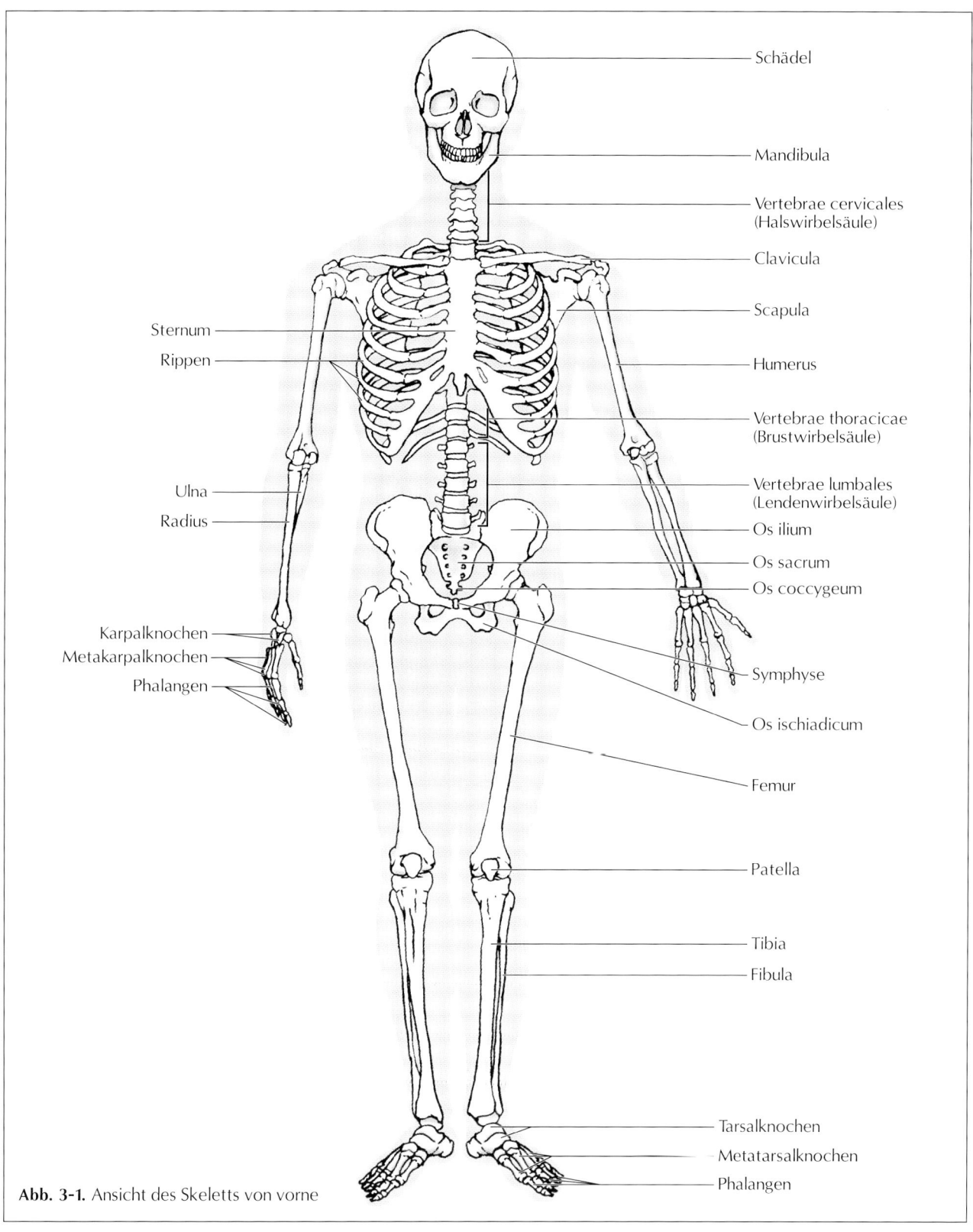

Schädel

Mandibula

Vertebrae cervicales
(Halswirbelsäule)

Clavicula

Scapula

Sternum

Rippen

Humerus

Vertebrae thoracicae
(Brustwirbelsäule)

Vertebrae lumbales
(Lendenwirbelsäule)

Ulna

Radius

Os ilium

Os sacrum

Os coccygeum

Karpalknochen

Metakarpalknochen

Phalangen

Symphyse

Os ischiadicum

Femur

Patella

Tibia

Fibula

Tarsalknochen

Metatarsalknochen

Phalangen

Abb. 3-1. Ansicht des Skeletts von vorne

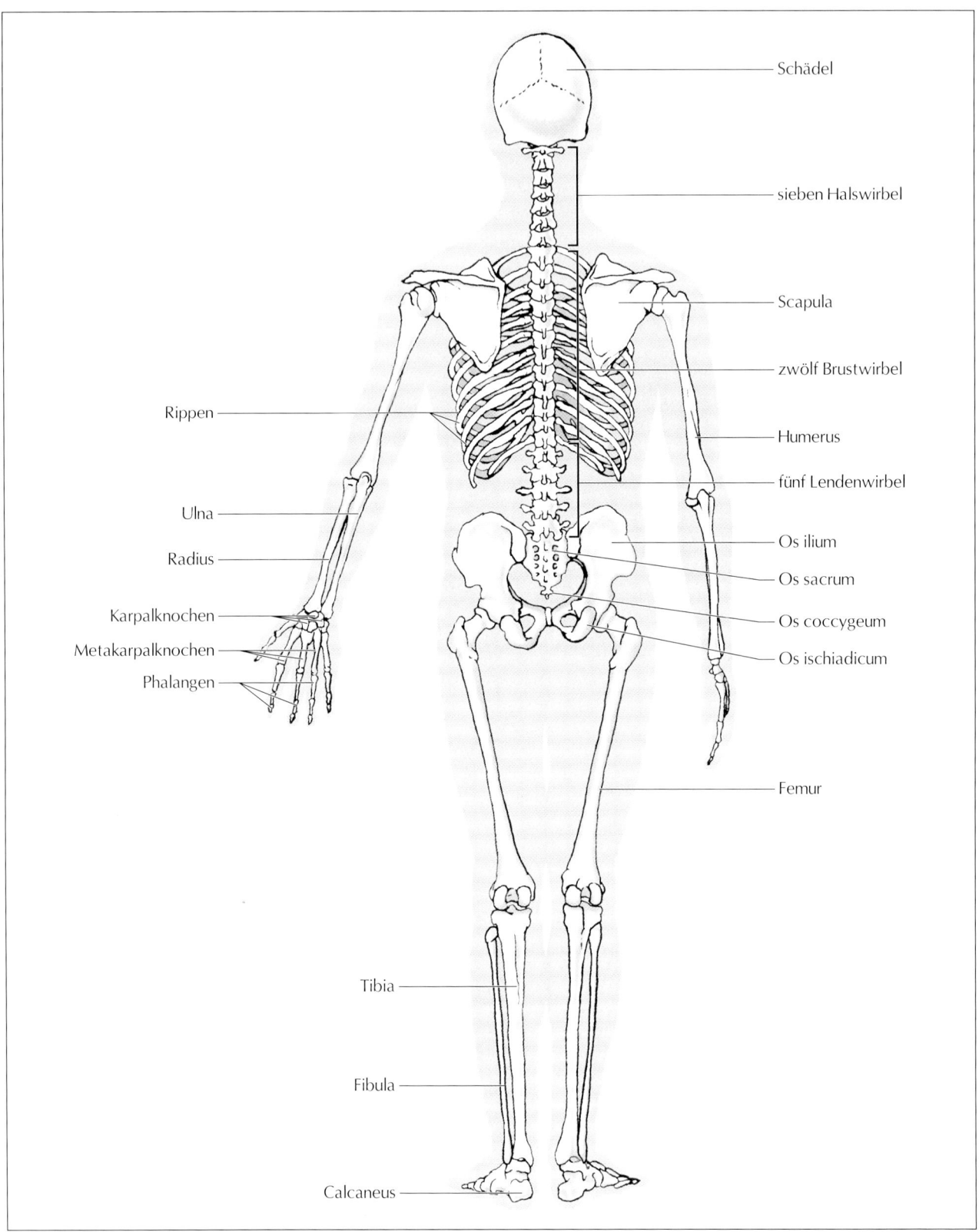

Schädel

sieben Halswirbel

Scapula

zwölf Brustwirbel

Humerus

fünf Lendenwirbel

Os ilium

Os sacrum

Os coccygeum

Os ischiadicum

Femur

Rippen

Ulna

Radius

Karpalknochen

Metakarpalknochen

Phalangen

Tibia

Fibula

Calcaneus

Abb. 3-2. Ansicht des Skeletts von hinten

Wenn Sie mit dem Studium der Radiologie beginnen, ist es nützlich, sich mit dem normalen radiologischen Erscheinungsbild einiger anatomischer Strukturen vertraut zu machen, die Ihnen in späteren Kapiteln wiederbegegnen werden. Schauen Sie sich die folgenden Zeichnungen und diagnostischen Bilder in Ruhe an. Sie müssen nicht jede bezeichnete Struktur jetzt schon auswendig können. Versuchen Sie lieber, einen Überblick zu gewinnen, und greifen Sie immer wieder auf dieses Kapitel zurück, wenn Sie den Rest des Buchs lesen.

Hier werden zunächst die Röntgenanatomie des Skeletts und die computertomographische Querschnittsanatomie des Thorax, des Abdomens und des Beckens dargestellt.

Die radiologische Anatomie des Herzens wird in Kapitel 10 besprochen, die Gefäßanatomie in Kapitel 17 und die Neuroanatomie in Kapitel 18. Die Röntgenanatomie des Thorax und des Abdomens wird detailliert in den Kapiteln 4 und 5 sowie in Kapitel 11 besprochen.

Obwohl die Computertomographie (CT) ein technisch aufwendigeres und komplizierteres bildgebendes Verfahren als die herkömmliche Röntgenuntersuchung darstellt, ist es für den Anfänger oft einfacher, sich erst einmal mit der Querschnittsanatomie der CT vertraut zu machen, um die Anatomie von Thorax und Abdomen in der Röntgenaufnahme zu verstehen.

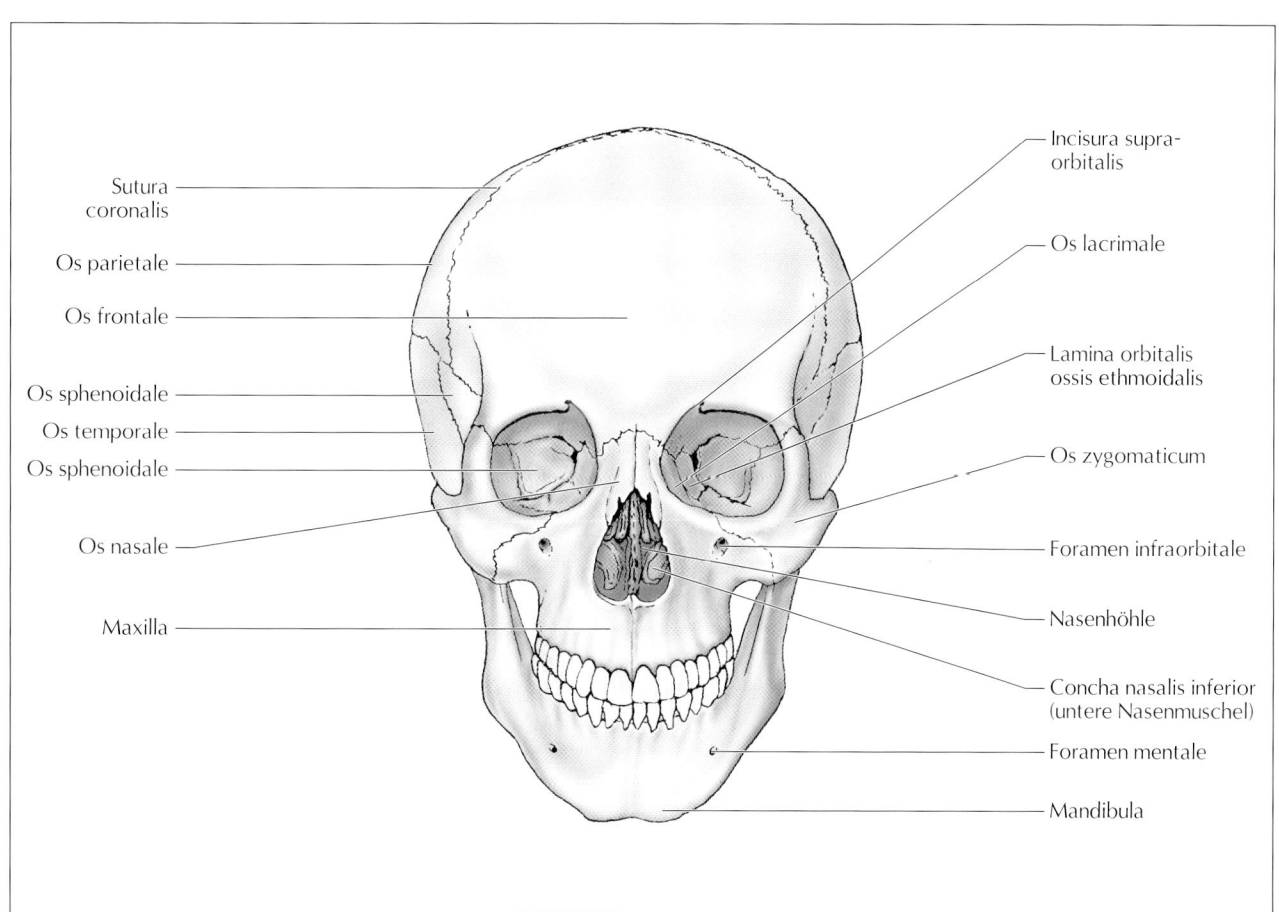

Abb. 3-3. Frontale Ansicht des knöchernen Schädels

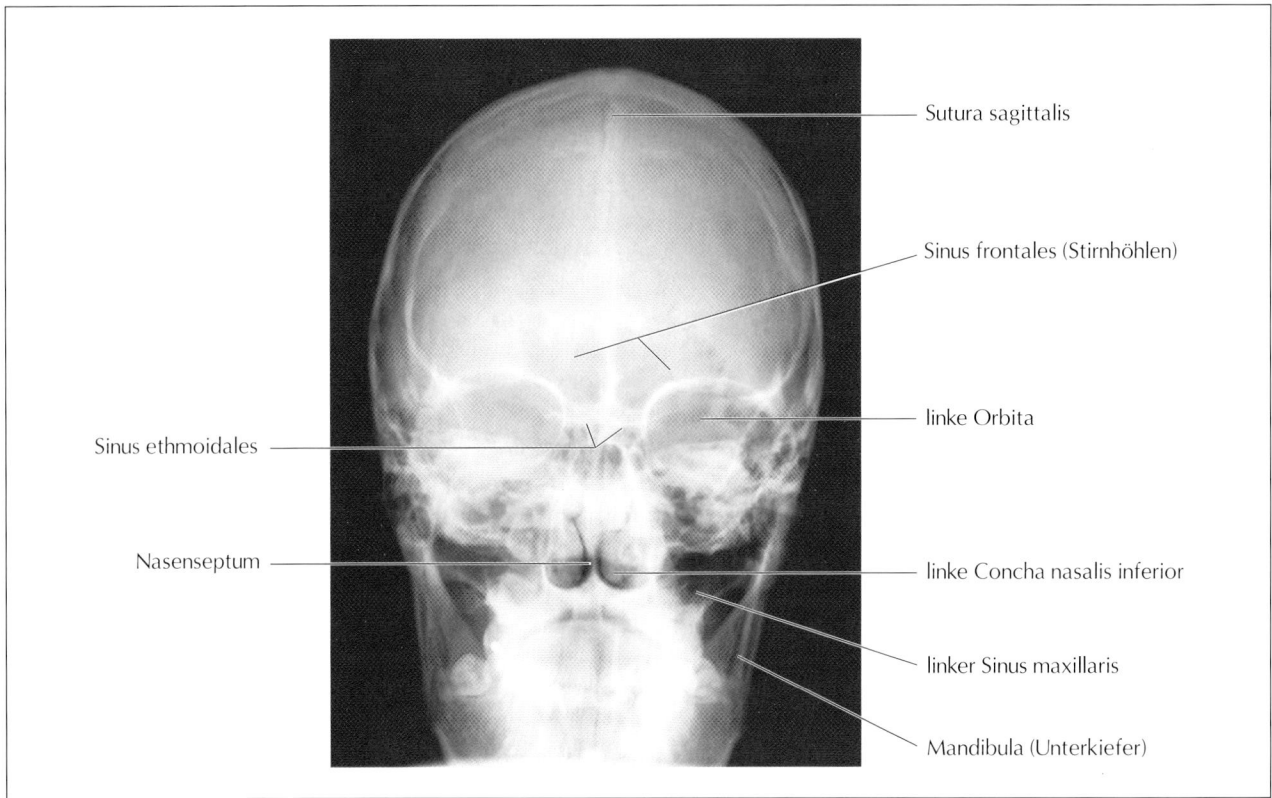

Sutura sagittalis

Sinus frontales (Stirnhöhlen)

linke Orbita

Sinus ethmoidales

Nasenseptum

linke Concha nasalis inferior

linker Sinus maxillaris

Mandibula (Unterkiefer)

Abb. 3-4. Posteroanteriore (p.a.) Aufnahme des Schädels

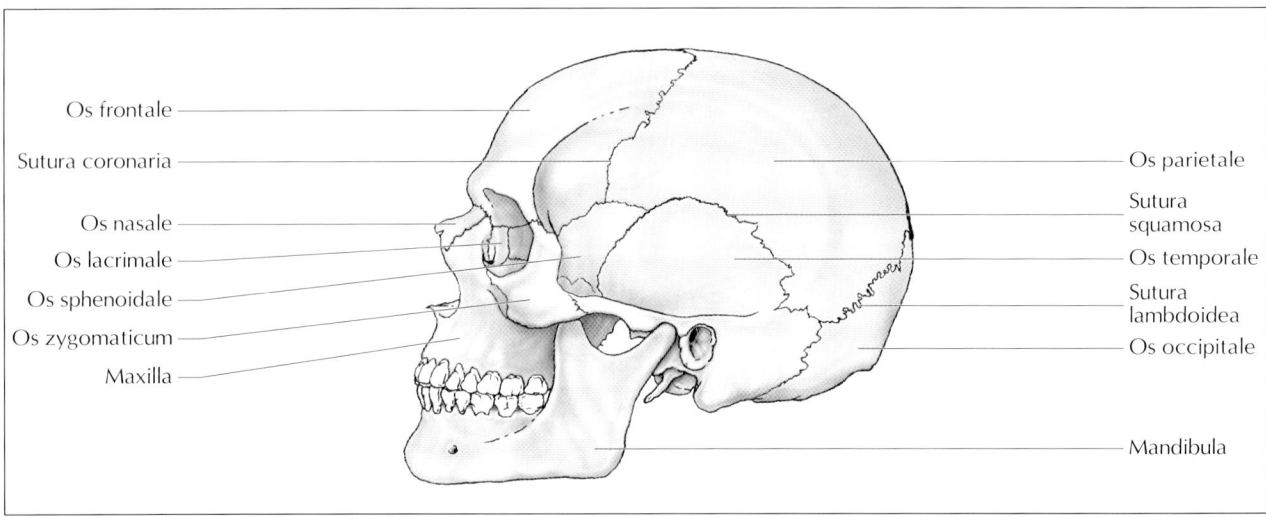

Os frontale

Sutura coronaria

Os nasale

Os lacrimale

Os sphenoidale

Os zygomaticum

Maxilla

Os parietale

Sutura squamosa

Os temporale

Sutura lambdoidea

Os occipitale

Mandibula

Abb. 3-5. Seitenansicht des Schädels

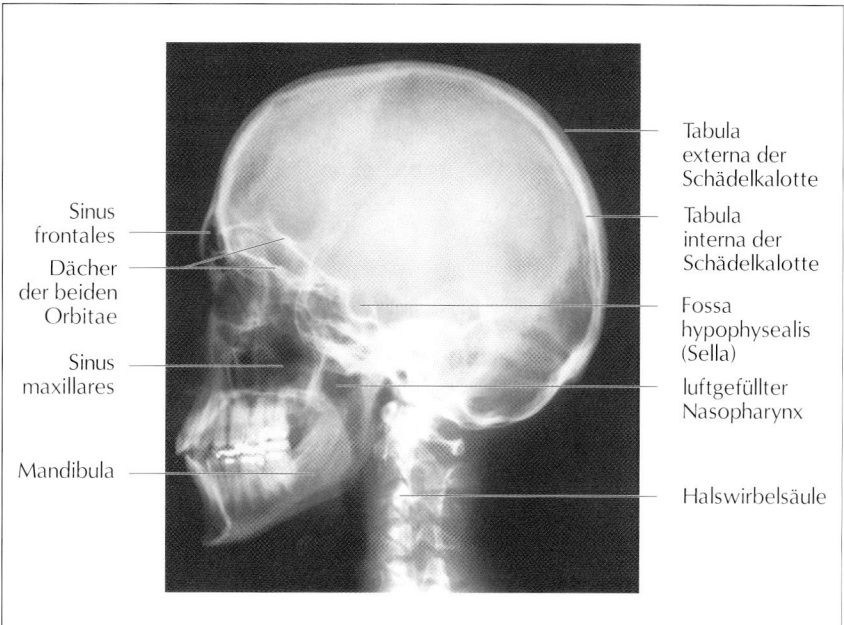

Sinus frontales
Dächer der beiden Orbitae
Sinus maxillares
Mandibula

Tabula externa der Schädelkalotte
Tabula interna der Schädelkalotte
Fossa hypophysealis (Sella)
luftgefüllter Nasopharynx
Halswirbelsäule

Abb. 3-6. Seitaufnahme des Schädels

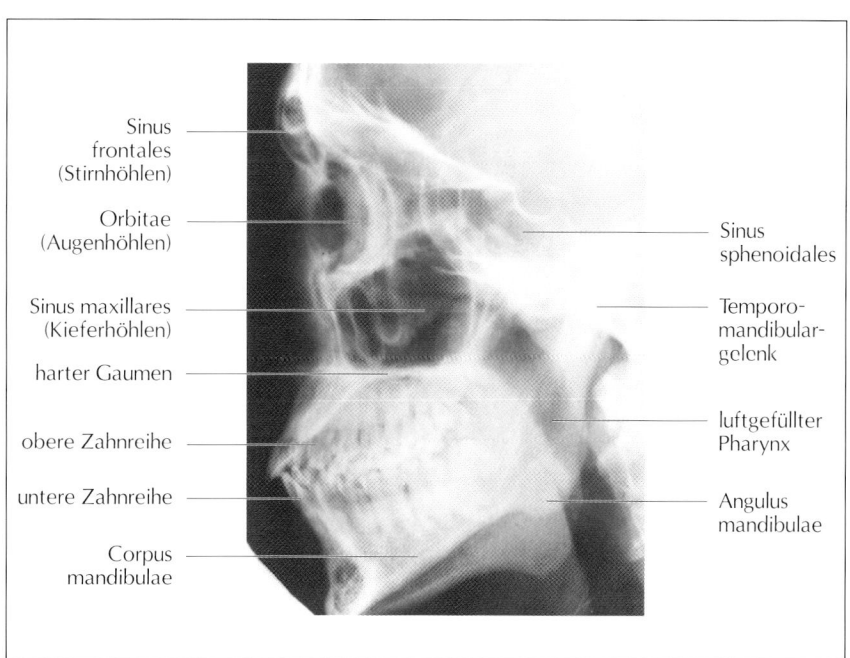

Sinus frontales (Stirnhöhlen)
Orbitae (Augenhöhlen)
Sinus maxillares (Kieferhöhlen)
harter Gaumen
obere Zahnreihe
untere Zahnreihe
Corpus mandibulae

Sinus sphenoidales
Temporo-mandibular-gelenk
luftgefüllter Pharynx
Angulus mandibulae

Abb. 3-7. Seitaufnahme des Gesichts-schädels

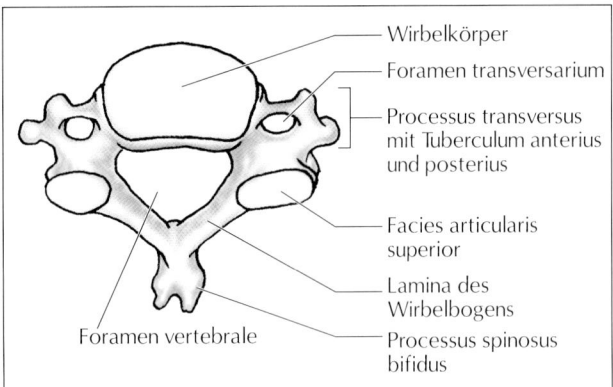

Wirbelkörper
Foramen transversarium
Processus transversus
mit Tuberculum anterius
und posterius
Facies articularis
superior
Lamina des
Wirbelbogens
Foramen vertebrale
Processus spinosus
bifidus

Abb. 3-8. Typischer Halswirbel (C3–C7). Ansicht von oben

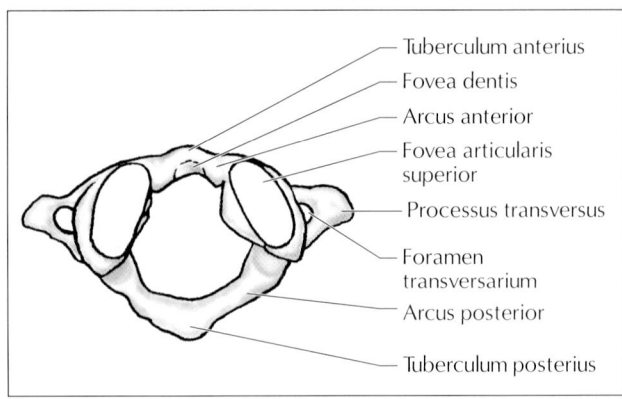

Tuberculum anterius
Fovea dentis
Arcus anterior
Fovea articularis
superior
Processus transversus
Foramen
transversarium
Arcus posterior
Tuberculum posterius

Abb. 3-9. Atlas (C1). Ansicht von oben

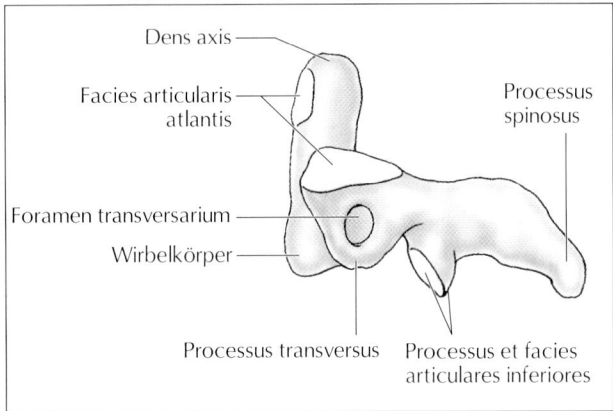

Dens axis
Facies articularis
atlantis
Processus
spinosus
Foramen transversarium
Wirbelkörper
Processus transversus
Processus et facies
articulares inferiores

Abb. 3-10. Axis (C2). Seitansicht von links

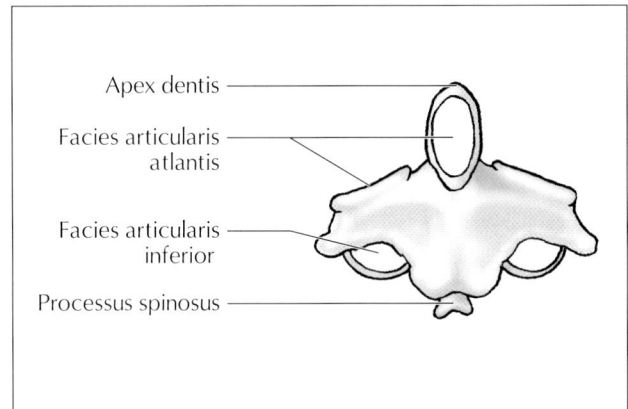

Apex dentis
Facies articularis
atlantis
Facies articularis
inferior
Processus spinosus

Abb. 3-11. Axis (C2). Ansicht von vorne

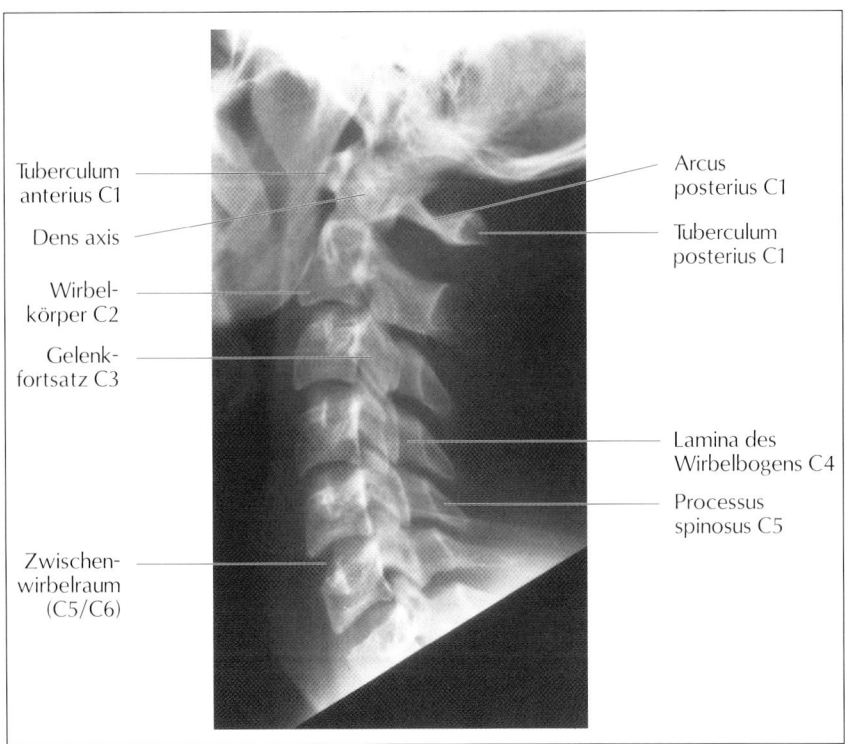

Tuberculum
anterius C1
Dens axis
Wirbel-
körper C2
Gelenk-
fortsatz C3
Zwischen-
wirbelraum
(C5/C6)
Arcus
posterius C1
Tuberculum
posterius C1
Lamina des
Wirbelbogens C4
Processus
spinosus C5

Abb. 3-12. Seitaufnahme der Halswirbelsäule (HWS)

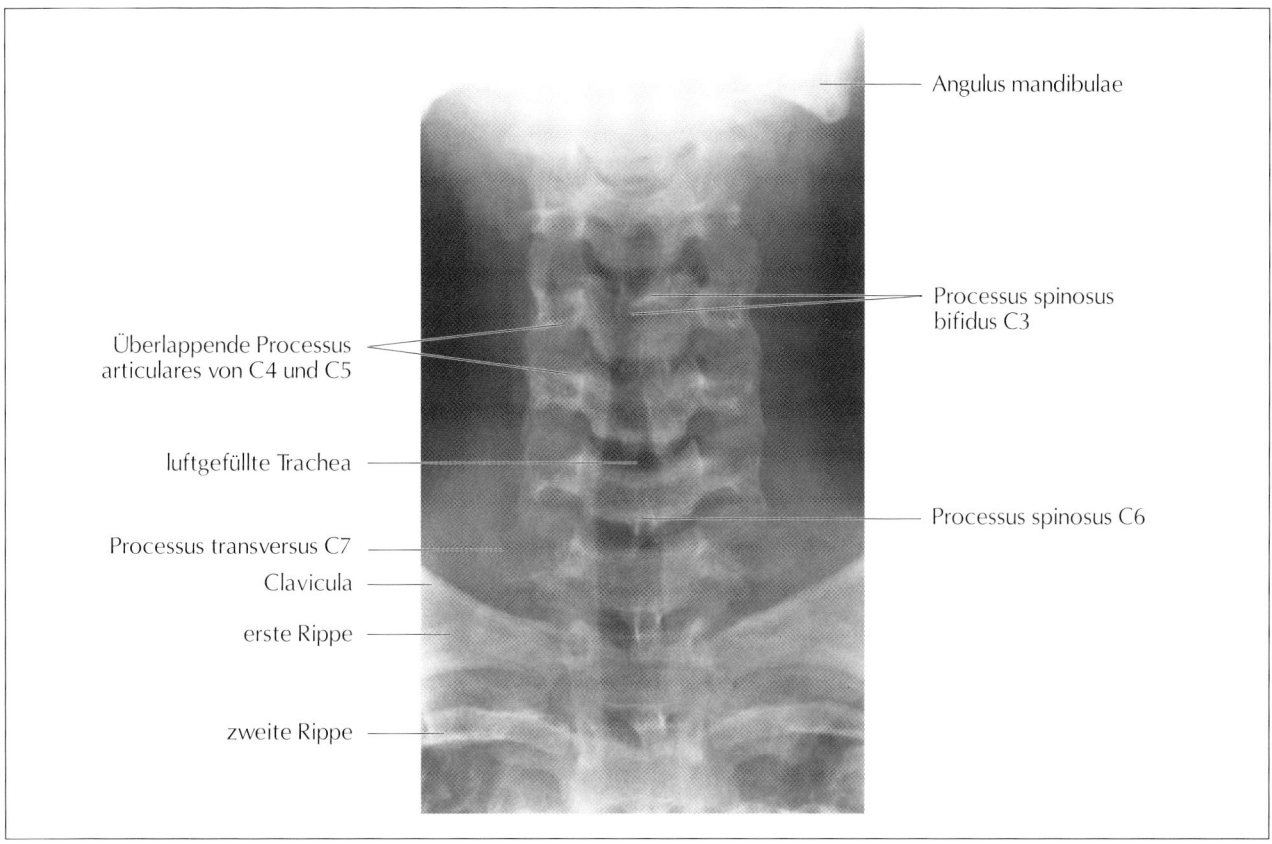

Abb. 3-13. Anteroposteriore (a.p.) Aufnahme der Halswirbelsäule

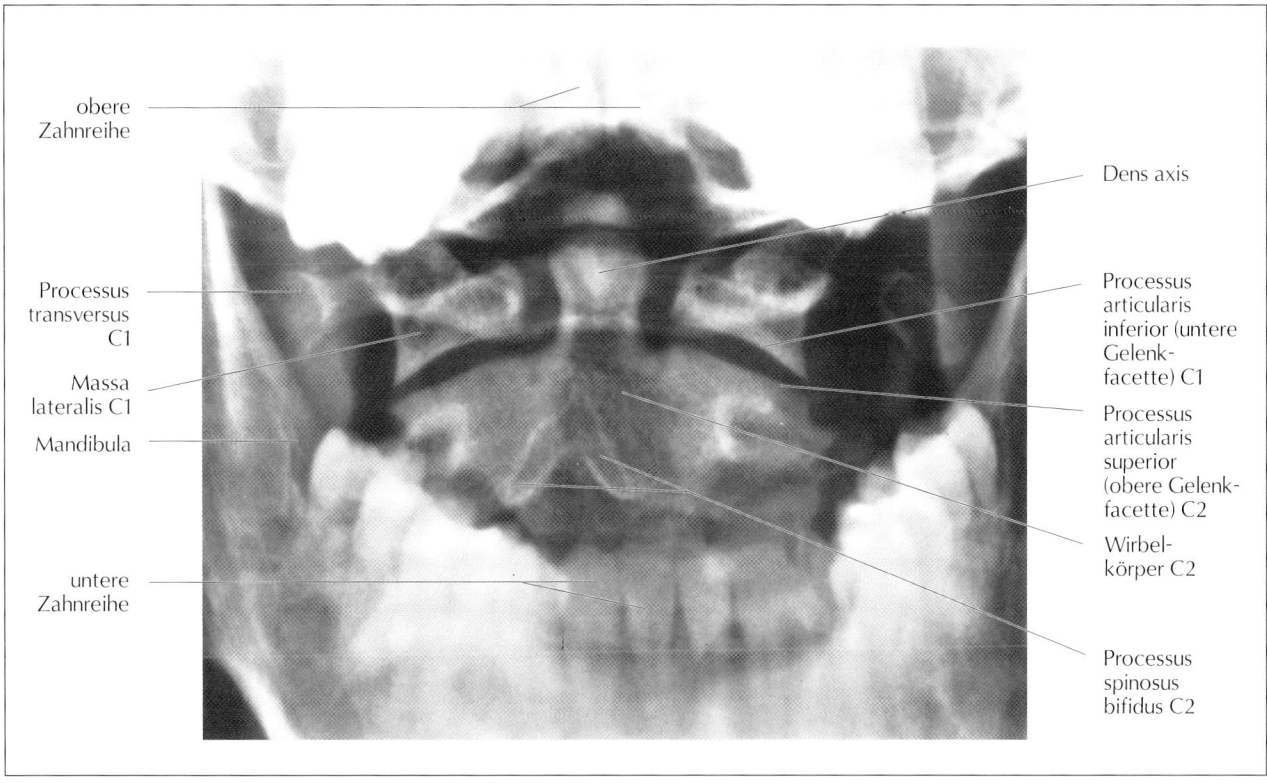

Abb. 3-14. Ausschnitt aus einer a.p. Aufnahme des Dens axis (sog. Densaufnahme)

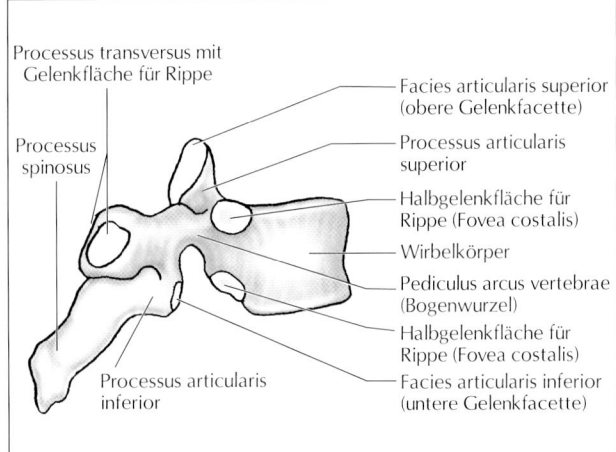

Processus transversus mit
Gelenkfläche für Rippe

Processus
spinosus

Facies articularis superior
(obere Gelenkfacette)

Processus articularis
superior

Halbgelenkfläche für
Rippe (Fovea costalis)

Wirbelkörper

Pediculus arcus vertebrae
(Bogenwurzel)

Halbgelenkfläche für
Rippe (Fovea costalis)

Processus articularis
inferior

Facies articularis inferior
(untere Gelenkfacette)

Abb. 3-15. Seitenansicht eines typischen Brustwirbels, von
rechts

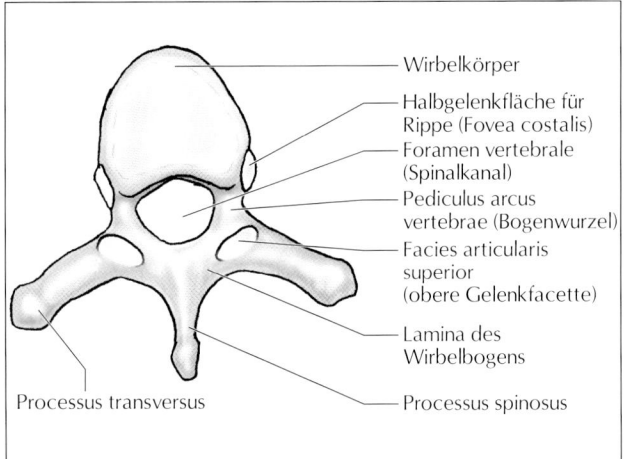

Wirbelkörper

Halbgelenkfläche für
Rippe (Fovea costalis)

Foramen vertebrale
(Spinalkanal)

Pediculus arcus
vertebrae (Bogenwurzel)

Facies articularis
superior
(obere Gelenkfacette)

Lamina des
Wirbelbogens

Processus transversus

Processus spinosus

Abb. 3-16. Typischer Brustwirbel, Ansicht von oben

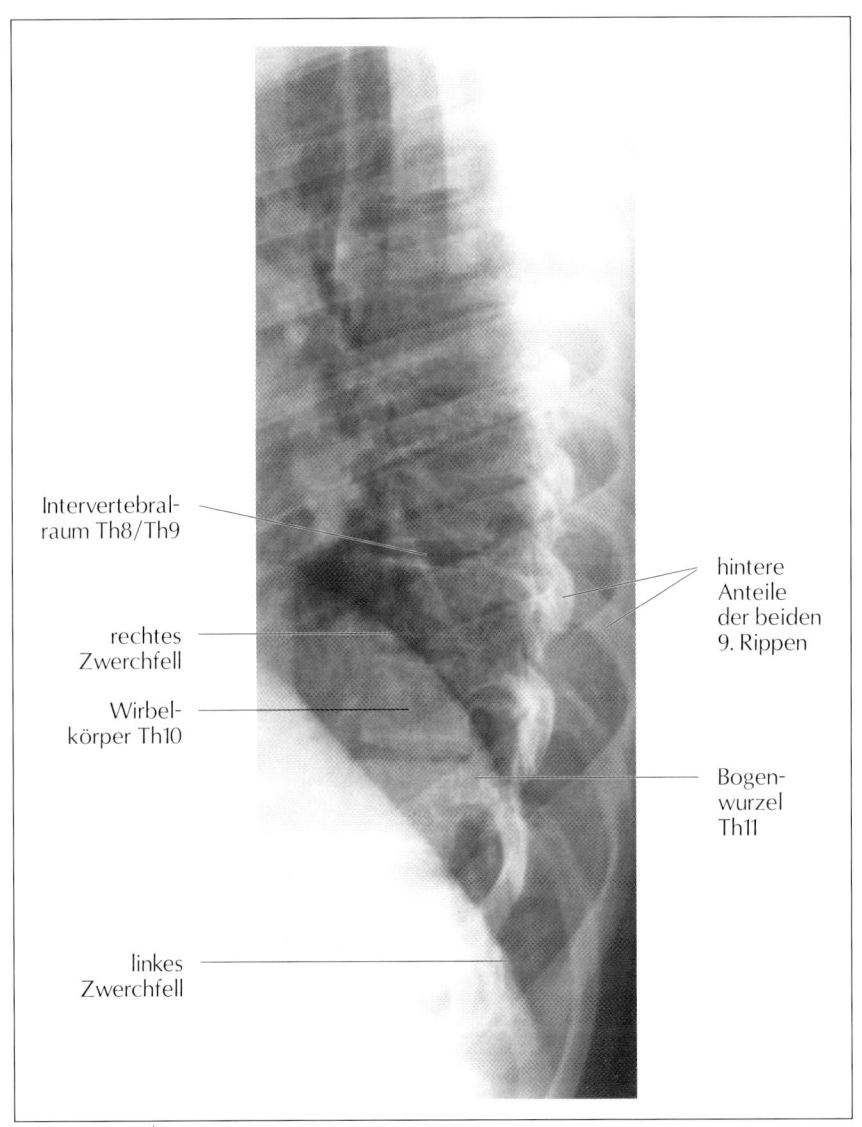

Intervertebral-
raum Th8/Th9

rechtes
Zwerchfell

Wirbel-
körper Th10

linkes
Zwerchfell

hintere
Anteile
der beiden
9. Rippen

Bogen-
wurzel
Th11

Abb. 3-17. Seitaufnahme der Brustwirbelsäule (BWS)

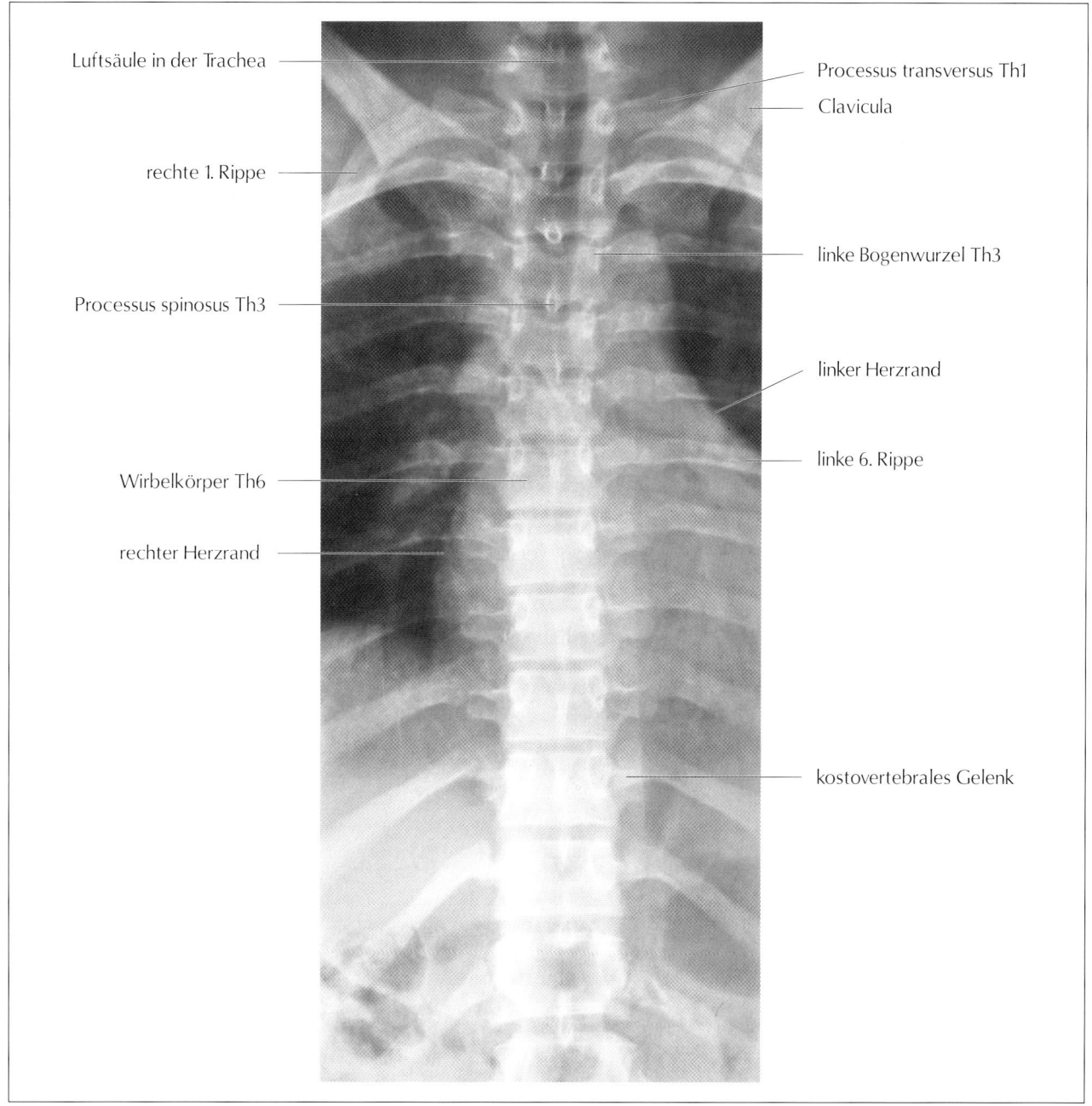

Luftsäule in der Trachea

Processus transversus Th1

Clavicula

rechte 1. Rippe

linke Bogenwurzel Th3

Processus spinosus Th3

linker Herzrand

linke 6. Rippe

Wirbelkörper Th6

rechter Herzrand

kostovertebrales Gelenk

Abb. 3-18. Anteroposteriore (a.p.) Aufnahme der Brustwirbelsäule (BWS)

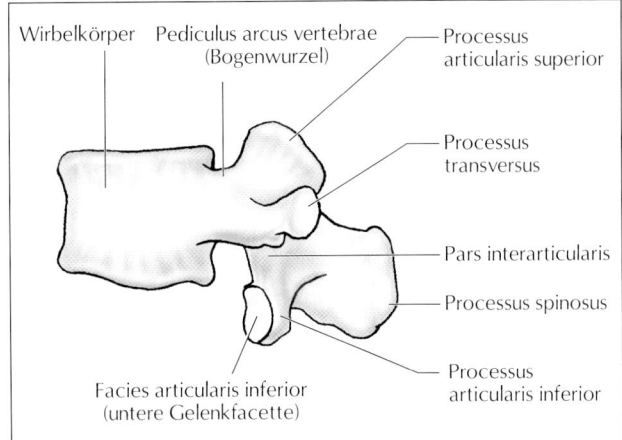

Wirbelkörper Pediculus arcus vertebrae
(Bogenwurzel)

Processus
articularis superior

Processus
transversus

Pars interarticularis

Processus spinosus

Processus
articularis inferior

Facies articularis inferior
(untere Gelenkfacette)

Abb. 3-19. Seitenansicht eines typischen Lendenwirbels, von links

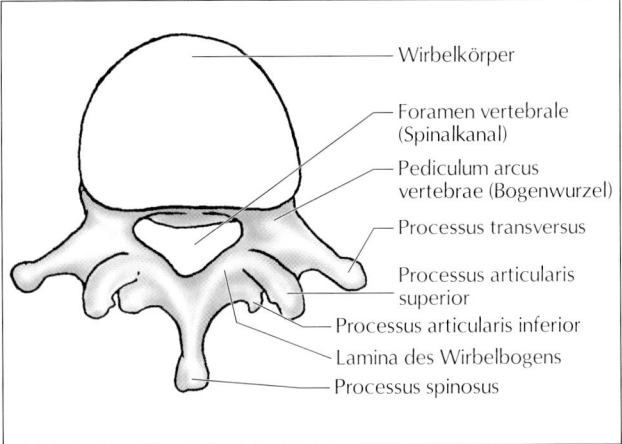

Wirbelkörper

Foramen vertebrale
(Spinalkanal)

Pediculum arcus
vertebrae (Bogenwurzel)

Processus transversus

Processus articularis
superior

Processus articularis inferior

Lamina des Wirbelbogens

Processus spinosus

Abb. 3-20. Typischer Lendenwirbel, Ansicht von oben

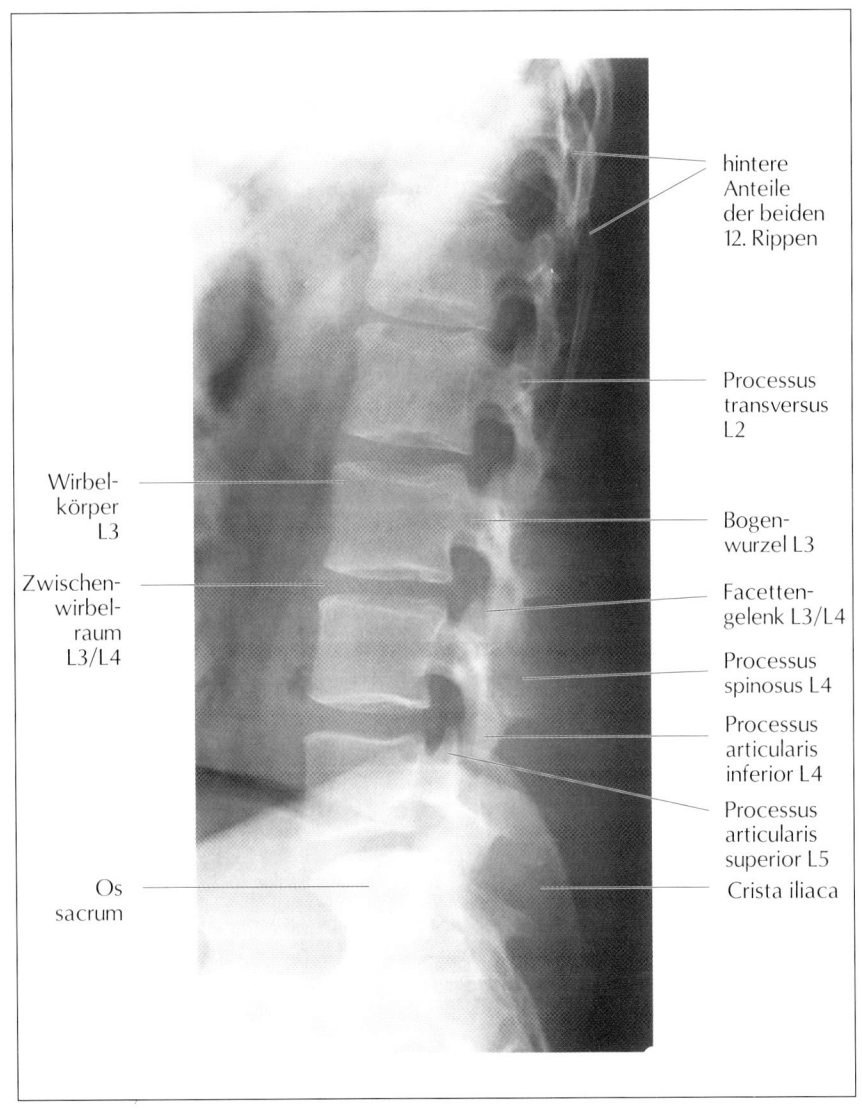

hintere
Anteile
der beiden
12. Rippen

Processus
transversus
L2

Wirbel-
körper
L3

Bogen-
wurzel L3

Zwischen-
wirbel-
raum
L3/L4

Facetten-
gelenk L3/L4

Processus
spinosus L4

Processus
articularis
inferior L4

Processus
articularis
superior L5

Os
sacrum

Crista iliaca

Abb. 3-21. Seitliche Aufnahme der Lendenwirbelsäule (LWS)

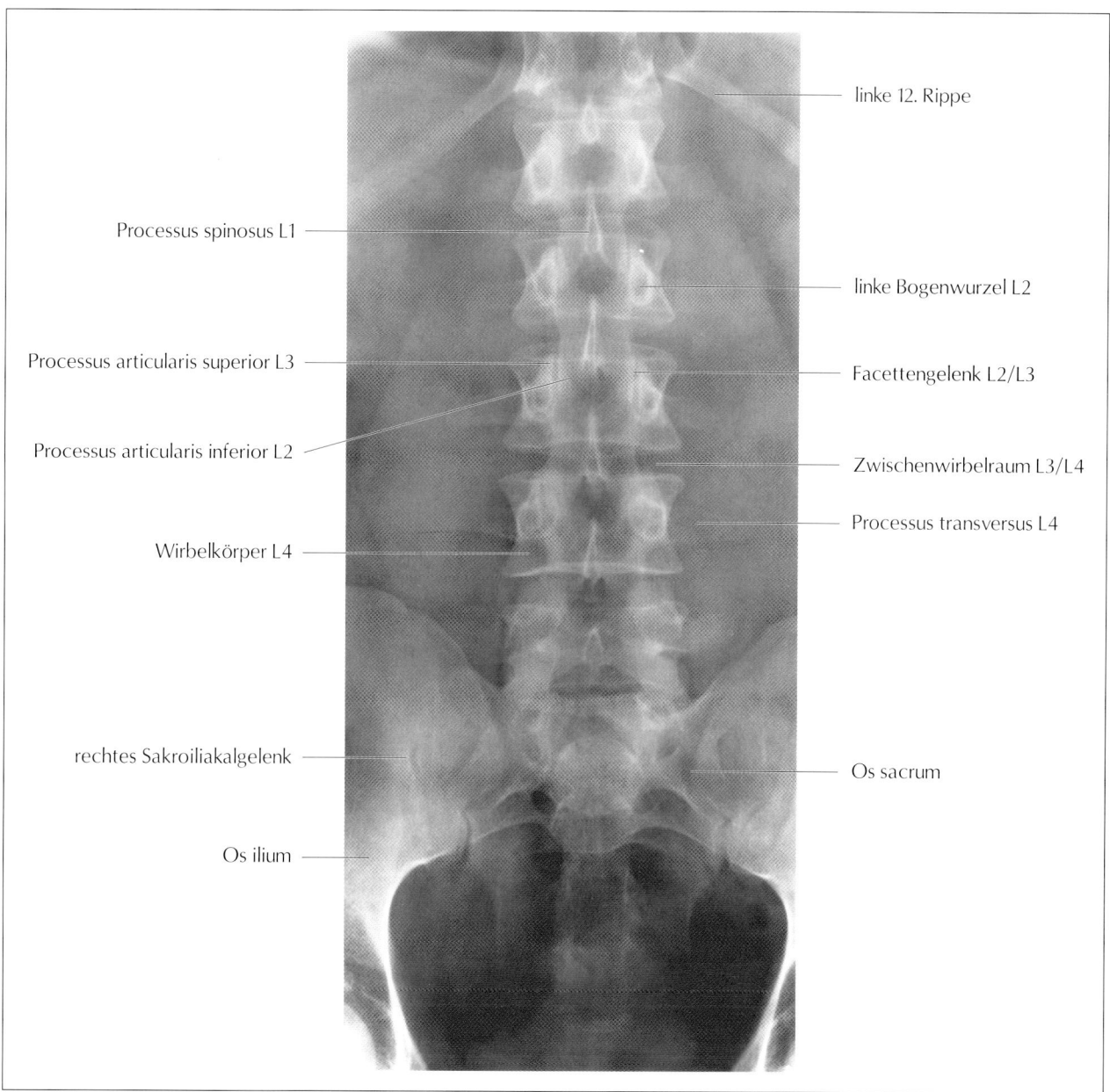

linke 12. Rippe

Processus spinosus L1

linke Bogenwurzel L2

Processus articularis superior L3

Facettengelenk L2/L3

Processus articularis inferior L2

Zwischenwirbelraum L3/L4

Processus transversus L4

Wirbelkörper L4

rechtes Sakroiliakalgelenk

Os sacrum

Os ilium

Abb. 3-22. Anteroposteriore (a.p.) Aufnahme der Lendenwirbelsäule (LWS)

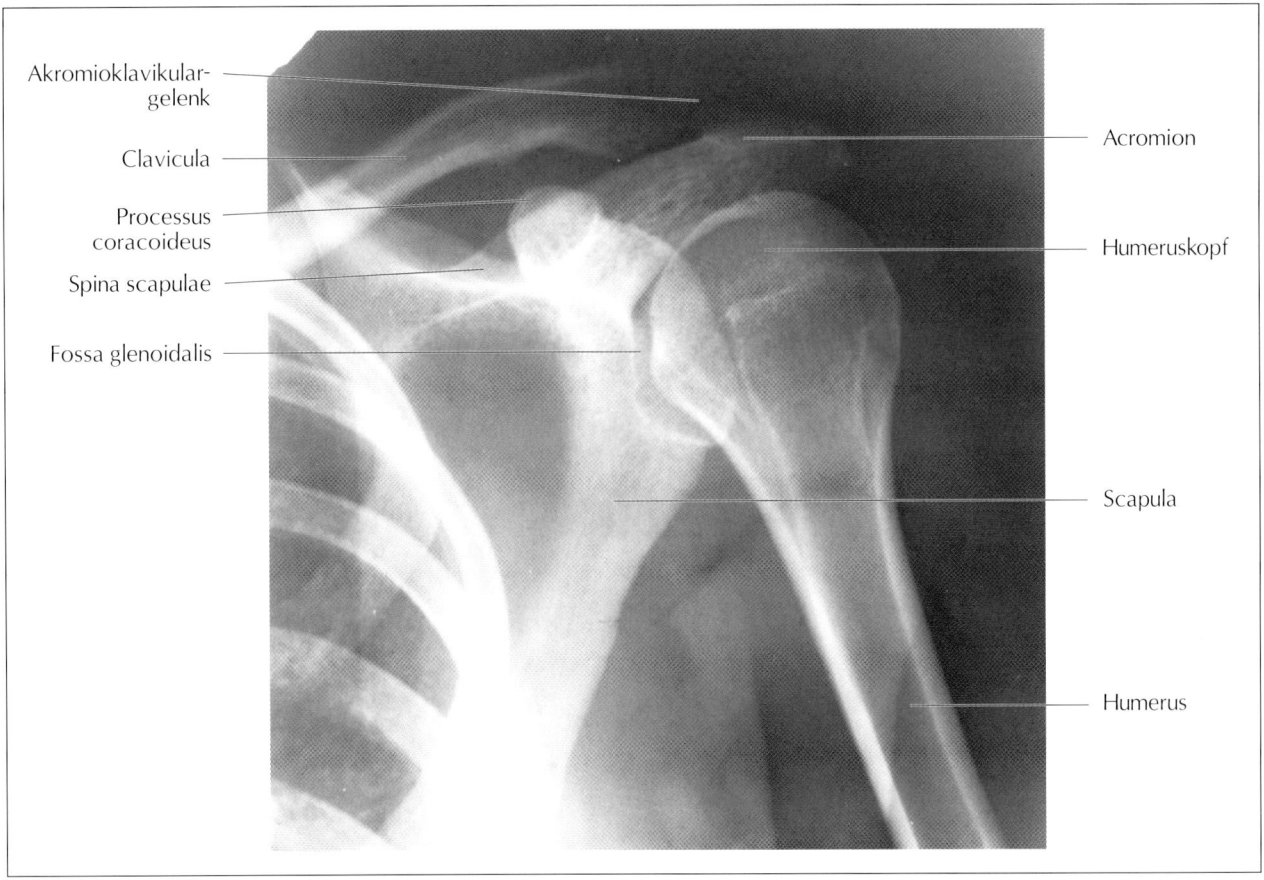

Akromioklavikular-
gelenk

Clavicula

Processus
coracoideus

Spina scapulae

Fossa glenoidalis

Acromion

Humeruskopf

Scapula

Humerus

Abb. 3-23. Anteroposteriore (a.p.) Aufnahme der Schulter

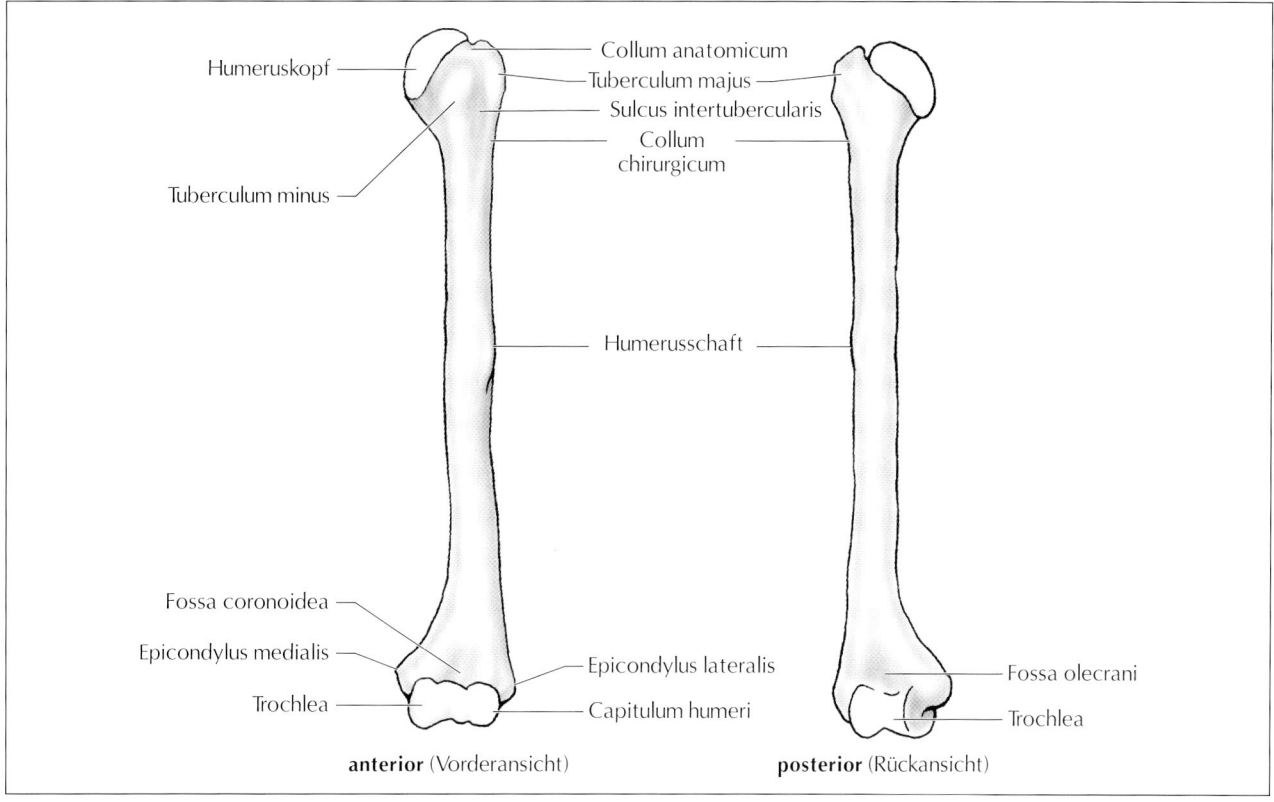

Humeruskopf

Collum anatomicum

Tuberculum majus

Sulcus intertubercularis

Collum chirurgicum

Tuberculum minus

Humerusschaft

Fossa coronoidea

Epicondylus medialis

Trochlea

Epicondylus lateralis

Capitulum humeri

Fossa olecrani

Trochlea

anterior (Vorderansicht)

posterior (Rückansicht)

Abb. 3-24. Ansicht des Humerus von vorne (links) und hinten (rechts)

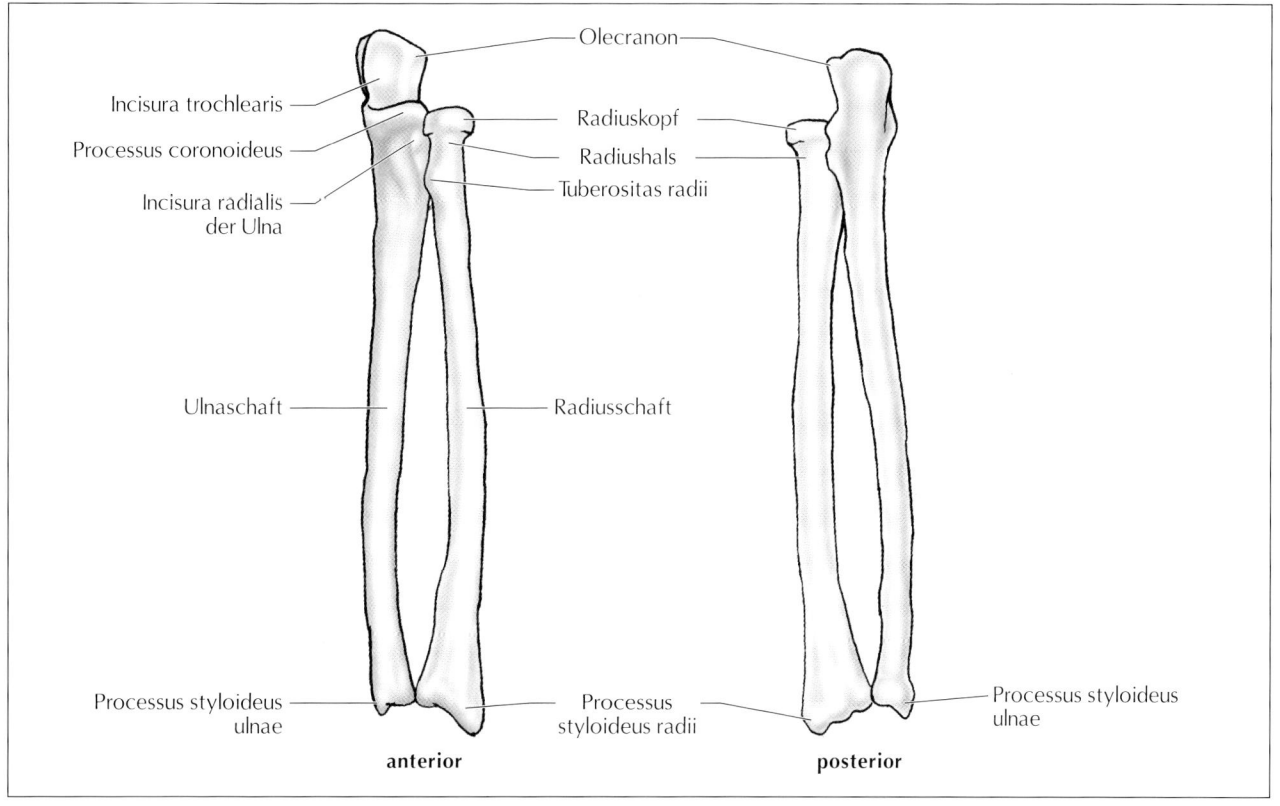

Olecranon

Incisura trochlearis

Processus coronoideus

Incisura radialis der Ulna

Radiuskopf

Radiushals

Tuberositas radii

Ulnaschaft

Radiusschaft

Processus styloideus ulnae

Processus styloideus radii

Processus styloideus ulnae

anterior

posterior

Abb. 3-25. Ansicht von Radius und Ulna von vorne (links) und hinten (rechts)

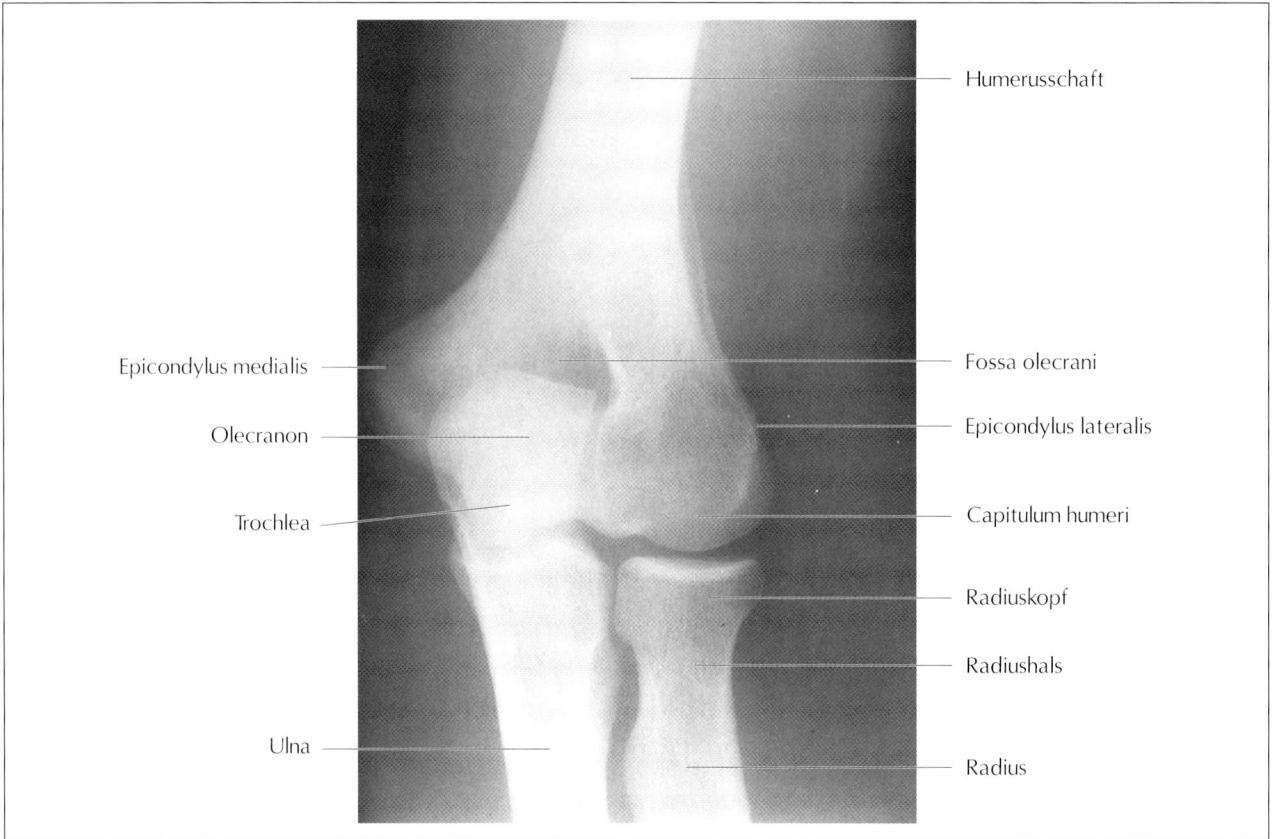

Abb. 3-26. Anteroposteriore (a.p.) Aufnahme des Ellbogens

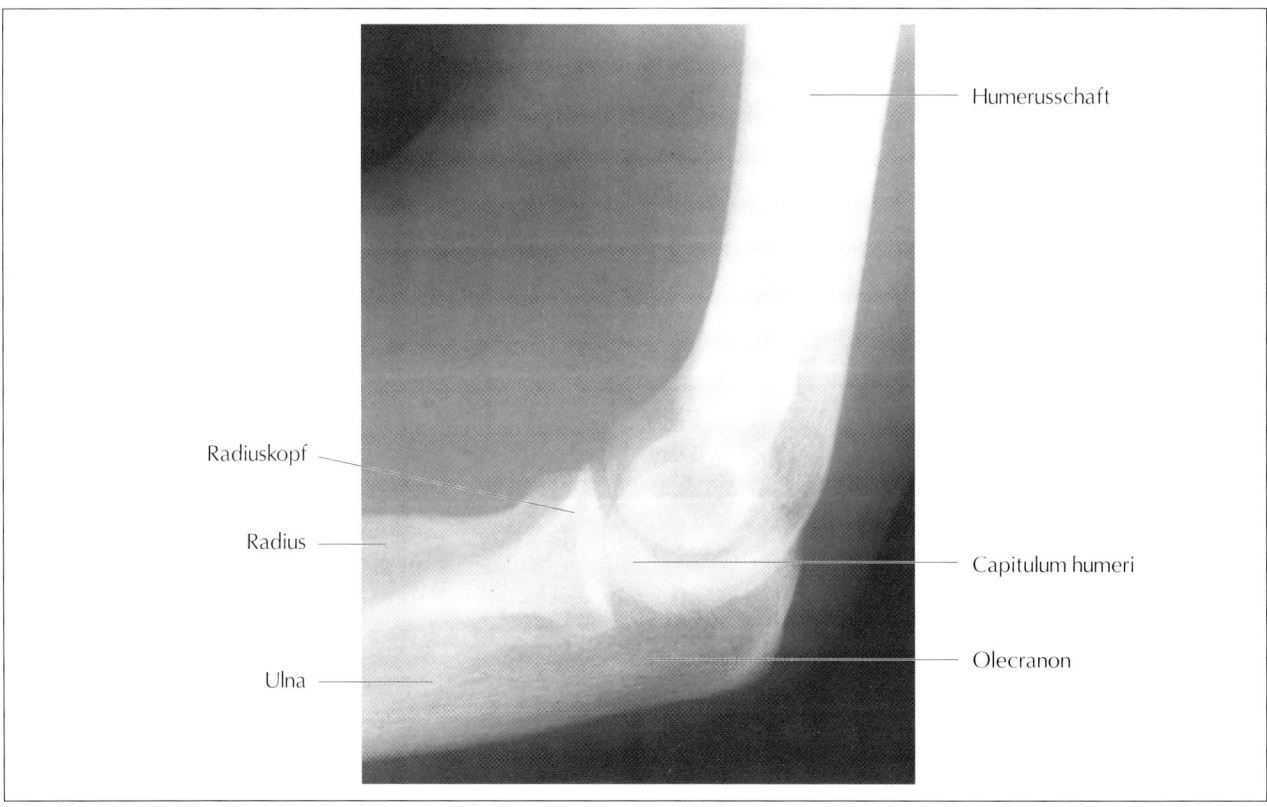

Abb. 3-27. Seitaufnahme des Ellbogens

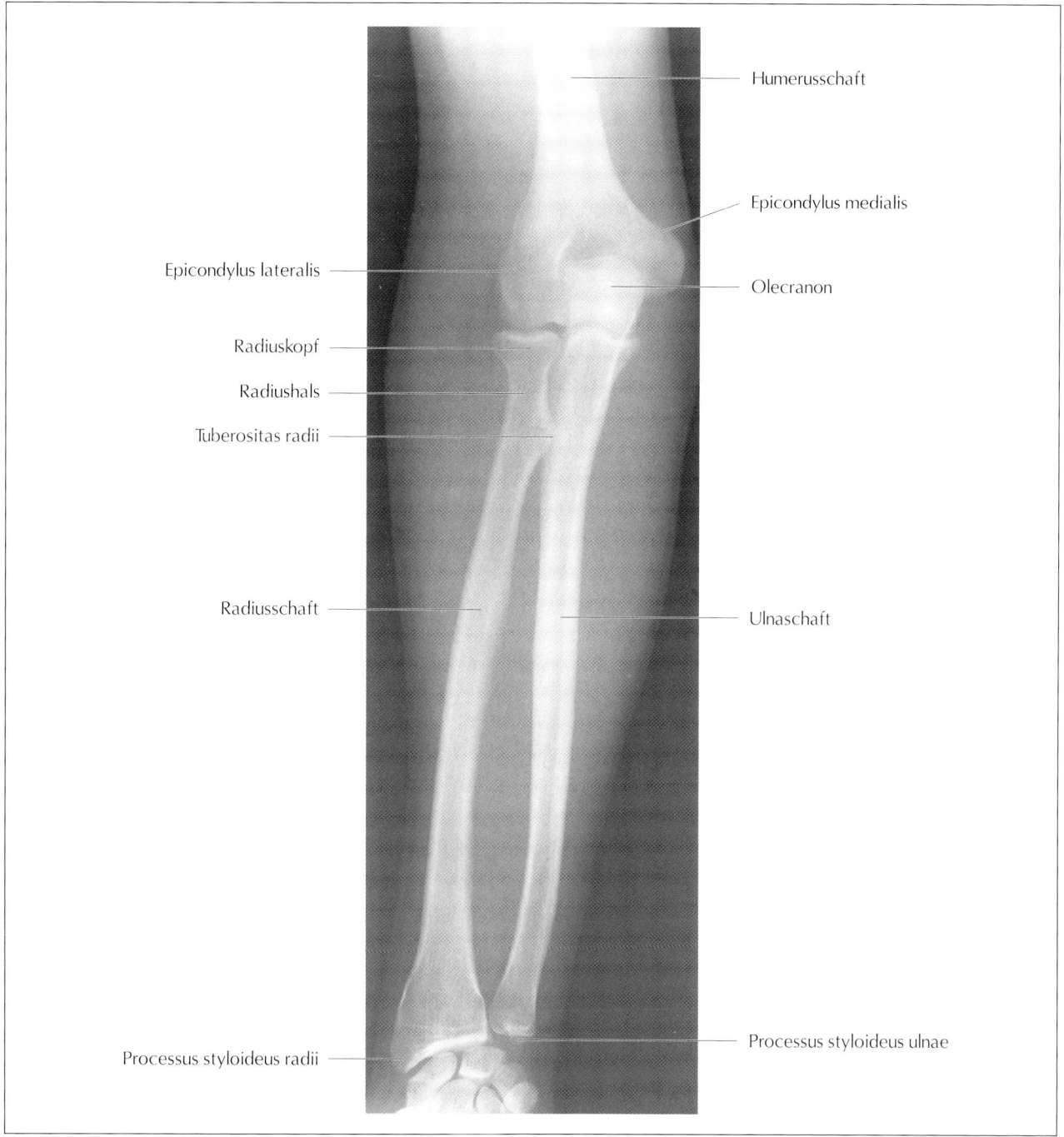

Humerusschaft

Epicondylus medialis

Epicondylus lateralis

Olecranon

Radiuskopf

Radiushals

Tuberositas radii

Radiusschaft

Ulnaschaft

Processus styloideus ulnae

Processus styloideus radii

Abb. 3-28. Anteroposteriore (a.p.) Aufnahme des Unterarms

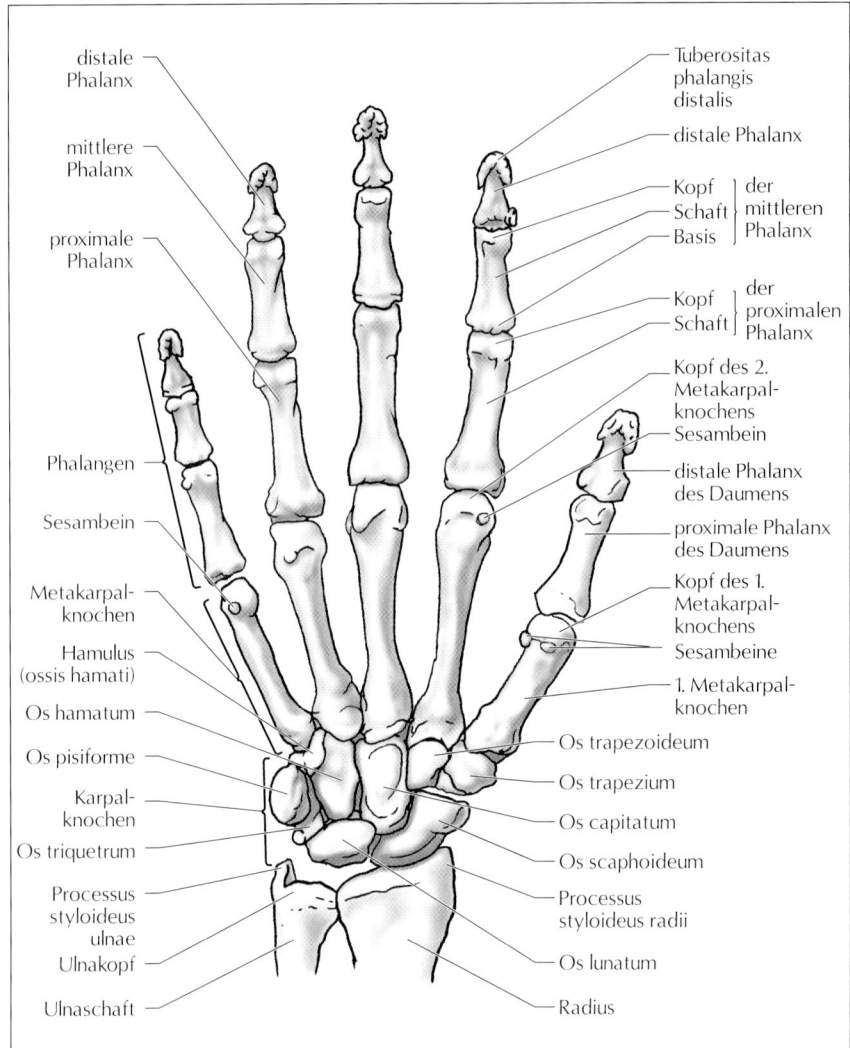

distale
Phalanx

mittlere
Phalanx

proximale
Phalanx

Phalangen

Sesambein

Metakarpal-
knochen

Hamulus
(ossis hamati)

Os hamatum

Os pisiforme

Karpal-
knochen

Os triquetrum

Processus
styloideus
ulnae

Ulnakopf

Ulnaschaft

Tuberositas
phalangis
distalis

distale Phalanx

Kopf } der
Schaft } mittleren
Basis } Phalanx

Kopf } der
Schaft } proximalen
Phalanx

Kopf des 2.
Metakarpal-
knochens

Sesambein

distale Phalanx
des Daumens

proximale Phalanx
des Daumens

Kopf des 1.
Metakarpal-
knochens

Sesambeine

1. Metakarpal-
knochen

Os trapezoideum

Os trapezium

Os capitatum

Os scaphoideum

Processus
styloideus radii

Os lunatum

Radius

Abb. 3-29. Ansicht des Handgelenks und
Handskeletts von palmar

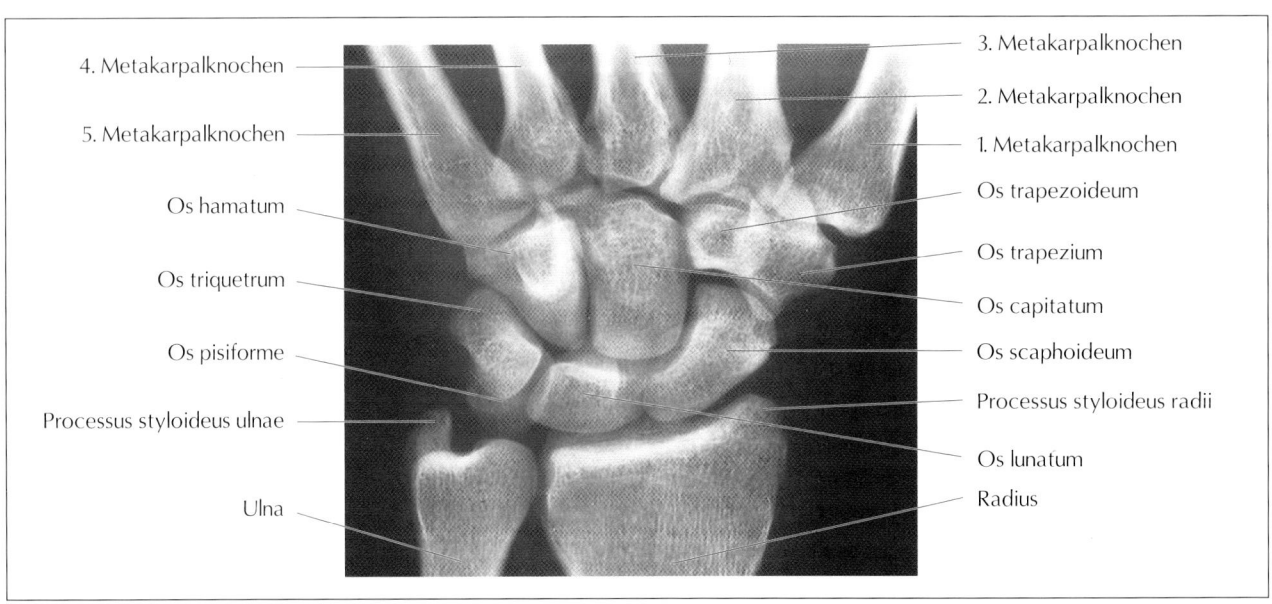

4. Metakarpalknochen

5. Metakarpalknochen

Os hamatum

Os triquetrum

Os pisiforme

Processus styloideus ulnae

Ulna

3. Metakarpalknochen

2. Metakarpalknochen

1. Metakarpalknochen

Os trapezoideum

Os trapezium

Os capitatum

Os scaphoideum

Processus styloideus radii

Os lunatum

Radius

Abb. 3-30. Dorsopalmare (d.p.) Aufnahme des Handgelenks

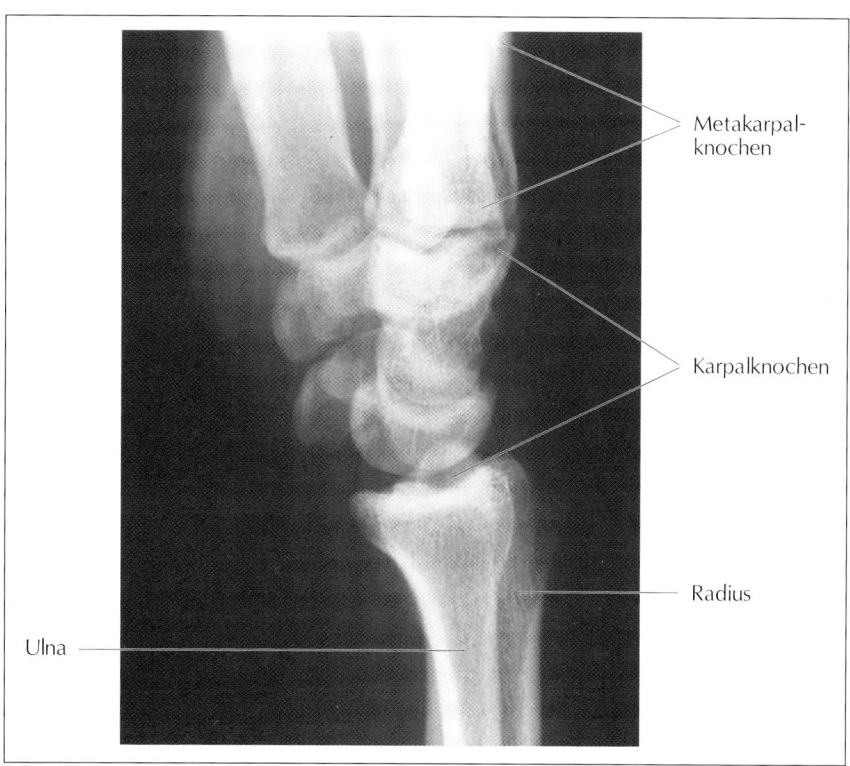

Metakarpal-
knochen

Karpalknochen

Radius

Ulna

Abb. 3-31. Seitliche Aufnahme des
Handgelenks

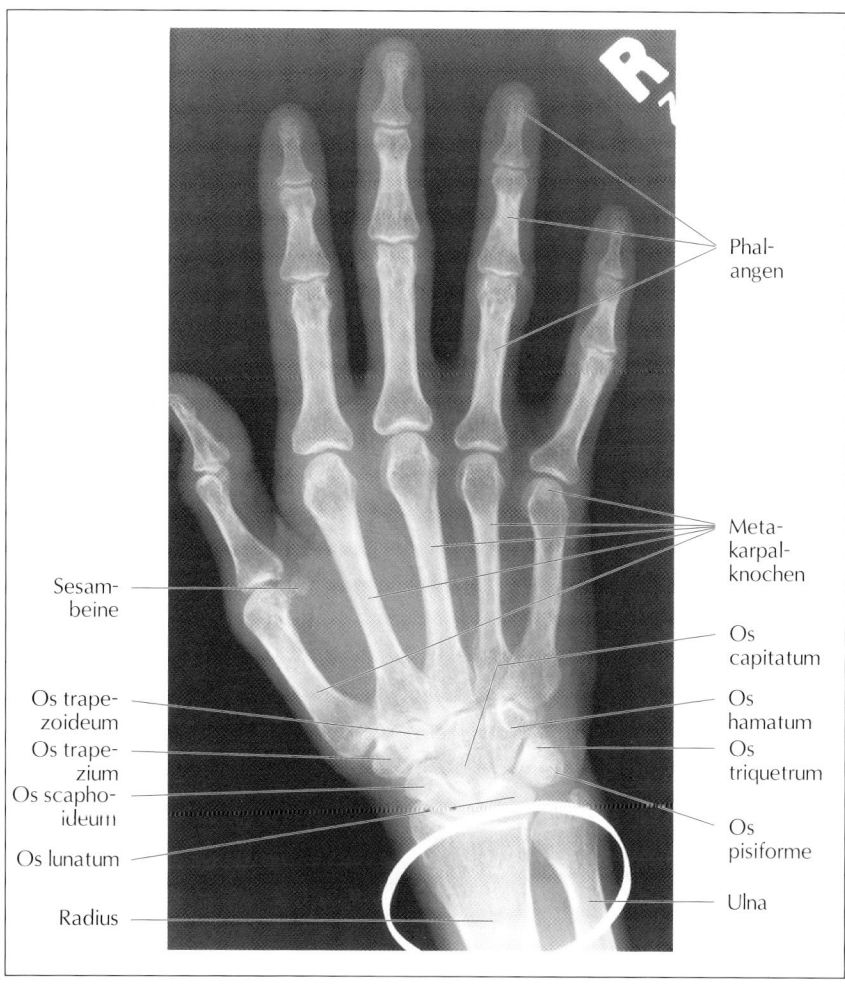

Phal-
angen

Meta-
karpal-
knochen

Os
capitatum

Os
hamatum

Os
triquetrum

Os
pisiforme

Ulna

Sesam-
beine

Os trape-
zoideum

Os trape-
zium

Os scapho-
ideum

Os lunatum

Radius

Abb. 3-32. Dorsopalmare (d.p.) Aufnahme der Hand

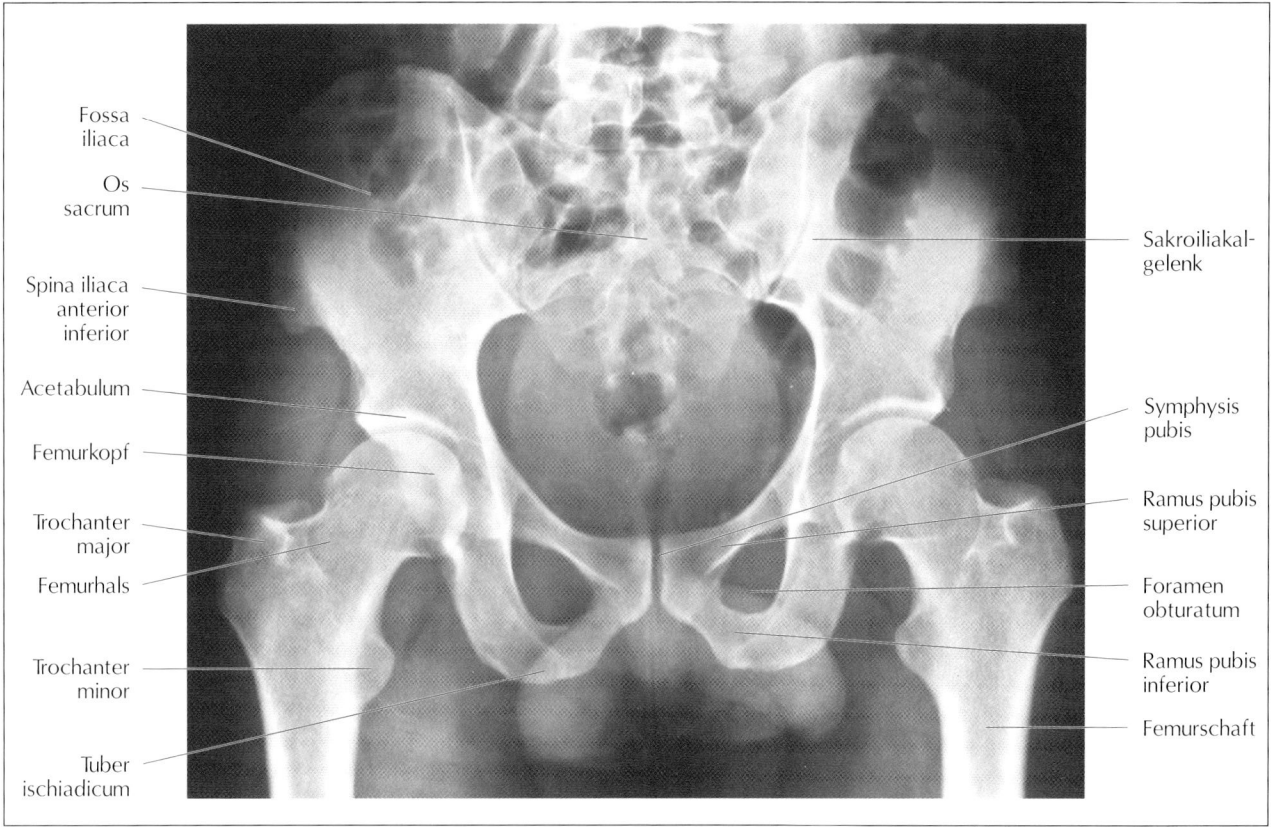

Fossa
iliaca

Os
sacrum

Spina iliaca
anterior
inferior

Acetabulum

Femurkopf

Trochanter
major

Femurhals

Trochanter
minor

Tuber
ischiadicum

Sakroiliakal-
gelenk

Symphysis
pubis

Ramus pubis
superior

Foramen
obturatum

Ramus pubis
inferior

Femurschaft

Abb. 3-33. Anteroposteriore (a.p.) Aufnahme des Beckens

Abb. 3-34. Ansicht des Femurs von vorn (links) und hinten (rechts)

Abb. 3-35. Ansicht der Tibia und Fibula von vorn (links) und hinten (rechts)

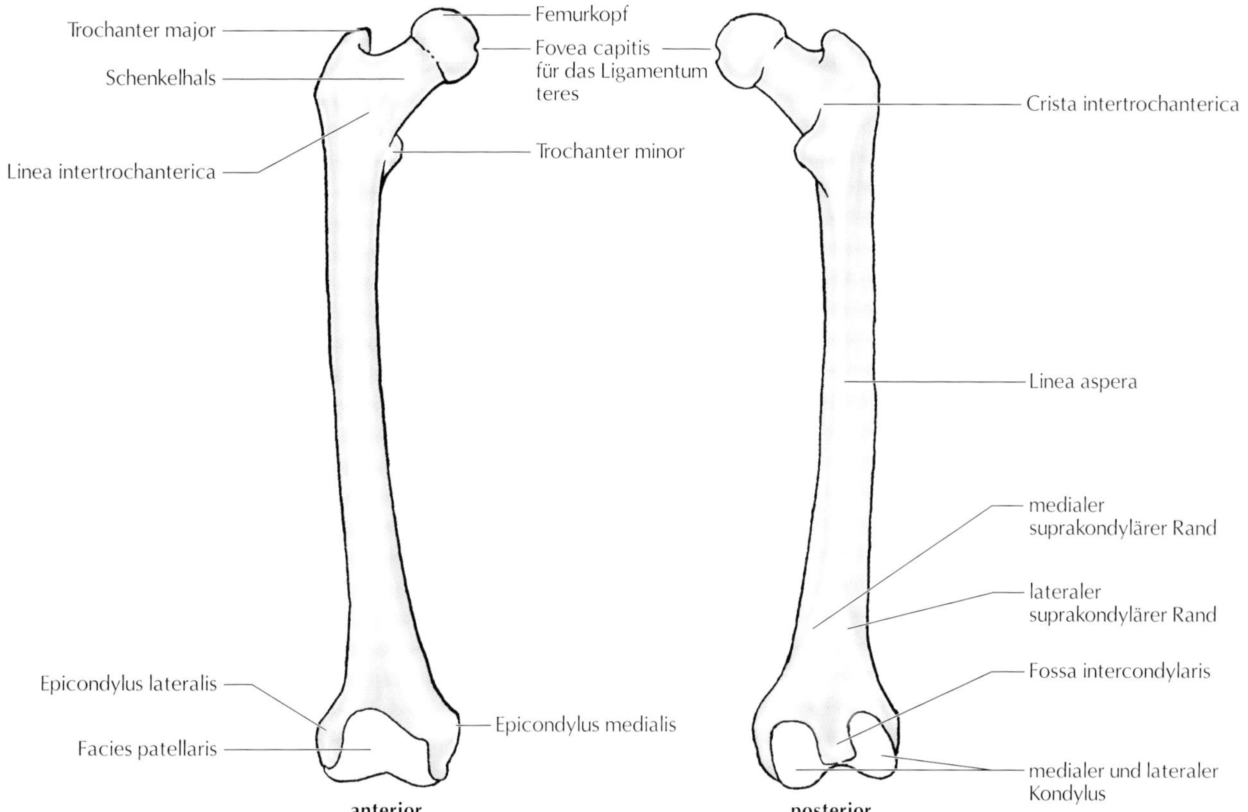

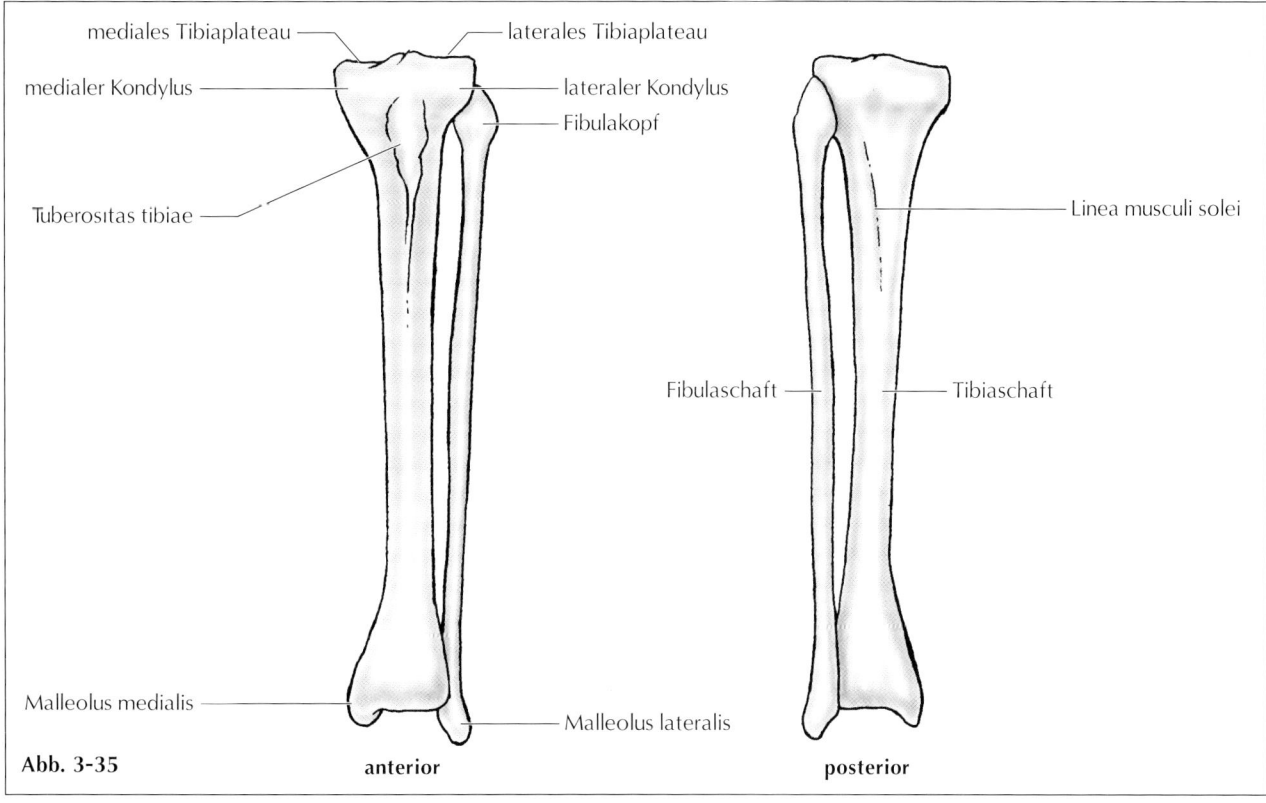

Trochanter major — Femurkopf
Schenkelhals — Fovea capitis für das Ligamentum teres
Linea intertrochanterica — Trochanter minor
Crista intertrochanterica

Linea aspera

medialer suprakondylärer Rand
lateraler suprakondylärer Rand
Fossa intercondylaris

Epicondylus lateralis
Facies patellaris
Epicondylus medialis
medialer und lateraler Kondylus

Abb. 3-34   anterior   posterior

mediales Tibiaplateau — laterales Tibiaplateau
medialer Kondylus — lateraler Kondylus
Fibulakopf
Tuberositas tibiae
Linea musculi solei

Fibulaschaft — Tibiaschaft

Malleolus medialis
Malleolus lateralis

Abb. 3-35   anterior   posterior

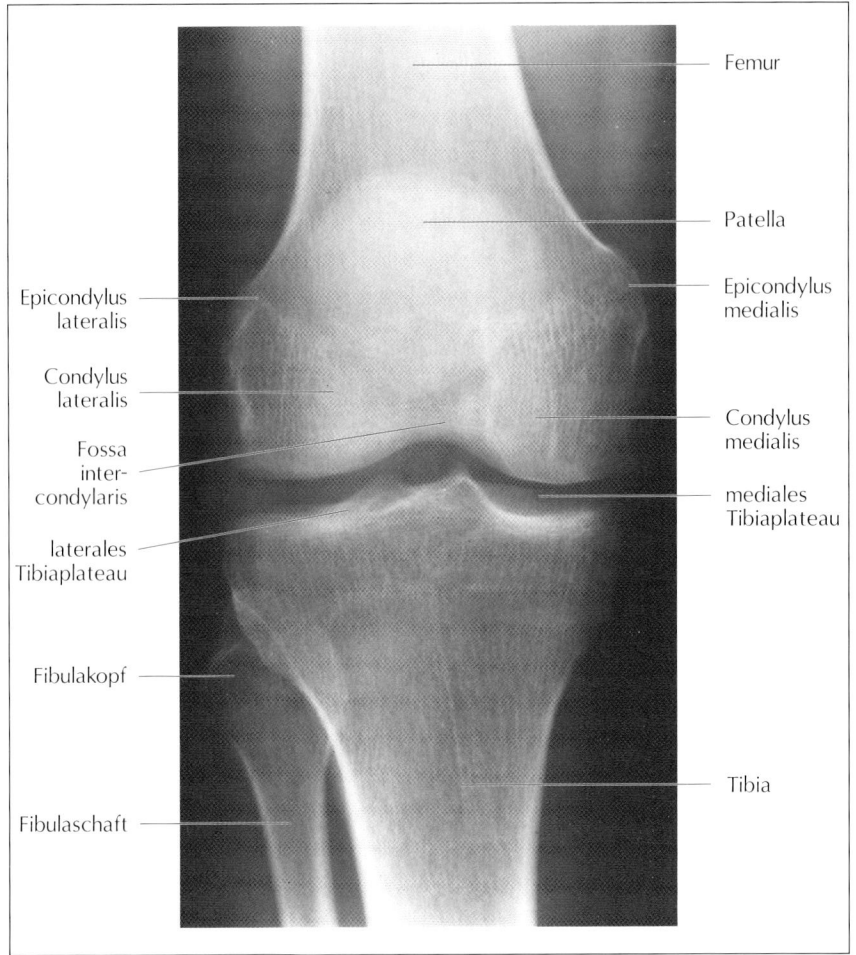

Femur

Patella

Epicondylus
lateralis

Epicondylus
medialis

Condylus
lateralis

Condylus
medialis

Fossa
inter-
condylaris

mediales
Tibiaplateau

laterales
Tibiaplateau

Fibulakopf

Fibulaschaft

Tibia

Abb. 3-36. Anteroposteriore (a.p.) Aufnahme des Kniegelenks

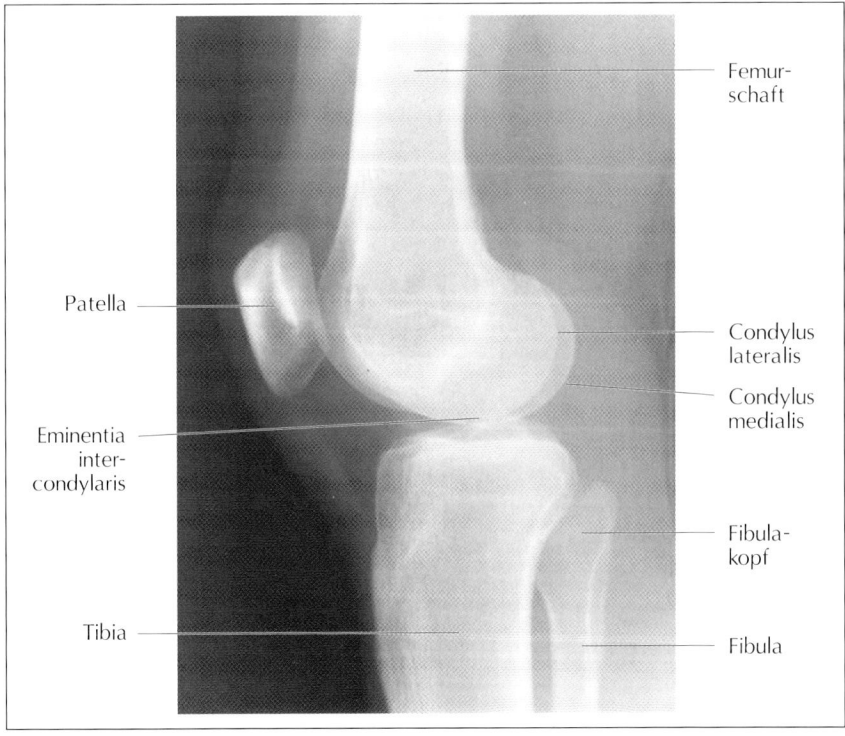

Femur-
schaft

Patella

Condylus
lateralis

Condylus
medialis

Eminentia
inter-
condylaris

Fibula-
kopf

Tibia

Fibula

Abb. 3-37. Seitliche Aufnahme des Kniegelenks

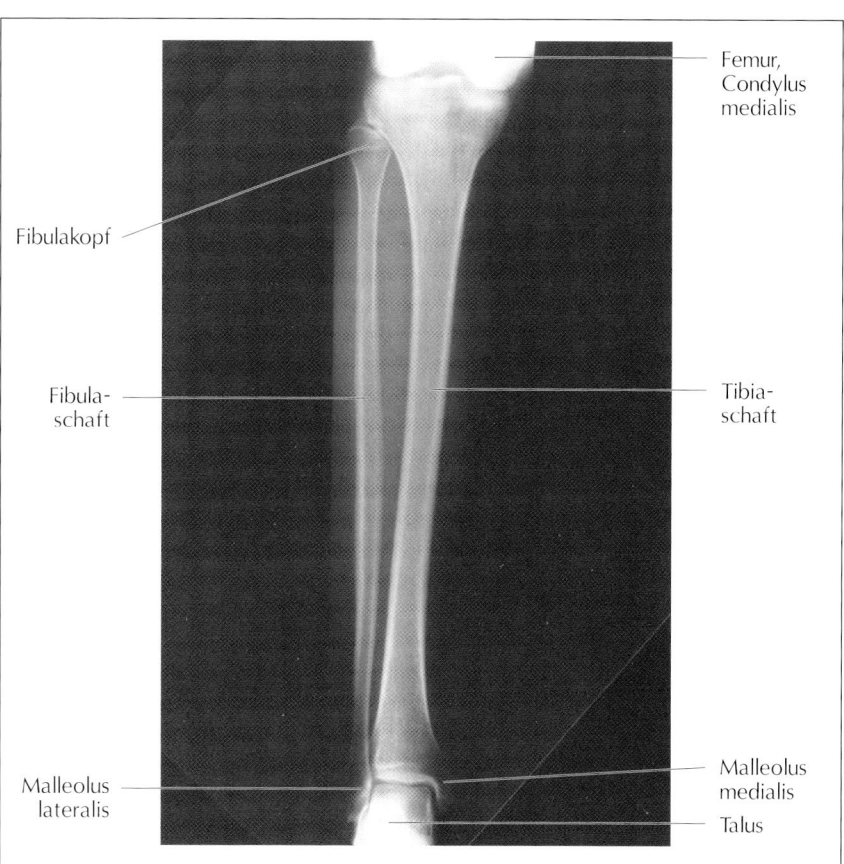

Femur,
Condylus
medialis

Fibulakopf

Fibula-
schaft

Tibia-
schaft

Malleolus
lateralis

Malleolus
medialis

Talus

Abb. 3-38. Anteroposteriore (a.p.) Aufnahme des Unterschenkels

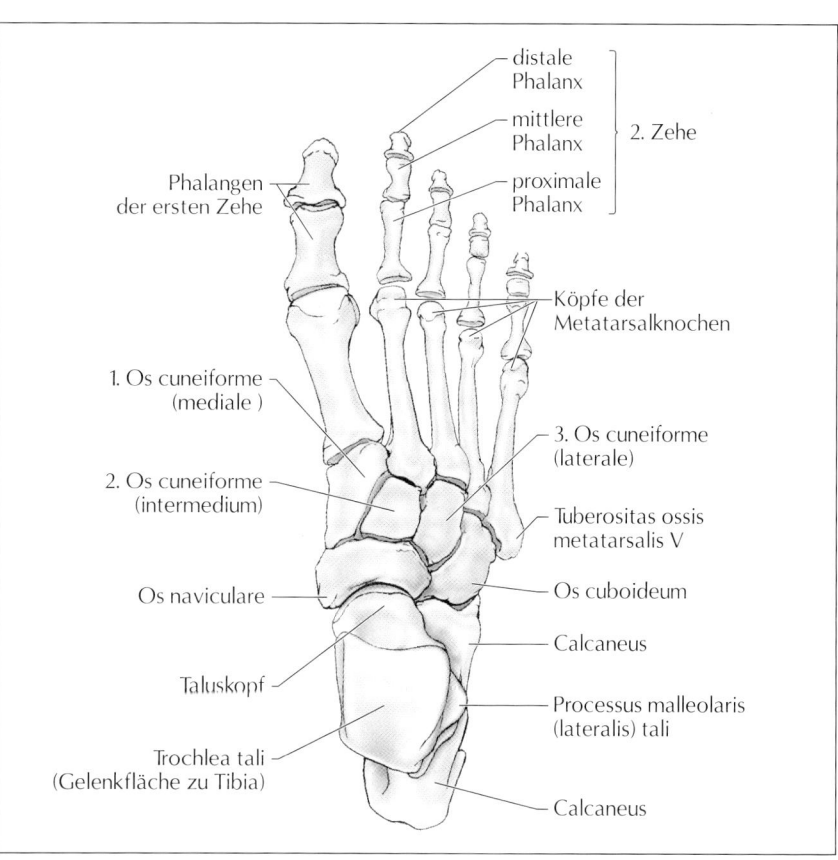

distale
Phalanx

mittlere
Phalanx

2. Zehe

Phalangen
der ersten Zehe

proximale
Phalanx

Köpfe der
Metatarsalknochen

1. Os cuneiforme
(mediale)

3. Os cuneiforme
(laterale)

2. Os cuneiforme
(intermedium)

Tuberositas ossis
metatarsalis V

Os naviculare

Os cuboideum

Calcaneus

Taluskopf

Processus malleolaris
(lateralis) tali

Trochlea tali
(Gelenkfläche zu Tibia)

Calcaneus

Abb. 3-39. Ansicht des Fußskeletts, von
dorsal

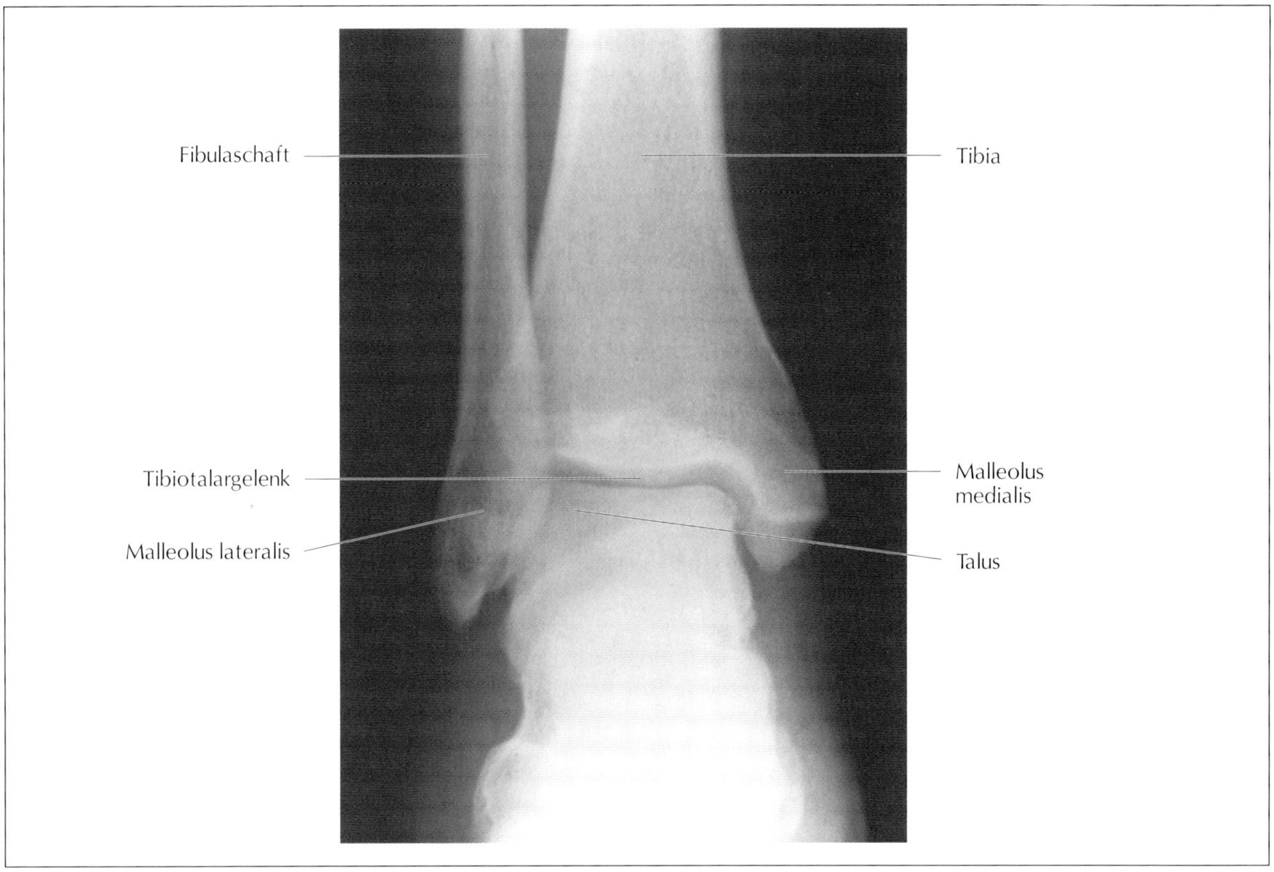

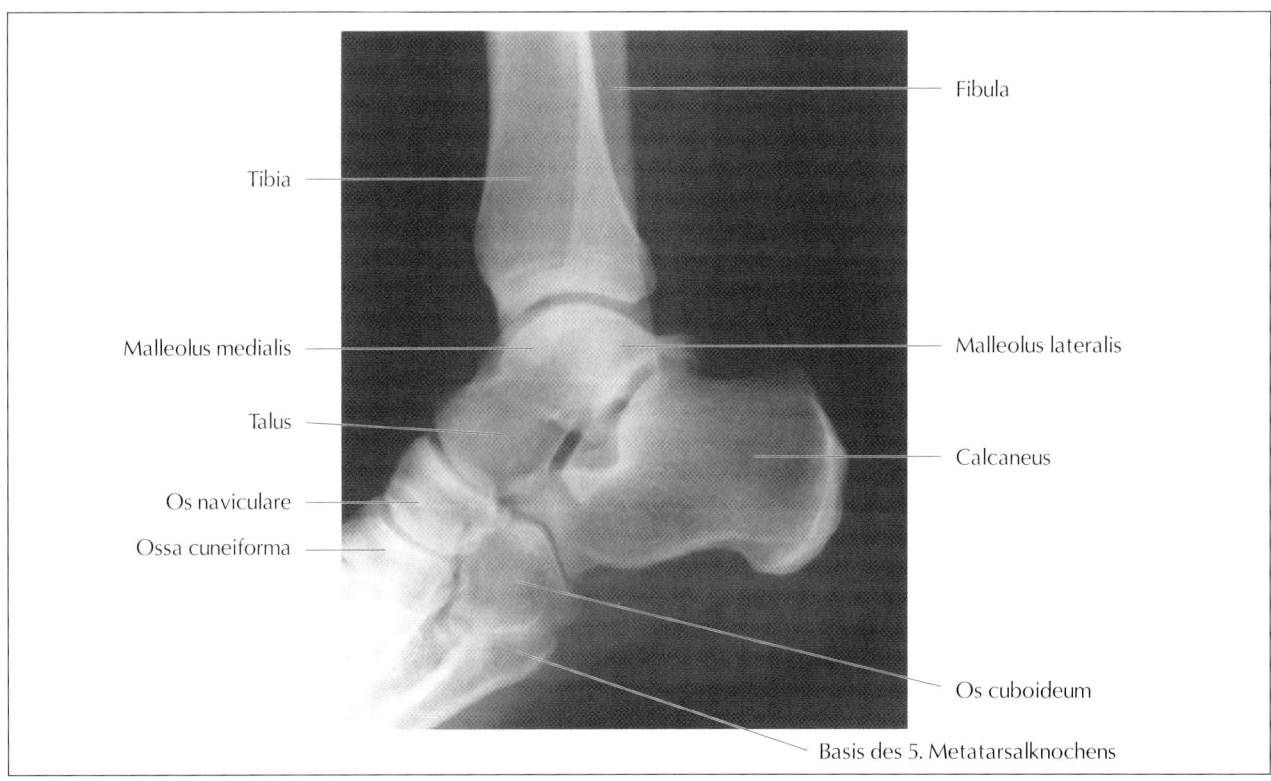

Abb. 3-40. Anteroposteriore (a.p.) Aufnahme des Sprunggelenks

Abb. 3-41. Seitliche Aufnahme des Sprunggelenks

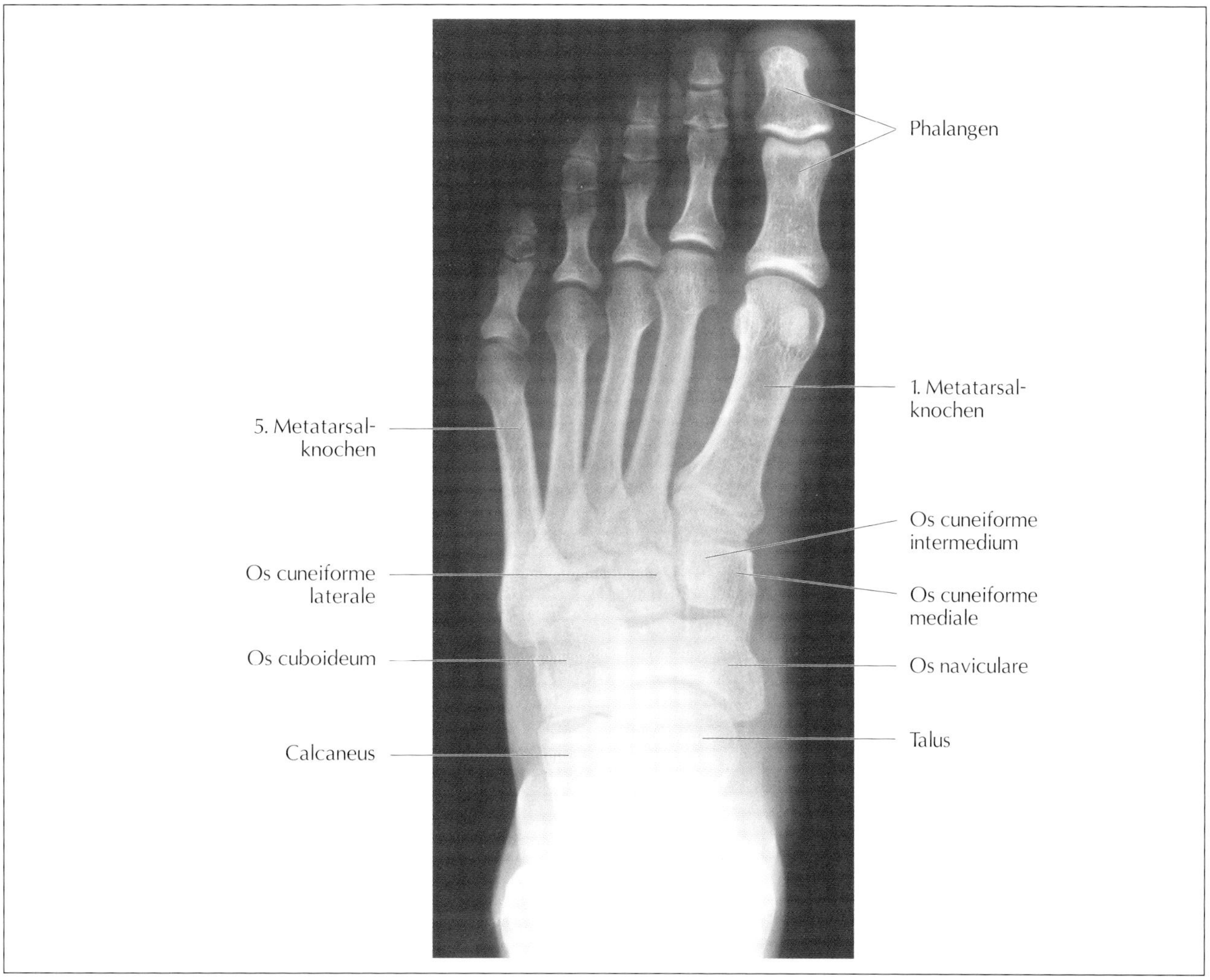

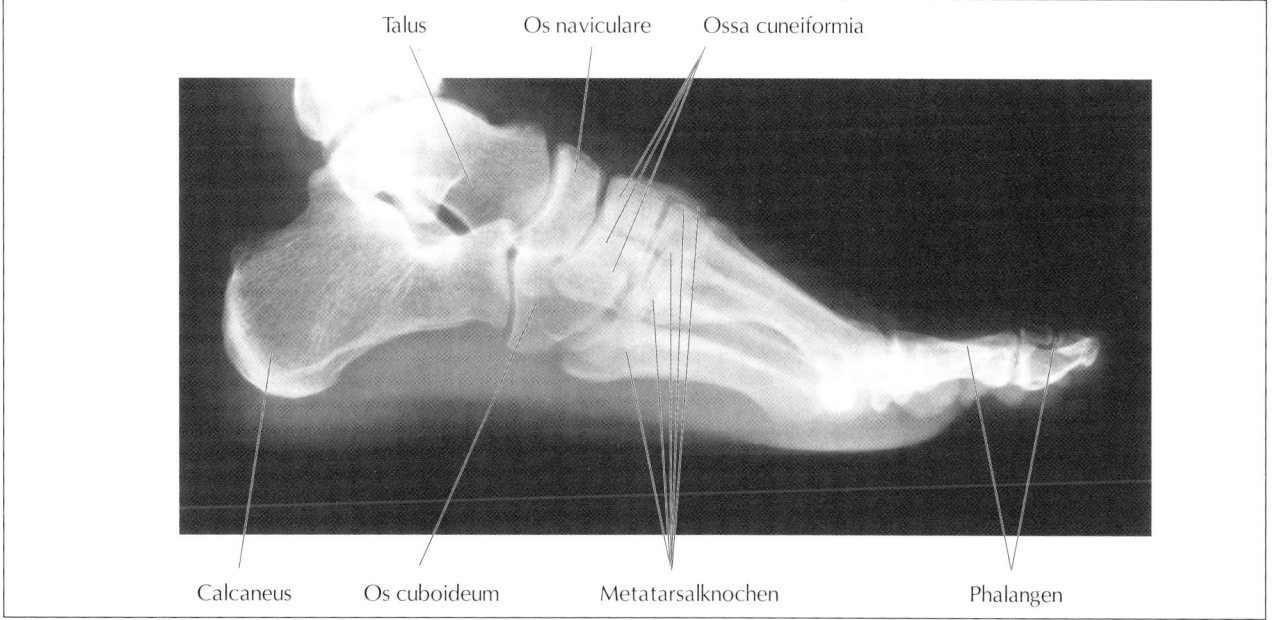

Phalangen

1. Metatarsal-
knochen

5. Metatarsal-
knochen

Os cuneiforme
intermedium

Os cuneiforme
mediale

Os cuneiforme
laterale

Os cuboideum

Os naviculare

Calcaneus

Talus

Abb. 3-42. Dorsoplantare (d.p.) Aufnahme des Fußes

Talus   Os naviculare   Ossa cuneiformia

Calcaneus   Os cuboideum   Metatarsalknochen   Phalangen

Abb. 3-43. Seitliche Aufnahme des Fußes

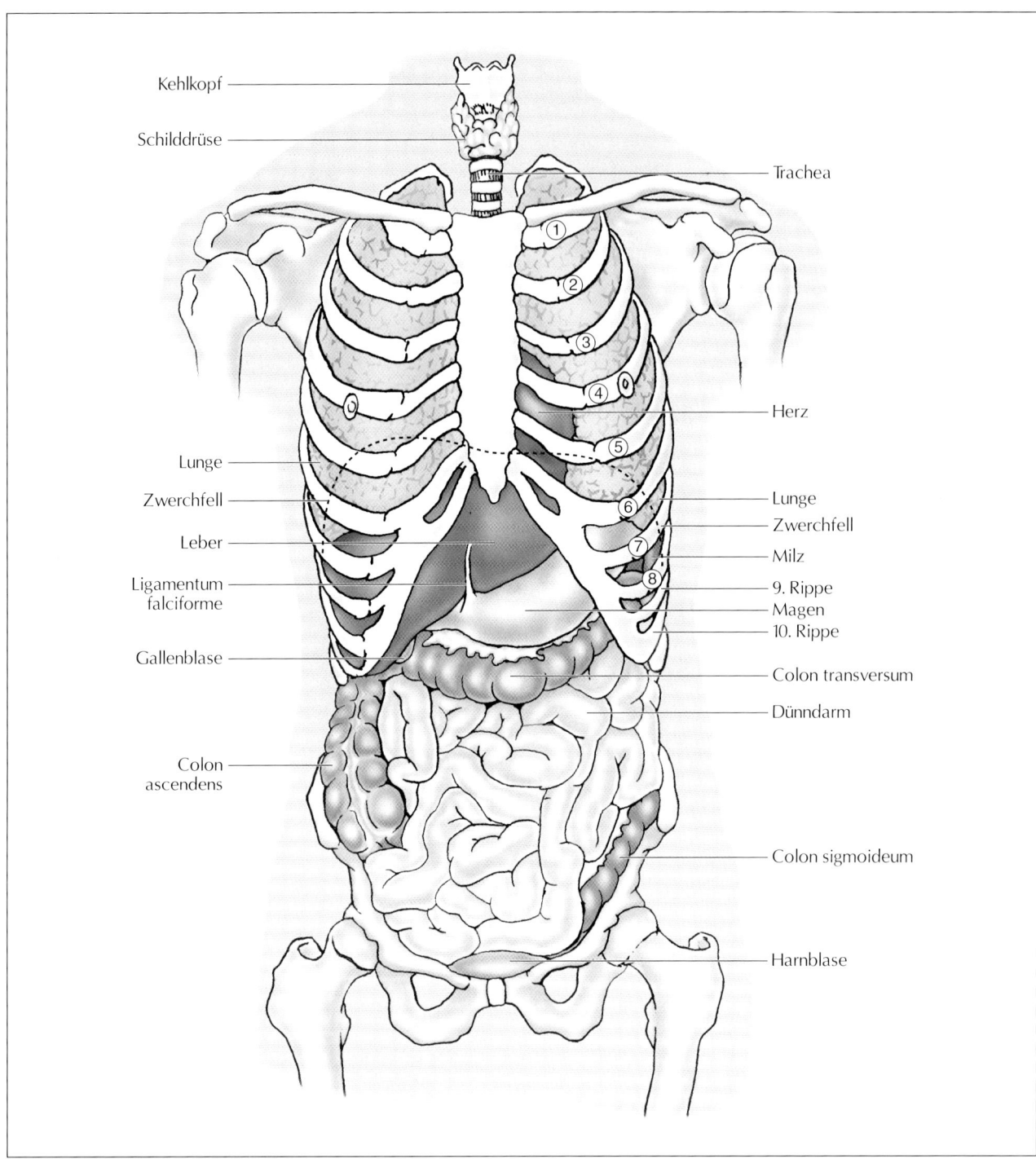

Abb. 3-44. Ansicht der Brust- und Bauchorgane von vorn

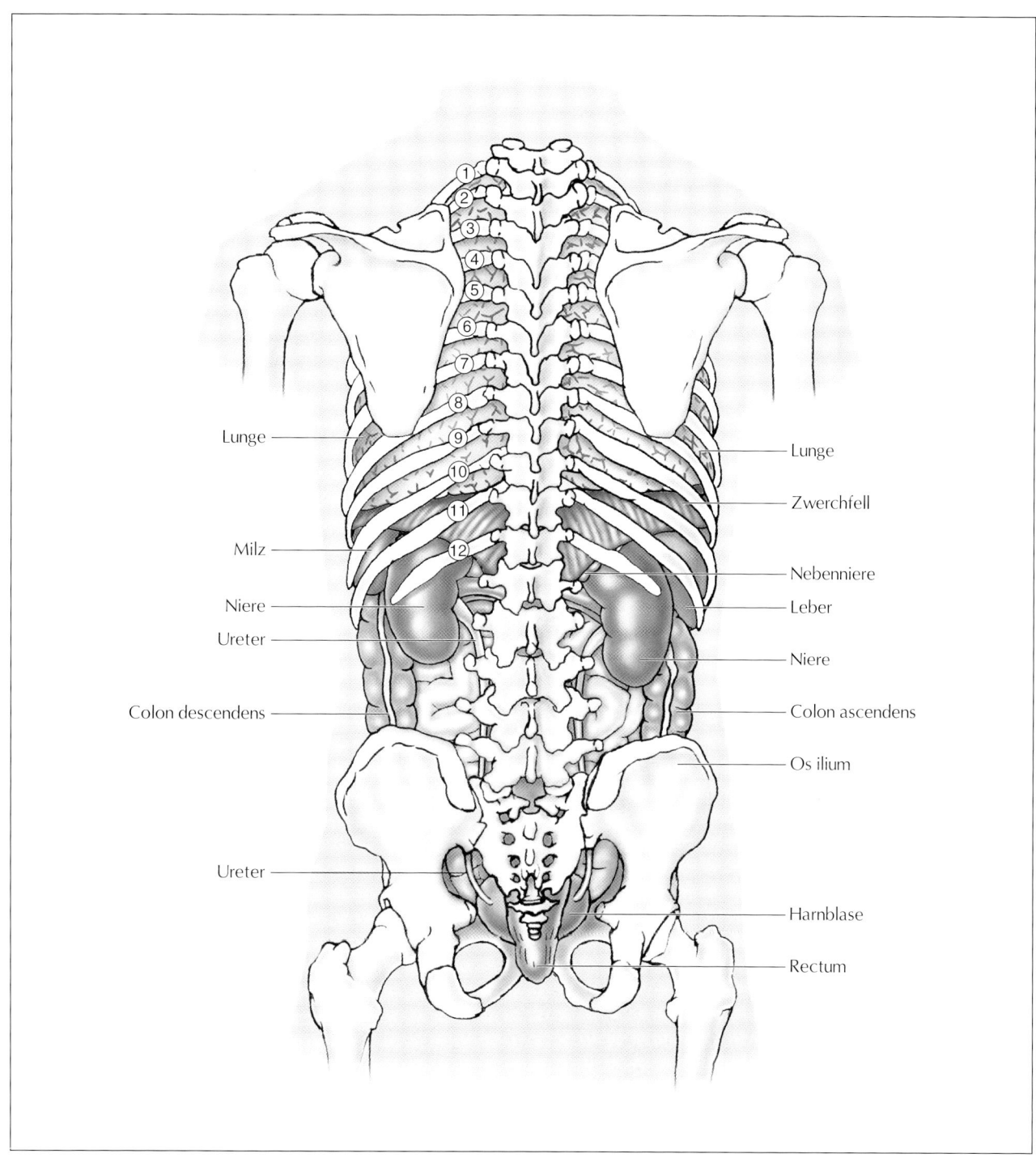

Abb. 3-45. Ansicht der Brust- und Bauchorgane von hinten

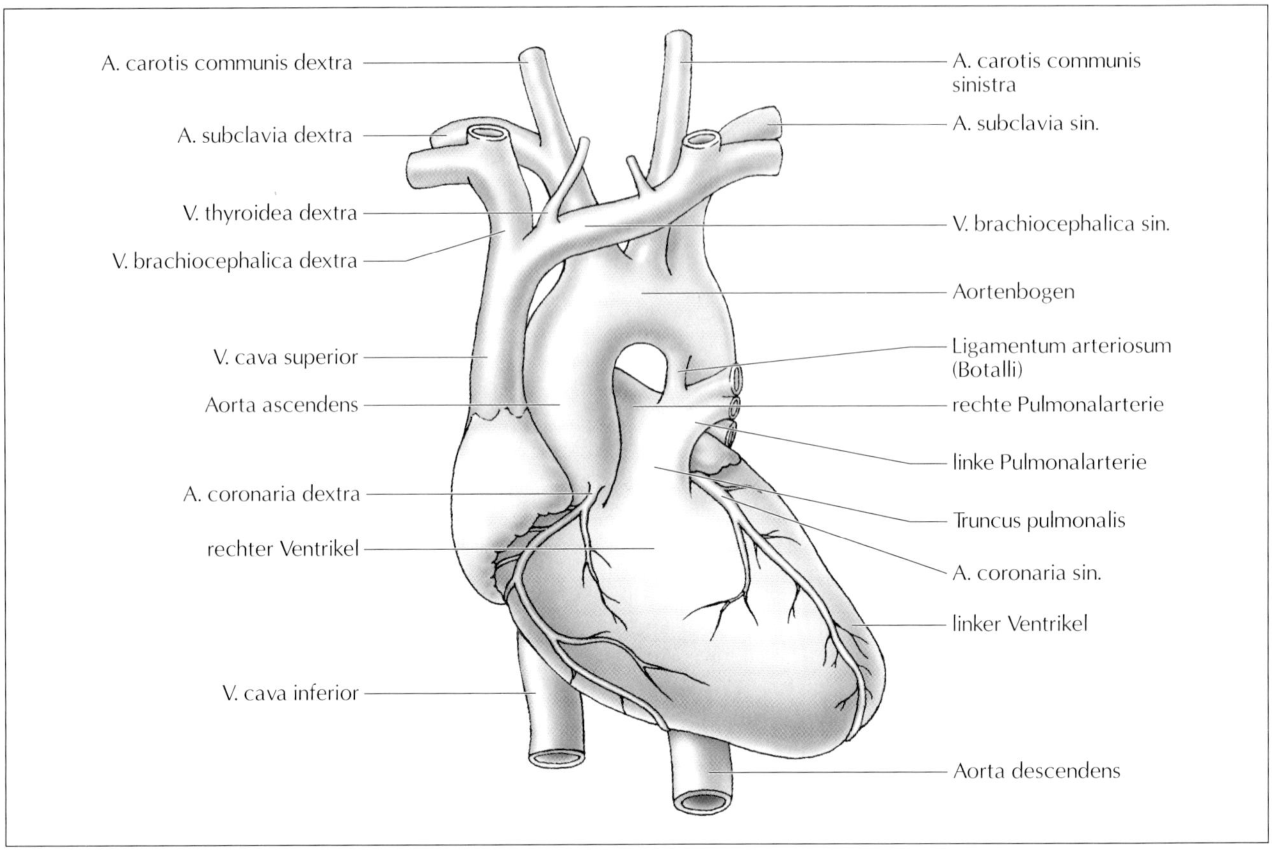

A. carotis communis dextra

A. subclavia dextra

V. thyroidea dextra

V. brachiocephalica dextra

V. cava superior

Aorta ascendens

A. coronaria dextra

rechter Ventrikel

V. cava inferior

A. carotis communis sinistra

A. subclavia sin.

V. brachiocephalica sin.

Aortenbogen

Ligamentum arteriosum (Botalli)

rechte Pulmonalarterie

linke Pulmonalarterie

Truncus pulmonalis

A. coronaria sin.

linker Ventrikel

Aorta descendens

Abb. 3-46. Ansicht des Herzens und der großen Gefäße von vorn

Abb. 3-47 bis 3-57. Serie von CT Aufnahmen des Thorax nach intravenöser Kontrastmittelgabe. Die Aufnahmen wurden im sog. Weichteilfenster abfotografiert.

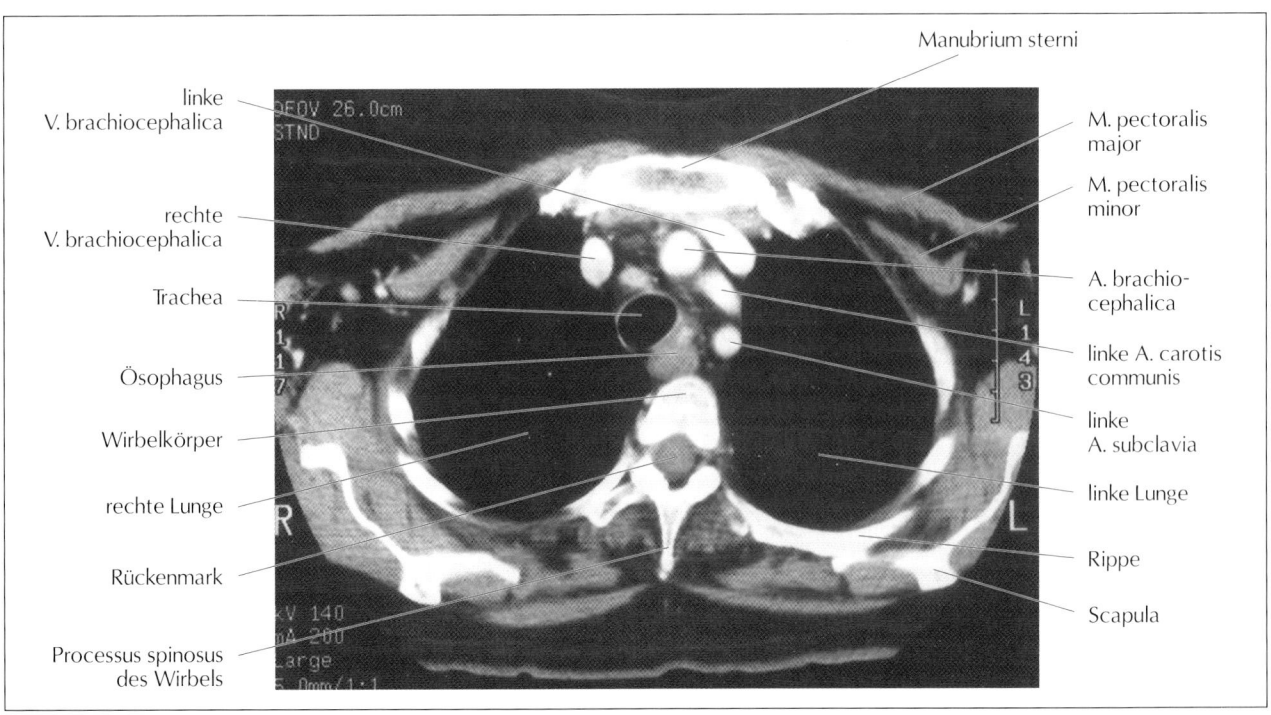

linke V. brachiocephalica

rechte V. brachiocephalica

Trachea

Ösophagus

Wirbelkörper

rechte Lunge

Rückenmark

Processus spinosus des Wirbels

Manubrium sterni

M. pectoralis major

M. pectoralis minor

A. brachiocephalica

linke A. carotis communis

linke A. subclavia

linke Lunge

Rippe

Scapula

Abb. 3-47

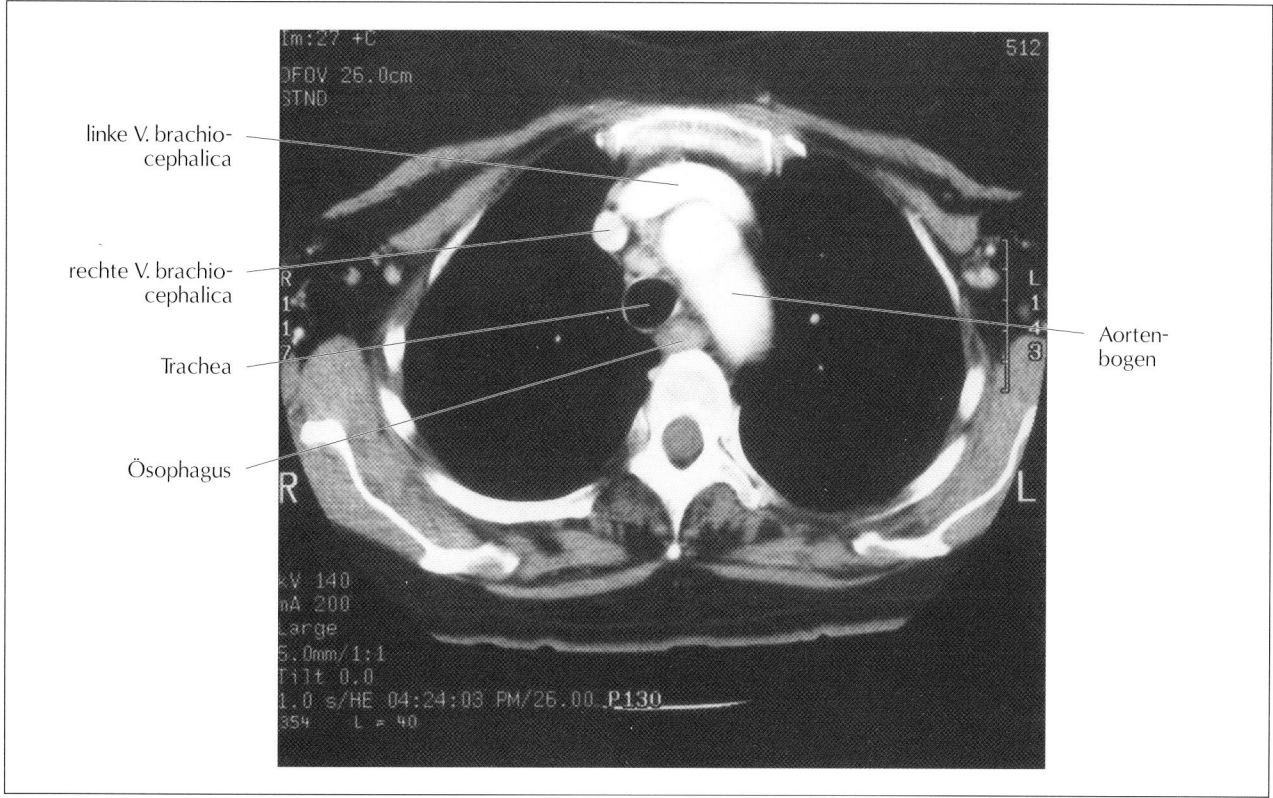

linke V. brachio-
cephalica

rechte V. brachio-
cephalica

Trachea

Ösophagus

Aorten-
bogen

Abb. 3-48

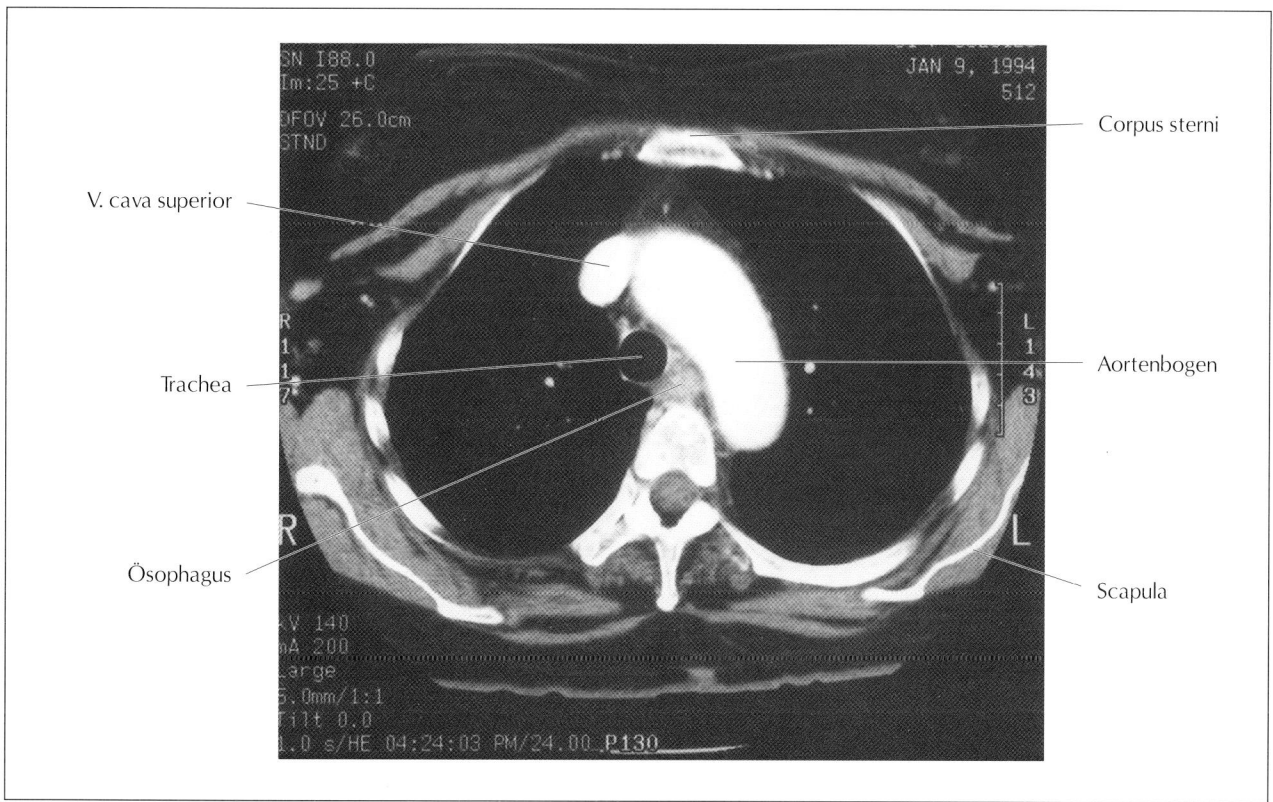

V. cava superior

Trachea

Ösophagus

Corpus sterni

Aortenbogen

Scapula

Abb. 3-49

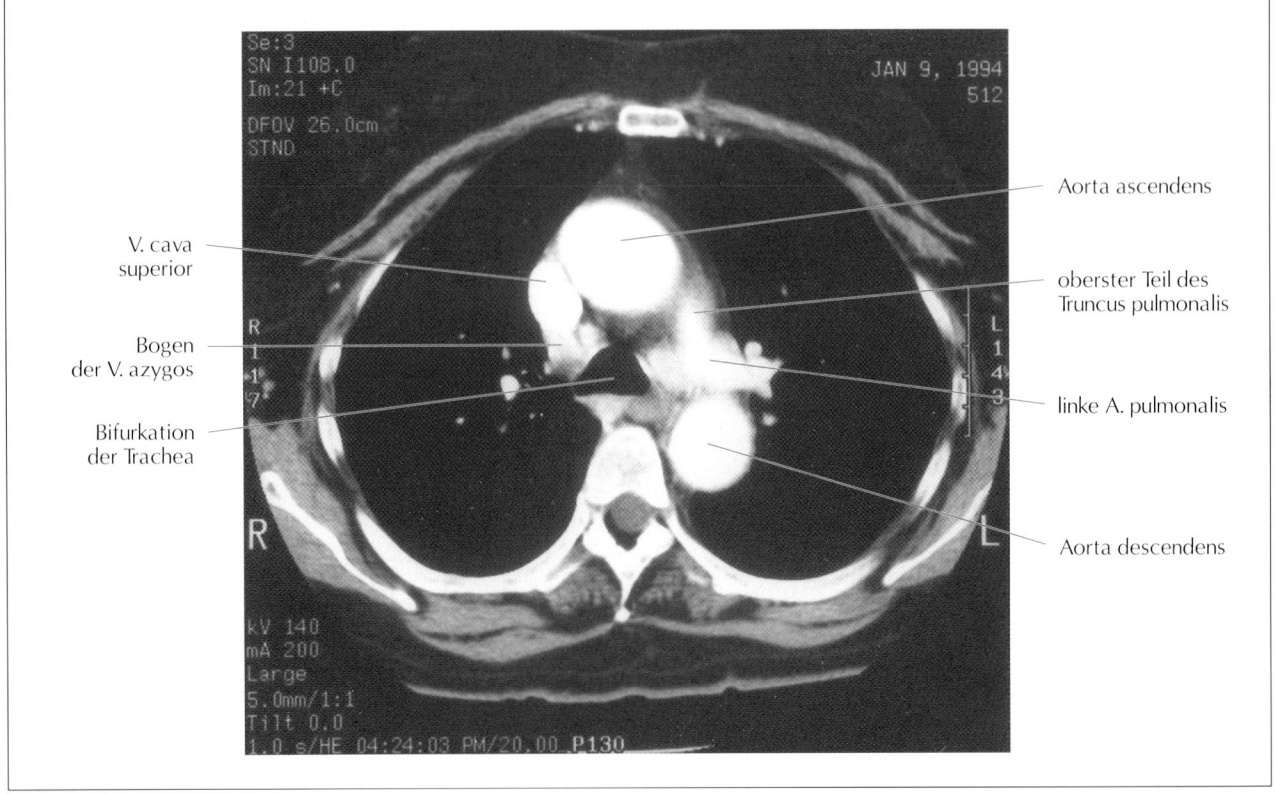

V. cava
superior

Bogen
der V. azygos

Bifurkation
der Trachea

Aorta ascendens

oberster Teil des
Truncus pulmonalis

linke A. pulmonalis

Aorta descendens

Abb. 3-50

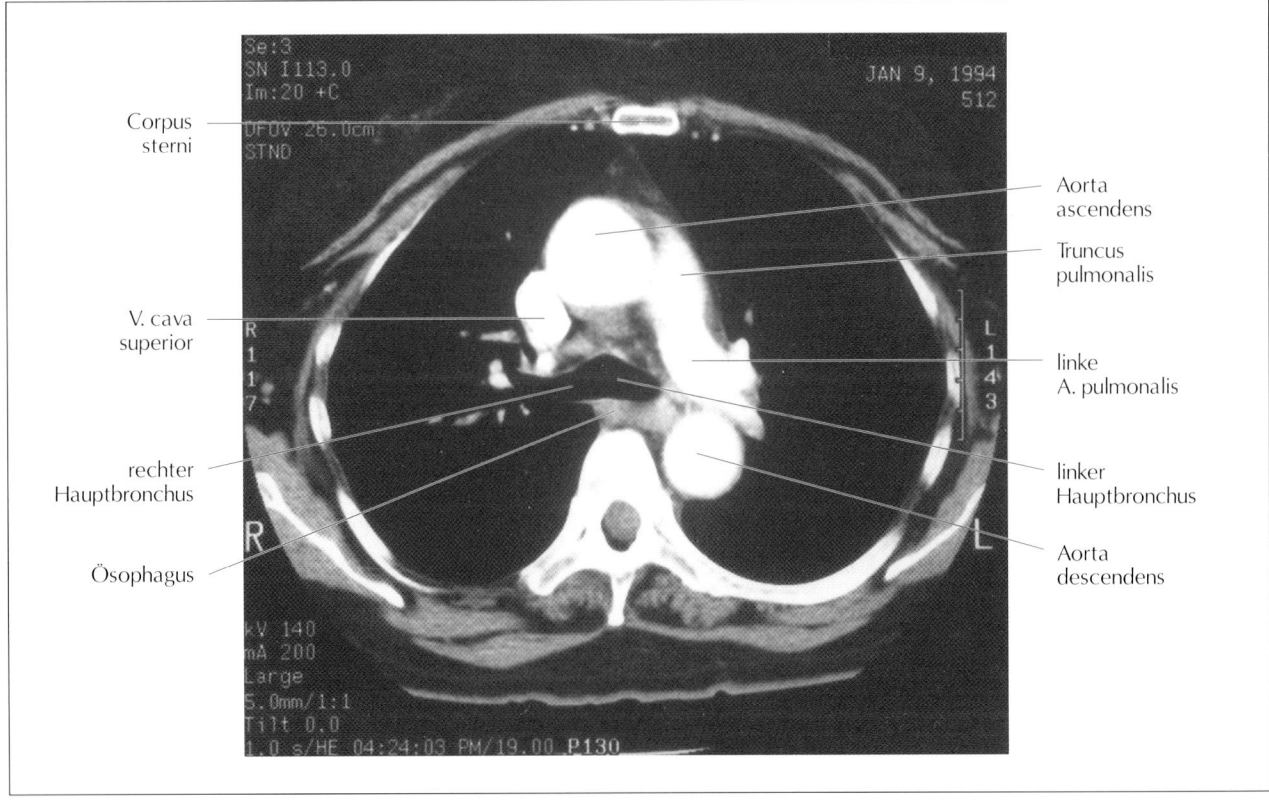

Corpus
sterni

V. cava
superior

rechter
Hauptbronchus

Ösophagus

Aorta
ascendens

Truncus
pulmonalis

linke
A. pulmonalis

linker
Hauptbronchus

Aorta
descendens

Abb. 3-51

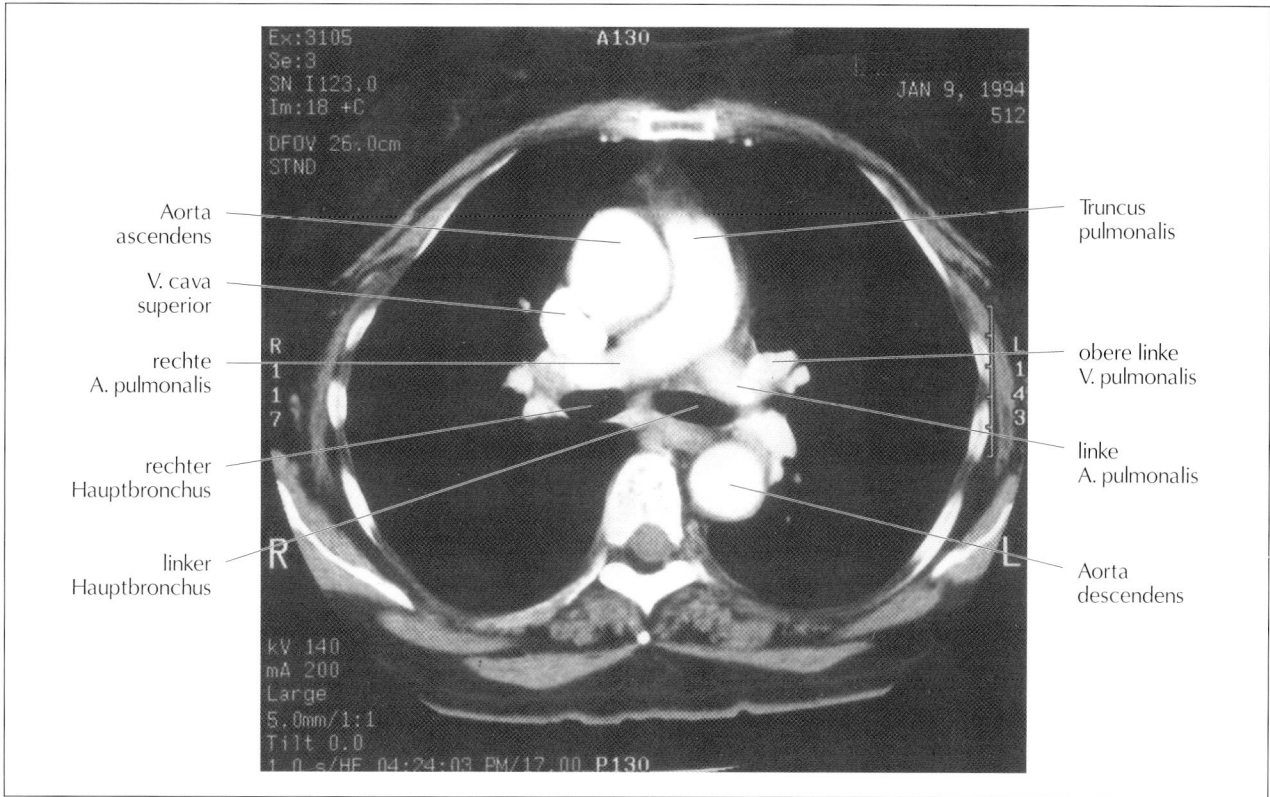

Aorta ascendens
V. cava superior
rechte A. pulmonalis
rechter Hauptbronchus
linker Hauptbronchus
Truncus pulmonalis
obere linke V. pulmonalis
linke A. pulmonalis
Aorta descendens

Abb. 3-52

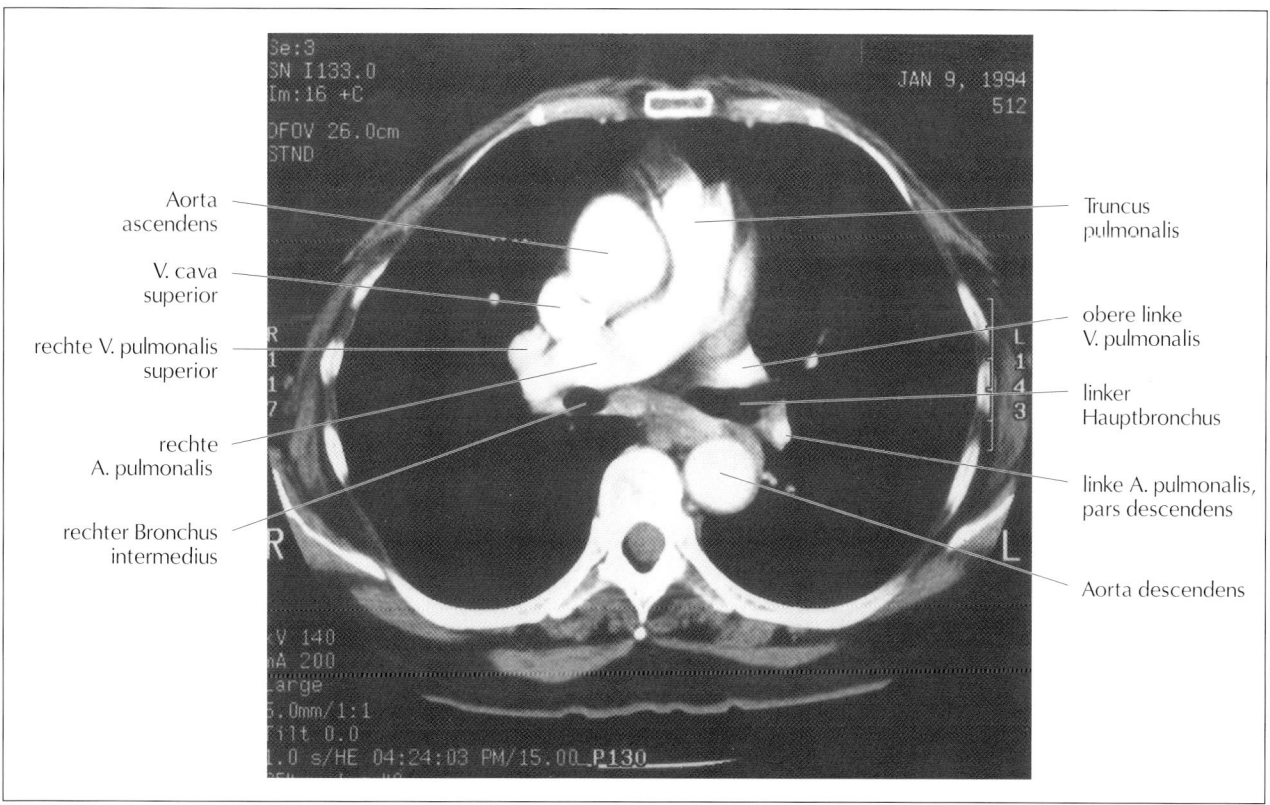

Aorta ascendens
V. cava superior
rechte V. pulmonalis superior
rechte A. pulmonalis
rechter Bronchus intermedius
Truncus pulmonalis
obere linke V. pulmonalis
linker Hauptbronchus
linke A. pulmonalis, pars descendens
Aorta descendens

Abb. 3-53

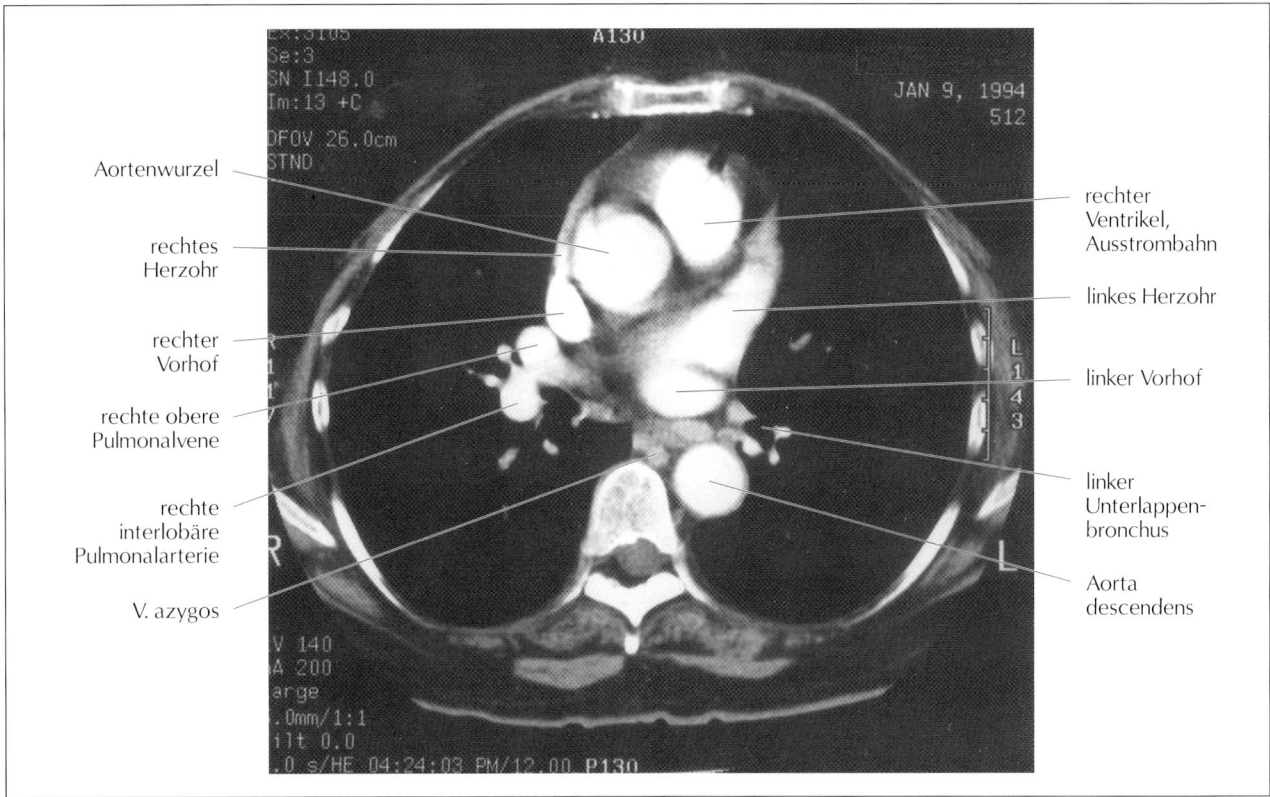

Aortenwurzel

rechtes
Herzohr

rechter
Vorhof

rechte obere
Pulmonalvene

rechte
interlobäre
Pulmonalarterie

V. azygos

rechter
Ventrikel,
Ausstrombahn

linkes Herzohr

linker Vorhof

linker
Unterlappen-
bronchus

Aorta
descendens

Abb. 3-54

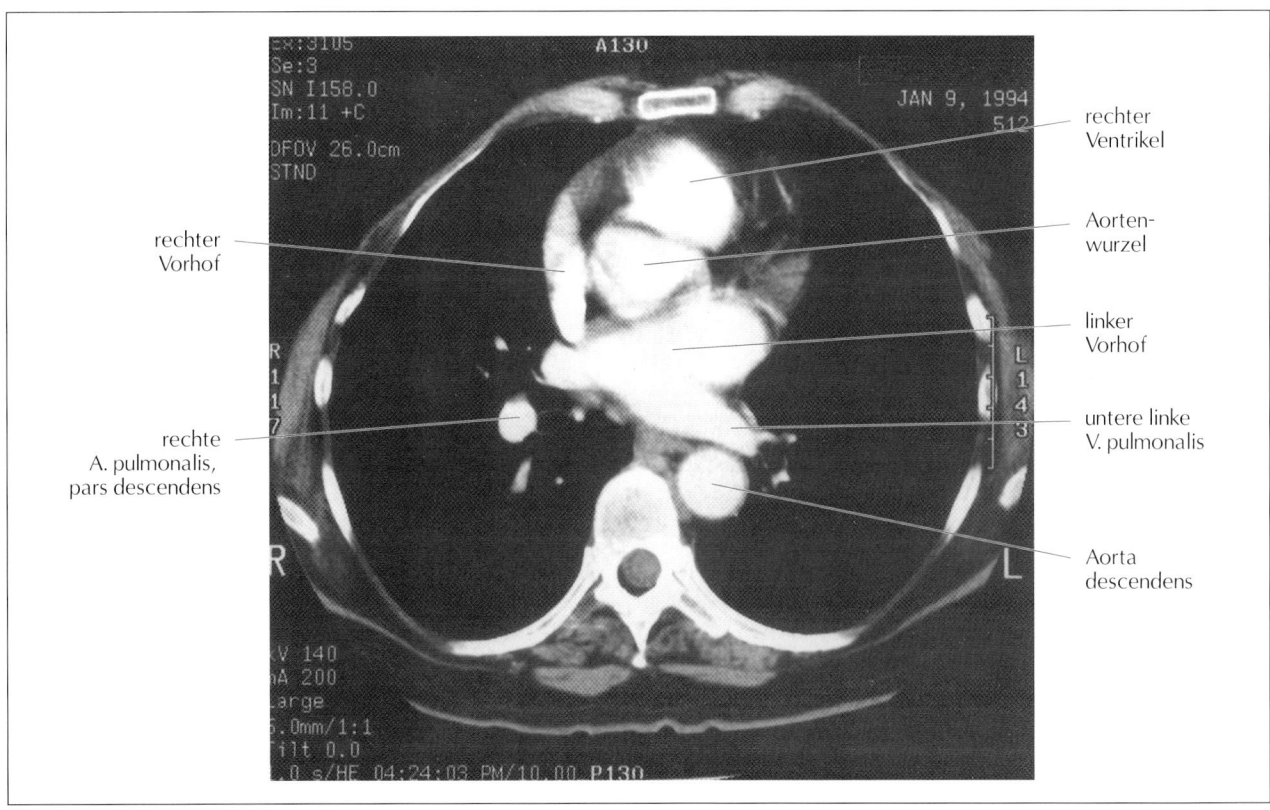

rechter
Vorhof

rechte
A. pulmonalis,
pars descendens

rechter
Ventrikel

Aorten-
wurzel

linker
Vorhof

untere linke
V. pulmonalis

Aorta
descendens

Abb. 3-55

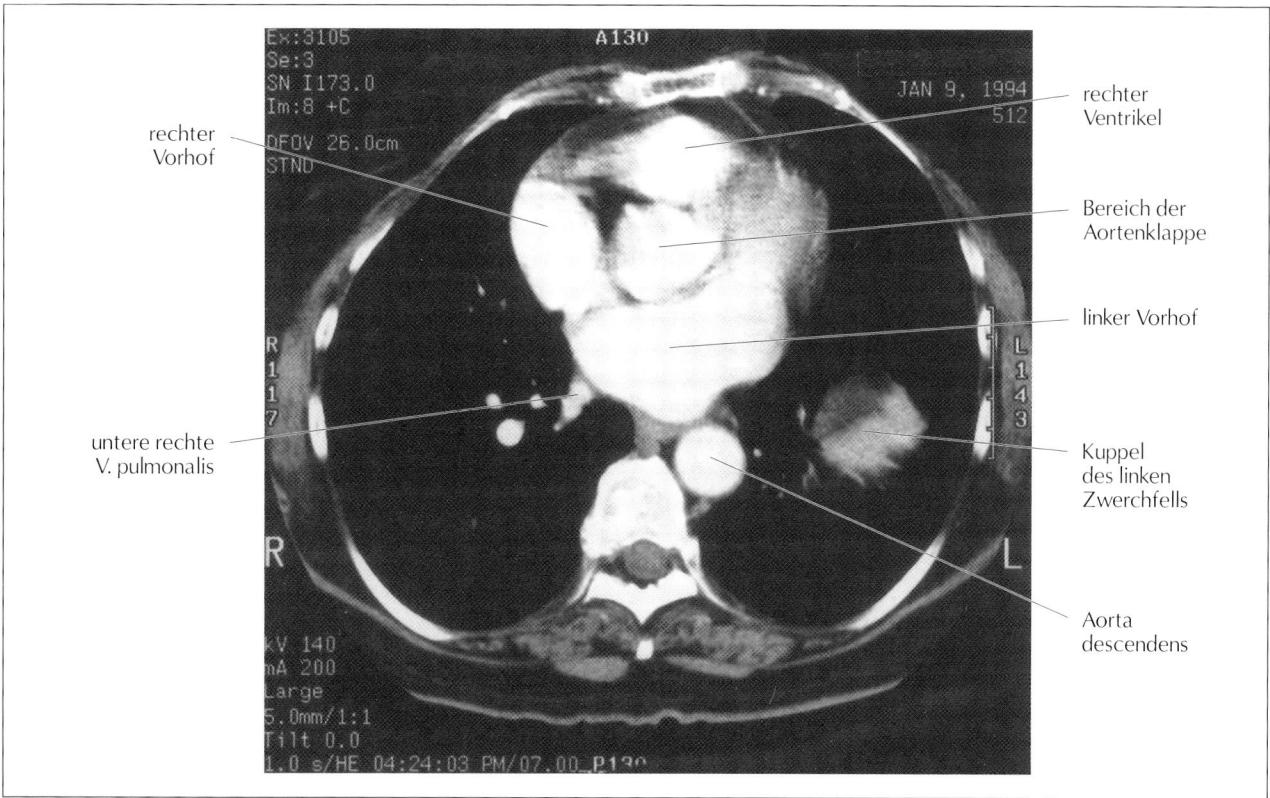

Abb. 3-56

rechter Vorhof

rechter Vorhof

untere rechte V. pulmonalis

rechter Ventrikel

Bereich der Aortenklappe

linker Vorhof

Kuppel des linken Zwerchfells

Aorta descendens

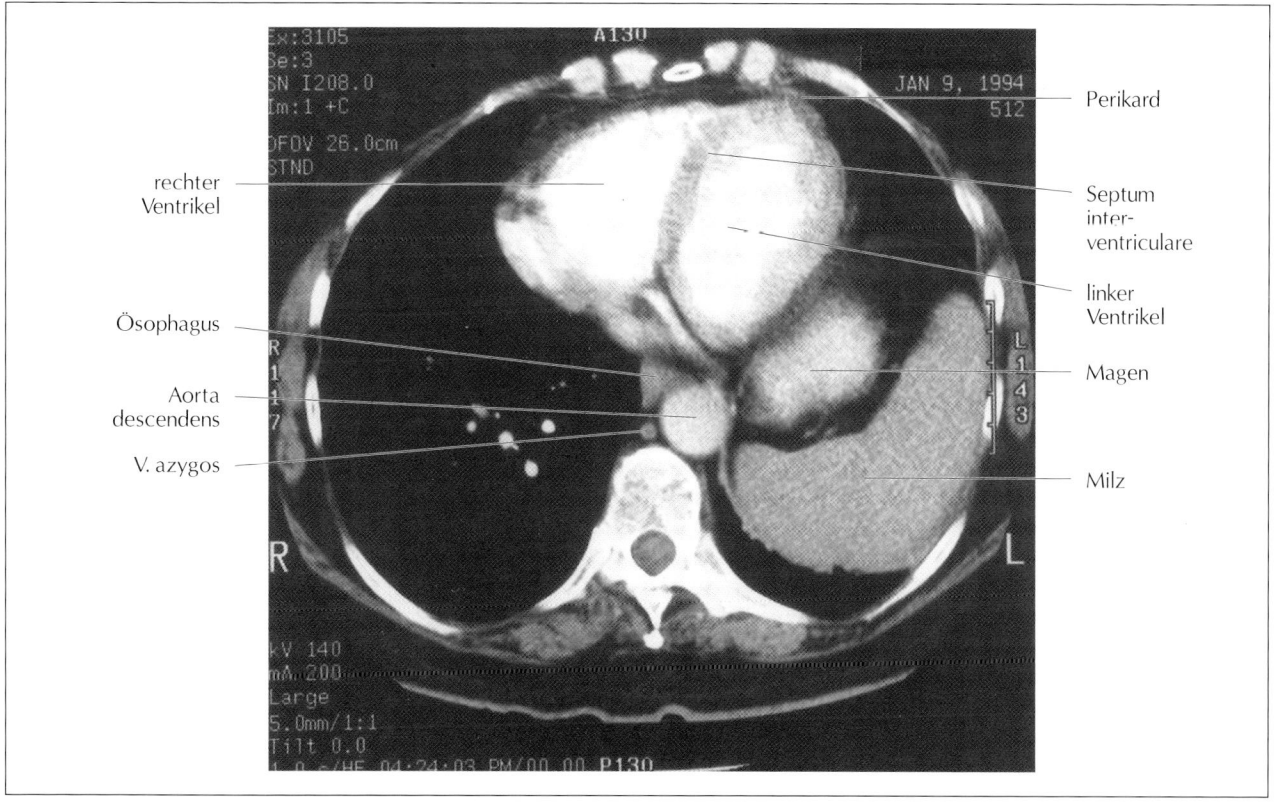

Abb. 3-57

rechter Ventrikel

Ösophagus

Aorta descendens

V. azygos

Perikard

Septum inter-ventriculare

linker Ventrikel

Magen

Milz

Abb. 3-58 bis 3-61. Serie von CT-Aufnahmen des Thorax, abfotografiert im sog. Lungenfenster

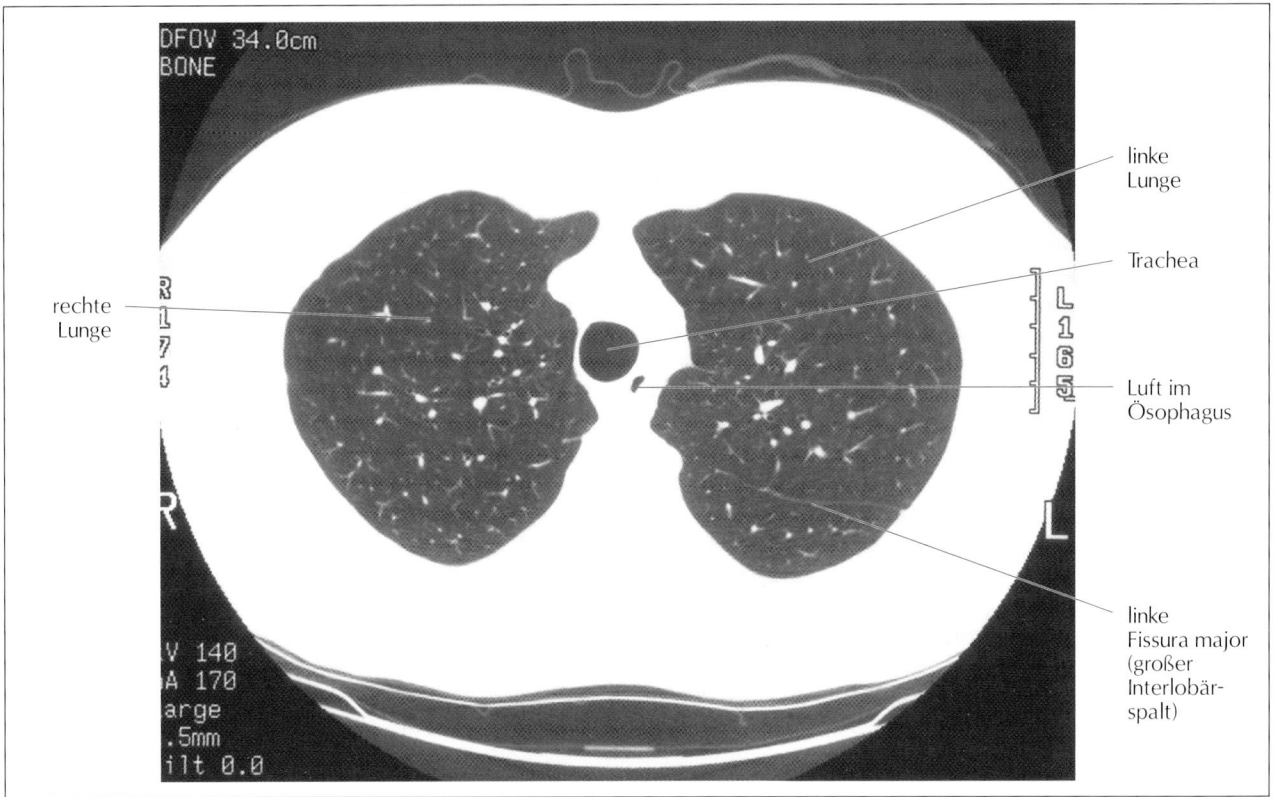

Abb. 3-58

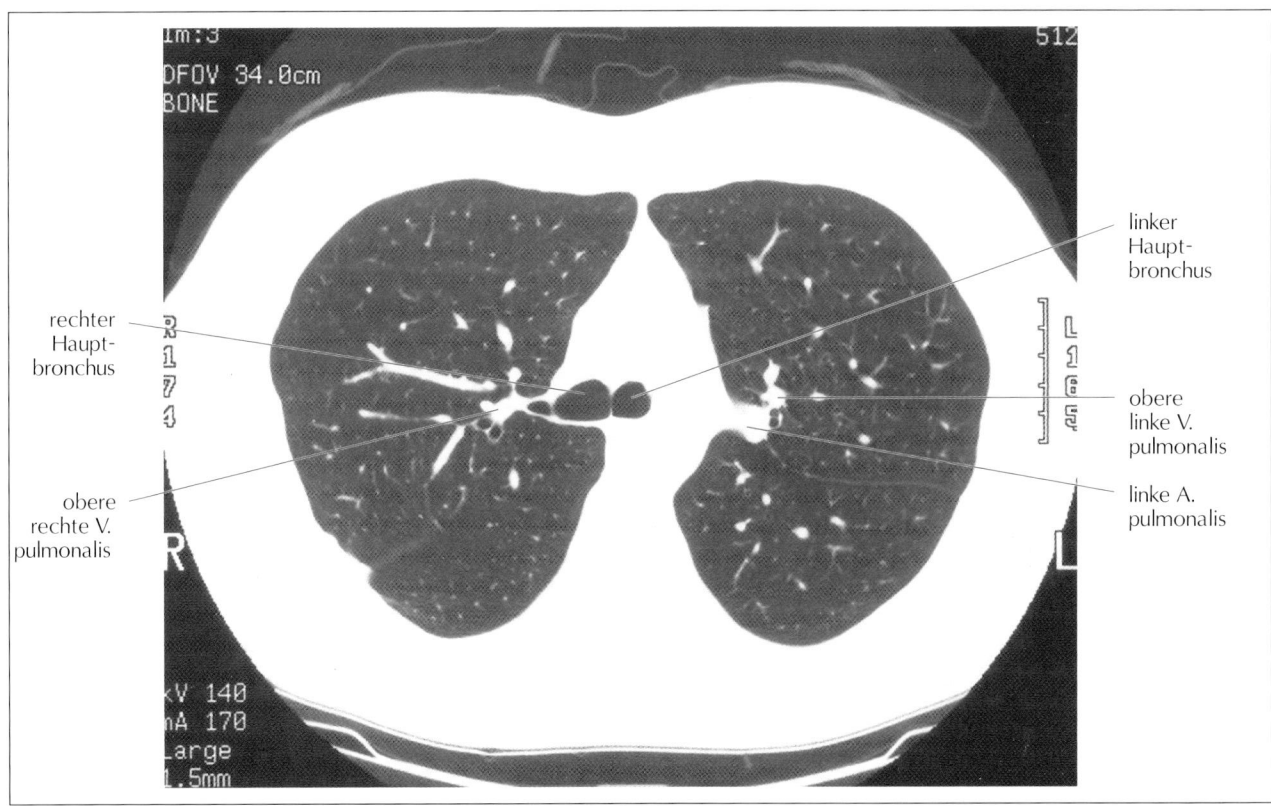

Abb. 3-59

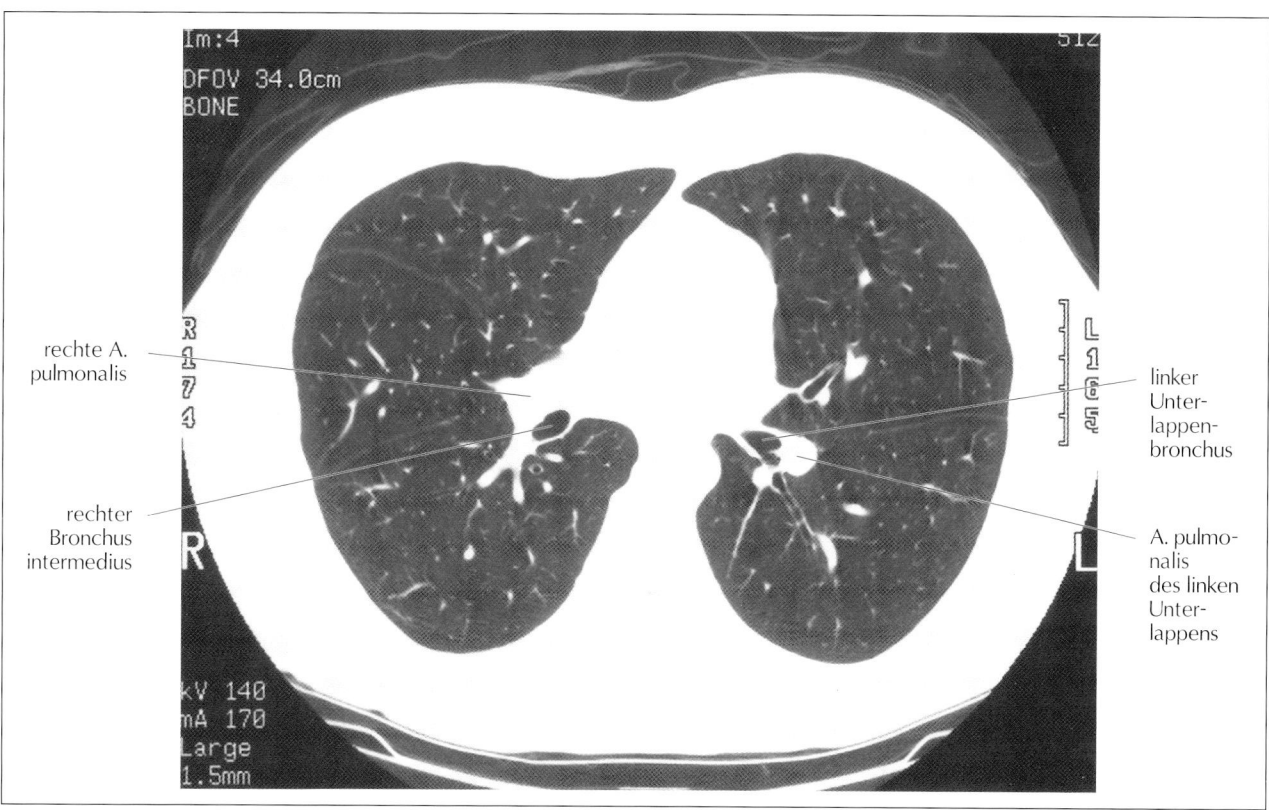

rechte A. pulmonalis

rechter Bronchus intermedius

linker Unterlappenbronchus

A. pulmonalis des linken Unterlappens

Abb. 3-60

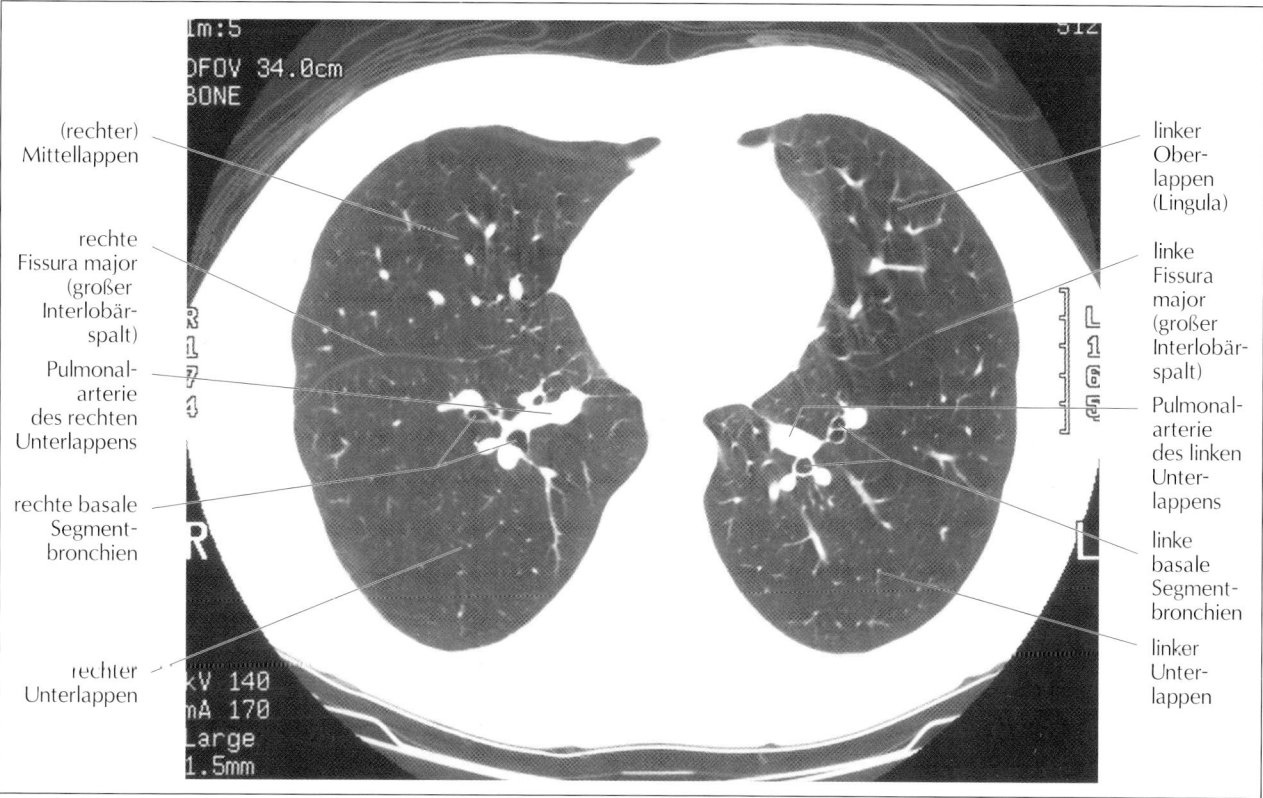

(rechter) Mittellappen

rechte Fissura major (großer Interlobärspalt)

Pulmonalarterie des rechten Unterlappens

rechte basale Segmentbronchien

rechter Unterlappen

linker Oberlappen (Lingula)

linke Fissura major (großer Interlobärspalt)

Pulmonalarterie des linken Unterlappens

linke basale Segmentbronchien

linker Unterlappen

Abb. 3-61

Abb. 3-62 bis 3-73. Serie von CT-Aufnahmen des Abdomens nach oraler und intravenöser Gabe von Kontrastmittel, abfotografiert im Weichteilfenster

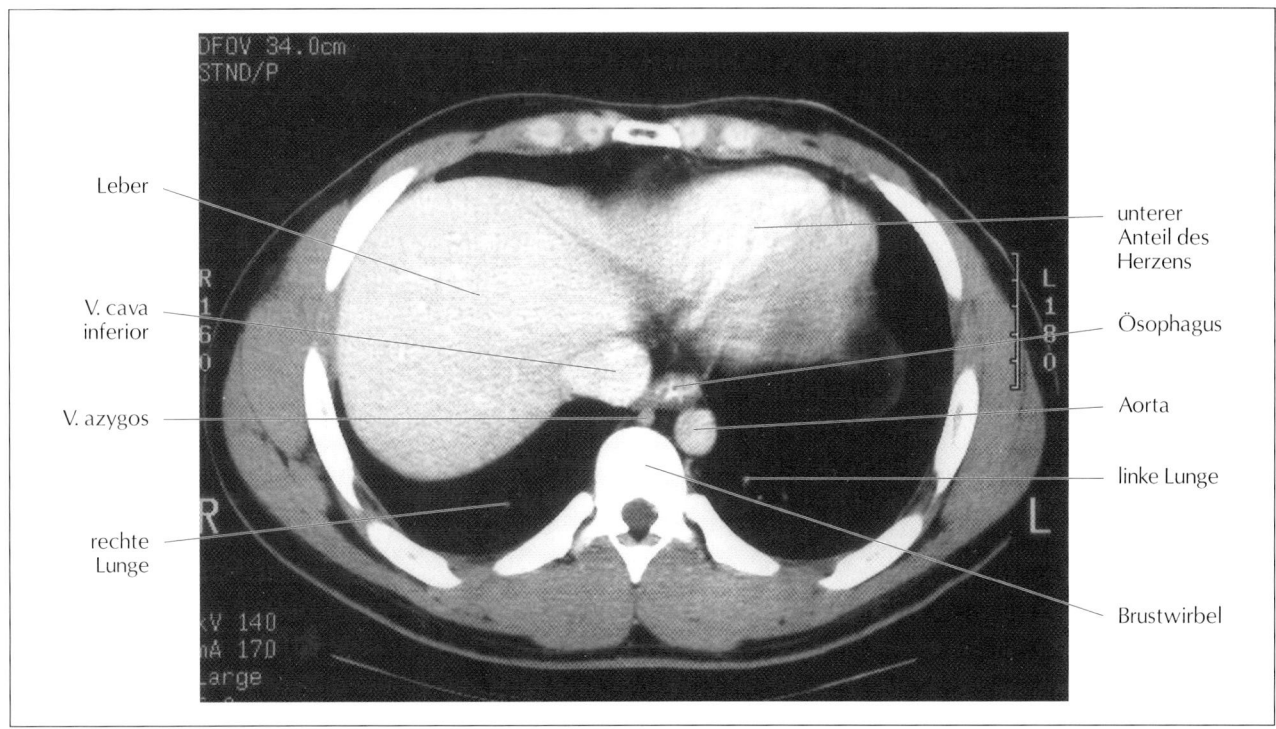

Abb. 3-62

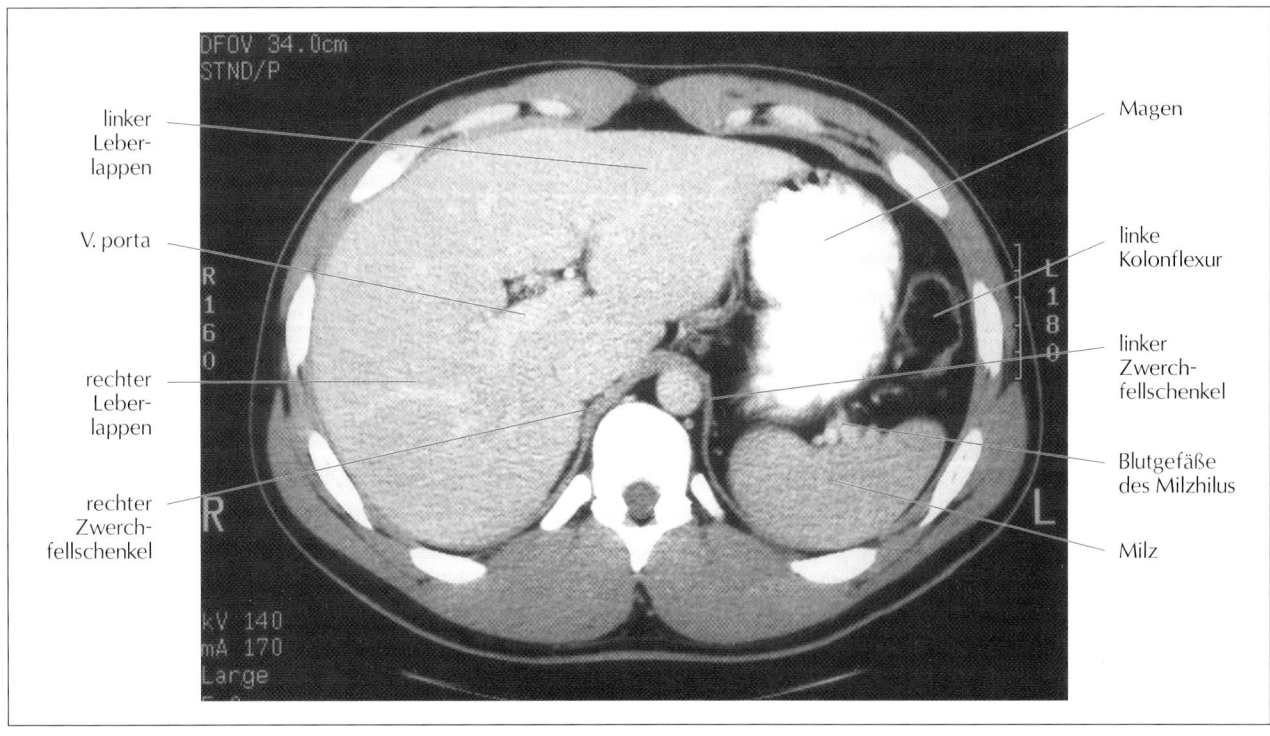

Abb. 3-63

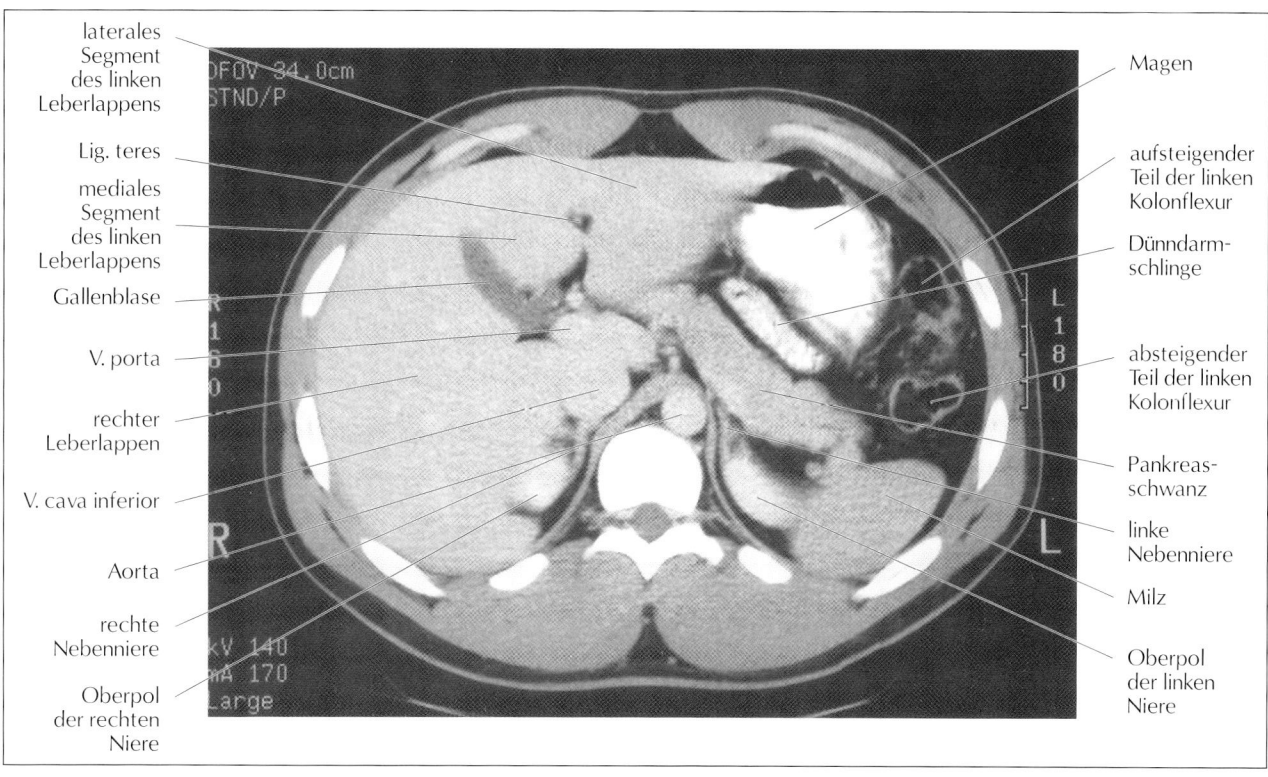

laterales Segment des linken Leberlappens

Lig. teres

mediales Segment des linken Leberlappens

Gallenblase

V. porta

rechter Leberlappen

V. cava inferior

Aorta

rechte Nebenniere

Oberpol der rechten Niere

Magen

aufsteigender Teil der linken Kolonflexur

Dünndarm- schlinge

absteigender Teil der linken Kolonflexur

Pankreas- schwanz

linke Nebenniere

Milz

Oberpol der linken Niere

Abb. 3-64

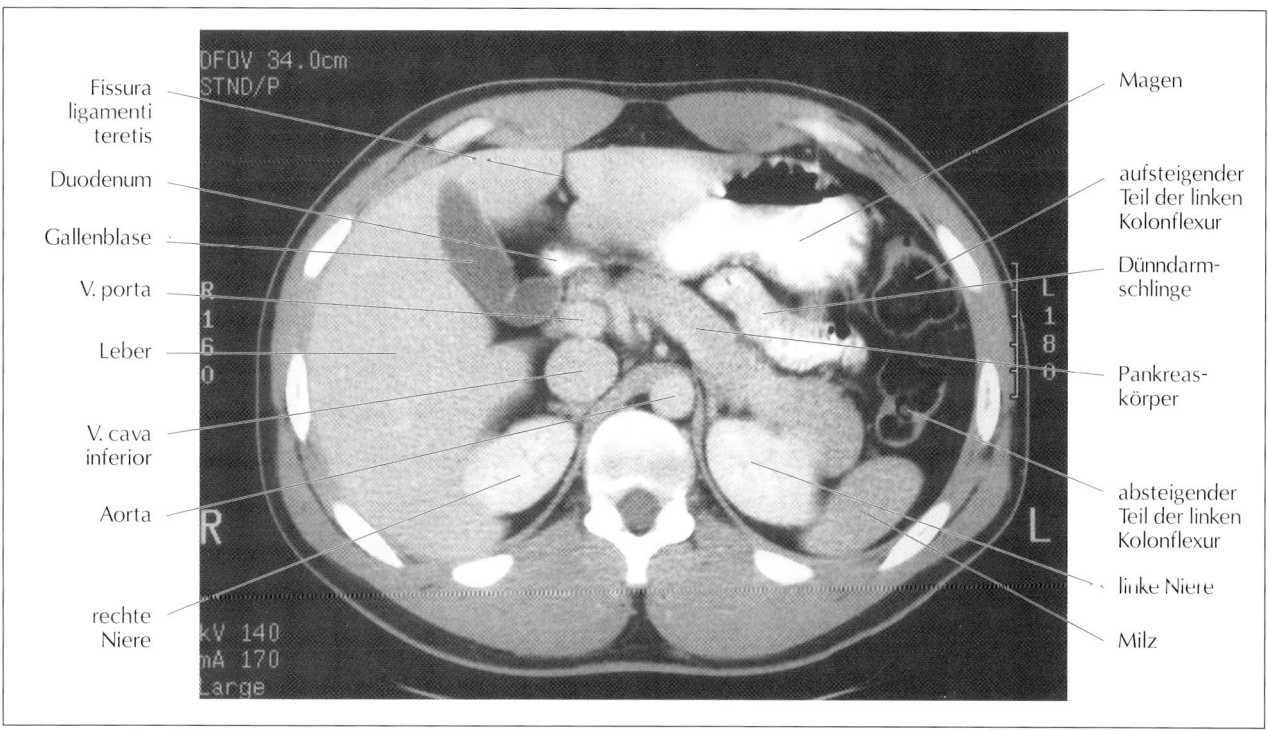

Fissura ligamenti teretis

Duodenum

Gallenblase

V. porta

Leber

V. cava inferior

Aorta

rechte Niere

Magen

aufsteigender Teil der linken Kolonflexur

Dünndarm- schlinge

Pankreas- körper

absteigender Teil der linken Kolonflexur

linke Niere

Milz

Abb. 3-65

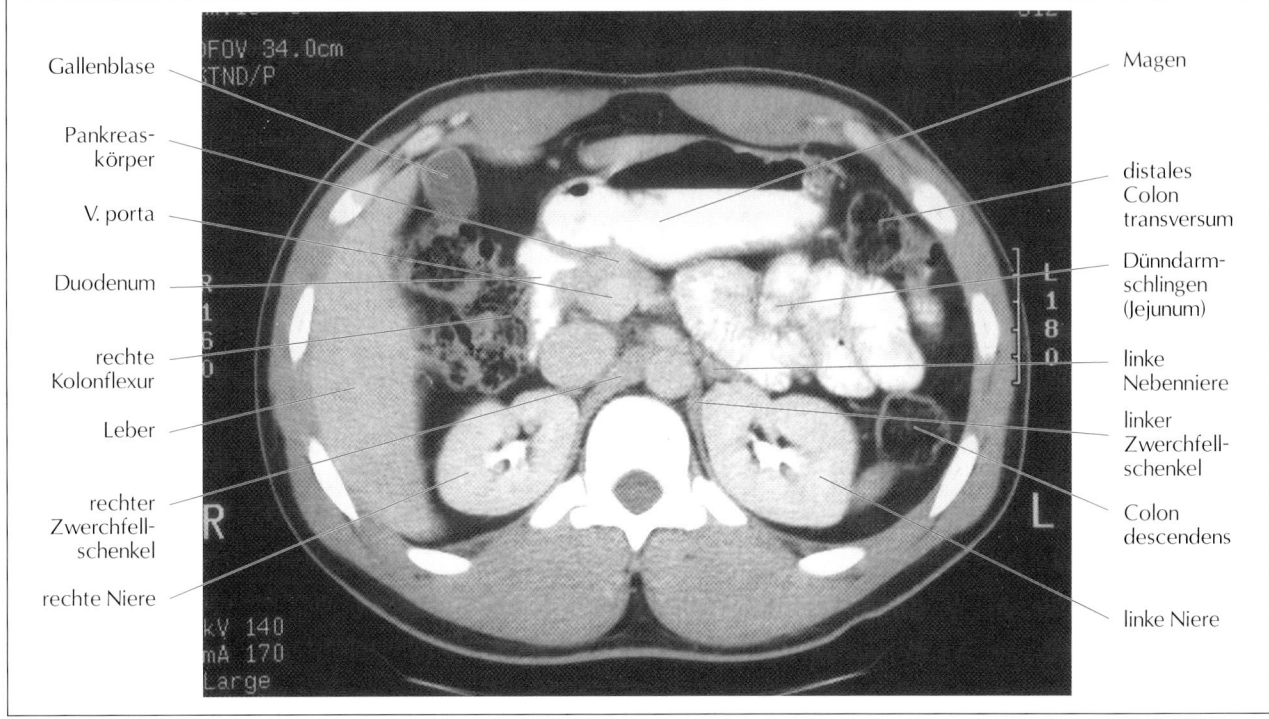

Gallenblase

Pankreas-
körper

V. porta

Duodenum

rechte
Kolonflexur

Leber

rechter
Zwerchfell-
schenkel

rechte Niere

Magen

distales
Colon
transversum

Dünndarm-
schlingen
(Jejunum)

linke
Nebenniere

linker
Zwerchfell-
schenkel

Colon
descendens

linke Niere

Abb. 3-66

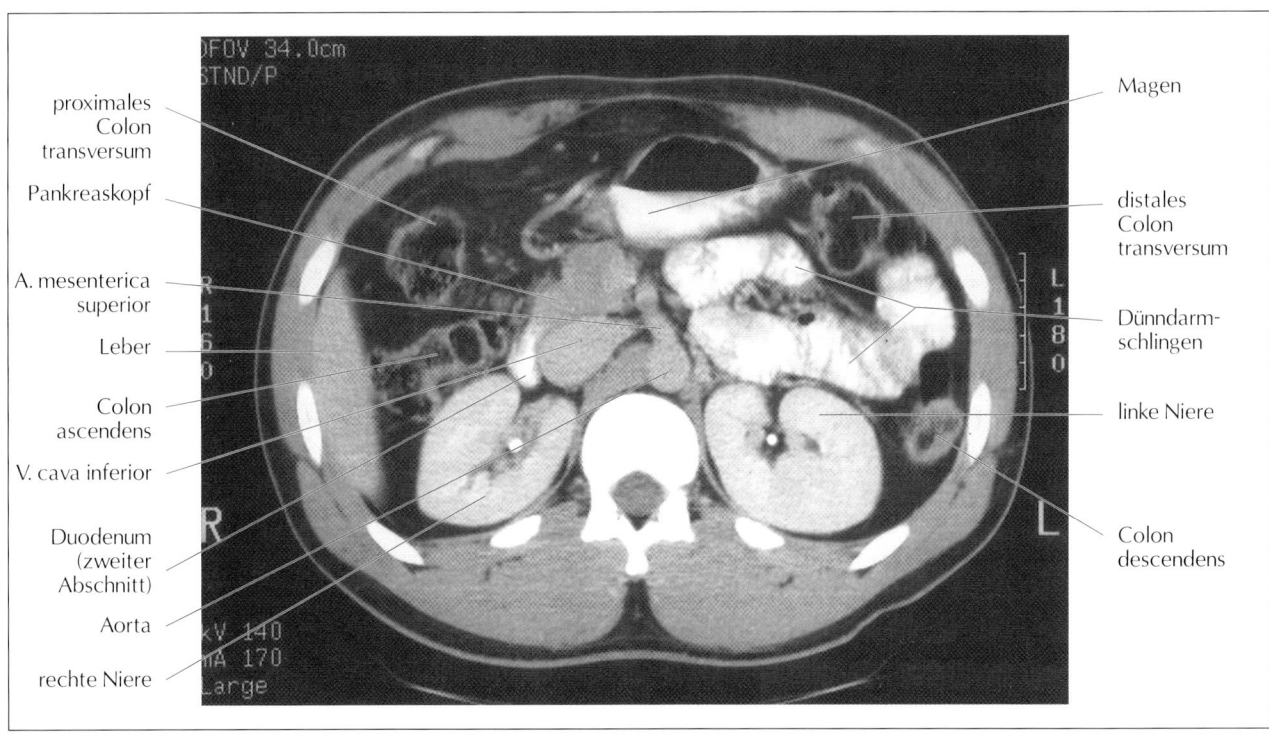

proximales
Colon
transversum

Pankreaskopf

A. mesenterica
superior

Leber

Colon
ascendens

V. cava inferior

Duodenum
(zweiter
Abschnitt)

Aorta

rechte Niere

Magen

distales
Colon
transversum

Dünndarm-
schlingen

linke Niere

Colon
descendens

Abb. 3-67

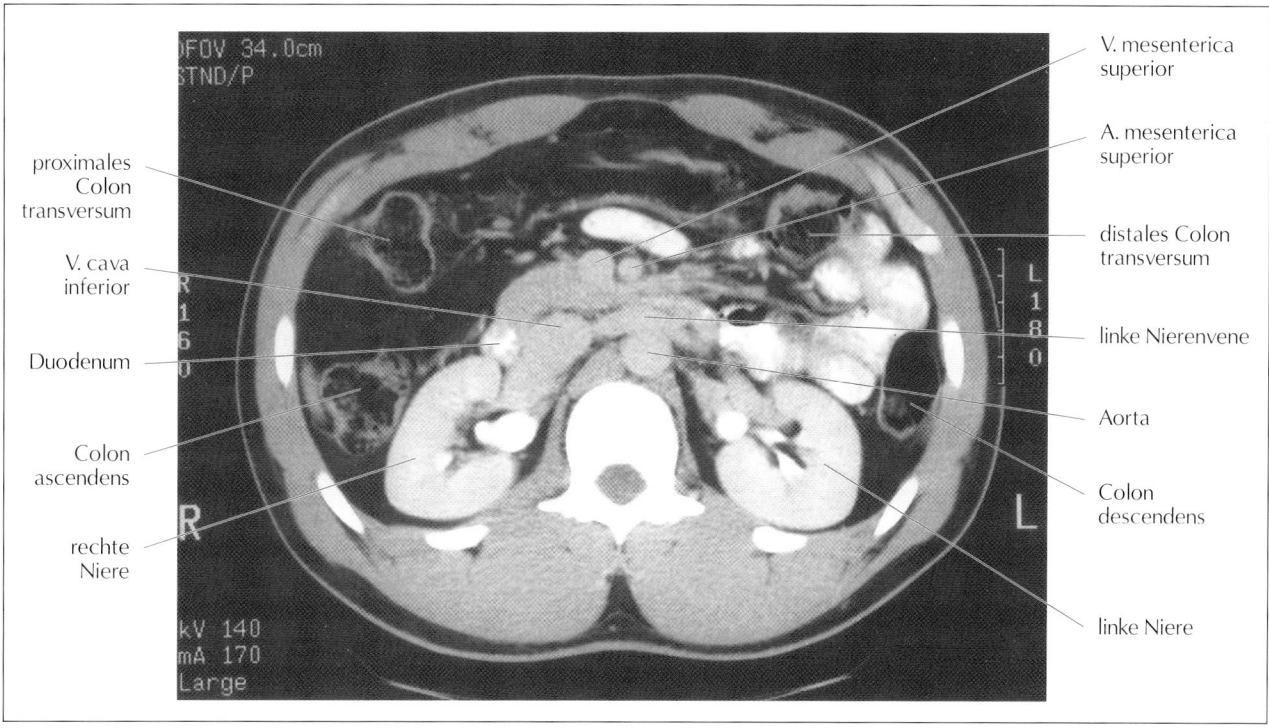

proximales Colon transversum

V. cava inferior

Duodenum

Colon ascendens

rechte Niere

V. mesenterica superior

A. mesenterica superior

distales Colon transversum

linke Nierenvene

Aorta

Colon descendens

linke Niere

Abb. 3-68

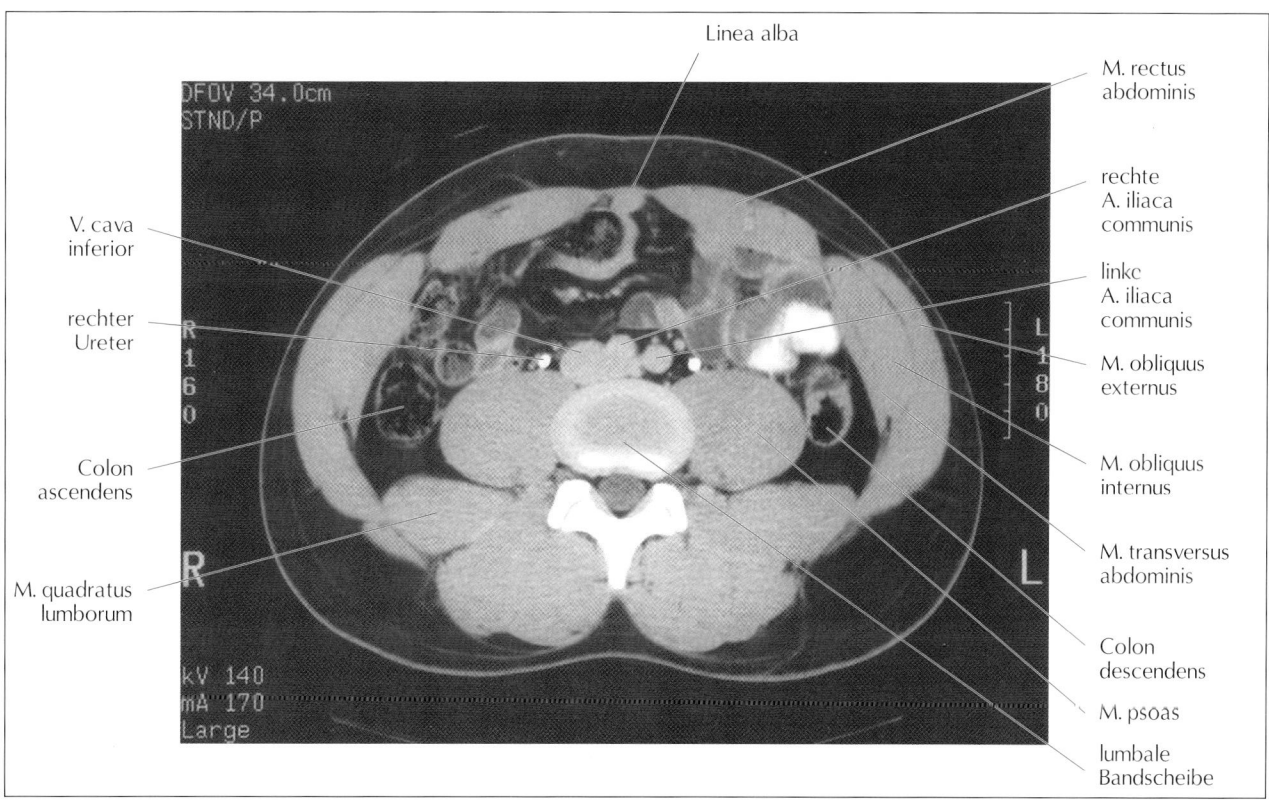

Linea alba

V. cava inferior

rechter Ureter

Colon ascendens

M. quadratus lumborum

M. rectus abdominis

rechte A. iliaca communis

linke A. iliaca communis

M. obliquus externus

M. obliquus internus

M. transversus abdominis

Colon descendens

M. psoas

lumbale Bandscheibe

Abb. 3-69

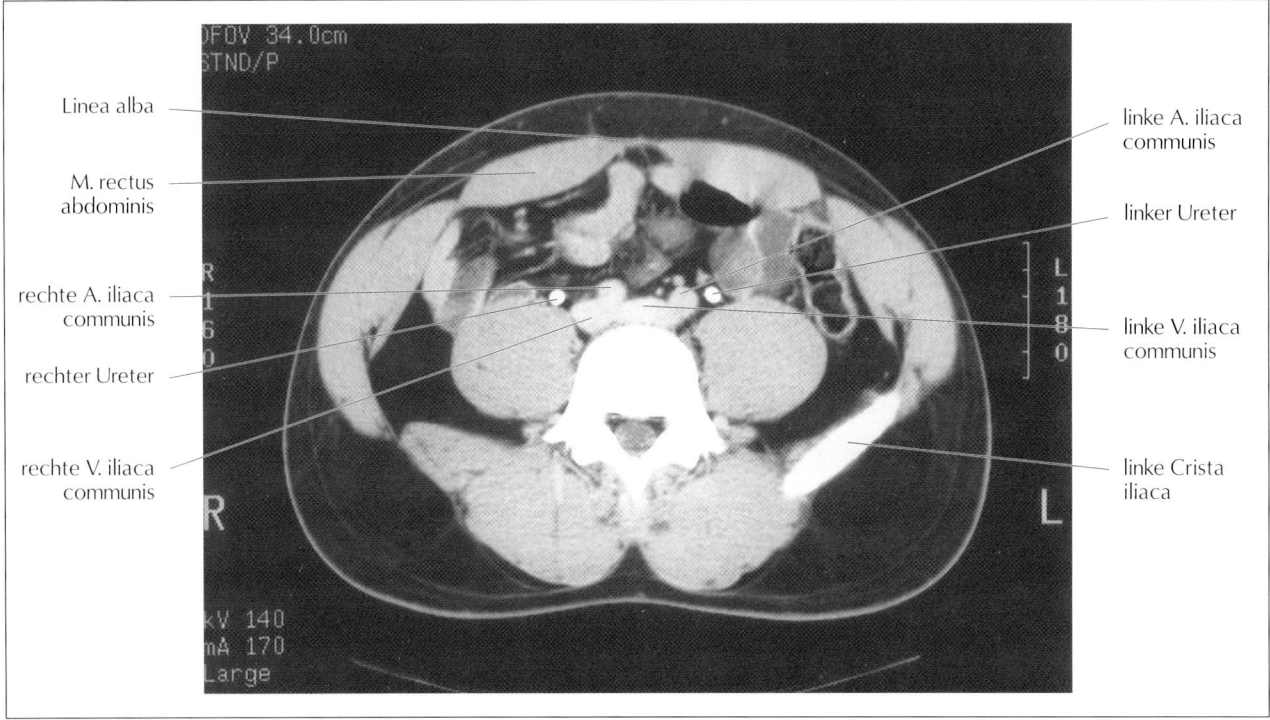

Linea alba

M. rectus abdominis

rechte A. iliaca communis

rechter Ureter

rechte V. iliaca communis

linke A. iliaca communis

linker Ureter

linke V. iliaca communis

linke Crista iliaca

Abb. 3-70

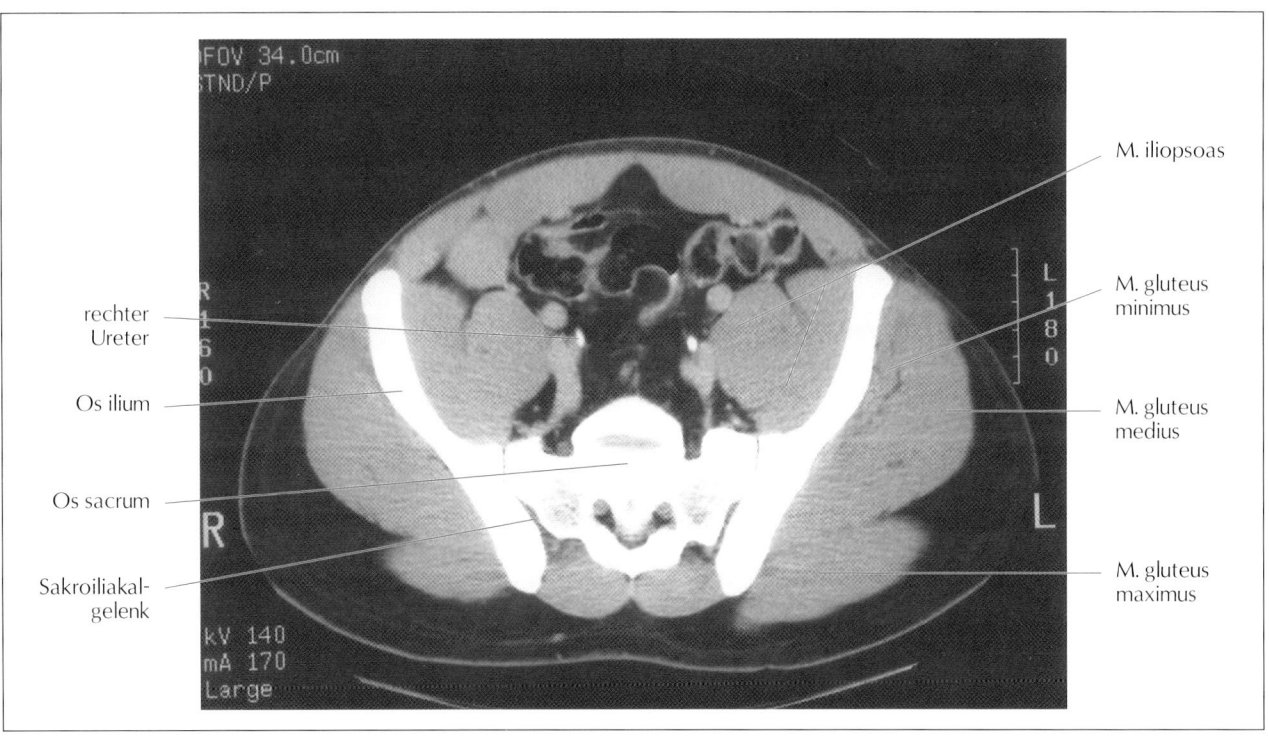

rechter Ureter

Os ilium

Os sacrum

Sakroiliakal-gelenk

M. iliopsoas

M. gluteus minimus

M. gluteus medius

M. gluteus maximus

Abb. 3-71

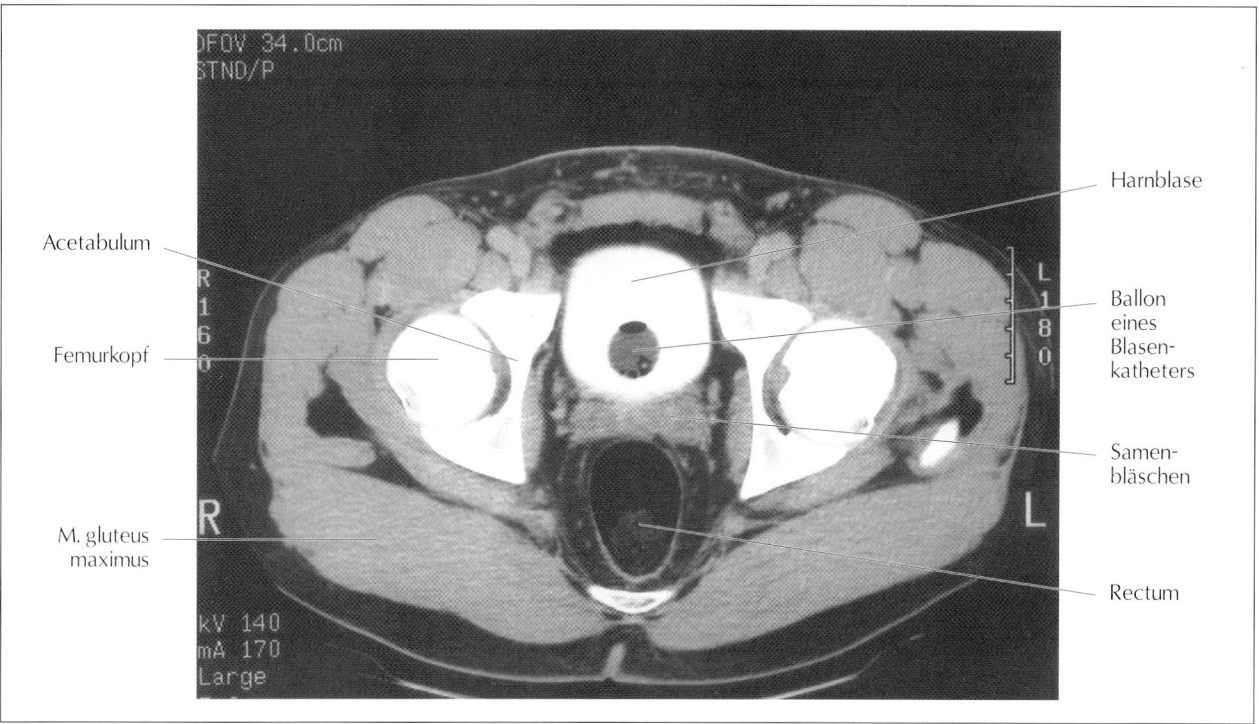

Harnblase

Ballon eines Blasen- katheters

Samen- bläschen

Rectum

Acetabulum

Femurkopf

M. gluteus maximus

Abb. 3-72

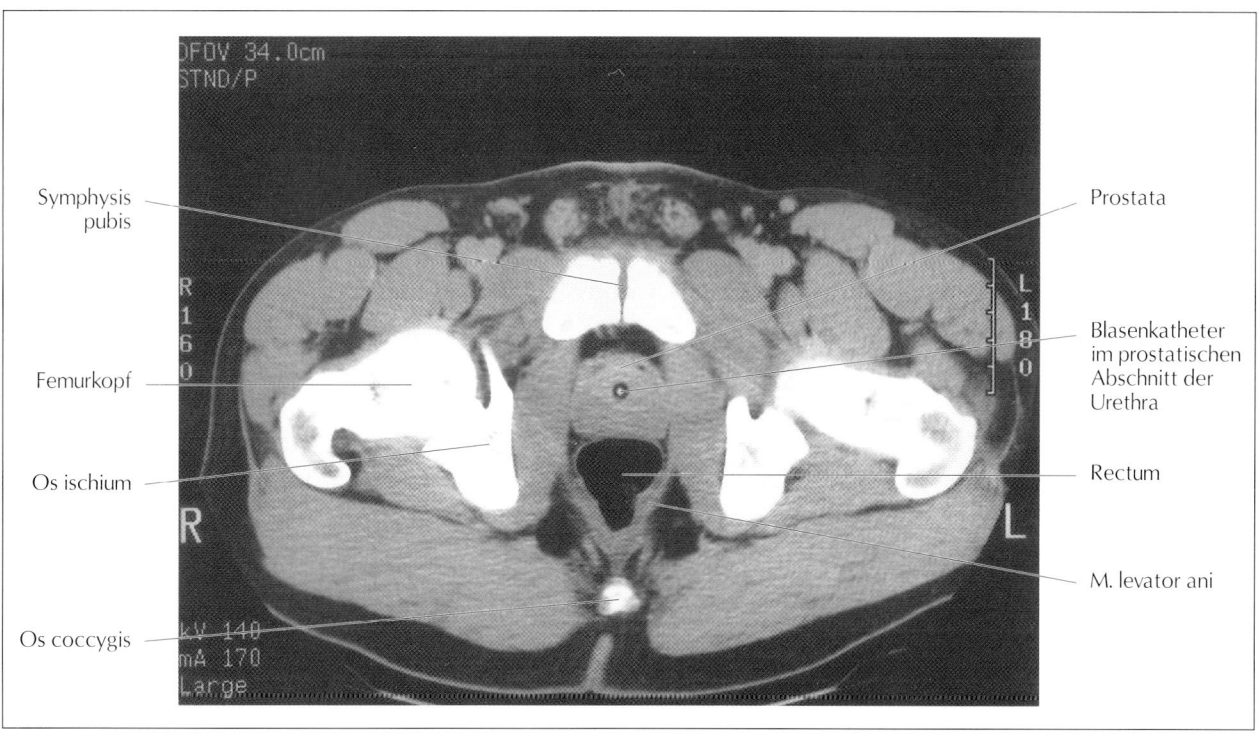

Symphysis pubis

Femurkopf

Os ischium

Os coccygis

Prostata

Blasenkatheter im prostatischen Abschnitt der Urethra

Rectum

M. levator ani

Abb. 3-73

4 Die Beurteilung der Thoraxaufnahme

Die Untersuchung des Thorax

Nachdem Sie inzwischen einen Überblick über die normale Röntgenanatomie gewonnen haben, sollten Sie sich jetzt mit der Bildgebung wichtiger Befunde vertraut machen. Dabei sollen Sie auch lernen, den Radiologen als wichtigen Ratgeber frühzeitig in die diagnostische Aufarbeitung eines Falles einzubeziehen. Da die Thoraxaufnahme bei der Diagnose einer Vielzahl von Erkrankungen eine wichtige Rolle spielt, eignet sie sich besonders zur Schulung der Interpretation von Röntgenbildern und eventuell auch anderer diagnostischer bildgebender Verfahren. Richten Sie bei der weiteren Lektüre des Buches Ihre Aufmerksamkeit ruhig auf jeden einzelnen Schatten eines Röntgenbildes (oder anderen Bildes) und hinterfragen Sie: „Warum sieht er so aus? Durch was wird er hervorgerufen?"

Oft genug reicht ein kurzer Blick auf das Thoraxbild, um einen „eindrucksvollen Befund" zu sehen. Doch muß der Beobachter, wenn er diesen Befund gesehen hat, herausbekommen, was ihm zugrunde liegt (was schon erheblich schwerer ist), und versuchen, aus dem radiologischen Erscheinungsbild und in Kenntnis des klinischen Krankheitsbildes eine diagnostische Schlußfolgerung zu ziehen. Obwohl die Blickdiagnose auch ihren Wert hat, kann sie jedoch für den Patienten gefährlich sein, denn das Vorliegen eines sehr auffälligen Befundes kann leicht Ihre Suche nach eher diskreten Veränderungen beeinträchtigen. Und nicht selten sind die diskreten Veränderungen für den Patienten wesentlich wichtiger als die unübersehbaren.

Gehen wir einmal davon aus, daß Sie den Schatten einer großen Raumforderung in der Thoraxaufnahme von Herrn B. **(Abb. 4-2 A)** korrekt als das Substrat des Tumors erkannt haben, an den Sie dachten, als Sie ihn befragten und untersuchten. Sie würden aber ein großes Versäumnis begehen, wenn Sie nicht ganz bewußt auch nach einem sekundären Befall der Knochen suchen würden, da in solchen Fällen möglicherweise ein völlig anderes therapeutisches Vorgehen angemessen wäre. **Abbildung 4-2 B**, für die stärker durchdringende Strahlen verwendet wurden, hebt diesen Punkt noch einmal deutlich hervor, indem sie das Ausmaß der knöchernen Destruktion demonstriert.

Die normalerweise vom Radiologen bevorzugte Vorgehensweise besteht darin, sich die verschiedenen Strukturen in sorgfältiger Reihenfolge anzusehen und sich dabei auf die Anatomie jeder einzelnen Struktur zu konzentrieren, während die überlagernden Schatten der anderen Strukturen ausgeblendet werden. Aber selbst als Übung in geistiger Disziplin ist das nicht so schwierig, wie man denkt. Versuchen Sie es gleich einmal zu Ihrer eigenen Bestätigung, indem Sie sich eine Clavicula oder eine Rippe auf einem beliebigen Thoraxbild dieses Kapitels ansehen, sich dabei deren normale anatomische Form vorstellen und gleichzeitig andere überlagernde Schatten, die nicht dazugehören, gedanklich ausklammern.

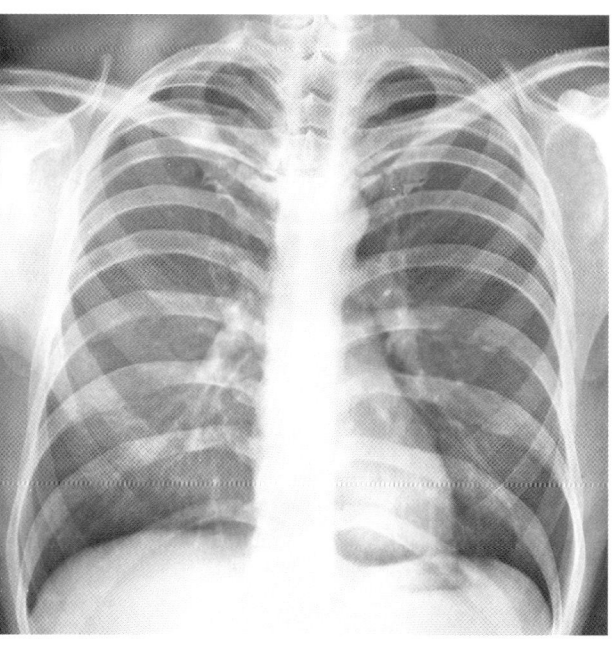

Abb. 4-1. Normale p.a. Thoraxaufnahme

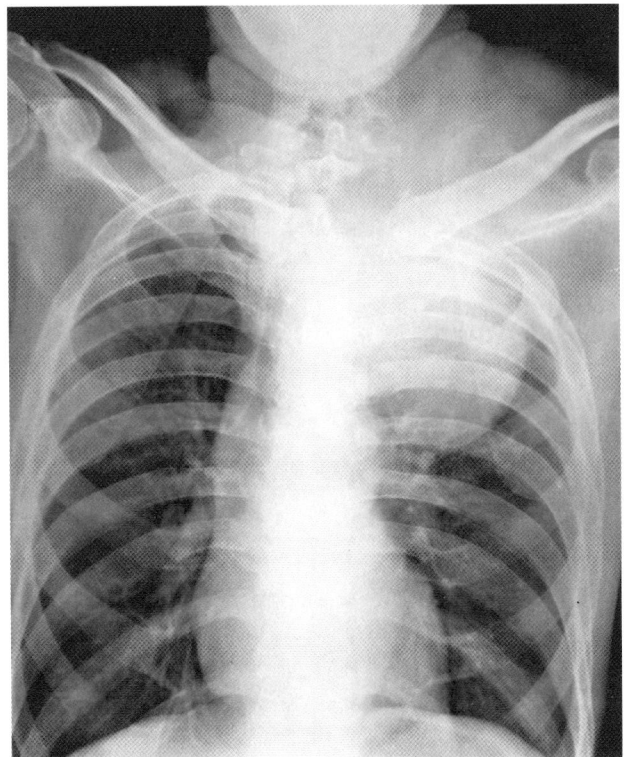

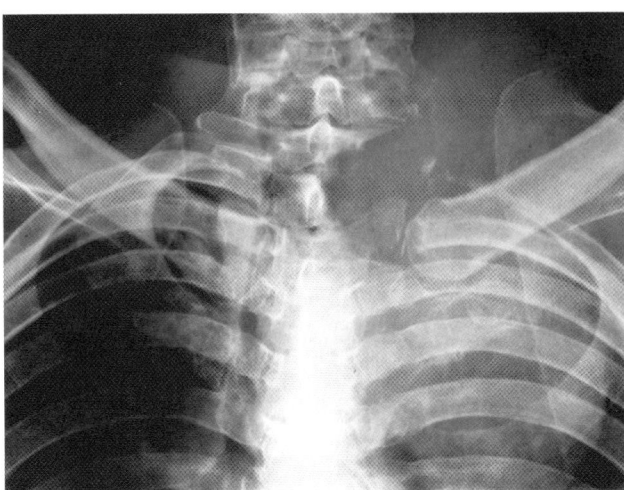

A

B

Abb. 4-2 A. Posteroanteriore (p.a.) Thoraxaufnahme von Herrn B., der mit Husten, Thoraxschmerz, Heiserkeit und einer faustgroßen Schwellung in der linken Supraklavikulargrube in die Klinik kam.
B. Anteroposteriore (a.p.) Detailaufnahme der oberen Thoraxapertur in „Knochentechnik", also mit stärker durchdringenden Strahlen. Der dorsale Anteil der linken ersten Rippe und Teile der ersten beiden Thorakalwirbel sind durch einen Tumor destruiert worden.

Die beste Weise, ein Röntgenbild systematisch anzusehen, ist, sich eine bestimmte Reihenfolge einzuprägen, in der man die erkennbaren Röntgenschatten betrachtet. Bei einer Thoraxaufnahme sollten Sie sich erst den knöchernen Rahmen ansehen und anschließend genauso sorgfältig durch ihn hindurch das Lungengewebe und das Herz betrachten.

Fangen Sie mit der Scapula an. Sehen Sie sich dann die häufig noch auf einer Thoraxaufnahme mit dargestellten Anteile des Humerus und des Schultergelenkes an. Inspizieren Sie die Claviculae und sehen Sie sich dann noch die Rippen paarweise von oben nach unten an. Wenn möglich, vergleichen Sie immer beide Seiten in bezug auf die Symmetrie. Die Wirbelsäule und das Sternum überlagern sich natürlich gegenseitig und werden darüber hinaus auf der p.a. Aufnahme noch von den dichten mediastinalen Strukturen verdeckt, so daß bei der für Lungenaufnahmen üblichen kV-Spannung kaum Strahlen durchdringen und der Film in Körpermitte weniger gut belichtet ist.

Denken Sie daran, daß die bei Thoraxaufnahmen angewandte Technik primär zur Untersuchung der Lungen entwickelt wurde und daß das, was dabei von den Knochen zu sehen ist, nicht im Vordergrund steht. Die ideale Technik, um die Thorax-Knochen darzustellen, sieht ganz anders aus. In einer p.a. Thoraxaufnahme sind bei-

spielsweise die Scapulae und die hinteren Rippenanteile soweit wie möglich vom Film entfernt. Daher sind sie vergrößert und zu einem gewissen Grad verzerrt dargestellt. Außerdem werden für eine Thoraxaufnahme die Schulterblätter absichtlich so weit wie möglich zur Seite gedreht, indem die Hände mit den Handflächen nach außen in den Hüften gestemmt und die Ellbogen nach vorne gedreht werden (s. Abb. 2-3). Versuchen Sie es selbst. Bei der p.a. Aufnahme des Thorax verhindert dieses Manöver die Überlagerung der Skapulaschatten mit den Lungenoberfeldern, so daß nur der mediale Skapularand die axillären Anteile der oberen Rippen überlappt. Bitte stellen Sie fest, ob die Schulterblätter in **Abb. 4-1** angemessen nach außen gedreht wurden.

Die Projektion

Unterschätzen Sie nicht die Projektion als einen die Darstellung filmferner Strukturen beeinflussenden Faktor. Wenn Sie jedoch erst einmal mit solchen Einflußmöglichkeiten vertraut sind, werden diese keine Verwirrung mehr stiften. In **Abb. 4-3** finden Sie eine den Projektionseffekt darstellende Zeichnung, in der Sie das „Objekt" mit der Scapula auf einer beliebigen a.p. oder p.a. Thoraxaufnahme gleichsetzen können. Sie können es auch mit dem vorne liegenden Herz auf einer a.p. Aufnahme

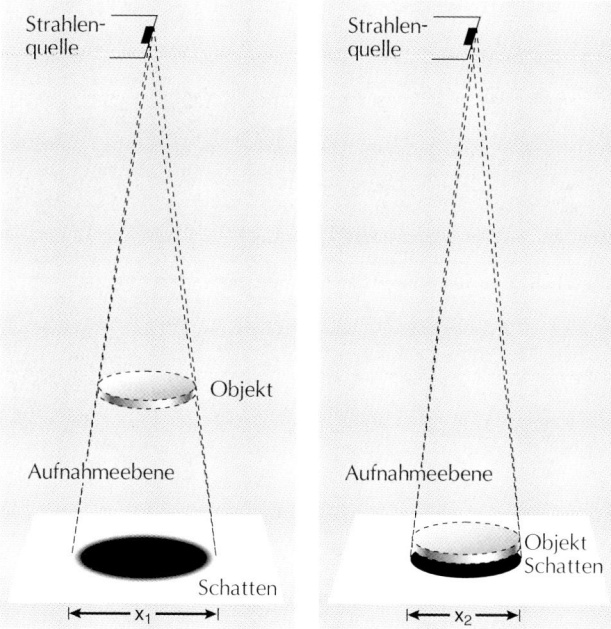

Abb. 4-3. Effekt der Projektion auf die Vergrößerung von Röntgenschatten filmnaher und filmferner Objekte

30 cm × 40 cm, und die Filmkassette wird mit ihrer Längsseite senkrecht positioniert. Bei breit gebauten Personen wird nur wenig von Schultergürtel und Humerus zu sehen sein, bei kleinen und schlanken Individuen können Sie auch einmal die ganze Schulter und einen Großteil des Oberarms abgebildet finden. **Abbildung 4-5** zeigt die a.p. Röntgenaufnahme einer Schulter. Die zum direkten Vergleich daneben angeordnete **Abb. 4-6** ist eine Fotografie der Schulterknochen. Achten Sie darauf, wie Sie den Processus coracoideus durch die Spina scapulae hindurch sehen, weil sich beide in gleicher Weise überlagern wie der Humeruskopf das Acromion.

Der Patient in **Abb. 4-7** fiel vom Pferd und bekam seinen Arm durch einen Gips ruhiggestellt. Sie sehen den Gips jeweils dort dichter, wo ihn die Strahlen tangential trafen. Da mehrere Frakturlinien und Fragmente zu erkennen sind, spricht man von einer **Trümmerfraktur**.

Die Frau in **Abb. 4-8** konnte sich nicht mehr ohne stärkste Schulterschmerzen die Haare kämmen. Sie hatte eine Schwellung über dem Ansatz der Supraspinatussehne. In diesem Bereich und um das Schultergelenk herum haben sich **Verkalkungen** in Form von dichten weißen Schatten gebildet, die Sie bisher auf noch keiner Röntgenaufnahme der normalen Schulter gesehen haben. Diese Befunde (b) sind typisch für eine Bursitis oder kalzifizierende Tendinitis der Schulter.

Sehen Sie sich bitte auch den weißen dreieckigen Schatten medial des mittleren Humerus (a) in **Abb. 4-8** an. Er wird in der Radiologie häufig gesehen und **Überlappungsschatten** genannt. In diesem Fall wird er durch die summierten Dichten der kräftigen Weichteile von Thorax und

(Abb. 4-4) gleichsetzen. Beachten Sie, daß das Herz auf dieser Aufnahme größer und weniger scharf begrenzt erscheint als Herzen auf p.a. Thoraxaufnahmen, die Sie bisher gesehen haben. Beachten Sie auch die leichten Unterschiede in der Weite und Form der hinteren Zwischenrippenräume, verglichen mit denen üblicher p.a. Aufnahmen.

Die meisten Thoraxaufnahmen haben ein Format von

Abb. 4-4. Thoraxröntgenaufnahme in a.p. Projektion, bei der die dorsalen Rippenanteile dem Film anliegen. Das Herz, das weiter vom Film entfernt ist, erscheint durch den Projektionseffekt größer als normal. Vergleichen Sie diese Projektion mit den Abb. 2-4 A und B. Die Drähte und rundlichen Strukturen, die den Thorax überlagern, entsprechen EKG-Elektroden. Bei diesem Patient lag ein Myokardinfarkt vor, so daß er auf der Intensivstation überwacht werden mußte. Daher wurde seine Thoraxaufnahme mit einem fahrbaren Röntgengerät auf der Station liegend und in a.p. Projektion angefertigt.

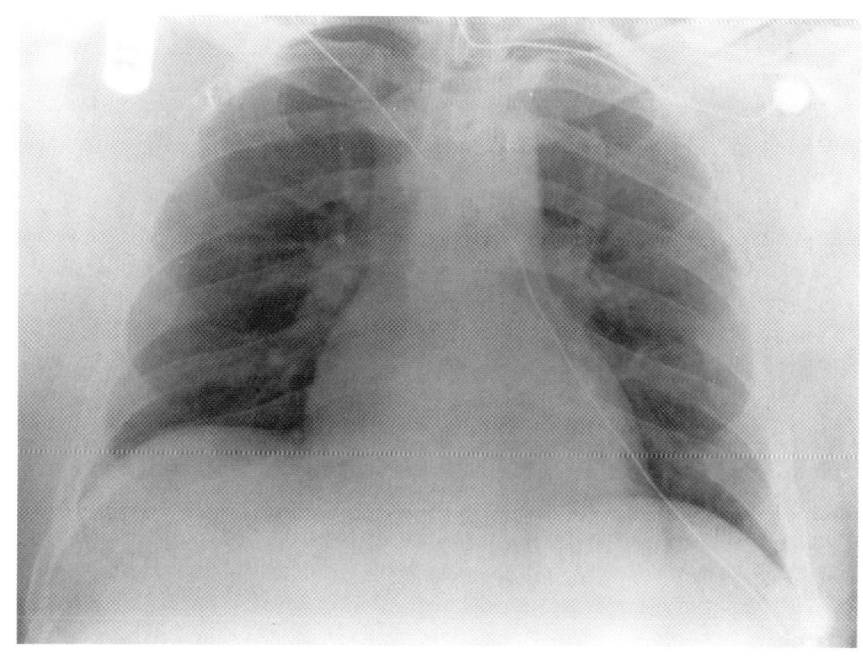

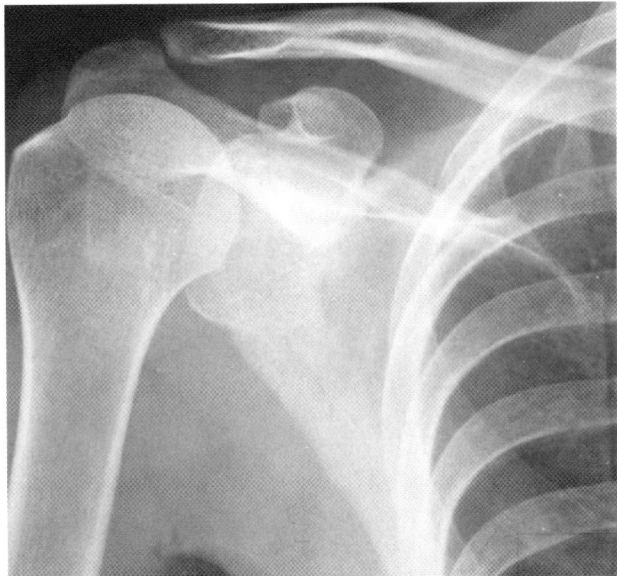

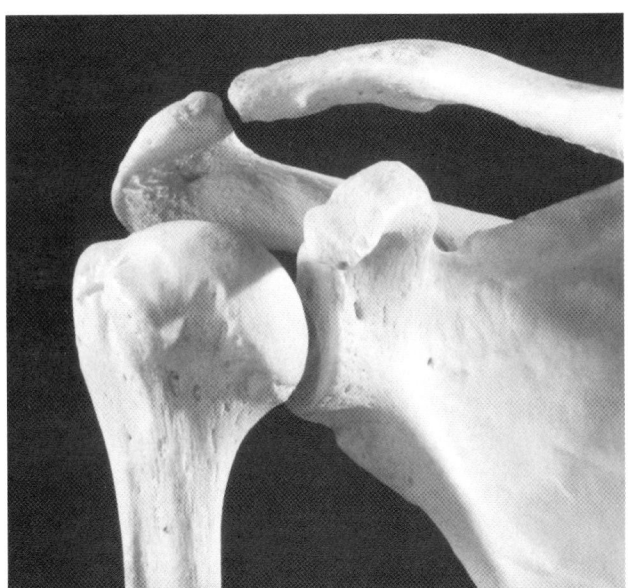

Abb. 4-5. Grenzen Sie die Clavicula, das Akromioklavikulargelenk, den Humeruskopf und das Tuberculum majus, die Cavitas glenoidalis, das Acromion und den Processus coracoideus ab.

Abb. 4-6. Fotografie des Schulterskeletts

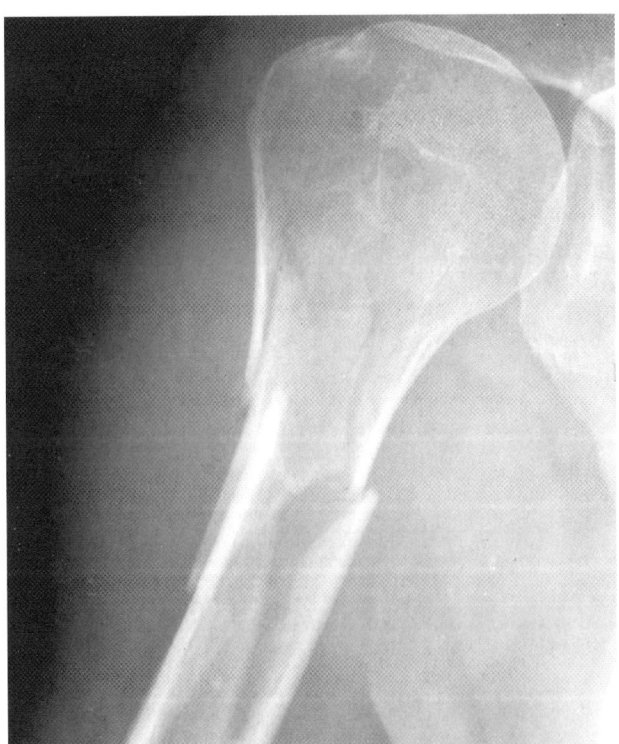

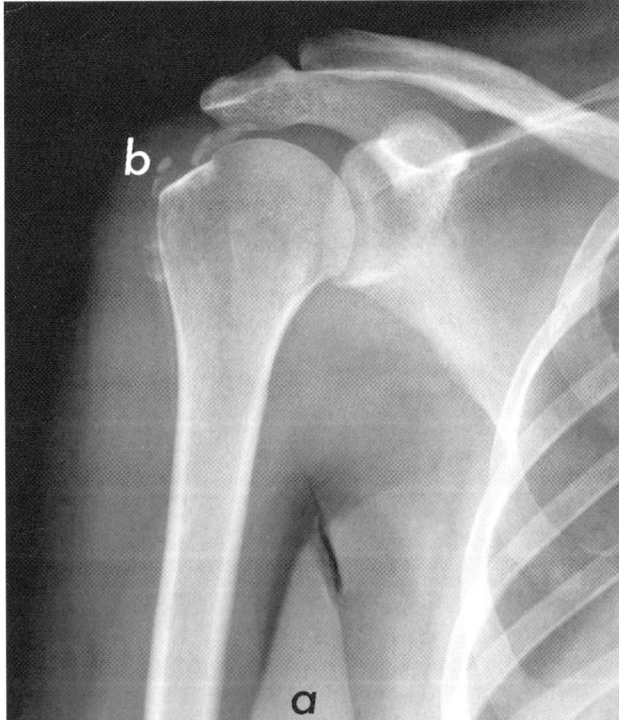

Abb. 4-7 und **Abb. 4-8.** Zwei Patienten mit Schulterschmerzen

Oberarm hervorgerufen. Das Erstaunen über die unerwartete Dichte dieses Schattens (a) wird sich sicherlich legen, wenn Sie sich ins Gedächtnis zurückrufen, daß die Dicke und die Zusammensetzung für die Röntgendichte verantwortlich ist. Obwohl Fettgewebe, Haut und Muskeln weniger röntgendicht als Knochen sein sollten, kann der Rönt-

genschatten einer dicken Masse doch dem von Knochen gleichkommen, wie Sie es in der Abbildung sehen. Sehen Sie aber auch, daß eine kleine, in der Axilla eingeschlossene Luftansammlung auf der Aufnahme schwarz dargestellt ist, wobei es sich wahrscheinlich um eine langgestreckte und in Längsrichtung durchstrahlte Lufttasche handelt.

Systematische Analyse des Rippenthorax

Sehen Sie sich die bilaterale Symmetrie jedes Rippenpaares in **Abb. 4-9** an, und beginnen Sie dann, von oben nach unten jede einzelne Rippe in ihrem Verlauf von dorsal nach ventral nachzufahren. Beginnen Sie mit der ersten Rippe bei ihrem Ursprung an der gelenkigen Verbindung zum ersten Thorakalwirbel und gehen Sie über den Angulus weiter nach vorne bis zum Beginn des röntgentransparenten (und daher unsichtbaren) Rippenknorpels. Die Rippen sind deshalb für den Radiologen sehr nützlich, weil er einen pathologischen Schatten oft durch die Nähe zu einer bestimmten Rippe oder zu einem bestimmten Zwischenrippenraum lokalisiert. Auf diese Weise kann jeder, der seinen Befund liest, die beschriebene Verschattung leicht auf dem Bild finden und nachvollziehen. So könnte der Punkt A in **Abb. 4-9** als „im 7. Zwischenrippenraum rechts, nahe der Axilla" beschrieben werden (d.h., er liegt im äußeren Drittel des Zwischenraums zwischen den dorsalen Hälften der rechten 7. und 8. Rippe). Wenn Sie den Punkt A nicht an dieser Stelle lokalisieren

können, zählen Sie einfach noch einmal, denn wahrscheinlich haben Sie sich in dem Überkreuzungs-Wirrwarr der ersten, zweiten und dritten Rippe verzählt. Um so etwas zu vermeiden, vergewissern Sie sich am besten noch einmal der Lage der ersten Rippe, indem Sie ihren sternalen Ansatz am Manubrium aufsuchen und dann die Rippe nach hinten zur Wirbelsäule verfolgen. Zählen Sie dann die Rippen nach unten weiter. Der Punkt B würde entsprechend in den 9. Interkostalraum rechts lokalisiert.

> Bitte merken Sie sich, daß mit dem Wort „Interkostalraum" immer der Raum zwischen den posterioren Anteilen zweier benachbarter Rippen gemeint ist, es sei denn, es wäre ausdrücklich Bezug auf die vorderen Rippenanteile genommen worden.

Decken Sie nun einfach einmal die linke Bildhälfte und die Wirbelsäule mit all den Zahlen zu. Versuchen Sie, die Lage der Punkte C und D zu beschreiben. (Haben Sie irgend etwas Merkwürdiges an dieser Röntgenaufnahme bemerkt? Fehlt da irgend etwas? Vergleichen Sie mit Abb. 4-1.)

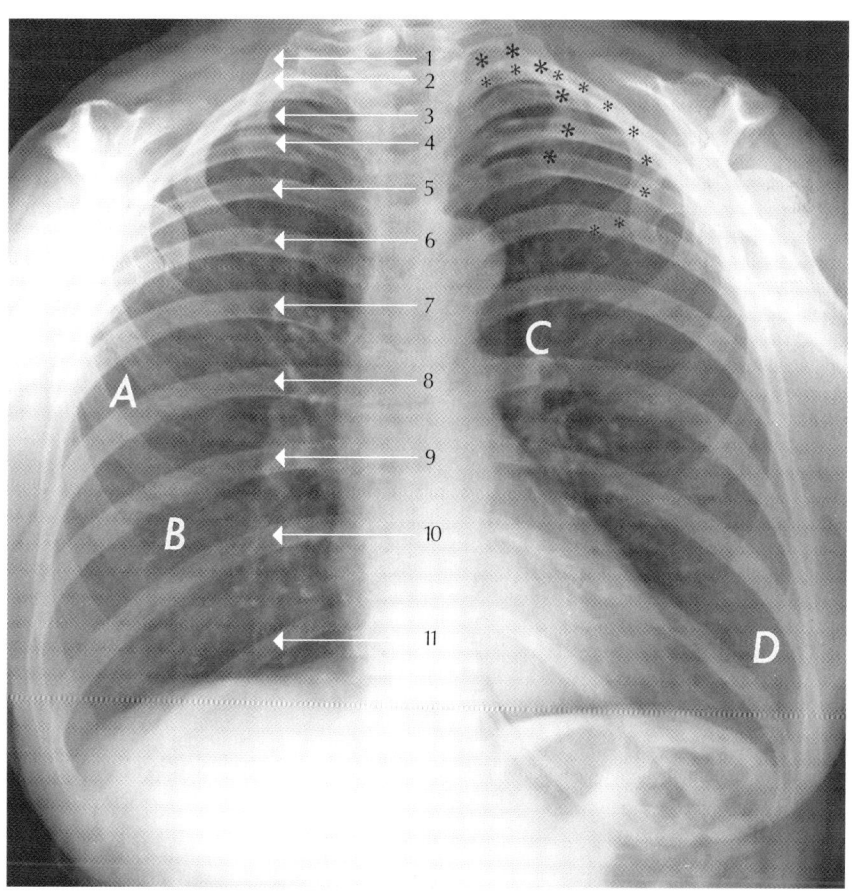

Abb. 4-9. Die einzelnen Rippen und Zwischenrippenräume abzählen und abgrenzen zu können, ist ein wichtiger Teil der systematischen Analyse von Thoraxaufnahmen (s. Anleitung im Text). Achten Sie nebenbei darauf, daß sich die Brustschatten bei dieser Patientin zu einem großen Teil unter die Zwerchfelle projizieren und somit die Lungenunterfelder weniger überdecken, als dies bei vielen anderen Patientinnen der Fall ist.

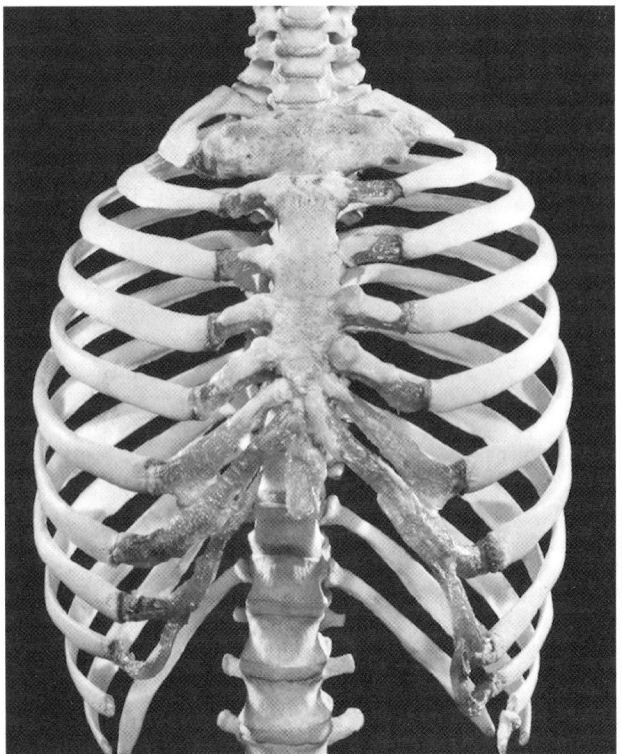

A vordere und hintere Rippenanteile

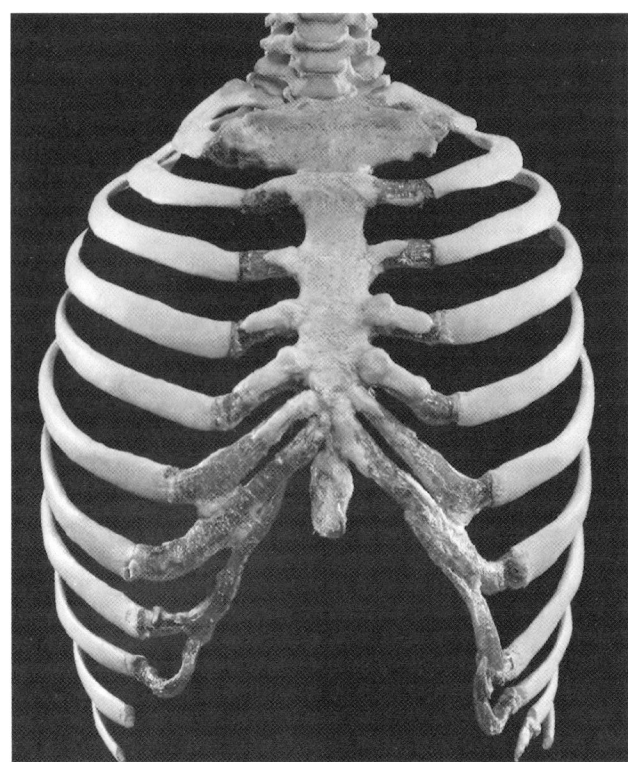

B die vorderen Rippenanteile allein

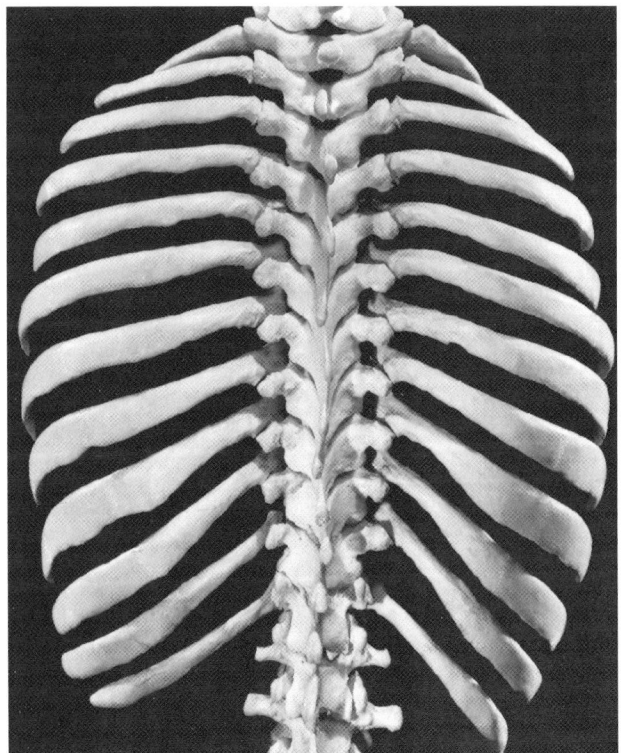

C die hinteren Anteile allein

Abb. 4-10. Der knöcherne Thorax wurde so fotografiert, daß Sie sich die Thoraxaufnahmen besser räumlich vor Augen führen können. Denken Sie sich das Zwerchfell in jede der Abbildungen hinein. Für die Aufnahmen B und C wurde der Thorax innen mit schwarzem Samt ausgefüllt.

Die Rippen verwirren jeden, der sich das erste Mal Thoraxaufnahmen ansieht. Es ist fast eine Wunder, daß man trotzdem alles Wichtige vom Bereich des Herzens und den Lungen durch dieses kreuz und quere Schattenmuster hindurch erkennen kann. Das räumliche Denken wird Ihnen leichter fallen, wenn Sie sich zunächst einmal nur auf die hinteren Hälften der Rippen konzentrieren und erst später auf die vorderen. Die **Abbildungen 4-10 B** und **C** zeigen Ihnen Fotografien des gleichen Thorax in der frontalen und der dorsalen Ansicht. Die Thoraxhöhle wurde dabei mit schwarzem Samt ausgestopft, um ein Bild zu vermitteln, nach dem Sie suchen, wenn Sie sich nur die hinteren oder nur die vorderen Rippenanteile vorstellen.

Achtung: Denken Sie bitte in koronaren Schichten und stellen Sie sich die Summe ihrer Einzelschatten vor, wie bei den Leichenschnitten in Kapitel 2. Auch die axialen (transversalen) Röntgenschatten der CT sind für das räumliche Denken oft hilfreich. Wir werden in Kürze auf sie zurückkommen.

Die Drehung führt zu verwirrenden Schatten

Aufgrund ihrer eigenartig gebogenen Form werden die Schatten der beiden Claviculae auf einer Thoraxaufnahme nur dann symmetrisch dargestellt, wenn der Brustkorb nicht gedreht ist. Bei einer perfekten p.a. Thoraxaufnahme verläuft der Mittelstrahl genau durch die Medianebene. Arme und Schultern des Patienten sind in symmetrischer Position, die Hände dabei entweder in die Hüften gestemmt oder die Arme über den Kopf gestreckt; ein(e) MTRA überprüft noch einmal, ob eine Verdrehung vorliegt und korrigiert diese gegebenenfalls. Schon bei einer nur geringgradigen Drehung stellen sich die Claviculae erstaunlich asymmetrisch dar. Diese Tatsache ist für Sie sehr nützlich, denn ein einziger Blick auf die Schlüsselbeine sagt Ihnen, ob die Strahlen tatsächlich entlang der Sagittalebene verliefen und Sie auf ein entsprechend unverdrehtes p.a. oder a.p. Bild schauen.

> Selbst eine geringe Verdrehung der Thoraxaufnahme sollte vermieden werden, da Herz und Mediastinum dann schräg geröntgt werden und ihre Schatten damit vergrößert und verzerrt zur Darstellung kommen.

Wenn Sie sich das Mediastinum als eine Scheibe dichter Strukturen vorstellen, die flach zwischen den beiden luftgefüllten Lungen liegt und normalerweise bei einer p.a. Aufnahme in Längsrichtung durchstrahlt wird, dann können Sie sich leicht vorstellen, daß schon eine kleine Verdrehung dieser flachen Scheibe einen breiteren Schatten entstehen läßt. Würde tatsächlich eine Vergrößerung des Herzens oder eine Erweiterung des Mediastinalschattens vorliegen, so wäre dies natürlich als wichtiges röntgenologisches Krankheitszeichen von großer Bedeutung. Wir müssen also in der Lage sein, eine verdrehungsbedingte, scheinbare Vergrößerung von einer tatsächlichen zu unterscheiden, und der beste Hinweis darauf ist die Asymmetrie der Schlüsselbeine. Prägen Sie sich ein, immer einen Blick auf die Schlüsselbeine zu werfen, und lassen Sie ihre Symmetrie oder Asymmetrie immer in Ihre Beurteilung der Thoraxstrukturen mit eingehen.

Sehen Sie sich jetzt noch einmal **Abb. 4-9** an. Ist Ihnen aufgefallen, daß dort die Schlüsselbeine fehlen? Die Patientin wurde ohne sie geboren und ist daher ideal geeignet, um das Rippenzählen zu erlernen. Vergleichen Sie das Bild mit irgendeiner normalen Thoraxaufnahme und schauen Sie, ob Sie den Klavikulaschatten in Gedanken nicht einfach ignorieren können, um die ersten drei Rippenschatten anzusehen oder sie zu zählen.

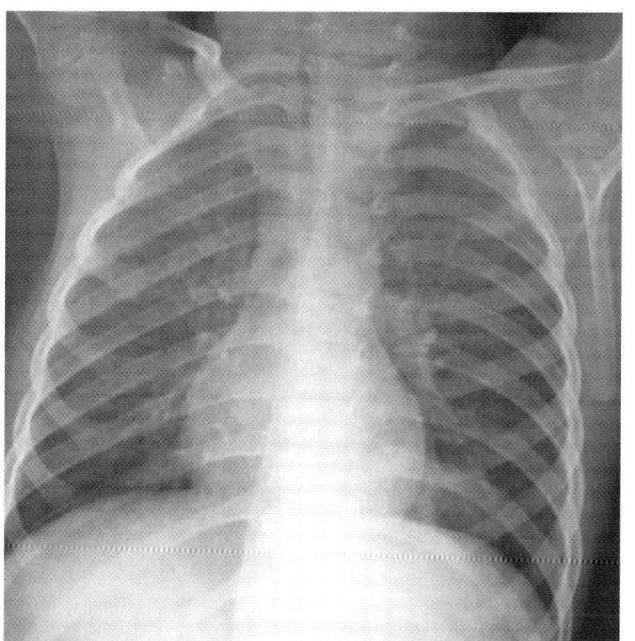

Abb. 4-11. Thoraxaufnahme bei einem aus Versehen etwas gedrehten Patienten. Achten Sie auf die deutliche Asymmetrie der Claviculae.

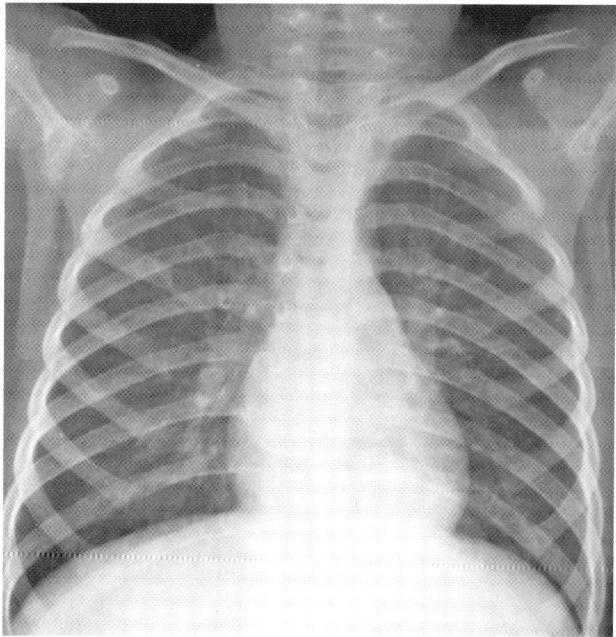

Abb. 4-12. Derselbe Patient, diesmal genau p.a. aufgenommen.

Probleme beim Beurteilen von Rippen und Schlüsselbeinen

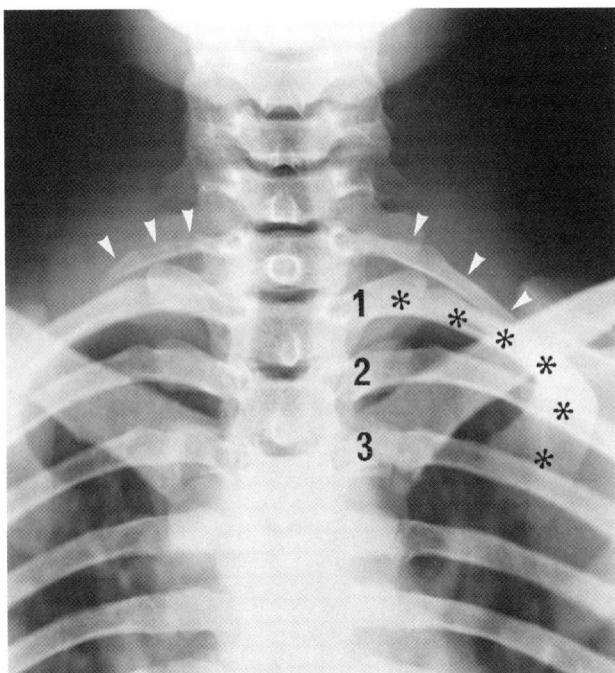

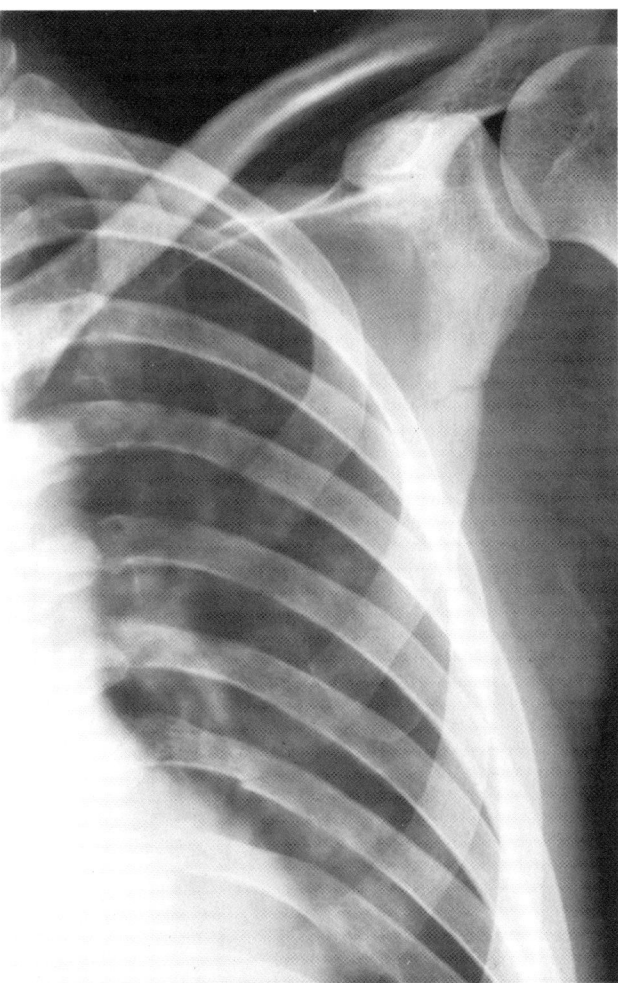

Abb. 4-13 *(Unbekannte 4-1)*. Wenn Sie der Meinung sind, daß die Rippen korrekt bezeichnet wurden, wie ordnen Sie dann die mit den weißen Pfeilspitzen markierten Strukturen ein?

Abb. 4-14 *(Unbekannte 4-2)*. Dieser Patient wurde nach einem Autounfall geröntgt. Welche Rippe ist gebrochen?

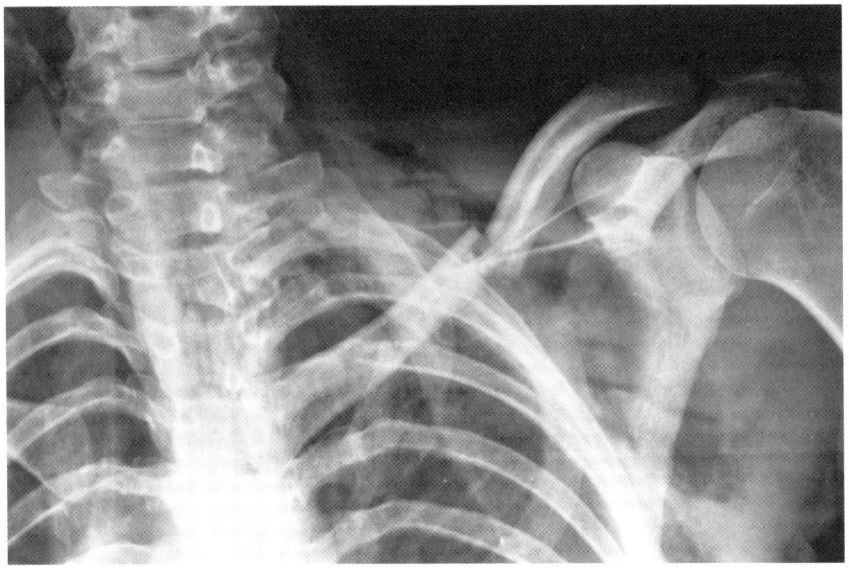

Abb. 4-15 *(Unbekannte 4-3)*. Hier handelt es sich offensichtlich nicht um eine wirkliche p.a. Aufnahme, und das aus gutem Grund: Der Patient hatte stärkste Schmerzen. Beurteilen Sie die Knochen und ziehen Sie dabei einen normalen Schultergürtel zum Vergleich heran. Untersuchen Sie dann die außerhalb des Thorax gelegenen Weichteile um den Schultergürtel herum. Wie erklären Sie sich die dunklen Streifen?

Die Bedeutung der Belichtung

Die Brustwirbelsäule war auf allen Thoraxaufnahmen, die Sie gesehen haben, nicht gut erkennbar, da ihre Dichte zusammen mit der der Mediastinalstrukturen und des Sternums nahezu alle Strahlen absorbiert hat und nur einige wenige den Film erreichen und ihn schwärzen konnten. Dies ist bei allen für Lungenaufnahmen üblichen Techniken der Fall. Um noch Einzelheiten durch sehr dichte Körperteile hindurch erkennen zu können, benötigt man eine andere Aufnahmetechnik. Eine stärkere Strahlenpenetration kann auf verschiedene Weise erreicht werden. Eine Möglichkeit ist es, die Belichtungsfaktoren (kV-Spannung, mAs-Stromfluß und Belichtungszeit) zu erhöhen, um ein Strahlenbündel mit kürzerer Wellenlänge, also sogenannte härtere Strahlen, zu erzeugen. Ein auf diese Weise angefertigtes Bild wird oft als überbelichtetes Bild bezeichnet; es wird absichtlich überbelichtet, um die Penetration dichter Strukturen zu verbessern.

Leider werden aber, wenn Röntgenstrahlen auf irgendeine Materie treffen, sekundäre Röntgenstrahlen erzeugt, die in alle Raumrichtungen strahlen, als würden sie von einer Vielzahl von Quellen ausgehen. Man nennt dies **Streustrahlung**, die, wenn man sie zum primären Strahlenbündel hinzuzählt, natürlich zu einer zusätzlichen Schwärzung des Films führt. Da es durch die Streustrahlung unzählige Strahlenquellen gibt, entsteht ein verschwommenes und verzerrtes Bild. Wenn man nun härtere und damit stärker penetrierende Strahlen benutzt, so erhöht sich gleichzeitig auch der Anteil der Streustrahlen. Somit mangelt es einem einfach überbelichteten Film normalerweise an Kontrast und Bildschärfe.

Streustrahlen können aber durch eine einfallsreiche Erfindung, das sogenannte **Bucky-Raster**, weitgehend eliminiert werden. Dieses wird zwischen den Patienten und den Film gebracht; es ist ein flaches Gitter aus abwechselnden Schichten von sehr dünnen, röntgentransparenten und röntgendichten Materialien (z.B. Holz und Blei). Nur die ganz senkrecht einfallenden Strahlen können die röntgendurchlässigen Holzstreifen passieren. Die schräg eintreffenden Strahlen, zu denen der größte Teil der Streustrahlung gehört, treffen irgendwann auf die Bleistreifen und werden absorbiert **(Abb. 4-18)**.

Wenn dieses zwischengeschaltete Gitter sich nicht bewegt, erscheinen natürlich die Bleistreifen als dünne weiße Linien auf dem Film. Um dies zu vermeiden, muß nur während der Belichtungszeit das Gitter gegenüber dem Film bewegt werden, dann entstehen keine weiße Linien mehr.

Sie werden sehen, daß bei dicken Patienten oder bei Patienten, deren Wirbelsäule, Mediastinum, Schädel oder lange Röhrenknochen zu röntgen sind, von der MTRA ganz automatisch Rasteraufnahmen nach Bucky angefertigt werden. Jedes Röntgenbild des Abdomens, das Sie sehen werden, wurde in gleicher Weise angefertigt.

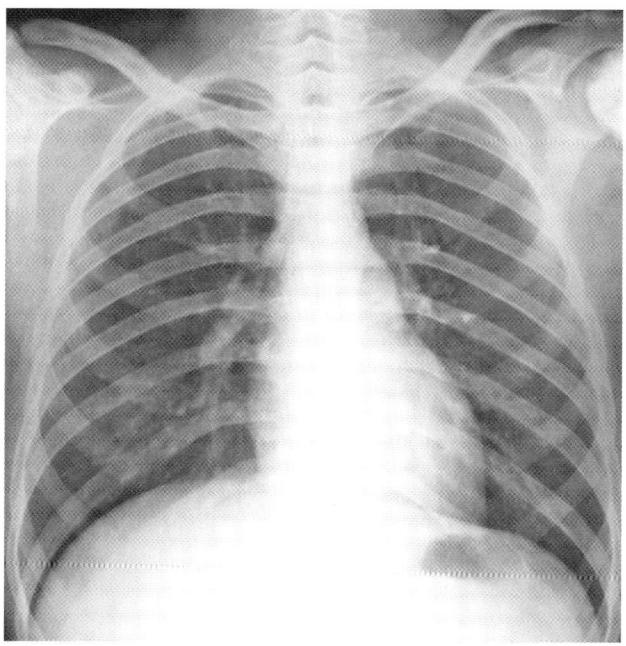

Abb. 4-16. Normale Thoraxaufnahme im p.a. Strahlengang mit einem Fokus-Film-Abstand von etwa 2 m und direkt vor der Filmkassette stehendem Patienten

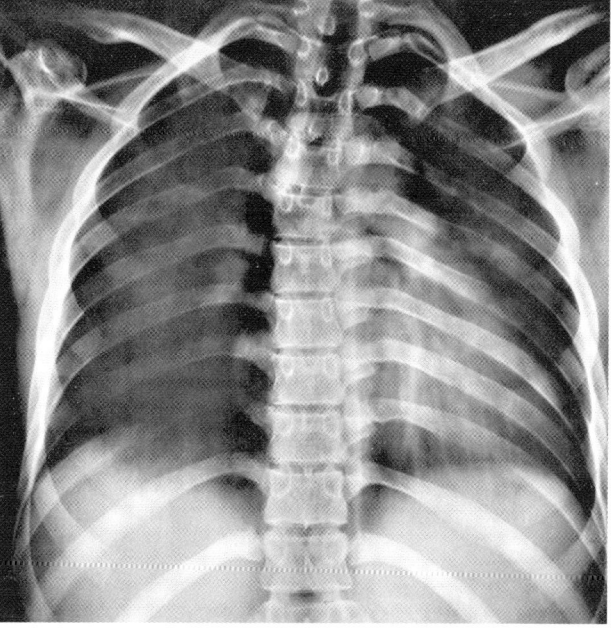

Abb. 4-17. Thoraxaufnahme in a.p. Projektion und sog. Knochentechnik zur Darstellung des Rippenthorax und der Wirbelsäule. Der Patient liegt auf dem Rücken; die Aufnahme wurde mit einem Bucky-Raster durchgeführt.

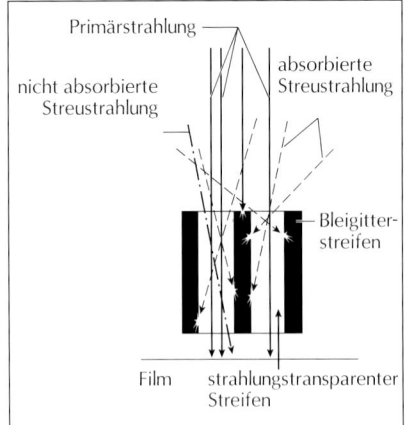

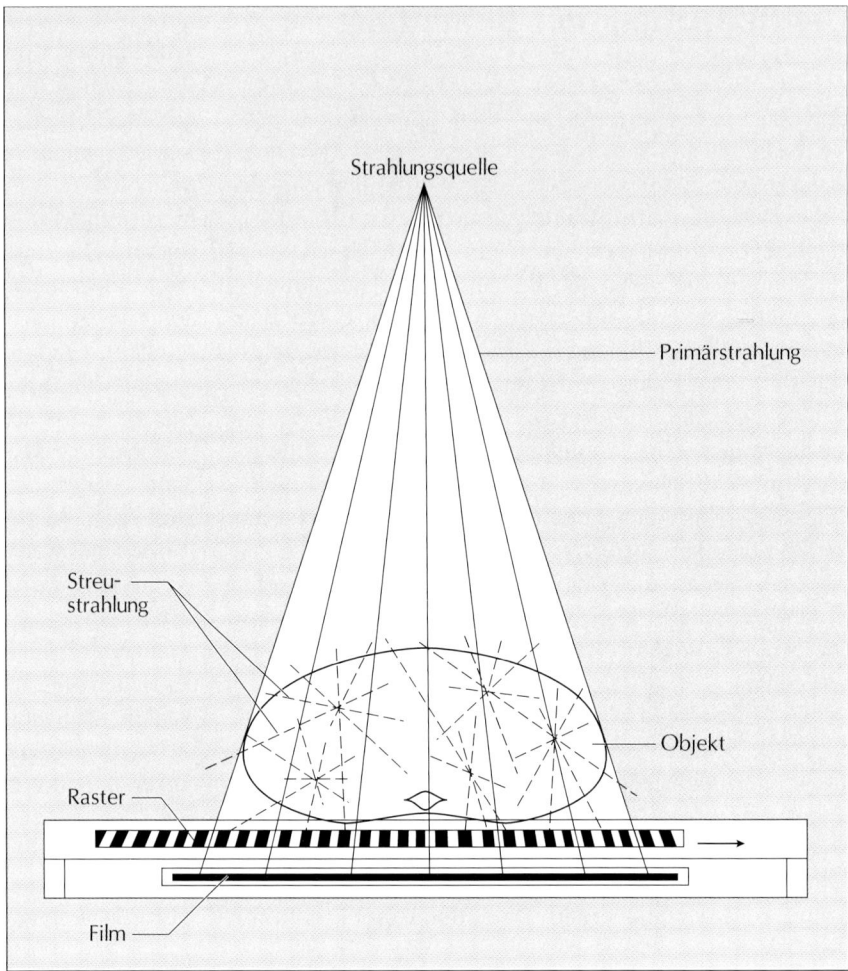

Abb. 4-18. Höhere Röhrenspannung und Belichtungszeit führen bei Verwendung eines Bucky-Rasters zu einer erwünschten höheren Strahlenpenetration und besseren Detailerkennbarkeit auf Röntgenbildern von dicken Körperteilen (s. Text).

Die p.a. Thoraxaufnahme in **Abb. 4-16** wurde ausschließlich zur Beurteilung der Lungen angefertigt.

Abbildung 4-17 wurde im a.p. Strahlengang (so daß die Wirbelsäule, die es hier zu untersuchen galt, nahe am Film war) angefertigt, und darüber hinaus wurden ein Raster und eine entsprechende Belichtungstechnik gewählt. Sehen Sie sich an, wie gut die Struktur der Wirbel und die dazwischenliegenden Bandscheibenräume zu sehen sind, die auf einer normalen Thoraxaufnahme nur eben gerade erkennbar sein sollten.

Beachten Sie ebenfalls, daß Sie hier auch die Rippen unterhalb des Zwerchfells sehen können, die Sie auf den meisten Routine-Thoraxaufnahmen kaum noch erkennen können. Diese Aufnahme würde aber zur Beurteilung der Lungen völlig ungeeignet sein, denn alle feinen Details gehen verloren.

Sie sollten also beim Blick auf eine Thoraxaufnahme einzuschätzen versuchen, ob diese korrekt exponiert oder über- beziehungsweise unterbelichtet ist. Die korrekte Belichtung einer normalen p.a. Thoraxaufnahme läßt Sie noch die röntgentransparenteren Zwischenwirbelräume erkennen, aber nicht mehr die genaue Anatomie der Wirbel. Dies ist aus folgenden Gründen wichtig: Wenn ein Bild unterexponiert ist, könnten Sie dazu neigen, vaskuläre Schatten in den Lungen überzuinterpretieren, während bei einem überexponierten Bild kleine, aber wichtige Strukturen von geringer Dichte verloren gehen können, weil sie „ausgebrannt" wurden.

Weichteilgewebe

Genauso wie feine Lungenstrukturen ausgebrannt werden können, kann dies auch mit dem Weichteilgewebe passieren, das dem Thoraxskelett außen anliegt. Wenn Sie sich einen genauen Überblick über die Knochen verschafft haben, sollten Sie sich jetzt die Weichteilgewebe ansehen und dabei das Brustgewebe, die Supraklavikularregionen, die Axillae sowie das Subkutangewebe und die Muskeln an den Seiten des Thorax, wo sie tangential getroffen werden, betrachten. Sie können die Weichteilgewebe auf jeder Aufnahme, die mit einer „Lungenbelichtung" angefertigt wurde, beurteilen, und nicht selten können Sie daraus entscheidende Informationen über den Patienten ableiten. Sind die Weichteile mager, und können sie vielleicht darauf hinweisen, daß der Patient Gewicht verloren hat? Sind die normalerweise symme-

trischen Dreiecke in der Supraklavikularregion in irgendeiner Weise verändert? Blättern Sie zurück zu **Abb. 4-2 A** und **Abb. 4-15**. Vergewissern Sie sich immer, daß Sie zwei Brüste sehen. Bei einer Thoraxaufnahme, bei der eine Brust fehlt, geht es oft darum, daß bei der Patientin nach einer sekundären Tumormanifestation gesucht wird, und Sie sollten die Lungen und die Knochen genau nach möglichen Metastasen absuchen. Im Bereich einer fehlenden Brust erscheint die darunter liegende Lunge aufgrund des fehlenden Gewebes etwas dunkler als auf der Gegenseite, und manchmal wurde zugleich mit der Mastektomie auch ein Teil des M. pectoralis entfernt.

Soviel erst einmal zum ersten Schritt der Beurteilung einer Thoraxaufnahme, nämlich dem systematischen Überblick über die Knochen und Weichteilgewebe. Nun sind Sie sicherlich bereit, hinter die Knochen zu schauen und sich die Schatten der Lunge selbst anzusehen.

Beurteilungsprobleme

Abb. 4-19 *(Unbekannte 4-4)*
Dieser Patient war asymptomatisch. Ist es eine normale Thoraxaufnahme?

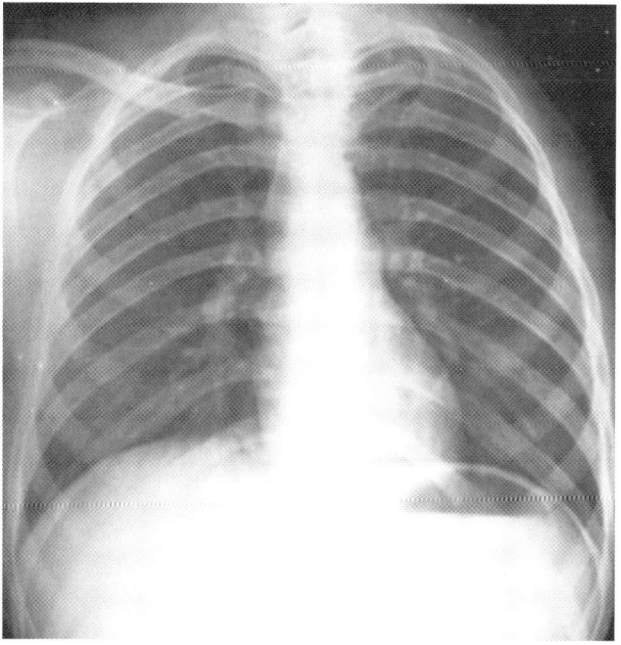

Abb. 4-19 *(Unbekannte 4-4)*

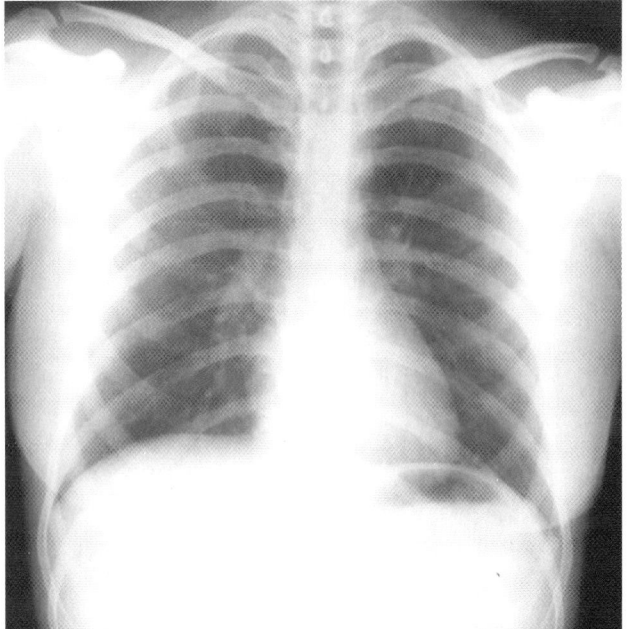

Abb. 4-20 *(Unbekannte 4-5)*

Abb. 4-20 bis 4-22 A *(Unbekannte 4-5 bis 4-7)*
Vergleichen Sie die Knochen- und Weichteilstrukturen auf den Aufnahmen dieser drei asymptomatischen Frauen. Wie erklären Sie sich die Unterschiede?

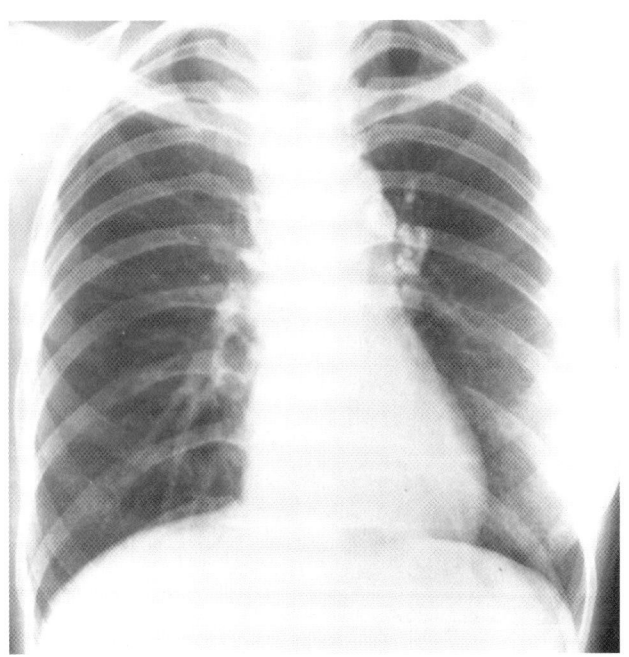

Abb. 4-21 *(Unbekannte 4-6)*

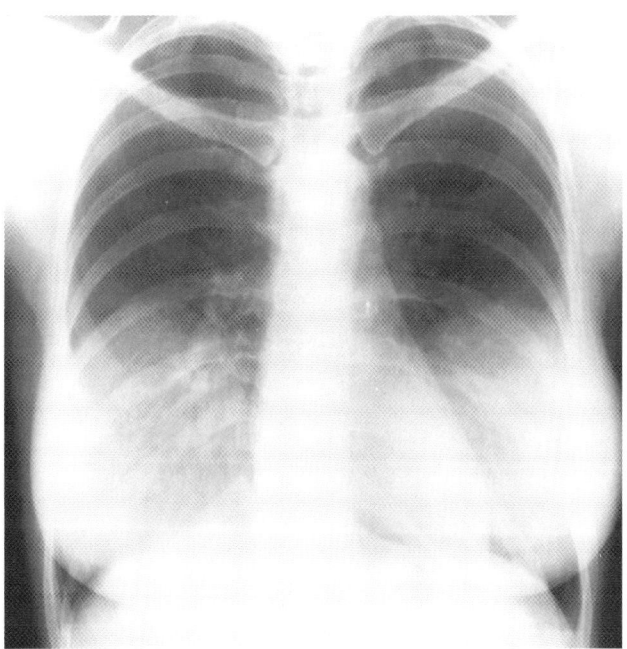

Abb. 4-22A *(Unbekannte 4-7)*

5 Die Lunge

Die normale Lunge

Schauen Sie nun, nachdem Sie all die ablenkenden Schatten von Rippen und Weichteilen kennengelernt haben, auf die Teile des Röntgenbildes, die der Lunge selbst zugehörig sind. Aufgrund ihres Luftgehaltes ist die normal entfaltete Lunge – wie schon gesagt – weitgehend röntgendurchlässig. Trotzdem sehen Sie in **Abb. 5-1** Hinweise auf sich verzweigende, linienförmige graue Schatten. Wodurch genau entstehen sie? Sie können es selbst herausfinden. Bedenken Sie zuerst, daß logischerweise jede Struktur höherer Röntgendichte, die inmitten einer röntgendurchlässi-

gen Struktur (wie etwa der Lunge) aufgespannt ist, einen Teil der Röntgenstrahlen absorbiert und somit einen grauen Schatten auf den Film wirft, da im entsprechenden Bereich des Filmes weniger Silber präzipitiert.

Wenn diese Struktur kugelförmig und einheitlich zusammengesetzt ist, verursacht sie einen runden Schatten. Ist die Oberfläche einer Masse jedoch knotig und unregelmäßig, wird auch ein knotiger Röntgenschatten zu sehen sein, wie in **Abb. 5-2** dargestellt. Wenn nun die in einem lufthaltigen Raum aufgespannte, dichte Struktur zylindrisch ist, wie etwa ein blutgefülltes Gefäß, das durch das Lungengewebe zieht, so entsteht ein sich zur Peripherie hin verjüngender, linienförmiger grauer Schatten; und

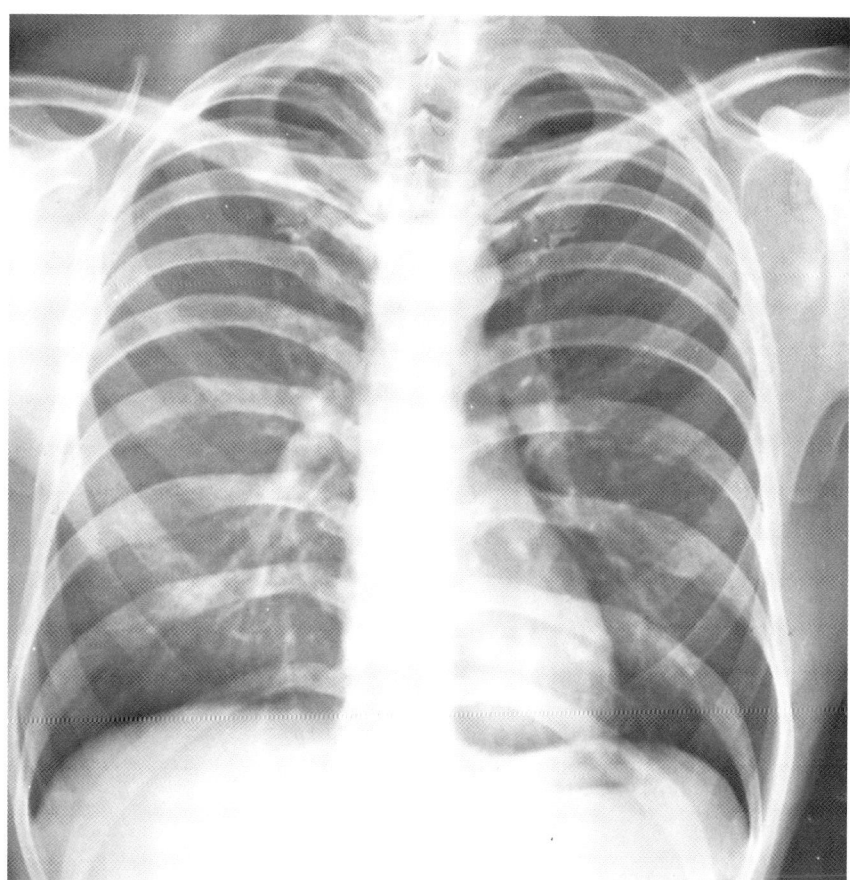

Abb. 5-1. Normale Thoraxaufnahme

wenn sich das Gefäß verzweigt, so verzweigt sich natürlich auch der Röntgenschatten.

Liegt ein durch die Lunge ziehendes Gefäß weitgehend parallel zum Film (und somit rechtwinklig zum Röntgenstrahl), so werden sowohl seine Verzweigungen als auch seine Verjüngung zur Peripherie hin genau auf der p.a. Aufnahme wiedergegeben. Läuft das Gefäß aber in annähernd sagittaler Richtung durch das Lungengewebe und somit in fast gleicher Richtung wie das Strahlenbündel, absorbiert es mehr Strahlen. Sein Schatten erscheint also als ein dichter, runder Fleck. Wir haben hier eine Analogie zu dem seitlich getroffenen Rosenblatt im ersten Kapitel. Sie können solche orthogonal getroffenen Blutgefäße in Abb. 5-1 oder in jeder anderen Thoraxaufnahme finden.

Es ist ebenfalls logisch, daß die „normale Lungenzeichnung", wie der Radiologe diese linearen Schatten nennt, tatsächlich Gefäße und nicht Bronchien und Bronchiolen sind. Der luftgefüllte und dünnwandige Bronchialbaum verursacht normalerweise nur eine geringe oder gar keine Schattenbildung. Somit kann man sich die normale Lungenzeichnung als ausschließlich vaskulär vorstellen. Der Tracheobronchialbaum kann natürlich auch sichtbar gemacht werden, indem man eine relativ gut verträgliche röntgendichte Flüssigkeit über einen Trachealkatheter in das Bronchialsystem des lebenden Patienten instilliert, wobei das Kontrastmittel später abgehustet oder absorbiert wird. Eine derartige Untersuchung wird **Bronchographie** genannt. Die Anwendung erfolgt möglichst unter Lokalanästhesie der Luftwege, um den Hustenreiz zu unterbinden. Sie wird heutzutage nur noch selten durchgeführt, meist nur noch, um das Ausmaß von Bronchiektasen zu untersuchen.

Weit weniger beeindruckende, aber nichtsdestoweniger wichtige Informationen erhält man aus jeder einfachen p.a. Thoraxaufnahme, indem man sich die Gefäßschatten der Lunge, die nur durch das in ihnen enthaltene Blut zur Darstellung kommen, genauer ansieht. Überzeugen Sie sich zuerst, daß die größten Gefäße am Lungenhilus – so wie Sie es erwarten würden – auch die breitesten und dichtesten Schatten verursachen. Dieses medusenkopfähnliche Wirrwarr aus Arterien und Venen zu beiden Seiten des Herzschattens wird vom Radiologen in seinen Berichten **Hilus** oder Lungenwurzel genannt. Die Gefäße des rechten Hilus erscheinen ausgeprägter als die des linken, ein Phänomen, das aber lediglich dadurch zustande kommt, daß ein Teil des linken Hilus von dem überwiegend linksseitig gelegenen Herzschatten überlagert wird. Von der Mitte der Wirbelsäule aus gemessen sind die Lungengefäße weitgehend symmetrisch, mit Ausnahme der etwas höher abgehenden linken Pulmonalarterie, die auf dem linken Hauptbronchus reitet **(Abb. 5-7)**. Aus diesem Grund steht der linke Hilus auf jeder normalen Thoraxaufnahme etwas höher als der rechte.

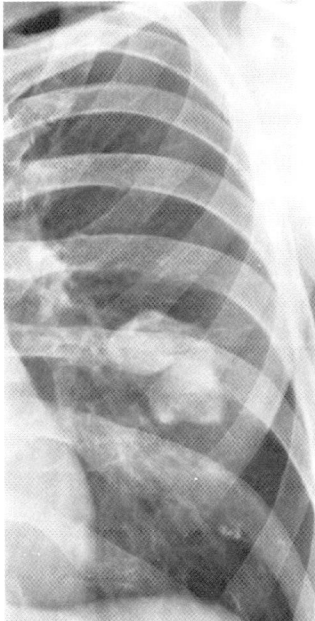

Abb. 5-2. Die solide Raumforderung in der lufthaltigen Lunge hat eine knotige Begrenzung.

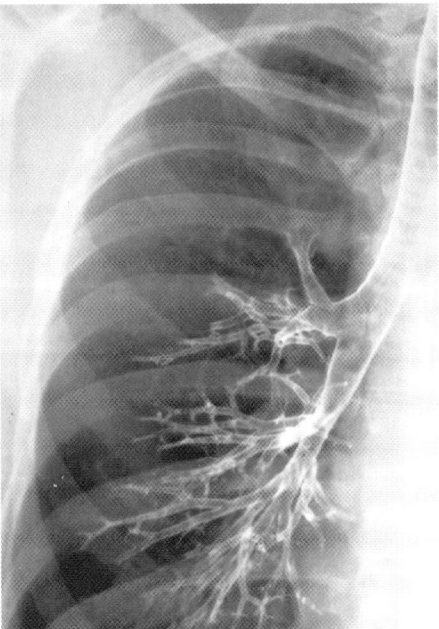

Abb. 5-3 A. Hier ist der Tracheobronchialbaum von einer dünnen Kontrastmittelschicht überzogen; es handelt sich um eine Bronchographie. Die blutgefüllten Gefäße sind nur ganz schwach zu erkennen.

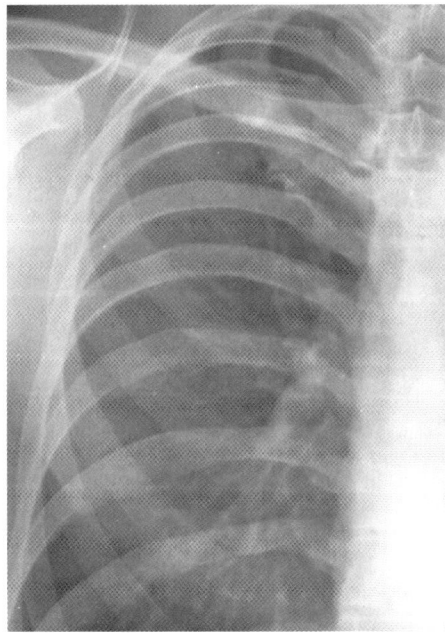

Abb. 5-3 B. Thoraxröntgenaufnahme in Standardtechnik. Beachten Sie, daß man die Luft nur in der Trachea, nicht aber im Rest des Tracheobronchialbaums sehen kann. Achten Sie auch auf die nur zart erkennbaren Gefäßschatten.

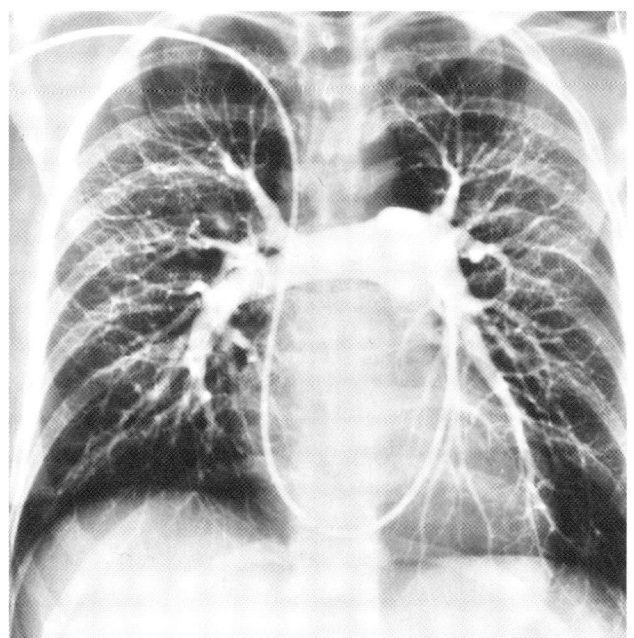 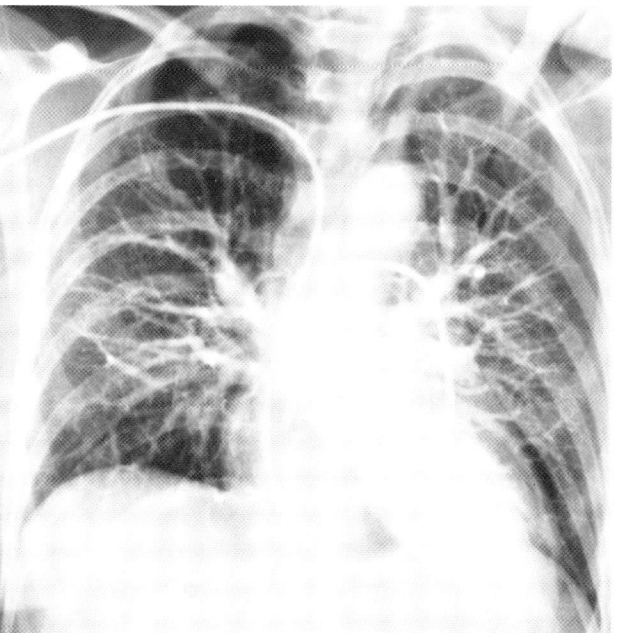

Abb. 5-4 und **Abb. 5-5.** Im Rahmen einer Pulmonalisangiographie kann man die Lungengefäße sehr kontrastreich darstellen, so daß sie wesentlich deutlicher abzugrenzen sind, als dies auf einer gewöhnlichen Thoraxröntgenaufnahme der Fall ist. Um die Pulmonalarterien und -venen darzustellen, wird ein röntgendichtes Kontrastmittel über einen in eine Pulmonalarterie vorgeschobenen Katheter injiziert und gleichzeitig eine Serie von Röntgenbildern in schneller Folge mit einem Bildwandler aufgenommen.

Abbildung 5-4 (links) wurde während der frühen Injektionsphase aufgenommen und zeigt die kontrastierten Pulmonalarterien. **Abbildung 5-5** (rechts) wurde einige Sekunden später aufgenommen; sie zeigt die Kontrastierung der Pulmonalvenen, des linken Vorhofs, des linken Ventrikels und der Aorta. Beachten Sie, daß sich die Einmündungsstelle der Pulmonalvenen in den linken Vorhof unterhalb des Niveaus befindet, auf dem die Pulmonalarterien das Mediastinum verlassen.

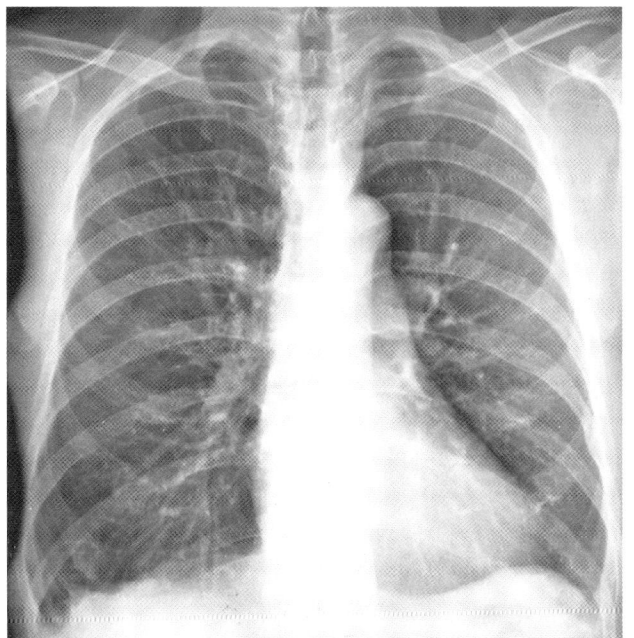 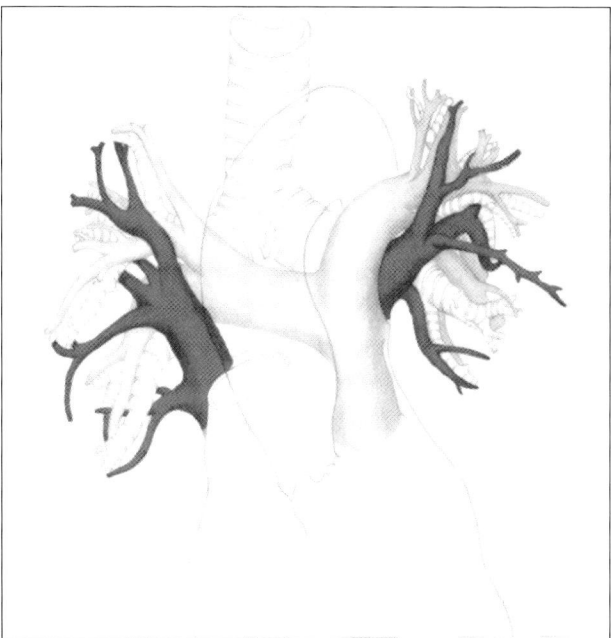

Abb. 5-6. Normale Thoraxaufnahme. Beachten Sie, wie schwierig es ist, eine sichere Unterscheidung zwischen Arterien und Venen anhand dieser „Leeraufnahme" ohne Kontrastmittelgabe zu treffen.

Abb. 5-7. Die anatomische Zusammensetzung des Hilus. Die Aorta wurde transparent dargestellt. Der Tracheobronchialbaum wird durch die Knorpelspangen angedeutet. Die Arterien sind hell und die Venen dunkel dargestellt.

Veränderungen des pulmonalen Gefäßsystems

Vergleichen Sie die normalen Hili in **Abb. 5-1** mit einigen abnormen Hilusschatten. Die Lungenwurzel kann z.B. durch Erweiterung ihrer **Venen** vergrößert sein, also bei allen Ursachen, die zu einer Behinderung des Rückstromes von oxygeniertem Blut aus den Lungen zum linken Herzen führen. Eine dieser Ursachen ist das akute Linksherzversagen nach einem Myokardinfarkt. Eine weitere Ursache, wenn auch chronischer Natur, kann z.B. die Mitralstenose bei rheumatischen Herzerkrankungen sein, bei der eine Einengung der Mitralklappe zu einem Rückstau in die Pulmonalvenen führt. **Abbildung 5-8** zeigt das Bild der Hili bei leichter Mitralstenose. Beachten Sie die Vergrößerung der Lungenwurzel und der im Vergleich zu den dünnen und geraden Lungengefäßen in Abb. 5-1 offensichtlich dicken und teilweise vermehrt geschlängelten Pulmonalgefäße.

Mit der Erweiterung der **Lungenarterien** des Hilus werden Sie auch vertraut werden, und zwar bei denjenigen kongenitalen Herzfehlern, bei denen eine Öffnung im Septum den Rückstrom von Blut aus der linken in die rechte Herzkammer und damit in den kleinen Kreislauf erlaubt und dadurch zu einer Überlastung des rechten Herzens und der Pulmonalarterien führt. Auch ein offe-

ner Ductus arteriosus Botalli mit direktem Blutfluß aus der Aorta in die Pulmonalarterie sowie Vorhofseptumdefekte führen zu einem vergleichbaren Bild. **Abbildung 5-9** zeigt ein Beispiel mit deutlicher arterieller Erweiterung der Hili bei einem derartigen angeborenen Herzfehler. Es kommt nicht selten vor, daß sowohl eine Erweiterung der Lungenvenen als auch der Lungenarterien vorliegt, und Sie werden nicht immer in der Lage sein, aus der Thoraxaufnahme abzuleiten, welche Gefäße überwiegend beteiligt sind. Bei der Beurteilung des Lungenhilus von einem Patienten, dessen Aufnahme Sie das erste Mal sehen, werden Sie zunächst lediglich entscheiden müssen, ob Sie erweiterte Gefäße oder solche mit normalem Kaliber finden. Die Gefäßstämme des Hilus verzweigen und verjüngen sich normalerweise in der Lunge in alle Richtungen. Weit in der Lungenperipherie, also nahe der Thoraxwand, sind sie in der Regel so fein, daß Sie sie nicht mehr sehen können. Wenn Sie sich einmal einen Lungenflügel ansehen und dabei zuerst die laterale Hälfte und dann die mediale Hälfte abdecken, so werden Sie über die stark verringerte Zahl von Gefäßen im lateralen Lungenanteil erstaunt sein.

Jedoch wird Sie dies nicht überraschen, wenn Sie sich wieder vergegenwärtigen, daß die Lunge medial am Rande zum Mediastinum sehr viel dicker ist als lateral thoraxwandnah und daß sich natürlich im Bereich der medialen Lungenhälfte auf dem Röntgenbild sehr viel mehr

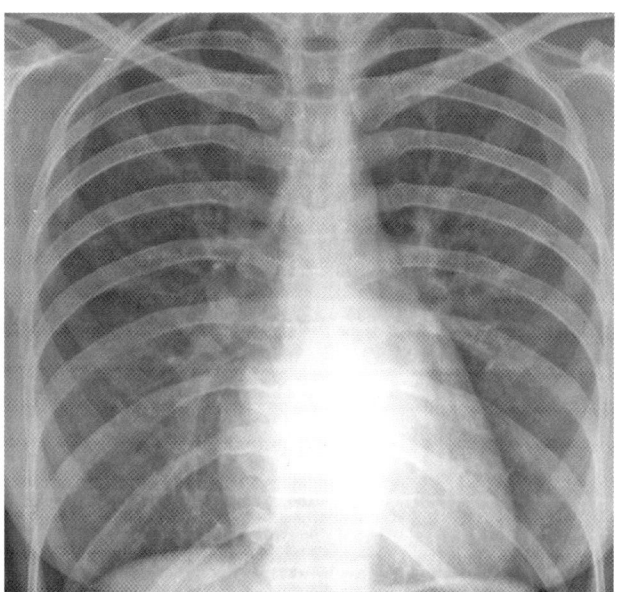

Abb. 5-8. Deutlich verbreiterte Hilusschatten bei Mitralstenose. Achten Sie auf die Oberlappengefäße, die bei Mitralvitien erweitert sind. Vergleichen Sie dieses Bild mit Abb. 5-1.

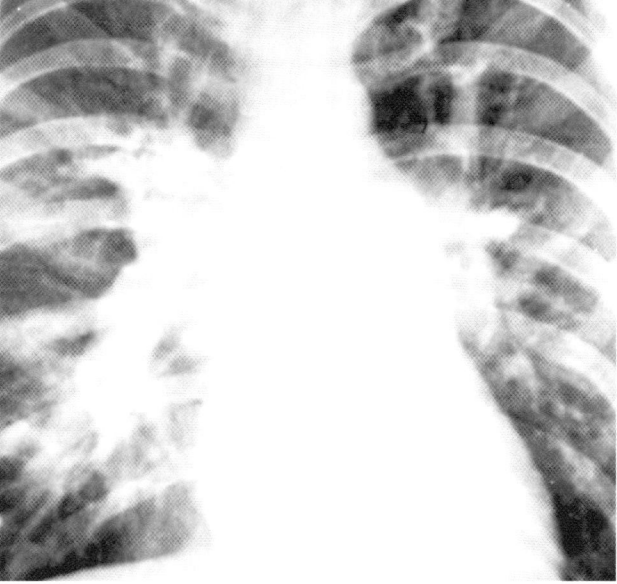

Abb. 5-9. Massive Hilusvergrößerung, überwiegend durch dilatierte Pulmonalarterien bei einem Patienten mit Vorhofseptumdefekt. Zu der normalen, über die Vena cava in den rechten Vorhof zurückfließende Blutmenge kommt noch zusätzlich durch den Defekt Blut aus dem linken Atrium (Shuntvolumen) hinzu. Dies führt zu einer Rezirkulation von Blut durch die Lungen mit Überladung des Lungenkreislaufs.

Gefäße überlagern. Wenn Sie in gleicher Weise einen Lungenflügel in eine obere und eine untere Hälfte unterteilen, so sehen Sie sofort, daß in der unteren Lungenhälfte sehr viel mehr sich verzweigende Gefäßstrukturen zu finden sind als in der oberen Hälfte. Auch dieses Phänomen ist von der Dicke der Lunge abhängig. Um sich den Gefäßbaum innerhalb der Lunge räumlich vorzustellen, muß man sich einfach die pyramidenartige Form der Lungen mit ihrer breiten Basis im Bereich des Zwerchfells und ihrer Spitze unter dem Bogen der ersten Rippe vor Augen halten.

Von Zeit zu Zeit wird Sie der parakardiale (herznahe) Anteil der unteren rechte Lunge (der rechte phrenikokardiale Winkel) stören. Hier überlappen sich in der p.a. Aufnahme viele Gefäßstämme, da sich die des vorne liegenden Mittellappens mit denen des hinten liegenden Unterlappens überlagern. Man könnte daher leicht annehmen, daß in dieser Region eine Verdichtung vorliegt, die tatsächlich gar nicht vorhanden ist. Sie können sich selbst einmal davon überzeugen, indem Sie sich die Aufnahmen dieser und der vorhergehenden Seiten anschauen und Ihr Augenmerk auf den Teil der rechten Lunge richten, der direkt über dem Zwerchfell und unmittelbar rechts vom Herzschatten liegt. Achten Sie bitte darauf, daß selbst auf einer normalen Aufnahme (s. Abb. 5-1) diese Region von sehr viel mehr Gefäßen durchzogen wird, als Sie zunächst erwarten würden. Ein Teil dieser Schwierigkeit entsteht durch einen visuellen Trick Ihres Auges. Wahrscheinlich vergleichen Sie die Lunge zu beiden Seiten des Herzens. Aber aufgrund der Form des Herzens ist das Lungengewebe in direkter Nachbarschaft des linken Herzrandes gar nicht vergleichbar mit der problematischen Region auf der rechten Seite, die wir besprochen haben. Sie können das ganz einfach überprüfen, indem Sie die Abstände von der Mittellinie messen: Der wirklich vergleichbare Anteil der linken Lunge liegt näher an der Mittellinie und wird durch den Herzschatten verdeckt. In **Abb. 5-10** und **Abb. 5-11** sehen Sie normale und anomale phrenikokardiale Winkel zum Vergleich.

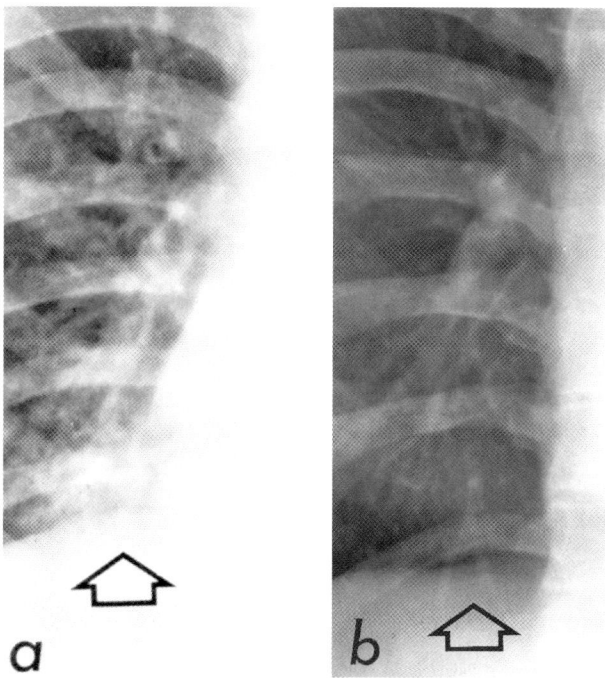

Abb. 5-10. Der rechte kardiophrenische Winkel, ein aufgrund der großen Zahl überlagernder Gefäße oft schwierig zu beurteilender Lungenbereich. In **a** zeigt sich diese Region unscharf verdichtet, während sie normalerweise transparent erscheint (**b**). Der Patient in **a** hatte eine Pneumonie.

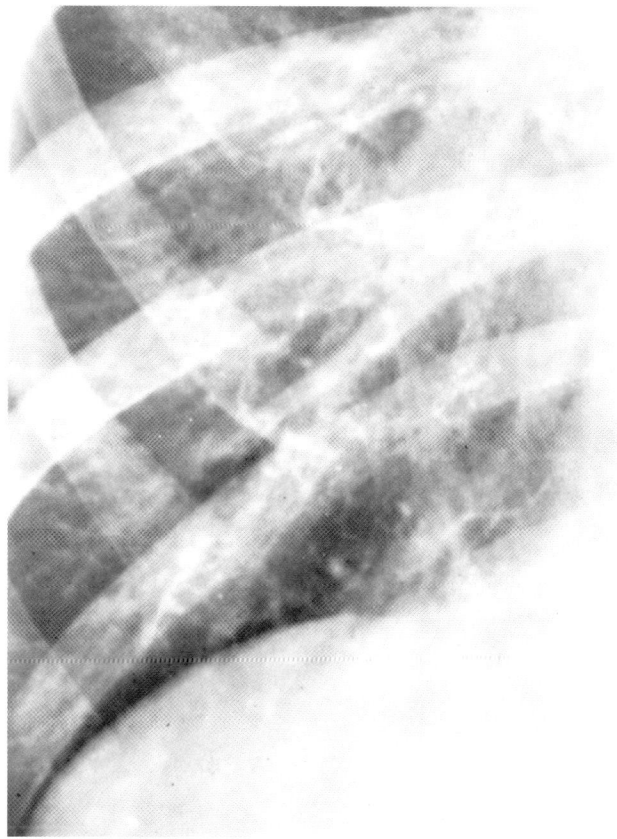

Abb. 5-11. Der kardiophrenische Winkel und das rechte Lungenunterfeld bei einer leichten Herzinsuffizienz. Die Schatten der erweiterten Hilusvenen, die sich mit den Arterienschatten überlagern, führen zu einem unscharf verdichteten Bild des Hilus und des Lungenunterfeldes. Beachten Sie die Kerley-B-Linien – dies sind horizontal verlaufende, lateral erkennbare, streifen- oder perlschnurartige Verdichtungen, die erweiterten Lymphgefäßen oder verdickten interlobulären Septen entsprechen, in denen die Lymphgefäße verlaufen.

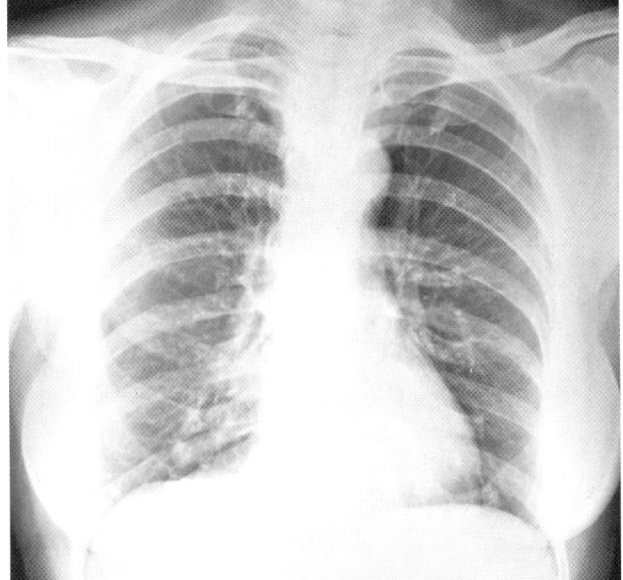

Abb. 5-12

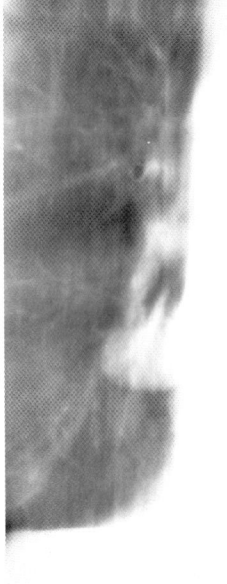

Abb. 5-13

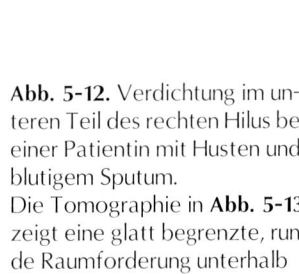

Abb. 5-12. Verdichtung im unteren Teil des rechten Hilus bei einer Patientin mit Husten und blutigem Sputum.
Die Tomographie in **Abb. 5-13** zeigt eine glatt begrenzte, runde Raumforderung unterhalb einer eindeutig normalen rechten Pulmonalarterie. Bei der Operation fand sich ein gutartiger Tumor.

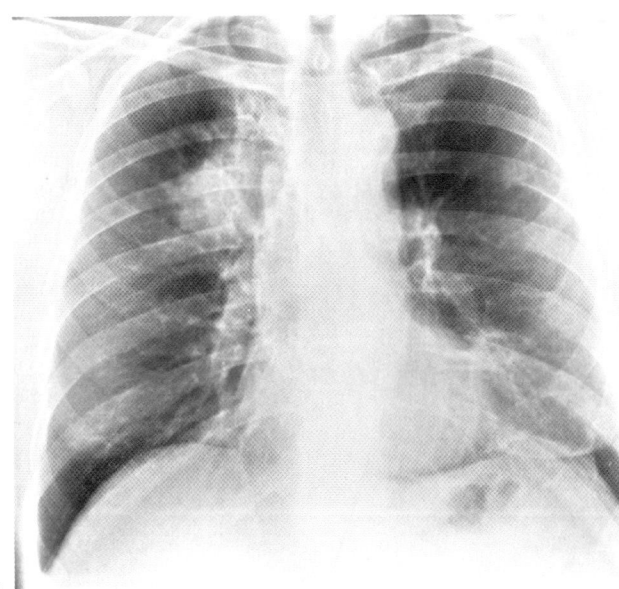

A

Abb. 5-14 A–C. Ein Patient mit Husten und blutigem Auswurf (Hämoptysen)
A. Die p.a. Thoraxaufnahme zeigt eine Raumforderung am Oberrand des rechten Hilus.
B. Das Lungenfenster das CT-Bildes in Höhe der Karina zeigt eine dorsal gelegene Raumforderung, die zum Hilus zieht.
C. Das Weichteilfenster des gleichen Bildes zeigt eine Raumforderung und die vergrößerten präkarinalen Lymphknoten im Mediastinum *(Pfeile)*. Es stellte sich ein Bronchialkarzinom mit mediastinalen Lymphknotenmetastasen heraus.

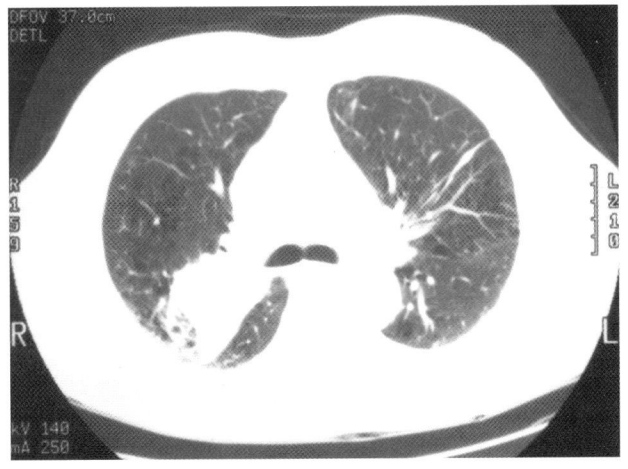

B   C

Häufig ist die Vergrößerung des Hilus nicht vaskulärer Natur. Es gibt zahlreiche **Lymphknoten** in der Region des Hilus und des Mediastinums, die zwischen den kräftigen Gefäßschatten verteilt und normalerweise so klein sind, daß sie nicht dargestellt werden. Sie können allerdings, entweder einzeln oder gruppenförmig, vergrößert sein und dadurch sichtbar werden. Dies kann beispielsweise im Rahmen einer Reaktion auf einen entzündlichen Prozeß der Lungen geschehen oder aber durch einen primären oder sekundären Tumorbefall. Sie können dann als überlappende runde Schatten oder, wenn sie miteinander verbacken sind, als ein konfluierender Schatten erscheinen.

Primäre Tumoren, die in der Nähe des Hilus auftreten, sind häufig. Wenn Sie sich die Lungenwurzel auf einem Röntgenbild räumlich vorstellen, werden Sie auch bemerken, daß Tumoren des peripheren Lungengewebes, die vor oder hinter dem Hilus gelegen sind, zu Verschattungen führen, die sich auf den Hilusschatten projizieren. Die **Abbildungen 5-12** und **5-14** zeigen Beispiele eines derartigen Problems. In **Abb. 5-12** liegt der Tumor direkt unterhalb des rechten Hilus, in **Abb. 5-14** liegt er entweder davor oder dahinter, in jedem Fall jedoch überlagert von einer reellen Hilusvergrößerung durch **tumorbefallene Lymphknoten**. Verschiedene Spezialuntersuchungen können nun dazu beitragen, die Natur solcher Raumforderungen abzuklären. Dabei sind Tomogramme ausgesprochen nützlich; Sie sollten sich die in den hier verwendeten Abbildungen gezeigten Tomogramme als Röntgenbilder einer koronaren Schicht durch die Hilusregion vorstellen. Die Computertomographie, die Ihnen ein transversales Schichtbild liefert, kann Ihnen zeigen, ob eine solche Raumforderung vor oder hinter dem Hilus liegt.

Tumorbedingte Hilusvergrößerungen sind oft rundlicher und glatter begrenzt und finden sich häufiger unilateral. Raumforderungen, die aus einer Gruppe von vergrößerten Lymphknoten bestehen, sehen – wie Sie feststellen werden – eher wie das Röntgenbild von Trauben aus und zeigen mehrere überlappende, rundliche Schatten. Vaskuläre Hilusvergrößerungen hingegen verjüngen sich zur Lunge hin und kommen fast ausschließlich bilateral vor. Natürlich werden Sie auch Ausnahmen kennenlernen, aber diese hier angegebenen groben Verallgemeinerungen geben Ihnen zunächst einmal eine brauchbare Arbeitsgrundlage an die Hand. Mit Hilfe eines kontrastverstärkten CT können Hilusverbreiterungen, die durch Tumoren oder Lymphknoten hervorgerufen werden, von vaskulär bedingten Hilusverbreiterungen unterschieden werden.

Grenzen und Fehlermöglichkeiten

Denken Sie schließlich auch daran, daß gelegentlich ein ganz unschuldig aussehender Hilus tatsächlich gar nicht normal ist und daß sich zwischen seinen Gefäßschatten

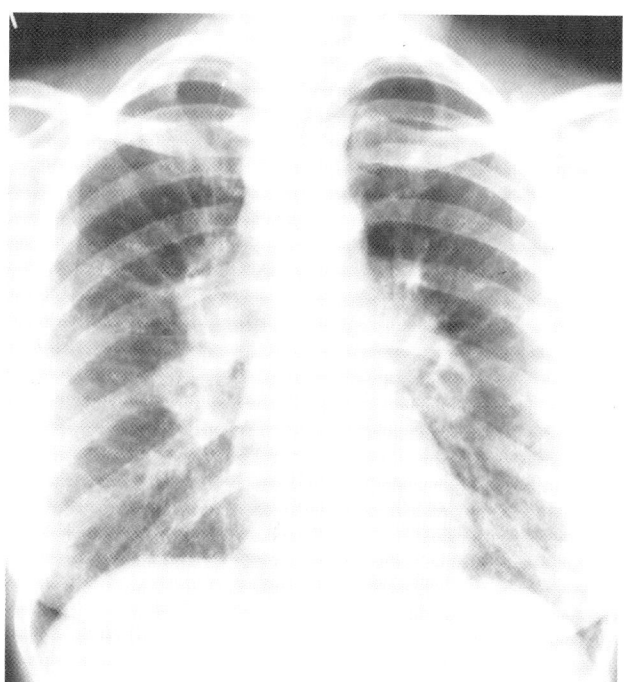

Abb. 5-15. Beidseitige Hiluslymphknotenvergrößerungen bei einem Patienten mit Sarkoidose

ein tumorbefallener Lymphknoten verbergen kann, der noch nicht groß genug ist, um auf dem Röntgenbild gesehen zu werden. Retrospektive Auswertungen von Thoraxaufnahmen einer großen Patientengruppe mit im CT nachgewiesenen tumorbefallenen Hiluslymphknoten erbrachten eine nicht unerhebliche Zahl völlig normal aussehender Hilusschatten. Der Radiologe kann an dieser Tatsache nichts ändern, außer im Befund zu schreiben, daß bei Ihrem Patienten auf der Thoraxaufnahme normale Hilusschatten zu sehen sind. Jedoch müssen sowohl er als auch Sie sich immer darüber im klaren sein, daß in der Regel auch das Vorhandensein normal großer, aber tumorbefallener Lymphknoten eine andere Behandlung des Patienten zur Folge haben würde.

Auch die Grenzen anderer Untersuchungsmethoden lernen Sie ständig in Ihrer Ausbildung kennen, und Sie sollen sich darüber im klaren sein, daß die röntgenologische Untersuchung neben ihrem großen Nutzen auch ein paar Einschränkungen aufweist, selbst in den Händen eines sehr erfahrenen Beurteilers. Wenn der Radiologe Ihnen helfen kann, ein bestimmtes Problem zu lösen, so wird er dies tun.

Wenn der Radiologe aber weiß, daß er Ihnen nicht helfen kann oder daß ein negativer Befundbericht leicht als eine ungerechtfertigte „Gesundsprechung" der zu untersuchenden Struktur mißinterpretiert werden kann, dann ist es seine Pflicht, davor zu warnen und eventuell andere Untersuchungen vorzuschlagen, die zusätzliche Informationen geben können.

Heutzutage wird er beispielsweise bei einem Patienten mit Lungenkarzinom ein CT vorschlagen, um zu klären, ob vergrößerte mediastinale Lymphknoten vorhanden sind. Es geht hier um ein Problem, bei dem von Ihnen gefordert wird, daß Sie sich nicht allein auf den geschriebenen Befund stützen, sondern auch die Besprechung mit dem Radiologen suchen, während Sie sich die Bilder ansehen oder demonstrieren lassen. Ohne ausreichende klinische Informationen kann der Radiologe wirklich nicht den vorrangigen Interessen des Patienten dienen und Ihnen keinen Befund anbieten, der die Schwierigkeiten bei einem bestimmten Patienten mit seinen speziellen Symptomen voll mit einbezieht und ihnen gerecht wird.

Die pulmonale Mikrozirkulation

In Abb. 5-4 und Abb. 5-5 haben Sie das gesamte pulmonalarterielle und -venöse System durch die Angiographie kennengelernt. Wenn man nun einen pulmonalarteriell liegenden Katheter mit seiner Spitze weiter in die Lungenperipherie vorschiebt, kann man die Mikrozirkulation besser sichtbar machen. Die folgenden Abbildungen zeigen sowohl eine normale Durchblutung mit dem injizierten Kontrastmittel als auch drei abnorme arterielle Bilder. Die abnormen Bilder zeigen schwere Veränderungen in den terminalen arteriellen Ästen. In **Abb. 5-17** sehen Sie das Bild des pulmonalarteriellen Hochdrucks mit Verschluß multipler kleiner terminaler Arterienäste, was zum Bild des „beschnittenen Baumes" führt. Im Gegensatz dazu sehen Sie in **Abb. 5-18** eine Gefäßvermehrung bei einem Patienten mit einem Links-rechts-Shunt des Herzens und einer im Vergleich zum normalen Angiogramm deutlichen Erweiterung aller terminaler Gefäßäste. Dies ist die Folge des erhöhten Blutvolumens, das durch die Lunge fließt. Sie hätten diese Veränderungen aus Ihrer Kenntnis von Pathologie und Physiologie bereits voraussagen können, genauso wie Sie voraussagen können, daß die Thoraxaufnahme des Patienten in **Abb. 5-17** eine geringere Lungengefäßzeichnung als normal und der Patient in **Abb. 5-18** eine deutlich erhöhte Lungengefäßzeichnung aufweist. In **Abb. 5-19** erkennen Sie multiple kleine Lungenembolien, die die terminalen Arterien einengen oder verschließen.

Veränderungen der pulmonalen Mikrozirkulation

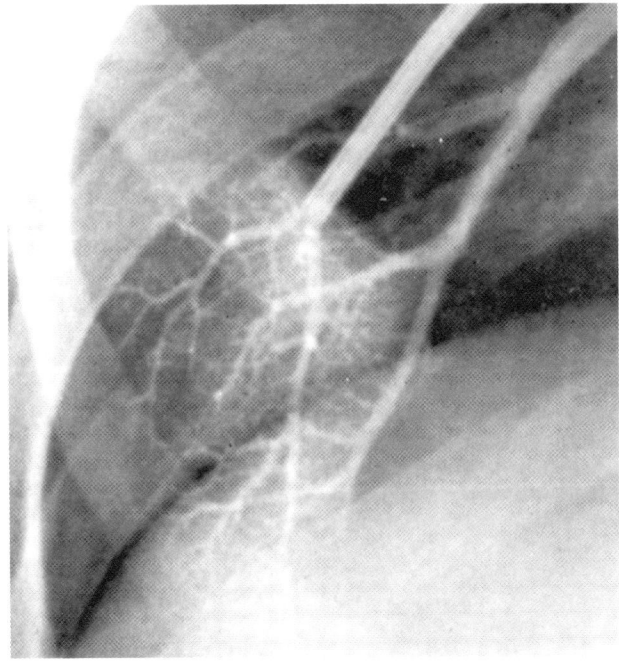

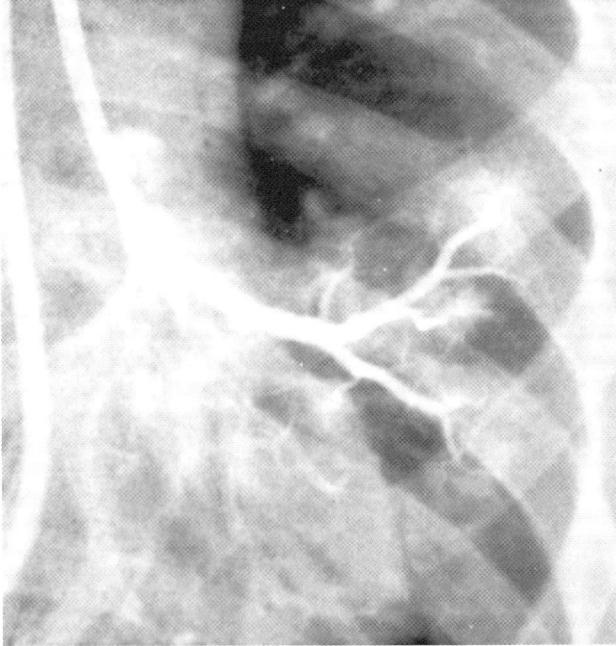

Abb. 5-16. Normale Segmentangiographie mit Darstellung des pulmonalen Kapillarbettes

Abb. 5-17. Ein Patient mit pulmonalarterieller Hypertonie. Aufgrund der Verengung der kleinen Endarterien und der spärlichen Verästelung wurde aus dem angiographischen Bild der Begriff des „beschnittenen Baumes" abgeleitet. Der pulmonale Blutfluß ist um ca. 50 % reduziert.

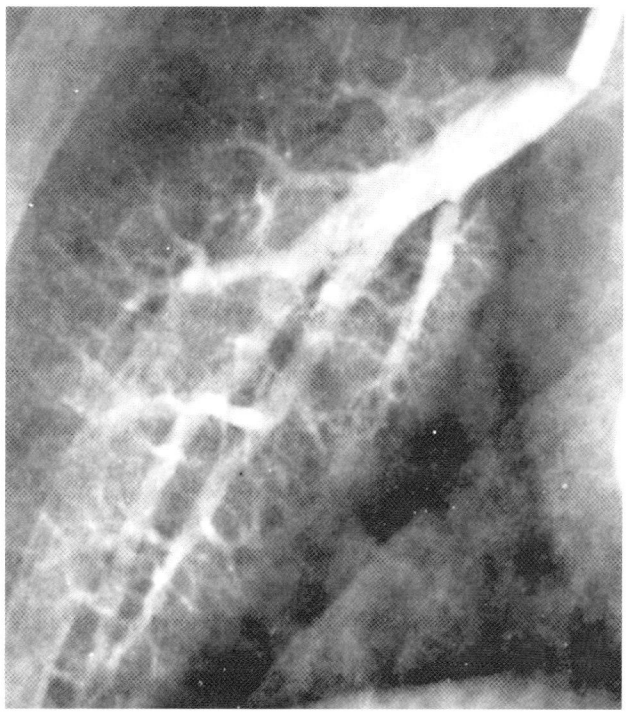 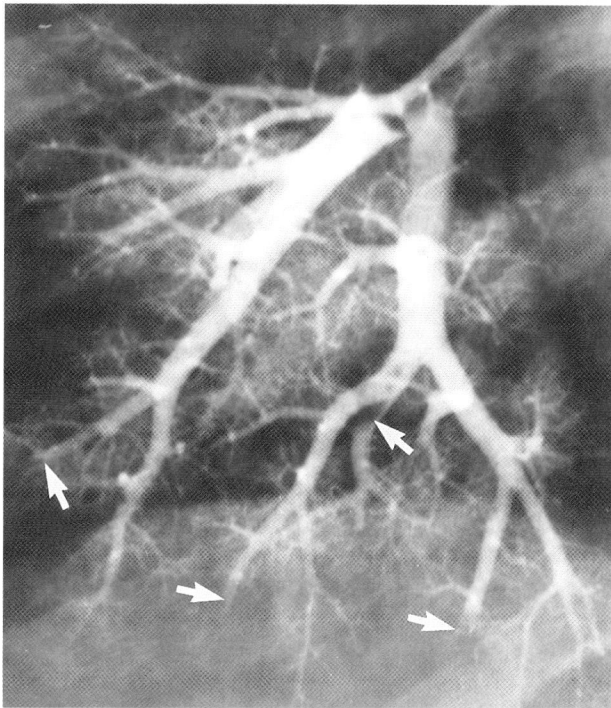

Abb. 5-18. Segmentangiographie bei einem Patienten mit Vorhofseptumdefekt und einem so ausgeprägten Links-rechts-Shunt, daß der pulmonale Blutfluß auf 470 % des systemischen Blutflusses angestiegen war.

Abb. 5-19. Das Pulmonalisangiogramm in Ballonverschlußtechnik zeigt im Bereich der Lungenbasis multiple kleine Embolien als intraluminale Füllungsdefekte oder scharfe Gefäßabbrüche *(Pfeile)*.

Solitäre und disseminierte Prozesse der Lunge

Stellen Sie sich nun einmal den alveolären Anteil der Lunge wie eine konische Manschette vor, die drei Seiten des Hilus ummantelt. Bisher haben Sie die periphere Lunge nur im normalen Zustand gesehen, in dem sie auf der p.a. Aufnahme in ihrem lateralen Drittel vollständig strahlentransparent erscheint, da sie in diesem Bereich nicht durch größere Gefäßstämme überlagert wird. Aber welche Verschattungen würden dann dazukommen, wenn zwar der Gefäßbaum normal, aber der alveoläre Lungenanteil mit winzigen Knötchen, pneumonischen Flecken oder kleinen kollaptischen Arealen überstreut wäre? Was wäre, wenn die Lunge von Narbengewebe alter Infektionen durchsetzt oder mit interstitieller Flüssigkeit durchtränkt wäre?

Schauen Sie sich kurz die acht Lungen auf der nächsten Doppelseite an und kommen Sie dann wieder zurück zum Text. Sind normale Lungen dabei? Welche scheinen so weit verbreitete Lungenveränderungen zu haben, daß Sie sofort an einen generalisierten Krankheitsprozeß denken, der das gesamte Lungengewebe betrifft? Auf welcher Lungenaufnahme sind weniger als sechs isolierte Regionen mit Veränderungen zu sehen?

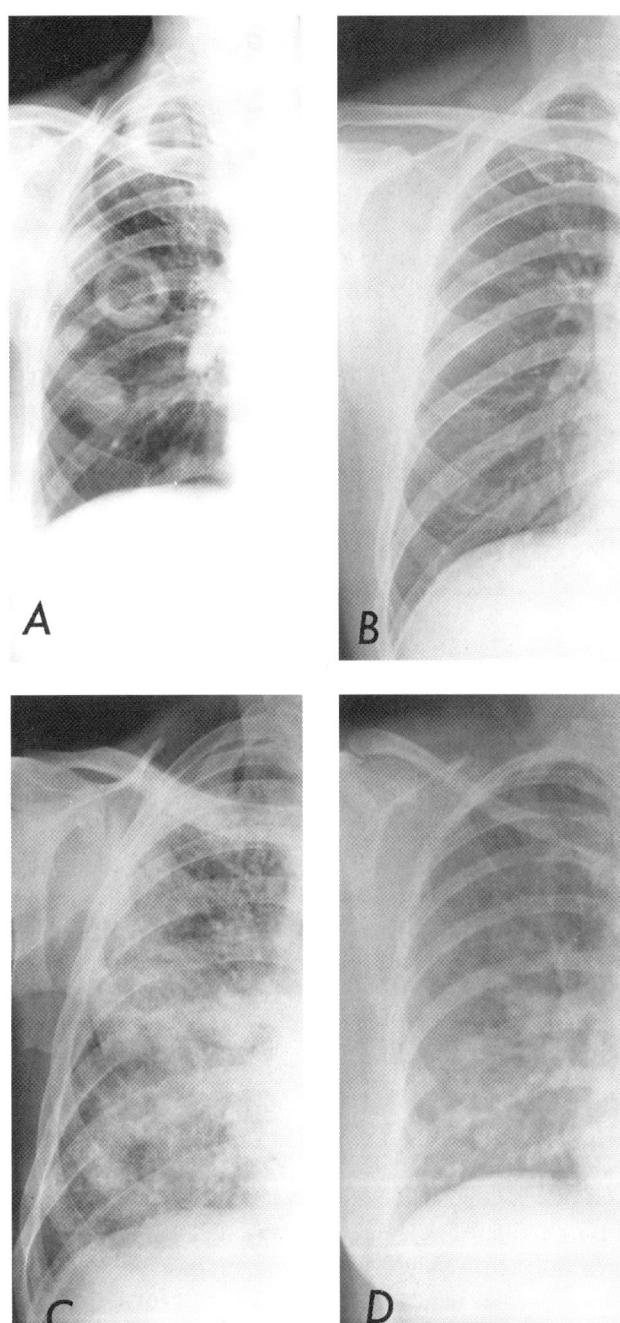

Abb. 5-20 siehe Text

kann Ihnen der Radiologe nicht unbedingt sagen, ob diese Schatten in der Lunge wachsenden Tumorknoten oder multiplen, teilweise einschmelzenden Abszessen entsprechen. Er kann Ihnen jedoch helfen, die Wahrscheinlichkeit der einen oder anderen Diagnose herauszuarbeiten, indem er die Anamnese und gegebenenfalls die Wachstumsgeschwindigkeit der Prozesse im zeitlichen Verlauf mit einbezieht.

Abbildung 5-20 B zeigt die rechte Lunge desselben Patienten wie in **Abb. 5-21 E**. Sie ist normal und kann zum Vergleich mit den anderen Lungen herangezogen werden.

Die **Abbildungen 5-20 C** und **D** zeigen beide unzählige Flecken erhöhter Dichte, die auf den Originalaufnahmen beide Lungen betrafen (**Abb. 5-21 G** ist die linke Hälfte von **Abb. 5-20 D**). Bedauerlicherweise verursachen viele Erkrankungen ein Bild, das diesen Aufnahmen ähnlich ist. Einige davon sind häufig, andere selten. Allein aus der Aufnahme, also ohne Kenntnis der Akuität der Erkrankung des Patienten, seiner beruflichen Tätigkeit oder sogar der klinischen Verdachtsdiagnose, kann man sich schlecht auf die wahrscheinlichste Diagnose festlegen. Man kann die pathologischen Verschattungen beschreiben – aber nicht mehr.

Wenn Sie aber zum Beispiel wissen, daß der Mann in **Abb. 5-20 C** im Rahmen seiner beruflichen Tätigkeit in einer Leuchtstoffröhrenfabrik Beryllium eingeatmet hat, dann können Sie sagen, daß seine Thoraxaufnahme Verschattungen zeigt, wie sie in autoptisch gesicherten Fällen von Berylliose gesehen werden, bei denen unzählige kleine Granulome und ein Netzwerk von Narbengewebe die Lungen durchziehen. Wenn Sie auf der anderen Seite wissen, daß die Frau in **Abb. 5-20 D** und **5-21 G** vor einigen Stunden halb ertrunken aus dem Wasser gezogen wurde, wird die Aufnahme verständlich, da ein solches Bild in derartigen Situationen häufig gesehen wird. Viele kleine, mit inhaliertem Wasser und Bronchialsekret gefüllte Lungenareale führen zu solch fleckigen Verdichtungen. Darüber hinaus entsteht durch den verzweifelten Überlebenskampf im Wasser häufig ein gewisses pulmonales Ödem mit Flüssigkeitsvermehrung um die kleinen Gefäße des Interstitiums herum; zusätzlich kann es auch zu heftigen Blutungen kommen.

Jede Thoraxaufnahme stellt nur einen Punkt auf der Verlaufskurve der Erkrankung eines Patienten dar. Änderungen von Aufnahme zu Aufnahme im Rahmen eines Tages, einer Woche oder auch eines Jahres können häufig das gesamte Spektrum der diagnostischen Wahrscheinlichkeiten gegenüber dem Ausgangsbefund ändern. Eventuell sind Sie sich immer noch nicht sicher, was der Patient wirklich hat, aber Sie können dann eine ganze Menge ausschließen. Zu wissen, daß der Mann in **Abb. 5-20 C** die dort sichtbaren Veränderungen schon einige

Sehen Sie sich nun die Aufnahmen nacheinander an. Auf **Abb. 5-20 A** erkennen Sie mehrere Rundschatten in einer sonst unauffälligen Lunge. Ihre Begrenzungen sind glatt und scharf, da sie auf allen Seiten von gut belüftetem Lungengewebe umgeben sind. Einer der Schatten erscheint an der Außenkontur rund und zeigt zentral eine dunklere Region, da er eine luftgefüllte Höhle aufweist (durch diesen Teil gelangen mehr Röntgenstrahlen als durch die tangential getroffene Wandung). Allein aus dem Bild

Monate vor Anfertigung dieser Aufnahme hatte und daß sein Lungenbild sich bis zu seinem Tode nicht wesentlich verändert hat, kann Ihren Verdacht, daß er an einer chronischen Lungenerkrankung leidet, wahrscheinlich im Zusammenhang mit seiner beruflichen Tätigkeit, sehr bekräftigen. Der halbertrunkenen Frau ging es nach einigen Tagen wieder besser; dies hätten Sie voraussagen können. **Abbildung 5-21 H** zeigt ihre linke Lunge 2 Tage nach der Aufnahme in **5-21 G**. Leicht erweiterte Gefäßschatten scheinen die einzig verbliebene Änderung zu sein.

Falls Sie in **Abb. 5-21 E** nichts Auffälliges finden konnten, sehen Sie sich bitte noch einmal den neunten Interkostalraum an. Dieser solitäre Rundschatten hat sich seit der vor einem Jahr angefertigten Thoraxaufnahme nicht verändert. Nach chirurgischer Entfernung stellte sich ein gutartiger Tumor heraus. In **Abb. 5-21 F** ist die gesamte Lunge mit kleinen Fleckschatten überzogen, deren Dichte zu Recht Verkalkungen vermuten läßt. Es sind ausgeheilte Narben einer früheren Infektion, die sich seit vielen Jahren nicht verändert haben. Es wurde einmal ausgerechnet, daß derartige Verschattungen mindestens 2 mm groß sein müssen, um auf Röntgenbildern sichtbar zu sein.

Parenchym- und interstitielle Erkrankungen

Zwei grundlegende Erkrankungsarten der Lungen weichen in ihrem röntgenologischen Erscheinungsbild stark voneinander ab. **Erkrankungen des Parenchyms** betreffen die Alveolen, die sich mit Flüssigkeit oder Exsudat füllen können und die Luft verdrängen. Die so gefüllten alveolären Regionen (egal ob groß und solitär oder multipel und im Verlauf einer Erkrankung konfluierend) erscheinen auf der Thoraxaufnahme röntgenundurchlässig, also dicht und weiß. Verschiedene Arten von Pneumonien zeigen ein Korrelat im Parenchym, was aber keinesfalls als pathognomonisches Bild einer Pneumonie angesehen werden kann, da auch viele andere Krankheitsprozesse dieses Bild verursachen können. Die **interstitielle Erkrankung** ist über Lungengewebe verteilt, welches ansonsten gut belüftet ist. Jeder interstitielle Prozeß führt letztendlich zu Streifen- oder Rundschatten, die klein oder groß sein können und das normale, radiär verlaufende Gefäßbild überlagern. Sie haben schon einige Beispiele interstitieller Lungenerkrankungen in diesem Kapitel gesehen (Abb. 5-20 und 5-21), im nächsten Kapitel werden Sie die Erkrankungen des Parenchyms gewissermaßen als Darstellung der Lungenanatomie kennenlernen.

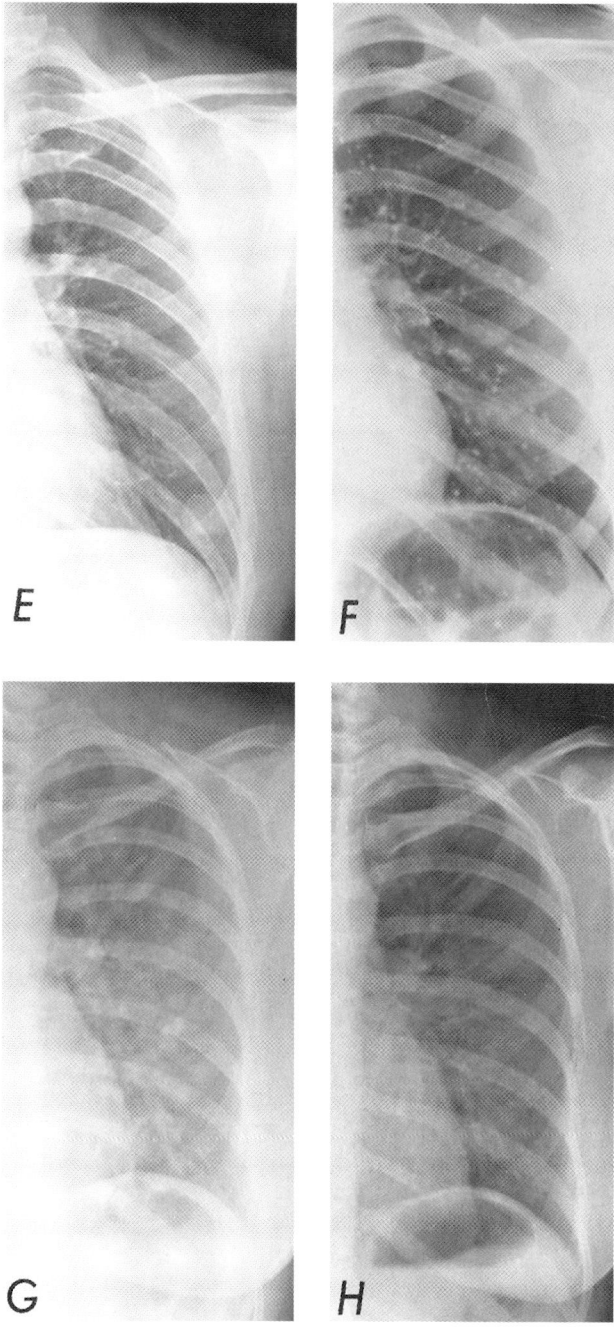

Abb. 5-21 siehe Text

Leider kann kein derartiger Prozeß unabhängig von den klinischen Angaben zum Patienten als ein pathognomonischer Befund angesehen werden, eine positive Diagnose hängt in der Regel noch von anderen Untersuchungsparametern ab. Zusammen mit der Anamnese, dem Befund der körperlichen Untersuchung und den Laborwerten kann eine Verdachts- oder Arbeitsdiagnose mit Hilfe der bestätigenden radiologischen Befundung aufgestellt werden.

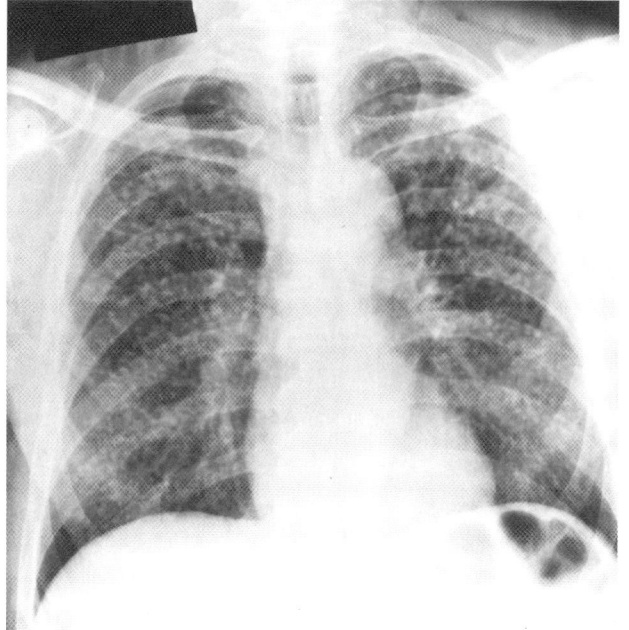

Abb. 5-22

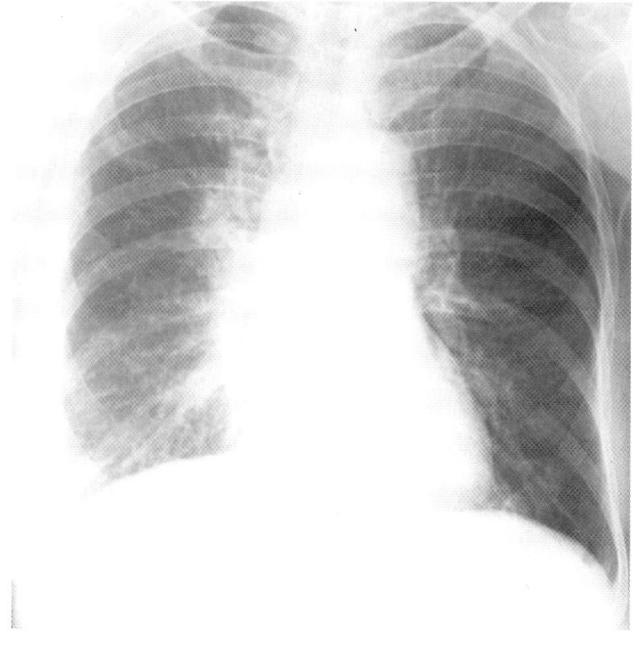

Abb. 5-24

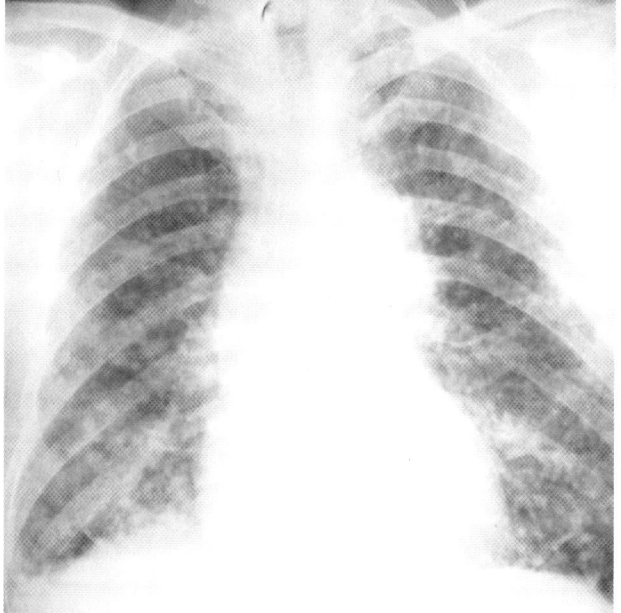

Abb. 5-23

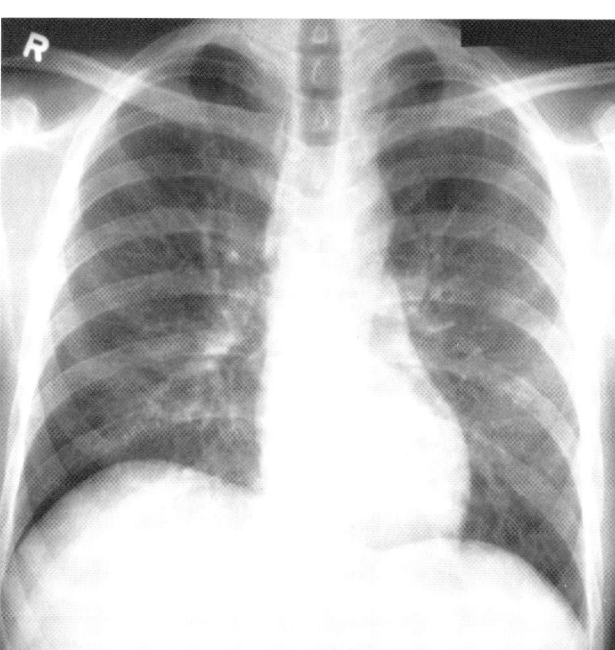

Abb. 5-25

Hüten Sie sich davor, ganz eindeutig entscheiden zu wollen, daß auf einer Thoraxaufnahme entweder pathologische Befunde des Parenchyms oder des Interstitiums zu finden sind, da beide in einer ganzen Reihe von Krankheitsbildern nebeneinander vorkommen können. So werden die abnormen Verdichtungen, die beispielsweise bei einer Herzinsuffizienz mit und ohne Lungenödem vorkommen können, initial durch das Auftreten von interstitiellen Flüssigkeitseinlagerungen um die Gefäße herum hervorgerufen, die sich dann entlang der interstitiellen Areale in die Lunge fortsetzen. Mit der Zeit dringt diese Flüssigkeit in die Alveolen ein und ruft unscharfe Fleckschatten hervor, die in unterschiedlichem Ausmaß konfluieren können. So kommen also bei der Herzinsuffizienz häufig eine Beteiligung des Interstitiums und des Parenchyms gleichzeitig vor.

Bitte merken Sie sich, daß die **bilaterale, disseminierte Erkrankung des Interstitiums** ein sehr unspezifisches

Thoraxbild bietet. Es gibt tatsächlich über 100 Krankheitsursachen, die ein solches Bild hervorrufen können. Häufig kann man aber mittels eines solchen Bildes zusammen mit den klinischen Angaben mit einer hohen Wahrscheinlichkeit das Vorliegen eines bestimmten Krankheitsprozesses bestimmen. Der Radiologe benötigt also neben Ihrem Antrag für eine Lungenuntersuchung ein Maximum an klinisch relevanter Information.

Nun versuchen Sie, sich bei den Bildern auf Seite 104 zu einer Wahrscheinlichkeitsdiagnose durchzuringen, bevor Sie weiterlesen.

Antworten

Die Anamnese ist der Schlüssel, um die Differentialdiagnose bei bilateral disseminierten Erkrankungen des Interstitiums auf ein oder zwei am wahrscheinlichsten zutreffende Krankheitsbilder zu reduzieren. Alle vier Patienten auf der vorhergehenden Seite haben eine beidseitige disseminierte interstitielle Lungenerkrankung. Und keines hat, obgleich die Bilder Unterschiede aufweisen, einen pathognomonischen Charakter. Die **Abbildungen 5-22** und **5-25** zeigen ähnliche Streifenschatten; **Abb. 5-24** zeigt auch streifige Infiltrationen, hauptsächlich vom Hilus nach außen ziehend, und **Abb. 5-23** zeigt ein mehr noduläres interstitielles Muster. Keine dieser Befundbeschreibungen hilft Ihnen zwangsläufig weiter zu einer Diagnose, und auch der befundende Radiologe kann sie ohne klinische Angaben nur beschreiben.

Wenn Sie ihm jedoch mitteilen, daß der Mann in **Abb. 5-22** ohne Atemschutz über Jahre in einer silikonhaltigen Umgebung gearbeitet hat, wird die Silikose die weitaus wahrscheinlichste Erklärung für sein Lungenbild sein.

Sie hätten dem Radiologen, der das Röntgenbild des Patienten von **Abb. 5-23** befunden muß, auf Ihrem Anforderungszettel auch die Information geben sollen, daß der Patient seit einigen Jahren wegen eines Prostatakarzinoms behandelt wird. Wenn Sie dies wissen (und die früheren Thoraxaufnahmen normal waren), wird die Diagnose von Lungenmetastasen nahezu sicher.

Es gibt auch einen Hinweis zu der Aufnahme der Patientin in **Abb. 5-24**: Sie hat nur eine Brust. Das hier erkennbare strahlenförmige, perihiläre Zeichnungsmuster wird gelegentlich bei lymphogener Ausbreitung von Brustkrebs vom Mediastinum in die Lunge gesehen, wobei die Lymphgefäße dann mit Tumorzellen angefüllt sind. Dies ist aber kein pathognomonisches Bild, da auch Magen- oder Pankreaskarzinome das gleiche Bild verursachen können, wenn sie in das Mediastinum absiedeln und von dort entlang der Lymphgefäße in die Lunge wachsen. Solche Patienten zeigen oft das Bild einer plötzlichen, ausgeprägten Dyspnoe. Dies waren auch die im Vordergrund stehenden Beschwer-

den der Patientin in **Abb. 5-24**, und obwohl sie bereits vor 5 Jahren mastektomiert wurde und keinerlei Symptome hat, die auf ein Magen- oder Pankreaskarzinom hinweisen, wird die sogenannte Lymphangitis carcinomatosa bei einem Brusttumor die wahrscheinlichste Diagnose.

Auch der junge Mann in **Abb. 5-25** hat eine beidseitige disseminierte Erkrankung des Lungeninterstitiums. Er hat keine einschlägige berufliche Expositionsanamnese, er ist Angestellter in einem Immobilienbüro. Er ist akut krank mit Husten und Fieber. Wenn wir im Rahmen der Anamnese erfahren, daß er zu einer Gruppe mit hohem Risiko der HI-Virus-Exposition gehört, wird die Diagnose einer Pneumocystis-carinii-Pneumonie im Rahmen einer AIDS-Erkrankung (Acquired Immune Deficiency Syndrome) sehr wahrscheinlich. Diese Verdachtsdiagnose wurde auch röntgenologisch gestellt und durch eine bakteriologische Untersuchung, später auch durch die Autopsie bestätigt.

Denken Sie also bitte daran, dem Radiologen *alle* verfügbaren wichtigen Informationen zu geben, wenn Sie Ihren Anforderungszettel ausfüllen, so daß er Ihnen den bestmöglichen Befund geben kann.

Hochauflösende CT der Lunge

Die Computertomographie der Lunge (des Lungenparenchyms) ist bei diffusen Lungenerkrankungen eine sehr wichtige Ergänzungsuntersuchung zum normalen Thoraxbild. Wegen der hohen Detailauflösung der CT und der überlagerungsfreien Darstellung der Parenchymstrukturen kann die CT Lungenveränderungen auch dann sicher nachweisen, wenn diese auf dem Thoraxröntgenbild nicht oder nicht sicher erkennbar sind. Wenn das Thoraxbild bereits Auffälligkeiten zeigt, kann die CT hilfreich sein, eine spezifischere Diagnose der speziellen Lungenerkrankung eines Patienten zu stellen.

Die CT-Technik, die zur Untersuchung der Lunge eingesetzt wird, nennt sich hochauflösende CT oder HR-CT (high-resolution CT). Dabei werden sehr dünne Schichten (zwischen 1 und 1,5 mm Schichtdicke) angefertigt, während der Patient die Luft anhält. **Abbildung 5-26** zeigt als Beispiel einen Normalbefund. Sie sehen, daß die HR-CT Ihnen Bilder liefert, die einem Übersichtsbild in der Darstellung der Bronchien, der Blutgefäße, des interstitiellen Bindegewebes und der luftgefüllten Lungenstrukturen bei weitem überlegen ist. **Abbildung 5-27** zeigt Ihnen die Thoraxaufnahme und dazugehörige HR-CT-Schichten einer Frau mit einer idiopathischen interstitiellen Fibrose. Beachten Sie die Verdichtung der Bronchialwände und die interstitiellen Verdichtungen

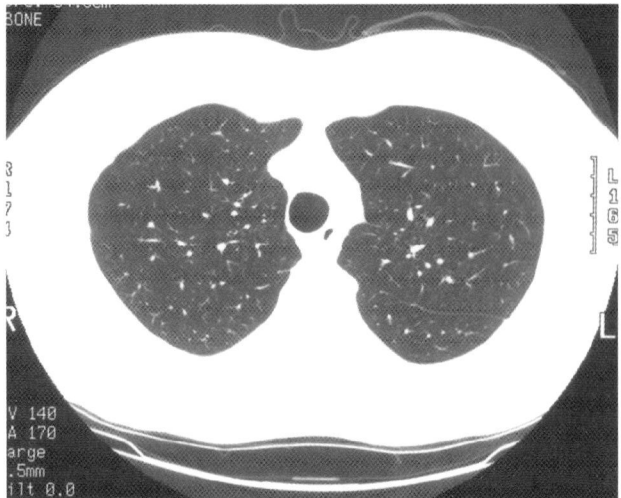

A. Lungenoberfelder

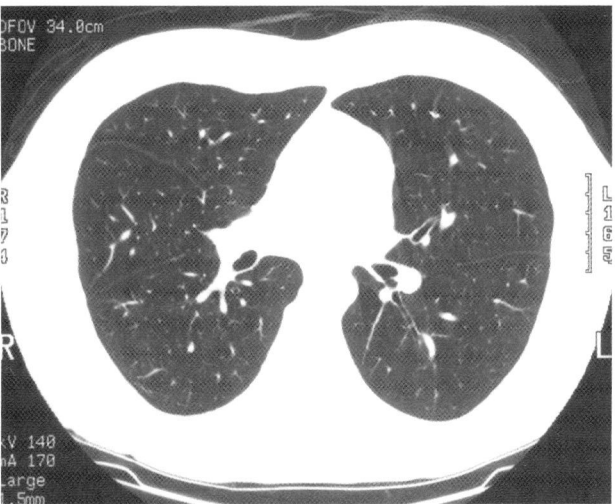

B. Lungenmittelfelder in Höhe der Lungenhili

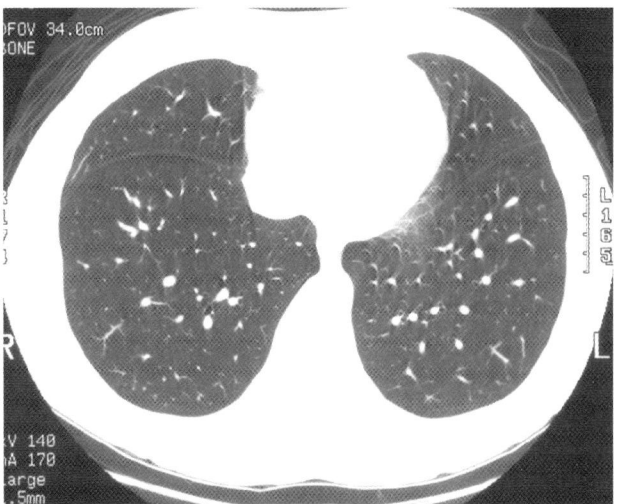

C. Lungenunterfelder

Abb. 5-26. Bilder einer unauffälligen hochauflösenden CT der Lunge

auf dem CT-Bild, die für das interstitielle Muster auf dem Thorax-Übersichtsbild verantwortlich sind.

Man kann vier verschiedene Muster von Lungenveränderungen unterscheiden, die mit der HR-CT besser erkannt werden als auf dem Röntgenbild des Thorax. Ein *retikuläres Muster* wird durch Veränderungen hervorgerufen, die das interstitielle Bindegewebe verdicken, sei es durch die Einlagerung von Flüssigkeit, Bindegewebe, Entzündungs- oder Tumorzellen. Häufig sieht man in der CT eine Bindegewebsverdickung um die Luftwege oder Blutgefäße, die man auch als bronchovaskuläre Verdickung bezeichnet. Ein *noduläres Muster*, vor allem bei sehr kleinen Noduli, wird ebenfalls mit der HR-CT besser dargestellt. Es wird bei entzündlichen Erkrankungen wie der Sarkoidose und Tuberkulose oder bei Lungenmetastasen beobachtet. *Lungenverdichtungen*, die zu einer Verlegung der lufthaltigen Räume führen, werden ebenfalls mit der HR-CT früher erkannt als mit Thoraxübersichtsbildern. Hier ist im CT häufig ein sogenanntes Milchglasmuster (ground-glass pattern) zu sehen, welches zu einer diffusen flauen Verdichtung des Lungenparenchyms führt, ohne dabei die Blutgefäße zu verschleiern. Das Erkennen solcher milchglasartigen Verdichtungen ist sehr wichtig, da sie meist akute Veränderungen wie Pneumonien oder Lungenödeme anzeigen. Umschriebene Areale verminderter Lungendichte können bei Patienten mit einem lokal erhöhten Luftgehalt, z.B. im Rahmen eines Ventilmechanismus (dem sog. air trapping), beobachtet werden oder bei Patienten, bei denen es im Rahmen einer Lungenerkrankung zu Destruktionen des Lungenparenchyms gekommen ist. Ein Emphysem ist durch eine abnorme Erweiterung der distalen lufthaltigen Räume gekennzeichnet, wobei häufig auch deren Wände destruiert sind. Lungenzysten können einen Durchmesser von 1 cm oder auch mehr aufweisen, wobei die Wanddicke meist weniger als 3 mm mißt.

Schauen Sie sich die HR-CT-Untersuchungen von vier Patienten mit diffusen Lungenerkrankungen in den **Abb. 5-28** bis **Abb. 5-31** an und vergleichen Sie diese mit dem normalen HR-CT. Es sind jeweils zwei Schichten pro Patient auf unterschiedlichen Höhen wiedergegeben. Zusätzlich steht für die Patienten von **Abb. 5-29** und **Abb. 5-31** eine Thoraxröntgenaufnahme zur Verfügung. Bei einem Patienten liegt eine akute Pneumonie mit milchglasartigen Verschattungen vor. Ein Patient hat eine retikuläre Zeichnungsvermehrung, die durch peribronchiale Verdichtungen gekennzeichnet ist. Ein weiterer Patient hat noduläre Verdichtungen und vergrößerte Hiluslymphknoten und ein Patient ist im Endstadium einer Lungenfibrose mit fokalen Arealen verminderter Lungendichte (destruiertes Lungengewebe und Lungenzysten). Ordnen Sie nun die CT-Untersuchungen den vier Patienten zu.

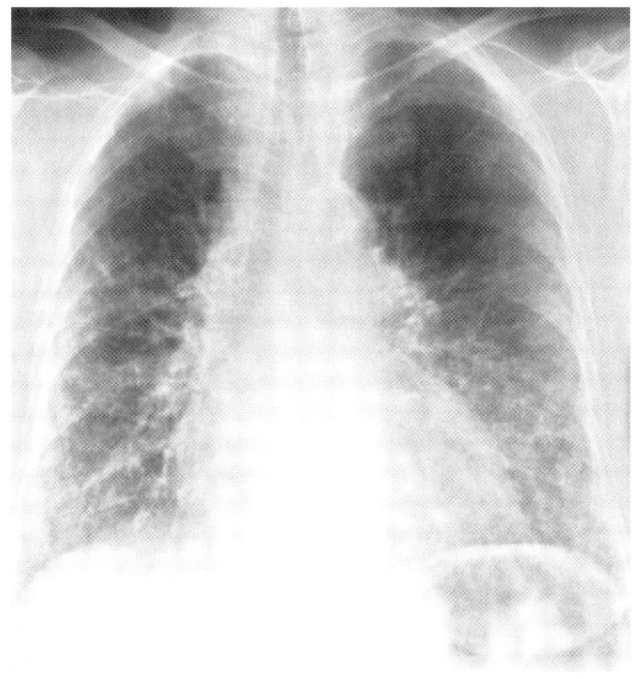

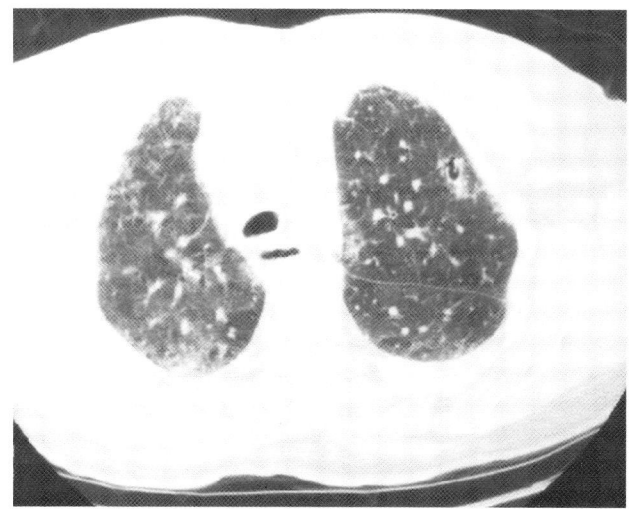

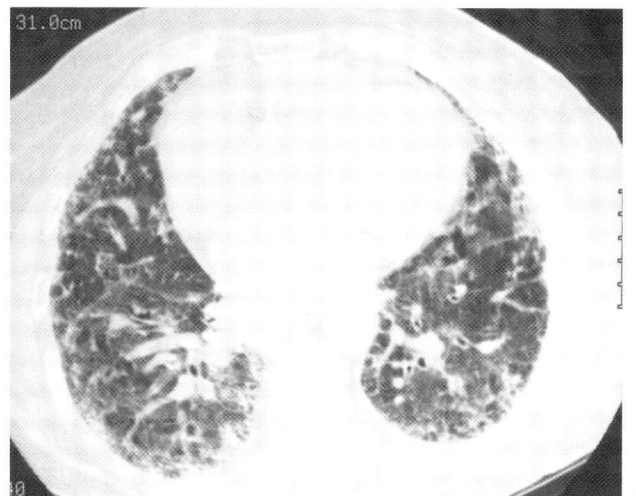

Abb. 5-27. Pathologisches Thoraxbild (**A**) und hochauflösende CT-Schichten (**B** und **C**) bei einer Frau mit idiopathischer Lungenfibrose

Abb. 5-28 bis 5-31. Hochauflösende CT-Untersuchungen von vier Patienten mit diffusen Lungenerkrankungen

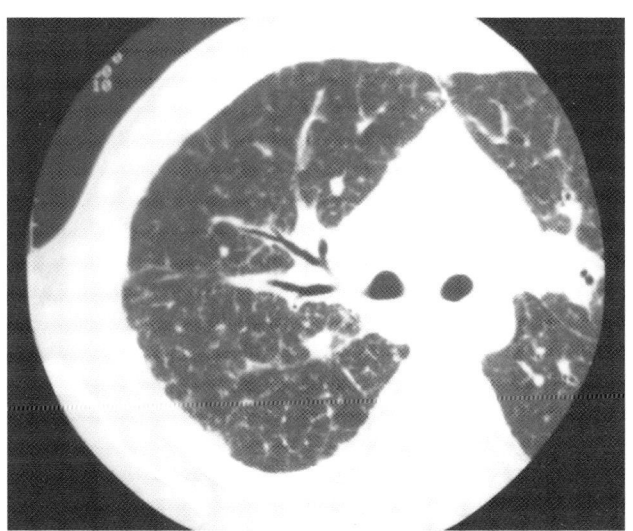

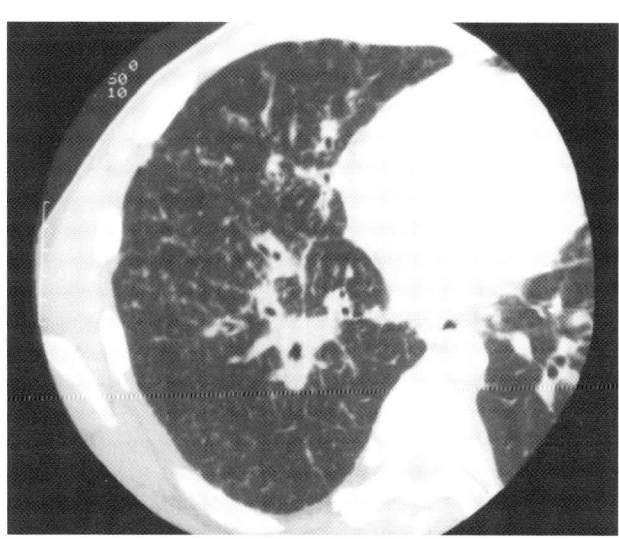

Abb. 5-28. Untersuchung 1

Die CT-Untersuchung 1 (**Abb. 5-28**) gehört zu dem Patienten mit der retikulären Zeichnungsvermehrung und den peribronchialen Verdichtungen. Vergleichen Sie die verdickten Bronchialwände mit denen des normalen HR-CT der Abb. 5-26. Bei diesem Patienten wurde eine Sarkoidose festgestellt, die durch ein interstitielles Muster im Röntgenübersichtsbild charakterisiert ist.

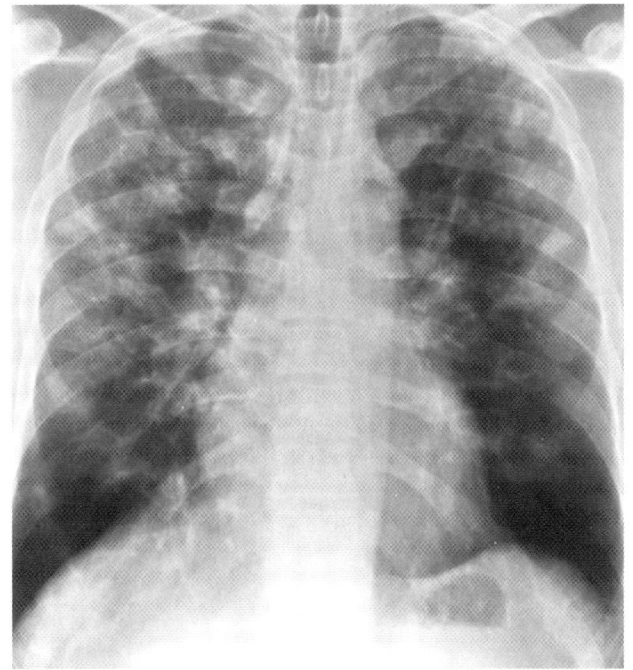

A

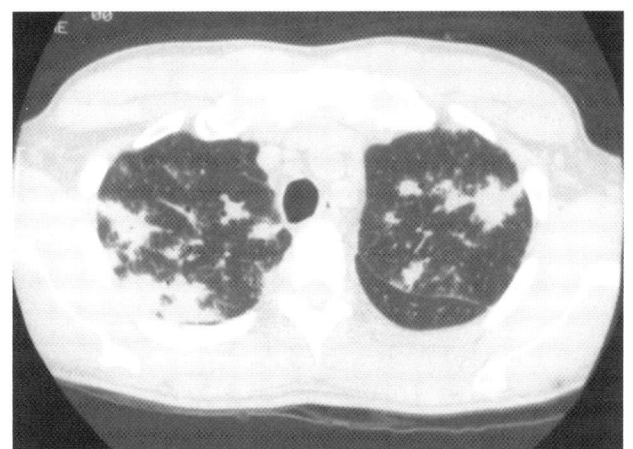

B

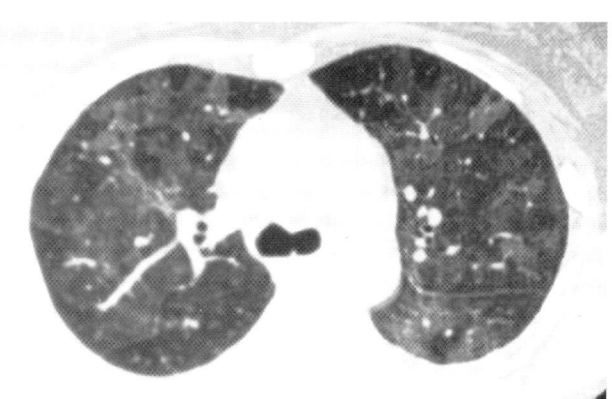

A

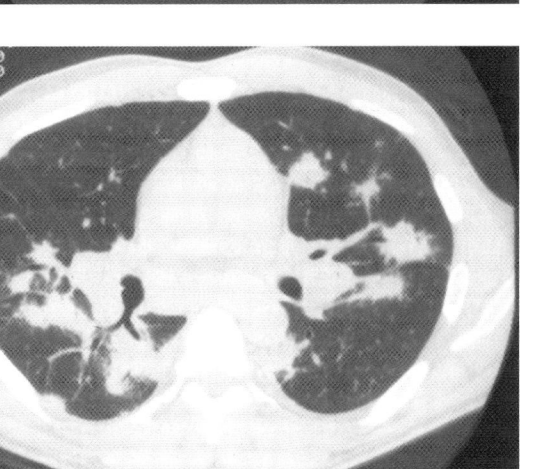

C

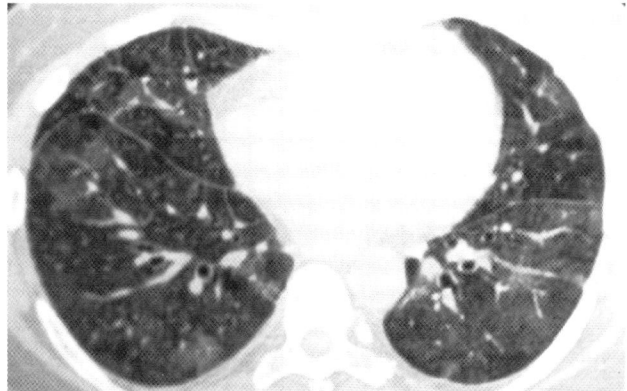

B

Abb. 5-29. Untersuchung 2

Abb. 5-30. Untersuchung 3

Die CT-Untersuchung 2 gehört zu dem Patienten mit den nodulären Verdichtungen und der hilären Lymphadenopathie. **Abbildung 5-29 A** ist das p.a. Thoraxbild des Patienten. Die Rundherde sind in der CT sehr viel besser zu erkennen (**Abb. 5-29 B** und **C**), weil es hier nicht zu Überlagerungen mit anderen Strukturen kommt, wie dies bei einem Röntgen-Übersichtsbild der Fall ist. Bei diesem Patienten lag ein metastasierendes Tumorleiden vor.

Die CT-Untersuchung 3 gehört zu dem Patienten mit der akuten Pneumonie, die durch milchglasartige Verdichtungen charakterisiert ist. Beachten Sie die unscharfen, grauen Verdichtungen, die diffus über beide Lungen verteilt sind (**Abb. 5-30 A** und **B**). Diese Areale entsprechen entzündlicher Flüssigkeit und Entzündungszellen in den Lufträumen des Lungenparenchyms. Die Lufträume stellen sich grau anstatt schwarz dar, da die Dichte der lufthaltigen Räume durch die in ihnen befindliche Entzündungsflüssigkeit angehoben wird. Bei diesem Patienten wurde eine Pneumocystis-carinii-Pneumonie im Rahmen einer AIDS-Infektion festgestellt. Da die Thorax-Röntgenaufnahme bei dieser Art von Pneumonie oft nur geringe oder gar keine Veränderungen zeigt, sollten Sie bei HIV-gefährdeten Patienten und klinischem Verdacht auf eine Pneumonie auch bei negativem Röntgenbefund immer an eine Pneumocystis-Pneumonie denken. In der HR-CT stellt sich die Pneumocystis-Pneumonie mit einem sehr viel dramatischeren Bild dar.

Die CT-Untersuchung 4 (**Abb. 5-31**) gehört zu dem Patienten mit der fortgeschrittenen Lungenerkrankung, die durch eine ausgeprägte Fibrose und Parenchymdestruktion gekennzeichnet ist. Wie bereits auf der p.a. Thoraxaufnahme dieses Patienten zu sehen (Abb. 5-31 A), zeigen sich interstitielle Veränderungen (retikuläre Verdichtungen) und eingestreute Areale verminderter Lungendichte (Areale mit Lungendestruktion oder Lungenzystenbildung). Bei diesem Patienten liegt seit vielen Jahren eine idiopathische Lungenfibrose vor.

Nachdem Sie nun mehrere Beispiele gesehen haben, die Ihnen die Überlegenheit der Computertomographie in der Darstellung von Lungenparenchymveränderungen gezeigt haben, stellen Sie sich wahrscheinlich die Frage, wann und wie oft Sie diese Untersuchung anfordern sollen. Ein HR-CT sollten Sie dann anfordern, wenn Ihr Patient ein normales oder annähernd normales Röntgenübersichtsbild hat, die klinischen Befunde jedoch auf eine Lungenerkrankung hinweisen. Zusätzlich ist die HR-CT dann hilfreich, wenn das Röntgenübersichtsbild pathologisch ist, aber eine weitere Charakterisierung des exakten Musters der Lungenveränderungen zur Diagnosefindung erforderlich ist.

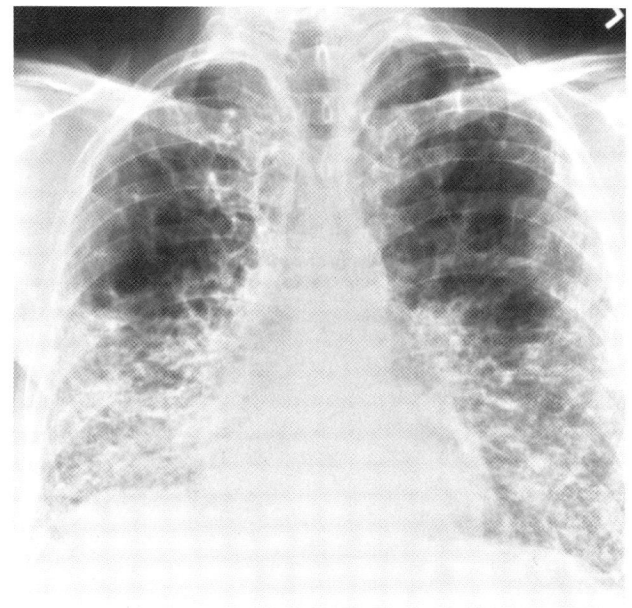

A

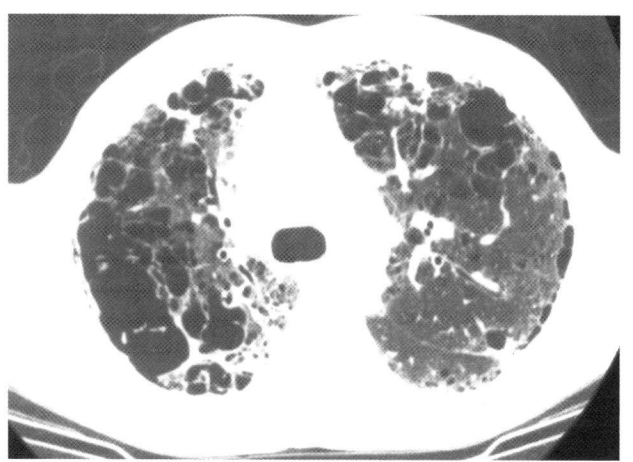

B

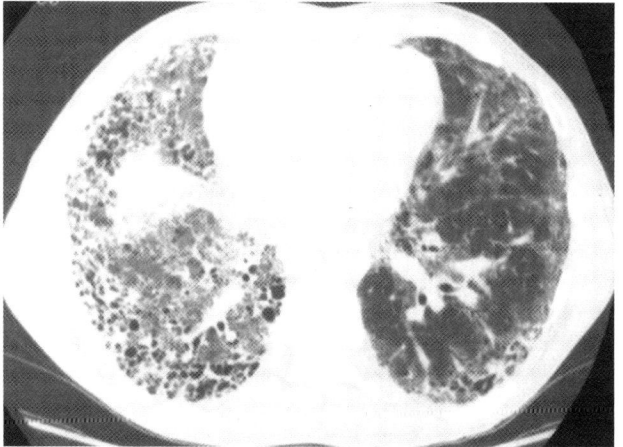

C

Abb. 5-31. Untersuchung 4

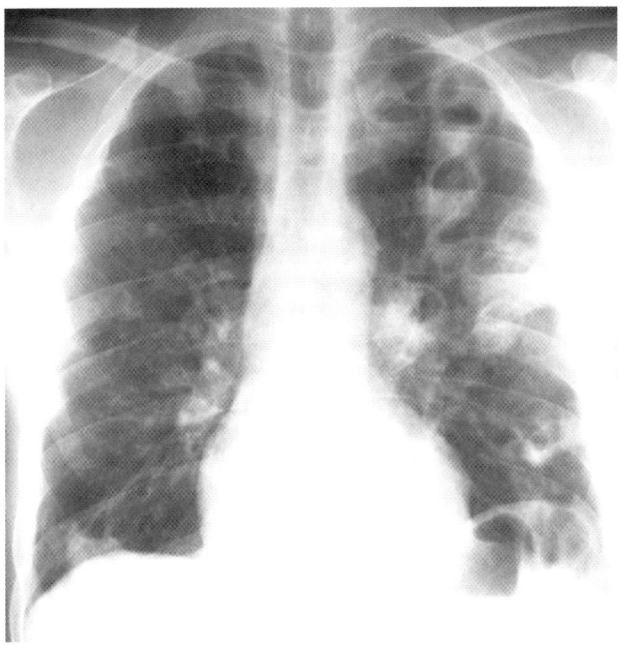

Abb. 5-32 *(Unbekannte 5-1)*

Beurteilungsprobleme

Unbekannte 5-1 (Abb. 5-32)

Ein junger Mann mit bekanntem Drogenabusus (Heroininjektionen) wird mit hohem Fieber, Schweißausbrüchen und Husten eingeliefert. Wie lautet Ihr Befund?

Unbekannte 5-2 (Abb. 5-33)

Ein 65 Jahre alter, ehemaliger Marineoffizier und begeisterter Zigarettenraucher sucht medizinischen Rat wegen Belastungsdyspnoe. Woran denken Sie?

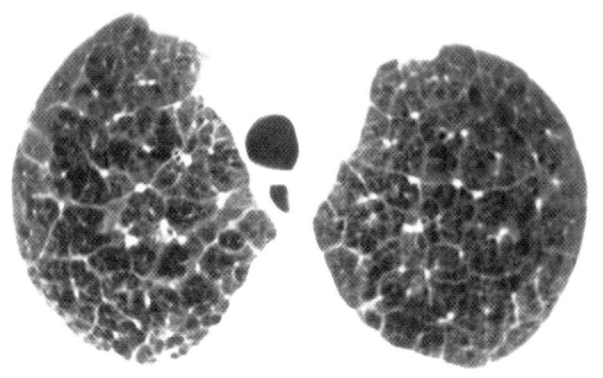

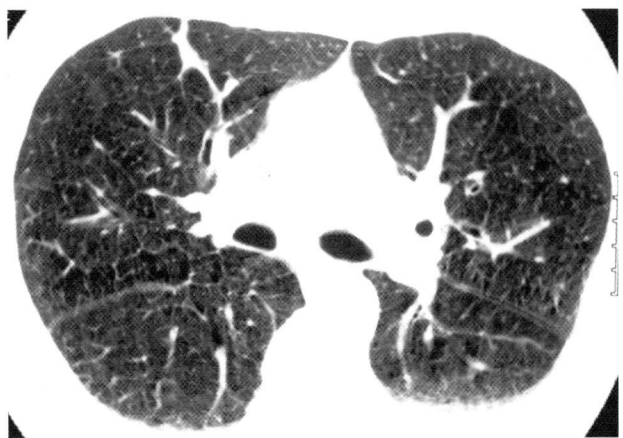

Abb. 5-33 *(Unbekannte 5-2)*

6 Lungenverdichtungen und Lungenrundherde

Verdichtung eines ganzen Lungenflügels

Wenn wir von einer massiven Lungenverdichtung sprechen, meinen wir aus praktischen Gründen, daß eine ganze Lunge, ein ganzer Lungenlappen oder zumindest ein vollständiges bronchopulmonales Segment verdichtet, d.h. nahezu vollständig luftlos ist. Dieser verdichtete Anteil ergibt auf dem Röntgenbild einen einheitlichen Schatten von etwa gleicher Dichte wie das Herz, wobei seine Form natürlich vom erkrankten Lungenanteil abhängig ist. Auch wenn es so klingt, als ob hier über eine theoretische Situation gesprochen wird, sind derartige Verschattungen häufig und gehören zur täglichen Routine des Radiologen. Es vergeht in einem großen Krankenhaus kaum ein Tag, an dem nicht zum Beispiel durch sorgfältige Analyse eines abnormen Schattens auf der Thoraxaufnahme eine lobäre Verdichtung bei einem Patienten mit klinischen Zeichen der Pneumonie gefunden wird. In ähnlicher Weise kann zum Beispiel ein Schatten, der nur einem verdichteten rechten Oberlappen entsprechen kann, bei einem Patienten mit Verdacht auf Lungenkrebs gefunden werden.

Dieses Kapitel soll dazu beitragen, zunächst einmal das röntgenologische Erscheinungsbild einer totalen Lungenverschattung und dann das Bild der Verdichtung nur eines Lungenlappens zu verstehen.

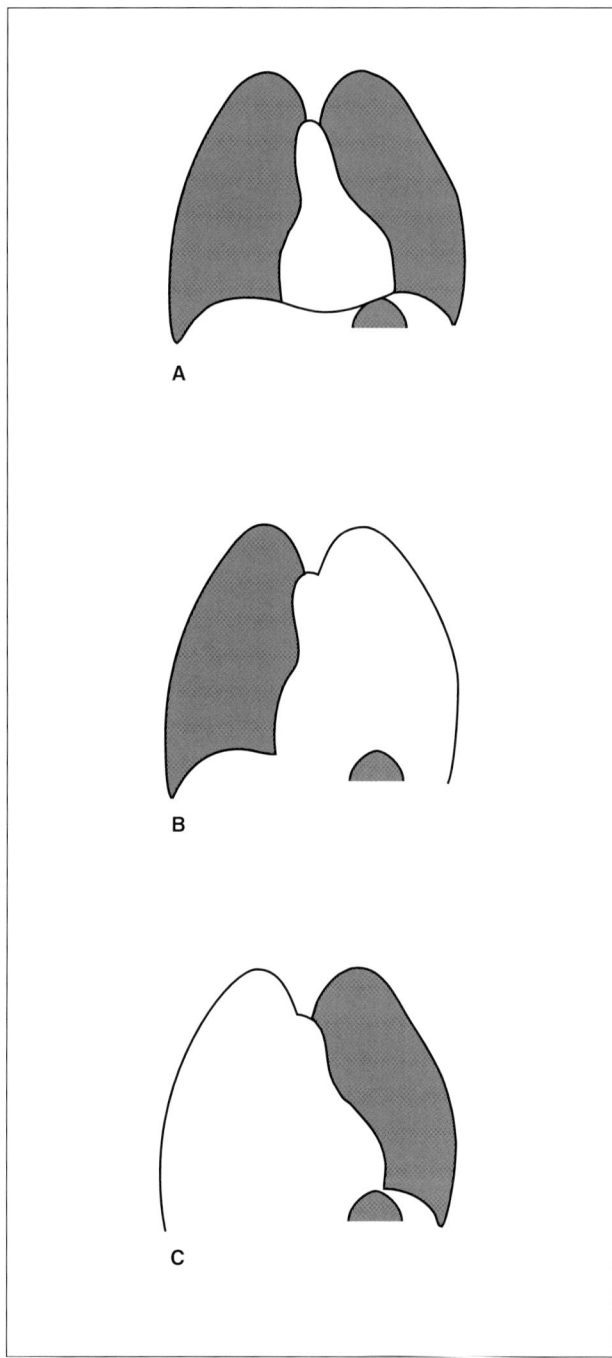

Abb. 6-1

In **Abb. 6-1** haben wir für Sie diejenigen Röntgenbefunde skizziert, die Sie erwarten, wenn ein ganzer Lungenflügel, entweder der rechte oder der linke, verdichtet ist, sich aber in seiner Größe und Ausdehnung nicht ändert. Beginnen Sie mit **Abb. 6-1 A** und vergegenwärtigen Sie sich, daß der normale Herzschatten (weiß) zu beiden Seiten von normal belüftetem Lungengewebe (schwarz) umgeben ist. In gleicher Weise sind die Schatten der beiden Zwerchfellkuppeln, unter denen die Leber und die Milz

liegen, im Relief zu erkennen, da über ihnen der lufthaltige Raum der Lunge liegt. Die Magenblase unterhalb der medialen Hälfte des linken Hemidiaphragmas (Zwerchfellhälfte) kann beim stehenden Patienten als Schatten röntgendurchlässiger Luft, die im Magenfundus oberhalb eines horizontalen Flüssigkeitsspiegels eingeschlossen ist, erkennbar sein.

Nehmen Sie nun einmal an, daß die gesamte linke Lunge verdichtet ist, wie in Abb. **6-1 B**. Das Herz, die mediastinalen Strukturen und die verdichtete Lunge zeigen nun alle die gleiche Dichte (weiß), und ihre einzelnen Schatten gehen in eine einzige Verschattung über, so daß die linke Herzkontur verschwindet. Ihre Schatten verschmelzen aber auch mit den Schatten der Milz und des linken Leberlappens, weshalb die Kontur des linken Zwerchfells verlorengeht. Seine Lage kann dann nur indirekt durch die Strahlen, die den Film durch die Magenluft erreichen, angedeutet werden. Blättern Sie noch einmal zurück zu den Leichenschnitten in Kapitel 2, um diese Lagebeziehungen von Magen, Milz und Zwerchfell zu rekapitulieren.

Wenn die linke Lunge normal bleibt und die rechte sich verdichtet, so entspricht die Thoraxaufnahme der Skizze in **Abb. 6-1 C**. Die Leber, die rechte Lunge und das Herz weisen eine nahezu identische Dichte auf, so daß ihre Schatten fusionieren.

Das Verschwinden von normalerweise sichtbaren Profilen oder Grenzlinien weist bei einem derartigen Thoraxbild auf eine solide Veränderung in der Lunge in deren unmittelbarer Nachbarschaft hin, da die gewohnte röntgenologische Grenzfläche zwischen Luft und dichtem Gewebe nicht mehr existiert. Es ist übrigens ein interessantes Phänomen, daß eine Lunge, selbst wenn sie mit kleinen disseminierten Tumorknötchen übersät ist, immer noch genug Luft enthält, um sich in bezug auf die röntgenologischen Profile wie eine gut belüftete Lunge zu verhalten. Bei dem Patienten in **Abb. 6-2** wurde bei der Autopsie in beiden Lungen eine generalisierte Aussaat interstitieller metastatischer Tumorknoten gefunden. Trotzdem sehen Sie aber den Herzschatten und beide Zwerchfelle aufgrund der noch in den Alveolen befindlichen Luft, die die Knoten umgibt.

Im Gegensatz dazu steht **Abb. 6-3**, in der pneumonische Infiltrate den gesamten oberen Anteil der rechten Lunge verdichtet haben. Dies führt zu einer Auslöschung des oberen Anteils des Mediastinal- und Herzschattens, wobei jedoch der rechte Zwerchfellschatten und der rechte obere Herzschatten abgrenzbar bleiben.

Jegliche Art von Verdichtungen in direkter Nachbarschaft des Mediastinums führt also zum Verlust der Abgrenzbarkeit eines Teils des Mediastinalrandes und jede Verdichtung im Bereich der Lungenbasis löscht einen Teil oder den gesamten Zwerchfellschatten aus. Da das

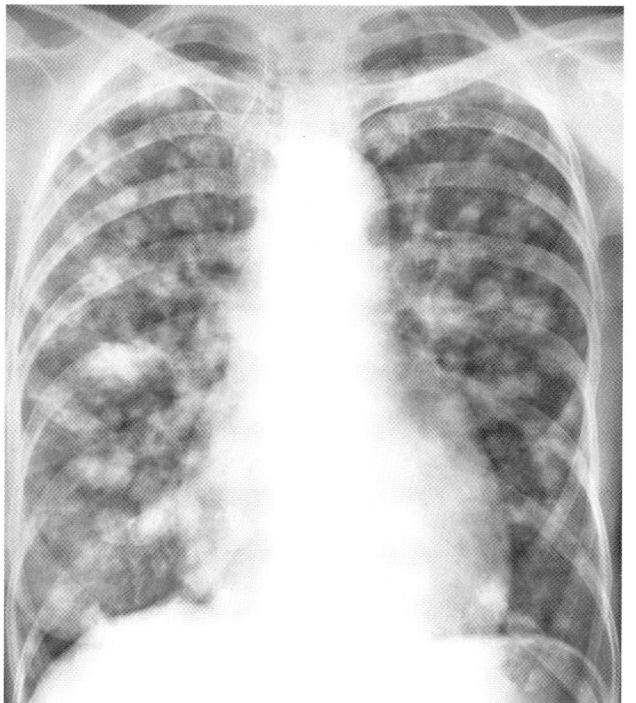

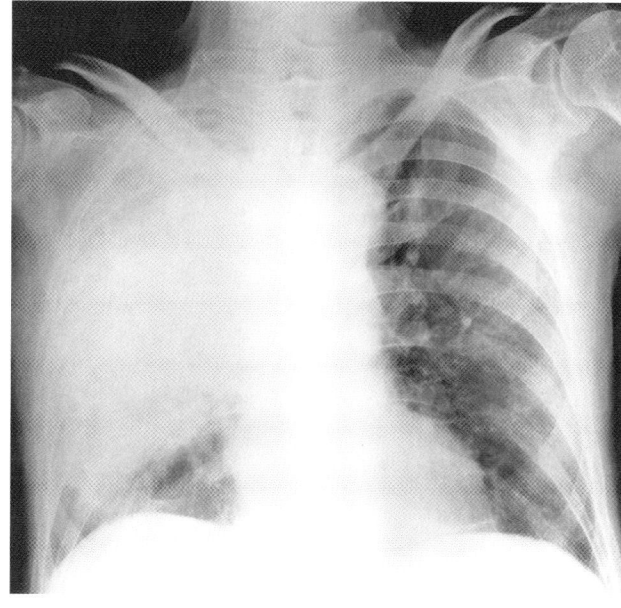

Abb. 6-3

Abb. 6-2

Herz in der vorderen Hälfte des Thorax liegt, muß eine Verdichtung, die den Herzrand auslöscht, natürlich im vorderen Lungenanteil liegen. So werden Sie also nicht überrascht sein, wenn Sie das erste Mal beobachten, daß der Herzschatten durch alle Verdichtungen hindurch klar abgrenzbar ist, obwohl der Zwerchfellschatten auf einer Seite fehlt und der untere Anteil der gleichseitigen Lunge verdichtet ist. Dies kommt durch die an der Grenzfläche zum Herzen liegende, gleichermaßen „zwischengeschaltete", luftgefüllte **vordere** Lunge zustande. Wenn Sie ein solches Phänomen sehen, so werden Sie folgerichtig schließen, daß der **Unterlappen**, der im direkten Kontakt mit dem Zwerchfell steht, verdichtet ist und die restliche Lunge normal.

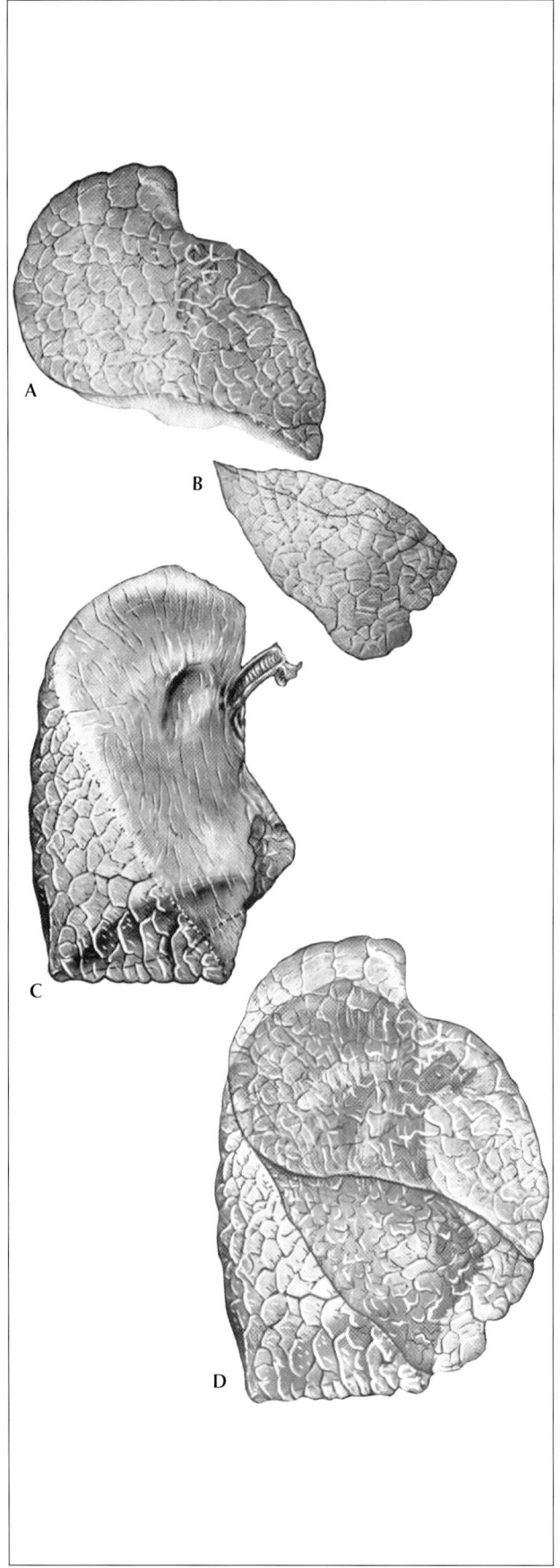

Verdichtung eines Lungenlappens

In den Zeichnungen der transparent scheinenden Lunge auf dieser Seite können Sie genau erkennen, warum ein verdichteter Unterlappen den Zwerchfellschatten auslöscht und wie sich die **Oberlappen,** die das Zwerchfell nicht berühren, luftgefüllt an das Herz und den vorderen Thoraxteil anlehnen und somit deren Profil auf der p.a. Aufnahme erhalten. Sie können auch auf einen Blick sehen, daß bei einer Verdichtung des rechten Ober- und Mittellappens der rechte Herzrand verschwinden würde, bei jedoch erhaltenem Zwerchfellprofil durch den gut belüfteten Unterlappen.

Es ist wichtig, sich noch einmal an die Lage der schrägen Ebenen der beiden **großen Interlobärspalten** zu erinnern, da sie häufig auf seitlichen Aufnahmen sichtbar sind und als sehr wichtige Leitstrukturen für die örtliche Zuordnung eines pathologischen Befundes dienen. Die Spalten bestehen normalerweise aus zwei in direktem Kontakt stehenden Schichten viszeraler Pleura und sind auf der normalen Thoraxaufnahme nur sichtbar, wenn sie tangential geröntgt werden. Sie erscheinen dann als dünne Linie erhöhter Dichte, die zu beiden Seiten von Lunge begrenzt wird. Den **kleinen Interlobärspalt** der rechten Lunge kann man sich als annähernd horizontal verlaufend vorstellen. Er verläuft etwa von der Mitte des großen Interlobärspaltes nach vorne und bildet den Boden des rechten Oberlappens und gleichzeitig das Dach des (rechten) **Mittellappens**. Auf der p.a. Aufnahme ist er häufig als dünne, vom Hilus nach lateral ziehende Linie zu erkennen.

Abb. 6-4. Transparente Zeichnungen der rechten Lunge, von der rechten Seite betrachtet. Einzeldarstellungen des Oberlappens (**A**), Mittellappens (**B**) und Unterlappens (**C**) sowie ein zusammengesetztes Bild aller drei Lungenlappen (**D**). Der Patient blickt zur rechten Seite.

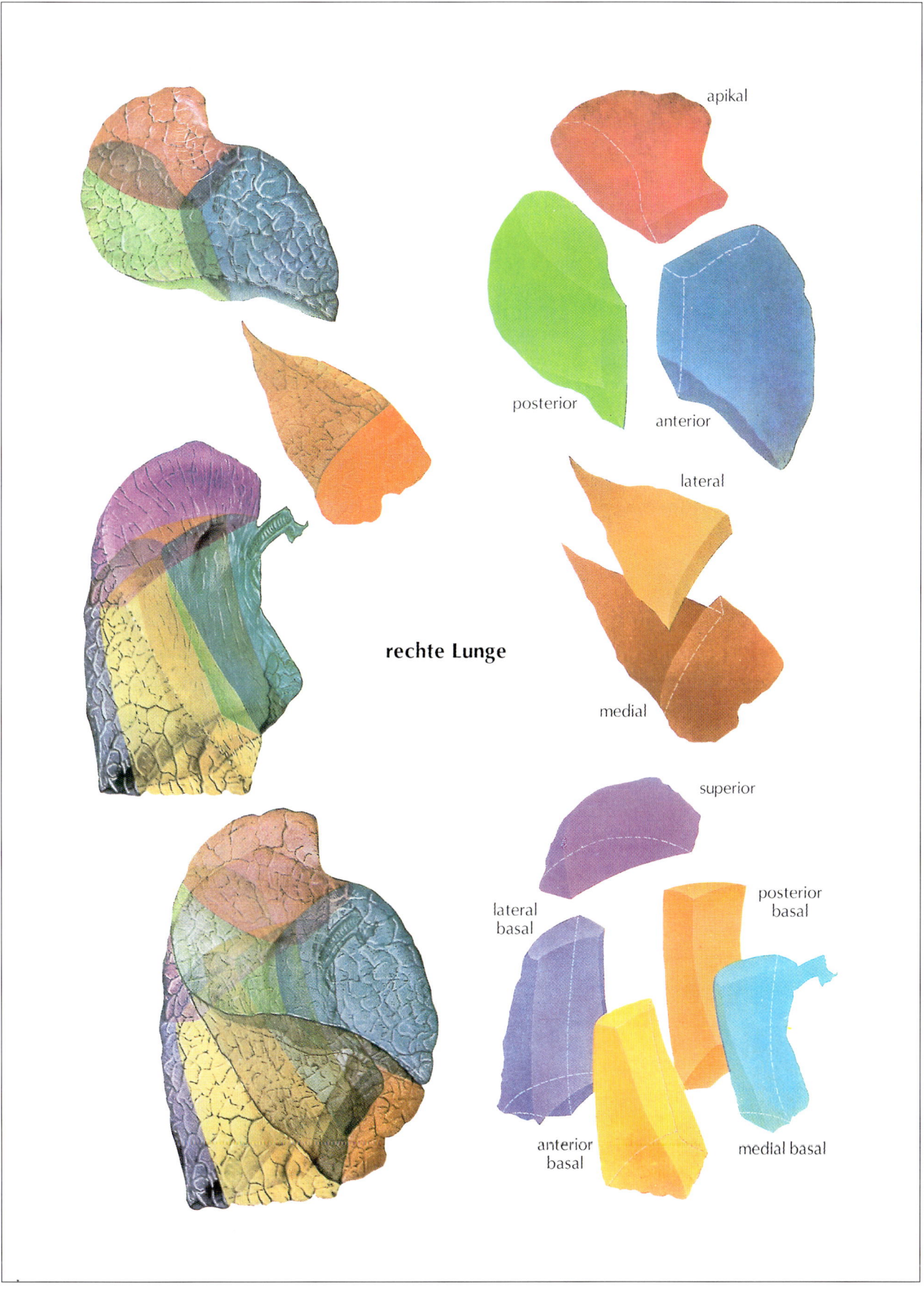

apikal

posterior

anterior

lateral

medial

rechte Lunge

superior

lateral
basal

posterior
basal

anterior
basal

medial basal

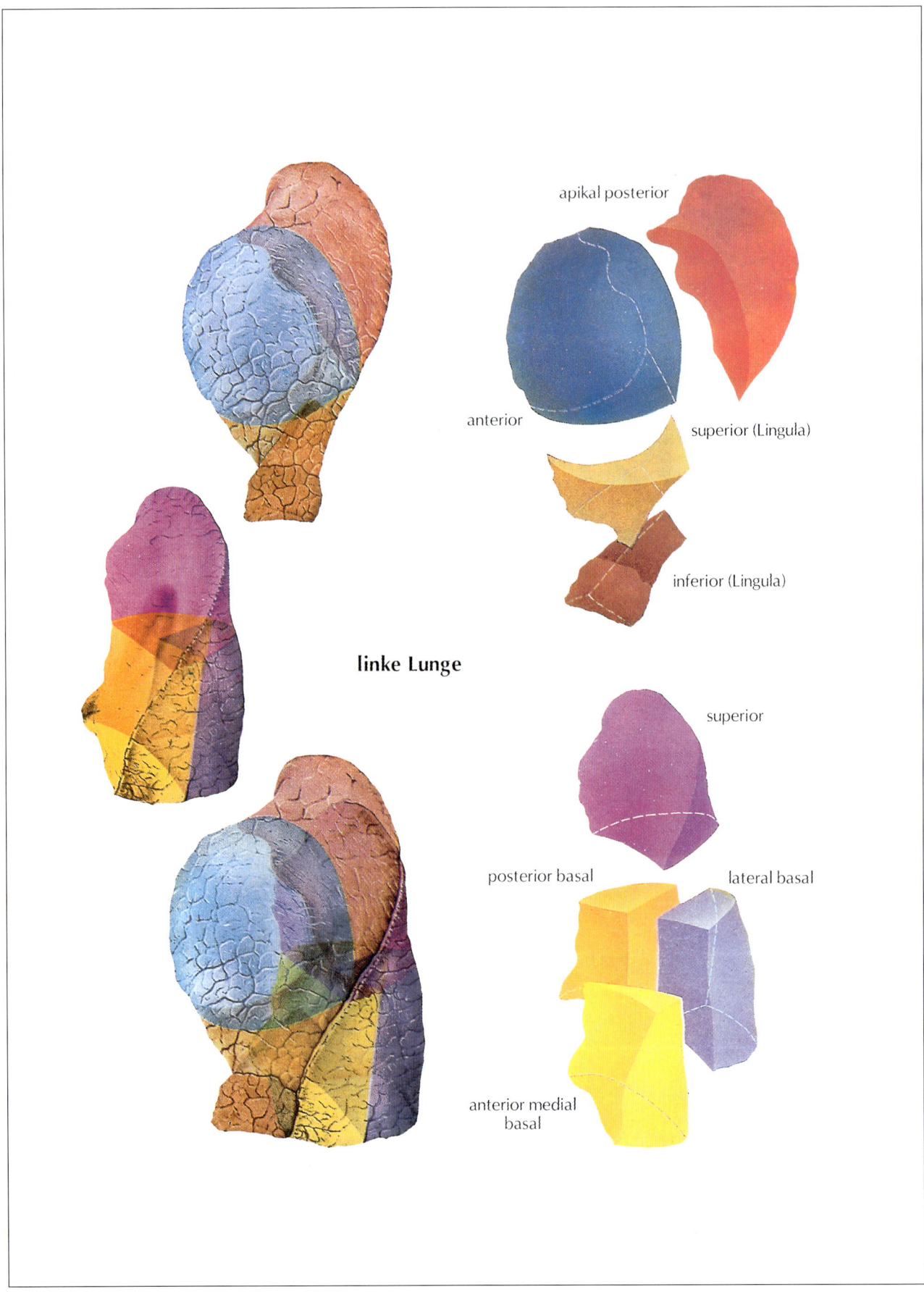

apikal posterior

anterior

superior (Lingula)

inferior (Lingula)

linke Lunge

superior

posterior basal

lateral basal

anterior medial
basal

Übung

Nehmen Sie Papier und Bleistift und zeichnen Sie mehrmals den Umriß von **Abb. 6-1 A**. Fertigen Sie nun Skizzen an, in denen Sie die verdichtete Fläche einzeichnen, die Sie auf einer p.a. Aufnahme erwarten würden, wenn jeder einzelne der fünf Lungenlappen verdichtet wäre. Versuchen Sie dann einmal, das Erscheinungsbild der Verdichtungsschatten zu zeichnen, das Sie auf einer entsprechenden Seitaufnahme erwarten würden. Dies dürfte am einfachsten sein, wenn Sie mit dem rechten Oberlappen beginnen und eine Verdichtung einzeichnen, die von der Horizontalebene des kleinen Interlobärspaltes bis hinauf zur Lungenspitze reicht. Arbeiten Sie sich diese vorhersagbaren Schattenprofile selbst aus und überprüfen Sie sie. Sie werden sie nie mehr vergessen. Denken Sie während Ihrer Arbeit auch daran, welche Begrenzungslinien des Herzens, Zwerchfells und Mediastinums bei welcher Art von Verschattung ausgelöscht werden.

Vergegenwärtigen Sie sich bitte, daß sich eine dichte Kugel innerhalb der Lunge sowohl auf der posteroanterioren als auch auf der Seitaufnahme als Kreisschatten darstellt, daß sich aber verschiedenartige asymmetrische Keile sehr unterschiedlich auf ein Röntgenbild projizieren, abhängig davon, wie das Strahlenbündel sie durchdringt. Der Mittellappen ist das beste Beispiel dafür, da er als langer Keil bei einer p.a. Aufnahme in Längsrichtung geröntgt wird und dadurch sehr viel kleiner erscheint, als wenn seine gesamte Länge auf einer seitlichen Thoraxaufnahme zu sehen wäre. Das Röntgenschattenprofil muß für jeden Einzelfall erlernt und erarbeitet werden, am besten im Rahmen einer Übung von Schlußfolgerungen und unabhängig von anatomischen Oberflächenmarkierungen. Entscheiden Sie, ob ein verdichteter Mittellappen auf der posteroanterioren oder der seitlichen Thoraxaufnahme dichter erscheint. Denken Sie dabei sorgsam an Summationsschatten und an die Form und Lage des Lappens.

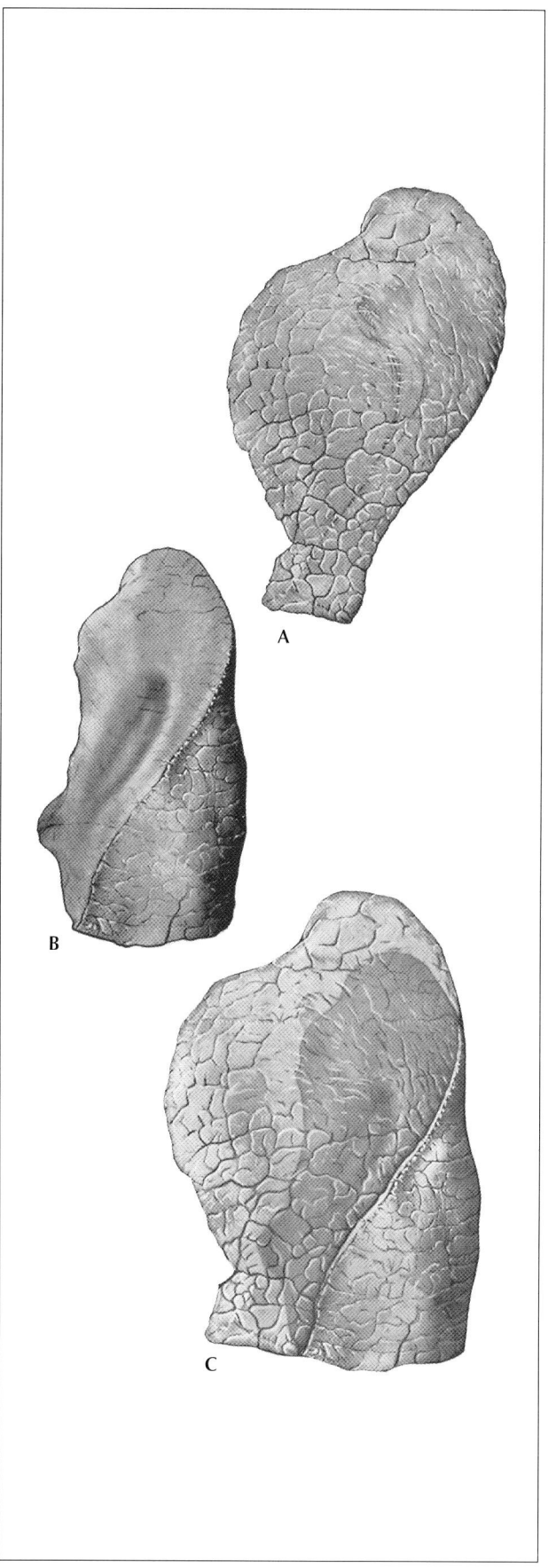

Abb. 6-5. Transparente Zeichnungen der linken Lunge, von der Seite betrachtet. Einzeldarstellungen des Oberlappens (**A**) und Unterlappens (**B**) sowie der aus beiden zusammengesetzten linken Lunge (**C**). Der Patient blickt nach links. Achten Sie auf die Ähnlichkeiten und Unterschiede zwischen dem (rechten) Mittellappen und der Lingula des linken Oberlappens. Eine Verdichtung dieser analogen Segmente führt zu einer fehlenden Abgrenzbarkeit des unteren Herzrandes auf der entsprechenden Seite in der p.a. Aufnahme.

Die Zeichnungen, die Sie von den Lappen der rechten Lunge angefertigt haben sollten

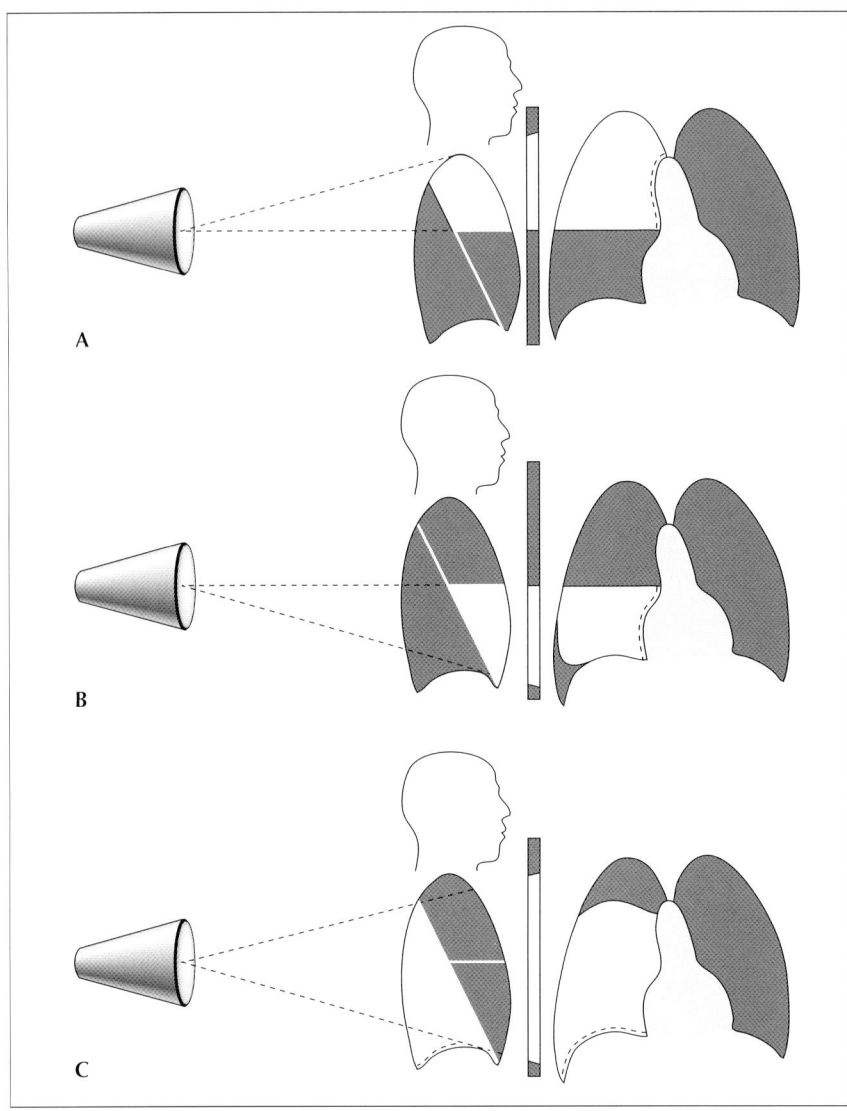

Abb. 6-6. Die jeweiligen Projektionsschatten der drei rechten Lungenlappen. In **A** ist der rechte Lungenoberlappen verschattet, seine untere Begrenzung zeichnet sich gegen den lufthaltigen und direkt unterhalb des kleinen Interlobärspaltes gelegenen Mittellappen ab.
In **B** ist nur der Mittellappen verdichtet. Beachten Sie, daß er auf der p.a. Aufnahme nicht bis in den Sinus phrenicocostalis im Bereich des lateralen Zwerchfellansatzes hineinreicht.
In **C** hingegen ist das den rechten Sinus phrenicocostalis ausfüllende Lungengewebe verdichtet, da der ganze rechte Unterlappen verdichtet ist. In diesen Zeichnungen wurde der Herzschatten grau dargestellt, um die Form der Lungenlappen klarer darzustellen; in einer Röntgenaufnahme würde sein dichter Schatten jedoch mit dem eines verdichteten Mittellappens (wie in B) verschmelzen. Entsprechend verschwindende Begrenzungslinien sind hier gestrichelt gezeichnet.

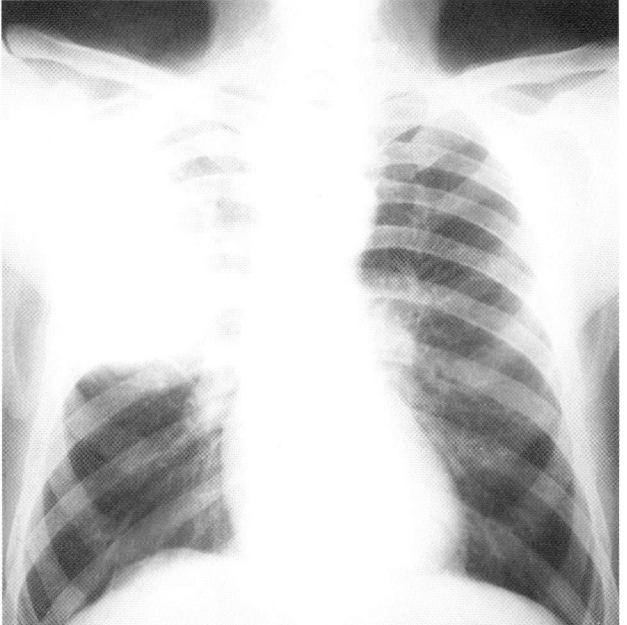 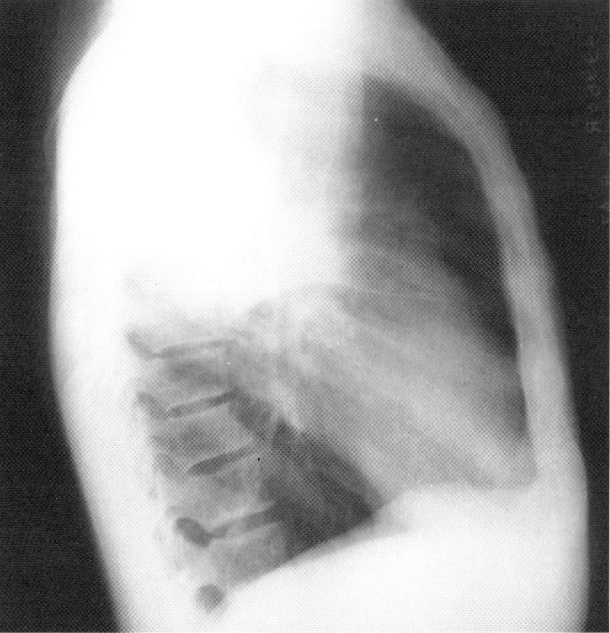

Abb. 6-7. Posteroanteriore und rechtsanliegende Seitaufnahme eines Patienten mit Oberlappenpneumonie rechts. Das anteriore Oberlappensegment ist nur unvollständig verschattet.

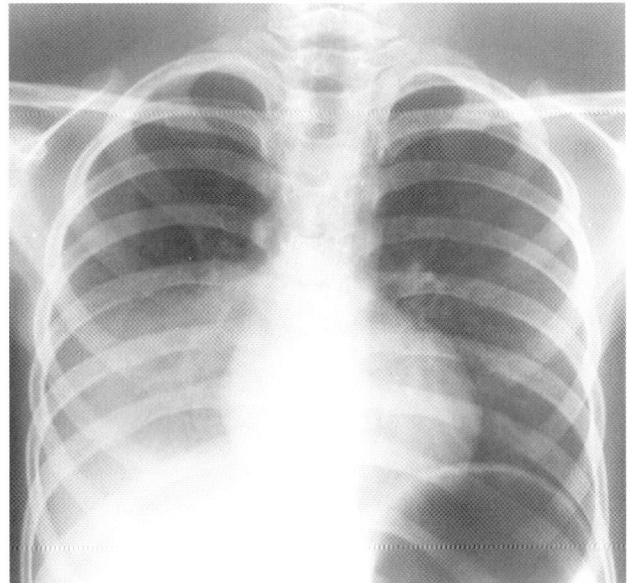 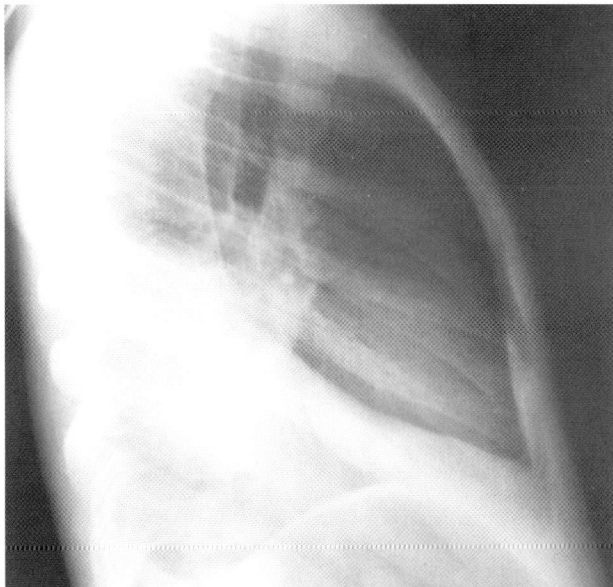

Abb. 6-8. Posteroanteriore und rechtsanliegende Seitaufnahme eines Patienten mit einer Verdichtung des rechten Unterlappens. Achten Sie auf den erhaltenen Herzrand in der p.a. Aufnahme und das fehlende Profil des rechten Zwerchfells in der Seitauf-nahme. Die keilförmige Verdichtung in der Seitaufnahme entsteht durch Überlagerung des verschatteten Unterlappens mit dem Herzen.

Die Zeichnungen, die Sie von den Lappen der linken Lunge angefertigt haben sollten

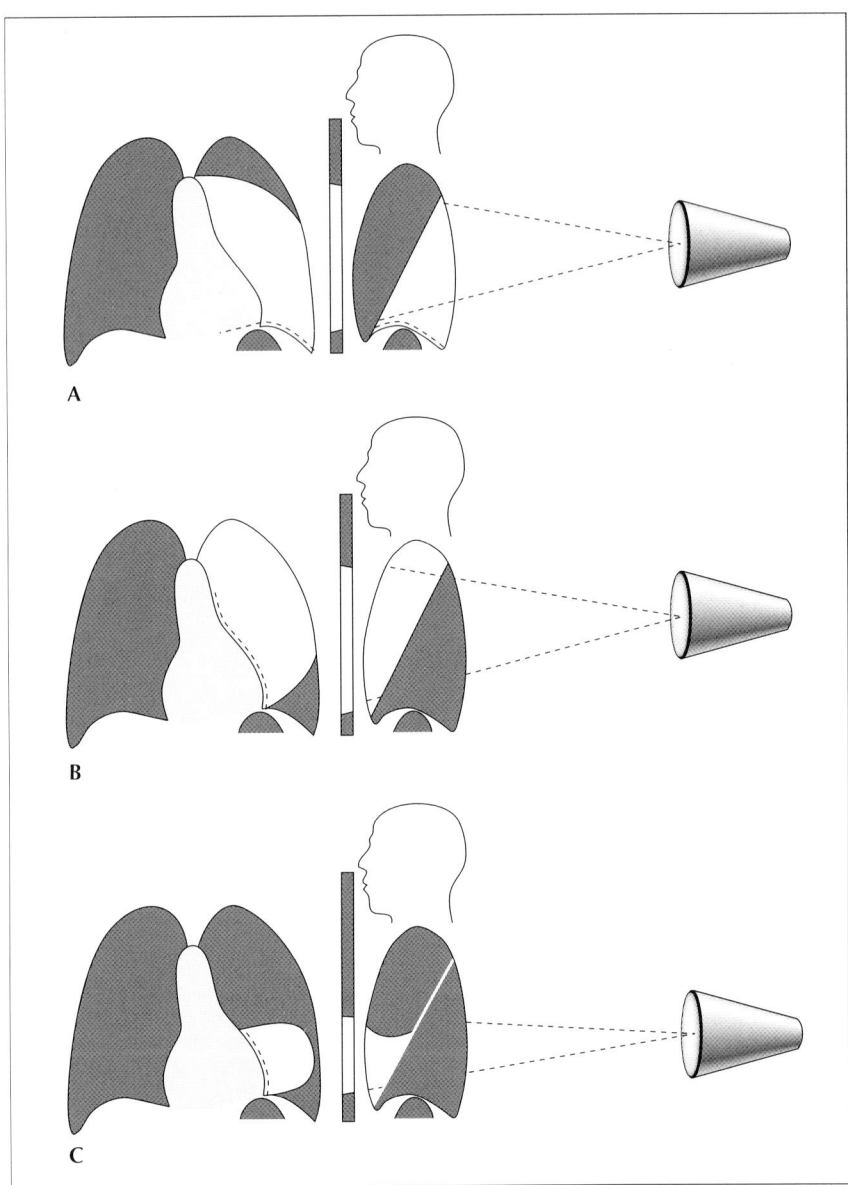

A

B

C

Abb. 6-9. Die Projektionsschatten der beiden linken Lungenlappen.

In **A** ist der linke Unterlappen verschattet; die Zwerchfellbegrenzung verschwindet *(gestrichelte Linien),* da die Röntgenschatten von Unterlappen und Milz ineinander übergehen; die Bestimmung der ungefähren Lage des linken Zwerchfells kann, wenn vorhanden, noch durch die Magenblase erfolgen; der linke Herzrand ist nicht verschwunden, sondern durch den verdichteten Unterlappen zu erkennen, da die vorhandene Luft in der Lingula des linken Oberlappens zu einem Randprofil führt.

In **B** ist der gesamte linke Oberlappen verschattet, der linke Herzrand ist nicht mehr abgrenzbar, dafür aber das linke Zwerchfell aufgrund der darüberliegenden Luft im Unterlappen.

In **C** ist nur die Lingula verschattet und führt zu einer umschriebenen Auslöschung des linken Herzschattens. Zeichnen Sie jetzt noch das röntgenologische Erscheinungsbild einer posteroanterioren und einer Seitaufnahme bei einer Patientin mit einer Oberlappenverschattung, die die Lingula ausspart.

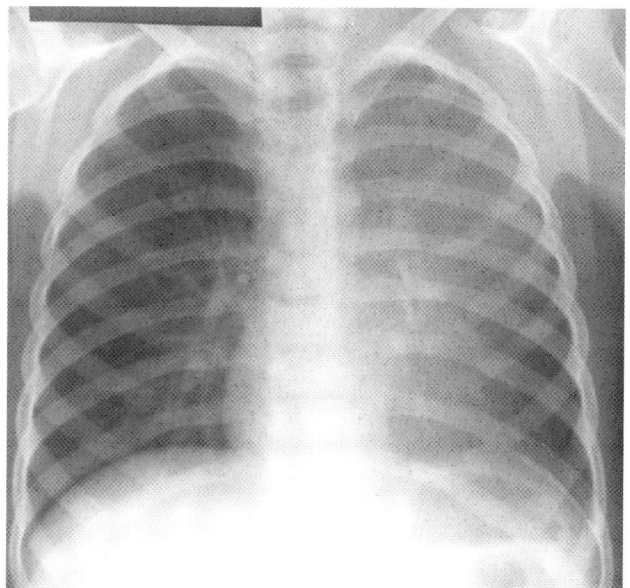

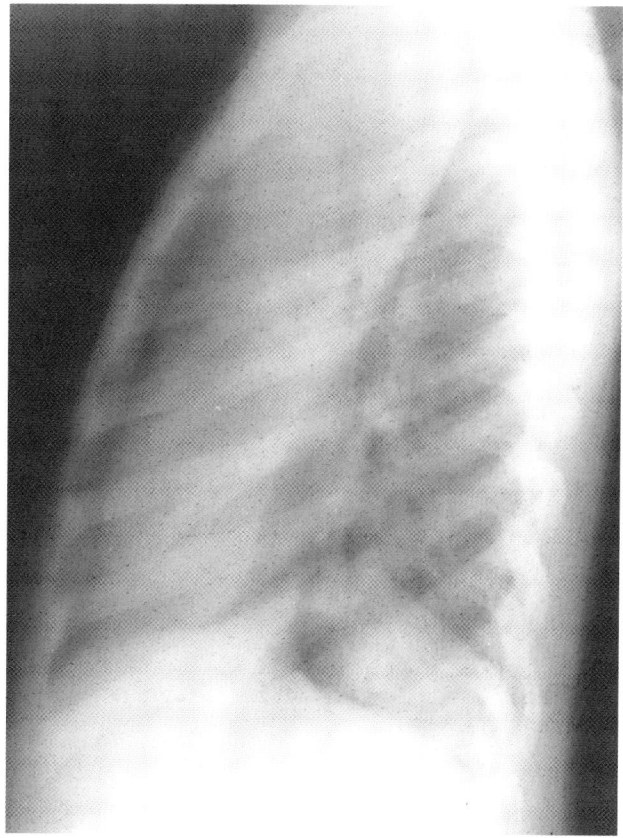

Abb. 6-10. Posteroanteriore und Seitaufnahme eines Patienten mit pneumonischer Verschattung des linken Oberlappens.

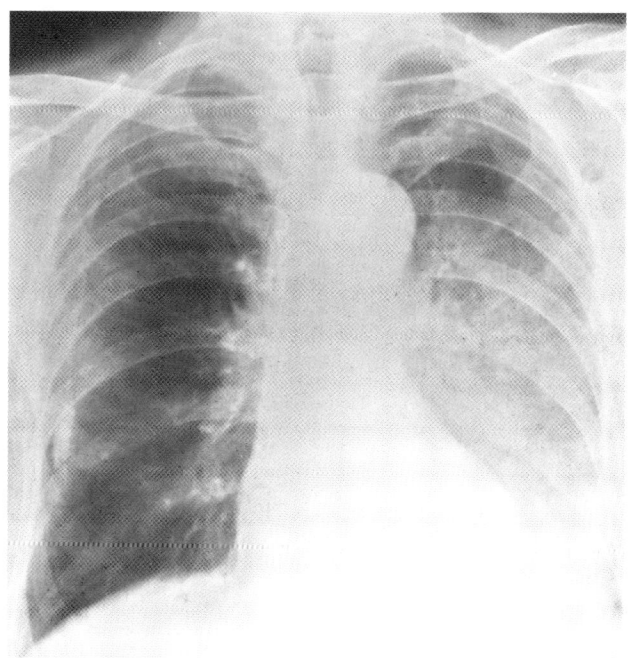

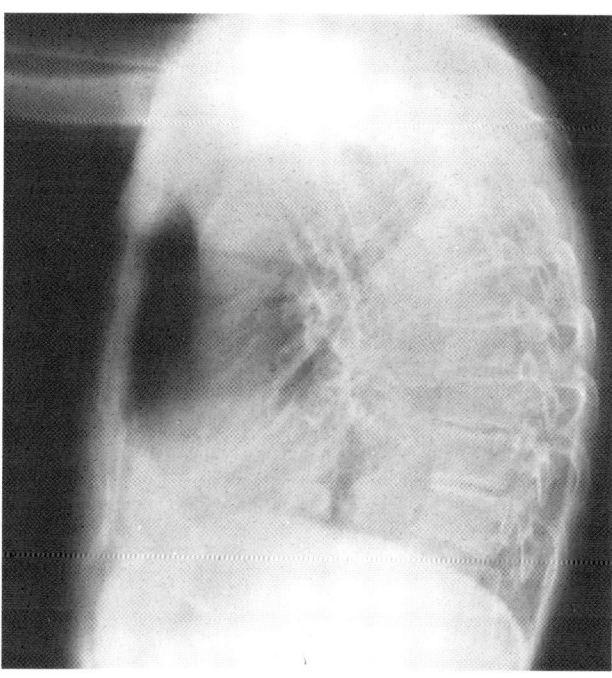

Abb. 6-11. Posteroanteriore und Seitaufnahme eines Patienten mit Verschattung des linken Unterlappens beim klinischen Bild einer Pneumonie. Achten Sie auf die fehlende Abgrenzbarkeit des linken Zwerchfells in der Seitaufnahme.

Partielle Verdichtung eines Lungenlappens

Wenn massive Verdichtungen eine ganze Lunge oder einen ganzen Lungenlappen betreffen, so haben Sie bestimmte Anhaltspunkte, die Ihnen sagen, wie groß der betroffene Lungenanteil ist. Manchmal werden Ihnen diese gleichen Anhaltspunkte helfen, die genaue Lage eines Verdichtungsherdes zu bestimmen, der nicht einen gesamten Lungenlappen oder ein ganzes bronchopulmonales Segment einnimmt, sondern nur einen Teil davon. Die Verdichtung des gesamten Lungengewebes im Bereich des Zwerchfells verursacht ein völliges Verschwinden des Zwerchfellschattens, aber ein Verdichtungsherd im Bereich der lateralen Hälfte des Zwerchfells verursacht nur die Auslöschung eben dieser lateralen Zwerchfellkontur, während die mediale Hälfte abgrenzbar bleibt. Morgen werden Sie vielleicht eine Thoraxaufnahme sehen, auf der der linke untere Hemithorax dicht erscheint; wenn Sie aber trotzdem das gesamte Zwerchfellprofil abgrenzen können, so wissen Sie, daß zumindest noch Teile des Unterlappens luftgefüllt sein müssen. Wenn Sie andererseits keinen Anteil des Zwerchfells mehr abgrenzen können, aber dennoch die linke Herzbegrenzung trotz verdichteter Lunge sehen, so wissen Sie, daß der Oberlappen luftgefüllt sein muß. Sie werden also keines der Bilder im Sinne einer Verschattung der gesamten Lunge interpretieren.

Ebensowenig werden Sie einen Herd mit teilweiser Verdichtung, wie den in **Abb. 6-12**, als Befall eines ganzen Lungenlappens interpretieren, vielmehr werden Sie an die fast vollständige Beteiligung eines **bronchopulmonalen Segments** im hinteren Anteil des Thorax denken, da die Herzkontur so gut erhalten ist.

Da Sie jetzt anatomische Regionen mit massiver Lungenverdichtung erkennen und lokalisieren können, im Gegensatz etwa zu den verstreuten kleinen Verdichtungen, die Sie im vorangegangenen Kapitel gesehen haben, sind Sie wahrscheinlich etwas ungeduldig, zu erfahren, wie man sie nun bezeichnet. Wie wir schon gesagt haben, können Pneumonien und Tumoren dichte Lungenareale hervorrufen, die den oben beschriebenen Befunden entsprechen. Es gehört zu der gängigen Ausdrucksweise, von der „Parenchymerkrankung" im Gegensatz zur „interstitiellen Erkrankung" zu sprechen und zu versuchen, sie auf dem p.a. Thoraxbild voneinander zu differenzieren. Es ist tatsächlich so, daß man sich die Verdichtung im Rahmen einer **Lobärpneumonie** als reine Erkrankung des Parenchyms vorstellen sollte. Es ist ebenso wahr, daß andere Lungenveränderungen, bei denen sich der gesamte pathologische Prozeß interstitiell abspielt, tatsächlich streifig-strähnige Verdichtungen auf dem Röntgenbild hervorrufen. Wenn Sie Radiologie lernen und eisern versuchen, alle Lungen-

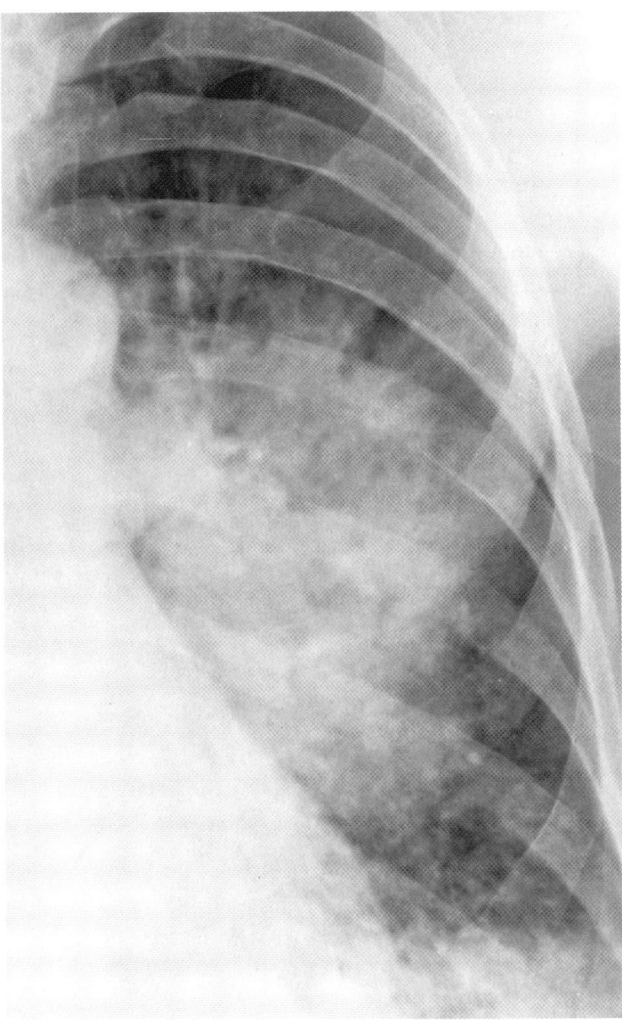

Abb. 6-12. Patient, bei dem nur ein Teil des linken Unterlappens betroffen ist. Man sieht ein pneumonisches Infiltrat, das nicht bis an das Zwerchfell heranreicht. Sie wissen, daß sich dieses Infiltrat nicht vorne befinden kann, weil der Herzschatten klar abgrenzbar ist.

erkrankungen als entweder dem Parenchym oder dem Interstitium zugehörig zu klassifizieren, werden Sie allerdings die sehr enttäuschende und frustrierende Erfahrung machen, daß nur einige Erkrankungen *reine* Veränderungen des Parenchyms oder des Interstitiums aufweisen. Andere pulmonale Prozesse (die Tuberkulose ist einer davon) können sowohl das Interstitium als auch die Alveolen gleichzeitig befallen.

Eine Lunge, die keine Luft enthält, weil sie kollabiert ist, kann ein nahezu gleiches Erscheinungsbild wie eine Lungenverdichtung hervorrufen, jedoch gibt es gleichzeitig Anzeichen für eine Größen- und Formänderung des betroffenen Lungenanteils. Flüssigkeitsansammlungen im Pleuraraum können ebenfalls dichte Areale in der Thoraxhöhle hervorrufen und natürlich durch Ummantelung einer ansonsten gesunden Lunge diese verdecken und gleichzeitig das Verschwinden der Zwerchfellkontur hervorrufen. Darüber hinaus kommen zusätzlich zu der primären Lungenverdichtung bei der Pneumonie und beim Lungentumor häufig Areale mit Atelektasen und Pleuraerguß vor. Man muß daran denken, daß diese Prozesse pathologischerweise gleichzeitig auftreten, und da sie sehr ähnliche Verschattungen hervorrufen, sind sie oft anhand der ersten Thoraxröntgenuntersuchung unmöglich voneinander zu unterscheiden. In den nächsten Kapiteln werden Sie lernen, wie man das Vorliegen eines Pleuraergusses bestimmt und wie man die einzelnen Anzeichen, die auf das Kollabieren eines Lungenlappens hinweisen, analysiert. Dann werden Sie diese Anzeichen zu denen der oben besprochenen Lungenverdichtung hinzufügen und Thoraxaufnahmen bezüglich dieser Kriterien systematisch interpretieren.

In Kapitel 4 haben Sie ein System kennengelernt, die Interpretation einer Thoraxaufnahme mit der Analyse der Knochen und Weichteilstrukturen zu beginnen. In Kapitel 5 haben Sie die systematische Untersuchung des Hilus einschließlich der sich verjüngenden Gefäße und des Lungenparenchyms hinzugefügt. In diesem Kapitel haben Sie zu unterscheiden gelernt, ob große Lungenfelder verdichtet erscheinen und ob die Herzränder und beide Zwerchfellbegrenzungen vorhanden sind, kurz, das *Verschwinden normalerweise sichtbarer Konturen* zu prüfen. Sie bauen sich gerade schrittweise eine sorgfältige Analyse der Thoraxaufnahme auf, die Ihnen hilft, Röntgeninformationen zu nutzen und zum Verständnis von Thoraxaufnahmen Ihr ganzes Leben dienen wird. Seien Sie bitte nicht ungeduldig, weil Sie noch keine diagnostischen Bezeichnungen kennengelernt haben.

Beurteilungsprobleme

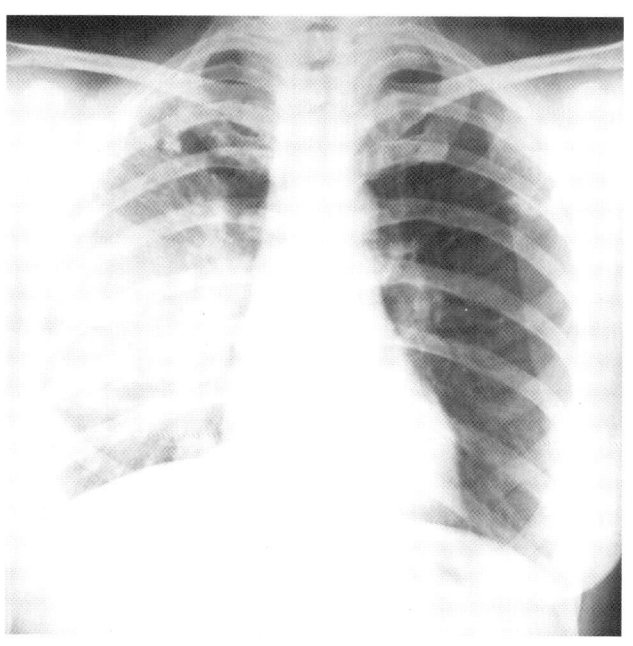
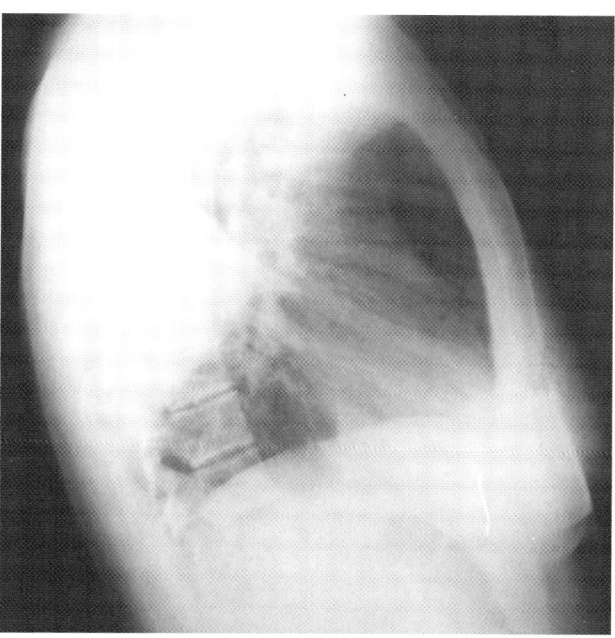

Abb. 6-13 *(Unbekannte 6-1)*. Klinisch hatte diese junge Frau eine Pneumonie. Sagen Sie genau, welcher Teil der rechten Lunge verschattet ist. Handelt es sich um eine Erkrankung des Parenchyms oder des Interstitiums?

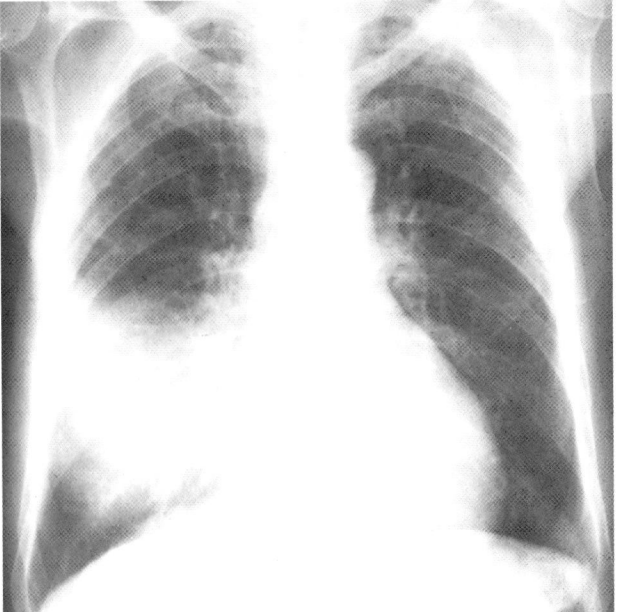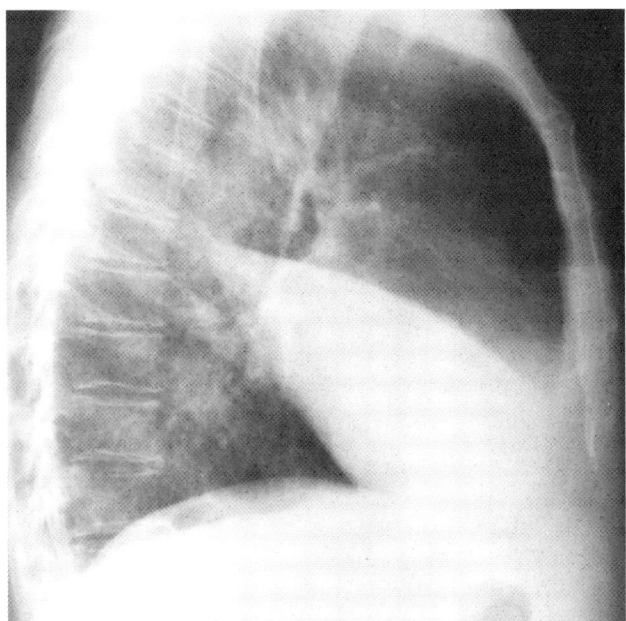

Abb. 6-14 *(Unbekannte 6-2)*. Welcher Lungenteil ist hier verschattet?

Solitäre und multiple Lungenrundherde

Die zufällige Entdeckung eines solitären Lungenrundherdes auf einem Thoraxröntgenbild stellt immer einen problematischen Befund für das weitere Procedere dar. Sie haben einen solchen Herd schon einmal in Abb. 5-21 E gesehen, der sich, nach operativer Entfernung, als gutartiger Tumor herausstellte. Findet man auf einer Thoraxröntgenaufnahme eine solche Veränderung, muß sie immer ernst genommen und sorgfältig abgeklärt werden. Bei einem solitären Lungenrundherd kann es sich um etwas harmloses wie ein altes Granulom einer durchgemachten Histoplasmose oder Tuberkulose handeln, aber auch um einen gravierenden Befund wie einen malignen Tumor. Wenn es sich um eine Neoplasie handelt, kann diese entweder benigne oder maligne sein. Liegt eine maligne Veränderung vor, kann es entweder ein primäres Lungenkarzinom oder eine singuläre Metastase eines anderen Primärtumors sein.

Die hilfreichste und kostengünstigste Maßnahme, die Sie als erstes ergreifen sollten, wenn Sie einen solitären Lungenrundherd auf einem Thoraxröntgenbild diagnostizieren, ist es, frühere Thoraxröntgenaufnahmen des Patienten zum Vergleich hinzuzuziehen. Wenn der Lungenrundherd bereits auf einem Bild zu sehen war, das 2 Jahre oder länger zurückliegt und der Herd unverändert ist, dann können Sie davon ausgehen, daß es sich bei dem Knoten um ein benignes älteres Granulom handelt, das Sie im Zeitabstand von 3 bis 6 Monaten nochmals kontrollieren können. Enthält die Läsion in ihrem Zentrum Kalk, der dicht und punktförmig angeordnet ist, ist die Wahrscheinlichkeit ebenfalls hoch, daß es sich um ein benignes Granulom handelt.

Gibt es keine alten Röntgenbilder oder ist die Läsion auf früheren Aufnahmen nicht zu sehen, dann ist eine weitere diagnostische Abklärung erforderlich. Als erstes gilt es herauszufinden, ob es sich bei der Läsion wirklich um einen singulären Lungenrundherd handelt, denn wenn multiple Rundherde vorliegen, dann sollte sich die weitere klinische Diagnostik in erster Linie auf die Suche nach einer metastasierenden Erkrankung oder einer entzündlichen Erkrankung konzentrieren, die mit multiplen Rundherden assoziiert ist, wie die Sarkoidose oder die Histoplasmose. Dazu sollte zunächst das Thoraxbild sorgfältig nach weiteren Rundherden abgesucht und, falls keine weiteren Herde gefunden werden, eine Computertomographie angefordert werden. Die CT kann Rundherde zeigen, die zu klein sind, um sie im Röntgenbild bereits zu erkennen, oder die nicht erkannt werden können, weil sie an Stellen liegen, die schwer oder gar nicht auf einem Übersichtsbild zu beurteilen sind. Handelt es sich bei dem Rundherd um ein primäres Lungenkarzinom, dann kann die CT unter Umständen zusätzliche mediastinale Lymphknotenmetastasen nachweisen, die auf dem Röntgenbild ebenfalls schlecht zu sehen sind (**Abb. 6-16 A** und **B**).

Sind in der CT keine zusätzlichen Rundherde und keine mediastinalen Lymphknoten zu erkennen, muß eine histologische Abklärung erfolgen. Liegt der Rundherd in der Lungenperipherie, kann eine Gewebsprobe durch eine perkutane Nadelaspirationsbiopsie unter CT-Kontrolle erfolgen. Es kann sowohl Material für eine zytologische als auch bakteriologische Untersuchung gewonnen werden. Auf dieses Verfahren wird in Kapitel 19 noch genauer eingegangen.

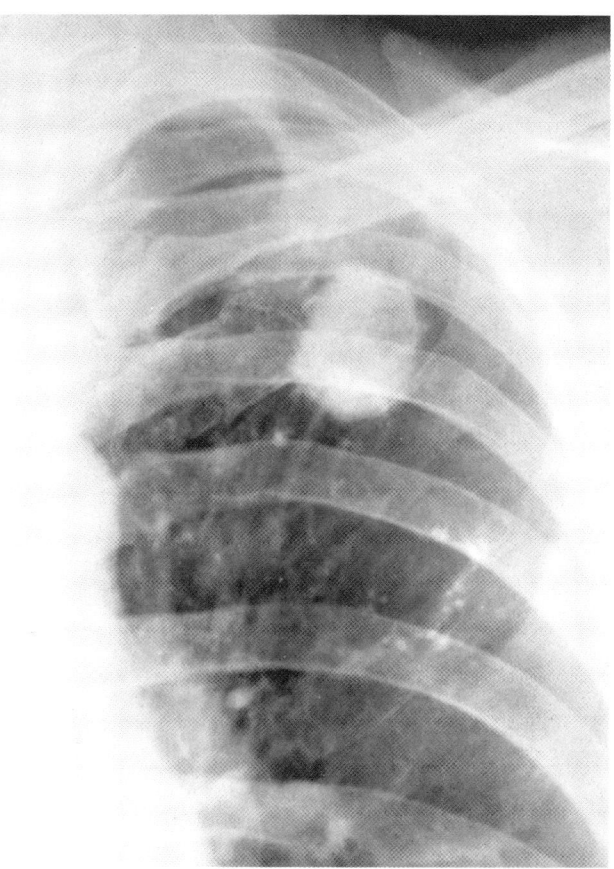

Abb. 6-15. Dichter, verkalkter solitärer Lungenrundherd, der mit hoher Wahrscheinlichkeit einem Granulom entspricht und lediglich weiter beobachtet werden sollte. Vergleichen Sie die Dichte mit der des Rundherdes bei dem Patienten in Abb. 6-16.

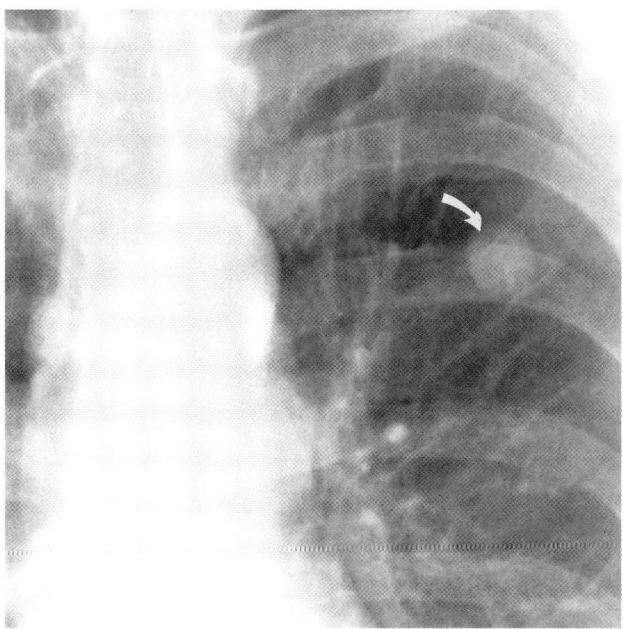

Abb. 6-16 A. Patient mit einem solitären Lungenrundherd *(Pfeil).* Eine Aufnahme ein Jahr zuvor war normal. Der Herd zeigt keine Verkalkungen.

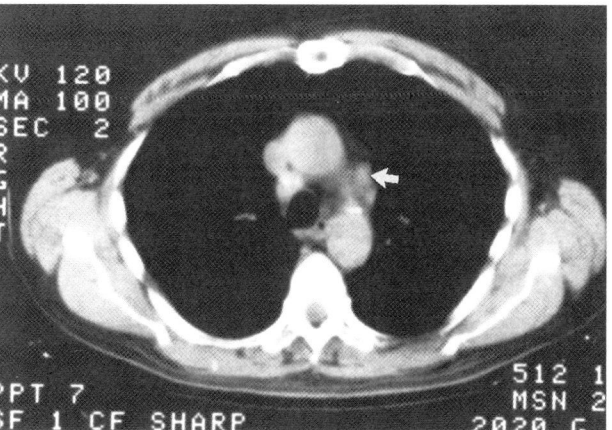

Abb. 6-16 B. CT-Schicht des Patienten aus Abb. 6-16 A, die eine andere Schichtposition zeigt als die des Lungenrundherdes. Man sieht vergrößerte Lymphknoten *(Pfeil)* linksseitig zwischen Aorta ascendens und descendens, die man normalerweise an dieser Stelle nicht findet. Bei diesem Patienten lag ein Lungenkarzinom mit mediastinalen Lymphknotenmetastasen vor.

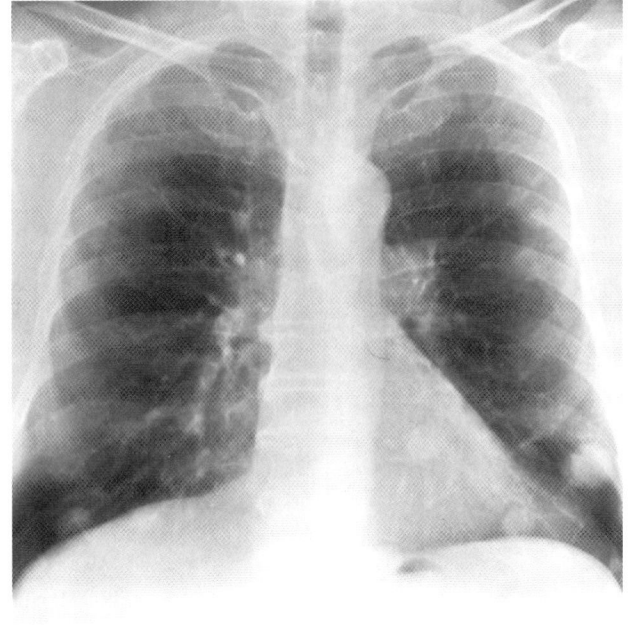

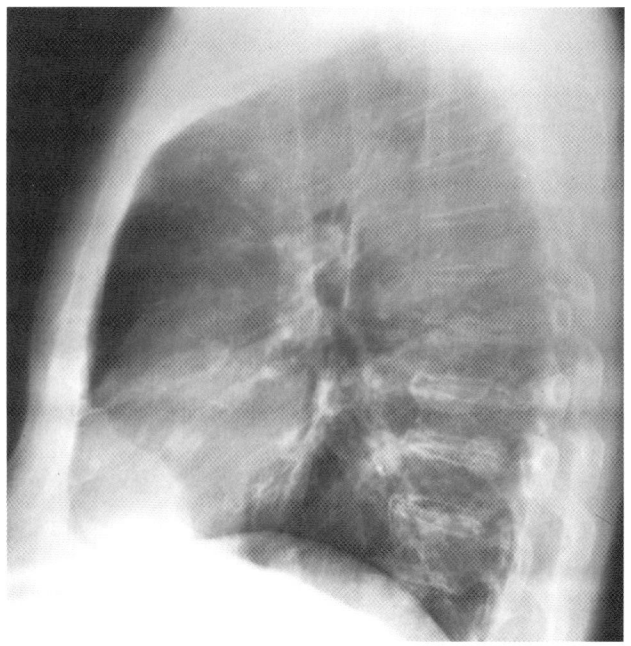

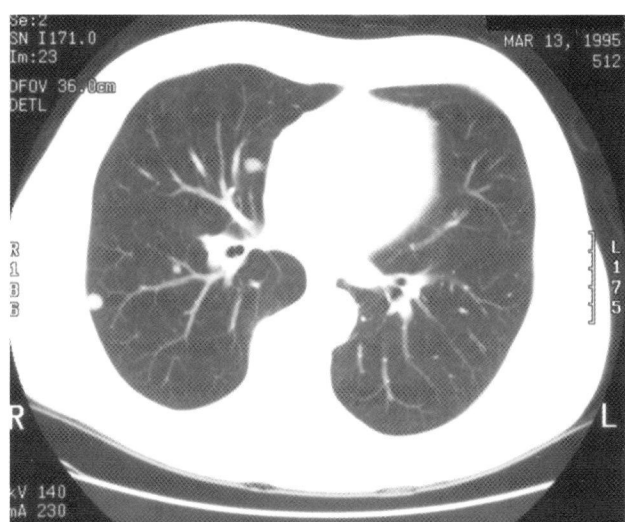

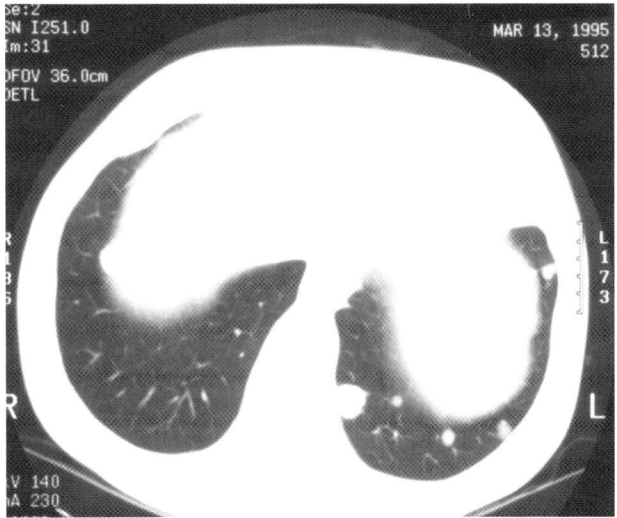

Abb. 6-17. Multiple Lungenrundherde bei einem älteren Mann mit Metastasen eines Weichteilsarkoms der unteren Extremität. **A** und **B**. P.a. und seitliches Thoraxbild zeigen multiple Lungenrundherde.

C, D, E. CT-Schichten in drei unterschiedlichen Höhen zeigen die Rundherde noch deutlicher als die Thoraxaufnahmen. Die Rundherde im linken kostophrenischen Winkel sind in der CT besonders gut zu erkennen.

7 Zwerchfell und Pleuraraum, Lungenembolie

Die Beurteilung der Zwerchfellregion einer Thoraxaufnahme erfordert einige Übung in der Logik von Röntgenschatten. Genauso, wie Sie den Herzschatten dicht zwischen den beiden transparenten Lungen sehen, sehen Sie die Zwerchfellkuppel aufgrund einer Erhöhung der Summe aller überlagerten Dichten. Die Summe der Schatten, die auf dem Röntgenbild direkt unterhalb der Ebene der Zwerchfellkuppel liegen, beinhaltet einen Teil der dahinter gelegenen Lunge sowie der dichten Leber oder Milz, die sich der unteren konkaven Fläche des Zwerchfells direkt anlegen. *Oberhalb* der Ebene der Zwerchfellkuppel wird die Summe aller Dichten durch die der Lunge bestimmt, die die Strahlen nur gering schwächt. Dadurch erscheint auf der Thoraxaufnahme das Zwerchfell mit den darunterliegenden Organen als weiße Silhouette gegenüber dem darüber gelegenen dunklen, strahlendurchlässigen Lungenfeld, und das, obwohl sich ihre Schatten zum Lungenanteil, der in den hinteren Zwerchfell-Rippen-Winkel (posteriorer Rezessus) hinreicht, addieren.

Das **Zwerchfell** besteht anatomisch aus einem dünnen Muskelblatt und ist am Xiphoid, den unteren sechs Rippen und Rippenknorpeln und den oberen Lendenwirbeln befestigt. Es trägt selber nur wenig zu dem weißen Schatten auf einer Thoraxaufnahme bei, den wir meinen, wenn wir vom „Zwerchfell" sprechen. Wenn sich freie Luft im Peritonealraum zwischen die Milz und das Zwerchfell schiebt, wie es bei dem Patienten in **Abb. 7-2** der Fall ist, so ist die dünne Muskelschicht alleine zu sehen, umgeben von der darüber- und darunter liegenden Luft. Sie sehen wie üblich, wenn eine gebogene, schalenförmige Struk-

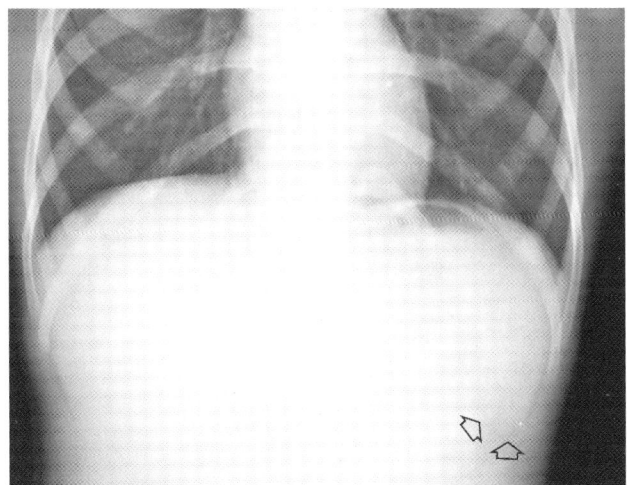

Abb. 7-1. Normale Hemidiaphragmata. Beachten Sie die Magenblase mit einem Flüssigkeitsspiegel unter dem linken Hemidiaphragma. Die Pfeile markieren den unteren Milzpol. Milz und flüssigkeitsgefüllter Magen bilden einen ineinander übergehenden Schatten. Zu sehen ist nur die linke Zwerchfellkuppe, die vom Strahlenbündel tangential getroffen wird. An ihre Unterfläche drückt sich die Wand des Magenfundus. Die nach vorne und hinten unten ziehenden Zwerchfellanteile verlaufen schräg zum Strahlengang und sind daher überhaupt nicht zu sehen. Das rechte Zwerchfell liegt dicht der Leber an, so daß nur seine obere Begrenzung zu sehen ist.

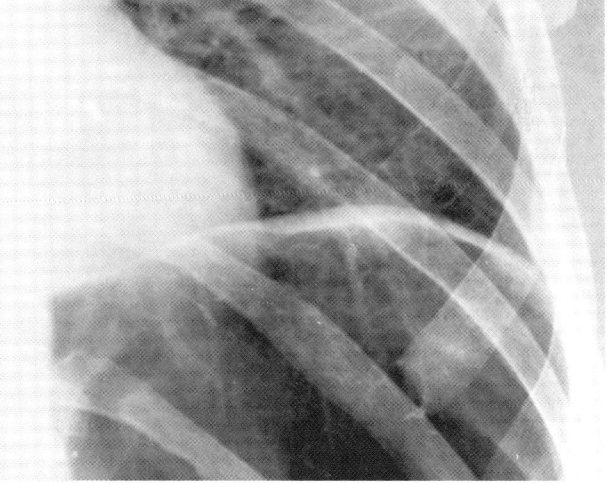

Abb. 7-2. Aufnahme des linken Zwerchfells nach einer Verletzung, bei der große Mengen Luft in den Peritonealraum gerieten. Die Milz und der Magen sind nach unten verlagert. Achten Sie auf die Unterlappengefäße, die dorsal bis unterhalb der Zwerchfellkuppel reichen und sich mit der infradiaphragmalen Luft überlagern. Diese Unterlappengefäße sind in Abb. 7-1 nicht zu sehen, da sie hinter dem Magen und der Milz liegen.

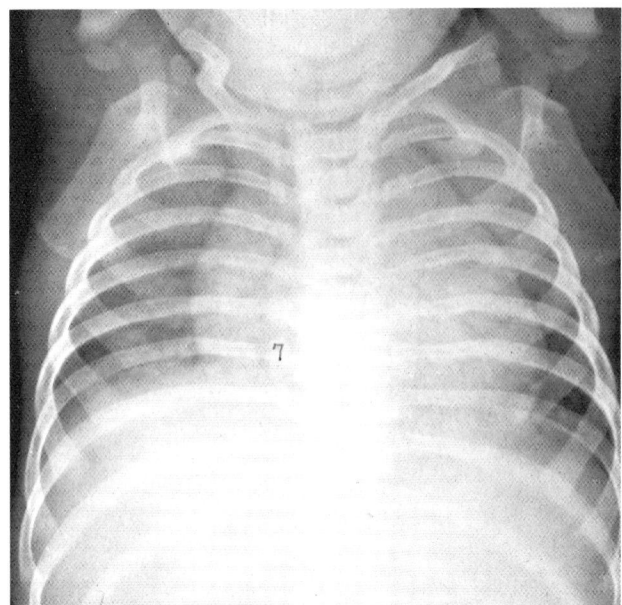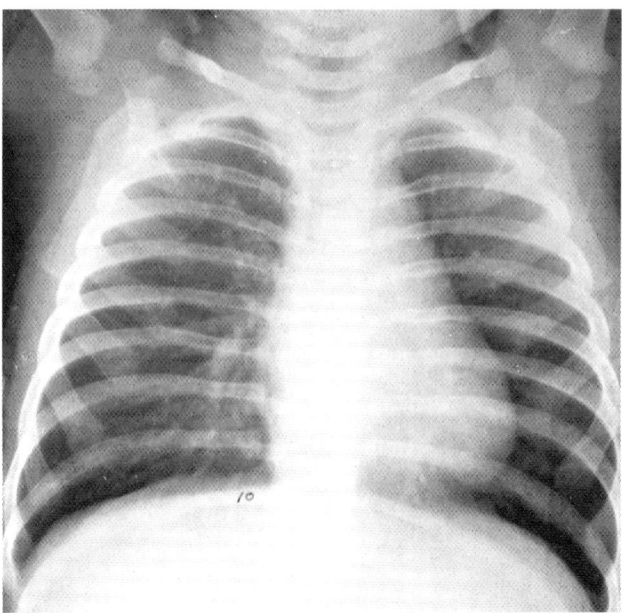

A   B

Abb. 7-3. Das Zwerchfell bei Exspiration (**A**) und Inspiration (**B**) bei einem Kind

tur geröntgt wird, den Teil des Zwerchfells, der tangential durchstrahlt wird. Obwohl es linear zu sein scheint, denken Sie nun natürlich in Röntgendichten und wissen, daß es sich um eine kuppelförmige Schale handelt, die den Thorax vom Abdomen trennt. Unter Durchleuchtung würde man sehen, wie es sich während der Inspiration nach unten zusammenzieht und abflacht und sich wieder nach oben hin entspannt, sobald der Patient ausatmet.

Bei den meisten Thoraxaufnahmen, die am stehenden Patienten angefertigt werden, ist der Magenfundus oben im Bereich des Diaphragmas zu sehen. Normalerweise enthält er geschluckte Luft und Magensaft (oder das Mittagessen). Eine typische Magenblase **(Abb. 7-1)** weist eine gerade, den Flüssigkeitsspiegel markierende Linie auf, oberhalb derer die geschluckte Luft eine strahlentransparente Tasche bildet. Würde die gleiche Aufnahme in ebenfalls sagittalem Strahlengang am liegenden Patienten gemacht, so würde man diesen Spiegel nicht erkennen, da er vom Strahlenbündel senkrecht durchdrungen würde. Achten Sie bitte darauf, daß man in Abb. 7-1 den Eindruck hat, man könnte die Dicke des Zwerchfells abschätzen, da ober- und unterhalb Luft liegt. Was Sie aber tatsächlich sehen, ist die Dicke des Zwerchfells plus die Dicke der Magenwand.

> Jedes Hohlorgan, das völlig mit Flüssigkeit gefüllt ist und von dichten Eingeweiden umgeben wird, ist röntgenologisch nicht abgrenzbar; jedes luftgefüllte Hohlorgan erscheint dagegen als dunkler Schatten auf dem Film.

Wo Sie gerade dabei sind: Nehmen Sie sich einen Moment Zeit und stellen Sie sich vor, was Sie durch Luft und einen Flüssigkeitsspiegel auf dem Röntgenbild erwarten können. Jede Hohlstruktur, ob normal oder anomal, die sowohl Gas als auch Flüssigkeit enthält, zeigt einen Flüssigkeitsspiegel, sofern das Strahlenbündel in der Ebene dieses Spiegels verläuft. Wenn man nun den Patienten in verschiedene Richtungen neigt und darauf achtet, daß das Strahlenbündel immer horizontal zur Oberfläche des Luft-Flüssigkeits-Spiegels verläuft, so kann der gesamte Binnenraum einer solchen Höhle Schritt für Schritt sichtbar gemacht werden. Dies gilt für das Innere des Magens, einer Abszeßhöhle, der Hirnventrikel oder des Pleuraraumes, sofern sich sowohl Flüssigkeit als auch Luft darin befinden. So wird Luft eine nützliche Kontrastsubstanz, die ein röntgendurchlässiges Abbild der entsprechenden Hohlstruktur hervorruft, so wie umgekehrt Bariumsulfat oder andere sicher inerte Substanzen röntgendichte flüssige Ausgüsse der Hohlorgane darbieten, in die sie eingebracht werden.

Vergleichen Sie eine Thoraxaufnahme in Exspiration mit einer Aufnahme, bei der der Patient tief eingeatmet hat **(Abb. 7-3** und **Abb. 7-4)**. Schwach belüftete Alveolen und zusammengedrängte Gefäße setzen auf natürliche Weise die Transparenz der Lunge zu einem gewissen Grad herab. Beachten Sie auch, daß das flexible Mediastinum und das flüssigkeitsgefüllte Herz durch das hochstehende Zwerchfell in Exspiration zusammengedrückt wurden, so daß sie einen deutlich breiteren Schatten hervorrufen und vergrößert wirken. Dies wird bei jeder Aufnahme in Exspiration der Fall sein und ist ein zusätzlicher

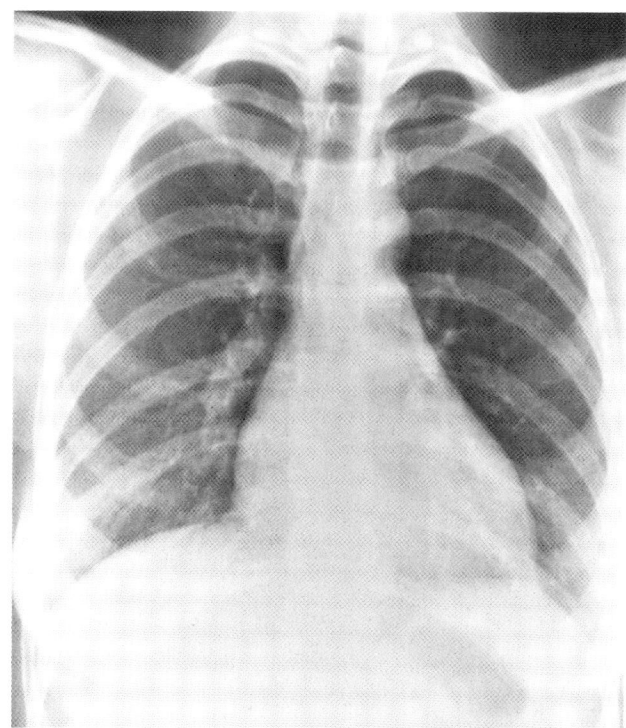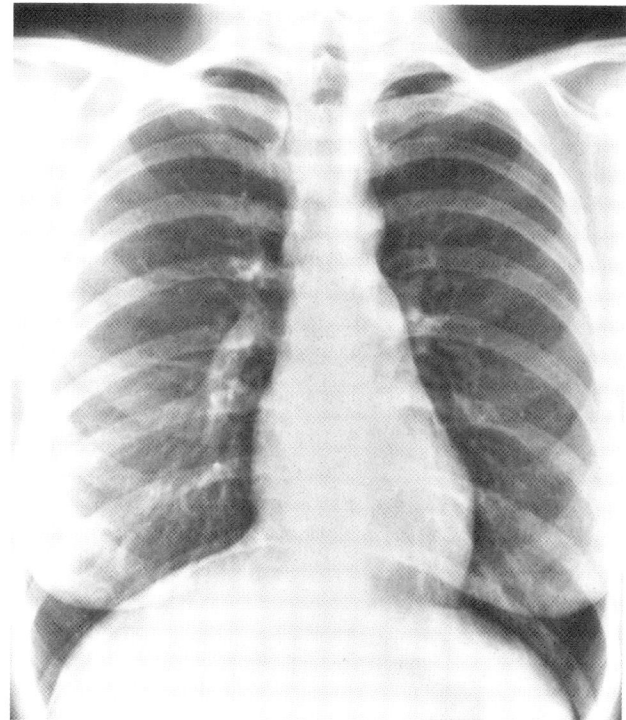

Abb. 7-4. Das Zwerchfell bei Exspiration **(A)** und Inspiration **(B)** bei einem Erwachsenen

Grund, warum es für Sie wichtig ist, die Höhe des Zwerchfells im Verlauf der Betrachtung jeder Thoraxaufnahme festzulegen. Wenn er dazu in der Lage ist, muß der Patient in jedem Fall aufgefordert werden, ganz tief einzuatmen; und bevor Sie beabsichtigen, irgendeinen Rückschluß aus seiner Thoraxaufnahme zu ziehen, müssen Sie die Lage seines Zwerchfells überprüfen und entscheiden, ob er auch wirklich tief eingeatmet hat. Wenn ein Röntgenbild, das in Exspiration angefertigt wurde, nicht als *Aufnahme in Exspiration* erkannt wird, kann fälschlicherweise die Diagnose einer Kardiomegalie gestellt werden, obwohl bei dem Patienten eine völlig normale Herzgröße vorliegt.

Da die Magenblase (nur vorhanden, wenn Luft im Magen ist) normalerweise der Unterfläche des linken Zwerchfelles dicht benachbart liegt, sollte sie in Ihre systematischen Betrachtungen einer Thoraxaufnahme mit eingeschlossen werden. Eine Interposition jeglicher Art zwischen Zwerchfell und Magenfundus verlagert die Magenblase nach unten. Sie könnte auch bei Vorliegen eines Tumors im Magen deformiert sein. Sowohl ihr Aussehen als auch ihre Lage sind wichtig.

Ein Beispiel: Wenn eine ausgedehnte Thoraxverdichtung direkt oberhalb des linken Zwerchfells zu einem Verschwinden der normalen Zwerchfellkontur führt, wie Sie es im letzten Kapitel gesehen haben, kann Ihnen die Lage

der Magenblase sagen, wo das Zwerchfell liegt. Auf einer lateralen Thoraxaufnahme gibt das Vorhandensein der Magenblase dicht unterhalb eines Zwerchfellschattens an, welches das linke Zwerchfell ist **(Abb. 7-6)**.

Obwohl sich der Anatom das Zwerchfell als ein einziges, aus Muskeln und Sehnen bestehendes Blatt vorstellt, welches Thorax und Abdomen voneinander trennt, sieht der Radiologe es auf einer p.a. Thoraxaufnahme und bei der Durchleuchtung als zwei gekrümmte Schatten zu beiden Seiten des Herzens. Er spricht von *„linkem und rechtem Hemidiaphragma"*, obwohl er weiß, daß dies anatomisch und semantisch ungenau ist. Es ist jedoch nützlich, sich in dieser Weise auf die zwei Hälften des Zwerchfells zu beziehen, da sie häufig bei einseitigen Erkrankungen im darüber liegenden Thorax oder dem darunter liegenden Abdomen mitreagieren können.

Die beiden Hemidiaphragmata, wie sie auf p.a. Thoraxaufnahmen von Erwachsenen zu sehen sind, stellen sich als glatte, gekrümmte Linien dar, die in der Mittellinie am Ursprung der zehnten oder elften Rippe beginnen. Sie sollten eine Übung machen und die hinteren Rippenanteile nahe der Wirbelsäule von oben nach unten durchzählen und die Höhe des Zwerchfells bestimmen. Versuchen Sie dies auf ein paar der Thoraxaufnahmen, die Sie schon gesehen haben (vergewissern Sie sich, die erste Rippe zu identifizieren, indem Sie diese vom Sternoklavikularge-

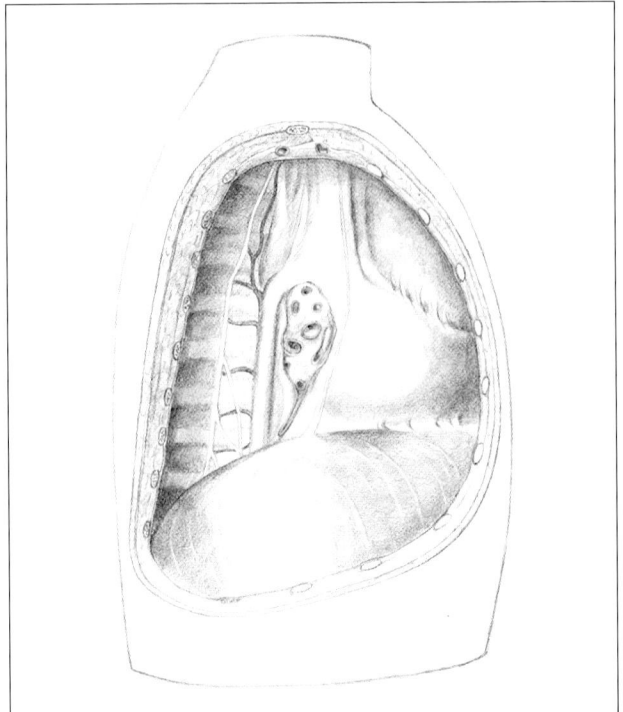

Abb. 7-5. Zwerchfell und Sinus phrenicocostalis bei entfernter lateraler Brustwand

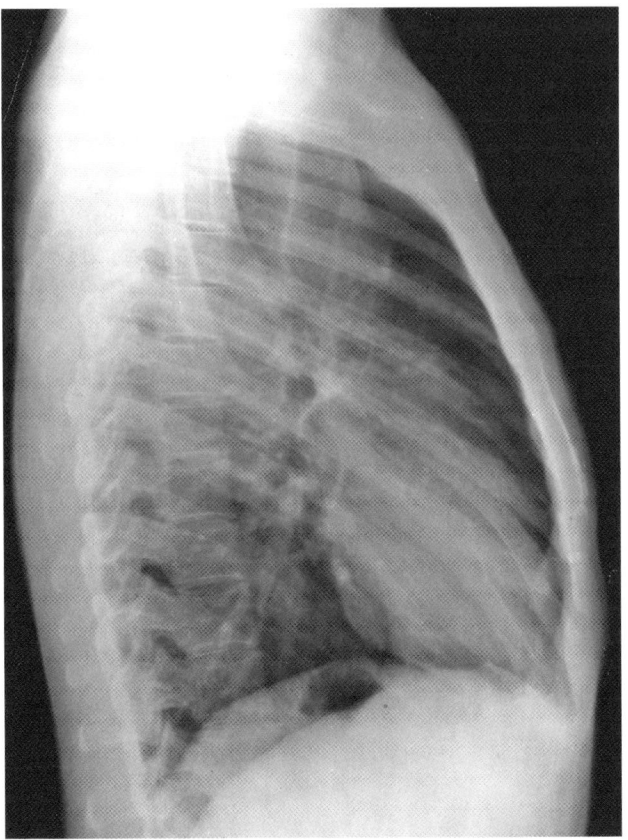

Abb. 7-6. Normale rechtsanliegende Seitaufnahme des Thorax. Beachten Sie die beiden Zwerchfellschatten, die nach hinten unten verlaufen. Welcher entspricht dem linken Zwerchfell? Achten Sie auch auf die Pulmonalgefäße, die dorsal bis unterhalb der Konturen der Zwerchfellkuppeln verlaufen. Hier ist es einfach herauszufinden, daß das höherstehende Zwerchfell das linke ist, da sich die Magenblase dicht darunter befindet. Den vorderen Teil des linken Zwerchfells sehen Sie jedoch nicht. Das ihm direkt aufliegende Herz läßt seine Grenzkontur verschwinden. Was hier als Fortsetzung des linken Zwerchfells erscheint, ist in Wahrheit das vordere Segment des rechten Zwerchfells, das immer in ganzer Kontinuität von seinem dorsalen Sulcus bis zur vorderen Brustwand zu verfolgen ist.

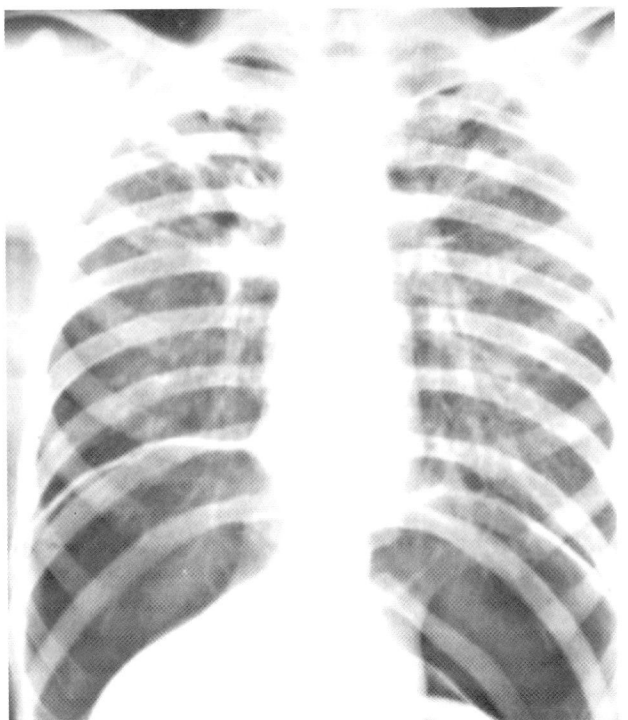

Abb. 7-7 (Unbekannte 7-1). Bestimmen Sie die Höhe der Zwerchfelle bei diesem Patienten mit beidseitiger Oberlappentuberkulose. Hat der Patient tief eingeatmet?

lenk nach dorsal entlangfahren). Wenn Sie die Höhe des Zwerchfells auf ein paar aktuellen Thoraxaufnahmen von Patienten bestimmen, zum Beispiel im Rahmen eines Praktikums oder der Famulatur, so werden Sie bei hospitalisierten Patienten oft erhebliche Unterschiede in dieser Zwerchfellhöhe finden. Eine gesunde Person, die sich nur durchuntersuchen läßt, befolgt die Aufforderung der MTRAs, tief einzuatmen, gut. Ein ängstlicher, abgeschlagener oder schmerzgeplagter Krankenhauspatient befolgt diese Aufforderung eventuell nicht so gut, ob-

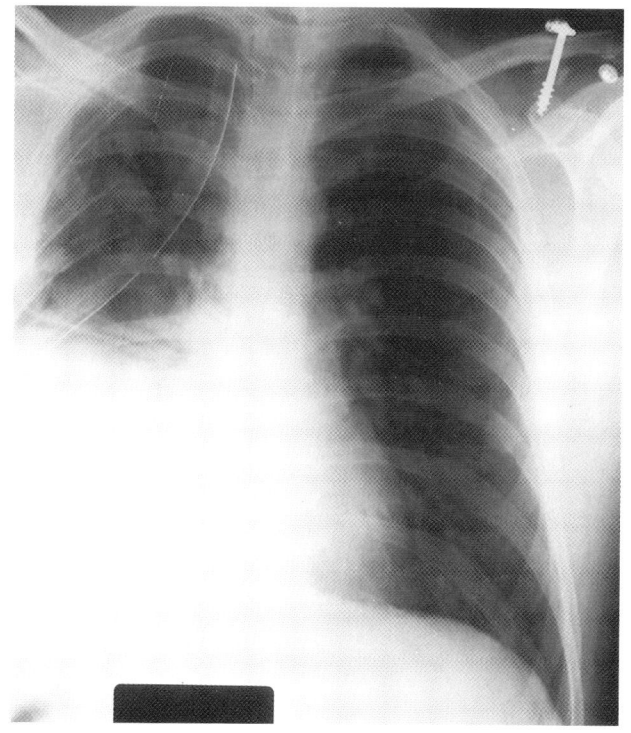

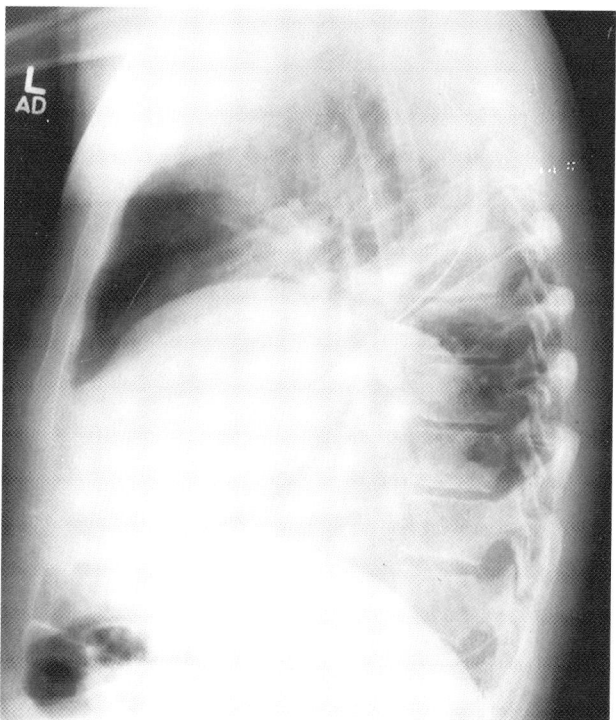

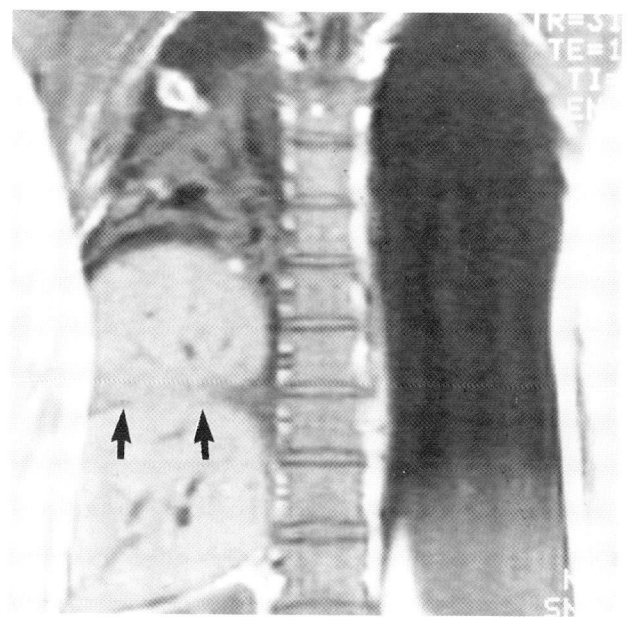

Abb. 7-8 A–C. Scheinbarer Zwerchfellhochstand, der durch eine Zwerchfellruptur und eine Hernierung von Lebergewebe in den rechten unteren Thorax hervorgerufen wird. Bei diesem 36 Jahre alten Bauarbeiter hat sich ein Balken in den rechten Brustkorb gerammt; es entstanden multiple Rippenfrakturen, ein rechtsseitiger Pneumothorax und eine rechtsseitige Lungenkontusion.
Nachdem der Pneumothorax auf einer Liegendaufnahme (hier nicht gezeigt) gesehen wurde, wurde der Patient nochmals in die Röntgenabteilung gebracht, um eine p.a. und seitliche Thoraxaufnahme anzufertigen. Diese zeigen einen vermeintlichen deutlichen Hochstand des rechten Zwerchfells. Haben Sie die Rippenfrakturen erkannt? Wegen der fraglichen Zwerchfellruptur wurde eine MRT-Untersuchung in koronarer Ebene (C) durchgeführt. Sie zeigt eine Unterbrechung *(Pfeile)* des rechten Zwerchfells (stellt sich in der MRT dunkel dar) mit Hernierung eines Teils des rechten Leberlappens nach intrathorakal. Beachten Sie die deutlich tiefere Position des linken Zwerchfells und die erhöhte Signalintensität in der rechten Lunge, die durch eine Kontusion und Atelektase hervorgerufen wird. Das helle, rundliche Signal in der rechten Lungenspitze entspricht einer pulmonalen Einblutung.

wohl er vielleicht „nur" eine Sprunggelenksfraktur hat und ihm an Brust oder Thorax überhaupt nichts fehlt. Das Ergebnis ist natürlich, daß der untere, zwerchfellnahe Anteil seiner Lungen nur relativ gering belüftet wird und folglich auf der Thoraxaufnahme dichter bleibt und somit möglicherweise das Bild einer Veränderung hervorruft, die tatsächlich gar nicht existiert.

Das Zwerchfell kann durch große Flüssigkeitsansammlungen im Peritonealraum angehoben werden, wie beispielsweise bei Patienten mit Herzinsuffizienz oder Leberzirrhose. Bei der Dilatation vieler Dünn- oder Dickdarmschlingen im Rahmen eines Ileus stehen die Zwerchfelle normalerweise auch hoch und können in ihrer Abwärtsbewegung, als Reflexantwort auf den Bauchschmerz, eingeschränkt sein. Aus dem gleichen Grunde stehen sie nach einer Bauchoperation normalerweise hoch und sind in ihrer Bewegung eingeschränkt. Sie würden die Zwerchfelle im dritten Trimenon einer Schwangerschaft ebenfalls hochstehend erwarten, und sie sind es auch.

Auf der anderen Seite kann das Zwerchfell bei Zuständen, die das Volumen der Strukturen innerhalb des Brustkorbes deutlich vergrößern, herabgedrückt und abgeflacht sein. So sind etwa beim Emphysem mit seinem irreversiblen *air-trapping* in den Lungen und ihrer schrittweise zunehmenden Überdehnung die Zwerchfelle tiefstehend und flach. Sie können eine gezähnelte Begrenzung aufweisen, da nun die Insertionsstellen an den unteren Rippen sichtbar werden. In gleicher Weise kann das Zwerchfell durch große Ansammlungen von Pleuraflüssigkeit oder durch große Tumormassen heruntergedrückt werden.

Pleuraerguß

Die Pleura ist ein geschlossener, leerer Raum, dessen eine (viszerale) Seite die Oberfläche der Lunge überzieht und sich in die Interlobärspalten hineinzieht. Die andere (parietale) Seite liegt der inneren Thoraxwand an.

Normalerweise ist die Pleura zu dünn, um auf dem Röntgenbild erkennbar zu sein, aber sie kann sichtbar werden, wenn sie durch eine Entzündung verdickt ist und von Röntgenstrahlen tangential entlang der Thoraxwand getroffen wird. Die zwei Pleuradicken des kleinen Interlobärspaltes (Interlobium) können häufig als eine dünne, weiße Linie, die vom rechten Hilus nach lateral zieht, gesehen werden, da der Spalt normalerweise horizontal verläuft. Sowohl das rechte und linke große Interlobium als auch das kleine Interlobium der rechten Seite können auf der Thoraxseitaufnahme gesehen werden, sofern sie in gleicher Ebene mit dem Strahlengang liegen. Die großen Interlobien verlaufen zu schräg, um auf p.a. Thoraxaufnahmen erkennbar zu sein.

Obwohl der Pleuraraum normalerweise leer und kollabiert ist, kann er entweder mit Flüssigkeit oder Luft oder beiden gefüllt sein, was jeweils das Erscheinungsbild einer Thoraxaufnahme verändert.

Eine massive Flüssigkeitsansammlung auf einer Seite kann das Mediastinum zur anderen Seite verlagern, das Zwerchfell hinunterdrücken, teilweise die Lunge kollabieren lassen und einen ganzen Hemithorax dicht und weiß erscheinen lassen. Kleine und größere Luftmengen können durch Ruptur der pleuralen Lungenoberfläche

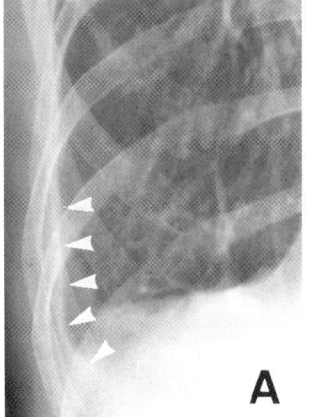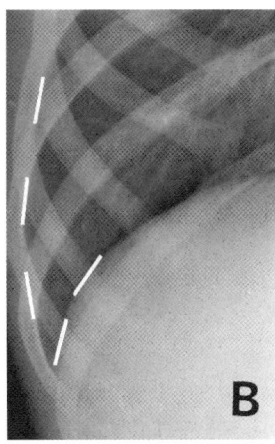

Abb. 7-9 A. Die alte verdickte Pleura, die hier von den Strahlen tangential getroffen wurde, entspricht Narbengewebe an der Lungenoberfläche und beinhaltet die parietale und viszerale Pleura, die dicht miteinander verbacken sind. In dieser Region ist der Pleuraraum und mit ihm der Sinus phrenicocostalis verklebt. Dieser Befund darf nicht mit einem kleinen Pleuraerguß verwechselt werden.
B zeigt zum Vergleich einen normalen Sinus phrenicocostalis.

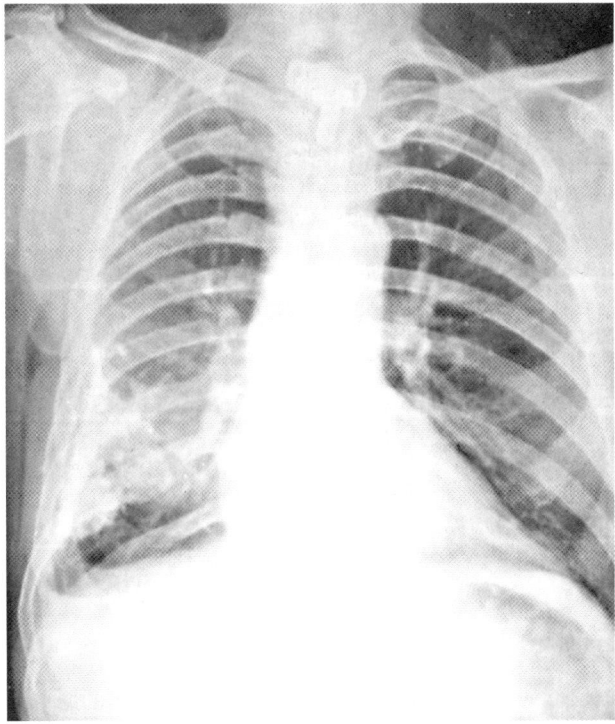

Abb. 7-10. Verkalkung einer ausgedehnten Plaque verdickter Pleura. Achten Sie auf die Luft in den Weichteilen der lateralen Thoraxwand; an dieser Stelle verlief eine Drainage. Der Patient hatte eine chronisch entzündliche Pleuraerkrankung, die auch die Verklebung des Sinus phrenicocostalis erklärt.

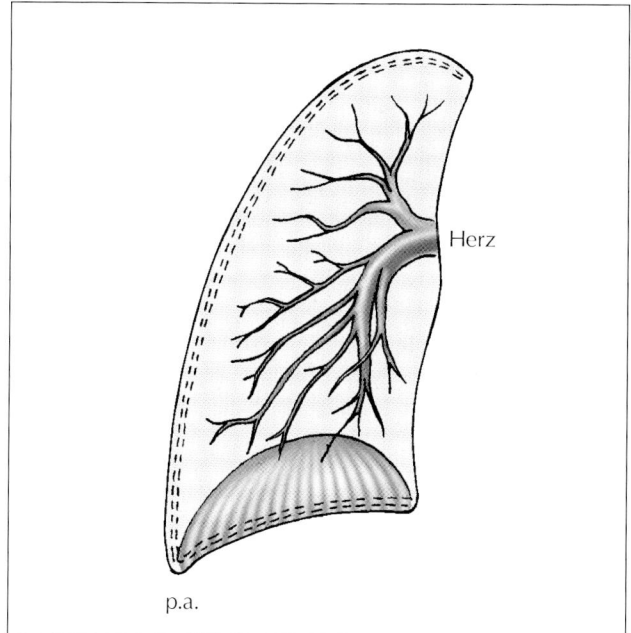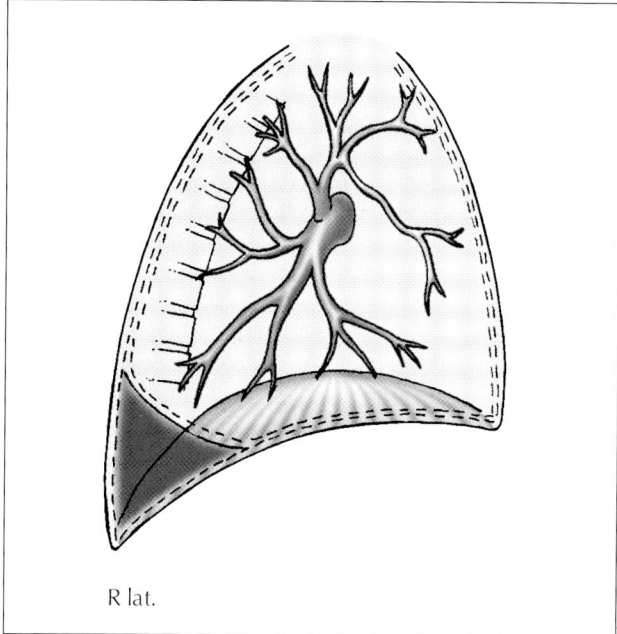

Herz

p.a.

R lat.

Abb. 7-11. Kleiner Pleuraerguß (Hydrothorax), der auf der p.a. Aufnahme nicht zu erkennen ist. *Die gestrichelten Linien* entsprechen den parietalen und viszeralen Pleurablättern, zwischen denen die Flüssigkeit liegt.

Zugang zum Pleuraraum erhalten, auch nach einem Trauma, wenn die Lunge durch die spitzen Enden von gebrochenen Rippen angestochen wird. Luft kann aber auch absichtlich zu diagnostischen Zwecken nach einer Pleurapunktion in den Pleuraspalt eingebracht werden. Wenn die Luftmenge im Pleuraspalt groß ist, sieht man die Lunge teilweise oder ganz in Richtung auf das Mediastinum zu kollabiert. Jede Luftmenge im Pleuraspalt (**Pneumothorax**) ermöglicht Ihnen, einen Teil der Lungenoberfläche zu beurteilen, den Sie normalerweise auf einer Thoraxaufnahme nicht sehen können, weil die Lunge der Thoraxwand eng anliegt. Das Entdecken eines kleinen Pneumothorax hängt davon ab, ob man die dünne, schleierartige Lungengrenze sieht, jenseits derer keine Lungenstruktur mehr zu finden ist.

Große Mengen von Luft oder Flüssigkeit im Pleuraspalt sind leicht zu erkennen, kleine Mengen jedoch erheblich schwieriger.

Wenn Sie sich noch einmal einen normalen Zwerchfellschatten in p.a. Projektion anschauen, so sehen Sie, daß er nach lateral unten zieht, um einen spitzen Winkel mit der Thoraxwand zu bilden. Die Basis des Unterlappens, die sich konvex über das Zwerchfell stülpt, legt sich auch in diesen Recessus hinein, sowohl seitlich als auch ganz hinten. Dieser **Recessus** oder **Sinus phrenicocostalis**,

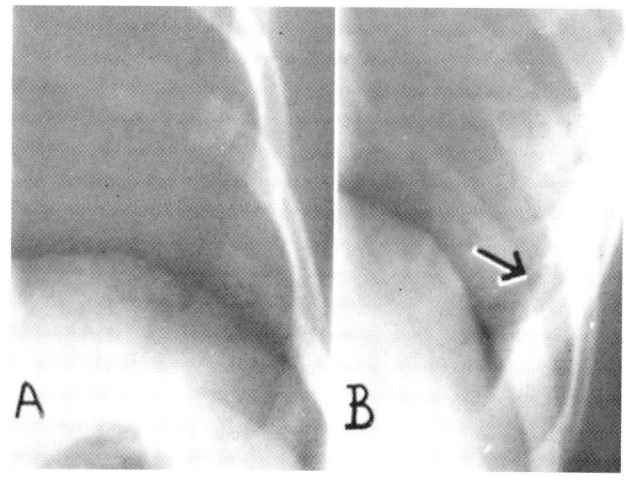

A   B

Abb. 7-12. Vorteil der Aufnahme in Seitenlage zur Darstellung kleiner Pleuraergüsse.
A. Stehender Patient. Es ist kein Pleuraerguß zu sehen.
B. Patient in Linksseitenlage. Freie Flüssigkeit *(Pfeil)* kann in den lateralen kostophrenischen Winkel auslaufen, wo sie dann gut zu sehen ist.

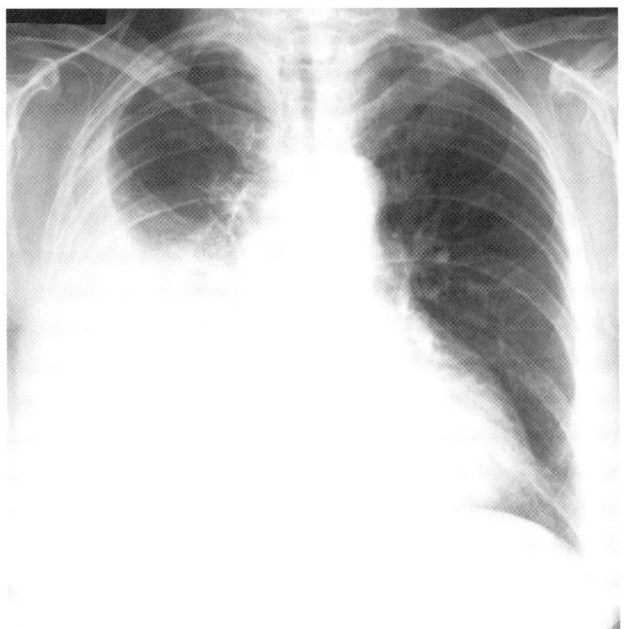

Abb. 7-13. Ein das gesamte rechte Zwerchfell und die Lunge umgebender Pleuraerguß, der den rechten Unter- und Mittellappen zum Hilus hin komprimiert.

von dem man auf einer p.a. Thoaxaufnahme nur den seitlichen Teil sieht, bildet einen kontinuierlichen „Graben" zwischen Thoraxwand und Zwerchfell. Der tiefste Punkt dieses Grabens liegt beim stehenden oder sitzenden Patienten weit dorsal zu beiden Seiten der Wirbelsäule, wie Sie es schon auf den Thoraxseitaufnahmen erkannt haben. In diesen Graben reicht die Basis der Unterlappen entlang des hinteren Zwerchfellsegments hinein, und es ist gleichzeitig der Ort, zu dem ein **Pleuraerguß** normalerweise fließt. Daher sind also die ersten hundert Milliliter Pleuraerguß meistens nicht im lateralen Sinus phrenicocostalis auf der p.a. Thoraxaufnahme eines Erwachsenen zu sehen, sondern vielmehr auf der **Seitaufnahme**, auf der der hinterste Anteil des Zwerchfells dann nicht mehr abgrenzbar ist. Die Bestätigung eines solch kleinen Pleuraergusses wird heutzutage meist mittels **Ultraschall** erreicht, mit dessen Hilfe man gleichzeitig die Lage einer Punktionsnadel steuern kann.

Wenn genug Flüssigkeit vorhanden ist, um den dorsalen Sinus phrenicocostalis zu füllen, beginnt sich auch Flüssigkeit

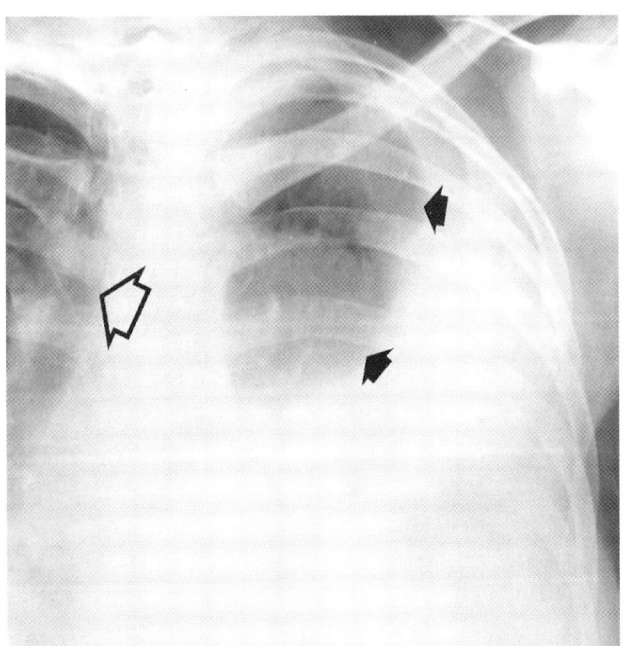

Abb. 7-14. Ein ausgedehnter Pleuraerguß mit einer konkaven, an der lateralen Thoraxwand nach oben ziehenden Begrenzung *(schwarze Pfeile)* in der p.a. Aufnahme. Bedenken Sie, daß sich die gleiche Menge an Flüssigkeit auch an der vorderen und hinteren Thoraxwand nach oben zieht. Achten Sie auf die Verlagerung der Trachea *(offener Pfeil)* zur Gegenseite (Mediastinalverlagerung).

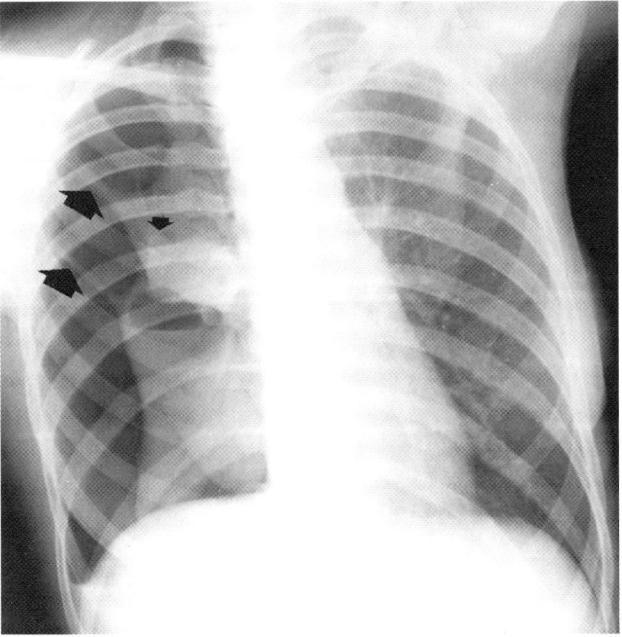

Abb. 7-15. Ausgedehnter Pneumothorax und kleiner Pleuraerguß. Die rechte Lunge ist nur teilweise kollabiert, da sie noch von einer dichten Pleuraadhäsion *(große Pfeile)* gehalten wird. Der *kleine Pfeil* zeigt auf die kleinere von zwei Höhlenbildungen in der erkrankten Lunge. Die größere Höhle weist einen Flüssigkeitsspiegel auf. Sie können die drei Lungenlappen unterschiedlich stark kollabiert erkennen. Achten Sie auf den kleinen Luft-Flüssigkeits-Spiegel im rechten Sinus phrenicocostalis als Hinweis auf einen Hydropneumothorax.

in den lateralen Sinus einzulagern. Dies ist dann auf einer p.a. Thoraxaufnahme als Abstumpfung oder Auslöschung des Sinus auf der entsprechenden Seite zu erkennen.

Problemstellung: Was geschieht mit der Flüssigkeit in Abb. 7-11, wenn der Dienstarzt eine diagnostische Pleurapunktion vornehmen will und den Patienten auffordert, sich auf einen Stuhl zu setzen und nach vorne zu lehnen? (Antwort auf der nächsten Seite.)

Bei einer noch größeren Flüssigkeitsansammlung löscht deren Verdichtung den rundlichen Zwerchfellschatten vollständig aus und stellt sich als ein zur Thoraxwand ansteigender Konkavschatten dar **(Abb. 7-13)**.

Flüssigkeit bildet niemals einen horizontalen Spiegel, solange nicht auch gleichzeitig Luft im Pleuraspalt vorhanden ist.

Sobald Sie den Zwerchfellschatten ausgelöscht finden, müssen Sie sich fragen, *ob* Flüssigkeit darüber liegt, und genau nach einer zur lateralen Thoraxwand ansteigenden Verdichtungslinie bzw. einem Flüssigkeitsspiegel Ausschau halten. Bezeichnen Sie keine *gekrümmte* Flüssigkeitslinie im Rahmen eines einfachen Ergusses als „Flüssigkeitsspiegel"! Sobald Sie aber einen wirklich horizontalen Flüssigkeitsspiegel sehen, müssen Sie sorgfältig nach der Lungenbegrenzung suchen, die bei einem Pneumothorax sicherlich vorhanden und immer irgendwo erkennbar ist. Sie dürfen auch nicht vergessen, sich zu fragen, was im Lungenanteil, der sich hinter dem Flüssig-

keitsschatten verbirgt, vor sich geht, und sich seine bessere Darstellung überlegen. Massive Ergüsse sind eher malignen Ursprungs **(Abb. 7-14)**.

Pneumothorax

Sie haben gelernt, daß sich kleine Flüssigkeitsansammlungen weit dorsal im Bereich des Diaphragmas ansammeln. Kleine Mengen von Luft im Pleuraspalt sammeln sich jedoch oberhalb der Kuppel der Lungenspitze und an der oberen lateralen Thoraxwand an. Sie können dort gelegentlich sehr schwer erkennbar sein, aufgrund des sich überlappenden Wirrwarrs an Knochen. Ein kleiner **Pneumothorax** wird häufig übersehen, wenn man nicht sehr sorgfältig nach ihm sucht. Er wird aber eher zu erkennen sein, wenn die Lunge weniger gut belüftet ist, so daß eine **Aufnahme in Exspiration** die Grenze zwischen der etwas dichteren Lunge und der dunkleren Luft in dem der Thoraxwand benachbarten Pleuraspalt klarer erkennbar machen kann. Einen ähnlichen Effekt hat eine p.a. Aufnahme beim auf der gesunden Seite liegenden Patienten. Die Luft im Pleuraspalt sammelt sich dann zwischen Lunge und Thoraxwand an, wo sie leicht zu sehen ist. Man spricht hier von einer **Aufnahme in Seitenlage (Abb. 7-16)**.
Die Thoraxaufnahme in Seitenlage hilft auch, subpulmonale Flüssigkeit zu erkennen. Wenn der Patient auf die betroffene Seite gelegt wird, kann die zwischen Lungenbasis und Zwerchfell eingeschlossene Flüssigkeit, wie in **Abb. 7-17 C** zu erkennen, zur lateralen Thoraxwand auslaufen. Ohne dieses Manöver könnte anhand der p.a. Aufnahme ein „Zwerchfellhochstand rechts" beschrieben werden. Die Thoraxaufnahme in Seitenlage ist auch für die Diagnose kleiner Ergüsse bei einem Patienten, der

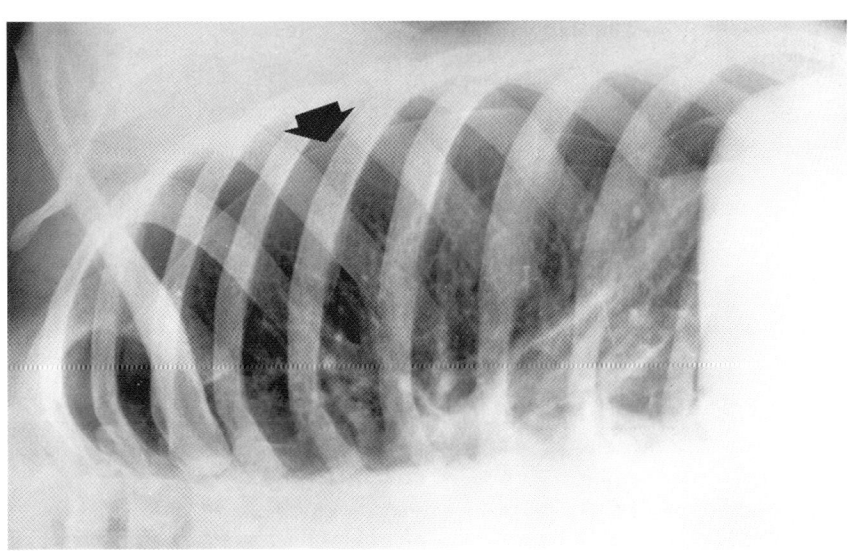

Abb. 7-16. Pneumothorax im p.a. Strahlengang in Rechtsseitenlage (horizontaler Strahlengang). Das Gewicht des Herzens zieht die Lunge von der Thoraxwand weg, so daß ein kleiner Pneumothorax leichter zu sehen ist. Der *Pfeil* weist auf die Lungengrenze (Pleura visceralis).

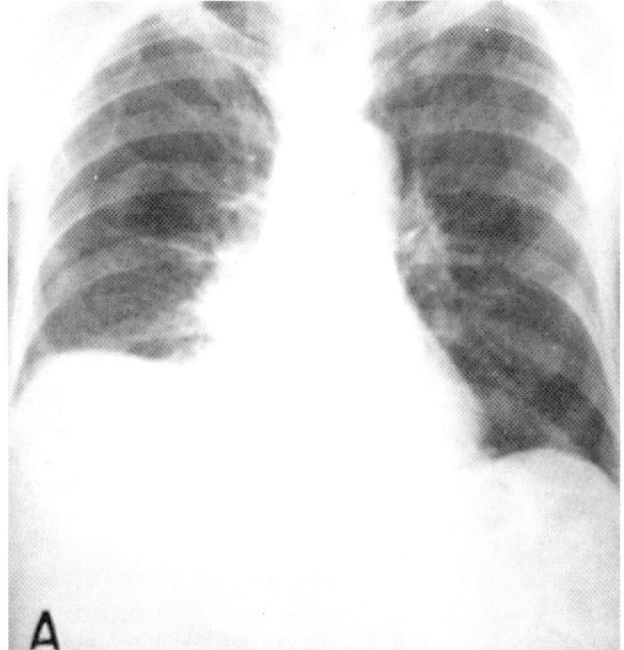

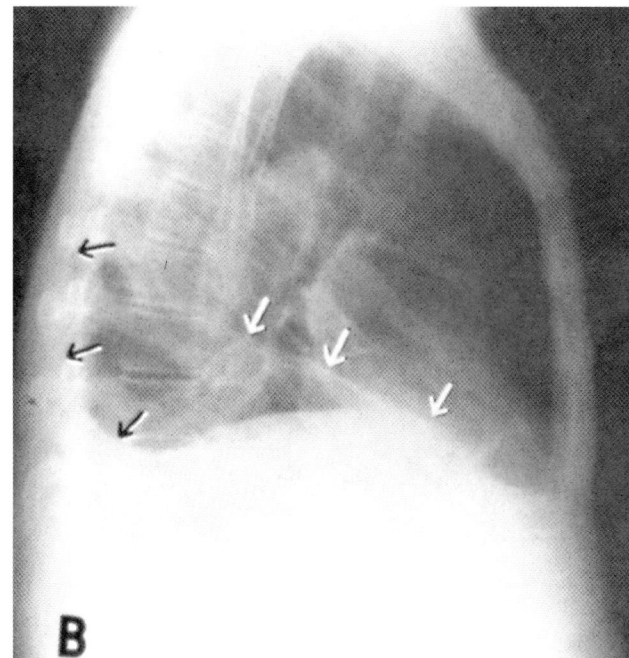

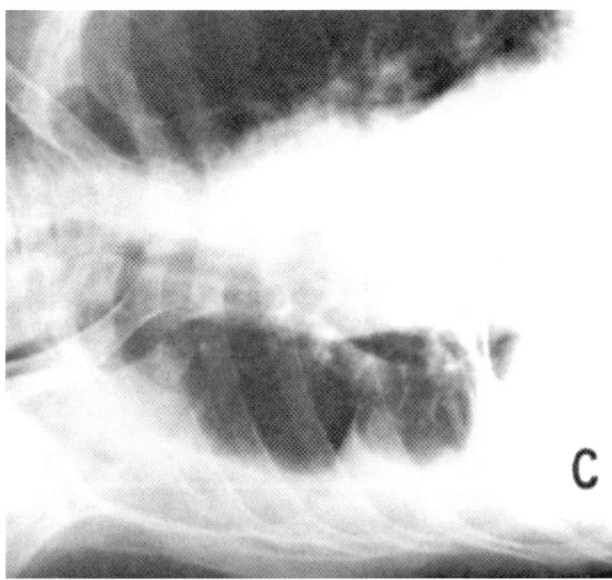

Abb. 7-17 A. Ein subpulmonaler Pleuraerguß täuscht auf der p.a. Aufnahme ein hochstehendes rechtes Zwerchfell vor.
B. Die Seitaufnahme zeigt, wie sich Flüssigkeit entlang der hinteren Thoraxwand nach oben zieht *(schwarze Pfeile)* und auch bis in den großen Interlobärspalt *(weiße Pfeile)* reicht.
C. Auf der Aufnahme in Rechtsseitenlage läuft der Pleuraerguß entlang der lateralen Thoraxwand und reicht bis in den kleinen Interlobärspalt hinein.

nicht in aufrechter Position geröntgt werden kann, hilfreich.

Flüssigkeit kann auch in den Interlobien gefunden werden. Sie erinnern sich, daß die Ebenen der beiden großen Interlobien von der hinteren oberen Thoraxwand schräg zum vorderen unteren Teil der Thoraxwand verlaufen. Die Ebene des kleinen Interlobiums auf der rechten Seite verläuft normalerweise horizontal und zieht dabei in Höhe des rechten Hilus von etwa der Mitte des großen Interlobiums nach lateral und vorne. Flüssigkeitsansammlungen in den Interlobärspalten liegen in diesen Ebenen, und Sie können an entspre-

chender Stelle nach ihnen Ausschau halten. Häufig zieht, wenn sich genügend freie Flüssigkeit angesammelt hat, diese sowohl in den großen als auch in den kleinen Interlobärspalt, wie Sie in **Abb. 7-17 B** und **C** sehen können.

Antwort zur Problemstellung der vorigen Seite:
Die Flüssigkeit fließt, sobald sich der Patient vorbeugt, nach vorne in den lateralen Sinus phrenicocostalis. Dies muß vor einer erfolgreichen Punktion unbedingt beachtet werden.

Beurteilungsprobleme

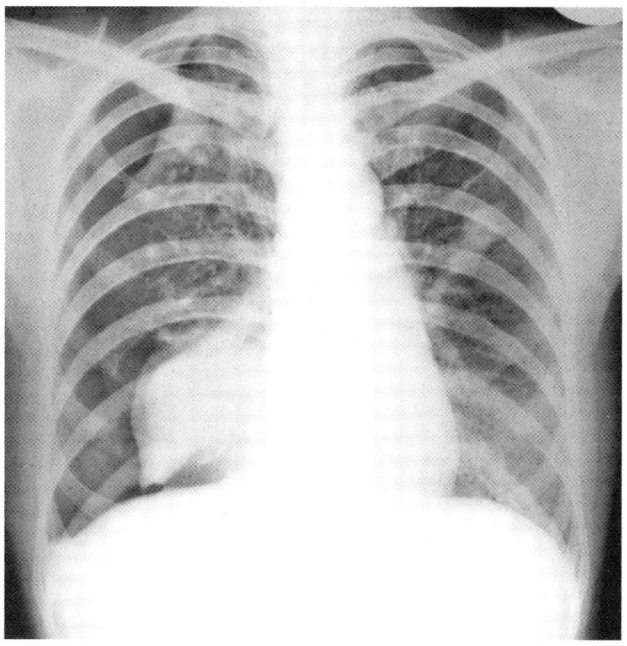

Abb. 7-18 *(Unbekannte 7-2)*. Die klinischen Symptome dieses Patienten bestanden aus seit 6 Monaten bestehendem Fieber und Husten mit Hämoptysen, er hatte jedoch eine ärztliche Betreuung abgelehnt. Die Arbeitsdiagnose war eine Tuberkulose. Analysieren Sie diese Aufnahme.

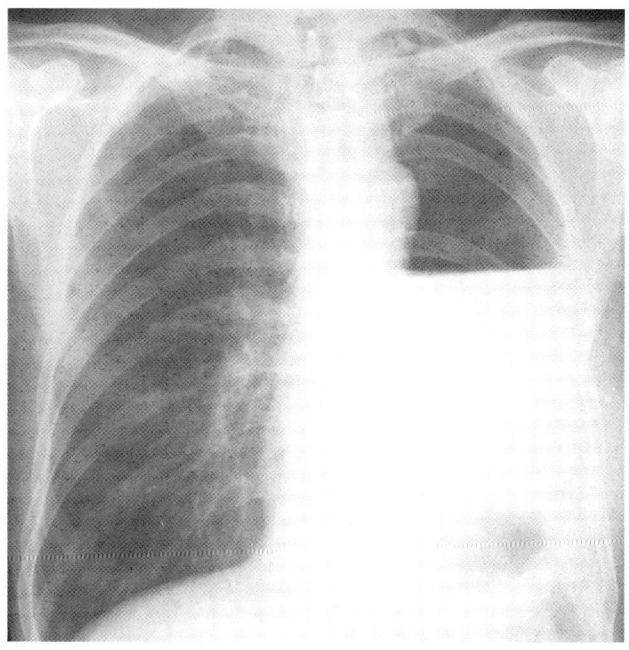

Abb. 7-19 *(Unbekannte 7-3)*. Lokalisieren Sie den Flüssigkeitsspiegel.

Lungenembolie

Die Mortalitätsrate bei Patienten mit Lungenembolie kann signifikant herabgesetzt werden, wenn eine frühzeitige Diagnose und eine optimale Therapie erfolgt. Radiologische und nuklearmedizinische Untersuchungen wie die Perfusions- und Ventilationsszintigraphie, die Pulmonalisangiographie und der venöse Ultraschall spielen eine zentrale Rolle in der Diagnostik dieser Erkrankung. Meist wird jedoch als erstes bildgebendes Verfahren eine Thoraxröntgenaufnahme angefertigt, und Sie sollten die Veränderungen, die eine Lungenembolie auf der Thoraxaufnahme hervorrufen kann, kennen.

Bei den meisten Patienten mit dieser Erkrankung zeigen sich Auffälligkeiten auf der Thoraxaufnahme, es gibt jedoch auch Patienten mit akuter Lungenembolie, die eine völlig normale Aufnahme aufweisen. Die häufigste Veränderung, die Sie auf der Thoraxaufnahme finden können, sind Hinweise auf ein vermindertes Lungenvolumen. Dies kann sich in Form linearer oder flächiger atelektatischer Veränderungen zeigen oder auch nur in Form eines relativen Zwerchfellhochstands auf der betroffenen Seite. Manchmal kann man auch Lungenareale sehen, die eine verminderte periphere Gefäßzeichnung aufweisen, unter Umständen kombiniert mit einer Erweiterung der zentralen Pulmonalarterien (Westermark-Zeichen).

Ist das Thoraxbild bei einem Patienten mit neu aufgetretenem Brustschmerz und Dyspnoe und der Verdachtsdiagnose Lungenembolie unauffällig, dann kommt der Röntgenaufnahme die Hauptaufgabe zu, andere Ursachen des akuten Brustschmerzes und der Dyspnoe, wie einen Pneumothorax, eine Pneumonie oder Rippenfrakturen, auszuschließen.

In ungefähr 10 % der Fälle führt die Lungenembolie zu einem Lungeninfarkt, der sich im Röntgenbild als Parenchymverdichtung oder Pleuraerguß darstellen kann. Die Infarkte entstehen vor allem durch eine Ischämie pleuranaher Lungenabschnitte, so daß die Parenchymverdichtungen, die Ausdruck einer intraalveolären Hämorrhagie und anschließenden Organisation sind, vorwiegend lateral in der Lungenperipherie zu finden sind. Denken Sie jedoch daran, daß ein großer Anteil pleuraständiger Lunge an die Lungenfissuren und das Mediastinum angrenzt, so daß die Infarkte nicht immer nur in den lateralen Lungenanteilen auf dem Röntgenbild erscheinen müssen. Dort sind sie allerdings am häufigsten, und man sieht sie oft als rundliche Verdichtungen (Hampton-Kegel) in der Nähe des kostophrenischen Winkels oberhalb des hochstehenden Zwerchfells. Dieser infarzierte Lungenanteil kann, wenn er dem Zwerchfell unmittelbar anliegt, durch das zusätzliche Vorhandensein von Pleuraschwielen verdeckt werden.

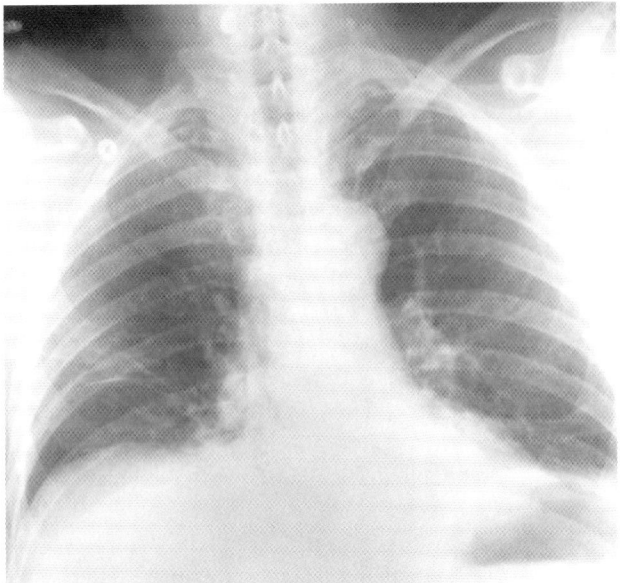

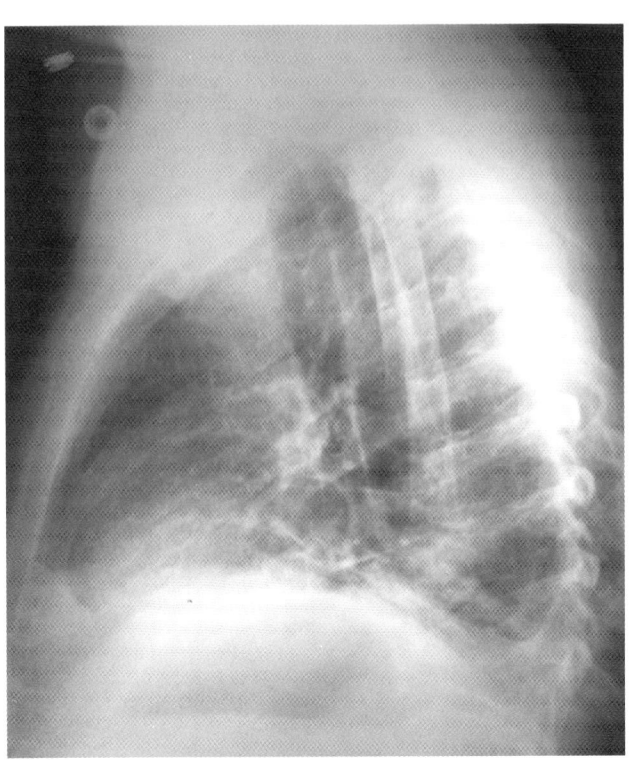

A

B

Abb. 7-20. Röntgenaufnahmen mit den häufigsten Veränderungen bei Patienten mit akuter Lungenembolie:
Es bestehen Hinweise auf ein vermindertes Lungenvolumen, meist in Form von Atelektasen. Beachten Sie das herabgesetzte Lungenvolumen und die linearen Verdichtungen im Bereich der Lungenbasis, die sowohl im p.a. als auch seitlichen Bild gesehen werden können.

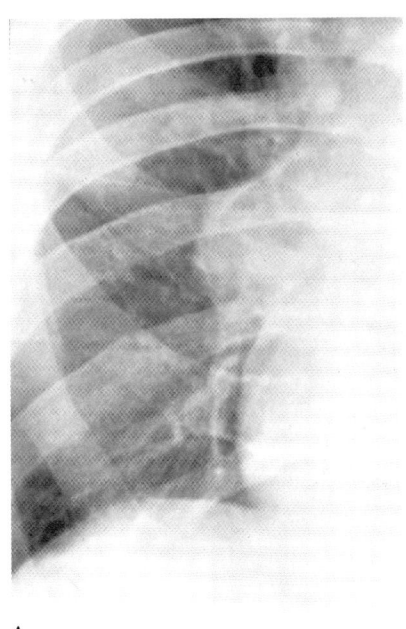

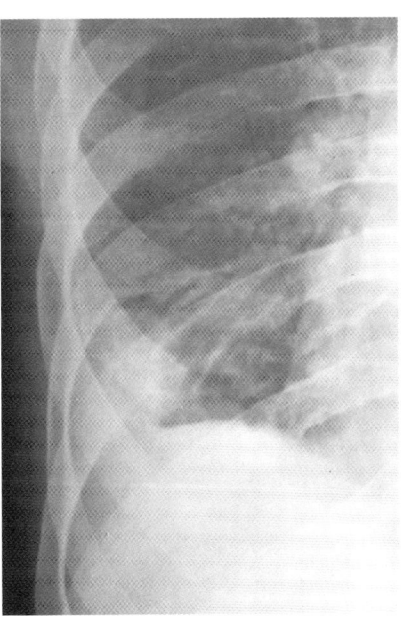

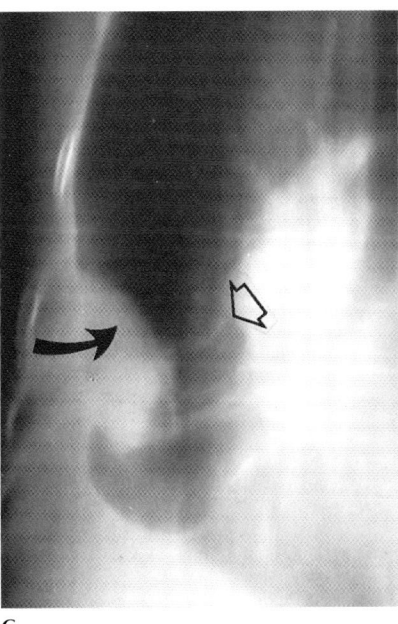

A   B   C

Abb. 7-21. A und **B** zeigen ein frühes und spätes Entwicklungsstadium charakteristischer Röntgenbefunde bei einem Lungeninfarkt rechts basal, nahe der lateralen Thoraxwand im Unterlappen. Merken Sie sich, daß der Mittellappen nicht bis in den lateralen Sinus phrenicocostalis reicht. **C** zeigt ein Tomogramm; der *gebogene Pfeil* weist auf den keilförmigen Lungeninfarkt (Hampton-Kegel), der *offene Pfeil* auf den Abbruch des Hilusgefäßes. Die kleinen Gefäße, die darunter zu erkennen sind, liegen zweifelsohne im rechten Mittellappen, der noch normal durchblutet wird.

Die meisten Patienten mit der klinischen Verdachtsdiagnose einer Lungenembolie erhalten ein Ventilations- und Perfusionsszintigramm; in einigen Fällen wird sogar eine Pulmonalisangiographie zur definitiven Diagnosefindung durchgeführt. Bei Verdacht auf eine zentrale Lungenembolie hat sich in letzter Zeit auch die kontrastverstärkte Spiral-Computertomographie als sehr sensitives und wenig invasives Untersuchungsverfahren bewährt.

Perfusions- und Ventilations-szintigramme der Lunge

Eine der in der pulmonologischen Nuklearmedizin gebrauchten Substanzen ist „markiertes" (radioaktives) menschliches Serumalbumin. Partikel, die etwas größer als Erythrozyten sind, werden intravenös injiziert. Wenn sie mit dem Blutstrom die Lunge erreichen, bleiben sie in einigen der Kapilläräste des pulmonalarteriellen Gefäßbaumes stecken; dort hält die Emission von Gammastrahlen so lange an, bis ein kompletter Zerfall eingetreten ist. So werden diese Partikel innerhalb von Stunden inaktiv. Die Gammakameras können in diesem Zeitraum ein Bild der Lunge (in bezug auf ihr arterielles System) aufzeichnen. Die Verteilung der steckengebliebenen strahlenden Partikel ist normalerweise uniform über die Lungen verteilt, so daß das entstandene Bild dem zweier schwarzer, lungenförmiger Schatten mit einem dazwischen liegenden, leicht asymmetrischen Herzschatten (der weiß ist, da er keine feststeckenden Partikel enthält) entspricht (s. **Abb. 7-22**).

Dieses Verfahren ist sinnvoll für die Diagnose von Lungenembolien, da der Embolus typischerweise einen arteriellen Ast verlegt hat. Das peripher von dieser Gefäßunterbrechung gelegene Lungengewebe wird *nicht* perfundiert und somit auch nicht von dem Isotop erreicht, und so entsteht auf dem Szintigramm ein „Speicherdefekt" (ein nicht geschwärztes Areal). Eine derartige Untersuchung wird **Perfusionsszintigramm** genannt **(Abb. 7-23)**.

Wenn bei einem Patienten mit Verdacht auf Lungenembolie kein Speicherdefekt im Lungenszintigramm zu sehen ist, kann man in der Regel davon ausgehen, daß er keine Lungenembolie hat. Wenn das Perfusionsszintigramm nicht normal ist, wird gewöhnlich ein Ventilationsszintigramm durchgeführt. Dies wird durch die Inhalation radioaktiven Gases (z.B. Xenon) ermöglicht. Auf diese Weise kann der Ventilationsgrad aller Lungenanteile bildlich dargestellt werden. Eine Reihe von Lungenerkrankungen verursacht Veränderungen der Ventilation (Pneumonie, Emphysem, Tumoren), aber eine unkomplizierte Lungenembolie tut dies nicht.

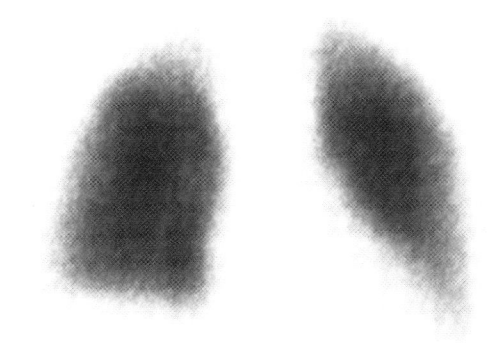

Abb. 7-22. Normales Perfusionsszintigramm der Lungen in frontaler Projektion

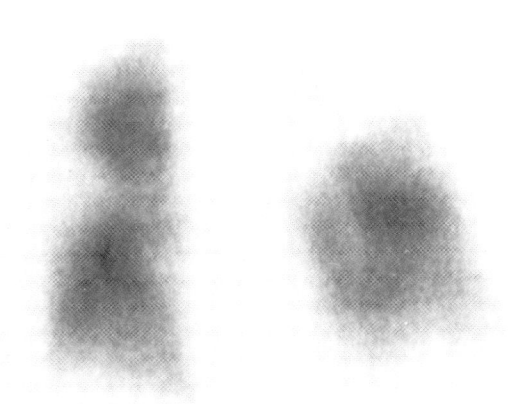

Abb. 7-23. Das Lungenperfusionsszintigramm zeigt multiple Speicherdefekte als Hinweis auf Lungenembolien.

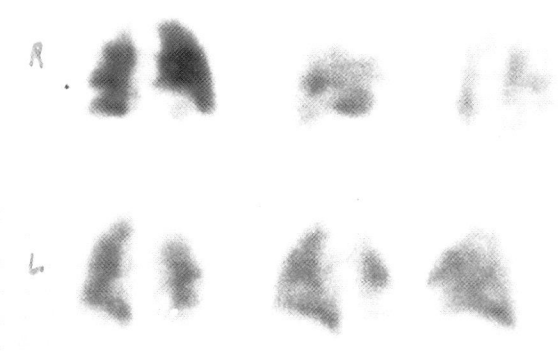

Abb. 7-24. Eine Reihe von Lungenperfusionsszintigrammen (anteriore, posteriore und laterale Projektionen sowie zwei Schrägprojektionen) eines Patienten mit klinischem Verdacht auf Lungenembolie. Beachten Sie die zahlreichen Perfusionsdefekte in der Lungenperipherie.

So hat also ein Patient mit klinischem Verdacht auf eine Lungenembolie, der einen Speicherdefekt im Perfusionsszintigramm (wie in **Abb. 7-24**) und ein normales Ventilationsszintigramm aufweist **(Abb. 7-25)**, sehr wahrscheinlich eine Lungenembolie.

Bei älteren Patienten kann das Vorliegen einer chronisch obstruktiven Lungenerkrankung, die häufig auf der Thoraxaufnahme nicht in Erscheinung tritt, besondere Probleme bei der Diagnose einer Lungenembolie aufwerfen. Bei diesen Patienten zeigen beide Szintigramme ein Segment abnormen Lungengewebes mit sowohl verminderter Durchblutung als auch verminderter Belüftung. Ein Infarkt ist dann nicht wahrscheinlich. Aber auch Patienten mit chronisch obstruktiver Lungenerkrankung können Lungenembolien bekommen. Wenn bei solchen Patienten der dringende klinische Verdacht auf eine Embolie und eine lebensbedrohliche Situation vorliegen, muß

die Diagnose einer Embolie mittels der **Pulmonalisangiographie** gesichert oder ausgeschlossen werden. Der Embolus kann dann radiologisch als Füllungsdefekt in der betroffenen, kontrastmittelgefüllten Pulmonalarterie nachgewiesen **(Abb. 7-27)** und der Patient entsprechend behandelt werden, um weitere, möglicherweise fatale Embolien zu verhüten.

Wenn Sie einen Patienten zu einer Lungenszintigraphie überweisen, sind vier verschiedene Untersuchungsergebnisse möglich, von denen sich das weitere diagnostische Vorgehen ableitet.

– Ein komplett *normales* Perfusionsszintigramm schließt eine Lungenembolie weitgehend aus, ein Ventilationsszintigramm ist nicht erforderlich.

– Ein *negatives* Perfusionsszintigramm (also eine Untersuchung mit geringer Emboliewahrscheinlichkeit) zeigt meist einen oder mehrere geringe Perfusionsveränderungen bei gleichzeitig veränderten Ventilationsverhältnissen. Bei dieser Konstellation liegt wahr-

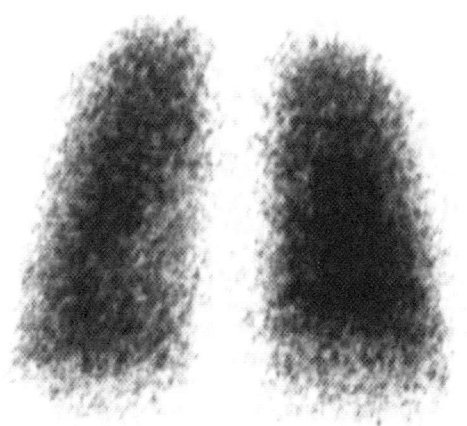

Abb. 7-25. Das Ventilationsszintigramm (posteriore Projektion) des Patienten von Abb. 7-24 ist normal.

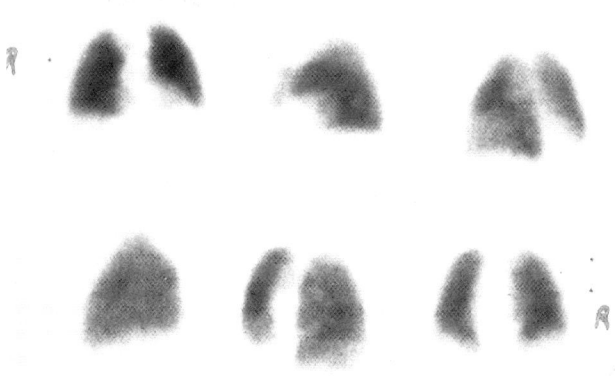

Abb. 7-26. Derselbe Patient nach 16tägiger Antikoagulationstherapie. Das Perfusionsszintigramm ist normal. Die Emboli haben sich aufgelöst.

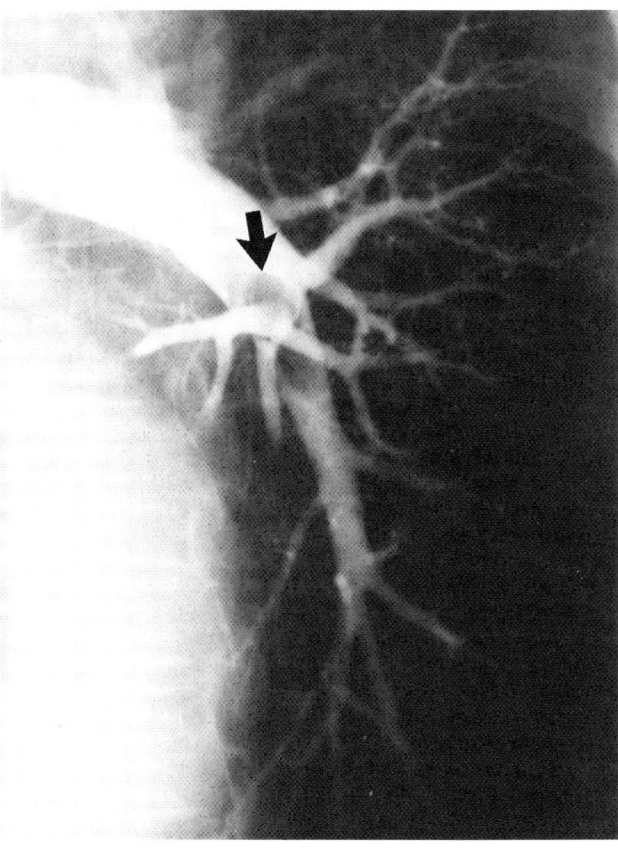

Abb. 7-27. Pulmonales Angiogramm bei einem Patienten mit großem Embolus *(Pfeil)* in der linken Unterlappenarterie

scheinlich keine Embolie vor, sondern eine andere Pathologie (z.B. ein pneumonisches Infiltrat oder eine Atelektase).

– Ein *positives* Szintigramm (Untersuchung mit einer hohen Emboliewahrscheinlichkeit) zeigt meist zwei oder mehr größere oder mittelgroße segmentale Perfusionsausfälle ohne gleichzeitige Ventilationsstörung; man spricht von einem Perfusions-Ventilations-Mißverhältnis (oder mismatch).

– Ein *unklarer* oder *intermediärer* Befund liegt vor, wenn das Szintigramm sowohl Merkmale eines Scans mit hoher als auch niedriger Emboliewahrscheinlichkeit aufweist.

Eine neuere, vor allem bei der Diagnostik zentraler Lungenembolien mit inkomplettem Verschluß einer Pulmonalarterie (bei dem Veränderungen im Perfusionszintigramm fehlen können) sehr aussagekräftige Untersuchungsmethode ist die **kontrastmittelverstärkte Spiral-CT** (siehe Kapitel 2, S. 32).

Die Pulmonalisangiographie ist zwar die genaueste Methode zur Diagnostik der Lungenembolie, aber sie ist auch ein teures und vor allem invasives Verfahren. Sie wird heute nur noch durchgeführt, wenn

– die Ergebnisse der Lungenszintigraphie unklar sind,

– wenn die Lungenszintigraphie wahrscheinlich positiv ist, es sich jedoch um einen Patienten handelt bei dem eine Antikoagulation ein hohes Risiko bedeutet oder

– wenn das Lungenszintigramm zwar negativ ist, der Patient jedoch die eindeutige klinische Symptomatik einer Lungenembolie aufweist,

– und wenn auch die Spiral-CT keinen eindeutigen Befund ergibt.

Wenn der Patient ein völlig normales Lungenszintigramm hat, ist eine Angiographie in der Regel nicht indiziert, denn ein normales Lungenszintigramm schließt die Embolie weitgehend aus und muß von einem negativen Lungenszintigramm, das nicht komplett normal ist, unterschieden werden. Die minimalen Veränderungen auf einem negativen Lungenszintigramm können auch durch kleinste Embolien hervorgerufen werden.

8 Lungenüberblähung, Lungenkollaps und Mediastinalverlagerung

Wenn Lungengewebe mit mehr als dem normalen Luftgehalt gefüllt ist, wird es röntgenstrahlentransparenter als gewöhnlich. Unabhängig davon, wie deutlich Ihnen die Röntgentransparenz des normalen Gewebes auf einer Thoraxaufnahme gerade erscheint, denken Sie einfach daran, daß ein Würfel reiner Luft röntgentransparenter ist als ein vergleichbarer Würfel, der zusätzlich noch von blutgefüllten Kapillaren durchzogen wird. Entsprechend würden Sie erwarten, daß das röntgenologische Bild einer überblähten Lunge eine insgesamt erhöhte Strahlentransparenz aufweist. Die betroffene Lunge erscheint mit den sonst für Thoraxaufnahmen üblichen Belichtungen zu dunkel. Zusätzlich findet sich die Lungenzeichnung lockerer verteilt, da die Gefäße durch die überblähten Alveolen mehr und mehr auseinandergedrängt werden. Bei einem auf ein Lungensegment beschränkten obstruktiven **Emphysem** kann dieses Erscheinungsbild so ausgeprägt sein, daß es mit einem **Pneumothorax** verwechselt werden kann.

Auf der anderen Seite verursacht die **Atelektase** eine verminderte Strahlentransparenz, und die Atelektase eines Lungenlappens wird röntgenologisch zuerst durch einen Unterschied in der Dichte der beiden Thoraxhälften erkennbar. Entsprechend werden Sie also nach einer unerklärbaren Lungenverdichtung Ausschau halten. Sie haben bereits eine diffuse Dichteerhöhung gesehen. Sie kommt im Zusammenhang mit einem Zwerchfellhochstand bei einer Aufnahme in maximaler Exspiration vor; und Sie erkennen, daß diese verminderte Strahlentransparenz zu einem bestimmten Zeitpunkt des Atemzyklus mit jedem Einatmen Ihres Patienten wieder verschwindet.

Sie sehen in **Abb. 8-1** die Aufnahme eines totgeborenen Kindes, das niemals geatmet hat. Seine Lungen und sein knöcherner Thorax liegen zusammengefaltet um das Herz und die Mediastinalstrukturen herum und bilden einen einheitlich dichten Schatten innerhalb des Brustkorbs, der wiederum kontinuierlich in den Schatten der dichten Abdominalstrukturen übergeht. Der Tracheobronchialbaum ist mit Fruchtwasser gefüllt.

In **Abb. 8-2** wurde der arterielle Gefäßbaum eines Lungensegments mit röntgendichter Flüssigkeit gefüllt und

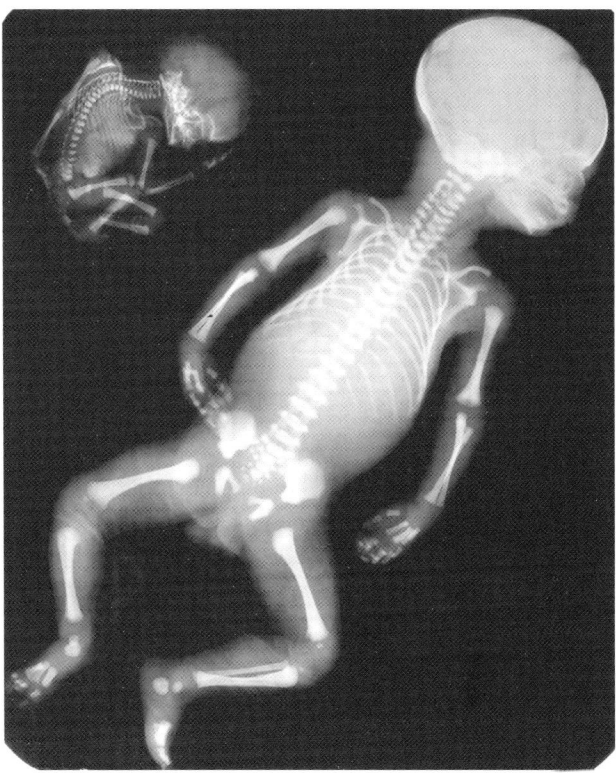

Abb. 8-1. Totgeborene Zwillinge, von denen der eine 3 Monate nach Konzeption, der andere bei der Geburt starb. Beachten Sie, daß die Lungen, das Herz und die Abdominalorgane einen einheitlichen Weichteilschatten bilden.

anschließend versiegelt, gleichzeitig wurde die Be- und Entlüftung der Lunge mittels eines in den Bronchus eingepaßten Tubus ermöglicht. In **Abb. 8-2 A** sehen Sie die um ihren arteriellen Gefäßbaum kollabierte Lunge, ungefähr im gleichen Ausmaß minderbelüftet, das bei vollständiger Exspiration in Zwerchfellnähe vorherrschen würde. In **Abb. 8-2 B** wurde das Präparat in einem Maß belüftet, das dem in der Nähe des Zwerchfells gelegenen Lungenanteil bei tiefer Inspiration entspricht.

Abbildung 8-3 zeigt Ihnen die Lungen einer Frau in Exspiration und Inspiration. In Exspiration befindet sich das rechte Zwerchfell in Höhe der 9. Rippe und in Inspiration

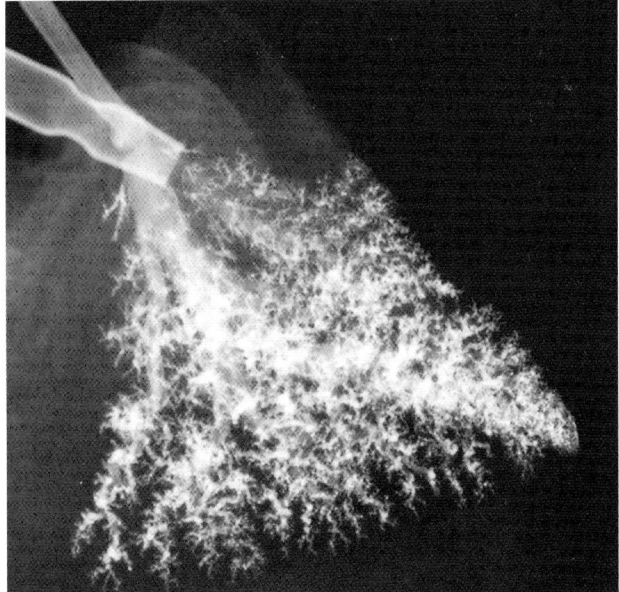 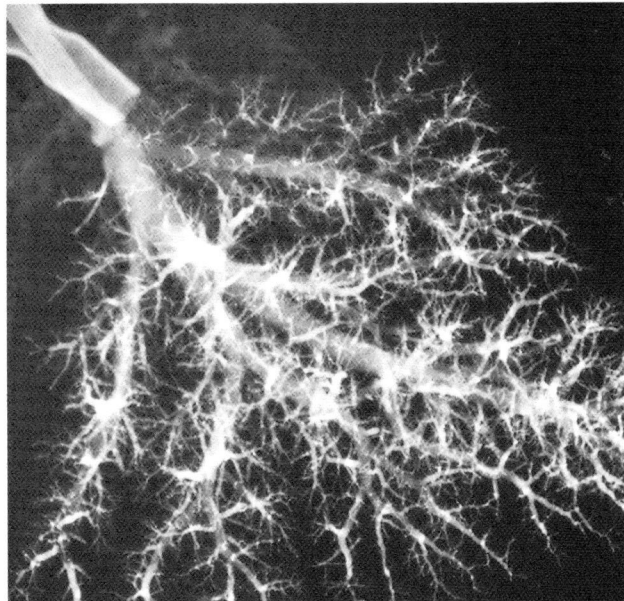

Abb. 8-2 A. Exspiration   **B.** Inspiration

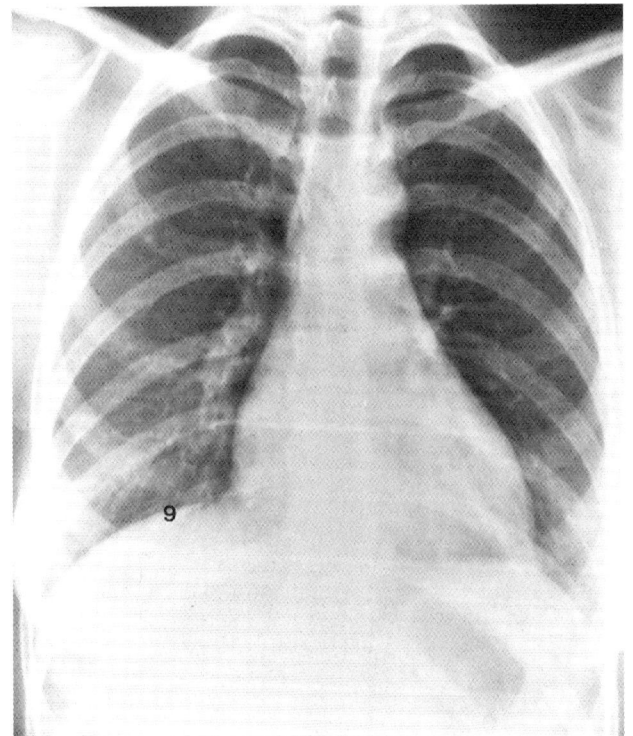 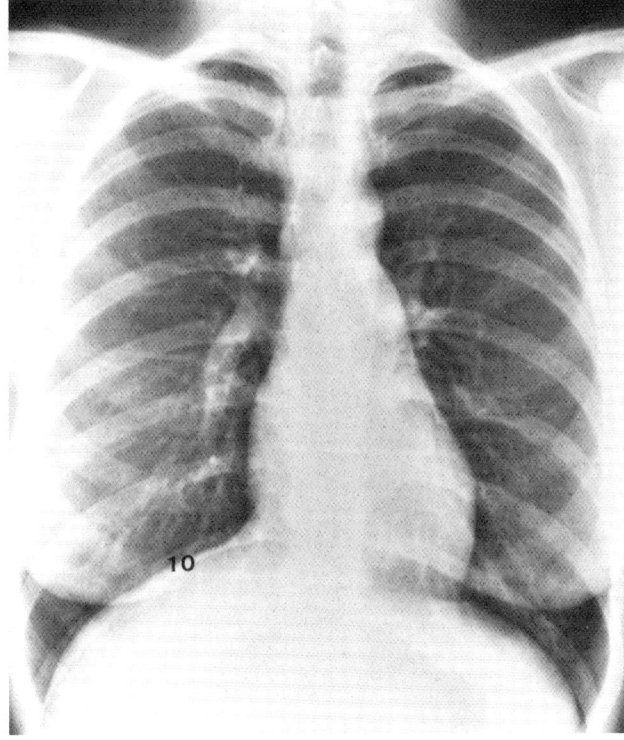

Abb. 8-3 A. Exspiration   **B.** Inspiration

in Höhe der 10. Rippe. Beachten Sie die bessere Belüftung der Lungen auf der Inspirationsaufnahme, vor allem im Bereich der basalen Lungenabschnitte. In diesem Kapitel lernen Sie zunächst die röntgenologischen Veränderungen kennen, die man bei Minderbelüftung oder Überbelüftung der Lungen findet. Danach werden wir uns Befunde anschauen, bei denen es aufgrund der Volumenänderung eines Hemithorax zur Verlagerung des Mediastinums kommt.

Emphysem

Beim chronischen Emphysem sind normalerweise beide Lungen überbläht und das Zwerchfell steht tief, ist abgeflacht und häufig gezähnelt. Einige Fälle mit Emphysem werden Ihnen von vornherein aufgrund

der erhöhten Strahlendurchlässigkeit der Lungen bei normalen Thoraxbelichtungen ins Auge fallen. Geringere Ausprägungsformen eines **generalisierten Emphysems** können jedoch weniger evident erscheinen. Bei solchen Patienten kann der Durchleuchtungsbefund eines sich bei Inspiration nur gering nach unten und bei forcierter Exspiration sich nur langsam zurückbewegenden Zwerchfells zur Diagnose eines Emphysems führen. Bei vielen Patienten mit Emphysem entwickelt sich gleichzeitig eine pulmonale Fibrose, die im Bild als feinfaseriges Netz erhöhter Dichte sichtbar ist. Dieses strahlt vom Hilus in die gesamte Lunge aus. Lokalisierte **emphysematöse Bullae** können überall in der Lunge angetroffen werden und erscheinen als riesige, lufthaltige Zysten innerhalb dichter, aber dünner Wandungen. Die Ruptur solcher Bullae, die zu einem Spontanpneumothorax führt, ist nicht ungewöhnlich.

Es ist manchmal schwierig, sich allein durch die Betrachtung einer p.a. Thoraxaufnahme sicher zu werden, daß die Lungen überbläht sind. Wenn man jedoch die Seitaufnahme ansieht, wird die Situation häufig sehr viel überzeugender, und es zeigt sich die Überblähung durch Abflachung des Zwerchfells und Zunahme des anteroposterioren Thoraxdurchmessers. Durch eine CT mit

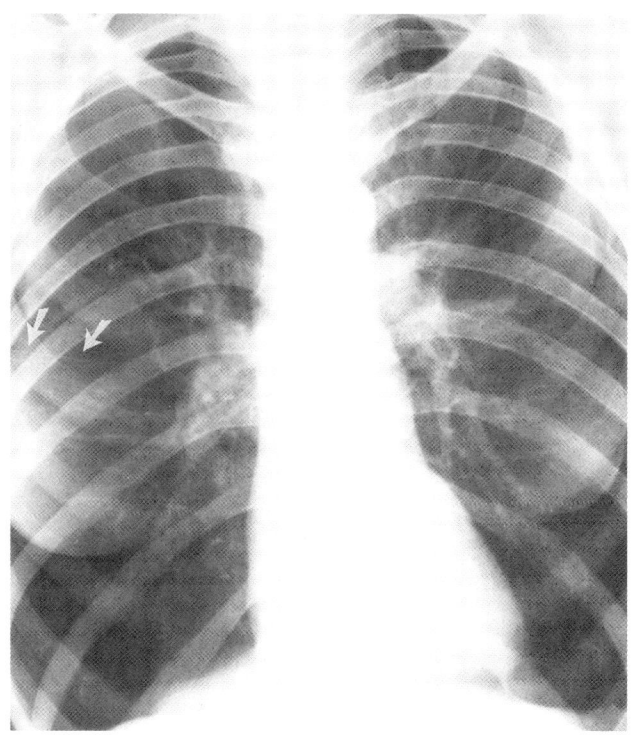

Abb. 8-4. Emphysem bei einem Kettenraucher. Man sieht eine deutliche Überdehnung und Überbelüftung beider Lungen. Beachten Sie die tiefstehenden Zwerchfelle. Das rechte Zwerchfell befindet sich unterhalb der 11. Rippe (letzte Rippe rechts, die man noch sieht). Das Herz zeigt eine normale Größe, aber denken Sie daran, daß eine Rechtsherzvergrößerung (in diesem Falle bei einem Cor pulmonale) auf einer p.a. Aufnahme alleine schwierig oder gar nicht zu sehen ist. In der Seitaufnahme kann die untere Hälfte des Retrosternalraums durch das Ausladen eines großen rechten Ventrikels nach ventral verschattet werden. Der kleine Interlobärspalt *(Pfeile)* ist geringgradig angehoben und sollte von den Wandverdichtungen der Bullae, wie Sie sie in Abb. 8-5 sehen, unterschieden werden.

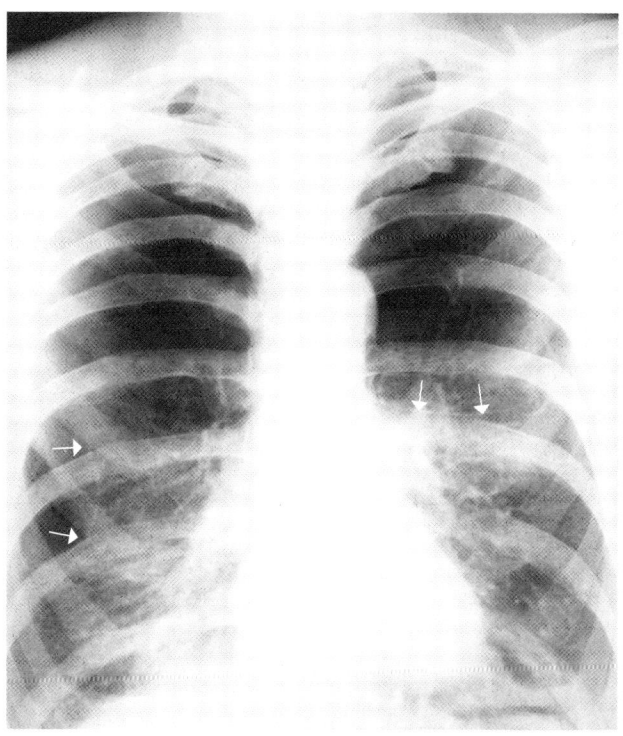

Abb. 8-5. Ausgedehntes Emphysem bei einem Patienten mit chronischer Bronchitis. Multiple Bullae im Bereich der Lungenspitzen führen zu einer Transparenzerhöhung der Lungenoberfelder. Die *Pfeile* markieren die Wände der Bullae.

dünnen Schichten kann das Lungenparenchym hervorragend abgegrenzt und somit wichtige Zusatzinformationen, etwa bei der Erkennung von Bullae oder bei der Klassifizierung eines Emphysems, gewonnen werden **(Abb. 8-6 B).**

Die normale Lage des Mediastinums

Das Mediastinum wird manchmal als eine Region beschrieben. Wir ziehen es allerdings vor, uns das Mediastinum als ein Bündel von Strukturen vorzustellen, das zwischen den beiden luftgefüllten Lungen gelegen ist. Mit Ausnahme der luftgefüllten Trachea und der Hauptbronchien haben all diese Strukturen die gleiche Röntgendichte und verschmelzen zu einem homogenen Schatten, der auf der p.a Aufnahme dem Wirbelsäulenschatten überlagert ist. So können die Röntgenschatten der einzelnen Mediastinalstrukturen nicht vollständig voneinander abgegrenzt werden, außer mit Hilfe verschiedener Spezialuntersuchungen

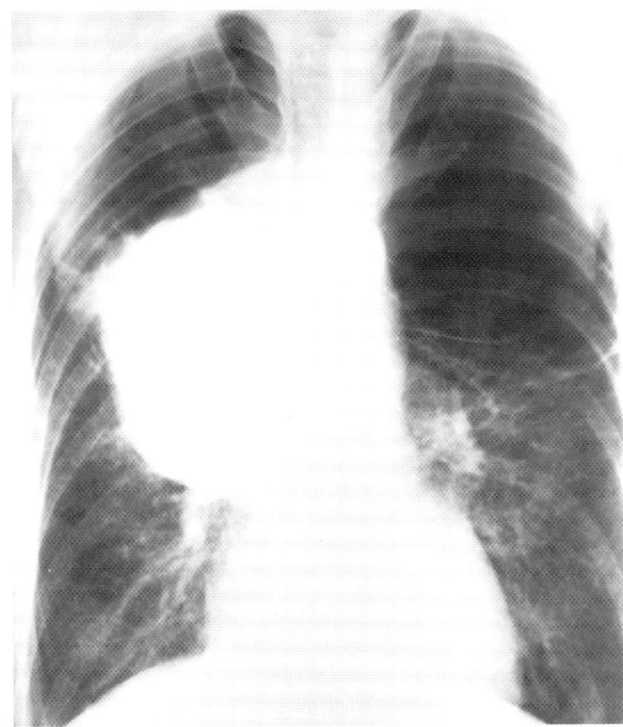

A

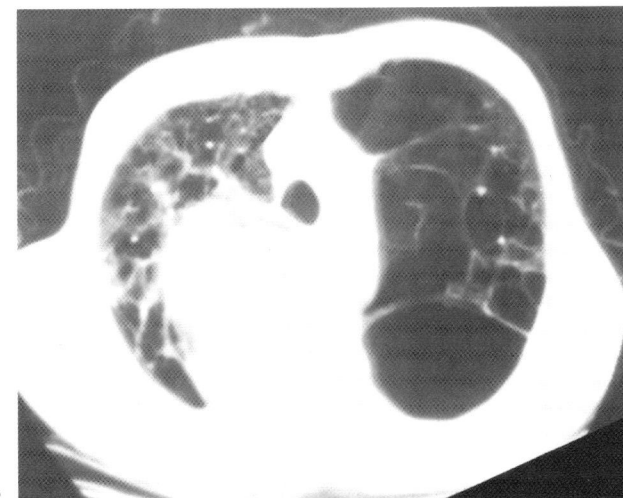

B

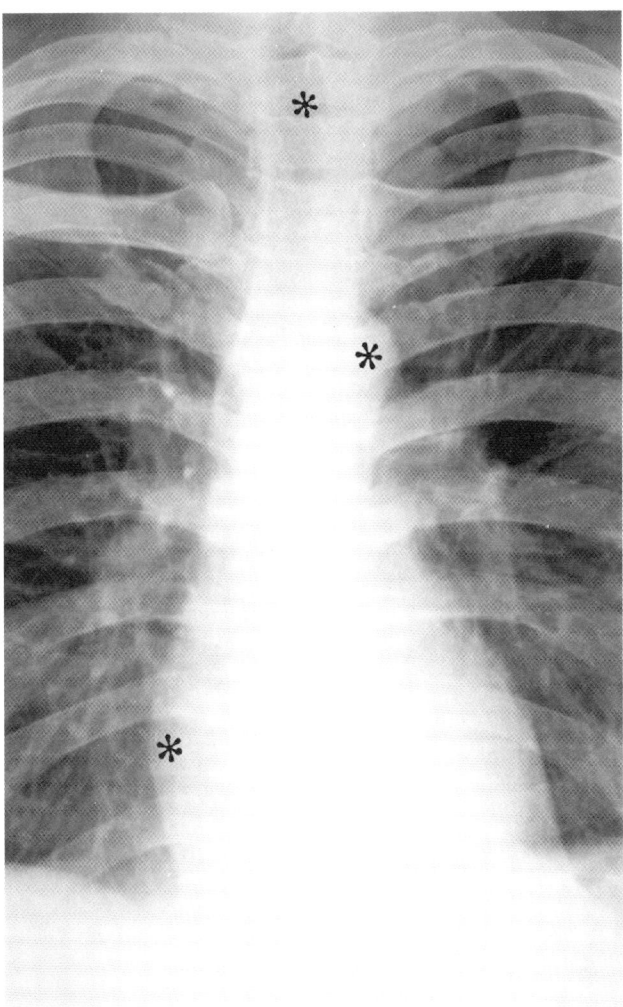

Abb. 8-6 A. Bullöses Emphysem bei einem Patienten, der jahrelang rauchte und nun zusätzlich ein Lungenkarzinom entwickelt hat (die rechtsseitig imponierende Raumforderung).
B. Ein CT-Schnitt durch den Thorax desselben Patienten in Lungenfenstertechnik. Achten Sie auf die bullöse Destruktion der linken Lunge, die in diesem Bereich funktionslos ist. Überlegen Sie sich, was auf einem Perfusions- und Ventilationsszintigramm bei diesem Patienten zu erkennen wäre.

Abb. 8-7. Diese gut belichtete Aufnahme zeigt den proximalen Tracheobronchialbaum. Die Markierungen geben die drei Orientierungspunkte an, mit denen man die Lage des Mediastinums bestimmen kann: die Luftsäule der Trachea, den Aortenbogen und den rechten Herzrand.

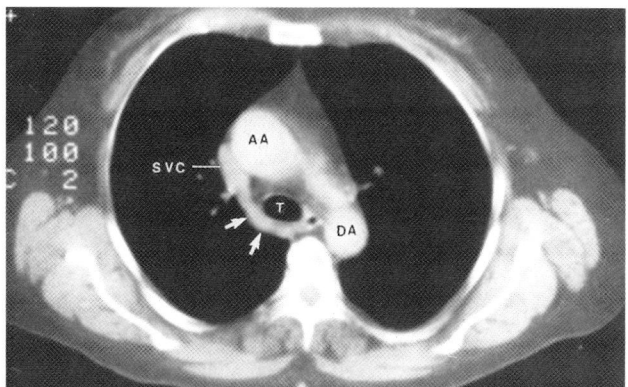 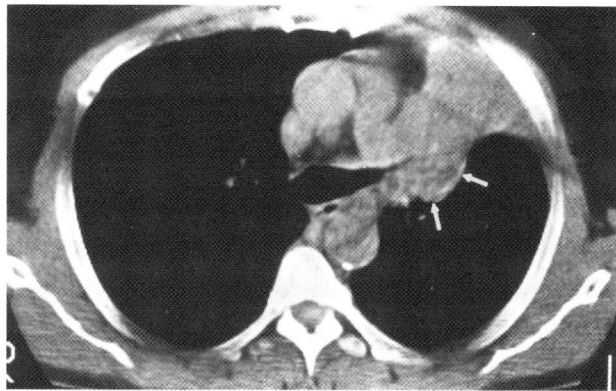

Abb. 8-8 und **8-9.** Die CT-Schnitte dienen zur Veranschaulichung einer Mediastinalverlagerung. **Abbildung 8-8** zeigt ein normales Bild. Beide Schichten wurden direkt unterhalb des Aortenbogens aufgenommen. Sie können die Aorta ascendens *(AA)* und die Aorta descendens *(DA)* erkennen. Die Vena cava superior *(SVC)* liegt direkt rechts der Aorta ascendens und nimmt das Blut der Vena azygos über den nach vorne verlaufenden Azygosbogen *(Pfeile)* auf. Letzterer umgeht dorsal die lufthaltige und daher strahlentransparente Trachea *(T)*. Die Trachea und die Lungen sind noch weit strahlentransparenter als die fetthaltige Dreieckstruktur des vorderen Mediastinums, die in der Mittellinie bis zum Sternum nach vorne verläuft. Die Gefäßstrukturen wurden alle durch i.v. Kontrastmittelgabe angefärbt.

Achten Sie nun in **Abb. 8-9** darauf, daß die Aorta ascendens und die V. cava superior (hier nicht durch Kontrastmittel angefärbt) bei diesem Patienten mit einem Bronchialkarzinom, das den linken Oberlappen verlegt und zu einer Atelektase geführt hat, nach links verlagert wurden. Die Atelektase des linken Oberlappens hat das Volumen der linken Lunge erheblich vermindert, so daß die Mediastinalstrukturen nach links gezogen wurden und die rechte Lunge sich kompensatorisch ausgeweitet hat. Sie können die rundliche Tumormasse *(Pfeile)* und den konkaven Rand des dahinterliegenden großen Interlobiums erkennen.

einschließlich Kontrastmittelgabe sowie Computertomographie (CT), Magnetresonanztomographie (MRT) und bis zu einem gewissen Maß des Ultraschall. Auf einer normalen Thoraxaufnahme können jedoch nur die seitlichen, durch die luftgefüllten Lungen zu beiden Seiten begrenzten Mediastinalränder identifiziert werden.

Bei Veränderungen des Luftgehalts einer Lunge oder bei großen Luft- oder Flüssigkeitsansammlungen im Pleuraspalt „biegt" sich das Mediastinum wie eine elastische Membran zu einer Seite hin. Um eine Mediastinalverlagerung auf einer normalen p.a. Thoraxaufnahme zu erkennen, müssen Sie ein paar anatomische Punkte entlang der Mediastinalschattenbegrenzungen erkennen können und ihre normale Lage verinnerlicht haben. Es gibt drei solcher Signalpunkte, die Sie unbedingt in Ihre systematischen Thoraxbetrachtungen miteinbeziehen sollten.

– Der erste ist die **Luftsäule der Trachea,** auf der p.a. Thoraxaufnahme als ein dunkler, senkrechter Schatten erkennbar, der normalerweise dort, wo er die Karina erreicht, leicht rechts von der Mittellinie zu liegen kommt.

– Der zweite ist der weiße „Knopf", den Sie links der Wirbelsäule etwa in Höhe des fünften dorsalen Rippenanteils sehen. Dieser Knopf ist die **Schattengrenze des Aortenbogens,** der nach dorsal und dann nach unten verläuft, um in die Aorta descendens überzugehen. Sie sehen ihn natürlich nur, weil sich strahlen-

transparentes Lungengewebe anlagert. Er würde nicht mehr abgrenzbar sein, wenn dieses Lungengewebe luftleer wäre oder wenn eine dichte Raumforderung neben dem Aortenbogen läge. Wenn Sie die Trachea und den Aortenbogen an den üblichen Stellen finden, sagt Ihnen dies, daß das obere Mediastinum dort ist, wo es sein soll. Wenn beispielsweise der Luftgehalt im rechten Oberlappen deutlich herabgesetzt ist, so findet sich in der Regel die Trachea zu dieser Seite verlagert. Der Aortenbogen wird gleichzeitig in Richtung zur Mittellinie gezogen, und sein Schatten verschwindet, wenn er sich mit dem der Wirbelsäule überlagert. In gleicher Weise können die Trachea und der Aortenbogen nach links verlagert sein, wenn der Luftgehalt im linken Oberlappen vermindert ist. Wenn Sie sich noch einmal die anatomischen Lageverhältnisse des Aortenbogens ins Gedächtnis zurückrufen, so werden Sie bemerken, daß ihm normalerweise sowohl der Ober- als auch der Unterlappen anliegen. Aus diesem Grunde kann es sein, daß, obwohl überhaupt keine Luft im linken Oberlappen ist und dieser dicht und deutlich größenvermindert dem vorderen Mediastinum anliegt, die Aorta trotzdem noch zu sehen ist, da sich das apikale Unterlappensegment kompensatorisch überdehnt. Bitte überprüfen Sie die Lage der Trachea und des Aortenbogens auf einigen der Thoraxaufnahmen, die Sie bisher schon gesehen haben.

– Der dritte Punkt, um die Lage des Mediastinums zu definieren, ist der **Schatten des rechten Herzrandes**. Wesentliche Größenveränderungen von einem der beiden Unterlappen bewegen das Herz so weit zu einer Seite, daß es verlagert aussieht. Vielleicht denken Sie nun, da wir bisher weder das Herz noch Herzvergrößerungen besprochen haben, Sie seien nicht in der Lage, den rechten Herzrand mit Sicherheit zu definieren, aber seien Sie beruhigt.

Bisher haben wir Ihnen nur sehr wenige abnorme Herzen gezeigt, aber eine ganze Reihe normaler Thoraxaufnahmen. Schauen Sie sich einige davon noch einmal an und achten Sie auf den rechten Herzrand, der in einer Biegung hinunter zum Zwerchfell zieht. Wenn Sie sich etwa ein Dutzend angeschaut haben, sollten Sie davon überzeugt sein, daß der normale Rand des rechten Herzens auf einer Originalthoraxaufnahme ungefähr eine Fingerbreite rechts des Wirbelsäulenrandes liegt (entsprechend weniger auf den hier gezeigten Verkleinerungen). Natürlich ist dies ein relativ grober Anhalt, und Sie werden lernen, ihn bei der Betrachtung von immer mehr Thoraxaufnahmen und beim Erkennen von immer mehr vergrößerten Herzen zu modifizieren.

Natürlich wird ein hochstehendes Zwerchfell, das von unten auf das flüssigkeitsgefüllte Herz drückt, die beiden Herzränder nach lateral drücken. Daher hängt eine genaue Aussage über die Lage des Mediastinums davon ab, ob Sie sich durch Abzählen der Rippen überzeugt haben, daß das Zwerchfell tief genug steht. Es ist natürlich auch klar, daß der rechte Herzrand, wenn der ihm anliegende Mittellappen verschattet ist, verschwindet und nicht als Anhaltspunkt für die Lage des unteren Mediastinums benutzt werden kann. Bei Patienten mit auch nur geringer Skoliose können die Orientierungspunkte für das Mediastinum ebenfalls verlagert sein. Wenn Sie sich jedoch davon überzeugt haben, daß beide Zwerchfelle weit genug unten stehen, die Schlüsselbeine und die Rippen symmetrisch sind und keine Verdrehung anzeigen und daß der rechte Herzrand sich in seiner üblichen Lage befindet, so können Sie die Aussage treffen, daß das untere Mediastinum nicht erkennbar verlagert ist.

> Wenn die *ganze Lunge* einer Seite kollabiert ist, zeigen alle drei Orientierungspunkte eine Verschiebung, da sich das ganze Mediastinum zur entsprechenden Seite verlagert. Ist *nur ein Oberlappen* betroffen, so können nur die Trachea und der Aortenbogen verlagert sein, während der rechte Herzrand nicht verlagert ist.

Mediastinalverlagerung

Es gibt drei Formen der Mediastinalverlagerung: die *permanente* Verlagerung, etwa durch die chirurgische Entfernung einer ganzen Lunge **(Abb. 8-10)**, die *vorübergehende* Verlagerung, etwa bei einem großen Pleuraerguß, und die *flüchtige* Verlagerung, z.B. wenn ein Fremdkörper in einem großen Bronchus die Be- oder Entlüftung des zugehörigen Lungenteils während der Atmung behindert. Permanente oder vorübergehende Mediastinalverlagerungen sind normalerweise auf der p.a. Thoraxaufnahme zu erkennen; achten Sie jedesmal darauf, wenn Sie die drei Orientierungspunkte bei Ihren systematischen Thoraxaufnahmenbetrachtungen überprüfen.

Da eine einzige Thoraxaufnahme nur den Zustand der Lunge Ihres Patienten während des Bruchteils einer Sekunde wiedergibt, besteht durchaus die Möglichkeit, daß die Aufnahme gerade in Mittelstellung des Mediastinums gemacht wurde, obwohl in einer anderen Atemlage tatsächlich eine Mediastinalverlagerung vorliegt. Die eine, gewöhnlich in Inspiration angefertigte p.a. Aufnahme, die Sie etwas später in Ihren Händen halten, kann möglicherweise keinerlei Hinweis darauf geben, daß während der Exspiration eine flüchtige Mediastinalverlagerung vorlag.

> Wenn Sie den Verdacht haben, daß eine Mediastinalverlagerung vorliegen könnte, so müssen Sie Wert auf **Inspirations- und Exspirationsaufnahmen** legen, die üblicherweise zum Nachweis einer Mediastinalverlagerung angefertigt werden.

Das Mediastinum kann durch den Druck einer überdehnten Lunge zur Seite gedrängt werden, z.B. beim obstruktiven Emphysem, bei dem mit jedem Atemzug mehr Luft in einen bestimmten Lungenanteil gesogen wird, ohne wieder ganz herauszukönnen. Das gleiche kann durch den Ventilmechanismus bei einem aspirierten Fremdkörper bewirkt werden (s. **Abb. 8-11 A** und **B**).

Ein obstruktives Emphysem kommt wahrscheinlich auch zu einem bestimmten Zeitpunkt der Genese eines endobronchialen Tumors vor, obgleich dieser Zustand schnell beendet sein kann, wenn der Tumor wächst und die dahinter liegende Lunge in zunehmendem Maße kollabiert, weil die Luft absorbiert wird oder in andere Segmente entweicht.

Auf Verlaufsaufnahmen würde man das Mediastinum zuerst von der Seite des Tumors weg verlagert sehen, da die Lunge überbläht ist; etwa eine Woche später würde man es zum Tumor hin verlagert sehen, da der Lappen

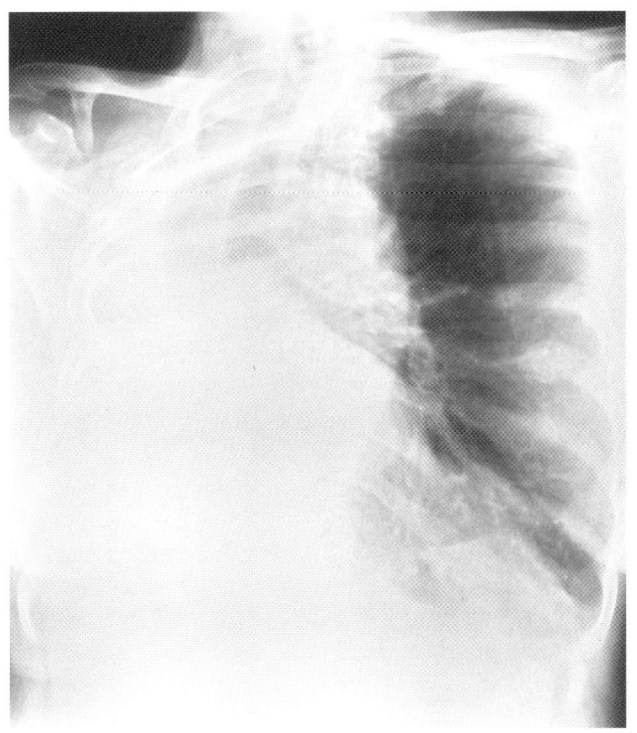

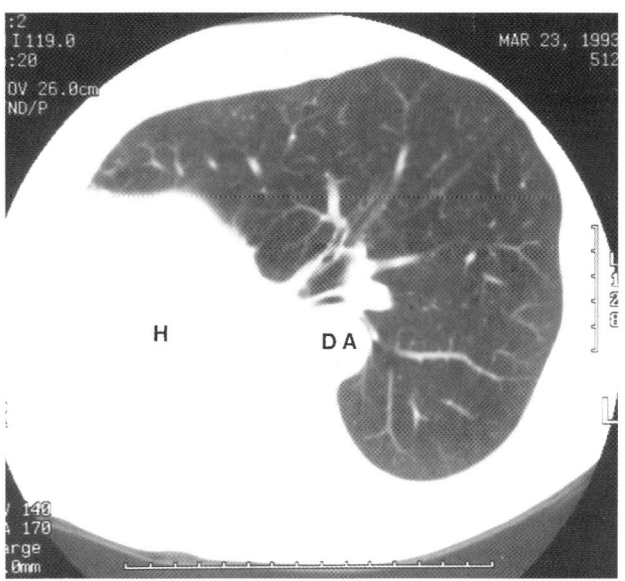

A

B

Abb. 8-10. Mediastinalverlagerung nach Pneumonektomie rechts
A. Die p.a. Thoraxaufnahme zeigt eine deutliche Verschiebung des Mediastinums und des Herzens in den rechten Hemithorax. Alle drei Signalpunkte sind nach rechts gewandert: Der rechte Herzrand (nicht abgrenzbar) liegt der rechten Thoraxwand an, die Trachea und der Aortenbogen sind deutlich zur rechten Seite verlagert. Der obere Anteil der Aorta descendens bleibt jedoch auf der linken Seite.

B. Das Lungenfenster einer CT-Schicht in Höhe des Herzens zeigt das Herz *(H)* komplett im rechten Hemithorax. Beachten Sie die Überdehnung der linken Lunge als Folge des vergrößerten Volumens des linken Hemithorax. Die vorderen Anteile der linken Lunge reichen über die Mittellinie und „hernieren" in den rechten Hemithorax. Die Aorta descendens *(DA)* bleibt in ihrer normalen Position.

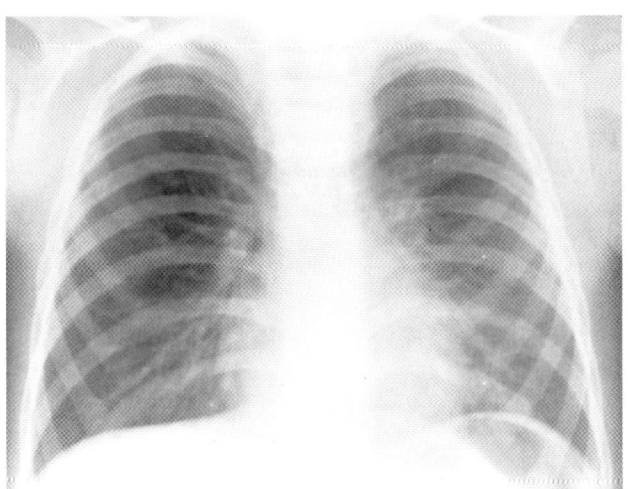

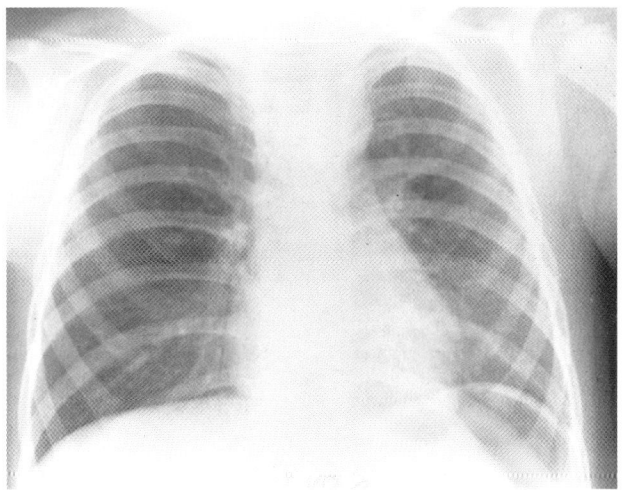

A

B

Abb. 8-11. Intermittierende Mediastinalverlagerung durch einen strahlentransparenten Fremdkörper. Bei Inspiration **(A)** liegt die Luftsäule der Trachea regelrecht rechts in normaler Position. Bei Exspiration **(B)** wird die rechte Lunge nicht entlüftet. Die linke Lunge *wird* entlüftet, so daß Trachea, Aortenschatten und rechter Herzrand nach links verlagert werden, denn das Mediastinum

bewegt sich von der Seite der (durch „gefangene" Luft) überblähten Lunge weg.
Die rechte Lunge zeigt auf den Aufnahmen keine Größenänderung, aber der rechte Herzrand wandert in Exspiration näher an die Wirbelsäule. Aus dem rechten Hauptbronchus wurde ein Stück Kaugummi geborgen.

kollabiert. Dies ist ein weiterer Hinweis auf den Wert von Verlaufsuntersuchungen, korrekter Interpretation sich ändernder Röntgenbefunde und einer ständigen Diskussion mit einem erfahrenen Radiologen.

Wenn Sie sich zur Veranschaulichung noch einmal das Mediastinum als eine flexible Scheibe vorstellen, die immer in der Mittellinie liegt, wenn die Volumina der beiden Thoraxhälften gleich sind, so werden Sie keine Schwierigkeiten haben, das Auftreten von Mediastinalverlagerungen zu verstehen und zu verinnerlichen. Das Mediastinum *muß* immer dann verlagert sein, wenn auf einer der beiden Seiten eine deutliche Volumenänderung eintritt. Ein massiver Pleuraerguß verlagert das Mediastinum zur Gegenseite. Nach einer Pneumonektomie oder einem kompletten einseitigen Lungenkollaps tritt ebenfalls eine ausgeprägte Mediastinalverlagerung *(shift)* auf, wie in **Abb. 8-10** zu sehen. Ein einseitiges bullöses Emphysem kann ebenfalls das Mediastinum verlagern und dabei die gesunde Lunge komprimieren (s. **Abb. 8-13**).

Das Mediastinum kann aber auch *nicht* verlagert sein, wenn sich verschiedene Volumenadditionen und -subtraktionen auf einer Seite gegenseitig aufheben, so daß das Volumen des abnormen Hemithorax gleich dem der normalen Seite ist. In **Abb. 8-12** sehen Sie zum Beispiel einen Patienten mit einem ausgedehnten Pneumothorax. Die im Pleuraraum eingeschlossene Luft ist zu dem Volumen des linken Hemithorax hinzugekommen, aber gleichzeitig ist die linke Lunge bis auf ein Drittel ihres normalen Volumens zusammengefallen. Beachten Sie, daß das Mediastinum in der Mittellinie bleibt. Natürlich würde sich bei einem Spannungspneumothorax das Mediastinum zur anderen Seite verlagern.

Es kann aber auch sein, daß sich das Mediastinum nicht verlagert, weil es infolge einer früheren Entzündung zu Adhäsionen gekommen ist oder weil es durch Tumorinvasion fixiert ist. Darüber hinaus kann es aber auch an seiner Verlagerung gehindert werden, weil zum Beispiel pleurale Adhäsionen einen vollständigen Lungenkollaps verhindern.

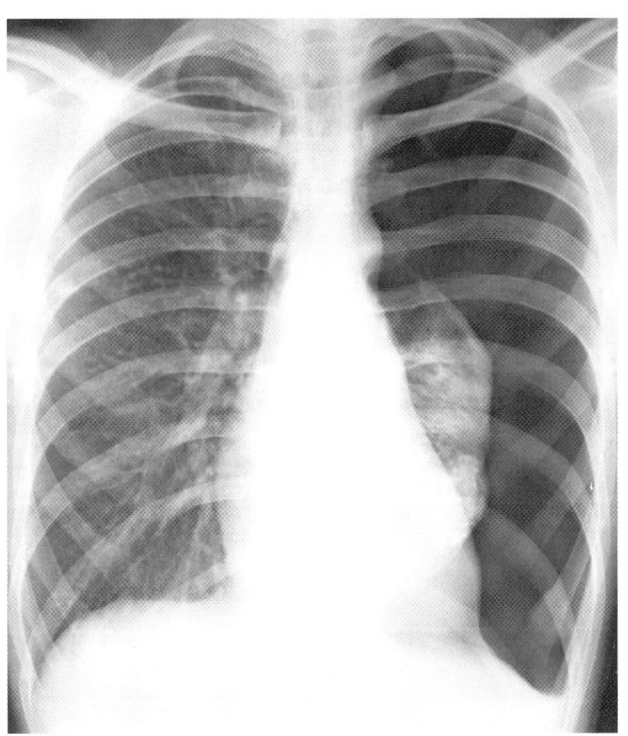

Abb. 8-12. Pneumothorax mit mittelständigem Mediastinum. Die in den linken Pleuraspalt eingedrungene Luft wird durch eine entsprechende Volumenabnahme der linken Lunge kompensiert.

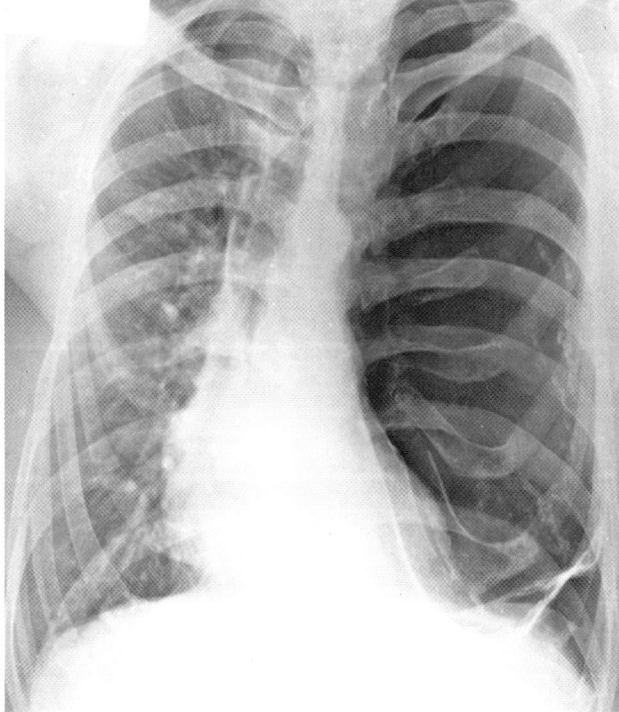

Abb. 8-13. Obstruktiv bullöses Emphysem der linken Lunge, das zu einer Rechtsverlagerung des Mediastinums führt. Es lag kein Pneumothorax vor. Beachten Sie, daß Sie nicht wie in Abb. 8-12 eine Außenkontur der Lunge (Pleura viszeralis) erkennen können.

Mediastinalverlagerung bei Veränderungen einer Lunge

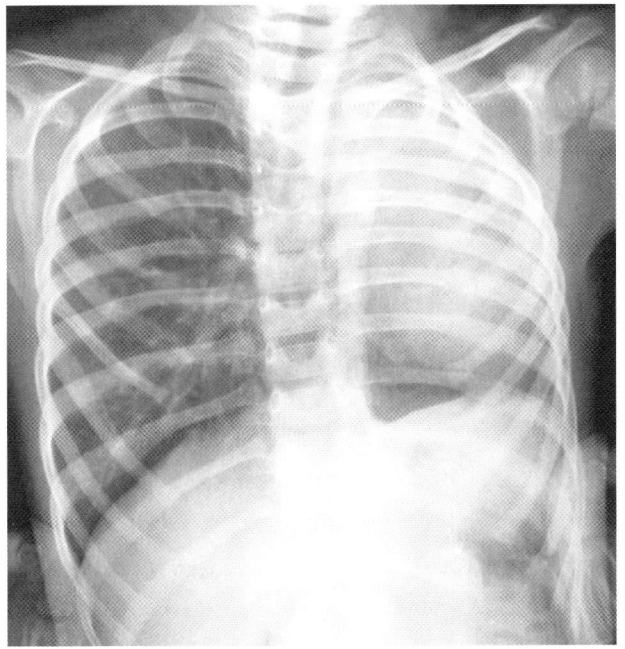

A

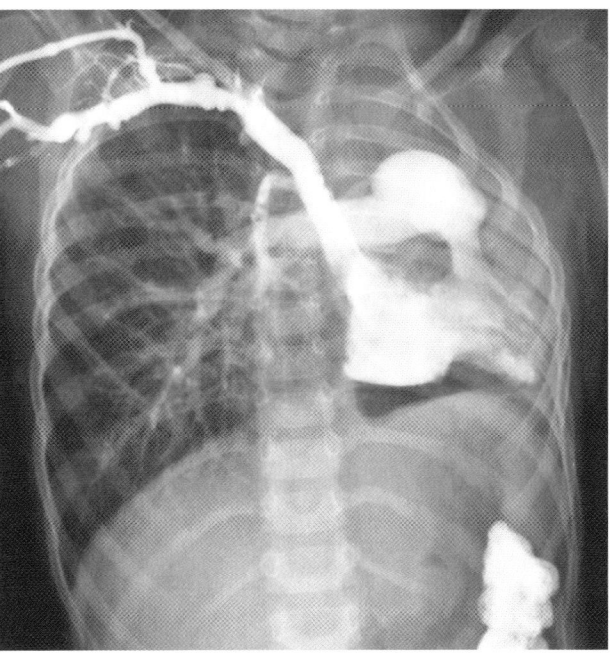

B

Abb. 8-14. Permanent verlagertes Mediastinum bei einem 4jährigen Kind mit Agenesie der linken Lunge und kompensatorischer Überdehnung der rechten Lunge, die ventral über die Mittellinie nach links reicht.
A. Die dichte Struktur im linken Hemithorax ist das Herz.

B. Das in eine rechte Kubitalvene injizierte Kontrastmittel läßt die Armvenen, die rechte Vena subclavia, die V. cava superior, den rechten Vorhof, den rechten Ventrikel und das pulmonarterielle System erkennen. Beachten Sie das Fehlen der linken Pulmonalarterie.

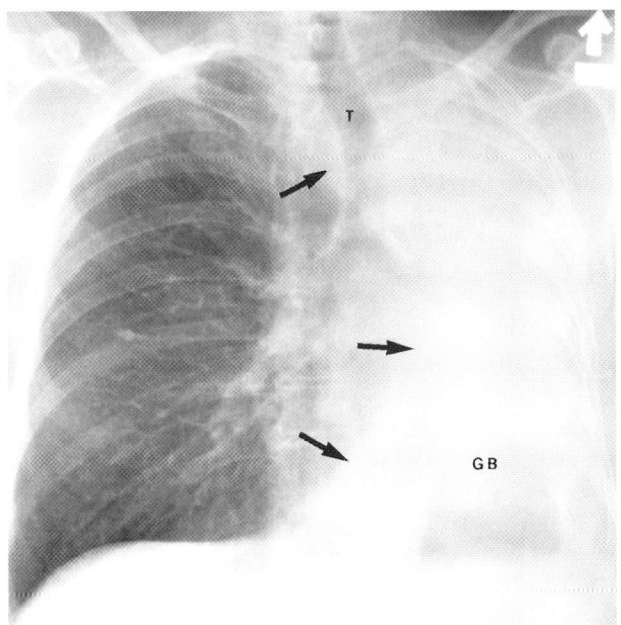

A

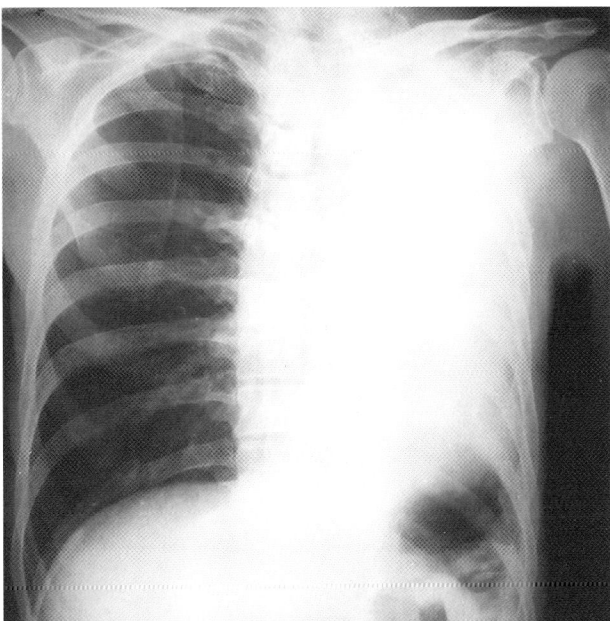

B

Abb. 8-15 A und **B.** Zwei Patienten mit Totalatelektase der gesamten linken Lunge und kompensatorischer Überdehnung der rechten Lunge. Achten Sie auf die angehobene Magenblase (*GB*), die auf ein hochstehendes (und möglicherweise paralytisches) linkes Hemidiaphragma hinweist. Es liegt eine ausge-

prägte Verlagerung aller Mediastinalstrukturen nach links und eine Herniation der rechten Lunge nach links (*Pfeile*) vor. Bei der Bronchoskopie zeigte sich bei beiden Patienten ein jeweils den linken Hauptbronchus verschließendes Karzinom. T = Trachea

Mediastinalverlagerung durch Kollabieren eines Lappens der rechten Lunge

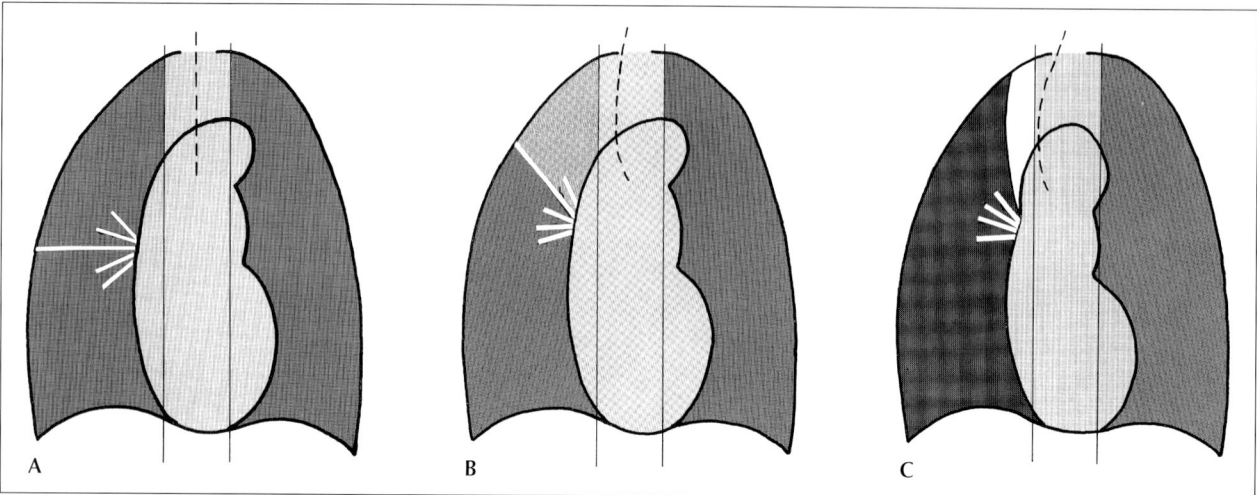

Abb. 8-16. Kollaps des rechten Oberlappens
A. Normaler Thorax mit normaler Lage des kleinen (horizontalen) Interlobiums, des rechten Hilus, der Trachea, des Aortenbogens und des rechten Herzrandes und gleichmäßiger Belüftung aller Lungenlappen
B. Der rechte Oberlappen ist zu etwa 50 % kollabiert (Dystelektase). Das kleine Interlobium ist nach oben gezogen, die Trachea leicht nach rechts verlagert. Keine Lageänderung des rechten Herzrandes.

C. Vollständiger Kollaps (Atelektase) des rechten Oberlappens, der jetzt wie ein flacher, verdichteter Keil dem oberen Mediastinum anliegt; die Trachea und der Aortenbogen sind nach rechts verzogen und der rechte Hilus ist nach oben verlagert. Die Überbelüftung im Unter- und Mittellappen ist kompensatorischer Natur. Achten Sie auf die Kranialverlagerung des Hilus.

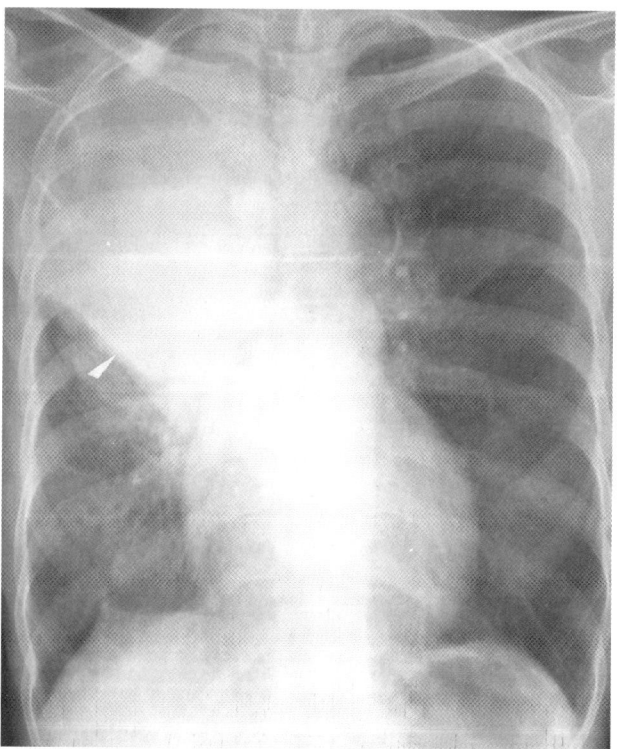

Abb. 8-17. Ein Patient mit rechtsseitiger Oberlappenatelektase distal eines Bronchialkarzinoms. Der *Pfeil* weist auf den angehobenen kleinen Interlobärspalt hin.

Ein kollabierender Lungenlappen neigt dazu, charakteristischerweise fächerförmig in Richtung auf das Mediastinum hin zusammenzufallen. Ein dynamisches Konzept dieser Art des Kollapses und der Röntgenzeichen, durch die er erkannt werden kann, verlangt wieder einmal nicht mehr als eine Übung in der Anwendung der Logik der Röntgendichten auf die Anatomie. Sie würden beispielsweise erwarten, daß bei einer Atelektase des rechten Oberlappens die Lage des kleinen Interlobärspaltes, das ihn vom Mittellappen trennt, durch den sich erhöhenden Kontrast zwischen nur gering belüftetem Lungengewebe darüber und gut belüftetem Lungengewebe darunter zunehmend besser zu sehen ist. Da das Interlobium am Hilus fixiert ist, ist es darüber hinaus ganz natürlich, daß es, sobald der Oberlappen schrumpft, von diesem Fixpunkt nach oben außen zieht. Sobald er vollständig atelektatisch geschrumpft ist, legt sich der pfannkuchenflache Oberlappen dem oberen Mediastinum an und sein Schatten verschmilzt mit dem der mediastinalen Strukturen. Der Trachealschatten würde in diesem Fall nach rechts und der Aortenbogen gleichsinnig mitgezogen werden. Der rechte Hilus würde leicht nach oben gezogen werden.

Kollabierte Lungenlappen auf der rechten Seite

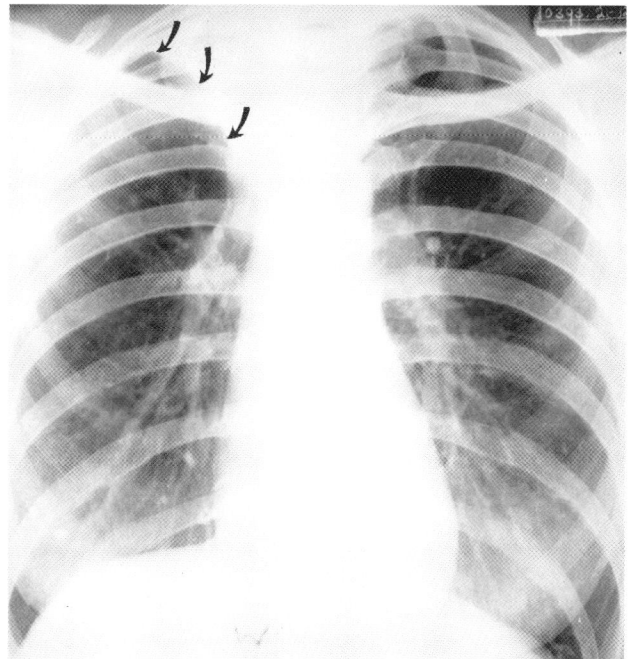

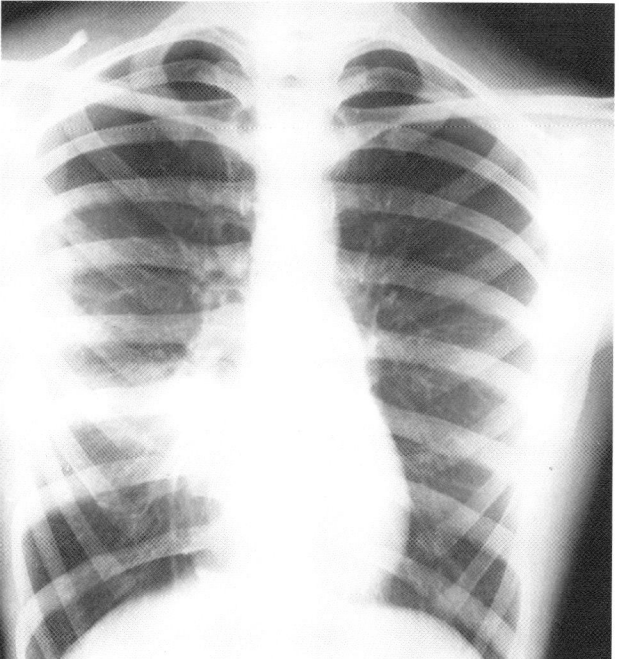

Abb. 8-18 (oben). Fast vollständige Atelektase des rechten Oberlappens bei einem Patienten mit einer 10jährigen Anamnese von Husten und gelegentlichen Hämoptysen. Die *Pfeile* zeigen auf den gebogenen Rand des weit nach oben gezogenen kleinen Interlobiums. Bei der Operation wurde ein den rechten Oberlappenbronchus verlegendes Adenom gefunden und eine Lobektomie des Oberlappens durchgeführt. Achten Sie auf den hoch liegenden rechten Hilus und die damit weit oben entspringenden Unterlappengefäße.

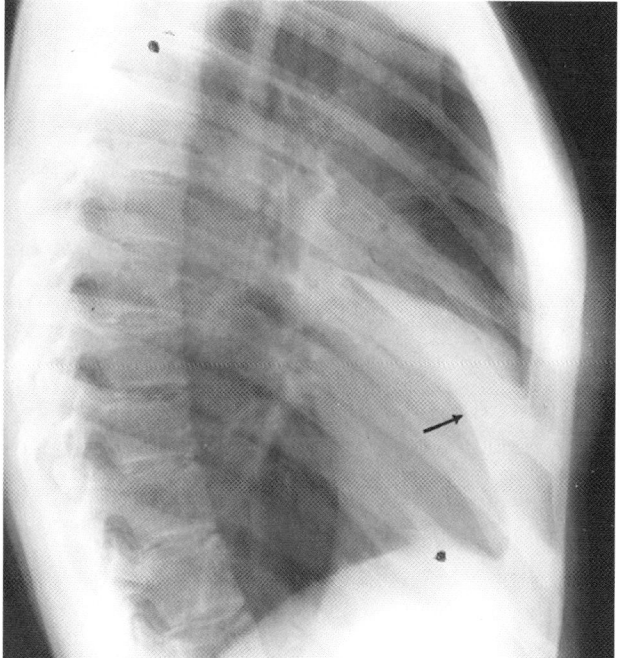

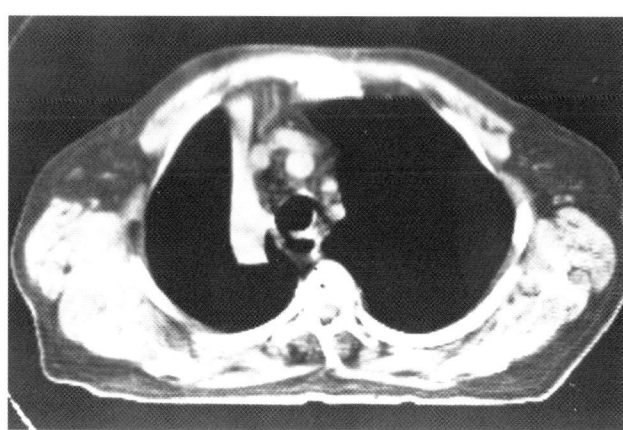

Abb. 8-19. CT-Schicht eines anderen Patienten mit rechtsseitiger Oberlappenatelektase. Die Schicht liegt genau oberhalb des Aortenbogens, Sie können den schmalen flachen Oberlappen direkt den samtlich nach rechts verlagerten Mediastinalstrukturen anliegend sehen. Suchen Sie die linke und rechte Vena brachiocephalica auf (am weitesten vorne liegend), dann die Trachea und den dazwischen liegenden Truncus brachiocephalicus. Links der Trachea liegen die Arteria carotis communis und die linke Arteria subclavia.

Abb. 8-20 A–B. Atelektase des (rechten) Mittellappens. Eine zwischen den beiden schwarzen Punkten in der Seitaufnahme **(B)** gezogene Linie deutet die normale Lage des großen (schrägen) Interlobärspaltes an. Der untere Teil des großen Interlobiums muß also nach vorne *(Pfeil)* und das kleine Interlobium nach unten verzogen sein. Das Mediastinum ist nicht verlagert, dazu ist der Mittellappen zu klein. Selbst wenn der rechte Mittellappen total atelektatisch kollabiert, reicht dies nicht aus, um eine Verlagerung des Mediastinums zu bewirken.

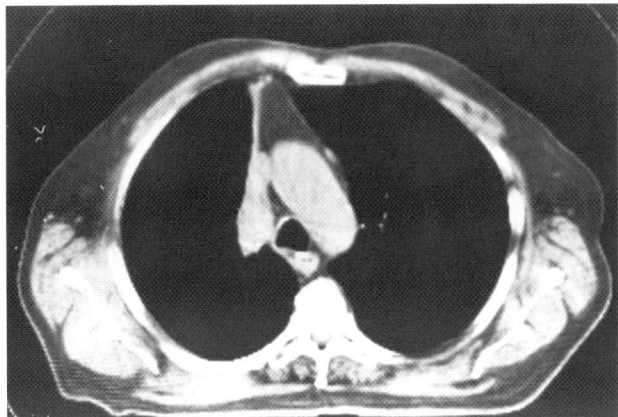

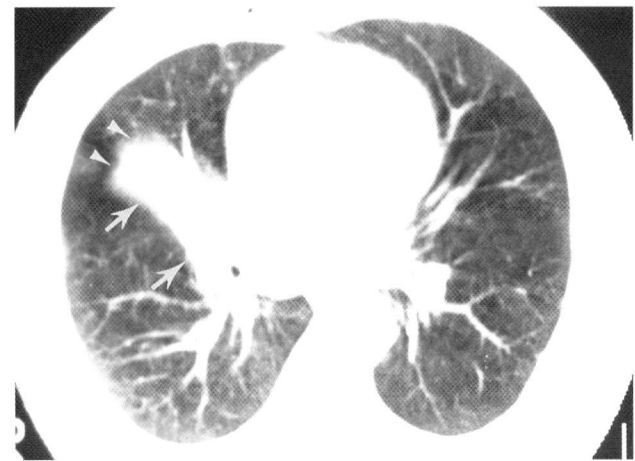

Abb. 8-21. Diese thorakale CT-Schicht zeigt eine Oberlappen-atelektase. Die Schicht liegt in Höhe des Aortenbogens, also niedriger als bei Abb. 8-19. Die Aorta und das vordere mediasti-nale Fettdreieck sind nach rechts verlagert.

Abb. 8-22. Mittellappenatelektase in einer im Lungenfenster ab-gebildeten CT-Schicht Diese Schicht liegt noch weiter unten, in Höhe des Herzens (vgl. mit Abb. 8-19 und 8-21). Auf einer p.a. Aufnahme würde der rechte Herzrand bei dieser Mittellappen-atelektase ausgelöscht sein.

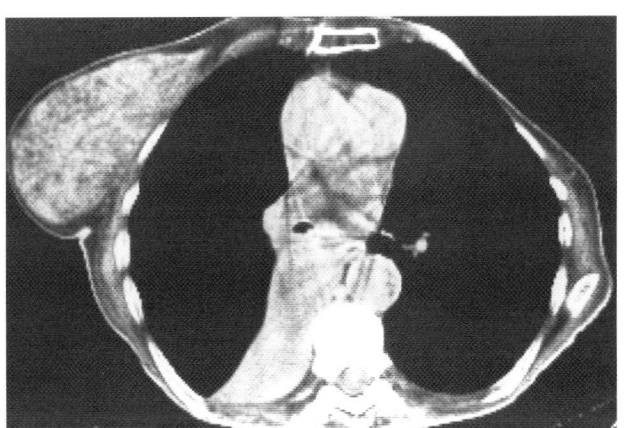

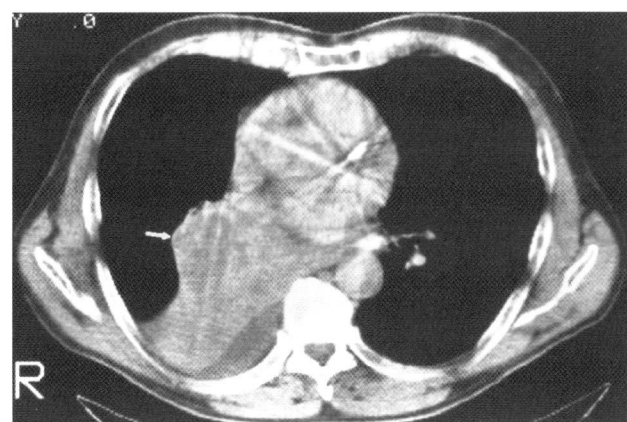

Abb. 8-23. Der atelektatische rechte Unterlappen hat sich der Wirbelsäule und den dorsalen Rippenanteilen angelegt. Bei die-ser Patientin wurde eine linksseitige Mastektomie durchgeführt. Achten Sie auf die metastatischen Lymphknoten zwischen Wir-belkörper und dem abgeflachten und nach vorne verlagerten Bronchus intermedius.

Abb. 8-24. Atelektase des rechten Unterlappens bei obstruie-rendem Bronchialkarzinom. Achten Sie auf die rundliche Tumor-masse *(Pfeil)* ventral des kollabierten Unterlappens. Beachten Sie auch den (weniger dichten) Pleuraerguß dorsal des kollabier-ten Lappens.

Mediastinalverlagerung durch Kollabieren eines Lappens der linken Lunge

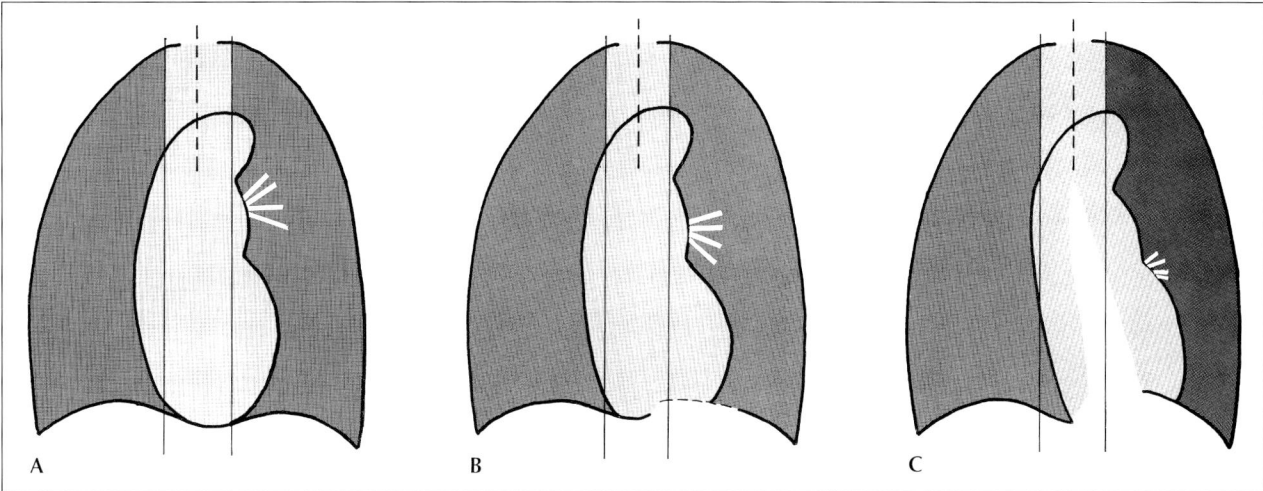

Abb. 8-25. Atelektatischer Kollaps des linken Unterlappens
A. Normale Mediastinal- und Lungenbegrenzungen und normale Orientierungspunkte
B. Frühzeichen eines linken Lungenunterlappenkollaps (Dystelektase): etwas weniger Herzschatten rechts der Wirbelsäule, angedeutete Verminderung der Strahlentransparenz im linken Lungenunterfeld mit noch erhaltener linker Zwerchfellkontur, die jedoch medial bereits leicht angehoben ist.

C. Atelektase des linken Unterlappens. Rechts der Wirbelsäule ist nur noch wenig oder kein Herzschatten zu erkennen. Die mediale Hälfte der Zwerchfellbegrenzung fehlt und der linke Unterlappen ist nun als dichter, der Wirbelsäule anliegender Keil durch den Herzschatten hindurch zu sehen; der linke Hilus ist nach unten und medial verzogen.

Fügen Sie nun die Röntgenbefunde für den Kollaps des *linken* Unterlappens in der gleichen überlegten Weise logisch zusammen. Da das große Interlobium nur bei der Seitaufnahme in Verlaufsrichtung der Strahlen liegt, bei der p.a. Aufnahme jedoch schräg dazu, läßt sich bei einer beginnenden Schrumpfung des linken Unterlappens keine scharf begrenzte Trennungslinie zwischen normalem und atelektatischem Lungengewebe erkennen. Das Herz wird schrittweise nach links verlagert, so daß mit der Zeit ein immer kleinerer Anteil des Herzrandes rechts der Wirbelsäule zu sehen ist. Sie können beobachten, wie sich das linke Zwerchfell etwas anhebt und medial immer weniger klar abzugrenzen ist, je mehr sich der linke Un-

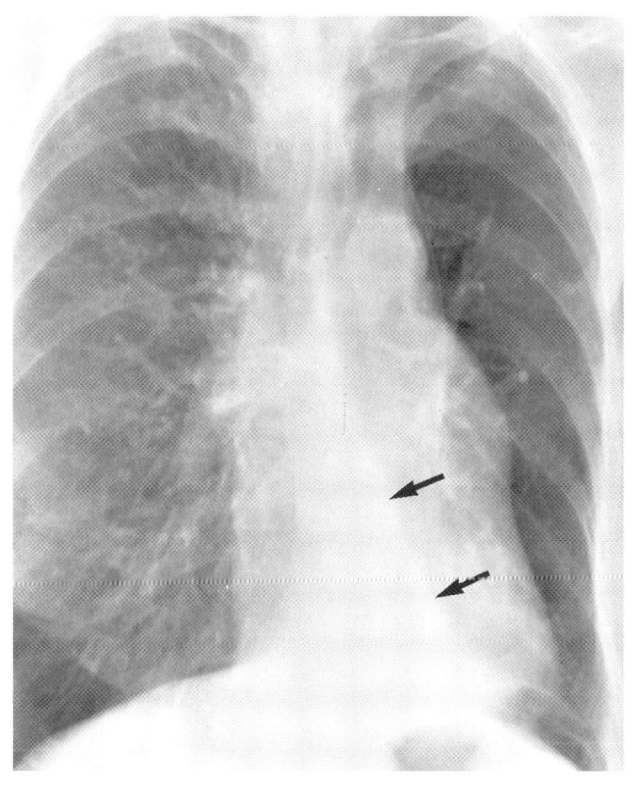

Abb. 8-26. Linksseitige Unterlappenatelektase, die durch den Herzschatten hindurch als keilförmige Verdichtung zu erkennen ist. Die *Pfeile* zeigen auf den Rand des kollabierten Lungenlappens. Der linke Oberlappen ist überbläht, der mediale Anteil des linken Hemidiaphragmas ist nicht abgrenzbar Aufgrund der Linksverlagerung des Herzens ist die Wirbelsäule besser als normal zu erkennen und der nach unten verzogene linke Hilus wird verdeckt.

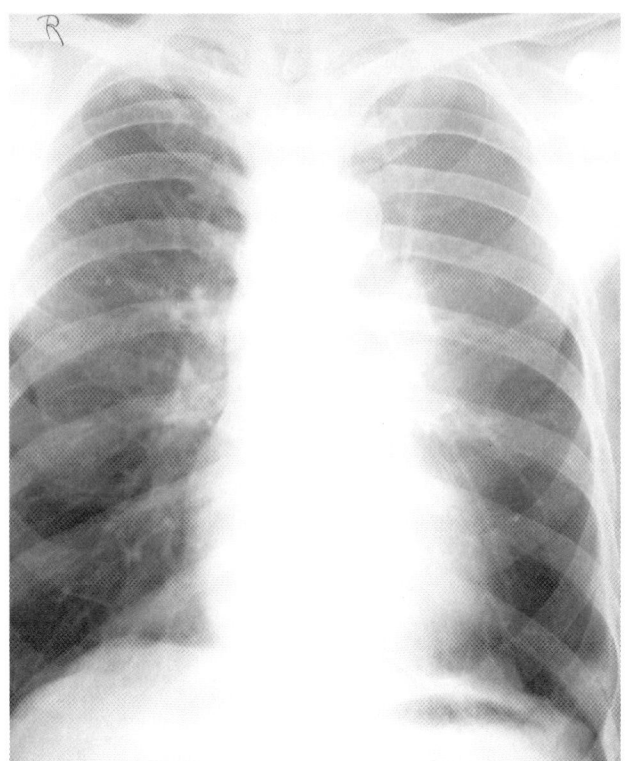

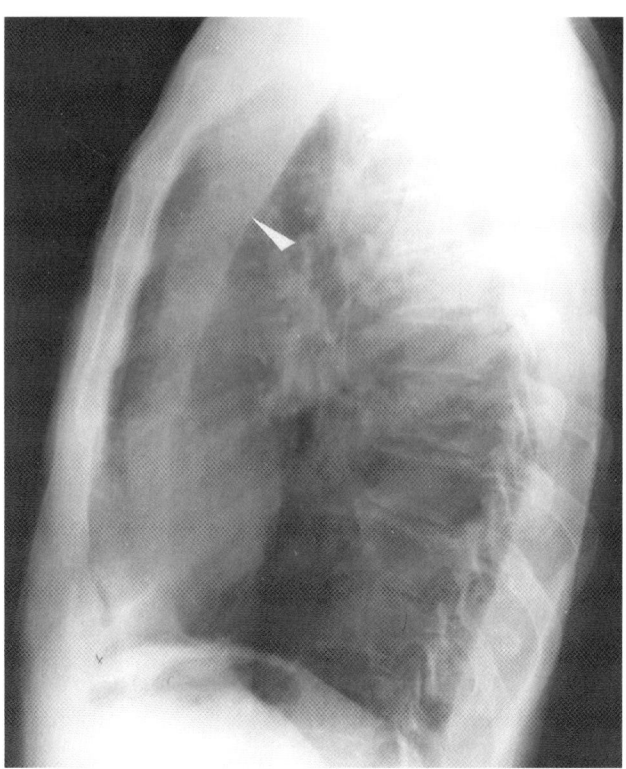

A

B

Abb. 8-27 A. Atelektatisch kollabierender linker Oberlappen bei obstruierendem Bronchialkarzinom. Beachten Sie die schleierartige Verdichtung des linken Lungenoberfeldes und den verdeckten linken Herzrand. Die Trachea ist zur Mittellinie hin verzogen und die Aorta sehr prominent, beides ein Hinweis auf Verlage-

rung des oberen Mediastinums. Die Seitaufnahme **(B)** zeigt das durch die Oberlappenatelektase bogig nach vorne gezogene große Interlobium *(Pfeil).* Der atelektatische Oberlappen ist hier als schlanker dichter Keil entlang der vorderen Brustwand zu erkennen.

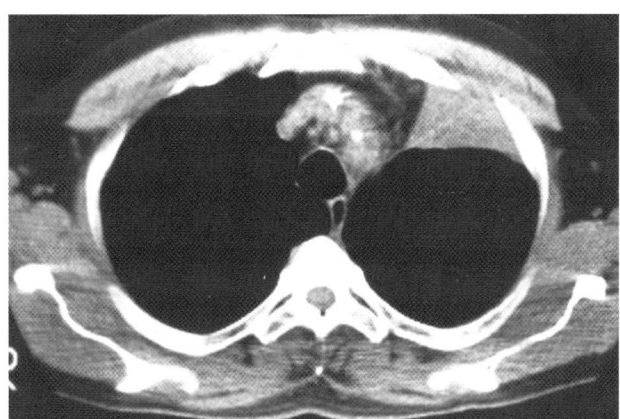

Abb. 8-28. Diese CT-Schicht zeigt eine Oberlappenatelektase bei einem anderen Patienten, der ähnliche Thoraxaufnahmen, wie sie in 8-27 zu sehen sind, hatte. Achten Sie auf den nach vorne und links gezogenen Aortenbogen und die Verkürzung der Fettdreieckstruktur des vorderen Mediastinums. Der linke Oberlappen liegt als dichter Keil der linken vorderen Brustwand an. Der kompensatorisch überdehnte linke Unterlappen wölbt sich gegen die posteroinferiore Oberfläche des atelektatischen Oberlappens.

terlappen in diese Richtung zusammenzieht. Allerdings bleibt die *laterale* Hälfte des Zwerchfellschattens aufgrund der kompensatorischen Expansion der Lingula des linken Oberlappens, die nun so weit herunterreicht, klar abgrenzbar.

Der linke Hilus wird hinuntergezogen und verschwindet teilweise hinter dem linken Herzrand. Dies ist ein wichtiges und häufig übersehenes Röntgensymptom beim geschrumpften bzw. kollabierten linken Unterlappen. Die Lungenzeichnung des linken Oberlappens erscheint auseinandergezogen, und sein Lungengewebe ist transparenter als das in vergleichbaren Abschnitten der rechten Seite. Der vollständig atelektatische, kollabierte Unterlappen erscheint letztlich als eine keilförmige Verschattung, die direkt dorsal dem Mediastinum anliegt. Ihre äußere Begrenzung ist durch den Herzschatten hindurch sichtbar, da sie mit der Luft im lateral gelegenen, kompensatorisch expandierten Oberlappen kontrastiert **(Abb. 8-26)**. Auf dieser und der nächsten Seite finden Sie CT-Schnitte, die Ihnen helfen sollen sich vorzustellen, wie der linke Ober- und Unterlappen atelektatisch kollabiert.

CT-Untersuchungen bei drei Patienten mit kollabierten Lungenlappen auf der linken Seite

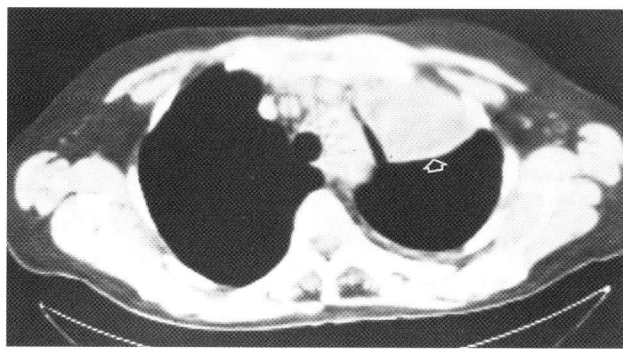

Abb. 8-29. CT-Schicht bei linksseitiger Oberlappenatelektase. Die Schicht liegt in Höhe des Oberrandes des Aortenbogens. Das überdehnte apikale Segment des Unterlappens wölbt sich spanförmig zwischen den atelektatischen linken Oberlappen und das Mediastinum. Bei diesem Patienten wölbt sich die Hinterfläche des linken Oberlappens nach dorsal, da dieser auch Tumormasse enthält. Der *offene Pfeil* markiert den Interlobärspalt zwischen linkem Ober- und Unterlappen.

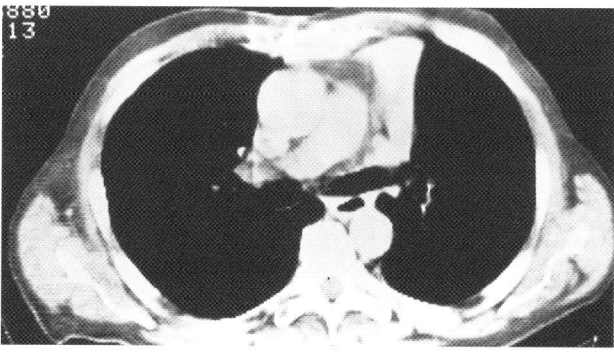

Abb. 8-30. Atelektase des linken Oberlappens. Derselbe Patient wie in Abb. 8-29; die Schicht liegt jedoch tiefer, in Höhe der Trachealbifurkation. Die abgeflachte atelektatische Lingula hat sich dem Truncus pulmonalis angelegt Auf einer p.a. Thoraxaufnahme würde dadurch der obere linke Herzrand verschwinden.

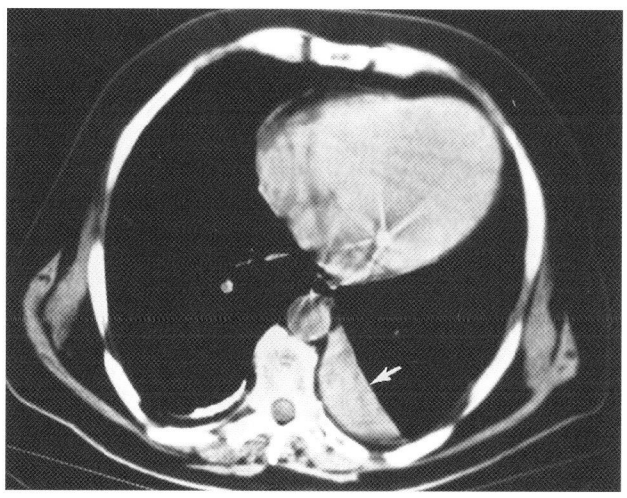

Abb. 8-31. Atelektatischer Kollaps des linken Unterlappens (vgl. Abb. 8-26). Achten Sie auf die Mediastinalverlagerung nach links (der CT-Schnitt geht durch die Herzebene). Der kollabierte linke Unterlappen legt sich immer posteromedial der Wirbelsäule und den hinteren Rippenanteilen an. Der *Pfeil* zeigt den verlagerten Interlobärspalt zwischen Ober- und Unterlappen.

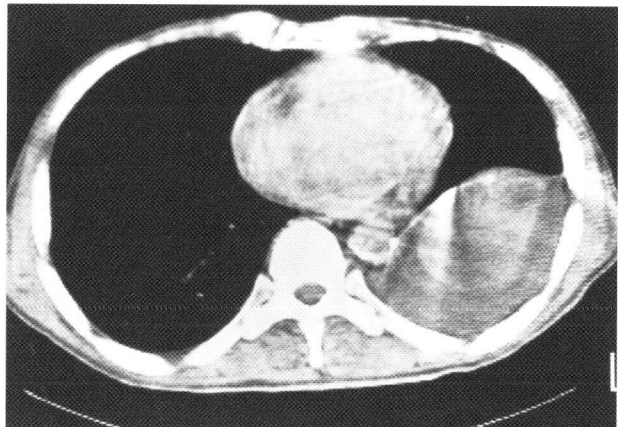

Abb. 8-32. Atelektase des linken Unterlappens bei einem anderen Patienten. Hier ist die Mediastinalverlagerung sehr viel weniger ausgeprägt, da ein Teil des verlorengegangenen Volumens durch einen den Unterlappen umgebenden Pleuraerguß kompensiert wird. Wenn Sie von den durch Bewegung bedingten Streifenartefakten absehen, so erkennen Sie eine sichelförmige, weniger dichte Pleuraergußansammlung zwischen dem dichteren kollabierten linken Unterlappen und der hinteren Thoraxwand. (Überlegen Sie sich, wie ein CT-Schnitt bei einem Patienten mit vollständiger Atelektase der ganzen linken Lunge aussehen würde.)

Zusammenschau von Röntgensymptomen und klinischen Befunden

Röntgenbefunde, die auf das Vorliegen eines ausgeprägten Emphysems oder einer großen Atelektase hinweisen, lassen Sie an Veränderungen der Lungenarchitektur und Abweichungen der Lungenfunktion denken, die Sie vielleicht sonst bei einem bestimmten Patienten nicht bedacht hätten. Der alte Mann mit seinem chronischen Emphysem ist sehr besorgt über seine Atemnot, doch Sie werden seine überblähten Lungen und fibrösen Streifenschatten nicht anschauen, ohne gleichzeitig an das vermehrte Arbeitspensum zu denken, das sein rechtes Herz leisten muß.

Sie dürfen bei der Betrachtung von Thoraxaufnahmen nicht vergessen, daß Volumenänderungen innerhalb des Thorax als Ausgleich oder Folge anderer Veränderungen auftreten können und diese möglicherweise verdecken. Wenn Sie das Mediastinum in seiner normalen Mittellinienposition finden, obwohl ein ganzes Lungenfeld verdichtet ist, so wissen Sie lediglich, daß die Volumina der beiden Hemithoraces gleich sind. Hinter der hellen Verdichtung kann sich gerade eben genug Atelektase verbergen, um das zusätzliche Volumen eines Tumors oder eines Pleuraergusses auszugleichen. Der erfahrene Radiologe wird Ihnen dann den Hinweis geben, daß pleurale Flüssigkeit mittels Ultraschall oder CT von einem Tumor oder atelektatischem Lungengewebe unterschieden werden kann.

Bedenken Sie, daß das Röntgenbild einem Schattenriß entspricht. Obwohl Sie wissen, daß sowohl Entzündungen als auch Tumoren eine Lungenverdichtung hervorrufen, müssen Sie davon ausgehen, daß bei beiden wahrscheinlich auch ein gewisses Maß an Atelektase vorliegt, die zur weiteren Verdichtung des betroffenen Lungengewebes führt. Sowohl ein Tumor als auch eine Entzündung können zu einer Lappenatelektase führen, auch wenn nicht der ganze Lappen in den primären Krankheitsprozeß einbezogen ist.

Ein im Rahmen einer Pneumonie infiltrierter Lappen bleibt in seiner Größe häufig unverändert, wie Sie in Kapitel 6 gesehen haben, aber genauso häufig kann ein solcher Lappen auch merklich an Größe zunehmen. Bei einer nicht unerheblichen Anzahl von Patienten mit den klinischen Symptomen einer Pneumonie können Sie zusätzlich röntgenologische Hinweise auf eine Atelektase finden, die durch zähes Bronchialsekret im Rahmen einer Minderbelüftung verursacht wird. Mit zunehmender medizinischer Kenntnis werden Sie in der Lage sein, die Röntgenbefunde einer Lappenatelektase in den richtigen klinischen Zusammenhang zu stellen, je nachdem, ob Ihr Patient mit den klaren Zeichen einer Pneumonie eingewiesen wurde oder ob er eine mäßige Temperaturerhöhung und Husten am Tag nach der Operation hat. Im ersten Fall müssen Sie an eine Pneumonie und eine zusätzliche Atelektase denken und für eine entsprechende Behandlung sorgen. Im zweiten Fall müssen Sie in erster Linie an eine Atelektase denken und die Möglichkeit einer sich im kollabierten Lappen entwickelnden Infektion erwägen. Daß beide auf dem Röntgenbild gleich aussehen können, sollte Sie nicht stören, denn die Röntgenbefunde müssen stets als Teil einer umfassenden klinischen Diagnostik gesehen werden und nicht als eine orakelhafte Information. Ein nicht unerheblicher Prozentsatz von Lungentumoren wird zuerst für eine Pneumonie mit Atelektase gehalten, und nur das unerklärliche Ausbleiben einer Normalisierung der Lungen trotz angemessener Behandlung läßt gelegentlich die Frage nach einem Tumor aufkommen.

Die Analyse von Röntgenbefunden, wie Sie sie gelernt haben, ist ungeheuer wichtig. Sie bietet Ihnen zusätzliches Wissen um die dynamischen pathologischen Veränderungen innerhalb des Brustkorbs Ihres Patienten. Das nützt Ihnen viel mehr als jegliche Sammlung diagnostischer Bezeichnungen.

Wenn Sie auf einer Thoraxaufnahme eine Mediastinalverlagerung sehen, eine vermehrte Strahlentransparenz oder das Verschwinden normaler Randprofile bemerken, so erkennen Sie Röntgenbefunde und keine Diagnosen.

Solche Befunde haben große Bedeutung in bezug auf das, was mit Ihrem Patienten geschieht. Ihr Vorhandensein führt nicht selten auf einen langen Weg in Richtung Bestätigung, Erweiterung oder auch Fallenlassen einer ursprünglichen Arbeitsdiagnose, die anhand von Anamnese und körperlicher Untersuchung erstellt wurde.

9 Das Mediastinum

Das Herz ist die größte Mediastinalstruktur, und alle Mediastinalanteile, die auf der p.a. Aufnahme zu beiden Seiten über den Wirbelsäulenschatten hinausgehen, sind entweder dem Herzen oder seinen großen Gefäßen zugehörig. Sie können sich die Schattenprofile des Mediastinums als neun sich überschneidende Bögen vorstellen **(Abb. 9-2)**. Überprüfen Sie ihre Zugehörigkeit anhand der Angiokardiogramme auf der nächsten Seite. Bedenken Sie dabei, daß einige der schattengebenden Mediastinalstrukturen weiter dorsal im Thorax **(6)** und einige weiter ventral **(2, 7)** liegen.

Beachten Sie auch, daß die Begrenzungen des Herzens und der großen Gefäße auf dem Angiokardiogramm weiter lateral zu liegen scheinen als auf der Thoraxaufnahme in Abb. 9-1. Dies liegt daran, daß der Patient bei einem Angiokardiogramm auf dem Angiographie-Tisch liegt und in a.p. Projektion aufgenommen wird, so daß die weiter vorne gelegenen Strukturen wie Herz und Gefäße in Relation zu den anderen mediastinalen Strukturen vergrößert zur Darstellung kommen.

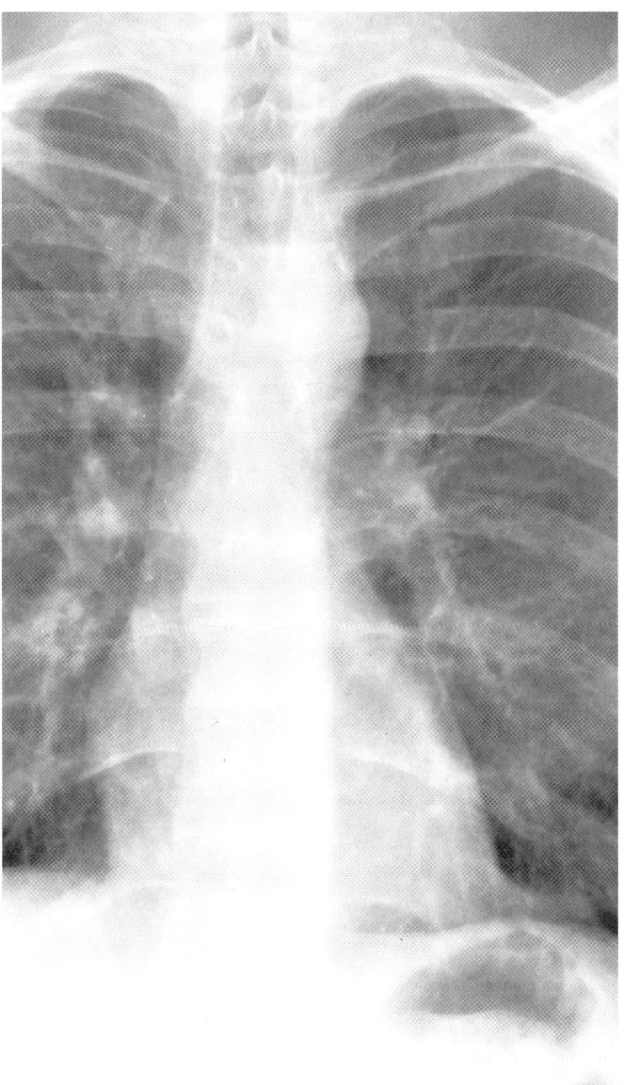

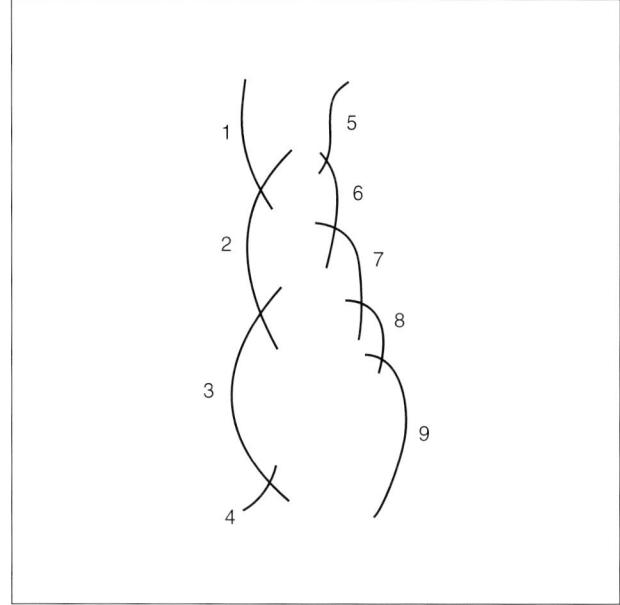

Abb. 9-1 (links) und **9-2** (rechts). Die normalen mediastinalen Randkonturen sind alle vaskulären Ursprungs und lassen sich in neun sich überschneidende Bögen aufteilen. Diese sind in **Abb. 9-2** skizziert: **(1)** rechtsseitige Vasa brachiocephalica; **(2)** Aorta ascendens und die sich überlagernde Vena cava superior; **(3)** rechter Vorhof; **(4)** Vena cava inferior; **(5)** linksseitige Vasa brachiocephalica; **(6)** Aortenbogen; **(7)** Truncus pulmonalis; **(8)** linker Vorhof (Herzohr): **(9)** linker Ventrikel.

Hinzu kommt, daß der Röntgenschatten einer mit kontrastiertem Blut gefüllten Herzkammer eine andere Form zeigt, als Sie es vom normalen Projektionsbild und damit der Oberflächendarstellung der Herzkontur kennen. Im Angiogramm ist der Schatten der Herzkammer dort am dichtesten, wo die Kammer am weitesten ist, während es in den Randbereichen, wo die Kammer immer dünner wird, zu einer deutlich weniger dichten Schattengebung kommt. Betrachten Sie den Röntgenschatten des rechten Ventrikels zum Beispiel in **Abb. 9-3**, einem Rechtsherz-Angiokardiogramm. Der schmale, abgeflachte Teil der Kammer, der in der p.a. Aufnahme weit nach links zum Septum interventriculare reicht, wird kaum als Teil des großen, dichten Anteils des restlichen rechten Ventrikels wahrgenommen. Beachten Sie auch, daß Sie die Lokalisation der Trikuspidalklappe in dieser Projektion nur vage erahnen können, weil sich rechter Vorhof und rechter Ventrikel zum Teil überlagern. Im Linksherz-Angiokardiogramm sehen Sie die dichte obere Begrenzung des krabbenförmigen linken Vorhofs durch den Schatten der Aorta ascendens durchschimmern, obwohl Sie wissen, daß der linke Vorhof sich an der Rückseite des Herzens befindet und die Aorta ascendens vorne entspringt.

Die Schatten der beiden kontrastierten Hohlräume lassen sich anhand ihrer äußeren Form voneinander abgrenzen, auch wenn sie sich in dieser Projektion zum Teil überlagern.

Die p.a. Thoraxleeraufnahme zeigt Ihnen einige mediastinale Ausbuchtungen, deren Profile gegen die strahlentransparente Lunge beidseits der Wirbelsäule zu sehen sind.

Sie sind alle Gefäßschatten. Zusätzlich können Sie normalerweise die Luft in der Trachea sehen, alle anderen mediastinalen Strukturen verschmelzen aber miteinander, und ihre Schatten sind durch die der Wirbelsäule, des Herzens und des Sternums überlagert. Sie können weder mit der Abgrenzbarkeit des Ösophagusschattens rechnen, noch Lymphknoten, Thymus oder Nerven voneinander unterscheiden. Ebenso verschmilzt der Ductus thoracicus mit den Schatten anderer Weichteilgewebe und Gefäße. Mit Ausnahme ihrer Randprofile und der in die strahlendurchlässige Lunge eintretenden Äste gehen sogar die großen Gefäßschatten in andere Schatten über und sind nicht voneinander abgrenzbar.

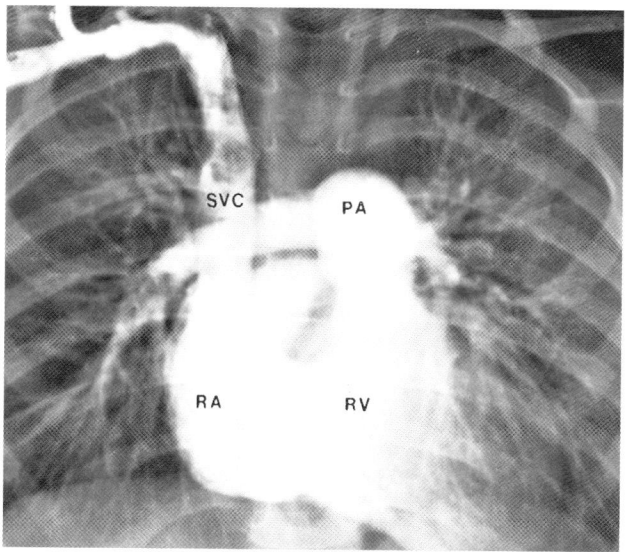

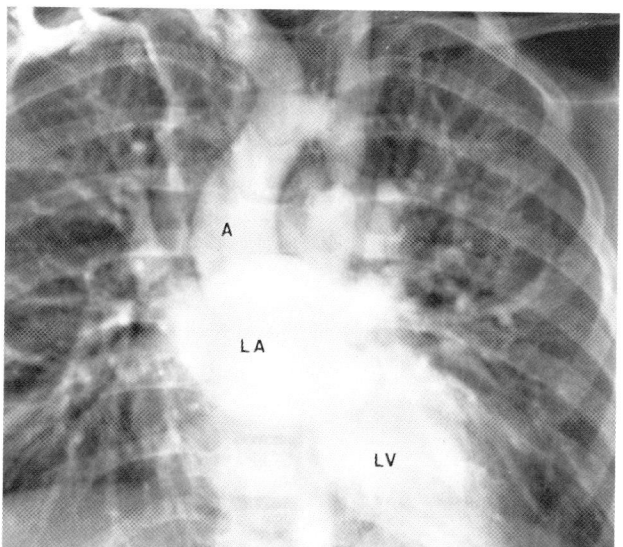

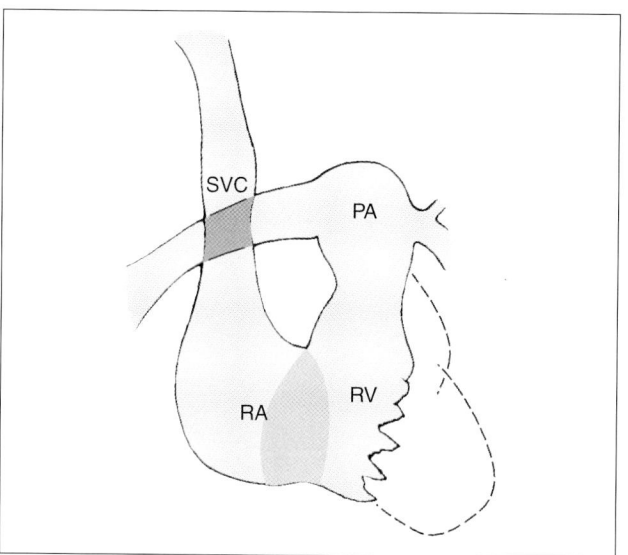

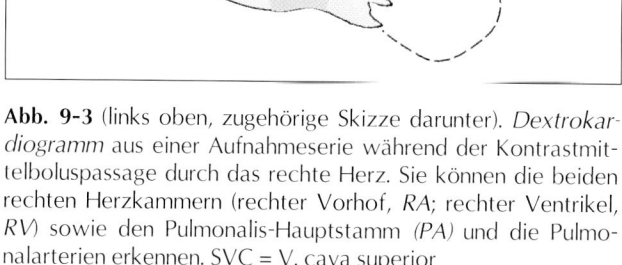

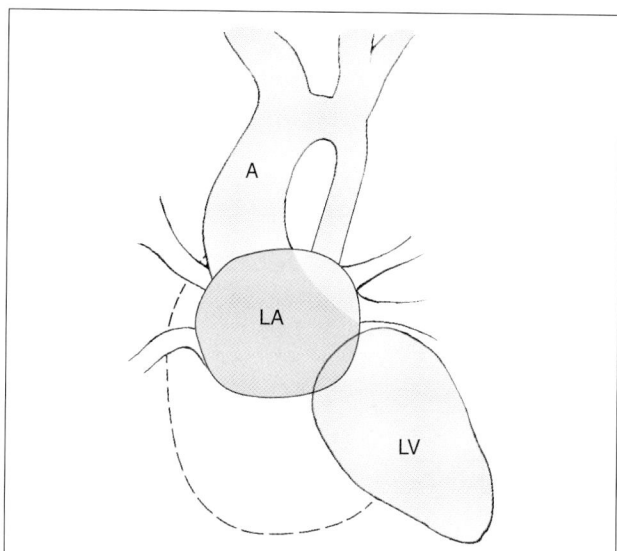

Abb. 9-3 (links oben, zugehörige Skizze darunter). *Dextrokardiogramm* aus einer Aufnahmeserie während der Kontrastmittelboluspassage durch das rechte Herz. Sie können die beiden rechten Herzkammern (rechter Vorhof, *RA*; rechter Ventrikel, *RV*) sowie den Pulmonalis-Hauptstamm *(PA)* und die Pulmonalarterien erkennen. SVC = V. cava superior

Abb. 9-4. Das *Lävokardiogramm oder Sinistrokardiogramm* wurde 3 Sekunden später aufgenommen, der Kontrastmittelbolus ist bereits aus dem rechten Herzen verschwunden. Sie können die linken Herzkammern (linker Vorhof, *LA*; linker Ventrikel, *LV*) sowie die Aorta *(A)* erkennen. Achten Sie auf die beidseits zum linken Vorhof verlaufenden Lungenvenen. Sie können leicht erkennen, daß der venöse Hilus tiefer als der arterielle Hilus liegt. Dieses Kind hat eine Aortenisthmusstenose: Achten Sie auf die Einschnürung distal und unterhalb des Aortenbogens.

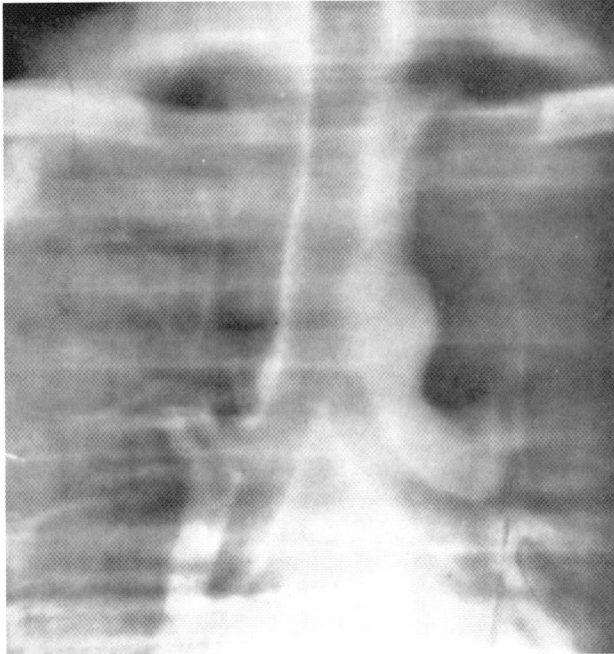

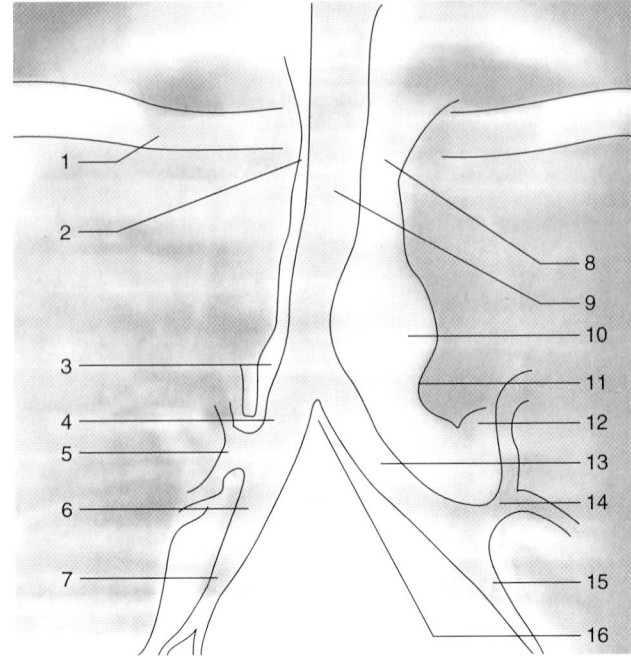

Abb. 9-5. Anteroposteriores Tomogramm in koronarer Ebene durch den normalen Tracheobronchialbaum

1 Klavikula
2 normaler Schatten der großen Gefäße und der Trachealwand
3 Vena azygos
4 rechter Hauptbronchus
5 rechter Oberlappenbronchus
6 rechter Bronchus intermedius, hier entspringt der nach vorne ziehende rechte Mittellappenbronchus
7 rechter Unterlappenbronchus
8 normaler Gefäß- und Trachealwandschatten
9 Trachea
10 Aortenbogen
11 konkave Begrenzung zwischen Aortenbogen und linker Pulmonalarterie
12 linke Pulmonalarterie
13 linker Hauptbronchus
14 linker Oberlappenbronchus
15 linker Unterlappenbronchus
16 Karina

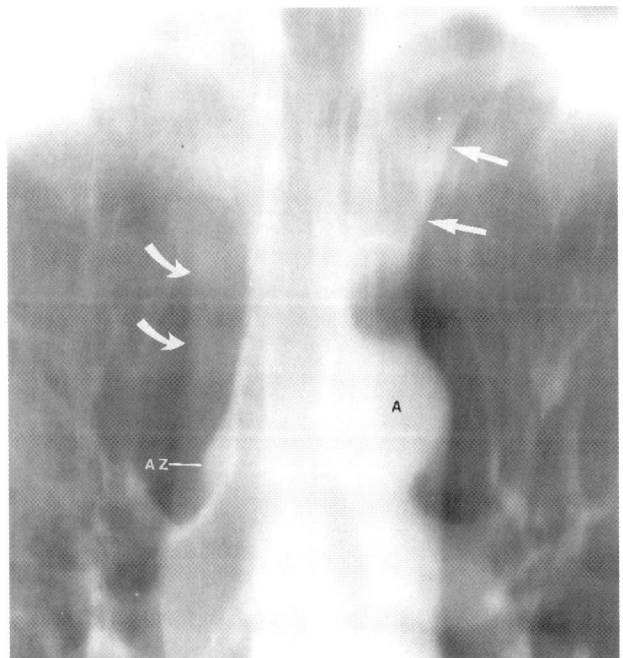

Abb. 9-6. Dieses konventionelle a.p. Tomogramm zeigt viele der gerade von Ihnen in Abb. 9-5 nachvollzogenen Strukturen. Beachten Sie die Vorwölbung im Bereich des rechten Paratrachealschattens, die durch die nach vorne zur Vena cava superior ziehende Vena azygos *(AZ)* bedingt ist. Der Schatten der V. cava superior wird durch die *gebogenen Pfeile* markiert. Außerdem erkennt man die aus dem Aortenbogen *(A)* entspringende linke Arteria subclavia *(gerade Pfeile).*

Auf dieser Seite nutzen Sie die normale dunkle Luftsäule in Trachea und Bronchien als Kontrastmittel, was Sie natürlich bis zu einem gewissen Maß bei jeder gut belichteten Thoraxaufnahme tun können. In **Abb. 9-5** und **Abb. 9-6** können Sie sich Tomogramme ansehen. Die überlagernden Bilder anderer Strukturen sind weitgehend eliminiert und ermöglichen Ihnen einen genaueren Blick auf die Anatomie des Tracheobronchialbaumes. Identifizieren Sie alle Anteile der oberen Mediastinalstrukturen, die in diesen Tomogrammen sichtbar sind, und wenden Sie das, was Sie nun zu erkennen gelernt haben, auf die gut belichteten Thoraxaufnahmen an, die Sie bei Ihren Patienten sehen werden. Die obere Mediastinalverlagerung ist, wie Sie in Kapitel 8 gelernt haben, an einer Verlagerung der Trachea auf der p.a. Aufnahme zu erkennen. Die Trachea liegt normalerweise leicht rechts der Mittellinie, da sie direkt dem Aortenbogen anliegt. Bei alten Patienten, bei denen der Aortenbogen als Alterserscheinung größer (ektatisch) wird, kann die Trachea oft noch ein wenig weiter rechts liegen, ohne daß dies auf eine Mediastinalverlagerung hinweist.

Der Ösophagus und die direkt vor ihm liegende Trachea werden oft zusammen durch Raumforderungen wie das Aortenaneurysma in **Abb. 9-7** (bei der der Ösophagus durch Schlucken von Barium-Kontrastbrei sichtbar gemacht wurde) verdrängt. Beachten Sie, daß auch hier nicht das gesamte obere Mediastinum, sondern nur bestimmte Strukturen (Ösophagus und Trachea) verlagert sind, der Großteil des Aneurysmas sich dagegen nach links ausdehnt. Die Belüftung des rechten und linken Oberlappens ist gleich.

Bei Fragestellungen zur Kompression oder Invasion der Trachea ist die konventionelle **Tomographie** hilfreich, wie sie bei dem Mann in **Abb. 9-8**, der mit Dyspnoe und Gewichtsverlust eingewiesen wurde und kurz darauf einen Stridor und starke Atemnot entwickelte, zum Einsatz kam. Es ist ein Tumor zu erkennen, der den rechten Hauptbronchus infiltriert und einengt, so daß bei diesem Patienten selbst eine Strahlentherapie

nur noch palliativ sein kann. Sowohl die Raumforderungen der metastatischen Lymphknoten als auch die Einengung der Trachea würden im CT sehr gut erkennbar sein.

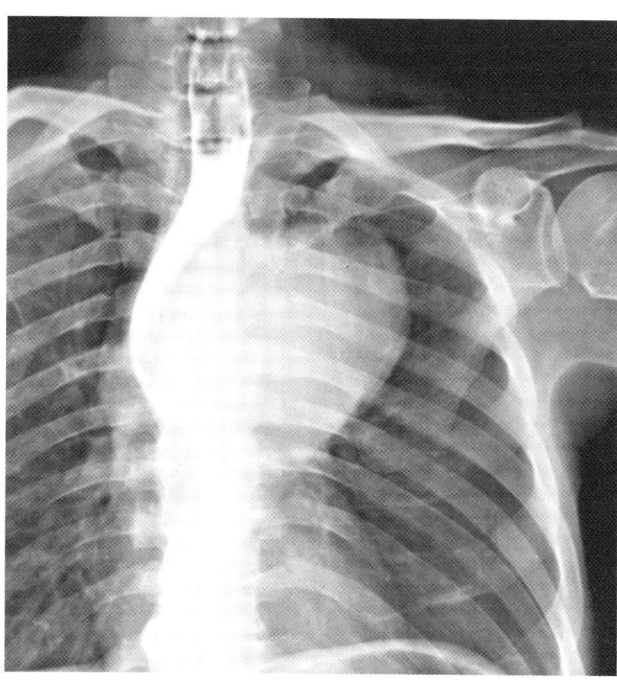

Abb. 9-7. Patient mit einem Aneurysma des Aortenbogens, das zu einer Verlagerung der Trachea und des mit Bariumbrei kontrastierten Ösophagus führt.

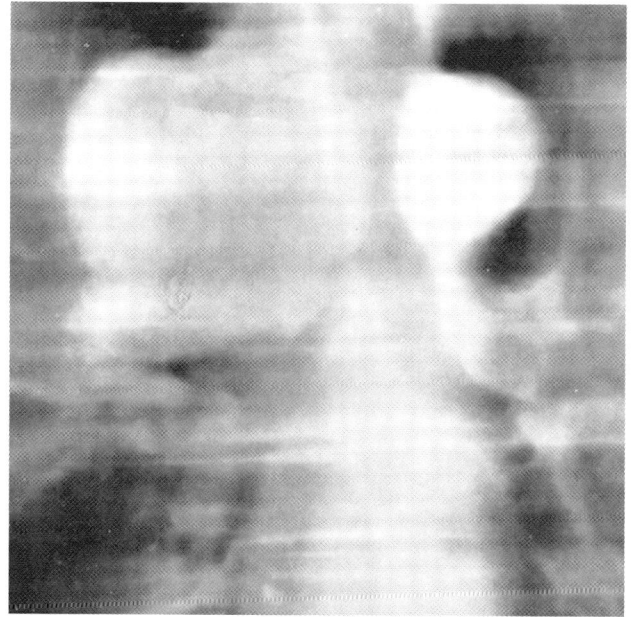

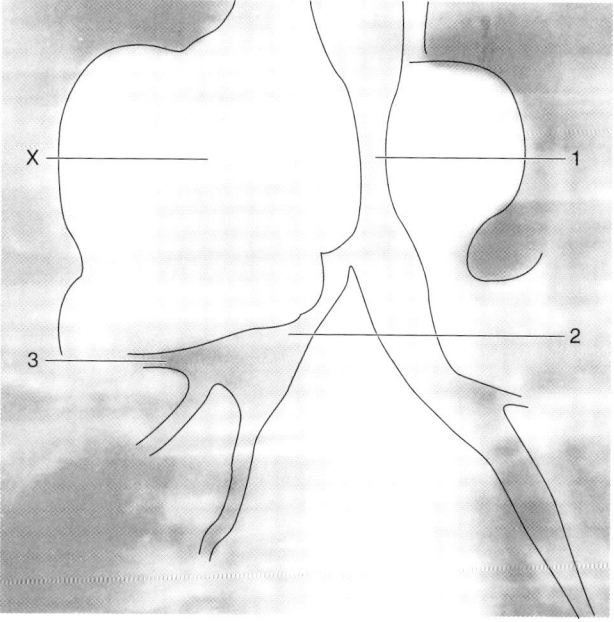

Abb. 9-8. Konventionelles a.p. Tomogramm in koronarer Ebene durch die Thoraxmitte eines 65jährigen Patienten mit Dyspnoe und Gewichtsverlust. Beachten Sie die unregelmäßige Einengung der Trachea (**1**) und des rechten Hauptbronchus (**2**). Die Raumforderung (*X*) würde auf einer normalen Thoraxaufnahme als ab-

norme Vorwölbung des rechten Mediastinalschattens in Höhe des Aortenbogens erscheinen. Achten Sie auch auf die Verdrängung eines Astes des rechten Oberlappenbronchus (**3**) nach unten. Die endgültige Diagnose lautete: bronchogenes Karzinom mit ausgeprägter mediastinaler Lymphknotenmetastasierung.

CT-Schnitte: vier Höhen, vier Patienten

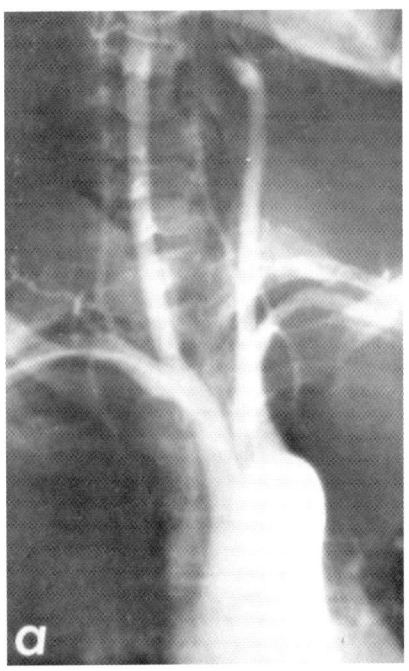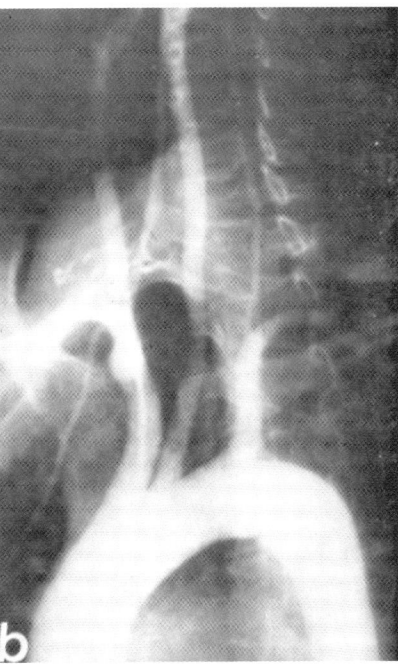

Abb. 9-9. Normaler Aortenbogen und Arteria brachiocephalica. Über einen von der rechten Arteria brachialis in die Aorta ascendens vorgebrachten Katheter wurde Kontrastmittel injiziert.
In **a** wurde der Patient nahezu a.p. (mit ganz leichter Linksdrehung) aufgenommen.
In **b** wurde er deutlich nach rechts gedreht, so daß der Blick auf den Aortenbogen frei wird und sich seine Gefäßabgänge nicht mehr überlagern. Merken Sie sich, daß sowohl arterielle als auch venöse Strukturen zu den in Abb. 9-2 skizzierten Bögen 1 und 5 beitragen, daß hier aber nur die Arterien kontrastiert sind.

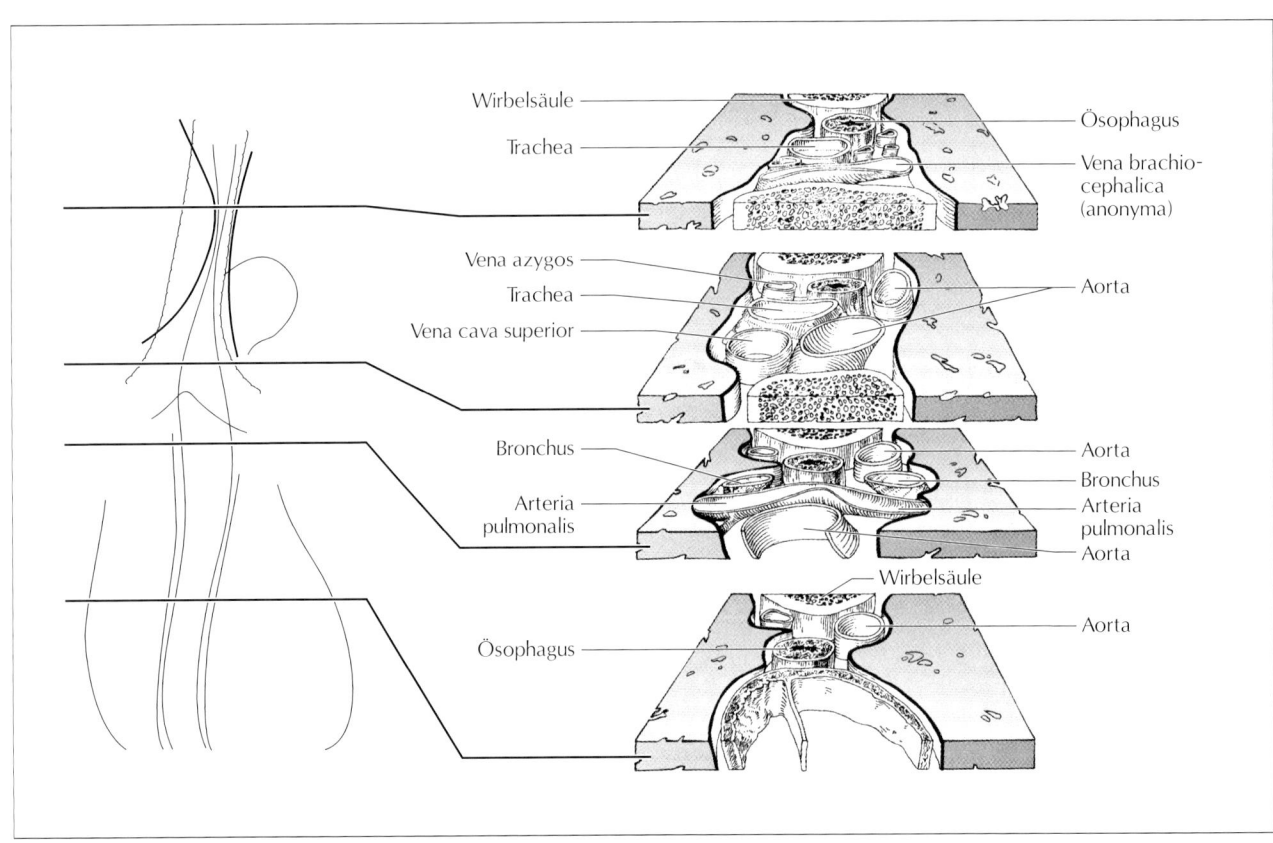

Abb. 9-10. Die mediastinalen Lagebeziehungen im Querschnitt. Die dicken Linien entsprechen der Pleura. Bedenken Sie, daß Sie bei dieser Zeichnung von oben und vorne auf die Querschnitte schauen, während Sie bei allen CT-Schnitten die Schichten von unten, also von den Füßen des Patienten aus, betrachten.

Seit Jahrzehnten ist die **Angiographie** in der Lage, Veränderungen des Herzens und der brachiozephalen Gefäße darzustellen. In **Abb. 9-9** sehen Sie ein thorakales Aortogramm. Hier wurde ein Kontrastmittelbolus über einen von der Arteria brachialis vorgebrachten Katheter injiziert. In **Abb. 9-9 a** liegt der Patient flach auf dem Rükken, in **b** wurde er schräg auf die rechte Seite gelegt. Beachten Sie, daß Sie auf der rechten Aufnahme den Truncus brachiocephalicus erkennen können, der aus dem Aortenbogen entspringt und sich in die rechte Arteria subclavia und die rechte Arteria carotis communis aufzweigt. Danach entspringen hintereinander die linke A. carotis communis und die linke A. subclavia aus dem Aortenbogen.

Sehen Sie sich die CT-Schnitte (von verschiedenen Patienten) auf der dieser Seite an. Auf dem Schnitt in **Abb. 9-11,** der gerade oberhalb des Aortenbogens in Höhe der brachiozephalen Gefäße angefertigt wurde, können Sie leicht die ventral gelegene rechte *(RBV)* und linke *(LBV)* Vena brachiocephalica sehen, die sich im Schnitt darunter zur Vena cava superior *(SVC)* vereint haben. Suchen und benennen Sie die vom Aortenbogen *(A)* entspringenden Arterien.

Die **Abbildungen 9-9 a** und **9-10** (links) bieten Ihnen eine *frontale* Projektion mit den Wirbeln entfernt vom Betrachter, wohingegen CT-Schnitte vereinbarungsgemäß so abgebildet werden, daß Sie von den Füßen des Patienten darauf schauen und auf dem Bild die Wirbel unten liegen.

Schauen Sie nun auf **Abb. 9-12,** in der Sie einen Anschnitt des Aortenbogens *(A)* sehen, und auf **Abb. 9-11,** auf der Sie die von ihm entspringenden Gefäße sehen. Dies sind der Reihe nach der Truncus brachiocephalicus *(BA)*, die linke Arteria carotis communis *(LCC)* und die linke Arteria subclavia *(LS)*. Die Trachea *(T)* liegt in **Abb. 9-12** rechts des Aortenbogens, und ihre Bifurkation *(B)* direkt dorsal des Bogens in **Abb. 9-13**, ebenso wie die sich aufzweigenden Hauptbronchien *(BR)* in **Abb. 9-14**. Der aufsteigende *(AA)* und absteigende *(DA)* Schenkel der Aorta und der Truncus pulmonalis mit seiner Aufzweigung in die linke *(LPA)* und rechte *(RPA)* Pulmonalarterie sind in Abb. 9-13 und Abb. 9-14 klar zu sehen. Die dichte Struktur *(Pfeil)* im vorderen Mediastinum in Abb. 9-12 ist der normale Thymus eines Jugendlichen.

A = Aortenbogen; AA = Aorta ascendens; B = Trachealbifurkation; BA = A. brachiocephalica; BR = Bronchien; DA = Aorta descendens; E = Ösophagus; LBV = linke V. brachiocephalica; LCC = linke A. carotis communis; LPA = linke Pulmonalarterie; LS = linke A. subclavia; RBV = rechte V. brachiocephalica; RPA = rechte Pulmonalarterie; SVC = V. cava superior; T = Trachea

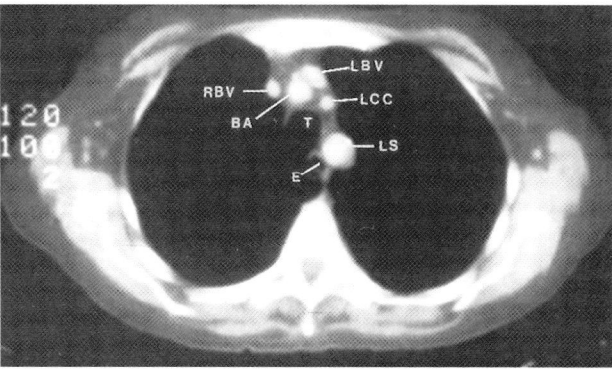

Abb. 9-11

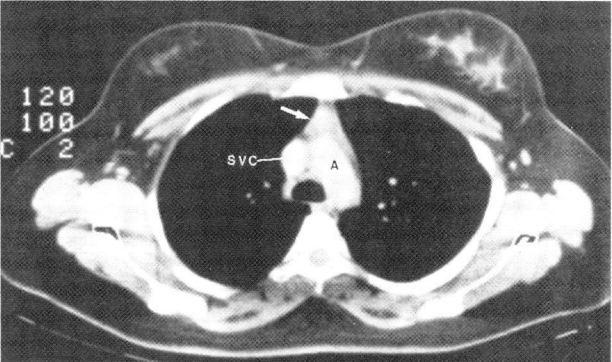

Abb. 9-12

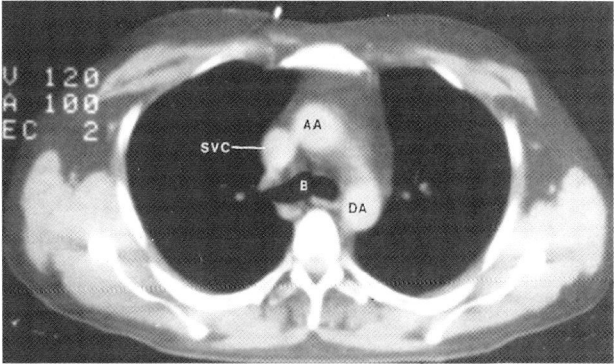

Abb. 9-13

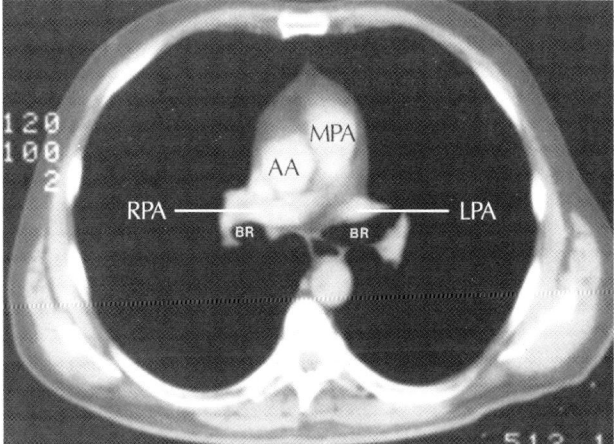

Abb. 9-14

Gliederung des Mediastinums und zugehörige Raumforderungen

Das Mediastinum, stellt man es sich auf der p.a. Aufnahme als eine Scheibe aus verschiedenen, zwischen den belüfteten Lungen gebündelten Strukturen vor, wird auf der lateralen Thoraxaufnahme nicht tangential, sondern in Aufsicht dargestellt. Man kann es in das vordere, mittlere und hintere Mediastinum unterteilen und entsprechend die dort jeweils vorhandenen Strukturen und auftretenden Raumforderungen besprechen. Leider gibt es ein paar Meinungsverschiedenheiten bei der Bezeichnung der verschiedenen Mediastinalkompartimente. Einige Autoren placieren das Herz in das vordere, andere in das mittlere Mediastinum.

Für unsere Zwecke ist es nicht nötig, in dieser Frage zu genau zu sein, da **Raumforderungen des vorderen Mediastinums** grundsätzlich von der Region ventral des Herzens ausgehen und auf der seitlichen Thoraxaufnahme den normalerweise eindeutig strahlentransparenten Raum vor dem Herzen einnehmen. Zu derartigen Raumforderungen gehört die bis in die obere Thoraxapertur hineinreichende Struma, das Thymom, das Teratom und das Lymphom. Letzteres reicht oft so weit nach dorsal, daß es auch das mittlere Mediastinum mit einbezieht, und es kann natürlich auch jeden anderen Anteil des Mediastinums betreffen, da Lymphknoten in allen Kompartimenten vorkommen.

Raumforderungen des mittleren Mediastinums gehen grundsätzlich von den dorsal des Herzens gelegenen Strukturen aus: vom Ösophagus (sowohl das Ösophaguskarzinom als auch eine Dilatation des Ösophagus bei Achalasie oder Sklerodermie), vom Bronchialbaum (bronchogenes Karzinom und bronchogene Zyste) und von Lymphknoten dieser Region.

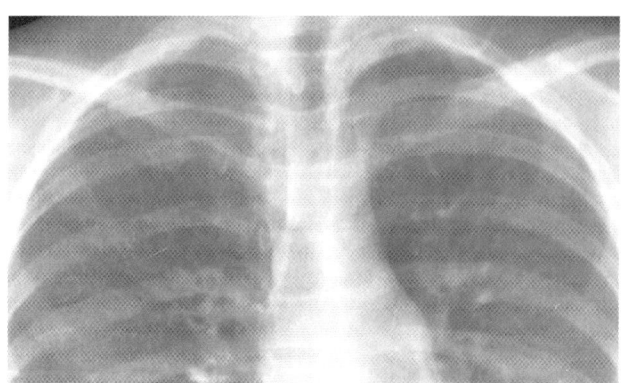

Abb. 9-15. Das normale obere Mediastinum liegt relativ flach zwischen den beiden belüfteten Oberlappen.

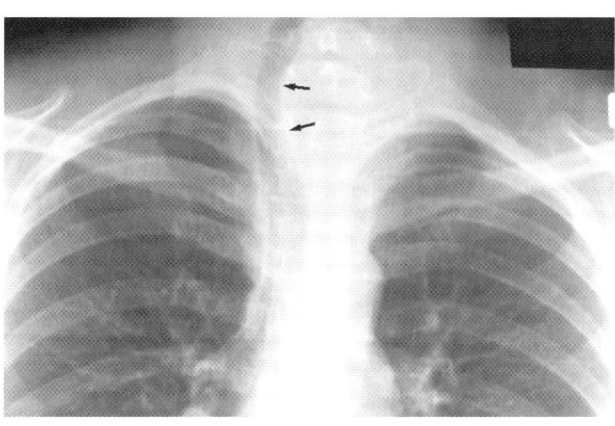

Abb. 9-17

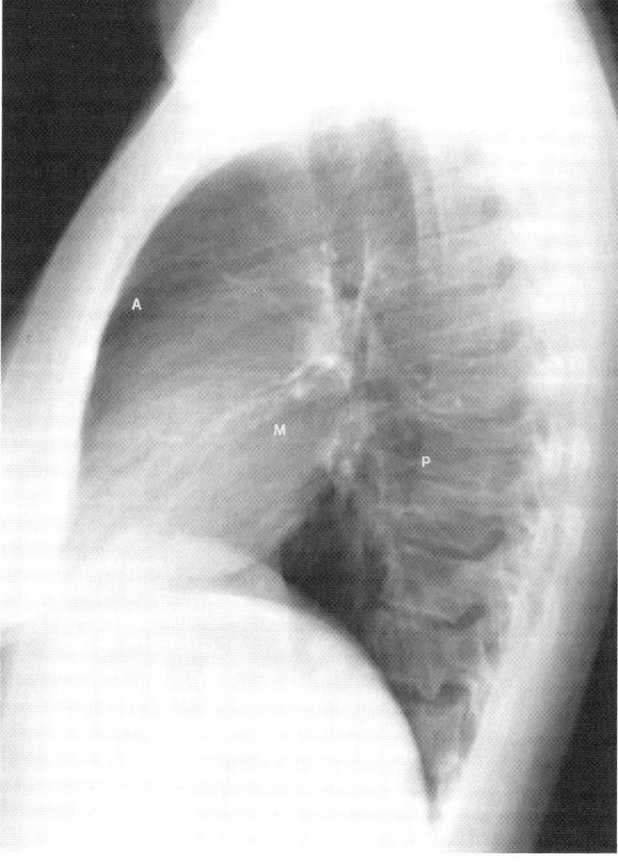

Abb. 9-16. Die mediastinalen Bereiche: A = vorderes (anteriores) Mediastinum; M = mittleres Mediastinum; P= hinteres (posteriores) Mediastinum

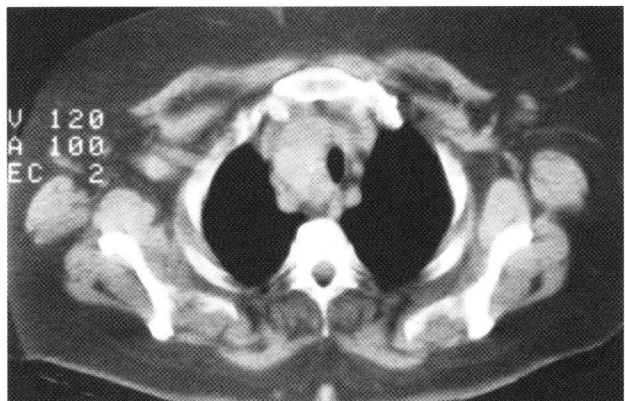

Abb. 9-18

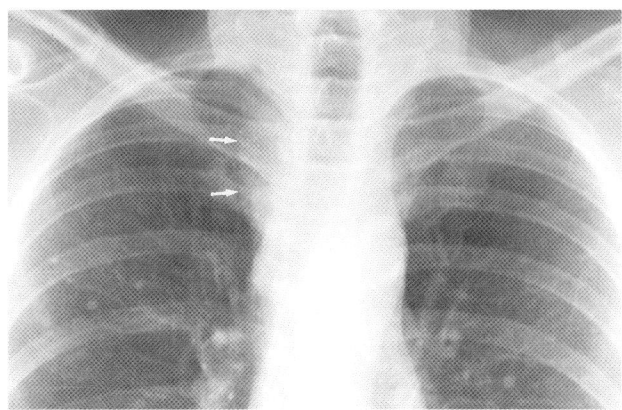

Abb. 9-19

Raumforderungen des hinteren Mediastinums sind oft neurogenen Ursprungs (Neurome, Neurofibrome), und natürlich gehören auch die Aneurysmata des hinteren Aortenbogens und der Aorta descendens dazu.

In der Nähe des Zwerchfells sieht man häufig auch Raumforderungen durch Herniation abdomineller Strukturen durch das Zwerchfell hindurch (Morgagni- und Bochdalek-Hernien sowie die paraösophagealen Hernien, auch Hiatushernien genannt, die häufig Symptome verursachen). Perikardzysten treten am häufigsten im rechten parakardialen Winkel auf. Daher werden sie auf der p.a. Thoraxaufnahme als Ausbuchtung am rechten Herzrand gesehen und überlagern sich auf der Seitaufnahme mit dem Herzschatten.

Raumforderungen im oberen Teil des Mediastinums oder in der oberen Thoraxapertur entsprechen häufig (aber nicht immer) einer Struma, bei der die vergrößerte Schilddrüse bis retrosternal in das Mediastinum reicht (vgl. **Abb. 9-17** mit dem Bild einer normalen oberen Thoraxapertur in **Abb. 9-15**). Beachten Sie, daß die Trachea *(Pfeile)* in **Abb. 9-17** verlagert wird.

Sehen Sie sich nun **Abb. 9-18** an. Kann dieser CT-Schnitt zu dem Patienten in **Abb. 9-17** gehören? Sie stellen fest, daß die Trachea durch eine große Raumforderung im Mediastinum verlagert ist. Vergleichen Sie das CT-Bild mit Abb. 9-11 auf der vorigen Seite, indem Sie die Seite so umbiegen, daß Sie Abb. 9-18 und 9-11 zusammen betrachten können. Ja, der Befund in Abb. 9-18 stellt sich als eine Struma heraus, es ist jedoch nicht derselbe Patient wie in Abb. 9-17: Die Trachea ist nach links verlagert und nicht nach rechts. Außerdem ist sie komprimiert.

Betrachten Sie **Abb. 9-19**: Sie finden eine Raumforderung im oberen Mediastinum, die sich zu beiden Seiten hin ausdehnt. Hier stellte sich aber heraus, daß es sich um tumorbefallene metastatische Lymphknoten eines entfernt gelegenen Primärtumors handelte. Die Lymphknoten reichten hinauf bis zum Jugulum und waren dadurch leicht zu biopsieren.

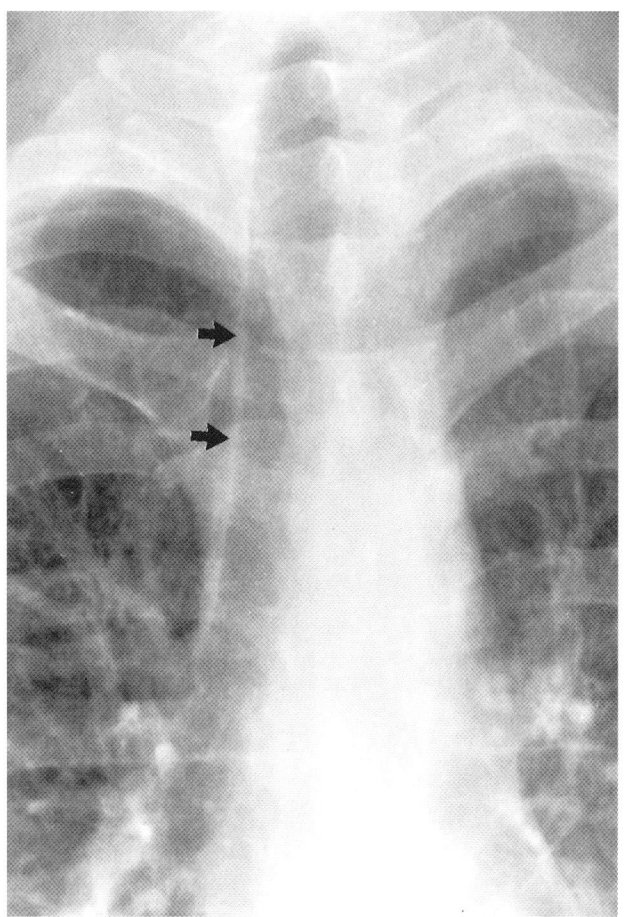

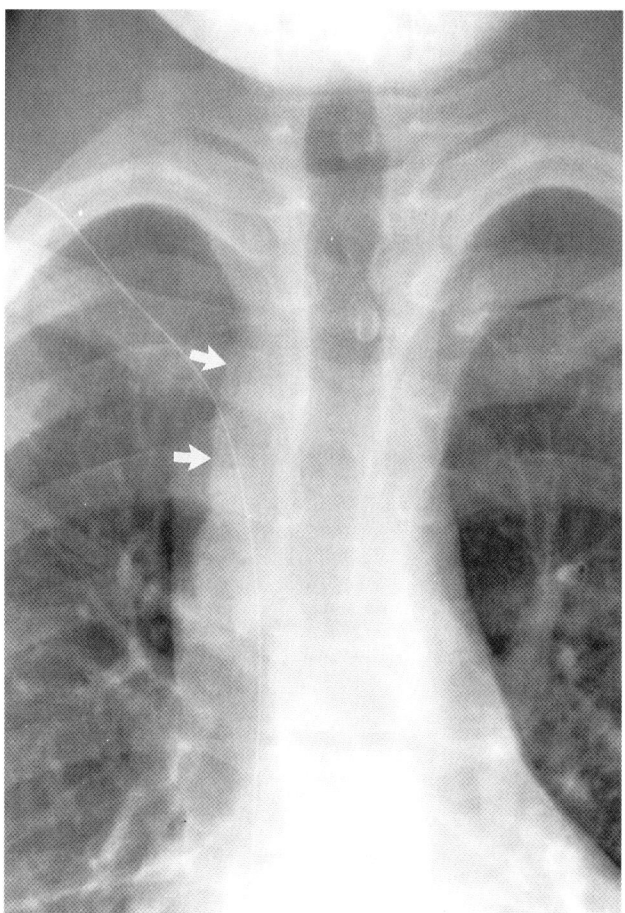

Abb. 9-20. Ein normales Mediastinum zum Vergleich mit den Abb. 9-21 und 9-22. Die *Pfeile* zeigen auf den rechten Paratrachealschatten.

Abb. 9-21. Verbreiterter Mediastinalschatten bei einem Zustand nach traumatischer Blutung (vgl. Text).

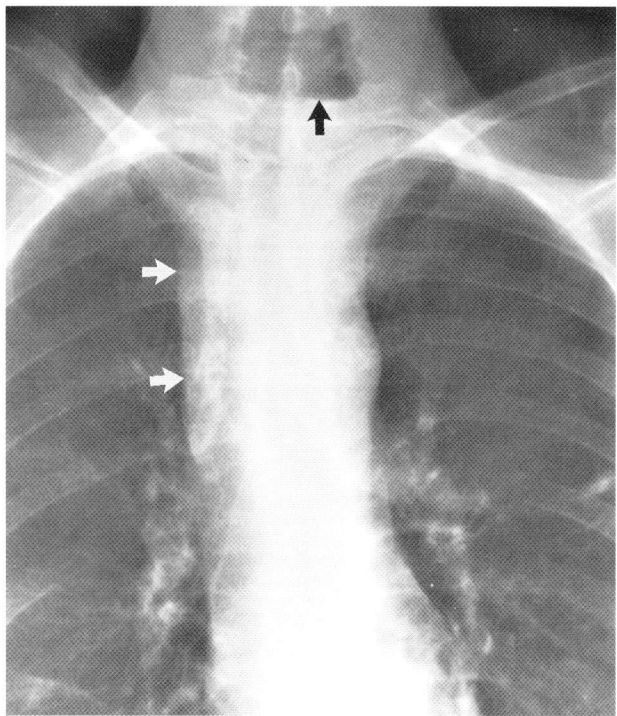

Abb. 9-22. Verbreiterter Schatten des oberen Mediastinums bei einer Mediastinitis (vgl. Text).

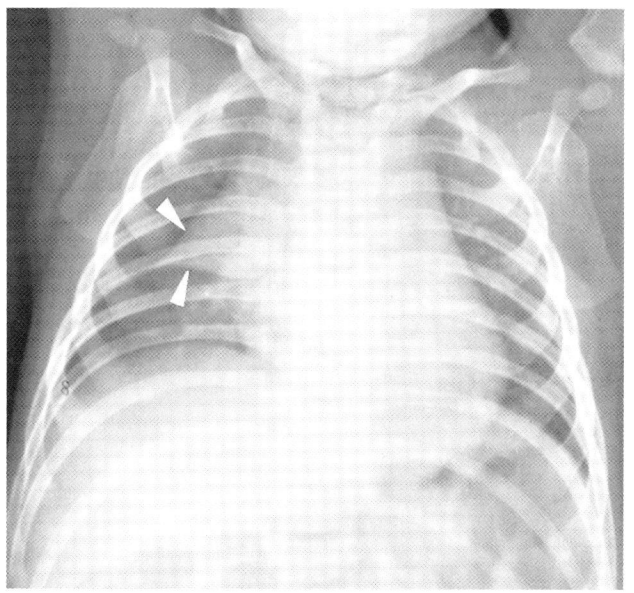

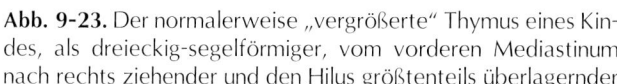

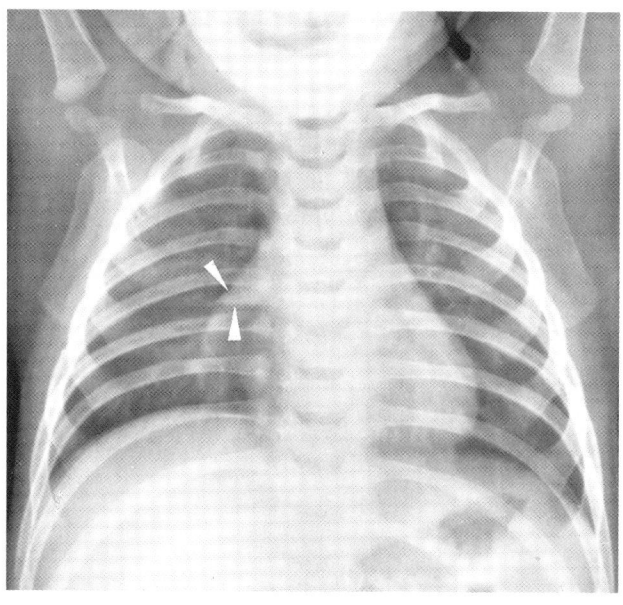

Abb. 9-23. Der normalerweise „vergrößerte" Thymus eines Kindes, als dreieckig-segelförmiger, vom vorderen Mediastinum nach rechts ziehender und den Hilus größtenteils überlagernder Schatten. Der Thymus ist in Exspiration (**A**) besser zu sehen als einen Augenblick später in Inspiration (**B**).

Es ist keinesfalls so, daß jede offensichtliche Verdickung oder Erweiterung des oberen Mediastinums durch eine tumoröse Raumforderung bedingt sein muß. Vergleichen Sie die drei Abbildungen auf der linken Seite. **Abbildung 9-20** ist normal, sie zeigt die normale Dicke des paratrachealen Schattens und eine leicht rechts der Mittellinie gelegene Trachea, so wie Sie es normalerweise erwarten würden.

Die **Abbildungen 9-21** und **9-22** hingegen zeigen eine definitive Verbreiterung dieser Region. Der Patient in **Abb. 9-21** hat ein mediastinales Hämatom *(Pfeile)*, das im Rahmen einer Vena-subclavia-Punktion beim Legen des Katheters entstanden ist. Dieser Katheter wurde entfernt und durch einen vom rechten Arm aus gelegten Katheter, den Sie in der Abbildung sehen können, ersetzt. Die Patientin in **Abb. 9-22** hatte vor ihrer Einweisung Schluckbeschwerden und hohes Fieber. Sie hat einen retropharyngealen Abszeß (Luft-Flüssigkeits-Spiegel, durch *schwarzen Pfeil* gekennzeichnet) mit Ausläufern bis hinunter in das Mediastinum, wo sich eine Mediastinitis entwickelt hat *(weiße Pfeile)*. Beachten Sie das fleckige Erscheinungsbild und die Ausbuchtung des oberen Mediastinums. Dieser Fall dient als Erinnerung daran, daß das Mediastinum eine Fortsetzung der Halsweichteile darstellt. Infektionen und andere Prozesse können sich in jeder Richtung von der einen zur anderen Region ausbreiten.

Die **Thymusdrüse** ist in der Kindheit normalerweise groß, wird bis zum Erwachsenenalter immer kleiner und letztlich durch Fettgewebe ersetzt. **Abbildung 9-23** zeigt Ihnen, wie sich der normale kindliche Thymus auf einer Thoraxaufnahme darstellt: als segelförmiger Schatten, der vom Mediastinalrand ausgeht und in Exspiration besser zu erkennen ist als in Inspiration. In Abb. 9-12 haben Sie bereits den normalen, eher dichten Thymus im CT gesehen, der vom Aortenbogen als dreieckiger Keilschatten bis direkt hinter das Sternum reicht. Blättern Sie noch einmal zurück zu dieser Abbildung und vergleichen Sie sie mit dem weniger dichten vorderen Mediastinum eines älteren Patienten in Abb. 9-13, bei dem die übliche, durch Fett hervorgerufene niedrige Dichte des vorderen Mediastinums gut zu sehen ist.

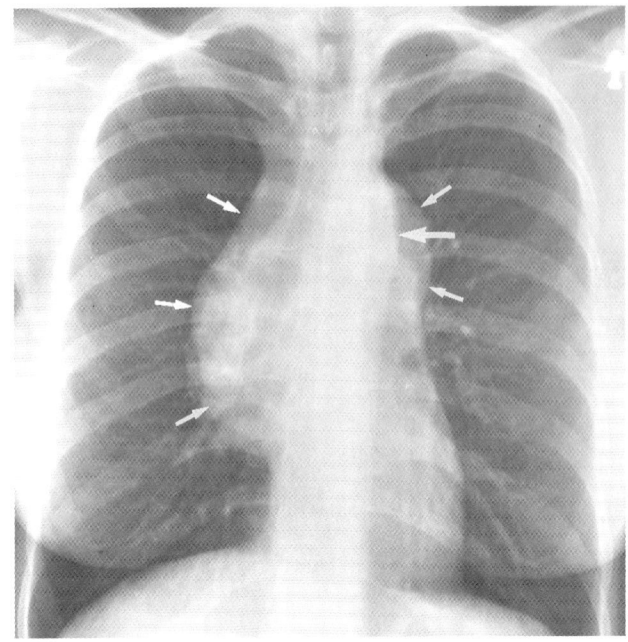

A

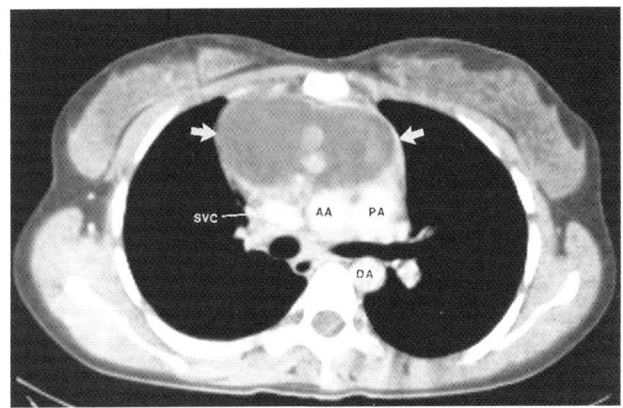

B

Abb. 9-24
A. Teratom im vorderen Mediastinum (s. Text)
B. Ein CT-Schnitt des gleichen Patienten. SVC = V. cava superior;
AA = Aorta ascendens; PA = Pulmonalarterienhauptstamm; DA
= Aorta descendens. *Pfeile* =Teratom

Raumforderungen des vorderen Mediastinums

Grundsätzlich können vier Arten von mediastinalen Raumforderungen, die vor dem Herzen liegen, in Betracht gezogen werden: **Schilddrüsenektopien** (bis nach retrosternal reichende Strumen), **Teratome** (gut- und bösartige), **Thymome** und **Lymphome**. Die Raumforderung auf der Thoraxaufnahme des Patienten in **Abb. 9-24 A** verursachte keine Symptome. Beachten Sie, daß sie gerade an der rechten Seite des Herzens zu kleben scheint und einen Teil der rechten Herzkontur, ganz ähnlich wie bei einer Pneumonie oder dem Kollaps größerer Lungensegmente, auslöscht. Die Raumforderung liegt aber beidseits des kleinen Interlobiums und wölbt sich nach außen, so daß sie schon rein anatomisch keiner dieser zuletzt genannten Diagnosen zugeordnet werden kann. Sie erkennen aus der p.a. Aufnahme bereits, daß die Raumforderung ventral neben dem Herzen liegen muß, da der obere Teil des Herzrandes ausgelöscht ist. Auch können Sie ihren linken Rand von den weiter hinten liegenden Strukturen des Aortenbogens und der Aorta descendens *(langer Pfeil)* abgrenzen. Daher handelt es sich höchstwahrscheinlich um eine der vier oben genannten Raumforderungen.

Sehen Sie sich nun den CT-Schnitt in **Abb. 9-24 B** an und entscheiden Sie, welche Gewebszusammensetzung die Raumforderung zeigt. Die Dichte der Gefäßstrukturen verrät Ihnen, daß i.v. Kontrastmittel appliziert wurde, das gleichzeitig den Kontrast zur Strahlentransparenz der gut abgekapselten Raumforderung, die offensichtlich zu großen Teilen aus Fett besteht, erhöht. In ihrem Inneren sind jedoch mehrere runde, kalkhaltige Verdichtungen zu sehen, sie besteht also nicht vollständig aus Fett. So muß es sich logischerweise um ein Teratom handeln, als das es sich auch bei der Operation herausstellte. Die dichten Anteile waren teilweise verkalkter Knorpel.

Beachten Sie auch die Dorsalverlagerung der Vena cava superior, der Aorta descendens und des Truncus pulmonalis (vgl. mit **Abb. 9-25**, einem normalen CT-Schnitt, der, wie Sie an der Trachealbifurkation erkennen können, geringfügig höher liegt). Die Aorta descendens liegt in normaler Position neben dem Wirbelkörper.

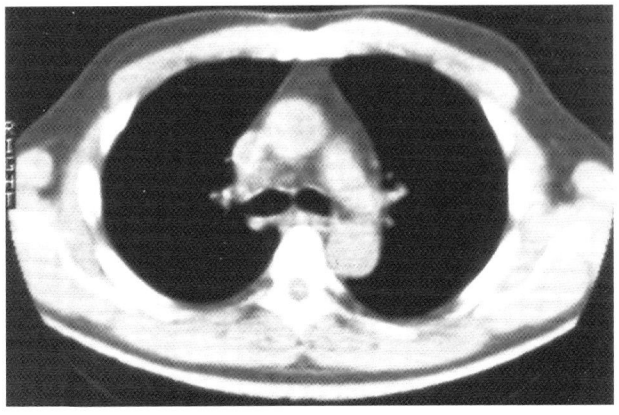

Abb. 9-25. Normaler CT-Schnitt zum Vergleich mit den beiden anderen CT-Bildern auf dieser Seite, etwa gleiche Schnitthöhe.

Thymome treten ebenfalls als Raumforderungen des vorderen Mediastinums in Erscheinung. Sie sind oft asymptomatisch und treten manchmal in Verbindung mit Symptomen einer Myasthenia gravis auf. Die Raumforderung in **Abb. 9-26 A** *(Pfeile)* verursachte keinerlei Symptome und könte jeder der vier genannten Entitäten angehören, wenngleich sie für eine Schilddrüse sehr tief intrathorakal sitzt.

Wenn Sie sich beide Ebenen der Thoraxaufnahme ansehen, so stellen Sie fest, daß die Raumforderung kleiner ist als diejenige, die Sie zuvor in Abb. 9-24 gesehen haben. Daher löscht sie auch den Herzrand nicht vollständig aus, was kleine Raumforderungen ohnehin selten tun. Vergleichen Sie den zugehörigen CT-Schnitt in **Abb. 9-26 C** mit den anderen beiden auf dieser Doppelseite. Die Aorta ascendens und die Vena cava superior werden wiederum nach dorsal gedrängt. Bei der Operation wurde ein Thymom gefunden.

Beachten Sie, daß Abb. 9-25 einem Schnitt in Höhe der Trachealbifurkation entspricht; die Schnitte der Abb. 9-24 und Abb. 9-26 müssen jedoch etwas tiefer liegen, da die den Hauptbronchien entsprechenden luftgefüllten Strukturen schon weiter voneinander entfernt liegen.

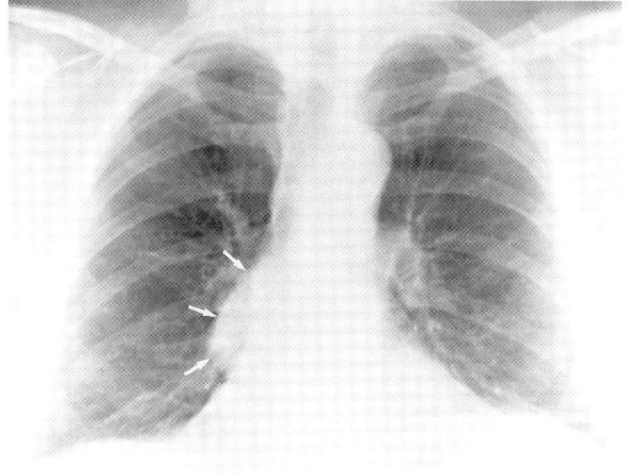

A

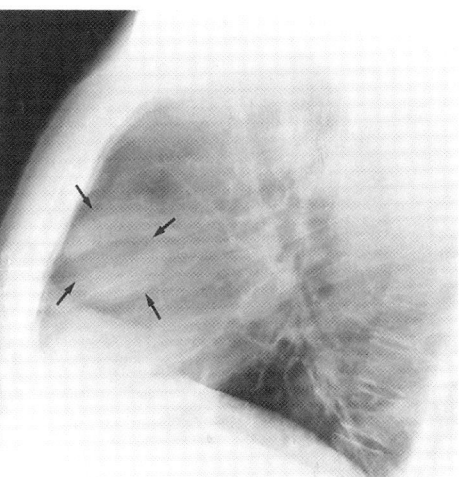

B

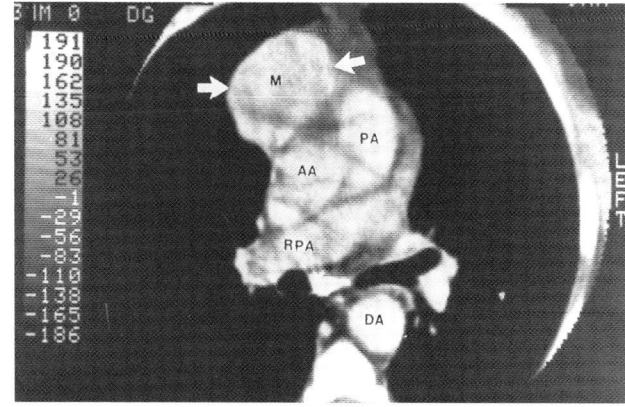

Abb. 9-26. Im vorderen Mediastinum gelegenes Thymom. Posteroanteriore und seitliche Thoraxaufnahme (**A** und **B**) sowie CT-Schnitt (**C**) desselben Patienten. M = Thymom, RPA = rechte Pulmonalarterie, PA = Pulmonalarterienhauptstamm, AA = Aorta ascendens, DA = Aorta descendens

C

Raumforderungen des vorderen und mittleren Mediastinums

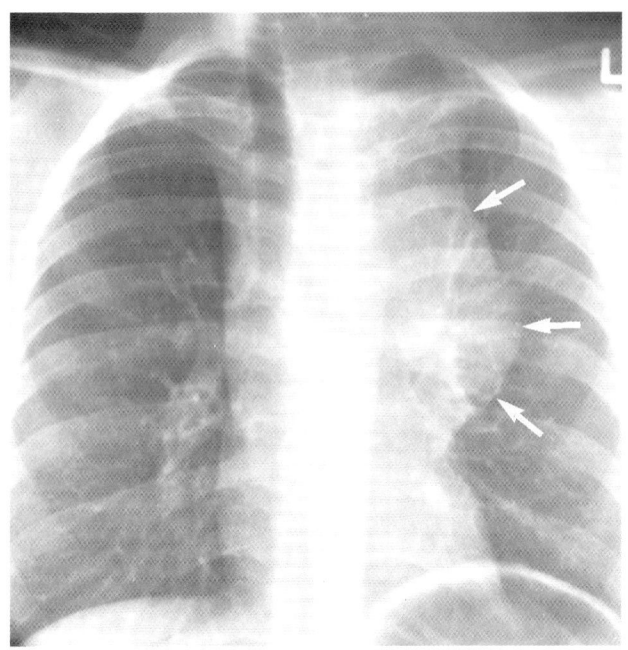

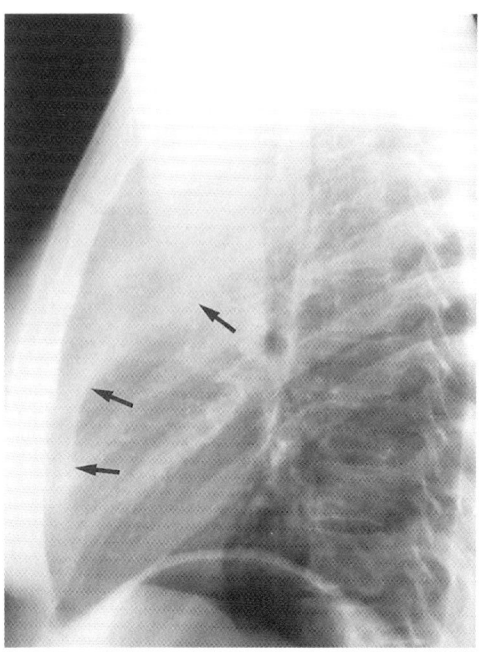

Abb. 9-27. Im vorderen oberen Mediastinum gelegene Raumforderung, die sich als Lymphom herausstellte. Achten Sie auf die komplette dichte Verschattung des Retrosternalraumes in der Seitaufnahme (rechts).

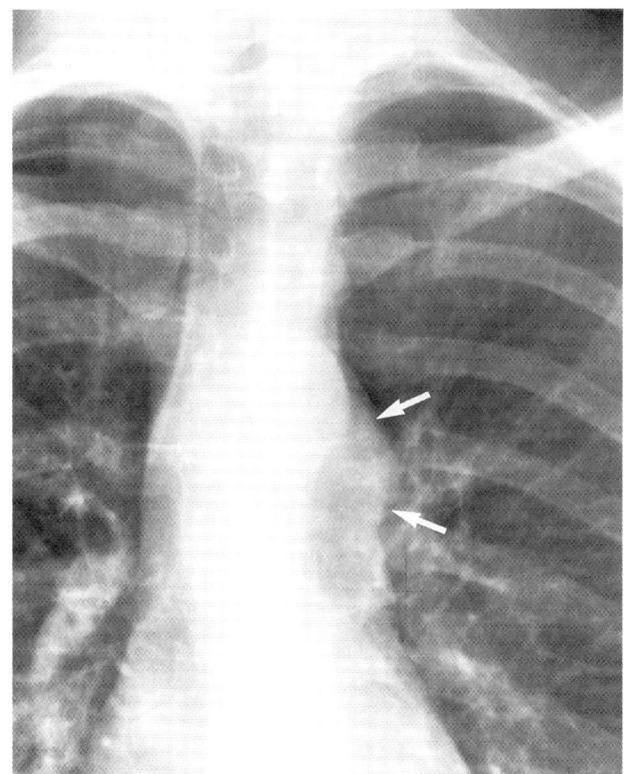

A

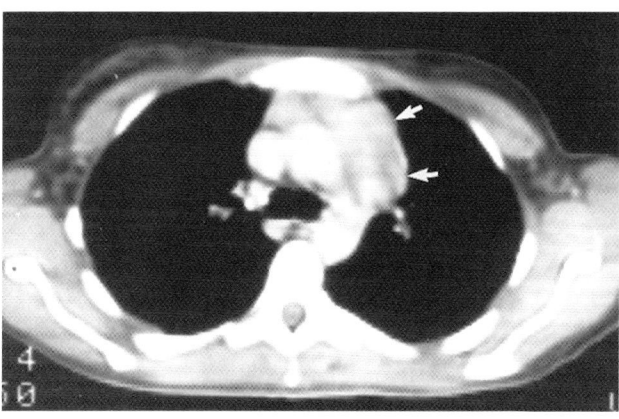

B

Abb. 9-28. Lymphome eines Morbus Hodgkin. Posteroanteriores Röntgenbild (**A**) und CT-Schnitt (**B**) des Thorax. Die Befunde entsprechen denen bei einer Lymphadenopathie im vorderen Mediastinum.

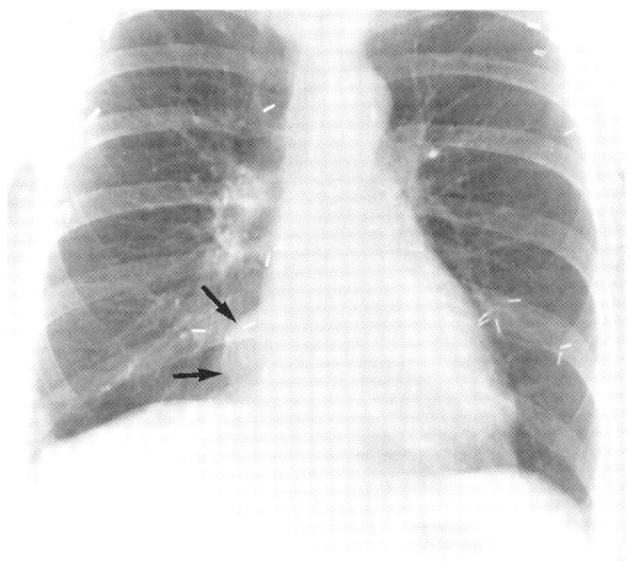

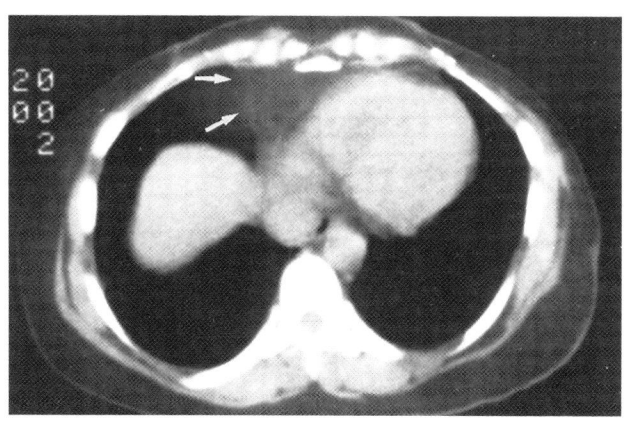

B

A

Abb. 9-29. Bei dieser Patientin ergab die Anamnese eine beidseitige Mastektomie wegen eines Mammakarzinoms. Bei einer jährlichen Thoraxkontrolluntersuchung war ihr behandelnder Arzt über die rechts parakardiale Raumforderung in **A** beunruhigt. Die CT-Untersuchung (**B**) ergab jedoch, daß die im unteren Thoraxbereich ventral gelegene Raumforderung sehr niedrige Dichtewerte aufweist (-136 Hounsfield-Einheiten) und daher einem parakardialen Fettpolster bzw. Lipom entspricht und nicht einem Tumorrezidiv.

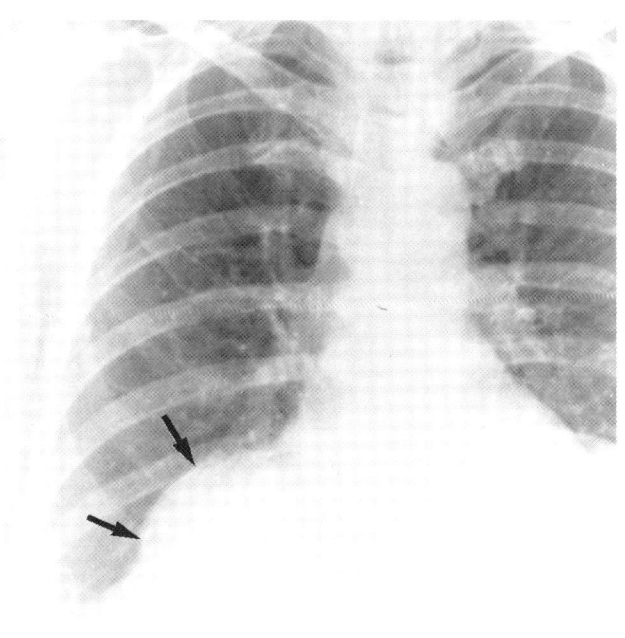

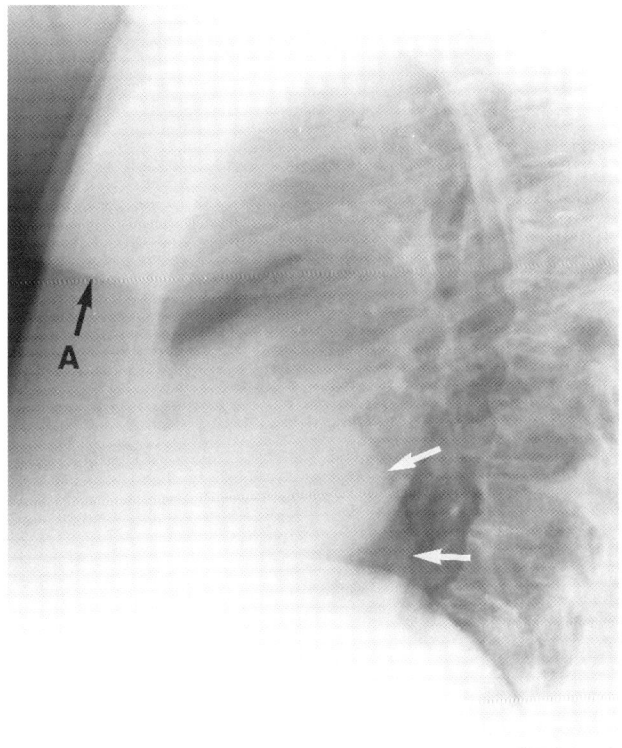

Abb. 9-30. Perikardzyste. Die Thoraxuntersuchung in zwei Ebenen (p.a. und seitlich) zeigt eine rundliche Raumforderung im rechten kardiophrenischen Winkel *(Pfeile).* Eine CT-Untersuchung würde den zystischen Charakter der Struktur beweisen können. Der Patient war völlig beschwerdefrei. Der mit *A* versehene *Pfeil* zeigt auf den Unterrand des nach vorne und oben gehaltenen Arms des Patienten.

Raumforderungen des hinteren Mediastinums

Paraspinal oder im hinteren Mediastinum auftretende Raumforderungen sind normalerweise neurogenen Ursprungs und entstehen in den Nerven nahe ihres Abgangs vom Rückenmark. Da sie sich den Rippen und der Wirbelsäule eng anlegen, verursachen sie häufig knöcherne Erosionen und Rückenschmerzen. In **Abb. 9-31** sieht man eine ovale Raumforderung, die sich rechts der Wirbelsäule über vier Rippenräume ausdehnt. Bei ge-

nauer Betrachtung sind an den Unterrändern der vierten und fünften Rippe Erosionen mit knöchernen Verdichtungen zu sehen *(weiße Pfeile)*. Der vierte und fünfte Interkostalraum ist im Vergleich zur linken, kontralateralen Seite erweitert. Der Rand der Raumforderung kann auch noch bis hinter das Herz verfolgt werden, wo der bariumgefüllte Ösophagus nach links verlagert wird *(schwarze Pfeile)*. Sie wissen, daß die Raumforderung nicht dem vorderen Mediastinum zugehört, da sie die Herzkontur nicht auslöscht. Es stellte sich ein Ganglioneurom heraus.

Das in **Abb. 9-32** dargestellte CT-Schichtbild eines anderen Patienten zeigt eine teilweise verkalkte Raumforderung, die den linken hinteren Rippenanteilen anliegt. Auch hier handelt es sich um ein Neurom. Benigne Raumforderungen des hinteren Mediastinums sind häufiger als maligne.

Weitere Raumforderungen des hinteren Mediastinums sind die Aneurysmen der Aorta descendens. Sie können auf der p.a. Thoraxaufnahme grundsätzlich durch den Herzschatten hindurch gesehen werden.

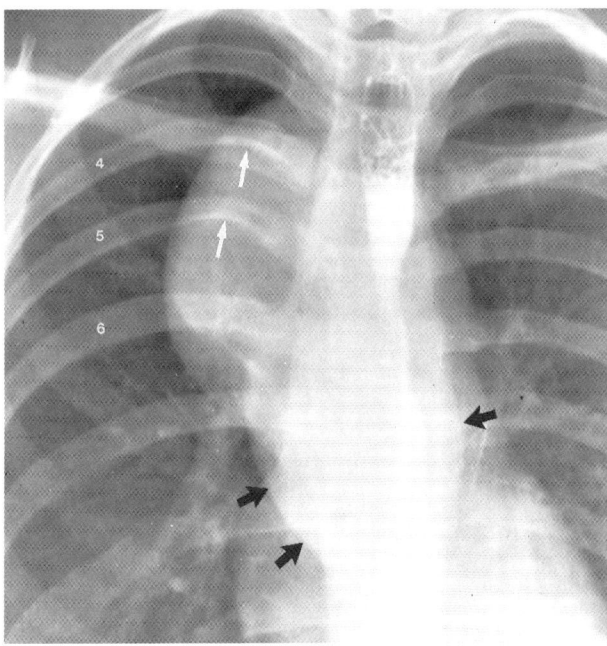

Abb. 9-31. Im hinteren Mediastinum gelegenes Ganglioneurom. Wie würde ein CT-Schnitt durch den Befund aussehen?

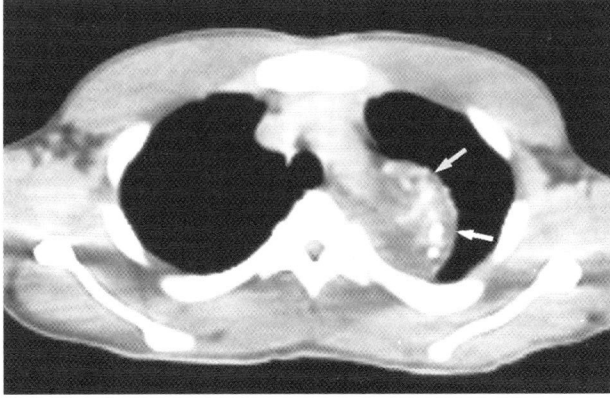

Abb. 9-32. Raumforderung im hinteren Mediastinum bei einem anderen Patienten. Wie würde seine p.a. Thoraxaufnahme aussehen?

Beurteilungsprobleme

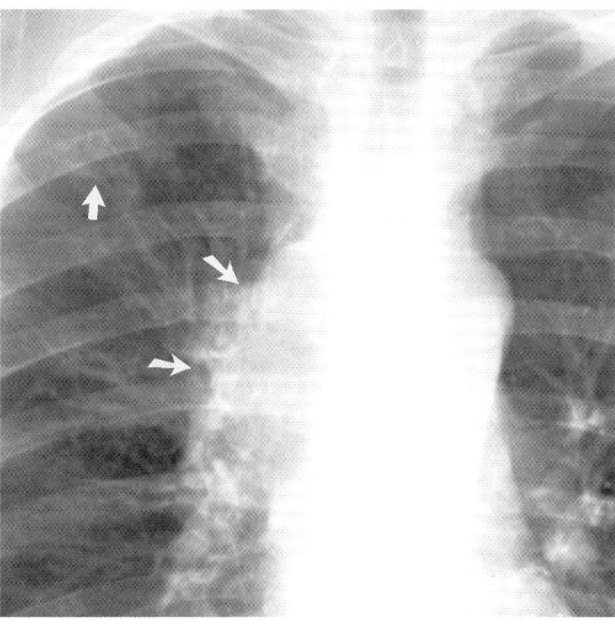

Abb. 9-33 A *(Unbekannte 9-1)*
Betrachten und analysieren Sie die Aufnahme und entscheiden Sie, ob die Läsion im rechten Oberlappen *(einzelner Pfeil)* im Zusammenhang mit der mediastinalen Raumforderung *(zwei Pfeile)* stehen kann. Der Patient wurde mit einer oberen Einflußstauung eingewiesen.

10   Das Herz

Es gibt heutzutage eine ganze Reihe einfacher und komplizierter bildgebender Verfahren, mit deren Hilfe man genaue Informationen über die Struktur und Funktion des Herzens erhalten kann. Dazu gehören die Thoraxröntgenaufnahme, die Durchleuchtung, die Echokardiographie, die Computertomographie, die nuklearmedizinischen Untersuchungen, die Angiographie und die Magnetresonanztomographie.

Grundsätzlich ist die Beurteilung einer Herzkrankheit anhand eines einfachen Röntgenbildes beschränkt auf die Erkennung einer Herzvergrößerung (des gesamten Herzens oder einer Kammer), auf Veränderungen der Lungengefäße und auf eine kongestive Herzerkrankung. Andere bildgebende Verfahren können genaue Informationen über die Myokarddicke, die Kammergröße und über das Vorliegen einer Herzklappenerkrankung, einer koronaren Herzerkrankung oder einer Erkrankung des Perikards geben. Einige dieser Verfahren liefern auch Angaben zur Herzfunktion.

Wir schlagen vor, in diesem Kapitel zuerst die Befunde von Herzerkrankungen im Röntgenbild zu besprechen und dann anhand von Beispielen zu zeigen, wie komplexere Untersuchungen weiteren Aufschluß geben.

Messen der Herzgröße

Wir sind eine Kaste von Messenden, zum Teil deshalb, weil es einfacher ist, zu messen als zu denken. Aber nur beides zusammen, exaktes Messen und die genaue Analyse der Bedeutung von Befunden, bilden die Grundlage einer guten Wissenschaft. Vor der Entwicklung der Angiokardiographie, die erstmalig die Untersuchung der einzelnen Herzkammern erlaubte, wurde die Gesamtgröße des Herzens in jeder erdenklichen Ebene gemessen, und einige dieser Maße erwiesen sich als nützlich. Seit der Entwicklung spezieller Verfahren zur Darstellung

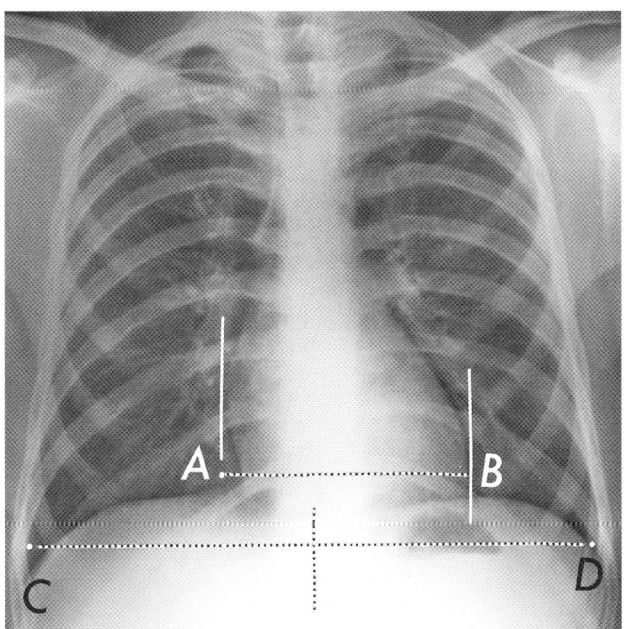

Abb. 10-1. Dieser junge Mann wurde geröntgt, weil bei der körperlichen Untersuchung ein Herzgeräusch aufgefallen war. Ist sein Herz vergrößert?

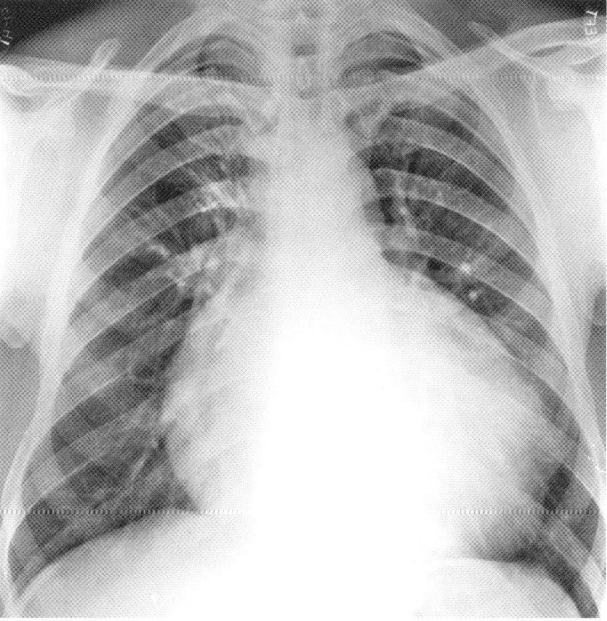

Abb. 10-2. Messen Sie das Herz dieses Patienten zur Beurteilung der Frage nach einer Herzvergrößerung aus.

des Herzens verläßt man sich jedoch nicht mehr so stark auf Messungen anhand der Röntgenaufnahmen, insbesondere wenn es sich um einen herzkranken Patienten handelt. Trotzdem ist die Größenbeurteilung des Herzschattens auf einer Thoraxaufnahme in der täglichen Routine ausgesprochen nützlich. Sie können für den täglichen Gebrauch einen groben Anhaltspunkt für die Herzgröße gewinnen, indem Sie nur eine Messung anhand der p.a. Aufnahme (die das Herz projektionsbedingt um weniger als 5 % vergrößert) durchführen. Wenn Sie ein einfach anzuwendendes Meßverfahren kennen und es bei der Beurteilung jeder p.a. Thoraxaufnahme anwenden, so werden Sie sehr schnell die Fähigkeit entwickeln, die Herzgröße abzuschätzen. Eine linksanliegende Seitaufnahme, die inzwischen fast immer routinemäßig durchgeführt wird, erhöht die Genauigkeit der Herzgrößenbestimmung anhand der Thoraxröntgenuntersuchung.

Sie brauchen für diese Art der Herzbeurteilung das Wissen, wie eine Herzvergrößerung erstens vorgetäuscht werden kann (z.B. bei einer Aufnahme mit nur geringer Inspiration), oder zweitens, wie sie maskiert werden kann (z.B. bei einem großen linksseitigen Pleuraerguß). Noch wichtiger ist es jedoch, daß Sie mit den Veränderungen der **Herzform** vertraut sind, wie sie bei Vergrößerungen einzelner Kammern vorkommen, da eine Veränderung der Herzform mit oder ohne Vergrößerung gelegentlich schon einen Hinweis auf die vorliegende Art der Herzerkrankung gibt.

Sie müssen also in der Lage sein, die Herzgröße abzuschätzen und gleichzeitig die wichtigen Limitierungen dieser Schätzung beachten, d.h. Situationen Rechnung tragen, die eine Herzvergrößerung vortäuschen. Sie müssen die Veränderungen der Herzform kennen, die durch verschiedene Krankheitsprozesse hervorgerufen werden. Mit diesen Dingen sollte jeder Arzt gut vertraut sein.

Die einfachste Art, das Herz zu messen, ist, seinen Durchmesser in Beziehung zum größten Durchmesser des Thorax nahe des Zwerchfells zu setzen. Dies ist der sogenannte **Herz-Thorax-Index,** der allein aus der p.a. Aufnahme bestimmt wird. Sie messen dazu zunächst den Abstand zwischen den beiden senkrechten Linien, die tangential zu den am weitesten nach lateral reichenden Punkten des Herzschattens eingezeichnet wurden. Der am weitesten lateral liegende Punkt der Ausbuchtung des rechten Herzrandes liegt normalerweise etwas höher als die Herzspitze am linken Herzrand. Bei Erwachsenen sollte die Breite des Herzens weniger als die Hälfte des größten Thoraxdurchmessers betragen, gemessen von den inneren Rippenbegrenzungen an seiner breitesten Stelle.

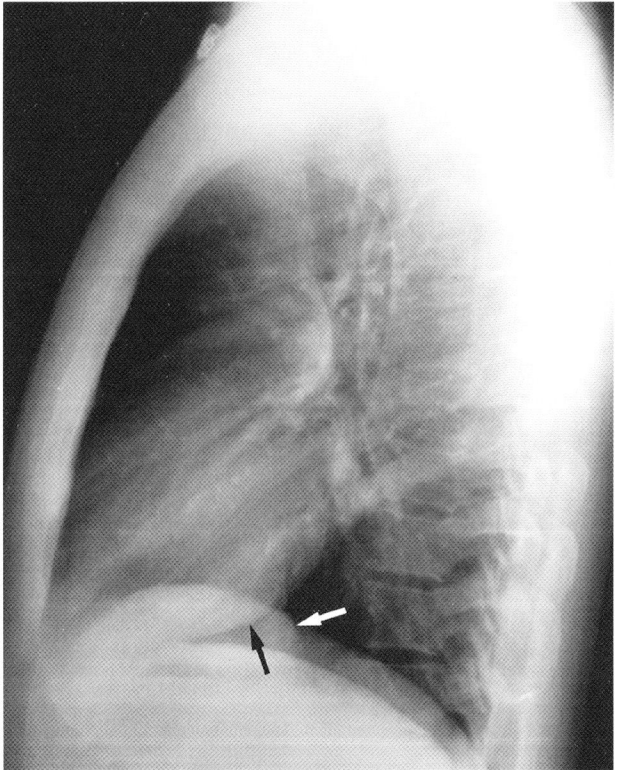

Abb. 10-3. Normale linksanliegende Seitaufnahme. Die konvexe hintere Herzgrenze *(schwarzer Pfeil)* reicht nicht unter die hintere Begrenzung der Vena cava inferior *(weißer Pfeil).*

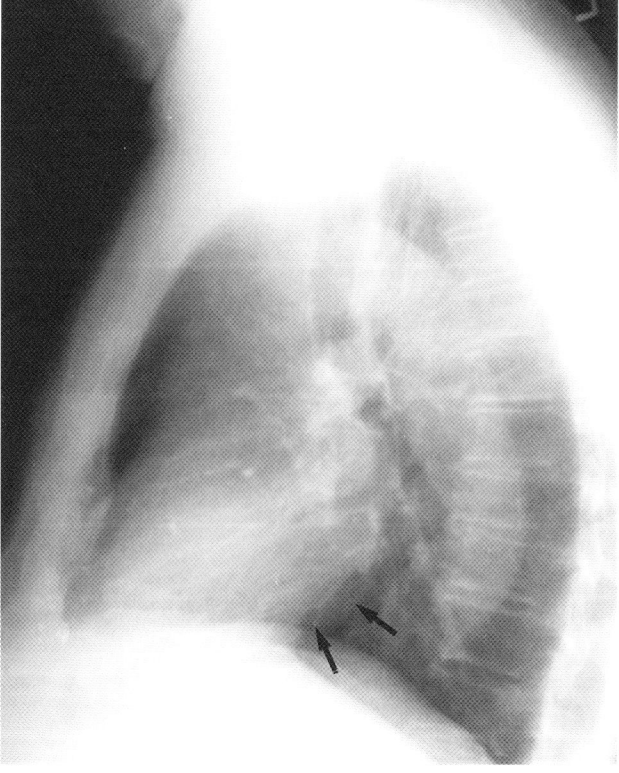

Abb. 10-4. Seitaufnahme eines Patienten mit Kardiomegalie. Die *schwarzen Pfeile* markieren den hinteren Herzrand.

Sie benötigen dazu weder ein Lineal, noch müssen Sie sich irgend etwas außer dieser 50-%-Regel merken. Sie können irgendein Blatt Papier mit einem geraden Rand nehmen (das einfachste ist oft die Röntgentüte des Patienten) und die Herzbreite bestimmen. Dann prüfen Sie, ob dieser Durchmesser größer ist als die Distanz von der Mitte (Wirbelsäule) zum Innenrand des Rippenthorax (halber transthorakaler Durchmesser). Noch einfacher ist es, wenn Sie den Abstand von der Mittellinie zum *rechten* Herzrand messen und schauen, ob dieser Abstand noch zwischen den *linken* Herzrand und die innere Thoraxbegrenzung paßt. Das können Sie häufig sogar aus der hinteren Reihe einer Chefvisite machen! Wenn Sie auf **Abb. 10-1** schauen: Ist hier der Abstand von A zur Mittellinie kleiner oder größer als der von B zu D?

Die linksanliegende Seitaufnahme **(Abb. 10-3)** bietet eine exzellente Überprüfung des Erscheinungsbildes des Herzens auf der p.a. Aufnahme. Wenn man eine auf der p.a. Aufnahme deutlich erkennbare linksseitige Vergrößerung des Herzschattens mit der linksanliegenden Thoraxaufnahme in Beziehung setzt, so zeigt sich die Vergrößerung des linken Ventrikels als eine den normalen Herzrand nach dorsal und unten, in Richtung zu den Zwerchfellen überschreitende Verschattung; der Retrokardialraum ist eingeengt. Umgekehrt sieht man eine Vergrößerung des rechten Ventrikels auf der Seitenaufnahme als eine den unteren Teil des retrosternalen Raumes ausfüllende Verschattung, die das Herz jedoch nicht nach hinten erweitert.

Zweifellos haben Sie die in **Abb. 10-1** bestimmte Herzgröße normal gefunden. Aber vergleichen Sie die Aufnahme einmal mit fast allen Thoraxaufnahmen der vorangehenden Kapitel, und Sie werden sicherlich auf den flachen, kaum vorhandenen Aortenbogen stoßen. Bei diesem jungen Patienten wurde ein Bluthochdruck entdeckt. Angesichts des nicht bestimmbaren Blutdrucks an seinen Beinen wurde an die Möglichkeit einer **Aortenisthmusstenose** gedacht. Die nochmalige Befundung seiner Thoraxaufnahme zeigte dann auch die Usuren an den Unterrändern seiner Rippen, wo sich die Interkostalarterien im Rahmen eines Kollateralkreislaufs deutlich erweitert haben. Die Aortenisthmusstenose wurde erfolgreich chirurgisch behandelt und sichert dem Patienten eine normale Gesundheit und Lebenserwartung. **Abbildung 10-5** zeigt einen Ausschnitt aus der Thoraxaufnahme in Abb. 10-1. Radiologisch erkennbare Manifestationen einer Aortenisthmusstenose sind nur selten bei Kindern unter 10 Jahren zu erkennen. Denken Sie aber auch daran, daß einige andere Krankheitsbilder ebenfalls Rippenusuren verursachen können. Die Neurofibromatose ist eine davon.

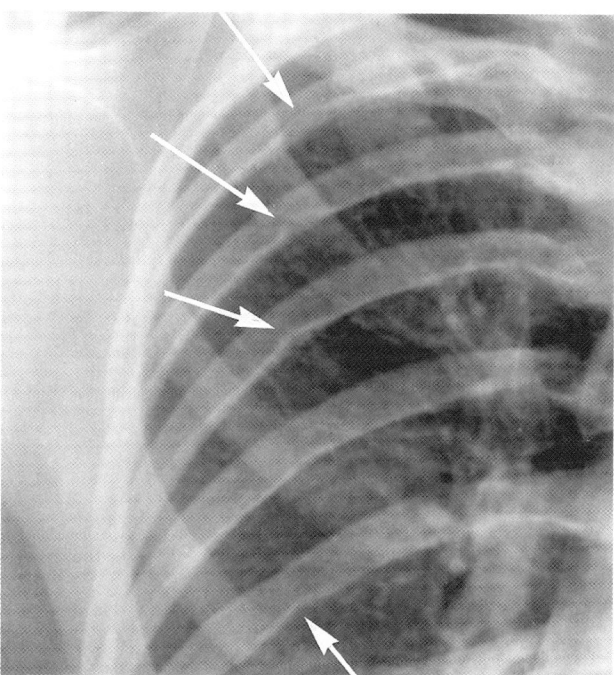

Abb. 10-5. Detailausschnitt aus Abb. 10-1. Die *Pfeile* zeigen auf Rippenusuren.

Faktoren, die durch Messung gewonnene Informationen einschränken

Es ist wichtig zu realisieren, daß Herzschatten eine veränderte Form aufweisen können, obwohl sie eine normale Größe haben. Ebenso können sie mit oder ohne gleichzeitige Formänderungen vergrößert sein. Dekompensierte Herzen können vergrößert und völlig deformiert sein.

Das Herz kann aber auch aus verschiedenen Gründen, die Sie berücksichtigen müssen, nur *scheinbar* vergrößert sein. Sie kennen schon ein paar der Gründe, die eine Herzvergrößerung vortäuschen können, etwa das Anfertigen einer Thoraxaufnahme in Exspiration **(Abb. 10-6 A)**. Es ist einleuchtend, daß ein hochstehendes Zwerchfell auch das Herz anhebt und seine Spitze näher an die seitliche Thoraxwand heranbringt. Darüber hinaus stehen die Rippen in Inspiration höher als in Exspiration und beeinflussen dadurch den scheinbaren Herz-Thorax-Index. Jeder Patient, bei dem Sie ein hochstehendes Zwerchfell erwarten, weist auch einen *scheinbar* vergrößerten Herzschatten auf. Bei jeglicher Art von **Überdehnung des Abdomens** (z.B. späte Schwangerschaft, Aszites, Ileus) können Sie daher die Herzgröße möglicherweise nicht richtig abschätzen.

Bedenken Sie auch, daß Thoraxaufnahmen, die aus irgendeinem Grund (z. B. wenn sie mit fahrbaren Bettaufnahmegeräten angefertigt werden) im a.p. Strahlengang aufgenommen wurden, auch zu einer deutlichen Vergrö-

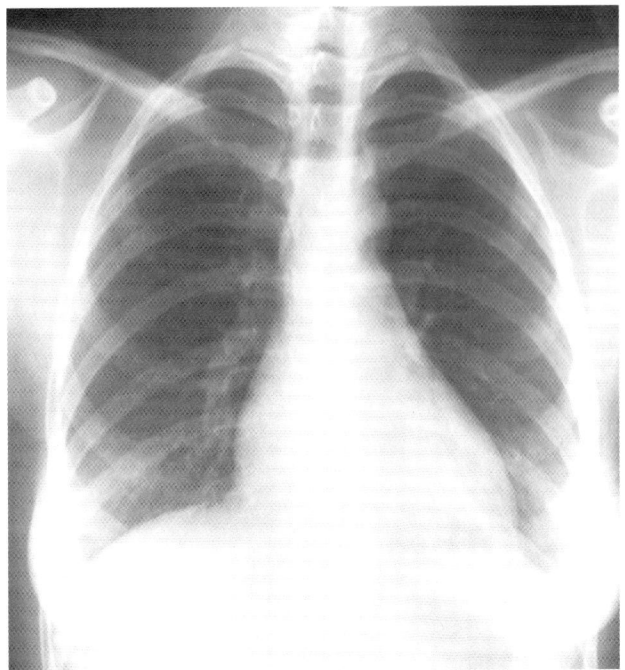

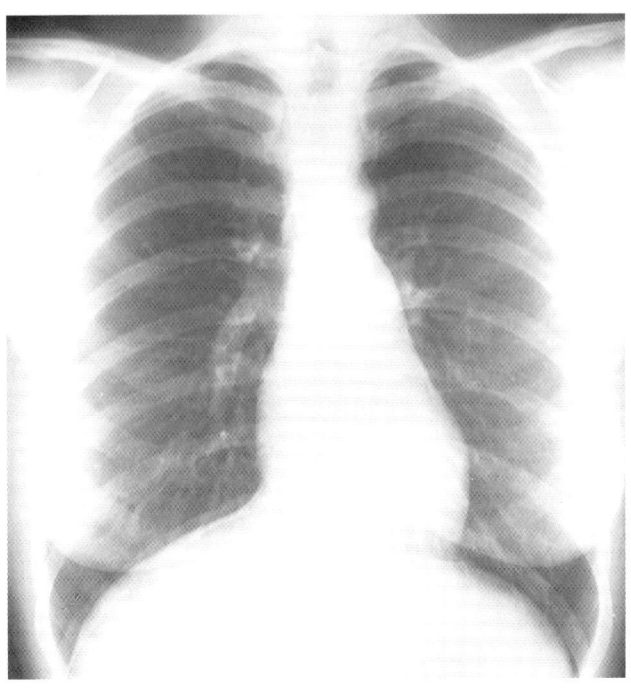

A

B

Abb. 10-6 A. Dieses Herz ist scheinbar vergrößert, es ist jedoch ein normalgroßes Herz bei Exspiration.

B. Dasselbe Herz in Inspiration

ßerung des Herzschattens führen, da das Herz weiter vom Film entfernt ist. Wenn der Patient im Liegen geröntgt wird, steht in der Regel zusätzlich das Zwerchfell höher. Eine sogenannte Bettaufnahme kann oft sehr wichtige Informationen über einen schwerkranken Patienten liefern, doch gehört die Bestimmung der Herzgröße nicht dazu.

Ein weiterer wichtiger Punkt, den Sie beachten müssen: Der Patient ist *nicht gedreht*. Sie haben bereits in einem der vorigen Kapitel gesehen, in welchem Maß eine solche Drehung eine Erweiterung des Herz- und Mediastinalschattens vortäuschen kann, und Sie wissen auch, daß Ihnen die Symmetrie der Schlüsselbeine und Rippen versichert, daß der Patient nicht gedreht ist. Später werden wir Schrägaufnahmen, bei denen der Patient bewußt gedreht wurde, ausführlich besprechen, und Sie werden dann die Auswirkungen der Drehung auf die Projektion des Herzschattens genauer kennenlernen.

Thoraxdeformitäten werden natürlich jeden Versuch, die Herzgröße zu messen, unmöglich machen, ebenso wie Sie es beispielsweise bei einer schweren Skoliose erwarten würden. Die solitäre, aber symmetrische Deformität des nach innen gedrückten Sternums (bei der Trichterbrust) verlagert das Herz normalerweise nach links. Ihr Verdacht wird bekräftigt, wenn Sie keinen rechten Herz-

rand finden, von dem aus Sie messen können. Die Seitaufnahme zeigt Ihnen den Grund.

Sie werden sich vielleicht fragen, ob der Herzschatten bei einer Aufnahme in der Enddiastole vergrößert und in der Endsystole verkleinert ist. Tatsächlich ist er in seiner Größe geringfügig verändert, doch ist dieser Unterschied normalerweise nicht so ausgeprägt, als daß sich ein so grober Anhaltspunkt wie der Herz-Thorax-Index, zumindest bei Erwachsenen, dadurch ändert.

Es ist unerläßlich, daß Sie im Hinblick auf Aussagen über anscheinende Vergrößerungen des **kindlichen Herzens** auf einer Thoraxaufnahme ganz besonders vorsichtig sind. Dies trifft besonders für Kinder im Alter von unter einem Jahr zu (**Abb. 10-7**). Da von einem solchen Kind nicht verlangt werden kann, „tief einzuatmen", und wegen des grundsätzlichen Unterschieds in den Proportionen von Thorax- und Abdominalgröße, stehen die Zwerchfelle beim Kind normalerweise höher als beim Erwachsenen. Es wird gewöhnlich im a.p. Strahlengang geröntgt. Das Kind windet sich und ist schwer ruhigzuhalten, wodurch Verdrehungen entstehen. Es hat noch nicht das für den Erwachsenen oder das ältere Kind charakteristische Größenverhältnis zwischen Lunge und Herz entwickelt. Und Sie erinnern sich, daß auch der vor dem Herzen gelegene Thymus eine Herzvergrößerung vortäuschen kann.

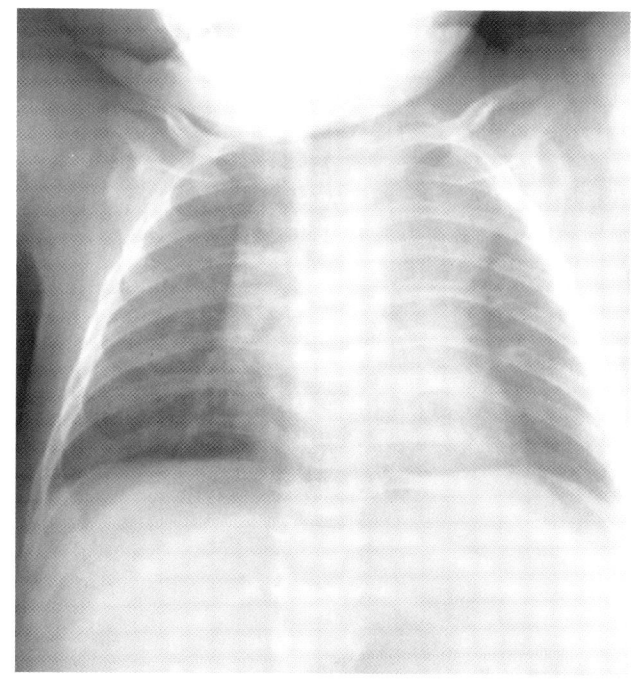

Abb. 10-7. A.p. Thoraxaufnahme eines Kindes. Es gibt mehrere Gründe, warum der Herzschatten groß erscheint. Da bei diesem 6 Monate alten Kind keine Atemkommandos möglich sind, konnte die Aufnahme nicht in voller Inspiration angefertigt werden. Außerdem wurde sie in a.p. Projektion angefertigt, d.h., das Kind lag mit dem Rücken auf dem Röntgentisch. Die Verbreiterung des oberen Mediastinums, die nach unten bis über den rechten und linken Herzrand hinaus reicht, wird durch nichts anderes als den für dieses Alter normal großen Thymus hervorgerufen.

> Hüten Sie sich daher, bei einem Kind unter einem Jahr eine Herzvergrößerung auf dem Röntgenbild zu beschreiben, ohne nicht gleichzeitig auch einen klinischen Anhalt dafür zu haben.

Denken Sie andererseits aber auch immer daran, daß eine **Überblähung der Lungen,** welcher Ursache auch immer, das Herz und die Mediastinalstrukturen von beiden Seiten zusammendrückt und ihren Röntgenschatten im p.a. Bild relativ verschmälert. Beim dyspnoischen Patienten mit tiefstehenden Zwerchfellen und bei einem Patienten mit Emphysem kann die anhand einer p.a. Thoraxaufnahme gemessene Herzgröße trügerisch klein sein und Sie keinesfalls zuverlässig über den kardialen Status informieren. Bei Patienten mit einem chronischen Emphysem wird bei der Autopsie oft ein vergrößertes, schwereres Herz aufgrund einer rechtsventrikulären Hypertrophie **(Cor pulmonale)** gefunden, obwohl radiologisch nie eine Herzvergrößerung beschrieben wurde.

Erkrankungen in der Umgebung des Herzens können eine Herzvergrößerung verdecken. Wenn Sie sich an die früheren Kapitel erinnern, so haben Sie bestimmt keine Schwierigkeiten, das Ausmaß zu erkennen, in welchem mediastinale oder pulmonale Erkrankungen die Abgrenzung des Herzens verhindern. Jede Verdichtung, die den Herzrand auslöscht, macht alle Versuche sinnlos, die Herzgröße zu bestimmen. So kann bei Patienten mit ausgedehntem Pleuraerguß, Infiltration im vorderen Anteil der Lunge oder einer großen Raumforderung im vorderen Mediastinum weder die Größe noch die Form des Herzens korrekt aus einer Thoraxaufnahme abgeleitet werden.

Eine manifeste Mediastinalverlagerung ist gewöhnlich das Resultat einer wesentlichen Veränderung der intrathorakalen Dynamik und kann die Lage des Herzens derart verändern, daß Messungen völlig bedeutungslos werden, z.B. beim Kollabieren einer ganzen Lunge.

Beispiele: Offensichtliche Veränderung der Herzgröße und Schwierigkeiten bei der Herzgrößenmessung

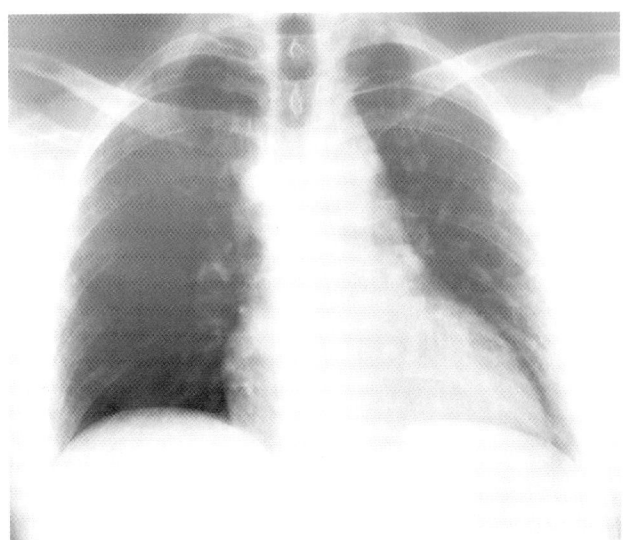

A

Abb. 10-8 A. Bei dieser in a.p. Projektion im Liegen angefertigten Aufnahme wird eine Herzvergrößerung (Kardiomegalie) vorgetäuscht.

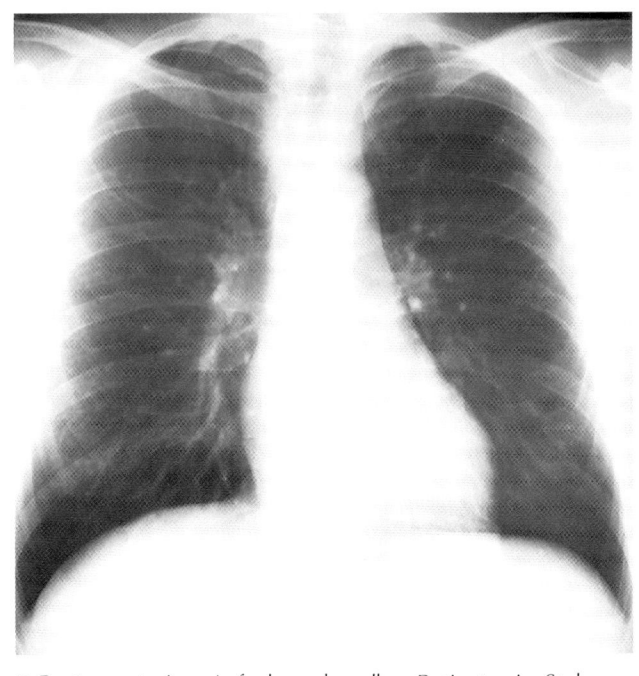

B

B. Posteroanteriore Aufnahme desselben Patienten im Stehen

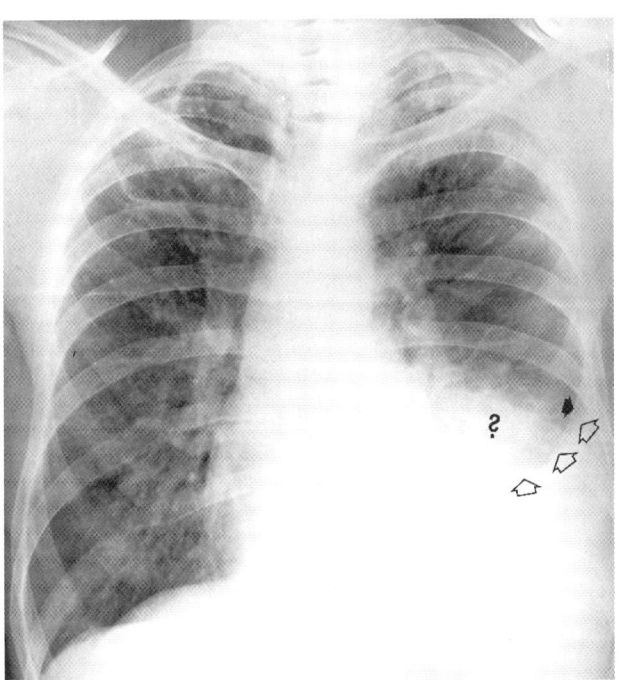

Abb. 10-9. Wegen einer pleuralen und pulmonalen Pathologie kann hier die Herzgröße nicht bestimmt werden. Die *offenen Pfeile* weisen auf eine Flüssigkeitslinie, die eine mit *schwarzem Pfeil* gekennzeichnete Rippengrenze kreuzt. Das *Fragezeichen* weist auf eine wahrscheinliche Infiltration der Lingula hin, die den linken Herzrand bei diesem Patienten mit bekannter Oberlappentuberkulose auslöscht.

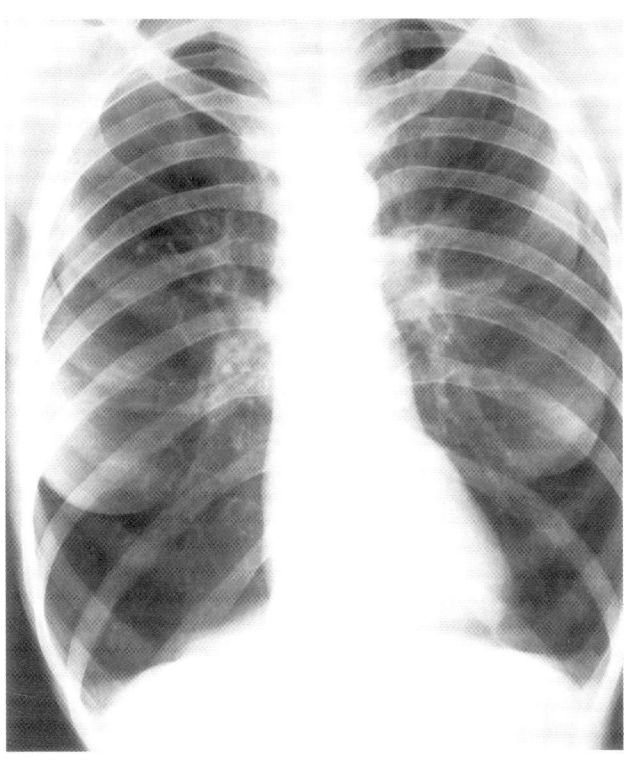

Abb. 10-10. Hier wirkt das Herz zwar nicht vergrößert, bei diesem Patienten mit Emphysem und überblähten Lungen liegt jedoch ein Cor pulmonale vor.

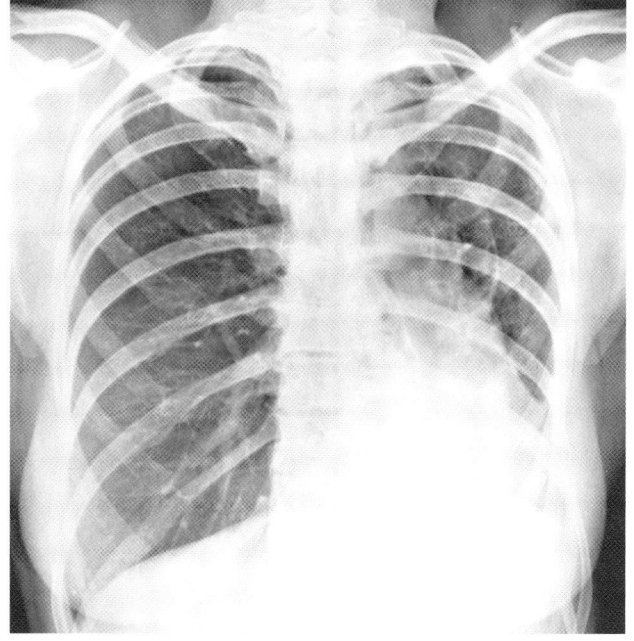

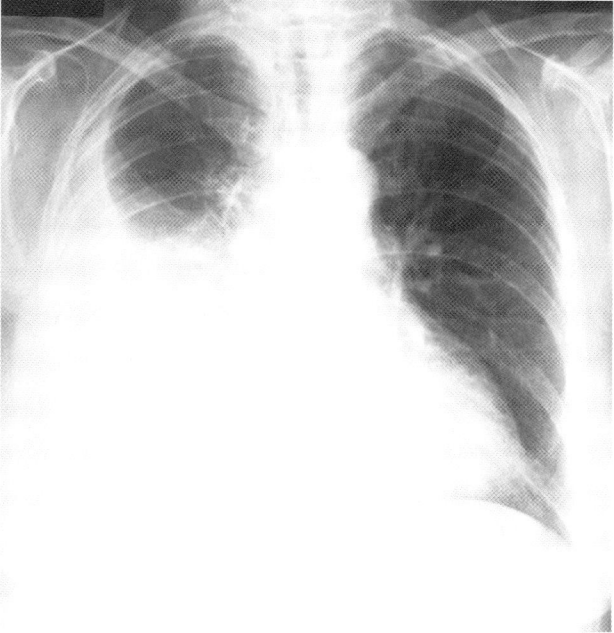

Abb. 10-11. Bei einer Atelektase des linken Unterlappens (oder der gesamten linken Lunge) ist das Herz nicht gut zu erkennen.

Abb. 10-12. Bei ausgedehntem Pleuraerguß kann die Herzgröße nicht bestimmt werden.

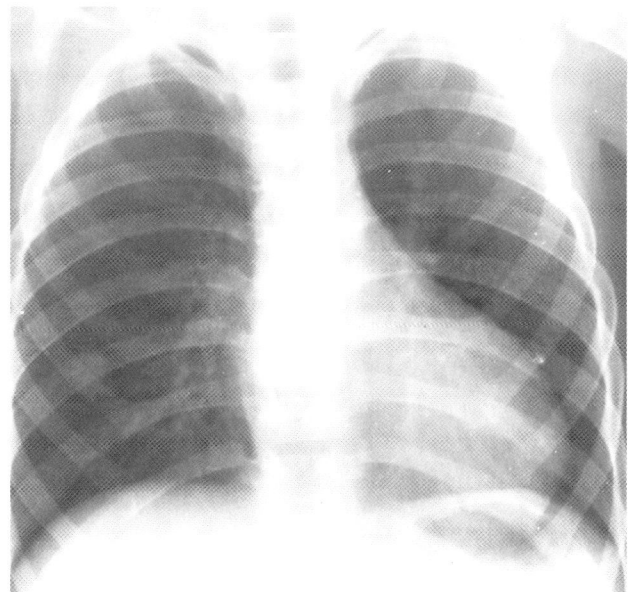

A

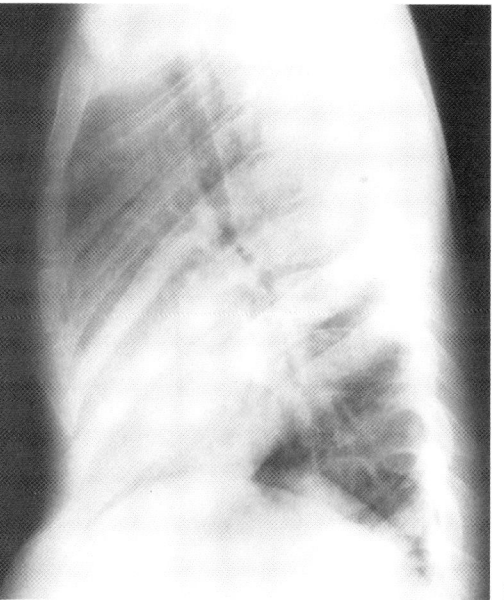

B

Abb. 10-13 A. Pectus excavatum (Trichterbrust). Das Herz ist leicht nach links verlagert.

B. Die Seitaufnahme desselben Patienten zeigt den eingedrückten Anteil des unteren Sternums und den verminderten sternovertebralen Durchmesser.

Die Interpretation des meßbar vergrößerten Herzschattens

Stellen Sie sich nun eine Thoraxaufnahme vor, bei der Sie, auch nach Überprüfung aller möglichen einschränkenden Faktoren, zu dem Ergebnis kommen, daß die gemessenen Herzgrößen die erlaubten 50 % des transthorakalen Durchmessers überschreiten. Wie können Sie nun zwischen einer Hypertrophie des Herzens, einer Dilatation und einem Perikarderguß um das Herz herum unterscheiden?

Abbildung 10-14 gibt Ihnen ein *Beispiel*: Der Patient mit akutem rheumatischem Fieber und einer Pankarditis zeigt eine offensichtliche Vergrößerung seines Herzschattens. Sie wissen aus dem Studium der Pathologie, daß hier sowohl die Herzklappen betroffen sein als auch eine Myokardschädigung und eine Perkarditis mit Erguß vorliegen können. Die Herzerkrankung wird zutreffend Pankarditis genannt; so kann die Dilatation der Herzkammern, bedingt durch eingeschränkte Klappenfunktion und entzündlich verändertes, ineffizientes Myokard, aber auch das Vorliegen perikardialer Flüssigkeit zum Entstehen eines derart vergrößerten Herzschattens beitragen. Und in der Tat, bei der Autopsie lagen all diese Veränderungen vor.

Wenn Sie auf die posteroanteriore und die Seitaufnahmen eines Patienten mit Herzvergrößerung schauen, so gibt es eine Reihe von Befunden, die hilfreich für Sie sein können. Vielleicht können Sie eine vorwiegend linksventrikuläre Erweiterung an der Ausdehnung des Herzschattens in der p.a. Aufnahme nach links und in der Seitaufnahme nach dorsal erkennen. Eine rechtsventrikuläre Herzvergrößerung zeigt auf der Seitaufnahme nicht diese dorsale Ausdehnung, dafür aber eine Einengung des unteren Retrosternalraums. Machen Sie sich klar, daß normale Thoraxaufnahmen zwar eine Ventrikelvergrößerung anzeigen, aber keine sichere Unterscheidung zwischen **Hypertrophie** und **Dilatation** ermöglichen.

Dekompensiert das Herz, zeigt es eine Tendenz zur Formlosigkeit und weitet sich in der p.a. Aufnahme

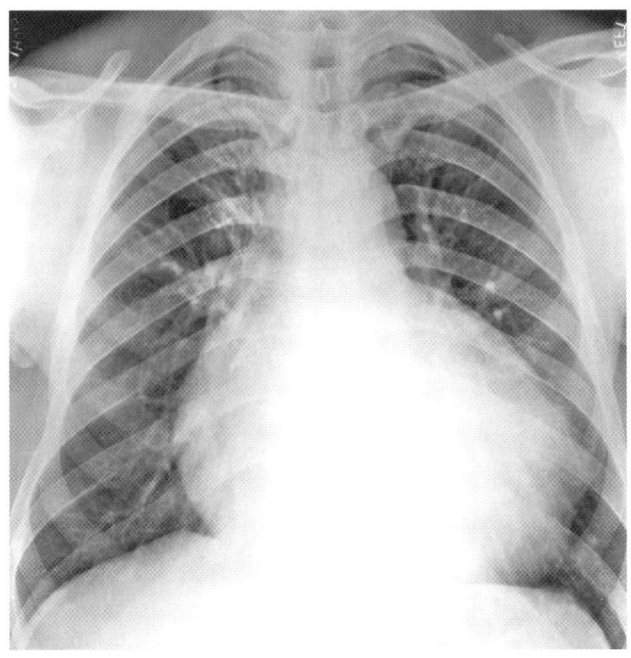

Abb. 10-14. Siehe Text

nach links und rechts aus. Dies ist ein Hinweis auf die **Insuffizienz** oder einen **Perikarderguß.** Der Erguß wird normalerweise durch die **Echokardiographie** nachgewiesen, bei der die von der Herzwand und vom Perikard reflektierten Schallwellen, die durch eine Flüssigkeitsschicht voneinander getrennt sind **(Abb. 10-15)**, aufgezeichnet werden. Ein Perikarderguß kann auch mit der Computertomographie **(Abb. 10-16)** und der MRT nachgewiesen werden. Für die klinische Routine ist der Vergleich mit früheren Thoraxaufnahmen des Patienten wahrscheinlich die beste Art, um eine Herzvergrößerung, mit oder ohne Insuffizienz, festzustellen. Plötzlicher Formverlust und Größenzunahme des Herzschattens sollten Sie an einen Perikarderguß denken lassen.

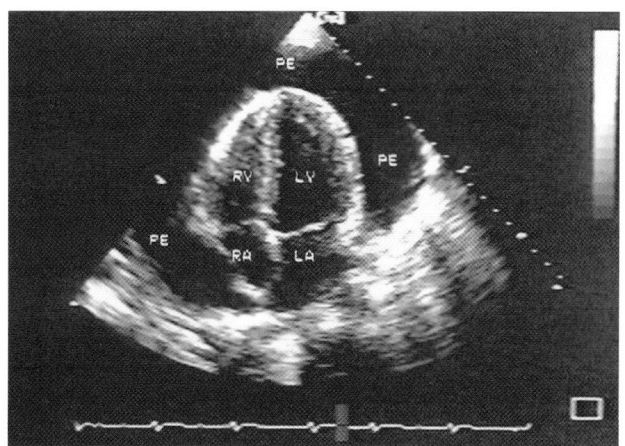

A

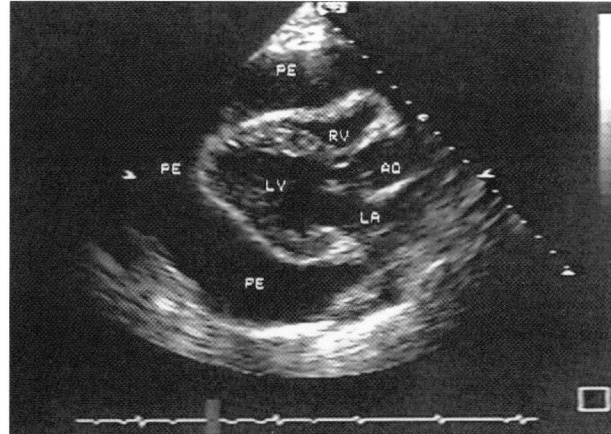

B

Abb. 10-15. Echokardiogramm mit Darstellung eines ausgedehnten Perikardergusses *(PE),* der das Herz umgibt.
A. Vierkammerblick mit Darstellung einer ringförmig angeordneten, echofreien Flüssigkeit um den rechten Ventrikel *(RV),* linken Ventrikel *(LV),* rechten Vorhof *(RA)* und linken Vorhof *(LA).*
B. Lange Herzachse mit Darstellung der Aortenklappe zwischen dem linken Ventrikel *(LV)* und der aszendierenden Aorta *(AO)*; auch hier sieht man den ausgedehnten Perikarderguß *(PE),* der das Herz umgibt.

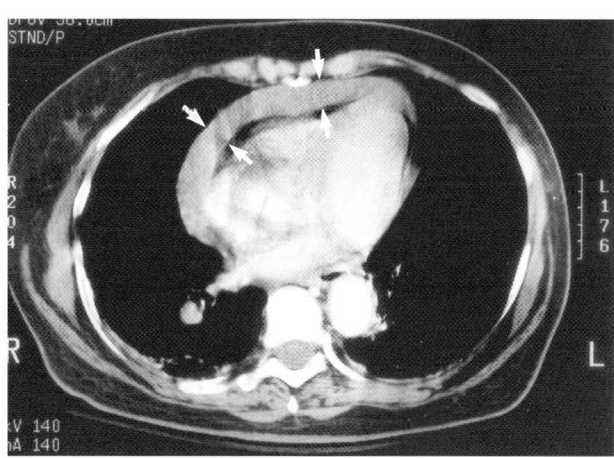

Abb. 10-16. CT-Schicht eines Patienten mit einer perikardialen Flüssigkeitsansammlung. Beachten Sie den dicken Flüssigkeitsring um das Herz *(Pfeile).* Der schwarze Streifen hinter dem Perikarderguß entspricht dem epikardialen Fett zwischen dem Perikard und dem Myokard. Intravenös injiziertes Kontrastmittel erhöht die Dichte in den Herzkammern und der Aorta descendens. Vergleichen Sie die Abbildung mit den normalen Thorax-CT-Bildern in Kapitel 3.

Vergrößerung des linken oder rechten Ventrikels – die Seitaufnahme hilft

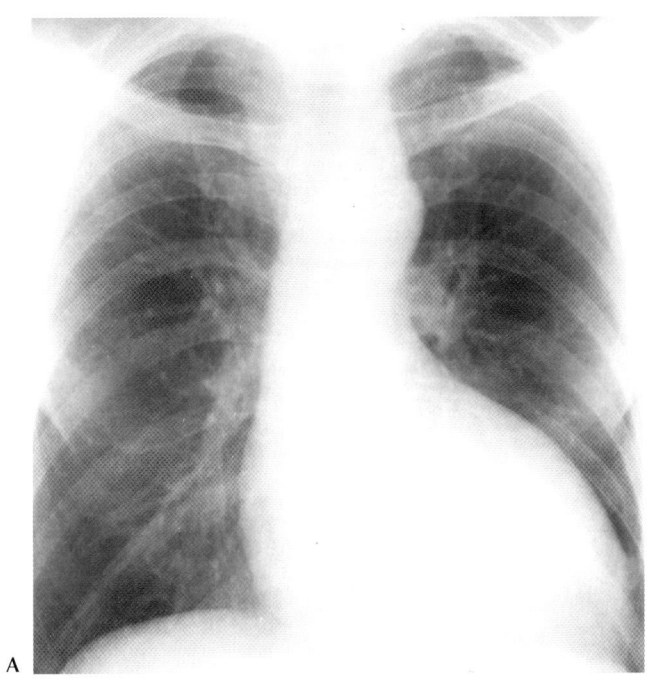

A

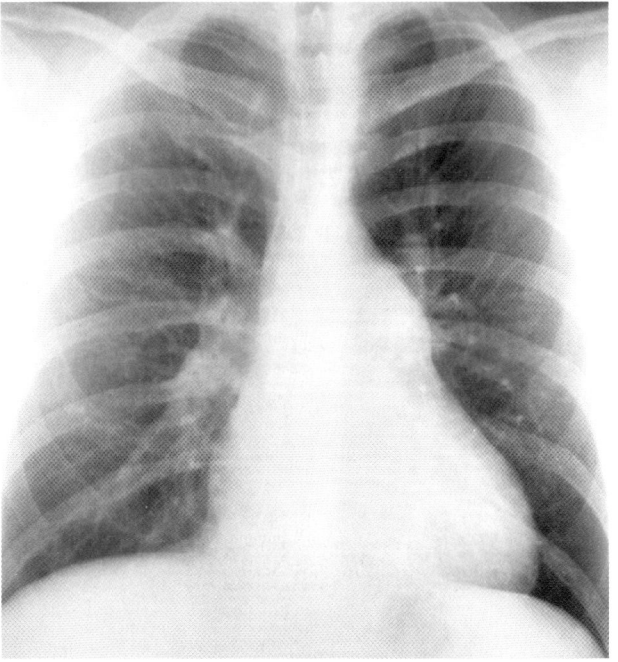

A

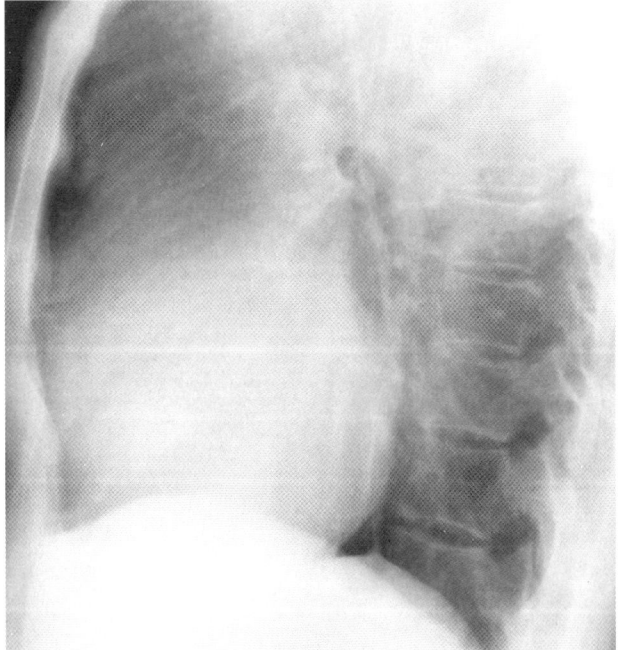

B

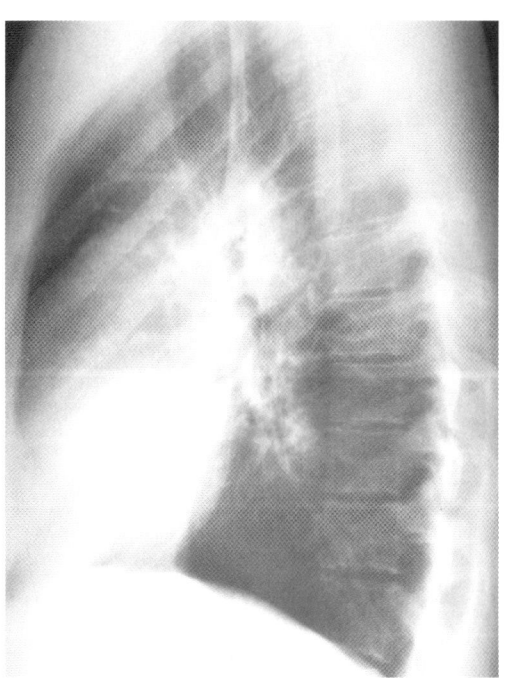

B

Abb. 10-17 A. Linksventrikuläre Vergrößerung mit charakteristischer Herzform
B. Seitaufnahme desselben Patienten. Beachten Sie den weit nach hinten reichenden linken Ventrikel und die damit verbundene Einengung des Retrokardialraums.

Abb. 10-18 A. Posteroanteriore Aufnahme eines Patienten mit Vergrößerung des rechten Ventrikels. Beachten Sie, daß diese Projektion nur eine allgemeine Herzvergrößerung zeigt. Der linke Herzrand ist sehr gerade begrenzt, der Truncus pulmonalis vergrößert.
B. Die Seitaufnahme zeigt den vergrößerten rechten Ventrikel, der den Retrosternalraum ausfüllt. Beachten Sie, daß das Herz dorsal flach ist; der Retrokardialraum ist nicht eingeengt.

Das insuffiziente Herz

Wichtige Anzeichen für den Zustand der **Herzinsuffizienz** findet man bei sorgfältiger Betrachtung der Hilus- und Pulmonalgefäße. Neben Vergrößerung und Formverlust des Herzschattens sollten Sie darauf achten, ob eine Überfüllung der Pulmonalvenen vorliegt. Man kann die Gefäße dann weiter bis in die Lungenperipherie hinein verfolgen. Die normalerweise dünnwandigen und daher nicht abgrenzbaren Bronchi werden durch die sich um sie herum ansammelnde interstitielle Flüssigkeit „eingerahmt". Wenn man sie orthogonal getroffen sieht, erscheinen sie als weiße Ringe **(Abb. 10-21 A)**. Diese oft auch als peribronchiale Manschette bezeichnete Erscheinung kann man wieder verschwinden sehen, sobald sich der Zustand des Patienten unter Therapie bessert und das Lungeninterstitium vom eingelagerten Wasser befreit wird **(Abb. 10-21 B)**. Die häufig bei Herzinsuffizienz auftretenden Pleuraergüsse können ein- und beidseitig vorkommen, am häufigsten jedoch auf der rechten Seite.

Durch das eingelagerte Wasser erscheinen die Lungen verdichtet und weniger strahlentransparent als normal und es kommt zum Auftreten von Kerley-B-Linien. Dabei handelt es sich um kurze, horizontal verlaufende Verdichtungslinien im Bereich der Lungenperipherie. Man hat herausgefunden, daß Kerley-B-Linien ödematös verdickten interlobulären Septen entsprechen, die bei Patienten mit immer wieder auftretender Herzinsuffizienz auch bestehen bleiben können. Kerley-B-Linien können auch bei anderen Erkrankungen beobachtet werden, die zu einer Verdickung der interlobulären Septen führen, z.B. bei einer Lymphangiosis carcinomatosa der Lunge **(Abb. 10-20 A)**.

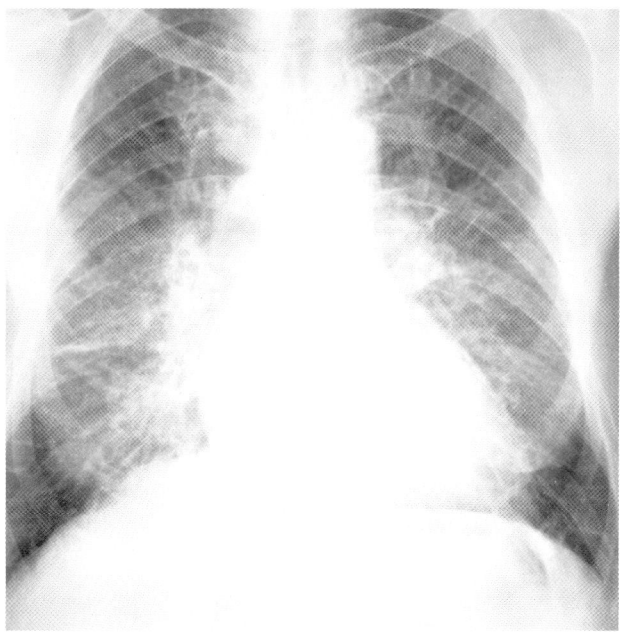

Abb. 10-19. Deutliche Herzinsuffizienz mit konsekutiver Lungenstauung. Achten Sie auf die allgemein vermehrte Gefäßzeichnung, die deutlich erweiterten und unscharf gezeichneten Hili, die Kerley-B-Linien und die Flüssigkeitsansammlung im kleinen Interlobärspalt.

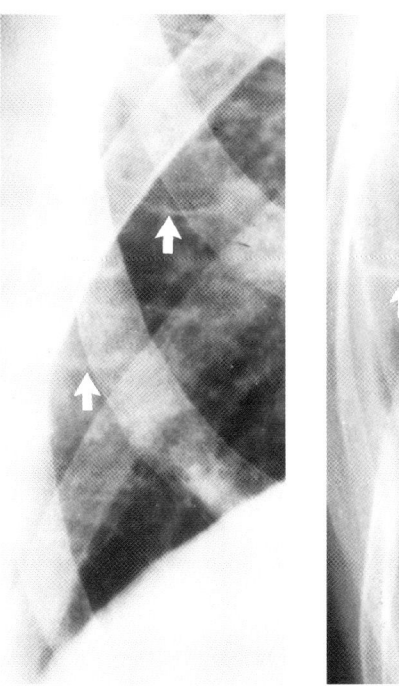 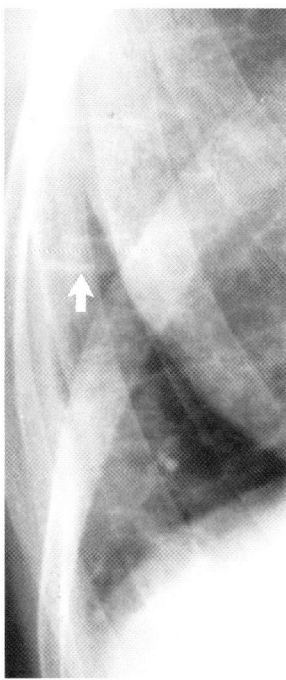

A   B

Abb. 10-20 A. Die Kerley-B-Linien *(Pfeile)* entstehen durch tangential getroffene, nahe der Thoraxwand gelegene, verdickte Interlobulärsepten. Dieser Patient hatte keine Herzinsuffizienz, sondern eine lymphatische Karzinomausbreitung.
B. Kerley-B-Linien *(Pfeil)* bei einem Patienten mit Mitralklappenvitium und wiederholten Episoden deutlicher Lungenstauung in der Anamnese.

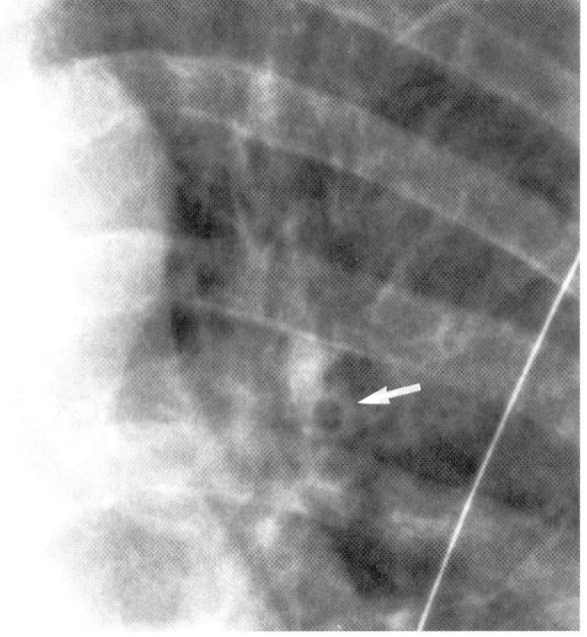

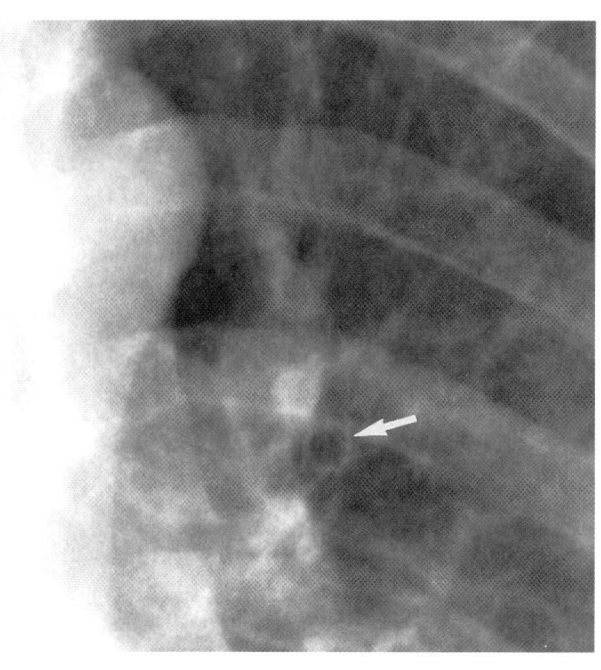

A

B

Abb. 10-21 A. Detailaufnahme der linken Hilusregion bei einem Patienten mit Lungenstauung. Achten Sie auf die verstärkte Gefäßzeichnung mit Ansammlung interstieller Flüssigkeit um alle Hilusstrukturen herum, die zu einer verwaschenen Zeichnung der Gefäße und peribronchialen Verdichtungen *(Pfeil)* führt.

B. Rückläufiger Befund nach Therapie. Beachten Sie, daß die ringförmige Verdichtung um den gleichen Bronchus nun deutlich dünner erscheint.

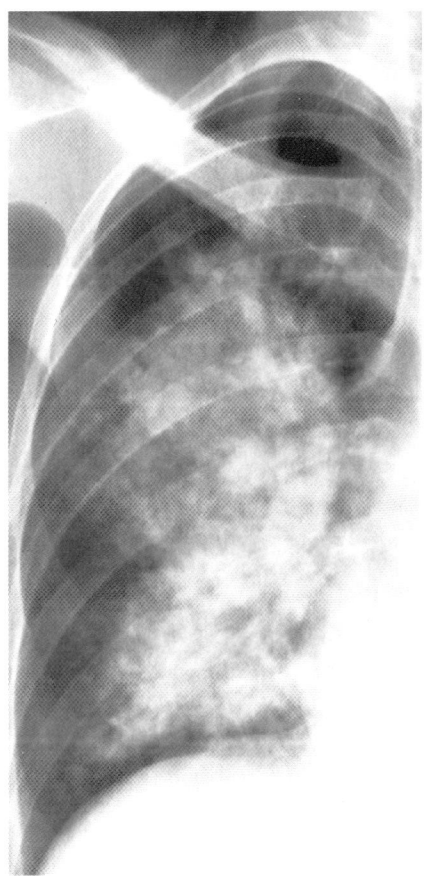

Abb. 10-22. Alveoläres Lungenödem mit typischer perihilärer Verteilung

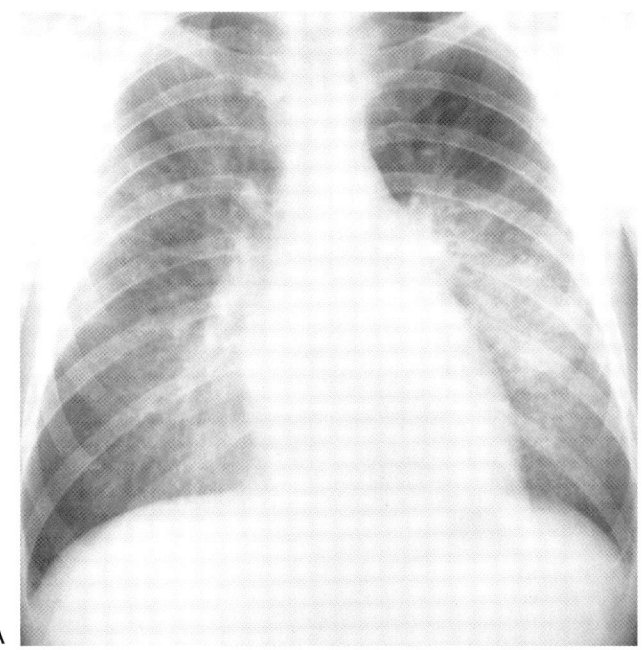

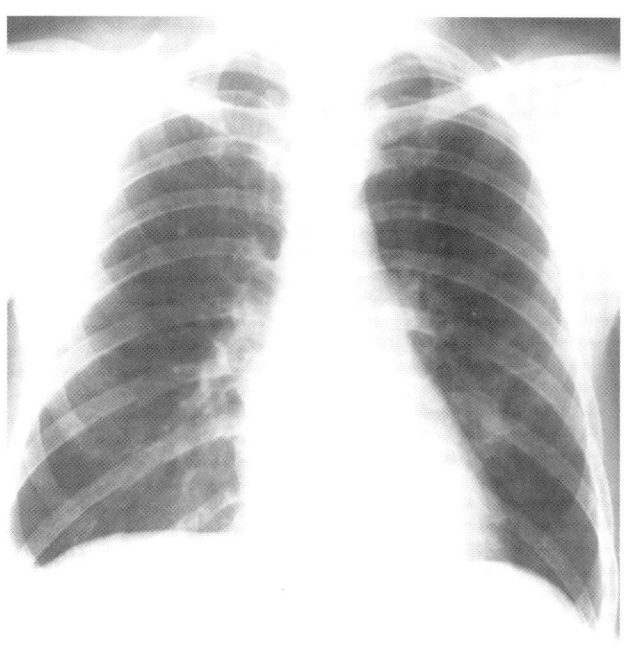

A

B

Abb. 10-23 A. Interstitielles und alveoläres Lungenödem im Rahmen einer Herzinsuffizienz.

B. Deutliche Befundbesserung 5 Tage später.

Bei schneller Einlagerung interstitieller Flüssigkeit dringt diese nicht selten auch in die Alveolen ein, und man beobachtet die Entwicklung eines alveolären **Lungenödems** wie bei dem Patienten in **Abb. 10-22**, dessen linker Ventrikel aufgrund eines massiven Myokardinfarkts plötzlich insuffizient wurde. Ein Lungenödem kann aber auch durch andere Ursachen bedingt sein (z.B. durch „Überwässerung", Niereninsuffizienz, Heroinintoxitation, Rauchvergiftung oder Verbrennungen).

Ein Lungenödem kann einseitig oder beidseitig in unterschiedlicher Ausprägung vorkommen, führt aber in der Regel zu dem Ihnen wahrscheinlich bekannten schmetterlingsförmigen Bild mit symmetrischer Verteilung um die beiden Lungenhili. Bei plötzlicher Linksherzinsuffizienz kann es sehr schnell auftreten, es kann sich aber auch mit schon vorbestehenden, leichter ausgeprägten Röntgenbefunden einer Herzinsuffizienz überlagern.

Schauen Sie sich an, wie die Hilusgefäße, die geradezu in interstitieller Flüssigkeit baden, in **Abb. 10-22** in den überlagerten Verdichtungen unzähliger flüssigkeitsgefüllter Alveolen verschwinden. Vergleichen Sie dazu die Hilusgefäße in Abb. 10-19, die unscharf und verschwommen geworden sind. Ein vergleichbarer, frühzeitiger Verlust der Randschärfe von Hilusgefäßen ist bei dem Patienten in **Abb. 10-21 A** zu erkennen. In **Abb. 10-21 B** sind die Gefäße nach gutem Ansprechen auf die Therapie aus ihrem Flüssigkeitsbett wieder hervorgetreten. Ein ähnlicher Verlauf ist in **Abb. 10-23 B** dargestellt.

Serienaufnahmen des Thorax sind ausgezeichnet geeignet, um den Verlauf einer Herzinsuffizienz zu verfolgen, und Sie werden sehen, daß die Aufnahmen sehr gut mit anderen klinischen Befunden übereinstimmen. Eine wichtige Voraussetzung ist jedoch eine gute Bildqualität.

Veränderungen der pulmonalen Durchblutung

1. Normale pulmonale Durchblutung

Die pulmonale Durchblutung ist beim stehenden Patienten an der Lungenbasis sehr viel stärker ausgeprägt als in der Lungenspitze. Dies ist auch auf normalen Thoraxaufnahmen zu erkennen und teilweise dadurch bedingt, daß die Lunge kegelförmig ist und sich in dem größeren Gewebsvolumen an der Lungenbasis auch mehr Gefäße überlagern (Abb. 10-24 A).

2. Pulmonalvenöser Hochdruck

Das Bild der pulmonalvenösen Hypertonie wird gewöhnlich bei Patienten gesehen, bei denen eine linksventrikuläre Insuffizienz oder eine Behinderung in der Ausflußbahn des linken Vorhofs, etwa bei der Mitralstenose, vorliegt. Es zeichnet sich auf der Thoraxaufnahme durch eine Betonung der Oberlappengefäße bei gleichzeitig verminderter Prominenz der Unterlappengefäße (pulmonale Umverteilung) und verwaschene Hilusgefäße aus (Abb. 10-24 B). Bei einer kongestiven Herzerkrankung zeigt sich dieses Bild im Zusammenhang mit unterschiedlich ausgeprägtem interstitiellen oder alveolären Lungenödem.

3. Vermehrte pulmonale Durchblutung

Eine erhöhte Lungendurchblutung kann bei Herz- und anderen Erkrankungen beobachtet werden. Bei Patienten mit angeborenem Herzfehler und einem Links-rechts-Shunt wird der kleine (Lungen-)Kreislauf ständig mit zusätzlichem Blut überladen, das aus den linken Herzkammern in die rechten zurückfließt. Gewöhnlich kommt dies beim Vorhof- oder Ventrikelseptumdefekt vor. Weniger häufig ist der zentrale Links-rechts-Shunt durch einen offenen Ductus arteriosus Botalli bedingt. Als Beispiel für eine nicht durch einen Herzfehler hervorgerufene vermehrte Lungendurchblutung sei eine arteriovenöse Fistel oder eine Mißbildung an irgendeiner anderen Körperstelle genannt. Die Thoraxaufnahme (Abb. 10-24 C) zeigt eine Vergrößerung der Gefäßkaliber von zentralen, mittleren und peripheren Ober- und Unterlappengefäßen.

4. Pulmonalarterieller Hochdruck

Die pulmonalarterielle Hypertonie wird durch Veränderungen hervorgerufen, die den Blutfluß durch das Kapillarbett der Lungen vermindern. Einige dieser Veränderungen sind selten (die Trikuspidalatresie), andere dagegen häufig (das Emphysem). Ein verengter Querschnitt des peripheren Gefäßbetts kann durch wiederholte Lun-

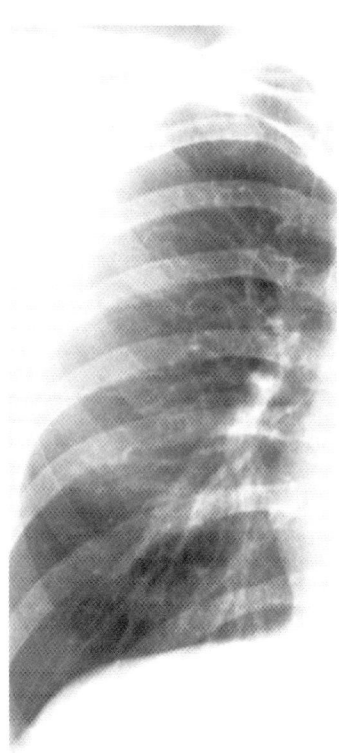 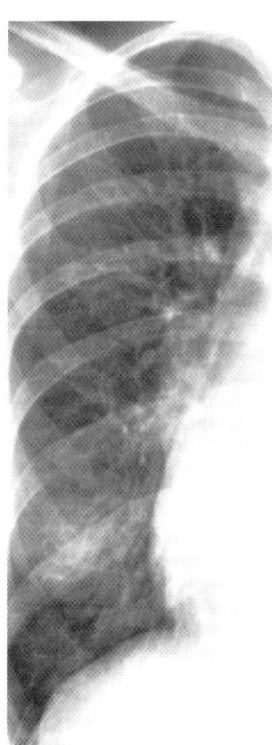 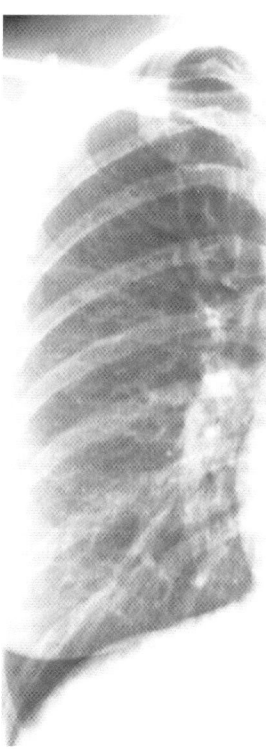 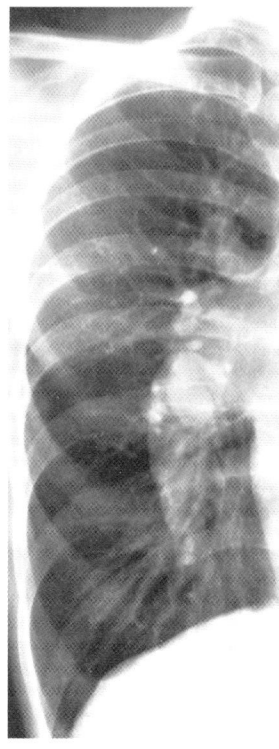

Abb. 10-24 A. Normale Lungengefäßzeichnung

B. Pulmonalvenöser Hochdruck

C. Vermehrte pulmonale Durchblutung (bei Links-rechts-Shunt)

D. Pulmonalarterieller Hochdruck

genembolien, Veränderungen mit Vasokonstriktion und durch länger vorhandene Shunts entstehen. Sie haben das Bildbeispiel des „beschnittenen Baums", das sich bei einem konstringierten arteriellen Gefäßbett findet, bereits in der Segmentarteriographie (Abb. 5-17) gesehen. Wie Sie erwarten würden, zeigen die Lungen bei solchen Patienten eine verminderte Durchblutung, die Sie exemplarisch in **Abb. 10-24 D** dargestellt sehen. Beachten Sie, daß die Gefäßstämme des Hilus als Folge des zusammengeschrumpften peripherarteriellen Gefäßbettes enorm erweitert sind.

Verkalkungen des Herzens

Verschiedene Teile des Herzens können verkalken, darunter die Klappensegel, die Klappenringe, die Koro-
nararterien, Ventrikelaneurysmen und das Perikard. Ebenso können Thromben des linken Vorhofs und Herztumoren verkalken. Große Verkalkungszonen können häufig auf Leeraufnahmen gesehen werden, aber die meisten Verkalkungen sind klein und können am sich bewegenden Herzen nur mit der Fluoroskopie oder dem Ultraschall entdeckt werden. **Abbildung 10-25** zeigt eine um das Herz gelegene, schalenförmige Verkalkung bei einem Patienten mit konstriktiver Perikarditis. Die Herzdurchleuchtung ist weitgehend durch die **Echokardiographie** abgelöst worden, die genauere Information über das Innere des schlagenden Herzens bietet, ohne ionisierende Strahlen zu benutzen. Mit dieser Methode können Sie die Herzwandbewegung, die Beweglichkeit der Klappensegel und den Blutfluß beurteilen.

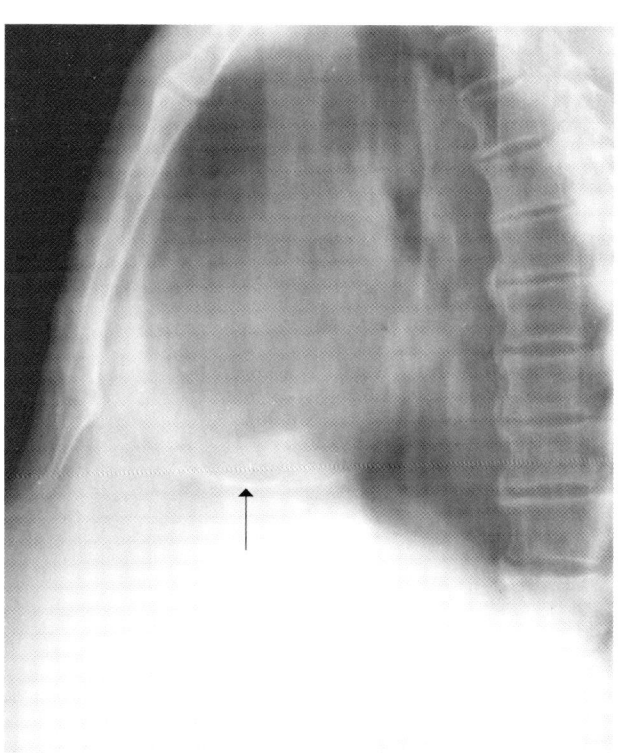

Abb. 10-25. Seitliches Tomogramm durch den Thorax mit Perikardverkalkungen *(Pfeil)* bei einem Patienten mit Pericarditis constrictiva.

Die Anatomie der Herzoberfläche

Rechts- und linksanliegende Schrägaufnahmen

Die rechts- und linksanliegenden Schrägaufnahmen des Thorax werden immer noch gebraucht, so daß es erforderlich ist, sich mit ihnen auszukennen. Übrigens werden im üblichen Sprachgebrauch häufig die englischen Begriffe *right anterior oblique* (RAO) und *left anterior oblique* (LAO) verwendet. Versuchen Sie, die Aussagekraft der beiden Projektionen anhand dieser und der auf den nächsten Seiten wiedergegebenen Abbildungen nachzuvollziehen. Betrachten Sie die Angiokardiogramme **(Abb. 10-32)** und machen Sie sich klar, wie sich die verschiedenen kontrastmittelgefüllten Kammern in der frontalen Aufsicht darstellen, zunächst zu einem Zeitpunkt, an dem der dichte Kontrastmittelbolus die rechten Herzhöhlen und den Truncus pulmonalis passiert, und später, wenn er aus den Lungen zurückströmt und die linken Herzhöhlen und die Aorta füllt.

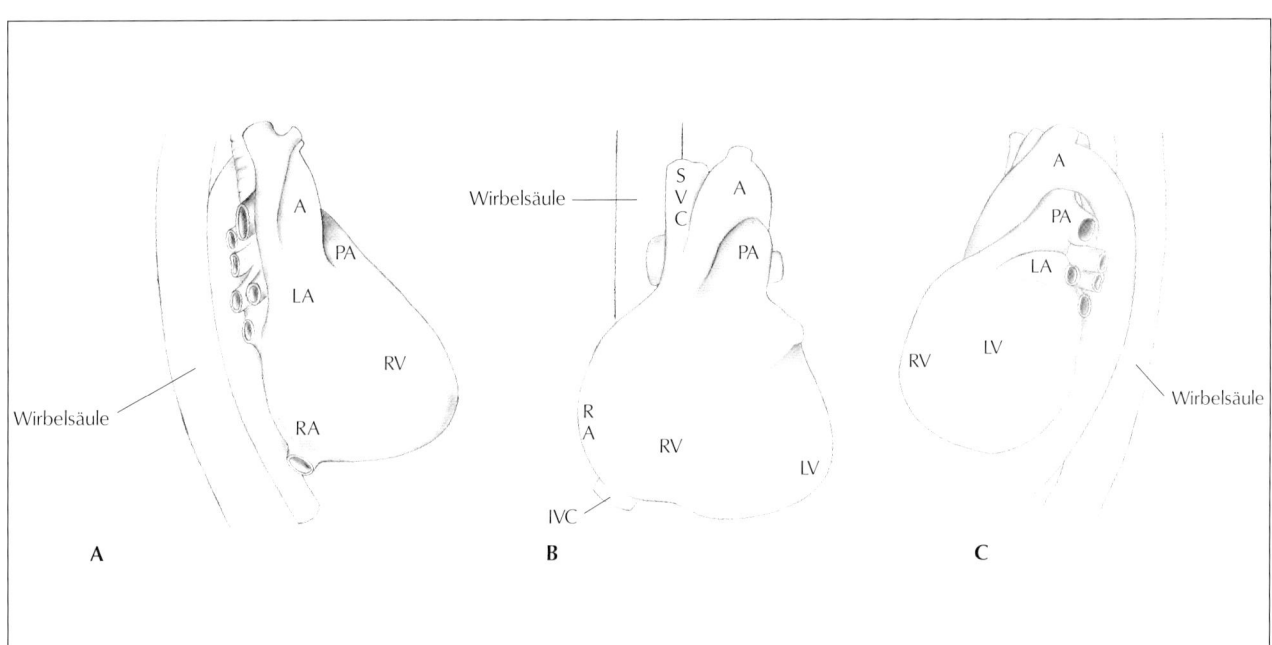

Abb. 10-26 A. Lage des Herzens bei einer rechtsanliegenden Schrägaufnahme (RAO) (A = Aorta; PA = Pulmonalarterie; LA = linker Vorhof; RA = rechter Vorhof; RV = rechter Ventrikel). Die **Abb. 10-27** und **10-28** zeigen Ihnen die Position des Patienten, wie er mit seiner rechten ventrolateralen Thoraxfläche der Filmkassette anliegt.
B. Die Herzoberfläche, wie sie bei einer normalen Thoraxaufnahme erscheinen würde (leicht perspektivisch). A = Aorta; PA = Arteria pulmonalis; SVC = Vena cava superior; RA = rechter Vorhof; RV = rechter Ventrikel; LV = linker Ventrikel; IVC = Vena cava inferior
C. Die Lage des Herzens bei einer linksanliegenden Schrägaufnahme (LAO)

Abb. 10-29 und **Abb. 10-30** demonstrieren die Position der Patienten bei dieser Aufnahme. Seine linke ventrolaterale Thoraxfläche liegt der Filmkassette am nächsten.

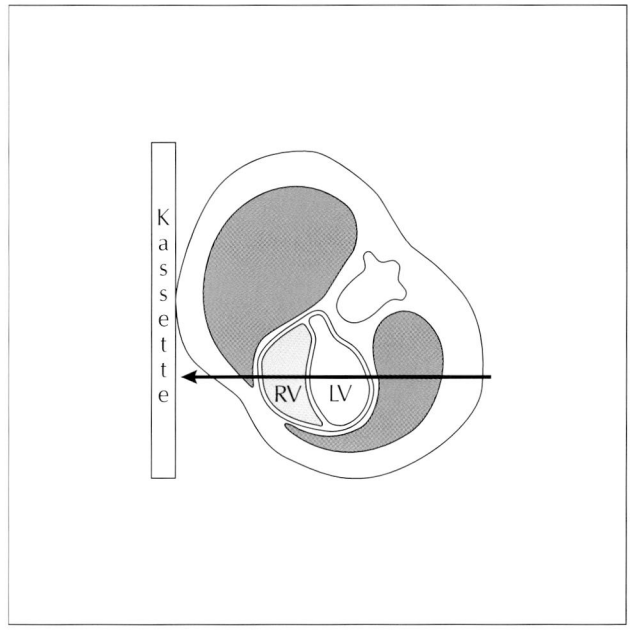

Abb. 10-27

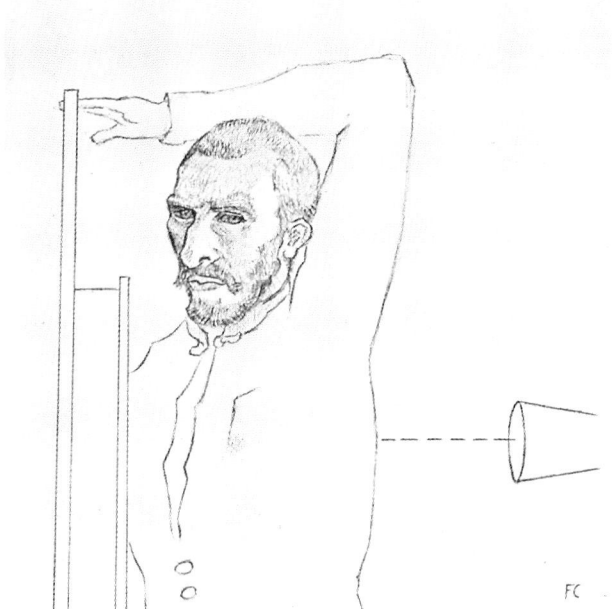

Abb. 10-28

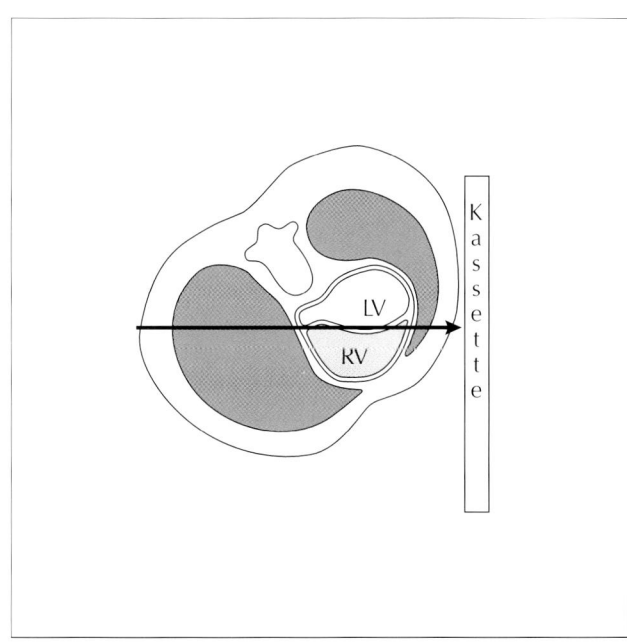

Abb. 10-29

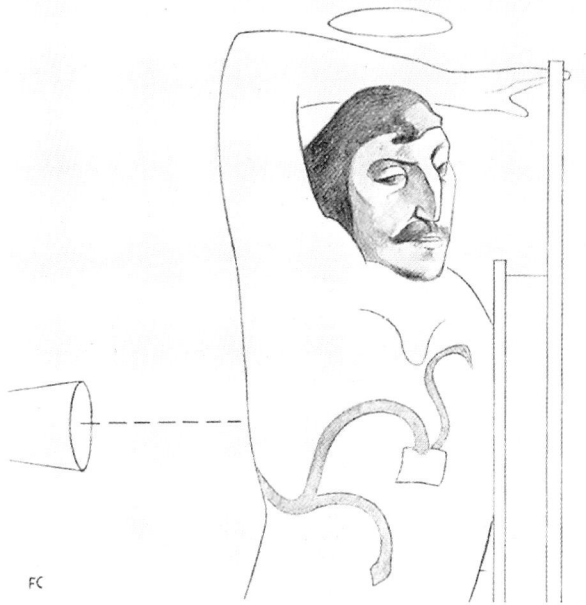

Abb. 10-30

Wie man rechts- und linksanliegende Schrägaufnahmen erkennt

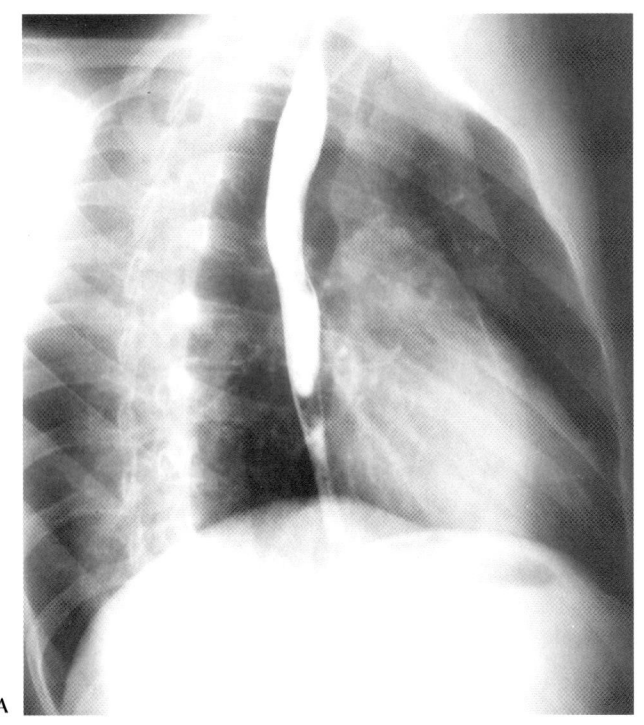

A

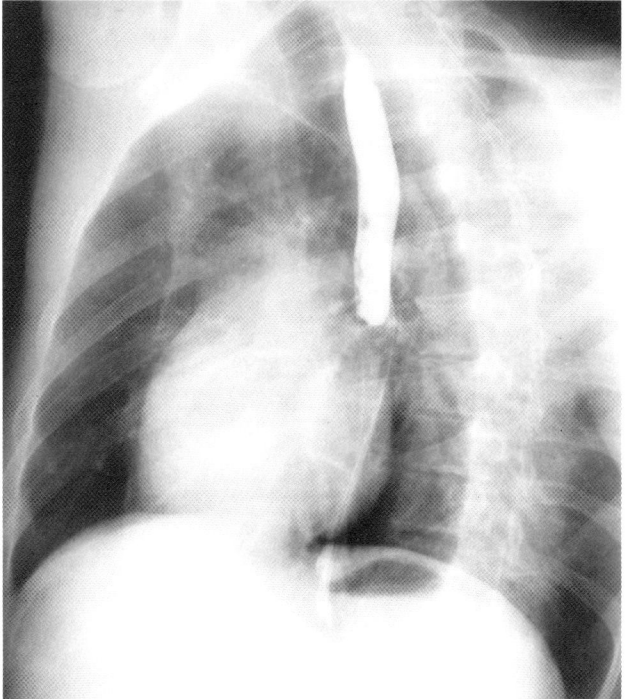

B

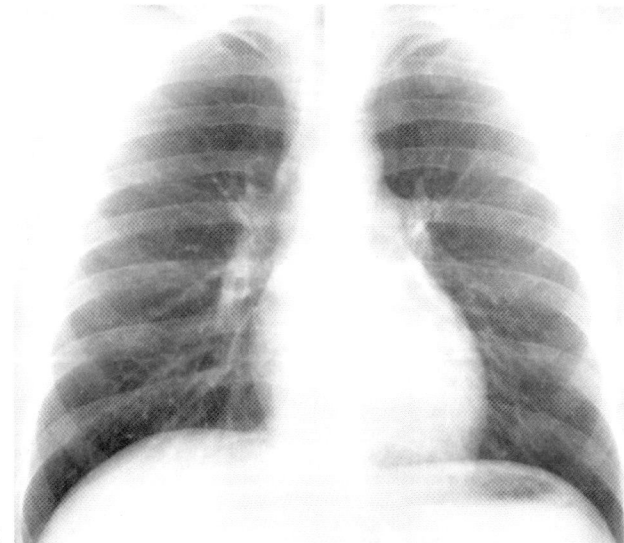

C

Abb. 10-31
A. Rechtsanliegende Schrägaufnahme (RAO)
B. Posteroanteriore Aufnahme
C. Linksanliegende Schrägaufnahme (LAO)

Auf einer normalen rechtsanliegenden Schrägaufnahme (RAO) liegt das Herz (von Ihnen aus gesehen) auf der rechten Seite der Wirbelsäule und wirkt dreieckig mit einer flachen hinteren Oberfläche. Auf der linksanliegenden Schrägaufnahme (LAO) liegt das Herz umgekehrt linksseitig der Wirbelsäule und wirkt eher zwiebelförmig mit einer rundlichen hinteren Oberfläche. Für die beiden Schrägprojektionen in **Abb. 10-31** (drei Aufnahmen desselben Patienten) wurde der Ösophagus mit Barium gefüllt.

Die Anatomie des Inneren des Herzens

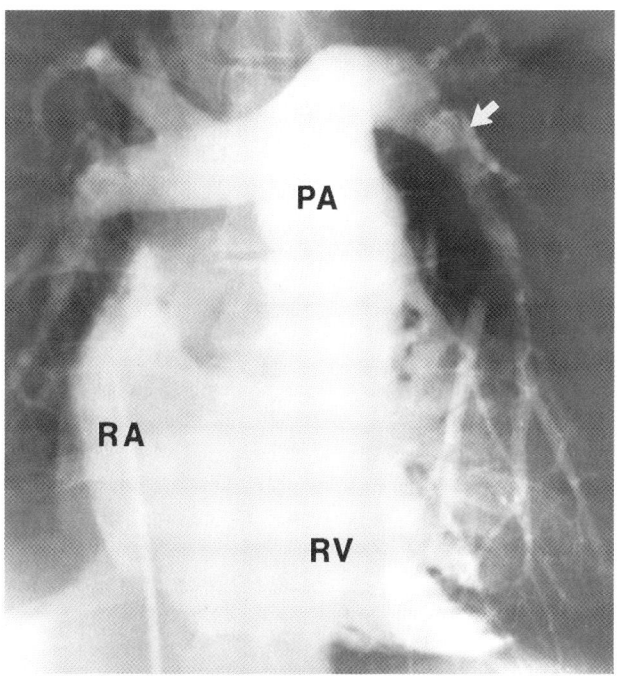

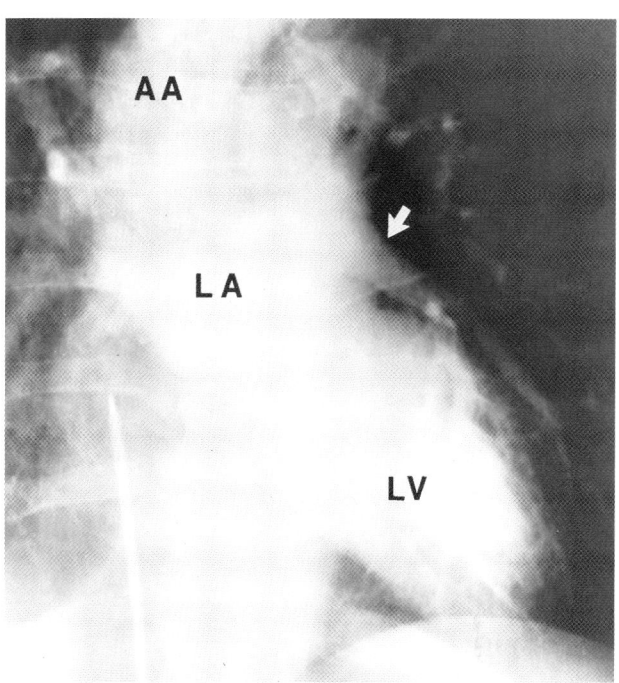

Abb. 10-32 A. Dextrokardiogramm. PA = Arteria pulmonalis; RA = rechter Vorhof; RV = rechter Ventrikel

B. Lävokardiogramm oder Sinistrokardiogramm. AA = Aorta ascendens; LA= linker Vorhof; LV= linker Ventrikel; Pfeil = linke Unterlappenvene

Das Innere der vier Herzkammern kann röntgenologisch durch die Angiokardiographie dargestellt werden. Bei dieser Untersuchung wird ein Katheter perkutan entweder über die Vena femoralis oder eine Armvene eingeführt und so weit vorgeschoben, daß seine Spitze im rechten Vorhof liegt. Dann werden ein Kontrastmittelbolus injiziert und gleichzeitig in schneller Folge Röntgenaufnahmen angefertigt, normalerweise im p.a. Strahlengang. Wenn das Kontrastmittel die rechte Herzseite anfärbt, spricht man von der Dextrophase, und ein zu dieser Zeit aufgenommenes Bild ist ein **Dextrokardiogramm (Abb. 10-32 A)**. Der *Pfeil* zeigt auf die linke Unterlappenarterie. Beachten Sie, daß der dünnwandige rechte Vorhof den größten Teil des rechten Herzrandes bildet. Die Einkerbungen an der Begrenzung des rechten Ventrikels sind Herzmuskeltrabekeln. Erinnern Sie sich noch, daß der rechte Ventrikel stärker trabekuliert ist als der linke? Vergleichen Sie beide Ventrikel auf diesen Bildern. Wenn Sie sorgfältig hinsehen, können Sie die Lage der Pulmonalklappe erkennen.

Das **Lävokardiogramm** oder **Sinistrokardiogramm** in **Abb. 10-32 B** wurde aufgenommen, nachdem der Kontrastmittelbolus den pulmonalen Kreislauf passiert hat und wieder zum linken Herzen zurückgekommen ist, wo er die linken Herzbinnenräume anfärbt. Der *Pfeil* deutet auf die den linken Unterlappen drainierende Vene, die direkt in den linken Vorhof führt. Zu diesem Zeitpunkt ist die Aorta nur relativ schwach kontrastiert. Achten Sie darauf daß der linke Ventrikel den linken Herzrand bildet. Sie haben sicherlich schon vermutet, daß man den linken Ventrikel und die Aortenklappe auch über eine *arterielle Katheterisierung* darstellen kann (z.B. über die Femoralarterie), indem man einen Angiographiekatheter retrograd über die Aorta, den Aortenbogen und die Aortenklappe bis in den linken Ventrikel vorschiebt. Durch Kontrastmittelinjektion und simultane Aufnahmen erhält man ausgezeichnete Detailinformationen über die Anatomie des linken Ventrikels und dessen Funktion. Bei einem Patienten nach Herzinfarkt kann man auf diese Art und Weise Areale mit verminderter Wandbewegung *(Hypokinesie)*, fehlender Wandbewegung *(Akinesie)*, paradoxer Wandbewegung *(Dyskinesie)* oder gar ein linksventrikuläres Aneurysma darstellen.

Die Koronarangiographie

Die Koronarangiographie wird meist bei Patienten mit Symptomen einer ischämischen Herzerkrankung durchgeführt; sie soll das anatomische Korrelat einer Angina pectoris darstellen oder zur Abklärung bei asymptomatischen Patienten mit pathologischen Belastungstests, bei Patienten vor herzchirurgischen Eingriffen und bei Patienten nach koronarer Bypass-Operation beitragen. Auch für die Entscheidung, ob bei einem Patienten nach Myokardinfarkt eine interventionelle Therapie wie die Ballonangioplastie einer Koronararterienstenose indiziert ist, ist die Koronarangiographie unverzichtbar. Sie erfordert die selektive Katheterisierung beider Koronararterien unter Durchleuchtungskontrolle mit einem flexiblen Angiographiekatheter, der über eine femorale oder brachiale Arterie eingebracht wird. Die Kontrastmittelinjektion erfolgt per Hand. Es wird eine Röntgenfilmaufzeichnung der Koronararterien angefertigt, die eine exzellente Detaildarstellung liefert. Die Filme werden in Standardprojektionen und – falls erforderlich – in zusätzlichen Projektionen angefertigt, die den Verlauf der Arterien und ihrer Äste optimal darstellen. Mit diesem Verfahren lassen sich Stenosen und Verschlüsse auf dem Boden einer Arteriosklerose präzise darstellen. Erst ab einer Reduktion des Gefäßquerschnitts von 75 % kommt es zu einer signifikanten Blutflußreduktion. Bedenken Sie dabei aber, daß eine 50 %ige Reduzierung des Gefäßdurchmessers zu einer 75 %igen Reduktion des Gefäßquerschnitts führt. Ein Kollateralfluß entsteht gewöhnlich erst ab einer Stenosierung von 85 % und mehr.

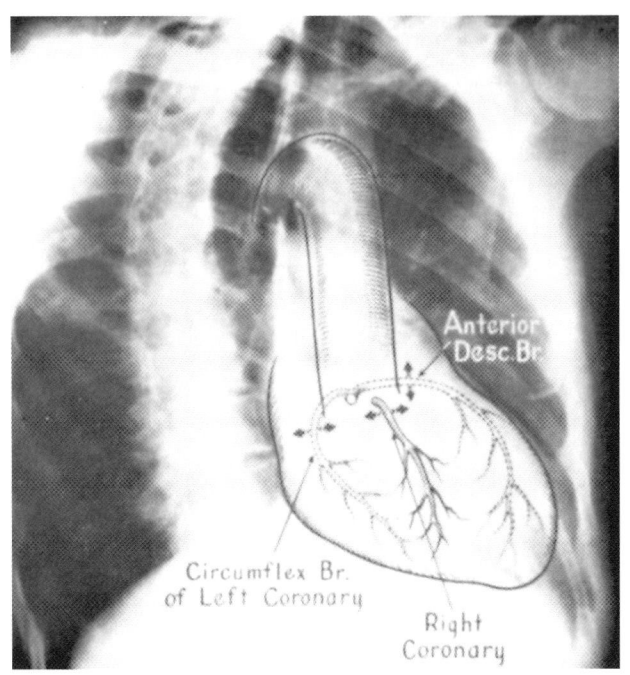

A

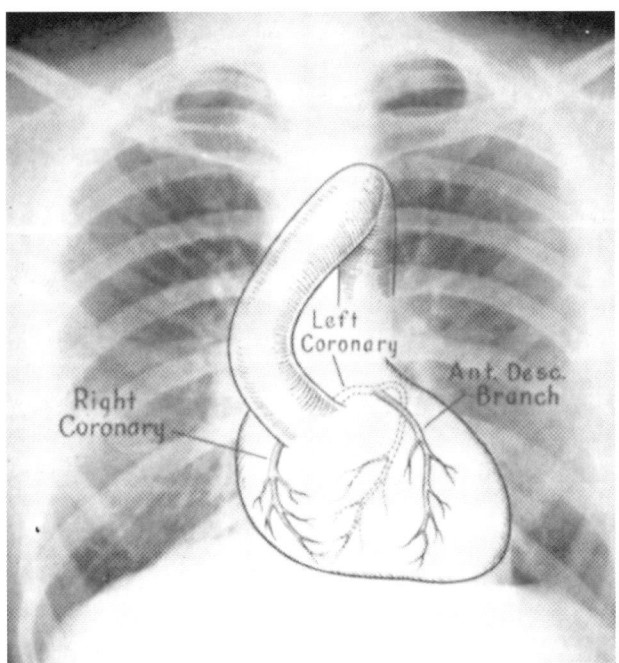

B

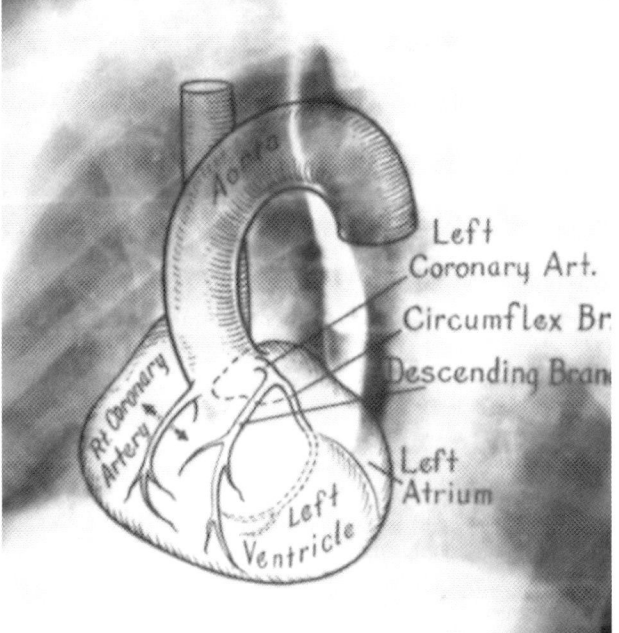

C

Abb. 10-33 A. Anatomie der Koronararterien in rechtsanliegender Schrägaufnahme (RAO)
B. Anatomie der Koronararterien in p.a. Projektion
C. Anatomie der Koronararterien in linksanliegender Schrägaufnahme (LAO)

Left Coronary Art. = A. coronaria sinistra; Circumflex Br. = Ramus circumflexus; Left Ventricle = linker Ventrikel; Left Atrium = linker Vorhof; Rt. (Right) Coronary Artery = A. coronaria dextra; Anterior (Ant.) Descending (Desc.) Branch (Br.) = Ramus descendens anterior (Ramus interventricularis)

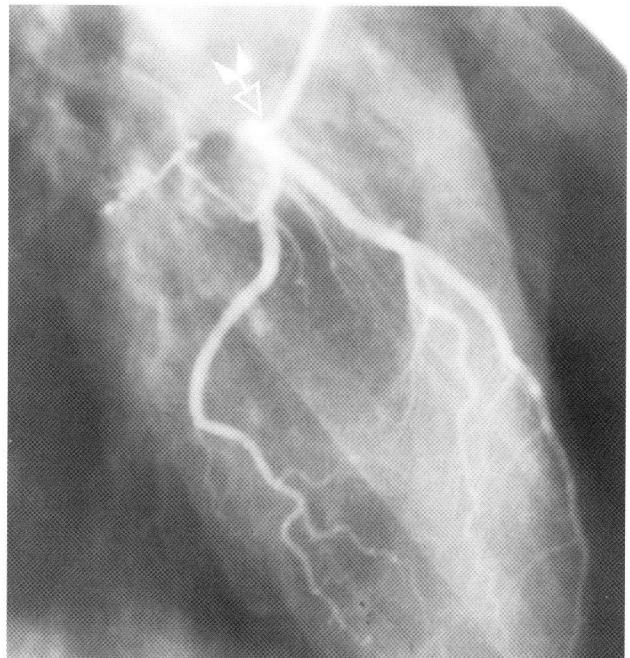

Abb. 10-34. Normale linksseitige Koronarangiographie (in rechtsanliegender Schrägprojektion, RAO). Bei den Abb. 10-34 bis 10-37 zeigt der *offene Pfeil* auf die Katheterspitze im Ostium der linken Koronararterie.

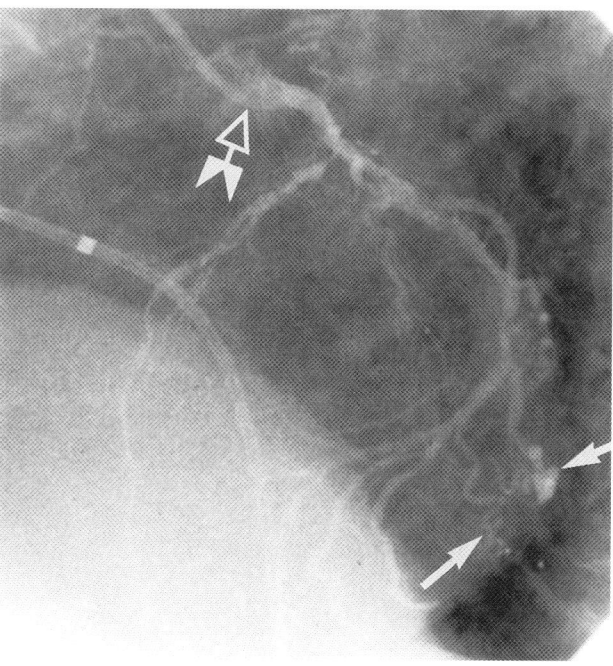

Abb. 10-35. Diffus arteriosklerotisch veränderte linke Koronararterie. Achten Sie auf die Lumeneinengung des gesamten Gefäßbaums, die multiplen Stenosen und die Ausbildung von geschlängelten Kollateralästen *(Pfeile)*.

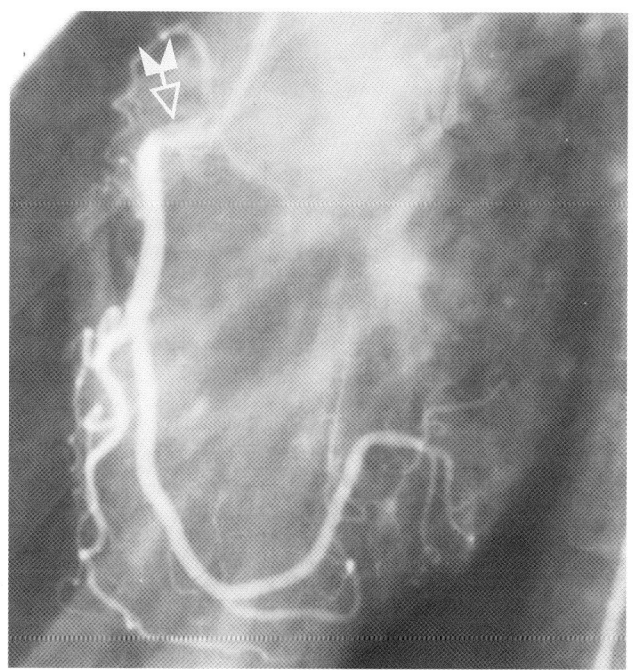

Abb. 10-36. Normale rechtsseitige Koronarangiographie (in linksanliegender Schrägprojektion, LAO)

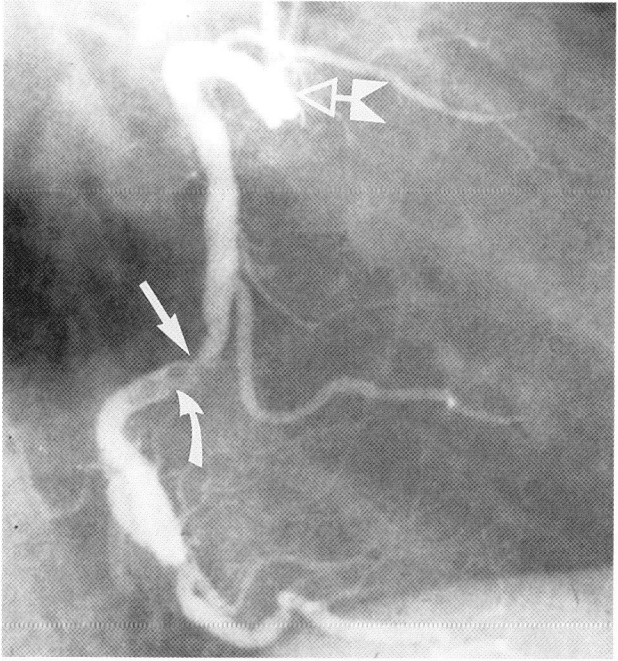

Abb. 10-37. Arteriosklerotisch veränderte rechte Koronararterie bei einem Patienten mit akutem Myokardinfarkt. Beachten Sie die enge Stenose *(gerader Pfeil)* mit intraluminalem Thrombus *(gebogener Pfeil)* direkt distal der Stenose.

Klassische Formveränderungen bei Vergrößerung von Herzkammern

Bei Ihrem Blick auf die Herzschatten in Abb. 10-31 und 10-33 haben Sie die Tatsache akzeptiert, daß sowohl die Herzgröße als auch die Herzform normal waren.

Versuchen Sie sich nun einmal vorzustellen, welche Größen- und Formveränderungen des Herzens sich bei zunehmender Vergrößerung des linken Ventrikels einstellen würden. Beschreiben Sie die zu erwartende Formveränderung des Herzens bei schon lange bestehender Widerstandserhöhung in der Ausflußbahn des linken Ventrikels, wie etwa bei der valvulären Aortenstenose, der Aortenisthmusstenose oder einem systemischen Hypertonus. Sie können sich vorstellen, daß der Schatten des linken Ventrikels sich deutlich weiter nach links auf der p.a. Aufnahme projiziert und in der seitlichen Aufnahme weiter nach posterior ausladend erscheint. Der Hinterrand des Herzens sollte (in der Seitaufnahme) normalerweise vom Vorderrand der Wirbelsäule frei projiziert sein. Bei fortgeschrittenen Herzerkrankungen mit linksventrikulärer Vergrößerung, vor allem bei kardialer Dekompensation, kommt es jedoch häufig zu einer Überlagerung des hinteren Herzrandes mit der Wirbelsäule. Eine Vergrößerung des linken Ventrikels ist häufig mit einer Aortenstenose oder einer chronischen arteriellen Hypertonie kombiniert, die beide auch zu einer Erweiterung der Aorta führen können (**Abb. 10-38 B**, *2* und *6*).

Bei einer Aortenstenose entsteht diese Erweiterung durch eine poststenotische Dilatation.

Stellen Sie sich nun vor, daß der linke Vorhof vergrößert ist, wie es bei einem Patienten mit Mitralklappenfehler, sei es Stenose oder Insuffizienz, zu erwarten ist. Welche Veränderungen des Herzschattens würden Sie auf der p.a. Aufnahme erwarten? Berücksichtigen Sie, daß der linke Vorhof dorsal eben unterhalb der Karina und höher als die Hauptkammern liegt. Wenn er größer wird, verursacht er eine Erweiterung des Herzens in Höhe der sogenannten Herztaille und führt zu der in **Abb. 10-38 C** skizzierten Form mit Vergrößerung des Bogens 8. Im links schräganliegenden Bild wird das normalerweise offene Aortenfenster zwischen der aszendierenden und deszendierenden Aorta durch den vergrößerten Vorhof ausgefüllt. Eine gut belichtete p.a. Aufnahme läßt eine Aufspreizung der luftgefüllten Trachealbifurkation erkennen, wobei die Vergrößerung des subkarinalen Winkels normalerweise durch Anhebung des auf dem erweiterten linken Vorhof reitenden linken Hauptbronchus zustande kommt.

Auf der rechtsanliegenden Schrägaufnahme wird die Verlagerung des Ösophagus nach dorsal erkennbar (s. **Abb. 10-40**). Dem Patienten wurde eine Bariumpaste zu schlucken gegeben, die den direkt der dorsalen Herzoberfläche anliegenden Ösophagus sichtbar macht. Normalerweise liegt der Ösophagus direkt vor der Wirbelsäule, nahe der Mittellinie.

Wenn sich der linke Vorhof bei einem **Mitralvitium** vergrößert, so wölbt er sich auf der p.a. Aufnahme in Höhe

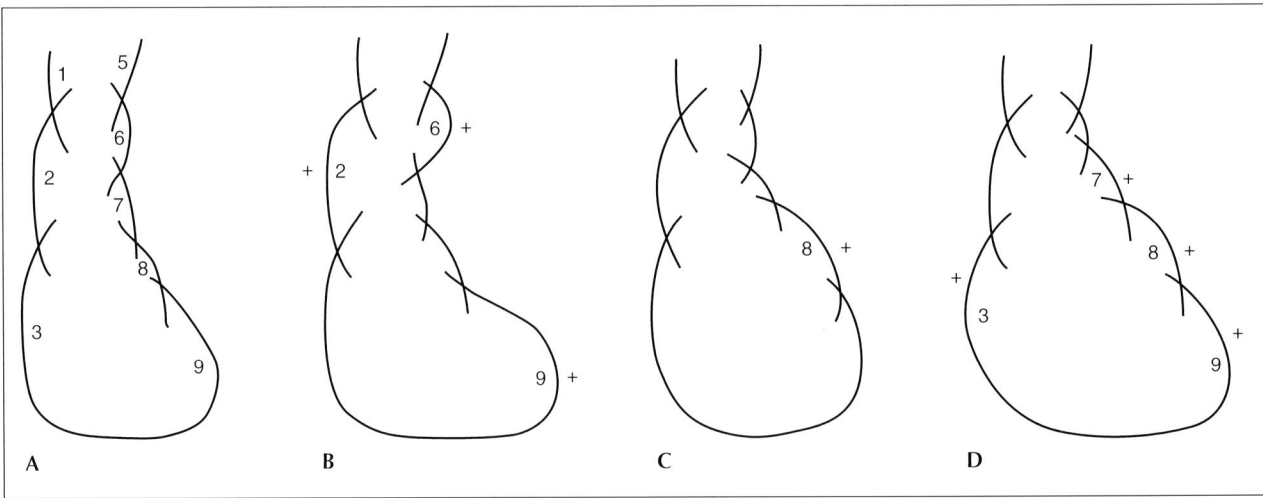

Abb. 10-38. Veränderungen der Herzform bei verschiedenen Kammervergrößerungen. Die Formveränderungen sind bezogen auf die neun sich überschneidenden Bögen, die die Kontur des Herzens und der großen Gefäße in der p.a. Projektion ausmachen (vgl. mit Abb. 9-2). *Hinweis:* Die normalerweise sehr schlanke Portion zwischen den Bögen 6 und 9 wird oft auch als Herztaille bezeichnet.

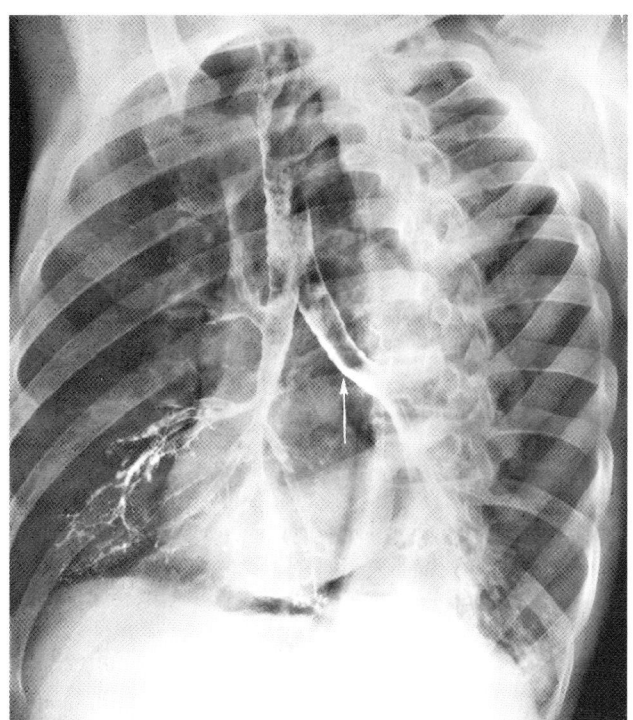

Abb. 10-39. Linksanliegende Schrägaufnahme (LAO), angefertigt bei einer Bronchographie: normaler subkarinaler Winkel. Die Karina sitzt direkt dem linken Vorhof auf, und wenn dieser dilatiert, wird der linke Hauptbronchus *(Pfeil)* angehoben, der subkarinale Winkel vergrößert sich.

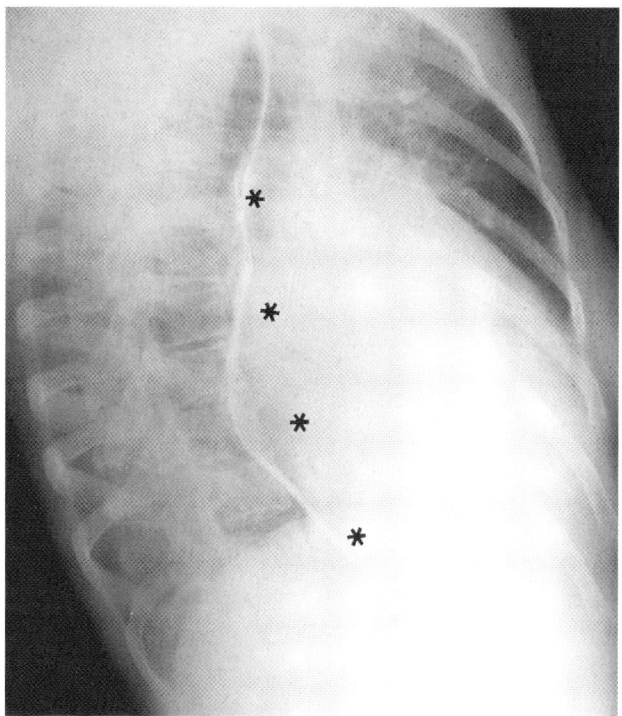

Abb. 10-40. Rechtsanliegende Schrägaufnahme (RAO) bei einem Patienten mit Mitralklappenvitium und Herzinsuffizienz. Dorsalverlagerung des bariumgefüllten Ösophagus durch den dilatierten linken Vorhof. Die *Sterne* geben den normalen Verlauf des Ösophagus an.

der linken Herztaille nach lateral vor, so daß die linke Herzkontur an dieser normalerweise oft konkaven Stelle konvex wird. Der Vorhof dehnt sich aber auch zur rechten Seite aus, so daß seine Begrenzung am *rechten* Herzrand sichtbar wird, teilweise oberhalb des rechten Vorhofschattens und teilweise diesen überlappend, so daß sich eine Doppelkontur (auch Vorhofschlagschatten genannt) abzeichnet, die häufig als klassisches Zeichen einer linken Vorhofvergrößerung genannt wird **(Abb. 10-41)**.

Beachten Sie bei dieser Abbildung auch, daß außer der linken Vorhofvergrößerung eine Ausdehnung des linken Ventrikels nach links zu erkennen ist (s. dazu auch Abb. 10-40), die einer Vergrößerung des linken Ventrikels bei lange bestehendem Mitralvitium (vor allem bei Mitralinsuffizienz) entspricht. Sie ist in der Regel Folge einer Überlastung des linken Ventrikels, der bei einer schlecht oder gar nicht schließenden Mitralklappe den Rückfluß von Blut in den linken Vorhof zu kompensieren versucht. Vergrößerungen des linken Ventrikels findet man aber auch bei Patienten mit **kombinierten Aorten- und Mitralvitien**, bei denen der erhöhte Widerstand und/oder die Insuffizienz einer deformierten Aortenklappe eine zusätzliche Belastung des linken Ventrikels darstellen.

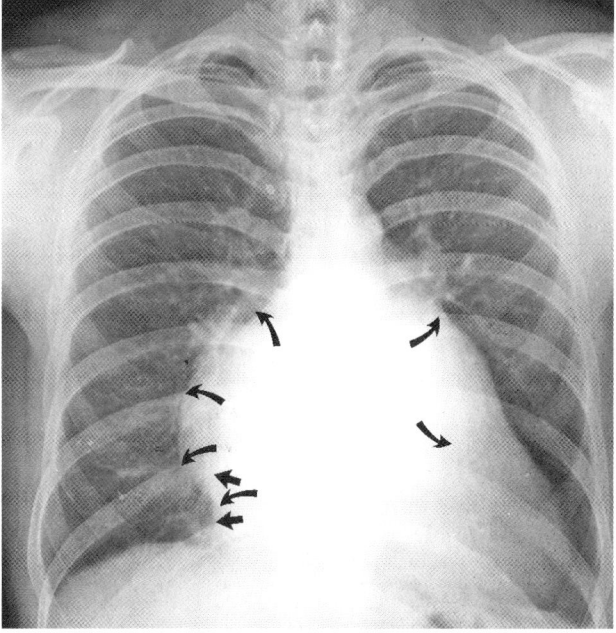

Abb. 10-41. Posteroanteriore Aufnahme eines Patienten mit Mitralinsuffizienz und riesigem linken Vorhof (durch die *gebogenen Pfeile* gekennzeichnet), der links- und rechtsseitig zu erkennen ist. Der Rand des rechten Vorhofs wird durch zwei *gerade Pfeile* gekennzeichnet. So entsteht die typische Doppelkontur im Bereich des rechten Herzrandes, die bei fortgeschrittenen Mitralvitien häufig beobachtet wird.

Beurteilungsprobleme

Versuchen Sie, vor dem Lesen des Textes die vier Herzen auf dieser Doppelseite zu analysieren.

Sie bekommen nun langsam ein Gefühl für die grundsätzlichen Formunterschiede bei Herzen mit überwiegend linksventrikulärer Vergrößerung und solchen mit erweitertem linken Vorhof. Dies sind die wichtigsten Herzkammervergrößerungen, die Sie erkennen müssen. Wenn Sie anhand der p.a. Aufnahme den Verdacht haben, daß

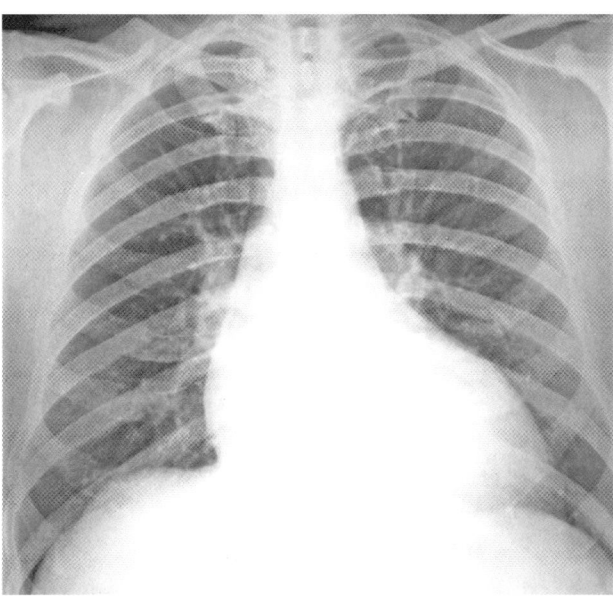

Abb. 10-42

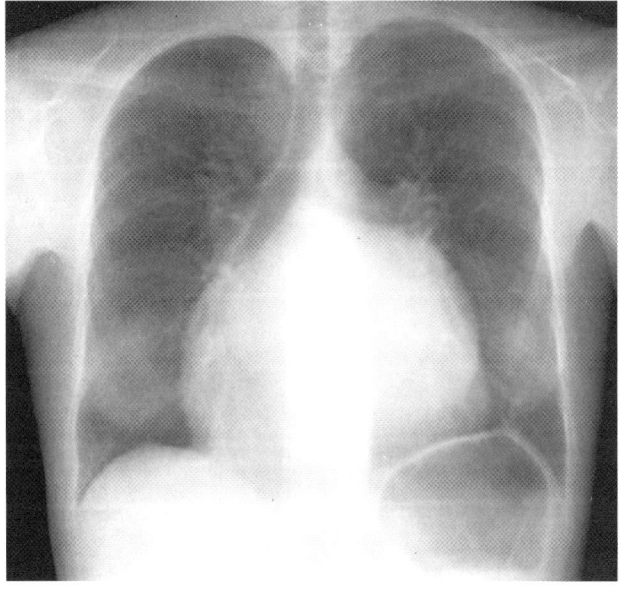

Abb. 10-43

eine dieser Kammervergrößerungen vorliegt, so müssen Sie sich anhand von Seitaufnahme und eventuell Schrägaufnahmen vergewissern.

Der Patient in **Abb. 10-42** weist eine meßbare Vergrößerung des Herzens mit einer Form auf, die Sie an eine linksventrikuläre Vergrößerung denken läßt. Sie haben die schmale, konkave Herztaille ebenso beachtet wie die weit nach links reichende Herzspitze, was auf der Seitaufnahme mit einem Ausladen des linken Ventrikels nach dorsal einhergehen würde. Dieser Patient hat den klassischen Auskultationsbefund eines kombinierten **Aortenvitiums** (mit Stenose und Insuffizienz), wahrscheinlich rheumatischer Genese. Beachten Sie die flache Kontur des Aortenbogens.

Formveränderungen des Herzens durch Vergrößerung der *rechten* Herzhöhlen sind sehr viel schwieriger zu erkennen. Der rechte Vorhof wird, wie Sie erwarten können, bei einer Trikuspidalatresie enorm dilatiert sein. Wir geben Ihnen hierzu kein Bildbeispiel, da diese Erkrankung außerordentlich selten ist. Der rechte Ventrikel ist beim **Cor pulmonale** und bei der **Pulmonalklappenstenose** vergrößert. Wenn dies der Fall ist (wie Sie bereits in Abb. 10-18 gesehen haben), kann das Herz auf der p.a. Aufnahme trügerisch normal aussehen, oder der normale linke Ventrikel wird nach links verlagert (da der rechte Ventrikel vorne liegt, sieht man ihn in der p.a. Aufnahme meist nicht randbildend). Bei der Betrachtung der Seitaufnahme werden Ihnen jedoch der ausgefüllte (normalerweise transparente) untere Retrosternalraum und die flache dorsale Kontur des Herzens auffallen, die sich deutlich von der rundlichen dorsalen Vorwölbung bei Vergrößerung des linken Ventrikels unterscheidet. Natürlich beschränkt man sich heutzutage in der Radiologie nicht auf die Informationen einer normalen Thoraxaufnahme. CT und MRT haben neue Maßstäbe für die Genauigkeit gesetzt, mit der man die Größe der Herzbinnenräume, die Dicke der Herzwände und Veränderungen der Herz- und Kappenfunktion beurteilen kann, wie Sie auf den folgenden Seiten noch sehen werden.

Der Patient in **Abb. 10-43,** dessen p.a. Aufnahme mit sehr hoher Anodenspannung angefertigt wurde, weist eine eindeutig meßbare Herzvergrößerung auf. Darüber hinaus können Sie die Luft in Karina und Hauptbronchien und damit den durch Anheben des linken Hauptbronchus deutlich vergrößerten subkarinalen Winkel erkennen. Bei diesem Patienten mit deutlich dilatiertem linken Vorhof wurden auskultatorisch die typischen Geräusche für eine Mitralstenose und -insuffizienz gefunden. Es ist das klassische Beispiel eines **Mitralherzens**.

Der linke Herzrand kann bei jungen Menschen manchmal eine begradigte oder sogar gering konvexe Herztaille aufweisen, so daß Sie sich davor in acht nehmen müssen, eine Begradigung des linken Herzrandes immer als Zeichen einer Vergrößerung des linken Vorhofs anzusehen. Denken Sie auch daran, daß das Ausfüllen der normalerweise konkaven Taille sowohl durch eine eher dorsal gelegene Struktur (wie bei der Erweiterung des linken Vorhofs) als auch durch eine mehr ventral gelegene Struktur (wie bei allen Krankheitsbildern, die eine Erweiterung des linken Pulmonalarterienhauptstammes hervorrufen, etwa die poststenotische Dilatation bei der Pulmonalklappenstenose oder die Dilatation bei einem offenen Ductus arteriosus Botalli) bedingt sein kann.

Die Patientin in **Abb. 10-44** hat eine **Mitralstenose** und **-insuffizienz**, also ein kombiniertes Mitralvitium. Sie

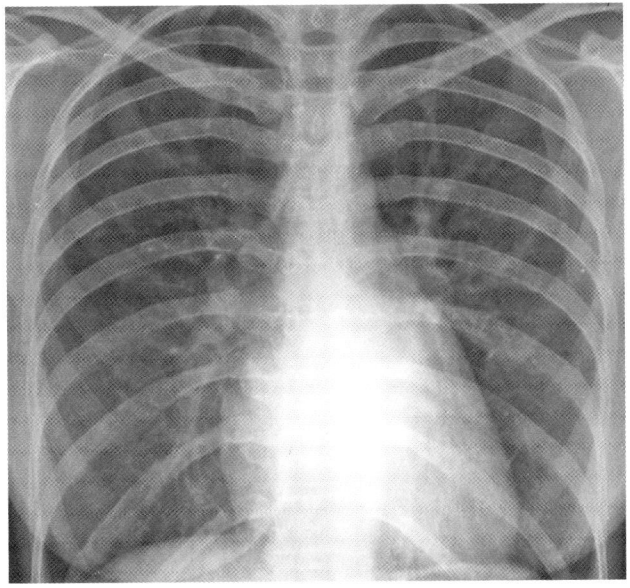

Abb. 10-44

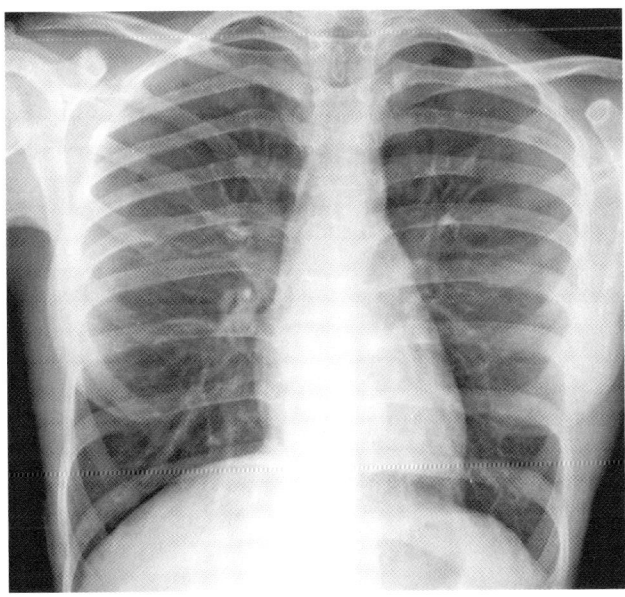

Abb. 10-45

weist eine leichte Herzvergrößerung, eine Anhebung des linken Hauptbronchus direkt oberhalb der linken achten Rippe und eine Doppelkontur am rechten Herzrand auf, also alle klassischen Zeichen des vergrößerten linken Vorhofs bei einem Mitralvitium. Sie war dyspnoisch wegen einer beginnenden Dekompensation des Kreislaufs. Die Patientin in **Abb. 10-45** hingegen war wegen eines beginnenden Asthmaanfalls kurzatmig; es bestand eine lange Asthmaanamnese. Sie hat sicherlich eine verstrichene Herztaille, jedoch keinen Hinweis auf eine Herzvergrößerung und keinen klinischen Anhalt für eine Herzerkrankung. Der gerade verlaufende linke Herzrand kommt wahrscheinlich durch die Überlagerung der kräftigen linken Pulmonalarterie zustande, ein vor allem bei jungen Frauen häufiger Normalbefund.

Nuklearmedizinische Untersuchung des Herzens

Ist das Herz vergrößert, so ist es auf einer Röntgenübersichtsaufnahme häufig schwierig oder unmöglich zu entscheiden, ob eine myokardiale Hypertrophie oder eine Dilatation der Kammer vorliegt. Natürlich können diese beiden Veränderungen durch andere bildgebende Verfahren unterschieden werden, die die Dicke der Herzwand darstellen können, etwa die Echokardiographie, die Angiokardiographie, die Computertomographie oder die Magnetresonanztomographie. In den letzten zwei Jahrzehnten gab es eine explosionsartige Entwicklung der bildgebenden Verfahren des Herzens. Nur die Koronarangiographie ist jedoch bislang in der Lage, die Lokalisation arteriosklerotischer Plaques in den Koronararterien, die zu einer Stenose oder Okklusion der Gefäße führen, präzise darzustellen, wie Sie es in Abb. 10-35 und Abb. 10-37 gesehen haben. Es handelt sich dabei allerdings um ein invasives Verfahren, welches eine arterielle Katheterisierung und die Injektion von Kontrastmittel erfordert. Es gibt verschiedene nichtinvasive nuklearmedizinische Techniken, die zur Diagnostik ischämischer Herzerkrankungen eingesetzt werden. Eine basiert auf der Anwendung radioaktiven Thalliums zur Untersuchung der koronararteriellen Perfusion. Thallium wird, wie Kalium, in gut durchbluteten, gut oxygenierten Muskelzellen innerhalb weniger Minuten nach intravenöser Injektion gespeichert. Ein normales Herz zeigt eine homogene Verteilung des radioaktiven Thalliums über das gesamte Myokard, während ein ischämisches Herz Areale verminderter Thalliumaktivität zeigt, sogenannte *cold spots*. EKG-getriggerte Untersuchungen nach radioaktiver Markierung des Blutes ermöglichen die Analyse der Herzwandbewegungen. Dazu werden radioaktive Sub-

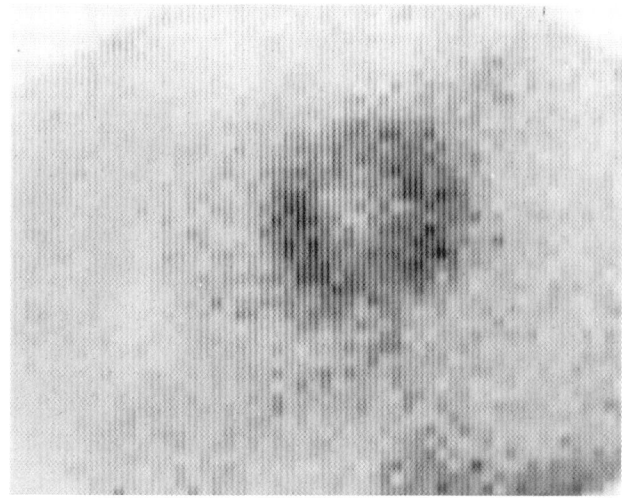

A

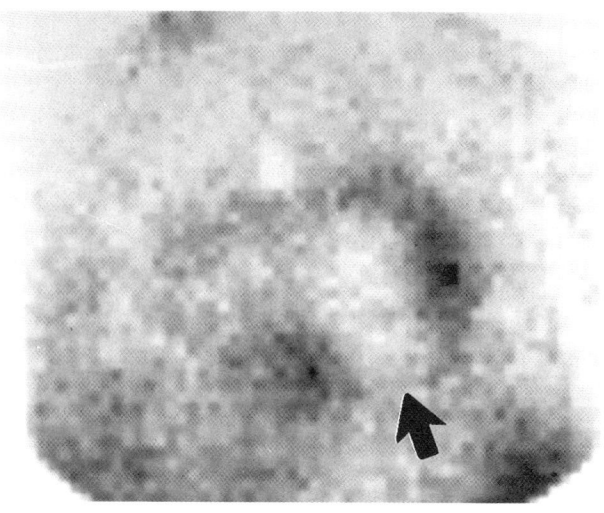

B

Abb. 10-46 A. Normales Thallium-Perfusionsszintigramm unter Belastung. Beachten Sie die gleichmäßige Verteilung der radioaktiven Substanz.

B. Thallium-Perfusionsszintigramm unter Belastung bei einem Patienten mit einer Koronararterienstenose. Der *Pfeil* zeigt auf das ischämische Areal, das eine verminderte Thalliumaktivität aufzeigt.

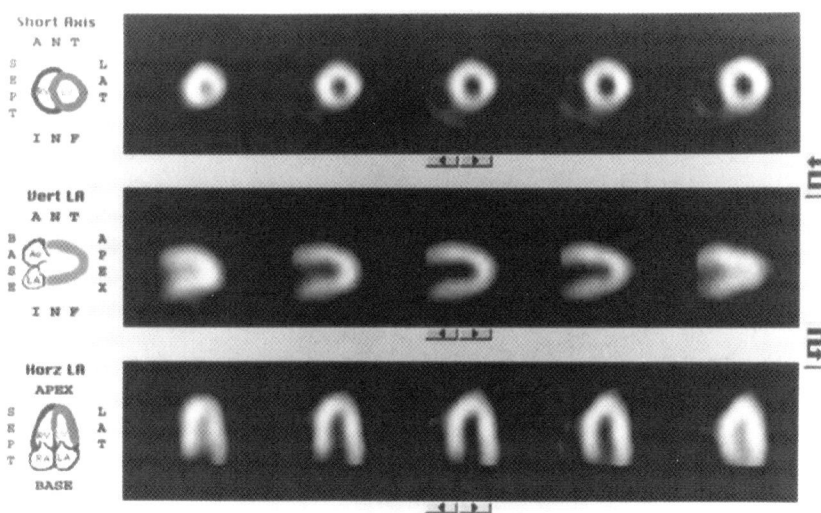

Abb. 10-47. Normales Thallium-Perfusionsszintigramm in SPECT-Technik, bei der eine Serie tomographischer Bilder in verschiedenen Abbildungsebenen angefertigt wird.
Oberste Reihe, kurze Herzachse: Das Myokard hat eine Doughnut-Form.
Mittlere Reihe, vertikale lange Herzachse: Das Myokard hat die Form eines horizontal verlaufenden U.
Unterste Reihe, horizontale lange Herzachse: Das Myokard stellt sich wie ein umgedrehtes U dar. (Siehe auch Text)

stanzen injiziert, die den Blutpool des Patienten markieren, zum Beispiel an rote Blutkörperchen oder Serumalbumin gekoppeltes Technetium, und das Herz von einer Gammakamera aufgenommen, die an einen Computer angeschlossen ist. Die Bildinformationen können dann zur Berechnung des Herzschlagvolumens und der Auswurffraktion analysiert werden (Radionuklidventrikulographie). Das Blut in den Herzkammern kann entweder in Form beliebiger Computerrekonstruktionen oder in Form einer Cine-Sequenz dargestellt werden, um Größe und Form der Herzkammern, Position der großen Gefäße, Ventrikelwanddicke, Füllungsdefekte der Kammern, Herzwandbewegung und dyskinetische Segmente darzustellen.

In **Abb. 10-46 A** und **B** sehen Sie Abbildungen eines normalen und pathologischen Thallium-Perfusionsszinti-

gramms. In Ruhe ist die Perfusion des Myokards distal einer Stenose meist normal oder annähernd normal. Unter Belastung kommt es zu einem gesteigerten Sauerstoffbedarf des Myokards und einer erhöhten Perfusion dieser Areale. Unter diesen Umständen kann eine herabgesetzte koronararterielle Reserve distal einer Stenose besser dargestellt werden. Daher wird die Thalliumuntersuchung auch unter Belastung durchgeführt, normalerweise auf einem Fahrradergometer. Bei beiden hier dargestellten Untersuchungen wurde das Thallium bei maximaler Belastung injiziert. Die Aufnahmen mit der Gammakamera wurden kurz danach durchgeführt. Bei dem gesunden Patienten (Abb. 10-46 A) zeigt sich eine gute Thalliumspeicherung in dem normal funktionierenden Myokard, so daß die Abbildung in der links vorderen Schrägprojektion wie ein Doughnut-Ring aussieht. In Abb. 10-46 B hinge-

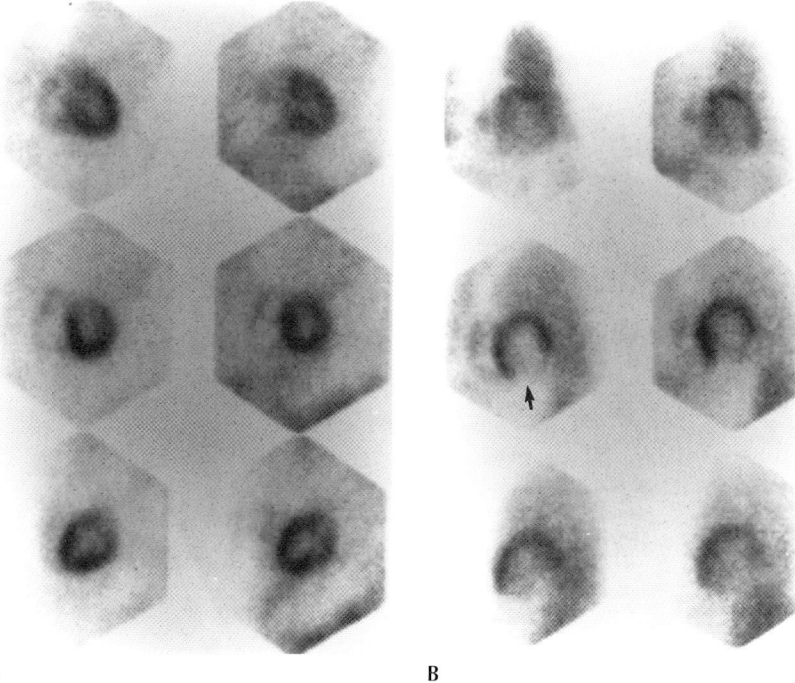

Abb. 10-48 A–B. Normales **(A)** und pathologisches **(B)** Thallium-Perfusionsszintigramm, welches mit einer Gammakamera in anteriorer, 45°- und 70°-linksschräger Projektion aufgenommen wurde.
Linke Spalte: Frühaufnahmen. *Rechte Spalte:* Spätaufnahmen. Der *Pfeil* zeigt einen Perfusionsausfall in der inferioren Wand.

A   B

gen zeigt sich ein Defekt *(Pfeil)* im Bereich des Septums und im Bereich der unteren Wand, wo noch kein Thallium im Muskel gespeichert ist, weil dieser Myokardanteil schlecht durchblutet und schlecht oxygeniert ist. Eine später durchgeführte Koronarangiographie zeigte eine hochgradige Stenose in der linken Koronararterie.

Die Thallium-Belastungsszintigraphie hat sich als sehr sensitives und spezifisches Verfahren zur Abklärung der koronaren Herzkrankheit erwiesen; sie ist sogar sensitiver als die Elektrokardiographie. Dennoch ersetzt die Thallium-Belastungsszintigraphie das Belastungs-EKG bei Patienten mit Verdacht auf eine koronare Herzerkrankung nicht. Vielmehr sollte sie dann durchgeführt werden, wenn das EKG keine definitiven diagnostischen Hinweise erbringt. Die Thallium-Belastungsszintigraphie ist nämlich wesentlich teurer als ein EKG. Eine relativ neue nuklearmedizinische Technik, die SPECT genannt wird (single-photon emission computed tomography), erzeugt tomographische nuklearmedizinische Bilder des Herzens. **Abbildung 10-47** zeigt Ihnen eine normale Aufnahme nach Injektion radioaktiven Thalliums. In der obersten Reihe sind tomographische Abbildungen in der kurzen Achse dargestellt. Sie können eine Serie tomographischer Schnitte durch die linke Herzhöhle erkennen, die im Bereich der Herzspitze beginnen und dann bis zur Herzbasis reichen. Die zweite Reihe ist eine tomographische Serie in der vertikalen langen Achse, die unterste Reihe eine tomographische Serie in der horizontalen langen Achse. Die Diagramme auf der linken Seite dienen der Orientierung. Häufiger wird jedoch die Thal-

liumbildgebung durchgeführt, bei der mit Hilfe einer Gammakamera Projektionsabbildungen angefertigt werden. Im Gegensatz zur SPECT, bei der die Kamera um den Patienten rotiert, wird die Gammakamera dabei an den Patienten angestellt, um Bilder des Herzens in drei verschiedenen Abbildungsprojektionen zu erzeugen: eine anteriore Abbildung und jeweils eine linksschräge Aufnahme in 45°- und 70°-Projektion. In jeder Abbildungsposition werden Früh- und Spätaufnahmen angefertigt. In Kapitel 2 haben Sie bereits das Foto einer Gammakamera gesehen.

Abbildung 10-48 A zeigt Ihnen eine normale Untersuchung und **B** eine pathologische Untersuchung mit einem dilatierten linken Ventrikel, einer erhöhten Thalliumaktivität im Bereich der Lungen und einem Defekt im Bereich der unteren Herzwand *(Pfeil)*. Jede Untersuchung besteht aus sechs Bildern. Die linke Reihe zeigt jeweils die Frühaufnahmen, die rechte Reihe die Spätaufnahmen. Die vorderen Ansichten sind in der obersten Reihe, die 45°-Schrägprojektion in der mittleren Reihe und die 70°-Schrägprojektion in der untersten Reihe. Beachten Sie, daß die inferior gelegene Perfusionsstörung bei dem kranken Patienten **(B)** auch auf den Spätaufnahmen zu sehen ist.

Einen weiteren Fortschritt auf dem Gebiet der nuklearmedizinischen Herzdiagnostik hat die Entwicklung Technetium-markierter Substanzen zur Darstellung der myokardialen Perfusion gebracht. Der Vorteil des Technetiums gegenüber dem Thallium ist die wesentlich bessere Verfügbarkeit und die höhere Bildqualität, die durch eine optimale Gamma-Energie und eine höhere Zerfalls-rate bedingt ist. Außerdem kann man mit diesen Markern auch eine First-pass-Ventrikulographie während der Injektion durchführen. Eine der am meisten verwendeten Substanzen ist das Technetium-Methoxy-isobutyl-isonitryl (MIBI); es verteilt sich wie Thallium proportional zum Blutfluß im Myokard.

MRT-Bilder des Herzens – Koronare Schnittebene

Um Ihnen die dreidimensionale Anatomie der vier Herz-kammern und ihrer großen Gefäße besser zu verdeutli-chen, haben wir die anatomischen Strukturen nochmals in einer Serie von MR-Schnittbildern wiedergegeben. Diese koronaren Bilder sind zusätzlich noch gering schräg verlaufend (anguliert), um die relevanten anato-mischen Strukturen bestmöglich darzustellen. **Abbildung 10-49** ist die am weitesten vorne gelegene Schicht, **Abb. 10-54** die am weitesten hinten gelegene Schicht (vergleichen Sie diese Bilder doch einmal mit den Rönt-genaufnahmen koronarer Schnitte durch eine Leiche in Kap. 2, Abb. 2-14 bis Abb. 2-17). Beachten Sie die dik-kere Muskelwand des linken Ventrikels im Vergleich zum rechten. Man sieht die Pulmonalarterie aus dem rechten Ventrikel und die Aorta aus dem linken Ventrikel entspringen. Die Ventrikel sind weiter vorne gelegen als die Vorhöfe. Beachten Sie die Vena cava superior und inferior, wie sie in den rechten Vorhof münden. Die in den linken Vorhof einmündenden Lungenvenen sind nicht so gut erkennbar.

Sie erinnern sich bestimmt noch: sich schnell bewegen-des Blut in den Herzkammern und in den großen Blutge-fäßen stellt sich auf den hier vorliegenden T1-gewichte-ten MR-Bildern schwarz dar. Würde man andere MR-Parameter auswählen, könnte das Blut auch weiß erschei-nen. Die MR-Bilder entsprechen tomographischen Schichten, die in jeder beliebigen Ebene angefertigt wer-den können. Daher kann die MRT – im Gegensatz zur CT – zusätzlich zur herkömmlichen axialen Schnittführung auch koronare, sagittale oder schräg orientierte Schicht-bilder des Herzens erzeugen. Ein häufig angewandter, schräg verlaufender Schnitt ist der parallel zur langen Achse des Herzens **(Abb. 10-55)**. Um die MR-Bilder be-stimmten Phasen des Herzzyklus zuzuordnen, kann die Untersuchung an das EKG angepaßt (EKG-getriggert) werden. So kann mit Hilfe der MRT nicht nur eine anato-mische, sondern auch eine funktionelle Untersuchung des Herzens erfolgen und es lassen sich nicht nur die Wanddicke, sondern auch die Wandbewegungen darstel-len. Auch die Auswurffraktion sowie eine Reihe weiterer physiologischer Parameter können bestimmt werden.

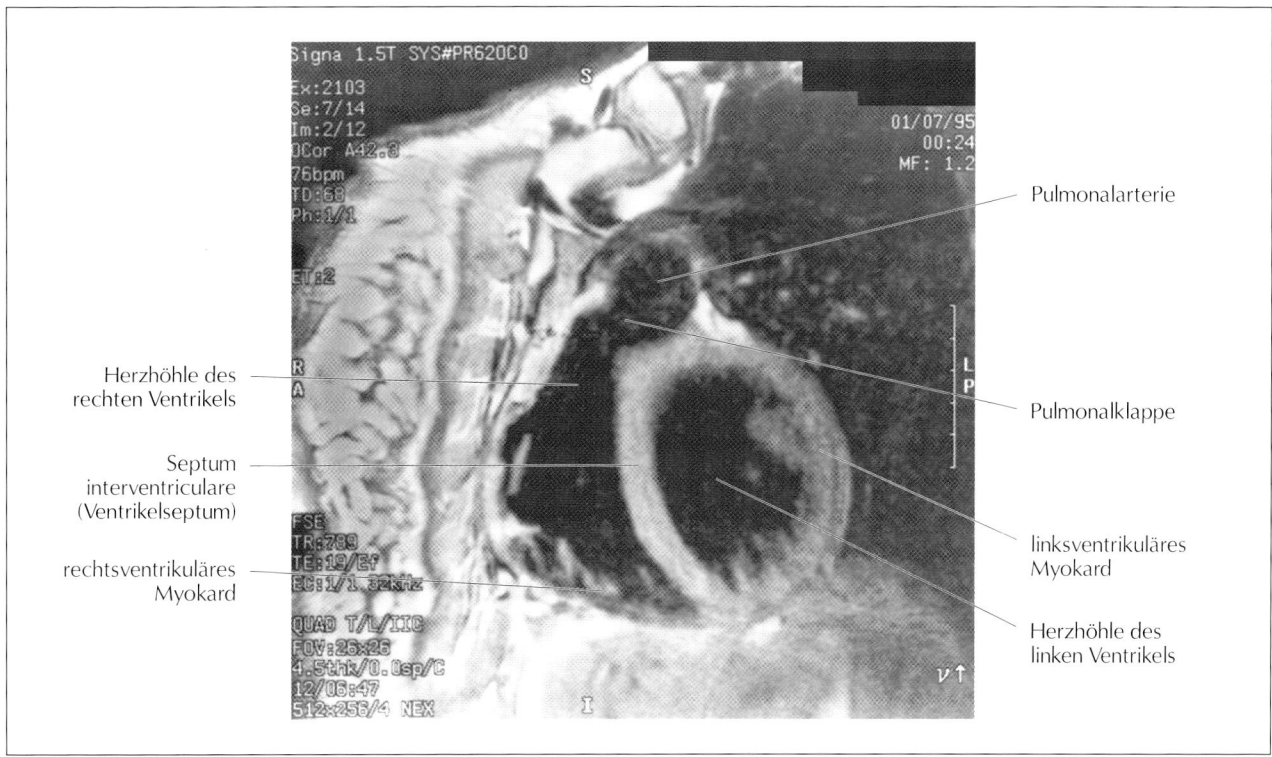

Abb. 10-49. Schräg koronare MR-Schicht in der Ebene der Pulmonalklappe

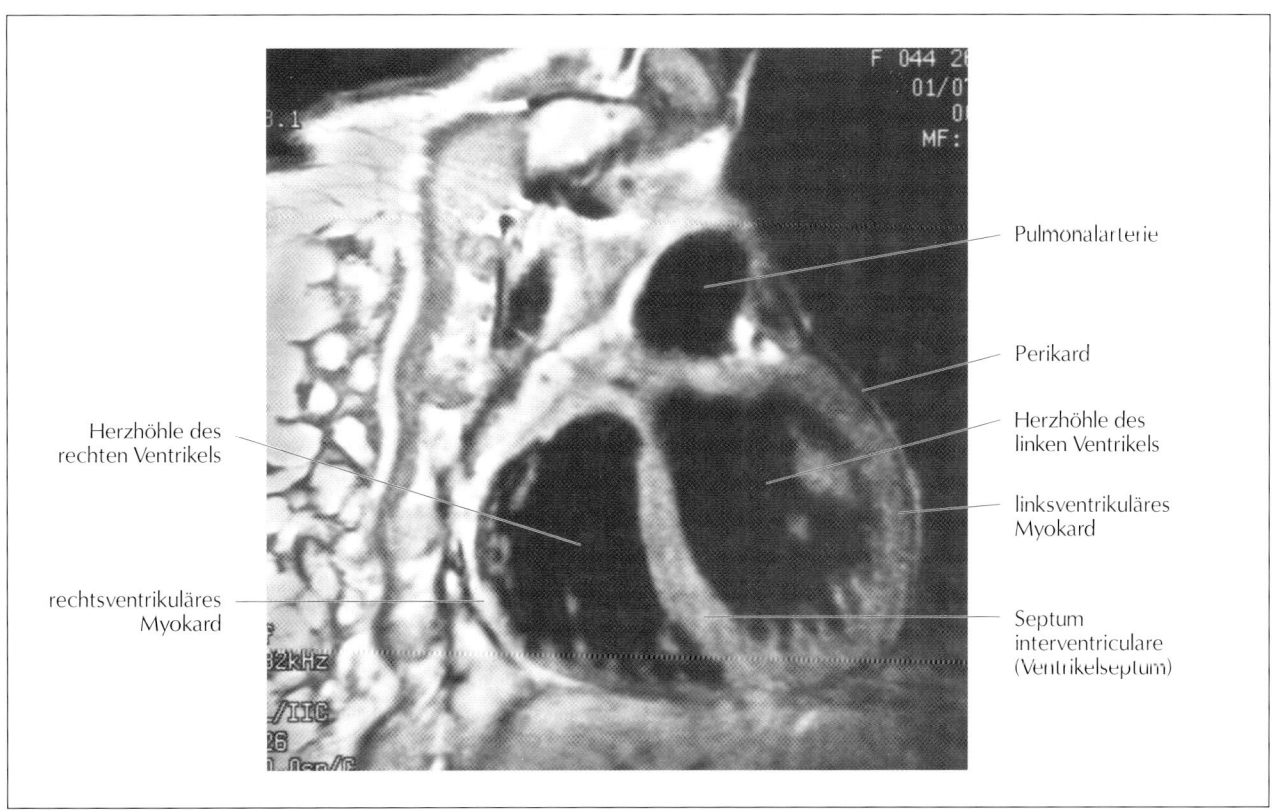

Abb. 10-50. Schräg koronare MR-Schicht, Schicht durch die Mitte der Ventrikel

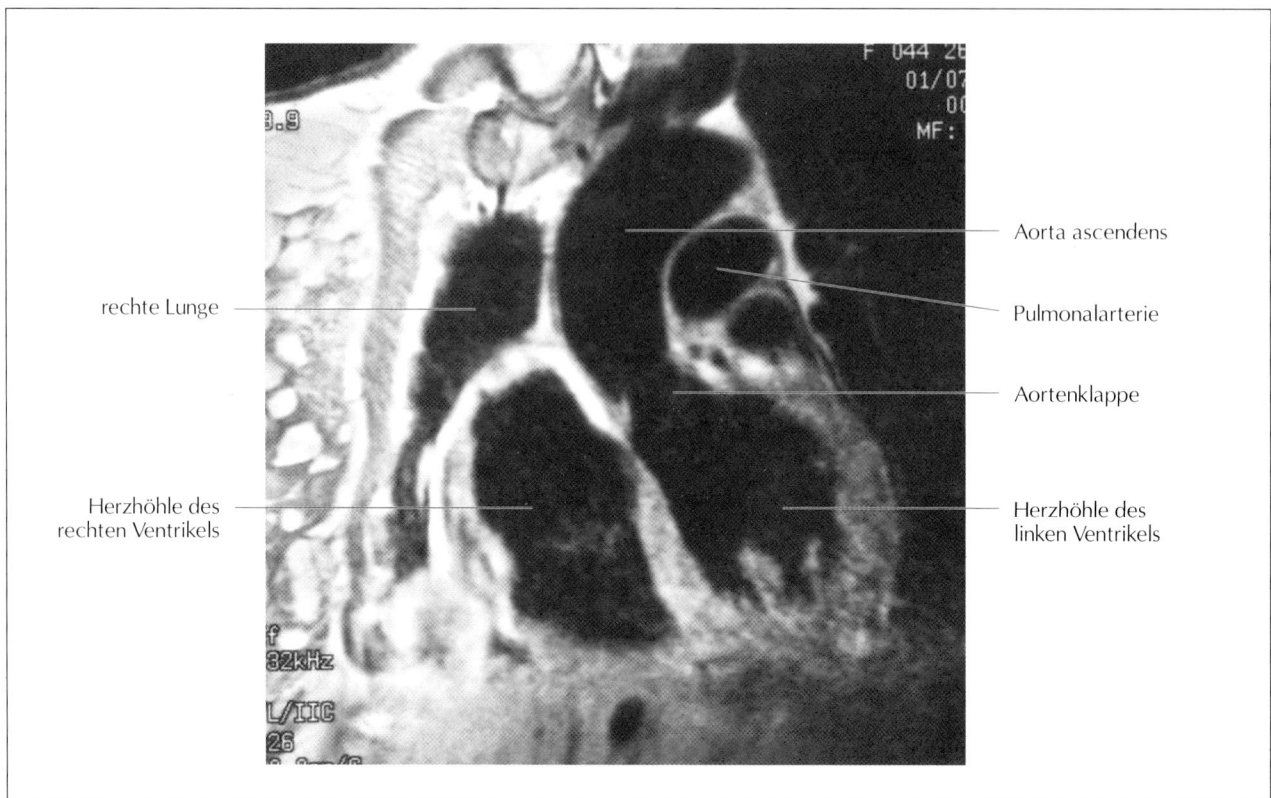

rechte Lunge

Herzhöhle des
rechten Ventrikels

Aorta ascendens

Pulmonalarterie

Aortenklappe

Herzhöhle des
linken Ventrikels

Abb. 10-51. Schräg koronare MR-Schicht in Höhe der Aortenklappe

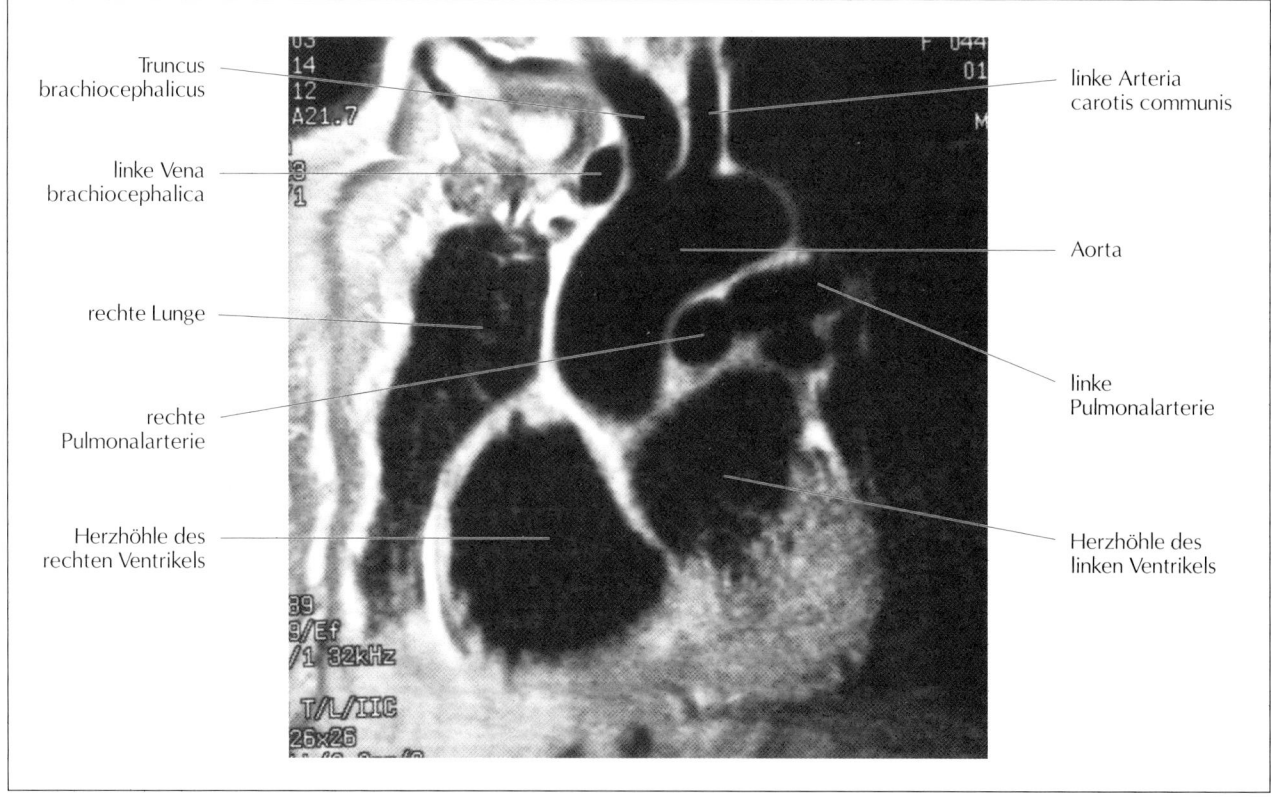

Truncus
brachiocephalicus

linke Vena
brachiocephalica

rechte Lunge

rechte
Pulmonalarterie

Herzhöhle des
rechten Ventrikels

linke Arteria
carotis communis

Aorta

linke
Pulmonalarterie

Herzhöhle des
linken Ventrikels

Abb. 10-52. Schräg koronare MR-Schicht in Höhe des aus dem Aortenbogen entspringenden Truncus brachiocephalicus und der linken Arteria carotis communis

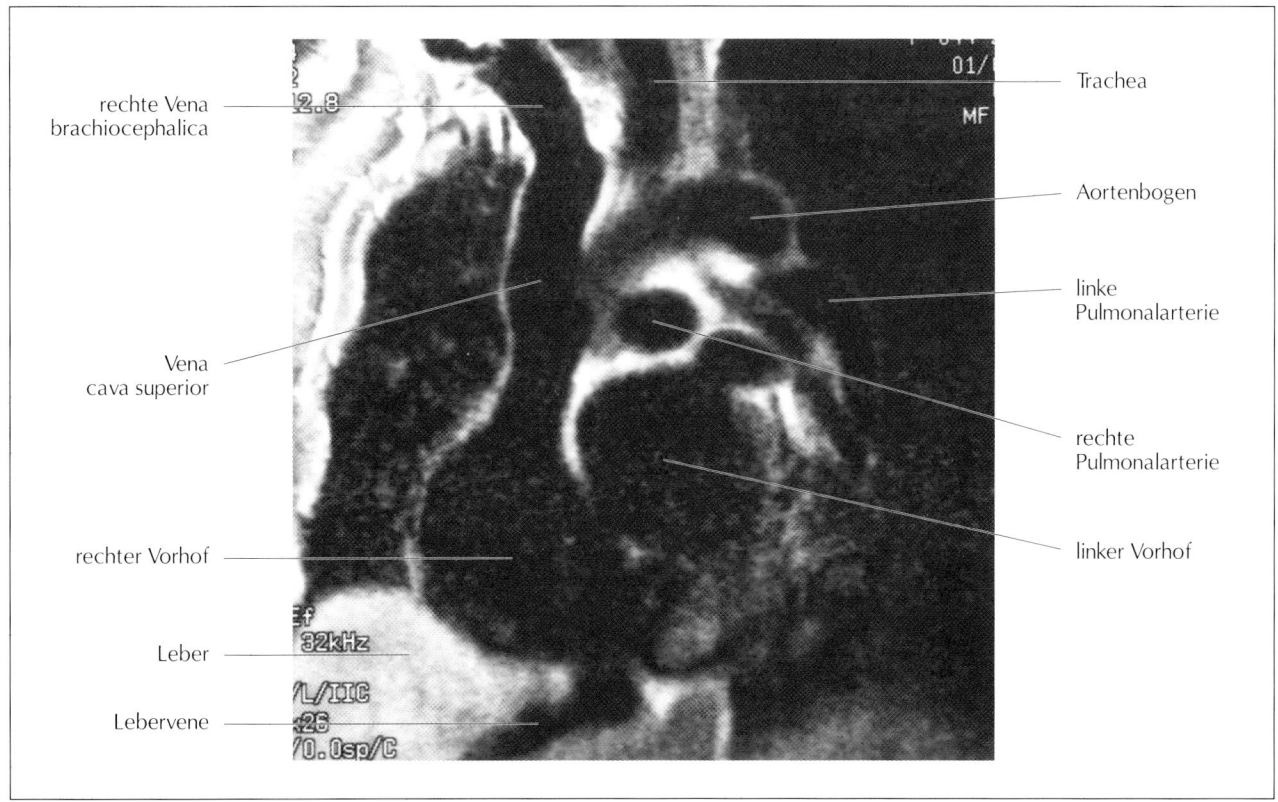

rechte Vena
brachiocephalica

Trachea

Aortenbogen

linke
Pulmonalarterie

Vena
cava superior

rechte
Pulmonalarterie

rechter Vorhof

linker Vorhof

Leber

Lebervene

Abb. 10-53. Schräg koronare MR-Schicht in Höhe der Vena cava superior und des rechten Vorhofs

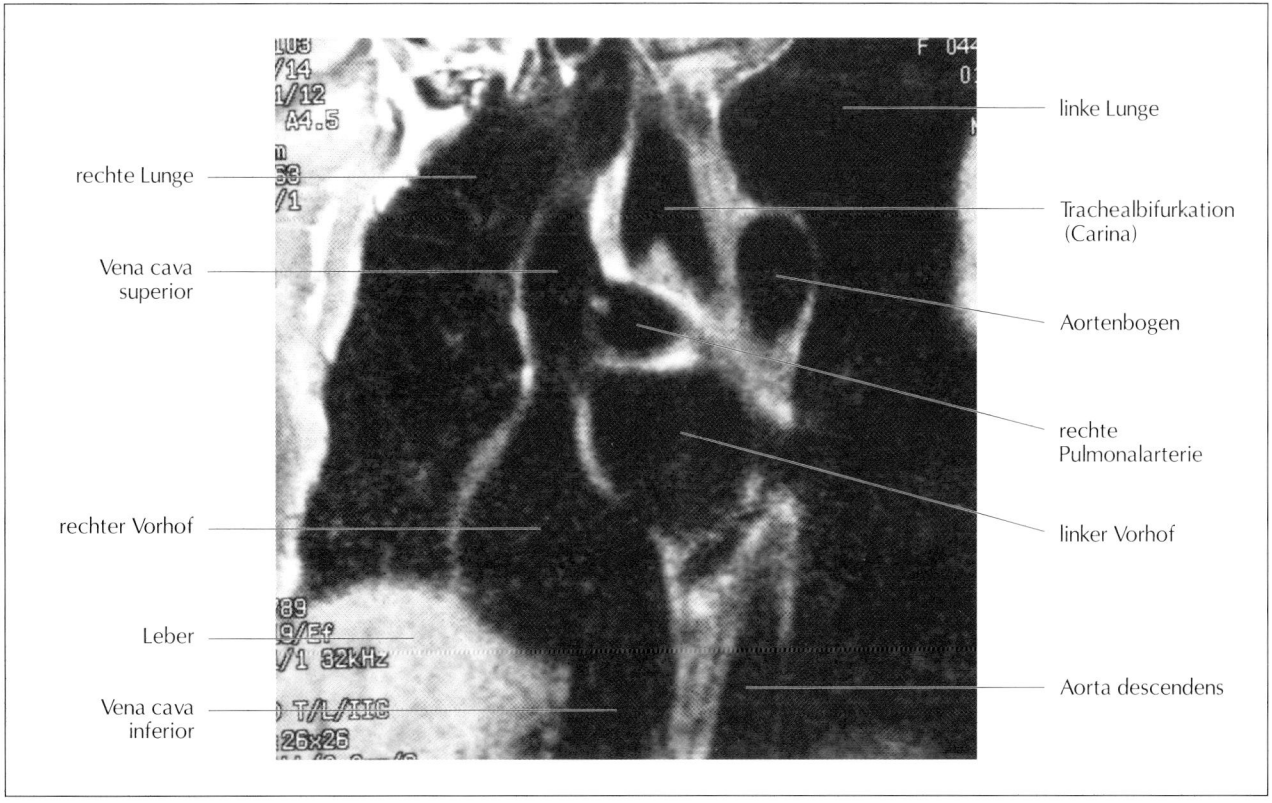

linke Lunge

rechte Lunge

Trachealbifurkation
(Carina)

Vena cava
superior

Aortenbogen

rechte
Pulmonalarterie

rechter Vorhof

linker Vorhof

Leber

Aorta descendens

Vena cava
inferior

Abb. 10-54. Schräg koronare MR-Schicht in Höhe des linken Vorhofs und der Karina

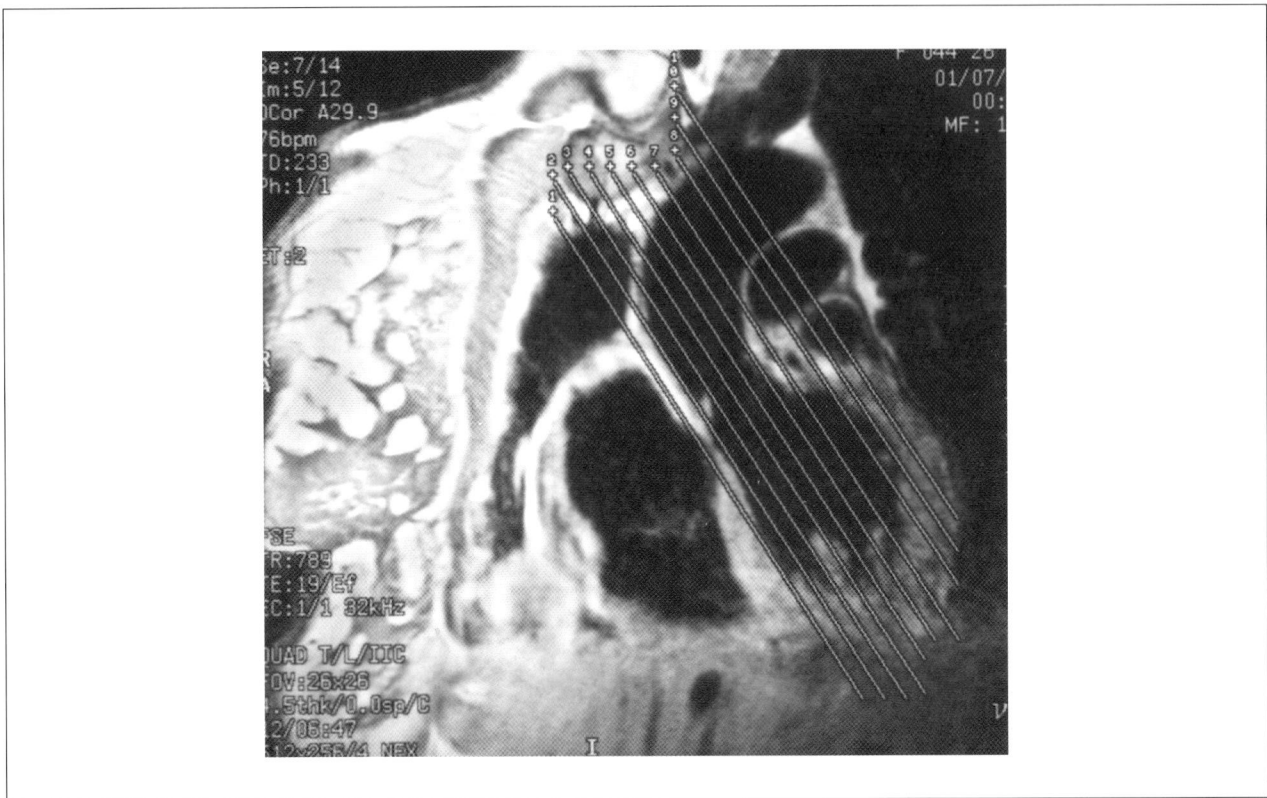

Abb. 10-55 A. Schräg koronare MR-Schicht, in der die Ebene der langen Herzachse durch Linien markiert ist

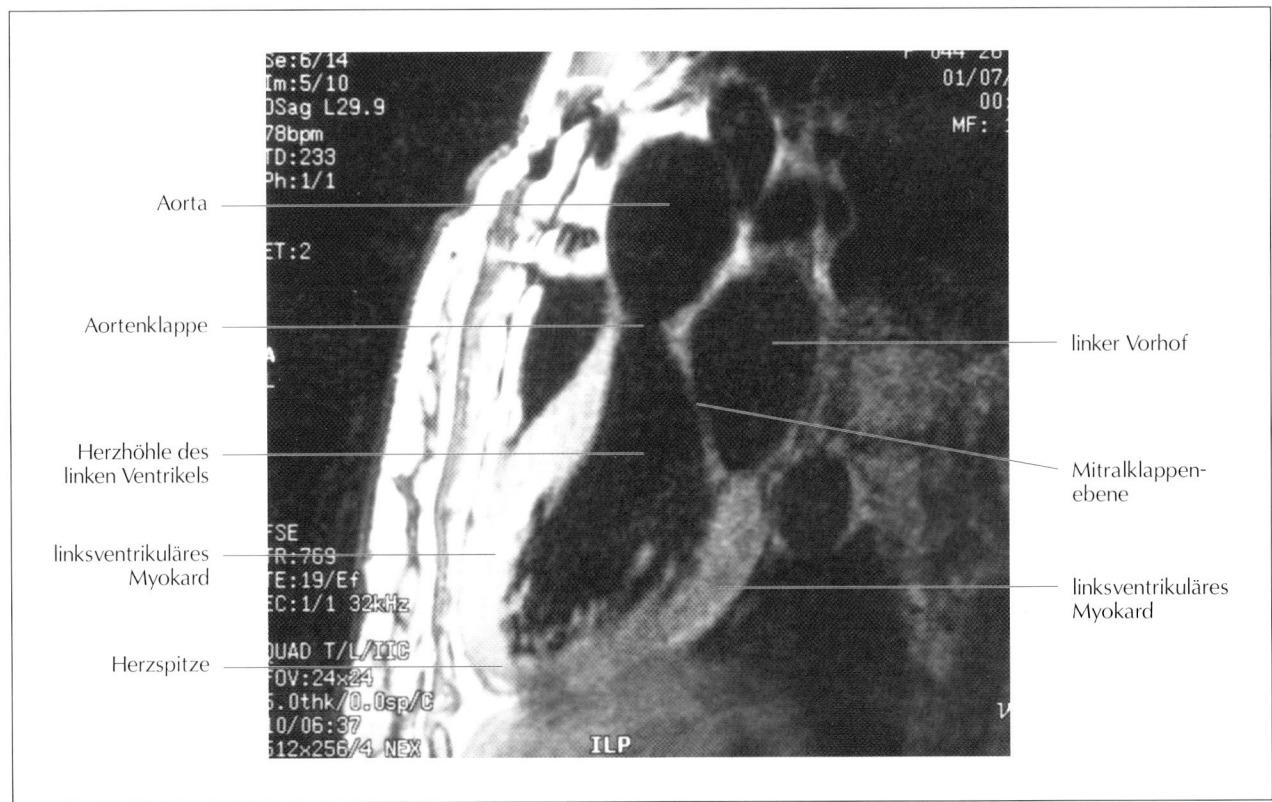

Abb. 10-55 B. MR-Schicht in der langen Herzachse durch den linken Ventrikel und die Aortenklappe (Schicht Nr. 5 von der Markierung in Abb. 10-55 A)

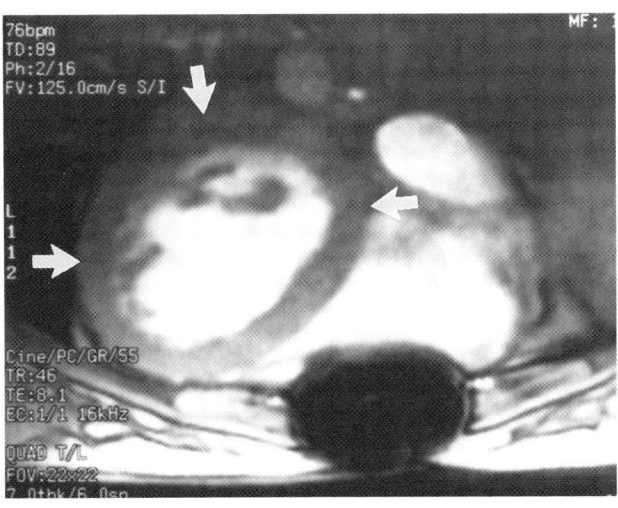

A

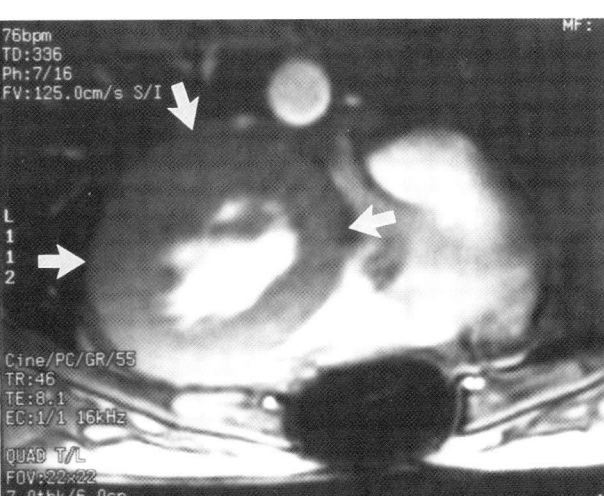

B

Abb. 10-56. EKG-getriggerte MR-Aufnahmen, die die linksventrikuläre Aktivität zeigen *(Pfeile)*
A. Diastole
B. Systole. Diese Abbildungen wurden mit einer sog. Gradienten-Echotechnik erzeugt, die das Blut in den Herzkammern mit einer hohen MR-Signalintensität darstellt.

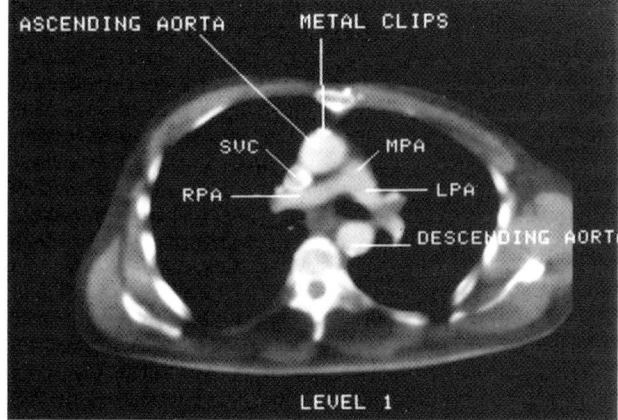

57

58

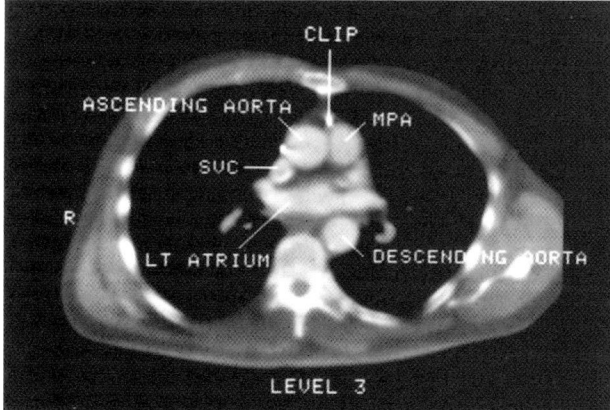

59

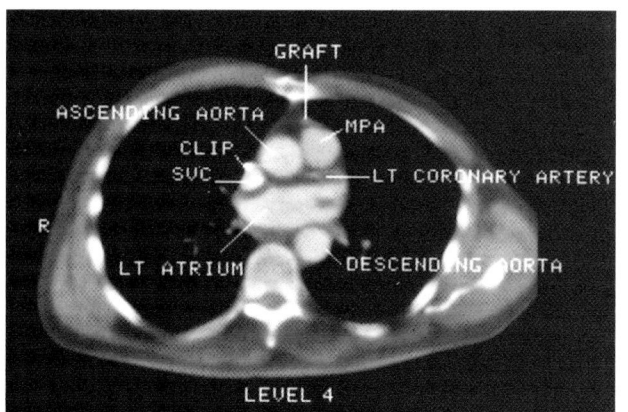

60

Die Computertomographie des Herzens in der axialen Ebene

Diese Serie axialer CT-Bilder zeigt die Anatomie des Herzens und der großen Gefäße von der Aufteilung des Truncus pulmonalis in Schicht 1 bis hinunter zur Kuppe des rechten Zwerchfells. Diese Bilder wurden unmittelbar nach i.v. Injektion eines Kontrastmittelbolus mit einem ultraschnellen CT-Gerät, bei dem durch Herzbewegung hervorgerufene Bildartefakte ausgeschaltet werden, aufgenommen.

Untersucht wurde ein Mann mittleren Alters nach einer koronaren Bypass-Operation, bei dem die Durchgängigkeit der verschiedenen Bypass-Venenbrücken nachgewiesen werden sollte. Wie Sie wahrscheinlich wissen, werden bei dieser Operation Venentransplantate (meist von oberflächlichen Unterschenkelvenen) von der Aortenwurzel zu den peripher von Stenosen liegenden Anteilen der Koronararterien geführt, um minderdurchblutete Bereiche des Ventrikelmyokards ausreichend mit Blut zu versorgen.

In *Schicht 1* **(Abb. 10-57)** läßt sich die ventrale Lage der Aorta ascendens und die dorsale Lage der Aorta descendens gut ausmachen. Zusätzlich können sogenannte Metallclips im Bereich der durchgeführten Bypass-Operation in *Schicht 1 und 2* erkannt werden. Die am höchsten gelegene Herzkammer, der linke Vorhof, ist in *Schicht 3* zu erkennen. Beachten Sie bitte die durchgängigen (mit Kontrastmittel angefärbten) Bypasses in den Schichten 4 bis 8.

Abb. 10-57 bis 10-60. CT-Schicht 1–4

MPA = Truncus pulmonalis; RPA = rechte Pulmonalarterie; LPA = linke Pulmonalarterie; MPA = Pulmonalarterienhauptstamm; SVC = V. cava superior; Ascending Aorta = Aorta ascendens; Descending Aorta = Aorta descendens

In Schicht 5 sieht man zum ersten Mal den rechten Vorhof, den rechten Ventrikel und einen Teil des linken Ventrikels. Dieser Schnitt liegt in Höhe der Aortenklappe. Die Klappensegel der Mitralis sind in *Schicht 6* gut zwischen linkem Vorhof und linkem Ventrikel zu erkennen. Die Trikuspidalklappe ist in *Schicht 7* zwischen dem rechten Vorhof und dem rechten Ventrikel zu sehen. Beachten Sie auch die verkalkten arteriosklerotischen Plaques in der deszendierten Aorta. Der linke Vorhof kann nicht mehr abgegrenzt werden, da Schicht 7 bereits unterhalb liegt. Das *Schichtbild 8* zeigt das Septum interventriculare zwischen rechtem und linkem Ventrikel am besten. Achten Sie noch einmal auf die im Vergleich zum rechten Ventrikel dicke Wand des linksventrikulären Myokards und auf die in die linke Ventrikelhöhle hineinreichenden Papillarmuskeln.

In der klinischen Routine wird die CT eingesetzt, um Perikardverdickungen und perikardiale Flüssigkeitsansammlungen, perikardiale Verkalkungen, intrakardiale Tumoren und Thromben, zentrale Lungenembolien sowie thorakale Aortenaneurysmen und Aortendissektionen darzustellen.

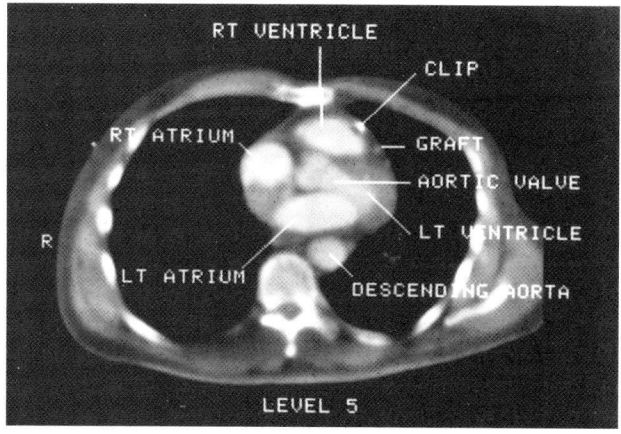

61

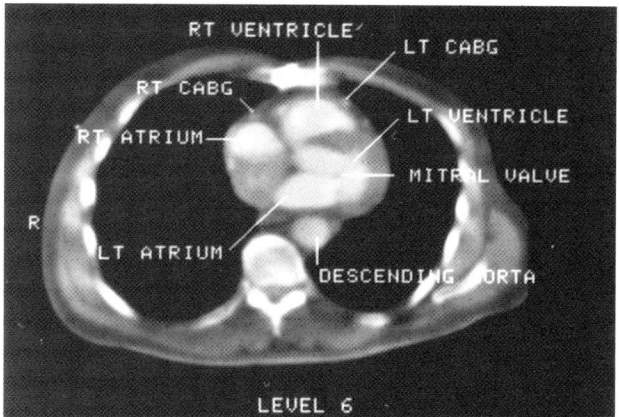

62

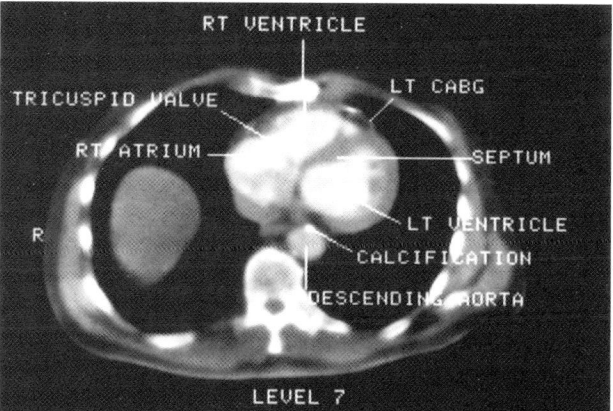

63

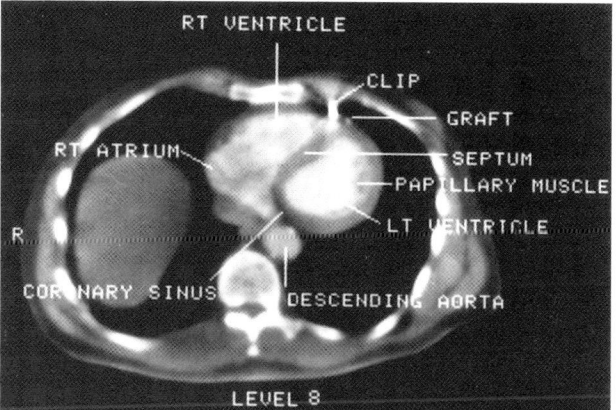

Abb. 10-61 bis 10.64. CT-Schicht 5–8

64

11 Das Abdomen

Wie man die Leeraufnahme, die abdominelle CT und die Sonographie beurteilt

Die Röntgenuntersuchung der Abdominalregion ist auf ihre Weise vielleicht ein bißchen schwieriger und erfordert noch ein bißchen mehr Aufmerksamkeit als die des Thorax. Aus der Sicht der Möglichkeiten, die sie Ihnen bei der Entdeckung wichtiger radiologischer Informationen bietet, ist sie jedoch gleichermaßen interessant. Eine Materie, die Sie durch logische Ableitung aus dem Erscheinungsbild lernen, geht Ihnen nicht verloren, weil sie immer wieder nachvollzogen werden kann, falls Sie sie vergessen haben sollten. Die radiologische Beurteilung von Untersuchungen des Abdomens besteht im wesentlichen aus logischen Schlußfolgerungen. In diesem Kapitel werden wir zuerst die Vorgehensweise besprechen, mit der Sie die sogenannten Leeraufnahmen des Abdomens betrachten und beurteilen sollten. Anschließend folgt ein Abschnitt über die normale CT des Abdomens und zum Schluß ein Abschnitt über die Sonographie, deren Domäne gerade im Bereich des Bauches liegt.

Die Leeraufnahme

Die großen Dichteunterschiede der Thoraxstrukturen führen zu leicht sicht- und interpretierbaren Konturen und Randlinien, die auch für einen radiologischen Anfänger gut zu erkennen sind. Im Bereich des Abdomens können die Organe und großen Gefäße jedoch zu einem grauen Schatten konflurieren, so daß ihre Begrenzungslinien und Konturen verschwinden.

> *Nur wenn eine Struktur anderer Dichte neben derjenigen liegt, über die Sie etwas wissen wollen, sehen Sie ihre Begrenzung* – häufig dann aber auch nur einen kleinen Bereich dieser Begrenzung, aus dem Sie eventuell Rückschlüsse auf die Größe und Form des fraglichen Organs ziehen können.

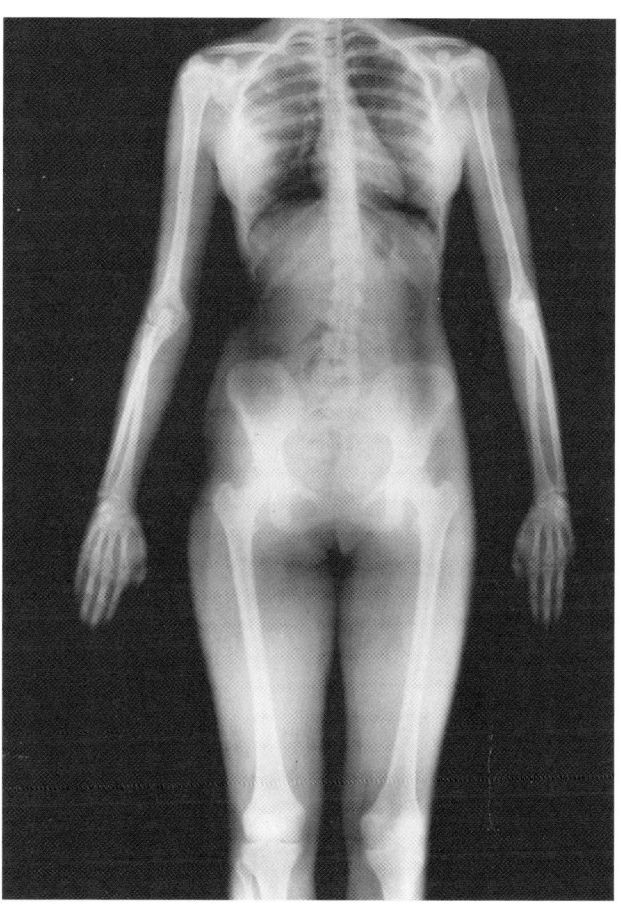

Abb. 11-1. Abdomen, Thorax und Extremitäten, zum besseren Vergleich der Röntgendichten gemeinsam aufgenommen

Im Zusammenhang mit der ausgeprägten Strahlentransparenz der im Darm befindlichen Luft wird Ihnen gleich auffallen, daß diese zumindest schon einen Teil der benötigten Begrenzungen und Außenkonturen liefert. Sie werden diese Hilfe immer wieder brauchen, wenn Sie aus Leeraufnahmen die Größe und Form von Abdominalorganen und -strukturen ablesen sollen. So können z.B. alle lufthaltigen Strukturen durch eine massiv vergrößerte Leber auf die linke Seite des Abdomens oder nach unten geschoben werden, wobei die Leber zwar als großer grauer Schatten erscheint, der *Rand* aber oft nur

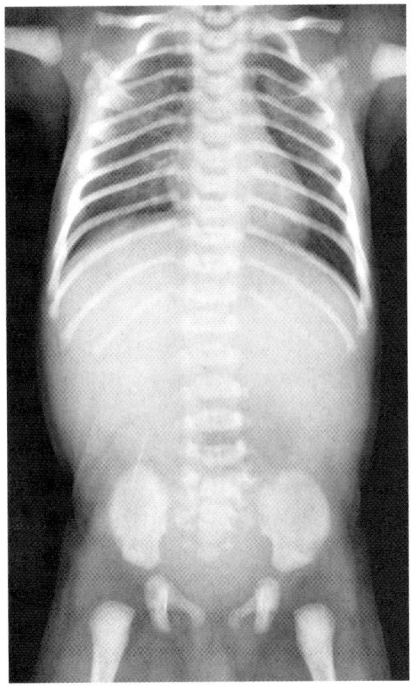

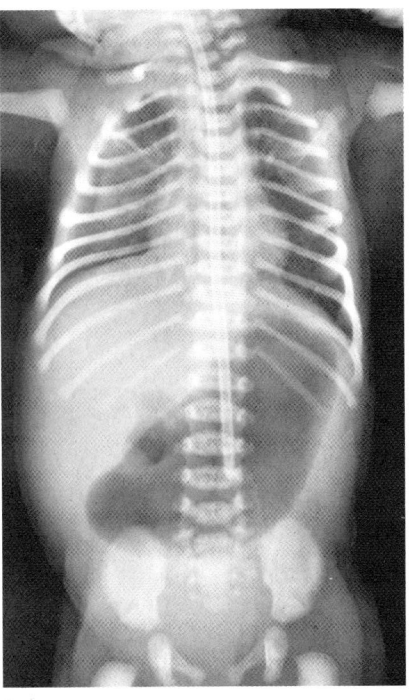

A   B

Abb. 11-2 A. Luftfreies Abdomen eines 4 Tage alten Mädchens, das von Geburt an erbrach. Alle Bauchorgane fließen zu einem einzigen grauen Schatten zusammen.
B. Dasselbe Mädchen, dessen Magen jetzt über eine Sonde mit Luft gefüllt ist. Die rechte Seite des Magens liegt der Leber an. Beachten Sie auch die Dichte der Sonde.

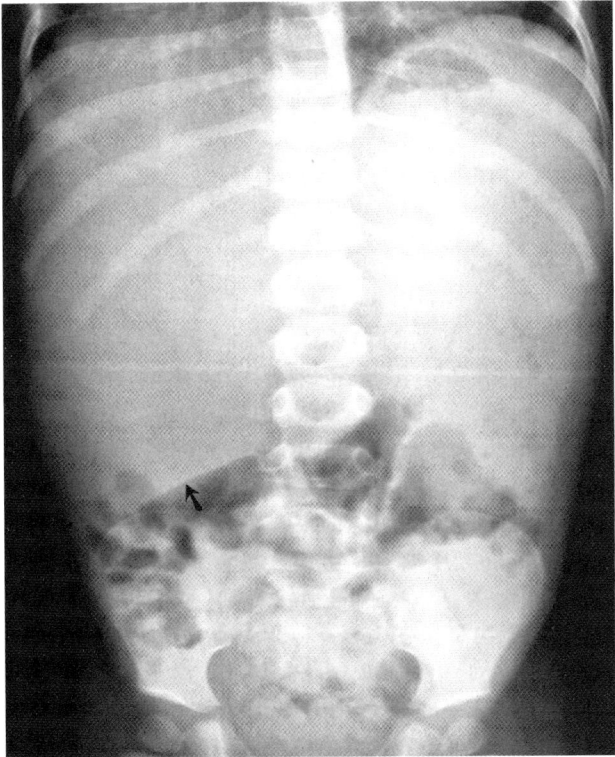

Abb. 11-3. Die Begrenzungen der Leber *(Pfeil)* und der Milz werden durch den Luftgehalt des Darms erkennbar. Sie wissen, daß diese Aufnahme im Stehen gemacht wurde, da sich in der Magenfundusblase ein Flüssigkeitsspiegel erkennen läßt. Bei diesem kleinen Jungen waren Leber und Milz durch ein Lymphom massiv vergrößert.

durch die Luft im direkt anliegenden Kolon erkennbar ist **(Abb. 11-3)**. Wenn der Magen flüssigkeitsgefüllt ist und direkt der Milz anliegt, geht sein Schatten unsichtbar in den der Milz über, so daß keine Information über deren Größe gewonnen werden kann. Ist der Magen luftgefüllt, kann bei einer vergrößerten Milz jedoch eine klare Eindellung des Magens von links und dessen Medialverlagerung erkannt werden. Alle lufthaltigen Strukturen des Beckens können durch eine große Ovarialzyste oder eine überdehnte Blase nach oben verlagert werden. Einzelne luftgefüllte Dünn- oder Dickdarmschlingen lassen dann deren kraniale Oberfläche durch einen Halbkreis schwarzer Luft-„Perlen" erkennen.

So unterschiedlich der Luftgehalt des Darms auch sein kann, wird er sich Ihnen doch als ausgesprochen hilfreich für die Erkennung von Form- und Größenveränderungen der anderen Organe erweisen, und Sie werden sich bald eine visuelle Basis in bezug auf die Menge und Lage der Darmluft, die Sie erwarten können, gebildet haben. Normalerweise ist zumindest ein bißchen Luft im Magen zu erkennen, und eine ganz ordentliche Menge findet sich über das Kolon verteilt. Beim gesunden, mobilen Erwachsenen enthält der Dünndarm normalerweise wenig oder gar keine Luft, während bei gesunden Kindern und bettlägerigen Erwachsenen häufig beachtliche Mengen an Dünndarmluft zu finden sind, ohne daß dafür ein pathologisches Geschehen im Abdomen verantwortlich gemacht werden könnte.

Definitionsgemäß wird eine „Leeraufnahme" ohne Verwendung irgendeines Kontrastmittels angefertigt. Auch wenn wir in diesem Kapitel eigentlich zuerst die Leeraufnahme des Abdomens besprechen wollten, werden Sie uns sicher zustimmen, daß Lage und Erscheinungsbild des lufthaltigen Darms besser einzuordnen sind, wenn Sie alle Abschnitte des Gastrointestinaltrakts schon einmal mit Barium gefüllt gesehen haben.

> Bei Untersuchungen mit Barium ist das Lumen des Gastrointestinaltrakts durchgehend sichtbar, während Sie bei der Leeraufnahme zur Gewinnung von Informationen allein auf den gerade vorhandenen, unterschiedlichen Luftgehalt angewiesen sind.

Sie werden bemerken, daß viele Teile des Darms normalerweise unsichtbar sind, da sie Flüssigkeit, Nahrungsmittel oder Fäzes enthalten oder einfach leer sind. Manchmal werden Teile des Kolons durch ihren Gehalt an halbfestem Stuhl, der sich mit Luftblasen vermischt hat, erkennbar. Dies führt zu einer charakteristischen sprenkeligen Verschattung, die genauso nützlich für die Lagebestimmung benachbarter Strukturen oder von Teilen des Kolons selbst sein kann wie eine Luftfüllung des Darms. Diese typischen gesprenkelten Schatten weisen immer auf das Kolon hin und werden im Dünndarm nicht gefunden.

Die Identifizierung verschiedener Abschnitte des Gastrointestinaltrakts anhand intraluminaler Bariumfüllung oder des Luftgehalts

Eine Bariumfüllung der verschiedenen Darmanteile führt zu weißen Verschattungen im Röntgenbild, deren Begrenzungslinien bezeichnend den Charakter des jeweiligen Schleimhautbildes wiedergeben. Die Magenfalten unterscheiden sich deutlich von den Plicae des Dünndarms und von den glatteren, weiter auseinanderliegenden Einziehungen der Haustren des Kolons. – Daß man dieses unterschiedliche Erscheinungsbild bei der Bariumfüllung erkennen kann, bedeutet natürlich gleichzeitig, daß sich auch auf der Leeraufnahme, bei der Luft das

„Kontrastmittel" ist, die unterschiedliche Schleimhautbeschaffenheit differenzieren läßt.

Die Verteilung der Darmluft über das Abdomen wird in gewissem Maß durch den Grad der Fixierung der verschiedenen Strukturen bestimmt. So kann der Magen eine sehr unterschiedliche Größe aufweisen, aber er ist am Zwerchfell und am teilweise retroperitoneal gelegenen Duodenum fixiert. Der Dünndarm erfreut sich der Freiheit seines weitreichenden Mesenteriums, das gefaltet im Mittelbauch liegt. Das Querkolon, das an seinem relativ frei beweglichen Mesokolon hängt, kann unterschiedliche Lagen einnehmen, während Colon ascendens und Colon descendens in ihrer lateralen Anordnung innerhalb des vorderen Anteils des Retroperitoneums relativ fest fixiert liegen. Innerhalb dieser Spielbreite werden Sie die verschiedenen Abschnitte des lufthaltigen Darms anhand der Lage und des charakteristischen Schleimhautbildes erkennen lernen.

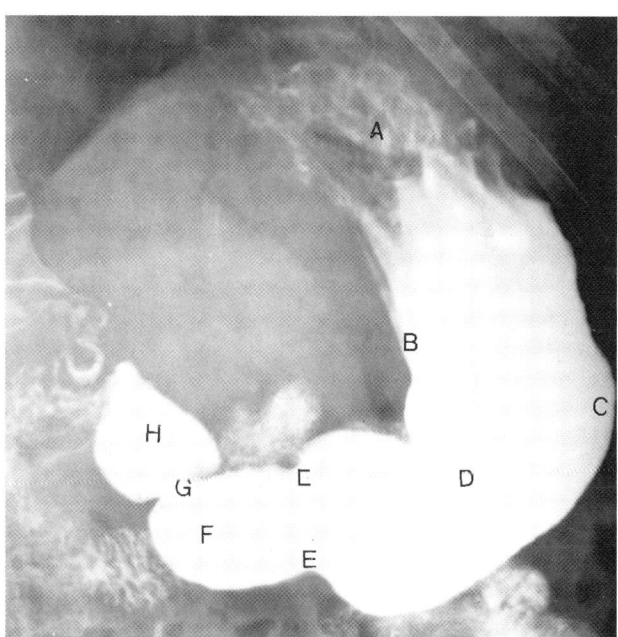

Abb. 11-4. Hier ist der Magen zu erkennen, da er mit Bariumsulfat gefüllt ist.
A = Fundus; B = kleine Kurvatur; C = große Kurvatur; D = Magenkorpus; E = Einziehungen durch eine persistaltische Welle; F = präpylorisches Antrum; G = Pylorus; H = Pars superior des Duodenum (mit dem Bulbus duodeni)

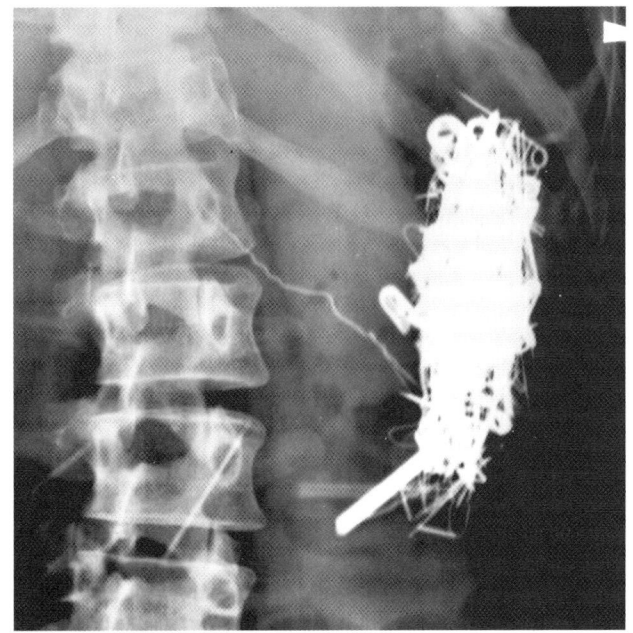

A

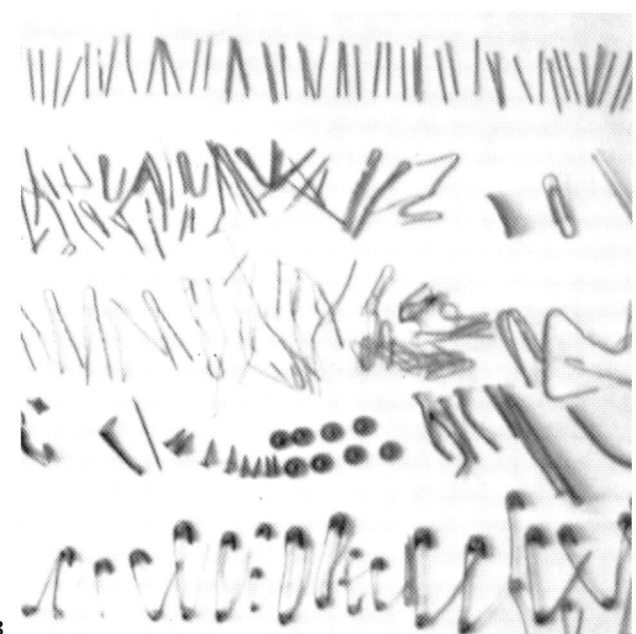

B

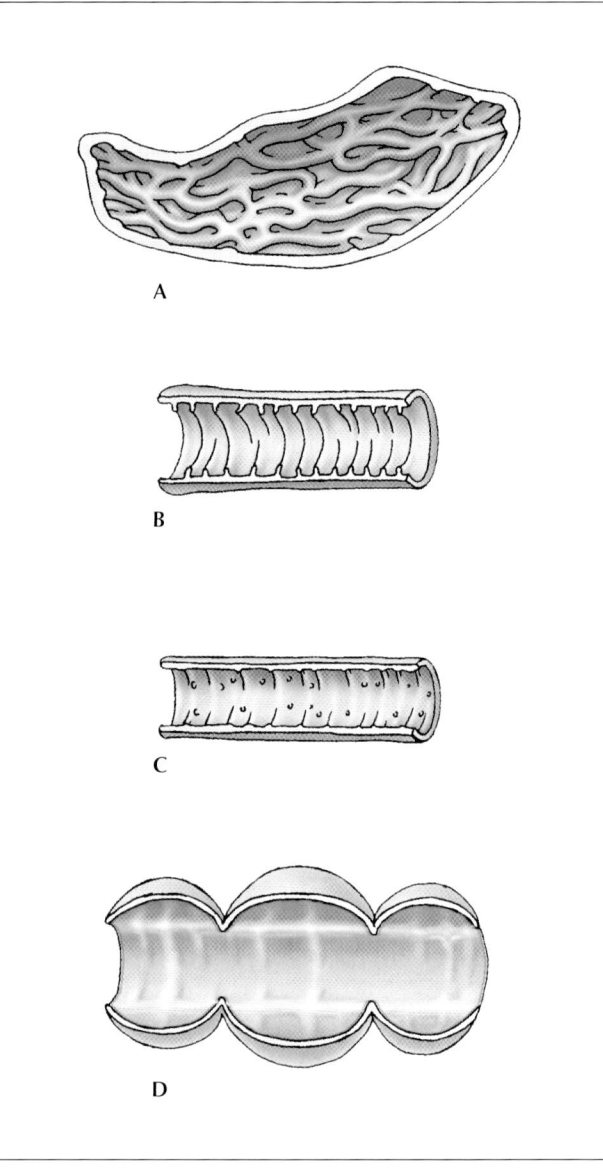

A

B

C

D

Abb. 11-5 A. Hier wird die Lage des Magens durch einen besonders dichten Inhalt markiert. Dieser psychiatrische Patient klagte über Bauchbeschwerden.
B. Bei der Gastrotomie wurden 278 Metall- und Glasobjekte entfernt.

Abb. 11-6. Die ausschnittweise wiedergegebenen Schleimhautanordnungen und -profile lassen erkennen, daß sich die Schleimhautfalten der Magenhinterwand (**A**), des Jejunums (**B**), des Ileums (**C**) und des Kolons (**D**) anatomisch ausreichend unterscheiden, um anhand ihres jeweiligen Erscheinungsbildes schon bei Luftfüllung erkannt zu werden. Merken Sie sich aber, daß prall mit Barium gefüllte Hohlorgane (wie in Abb. 11-4) ein ziemlich unterschiedliches Bild im Vergleich zu den gleichen luftgefüllten oder nur mit einer dünnen Bariumschicht überzogenen Organen ergeben.

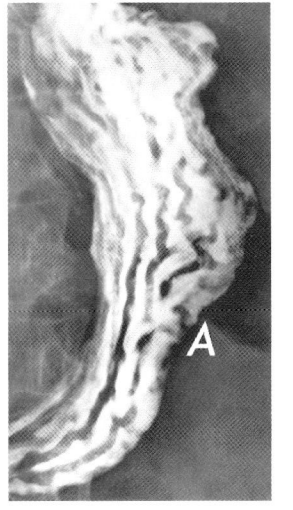

A

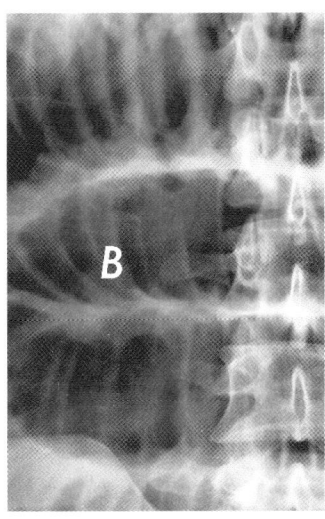

B

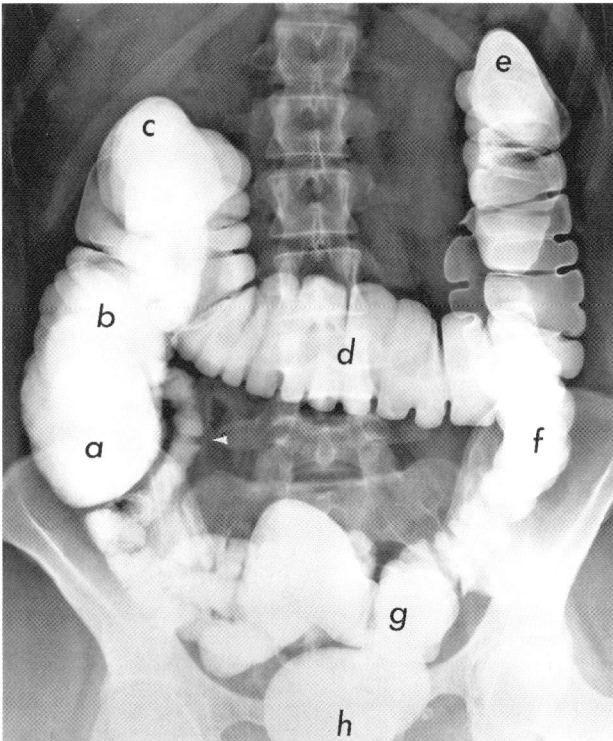

Abb. 11-8. Normale Lage und Verteilung der Kolonsegmente
a = Zäkum; b = Colon ascendens; c = rechte Flexur (Flexura hepatica); d = Colon transversum; e = linke Flexur (Flexura lienalis); f = Colon descendens ; g = Colon sigmoideum; h = Rektum

Achten Sie auf die im a.p. Bild deutlichen Überlagerungen von Kolonanteilen im Bereich der Flexuren und des Colon sigmoideum. Durch Drehen des Patienten lassen sich die überlagerten Darmabschnitte jedoch frei projizieren. Die *kleine Pfeilspitze* zeigt auf das terminale Ileum, das sich bei einem Kolonkontrasteinlauf häufig retrograd mitfüllt.

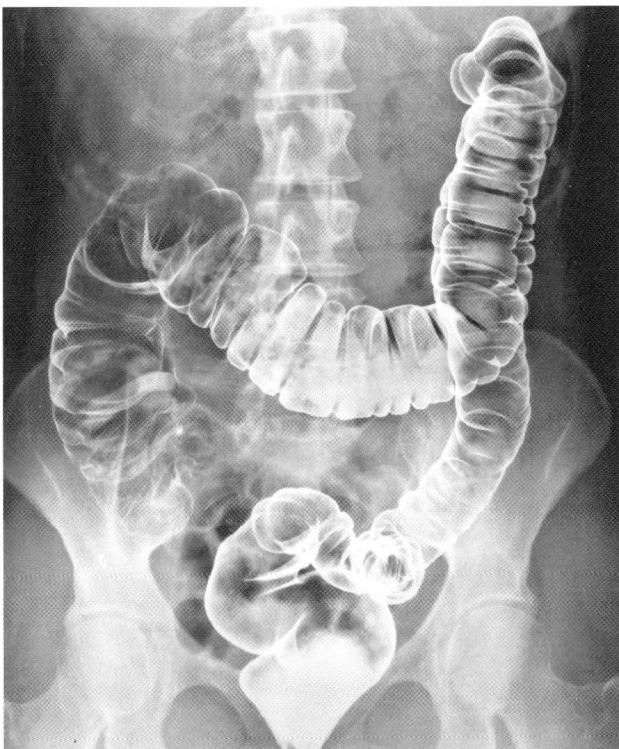

C

Abb. 11-7. Drei Beispiele zur Veranschaulichung: **A.** Die Schleimhautfalten des Magens sind als relativ dicke, dunkle und wellig verlaufende Strukturen zu erkennen, die zwischen ihnen liegenden Schleimhauttäler sind mit dichtem Barium gefüllt.
B. Die charakteristischen Plicae circulares (Kerckring-Schleimhautfalten) des Jejunums erscheinen als quer zur Längsachse des Lumens verlaufende Kämme mit dazwischenliegender Luft (hier im überblähten Dünndarm eines Patienten mit Darmverschluß).
C. Ein normales Kolon mit bariumüberzogener Schleimhaut und Luftfüllung.

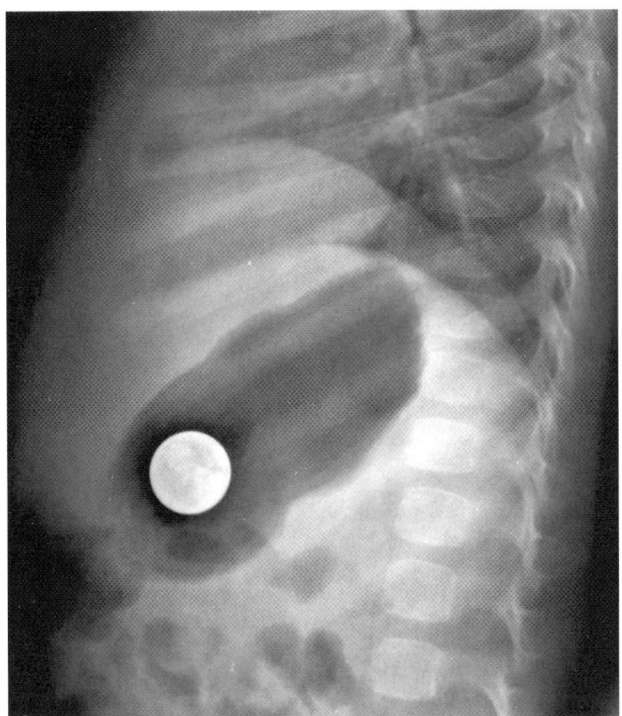

Das Erkennen tangential durchstrahlter Fettschichten als normale Orientierungspunkte

Im Abdomen verteiltes Fettgewebe kann Ihnen auch helfen, die von ihm umgebenen Strukturen zu beurteilen. Die weite Schürze des Omentum wird Ihnen allerdings nicht helfen, da sie über das gesamte Abdomen ausgebreitet ist und niemals tangential dargestellt werden kann. Das perirenale Fettlager liefert hingegen eine tangentiale strahlendurchlässigere Schicht, die die Kontur des dichteren Nierenschattens dadurch erkennbar werden läßt, daß sie mehr Röntgenstrahlen durchläßt und dadurch zu einer stärkeren Filmschwärzung führt.

Abb. 11-9. Seitaufnahme eines luftgefüllten Magens, in dem sich eine Münze befindet. Es handelt sich um einen amerikanischen Penny; man kann die Umrisse des Lincoln-Portraits erkennen.

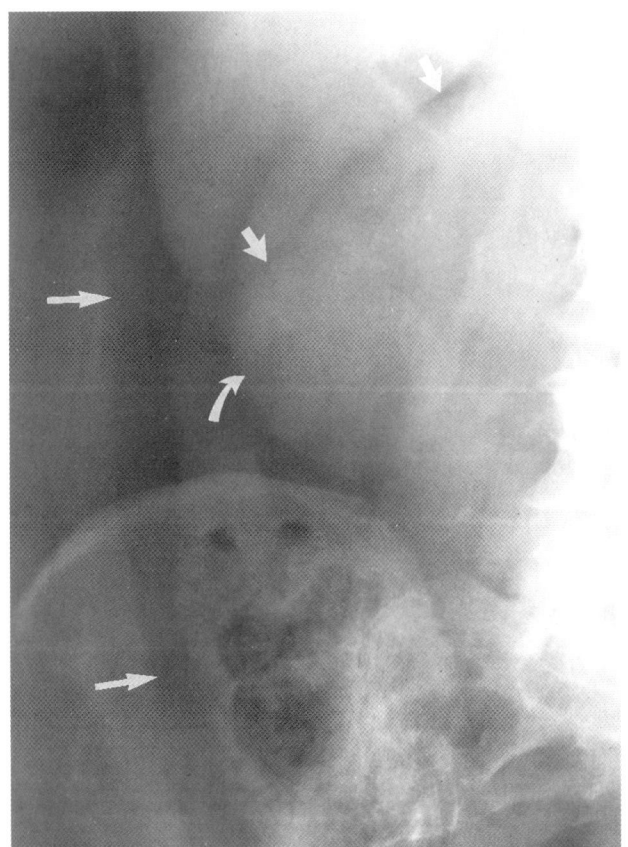

A

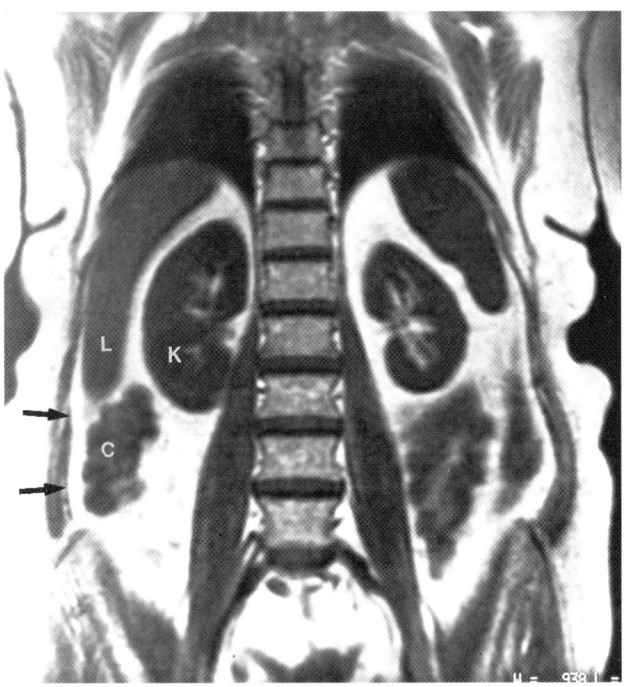

B

sche, sprenklige Verschattung (mit Luft gemischte Stuhlanteile) zu erkennen. Der Unterrand der Leber ist klar abzugrenzen *(kurze gerade Pfeile)*, und der *gebogene Pfeil* zeigt auf das tangential getroffene perirenale Fettgewebe.
B. Koronare MR-Schicht des dorsalen Abdominalbereichs bei einem adipösen Patienten. Die *schwarzen Pfeile* kennzeichnen das signalreiche Fett, das sich im Bereich der rechten Flanke, um die Leber *(L)*, um das Colon ascendens *(C)* und um die rechte Niere *(K)* befindet. Sicherlich erinnern Sie sich noch daran, daß Fett wegen seiner hohen Signalintensität auf den meisten MR-Bildern weiß erscheint.

Abb. 11-10 A. Rechtsseitiger Flankenstreifen *(lange gerade Pfeile)*, dem das Colon ascendens dicht benachbart liegt; dieses ist, wie sehr häufig auf Leeraufnahmen, durch eine charakteristi-

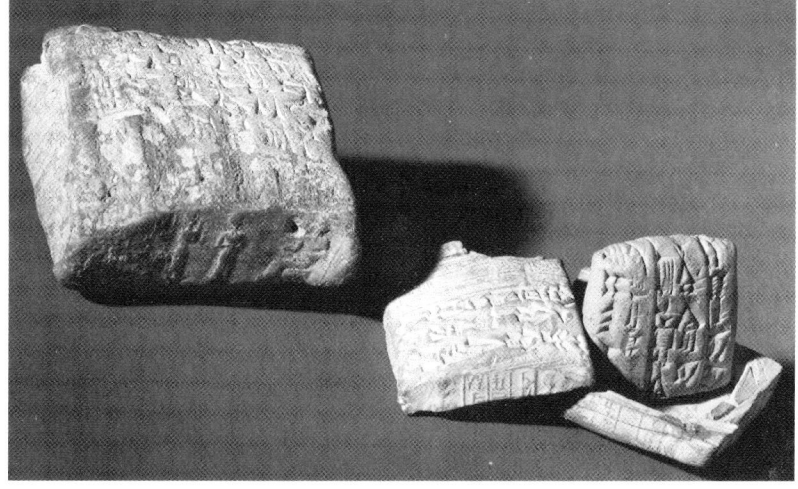

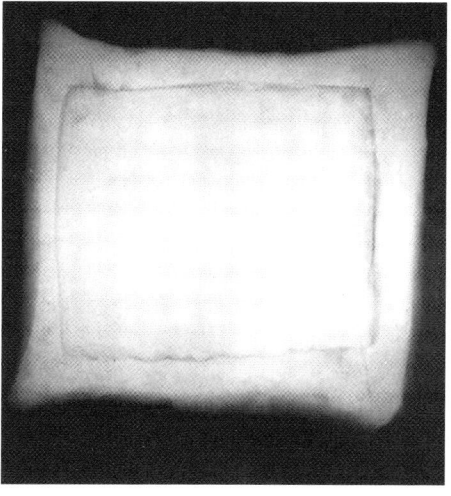

A

B

Abb. 11-11 A. Tontafel aus der historischen sumerischen Stadt Ur. Auf diese Weise wurden Geschäftsabschlüsse niedergeschrieben und aufbewahrt. Da die Tafeln zerbrechlich und die Aufzeichnungen wertvoll waren, wurde ein äußerer Tonmantel, der noch einmal die gleiche Information enthielt, hinzugefügt.

B. Der dünne Luftraum zwischen der inneren und äußeren Schicht des gebrannten Tons läßt sich auf diesem Röntgenbild einer intakten Tontafel sehr gut erkennen. Die Parallele zwischen dieser Luftschicht und jeder von einer Fett- oder Luftschicht umschlossenen anatomischen Struktur höherer Dichte ist offensichtlich.

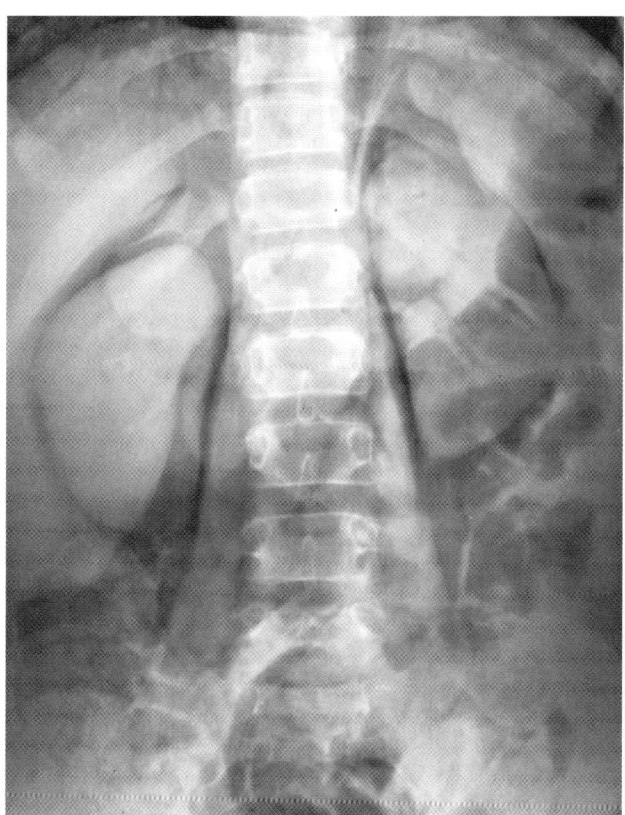

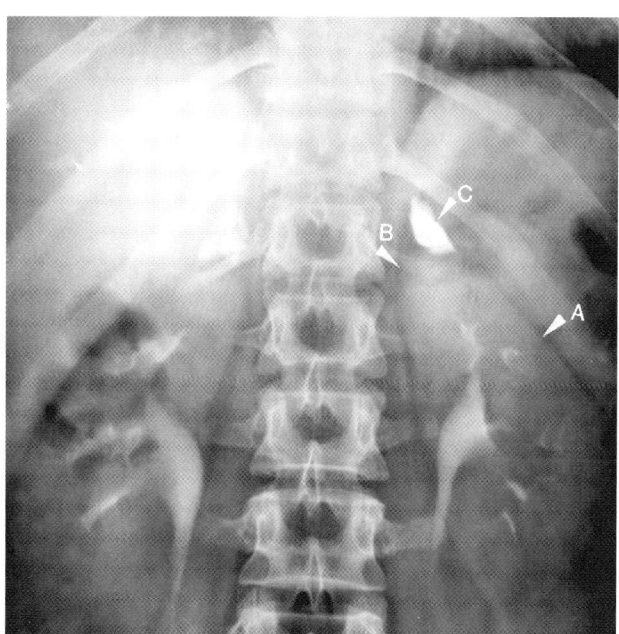

Abb. 11-13

Abb. 11-12. Hier ist Gas in den Retroperitonealraum insuffliert worden, wodurch die Nieren noch sehr viel deutlicher als durch die Fetthülle, die Ihnen normalerweise bei der Lokalisierung auf der Leeraufnahme hilft, erkennbar sind. Vergleichen Sie dieses Bild mit **Abb. 11-13**, in der *A* den Parenchymrand der Niere, *B* ihren oberen Pol und *C* die verkalkten Nebennieren anzeigt. (Dieser Patient hatte eine Addison-Krankheit.) Da vor dieser Aufnahme ein renal ausgeschiedenes Kontrastmittel intravenös verabreicht wurde (Ausscheidungsurogramm, i.v. Urogramm), sind die Nierenkelche und das Nierenbecken erkennbar.

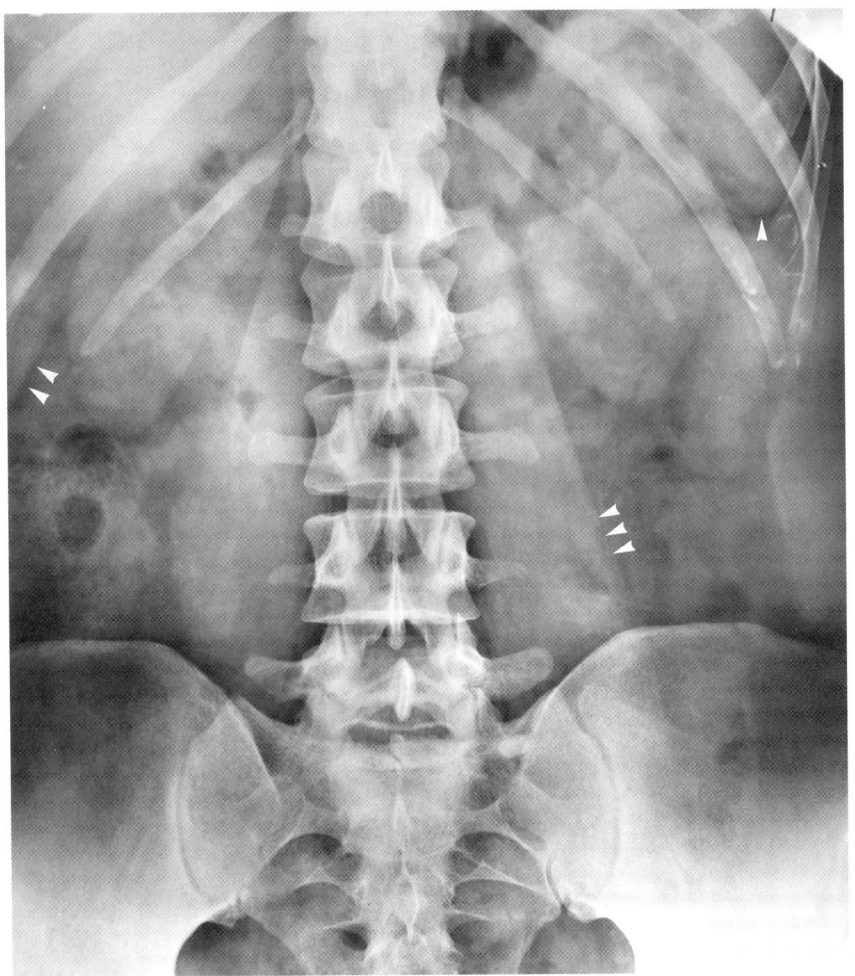

Abb. 11-14. Abdomenleeraufnahme mit ungewöhnlich gut erkennbaren Weichteilstrukturen. Der *einzelne Pfeilkopf* weist auf den Unterpol der Milz. Die *beiden Pfeilköpfe* markieren den Unterrand der Leber, den Sie über einen Teil des Nierenschattens schräg nach oben weiterverfolgen können. Die *drei Pfeilköpfe* zeigen auf die laterale Begrenzung des linken Psoasmuskels. Die Psoasschatten sind normalerweise symmetrisch und scharf begrenzt, da sich in der Psoasscheide Fettgewebe befindet. Hier ist der untere Teil des rechten Psoas durch irgend etwas verschleiert, das ihm direkt anliegt und gleiche Dichte aufweist. Beachten Sie die dunkle Luft im Magen, die den Oberpol der linken Niere überlagert, und auf das haustrierte, luftgefüllte Querkolon, das sich über die Mitte der linken Niere legt. Die rechte Niere ist vollständig abzugrenzen. Achten Sie auch auf den linken Flankenstreifen.

Auf genau die gleiche Weise ist die Fettschicht der Bauchwand direkt neben dem Peritoneum zu sehen, dort, wo sie bei der a.p. Aufnahme durch den sagittal ausgerichteten Strahlengang getroffen wird und die laterale Begrenzung der Peritonealhöhle anzeigt. Wo die Fettschicht an beiden Seiten nach hinten in Richtung des Rückens des Patienten zieht, wird sie vom Strahl tangential getroffen. Die auf dem Röntgenbild erkennbare, unterschiedlich breite, dunkle Linie wird **Flankenstreifen** genannt.

Der Flankenstreifen verschwindet, wenn die Flanke ödematös wird. Dies ist ganz logisch: Wenn zunehmend Flüssigkeit das Fettgewebe infiltriert, wird dieses ähnlich röntgendicht wie das direkt benachbarte Muskelgewebe der Bauchdecke. Bei einem der Flanke benachbarten Entzündungsprozeß (wie z.B. bei einem vom Blinddarm ausgehenden Abszeß) kann der Flankenstreifen auf der entsprechenden Seite verschwinden und auf der Gegenseite normal bleiben. In gleicher Weise kann eine perirenale Entzündung den perirenalen Fettstreifen auslöschen.

Konzentrierte Fettansammlungen, wie beispielsweise in einer Dermoidzyste, können auf dem Röntgenbild zu runden, strahlentransparenten Schatten führen, die durch ihre Lage in unmittelbarer Nachbarschaft mit Strukturen höherer Röntgendichte sichtbar werden.

Wie Sie im nächsten Kapitel sehen werden, ist es das umgebende Fettgewebe, das Abdominalorgane und Raumforderungen in den Querschnittsbildern der CT und MRT so gut erkennbar macht. Adipöse Patienten sind klinisch schwer zu untersuchen und nicht selten Anlaß zu suboptimaler Bildqualität bei Leeraufnahmen, aber diese Patienten können, sofern sie in die Gantry passen, einfach und gut mit der CT und MRT untersucht werden.

Das Erkennen verschiedener abnormer Verdichtungen im Abdomen

Abnorme Verdichtungen können durch jede **Verkalkungsregion** hervorgerufen werden, die groß genug ist, um einen Teil der Strahlen zu absorbieren. So können beispielsweise Phlebolithen (verkalkte Venenthromben) als dichte, weiße Klumpen auf dem Röntgenbild gesehen werden. Gallensteine verkalken gewöhnlich viel seltener als Nierensteine, beide haben aber eine charakteristische Lage und zeigen häufig eine jeweils typische röntgenologische Struktur. Verkalkte Gallensteine weisen häufig eine Schicht- und Facettenbildung auf. Gallensteine bilden häufiger als Nierensteine über eine lange Zeitspanne einen Flüssigkeitspool mit sich nur langsam verändernder metabolischer Zusammensetzung, daher die röntgenologisch erkennbare Schichtenbildung. Sie kommen ebenfalls häufiger multipel vor und reiben bei Kontraktion der Gallenblase aneinander, daher ihre Facettenbildung. Die sehr charakteristischen, manchmal hirschhornartigen Nierenverkalkungen **(Abb. 11-15)** füllen oft das gesamte Nierenbecken und die Kelche aus und gleichen daher dem Kontrastmittelschatten, den Sie bei einem Urogramm sehen.

Kapselverkalkungen eines Organs ähneln häufig dem Röntgenbild einer Eierschale mit erhöhter Dichte in der Peripherie, wo sie vom Strahl tangential getroffen werden **(Abb. 11-18)**. Verkalkungen in der Wand eines Hohlorgans sehen sehr ähnlich aus, und Sie werden diese Art von Verkalkung oft in der Aortenwand älterer Patienten sehen. Manchmal wird sie, wie in **Abb. 11-20**, auch auf das Vorliegen eines Aortenaneurysmas hinweisen. Verkalkte Plaques, die von den Strahlen tangential getroffen werden, führen erwartungsgemäß zu einer unterbrochenen weißen Kontur. Eine kleinkalibrige Arterie zeigt bei einer Wandverkalkung lineare weiße Ränder (wie beim Rosenstiel im ersten Kapitel), die allerdings bei einer geschlängelten Arterie auch einen gewundenen und parallelen Verlauf aufweisen **(Abb. 11-19)**. In Aufsicht getroffen, erkennen Sie sie an der Charakteristik eines Zylinders mit einer dichten Schicht um einen strahlentransparenteren Hof.

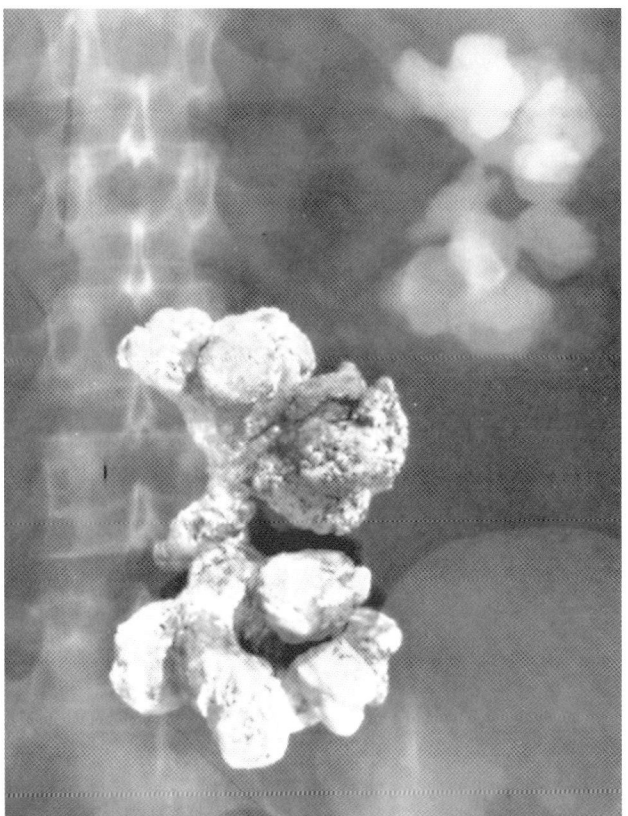

Abb. 11-15. Hirschgeweihförmiger, kalkhaltiger Ausgußstein in der linken Niere. Für diese Aufnahme wurde das chirurgische Präparat fotografisch mit der Abdomenleeraufnahme überlagert.

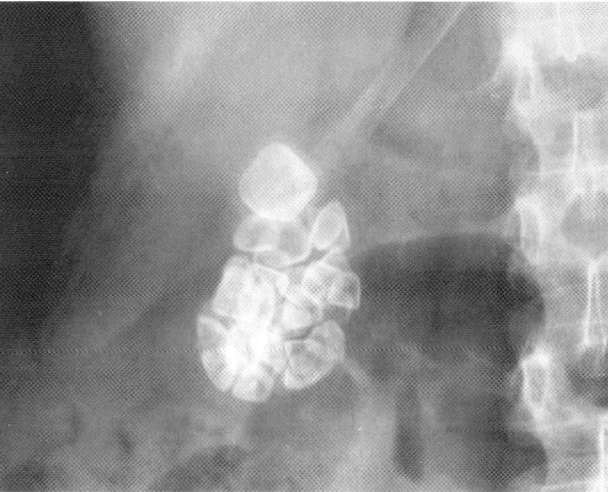

Abb. 11-16. Eine Ansammlung facettierter kalkhaltiger Konkremente in der Gallenblase. Beachten Sie, daß die Gallensteine so aufgebaut sind, daß sie an der Oberfläche mehr Kalk enthalten. Sehen Sie noch etwas genauer hin. Der große, quadratisch geformte und am weitesten oben liegende Stein weist eine neue Schicht geringerer Dichte auf. Dies veranschaulicht, wie bei großen, seit langer Zeit bestehenden Gallensteinen eine Schichtbildung entsteht.

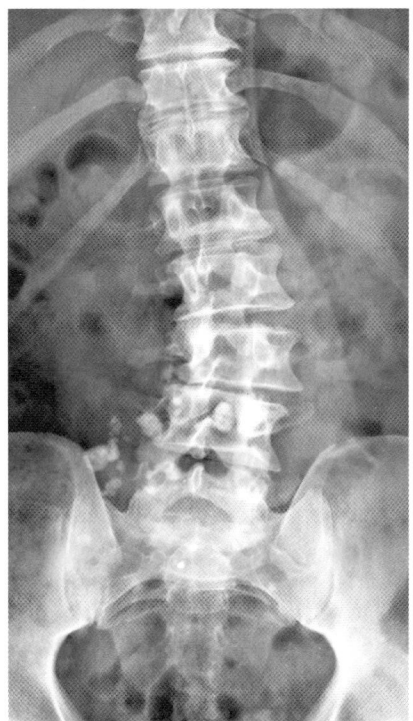

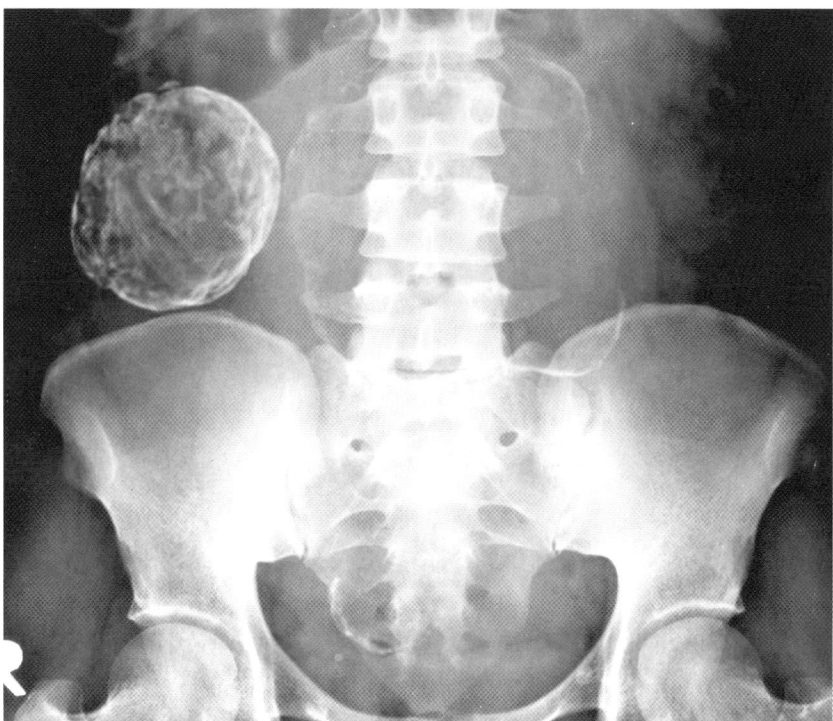

Abb. 11-17. Eine Reihe verkalkter mesen-
terialer Lymphknoten überlagert den Verlauf des rechten Ureters im Bereich des
Iliosakralgelenk-Oberrandes. Dieser Patient wurde in Rückenlage so gerade wie
möglich gelagert. Achten Sie auf die sko-
liotisch bedingte Schrägprojektion der
mittleren Lendenwirbelsäule. Die Psoasschatten sind unter Berücksichtigung der
durch die Skoliose veränderten Anatomie
weitgehend symmetrisch.

Abb. 11-18. Multiple riesige Leiomyome des Uterus bei einer 42jährigen Patientin, die
über Obstipation und dysurische Beschwerden klagte. Die Patientin lebte seit ihrer Geburt in einem entlegenen Gebiet auf dem Land und hatte niemals zuvor einen Arzt auf-
gesucht Nach chirurgischem Eingriff zeigt das Präparat viele intramurale, gestielte und
submukös gelegene, fibrosierte Myome mit unterschiedlich ausgeprägten Verkalkungen. Achten Sie auf die Verlagerung des Darms.

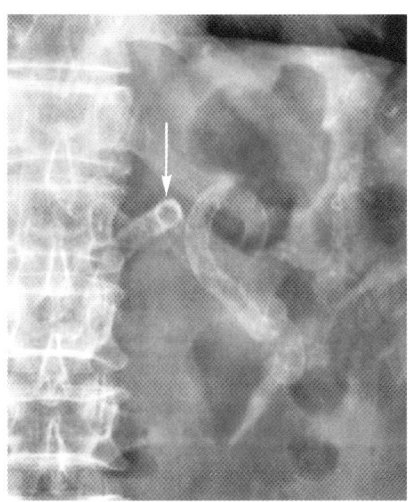

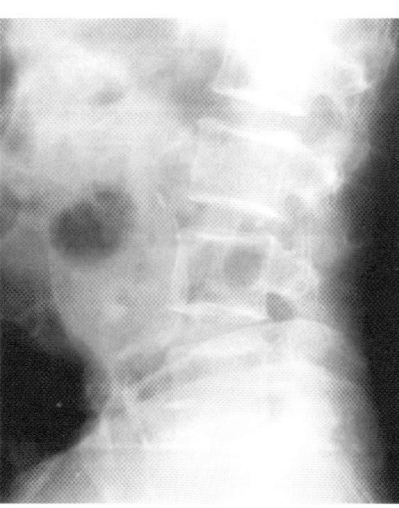

Abb. 11-19. Verkalkte und stark geschlängelte Milzarterie. Achten Sie auf den parallelen Verlauf der gewundenen weißen
Linien. Der *Pfeil* weist auf einen a.p. verlaufenden Arterienanteil, der in Aufsicht
getroffen ist und daher als weißer Ring imponiert.

Abb. 11-20. Seitaufnahme des Abdomens,
die ein großes, eiförmiges Aortenaneurysma unmittelbar vor der Wirbelsäule zeigt.
Das Aneurysma ist im Bereich der Vorder-
und Hinterwand verkalkt. Sie müssen allerdings schon sehr genau hinsehen, um
die Vorderwand zu finden.

Abb. 11-19   Abb. 11-20

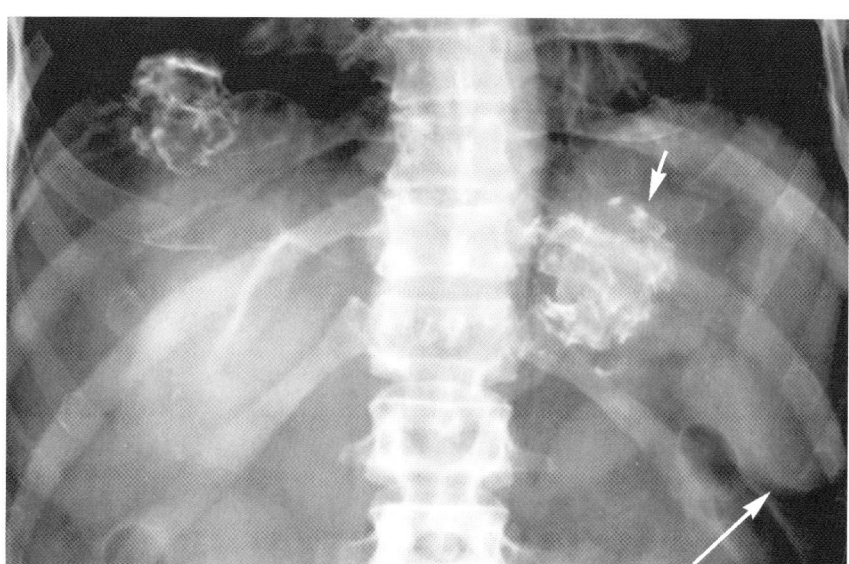

Abb. 11-21. Verkalkter Amöbenabszeß in der Leber. Der *lange Pfeil* zeigt auf den Unterpol der Milz, die nicht vergrößert ist. Der *kurze Pfeil* deutet auf einen alten Abszeß im linken Leberlappen.

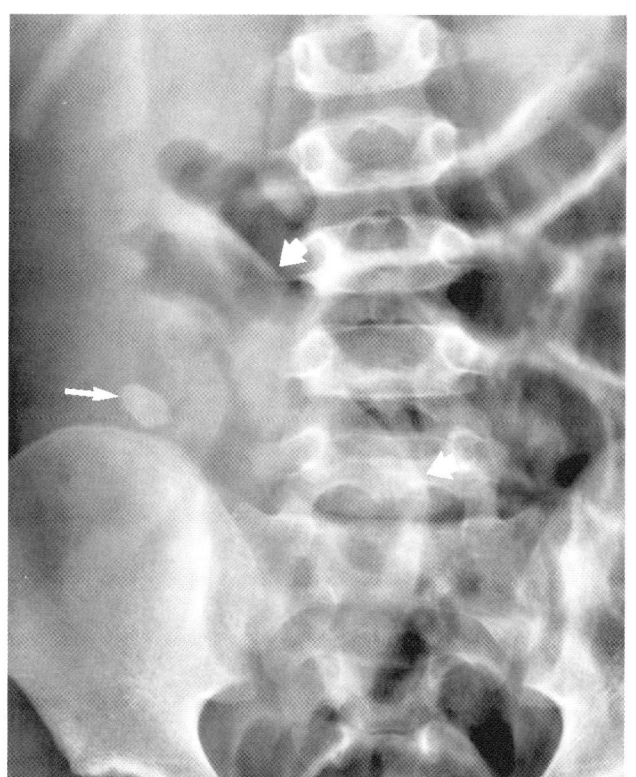

Abb. 11-22. Abdomenleeraufnahme eines 5jährigen Jungen. Die lufthaltigen Darmstrukturen werden von der rechten Flanke durch eine große Weichteilmasse *(dicke Pfeile)*, in der eine dichte, ovale Verschattung Kalk *(dünner Pfeil)* vermuten läßt, weggedrängt. Hier stellte sich ein Appendolith innerhalb eines großen Appendixabszesses heraus. Achten Sie auf die zum Abszeß hin konkave skoliotische Fehlhaltung der Lendenwirbelsäule.

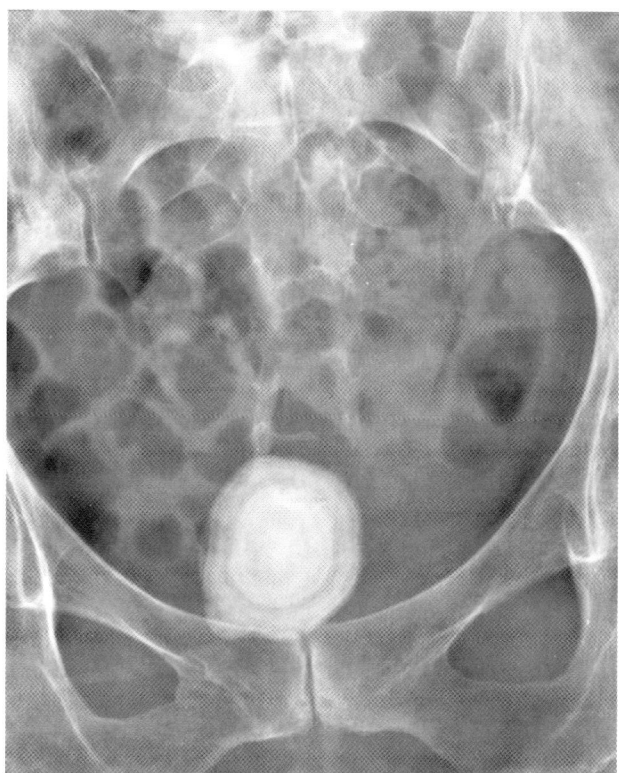

Abb. 11-23. Dieser sicher schon seit einiger Zeit bestehende Blasenstein wurde über einen suprapubischen Zugang entfernt. Achten Sie auf seine Schichtenbildung.

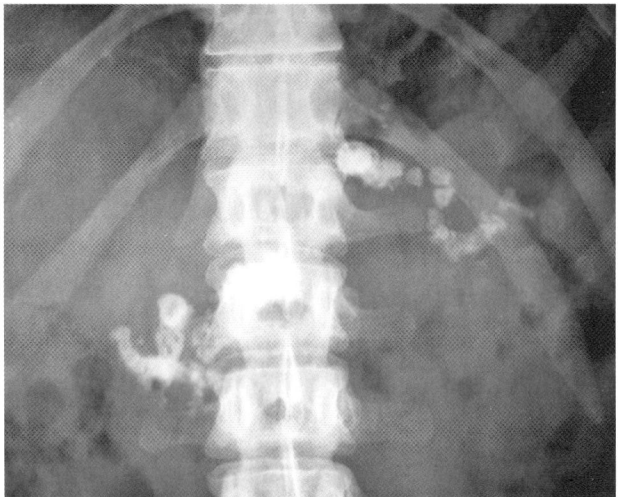

A

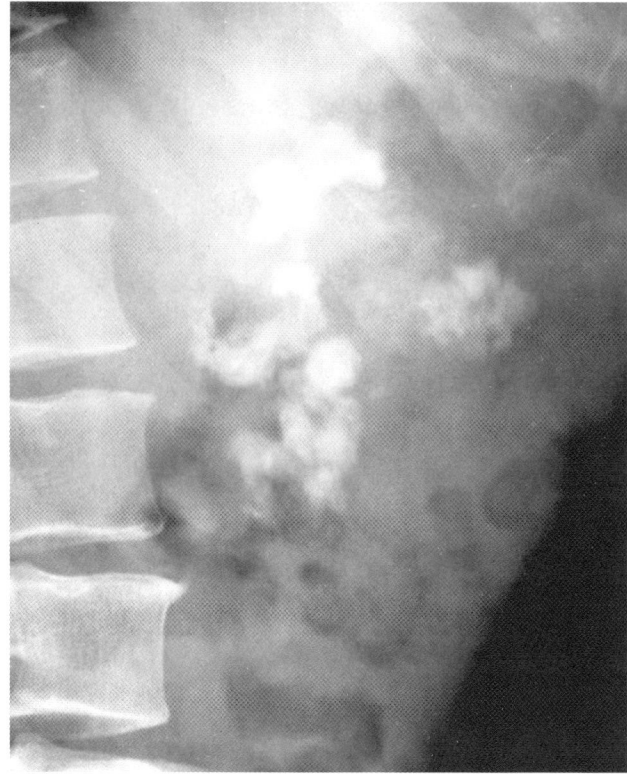

B

Abb. 11-24 A und **B.** Anteroposteriore und Seitaufnahme eines Alkoholikers mit chronischer Pankreatitis. Beachten Sie die unregelmäßigen Verkalkungen im Pankreas, die sich auf der a.p. Aufnahme teilweise dem luftgefüllten Magen überlagern und auf der Seitaufnahme ventral der verkalkten, arteriosklerotischen Aortenwand zu sehen sind.

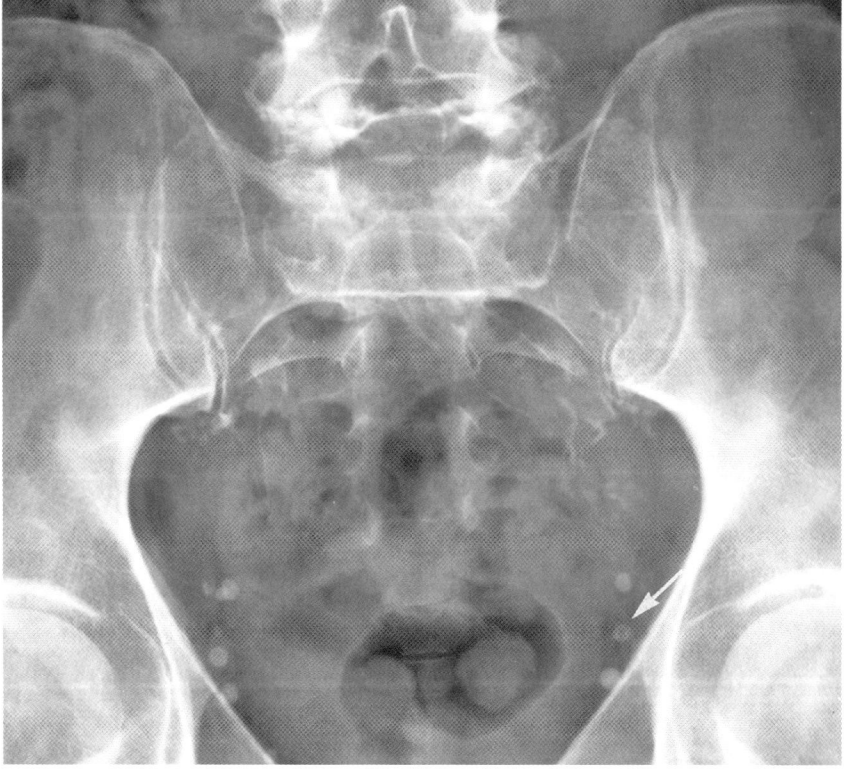

Abb. 11-25. Die Leeraufnahme des Beckens zeigt beidseitig eine Reihe von Phlebolithen. Der durch den *Pfeil* gekennzeichnete Phlebolith weist eine zentrale Aufhellung als typischen Hinweis auf eine Rekanalisierung auf. Diese Steine sind zu rund und zu glatt, als daß sie Ureterkonkrementen entsprechen könnten.

Anleitung zur systematischen Betrachtung einer Leeraufnahme

Die Abdomenleeraufnahme ist deshalb so wichtig, weil sie einfach anzufertigen ist, keine Gefahr oder Belästigung für den Patienten darstellt und ungeheuer aufschlußreich sein kann. Es kann tatsächlich aus Abdomenleeraufnahmen eine Vielzahl von Informationen bei verschiedenartigsten Erkrankungen gewonnen werden, so daß jeder Arzt mit ihnen so vertraut sein sollte, daß er die Aufnahmen seiner Patienten intelligent analysieren und einige der häufigeren Veränderungen erkennen kann.

Es gibt bei der Beurteilung von Abdomenleeraufnahmen sicherlich viele Feinheiten zu berücksichtigen, und Sie können am Anfang das Gefühl bekommen, daß Sie wichtige und offensichtliche Veränderungen übersehen. In Ihrem Stadium des Lernens ist eine klar gegliederte Vorgehensweise bei der Analyse der Abdomenleeraufnahme unbedingt zu empfehlen. Wir schlagen daher zunächst eine Übung im Betrachten der **Knochen** (Wirbelsäule, untere Rippenanteile, Becken) auf der Abdomenleeraufnahme vor, bei der Sie zunächst alle anderen Strukturen ausklammern. (Wenn Sie sich die Knochen nicht zuerst ansehen, werden Sie sie fast mit Sicherheit später vergessen!)

Untersuchen Sie dann sorgfältig die **Weichteile** anhand mehrerer kleiner Regionen, die den linken oberen Quadranten, den rechten oberen Quadranten, beide Flanken, den Mittelbauch und das Becken in dieser Reihenfolge berücksichtigen. In jeder dieser Weichteilzonen überprüfen Sie die Begrenzungslinien, die Organschatten und die Fettlinien, achten auf Verkalkungen und jegliche Lage- oder Formveränderungen der Strukturen, die Sie sehen und identifizieren.

Prüfen Sie dann den **Gastrointestinal (GI)-Trakt** unter Berücksichtigung all seiner Anteile in entsprechender Reihenfolge, ob er durch Gas überdehnt ist oder nur kleine Mengen davon enthält und ob Teile des Kolons durch Füllung mit soliden oder halbfesten Fäzes erkennbar sind.

Zum Schluß müssen Sie entscheiden, ob Sie noch weitere graue Weichteilschatten oder Regionen erhöhter Strahlentransparenz sehen, die Sie bei Ihrer bisherigen Durchmusterung noch nicht berücksichtigt haben.

Wenn es solche gibt, müssen Sie versuchen, sie mit der Anamnese und der körperlichen Untersuchung des Patienten in Einklang zu bringen.

Beginnen Sie mit der Wirbelsäule ...

Die Schatten der **Lendenwirbel** erscheinen Ihnen beim ersten Anblick vielleicht etwas verwirrend, aber sie sind leicht zu verstehen und nachzuvollziehen, wenn man sie einmal Stück für Stück analysiert hat. Beginnen Sie mit dem schachtelartigen Wirbelkörper, der eine sehr einfache Röntgenstruktur hätte, wenn er für sich betrachtet werden könnte und nicht durch die komplexen hinteren Gelenkfortsätze überlagert wäre. Da er eigentlich eine flache zylindrische Schachtel aus dichtem kompaktem Knochen darstellt, die mit schwammartigem (spongiösem) Knochen gefüllt ist, würden Sie seine röntgenologische Abbildung als überwiegend tangential durchstrahlte und daher außen dichtere Knochenschale erwarten, mit einer Innenstruktur aus vielen sich überlagernden, schmalen weißen Knochentrabekeln, die dunkle Markräume einschließt.

Fügen Sie nun zu dieser Schachtelkontur in der a.p. Projektion die beiden Bogenwurzeln hinzu, welche gerade nach dorsal ziehenden Zylindern aus kompaktem Knochen entsprechen, die zu beiden Seiten des Spinalkanals verlaufen. Da sie ebenfalls mit spongiösem Knochen gefüllt sind, stellen sie sich im Röntgenbild wie in Aufsicht betrachtete Zylinder dar und entsprechen auf dem Bild – wie Sie sich bereits vorgestellt haben – zwei weißen Kreisen. Wenn Sie nun also die Wirbel auf einer Leeraufnahme des Abdomens betrachten, erkennen Sie diese beiden „Augen" in Überlagerung mit dem oberen Teil jedes Wirbelkörpers.

Der zentral gelegene weiße „Tropfen" entspricht dem kompakten Knochen des Dornfortsatzes, der ebenfalls spongiösen Knochen enthält. Die Paare der oberen und unteren Gelenkfortsätze sind als knöcherne, von jedem Wirbelkörper nach oben und unten reichende Flügel zu erkennen, die einen Schmetterlingsschatten hinter dem Wirbelkörper bilden. Und letztlich können Sie auch die zu beiden Seiten ausladenden Querfortsätze erkennen,

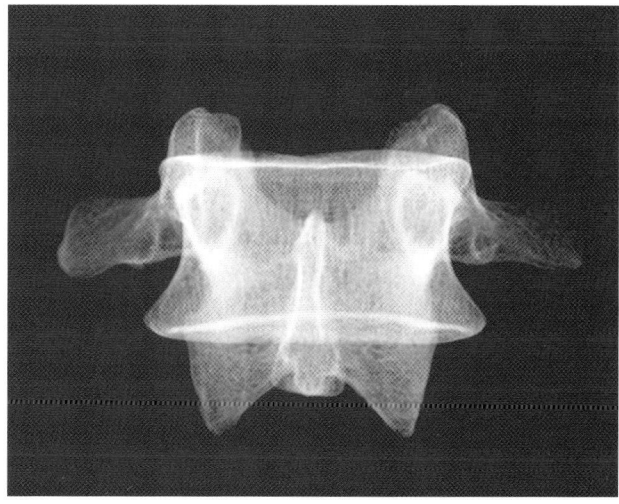

Abb. 11-26. Anteroposteriore Röntgenaufnahme eines disartikulierten Wirbels

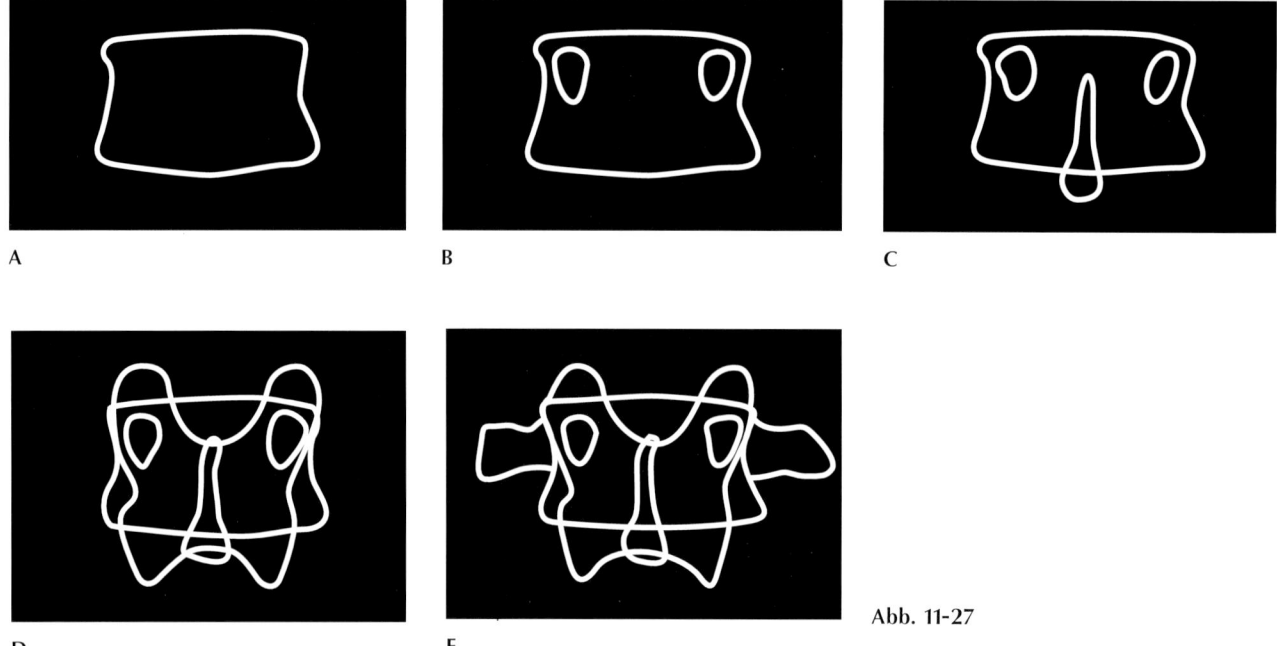

A   B   C

D   E   Abb. 11-27

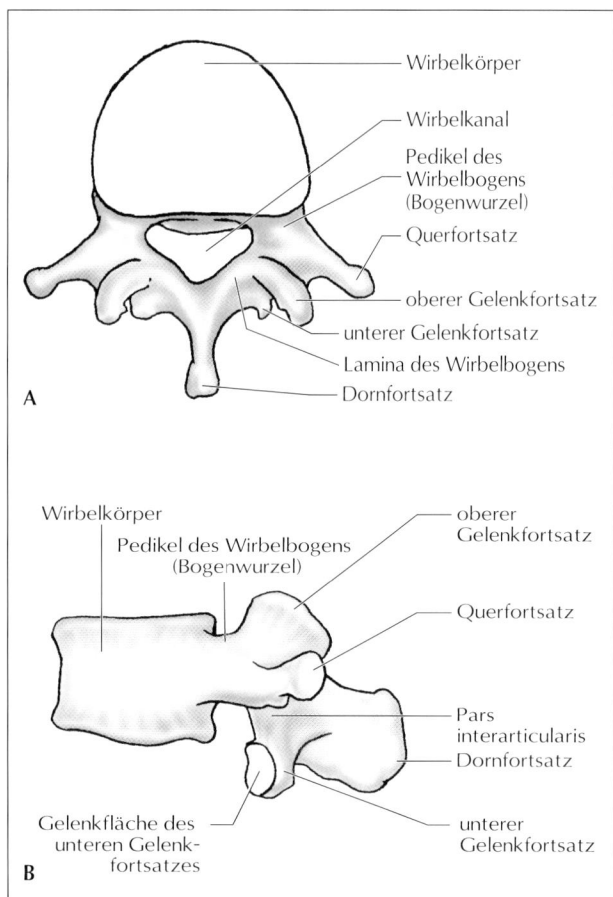

Wirbelkörper

Wirbelkanal

Pedikel des
Wirbelbogens
(Bogenwurzel)

Querfortsatz

oberer Gelenkfortsatz

unterer Gelenkfortsatz

Lamina des Wirbelbogens

Dornfortsatz

A

Wirbelkörper

Pedikel des Wirbelbogens
(Bogenwurzel)

oberer
Gelenkfortsatz

Querfortsatz

Pars
interarticularis

Dornfortsatz

Gelenkfläche des
unteren Gelenk-
fortsatzes

unterer
Gelenkfortsatz

B

Abb. 11-28. Einzelner Wirbel, in der Ansicht von oben (A) und
von der Seite (B)

die sich von Wirbel zu Wirbel in ihrer Form etwas unterscheiden (**Abb. 11-27 A–E**).

Wenn Sie bei der Betrachtung der Wirbelsäule auf einer
Abdomenaufnahme immer zuerst die Kontur des Wirbelkörpers ausmachen und sich dann Schritt für Schritt die
posterioren Konturen vornehmen, wird Sie das Durchein-
ander der sich überlagernden knöchernen Anteile nicht
mehr verwirren. Ein pathologischer Prozeß, der einen
Teil dieser Knochenstrukturen zerstört, führt zum Verschwinden einer von Ihnen erwarteten Kontur und kann
normalerweise leicht dadurch ausfindig gemacht werden,
daß sich aufgrund der Symmetrie die entsprechende
Struktur auf der Gegenseite oder bei darüber- bzw. darunterliegenden Wirbeln in ihrer normalen Form findet.

Die bilaterale Symmetrie der mit dem Wirbelkörper
überlagerten hinteren Strukturen kann Ihnen noch auf andere Weise nützlich sein, denn sie verrät Ihnen, daß das
Strahlenbündel den Patienten in sagittaler Richtung passiert hat. Leeraufnahmen des Abdomens werden routinemäßig im a.p. Strahlengang bei auf dem Rücken liegenden Patienten angefertigt, allerdings werden manche
Bariumuntersuchungen im p.a. Strahlengang bei auf
dem Bauch liegenden Patienten durchgeführt (warum?).
Viele Spezialuntersuchungen bedienen sich festgelegter
Schrägprojektionen, wobei sie aus dem Erscheinungsbild
der Wirbel die Schrägheit des Strahlengangs ablesen
können.

Wenn Sie also die schachtelförmigen Wirbelkörper säu-
berlich von den dorsalen Wirbelstrukturen abgrenzen

können, wissen Sie, daß Sie es mit einer **Seitaufnahme** zu tun haben. Wenn die Wirbelkörper und die hinteren Wirbelstrukturen sich genau und symmetrisch überlagern, dann schauen Sie auf eine im **sagittalen Strahlengang** angefertigte Aufnahme. Schrägaufnahmen zeigen Ihnen die Wirbel etwa so, wie Sie es in **Abb. 11-29** sehen können. Achten Sie darauf daß Sie nun in die schräg verlaufende Gelenkebene der hinteren Wirbelgelenke hineinsehen können.

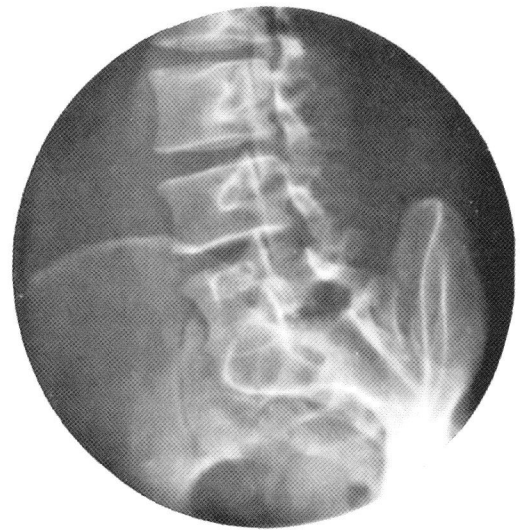

Abb. 11-29. Schrägaufnahme der unteren Lendenwirbel

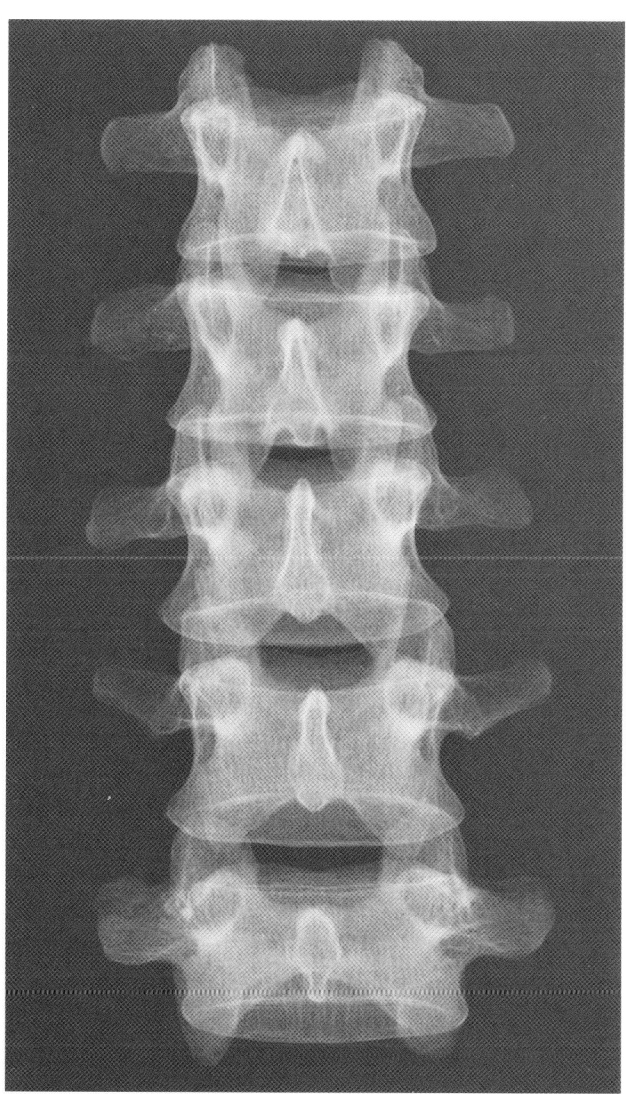

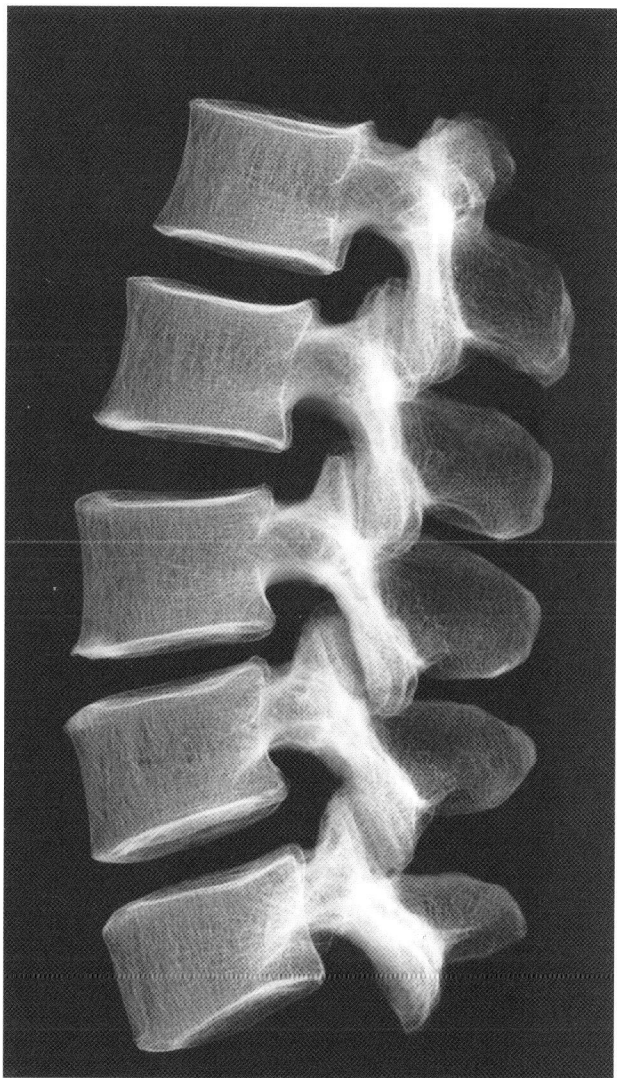

Abb. 11-30. Anteroposteriore und Seitaufnahme eines Präparates der Lendenwirbelsäule. Bezeichnen Sie die verschiedenen Anteile der Wirbel, ohne zurückzublättern.

... betrachten Sie dann die Rippen ...

Nahezu alle Abdomenaufnahmen (mit Ausnahme mancher Bettaufnahmen), die Sie sehen werden, sind mit einem Bucky-Raster gemacht worden, und Sie werden die Rippen unterhalb des Zwerchfells sehr viel besser als auf Thoraxaufnahmen erkennen.

Verkalkungen der normalerweise strahlentransparenten und unsichtbaren Rippenknorpel können manchmal Verwirrung stiften, wenn sie sich mit intraabdominellen Verkalkungen in Gallenblase, Niere oder Nebenniere überlagern oder solche vortäuschen. Normalerweise können Rippenverkalkungen aber leicht abgegrenzt werden, indem man dem erwarteten Verlauf der vorderen Rippenanteile nachgeht.

... das Becken und die oberen Femura ...

Die Form der Knochenkonturen des Beckens unterscheidet sich im posteroanterioren und anteroposterioren Strahlengang, wie Sie es sich bei der Vorstellung der ausladenden und gebogenen Iliumschaufeln sicherlich schon gedacht haben. Diese erscheinen bei filmnaher Lage flacher und schmäler, bei der Leeraufnahme in Rückenlage hingegen breit und gerundet und bei einer in Bauchlage angefertigten Kolonkontrastuntersuchung darüber hinaus mehr vertikal ausgerichtet und schmäler. Dies ist dadurch bedingt, daß das den Patienten p.a. durchdringende Strahlenbündel die Oberfläche der Beckenschaufeln eher tangential berührt, so daß sie annähernd in Aufsicht getroffen werden.

Das Strahlenbündel wird für die Abdomenleeraufnahme normalerweise auf den Bauchnabel zentriert, so daß ungefähr die Hälfte der Darmluftschatten unterhalb dieses Punktes liegt. Sie können daher die Luft in Zäkum, Sigma, Rektum und auch, sofern sie Luft enthalten, in den Dünndarmschlingen in Überlagerung mit den Knochen des Beckens und des Os sacrum erwarten. Häufig ist eine die Beckenschaufel überlagernde, luftgefüllte Darmschlinge auf der in Rückenlage angefertigten Leeraufnahme schwierig von einer runden Knochendestruktion zu unterscheiden, so daß man sich gegebenenfalls mehrere Aufnahmen dieser Region ansieht.

> Dünndarmluft ändert sich von Aufnahme zu Aufnahme in Form und Lage, während sich eine Knochendestruktion immer in der exakt gleichen Beziehung zu den entsprechenden Knochengrenzen befindet (**Abb. 11-31**).

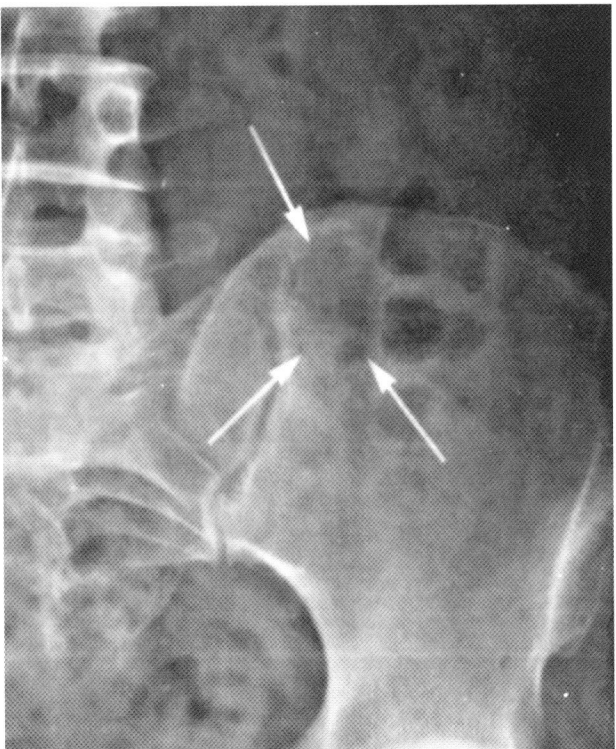

Abb. 11-31. Die radioluzente Region *(Pfeile)* der Knochendestruktion veränderte sich in ihrer Beziehung zum Rand des Iliosakralgelenks bei verschiedenen Aufnahmen nicht; die lateral davon gelegenen dunklen Darmgasanteile zeigten jedoch eine Veränderung.

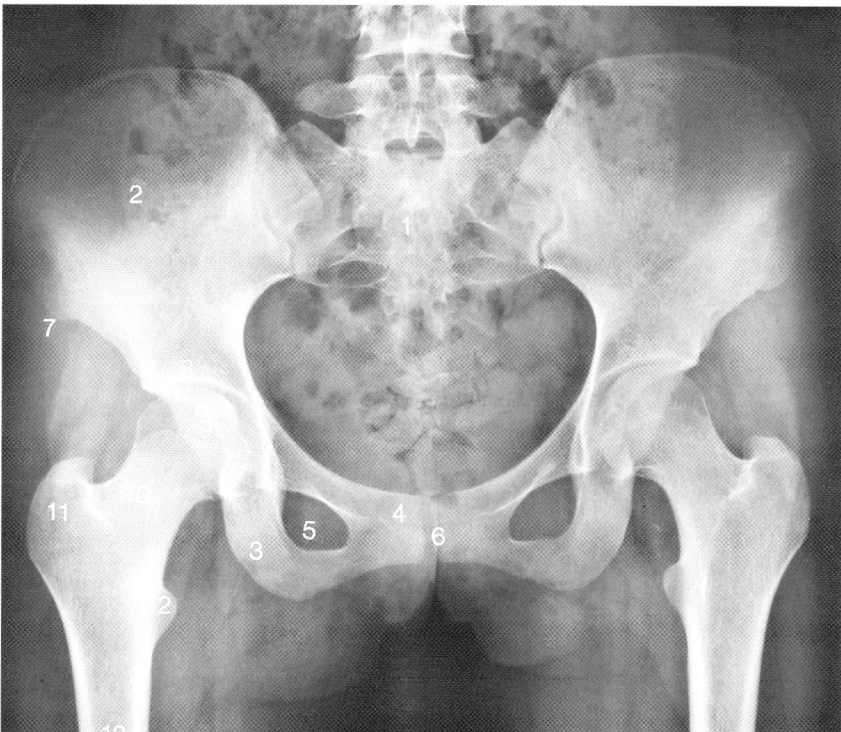

Abb. 11-32. Anteroposteriore Röntgenaufnahme des Beckens und der proximalen Femura
1 Os sacrum
2 Os ilium
3 Os ischii
4 Os pubis
5 Foramen obturatum
6 Symphysis pubis
7 Spina iliaca anterior superior
8 Acetabulum
9 Caput femoris
10 Collum ossis femoris
11 Trochanter major
12 Trochanter minor
13 Femurschaft

Beachten Sie in **Abb. 11-32**, daß Sie durch den knorpeligen Anteil der vorderen Hälfte des Iliosakralgelenks und durch die Symphyse hindurchsehen können. Suchen Sie die Spinae ischiadicae und die Sitzbeinhöcker auf und überzeugen Sie sich, daß das Hüftgelenk „sichtbar" ist, da es zu beiden Seiten durch den tangential getroffenen kortikalen Knochen des Acetabulum und des Femur-

kopfs begrenzt wird. Später, wenn Sie Kapitel 15 über die Knochen gelesen haben, werden Sie auch die Knochen auf einer Abdomenleeraufnahme mit einem für Unregelmäßigkeiten geschulteren Auge betrachten, aber lassen Sie uns erst einmal weitergehen und uns den verschiedenen Weichteilregionen widmen.

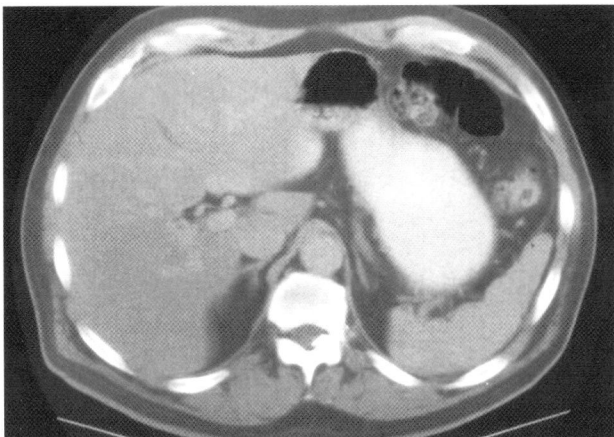

Abb. 11-33. CT-Schicht durch Leber und Milz mit normal großen Organen. Der Magen wurde mit oralem Kontrastmittel gefüllt.

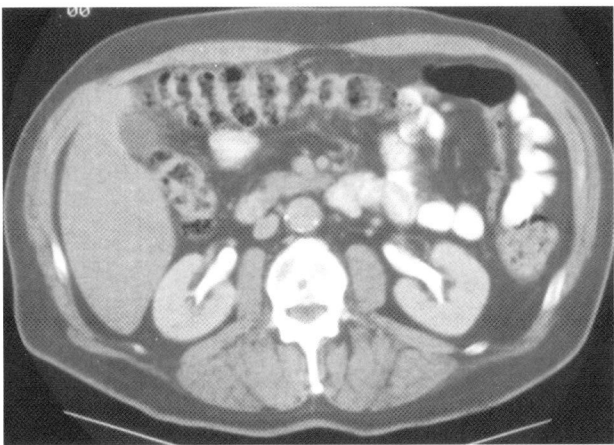

Abb. 11-34. Die weiter unten gelegene CT-Schicht durch die Nieren zeigt, wie der rechte Leberlappen nach unten hin immer kleiner wird. Man sieht orales Kontrastmittel im Darm und intravenöses Kontrastmittel im Sammelsystem der Nieren (Nierenbecken und -kelche).

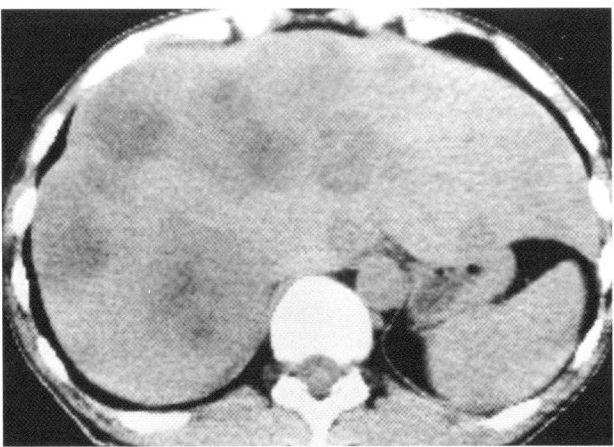

Abb. 11-35. CT-Schicht einer deutlich vergrößerten Leber mit multiplen Metastasen eines Prostatakarzinoms, die sich als Raumforderungen mit verminderter Dichte zeigen (niedrige CT-Dichte, verglichen mit dem normalen Leberparenchym).

… suchen Sie die oberen Quadranten und den Mittelbauch nach Organschatten, Raumforderungen und Verkalkungen ab …

Veränderungen der Größe und Form eines Organs sind häufig allein aus der Leeraufnahme erkennbar, doch gibt es Unterschiede in der Genauigkeit, mit der die Größe anhand von Röntgenaufnahmen beurteilt werden kann. Der Röntgenschatten der Leber kann beispielsweise als Größenindikator sehr irreführend sein, und die Leber muß schon sehr deutlich vergrößert sein, ehe man aufgrund einer Leeraufnahme von einer Hepatomegalie ausgehen kann. Was eine Lebervergrößerung betrifft, sind Aussagen anhand der Leeraufnahme also mit einem Risiko verbunden. Dies ist teilweise durch die Form der Leber bedingt und teilweise durch ihre unterschiedlich schräge Lage innerhalb der Bauchhöhle. Tatsächlich ist die althergebrachte Leberpalpation eine verläßlichere Methode, um einen Anhaltspunkt für die Lebergröße zu bekommen.

Die **Leber**, die sehr viel größer ist als die Milz, neigt dazu, auf die anderen Organe in diesem Quadranten zu drücken. Ihr Rand kann entweder als untere Grenze einer grauen Masse oder als eine durch Luft im Querkolon und in der rechten Kolonflexur herausgehobene Begrenzungslinie erkennbar sein. Die rechte Kolonflexur steht normalerweise niedriger als die linke, doch kann sie gelegentlich einen Teil des Leberschattens überlagern. Szintigraphische Verfahren, CT und Ultraschalluntersuchung, mit denen Metastasen im Leberparenchym relativ einfach gefunden werden können, gewinnen für die Untersuchung der Leber zunehmend an Bedeutung. Auch lassen sich mit diesen Verfahren die charakteristischen Befunde einer Leberzirrhose erkennen.

Die **Milz** dagegen kann auf der Leeraufnahme eine Verschattung verursachen, die zweifelsfrei auf ihre Vergrößerung hinweist, obwohl diese bei der bimanuellen Palpation nicht getastet werden konnte. Das radiologische Erscheinungsbild der Splenomegalie ist sehr verläßlich. Es ist nicht schwer, eine sehr große Milz zu erkennen, die vielleicht sogar bis unterhalb des Beckenkamms und über die Mittellinie reicht. Der Hinweis auf eine Splenomegalie in der Leeraufnahme kann heutzutage durch CT, Sonographie oder andere bildgebende Verfahren, die auch zusätzliche pathologische Veränderungen wie Milzruptur, Tumorgewebe, Abszesse oder Zysten aufzeigen, bestätigt werden.

Die **linke Kolonflexur** ist in ihrer Lage recht variabel. Sie kann durch den unteren Pol der Milz eingedellt sein, diesen teilweise überlagern oder vor der Milz bis hoch zum Zwerchfell reichen. Es sollte Ihnen keine Schwierigkeiten bereiten, die linke Flexur und ihre verschiedenen Lagemöglichkeiten zu erkennen, da Sie die charakteristi-

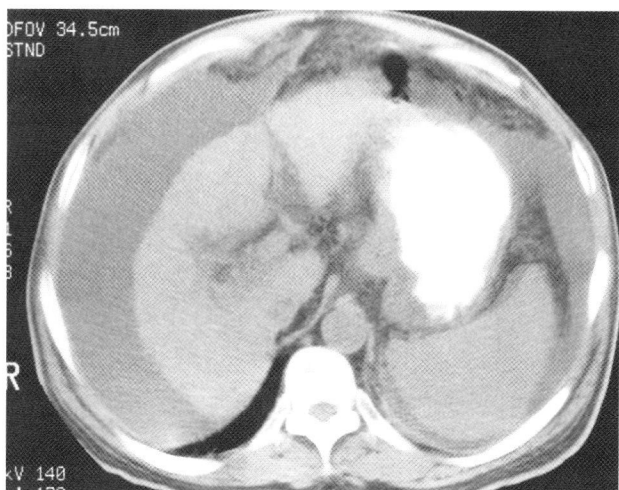

Abb. 11-36. CT-Schicht bei einem Patienten mit Leberzirrhose, Splenomegalie und Aszites aufgrund von Alkoholabusus. Achten Sie auf die geschrumpft erscheinende Leber und die große Menge an Aszites in der Peritonealhöhle, die Leber, Magen und Milz umgibt.

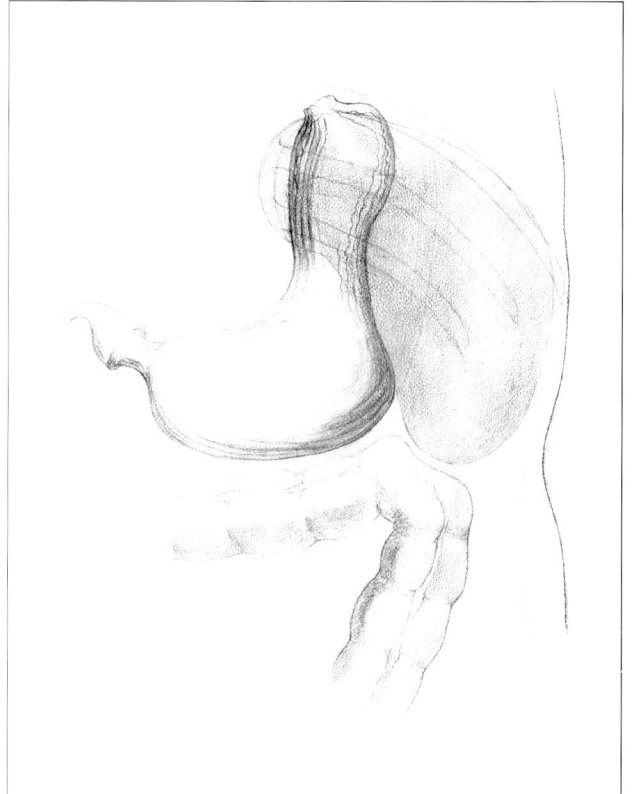

Abb. 11-37. Der normale Magen wird durch eine vergrößerte Milz, die auch die linke Kolonflexur nach unten drückt, eingedellt. In dieser Darstellung sieht es so aus, als könnten Sie alle drei Strukturen erkennen.

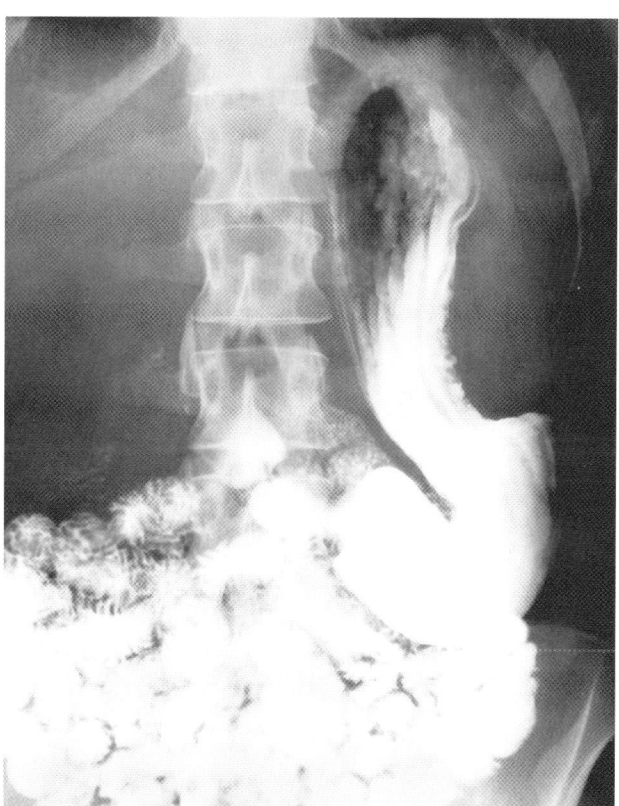

Abb. 11-38. Der normale Magen, mit Barium gefüllt und durch eine vergrößerte Milz eingedellt.

schen glatten Einziehungen der Kolonhaustren aufweist, im Gegensatz zur stärkeren Fältelung der Magenwand. Der **Magen** ist fast nie schwierig zu identifizieren. Bei der in Rückenlage angefertigten Aufnahme verlagert sich die Magenluft in den mehr ventral gelegenen Magenkorpus und läßt die kräftigen Falten der Magenschleimhaut erkennen. In Bauchlage sammelt sich alle vorhandene Luft im mehr dorsal gelegenen Fundus an, so daß die

Luftblase im Magen bei einer Aufnahme im sagittalen Strahlengang als runder, dunkler Schatten mit faltiger Begrenzung in Zwerchfellnähe erscheint. Diese Unterschiede können Ihnen übrigens auch bei der Überprüfung helfen, ob eine Aufnahme in Rücken- oder Bauchlage gemacht wurde. Die gleichen Prinzipien gelten auch für die Untersuchung des Magens mit Bariumbrei, wie Sie später noch sehen werden.

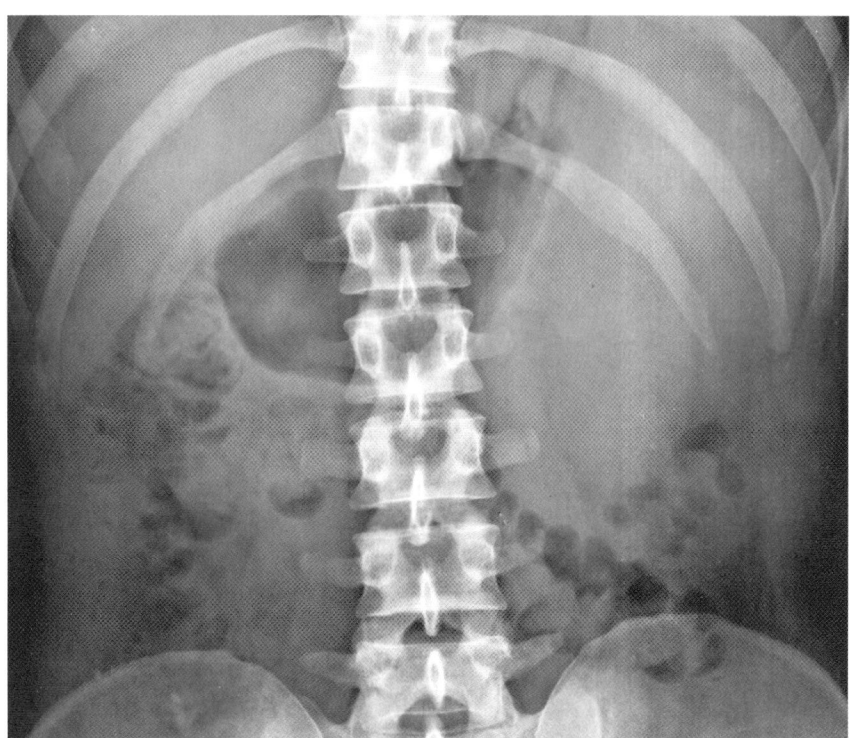

Abb. 11-39. Hier liegt eine rupturierte Milz vor, die deutlich verdickt ist, den normalen Magen nach rechts verdrängt und nach unten bis in die linke Flanke reicht. Beachten Sie auch die groben, geschwollenen Schleimhautfalten des Magens, der vermutlich auch bei dem Trauma betroffen war.
Ist diese Aufnahme in Rücken- oder Bauchlage angefertigt?

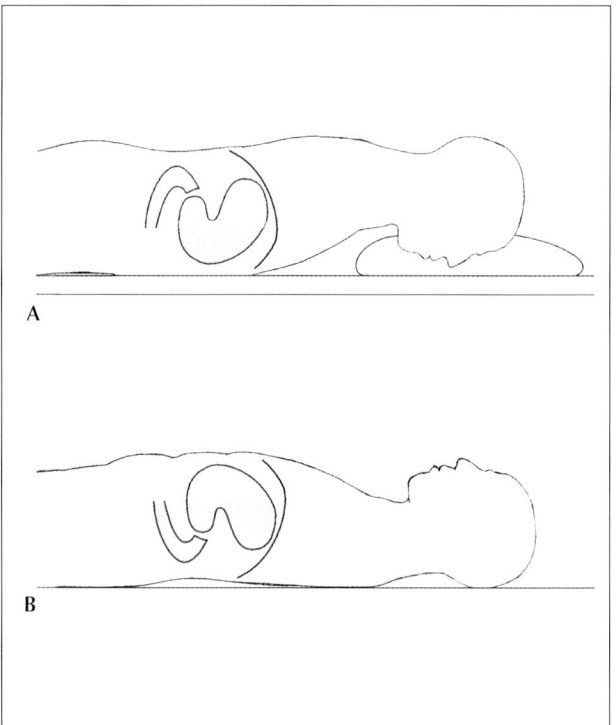

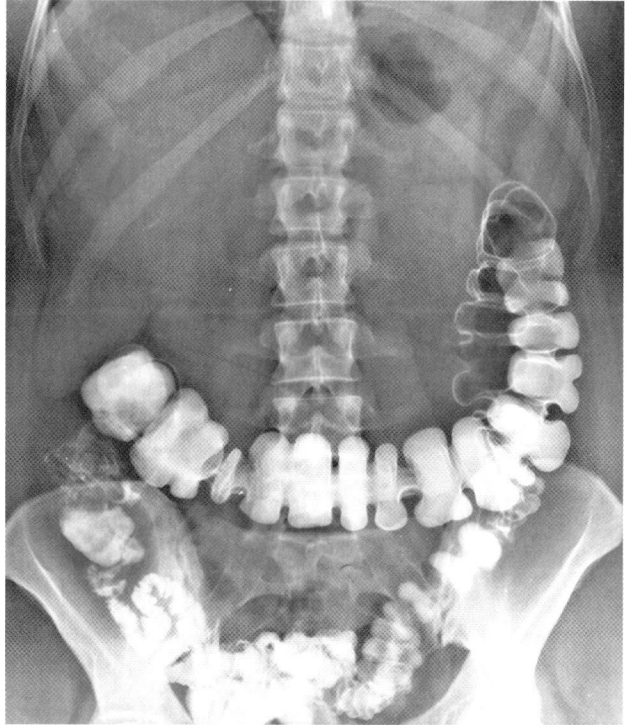

Abb. 11-40. Erklärung für die unterschiedlich gelegene Magenluft bei Leeraufnahmen von Patienten in Bauchlage (oben) und Rükkenlage (unten). Die Abb. 11-38 und 11-41 wurden in Bauchlage angefertigt, da der Magenfundus luftgefüllt ist, Abb. 11-39 dagegen in Rückenlage.

Abb. 11-41. Suchen Sie die rechte und linke Kolonflexur (Flexura hepatica und Flexura lienalis) sowie die Unterpole von Leber und Milz auf. Weder die Leber noch die Milz waren palpatorisch vergrößert diagnostiziert worden.

Abb. 11-42. Normale Gallenblase, gefüllt mit physiologisch konzentriertem Kontrastmittel (orale Cholezystographie). Direkt vor dieser Aufnahme wurde eine fetthaltige Reizmahlzeit gegeben, so daß die Gallenblase sich gerade kontrahiert und dadurch der Ductus cysticus, der Choledochus und durch Reflux ein Teil des Ductus hepaticus kontrastmittelgefüllt dargestellt werden. Die verteilt liegenden dichten Flecken sind Kontrastmittelreste im Darm.

Abb. 11-43. Dieses Cholezystogramm zeigt dichtes Kontrastmittel und einen strahlentransparenten Stein in der Gallenblase, der auf der Leeraufnahme nicht zu sehen war.

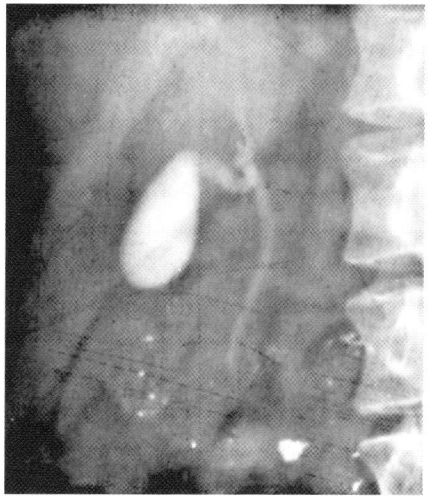
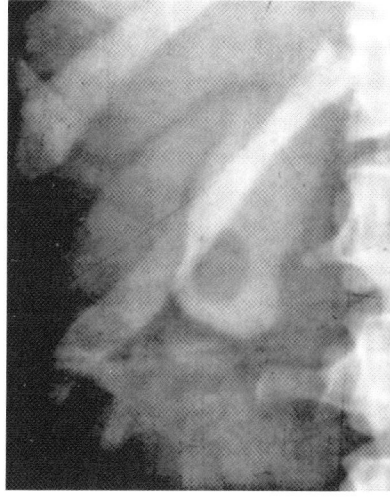

Abb. 11-42   Abb. 11-43

Der Schatten der **Gallenblase** kann gelegentlich auf Leeraufnahmen als rundliche, den Leberrand und die rechte Niere überlagernde Struktur sichtbar sein. Bereits seit vielen Jahren kann man die Galle durch oral verabreichte und von der Leber ausgeschiedene Kontrastsubstanzen sichtbar machen. Von den Leberzellen werden diese Substanzen nicht ausreichend konzentriert, um die Leber selbst sichtbar zu machen. Von einer normalen Gallenblase dagegen werden sowohl der Gallensaft als auch die in ihm befindliche Kontrastsubstanz durch Wasserresorption konzentriert, so daß auf diesem Weg eine Kontrastdarstellung der Gallenblase möglich ist. Man nennt sie die **orale Cholezystographie**.

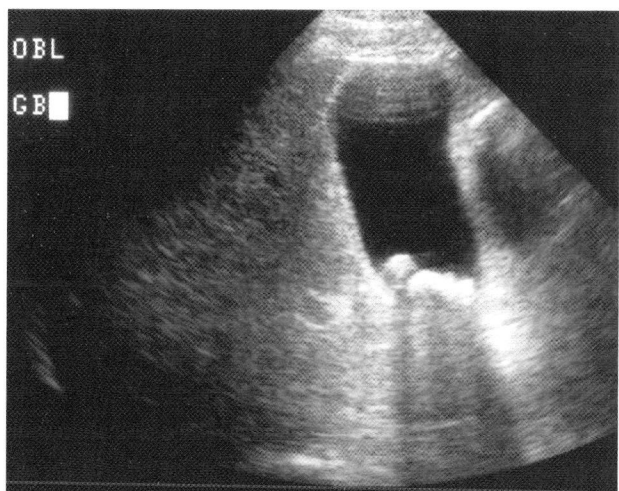

> Nur etwa 15 % der Gallensteine sind auf der Leeraufnahme schattengebend. Alle übrigen sind strahlentransparent und dadurch auf der Leeraufnahme unsichtbar, eine wichtige Tatsache, die Sie sich merken sollten.

In der Kontrastdarstellung von Gallenblasen, die noch in der Lage sind, die von der Leber ausgeschiedene Kontrastsubstanz zu konzentrieren, erscheinen diese Steine als „Füllungsdefekte", also sehr strahlentransparent im Vergleich zur kontrastierten Galle. Leider hat die nur geringe Konzentrierungsfähigkeit der Gallenblase bei chronischer Cholezystitis früher die Erkennung solcher Steine oft schwierig oder unmöglich gemacht.

Heute bringt die Untersuchung der Gallenblase und des Gallengangsystems mit der Sonographie und der CT so gute Ergebnisse, daß die Cholezystographie nicht mehr häufig durchgeführt wird, obwohl sie in vielen Fällen eine wertvol-

Abb. 11-44. Das Ultraschallbild zeigt eine flüssigkeitsgefüllte Gallenblase, deren hinterer, unten liegender Wand multiple Steine anliegen. Die Schallwellen dringen durch die vordere Bauchwand dieses auf dem Rücken liegenden Patienten ein (oberer Bildrand). Die Galle reflektiert keine Schallwellen (erzeugt keine Echos) und stellt sich daher schwarz (echofrei) dar. Hingegen reflektieren die Steine die Schallwellen, erzeugen Echos und erscheinen daher weiß (echoreich). Beachten Sie die spärlichen Schallreflexe, die von den hinter den Steinen liegenden Strukturen ausgehen. Dies liegt daran, daß der Großteil der Schallwellen an den Steinen gestoppt bzw. reflektiert wird.

le Methode zur Erkennung einer Gallenblasenfunktionsstörung darstellt. Die Ultraschalluntersuchung der Gallenblase und der Gallengänge wird in Kapitel 14 besprochen. Merken Sie sich bitte zunächst einmal nur, daß sich mit ihr Gallensteine gut darstellen lassen, die Gallenblasenfunktion aber nicht ausreichend beurteilt werden kann.

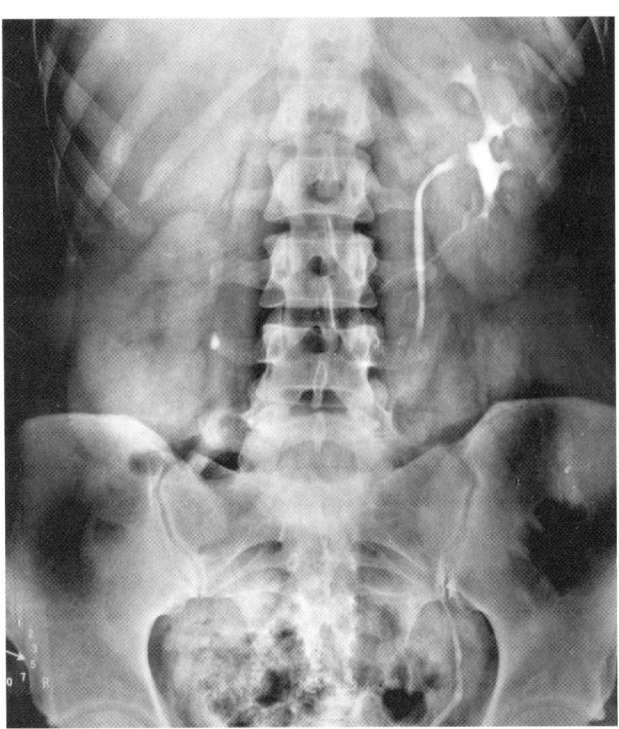

Abb. 11-45. Ausscheidungsurogramm bei einem Patienten mit rechtsseitigem Flankenschmerz und Hämaturie; anamnestisch Steinabgang bei der Miktion. Das Parenchym der rechten Niere ist etwas dichter als das der linken, da der Flüssigkeits- und Kontrastmittelfluß aufgrund des den rechten Harnleiter verschließenden Uretersteins verzögert ist. Darüber hinaus zeigt die rechte Niere eine Ptose. Achten Sie auf die nicht kontinuierliche Kontrastierung des linken Ureters. Dies ist völlig normal, da auch über die Ureteren peristaltische Wellen hinweg laufen.

Weiter dorsal liegen zu beiden Seiten der Wirbelsäule im Retroperitoneum die **Nieren**; die linke befindet sich bei den meisten Patienten etwas weiter oben als die rechte. Die oberen Pole beider Nieren sind in Richtung auf die Mittellinie den beiden Psoasmuskeln zugeneigt. Sie sollten ihre Konturen so vollständig wie möglich nachfahren. Bei einer ganzen Reihe von Abdomenaufnahmen werden Sie dabei gewisse Schwierigkeiten haben, da Teile der Nieren fast immer von unterschiedlichen Mengen an Darmgas oder Darminhalt überlagert werden. Wenn Sie auf einer qualitativ guten Aufnahme ohne übermäßige Darmgasüberlagerung keinen Nierenschatten abgrenzen können, kann dies bedeuten, daß die Niere fehlt, sehr klein ist oder daß beispielsweise wenig oder kein perirenales Fettgewebe vorhanden ist.

Die beim auf dem Rücken liegenden Patienten filmnah lokalisierten und durch das umgebende Fettgewebe abgegrenzten Nieren können mit der Leeraufnahme sehr viel besser beurteilt werden als etwa mit der körperlichen Untersuchung, und Sie werden erleben, daß eine Größendifferenz beider Nieren oder beispielsweise eine Buckelung der Nierenkontur vom erfahrenen Radiologen immer wieder entdeckt wird. Eine unterschiedliche Länge der Nieren kann ein Indikator für eine ungleiche Nierenfunktion sein. Normalerweise sollte die Nierenlänge $3,7 \times$ die Höhe des Wirbelkörpers L2 betragen (das entspricht etwa 11–14 cm). Eine Zyste oder ein Tumor des Nierenparen-

chyms vergrößert die Niere durch Auftreibung des entsprechenden Nierenpols und durch Verdrängung des umgebenden perirenalen Fettgewebes. Eine Senkniere (Nephroptose) kann auf der Leeraufnahme häufig und ganz einfach dadurch erkannt werden, daß die Niere neben der unteren Hälfte des Psoasschattens zu finden ist. Eine Rotation der Niere um ihre Längsachse verändert die Form des Nierenschattens.

Man kann die Nieren durch Einsatz von renal ausgeschiedenem Röntgenkontrastmittel (i.v. Urogramm oder Ausscheidungsurogramm) oder durch Injektion ähnlicher Substanzen durch einen im Rahmen einer Zystokopie in die Ureteren eingeführten Katheter (retrogrades Pyelogramm) besser darstellen. Die radiologische Untersuchung der Nieren wurde durch die Sonographie, die CT und andere Spezialuntersuchungen, die eingehender in Kapitel 14 besprochen werden, revolutioniert. Hier sollte Ihr Anliegen zunächst der Morphologie gelten: der Interpretation von Veränderungen der Größe, Form und Lage aller auf der Leeraufnahme erkennbaren Organe.

Das **Pankreas** mit seinem von der Duodenalschleife eingefaßten Kopf liegt unterhalb und hinter dem Magenantrum und -korpus und überlagert die dahinter liegende obere Lendenwirbelsäule. Es liegt natürlich retroperitoneal und ist auf der Leeraufnahme noch schlechter als die Nieren zu erkennen, es sei denn, es enthält Verkalkungen oder Steine, die seine Position markieren (wie in Abb. 11-

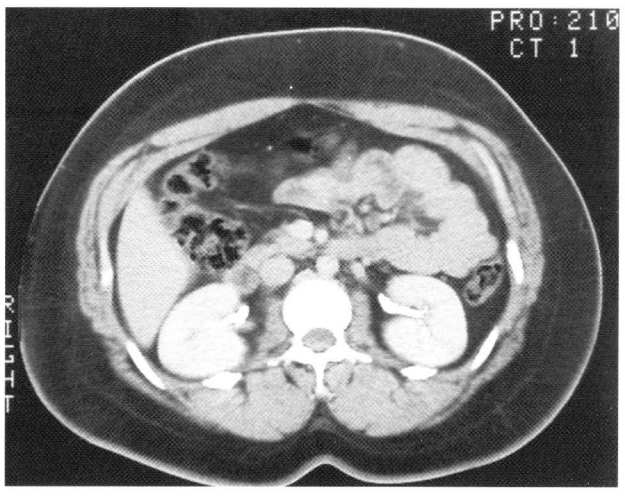

Abb. 11-46. CT-Schnitt in Höhe der Nierenmitte (bei einem anderen Patienten) nach i.v. Kontrastmittelgabe. Beachten Sie die erhöhte Dichte des Nierenparenchyms und die starke Kontrastmittelkonzentrierung in den Nierenbecken, die aus dem Nierenhilusbereich nach anteromedial ziehen. Sie liegen natürlich im Retroperitonealraum und sind vom strahlentransparenten perirenalen Fettgewebe umgeben. Achten Sie auf die dem Wirbelkörper seitlich anliegenden Psoasmuskeln und die vor dem Wirbelkörper liegende Aorta.

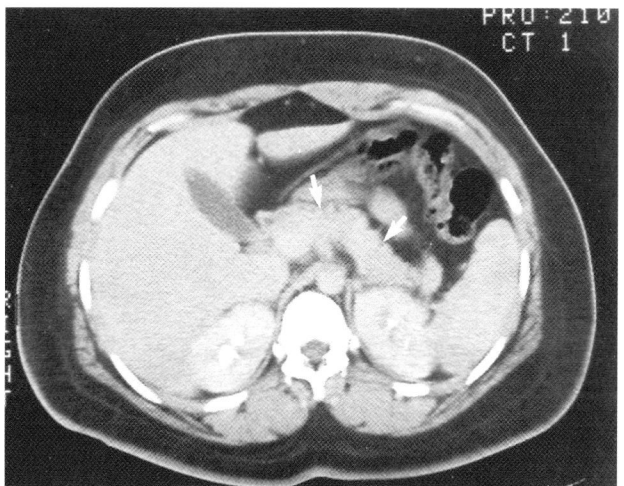

Abb. 11-47. CT-Schnitt durch das Pankreas *(Pfeile)*. Die Nieren sind hier im Bereich der Oberpolkelche angeschnitten, also oberhalb der Parenchymeinziehung im Bereich des Nierenhilus (vgl. mit Abb. 11-46). Die Aorta wird von den schlanken Zwerchfellschenkeln umgeben. Die Gallenblase ist als weitgehend von Leberparenchym umgebene Struktur mit relativ niedriger Dichte zu erkennen.

24). Es kann gelegentlich indirekt durch seine enge Nachbarschaft zu anderen Organen dargestellt werden. So kann eine Raumforderung des Pankreaskopfes beispielsweise die duodenale C-Schleife ausweiten und die Pylorus- und Antrumregion des Magens nach vorne verlagern. Das Pankreas selbst kann, wie Sie später noch sehen werden, mit der Sonographie, der CT, der endoskopischen retrograden Cholangiopankreatikographie (ERCP), der Angiographie oder der MRT dargestellt werden.

Ihr besonderes Augenmerk bei der Betrachtung des **mittleren Abdomens** richtet sich auf einige Strukturen, nach denen Sie schon gesehen haben. Denn nur eine willkürliche Einteilung könnte eine genaue Separierung der Strukturen des oberen rechten und linken Quadranten von solchen, die teilweise auch im mittleren Abdomen liegen, ermöglichen. Stellen Sie sich alle Strukturen des Mittelbauchs dreidimensional vor und beginnen Sie mit den am weitesten vorne liegenden. Der **Magenkorpus** mit seiner J-förmigen

Luftfüllung beim auf dem Rücken liegenden Patienten befindet sich gerade oberhalb des Bogens des lufthaltigen **Querkolons** und ventral der Bauchwand. Das Magenantrum, vor allem aber der Pylorus und der Bulbus duodeni ziehen von dort nach dorsal, so daß man sie am besten auf der Seitaufnahme erkennen kann. Der Bulbus und der absteigende Schenkel der **Duodenalschleife**, der zum Teil retroperitoneal liegt, ziehen dem Pankreaskopf innen anliegend nach unten, und von dort zieht das Duodenum wieder nach links und aufwärts zum Treitz-Band, wo es ins Jejunum übergeht. Das Duodenum ist in der Regel mit Flüssigkeit gefüllt; sein Schatten ist daher auf der Leeraufnahme meist nicht von denen anderer, benachbarter solider oder flüssigkeitsgefüllter Strukturen zu trennen. Sie können die Duodenalschleife aber regelmäßig bei Untersuchungen mit Barium sehen und daraus die Lage des normalerweise unsichtbaren Pankreas ableiten. Die Bariumuntersuchungen werden in Kapitel 13 abgehandelt.

... und untersuchen Sie zum Schluß die Flanken und den Unterbauch

Untersuchen Sie als nächstes die beidseits des Abdomens gelegenen **Flanken**. Die Flankenstreifen können durch die intensive Schwärzung, die durch eine für diesen schmalen Bereich zu starke Belichtung der auf die Penetration des gesamten Abdomens (einschließlich Wirbelsäule und Beckenknochen) berechneten Aufnahme hervorgerufen wird, schwer zu beurteilen sind. Dennoch können die Flankenstreifen meistens noch durch eine sogenannte Grellampe, die der Radiologe stets zur Ausleuchtung sehr dunkler Bereiche von Röntgenaufnahmen zur Hand hat, sichtbar gemacht werden. Die Flankenstreifen sind bei einem dünnen, sorgsam gelagerten Patienten normalerweise bilateral symmetrisch zu erkennen. Das dunkle, haustrierte Kolon sollte in dichter Nachbarschaft zu den Flankenstreifen liegen. Freie Flüssigkeit

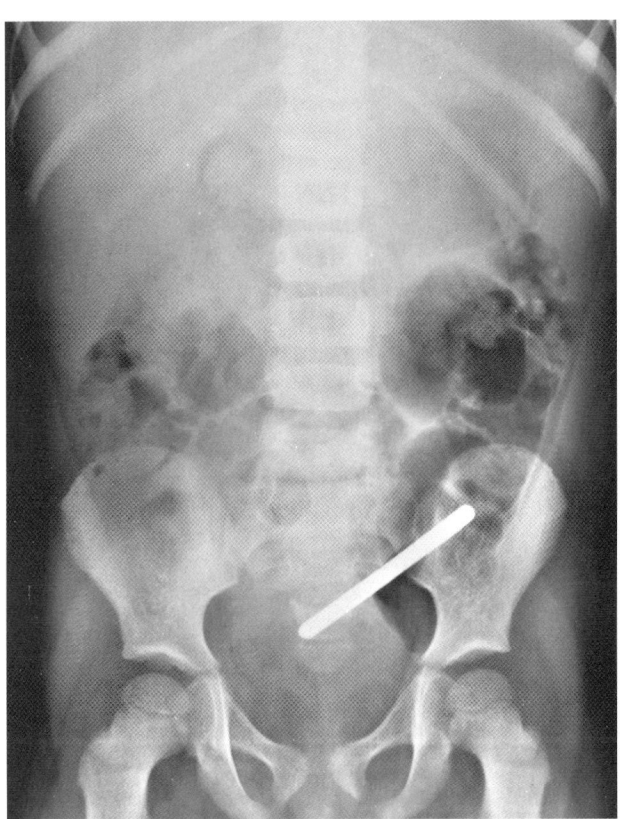

Abb. 11-48. Abdomenleeraufnahme eines Kindes, das mit Fieber, Obstipation, periumbilikalen Schmerzen und erhöhten Leukozytenwerten eingeliefert wurde. Die Arbeitsdiagnose war eine Appendizitis. Bei der Operation wurde eine perforierte, retrozäkal gelegene Appendix gefunden. In der rechten parakolischen Rinne und der rechten Flanke war das Gewebe entzündet und ödematös durchsetzt. Beachten Sie den gut erkennbaren linken und den fehlenden rechten Flankenstreifen (der weiße Riegel ist ein Artefakt).

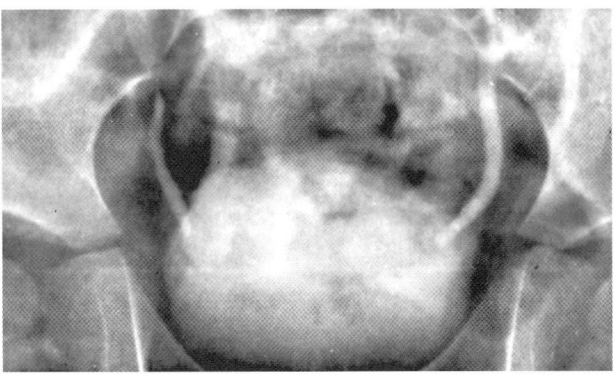

Abb. 11-49. Die Kontrastmittelfüllung der Blase soll Ihnen helfen, später auch den Schatten der uringefüllten Blase auf Leeraufnahmen zu erkennen. Achten Sie auf die Lage der Ureteren bei ihrem Eintritt in die Blase.

oder Blut in der Peritonealhöhle kann die Flankentaille zum Verschwinden bringen und das Kolon erkennbar vom Flankenstreifen wegdrängen. Beim Vorliegen einer in der Nähe gelegenen Entzündung verwischt sich der Flankenstreifen durch ödematöse Einlagerungen ins Fettgewebe, so daß er von anderen Weichteilen mit Wasserdichte, wie z.B. Muskelgewebe, nicht mehr abgegrenzt werden kann.

Schauen Sie sich nun den **unteren Mittelbauch** an. Folgen Sie dem bekannten Verlauf der Ureteren entlang der Psoasschatten hinunter bis zur Blase und halten Sie nach Kalkschatten Ausschau. Die Ureteren sind auf der Leeraufnahme unsichtbar, doch hilft Ihnen zunächst die Kontrastfüllung bei einem Urogramm, ihre verschiedenen Lagevarianten zu erlernen. Auf vielen Leeraufnahmen sehen sie kleine runde, kalkdichte Verschattungen im Eingangsbereich des knöchernen Beckens. Sie entsprechen verkalkten Thromben in den Beckenvenen (Phlebo-

lithen) und liegen gewöhnlich näher am Beckenrand als am Ureter. Ihre Lage hilft Ihnen also, sie von Kalkkonkrementen im Ureter abzugrenzen, wobei Sie durch die Tatsache unterstützt werden, daß Kalkkonkremente jede nur denkbare Form haben können und oft zerklüftete, zackige Anteile in ihrem Profil aufweisen, wohingegen Phlebolithen stets glatt und rund sind und gelegentlich eine zentrale Aufhellungszone aufweisen (s. Abb. 11-25).

Im unteren Mittelbauch finden Sie recht häufig verkalkte Mesenteriallymphknoten. Gewöhnlich können diese nicht mit Uretersteinen verwechselt werden, da sie eher wie eine Gruppe kleiner, zusammengewachsener Konkremente aussehen und etwas dichter als die meisten Uretersteine sind. Sie können von Aufnahme zu Aufnahme eine relativ unterschiedliche Lage aufweisen, da sie die Bewegungen des Dünndarmmesenteriums mitmachen. Häufig überlagern sie die knöchernen Strukturen der

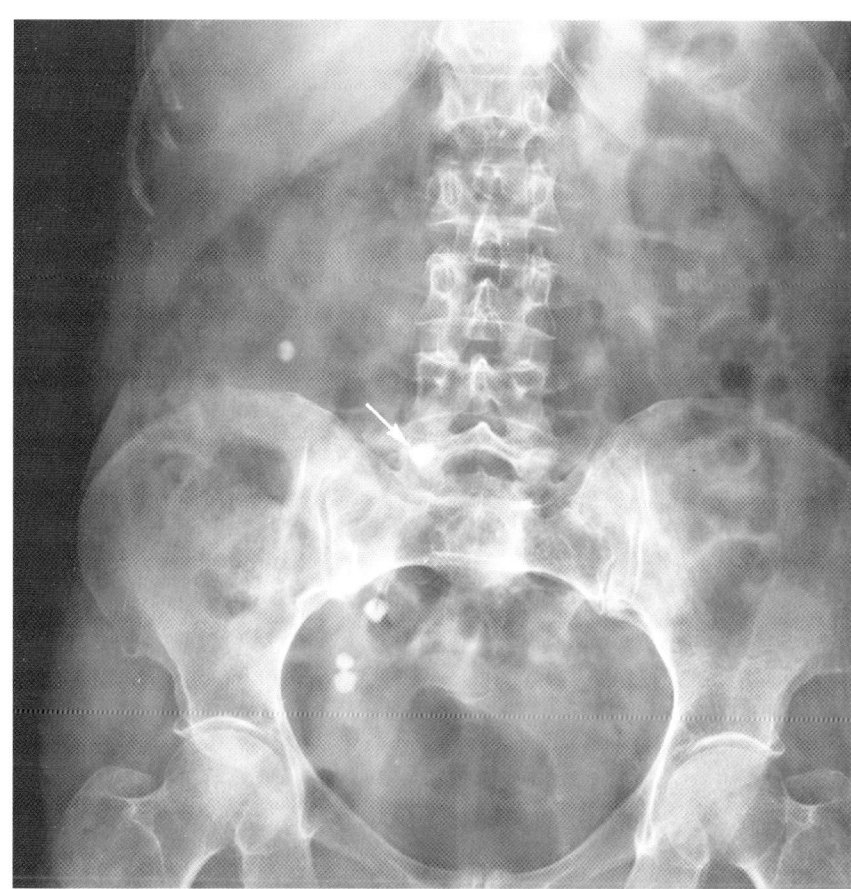

Abb. 11-50. Diese Leeraufnahme zeigt mehrere Steine im rechten unteren Ureter (der *Pfeil* zeigt auf den am höchsten gelegenen) und weiter lateral einen verkalkten Mesenteriallymphknoten oberhalb der Beckenschaufel. Beachten Sie das der Blase überlagerte luftgefüllte Rektum.

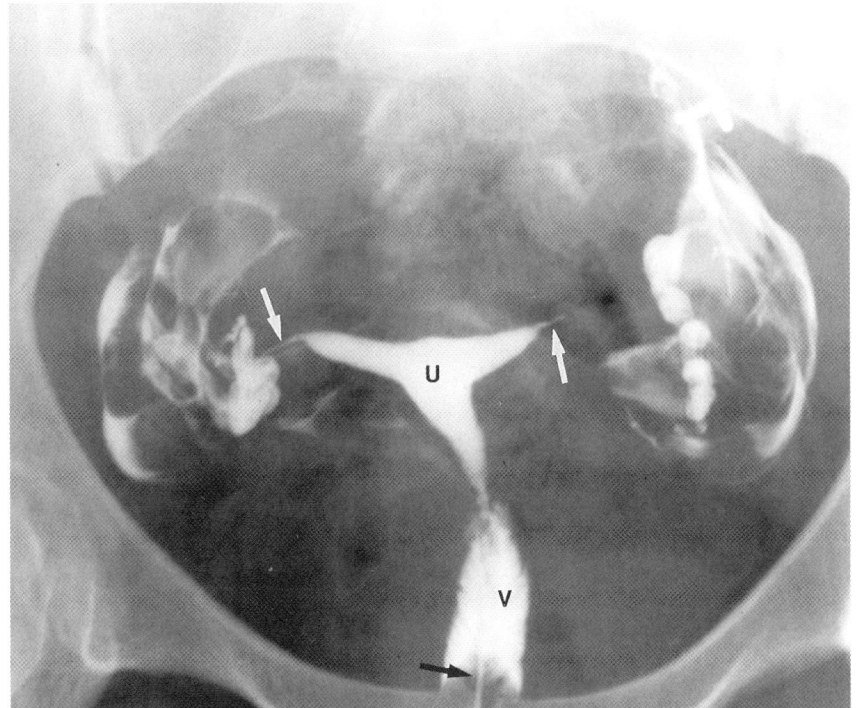

Abb. 11-51. Hysterosalpingographie im Rahmen einer Fertilitätsabklärung. Der Uterus (*U*) und die Tuben (*weiße Pfeile*) wurden mit Kontrastmittel gefüllt, das über eine Kanüle in die Uterusöffnung injiziert wurde. Es kommt zu einer retrograden Kontrastierung der Vagina (*V*). Normalerweise kommt es zu einem Austreten von Röntgenkontrastmittel über die Tuben in die Peritonealhöhle, wie in diesem Fall auch zu sehen. Dies ist ein Beweis dafür, daß die Tuben frei sind. Das intraperitoneale Kontrastmittel umgibt einzelne Darmschlingen. Die Ovarien sind nicht zu sehen.

Wirbelsäule und des Sakrums. Die vielen Dünndarmschlingen liegen zum größten Teil im unteren Mittelbauch und im Becken. Beim normalen Erwachsenen enthalten sie, wie wir schon festgehalten haben, Flüssigkeit und nur wenig oder gar keine Luft. Da Sie aber meistens Abdomenleeraufnahmen von kranken, bereits hospitalisierten Patienten zu sehen bekommen, werden Sie sich auf das Vorkommen einiger luftmarkierter Dünndarmschlingen einstellen, die die unteren Lendenwirbel und das Becken überlagern.

Zu den Weichteilen, die innerhalb der Beckenschaufeln liegen, gehören die Harnblase und die unteren Ureteranteile, das Colon sigmoideum und das Rektum, bei Frauen der Uterus und die Adnexe sowie bei Männern die Prostata und die Samenblasen. Wenn die Blase eine mittlere Menge Harn enthält, ist sie auf der Leeraufnahme meistens als etwas abgeflachter, ovaler Schatten innerhalb des Bekkens zu erkennen. Wenn sie sehr stark gefüllt ist, kann der einheitlich graue, runde Schatten bis hin zum Nabel reichen und wird nicht selten für eine pathologische Raumforderung gehalten. Das Rektum ist in aller Regel als ein durch Luft- oder Fäkalinhalt gekennzeichneter Schatten, der sich mit der Blase überlagert, zu erkennen. Uterus, Adnexe, Samenblasen und Prostata sind normalerweise nicht sichtbar. Sie können mit Ultraschall, CT und MRT dargestellt werden.

Die Computertomographie des Abdomens

Wie Sie in Kapitel 2 entdeckt haben, liefert Ihnen ein Computertomogramm ein Schema von *Dichtewerten* für eine bestimmte Schicht. Sie werden lernen, die CT auf der Basis der entsprechenden Querschnittsanatomie zu interpretieren. Es hilft Ihnen bei der Betrachtung von CT-Bildern, sich der relativen Schwächung verschiedener Gewebe und Organe bewußt zu sein, ebenso wie deren Abgrenzung, insbesondere durch Fettschichten. Wenn Sie dies berücksichtigen, haben Sie es leichter, die anatomischen Beziehungen und Größenverhältnisse zu verstehen, die Sie ja im CT in *lebenden* Dimensionen kennenlernen und nicht in veränderter oder verzerrter Weise, wie es bei der Sektion unvermeidlich ist. Einige Beobachtungen, die Sie mit CT-Serienschnitten machen können, beinhalten auch physiologische Aussagen. Beispielsweise kann man bei Schnitten durch den Oberbauch die Vena cava bis zum doppelten ihres normalen Durchmessers vergrößert sehen, wenn das Valsalva-Manöver durchgeführt wird (bei dem der Patient den Atem gegen die verschlossene Glottis preßt und dadurch einen erhöhten intrathorakalen Druck erzeugt, der zum Rückstau in der V. cava führt). CT-Aufnahmen können in Rücken-, Bauch- oder Seitenlage des Patienten angefertigt werden. Normalerweise liegt der Patient jedoch auf dem Rücken in bequemer und entspannter Position, so daß er sich möglichst ruhig halten kann. Denken Sie bitte immer daran:

> Bei der Betrachtung von CT-Schnitten schauen Sie immer von unten auf den Querschnitt des Patienten.

Der Einsatz von Kontrastmitteln

Für die CT-Untersuchung werden aus zwei Gründen Kontrastmittel fast routinemäßig eingesetzt:

– Der Gastrointestinaltrakt kann durch orale Applikation eines verdünnten Kontrastmittels gut markiert und dadurch von den benachbarten Strukturen und gegebenenfalls Raumforderungen abgegrenzt werden.

– Die intravenöse Applikation von wasserlöslichem Kontrastmittel führt zu einer temporären Dichteerhöhung der Arterien, des kapillär durchbluteten Parenchyms und anschließend auch der Venen während der CT-Untersuchung.

Diese sogenannte **Dichteanhebung** (engl.: enhancement) ist ausgesprochen nützlich. Erweiterte, sich aufzweigende Kanäle von niedriger Dichte im homogenen Leberparenchym bei einer ersten CT-Untersuchung ohne Kontrastmittel können beispielsweise flüssigkeitsgefüllten Gallengängen oder Blutgefäßen entsprechen. Wenn wir nun im Blutgefäßsystem durch Kontrastmittel eine Dichteanhebung bewirken und die beobachteten Kanäle in den anschließend durchgeführten CT-Schnitten unverändert erscheinen, so sind sie Gallengänge und keine Blutgefäße.

Ebenso können von der Niere ausgeschiedene Kontrastmittel eingesetzt werden, so daß Nieren und Ureter als dichte, weiße Regionen in typischer Form in den entsprechenden Lokalisationen erkannt werden. Zum anderen kann aber auch die Verlagerung dieser Strukturen, die selbst ganz normal sind, Zusatzinformationen in bezug auf Raumforderungen in der Umgebung liefern.

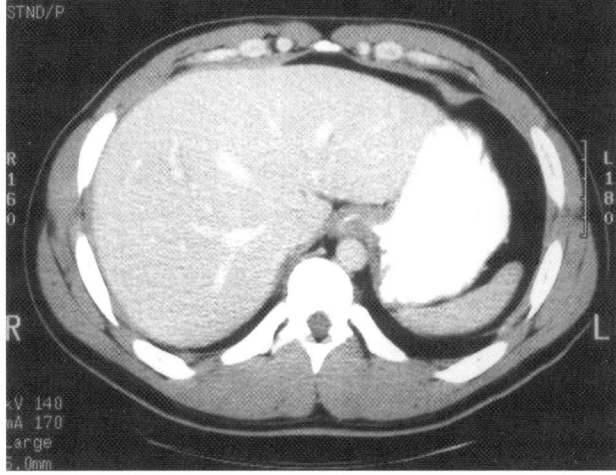

A

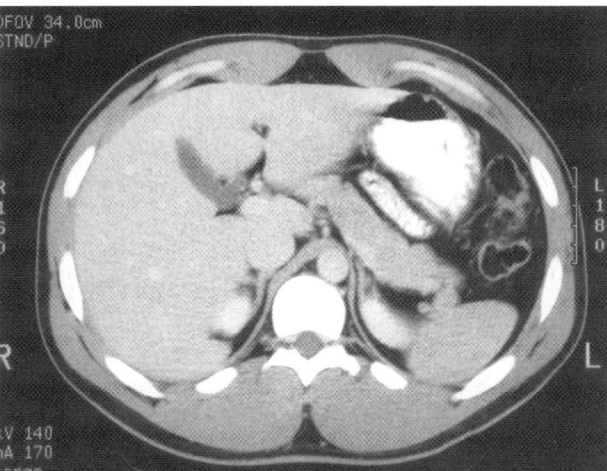

B

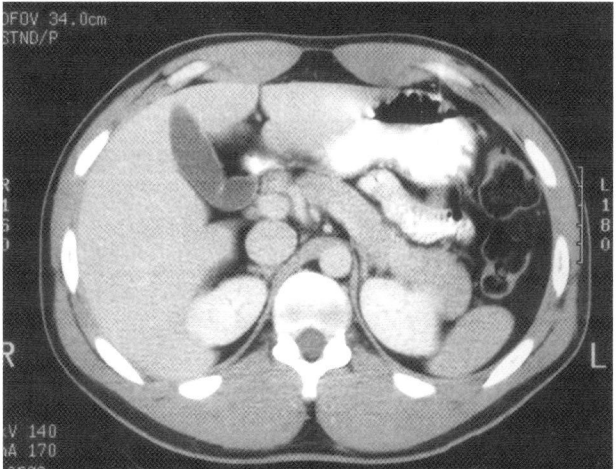

C

CT-Untersuchungen des Abdomens werden gewöhnlich in streng axialer Schichtführung mit kontinuierlichen 0,5 bis 1 cm dicken Schichten durchgeführt, obwohl letztlich jede CT-Untersuchung der zugrunde liegenden Fragestellung exakt angepaßt werden muß. Suchen Sie in **Abb. 11-52 A** die Leber. Denken Sie daran, daß Sie den Patienten von fußwärts anschauen und die Leber daher von Ihnen aus gesehen links liegt. Ignorieren Sie jetzt alle anderen Strukturen und beachten Sie nur die Änderung der Größe und Form der Leber, wenn sie alle sechs abgebildeten Schichten der Abb. 11-52 durchmustern. Als nächstes achten Sie bitte darauf, wie die dichten Wirbelkörper in den verschiedenen Schichten ihre Form ändern, abhängig davon, ob man wie in **F** durch den Querfortsatz schneidet oder den Abschnitt darüber oder darunter. Man sieht auch den Wirbelkanal und das darin liegende Rückenmark.

Suchen Sie jetzt die Aorta, die vor den Wirbelkörpern verläuft und gering linksseitig der Mittellinie liegt. Da diese Untersuchungsserie nach intravenöser Kontrastmittelinjektion aufgenommen wurde, stellen sich gut durchblutete Strukturen und Gefäße etwas heller dar (kontrastverstärkt). Schauen Sie sich die sich verzweigenden weißen Gefäße in **A** im homogenen Leberparenchym an. Das intravenös verabreichte Kontrastmittel wird über die Nieren ausgeschieden, so daß das Nierenparenchym und das Sammelsystem weißer erscheinen als die anderen Organe.

Abb. 11-52. Normale Computertomogramme durch den Oberbauch

Der Magen und der Dünndarm sind mit oralem Kontrastmittel gefüllt, welches noch nicht bis in das Kolon vorgedrungen ist. Beachten Sie die Magenwand, die weniger dicht erscheint als der Inhalt des Magens, und wenn Sie sich Schicht für Schicht anschauen, dann schneiden Sie zuerst durch den Magenkorpus und später durch Antrum und Pylorusbereich. In **E** und **F** können Sie Kontrastmittel im Duodenum sehen.

Die schwarzen, wenig dichten Areale beidseits der Wirbelkörper und um die Niere repräsentieren das retroperitoneale Fettgewebe. Folgen Sie diesen Arealen Schicht für Schicht nach unten und betrachten Sie die Nieren, von denen man zunächst die Oberpole in **B**, dann das Doughnut-artige Parenchym um die oberen Kelchgruppen in **D** und dann die Hilusregion in **F** sieht. Bei diesem Patienten sind die beiden Nieren nahezu in gleicher Höhe. Normalerweise liegt die linke Niere etwas höher als die rechte. Die beiden Nierenhili sind in **F** angeschnitten, wo die Niere jeweils wie ein Parenchymring aussieht, der um den nach medial und vorne gerichteten Hilus angeordnet ist.

Suchen Sie jetzt die Vena cava inferior in **C**, die sich unmittelbar vor dem Wirbelkörper befindet, etwas rechts der Mittellinie. Wenn Sie sie nach unten verfolgen, sehen Sie in **F** die Mündung der linken Nierenvene, die normalerweise vor der Aorta von der linken Niere kommend nach rechts zur V. cava inferior verläuft. Suchen Sie den Schwanz und den Körper des Pankreas in **B**. Den drachenartig aussehenden Hauptanteil des Pankreas sieht man erstmals in Schnitt **B**, wo sein Schwanz bis zum Milzhilus zu sehen ist. Wenn Sie Ihre Kenntnisse nochmals überprüfen wollen, können Sie dies anhand der beschrifteten CT-Schichten desselben Patienten in etwas anderen Positionen tun, die am Ende von Kapitel 3 aufgeführt sind

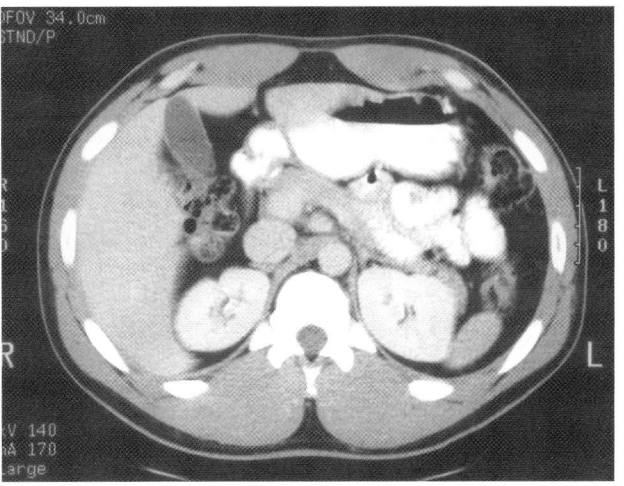

D

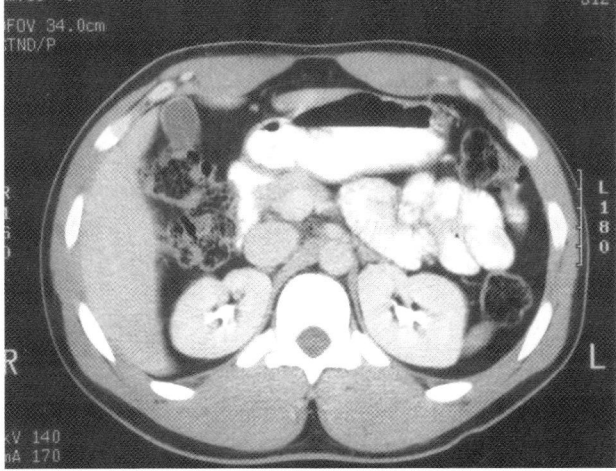

E

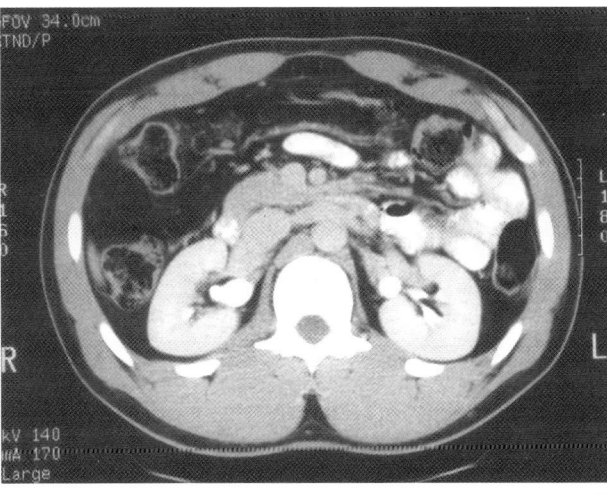

F

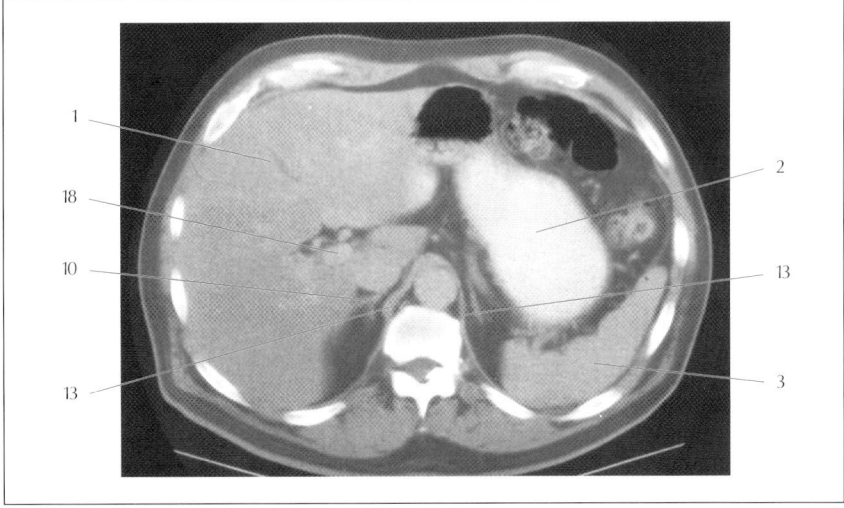

A

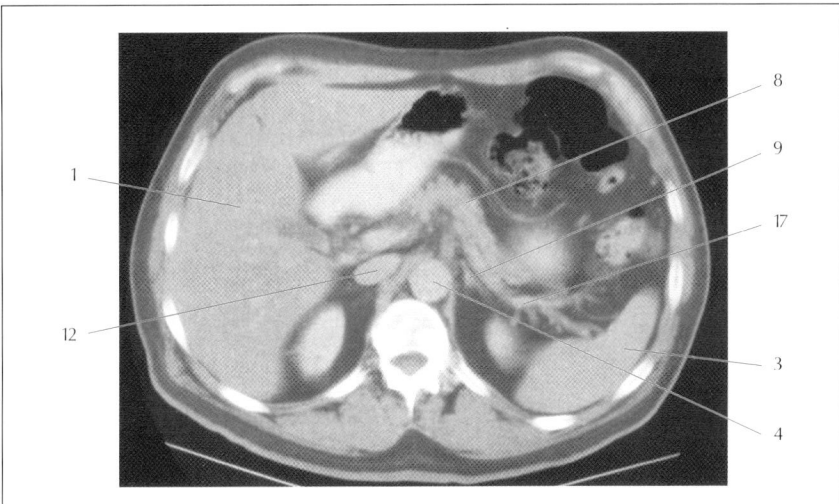

B

Abb. 11-53. Serie von CT-Schichten des Oberbauches eines anderen Patienten. Machen Sie jetzt einen Test, um Ihre Fortschritte zu überprüfen. Sollte Sie sich über einzelne Strukturen im unklaren sein, können Sie Ihre Aussagen anhand der folgenden Liste prüfen.
1 Leber
2 Magen mit wasserlöslichem oralem Kontrastmittel
3 Milz
4 Aorta
5 Nieren
6 Duodenum

Abbildung 11-53 A–D ist eine weitere Serie von normalen CT-Schichten des Abdomens zum Üben. Identifizieren Sie auf allen vier Schichten nacheinander Leber, Milz, Magen, Duodenum, Aorta, V. cava inferior und Pankreas. Vergleichen Sie die Strukturen mit denen des Patienten in Abb. 11-52. Schauen Sie sich die Dichte des Nierenhohlsystems und des Mageninhalts an und entscheiden Sie, ob intravenöses oder orales Kontrastmittel gegeben wurde. Können Sie den Pankreaskopf von der Pars descendens der duodenalen C-Schleife unterscheiden? Wo liegt die Gallenblase? Suchen Sie das Colon transversum in **D**. In **D** sieht man mehrere kontrastmittelgefüllte Dünndarmschlingen. Ist das Kontrastmittel schon im Kolon angelangt oder enthält das haustrierte Kolon nur Stuhl? Die Arteria mesenterica superior entspringt der Aorta unmittelbar oberhalb der Stelle, an der die linke Nierenvene vor der Aorta nach rechts kreuzt und in die V. cava inferior mündet. Suchen Sie die Arteria mesenterica superior in **C**. Bei diesem Patienten können Sie auch die von retroperitonealem Fettgewebe umgebenen Nebennieren in den Schnitten **A** und **B** sehen. Die linke Nebenniere liegt links der Aorta und dorsal des Pankreasschwanzes und der Milzarterie. Die rechte Nebenniere befindet sich immer unmittelbar hinter der V. cava inferior, wie in **A** zu sehen.

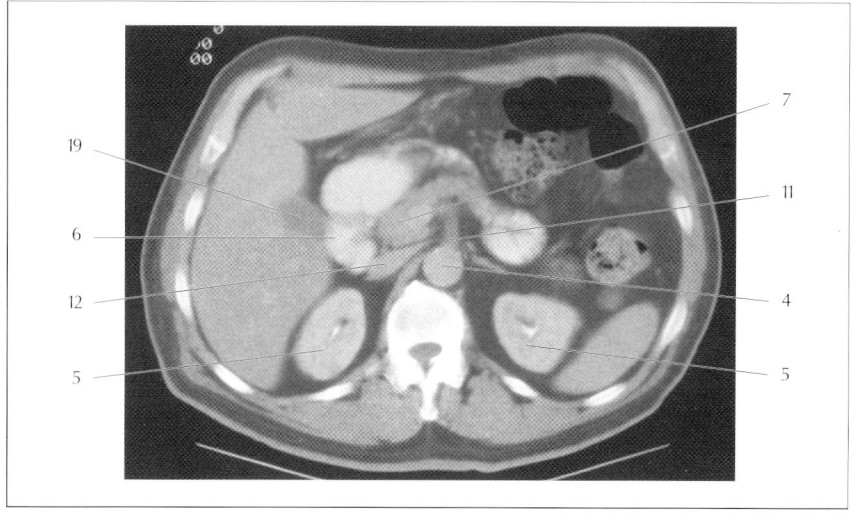

C

7 Pankreaskopf
8 Korpus und Schwanz des Pankreas
9 linke Nebenniere
10 rechte Nebenniere
11 Arteria mesenterica superior
12 Vena cava inferior
13 Zwerchfellschenkel
14 Colon transversum
15 Colon ascendens
16 Colon descendens
17 Milzarterie und -vene
18 Pfortader
19 Gallenblase
20 Dünndarm

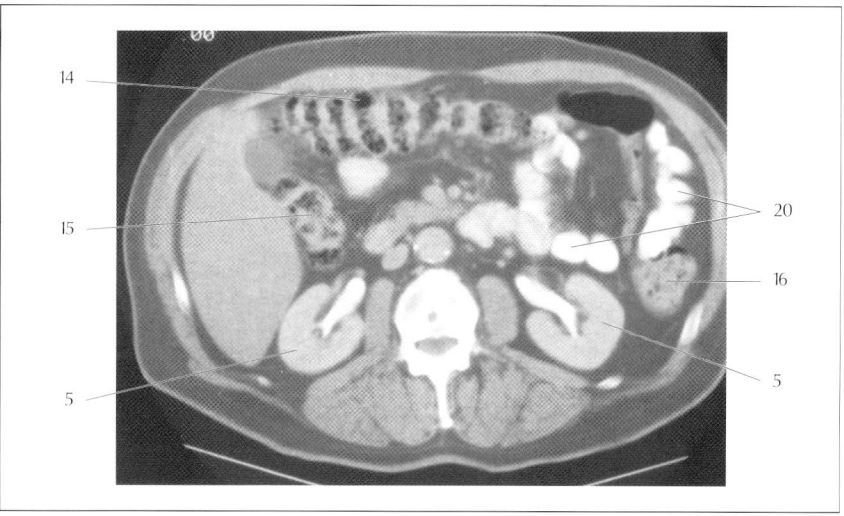

D

Die Sonographie

Da Sie sich nun bereits der Betrachtung der Leeraufnahme gewidmet haben und die intellektuelle Disziplin trainiert, CT-Serienschnitte des Abdomen zu verstehen, haben Sie sicherlich schon ein sehr gutes räumliches Gefühl entwickelt, um sich die Strukturen und Organe des Körpers immer dreidimensional vorzustellen. Selbst wenn Sie blind wären und daher niemals zuvor einen Apfel gesehen hätten, oder wenn Sie wüßten, daß eine derartige Form existiert, wären Sie doch seitens des Verstands in der Lage, seine dreidimensionale Form aus seinen Einzelschichten, die Sie mit Ihren Fingern abtasten konnten, wiederherzustellen. Nun müssen wir Sie mit dem Informationsgehalt vertraut machen, den Sie der Sonographie entnehmen können.

Es ist bemerkenswert, daß hochenergetische, oberhalb der Hörschwelle des menschlichen Ohrs gelegene Schallwellen zum erstenmal experimentell etwa 15 Jahre vor Röntgens Entdeckung der X-Strahlen produziert wurden. Allerdings wurde keinerlei Versuch unternommen, den Ultraschall im Bereich der Medizin zu nutzen; erst der Einsatz des Ultraschalls im Zweiten Weltkrieg für die Unterwasserortung von U-Booten gab dafür die Anregung. Seit den 50er Jahren hat die Sonographie jedoch einen sehr wichtigen Stellenwert für die medizinische Diagnostik erworben; sie wird heutzutage von vielen Ärzten praktisch täglich eingesetzt.

Die Tatsache, daß Schallwellen von vielen soliden Substanzen reflektiert werden, jedoch Flüssigkeiten problemlos durchdringen, bedeutete zunächst, daß ein Schallwellenbündel durch Wasser hindurch in Richtung auf ein U-Boot gerichtet werden konnte, um durch die Reflexion an dessen Oberfläche Standort und Entfernung festzustellen.

In den medizinischen Gebrauch übertragen bedeutet dies, daß ein von der Hautoberfläche in den Körper gerichtetes Schallwellenbündel eine Transmission durch **schalldurchlässige** (flüssige) **Substanzen** erfährt, wobei ein Teil des Bündels an der Grenzfläche von Substanzen oder Strukturen unterschiedlichen **akustischen Charakters** reflektiert wird. Die für die Schallrückkehr benötigte Zeit gibt die Tiefe der Grenzfläche an, von der es reflektiert wurde. Der andere Teil des primär ausgesandten Strahlenbündels setzt seinen Weg in bzw. durch die in seinem Verlauf liegenden Organe oder Raumforderungen fort, wobei immer mehr Anteile des Schallbündels von anderen, in meßbaren Abständen gelegenen Grenzflächen reflektiert werden, bis letztendlich der Rest der Wellen absorbiert wird.

Sobald die Schallwellen eine im Körper gelegene, flüssigkeitsgefüllte (zystische) Struktur erreichen, werden sie (abgesehen von einer zu vernachlässigenden Absorption) ungehindert hindurchgelassen, bis sie die Grenzfläche der vom Schallkopf entfernten Wand der zystischen Struktur erreichen, von der sie reflektiert werden. Schall wird von allen Flüssigkeiten gut übertragen, von Knochen, Luft oder Barium aber kaum oder überhaupt nicht. Das Schallwellenbündel wird in Pulsen oder periodischen Stößen von sehr kurzer Dauer erzeugt, und der gleiche Schallkopf „lauscht" dann so lange nach den zurückkehrenden Echos, bis der nächste Schallstoß ausgesandt wird.

Die empfangenen Echos werden elektronisch zu einem Videobild konvertiert, wobei die Echos bei den in diesem Buch gewählten Abbildungen als weiße Flecken auf schwarzem Grund dargestellt werden (gelegentlich wird auch die umgekehrte Technik verwandt, so daß die empfangenen Echos schwarz auf weißem Hintergrund dargestellt werden). Das Ergebnis ist also das Bild eines keilförmigen Schnitts durch den Patienten. Aufgrund der Vielzahl unterschiedlicher Schrägheitsgrade der verwendeten Bildebene ist es manchmal nicht so einfach, sich, allein mit dem Werkzeug der Querschnittsanatomie in Standardschichten ausgerüstet, mit diesen Bildern auszukennen. So sollte jeder Untersucher, der Ultraschall einsetzt, das betreffende anatomische Segment und die dabei benutzte Schichtebene auf jedem Bild vermerken, so daß sich ein späterer Befunder orientieren kann.

Im Unterschied zu der zu beachtenden potentiellen Gewebeschädigung durch ionisierende Strahlung, die beim Entschluß zu einer röntgenologischen Untersuchung (einschließlich CT) immer wieder bedacht werden muß, sind für den diagnostischen Einsatz von Ultraschall (im Rahmen der in der Medizin gebräuchlichen Technologie) keine gewebsschädigenden Effekte bekannt. Dies macht den Ultraschall zu einer besonders wertvollen Methode, insbesondere wenn es um die Untersuchung der Beckenstrukturen in der gynäkologischen und geburtshilflichen Routine geht.

Ein Patient, der für eine Ultraschalluntersuchung des Beckens vorbereitet wird, darf einige Zeit vor der Untersuchung nicht zur Toilette zu gehen, damit die volle Blase als Echoleiter benutzt werden kann (Schallfenster zur Weiterleitung von Schallwellen). Dies ist besonders im Unterbauch wichtig, da störende, lufthaltige Darmschlingen aus dem Untersuchungsbereich herausgedrängt werden und der Ultraschall über die gefüllte Blase gut nach posterior weitergeleitet werden kann, um die Beckenorgane darzustellen. Der Untersucher setzt den Schallkopf auf die vordere Bauchwand im Unterbauchbereich auf. Zur Verbesserung der Kontaktfläche zwischen Schallkopf und Haut wird ein Gel auf die Patientenhaut aufgetragen. Anschließend wird der Schallkopf über die Hautoberfläche bewegt, gekippt und rotiert, bis der Untersucher die Strukturen, die untersucht werden sollen, optimal dargestellt hat, in diesem Fall den Uterus und die Adnexe. Durch eine Drehung des Schallkopfs um 90° kann der Untersucher die Schnittebene von transversal nach sagittal drehen. Ein Ultraschall des Beckens kann auch über einen Spezialschallkopf durchgeführt werden, der direkt in die Vagina eingeführt wird. Mit dieser Technik, dem sogenannten transvaginalen Ultraschall, kann man eine wesentlich bessere Detailauflösung des Uterus und der Adnexe erreichen als mit einem konventionellen transabdominalen Ultraschall. Eine transvaginale Untersuchung erfordert auch keine volle Blase, da die Schallwellen ja direkt in das Becken gesendet werden. Ein akustisches Fenster ist also nicht nötig.

Abbildung 11-54 ist ein transversales Ultraschallbild des Beckens unmittelbar oberhalb der Symphyse. Die Schallwellen dringen durch die vordere Bauchwand ein (Bildoberrand). Sie sehen die Schicht vom Fußende des Patienten aus. Die große, schwarze Struktur *(B)* ist die uringefüllte, echofreie Blase. Hinter ihr liegt eine ovale Struktur *(schwarzer Pfeil)*, die dem Uterus entspricht. Die *weißen Pfeile* kennzeichnen die Adnexe, welche sich aus Ovarien und Tuben zusammensetzen. Denken Sie daran: echoreiche Strukturen sind weiß, echofreie Strukturen (Flüssigkeitsansammlungen) sind schwarz. Fettgewebe ist gewöhnlich sehr echoreich; Sie sehen die weißen Echos des Fettgewebes um Blase und Uterus. Achten Sie auch auf die vielen punktförmigen Echos in der Muskelwand des Uterus und das schlitzförmige Uteruslumen

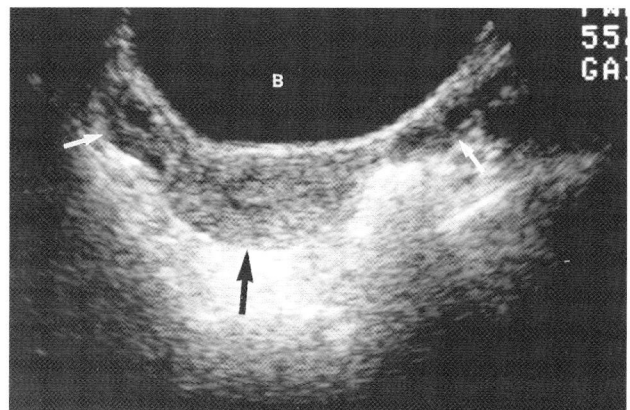

Abb. 11-54. Normaler abdomineller Ultraschall in transversaler Schichtführung eines weiblichen Beckens. *B* ist die Blase. Der *schwarze Pfeil* zeigt auf den Uterus, die *weißen Pfeile* zeigen auf die Adnexe.

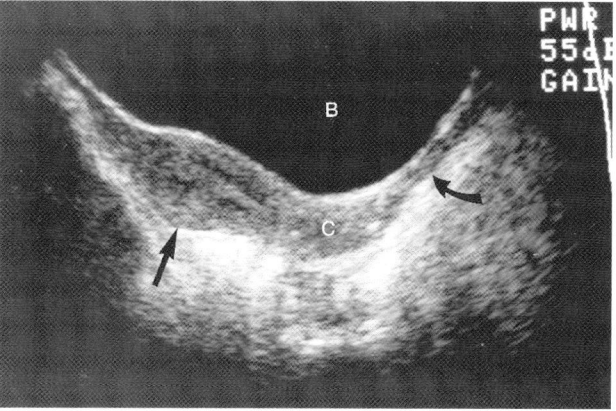

Abb. 11-55. Normaler abdomineller Ultraschall in sagittaler Schichtführung eines weiblichen Beckens. *B* = Blase, *C* = Zervix. Der *gerade Pfeil* zeigt auf den Uterus, der *gebogene Pfeil* auf die kollabierte Vagina.

mit seinem dunkleren Ring, der dem Endometrium entspricht.

Abbildung 11-55 zeigt den Uterus *(gerader schwarzer Pfeil)* auf einem sagittalen Mittellinienschnitt. Der Kopf der Patientin befindet sich von Ihnen aus gesehen links. Achten Sie wiederum auf die echoreiche hintere Wand der Blase *(B)* und das echoreiche Uteruskavum. Auch die Cervix *(C)* und die kollabierte Vagina *(gebogener schwarzer Pfeil)* sind gut zu sehen.

Beachten Sie, daß der Uterus in Abb. 11-55 leer ist. Vergleichen Sie ihn mit dem Uterus des transvaginalen Ultraschalls in Abb. 11-56, der einen 10 Wochen alten Fetus enthält. Die zwei Kreuze sind Marker (auch Cursor genannt), die vom Untersucher positioniert werden, um Messungen durchzuführen. Nachdem die Marker positioniert sind, rechnet der Computer des Ultraschallgerätes die Distanz zwischen ihnen aus. In diesem Fall beträgt die Distanz zwischen den Markern 39,5 mm, eine normale Größe für einen Fetus dieses Alters. Der echoreiche Fetus wird von der echofreien (schwarzen) Amnionflüssigkeit umgeben, die das Lumen des Uterus auffüllt. Ultraschallanwendungen in der Geburtshilfe und Gynäkologie werden in Kapitel 16 genauer besprochen.

Im Bereich des Abdomens gibt es eine Menge von Anwendungsbereichen für den Ultraschall. Bestimmte Bereiche des Körpers, vor allem Knochen und lufthaltige Strukturen, sind einer Ultraschalluntersuchung jedoch nicht zugänglich, da sie eine Barriere für die Schallwellen darstellen. So kann beispielsweise das Gehirn des Erwachsenen nicht mit dem Ultraschall untersucht werden, da es komplett von der knöchernen Schädelkalotte umgeben wird. Außerdem ist es nicht möglich, Lungenherde oder andere Raumforderungen der Lunge mit dem Ultra-

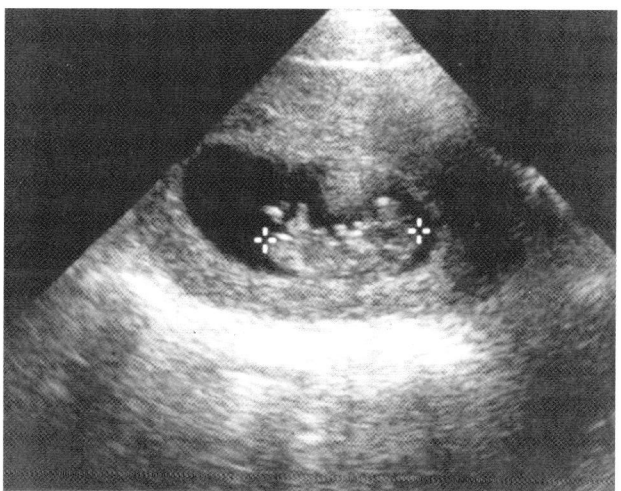

Abb. 11-56. Ultraschallbild eines 10 Wochen alten intrauterinen Fetus. Die Kreuze markieren die Länge des Fetus zwischen Kalotte und Steiß.

schall zu untersuchen, da die Luft im umliegenden Lungenparenchym eine Weiterleitung der Schallwellen verhindert. Das Mediastinum dagegen wird routinemäßig untersucht. Sie haben bereits Beispiele des kardialen Ultraschalls (Echokardiographie) in Kapitel 10 gesehen.

Im Bereich des Halses wird der Ultraschall häufig eingesetzt zur Diagnose von Stenosen oder Verschlüssen der Arteria carotis bei Patienten mit dem Verdacht einer zerebrovaskulären Erkrankung. Der Ultraschall der Gefäße wird in Kapitel 17 näher beschrieben. Schilddrüsenzysten können gut von Schilddrüsentumoren mit dem Ultraschall unterschieden werden und auch Raumforderungen der Nebenschilddrüsen können erkannt werden.

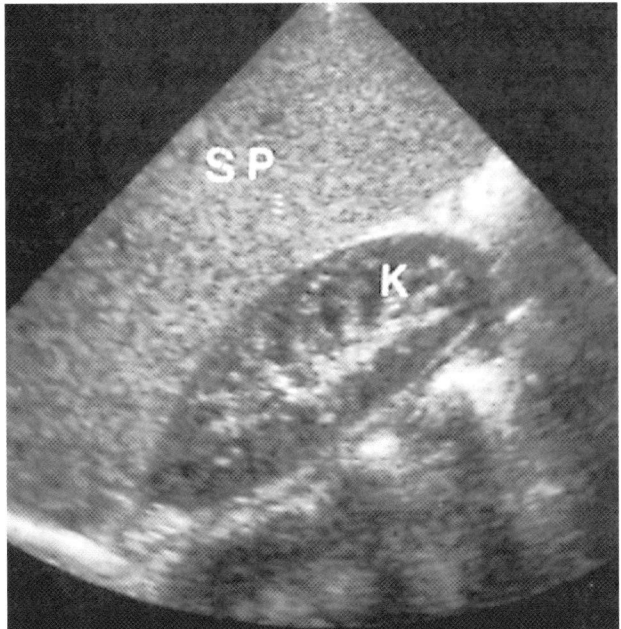

Abb. 11-57. Normaler sonographischer Längsschnitt durch die linke Niere. SP = Milz, K = Niere

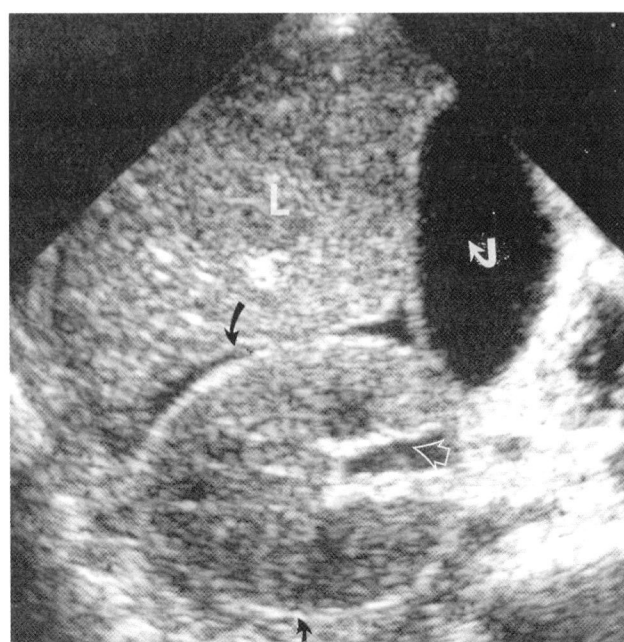

Abb. 11-58. Normales sonographisches Querschnittsbild der rechten Niere. L = Leber

Am häufigsten wird der Ultraschall jedoch im Bereich des Abdomens und Beckens eingesetzt, wo Sie, wie in **Abb. 11-57** auf einem sagittalen Schnitt dargestellt, z.B. die linke Niere hinter einer vergrößerten Milz sehen können. Beachten Sie die zentralen Echos, die vom Fett im Bereich des Nierenbeckens erzeugt werden. Das Nierenparenchym wird teilweise von echoreichem (weißem) perirenalem Fett umgeben. Beachten Sie auch die homogene Echostruktur der Milz. Die kleinsten Aufhellungen entsprechen kleinen Gefäßen im Milzparenchym.

Abbildung 11-58 entspricht einer Vergrößerung eines transversalen Ultraschallschnitts der rechten Niere (zwischen den *schwarzen Pfeilen*). Die Leber liegt vorne *(L)* und die Gallenblase als echofreie, flüssigkeitsgefüllte ovaläre Struktur liegt medial davon *(gekrümmter weißer Pfeil)*. Das schwarze echofreie Rechteck, welches von medial her in die Niere hineinragt *(offener Pfeil)*, entspricht dem Nierenbecken. Der Ultraschall der Niere wird eingesetzt, um Hydronephrosen, Nierenzysten, Nierensteine und Tumoren zu diagnostizieren.

Abbildung 11-59 ist ein Ultraschall der Gallenblase bei einem Patienten mit vielen Steinen. Hinter den echoreichen Steinen findet sich ein Schallschatten, weil die Schallwellen die Steine nicht durchdringen können. Auch akute Gallenblasenentzündungen und Gallen-

gangsobstruktionen können mit Hilfe des Ultraschalls erkannt werden. In der Regel ist der Ultraschall die initiale bildgebende Methode bei jedem Patienten mit neu aufgetretenem Ikterus.

Abbildung 11-60 zeigt einen sagittalen Schnitt durch die Leber. Der Kopf des Patienten befindet sich von Ihnen aus gesehen links; der echoreiche Bogen *(Pfeil)* entspricht dem der Leberoberfläche unmittelbar anliegenden Zwerchfell. Die oberhalb des Zwerchfells gelegene Lunge ist nicht zu erkennen; ein echofreier Pleuraerguß hingegen wäre gut zu sehen. Der Ultraschall wird daher häufig zur Diagnostik kleiner Pleuraergüsse oder zur Lokalisation eines Ergusses vor Punktion eingesetzt. Dabei kann die Punktionsnadel unter Ultraschallkontrolle gezielt in den Erguß plaziert werden. Anterior (am Bildoberrand) sehen Sie eine relativ echoarme Raumforderung im Leberparenchym, deren Größe mit Meßpunkten ausgemessen wird. Die anderen echofreien Strukturen entsprechen Gefäßen und Gallengängen. Der Ultraschall eignet sich hervorragend zur Detektion von Metastasen, primären Lebertumoren, Leberzysten und anderen Veränderungen des Leberparenchyms. In Kapitel 14 werden Sie sehen, daß der Ultraschall auch bei der Diagnostik einer Vielzahl weiterer Veränderungen des Abdomens hilfreich ist.

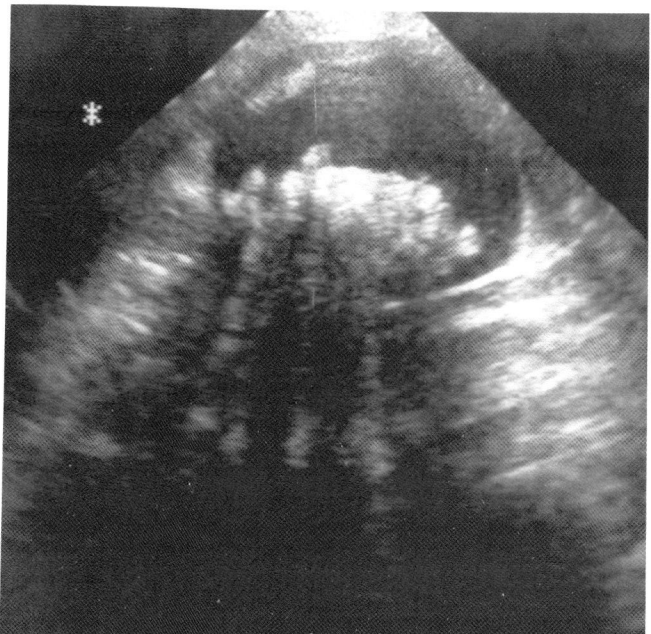 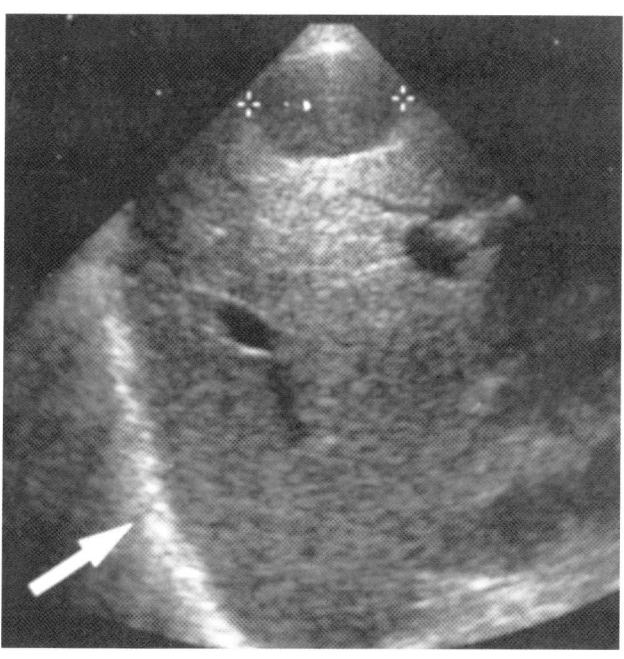

Abb. 11-59. Sonogramm der Gallenblase, die ein solitäres Konkrement enthält. Achten Sie auf den Schallschatten hinter dem
Stein, der einer Region entspricht, aus der keine Echos zum Emp-
fänger zurückkommen.

Abb. 11-60. Sonogramm von Leber und Zwerchfell (siehe Text)

12 Überblähung von Magen, Dünndarm und Kolon, freie Flüssigkeit und freie Luft

Heutzutage besteht wahrscheinlich der größte Nutzen der Abdomenleeraufnahme darin, eine mechanische Darmobstruktion und einen paralytischen Ileus zu erkennen. Beides sind Themen dieses Kapitels.

Der überblähte Magen

> Nachdem Sie die Knochen- und Weichteilzonen und -profile untersucht haben und die Frage nach Organvergrößerungen oder -verlagerungen beantwortet ist, sollten Sie *die gesamte Aufnahme auf einmal betrachten und Ihre ganze Aufmerksamkeit dem Gasgehalt und seiner Verteilung widmen.*

Normalerweise reicht die Luft im Magen von einer kleinen, runden und etwas runzligen Fundusblase bei der Aufnahme in Bauchlage bis zu einigen schräg verlaufenden Luftstreifen im Magenkorpus, die Sie bei einer Aufnahme in Rückenlage sehen. Es ist nicht die Regel, daß das gesamte Organ durch geschluckte Luft abgrenzbar ist. In **Abb. 12-1** sehen Sie den immens dilatierten Magen eines Patienten im diabetischen Koma. Bei Pylorusstenosen kann der Magen natürlich auch sehr stark dilatiert sein, er enthält dabei große Mengen von Magensekret und nicht weitertransportierter Nahrungsmittel. Auf der Leeraufnahme erscheint ein solcher Magen als ausgedehnte pathologische Verdichtung, die sich über den ganzen Oberbauch erstreckt; wenn der Radiologe versucht, ihn unter Durchleuchtung zu untersuchen, scheint das geschluckte Barium in einem Sumpf zu versinken **(Abb. 12-2)**. Der Versuch einer Barium-Untersuchung ist bei einem solchen Magen sinnlos, solange der Magen nicht vollständig entleert ist, da nur eine saubere Mukosa aussagekräftig mit Barium dargestellt werden kann. Ein **luftüberblähter Magen** findet sich häufig bei
- paralytischem Ileus
- diabetischem Koma
- krankhaftem Luftverschlucken

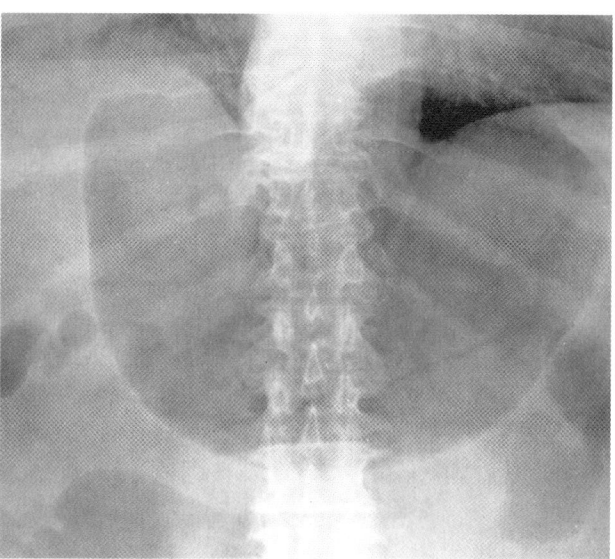

Abb. 12-1. Luftüberblähter Magen beim diabetischen Koma

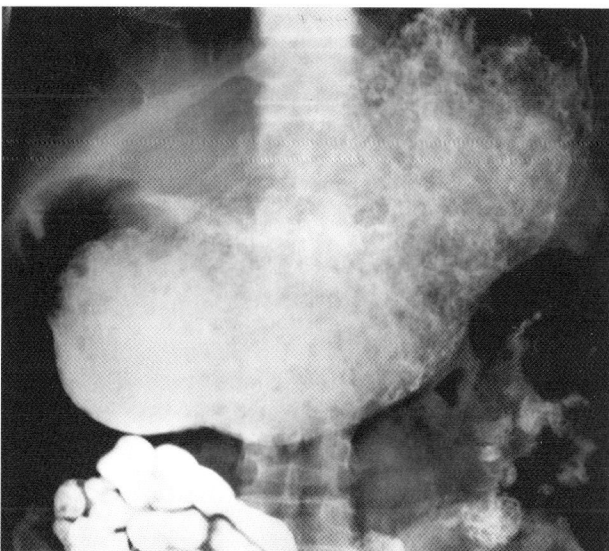

Abb. 12-2. Hier ist der Magen durch ein Gemisch von Speiseresten und Barium überdehnt. Der Patient hatte eine Magenausgangsstenose, entstanden durch Vernarbung im Rahmen einer langjährigen Ulcus-duodeni-Erkrankung. Die Aufnahme wurde 4 Stunden nach Bariumingestion gemacht, und ein Teil des Bariums ist schon durch die Stenose in den Dünndarm gelangt. Dieser Patient hätte erst nach Absaugen des Mageninhalts und anschließender Magenspülung zum Röntgen geschickt werden sollen.

Das überblähte Kolon

Abdomenleeraufnahmen hospitalisierter Patienten weisen häufig eine gewisse Menge Luft im Dünndarm, insbesondere im Ileum auf ohne klinischen Hinweis auf einen adynamischen (paralytischen) Ileus oder eine mechanische Obstruktion.

Sie werden bemerken, daß der intestinale Luftgehalt bei Aufnahmen, die im Anschluß an irgendeinen schmerzhaften Eingriff gemacht wurden, erhöht ist (paralytischer Ileus). Dies ist insofern ungünstig, als diese Luft normalerweise auch die Nieren überlagert und die sich überkreuzenden Linien der Wände des luftgefüllten Darms die genaue Abgrenzung der Nieren und ihrer ableitenden Strukturen verbergen.

Wirklich **überblähte Dünndarmschlingen** können das Ausmaß des normalen Kolons erreichen und sogar überschreiten. Wenn sie luftgefüllt sind, kann man sie normalerweise aufgrund ihrer typischen Mukosastruktur erkennen. Sind sie aber flüssigkeitsgefüllt, so rufen sie eher verschwommene, konfluierende oder wurstförmige graue Schatten im Bereich des Mittelbauchs hervor. Häufig sind bei der Aufnahme in Rückenlage diesen Schatten Luftblasen überlagert. Das **Kolon** und insbesondere seine distale Hälfte enthält gewöhnlich einige Luft. Nicht selten sieht man dort auch von Luft umgebene Skybala (eingedickte Stuhlballen) im Lumen. Zäkum und Colon ascendens enthalten oft semisolide Stuhlanteile **(Abb. 12-3)**, die charakteristische fleckige Schatten hervorrufen.

Bei mäßiger obstruktiver **Überdehnung des Kolons** werden die Haustren flacher, bleiben aber noch sichtbar; dabei werden größere Bereiche des Kolons als gewöhnlich durch kontinuierliche Luftfüllung erkennbar **(Abb. 12-4)**. Wenn z.B. eine Tumorobstruktion in Höhe des Sigmas vorliegt, wird häufig eine luftbedingte Überdehnung des gesamten, proximal der Stenose liegenden Kolons beobachtet **(Abb. 12-3** und **12-4)**. Bei einer Tumorstenose im mittleren Colon transversum zeigt sich eine Luftüberblähung des Zäkums, des Colon ascendens und der rechten Kolonflexur, die linke Kolonhälfte bleibt leer und unsichtbar. Bei einer Obstruktion des distalen Kolons kann sich gelegentlich das Zäkum bis zu einem enormen Ausmaß aufblähen. In einem solchen Fall geht die gesamte Haustrenstruktur verloren, und das Zäkum ist als riesige, luftgefüllte Struktur zu erkennen, die die gesamte rechte Seite des Abdomens einnimmt. In bezug auf den Vorwärtstransport von Gas und Stuhl können noch unvollständige Obstruktionen vorübergehend durch retrograde Flüssigkeitsspülungen (Säuberungseinläufe) behoben werden, wie Sie es beim Patienten in **Abb. 12-3** und **Abb. 12-4** sehen. Die erste Leeraufnahme zeigt bei solchen Patienten eine Gas- und Stuhlansammlung oberhalb des lumeneinengenden

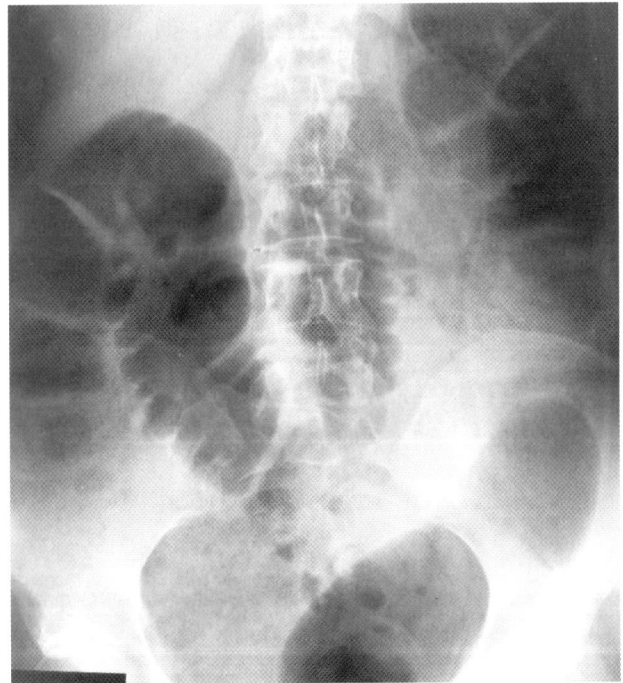

Abb. 12-3. Dickdarmverschluß bei einem Sigmakarzinom. Achten Sie auf die Stuhlreste.

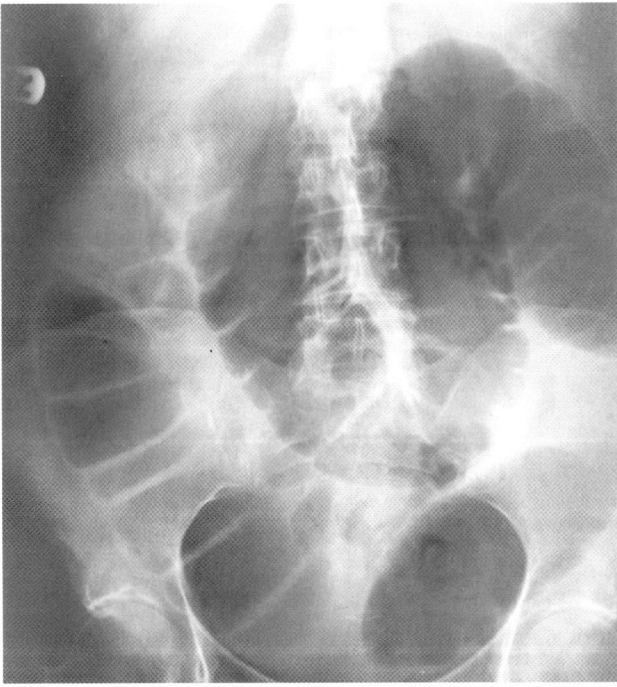

Abb. 12-4. Nach Reinigungseinläufen zeigt sich das Kolon desselben Patienten jetzt frei von Stuhlresten, aber deutlich luftüberbläht. Die Ileozäkalklappe ist dicht, es befindet sich keine Luft im Dünndarm.

Tumors. Nach dem Reinigungseinlauf sieht man dann ein durchgehend luftgefülltes, überblähtes Kolon.

Es ist ein wichtiger Punkt für die Diagnostik der verschiedenen mechanischen Darmverschlüsse, daß sich die kompensatorisch vermehrte Peristaltik bis hinter die Stelle der Obstruktion fortsetzt und somit einen Abtransport der distal dieses Punktes gelegenen Luft bewirkt. So können Sie etwa bei einer mechanischen Stenose in der linken Kolonflexur gelegentlich ein vollständig leeres und daher röntgenologisch nicht sichtbares Colon descendens und Sigma vorfinden (**Abb. 12-5**). Es ist also durchaus nicht unmöglich, allein aus einer Leeraufnahme eine harte Verdachtsdiagnose zu stellen, die natürlich als nächsten Schritt einen Kolonkontrasteinlauf und damit die beweisende Darstellung der Veränderung von ihrer distalen Seite her erfordert.

Bei einem Verschluß des unteren Dickdarms ist der größte Teil des Kolons luftgefüllt. Wenn der Patient Glück hat, wird seine Ileozäkalklappe durchgängig und erlaubt eine retrograde Dekompression des Kolons in den Dünndarm hinein (**Abb. 12-5**).

Der überblähte Dünndarm

Abbildung 12-6 zeigt Ihnen das Kaliber des bariumgefüllten Dünndarms bei einem Gesunden und kann mit **Abb. 12-7** verglichen werden, bei der ein verschlossener und proximal davon überdehnter Dünndarm durch die Kontrastdarstellung mit Barium und Luft erkennbar ist. Der *Pfeil* weist auf den Verschluß, hinter den kein Barium mehr gelangt ist.

> Durch oral verabreichtes Barium kann bei einem Patienten mit einem **Kolonverschluß** ein gefährlicher Bariumverhalt ausgelöst werden. Bei allen Patienten mit Verdacht auf Verschluß oder hochgradige Stenose des Kolons sollte dieser entweder durch einen retrograden Kolonkontrasteinlauf oder durch die Koloskopie ausgeschlossen bzw. bestätigt werden.

Beim Dünndarmverschluß ist dieses Problem nicht in gleichem Maße existent, da der Dünndarminhalt proximal der Stenose flüssig bleibt. Die Untersuchung einer

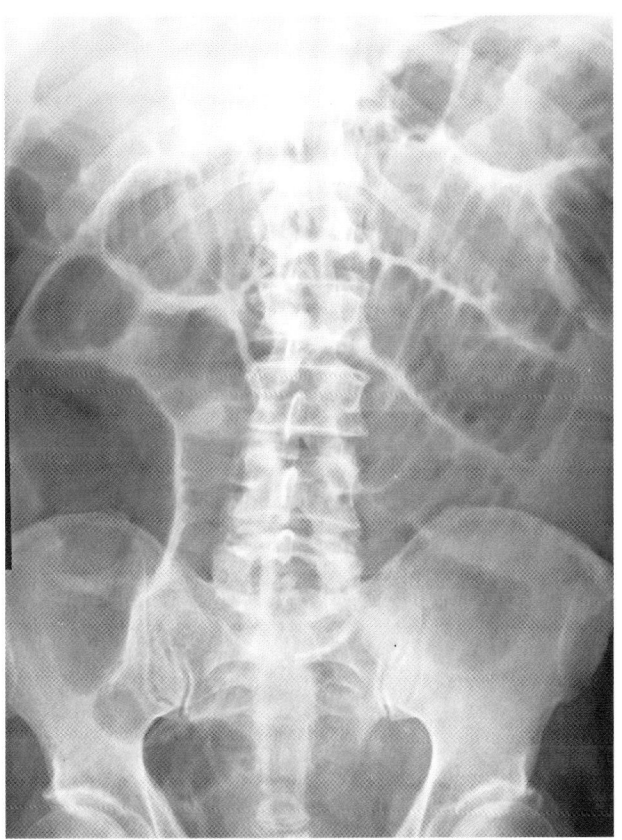

Abb. 12-5. Dickdarmverschluß in Höhe der linken Flexur. Teile der Luft aus dem überblähten prästenotischen Kolonanteil sind durch die offene Ileozäkalklappe retrograd in den Dünndarm gelangt. Beachten Sie, daß Colon descendens, Sigma und Rektum luftleer sind.

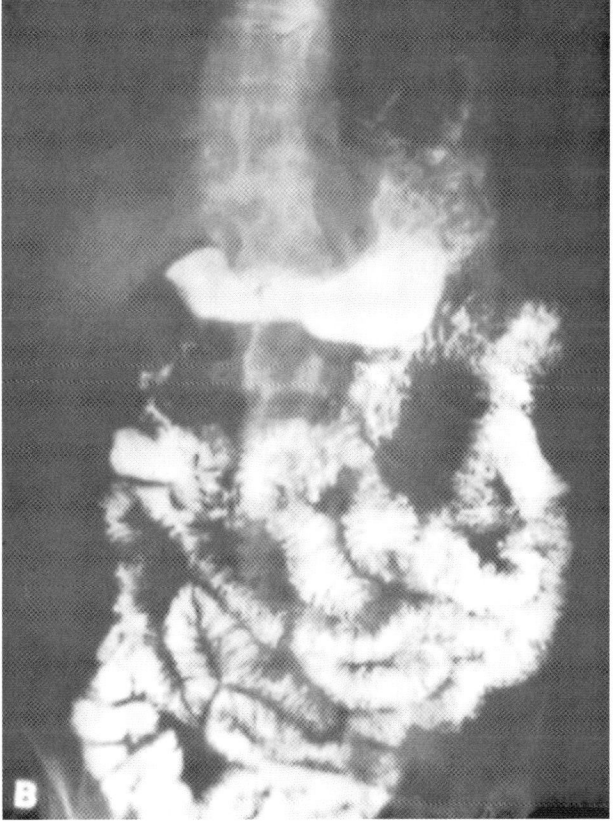

Abb. 12-6. Normaler Dünndarm. Für diese Untersuchung wurde Bariumsulfat oral verabreicht, ein Teil befindet sich im Magen. Die oberen Jejunumschlingen haben ein eher federartiges Erscheinungsbild und ein etwas weiteres Lumen als die weiter unten gelegenen Ileumschlingen.

Kolonstenose oder eines Verschlusses durch den Bariumkontrasteinlauf von *distal* her ist eine ganz andere Sache, da das Barium sehr schnell wieder abgeführt wird. Häufig wird bei der Untersuchung einer Kolonobstruktion statt Barium ein wasserlösliches Kontrastmittel genommen, insbesondere wenn im Anschluß noch eine Koloskopie geplant ist.

Abbildung 12-7 zeigt Ihnen das Ausmaß von mäßig gedehnten Jejunumschlingen mit ihren charakteristischen Querstreifen, die den Kerckring-Falten entsprechen. Sie werden vielleicht sagen, daß diese den Einziehungen der Haustren im Kolon ähnlich sehen – und zumindest oberflächlich tun sie dies auch. Sie unterscheiden sich jedoch in ihrer Periodizität, da sie selbst beim überdehnten Dünndarm zahlreicher und enger beieinanderliegen als die Einziehungen der Kolonhaustren. Außerdem queren sie das Darmlumen von einer Seite zur anderen, im Gegensatz zu den Haustreneinziehungen, die das Kolon zwar einkerben, aber normalerweise nicht über das ganze Lumen reichen und sich daher auch nicht genau gegenüberliegen. Zusätzlich hilft Ihnen bei der Unterscheidung zwischen einem

Dünn- und Dickdarmverschluß, daß sich Dünndarmschlingen häufig in Reihen von drei oder vier parallelen, dicht beieinanderliegenden Schlingen anordnen (**Abb. 12-7** und **12-8**). Ein überblähtes oder überdehntes Kolon führt nahezu nie zu einer derartigen Anordnung.

Für den mechanischen Dünndarmverschluß gelten im Prinzip die gleichen Regeln, die für den Dickdarm beschrieben wurden: Hinter der Obstruktion ist fast der gesamte Darm entleert und kollabiert, also auch nicht sichtbar (**Abb. 12-8**).

Wenn Sie es sich zur Regel machen, auch auf das Kolon zu achten, wenn Sie eine Dünndarmüberblähung sehen, werden Sie irgendwann einmal mit einer unklaren Leeraufnahme konfrontiert, auf der Sie keine haustrierten Luftansammlungen und somit auch keinen Teil des Kolons abgrenzen können. Sie werden dann merken, daß Sie es mit dem Röntgenbefund eines mechanischen Dünndarmverschlusses zu tun haben *müssen,* bei dem das gesamte

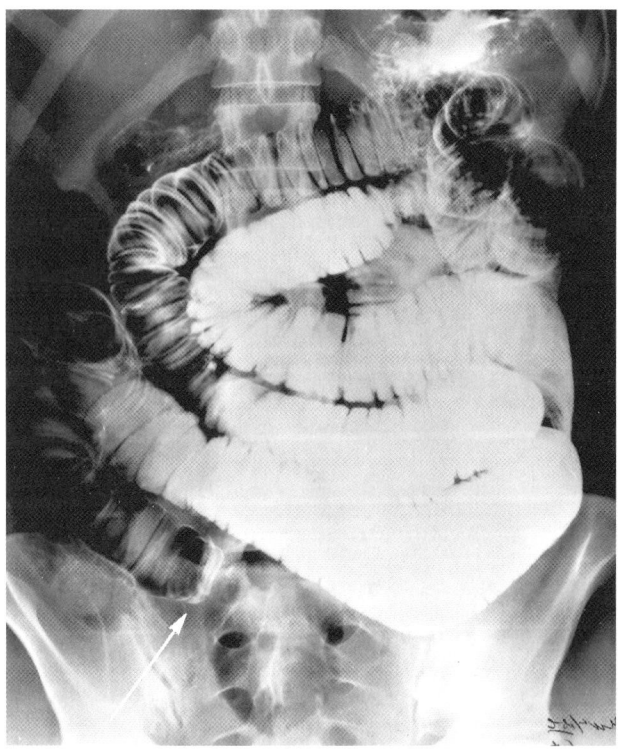

Abb. 12-7. Überdehnter Dünndarm oberhalb eines mechanischen Dünndarmileus *(Pfeil)*. Achten Sie auf das luftarme (und daher kaum sichtbare) Kolon.

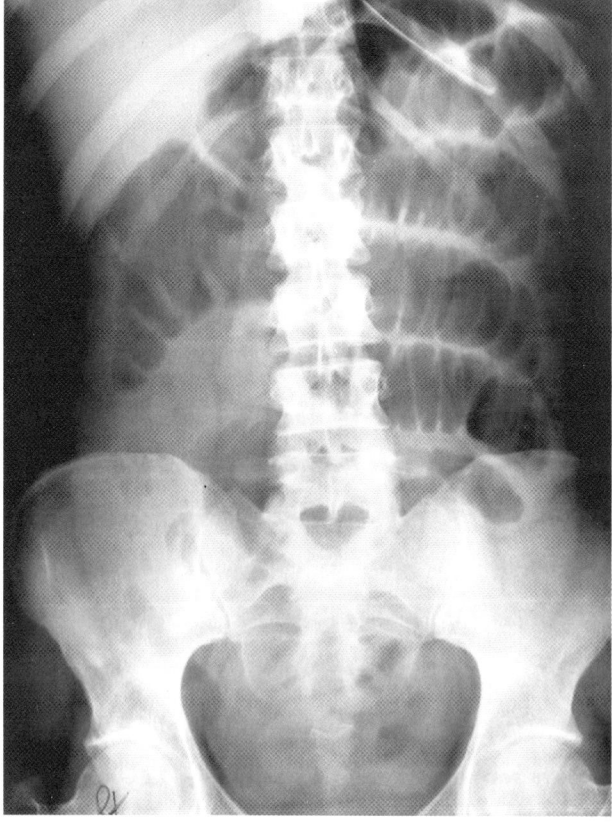

Abb. 12-8. Dünndarmverschluß bei einem Patienten mit entzündlicher Darmerkrankung und Striktur des terminalen Ileums. Achten Sie auch hier auf das sehr luftarme Kolon.

Kolon distal des Verschlusses durch die Peristaltik leergefegt wurde und keinerlei Gas unmd Stuhl mehr enthält.

> Beim paralytischen Ileus hingegen sieht man sowohl den Dickdarm als auch den Dünndarm mit Luft überbläht, da die Peristaltik insgesamt vermindert ist.

Dies ist jedoch ein weit weniger charakteristisches Bild als bei der mechanischen Obstruktion und führt gelegentlich zu Unschlüssigkeit und gewisser Konfusion beim Versuch, Leeraufnahmen von Patienten mit abdomineller Symptomatik zu interpretieren. Und doch werden Sie, wenn Sie das Bild der mechanischen Obstruktion zu erkennen gelernt haben, ein besseres Gefühl bei der Analyse mehrdeutiger Befunde, die Sie so häufig auf Leeraufnahmen sehen, haben.

Die Zeit ist ein wichtiger Faktor, den wir bei der Betrachtung einer einzigen Aufnahme oft zu berücksichtigen vergessen. Es passiert nur allzuleicht, daß man in seiner Sorge um den Patienten und bei der Suche nach der richtigen Diagnose sich klarzumachen vergißt: eine einzelne Untersuchung ist nicht mehr als ein Punkt auf einer Kurve. Wie lange besteht die Obstruktion im mittleren Colon transversum schon? Ist sie schon lange genug ein kompletter Verschluß, so daß der dahinterliegende Darm bereits frei von Luft sein kann? Wenn das nicht der Fall ist, kann das Vorhandensein von Luft sowohl im Dünn- als auch im Dickdarm radiologisch manchmal schwer vom paralytischen Ileus zu unterscheiden sein.

> Verlaufsaufnahmen sind bei Patienten mit abdominellen Problemen häufig sehr informativ, sie zeigen die Entwicklung der Veränderungen meist klarer als irgendeine andere Untersuchungsmethode.

In **Abb. 12-9** sind die Schlingen des überblähten Dünndarms sehr leicht zu erkennen, es ist jedoch keine Luft im Kolon zu sehen. Dieser Patient hat einen mechanischen Dünndarmileus durch eine Verwachsung im rechten unteren Quadranten.

Der Patient in **Abb. 12-10** hat einen **paralytischen Ileus**. Sie können Luft im Magen, im Dünndarm und im Dick-

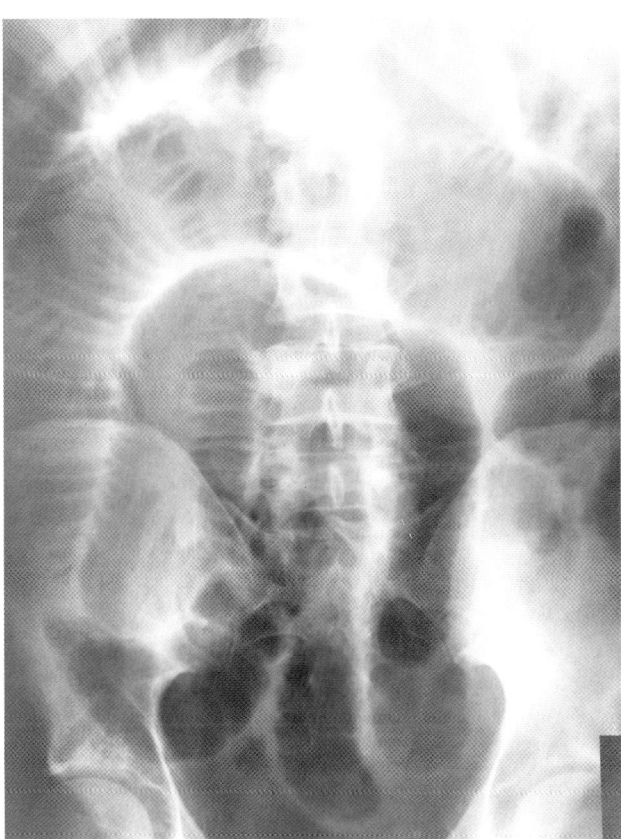

Abb. 12-9. Hier finden sich viele durch Darmgas überblähte Dünndarmschlingen und ein fast vollständig luftleeres Kolon. Bei der Laparatomie mußte eine Verwachsung gelöst werden. Der Patient erholte sich anschließend schnell wieder.

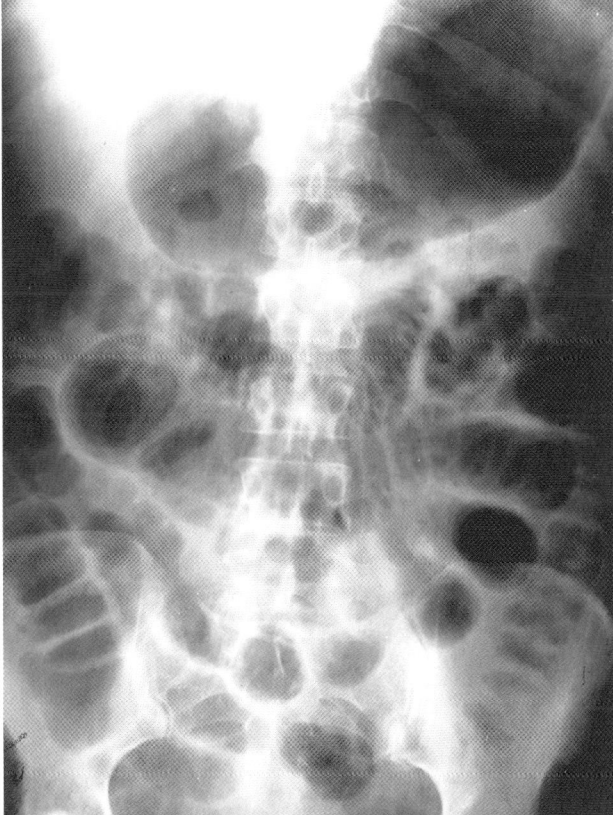

Abb. 12-10. Paralytischer Ileus bei einem Patienten nach Autounfall (zur Befundbeschreibung siehe Text). Das Bild änderte sich bei Verlaufsaufnahmen nach 1 und 2 Stunden nicht.

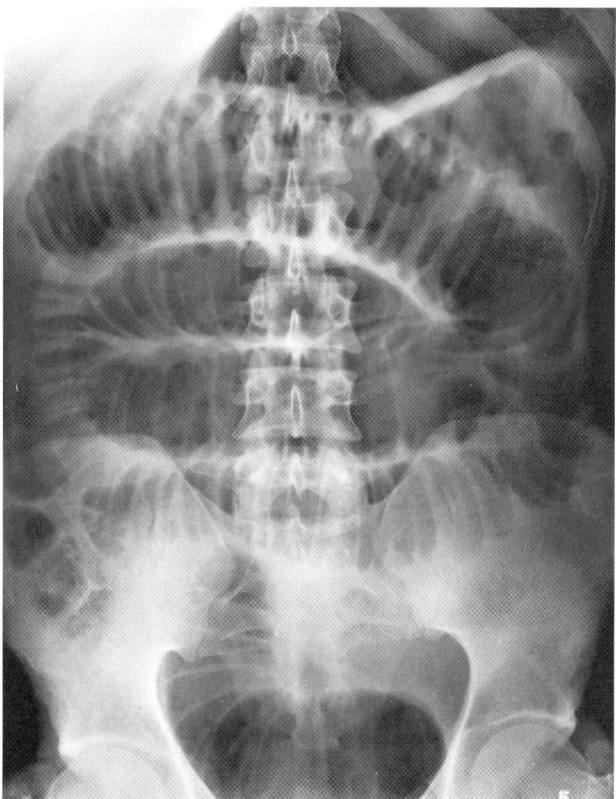

Abb. 12-11. *(Unbekannte 12-1)*

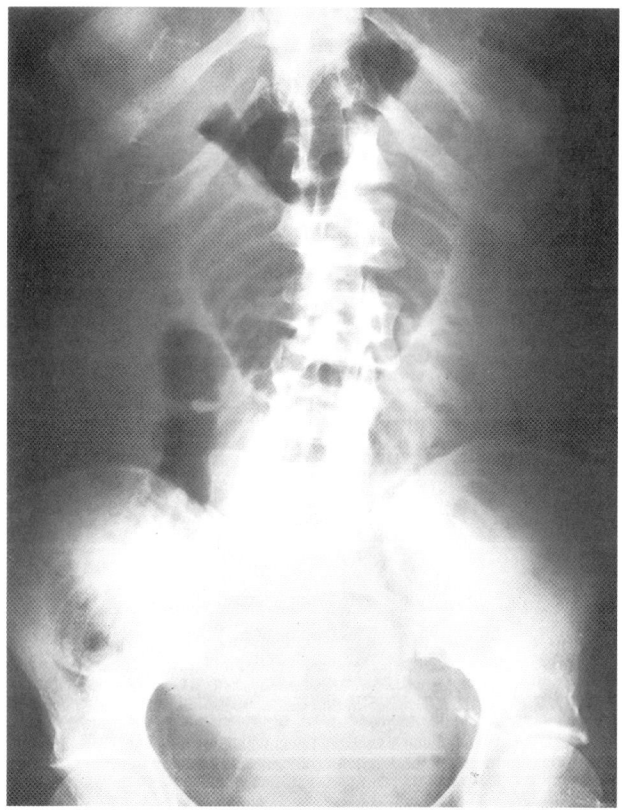

Abb. 12-12. *(Unbekannte 12-2)*

darm erkennen. Beachten Sie jedoch, daß die Luft den Darm nicht wirklich überdehnt; es liegen unterschiedliche Luftmengen im Kolon und im Dünndarm vor, die beide nur diskontinuierlich Luft enthalten. Manche Anteile des Kolons weisen eine ausgeprägte Haustrierung auf, die dem aufgeblähten, überdehnten Erscheinungsbild in Abb. 12-3 nur wenig entsprechen. Halten Sie das kontinuierlich überdehnte und elongierte Kolon, das Sie beim obstruktiven Verschluß erwarten würden, dagegen.

Unterscheidung der Dickdarm- und Dünndarmobstruktion vom paralytischen Ileus

Ein Zuviel an Luft in Kolon oder Dünndarm, aber keine Luft im jeweiligen anderen Darmanteil ist entweder

– ein **Dünndarmverschluß,** der so lange besteht, daß das Kolon luftleer geworden ist

oder

– **ein Dickdarmverschluß** bei einer gut funktionierenden (d.h. dichten) Ileozäkalklappe.

Ein Zuviel an Luft in beiden Anteilen des Darms weist auf einen der folgenden Zustände hin:

– paralytischer Ileus
– Dickdarmverschluß mit undichter Ileozäkalklappe, die eine Dekompression des geblähten Kolons retrograd in den Dünndarm erlaubt
– Dünndarmverschluß
  der im Frühstadium besteht (das Kolon konnte noch nicht luftfrei werden)

oder

– intermittierend auftritt (eine Dünndarmschlinge ist von Zeit zu Zeit in einer Hernie oder in einem Adhäsionsstrang eingeklemmt).

Dünn- oder Dickdarm? Mechanischer Verschluß oder paralytischer Ileus?

Betrachten und beurteilen Sie Abb. 12-11 und Abb. 12-12, bevor Sie weiterlesen.

Wenn ein Patient mit Bauchschmerzen ins Krankenhaus eingewiesen wird und die erste Abdomenleeraufnahme einen überblähten Dick- und Dünndarm zeigt, so sind – wie wir gesagt haben – diese Befunde noch relativ unspezifisch, da sie sowohl einem paralytischen Ileus als auch einem frühen oder einem intermittierenden mechanischen Ileus entsprechen können. Die wiederholt über eine gewisse Zeitspanne beobachteten Darmgeräusche können manchmal bei der Beantwortung der Frage weiterhelfen, manchmal aber auch nicht. Verlaufsaufnahmen zeigen nicht selten Veränderungen der radiologischen Befunde und geben damit oft hilfreiche Hinweise.

Der Dünndarm enthält stets Flüssigkeit. Bei einem Verschluß oder einer Paralyse sammeln sich noch zusätzliche Flüssigkeit und Luft an. Auf einer im Stehen aufgenommenen Leeraufnahme (Abb. 12-13) erscheinen die Luft-Flüssigkeits-Grenzen innerhalb der überdehnten Darmschlingen als Flüssigkeitsspiegel, die in ihrer Ausdehnung entsprechend dem Darmkaliber und den jeweiligen Mengen von Luft und Flüssigkeit variieren. Vollständig mit Flüssigkeit gefüllte Darmschlingen erscheinen als graue, mehr oder weniger gut abgrenzbare Verschattungen. Darmschlingen, die wenig Flüssigkeit und große Mengen Luft enthalten, stellen sich bei der Leeraufnahme in Rückenlage wie in Abb. 12-11 dar. Etwa zu drei Viertel mit Flüssigkeit und relativ geringen Luftmengen gefüllte Schlingen können bei der Leeraufnahme in Rückenlage manchmal irreführend sein. Diese Aufnahmen zeigen dann eher wenig eindrucksvolle Luftblasen, die die nicht gut begrenzten grauen Verschattungen der Flüssigkeit überlagern. Nur Aufnahmen im Stehen oder in Seitenlage weisen kleine Flüssigkeitsspiegel auf.

Abbildung 12-14 zeigt eine Aufnahme in Linksseitenlage von derselben Patientin wie in Abb. 12-12. Sie werden sicherlich erkennen, daß diese Patientin nicht unbedingt eine sehr alarmierende erste Leeraufnahme zeigt, sich aber trotzdem in einem akuteren Stadium des Darmver-

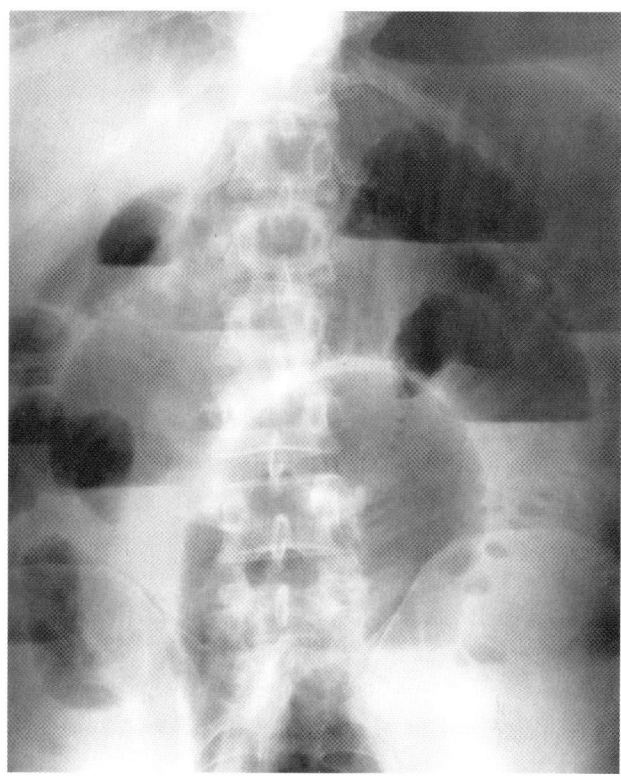

Abb. 12-13. Luft-Flüssigkeits-Spiegel im Dünndarm helfen selten bei der Differenzierung zwischen mechanischem und paralytischem Ileus. Sie werden beim stehenden Patienten bei beiden Krankheitsbildern (und manchmal sogar bei gesunden Patienten) beobachtet.

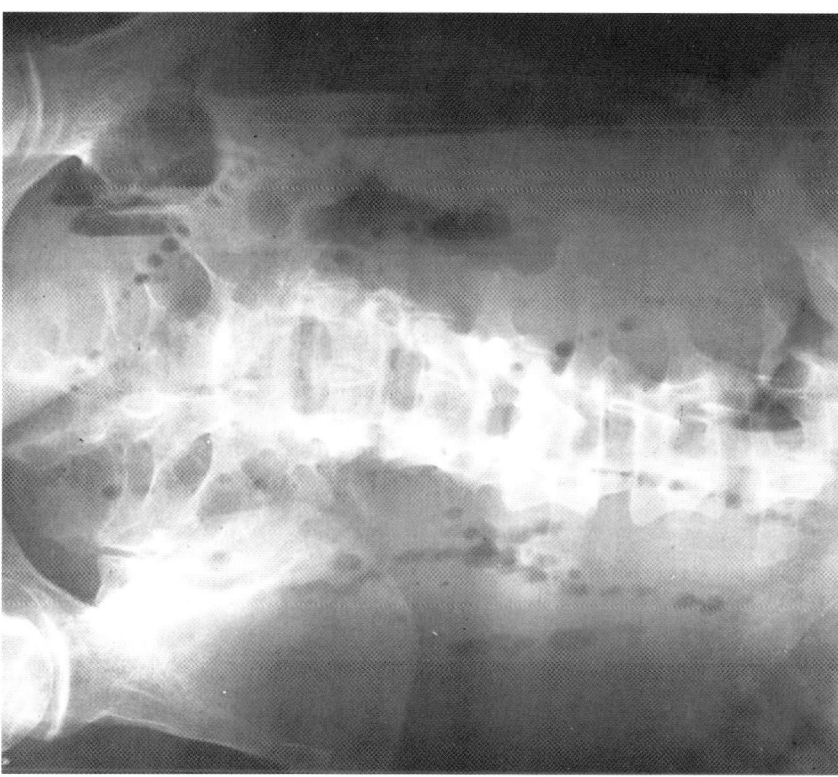

Abb. 12-14. Aufnahme in Linksseitenlage bei derselben Patientin wie in Abb. 12-12. Beachten Sie die kleinen Luftblasen entlang der Wandstruktur des Dünndarms, der fast vollständig flüssigkeitsgefüllt ist.

schlusses befindet als der Patient in Abb. 12-11. Denken Sie immer daran, daß eine Leeraufnahme mit Hinweisen auf einen Darmverschluß und deutlich flüssigkeitshaltigen Darmschlingen mit nur geringem Luftgehalt immer auch ein Anzeichen dafür ist, daß der Patient möglicherweise erheblich dehydriert ist und eine ausgeprägte Elektrolytverschiebung aufweisen kann. Die in Abb. 12-12 und Abb. 12-14 gezeigte Patientin hatte einen schon länger bestehenden, durch Verwachsungen in Nähe der Ileozäkalklappe bedingten Darmverschluß mit ausgeprägter Elektrolytverschiebung.

Von Ausnahmen abgesehen, haben sich die Leeraufnahmen des Abdomens im Stehen für die Differenzierung zwischen mechanischem und paralytischem Ileus als unbedeutend erwiesen. Es ist zwar richtig, daß Ihnen die Höhe der Flüssigkeitsspiegel einen Eindruck vom Kaliber der überdehnten Darmschlingen gibt, doch hat sich die relative Höhe dieser Spiegel als nicht verläßlich zur Unterscheidung zwischen mechanischem und paralytischem Ileus erwiesen. Manchmal können auch gesunde Menschen ohne jegliche abdominellen Symptome bei einer Aufnahme im Stehen Flüssigkeitsspiegel zeigen, da stets Darmflüssigkeit und nicht selten geschluckte Luft vorliegen.

Eine entscheidende Diagnose, die bei einem Patienten mit akuten Bauchbeschwerden auf keinen Fall übersehen werden darf, ist die **Darmperforation** mit freier intraperitonealer Luft. Sie kann durchaus als Komplikation eines Darmverschlusses auftreten.

> Ob kleine Mengen freier Luft im Abdomen vorhanden sind, kann nicht anhand einer Leeraufnahme in Rükkenlage beurteilt werden: die Blase der freien Luft sammelt sich ventral unter der Bauchwand an und kann (wenn sie überhaupt registriert wird) wie eine Darmschlinge aussehen.

Bei einer Aufnahme im Stehen ist sie in der Regel einfach als zwischen Leber und rechter Zwerchfellkuppel gelegene freie Luft zu erkennen, doch sind solche Patienten häufig so schwer erkrankt, daß sie nicht stehen können. Bei einer Aufnahme in Linksseitenlage (in a.p. Richtung mit horizontalem Strahlengang) ist die Luft ebenfalls sehr leicht (und noch zuverlässiger als bei der Aufnahme im Stehen) zwischen dem rechten Leberlappen und dem lateralen Zwerchfellanteil bzw. direkt unterhalb des oberen Anteils der rechten lateralen Bauchwand zu erkennen. Die ausführliche Besprechung der freien intraperitonealen Luft folgt später, doch merken Sie sich jetzt schon einmal, daß die Diagnosen „mechanischer Darmverschluß" und „freie intraperitoneale Luft" radiologisch gestellt werden.

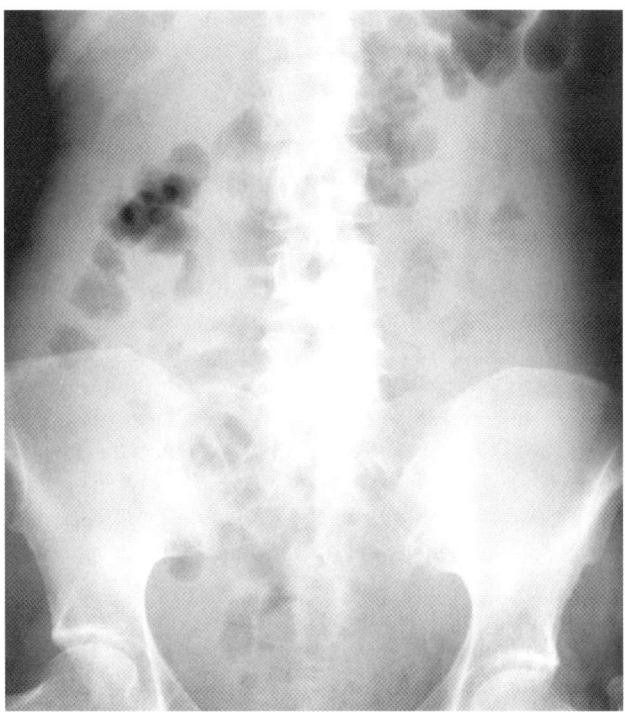

Abb. 12-15. Generalisierte Verdichtung des Abdominalbereichs durch Aszites. Da sich der Patient in Rückenlage befindet, schwimmen die Schlingen des lufthaltigen Dünn- und Dickdarms relativ zentral unter der vorderen Bauchwand.

Freie peritoneale Flüssigkeit

Richten Sie Ihre Aufmerksamkeit nun auf die allgemeine Dichte der Leeraufnahme. Zu Beginn sollen, wie Sie es schon kennen, die beiden Extrembeispiele genannt werden. Große Mengen *von freier Luft* im Peritonealraum erhöhen erwartungsgemäß die Transparenz des Abdomens, und die Aufnahme wirkt dunkler. Eine große Menge *freier Flüssigkeit* bringt eine zusätzliche Verdichtung des Abdomens, und die Aufnahme erscheint grauer als gewöhnlich. Diese Aussagen stimmen natürlich nur für die zur Röntgenaufnahme des Abdomens angewandte konventionelle Belichtungstechnik. Beachten Sie aber auch, daß bei stark flüssigkeitsgefüllten Darmschlingen praktisch eine „Verdickung" des Patienten vorliegt und bei unveränderten Aufnahmeparametern das Röntgenbild ebenfalls grau und unscharf wird.

Liegt eine kleinere Menge an freier Flüssigkeit in der Peritonealhöhle vor, so sammelt sie sich am tiefsten Punkt, der bei Rückenlage des Patienten im Becken liegt (s. Zeichnungen in den **Abb. 12-17** und **12-18**). Solche relativ geringen Mengen freier Flüssigkeit bleiben wahrscheinlich häufig unbemerkt, da wir schon bei einer gefüllten Blase gewohnt sind, eine mehr oder weniger stark ausgeprägte Dichte im Beckenbereich zu sehen.

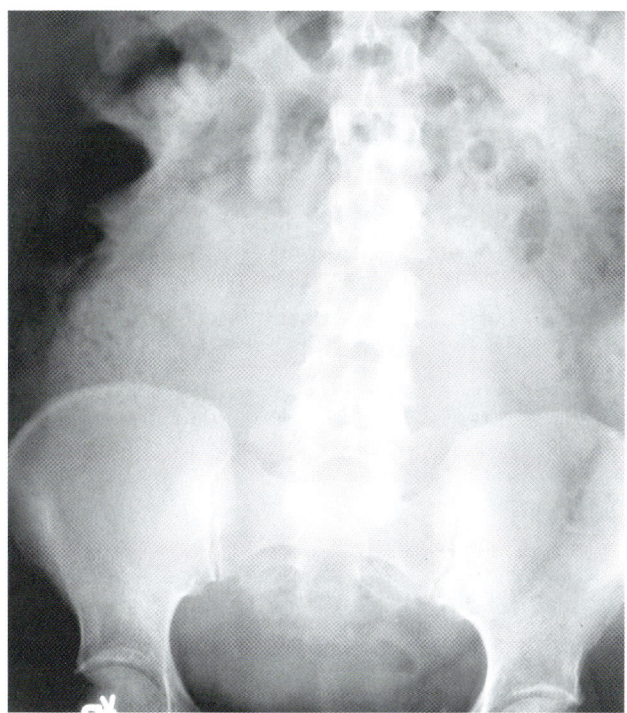

Abb. 12-16. Handelt es sich hier um Aszites?

Natürlich können kleine Mengen freier Peritonealflüssigkeit mit dem Ultraschall erkannt und nachgewiesen werden.

Größere Mengen freier Peritonealflüssigkeit verteilen sich in der ganzen Bauchhöhle, zunächst aber in den Bereichen beider Flanken **(Abb. 12-19)**. Flüssigkeitsansammlungen im Flankenbereich verlagern das Kolon

weg vom Flankenstreifen nach medial **(Abb. 12-21)**, und bei noch größeren Flüssigkeitsansammlungen schwimmen die luftgefüllten Darmschlingen auf dieser Flüssigkeit direkt unter der vorderen Bauchwand. Man erkennt sie dann auf der Leeraufnahme in Rückenlage als eine Ansammlung strahlentransparenter Schatten im Zentrum des Abdomens, umgeben von der einheitlich grauen Dichte der Peritonealflüssigkeit **(Abb. 12-15)**.

Es läßt sich also feststellen, daß große Mengen freier Flüssigkeit (z.B. Aszites) auf Leeraufnahmen leicht zu erkennen sind, durch die CT und den Ultraschall können jedoch sehr viel kleinere Flüssigkeitsmengen nachgewiesen werden. Schauen Sie sich die Peritonealflüssigkeit auf dem CT-Bild in **Abb. 12-20** an, wo die Leber in einem malignen Aszites badet. Vergleichen Sie das in **Abb. 12-22** gezeigte CT-Bild eines Patienten mit galliger Peritonitis aufgrund eines postoperativen Gallenlecks nach einer Gallenwegsoperation mit der normal CT-Schicht in **Abb. 12-23** in vergleichbarer anatomischer Höhe. In Abb. 12-22 ist eine große Flüssigkeitsmenge in der Peritonealhöhle erkennbar, Darmschlingen und Mesenterium sind nach zentral gewandert. Normalerweise sind in der Peritonealhöhle nur Darmschlingen und mesenteriales Fettgewebe erkennbar. Achten Sie auch darauf, daß durch die ausgedehnte Peritonealflüssigkeit die Flanken nach lateral vorgewölbt werden. Normalerweise ist eine derartige Vorwölbung nicht zu beobachten.

Die in **Abb. 12-16** erkennbare Verdichtung kann kein Aszites sein, da der lufthaltige Darm durch eine runde Raumforderung (die sich als großes Uterusmyom herausstellte) nach oben und lateral in Richtung zu den Flanken verdrängt wird.

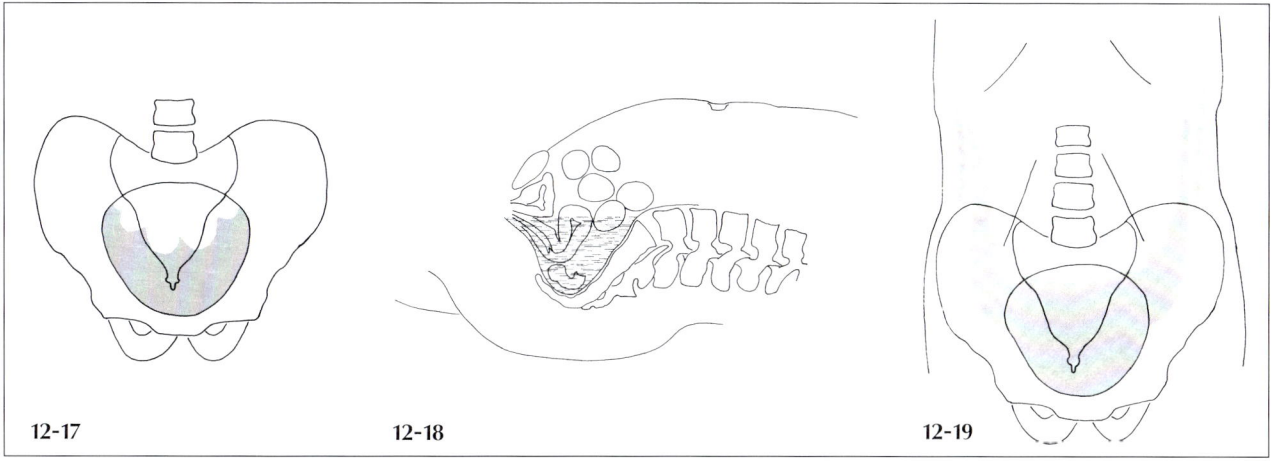

12-17   12-18   12-19

Abb. 12-17. Halbmondförmige Anordnung freier Peritonealflüssigkeit im Becken, die häufig auch die Blase umgibt. Die konkave, bogige obere Begrenzung kommt durch Ileumschlingen zustande, die teilweise in die Flüssigkeit eintauchen.
Abb. 12-18. Zeichnung eines Sagittalschnittes durch eine Patien-

tin mit freier Peritonealflüssigkeit, die sich im abhängigsten Teil der Abdominalhöhle ansammelt.
Abb. 12-19. Bei zunehmenden Flüssigkeitsmengen fließen diese in den Flankenbereich aus und verlagern das Kolon nach medial (wie in Abb. 12-21).

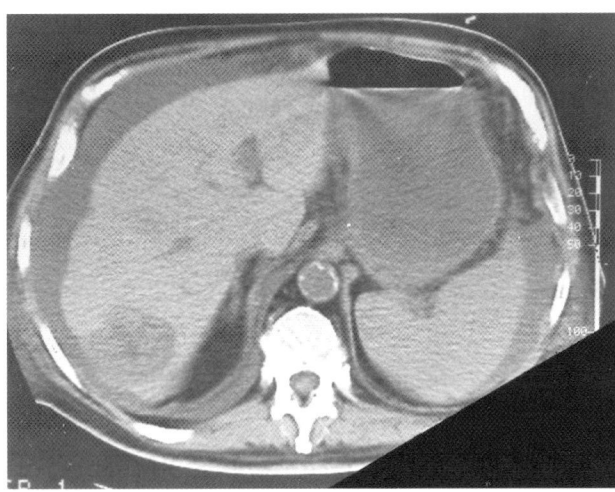

Abb. 12-20. Dieses CT zeigt Lebermetastasen bei einem Kolonkarzinom. Achten Sie auf die Aszitesflüssigkeit um die Leber und die Milz. Das Peritoneum war mit Metastasen übersät.

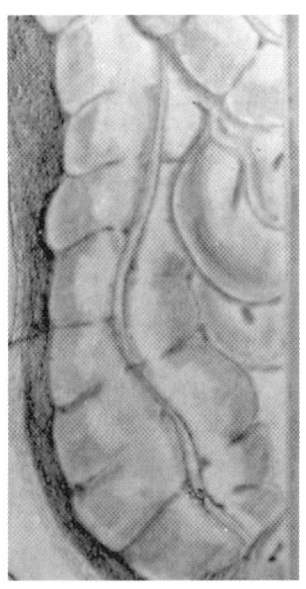 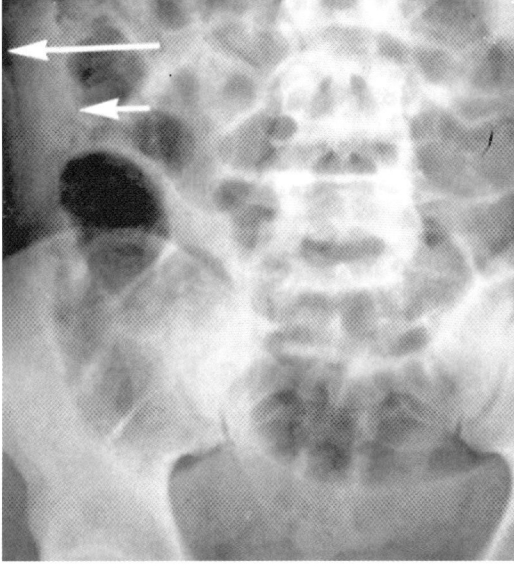

Abb. 12-21. Bei diesem Patienten führte eine traumatische Leberruptur (durch einen Autounfall) zu einer anfangs nicht vermuteten Sickerblutung. Achten Sie auf die in der Zeichnung dargestellte und auf der Leeraufnahme erkennbare Flüssigkeitseinlagerung (in diesem Falle Blut) zwischen dem rechten Flankenstreifen *(langer Pfeil)* und der nach medial verlagerten Luft im Kolon *(kurzer Pfeil)*.

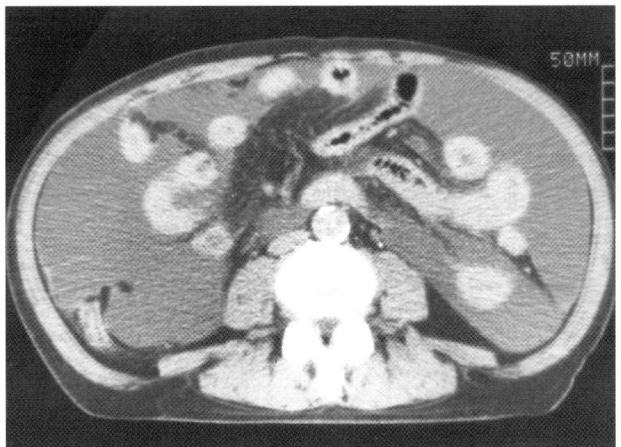 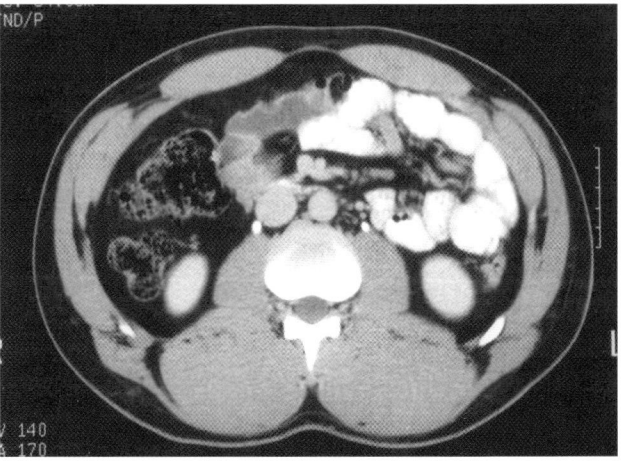

Abb. 12-22. CT-Schicht eines Patienten mit einer ausgedehnten peritonealen Flüssigkeitsansammlung, die zu einer Verlagerung der Darmschlingen nach zentral und zu einer Vorwölbung der Flanken nach lateral führt. Vergleichen Sie das Bild mit Abb. 12-23.

Abb. 12-23. Unauffällige CT-Schicht zum Vergleich mit Abb. 12-22

Freie peritoneale Luft

Bei einer großen Menge freier peritonealer Luft können die Konturen von Leber und Milz einschließlich ihrer lateralen und zwerchfellseitigen Oberflächen ausgesprochen gut abgegrenzt werden (**Abb. 12-24**). In den Abb. 12-24 und 12-25 ist die Menge an freier Luft so groß, daß sie sogar bei Aufnahmen in Rückenlage gut erkennbar ist. In **Abb. 12-25** kann die freie Luft dadurch erkannt werden, daß beide Seiten der Darmwand (die Schleimhautoberfläche und die Serosaoberfläche) abgrenzbar sind; normalerweise sollte Luft nur das Darmlumen (also die Schleimhautoberfläche) markieren. Kleine Mengen freier peritonealer Luft können nur mit Stehendaufnahmen oder mit Aufnahmen in Linksseitenlage nachgewiesen werden; in schwierigen Situationen kann man auch die CT zum Nachweis freier intraperitonealer Luft heranziehen.

Der Nachweis kleiner Mengen freier Luft ist oft genauso wichtig wie der Nachweis großer Mengen, da sie häufig durch sehr kleine oder sehr frühe Darmperforationen hervorgerufen werden und auf Routineaufnahmen übersehen werden können. In einer solchen Situation findet man, wenn der Patient für die Anfertigung der Röntgenaufnahme noch stehen kann, schmale, strahlentransparente Luftsicheln zwischen Leber und Zwerchfell, und nicht selten wird ein derartiger Befund erstmals auf einer Thorax-Röntgenaufnahme entdeckt (**Abb. 12-26**).

Patienten mit einer Magen- oder Darmperforation geht es oft zu schlecht, um bei ihnen eine Aufnahme im Stehen durchzuführen; sie sollten nicht mehr belastet werden als unbedingt nötig. Aus diesem Grund wird der Patient bei der Suche nach freier intraperitonealer Luft meistens auf seine linke Seite gelagert und eine Aufnahme in horizontalem Strahlengang und anteroposteriorer (a.p.) Projektion durchgeführt. In der so entstandenen Aufnahme in Linksseitenlage kann sogar eine sehr geringe Menge freier Luft zwischen Leber und Bauchwand erkannt werden (**Abb. 12-29**). *Es ist **nicht** möglich, kleine Mengen freier Luft auf einer in Rückenlage durchgeführten a.p. Aufnahme zu erkennen.*

Eine Aufnahme in horizontalem Strahlengang kann sogar erfolgreich bei solchen Patienten eingesetzt werden, die zu krank sind, um auf die linke Seite gelagert zu werden (s. Abb. 12-27). Der Patient liegt auf dem Rücken und wird seitlich geröntgt; die Kassette wird dabei senkrecht an seiner Flanke positioniert. So kann freie Luft unter der vorderen Bauchwand nachgewiesen werden. **Abbildung 12-28** zeigt eine solche Seitaufnahme in horizontalem Strahlengang bei einem Patienten mit einer großen Ansammlung freier Luft unter der Bauchdecke.

Bitte machen Sie sich klar, daß freie intraperitoneale Luft bei allen Aufnahmen in horizontalem Strahlengang (Auf-

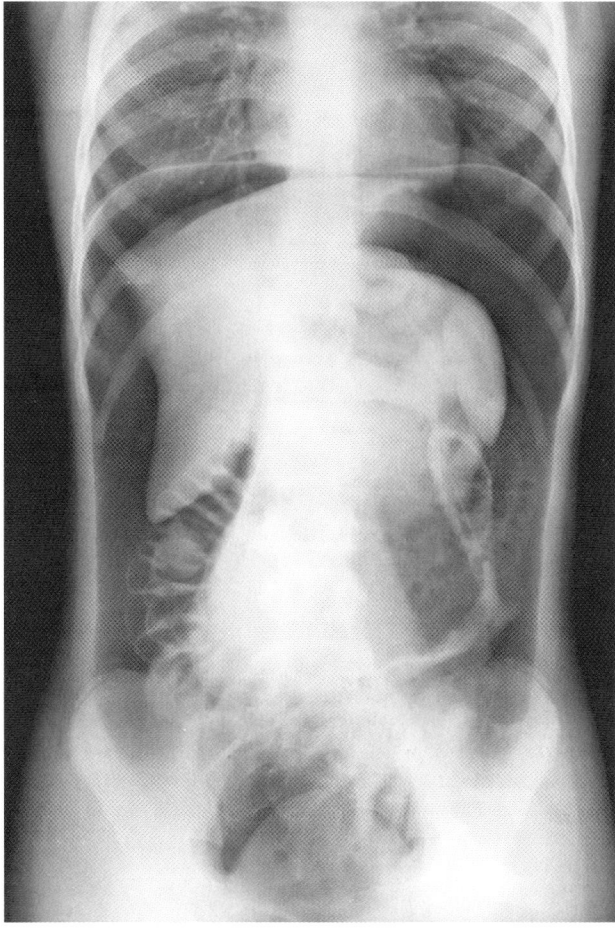

Abb. 12-24. Ausgedehnte Menge freier Luft in der Bauchhöhle nach traumatischer Ruptur des Duodenums

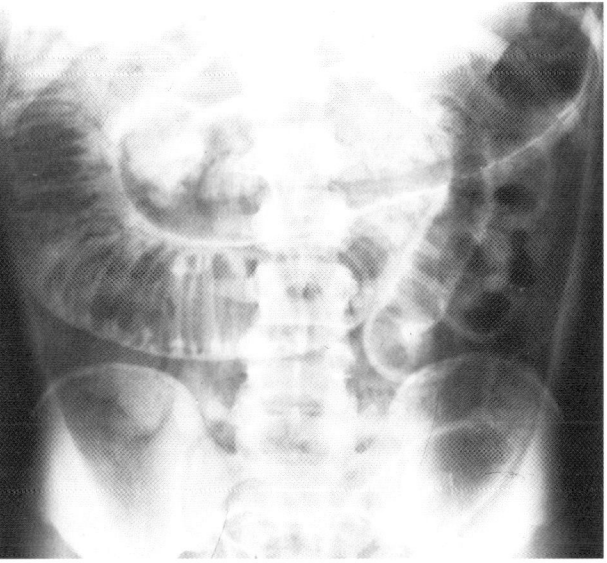

Abb. 12-25. Freie, auf der Leeraufnahme in Rückenlage erkennbare Luft. Hier sind sowohl die Schleimhaut- als auch die Serosaoberfläche des Darms durch Luft begrenzt.

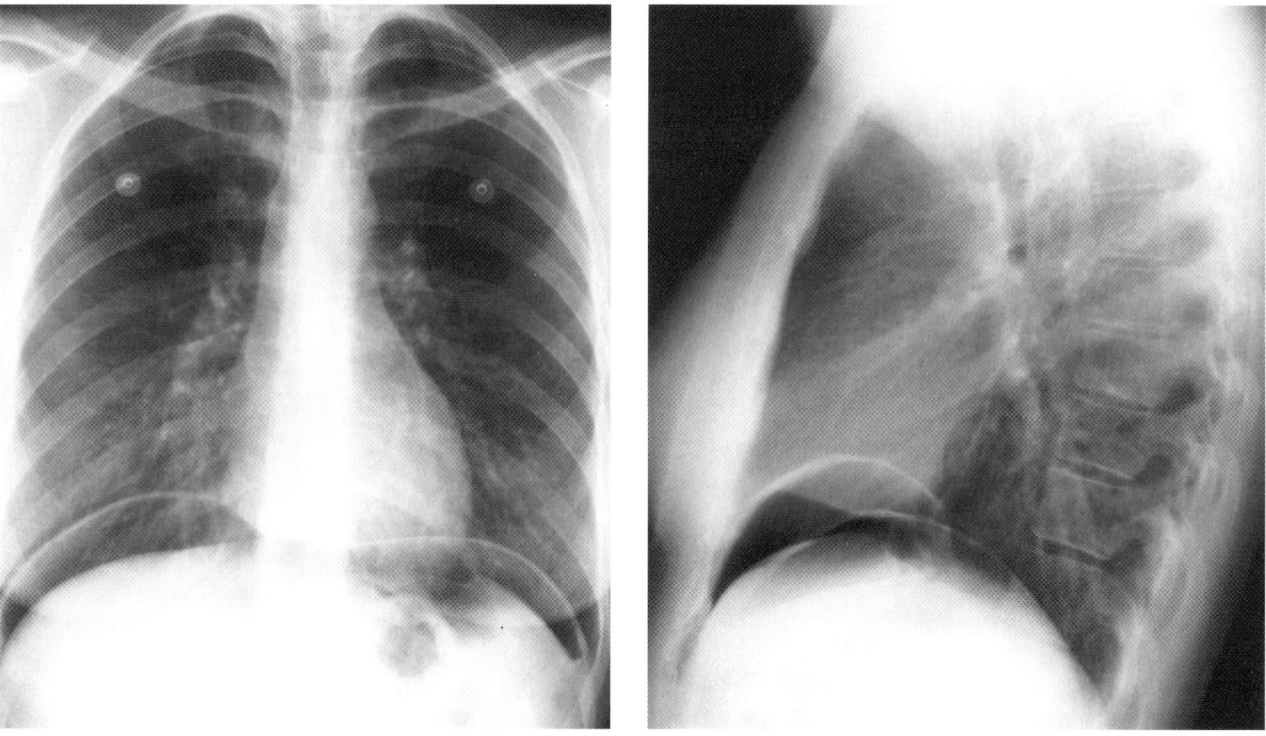

A
B

Abb. 12-26. Die p.a. Aufnahme (**A**) und die Seitaufnahme (**B**) des Thorax zeigen eine geringere Menge freier Luft unter dem Zwerchfell als bei dem Patienten in Abb. 12-25.

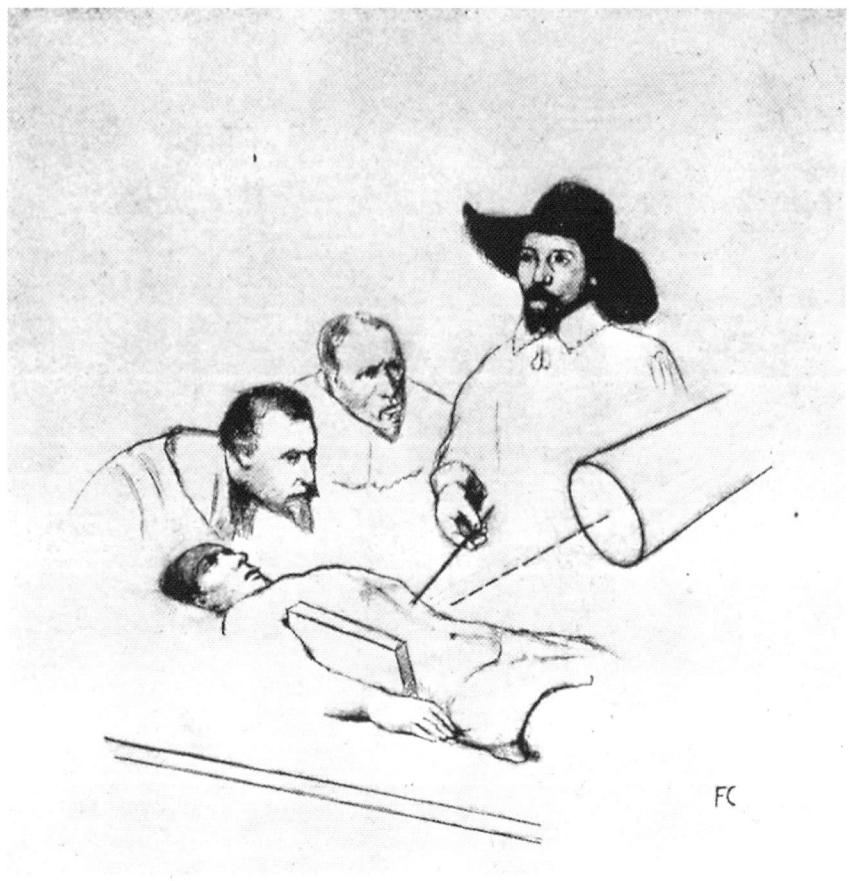

FC

Abb. 12-27. Anfertigung einer Seitaufnahme des Abdomens bei auf dem Rükken liegenden Patienten (sogenannte „crosstable"-Seitaufnahme). Dr. Tulpe erklärt zwei eifrigen Assistenzärzten den Nutzen und die Einstelltechnik dieser Aufnahme.

nahmen im Stehen, in Linksseitenlage oder seitlich beim Patienten in Rückenlage) an eine Struktur grenzt, die normalerweise nicht durch benachbarte Luft abgrenzbar ist (die Unterseite des Zwerchfells, die laterale Oberfläche der Leber, die vordere Bauchwand). Denken Sie auch immer daran, daß selbst eine größere Menge freier Luft unter der vorderen Bauchwand auf einer normalen Abdomen-Übersichtsaufnahme in Rückenlage (in anteroposteriorem, also vertikalem Strahlengang) oft nicht erkannt werden kann, weil die Luftblase fast genauso aussieht wie eine luftgefüllte Darmschlinge. *Fordern Sie niemals ausschließlich eine Abdomen-Übersichtsaufnahme im Liegen an, um freie Luft auszuschließen.*

Mit der CT können noch geringere Mengen freier Luft in der Bauchhöhle nachgewiesen werden, als dies mit normalen Röntgenaufnahmen möglich ist. Bei Patienten mit dem leisesten Verdacht auf eine Magen- oder Darmperforation sollten Sie die CT-Bilder immer sorgfältig nach freier Luft absuchen. **Abbildung 12-30** zeigt das CT-Bild einer älteren Frau, die sich bei einem Sturz verletzt hat. Die freie Luft stammt von einem Riß im Colon transversum. Der Nachweis freier Luft bei einem Patienten mit Bauchtrauma macht in der Regel eine umgehende Laparotomie nötig, um die Magen- oder Darmverletzung zu finden und zu beseitigen. Auf CT-Bildern wird freie Luft in der Regel in den am weitesten oben gelegenen Abschnitten der Bauchhöhle gefunden, üblicherweise im Oberbauch zwischen Leber und vorderer Bauchwand.

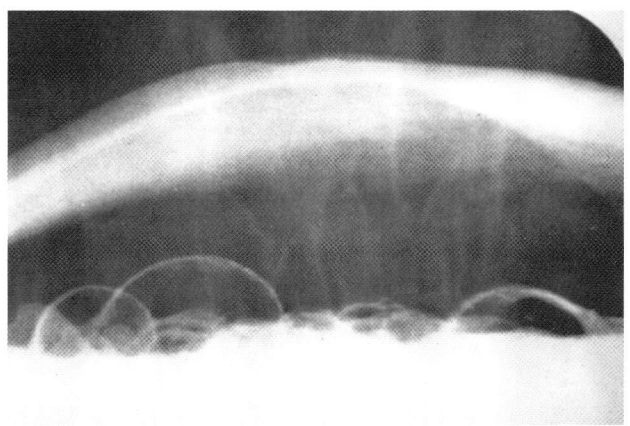

Abb. 12-28. Seitaufnahme im horizontalen Strahlengang bei auf dem Rücken liegenden Patienten (wie in Abb. 12-27). Durch die ausgedehnte Ansammlung freier Luft unter der vorderen Bauchwand läßt sich auch die Serosaoberfläche der lufthaltigen Darmschlingen gut abgrenzen.

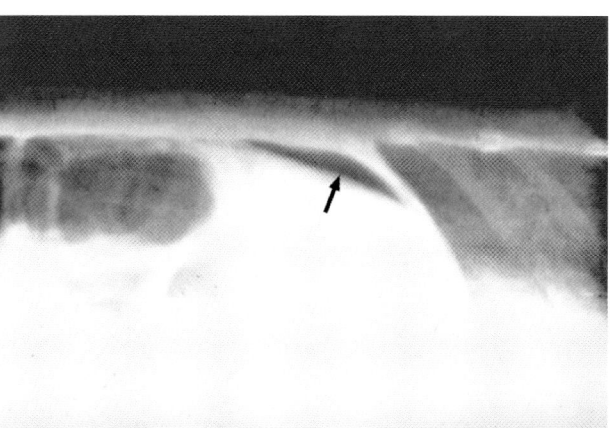

Abb. 12-29. Diese Aufnahme in Linksseitenlage bei einem Patienten mit Verdacht auf eine Ulcus-duodeni-Perforation zeigt freie Luft *(Pfeil)* lateral der Leber.

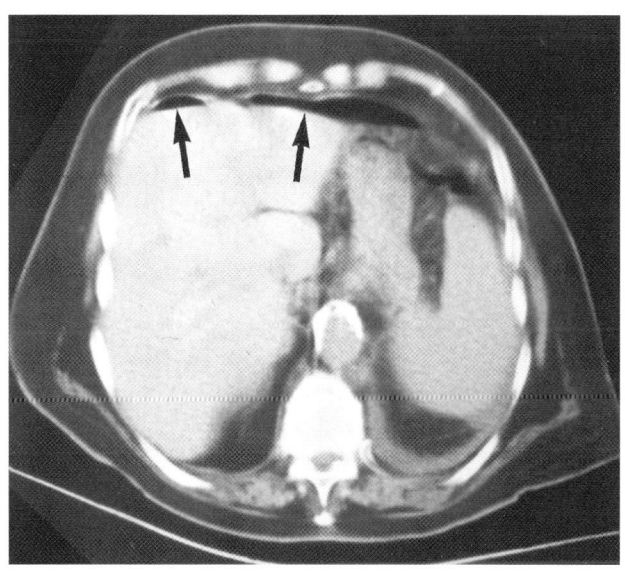

Abb. 12-30. Diese CT-Schicht zeigt eine geringe Menge freier Luft *(Pfeile)* ventral der Leber. Wie Sie es bei einem auf dem Rücken im CT-Gerät liegenden Patienten erwarten, hat sich die freie intraperitoneale Luft in dem am weitesten oben gelegenen Anteil der Peritonealhöhle angesammelt. Dieser ältere Patient erlitt nach einem Sturz mit stumpfem Bauchtrauma eine Ruptur des Kolons.

13   Kontrastuntersuchungen des Gastrointestinaltrakts

Viele Erkrankungen des Gastrointestinaltrakts können bereits durch sog. Bariumuntersuchungen nachgewiesen werden. In anderen Fällen liefert eine CT-Untersuchung des Abdomens genauere Informationen und bei manchen Untersuchungen erlaubt nur die CT eine korrekte Diagnose. Wir wollen zunächst mit Bariumuntersuchungen beginnen und uns später Gedanken zu den diagnostischen Möglichkeiten der CT machen.

Grundlagen für die Untersuchung mit Bariumsulfat

Die radiologische Diagnostik lebt von den Dichtekontrasten benachbarter Strukturen. Die Bariumuntersuchungen des Gastrointestinaltrakts erfordern nicht nur die Interpretation von Schatten, die durch eine Prallfüllung von Hohlstrukturen mit Barium entstehen, sondern genauso die Interpretation der weitaus komplexeren Schattengebung dünner, die Mukosa und ihre Veränderungen überziehender Kontrastmittelschichten, die die innere Darmoberfläche auskleiden. Solche **Reliefuntersuchungen der Mukosa,** wie sie oft genannt werden, werden unter Verwendung kleiner Mengen röntgendichten Kontrastmittels durchgeführt, das unter Durchleuchtung und oft unter Anwendung von verschiedenen Kunstgriffen über die gesamte Oberfläche der gesäuberten Mukosa verteilt wird. Dabei werden während der Durchleuchtung häufig **Zielaufnahmen** der interessierenden Region durchgeführt, indem statt des zur Durchleuchtung verwendeten Bildwandlers für einen kurzen Moment eine Kassette belichtet wird.

In bestimmten Fällen wird, wenn es dem Radiologen vorteilhaft erscheint, Luft in den Magen oder das Kolon eingebracht und eine sogenannte **Untersuchung im Doppelkontrast** durchgeführt, die insbesondere bei der Beurteilung oberflächlicher Läsionen häufig wichtige Zusatzinformationen liefert. Das für diese Untersuchungen erforderliche technische Können sowie die nötige Erfahrung und das Urteilsvermögen für die korrekte Interpretation verlangen vom Radiologen umfangreiches Fachwissen.

Dennoch sind die Schlüsse, die er aus einer solchen Kontrastmitteluntersuchung zieht, nicht weniger logisch als das, was Sie bisher auf radiologischem Gebiet kennengelernt haben. Und um die Verläßlichkeit der aus Bariumuntersuchungen gewonnenen röntgenologischen Informationen zu erkennen und zu verstehen, sollten Sie einige der grundlegenden Bedeutungen der verschiedenen, bei derartigen Untersuchungen auftretenden röntgenologischen Beobachtungen verstehen lernen.

Sehen Sie sich dazu einmal die Zeichnungen in **Abb. 13-2** an. Im Prinzip handelt es sich beim Gastrointestinal-

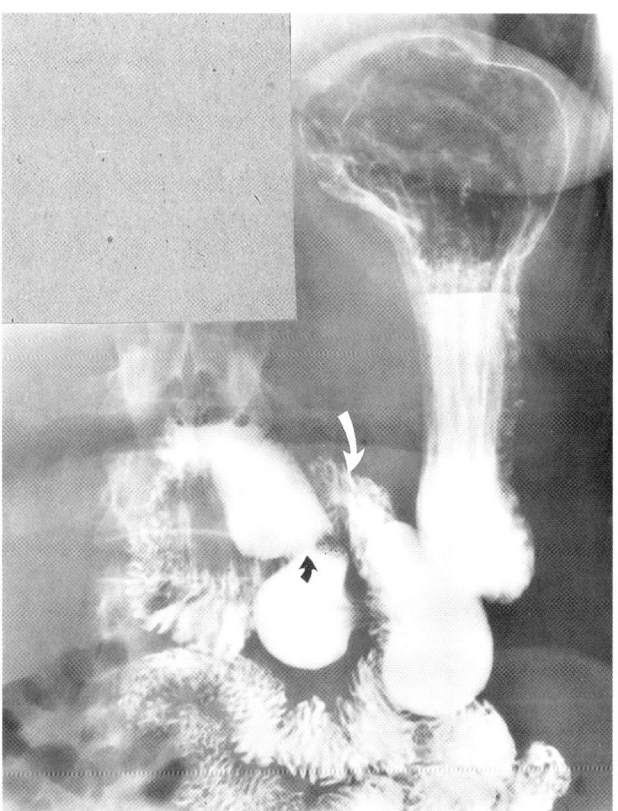

Abb. 13-1. Magen, Duodenum und Anteile des Jejunums beim stehenden Patienten. Beachten Sie den Barium-Luft-Spiegel und die peristaltische Welle im Magen, den Pylorus *(schwarzer Pfeil)* und den duodenojejunalen Übergang in Höhe des Treitz-Bandes *(weißer Pfeil).*

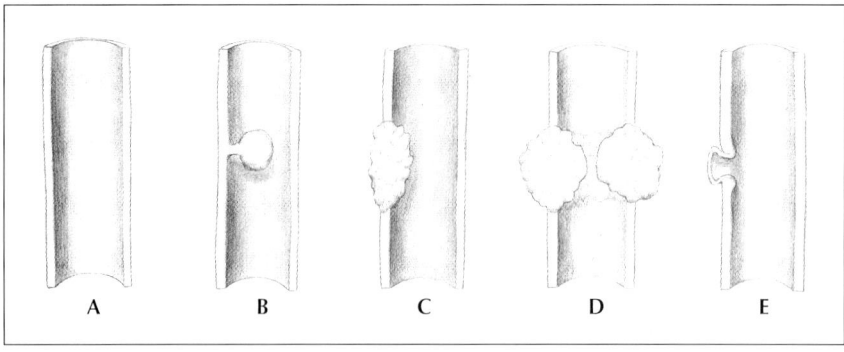

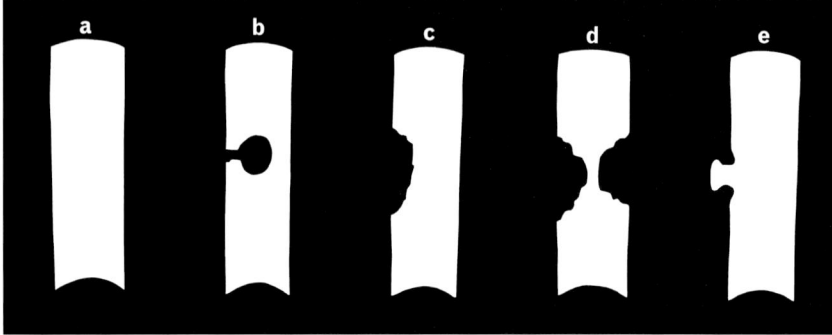

Abb. 13-2

trakt immer nur um einen Schlauch, und die röntgenologischen Prinzipien seiner Untersuchung unterscheiden sich nur gering. Dies gilt auch für den Magen, das Zäkum und das Rektum, bei denen die schlauchartige Konfiguration von der Natur mehr oder weniger abgewandelt wurde. Der in **Abb. 13-2 A** dargestellte einfache Schlauch, der nach Kontrastmittelfüllung geröntgt wird, läßt einen Schatten, wie Sie ihn in **Abb. 13-2 a** sehen, entstehen: glatt begrenzt und einheitlich dicht. Ein wie in **B** in das Lumen hineinragender gestielter Polyp würde nach Bariumfüllung einen Röntgenschatten wie in **b** hervorrufen. Ein in der Wand wachsender, solider Tumor wie in **C**, der sich von einer breiten Basis ausgehend ins Lumen vorwölbt, führt zu der in **c** dargestellten röntgenologischen Konfiguration.

Die hier gezeigten beiden Veränderungen des ursprünglich schlauchförmigen Schattenbildes werden **Füllungsdefekte** genannt. Ein Teil des erwarteten intraluminalen Bariumschattens fehlt hier, da das Barium an den entsprechenden Stellen durch vergleichsweise strahlentransparentes Weichteilgewebe verlagert wurde.

Die in **D** dargestellte Wachstumsform hat die zu untersuchende Darmstruktur vollständig umschlossen, so daß eine deutliche Lumeneinengung entsteht. Man nennt diese oft einen **zirkulären** oder **anulären Füllungsdefekt**. Sobald Sie einen Bariumschatten wie den in **d** sehen, müssen Sie sich vor Ihrem geistigen Auge eine starre, zirkuläre Läsion als Ursache vorstellen, wobei das Barium entweder durch einen Tumor oder durch anderes Weichgewebe verdrängt wurde. Ein abrupter, oft gewinkelter Übergang zwischen normaler Darmwand und Tumorschatten wird häufig und zutreffend als *Schulter* bezeichnet, und sein beständiges Erscheinen auf verschiedenen Aufnahmen in identischer Lokalisation muß als verläßlicher Hinweis auf eine Wandstarre der normalerweise dehnbaren und beweglichen Darmwand interpretiert werden. **E** und **e** stellen das Erscheinungsbild eines benignen Ulkuskraters in der Darmwand dar, der die normale, radiologisch sichtbare, luminale Begrenzung nach außen überragt und von einem mehr oder weniger prominenten, durch Ödem und regenerierende Mukosa bedingten Ulkusrand (am besten in tangentialer Projektion erkennbar) umgeben wird.

Sie werden sehen, daß ein Füllungsdefekt mit seinem schulterartigen Rand im Verlauf einer Bariumuntersuchung von Aufnahme zu Aufnahme so identisch aussieht, daß man sie (gleiche Projektion vorausgesetzt) vor einem Grellicht überlagern kann. Kann man auf zwei oder mehreren solcher Filme die Begrenzungen eines tumorsuspekten Füllungsdefekts perfekt in Dekkung bringen, so ist die Wahrscheinlichkeit, daß es sich *tatsächlich* um einen Tumor handelt, immens gestiegen. Kann man zwei solcher Aufnahmen jedoch nicht entsprechend überlagern, heißt dies entweder, daß die fragliche Region nicht rigide ist, sich also im zeitlichen Verlauf in gewissem Maße verändert, oder daß die beiden Aufnahmen in unterschiedlicher Projektion angefertigt wurden.

Physiologische Änderungen der Darmfüllung im Gegensatz zu konstanten Füllungsdefekten

Die Veränderungen der Bariumschatten innerhalb des Gastrointestinaltrakts werden durch die hier gezeigten Aufnahmen, die während einer **oberen Magen-Darm-Passage** (MDP) mit Dünndarmverfolgung angefertigt wurden, gut demonstriert **(Abb. 13-3)**. Die eine halbe Stunde nach Schlucken von etwa 250 ml Bariumsuspension in Bauchlage angefertigte Aufnahme **A** zeigt einen fast schon wieder geleerten Magen sowie ein gefülltes Jejunum und oberes Ileum. Auf der 15 Minuten später in Schräglage angefertigten Aufnahme **B** ist der größte Anteil des Dünndarms gefüllt, und die 1 Stunde nach Bariumgabe belichtete Aufnahme **C** zeigt schon eine Füllung der rechten Kolonhälfte. Die Passagezeit vom Magen bis zur rechten Kolonhälfte ist unterschiedlich, bei einem nüchternen, normalen Patienten liegt sie bei etwa 1 1/2 Stunden.

Zu einem späteren Zeitpunkt der Untersuchung würde das Barium in der rechten Kolonflexur und im Colon transversum zu einer Überlagerung mit dem Magen und dem Duodenum führen. Am selben Morgen wurde bei diesem Patienten übrigens eine Cholezystographie durchgeführt, und der Patient ist danach noch weiter nüchtern geblieben.

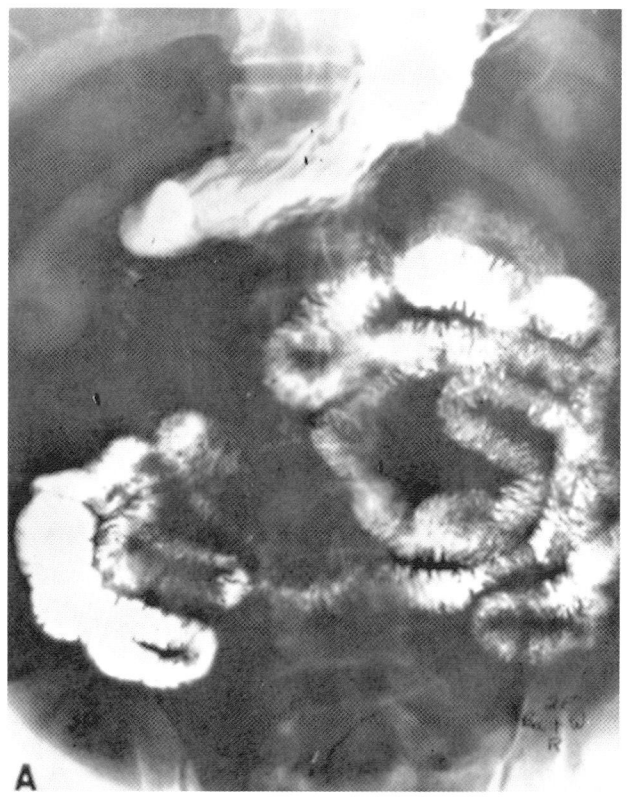

A

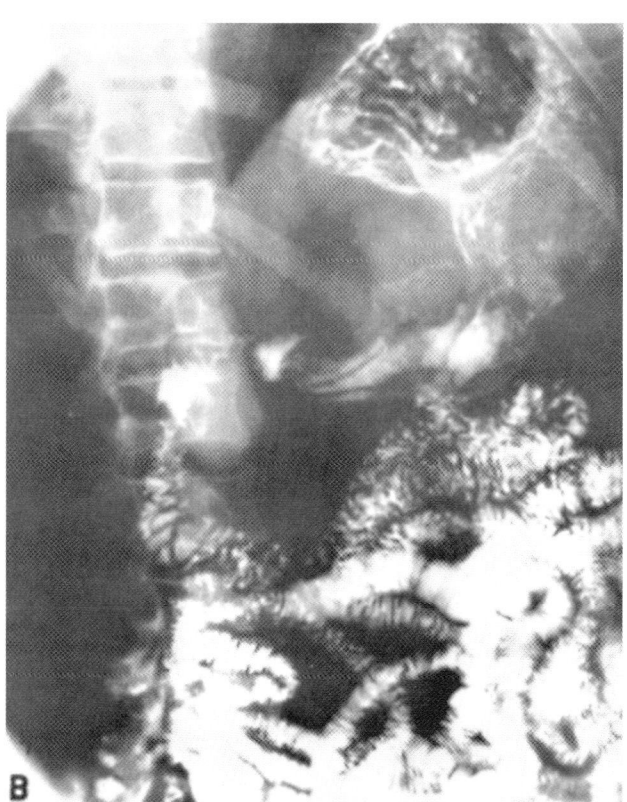

B

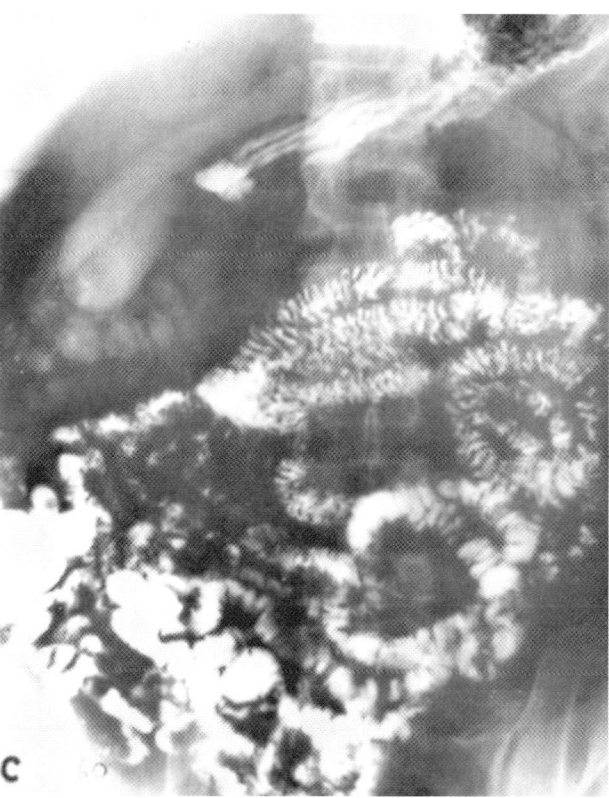

C

Abb. 13-3. Obere Magen-Darm-Passage. Hier sind nur großformatige Aufnahmen wiedergegeben, unter Durchleuchtungskontrolle angefertigte weitere Projektionen und ggf. kleinere Zielaufnahmen würden diese Untersuchung komplettieren.

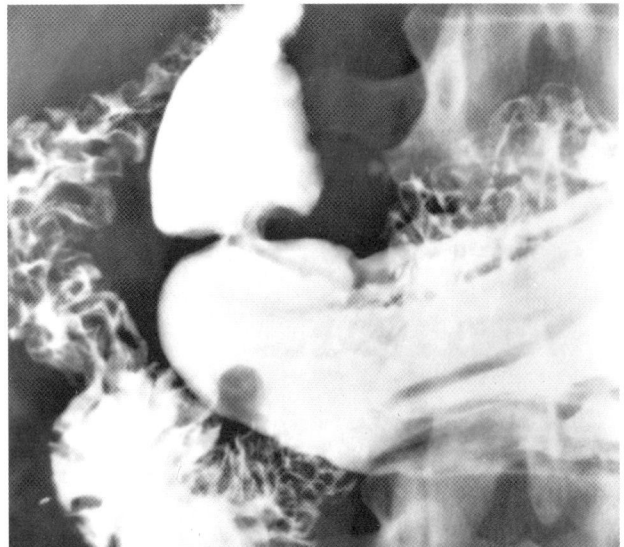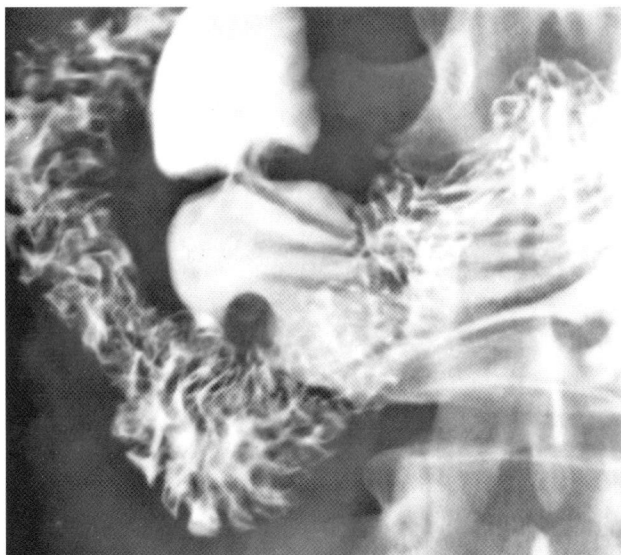

Abb. 13-4 *(Unbekannte 13-1).* Finden Sie den konstanten Füllungsdefekt?

Möglicherweise tendieren Sie dazu, bei einer so veränderlichen Bariumverteilung im Darm jegliche Möglichkeit, eine konstant bleibende Struktur herauszuarbeiten, auszuschließen. Doch schauen Sie sich einmal sorgfältig **Abb. 13-4** an, die Ihnen zwei Zielaufnahmen des Magens und Duodenums einer Patientin mit Blutnachweis im Stuhl zeigt. Sie hatte keine Hämorrhoiden, negative Befunde einer Rektosigmoidoskopie und eines Kontrasteinlaufs, war nicht anämisch und erfreute sich exzellenter Gesundheit (Antwort später).

Sollten Sie Bariumuntersuchungen bisher eher verwirrt und die Frage aufgeworfen haben, wie man aus ihnen nur irgendeinen gesicherten Rückschluß ziehen kann, so ist jetzt die richtige Zeit, Ihnen klarzumachen, daß es dem Radiologen vor allem deshalb möglich ist, seine Interpretation auf eine gesicherte Basis zu stellen, weil er einen bestimmten Befund *wiederholt* nachweisen kann. Ein Befund, der nur auf einer einzigen Aufnahme zu sehen ist, hat keinen großen Stellenwert, und jeder, der eine radiologische Ausbildung durchläuft, lernt schon von Anfang an, daß ein positiver Befund bei einer Bariumuntersuchung *wiederholt und reproduzierbar* zur Darstellung kommen muß, um glaubhaft zu sein. Aufgrund der durch die Peristaltik bedingten, sehr unterschiedlichen und sich bewegenden Kontrastmittelschatten im Verlauf einer Magen-Darm-Untersuchung sollte das Augenmerk insbesondere den Befunden gelten, die sich nicht ändern und ständig vorhanden sind. Diese aber gilt es ernstzunehmen. Ein nur vorübergehend nachweisbarer Befund auf nur einer Aufnahme kann zum Beispiel einem lokalen Spasmus, einer peristaltischen Welle oder einem Nahrungsmittelrest entsprechen. Dies gilt natürlich genauso für andere Bereiche der röntgenologischen Diagnostik und in gleicher Weise

für alle Gebiete der Medizin. Ein einziges positives Testergebnis, das bei allen weiteren Kontrollen aber negativ ist, hat mit großer Wahrscheinlichkeit keine ernste Bedeutung, und dieser Grundsatz gilt in gleicher Weise auch für alle komplexen Untersuchungsverfahren.

Die verschiedenen Bereiche des Gastrointestinaltrakts bei der oberen Magen-Darm-Passage (MDP)

Ein Student, der sich zum ersten Mal Röntgenbilder des bariumgefüllten Magens ansieht, hat mitunter Schwierigkeiten, die verschiedenen Magenanteile zu erkennen, insbesondere den Pylorus mit seinem Kanal. Diese Schwierigkeiten beruhen vor allem darauf, daß jede der üblichen Einstellungen des Magens in unterschiedlicher Projektion und mit unterschiedlich gelagertem Patienten aufgenommen werden.

Der Untersucher beginnt unter Durchleuchtungskontrolle normalerweise beim stehenden Patienten und untersucht Ösophagus und Magen mit einer nur kleinen Menge Barium, um das Faltenreliefbild zu prüfen. Dann kippt er den durch einen Elektromotor verstellbaren Untersuchungstisch in die horizontale Lage und bringt den Patienten in die Bauchlage. Der Patient wird anschließend wieder in die Rückenlage gedreht und trinkt noch mehr Bariumkontrastbrei. Sieht der Radiologe irgend etwas Dokumentationsbedürftiges, so macht er jetzt bereits Zielaufnahmen. Als nächstes fertigt er jedoch eine Serie von Aufnahmen in bestimmten Projektionen an, üblicherweise bestehend aus der Aufnahme in Bauchlage und zumindest einer in LAO- und RAO-Projektion sowie einer Seitaufnahme. Entsprechend der Drehung des Patienten füllen sich jeweils die abhängigen Anteile des Magens mit Kontrastbrei, während die Luft in den jeweils oben liegenden Magenbereichen zu finden ist. Sehr häufig setzt der Radiologe die Untersuchung dann in Form einer **Doppelkontrastuntersuchung** fort, um auch feine Schleimhautveränderungen zu erfassen. Der Doppelkontrast wird durch zusätzliche Gabe von Brausepulver, durch welches CO_2 im Magen entsteht, erreicht.

Schauen Sie sich die Serie normaler Mägen in verschiedenen Positionen auf dieser und den folgenden Seiten an. Achten Sie dabei bitte auf die unterschiedlichen Formen des Magens und des Bulbus duodeni, aber auch auf die tiefen Einschnürungen an beiden Kurvaturen (sie entsprechen peristaltischen Wellen, die sich bei der Beobachtung unter Durchleuchtung in Richtung zum Magenausgang fortsetzen). Sie können die Lage des Patienten und den bei der Aufnahme verwendeten Strahlengang dadurch erkennen, daß Sie erstens das Erscheinungsbild der Wirbelsäule und zweitens die Verteilung von Barium bzw. Luft im Magenfundus beobachten. Läßt sich die Wirbelsäule *symmetrisch* (mit den Bogenwurzeln zu beiden Seiten der Dornfortsätze) abgrenzen, wurde der Film entweder in a.p. oder p.a. Projektion mit sagittalem Strahlengang angefertigt. Sind die Wirbelkörper vollständig von den dorsalen Wirbelstrukturen abzugrenzen, dann haben Sie es mit einer

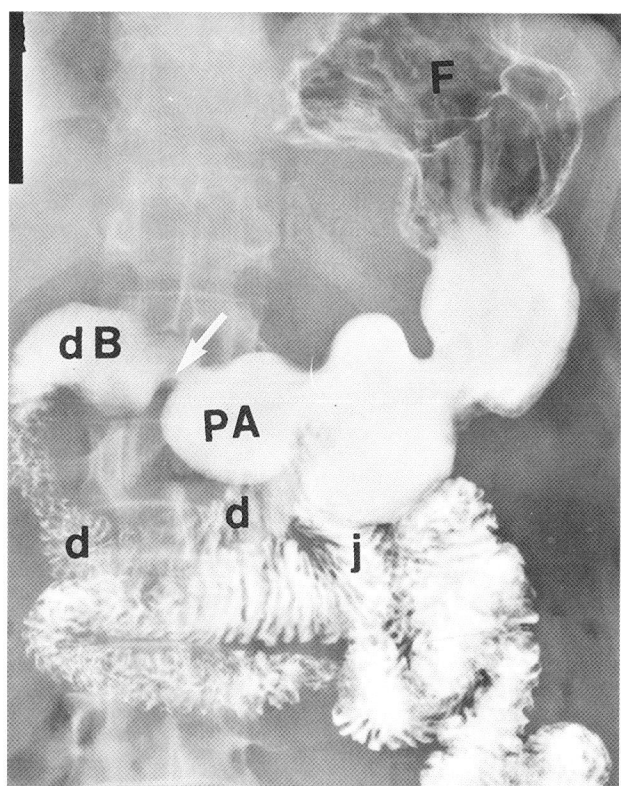

Abb. 13-5. Aufnahme in Bauchlage. Es sind der Magenfundus *(F)*, der Magenkorpus, das präpylorische Antrum *(PA)*, der Pylorus *(Pfeil)*, der Bulbus duodeni *(dB)*, die C-Schlinge des Duodenums *(d)* und das Jejunum *(j)* zu erkennen.

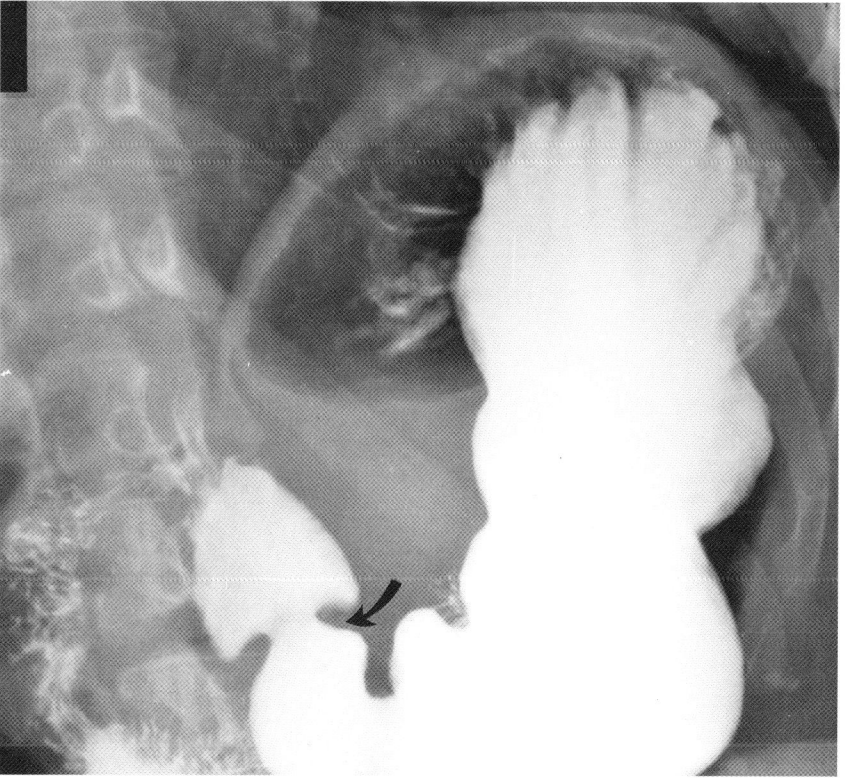

Abb. 13-6

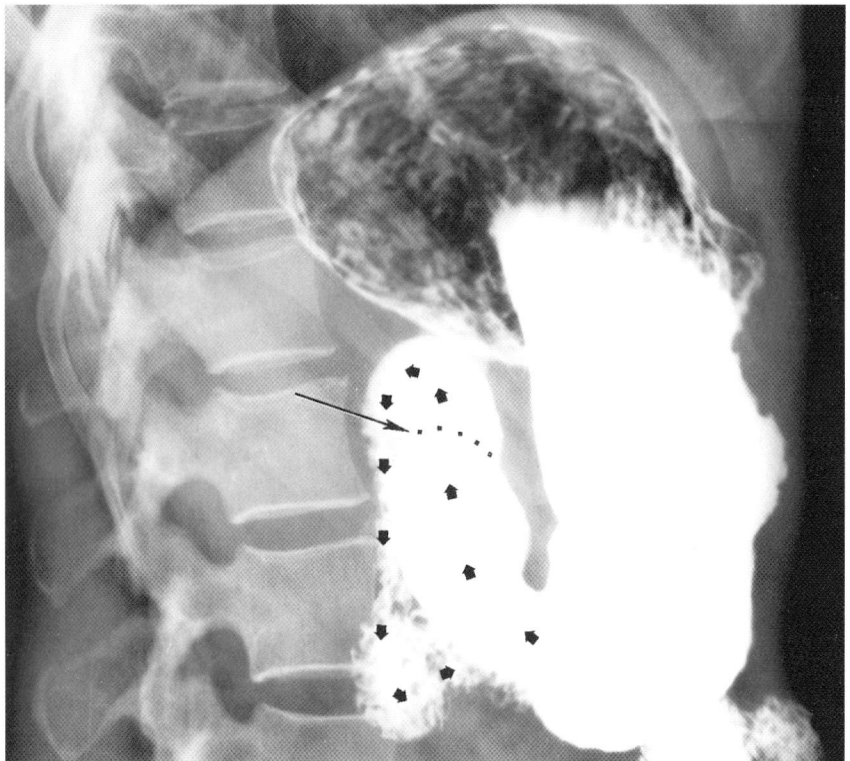

Abb. 13-7

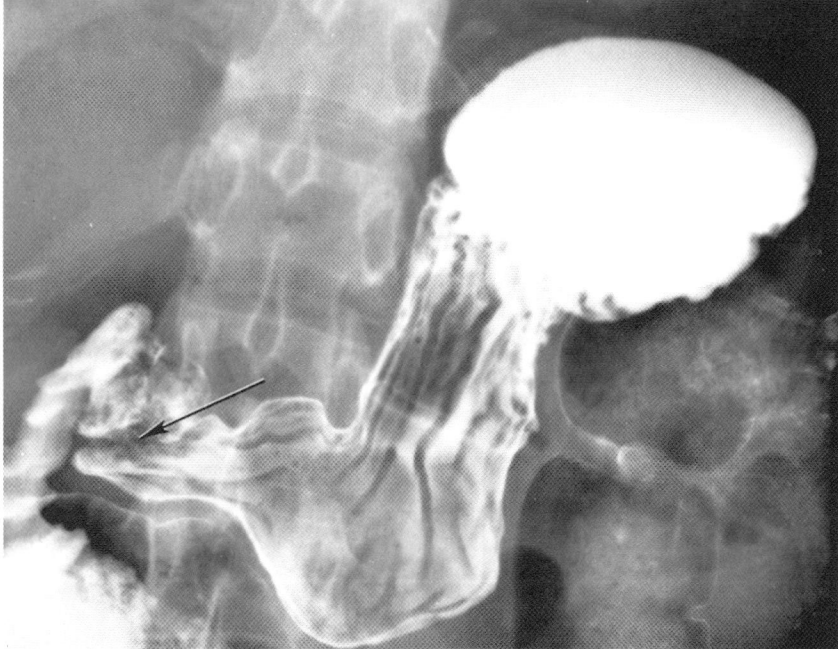

Abb. 13-8

Seitaufnahme zu tun und können die vordere und hintere Magenwand sehen. Erkennt man die Wirbelsäule mit Überlappung der dorsalen Struktur und des hinteren Drittels der Wirbelkörper, so hat man es mit einer Schrägaufnahme zu tun. Darüber hinaus können Sie ganz einfach herausfinden, ob es sich um eine Schrägaufnahme in Bauch- oder Rückenlage handelt, da bei jeder Aufnahme in Bauchlage der Magenfundus Luft enthält, während bei allen Aufnahmen in Rückenlage wieder Barium in diesen am weitesten hinten gelegenen Magenanteil fließt. Geben

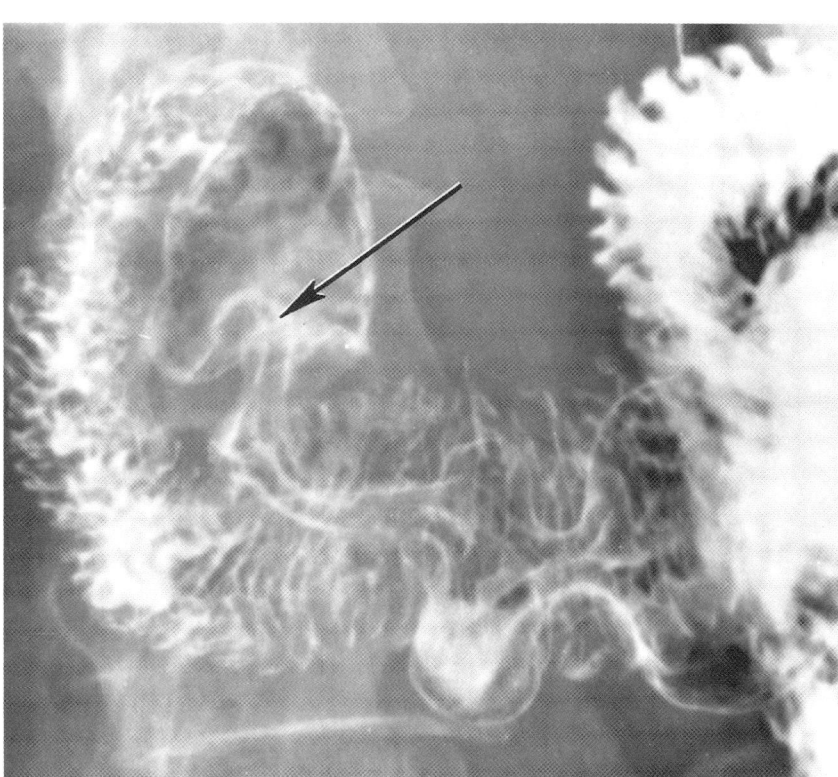

Abb. 13-9

Sie bitte für alle der hier gezeigten Aufnahmen an, ob der Patient in Bauch-, Seiten- oder Rückenlage geröntgt wurde und ob die Aufnahme im frontalen (a.p. bzw. p.a.), seitlichen oder schrägen Strahlengang angefertigt wurde. Der Pylorus wurde für Sie auf jeder Aufnahme mit einem *Pfeil* markiert. Die Antworten finden Sie unten.

Antworten

Abbildung 13-5 entspricht einer Aufnahme in Bauchlage im frontalen Strahlengang. Achten Sie auf die Luft im Fundus.

Abbildung 13-6 zeigt eine Schrägaufnahme in leicht nach rechts gedrehter Bauchlage mit Luft im Fundus (dem beim auf dem Bauch liegenden Patienten höchsten Teil des Magens). Außerdem sieht man den Pylorus *(Pfeil)* und einen normalen, nicht deformierten Bulbus duodeni.

In **Abb. 13-7** sehen Sie eine Seitaufnahme in Rechtsseitlage. Sie sehen die Wirbelsäule eindeutig in seitlicher Ansicht, und der Patient liegt auf seiner rechten Seite, die hochstehende Fundusblase ist luftgefüllt. Bitte beachten Sie, daß in dieser Projektion auch Ulcera der Magenhinterwand gut erkannt werden können. Der *lange Pfeil* zeigt wieder auf den Pylorus, und die *kurzen Pfeile* zeigen die Richtung des Kontrastmittelflusses an.

Die Aufnahme in **Abb. 13-8** wurde in Rückenlage angefertigt. Der größte Teil des Bariums ist in den nun am tiefsten gelegenen Fundus geflossen, während die Luft im bariumüberzogenen Magenkorpus und im Antrumbereich angesammelt ist. Der *Pfeil* zeigt auf den Pylorus.

Abbildung 13-9 gibt eine Ausschnitt aus einer in Rükkenlage angefertigten Schrägaufnahme an. Der Patient ist schräg auf die linke Seite gedreht, und es ist Luft durch den Pylorus in den Bulbus duodeni eingedrungen. Auch hier zeigt der *Pfeil* wieder auf den Pylorus.

Wandstarre

Bei der Beurteilung des Gastrointestinaltrakts schaut der Radiologe nach Mukosareliefmustern, die innerhalb der Spielbreite des Normalen erscheinen. Er sucht jedoch gezielt nach **Ulkusnischen** und **Füllungsdefekten**. Er füllt dann die aufeinanderfolgenden Darmanteile mit Barium, um ihre **Dehnbarkeit** zu prüfen und dabei gleichzeitig Bereiche mit **Wandstarre** festzustellen, die auch ohne erkennbare Ulzeration als Zeichen für eine Wandinfiltration durch neoplastisches oder (post-)entzündliches Gewebe anzusehen sind.

Das Erkennen einer Region mit Wandstarre ist in mehrfacher Hinsicht schwieriger als das Erkennen eines Ul-

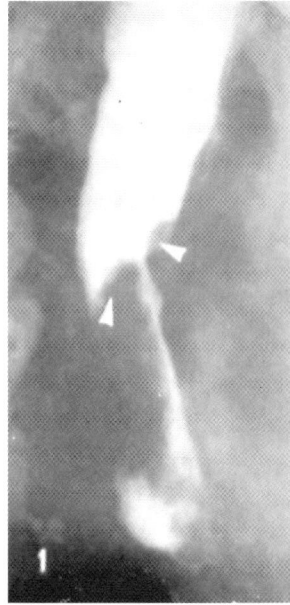
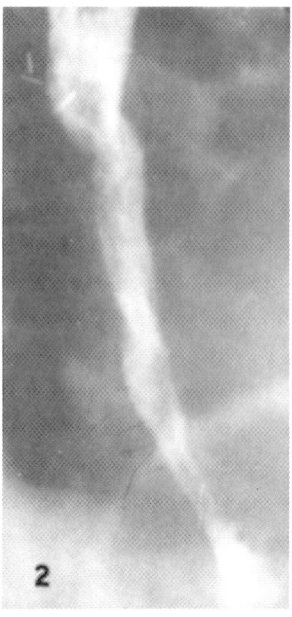

Abb. 13-10. Dieser Patient leidet an Dysphagie.
1 Ein etwa 10 cm langes Ösophaguskarzinom hat das Lumen der Speiseröhre auf einen nur wenige Millimeter durchmessenden Kanal eingeengt. Das Erscheinungsbild dieses stenosierten Segments war auf weiteren Aufnahmen und unter Durchleuchtung unverändert. Die *Pfeile* deuten auf den Oberrand des Tumors.
2 Derselbe Patient nach Strahlentherapie.

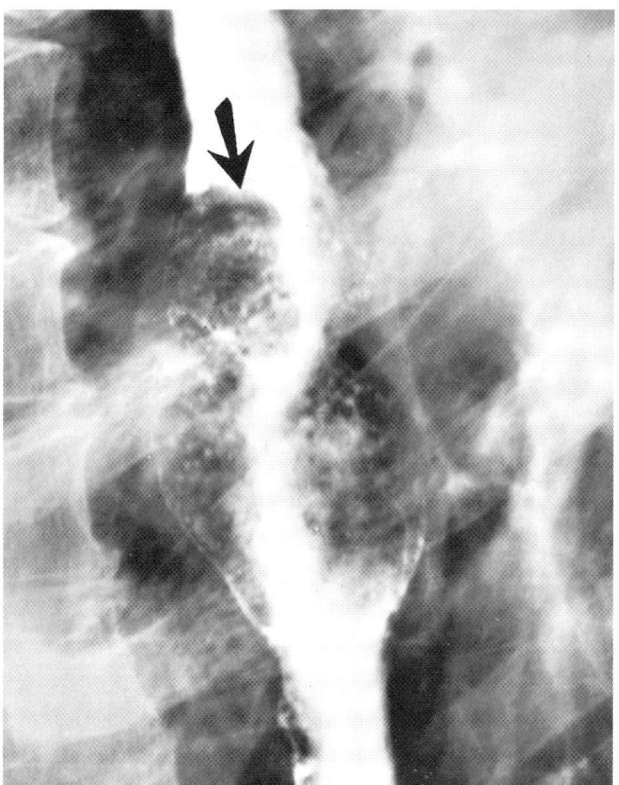

Abb. 13-11. Ein anderer Patient mit einem Karzinom des mittleren Ösophagus. Der *Pfeil* deutet auf einen intraluminalen Tumoranteil. Achten Sie auf das unregelmäßige, starre Ösophaguslumen.

kuskraters, da sich die Darmwand von einem Darmanteil zum anderen teilweise schon deutlich unterscheidet und da sich eine Frühinfiltration durch kleine Tumorzellinseln nicht unbedingt in einer kompletten Wandstarre äußert, sondern teilweise nur geringe Einschränkungen ihrer Elastizität hervorruft. Man könnte dies mit den Veränderungen eines Stück Gummis im Laufe der Jahre vergleichen. Wenn Sie sich ein erstaunlich dehnbares Organ wie den Magen vorstellen, in dessen Wand ein Stück Gummi eingesetzt wurde, das etwas von seiner Elastizität verloren hat, so haben Sie einen ungefähren Eindruck von der Wandbeweglichkeit, die Sie in einem derartigen Darmsegment unter Durchleuchtung erwarten können. Drückt sich Barium an ein solches Segment, so zeigt sich

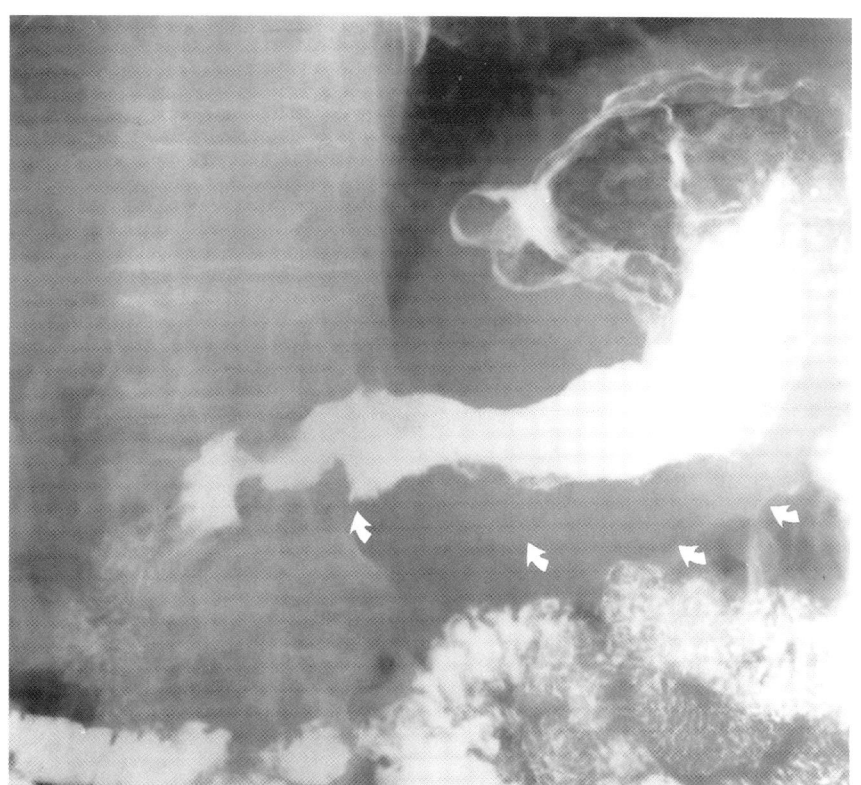

Abb. 13-12. Bariumuntersuchung eines Patienten mit fortgeschrittenem szirrhösen Magenkarzinom (Linitis plastica). Die *Pfeile* zeigen auf die dicke, tumorinfiltrierte Magenwand.

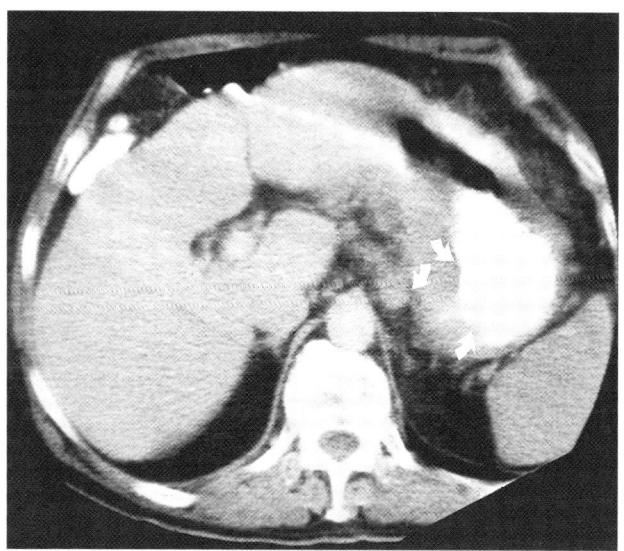

Abb. 13-13. Ein CT-Bild durch den Oberbauch desselben Patienten. Die *Pfeile* zeigen auf die durch Tumorinfiltration verdickte Magenwand, durch die das Magenlumen verschmälert wird.

eine nicht ganz so prompte Wandausbuchtung, wie man es normalerweise erwartet. Ein starres bzw. infiltriertes Segment zeigt keine oder nur eine träge Wandbewegung und kaum Faltenbildung. Auch die Peristaltik ändert sich, und wenn man den normalen Verlauf der ringartigen Konstriktionen entlang des Organs beobachtet, so fällt die verminderte oder fehlende Peristaltik in einem suspekten Segment auf, die normale peristaltische Welle

kann sich nicht ungehindert fortsetzen. Die Flexibilität der Darmwand wird durch Tumorinfiltration, Ödem oder (post-)entzündliche Veränderungen vermindert. Zur Beurteilung der Flexibilität der Darmwand sind also die Beobachtung der Dehnungsfähigkeit bei der Bariumfüllung, die Reaktion der Wand auf bestimmte Manipulationen des Untersuchers und die physiologische Kontraktionsfähigkeit die wichtigsten Kriterien.

Füllungsdefekte und intraluminale Raumforderungen

Intraluminale Raumforderungen, die Sie auf diesen beiden Seiten abgebildet sehen, können verschiedenste Formen annehmen. Polypen reichen in ihrer Größe von einem Millimeter bis zu mehreren Zentimetern **(Abb. 13-14)**. Polypoide Tumoren können manchmal das gesamte Lumen des Magens oder Darms ausfüllen **(Abb. 13-15)**. Der zwischen Tumor und normal dehnbarer Magenwand durchfließende Bariumbrei führt zu einer Abgrenzung des Tumors und zeigt nicht selten einen über der Raumforderung ausgespannten glatten Schleimhautüberzug.

Dieser kann häufig in Form einer Doppelkontur beobachtet werden, wobei beide Konturen gut voneinander abgegrenzt werden können, wie etwa in **Abb. 13-17**, wo sich die normale Mukosa der Magenvorder- oder Hinterwand über den Tumor der kleinen Kurvatur hinwegzieht.
Intraluminale Raumforderungen können manchmal frei im Bariumbrei schwimmen, ohne mit einer Wand in Verbindung zu stehen. Gelegentlich bestehen solche intraluminalen Raumforderungen aus miteinander verbackenen Fremdkörpern (etwa Haaren oder Gemüsefasern), die zu groß geworden sind, um den Magen zu verlassen und gelegentlich auch Symptome hervorrufen können. Sie heißen Bezoare **(Abb. 13-16)** und haben Ähnlichkeit mit den Haarballen, die Tiere manchmal hochwürgen. Diese

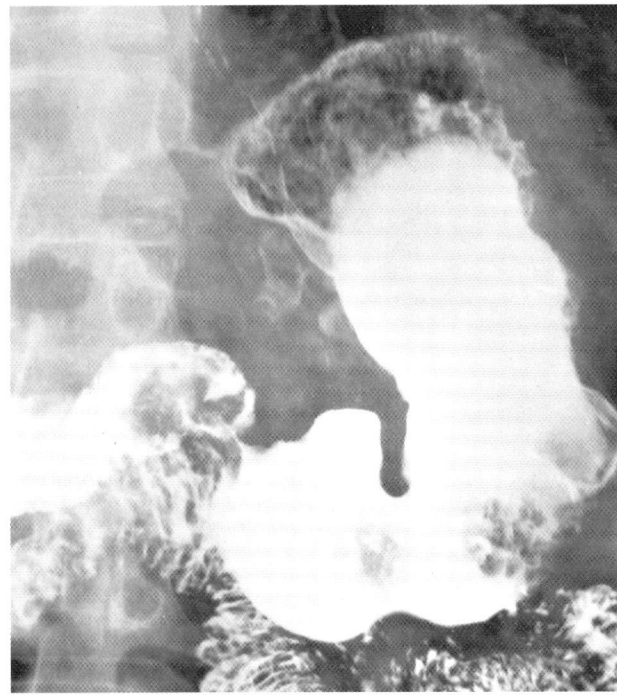

A

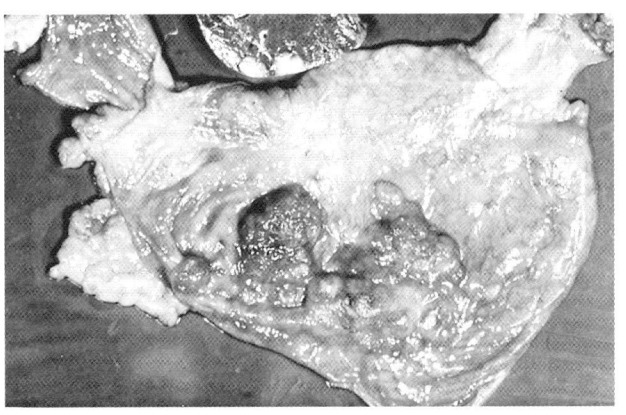

B

Abb. 13-14 A. Füllungsdefekte an der großen Kurvatur des Magens bei einem Patienten mit „Anämie". Ein weiterer Füllungsdefekt findet sich im Bulbus duodeni. Der Patient lehnte eine endoskopische Untersuchung ab.
B. Der aufgeschnittene Magen als Präparat post mortem. Die polypoiden Veränderungen im Bereich der großen Kurvatur stellten sich als Anteile eines Adenokarzinoms heraus. Ein großer Tumorpolyp war durch den Pyloruskanal in den Duodenalbulbus prolabiert.

Bezoare können normalerweise von intraluminalen Weichteilraumforderungen gut unterschieden werden, da Barium in die filzartige Bezoarstruktur eindringt und somit zu einem meist ganz anderen Erscheinungsbild führt als ein nur an der Oberfläche mit Barium beschichteter Tumor.

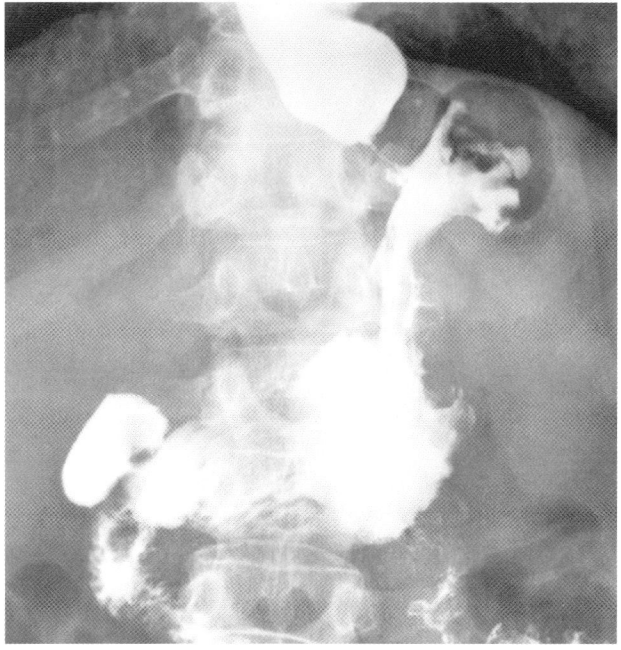

Abb. 13-15. Konstanter, starrer Füllungsdefekt im oberen Anteil des Magens. Beachten Sie, daß die Kardia infiltriert ist und der Ösophagus sich nicht normal entleeren kann. Histologisch zeigte sich ein primäres Adenokarzinom des Magens.

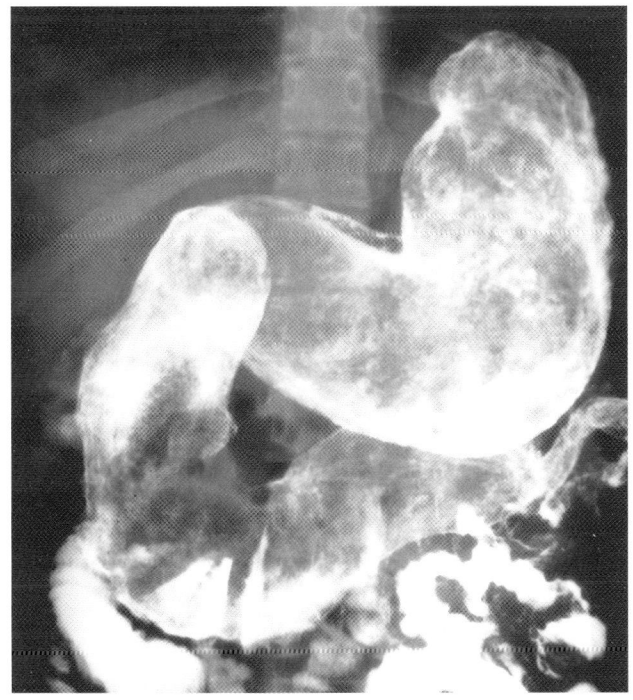

A

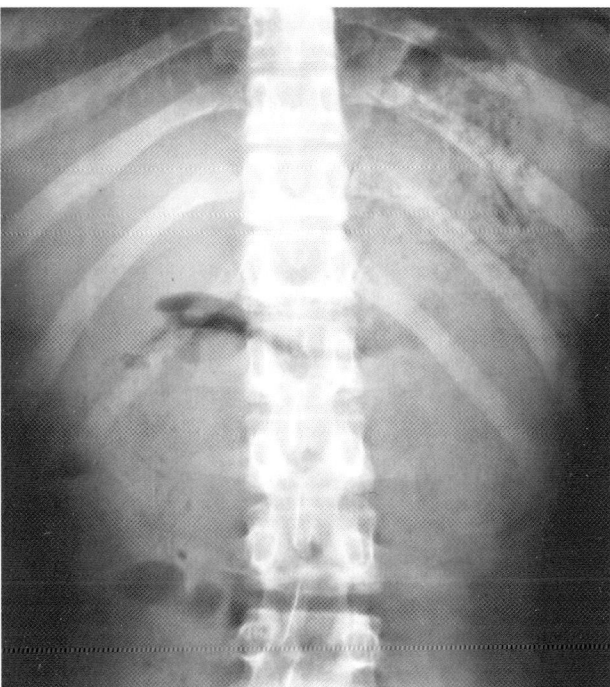

B

Abb. 13-16. Bezoar (bestehend aus verfilztem Haar) in Magen und Duodenum einer 16jährigen, die bekannt für ihr Haarekauen war.
A. Wenn es mit Barium umgeben ist, ist das Bezoar leicht zu sehen.

B. Können Sie das gleiche Bezoar auf der normalem Abdomenübersichtsaufnahme abgrenzen, auf der es sich teilweise durch fleckige, teilweise durch gekrümmte Lufteinschlüsse zu erkennen gibt?

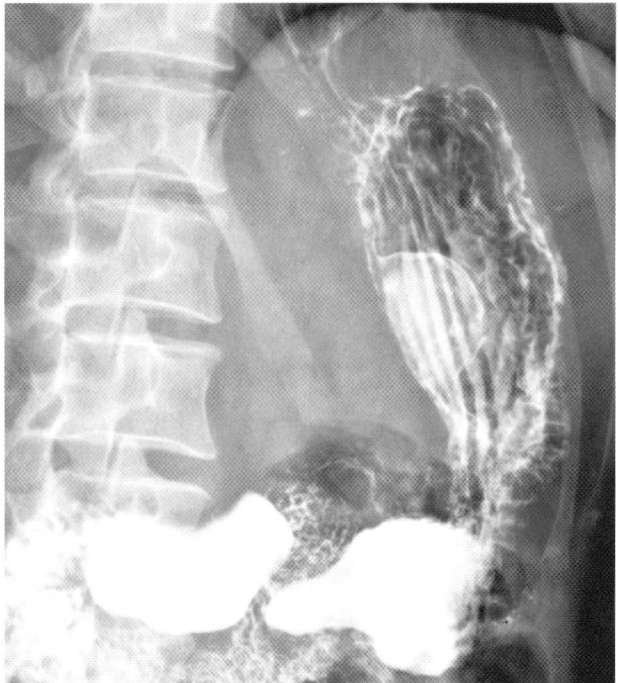

Abb. 13-17. Benigner, sich von einer breiten Basis an der kleinen Kurvatur ins Magenlumen vorwölbender Tumor. Die hinter oder vor ihm liegenden normalen Magenfalten können durch Füllung der Faltentäler mit Barium abgegrenzt werden.

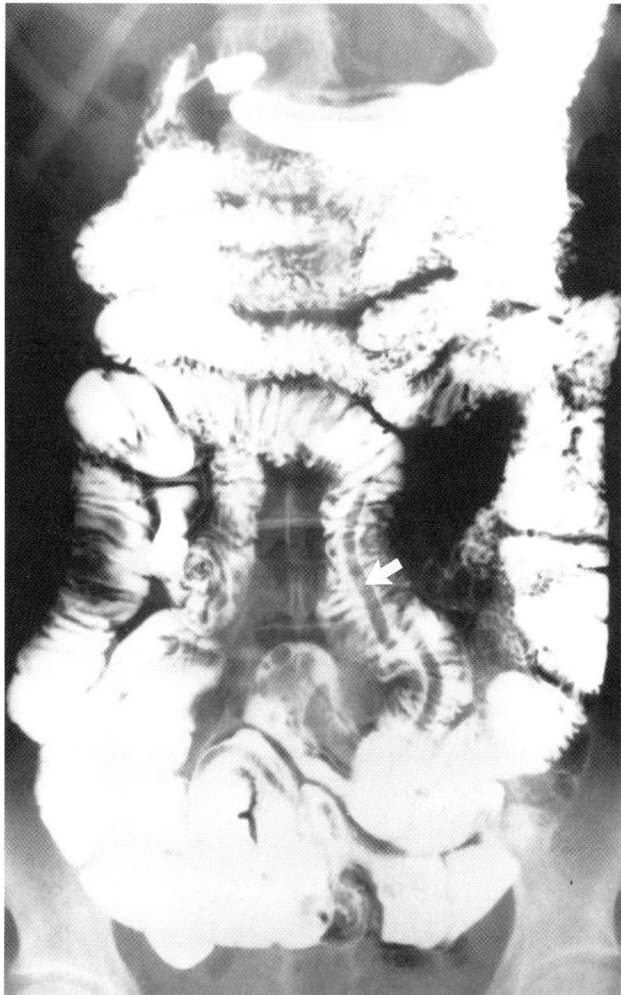

Abb. 13-18. Askaridenbefall des Darms. Die Würmer sind als lange intraluminale Füllungsdefekte *(Pfeil)* im Dünndarm zu erkennen.

Abbildung 13-18 zeigt eine ganz andersartige intraluminale Raumforderung. Sie können jetzt sicherlich verstehen, warum es so wichtig ist, daß der Patient vor einer Magen-Darm-Untersuchung mit Barium seit dem Vorabend nüchtern ist. Die Mukosa soll völlig sauber sein und das Darmlumen keinerlei Nahrungsreste oder Fäzes enthalten.

Vielleicht haben Sie sich, nachdem Sie einiges über die **Endoskopie** gehört haben, schon die Frage gestellt, ob es wirklich notwendig ist, sich viel Wissen über Bariumuntersuchungen anzueignen. In der Tat sind aber die Endoskopie und die Röntgenuntersuchung des Gastrointestinaltrakts sich *ergänzende (komplementäre)* Untersuchungen. Für bestimmte Patienten ist es durchaus vorteilhaft, beide Untersuchungen durchzuführen, während bei anderen nur die eine oder die andere Untersuchung nötig ist. So wird beispielsweise bei einem Patienten mit dem Verdacht auf ein Ulcus duodeni gewöhnlich mit einer Magen-Darm-Passage, die schneller und für den Patienten angenehmer ist als die Endoskopie, die genaue Diagnose gestellt. Auf der anderen Seite wird ein Patient mit dem Verdacht auf eine akute, blutende Gastritis besser endoskopisch untersucht, da sich die relativ fei-

nen Mukosaveränderungen mit der Bariumuntersuchung weniger gut darstellen lassen. Ein Bariumkontrasteinlauf wäre die angemessene Untersuchung bei einem Patienten mit Verdacht auf mechanische Obstruktion des unteren Dickdarms, während sich die oberflächlichen Veränderungen bei einer frühen Colitis ulcerosa leichter mit der Rektosigmoido- oder Koloskopie erfassen lassen. Denken Sie auch daran, daß der Dünndarm endoskopisch nicht erreichbar ist und nur durch eine Bariumuntersuchung oder mit der CT dargestellt werden kann. Im Vergleich zur oralen Kontrastmitteluntersuchung, die uns lediglich ein Bild des Dünndarmlumens gibt, stellt die CT-Untersuchung auch die Darmwand selbst dar und hilft uns, zum Beispiel das Ausmaß der Darmwandverdickung bei der Crohn-Krankheit zu beurteilen.

Das Magenulkus

Im letzten Bild der am Beispiel eines Schlauches (s. Abb. 13-2 E) schematisierten Wandveränderungen ist eine Wandulzeration zu erkennen, die einen kleinen, zusätzlichen Hohlraum bildet, in den das Kontrastmittel fließen kann. Der allgemein gebräuchliche Terminus im radiologischen Sprachgebrauch für eine solche Schattenkontur ist die **Nische**, und Sie werden sehen, daß er üblicherweise bei der Beschreibung von bariumgefüllten Ulkuskratern des Ösophagus, des Magens oder des Duodenums benutzt wird. Natürlich läßt sich die Nische in dieser Weise nur darstellen und sich mit ihrer Ausbuchtung von der normalen Magen- bzw. Darmwand abgrenzen, wenn die entsprechende Stelle im Profil dargestellt wird.

Sieht man ein bariumgefülltes Ulkus in Aufsicht, so erscheint es als weißer Fleck, der dichter als die Umgebung ist, da es häufig von einem mehr oder weniger ausgeprägten, durch Granulationsgewebe und Ödem bedingten Randwall umgeben wird. Ulzera, die zum Zeitpunkt der Bariumuntersuchung vollständig mit Blutkoageln oder Speiseresten ausgefüllt sind, können allerdings überhaupt nicht dargestellt werden. Mit dem Heilungsprozeß werden Ulzera von allen Seiten langsam mit Granulationsgewebe aufgefüllt und erschei-

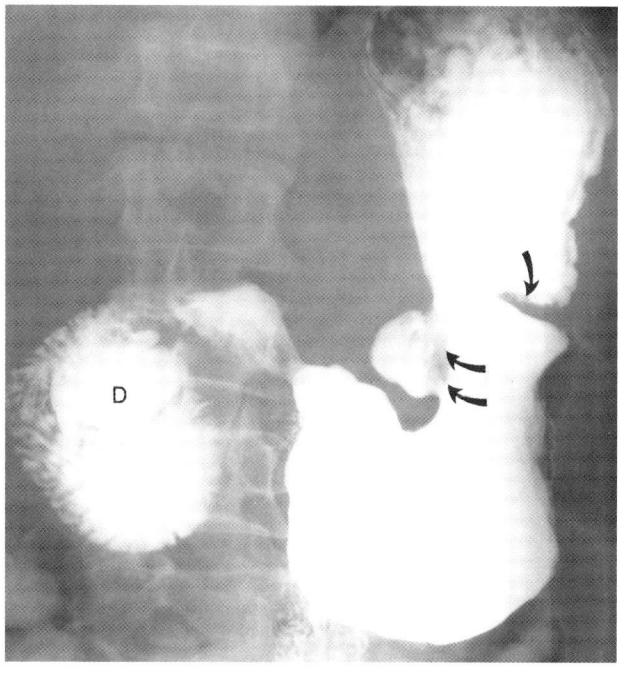

Abb. 13-19. Großes, benignes Ulkus an der kleinen Magenkurvatur. Achten Sie auf den radioluzenten, durch Granulationsgewebe hervorgerufenen Randwall (zwei *Pfeile*) entlang der Ulkusbasis. Der darüber liegende *einzelne Pfeil* zeigt auf eine spastisch bedingte, partielle Lumenkonstriktion, die sich als Reaktion auf das große aktive Ulkus gebildet hat. *D* markiert ein Divertikel, das sich von der medialen Wand der Pars descendens duodeni nach außen gestülpt hat.

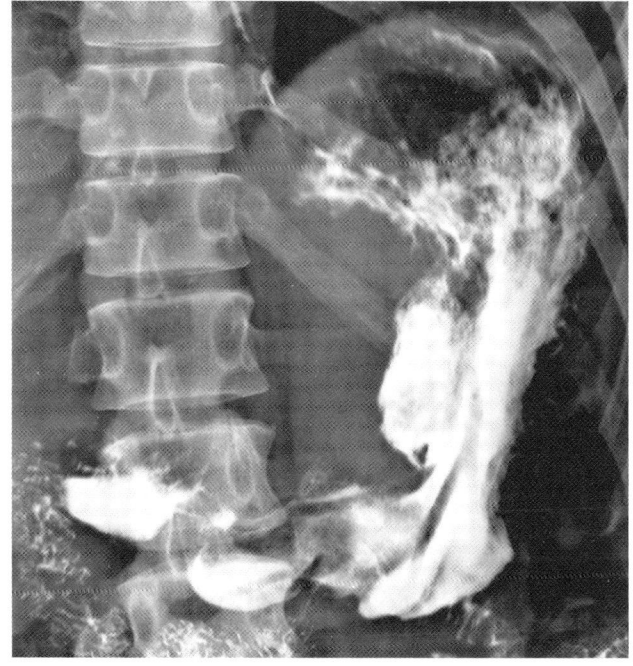

A

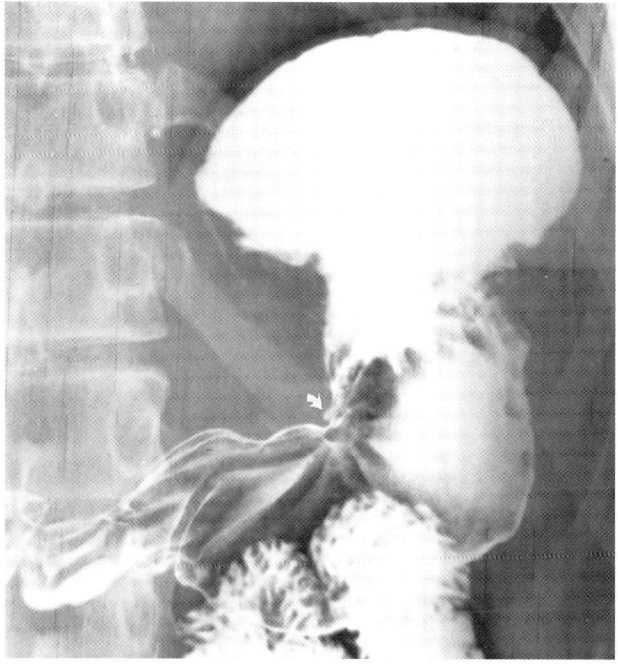

B

Abb. 13-20. Natürlicher Heilungsverlauf bei einem großen benignen Magenulkus. Bei der 6 Wochen nach der Aufnahme **A** durchgeführten Röntgenuntersuchung **B** findet sich nur noch ein kleiner, dornförmiger Ulkusrest. Die auf ihn zulaufenden konvergierenden Falten unterstreichen die mit hoher Wahrscheinlichkeit benigne Genese.

nen im Profil oft scharf und dornartig begrenzt, bis sie letztlich vollständig verschwinden. Da der tubuläre Gastrointestinaltrakt dehnbar ist, sich in Abhängigkeit der peristaltischen Wellen füllt und wieder und einander gegenüberliegende, bariumüberzogene Wände aufweist, finden Sie bei der Betrachtung fast jeder Aufnahme unzählige kleine, bariumgefüllte oder -überzogene Winkel. Um dabei einen solchen herauszufinden, der mit Sicherheit als Nische angesprochen werden kann, benötigt man bestimmte charakteristische Anhaltspunkte. Eine Nische ist vor allem *tiefer* als die meisten Faltentäler der Mukosa. Ihr Bariumschatten wird *dichter* sein, da sich in ihr eine dickere Bariumschicht ablagert. Da sie einem Ulkus entspricht, weist sie keine normale Schleimhautauskleidung auf, und da sie stets von einer entzündlichen Reaktion umgeben ist, ist die Organwand im Bereich der Nische weniger dehnbar als in den übrigen Bereichen. Das bedeutet:

> Die Schattenkontur der Nische ist in Form und Größe konstant. Sie kann immer wieder am gleichen Ort reproduziert werden, und aufgrund dieser Charakteristika ist der Radiologe in der Lage, eine Ulkusnische im Verlauf der Bariumuntersuchung zu finden und zu beweisen.

Es gibt noch zahlreiche andere Merkmale, die dem Radiologen bei der Interpretation seiner Befunde helfen. Findet er zum Beispiel, daß die benachbarten Schleimhautfalten des Magens *sternförmig* auf eine nachweisbare Ulkusnische zulaufen, so kann er in seinen Befundbericht aufnehmen, daß dieses Ulkus mit allergrößter Wahrscheinlichkeit gutartig ist. Eine derartige **sternförmige Faltenkonvergenz** hat sich bei der differentialdiagnostischen Unterscheidung zwischen gut- und bösartigen Magengeschwüren als zuverlässigster Hinweis auf Benignität herausgestellt.

Sie werden noch viel über die Differenzierung zwischen gutartigen und bösartigen Magenulzera hören. Sie werden auch erleben, daß ein gutartiges, lange bestehendes Ulkus derartig in Narbengewebe eingebettet sein kann, daß es eine Wandstarre und eine zögerliche Heilung aufweist und sowohl vom überweisenden Arzt als auch vom Radiologen und vom Chirurgen als maligne angesehen wird und nur der Pathologe aufgrund seiner mikroskopischen Untersuchung die tatsächliche Benignität beweist. Natürlich müssen Patienten mit derartigen Ulzera auf endoskopischem Wege biopsiert werden. Bei der Mehrzahl der Magenulzera kann aber bei einer Bariumuntersuchung überzeugend die Benignität nachgewiesen werden, so daß weder eine Endoskopie noch eine Biopsie erforderlich ist.

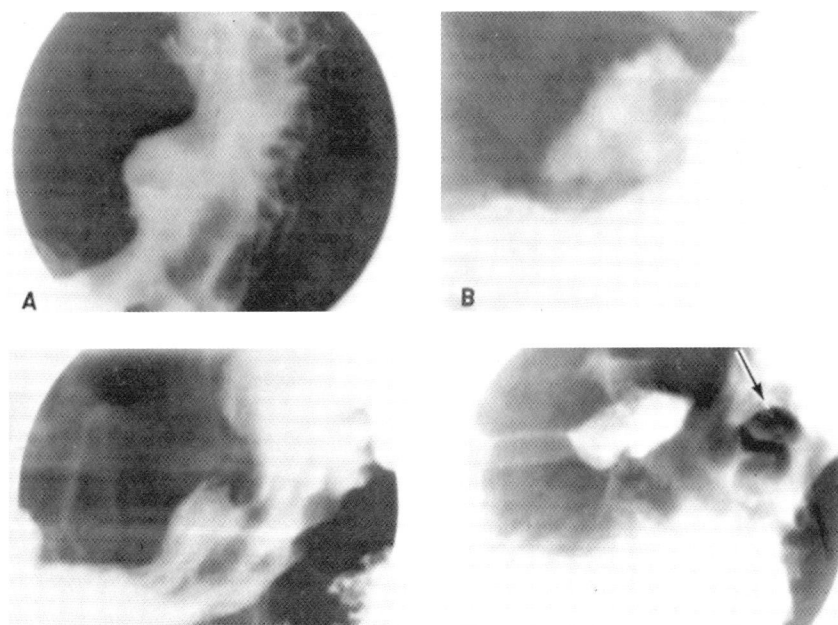

Abb. 13-21. Vier nachgewiesen bösartige Ulzera der kleinen Kurvatur. Das Ulkus befindet sich jedesmal *innerhalb einer Raumforderung,* und es findet sich häufig eine ausgeprägte Verziehung und Infiltration der umgebenden Mukosa (**D**, *Pfeil*). Alle vier Ulzera würden vom Radiologen als malignitätsverdächtig beschrieben und müßten in jedem Fall endoskopiert und biopsiert werden.

Bitte merken Sie sich:
- Die meisten Magengeschwüre sind gutartig (90 %).
- Größe und Lokalisation eines Magenulkus können *nicht* als Hinweis für Malignität gelten. Konvergierende Schleimhautfalten, die Kraterform mit Randwall, eine über die normale Schleimhautbegrenzung in die Tiefe reichende Ausdehnung und seine Heilungstendenz sind zuverlässige Merkmale für das benigne Ulkus.
- Jedes „benigne" Magenulkus muß in Abständen röntgenologisch kontrolliert werden, bis es vollständig ausgeheilt ist, da ein Ausbleiben der Heilung ein Hinweis auf ein Carcinoma in situ sein kann. Dies gilt nicht für Duodenalulzera, die durchweg benigne sind und nicht zwingend einer radiologischen oder endoskopischen Kontrolluntersuchung bedürfen.

Das eindeutig maligne Ulkus

Jeder Radiologe würde sogleich erkennen, daß die Ulzera in **Abb. 13-21** maligne sind. Sie reichen nicht tiefer als das eigentliche Schleimhautniveau, da sie Ulzera innerhalb einer großen Raumforderung sind. Eine Faltenkonvergenz bis hin zum Ulkusrand ist nicht zu erkennen, außerdem sind die Falten unregelmäßig durch die umgebende tumoröse Raumforderung unterbrochen. Patienten mit derartigen Befunden sollten endoskopiert und biopsiert werden, so daß der Chirurg sein therapeutisches Vorgehen planen kann.

Das Ulcus duodeni

Was für die Erkennung von Magengeschwüren gilt, trifft in bezug auf die reproduzierbare Darstellung von Bariumansammlungen in der Ulkusnische auch für das Duodenalgeschwür zu. Im Bereich des Duodenums stellt sich jedoch das Problem etwas anders dar, da die zu untersuchende Struktur nicht einem relativ weiten Sack, sondern einem engen Schlauch mit einem Bulbus bzw. einer Ampulle an seinem direkt distal des Pylorus gelegenen Anfang entspricht. Obwohl sich der Ulkuskrater in sehr ähnlicher Weise wie im Magen darstellt, sind auf längere Sicht gesehen die narbig bedingten Veränderungen dieser häufig rezidivierenden Erkrankung noch wichtiger und informativer.

Die weitaus häufigste Lokalisation des Ulcus duodeni ist die Hinterwand des Bulbus. Die Ulkuserkrankung des Duodenums hat einen rezidivierenden Verlauf, und nach mehreren Episoden von Ulzeration und Heilung entwickeln sich bleibende Narbenstränge, die das Lumen des Bulbus zusammenziehen und seine Dehnbarkeit einschränken. Diese Narbenstränge führen zu Veränderungen der Form und Konfiguration des bariumgefüllten Bulbus, so daß sein Lumen in mehrere, sich vom zentralen Ulkuskrater (oder seiner ehemaligen Lokalisation) nach außen vorwölbende Höhlen unterteilt wird. Dieses Erscheinungsbild wird als *Kleeblattdeformität* des Bulbus duodeni bezeichnet **(Abb. 13-22)**.

Dies ist aber nur eine Form der Vernarbung bei lange bestehender Ulcus-duodeni-Erkrankung, und sie ist kei-

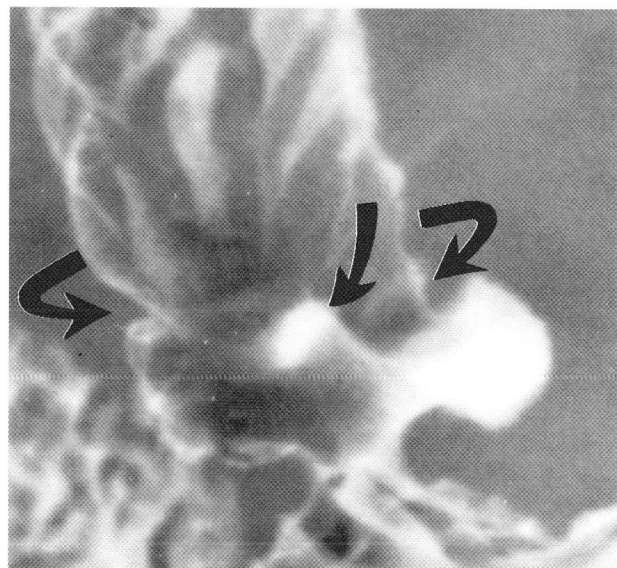

Abb. 13-22. Klassische Lokalisation eines Duodenalulkus an der Bulbushinterwand. Achten Sie auf die groß- und kleinkurvaturseitigen Bulbuseinziehungen *(gebogene Pfeile)*, die einer beginnenden Narbenbildung entsprechen und später zur typischen Kleeblattdeformität beitragen können. Dabei erweitern sich der distale und proximale Anteil des Bulbus in Reaktion auf die narbige Bulbuskonstriktion (prä- und poststenotische Dilatation).

neswegs bei allen fortgeschrittenen Fällen zu sehen. Ein anderes Bild der narbigen Veränderung ist die zunehmende Ausprägung einer stenosierten Bulbusspitze, die mitunter zu einem hochgradigen Passagehindernis werden kann. Wieder andere Vernarbungsformen führen zu einer einseitigen, asymmetrischen Abflachung des Bulbus.

Über die Ulkuserkrankung des Duodenums könnte man mehrere Kapitel schreiben, und Sie werden langsam mit den Problemen der Diagnostik dieses Krankheitsbildes vertraut. Es ist sehr wichtig für Sie, sich zu merken, daß ein Ulcus duodeni im Frühstadium mit der Bariumuntersuchung ziemlich einfach nachzuweisen ist. Sobald sich aber Narbenbildungen entwickelt haben, wird es mit der Zahl der über das Duodenum hinweglaufenden Ulkusschübe immer schwieriger, die Ulkusnische selbst darzustellen. Irgendwann kann es dem Radiologen auch einmal nicht mehr gelingen, trotz der aufgrund der Symptomatik des Patienten zweifellos anzunehmenden Ulkusreaktivierung die Nische wirklich zu finden. Die narbig entstandene Bulbusdeformität ändert sich natürlich nicht (oder nur sehr wenig) mit der Zeit.

Aus diesem Grund sind wiederholte Untersuchungen nicht bei jedem neu auftretenden Ulkusschub indiziert, sofern bei diesen Patienten die eindeutige Diagnose einer Ulcus-duodeni-Erkrankung entweder durch den Nachweis einer Ulkusnische oder einer typischen Vernarbung gestellt wurde.

Wenn eine solche Diagnose einmal gestellt wurde, ist der Kliniker in der Regel gut beraten, sich lediglich von der Symptomatik des Patienten leiten zu lassen. Nur wenn sich eine sehr deutliche Veränderung der schon lange bestehenden Symptome zeigt oder sich deutliche Hinweise auf ein Passagehindernis ergeben, sollte eine erneute Untersuchung durchgeführt werden. Bitte merken Sie sich, daß die Diagnose anhand einer typischen Ulkusnische oder narbiger Veränderungen gestellt werden kann und daß man dem Patienten den meist rezidivierenden Verlauf der Erkrankung erklären sollte, so daß er nicht bei jeder Episode nach einer erneuten Untersuchung fragt, die ihn einer zusätzlichen und in der Regel unnötigen Strahlenexposition aussetzt.

Beispiele der duodenalen Ulkuserkrankung

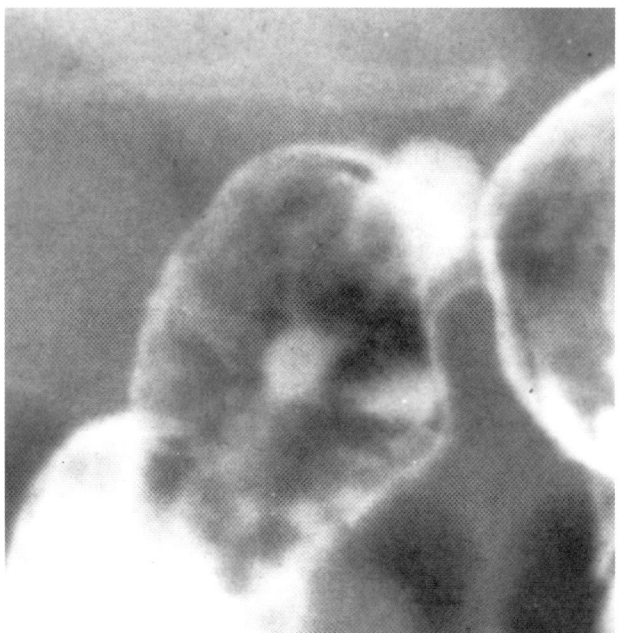

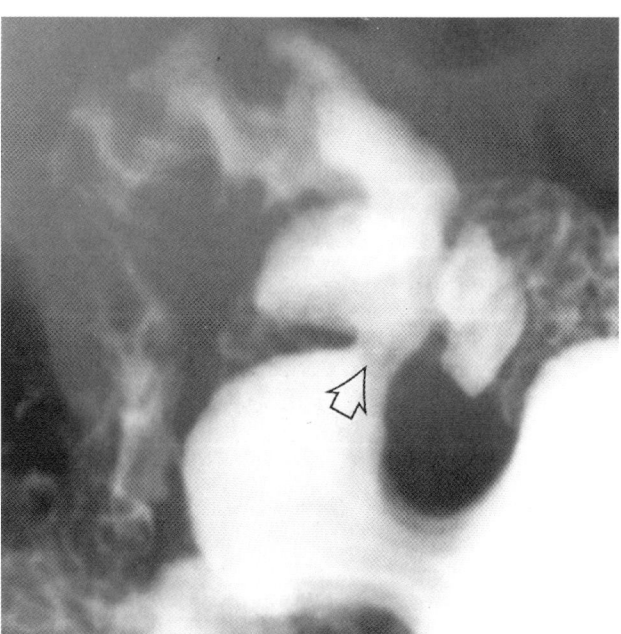

A

B

Abb. 13-23 A. Ulcus duodeni mit typischer Lokalisation an der Bulbushinterwand. Der Patient wurde in Rückenlage geröntgt. Der Bulbus ist überwiegend luftgefüllt und zeigt bislang keine Deformierung.

B. Deformierter Kleeblatt-Bulbus. Der *Pfeil* zeigt auf den Pylorus.

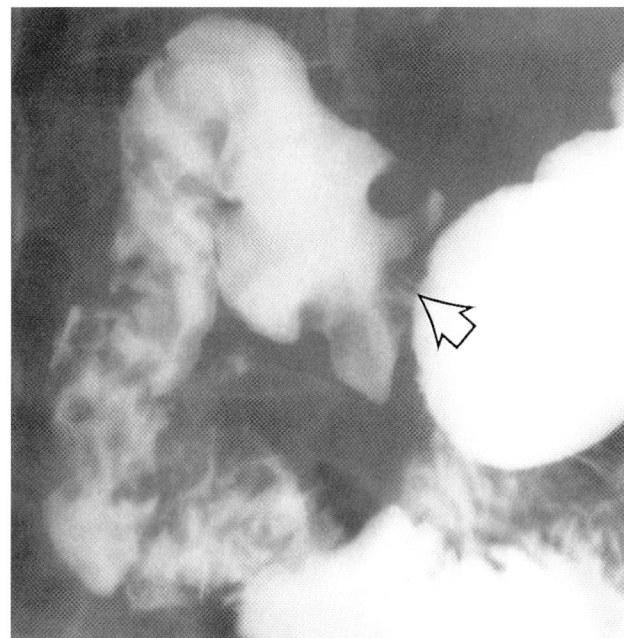

A

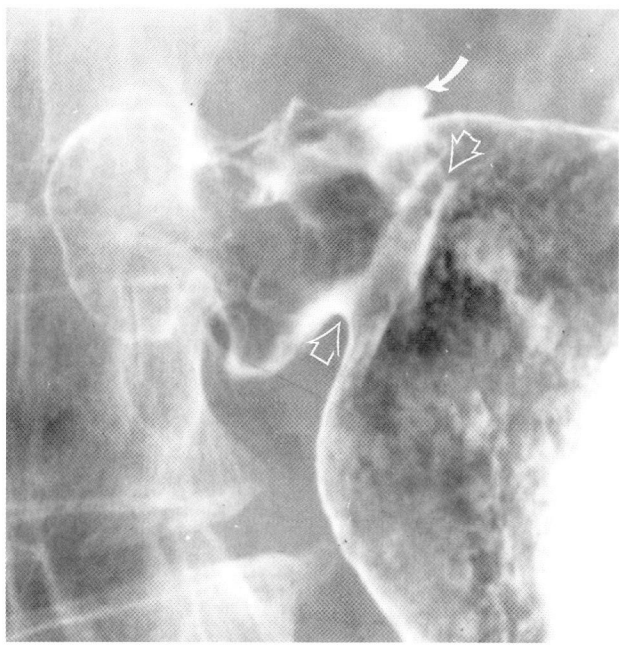

B

Abb. 13-24 A. Kleeblattdeformität des Bulbus bei einem wahrscheinlichen aktiven Ulcus duodeni; die Ulkusnische ist in dieser Aufnahme nicht dargestellt. Der *Pfeil* zeigt auf den Pylorus.

B. Bei diesem Patienten mit Ulcus duodeni ist die Ulkusnische direkt hinter dem Pylorus und kleinkurvaturseitig exzentrisch im Bulbus gelegen *(gebogener Pfeil)*. Der weitklaffende Pyloruskanal wird durch die *offenen Pfeile* gekennzeichnet. Narbenbildungen haben den Bulbus abgeflacht und zur Verziehung des Pylorus geführt.

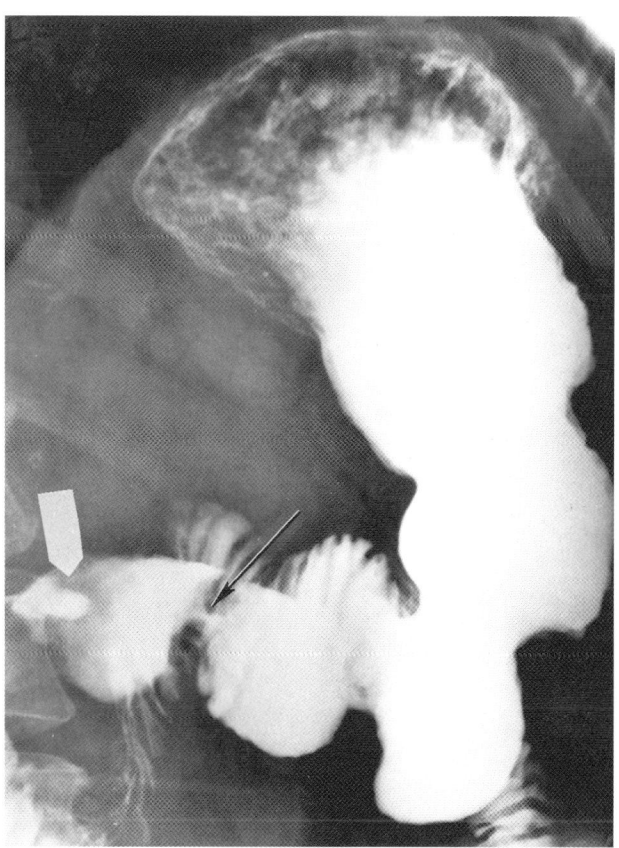

Abb. 13-25. Große Ulkusnische *(weißer Pfeil)* an der Bulbusspitze. Wenn sich in diesem Bereich Vernarbungen ausbilden, führen sie mit hoher Wahrscheinlichkeit einmal zu stenotisch bedingten Abflußstörungen. Der *schwarze Pfeil* markiert den Pylorus.

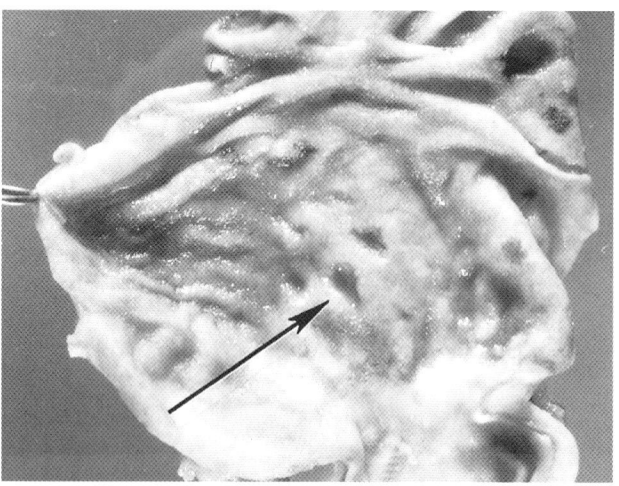 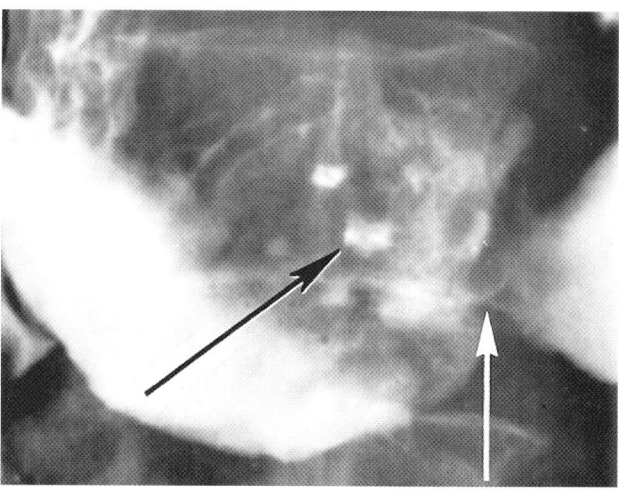

Abb.13-26 *(links)* und **13-27** *(rechts).* Operationspräparat und Röntgenbild eines Patienten mit multiplen Ulkusnischen an der Hinterwand des Bulbus duodeni. Der *schwarze Pfeil* zeigt ein

großes zentrales Ulkus, um das sich die anderen zirkulär anordnen. Der *weiße Pfeil* weist wiederum auf den Pylorus.

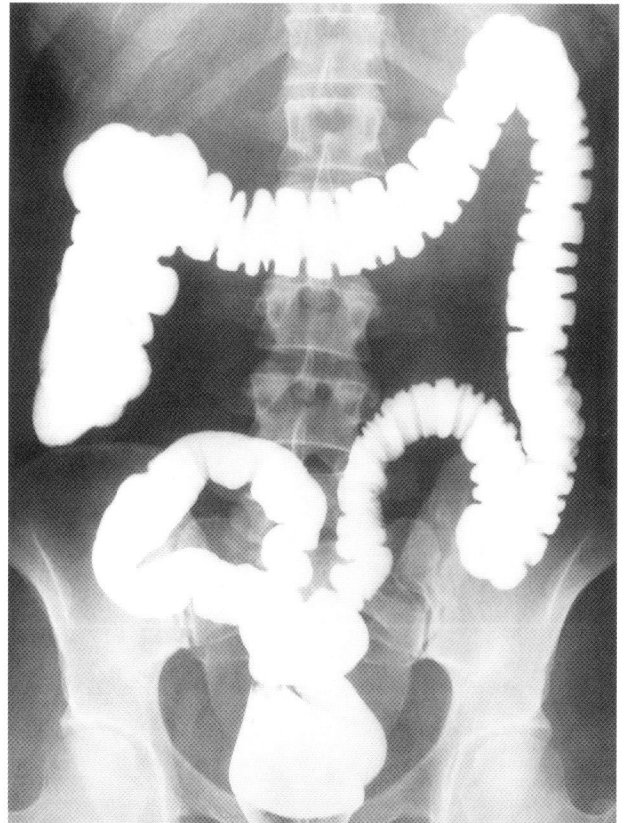

Abb. 13-28. Normaler Bariumkontrasteinlauf ohne Reflux in das terminale Ileum

Der Bariumkontrasteinlauf

Zäkum und Rektum sind, wie der Magen auch, erweiterte Anteile des Verdauungstraktes. Sie sind schwierig zu untersuchen und können für den Radiologen besondere Probleme hervorrufen. Das Kolon läßt sich nur zuverlässig untersuchen, wenn es sorgfältig und vollständig gereinigt wurde. Dies erfordert normalerweise eine vorausgehende Nahrungskarenz, doch können Patienten, bei denen diese kontraindiziert ist, auch nach einer zweitägigen schlakkenarmen Diät und Säuberungseinläufen untersucht werden. Das Zäkum sollte nie als vollständig dargestellt gelten, bis sich nicht eine retrograde Füllung der Appendix oder des terminalen Ileums zeigt. Dies ist ein ganz besonders wichtiger Aspekt, denn es muß auch ein Karzinom des Zäkums ausgeschlossen werden können.

> Ein Rektumkarzinom sollte vor allem entweder klinisch durch die körperliche Untersuchung oder durch die Rektosigmoidoskopie diagnostiziert werden. Der Radiologe weiß, daß er aufgrund der Weite der Ampulla recti bei der Bariumprallfüllung gelegentlich auch einmal ein gar nicht kleines Karzinom übersehen kann, das durch eine dicke Bariumschicht verdeckt sein kann.

Beim Bariumkontrasteinlauf werden die Patienten bereits während des Einlaufens von Barium in das Rektum, Sig-

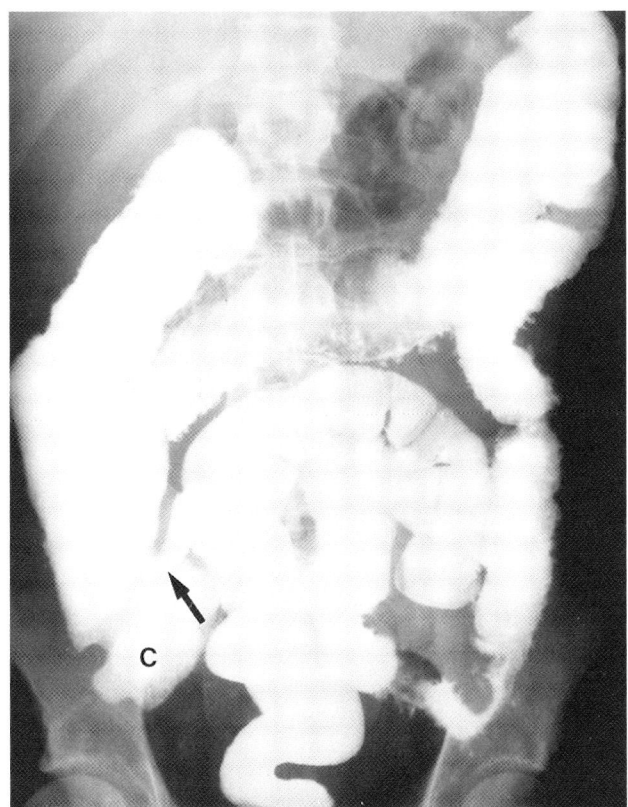

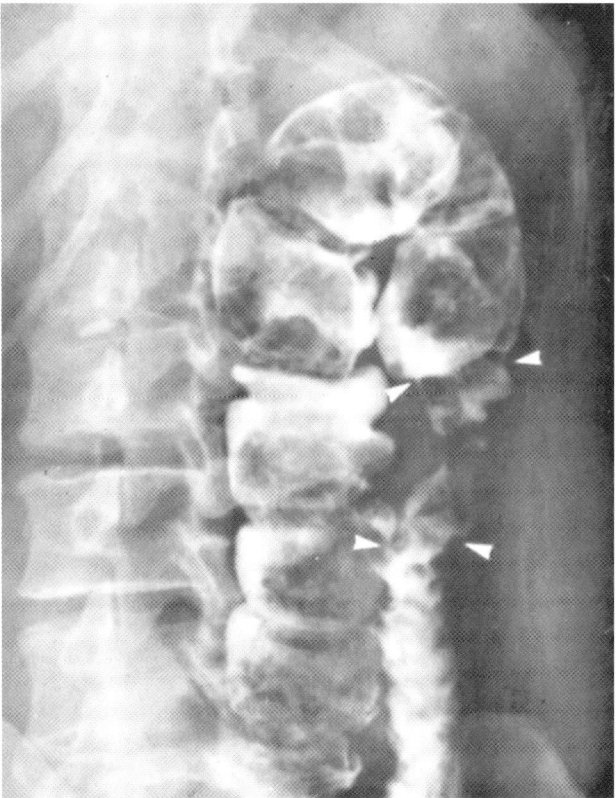

Abb. 13-29. Bariumkontrasteinlauf bei Colitis ulcerosa mit Reflux des Kontrastmittels in das terminale Ileum. Kontrastmittelgefüllte Dünndarmschlingen sind zentral innerhalb des Rahmens aus Colon ascendens, Colon transversum und Colon descendens zu erkennen. Der *Pfeil* zeigt auf die Ileozäkalklappe; das Zäkum ist durch *C* gekennzeichnet.
Bitte vergleichen Sie diese Aufnahme mit dem normalen Bariumkontrasteinlauf in Abb. 13-28 und achten Sie auf den Verlust der Haustrierung und die irreguläre, ulzerierte Schleimhautoberfläche.

Abb. 13-30. Ringförmige Lumeneinengung direkt distal der linken Kolonflexur *(Pfeile)*, die auf allen Aufnahmen des Bariumkontrasteinlaufs konstant vorhanden war. Beachten Sie auch die indirekten Hinweise auf partielle Obstruktion des Darmlumens: Prästenotisch sind Querkolon und linke Flexur erweitert und enthalten Skybala (Stuhlanteile). Das Colon descendens distal der Stenose zeigt das erwartete Bild des leeren Darms. Operativ wurde ein Kolonkarzinom nachgewiesen.

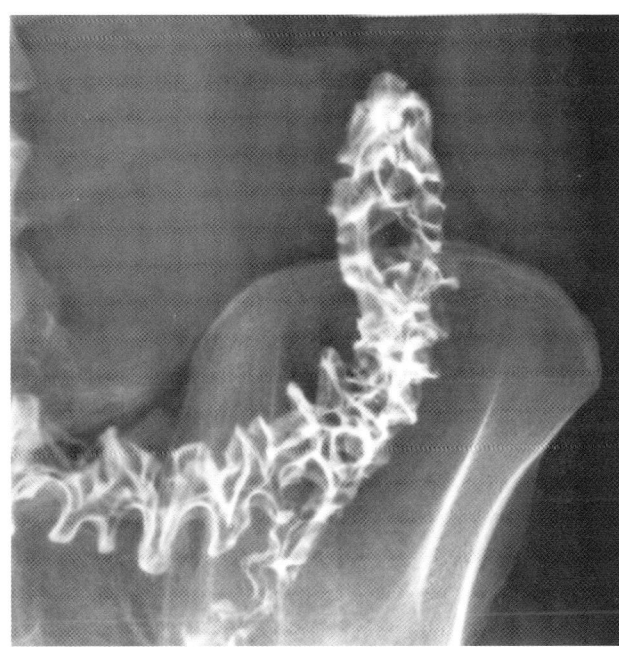

Abb. 13-31. Normale, leere linke Kolonflexur. Zustand nach Bariumkontrasteinlauf und anschließender Darmentleerung.

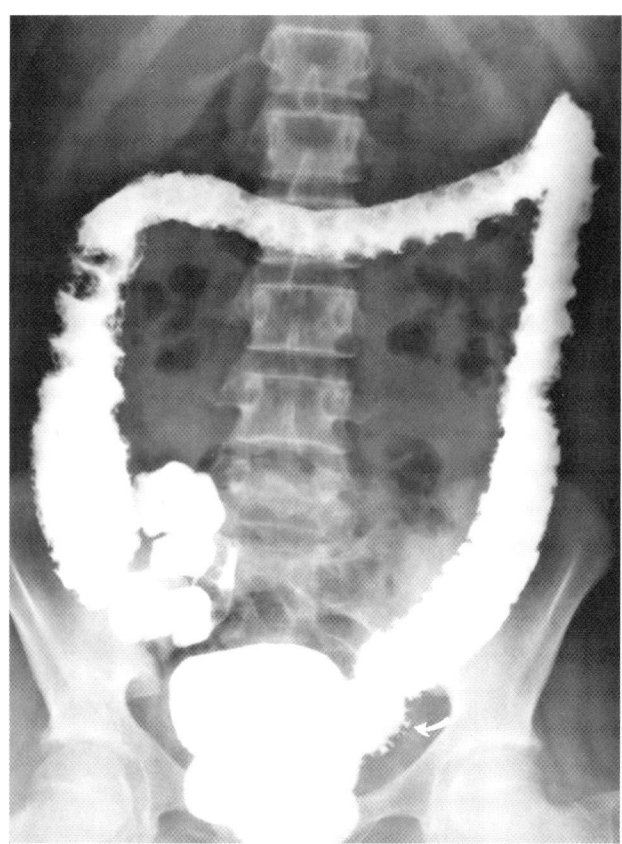

Abb. 13-32. Colitis ulcerosa bei einem Knaben. Die Ulzerationen sind vom Rektum bis zum Zäkum nachweisbar Der *Pfeil* zeigt auf die klassische „Kragenknopf"-Form eines Ulkus. Beachten Sie auch die Verkürzung des Kolons mit den begradigten Flexuren, den Verlust der normalen Haustrierung, die knotigen Eindellungen der Darmwand mit Pseudopolypen, den Reflux in das terminale Ileum und das geschrumpfte Zäkum.

ma, Colon descendens, Colon transversum, Colon ascendens sowie das Zäkum unter Durchleuchtung untersucht, und bei suspekten Befunden werden Zielaufnahmen angefertigt. Die Kolonflexuren werden in Rückenlage und verschiedenen Schrägpositionen begutachtet, so daß sich möglichst alle Wandanteile überlagerungsfrei darstellen lassen. Der Patient kann dann auf die Toilette gehen und das Barium entleeren, anschließend können eine oder mehrere Aufnahmen in Bauchlage angefertigt werden, auf denen sich der entleerte Dickdarm mit seinem Mukosareliefbild darstellt.

Der Radiologe wird häufig bei seiner Suche nach einem intraluminalen Tumor des Kolons den Patienten den größten Anteil des Bariums entleeren lassen und anschließend Luft in das Kolon insufflieren. Diese **Doppelkontrastuntersuchung** ist insbesondere zur Erkennung kleiner Polypen und Mukosaveränderungen hilfreich. Sie sollten bei der Planung des diagnostischen Vorgehens bei Ihrem Patienten mit dem Radiologen diskutieren, ob ein Bariumkontrasteinlauf, eine Koloskopie oder beide Untersuchungen ratsam sind und in welcher Reihenfolge sie dann durchgeführt werden sollten.

Füllungsdefekte und intraluminale Raumforderungen des Kolons

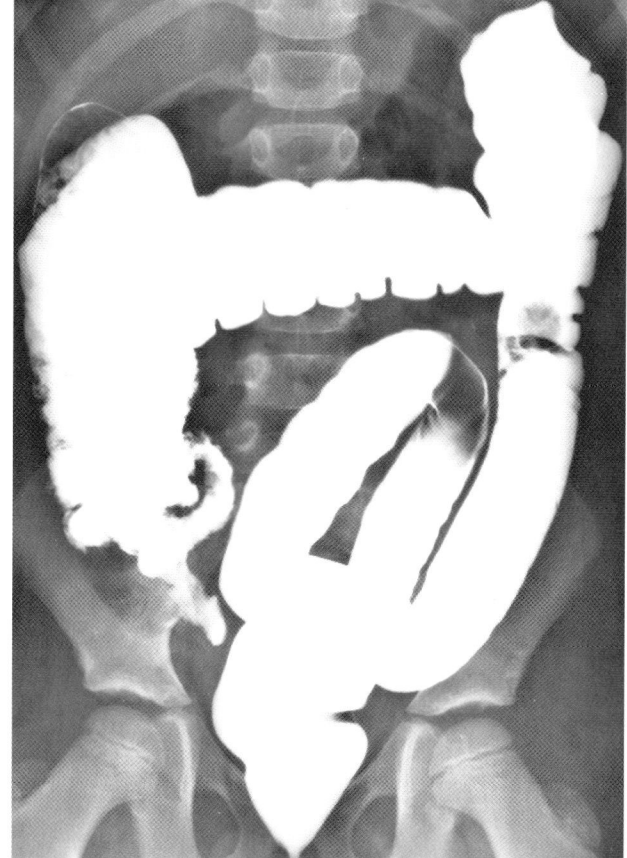

A

Abb. 13-33. Bei diesem Jungen mit blutigen Stühlen und krampfartigen linksseitigen Bauchschmerzen findet sich ein Polyp im Colon descendens. Der Polyp wird auf drei unterschiedliche Arten, jedoch immer an der gleichen Stelle nachgewiesen. In **A** erkennt man ihn als transparenten Füllungsdefekt in der dichten Bariumsäule. In der nach Darmentleerung angefertigten Aufnahme **B** ist der Polyp zu erkennen, da er ein Zusammengehen der bariumüberzogenen Kolonwand (wie darüber und darunter) verhindert. In **C** sieht man den kontrastmittelüberzogenen Polypen im Doppelkontrast mit Luft.

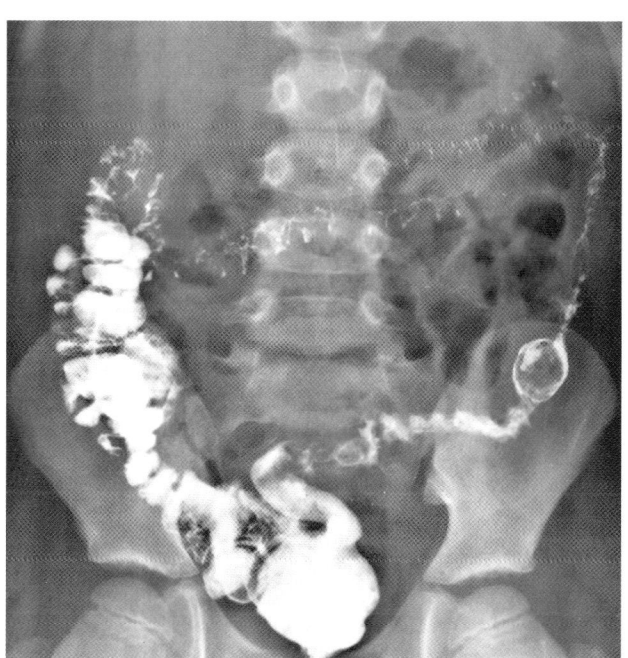

B

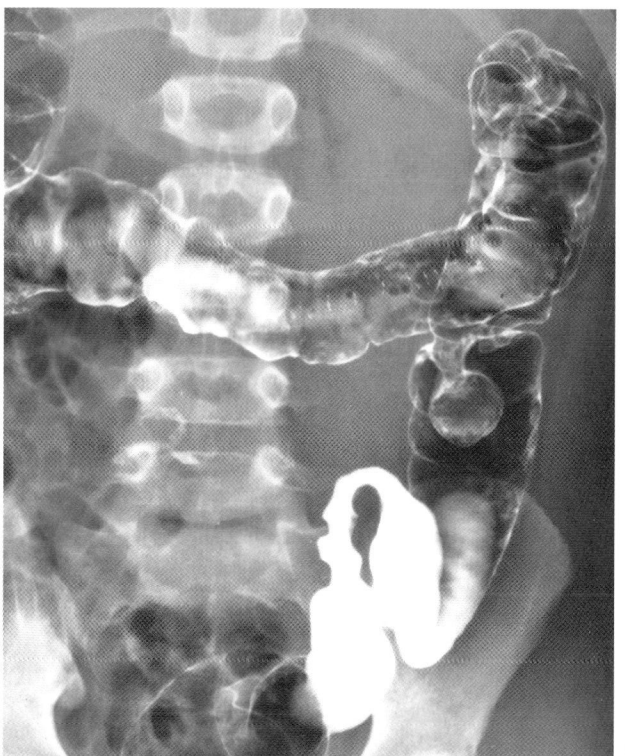

C

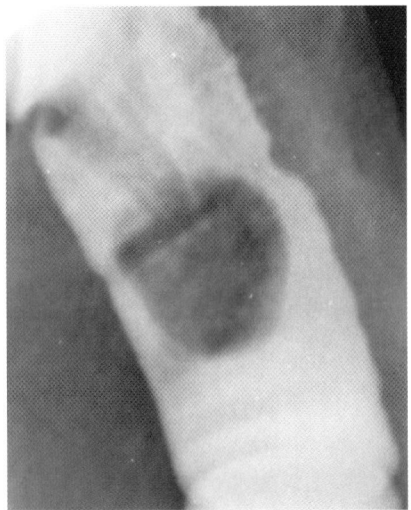

Abb. 13-34. Polypen im Kolonlumen können als strahlentransparente Füllungsdefekte, die das Kontrastmittel verdrängen, nachgewiesen werden.
Beachten Sie auch den Stiel des Polypen, der bei diesem Patienten gut zu erkennen ist.

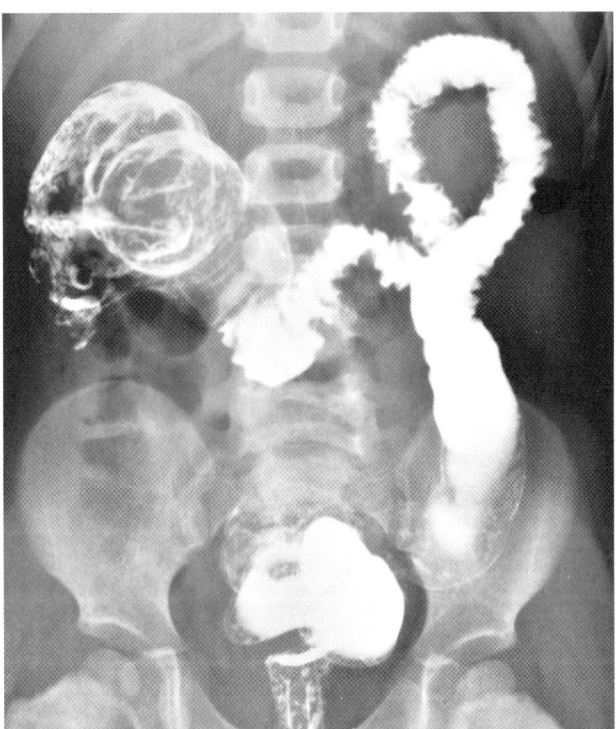

Abb. 13-35. Dickdarminvagination. Die intraluminale Raumforderung in der rechten Kolonflexur besteht aus Zäkum und terminalem Ileum, die sich – wohl durch starke Peristaltik ausgelöst – teleskopartig in das Kolon geschoben haben. Bei einer beginnenden Invagination kann die Erkrankung häufig allein durch einen Bariumkontrasteinlauf wieder zurückgebildet werden. Es stellen sich dann wieder die normalen anatomischen Beziehungen dar.

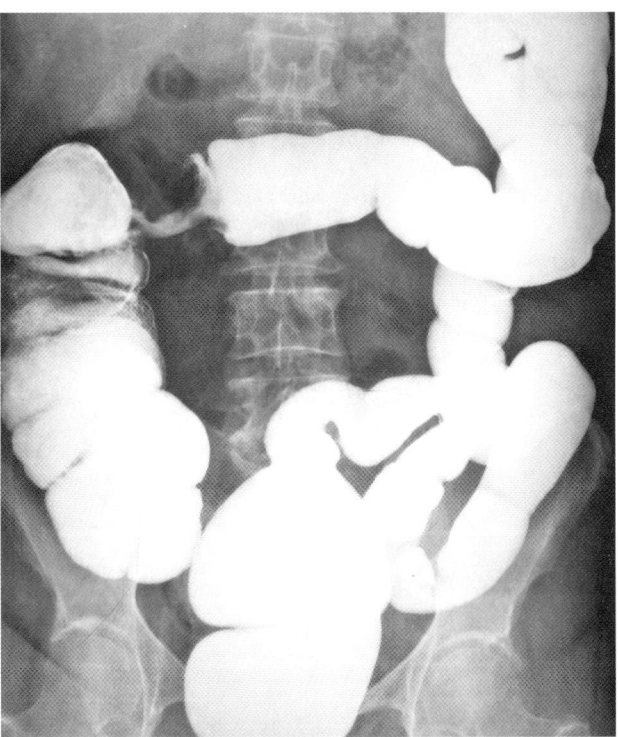

Abb. 13-36. Diese konstante, serviettenringförmige Stenose neben der rechten Kolonflexur stellte sich erwartungsgemäß als ein Karzinom heraus.

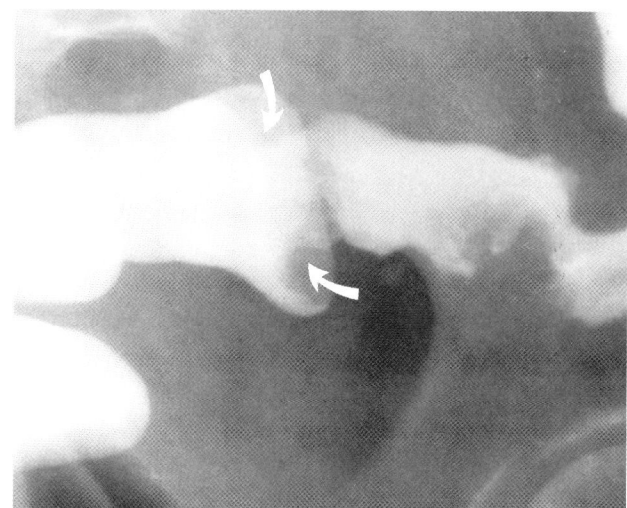

Abb. 13-37. Karzinom im mittleren Sigmaabschnitt. Das sonst normale Colon sigmoideum zeigte plötzlich eine ringförmige Einengung mit Wandstarre, die in verschiedenen Projektionen nachzuweisen war. Die *Pfeile* zeigen auf Tumorvorwölbungen.

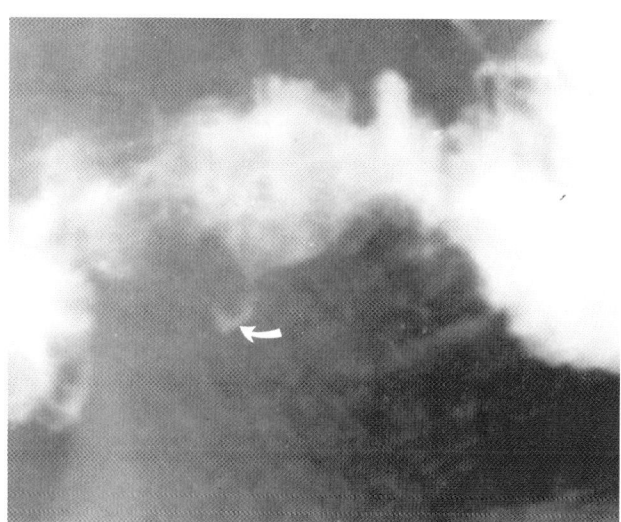

Abb. 13-38. Divertikulitis im mittleren Sigmaabschnitt. Der *Pfeil* kennzeichnet ein aus dem Lumen in einen peridivertikulitischen Abszeß der Sigmaunterwand hineinreichendes Bariumextravasat. Auf diesem Bild ist die Mukosazeichnung ununterbrochen vorhanden, während sie im Bereich des Karzinoms in Abb. 13-37 fehlt.

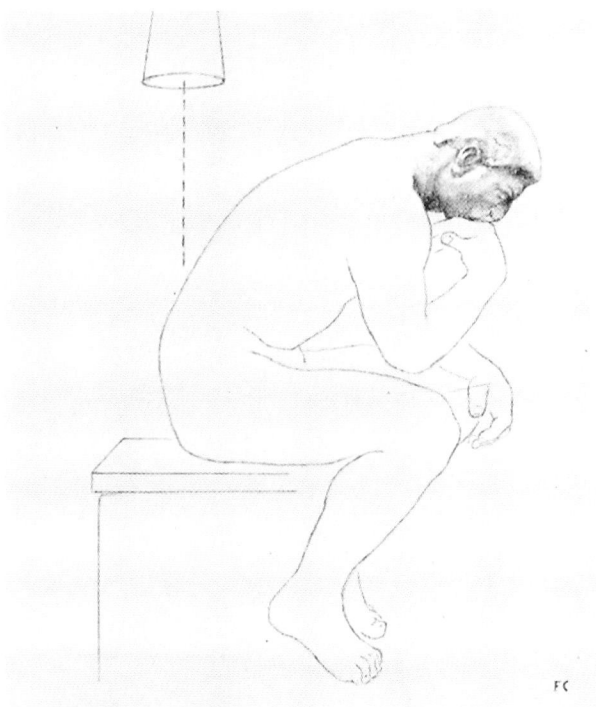

Abb. 13-39. Dies ist eine spezielle Position, in der man den Patienten untersuchen kann, um das Sigma „aufzudrehen" und pathologische Veränderungen zu entdecken, die sonst häufig durch Überlagerung verdeckt werden.

Das Colon sigmoideum

Das Colon sigmoideum, auch kurz Sigma genannt, ist aufgrund seiner oft ausladenden und sich überlagernden Struktur röntgenologisch sehr schwierig frei zu projizieren und in jedem Bereich gut darzustellen. Es wurde eine ganze Reihe sinnreicher Manöver entwickelt, um maligne Veränderungen des Sigmas besser finden und lokalisieren zu können. Dabei wurden Patienten selbst in Kopftieflage bei ziemlich steil geneigtem Tisch untersucht, um die Darmschlingen durch das Gewicht ihres Bariumgehalts aus dem Becken herauszuziehen und dadurch das Sigma zu strecken und zu begradigen. Normalerweise werden die Patienten aber mittels Seit- und Schrägaufnahmen untersucht, und manche Radiologen bedienen sich einer Projektion, bei der der Zentralstrahl beim auf dem Bauch liegenden Patienten in sagittaler Richtung schräg nach kaudal ausgerichtet wird. Der Patient kann auch im Sitzen untersucht werden, wobei der Zentralstrahl durch den Rücken nach unten gerichtet wird, so wie es in **Abb. 13-39** dargestellt ist. Es werden immer wieder neue Projektionsmöglichkeiten zur besseren Darstellung solch komplexer kontrastmittelgefüllter Strukturen entwickelt.

> Die Kooperationsfähigkeit des Patienten hat oft entscheidenden Einfluß auf die erfolgreiche Durchführung von Untersuchungen. Aus diesem Grund sollte es als Regel gelten, daß der Arzt dem Patienten kurz vor der Untersuchung erklärt, wie diese abläuft und was für ihn zu beachten ist.

Kontraindikationen für Bariumuntersuchungen

Einige Kontrastuntersuchungen sind wirklich harmlos, während für andere wohlbekannte Kontraindikationen bestehen. Bei der überwiegenden Mehrzahl der Untersuchungen gibt es nur ein geringes Risiko und kaum Unannehmlichkeiten für den Patienten. Bariumuntersuchungen sind aber mittlerweile schon so in die Routine der gastrointestinalen Diagnostik integriert, daß wahrscheinlich zu wenig Ärzte ein halbes Dutzend Bedingungen aufzählen könnten, bei denen beispielsweise eine Magen-Darm-Passage oder ein Bariumkontrasteinlauf *nicht* durchgeführt werden sollte oder bei denen es besser wä-

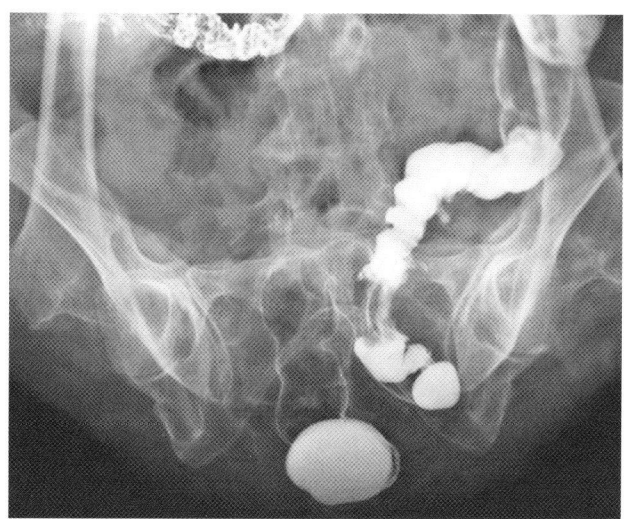

Abb. 13-40. Ringförmiges Karzinom bei einem Patienten, der, wie in Abb. 13-37 gezeigt, geröntgt wurde. Diese Veränderung war anhand der Routineprojektionen eines Bariumkontrasteinlaufs nicht zu erkennen.

re, die Untersuchung und die entsprechende Vorbereitung zurückzustellen. Die wäßrige Bariumsulfatsuspension ist inert und wird während der Passage durch den Gastrointestinaltrakt nicht resorbiert. Aber bei vielen dieser Untersuchungen müssen zahlreiche Röntgenaufnahmen und eventuell noch wiederholte Durchleuchtungskontrollen nach mehreren Stunden angefertigt werden. Dies kann für den Patienten anstrengend sein, was natürlich insbesondere für den akut Erkrankten gilt. Die Angst des Patienten hat immer entscheidenden Einfluß auf Schwierigkeiten, die bei einer Untersuchung auftreten können. Diese Angst ist aber zu einem erheblichen Teil durch wohlüberlegte Vorbereitung des Patienten auf die Untersuchung abzubauen, wobei der überweisende Arzt immer schon im voraus die Untersuchung ein wenig erklären kann, wenn er sich dazu etwas Zeit nimmt.

Ein Patient mit Verdacht auf einen erst kurze Zeit zurückliegenden **Myokardinfarkt** sollte nicht vorschnell zu einer ausgiebigen und anstrengenden Untersuchung in das Röntgeninstitut geschickt werden. Ein Patient mit Symptomen, die auf einen **Dickdarmverschluß** hinweisen können, sollte *keine* Bariumsuspension oral verabreicht bekommen, da dieser im Kolon Wasser entzogen wird, was zu einer Verfestigung führt. Darüber hinaus erfordert die Vorbereitung des Patienten auf eine Kolonuntersuchung eine sorgfältige Darmreinigung, die normalerweise durch Nahrungskarenz und Reinigungseinläufe erreicht wird. Diese können jedoch manchmal kontraindiziert sein, etwa beim älteren, **geschwächten** und **dehydrierten Patienten** oder bei Patienten mit schwerer Elektrolytstörung.

Generell sollte also eine umfangreiche Bariumkontrastuntersuchung nicht ohne Berücksichtigung der gesamten klinischen Problematik angefordert werden, und sie sollte nicht durchgeführt werden, solange der Patient nicht in einem ausreichend sicheren Zustand in bezug auf diese Untersuchung ist. Gerade wenn Sie nicht vorhaben, einmal Radiologe zu werden, wäre es sehr sinnvoll, sich die wichtigsten Untersuchungsverfahren einmal selbst anzusehen, so daß Sie nicht nur verstehen lernen, was von Ihrem Patienten in bezug auf Durchhaltevermögen und Geduld verlangt wird, sondern auch das Ausmaß an Kooperationsfähigkeit beurteilen können, das zur erfolgreichen Durchführung der Untersuchung erforderlich ist. Ein gelähmter Patient würde nicht in der Lage sein, die üblicherweise im Stehen durchgeführten Abschnitte einer gastrointestinalen Untersuchung mitzumachen. Bei einem Patienten, der kein Deutsch versteht, kann die Untersuchung schwierig werden, da er zum Beispiel beim Anfertigen der Röntgenaufnahmen nach Aufforderung den Atem anhalten muß. Versteht er die Anweisung nicht und atmet ohne Pause weiter, können die Aufnahmen aufgrund des „Veratmens" wertlos sein. Natürlich ist es möglich, derartigen Schwierigkeiten vorzubeugen, indem Sie sich vor der Untersuchung mit dem durchführenden Radiologen absprechen. Wenn sowohl vom Radiologen als auch vom überweisenden Arzt eine sorgfältige Abwägung im Sinne des Patienten erfolgt, lassen sich unerwünschte Folgen bei den allermeisten Untersuchungen auf ein Minimum reduzieren. (Dies gilt natürlich nicht nur für die Radiologie, sondern auch für jeden anderen Bereich der Medizin.)

CT des Gastrointestinaltrakts

Bariumuntersuchungen stellen das Lumen von Magen, Duodenum, Dünndarm und Dickdarm dar. Daher ist der Nachweis pathologischer Prozesse des Gastrointestinaltrakts immer von Veränderungen dieses „Luminogramms" abhängig. Erkrankungen, bei denen die Kontur des Darmlumens nicht verändert wird, können nicht dargestellt werden. In Situationen, in denen die Magen- oder Darmschleimhaut nur minimal beeinträchtigt ist und noch keine Konturveränderungen zeigt, wie etwa bei ei-

ner frühen Gastritis oder Kolitis, kann die Bariumuntersuchung normal ausfallen; hier wird für die Diagnose die Endoskopie benötigt. Erkrankungen, die fast ausschließlich die Dicke der Darmwand verändern oder die Reaktionen im benachbarten Gewebe verursachen, können mit der CT gut nachgewiesen werden.

Sehen Sie sich bitte den Gastrointestinaltrakt in den vier unauffälligen CT-Schichten in **Abb. 13-41** an. Der Patient hat vor der Untersuchung orales Kontrastmittel geschluckt, das den Magen, das Duodenum und den proximalen Dünndarm markiert. Für die CT-Untersuchung des Abdomens wird ein stark verdünntes, wasserlösliches

Abb. 13-41. Normale CT-Schichten zur Beurteilung des Gastrointestinaltrakts. Schauen Sie sich die Magenwand in **A** und **B** an, das Duodenum in **B** und **C**, den Dünndarm (mit kontrastierten und noch nicht kontrastierten Darmschlingen) in **B–D** und das Kolon in **A–D**.

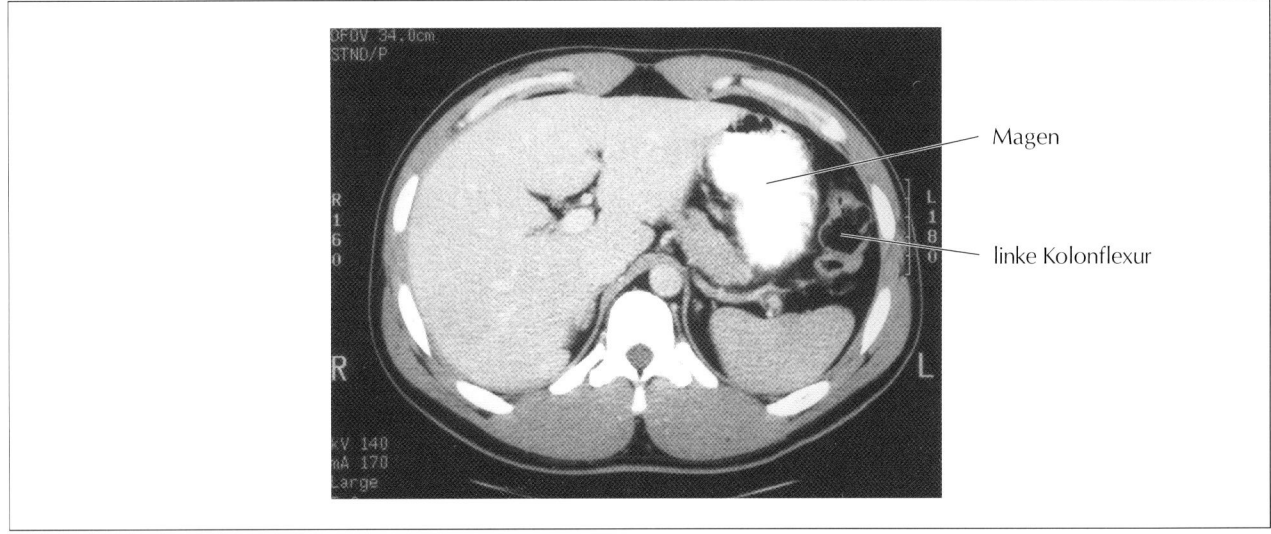

A

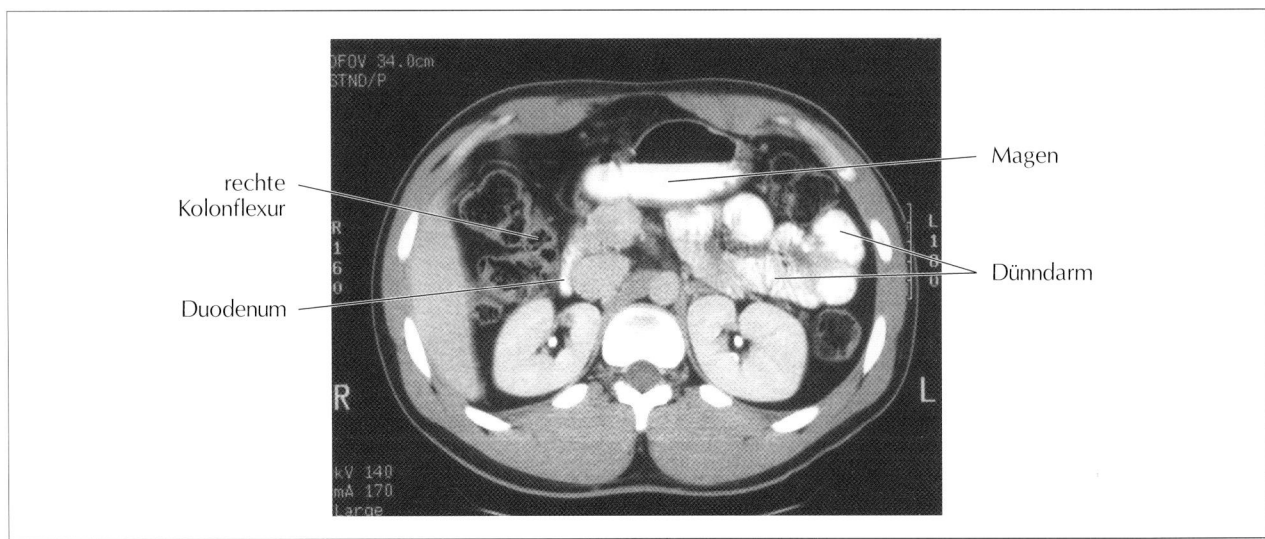

B

jodhaltiges Kontrastmittel oder eine stark verdünnte Bariumsuspension als orales Kontrastmittel verwendet. Im distalen Dünndarm und im Kolon befindet sich bei der Untersuchung in Abb. 13-41 kein Kontrastmittel. Beachten Sie die Dicke der Darmwand, das charakteristische Muster verschiedener Darmsegmente und die scharf begrenzten (serosaseitigen) Außenkonturen des Magen-Darm-Trakts gegenüber dem mesenterialen Fettgewebe mit seiner niedrigen Dichte. Wie Sie sehen werden, kann diese glatte serosale Darmoberfläche unterbrochen werden oder ganz verschwinden, wenn entzündliche oder tumoröse Prozesse des Darms bis in das mesenteriale Fettgewebe oder darüber hinaus in Nachbarorgane vordringen.

Achten Sie auf die breiten Schleimhautfalten des Magens in **A** und **B**, der Magen ist noch nicht vollständig aufgeweitet. Auch das Duodenum ist noch nicht vollständig geweitet, seine charakteristischen Schleimhautfalten sind in **B** und **C** zu erkennen. Die charakteristischen Kerckring-Falten des Dünndarms werden durch das intraluminale Kontrastmittel in **B** und **C** gut sichtbar. Weiter distal gelegene Dünndarmschlingen, die lediglich wäßrigen Darminhalt zeigen, sind in **D** erkennbar. Auf allen vier CT-Schichten finden Sie Kolonsegmente, die in ihrem Lumen Luft und unterschiedliche Stuhlmengen aufweisen. Die Haustren des Colon transversum sind gut in **C** zu erkennen.

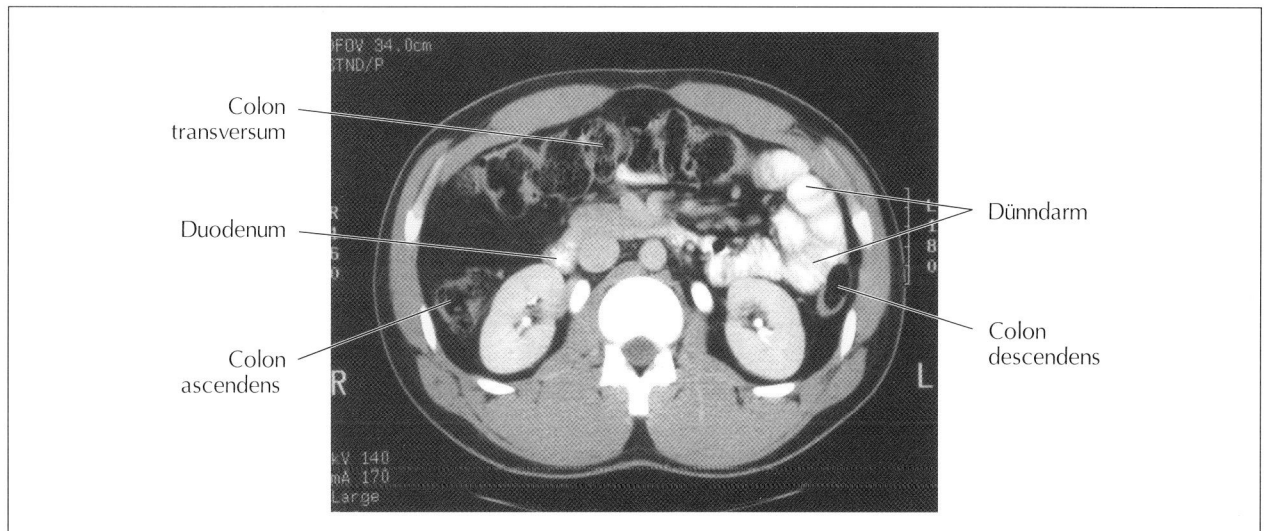

C

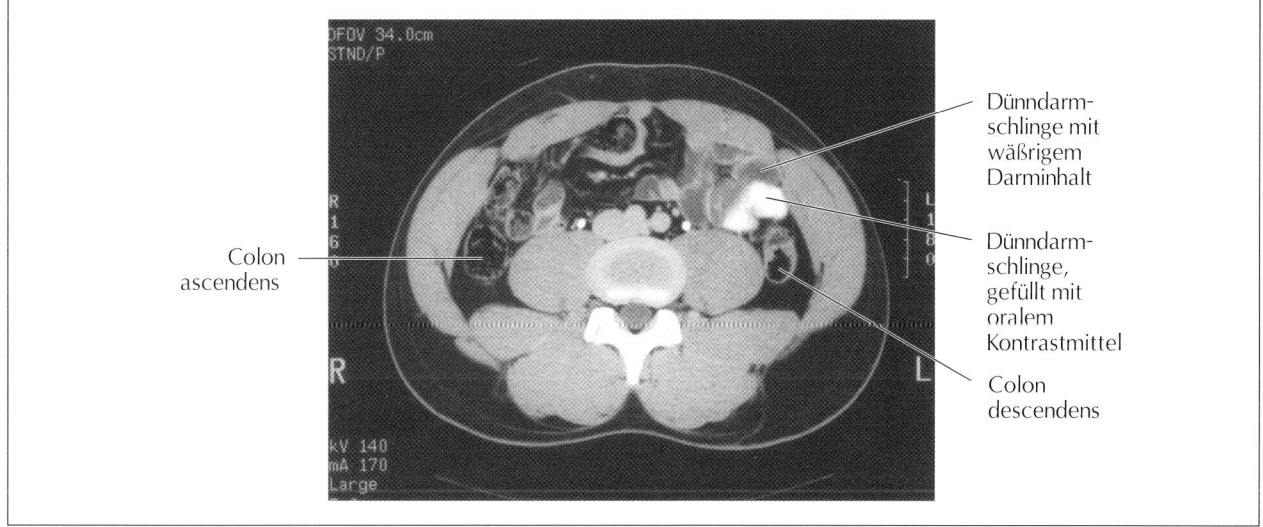

D

CT bei verdickter Darmwand

Erkrankungen, die zu einer Darmwandverdickung führen, können mit der CT gut nachgewiesen werden. Der Patient in **Abb. 13-42** leidet an der Crohn-Krankheit. Er hat Schmerzen im rechten unteren Quadranten des Abdomens, Fieber und eine Leukozytenerhöhung. Achten Sie auf die deutliche Verdickung der betroffenen Dünndarmwand, verglichen mit der normalkalibrigen Wand des Colon descendens. Im umgebenden mesenterialen Fettgewebe sind deutlich entzündliche Veränderungen erkennbar, die das normalerweise schwarze Fettgewebe hin zu einer grauen Weichteildichte verändert haben. Beachten Sie auch, daß Teile der normalerweise scharf begrenzten serosalen Außenkontur des Dünndarmdarms hier durch die Entzündungen verschleiert werden. Mit der CT können auch Komplikationen von Darmerkrankungen, wie der Crohn-Krankheit, nachgewiesen werden. Dazu zählen Darmperforationen, die Ausbildung eines Abszesses oder einer Fistel und narbige Strikturen, die zu einer mechanischen Dünndarmobstruktion führen. Die tiefergelegene Schicht in **Abb. 13-42 B** zeigt einen großen Abszeß, der durch Perforation des terminalen Ileums entstanden ist. Dieser Abszeß war die Ursache der starken Bauchschmerzen und des Fiebers des Patienten.

Andere Erkrankungen, die zu einer Verdickung der Darmwand führen, sind mit der CT ebenfalls gut nachweisbar, so zum Beispiel das Lymphom, die Amyloidose, die Whipple-Krankheit oder Infektionen, wie die Tuberkulose oder Kryptosporidiose (bei immunsupprimierten Patienten).

CT bei Divertikelerkrankung

Die Divertikulose ist eine häufige Veränderung des Dickdarms, hervorgerufen durch eine Herniation von Teilen der Mukosa und Submukosa durch die Muskelschicht der Kolonwand. So entstehen viele kleine, dünnwandige Aussackungen oder Divertikel. Die Divertikulose hängt mit der faserarmen Ernährung in den Industrienationen zusammen; ihre Häufigkeit steigt mit zunehmendem Alter an. Am häufigsten ist das Sigma (Colon sigmoideum) betroffen. **Abbildung 13-43** zeigt das CT-Bild eines Patienten mit ausgeprägter asymptomatischer Divertikulose des Sigmas. Die Divertikel stellen sich als zahlreiche luftgefüllte Aussackungen der Darmwand dar, das Lumen des Colon sigmoideum ist stuhlgefüllt.

Die Divertikulose kann symptomlos bleiben, es können jedoch auch zwei Komplikationen auftreten: die Blutung und die Divertikulitis. Eine Blutung tritt auf, wenn die Äste der Vasa recta unter der dünnen Schleimhautwand der Divertikel aufgeschürft werden. Die Folge ist eine schmerzlose Blutung des unteren Gastrointestinaltrakts, deren Diagnostik und Behandlung wir in Kapitel 19 besprechen werden.

Eine Divertikulitis entsteht, wenn sich Stuhlreste in einem Divertikel einklemmen und zu einer Perforation des Divertikels mit Ausbildung einer deutlichen Entzündung und evtl. eines Abszesses führen. Entzündung bzw. Abszeß können auf die Kolonwand beschränkt sein oder bis über die Darmwand hinausreichen und als perikolische Entzündung imponieren. Zu den klinischen Symptomen gehören eine schmerzhafte Raumforderung (meist im linken unteren Quadranten des Abdomens), eine lokale Entzündung des Peritoneums und eine Leu-

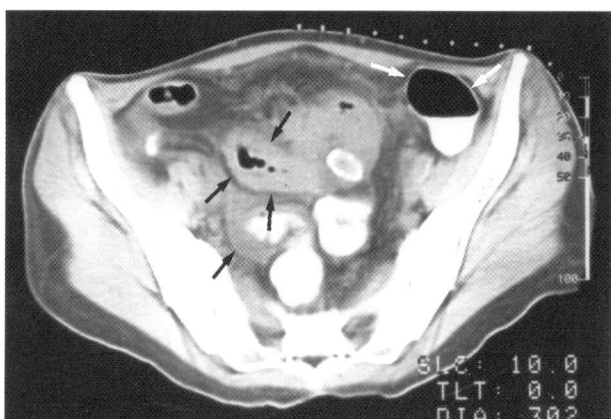

A

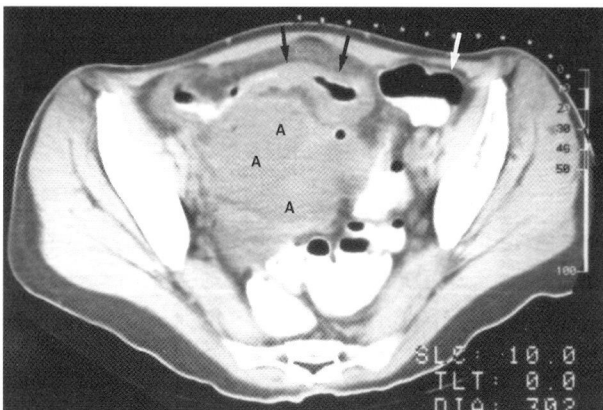

B

Abb. 13-42 A und B. Die CT-Schichten eines Patienten mit der Crohn-Krankheit zeigen eine Darmwandverdickung der betroffenen Dünndarmschlingen *(schwarze Pfeile);* vergleichen Sie die betroffenen Dünndarmschlingen mit der normalen Wanddicke des Colon transversum *(weiße Pfeile).* Dieser Patient leidet an einer häufigen Komplikation der Crohn-Krankheit, der Darmperforation mit Ausbildung eines Abszesses *(A).*

kozytose. Die meisten divertikulitischen Abszesse werden schnell spontan gedeckt, es kann jedoch auch einmal zu einer freien Perforation von Eiter und freier Luft in die Bauchhöhle kommen und damit zu einer deutlichen Peritonitis. Zusätzlich können sich auch entzündliche Fistelgänge zu benachbarten Strukturen wie der Harnblase ausbilden.

Früher wurde die Diagnose einer Divertikulitis mit dem Bariumkontrasteinlauf gestellt. Die **Abb. 13-44** und **13-45** zeigen zwei Patienten mit unterschiedlich großen Perforationen. In Abb. 13-44 ist die Perforation klein, und es hat sich ein auf die Darmwand begrenzter Abszeß gebildet (intramuraler Abszeß). In Abb. 13-45 ist die Perforation etwas größer, es zeigt sich ein Bariumaustritt in ei-

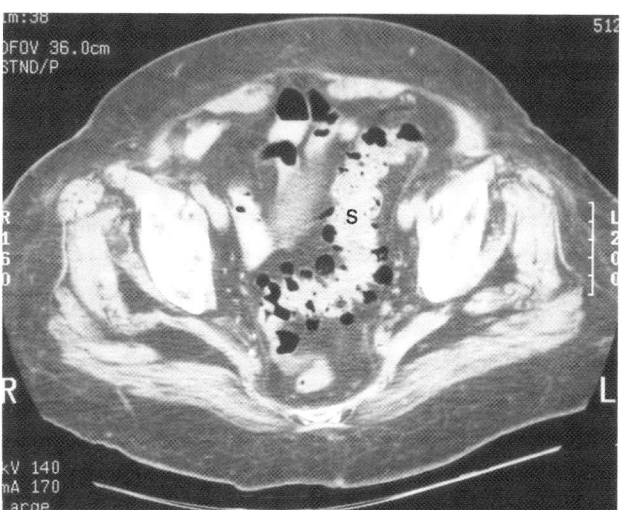

Abb. 13-43. Divertikulose des Sigmas *(S)*. Die Divertikel imponieren als luftgefüllte Aussackungen.

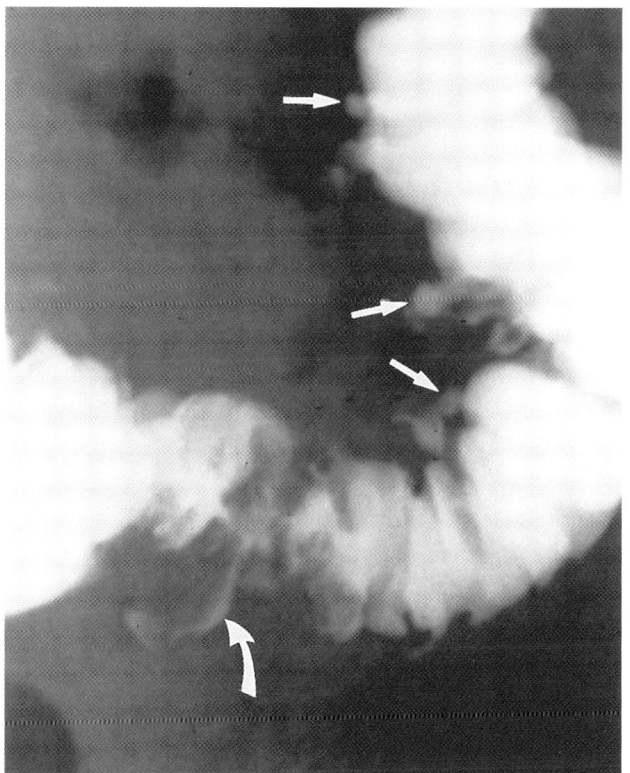

Abb. 13-44. Bariumkontrasteinlauf bei einer Divertikulitis mit schmaler intramuraler Perforation *(gebogener Pfeil)*. Die *geraden Pfeile* weisen auf reizlose Divertikel.

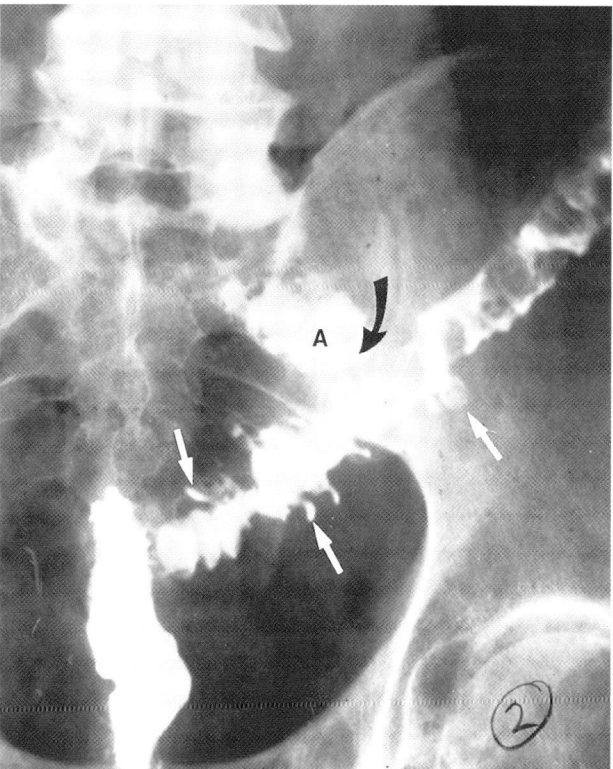

Abb. 13-45. Bariumkontrasteinlauf bei Divertikulitis mit einer etwas größeren Perforation *(schwarzer Pfeil)* und kleinem perikolischem Abszeß *(A)*. Die *weißen Pfeile* zeigen auf reizlose Divertikel.

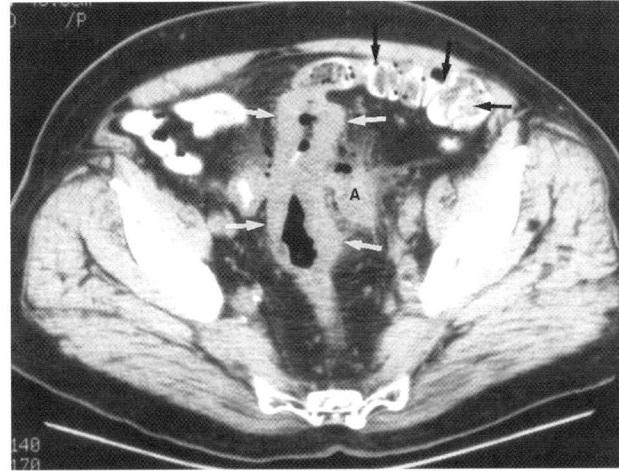 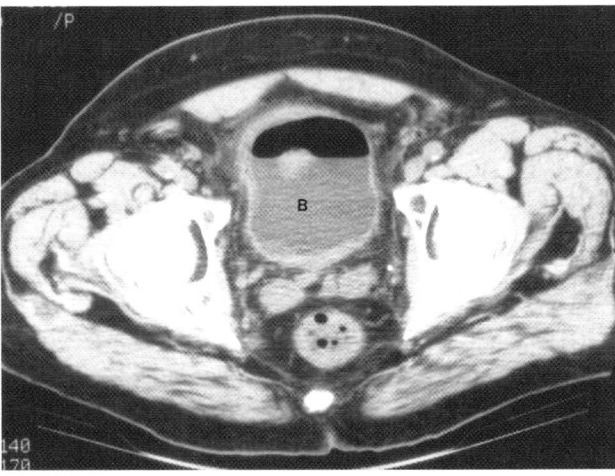

Abb. 13-46. CT-Schichten eines Patienten mit Sigmadivertikulitis, parakolischem Abszeß und Blasenfistel (s. Text)

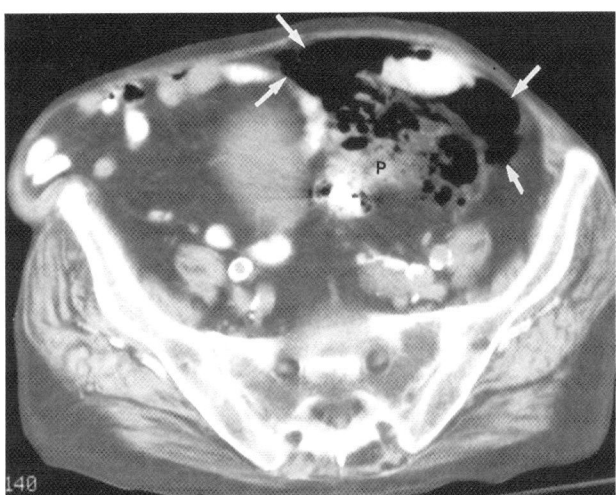 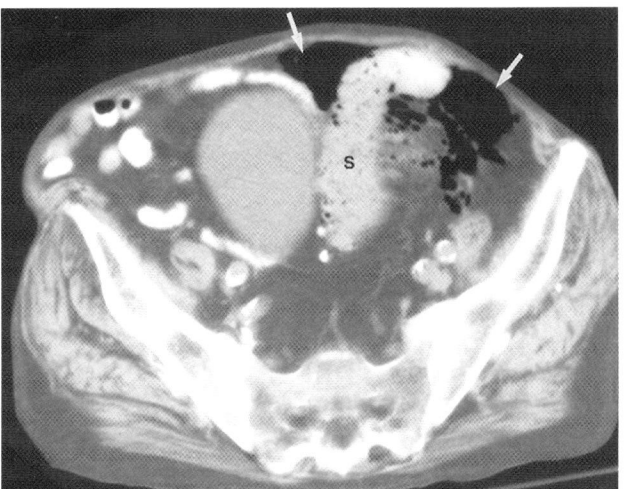

Abb. 13-47. CT-Schichten eines Patienten mit Sigmadivertikulitis und freier Perforation von Luft und Pus (Eiter) in die Bauchhöhle (s. Text)

nen etwas größeren perikolischen Abszeß in der Peritonealhöhle. Da der Übertritt von freiem Bariumsulfat in die Peritonealhöhle eine zusätzliche, gefährliche Peritonitis auslösen kann, wird der normale Bariumkontrasteinlauf bei klinischem Verdacht auf eine Divertikulitis inzwischen nicht mehr durchgeführt.

Heute wird bei Verdacht auf eine Divertikulitis die CT eingesetzt, mit der sowohl die entzündliche Wandverdickung des Kolons als auch ein Kolon-überschreitender Entzündungsprozeß nachgewiesen werden kann. **Abbildung 13-46** zeigt das CT-Bild eines älteren Patienten mit Divertikulitis des Sigmas und Ausbildung eines parakolischen Abszesses sowie eines Fistelgangs zur Blase. In **A** können Sie die verdickte und entzündete Wand des Sigmas *(weiße Pfeile)* und den benachbarten Abszeß *(A),* gefüllt mit Eiter und Luft, erkennen. Ver-

gleichen Sie die Wanddicke des erkrankten Sigmasegments mit dem nicht erkrankten Segment *(schwarze Pfeile),* bei dem die Haustren noch nachweisbar sind und die regelrechte, dünne Kolonwand gerade erkennbar ist. Beachten Sie auch, daß in **B** die Blase *(B)* Luft sowie im Urin schwimmende Stuhlpartikel enthält; Darmgas und Stuhlpartikel sind über einen entzündlichen Fistelgang in die Blase gelangt. Der Patient hatte zusätzlich eine Pneumonie.

In **Abb. 13-47** finden Sie CT-Bilder eines anderen Patienten mit Divertikulitis des Sigmas *(S)* mit freier Perforation von Luft *(weiße Pfeile)* und Eiter (Pus, *P*) in die Peritonealhöhle. Die CT hat einen großen Fortschritt in die Bildgebung des Darms gebracht, da mit ihr auch die Darmwand und die dem Darm benachbarten Strukturen direkt dargestellt werden können.

CT bei Appendizitis

Die akute Appendizitis ist eine der häufigsten Ursachen des akuten Abdomens. Früher wurden bei Patienten mit typischer Schmerzsymptomatik im rechten unteren Quadranten des Abdomens, Loslaßschmerz und Leukozytose vor dem operativen Eingriff keine bildgebenden Verfahren durchgeführt. Wenn aber das klinische Erscheinungsbild untypisch und die Diagnose zweifelhaft war, erwies sich die radiologische Diagnostik als sehr hilfreich. Heute wird in vielen Ländern für Patienten mit Verdacht auf Appendizitis eine bildgebende Diagnostik empfohlen.

Eine akute Appendizitis entsteht, wenn das Appendixlumen verlegt oder eingeengt wird und die weiterbestehende Sekretion der Mukosa zu einer Dilatation der Appendix mit erhöhtem intraluminalem Druck führt. Die Blutversorgung der Appendix wird herabgesetzt; es können Schleimhautulzerationen entstehen. Jede überlagerte bakterielle Infektion führt dann zu einer Gangrän und Perforation der Appendix mit Abszeßbildung. Röntgen-

übersichtsaufnahmen, Ultraschall und CT können alle diese pathologischen Veränderungen von Appendix und Umgebung zeigen, am besten gelingt dies jedoch mit der CT. Bei ca. 14 % der Patienten mit akuter Appendizitis ist auf den Röntgenübersichtsaufnahmen ein Appendixstein (Appendolith) erkennbar. Ein Beispiel dafür haben Sie bereits in Abb. 11-22 gesehen; vielleicht möchten Sie noch einmal zurückblättern, um den Befund zu rekapitulieren. Die Appendix dieser Patientin war rupturiert, und es entstand ein großer Abszeß in der Umgebung. Beispiele von zwei weiteren Patienten mit abszedierender Appendizitis finden sich in den **Abb. 13-48** und **13-49**. Im ersten Beispiel separiert der Abszeß Darmschlingen vom rechten Flankenstreifen. In Abb. 13-49 pelottiert der Abszeß das Zäkum. Ein Bariumkontrasteinlauf ist für die Diagnose einer Appendizitis meist nicht spezifisch, obwohl man bei fehlender Füllung der Appendix mit Barium darauf schließen kann, daß das Lumen der Appendix entzündlich eingeengt oder verschlossen ist. Möglicherweise sehen Sie auch eine entzündliche Raumforderung, die das Zäkum pelottiert.

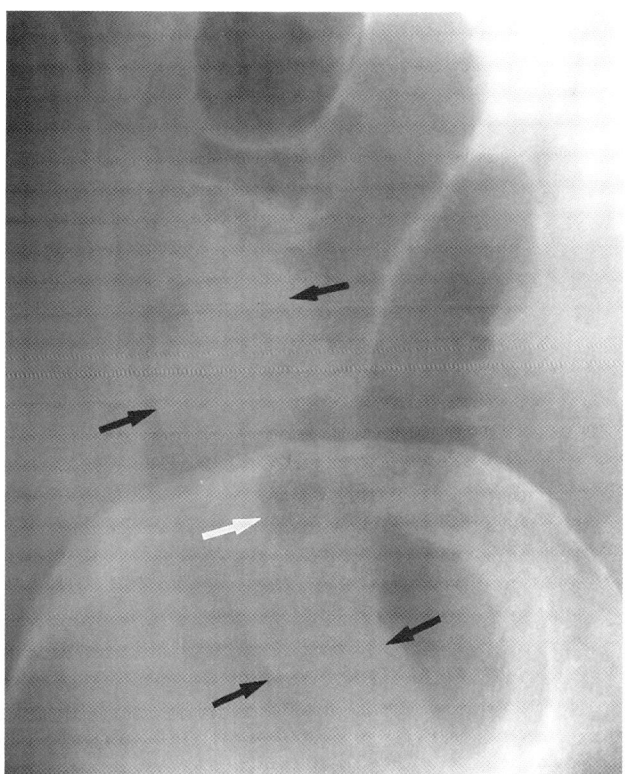

Abb. 13-48. Ausschnitt aus einer Abdomenübersichtsaufnahme bei einem Patienten mit Appendizitis. Lufthaltige Darmschlingen werden vom Flankenstreifen durch eine wurstförmige Raumforderung *(schwarze Pfeile)* verdrängt, die einem vom Appendix ausgehenden Abszeß entspricht. In dem Abszeß findet sich eine kleine Luftansammlung *(weißer Pfeil)*.

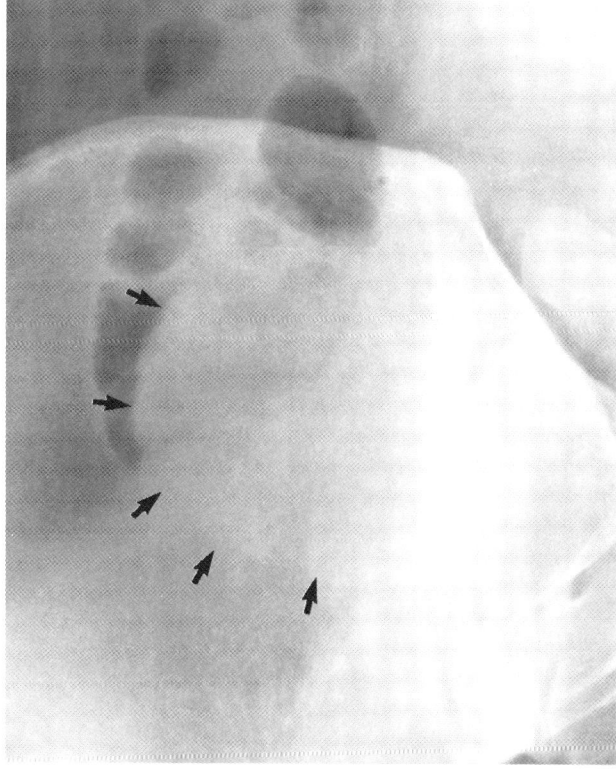

Abb. 13-49. Ausschnitt aus einer Abdomenübersichtsaufnahme bei einem anderen Patienten mit Appendizitis. Die *Pfeile* markieren eine das Zäkum imprimierende Raumforderung, wiederum einem Appendixabszeß entsprechend.

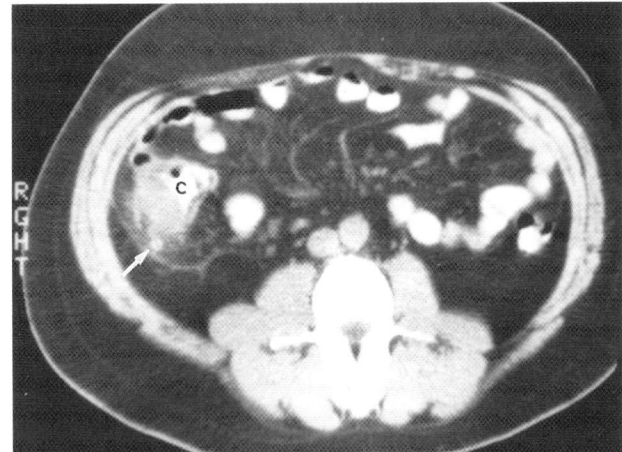

A

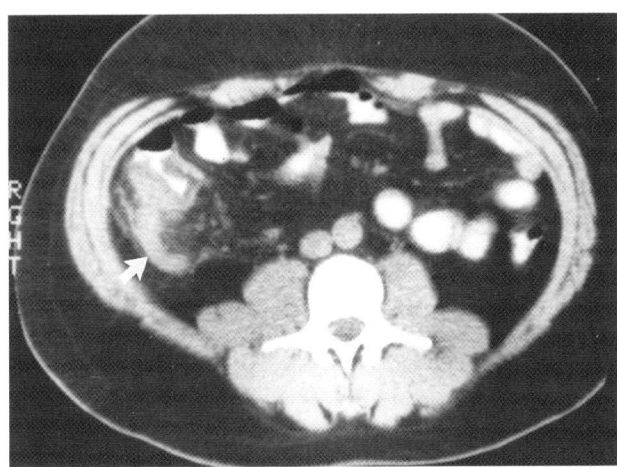

B

Abb. 13-50. CT-Schichten eines Patienten mit unkomplizierter Appendizitis (s. Text)

Der Ultraschall kann hilfreich für die Diagnostik der Appendizitis sein, indem er eine vergrößerte Appendix mit oder ohne Appendolith zeigt. Normalerweise mißt die Appendix im Ultraschall weniger als 6 mm im Durchmesser, wenn eine Kompressionstechnik angewandt wird. Ist der Durchmesser größer, weist dies normalerweise auf eine Appendizitis hin. Allerdings ist die Treffsicherheit dieses Verfahrens stark abhängig vom Zustand des Patienten und insbesondere von der Erfahrung des Untersuchers.

Aufgrund ihrer sehr hohen Treffsicherheit ist die CT das beliebteste Verfahren für die Bildgebung bei Appendizitis geworden. Mit der CT kann nicht nur eine klare Aussage getroffen werden, ob eine Appendizitis vorliegt, es kann auch eine Perforation oder Abszeßbildung erkannt werden. **Abbildung 13-50** zeigt die Bilder eines Patienten mit unkomplizierter Appendizitis. In **A** können Sie die verdickte und entzündete Zäkumwand erkennen, durch die das Lumen des Zäkums (*C*) eingeengt wird. Der *Pfeil* weist auf einen Appendolithen, der im Übergang von Appendix zum Zäkum liegt. In **B**, einer nur geringfügig weiter kaudal gelegenen Schicht, können Sie den verdickten Appendix *(Pfeil)* erkennen und die benachbarten entzündlichen Veränderungen im perikolischen Fettgewebe. Es gibt keinen Hinweis auf eine Perforation.

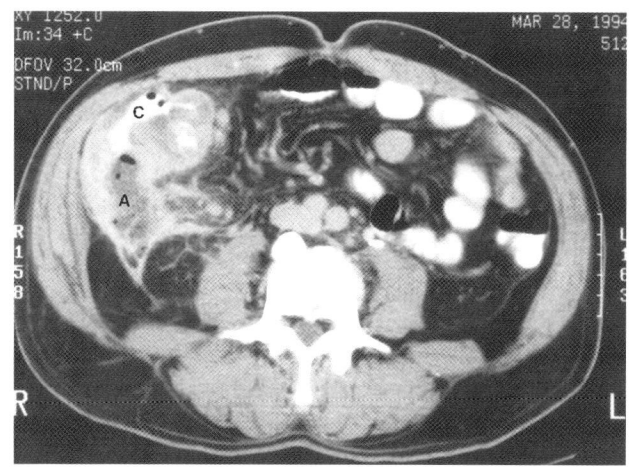

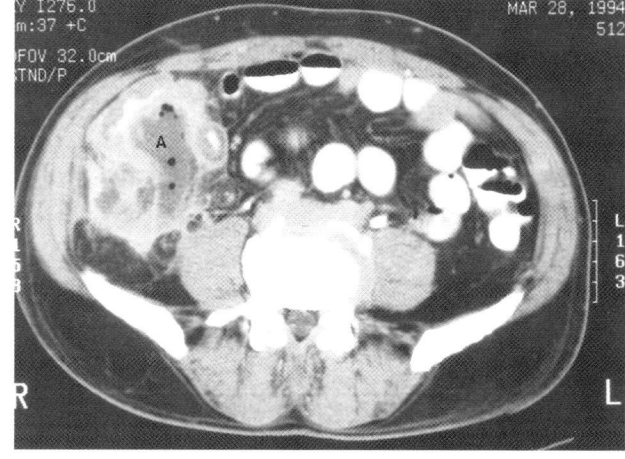

Abb. 13-51. CT-Schichten bei perforierter Appendizitis mit Abszeßbildung (s. Text)

Abbildung 13-51 zeigt CT-Bilder eines Patienten mit perforierter Appendizitis und Abszeßbildung. In **A** ist das Zäkum *(C)* erheblich formverändert; es weist eine deutlich verdickte und entzündete Wand auf. Direkt hinter dem Zäkum liegt ein Abszeß *(A)* mit relativ wenig dichtem Eiter und Gaseinschlüssen (kleine schwarze Bläschen). Beachten Sie bitte auch die ausgeprägten entzündlichen Veränderungen im umgebenden mesenterialen Fettgewebe. Die Appendix selbst kann nicht gut abgegrenzt werden. In **B**, einer geringfügig tiefer liegenden Schicht, können Sie noch weitere Anteile des Abszesses *(A)* mit den umgebenden entzündlichen Veranderungen sehen. Anhand dieser CT-Bilder ist es leicht zu verstehen, warum in einer solchen Situation Schmerzen im rechten unteren Quadranten des Abdomens und eine Abwehrspannung bei der Palpation bestehen. Bei jeder fünften Appendektomie wird jedoch auch heute noch eine normale Appendix entfernt. Durch Einsatz der CT bei Patienten mit Verdacht auf Appendizitis sollten unnötige Operationen nicht mehr vorkommen.

CT bei Darmverschluß

Bei Patienten mit Verdacht auf Darmverschluß, bei denen die Abdomenleeraufnahme lediglich Zeichen eines mechanischen Ileus zeigt, kann die CT zur Klärung der Ursache oft hilfreich sein. So lassen sich mit der CT-Untersuchung einige Ursachen des Ileus, wie zum Beispiel ein Tumor, eine Invagination, eine inkarzerierte Hernie oder Verwachsungen, nachweisen.

Der Patient in **Abb. 13-52** hatte die klinischen Zeichen eines Darmverschlusses (Ileus). Die Abdomenübersichtsaufnahmen im Liegen **(A)** und im Stehen **(B)** zeigen mehrere erheblich erweiterte proximale Dünndarmschlingen mit Luft-Flüssigkeits-Spiegeln im linken oberen Quadranten. Daneben kann der normalkalibrige Kolonrahmen abgegrenzt werden. Diese beiden Aufnahmen weisen auf einen mechanischen Verschluß des proximalen Dünndarms hin. Aber was ist die Ursache?

Mit der CT konnte die Ursache nachgewiesen werden: eine Dünndarminvagination (Dünndarm stülpt sich in Dünndarm ein), ausgelöst durch einen Dünndarmtumor. In **Abb. 13-52 C**, einer CT-Schicht in Höhe der Nierenmitte, können Sie mehrere deutlich dilatierte Dünndarmschlingen *(S)* erkennen. Beachten Sie, daß diese Dünndarmschlingen ganz überwiegend Flüssigkeit enthalten und nur eine geringe Menge Luft im vorderen (in bezug auf den liegenden Patienten also oben gelegenen) Darmanteil. In **Abb. 13-52 D**, einer geringfügig weiter kaudal liegenden CT-Schicht, können Sie sehen, daß ein proximales Dünndarmsegment *(schwarzer Pfeil)* in das unmittelbar distal gelegene Segment *(weißer Pfeil)* herniert ist (Invagination). Die fettdichte Struktur entspricht mesenterialem Fettgewebe mit begleitenden Blutgefäßen, das mit invaginiert wurde. In **Abb. 13-52 E**, einer noch weiter kaudal gelegenen CT-Schicht, können Sie erkennen, daß der Ausgangspunkt der Invagination ein Dünndarmtumor *(T)* ist, der sich in das distale Darmsegment *(weißer Pfeil)* eingestülpt hat. Intraoperativ stellte sich der Tumor als Melanom des Dünndarms heraus. Präoperativ wurde dem Patienten orales Kontrastmittel gegeben; **Abb. 13-52 F** ist die danach angefertigte Röntgenübersichtsaufnahme, die den Übergangsbereich von erweitertem Dünndarm und Invagination *(Pfeile)* zeigt.

Invaginationen kommen häufig bei Kindern, gewöhnlich im ileokolischen Übergangsbereich, vor, wobei dann das terminale Ileum in das Zäkum und das Colon ascendens herniert. In den meisten Fällen kann dabei keine umschriebene Ursache gefunden werden. Im Gegensatz dazu gehen Invaginationen bei Erwachsenen häufig mit einem Tumor oder einer anderen pathologischen Veränderung als Ausgangspunkt einher und können unterschiedliche Dünndarmsegmente betreffen.

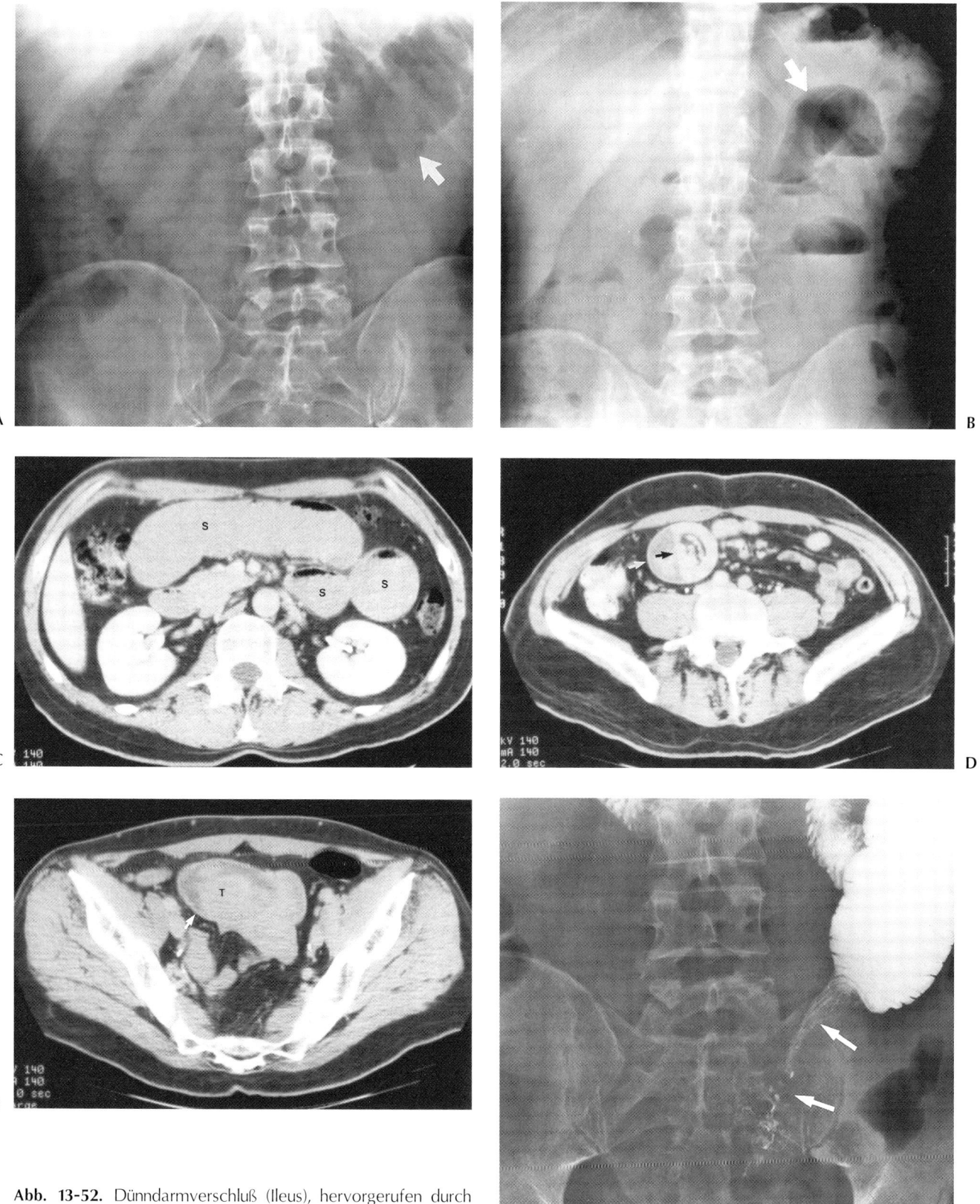

Abb. 13-52. Dünndarmverschluß (Ileus), hervorgerufen durch eine Invagination (s. Text)

CT bei Darmischämie

Beeinträchtigungen der Blutversorgung des Darms können zu Darmischämie und -nekrose führen. Es kann manchmal schwierig sein, diese Diagnose klar zu stellen, sie ist aber unabdingbar für die optimale Behandlung des Patienten. Meistens klagen die Patienten über diffuse Bauchschmerzen, und es können die Zeichen eines peritonealen Reizzustandes vorliegen. Man muß an die Diagnose denken, wenn Begleitumstände vorliegen, die zu einer Darmischämie führen können; dazu gehören Vorhofflimmern oder eine neu aufgetretene Arrhythmie, die Ursache von kardialen Embolien in die Arteria mesenterica superior oder in andere Darmarterien sein können.

Im CT läßt sich ein Darminfarkt durch den Nachweis von Gas in der Darmwand und in der Vena porta oder ihren Ästen nachweisen. **Abbildung 13-53** zeigt das Beispiel einer älteren Frau mit Vorhofflimmern und neu aufgetretenen Bauchschmerzen. In **C**, der am weitesten kaudal gelegenen CT-Schicht, können Sie Gasansammlungen *(Pfeile)* in der Wand des betroffenen Darmsegments erkennen. Beachten Sie dabei, daß diese Gaseinschlüsse nicht nach anterior, also in den am weitesten oben liegenden Darmanteil wandern, denn sie sitzen ja in der Darmwand fest und können sich nicht frei im Darmlumen bewegen. In **B** erkennen Sie Gas in der Vena mesenterica *(schwarzer Pfeil)*, über die das Blut aus dem Darm drainiert wird. Die Arteria mesenterica superior ist der kleine weiße Punkt in der Nähe der Vene. In **A** erkennen Sie Gas in den am weitesten anterior (also oben) gelegenen peripheren Pfortaderästen *(Pfeile)* der Leber.

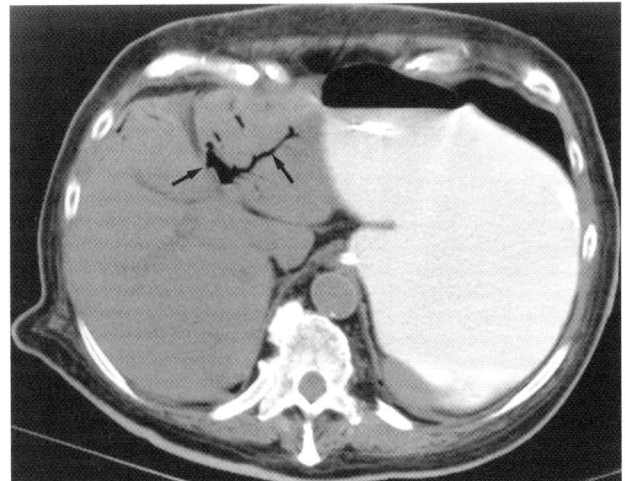

A

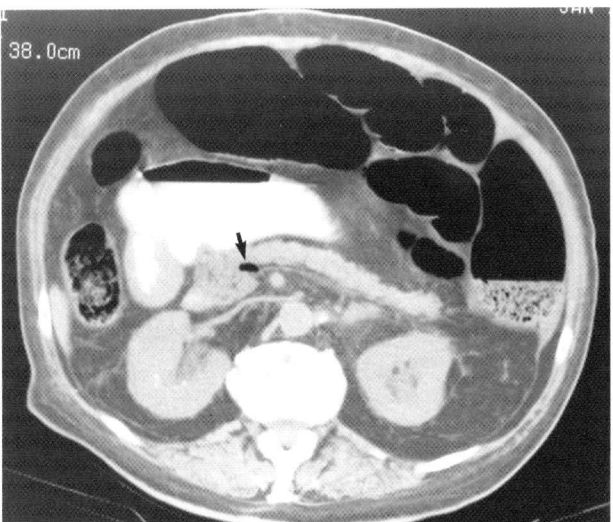

B

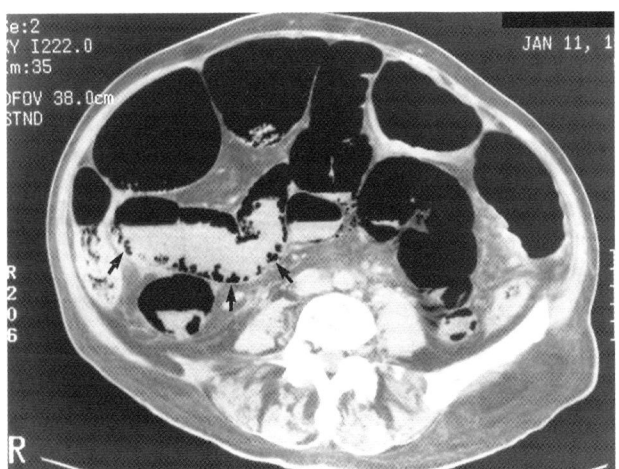

C

Abb. 13-53. CT-Schichten eines Patienten mit Darmischämie (s. Text)

14   Die Abdominalorgane

In diesem Kapitel beschäftigen wir uns mit der Darstellung der verschiedenen Organe der Peritonealhöhle und des Retroperitoneums durch bildgebende Verfahren. Das Kapitel ist nach Organsystemen unterteilt, wobei die häufigsten Krankheitsbilder, zu deren Diagnostik bildgebende Verfahren erforderlich sind, besprochen werden. Es wird auch auf die Indikation für die unterschiedlichen Untersuchungsverfahren eingegangen, und es werden viele Bildbeispiele gezeigt.

Es steht heute eine ganze Reihe bildgebender Verfahren für die Untersuchung des Abdomens zur Verfügung, sodaß es für einen jungen Arzt oft schwierig ist zu entscheiden, welches Verfahren bei einem bestimmten klinischen Problem das geeignetste ist. Wir hoffen, daß Ihnen dieses Kapitel eine solide Grundlage für Ihre klinische Arbeit geben kann. Natürlich beziehen sich unsere Angaben auf die derzeitigen Empfehlungen; im Laufe der Zeit werden sich die bildgebenden Techniken und ihre Einsatzgebiete natürlich immer wieder ändern. Bestimmte Untersuchungen werden in ihrer Beliebtheit zu- oder abnehmen, und dies nicht nur aufgrund ihrer diagnostischen Aussagekraft, sondern auch wegen ihrer Verfügbarkeit, Sicherheit und Kosten, und natürlich auch beeinflußt durch die Akzeptanz bei den Patienten. Auch dem letztgenannten Faktor sollten Sie in Ihrer klinischen Arbeit Aufmerksamkeit widmen. So könnten Sie zum Beispiel erstaunt sein, daß ein Patient, bei dem nach Implantation einer Bauchaortenprothese wegen eines Aneurysmas eine Kontrolluntersuchung indiziert ist, lieber eine Katheterangiographie über sich ergehen lassen würde als eine MR-Angiographie (obwohl letztere nicht die Einbringung eines arteriellen Gefäßkatheters erfordert). Sie werden dieses Verhalten jedoch verstehen, wenn Sie erfahren, daß der Patient an einer schweren Klaustrophobie leidet und deswegen bereits früher eine MR-Untersuchung vorzeitig abgebrochen werden mußte.

Hören Sie gut zu, was Ihnen die Patienten zu sagen haben! Neben der Suche nach alternativen Untersuchungsmöglichkeiten können Sie sich auch mit Ihrem Radiologen Möglichkeiten überlegen, wie Sie eine bestimmte Untersuchung für den Patienten angenehmer und damit akzeptabel machen können. So kann dem Patienten für eine MR-Untersuchung zum Beispiel ein Beruhigungsmittel angeboten werden oder die Möglichkeit, daß ein Familienmitglied oder Freund mit in den Untersuchungsraum kommt, um Beistand zu leisten.

Wenn Sie nach Beendigung dieses Kapitels immer noch ein gewisses Unsicherheitsgefühl bei der Festlegung der richtigen Reihenfolge von radiologischen Untersuchungen bei einem bestimmten Krankheitsbild haben, so denken Sie daran, daß ein Gespräch mit dem Radiologen immer möglich ist und sich bei der Auswahl bildgebender Verfahren für Ihre Patienten stets als nützlich erweist.

Leber

Die Leber kann mit einer Vielzahl von Techniken untersucht werden. Dazu zählen Röntgenleeraufnahmen, Ultraschall, Szintigraphie, CT, MRT und die Angiographie. Auf **Leeraufnahmen** haben Sie den Leberschatten bereits gesehen. Die Feststellung einer Hepatomegalie anhand von Leeraufnahmen ist jedoch im allgemeinen nicht verläßlich, sie kann nur bei einer massiv vergrößerten Le-

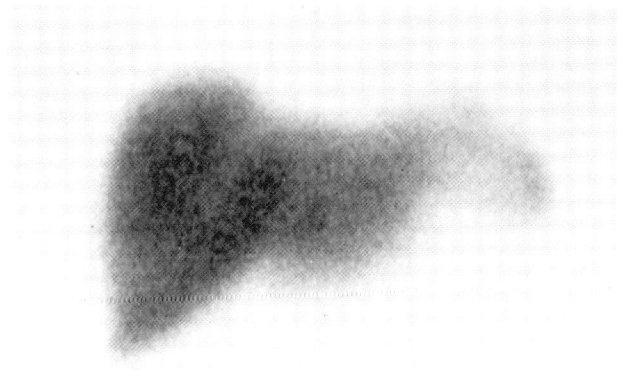

Abb. 14-1. Normales Leberszintigramm

ber sicher erfolgen. Anhand von Leeraufnahmen können Sie jedoch Leberverkalkungen und Luft im Gallenwegssystem oder in Abszessen erkennen. Dagegen zeigen Leeraufnahmen keine Weichteilveränderung wie Lebertumoren oder flüssigkeitsgefüllte Zysten.

Mit dem **Ultraschall** läßt sich bei Patienten mit Verschlußikterus leicht die Diagnose erweiterter Gallengänge stellen, ebenso lassen sich Zysten, Abszesse und Tumoren, die als fokale Bereiche verminderter oder erhöhter Echogenität imponieren, nachweisen. Die Detailerkennbarkeit ist in der Regel jedoch schlechter als bei

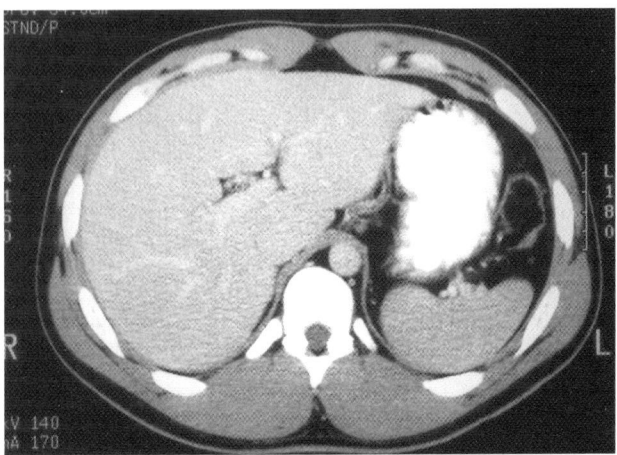

Abb. 14-2. Normale CT-Schicht der Leber. Die Äste der Vena portae und andere Gefäßstrukturen sind durch intravenöses Kontrastmittel erkennbar. Orales Kontrastmittel befindet sich im Magen.

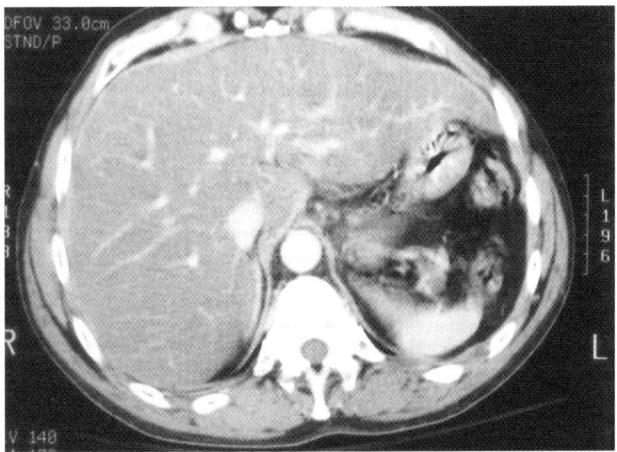

Abb. 14-3. CT-Schicht einer Fettleber bei einem Alkoholiker. Vergleichen Sie die Dichte dieser Leber mit der in Abb. 14-2. Die Fettleber ist weniger dicht (also dunkler) als die Muskulatur der neben den Rippen erkennbaren Brustwand. Die normale Leber ist dichter (also heller) als die Muskulatur der Brustwand. Beachten Sie auch, daß die Lebergefäße in der Fettleber einen sehr viel höheren Kontrast gegenüber dem weniger dichten Leberparenchym bilden.

der CT, und die Zuverlässigkeit der Diagnose hängt eindeutig von der Fähigkeit und Erfahrung des Untersuchers ab. Darüber hinaus sind einige anatomische Regionen der Leber mit dem Ultraschall sehr schwierig zu untersuchen.

Das **Leberszintigramm** wird nach intravenöser Injektion eines radioisotopenmarkierten Schwefelkolloids (in der Regel Technetium) durchgeführt. Die Kolloidpartikel werden von den retikuloendothelialen Zellen der Leber (Kupffer-Zellen) und der Milz phagozytiert und dann mit einer Gammakamera aufgenommen. In **Abb. 14-1** sehen Sie ein normales Leberszintigramm. Zysten, Abszesse und Tumoren, die das normale retikuloendotheliale System verdrängen, erscheinen im Leberszintigramm als helle Flecken *(cold spots)*, da sie Regionen verminderter oder fehlender Radioaktivitätsspeicherung entsprechen.

Derzeit ist die CT-Untersuchung mit intravenöser Kontrastmittelgabe die wichtigste Methode (neben der MR-Tomographie) zur Beurteilung der Leber. Mit ihr läßt sich ein breites Spektrum pathologischer Leberveränderungen mit großer Detailgenauigkeit nachweisen. So ist die CT heute das am häufigsten eingesetzte Verfahren bei Verdacht auf Lebermetastasen. Die MRT ist insbesondere hilfreich für die differentialdiagnostische Abgrenzung von häufig vorkommenden, gutartigen Leberhämangiomen einerseits und bösartigen primären Lebertumoren sowie Lebermetastasen andererseits. Im CT können kleine Hämangiome manchmal sehr schwierig von kleinen Metastasen zu unterscheiden sein. Die Leberangiographie wird heute fast nur noch bei solchen Patienten durchgeführt, bei denen eine genaue Kenntnis der Lebergefäßversorgung einschließlich des portalvenösen Systems für die Therapieplanung wichtig ist. Dies betrifft vor allem Patienten, bei denen eine Teilresektion der Leber geplant ist.

Lebermetastasen

Grund für eine Leberuntersuchung kann die Suche nach möglichen Metastasen bei einem Patienten mit kürzlich diagnostiziertem Primärtumor sein, für den der Metastasierungsweg in die Leber bekannt ist (die häufigsten Tumoren mit Lebermetastasen sind die der Lunge, der Brust, des Kolons, des Rektums, des Magens und des Pankreas). Ungefähr 30 % der Patienten mit Lebermetastasen haben zum Zeitpunkt ihrer Diagnose normale Leberserumwerte. Deshalb sollte auch bei normalen Laborwerten nicht von einer bildgebenden Untersuchung der Leber abgesehen werden. Darüber hinaus werden Sie sicherlich auch die Leber eines Patienten mit bekannten Metastasen bildgebend untersuchen lassen, um das Ansprechen auf eine Therapie zu kontrollieren.

Die durch intravasale Kontrastmittelgabe unterstützte CT ist derzeit die genaueste der gut verfügbaren Methoden zur Erkennung von Lebermetastasen. Große und kleine Läsionen können erkannt und ihre Lage anatomisch genau zugeordnet werden. Mit einer Untersuchung kann dabei die ganze Leber beurteilt werden. Natürlich kann man mit der CT auch das restliche Abdomen sehr gut untersuchen und dabei nicht nur eventuelle extrahepatische Metastasen, sondern möglicherweise auch den Primärtumor sehr gut erkennen.

Tumormetastasen weisen häufig eine geringere Dichte als das umgebende, kontrastverstärkte Leberparenchym auf (**Abb. 14-4** bis **14-6**). Sie sind weniger gut abgegrenzt als Leberzysten, und wenn Sie ihre CT-Dichte messen, so ist diese sehr viel höher als die von Zysten (Sie erinnern sich sicherlich, daß die Dichte von Zysten der des Wassers ähnlich ist). Darüber hinaus kann in der Regel mit der CT durch Beurteilung der Lokalisation und Größe einer singulären Metastase deren chirurgische Resezierbarkeit beurteilt werden.

Obwohl sich mit der Ultraschalluntersuchung größere Metastasen, die in gut schallbaren Abschnitten der Leber lokalisiert sind, leicht nachweisen lassen, ist sie nicht das Verfahren der Wahl, um die Zahl und das Volumen von Lebermetastasen zu bestimmen. Durch den Ultraschall werden allerdings gar nicht selten *unvermutet* Metastasen bei Patienten gefunden, bei denen die Untersuchung eigentlich aus einem anderen Grund durchgeführt wurde. In der Regel sind Metastasen echoreicher als das normale Leberparenchym (**Abb. 14-5**) und nicht echofrei wie Leberzysten. Kleine Metastasen, besonders solche mit weniger als 1 bis 2 cm Durchmesser, können bei der Ultraschalluntersuchung jedoch übersehen werden.

Die MR-Tomographie ist ein hervorragendes Verfahren, um Veränderungen der Weichteilstrukturen darzustellen, und so lassen sich auch Lebermetastasen mit der MRT sehr gut nachweisen (**Abb. 14-6**). Aufgrund der Möglichkeit, mit der MRT verschiedene Qualitäten von Weichteilgewebe zu differenzieren, lassen sich Lebermetastasen auch einfacher von anderen Herdbefunden differenzieren als mit der CT.

Abb. 14-5 A. Ultraschallbild von Lebermetastasen eines Kolonkarzinoms. Dieses Bild wurde in der sagittalen Ebene aufgenommen, der Kopf des Patienten wäre links, die Füße wären rechts. Das sehr echoreiche Zwerchfell ist als weiße, gekrümmte Struktur links unten zu erkennen. Die *Pfeile* weisen auf die Metastase, die sich als echoreiche Raumforderung darstellt.
B. Das CT-Bild desselben Patienten zeigt große Metastasen *(Pfeile)* mit niedrigerer Dichte als das normale Leberparenchym.

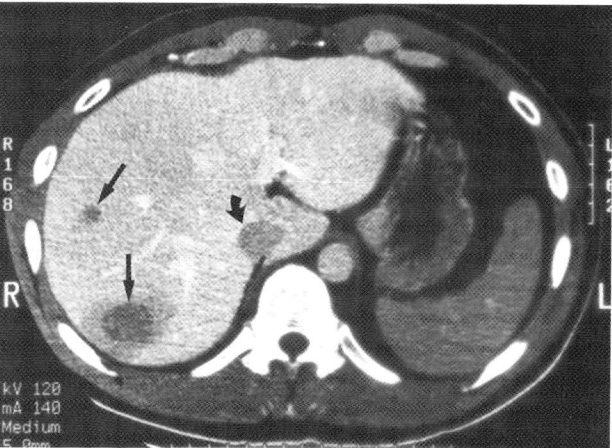

Abb. 14-4. CT-Schicht eines Patienten mit Lebermetastasen. Zwei Metastasen *(gerade Pfeile)* lassen sich durch ihre niedrigere Dichte gut vom kontrastverstärkten Leberparenchym abgrenzen. Die Vena cava inferior *(gebogener Pfeil)* ist noch nicht so stark kontrastiert wie die benachbarte Aorta.

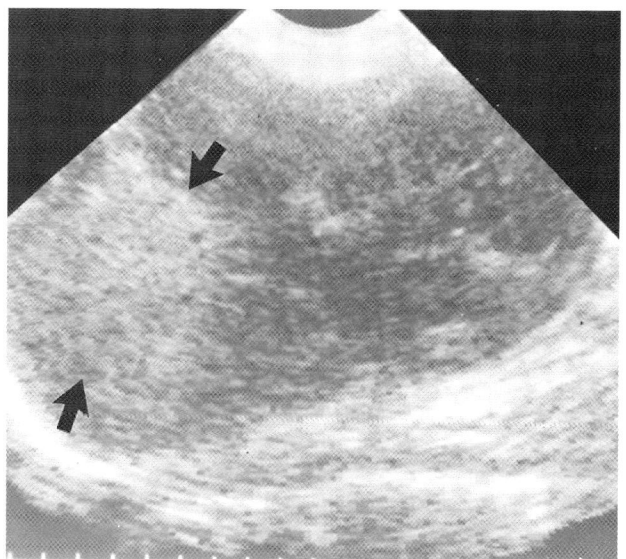

A

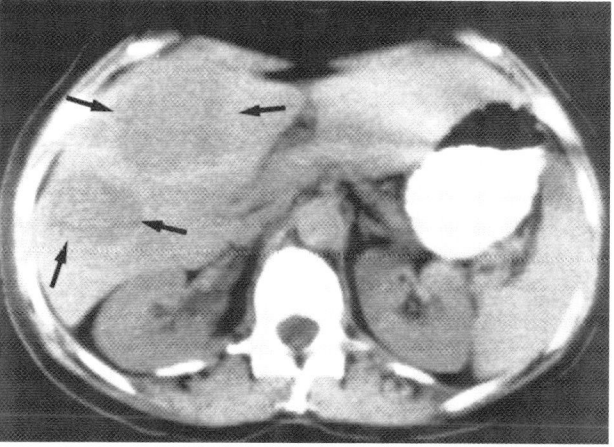

B

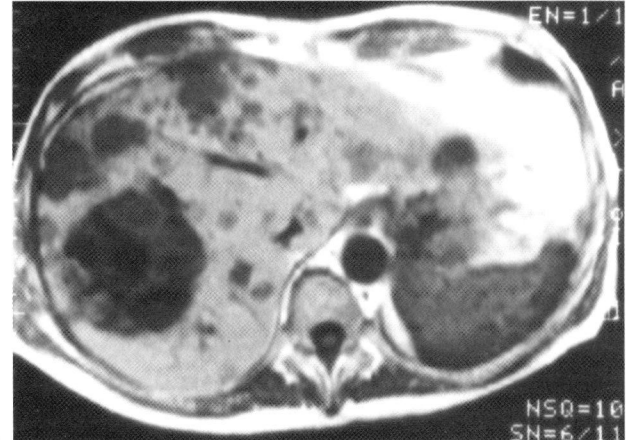

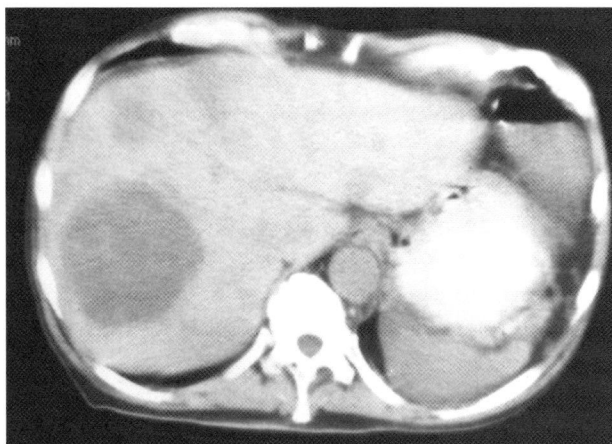

Abb. 14-6 A. Axiale MR-Schicht eines Patienten mit multiplen Lebermetastasen eines bösartigen Inselzelltumors des Pankreas. Auf diesem T1-gewichteten Bild haben die Metastasen eine niedrigere Signalintensität (sie erscheinen dunkler) als das normale Leberparenchym.
B. Das entsprechende CT-Bild desselben Patienten zum Vergleich.

Primäre Lebertumoren

Die primären Lebertumoren verursachen häufig Schmerzen im rechten oberen Quadranten des Abdomens. Eine Raumforderung oder eine Hepatomegalie können ab einer bestimmten Größe schon bei der körperlichen Untersuchung entdeckt werden; dabei können die leberspezifischen Laborwerte normal oder verändert sein. Gutartige Tumoren, wie etwa das Leberadenom und die fokale noduläre Hyperplasie, treten häufiger bei jungen Frauen und Frauen im mittleren Alter auf, die „die Pille" eingenommen haben oder bei denen eine Hormonsubstitutionstherapie durchgeführt wurde. Das hepatozelluläre Karzinom oder Hepatom kommt häufiger bei Patienten mit Leberzirrhose vor. Im Ultraschallbild stellen sich Primärtumoren der Leber als echogene Raumforderungen

dar, die sich sehr gut von Zysten unterscheiden. Im Leberszintigramm erscheinen die meisten als Speicherdefekte *(cold spots)*, mit Ausnahme der benignen fokalen nodulären Hyperplasie, die Radioisotopen-anreichernde Kupffer-Zellen enthält. Die CT mit intravasaler Kontrastmittelgabe ist die Methode der Wahl zur Darstellung von Lebertumoren. Die meisten erscheinen als solide Raumforderungen mit niedrigerer Dichte als das umgebende Leberparenchym. Hypervaskularisierte Tumoren können im kontrastmittelverstärkten CT jedoch eine erhöhte Dichte aufweisen. Lebertumoren lassen sich oft gut abgrenzen und weisen gelegentlich nekrotische Areale und Verkalkungen auf. Mit der CT können Lebertumoren sehr genau lokalisiert werden, und normalerweise ist es dadurch möglich zu entscheiden, ob sie reseziert werden können oder nicht. Präoperativ wird zur Abgrenzung der Arterien- und Venenhauptstämme der Leber zusätzlich noch eine Angiographie durchgeführt. Wenn Gefäßstrukturen wie die Vena portae oder die Vena cava inferior ummauert oder sogar infiltriert sind, ist eine Resektion in der Regel nicht möglich.

Abbildung 14-7 zeigt einen CT-Schnitt und das Leberangiogramm einer 36jährigen Frau mit einem gutartigen Adenom im linken Leberlappen. Das Adenom stellt sich in beiden Untersuchungen hypervaskularisiert dar. Vergleichen Sie das bizarre arterielle Gefäßbild innerhalb des Tumors mit den normalen Arterien im rechten Leberlappen. Dies ist das Bild einer **„Tumorvaskularisation".**

Abbildung 14-8 zeigt ein Leberszintigramm, eine CT-Schicht und ein Angiographiebild eines 58jährigen Patienten mit einem hepatozellulären Karzinom im linken Leberlappen. Beachten Sie das große, „kalte" Areal *(M)* zwischen dem rechten Leberlappen und der Milz im Szintigramm. Im CT stellen sich hepatozelluläre Karzinome *hypovaskulär* dar, die Raumforderung hat *niedrigere CT-Dichtewerte* im Vergleich zum umgebenden Leberparenchym. Und wie bereits aus dem CT-Erscheinungsbild zu folgern ist, stellt sich die Raumforderung auch in der Parenchymphase der Angiographie *hypovaskulär* dar. Vergleichen Sie die Gefäßdichte des Tumorareals mit der des normalen Parenchyms im rechten Leberlappen.

Die häufigste gutartige Neoplasie der Leber ist das kavernöse Hämangiom. Es wird in bis zu 7 % der Bevölkerung gefunden. In 10 % dieser Fälle liegen multiple Hämangiome vor. Die meisten sind kleiner als 5 cm und verursachen keinerlei Symptome, in der Regel werden sie zufällig gefunden. In Ultraschall und CT sind sie allerdings manchmal nicht eindeutig von primären Lebertumoren oder Metastasen zu differenzieren und verursachen daher differentialdiagnostische Probleme. So kann zum Beispiel bei einem Patienten, der zur Stadieneintei-

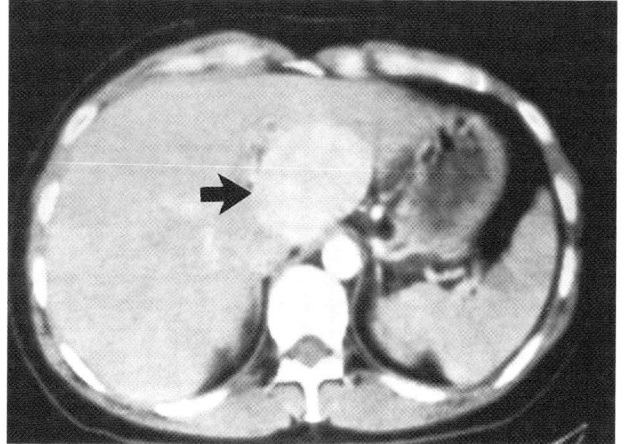

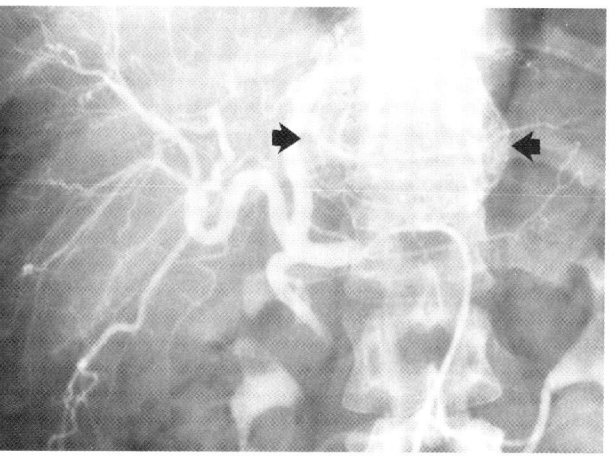

Abb. 14-7. Benignes Adenom der Leber bei einer 36jährigen Frau
A. Das nach i.v. Kontrastmittelapplikation durchgeführte CT zeigt eine hypervaskularisierte, rundliche Raumforderung im linken Leberlappen *(Pfeil)*.

B. Die Angiographie der Arteria hepatica bestätigt die hypervaskularisierte Raumforderung *(Pfeile)*, die Tumorgefäße aufweist.

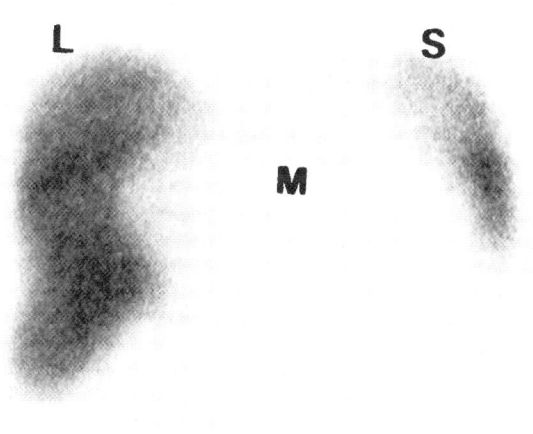

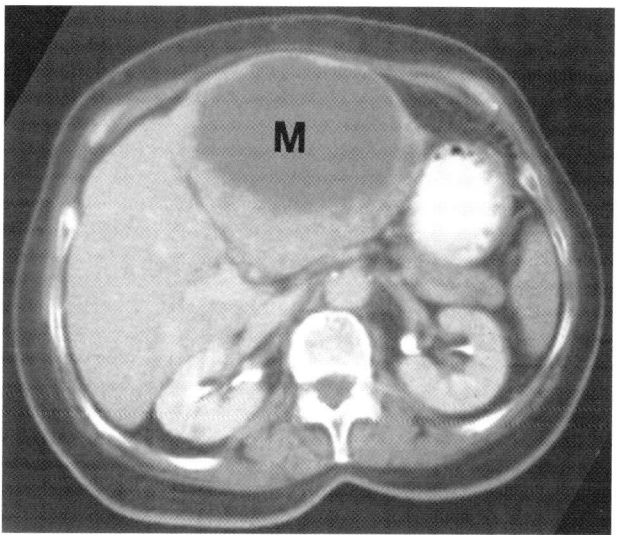

Abb. 14-8. Hepatom (hepatozelluläres Karzinom) des linken Leberlappens
A. Das Szintigramm zeigt einen großen Speicherdefekt *(M)* zwischen rechtem Leberlappen *(L)* und Milz *(S)*.
B. Im CT ist eine große Raumforderung *(M)* niedriger Dichte im linken Leberlappen zu erkennen.
C. Die Zöliakographie (Angiographie über den Truncus coeliacus) bestätigt die große hypovaskularisierte Raumforderung *(Pfeile)* im linken Leberlappen.

lung (Staging) eines Kolonkarzinoms untersucht wird, ein kleines kavernöses Hämangiom durchaus mit einer Lebermetastase verwechselt werden. Der korrekten Erkennung und Zuordnung eines kavernösen Leberhämangioms, insbesondere seiner differentialdiagnostischen Abgrenzung gegenüber einem bösartigen Leberherd, kommt also große Bedeutung zu. Glücklicherweise gibt es Verfahren, mit denen Leberhämangiome sehr treffsicher nachgewiesen und von andern Leberläsionen differenziert werden können. Das heute geeignetste Verfahren ist die MRT, in der Hämangiome ein charakteristisches Erscheinungsbild zeigen: Im T1-gewichteten Bild sind sie hypointens oder isointens im Vergleich zum Leberparenchym, im T2-Bild stellen sie sich sehr signalreich dar **(Abb. 14-9)**.

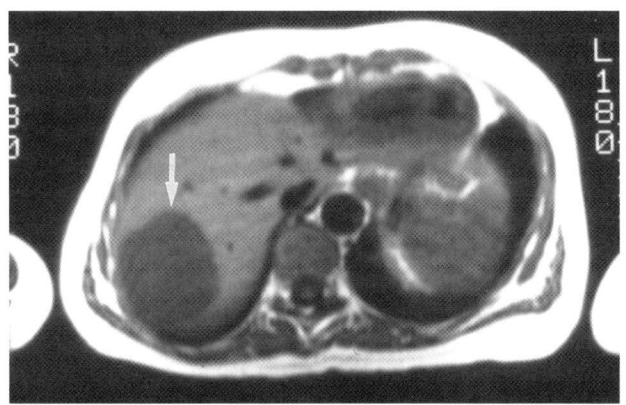

A

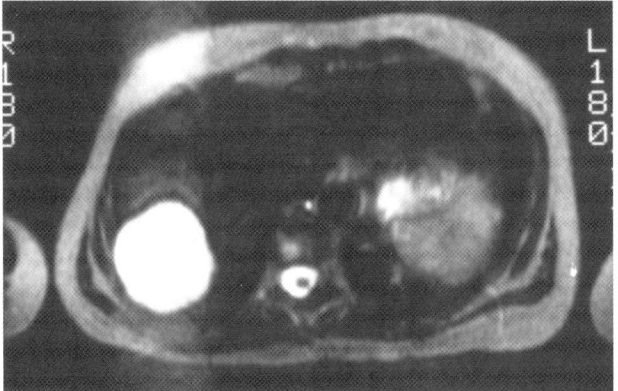

B

Abb. 14-9. MR-Schichten eines (gutartigen) kavernösen Hämangioms der Leber
A. Das T1-gewichtete Bild zeigt eine hypointense (signalarme) Raumforderung *(Pfeil)* im dorsalen Anteil des rechten Leberlappens, die sowohl einer Lebermetastase oder einem Hämangiom entsprechen kann.
B. Das T2-gewichtete Bild in gleicher Schichtebene zeigt, daß die Raumforderung stark hyperintens (sehr signalreich) zum Leberparenchym kontrastiert. Dieses Signalverhalten ist charakteristisch für ein Hämangiom.

Leberzysten und -abszesse

Zwei nicht tumoröse Raumforderungen der Leber, die durch Schnittbildverfahren einfach diagnostiziert werden können, sind Leberzysten und -abszesse. Beide können auch mit Schmerzen im rechten oberen Quadranten einhergehen und bei entsprechender Größe schon bei der körperlichen Untersuchung als Raumforderung oder Hepatomegalie auffallen. Patienten mit Abszessen, die häufig Fieber und eine Sepsis aufweisen, wirken meistens sehr viel kränker als Patienten mit Zysten.
Leberabszesse werden meistens durch *Escherichia coli, Staphylococcus aureus, Streptokokken* oder anaerobe Bakterien verursacht. Die Diagnose wird meist durch eine perkutane Aspiration gesichert, die der Radiologe unter CT- oder Ultraschallkontrolle durchführt.
Im Ultraschall stellt sich eine Leberzyste als scharf begrenzte, runde und echoarme Raumforderung mit sehr schmaler Wand dar und kontrastiert so zum echoreicheren Leberparenchym. Innerhalb einer Zyste können jedoch auch einmal Echos erkennbar sein. Als Ursache kommt eine Einblutung in die Zyste oder eine komplexe Zystenbildung, wie zum Beispiel bei der Echinokokkose, in Frage; man spricht dann von einer komplizierten Zyste. Ein Leberabszeß kann echoarm oder auch echoreich imponieren; dies ist abhängig von der Dichte und Konsistenz der Abszeßflüssigkeit. Seine Form kann mehr oder weniger rund sein; die Wand ist in der Regel dicker als die einer Zyste. Gar nicht selten kommen Abszesse multilokulär vor.
Das beste Untersuchungsverfahren in der Diagnostik von Leberzysten und -abszessen ist die CT. Beide erscheinen in der CT weniger dicht als das normale Leberparenchym. Leberzysten sehen ähnlich wie die Zysten in anderen Organen aus und weisen einen scharf begrenzten Rand und eine rundliche Form auf **(Abb. 14-10)**. Abszesse können ähnlich wie Zysten aussehen, sie können jedoch korrekter zugeordnet werden, wenn sich im CT innerhalb der Zyste auch eine Gasansammlung finden läßt **(Abb. 14-11)**, die durch gasbildende Mikroorganismen hervorgerufen wird. Darüber hinaus weisen Leberabszesse in der Regel nach intravenöser Kontrastmittelgabe einen deutlich hypervaskularisierten, ringartigen Randsaum auf. Leberabszesse können von der normalerweise runden Form auch abweichen.
Multiple Leberzysten werden auch beim polyzystischen Erkrankungsbild gefunden und kommen dann gemeinsam mit multiplen Nieren- und Pankreaszysten vor. Auf den ersten Blick können Leberzysten **(Abb.14-12)** Metastasen sehr ähnlich sehen; ihre Dichte ist jedoch deutlich geringer (also im Vergleich zum normalen Lebergewebe dunkler als Metastasen), da sie annähernd die Dichte von Wasser haben. Wenn bei der

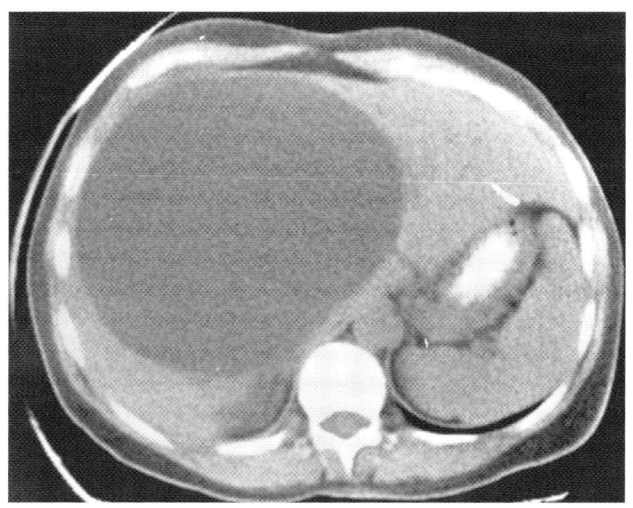

Abb. 14-10. Riesige, flüssigkeitsgefüllte Leberzyste

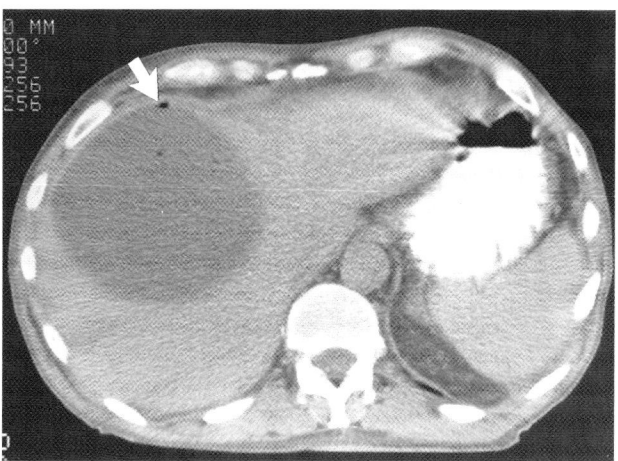

Abb. 14-11. Großer Abszeß im rechten Leberlappen. Der *Pfeil* zeigt auf eine punktförmige Gasansammlung, die durch abszeßbildende gramnegative Keime hervorgerufen wurde.

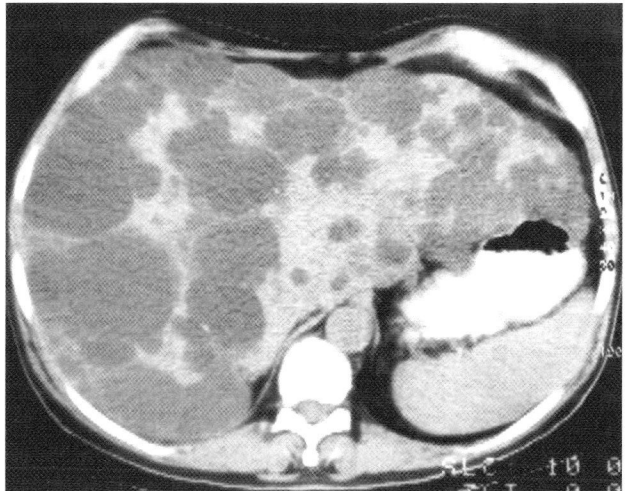

Abb. 14-12. Multiple Leberzysten bei einem Patienten mit polyzystischer Erkrankung

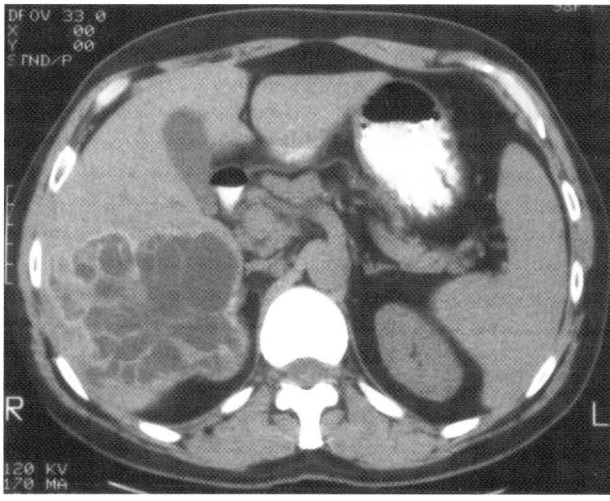

Abb. 14-13. Multilokuläre Echinokokkuszyste im dorsalen Anteil des rechten Leberlappens. Durch Kalkeinlagerungen in einigen Abschnitten der Zystenwand kommen die teilweise hellen Ränder zustande.

Bildbetrachtung Zweifel bestehen, können an der CT-Bedienkonsole die Dichtewerte innerhalb der Zyste gemessen werden, um den wäßrigen Inhalt nachzuweisen (Wasser hat eine Dichte von 0 Hounsfield-Einheiten [HE]). Multiple Leberzysten dürfen nicht mit multilokulären Zysten verwechselt werden, wie sie bei der Echinokokkose beobachtet werden **(Abb. 14-13)**. Das multilokuläre Erscheinungsbild entsteht durch das Auftreten von Tochterzysten innerhalb der primären Zysten.

Lebertrauma

Die Leber kann stumpf oder penetrierend verletzt werden. Ein stumpfes Lebertrauma kommt häufig bei Ver-
kehrsunfällen und Stürzen vor, penetrierende Leberverletzungen bei tiefen Stichwunden, Schußverletzungen
oder als hämorrhagische Komplikationen bei Leberbiop-
sien. Bei allen Patienten mit stumpfem oder penetrieren-
dem Bauchtrauma, bei dem die Leber oder andere Abdominalorgane betroffen sein können, ist die CT-Untersuchung nach Gabe von intravenösem und wäßrigem
oralem Kontrastmittel das geeignetste Untersuchungsverfahren. Die CT hat das diagnostische Vorgehen bei
Patienten mit Abdominaltrauma revolutioniert, denn sie
ist schnell, sehr aussagekräftig und in allen größeren Kliniken verfügbar. Mit ihr können *alle* Organe des Perito-
neal- und Retroperitonealraums in einem schnellen Un-
tersuchungsgang abgeklärt werden. Denken Sie aber immer daran, daß der Zustand von Traumapatienten für die
CT-Untersuchung ausreichend stabil sein muß (planen
Sie mindestens 30 Minuten ein: jeweils 10 Minuten für
den Hin- und Rücktransport und 10 Minuten für die Untersuchung einschließlich Lagerung und Vorbereitung).
*Ein instabiler Traumapatient sollte nicht zur Untersu-
chung in die radiologische Abteilung gebracht werden.*
Instabile Patienten mit einem Bauchtrauma können noch
im Schockraum mit einem fahrbaren Ultraschallgerät untersucht und so (oder mittels Peritoneallavage) ein Hämoperitoneum nachgewiesen werden. Wenn sich der Zustand des Patienten nach Flüssigkeitssubstitution stabili-
siert hat, kann die CT-Untersuchung durchgeführt
werden.

> Bei einem absolut kreislaufinstabilen, traumatisierten
> Patienten sollte keine unnötige Zeit für eine Diagno-
> stik in der Röntgenabteilung aufgewendet werden.

Beim Verdacht auf eine Leberverletzung ist die bildgebende Diagnostik indiziert, wenn der Patient kreislaufsta-
bilisiert werden kann und die Diagnose fraglich ist. Dann
ist in der Regel die CT die Untersuchung der Wahl. Mit
ihr kann man Leberverletzungen mit großer Verläßlichkeit erkennen und darüber hinaus das Vorliegen eines
Hämatoperitoneums überprüfen. Ein kleineres intrahepa-
tisches Hämatom, das bei intakter Leberkapsel nicht in
die Peritonealhöhle blutet, kann oft konservativ, also
ohne chirurgischen Eingriff, behandelt werden. Zur Beurteilung des Heilungsprozesses können dann CT-Ver-
laufsuntersuchungen durchgeführt werden.
Leberrupturen kommen meist einzeln und in linearer
Ausrichtung vor, sie können aber auch multipel und flä-
chig-fingerförmig oder sternförmig auftreten. Rupturen

können von normalen Einziehungen an der Leberoberfläche durch ihre irregulären und ausgefransten Ränder, ihre
Lokalisation (an Stellen, an denen normale Einkerbungen
der Leberoberfläche nicht zu finden sind) und durch ihre
blutäquivalente Dichte (30–45 HE) unterschieden werden. Normale Einziehungen der Leberoberfläche sind in

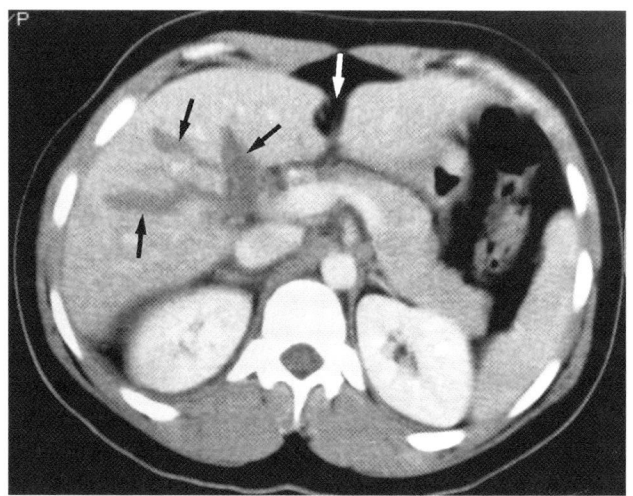

Abb. 14-14. Ventrale Leberruptur nach stumpfem Bauchtrauma.
Die *schwarzen Pfeile* zeigen auf drei irregulär begrenzte, einge-
blutete Leberrupturen (achten Sie auf die CT-Dichte innerhalb der
Rupturen). Der *weiße Pfeil* zeigt auf eine normale Einkerbung an
der Leberoberfläche für das Ligamentum teres hepatis, die Einkerbung ist mit Fettgewebe gefüllt (gleiche, sehr niedrige CT-Dichte
wie die anderen fetthaltigen Strukturen). In den tiefer gelegenen
CT-Schichten ergab sich kein Hinweis auf ein Hämoperitoneum
(freies Blut in der Peritonealhöhle), und der Patient erholte sich unter konservativer (nichtoperativer) Behandlung gut.

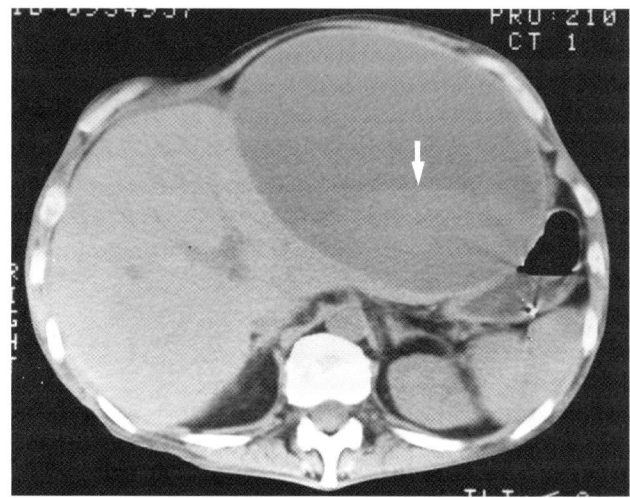

Abb. 14-15. Großes subkapsuläres Hämatom im linken Leberlappen. Beachten Sie die hügelartige Ansammlung der zellulären
Blutbestandteile am Boden des Hämatoms.

der Regel durch Fettgewebe aufgefüllt (**Abb. 14-14**). *Leberhämatome* sind einfach größere Blutansammlungen im Bereich von Leberrupturen. Ein *subkapsuläres Hämatom* (**Abb. 14-15**) tritt entweder als sichelförmige oder als ovaläre Raumforderung direkt unter der Leberkapsel in Erscheinung und pelottiert das normale Leberparenchym. Subkapsuläre Hämatome können im Gefolge eines stumpfen Traumas auftreten, häufiger entstehen sie jedoch als Folge einer Penetrationsverletzung einschließlich der Leberbiopsie.

Leberrupturen und Hämatome sind im CT nach Injektion intravenösen Kontrastmittels leichter zu erkennen, da das normale Leberparenchym Kontrastmittel aufnimmt (also heller wird), das Hämatom jedoch nicht.

Leberrupturen können in Kombination mit anderen Verletzungen auftreten. Bei einer starken Prellung der rechten Rumpfseite können neben einer Leberruptur Rippenfrakturen, ein rechtsseitiger Pneumothorax oder eine Lungenkontusion sowie eine Verletzung der rechten Niere vorkommen. Bei einer starken Prellung ventral im Bereich der Mittellinie (im Epigastrium) – etwa durch das Lenkrad bei einem Autounfall – treten bevorzugt Ster-numfrakturen, Verletzungen des Herzens oder Perikards, Darmrupturen oder eine Ruptur des Pankreas auf (**Abb. 14-16**). Gelegentlich kann es bei einer rechtsseitigen Verletzung des Körperstamms auch zu einer Ruptur der rechten Zwerchfellhälfte mit Hernierung von Anteilen der Leber in den rechten Hemithorax kommen (**Abb. 14-17**).

Bei der Befundung von CT-Untersuchungen von Patienten mit Bauchtrauma mißt der Radiologe die CT-Dichtewerte von allen Veränderungen, die er sieht. Es wird nicht nur die Dichte des Materials innerhalb einer Leberruptur zum sicheren Nachweis von Blut gemessen, sondern immer auch die Dichtewerte jeder erkennbaren freien intraperitonealen Flüssigkeit. Dies ist sehr wichtig, denn nicht jede Flüssigkeit in der Peritonealhöhle von Traumapatienten ist Blut. Flüssigkeit mit Dichtewerten von 30 bis 45 HE oder darüber entspricht tatsächlich Blut, aber Flüssigkeit mit wasserähnlichen Dichtewerten (0–10 HE) entspricht eher Urin (z.B. durch eine Blasenruptur), Galle (bei Gallenblasen- oder Gallengangsruptur) oder Darminhalt (Darmruptur).

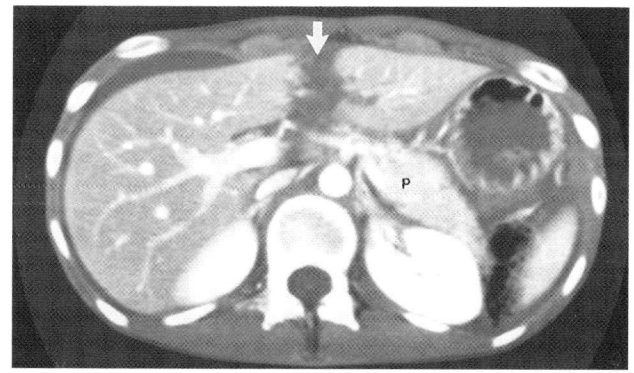

A

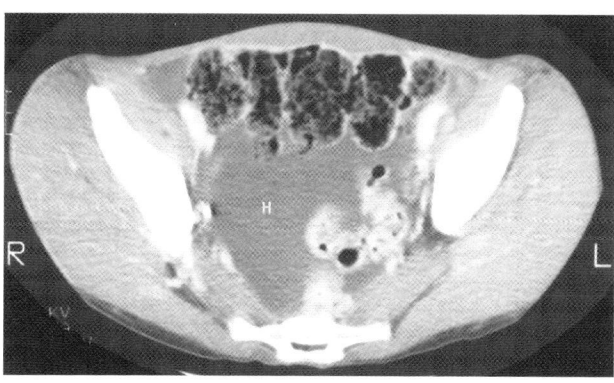

C

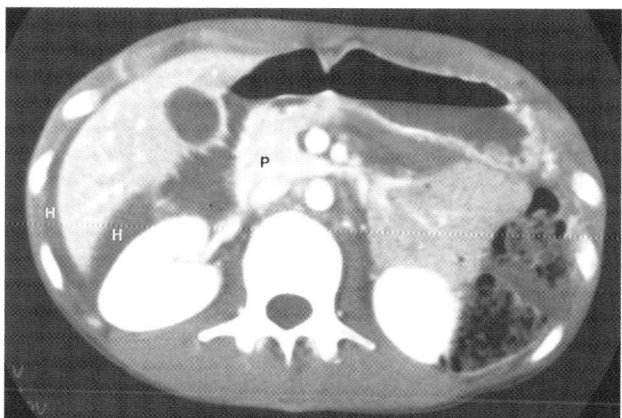

B

Abb. 14-16. CT-Schichten eines Patienten mit vertikaler Ruptur des linken Leberlappens und Pankreasruptur. Der Patient war bei einem Autounfall nicht angeschnallt und mit dem Oberbauch gegen das Lenkrad geprallt. Leber und Pankreas wurden von ventral durch das Lenkrad und von dorsal durch die Wirbelsäule komprimiert und rupturierten.

A. Die CT-Schicht durch die Leber zeigt eine blutgefüllte Leberruptur *(Pfeil)*. Körper und Schwanz des Pankreas *(P)* sind vom Pankreaskopf (siehe **B**) separiert.

B. Um die Leber besteht ein Hämoperitoneum *(H)*. Der Pankreaskopf *(P)* ist vom Rest des Pankreas abgetrennt.

C. Ein deutliches Hämoperitoneum *(H)* besteht auch im Becken; das Blut umgibt die Darmschlingen.

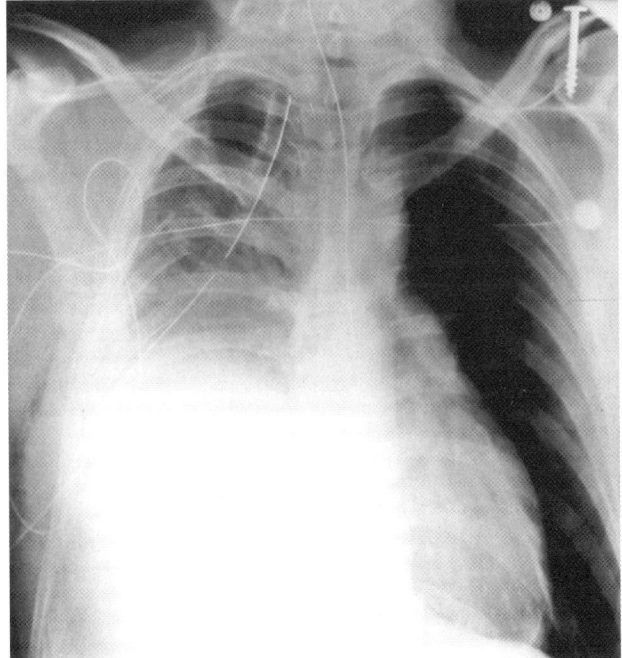

A

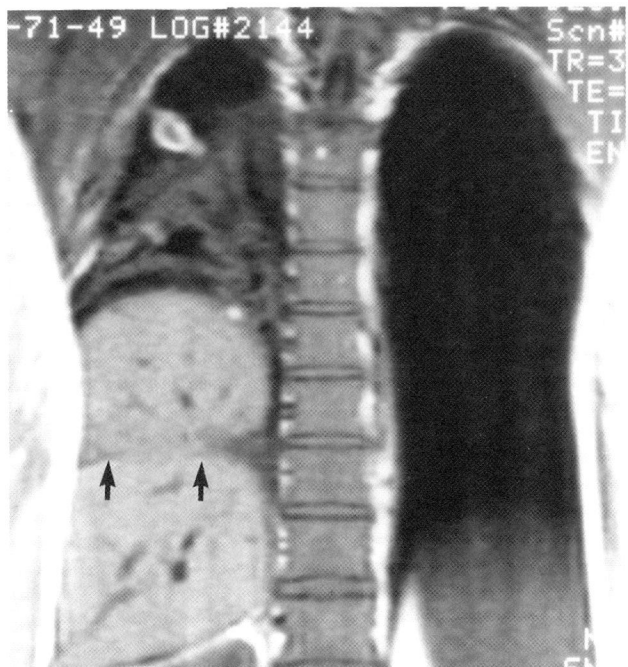

B

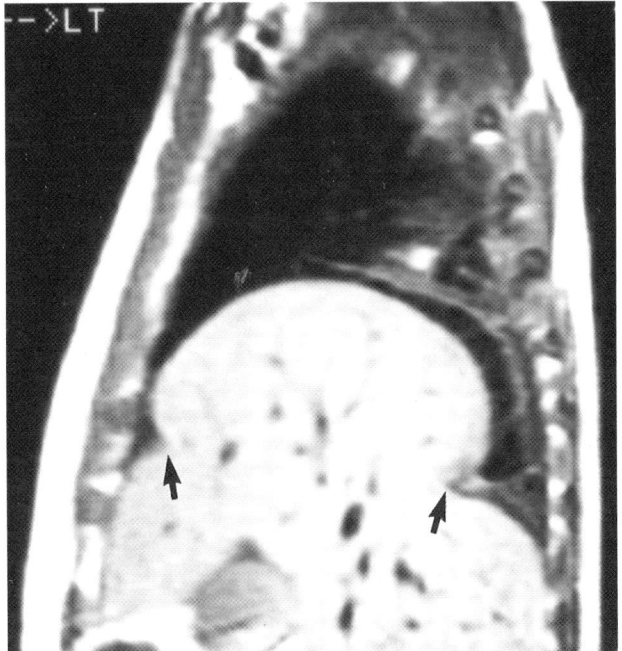

C

Abb. 14-17. Ruptur der rechten Zwerchfellhälfte mit Herniation von Anteilen der Leber in den unteren rechten Hemithorax. Ursache war ein Unfall auf dem Bau.
A. Die Thorax-Bettaufnahme zeigt multiple Rippenfrakturen und eine vermeintlich hochstehende rechte Zwerchfellhälfte; vergleichen Sie diese mit der normalen Höhe der linken Zwerchfellhälfte.
B. Die koronare MRT-Schicht zeigt die Herniation von Lebergewebe durch einen großen Zwerchfelldefekt (die *Pfeile* zeigen auf die traumatisch entstandene Lücke im Zwerchfell).
C. Auch in der sagittalen MRT-Schicht ist die Herniierung von Anteilen der Leber durch den großen Zwerchfelldefekt *(Pfeile)* zu erkennen.

Leberzirrhose, Splenomegalie und Aszites

Diffuse Leberparenchymerkrankungen, wie zum Beispiel die akute Hepatitis, führen oft nur zu minimalen Veränderungen in den Schnittbildverfahren. Es ist möglich, daß der Radiologe bei einer Hepatitis im Ultraschall nur ein diffus vermehrtes Echomuster und im CT nur eine Vergrößerung und Dichteminderung der Leber findet. Bei nur wenigen Hepatitispatienten läßt sich begleitend eine Verdickung der Gallenblasenwand mit den Schnitt-bildverfahren nachweisen. Zuverlässig kann eine Hepatitis jedoch nur durch Anamnese, körperliche Untersuchung und insbesondere Laborbefunde und Leberbiopsie diagnostiziert werden.

Die im Rahmen einer Hepatitis entstandene Zirrhose und die alkoholische Leberzirrhose können durch bildgebende Verfahren dann nachgewiesen werden, wenn sich Lebergröße, Außenkontur und Organdichte verändern. Die Veränderungen reichen von einer Fettinfiltration des Leberparenchyms (Fettleber) bis zu einer fortgeschrittenen

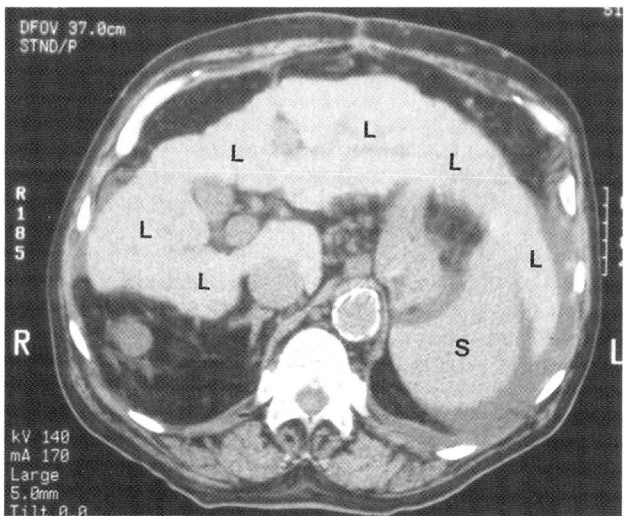

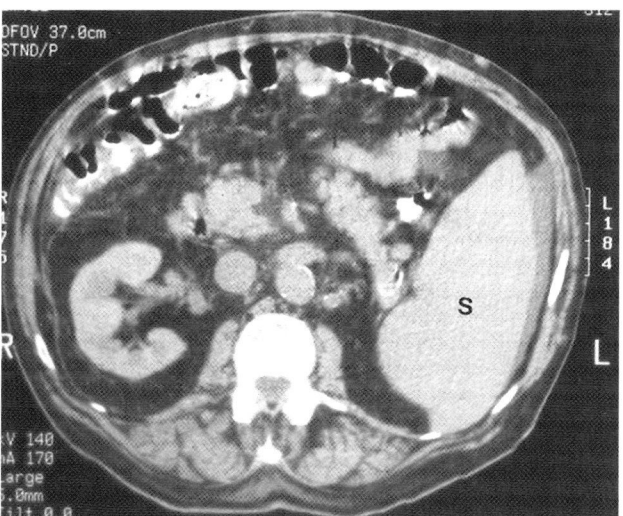

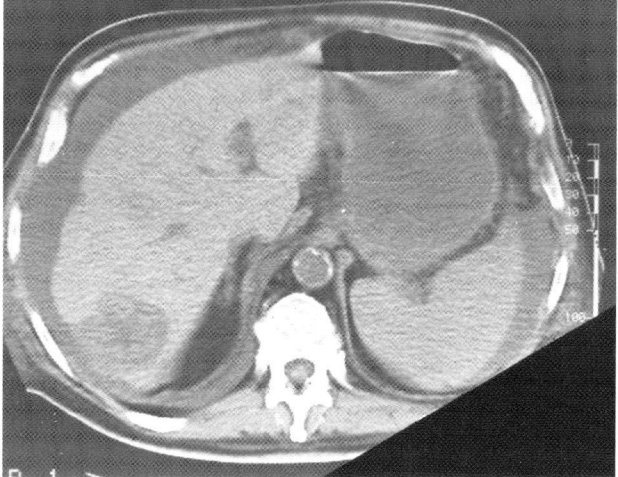

Abb. 14-19. Maligner Aszites bei metastasierendem Kolonkarzinom. Es sind mehrere Lebermetastasen sichtbar.

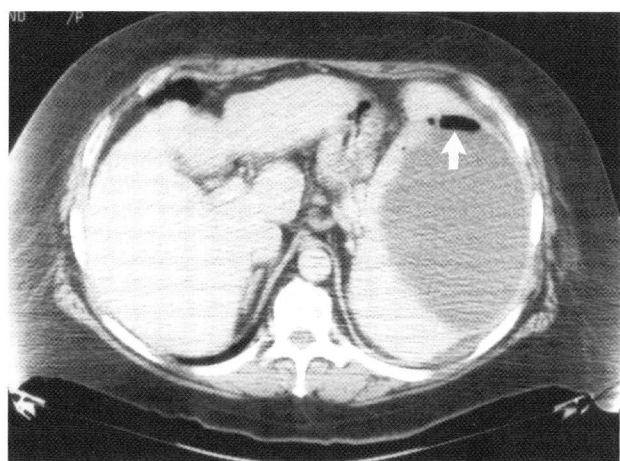

Abb. 14-18. Die CT-Schichten zeigen eine zirrhotische Leber, eine Splenomegalie und Aszites bei einem Alkoholiker.
A. Die Schicht durch die zirrhotische Leber *(L)* zeigt das Organ verkleinert und narbig-knotig umgebaut. Der linke Leberlappen reicht weit nach lateral, bis vor die Milz. Um die Milz *(S)* ist eine kleine Menge Aszites zu sehen.
B. Eine etwas tiefer liegende CT-Schicht zeigt den vollen Querschnitt der vergrößerten Milz *(S)*, die nach kaudal bis in den Mittelbauch reicht.

Abb. 14-20. CT-Bild eines Milzabszesses. Der *Pfeil* weist auf eine kleine Gasansammlung im Abszeß.

Fibrose; sie werden am besten mit der CT dargestellt. Normalerweise hat die Leber geringfügig höhere Dichtewerte als die Milz. Dieses Verhältnis kehrt sich bei einer Fettgewebsinfiltration, die diffus oder fokal vorkommen kann, um. Sie haben in Abb. 14-3 bereits das Beispiel einer Fettleber gesehen, und Sie sollten noch einmal dahin zurückblättern. Achten Sie darauf, wie gut die Blutgefäße der Leber gegenüber dem fettig umgebauten und entsprechend dichtegeminderten Leberparenchym kontrastieren. Später, im Stadium der fortgeschrittenen Zir-

rhose, erscheint die Leber dann kleiner und aufgrund des fibrotischen Umbaus, der segmentalen Atrophie und der sich bildenden Regeneratknoten unregelmäßig begrenzt. Darüber hinaus können im CT eine Splenomegalie (natürlich durch die portale Hypertension bedingt) und ein Aszites nachweisbar sein. Schauen Sie sich die große Milz, die kleine und narbig-knotig umgebaute Leber und die freie peritoneale Flüssigkeit (Aszites) in **Abb. 14-18** an.
Der Patient in **Abb. 14-19** hat ebenfalls einen Aszites (in diesem Fall ist es ein maligner Aszites bei metastasierendem Kolonkarzinom), jedoch ist die Milz nicht vergrößert. Ist Ihnen die Lebermetastase aufgefallen?
Eine Splenomegalie kann häufig bereits bei der körperlichen Untersuchung festgestellt werden. Wenn die Diagnose fraglich ist, kann die Milzgröße aus Abdomen-

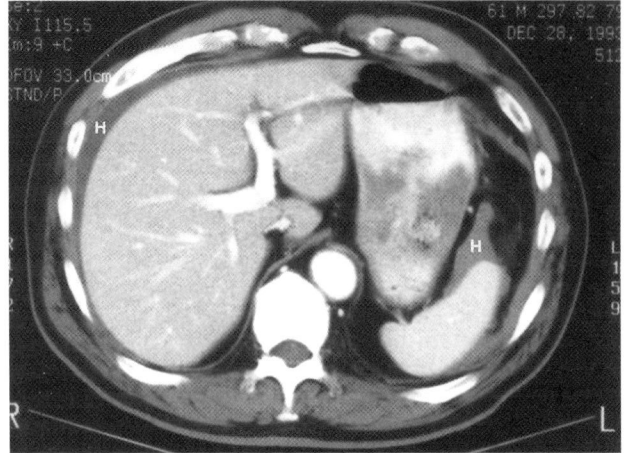

A

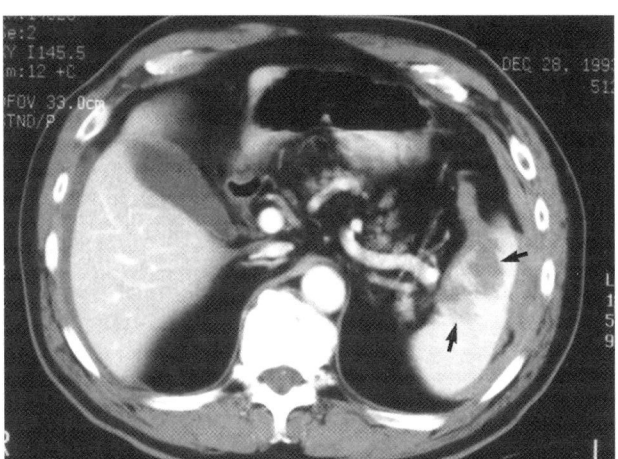

B

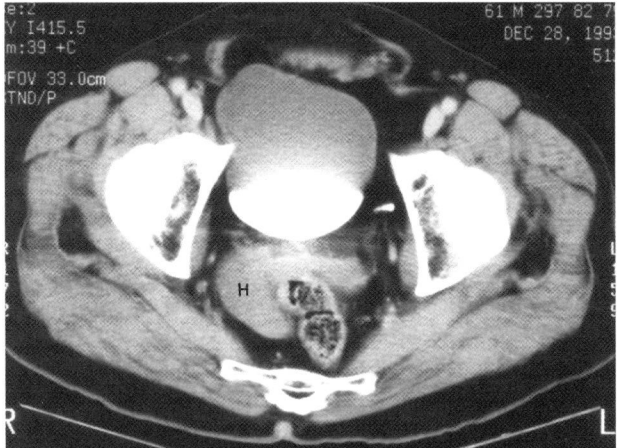

C

Abb. 14-21. Milzruptur und Hämoperitoneum bei einem 61jährigen Mann, der bei einem Autounfall verletzt wurde.
A. Die CT-Schicht durch die Leber und den oberen Anteil der Milz zeigt, daß das Hämoperitoneum *(H)* um die Milz dichter ist als das Hämoperitoneum *(H)* um die Leber. Auf dieser Schicht ist keine Milzverletzung erkennbar.
B. Das Blut in der Milzruptur *(Pfeile)* ist weniger dicht als das kontrastverstärkte Milzparenchym.
C. Auch im Becken finden sich Zeichen des Hämoperitoneums *(H)*, das freie intraperitoneale Blut liegt zwischen der kontrastmittelgefüllten Blase und dem stuhlgefüllten Rektum.

übersichtsaufnahmen geschätzt oder besser anhand von CT-Bildern bestimmt werden. In vorangegangenen Kapiteln haben Sie schon bei verschiedenen Patienten den Befund einer Splenomegalie im Röntgenbild gesehen. Mit der CT läßt sich zusätzlich zur Sicherung der Diagnose einer vergrößerten Milz häufig auch die zugrundeliegende Ursache ableiten; in Betracht kommen neben der portalen Hypertension zum Beispiel ein Tumor der Milz, ein Abszeß, eine Zyste oder andere pathologische Prozesse. Der Nachweis von Gas in **Abb. 14-20** bestätigte die klinisch vermutete Diagnose eines Milzabszesses. Die Symptome des Patienten waren Fieber, Schüttelfrost und Schmerzen im oberen linken Quadranten.

Milztrauma

Die Milz ist das beim stumpfen Bauchtrauma am häufigsten verletzte Organ. Milzverletzungen werden häufig nach Autounfällen, Stürzen und Tätlichkeiten beobachtet, insbesondere wenn Frakturen der linken unteren Rippen vorliegen. Mit der CT können alle Arten von Milzverletzungen schnell und sicher diagnostiziert werden, also Einrisse, komplette Risse und subkapsuläre Hämatome. Natürlich läßt sich mit der CT auch beurteilen, ob ein Hämoperitoneum vorliegt. Allerdings hängt die Entscheidung, ob bei einer Milzverletzung operiert oder konservativ behandelt wird, mehr vom klinischen Verlauf und dem Alter des Patienten ab als vom CT-Befund. Bei Kindern und jungen Erwachsenen ist der Verlauf unter konservativer Therapie sogar bei ausgeprägten Milzverletzungen in aller Regel gut, während bei älteren Patienten, insbesondere über 55jährigen, selbst bei geringeren Parenchymrissen eine Operation für notwendig erachtet wird. Heutzutage wird der immunologischen Rolle der Milz wieder größere Bedeutung zugemessen, so daß eine Splenektomie nach Möglichkeit vermieden wird. Die CT wird dann zur Verlaufsbeurteilung bei konservativ behandelten Patienten und bei solchen, bei denen milzerhaltend operiert wurde, eingesetzt. Auch mit dem Ultraschall können eine Milzverletzung und ein Hämoperitoneum nachgewiesen werden, jedoch mit geringerer Zuverlässigkeit als mit der CT. Dennoch sollten Sie bei jedem instabilen Patienten mit Verdacht auf Milztrauma zunächst die Untersuchung mit einem mobilen Ultraschallgerät vorziehen.

Milzparenchymrupturen stellen sich, ähnlich wie Leberparenchymrupturen, als bluthaltige Areale im kontrastverstärkten Milzparenchym dar **(Abb. 14-21)**. Ist die Milzkapsel gerissen, kann um die Milz oder in anderen Abschnitten der Peritonealhöhle ein Hämoperitoneum nachgewiesen werden. Achten Sie vor allen Dingen auch darauf, daß das direkt um die Milz gelegene Blut in Abb.

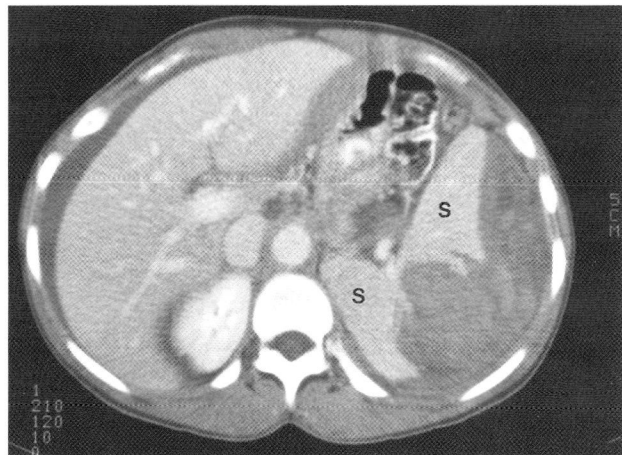

Abb. 14-22. CT-Schicht einer ausgeprägten Milzruptur. Eine ausgeprägte Rißbildung teilt die Milz *(S)* in zwei Hälften. Es finden sich Blutkoagel unterschiedlicher CT-Dichte in der Region des Risses und lateral um die Milz. Das weiter entfernte intraperitoneale Blut um die Leber ist weniger dicht als die ausgeprägten Blutkoagel in der und um die Milz.

14-21 A dichter ist als das weiter entfernt lokalisierte intraperitoneale Blut. Die Ursache hierfür ist, daß die Milz von dichten Blutkoageln umgeben ist, während sich dünnere Blutanteile leichter den Weg in entferntere Abschnitte der Peritonealhöhle bahnen. Dieses wichtige Zeichen **(Abb. 14-22)** hilft dem Radiologen, bei Patienten mit Abdominaltrauma die Stelle der Blutung einfacher zu finden. Die dichtesten Blutbestandteile innerhalb der Peritonealhöhle sind in der Regel der Blutungsstelle am nächsten.

Gallenwege

Cholelithiasis und Cholezystitis

Der Ultraschall ist das bildgebende Verfahren der Wahl zur Abklärung von Gallenblasenerkrankungen. Er hat eine sehr große diagnostische Aussagekraft, ist für den Patienten angenehm und nicht belastend, relativ kostengünstig, und er verursacht keine Strahlenexposition. Er ist mit einer Treffsicherheit von 95 % die beste Methode zum Nachweis einer Cholezystolithiasis.

Im Ultraschallbild stellen sich Gallenblasensteine als rundliche, echoreiche Herde dar, hinter denen sich typische *Schallschatten* finden (**Abb. 14-23** und **14-24**). Die Schallwellen, die auf die Steine treffen, werden reflektiert, während die nicht auf Steine treffenden Schallwellen die Gallenblase ungestört passieren. Wenn der Patient seine Lage ändert, kann man im Ultraschallbild sehen, wie sich die Steine und damit auch ihre Schallschatten

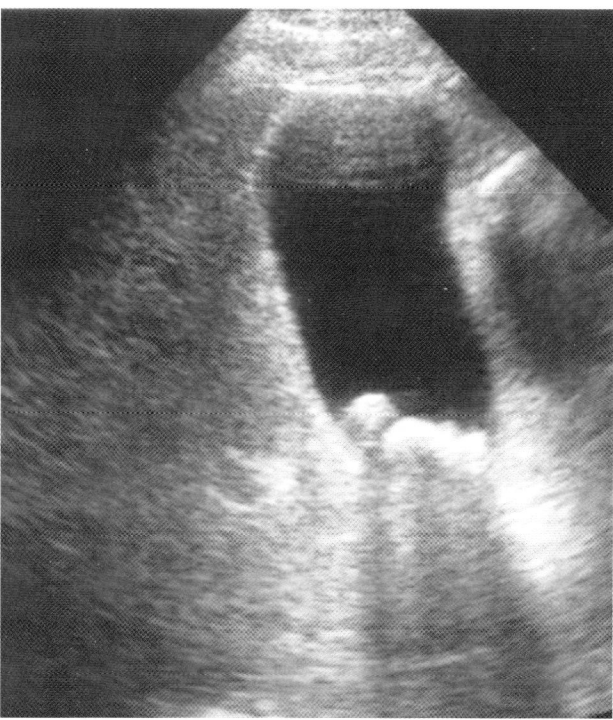

Abb. 14-23. Das Ultraschallbild der Gallenblase zeigt mehrere echoreiche Gallenblasensteine und die direkt dahinter beginnenden Schallschatten.

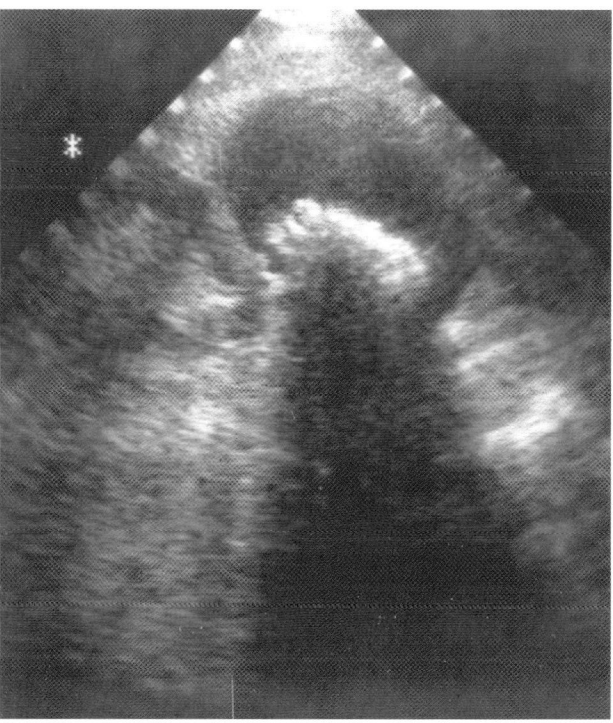

Abb. 14-24. Ultraschallbild der Gallenblase eines Patienten mit noch mehr Gallensteinen als bei dem Patienten in Abb. 14-23

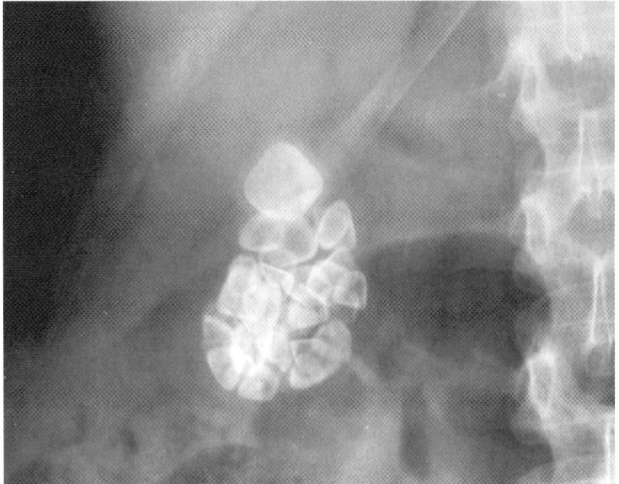

Abb. 14-25. Ausschnitt aus einer Nativaufnahme des Abdomens. Zahlreiche verkalkte Gallenblasensteine mit typischen Facettenbildungen.

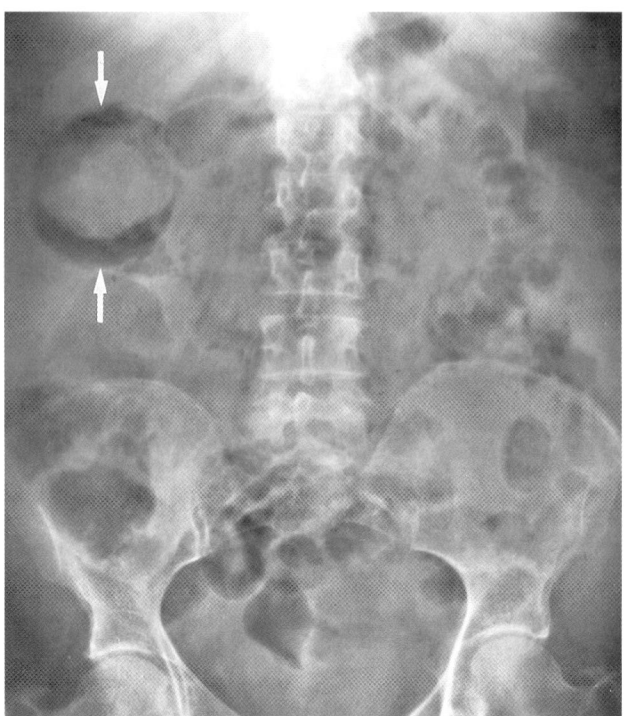

Abb. 14-26. Die Abdomenübersichtsaufnahme bei einem Patienten mit schwerer Cholezystitis zeigt eine zirkuläre Gasbildung in der Gallenblasenwand *(Pfeile)*.

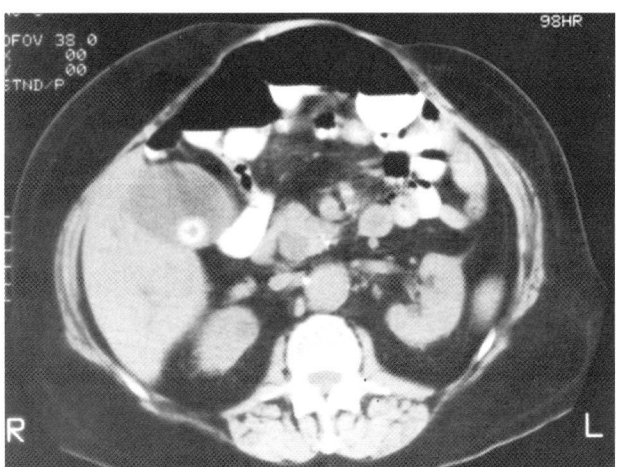

Abb. 14-27. In dieser CT-Schicht ist ein einzelner, verkalkter Stein in der Gallenblase zu erkennen.

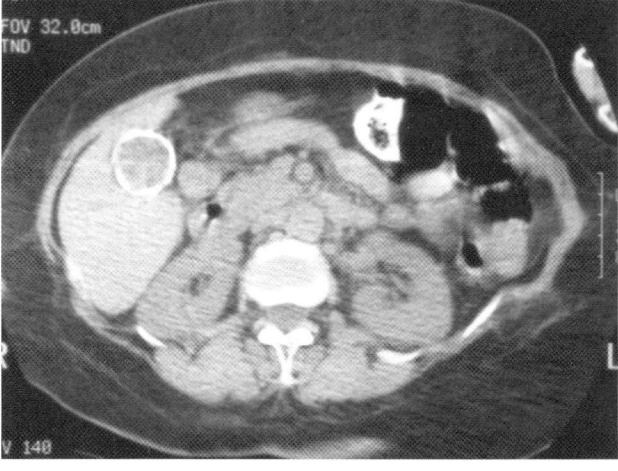

Abb. 14-28. Diese CT-Schicht zeigt eine Porzellangallenblase mit dystropher Verkalkung der Gallenblasenwand bei einem Patienten mit chronischer Cholezystitis.

bewegen. Bei adipösen Patienten und solchen mit viel Darmgas (das die Ausbreitung der Schallwellen stört) kann die Bildqualität der Ultraschalluntersuchung deutlich eingeschränkt sein.

Ungefähr 10 % der Gallenblasensteine sind röntgendicht und können bereits auf der normalen Abdomenübersichtsaufnahme erkannt werden **(Abb. 14-25)**. Auf dem Röntgenbild lassen sich auch Verkalkungen der Gallenblasen-

wand sowie Gas in Gallenblasenwand oder -lumen nachweisen. Der Befund von Gas in der Gallenblase weist auf eine *emphysematöse Cholezystitis* **(Abb. 14-26)** hin, eine Form der akuten Cholezystitis. Ursache ist eine Infektion der Gallenblase mit gasbildenden Bakterien, in der Regel *E. coli* oder *Clostridium perfringens*. Mit der CT können verkalkte Gallenblasensteine **(Abb. 14-27)**, Verkalkungen der Gallenblasenwand **(Abb. 14-28)** und eine emphyse-

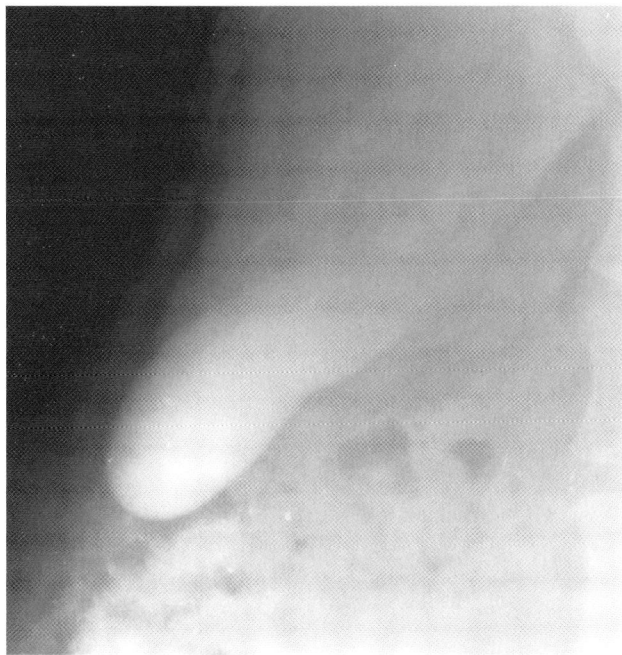

Abb. 14-29. Normale orale Cholezystographie

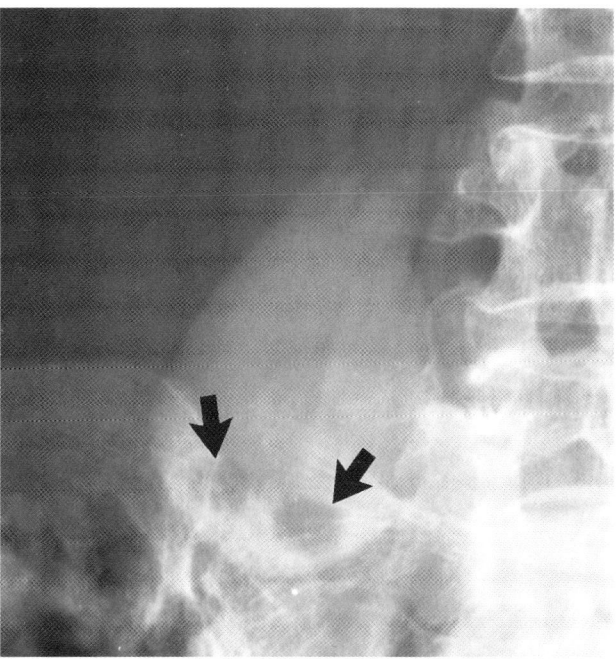

Abb. 14-30. Pathologische orale Cholezystographie bei einem Patienten mit zwei nicht verkalkten Steinen *(Pfeile)*

matöse Cholezystitis noch sensibler nachgewiesen werden. Verkalkungen der Gallenblasenwand, auch *Porzellangallenblase* genannt, sind eine Manifestationsform der chronischen Cholezystitis und Folge einer Abflußbehinderung und chronischen Entzündung der Gallenblase.

Eine andere Art der Gallenblasenuntersuchung, die vor Einführung der Ultraschalluntersuchung sehr häufig, aber heute nur noch sehr selten gebraucht wird, ist die orale Cholezystographie **(Abb. 14-29)**. Bei dieser Untersuchung, bei der der Patient am Abend vor der Untersuchung Kontrastmittel oral einnimmt, wird das Kontrastmittel in der Gallenblase angereichert. Steine zeigen sich auf den am nächsten Tag angefertigten Röntgenaufnahmen als Füllungsdefekte im Kontrastmittel **(Abb. 14-30 und 14-31)**. Bei dieser Untersuchung werden mindestens 10 % der Steine nicht erfaßt, und sie kann nur bei solchen Patienten durchgeführt werden, bei denen das gallengängige Kontrastmittel auch in der Gallenblase angereichert wird; dies erfordert einen Bilirubinspiegel unter 2 mg/100 ml. Darüber hinaus kann eine Reihe weiterer Ursachen die Kontrastierung der Gallenblase stören.

Sie hatten bisher bereits die Gelegenheit, die Gallenblase auf vielen CT-Bildern zu sehen, und Sie fragen sich vielleicht, warum die CT nicht regelmäßig zur Diagnostik von Gallenblasensteinen eingesetzt wird. Der Grund dafür ist, daß manche Gallenblasensteine *isodens* zu der umgebenden Gallenflüssigkeit sind (also die gleiche CT-Dichte haben) und daher im CT-Bild *nicht sichtbar* wer-

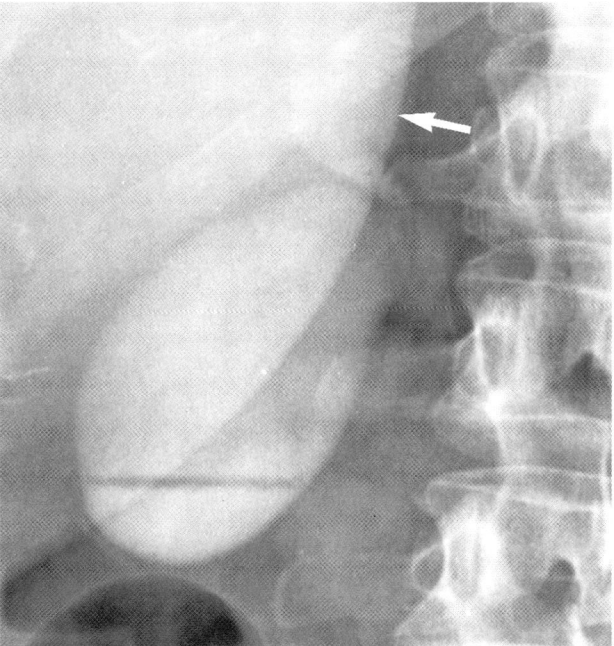

Abb. 14-31. Diese im Stehen angefertigte, durchleuchtungsgezielte Aufnahme im Rahmen einer oralen Cholezystographie zeigt eine ganze Reihe nicht verkalkter Gallenblasensteine, die eine ähnliche Dichte wie die Galle aufweisen. Der *Pfeil* zeigt auf den rechten Brustschatten. Da bei Aufnahmen im Liegen Steine auch einmal übersehen werden können, werden bei der oralen Cholezystographie immer Aufnahmen im Stehen durchgeführt.

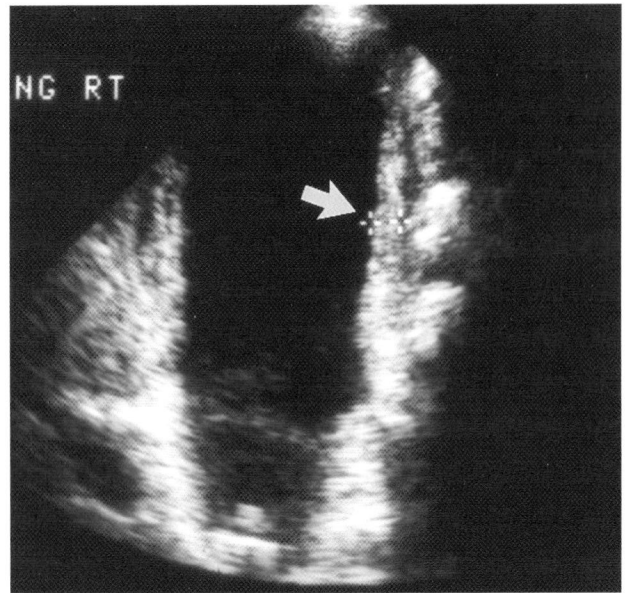

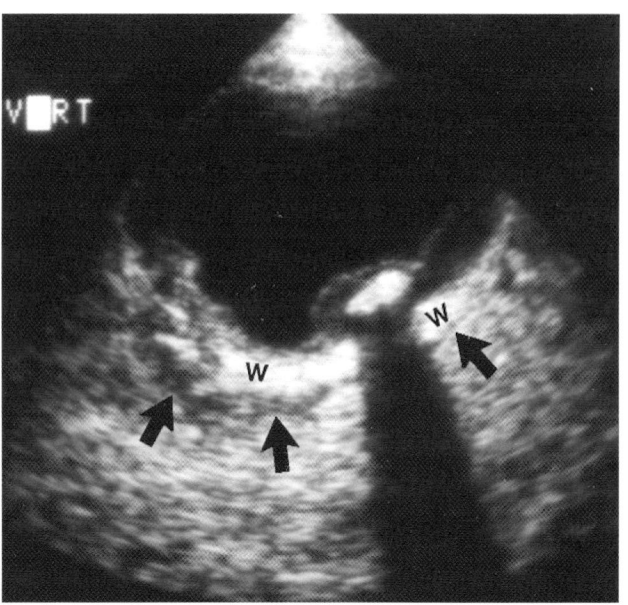

Abb. 14-32. Zwei Ultraschallbilder eines Patienten mit akuter Cholezystitis

A. In dem Längsschnittbild sind die Cursor erkennbar, die zur Bestimmung der Gallenblasenwanddicke benötigt werden. In diesem Fall ist die Wand auf 6 mm verdickt; normalerweise sollte sie nicht mehr als 3 mm Durchmesser aufweisen.

B. Im Querschnittsbild ist ein Gallenblasenstein mit typischem Schallschatten und ein sehr echoarmer Flüssigkeitssaum *(Pfeile)* direkt um die verdickte Gallenblasenwand *(W)* erkennbar.

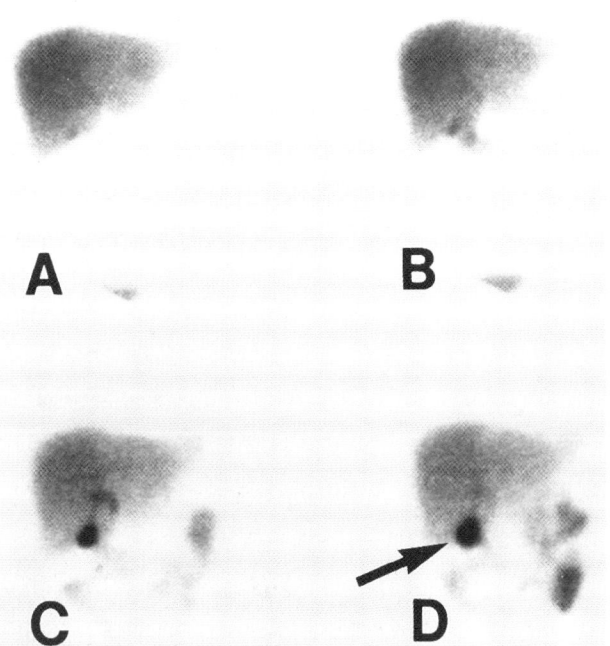

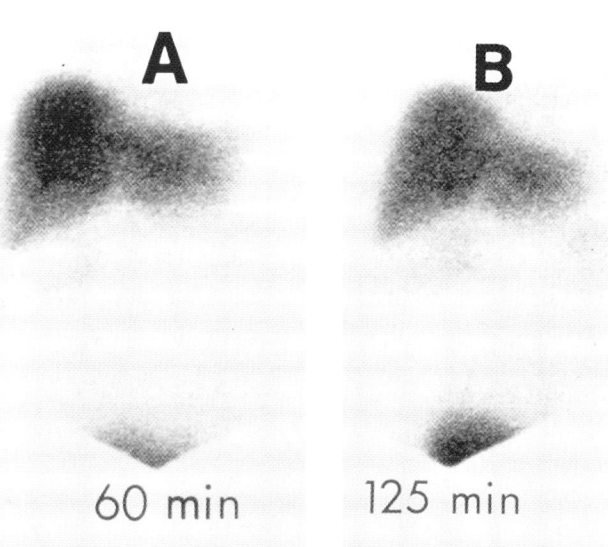

Abb. 14-33. Normales HIDA-Szintigramm. Anfänglich zeigt sich das Isotop nur im Leberparenchym (**A**), dann im Gallengangssystem (**B** und **C**), und später reichert es sich in der Gallenblase (**D**, *Pfeil*) an.

Abb. 14-34. Pathologisches HIDA-Szintigramm. Auf den Spätaufnahmen nach 60 Minuten (**A**) und 125 Minuten (**B**) findet sich keine Aktivität in der Gallenblase. Bei diesem Patienten stellte sich ein Verschluß des Ductus cysticus im Rahmen einer akuten Cholezystitis heraus.

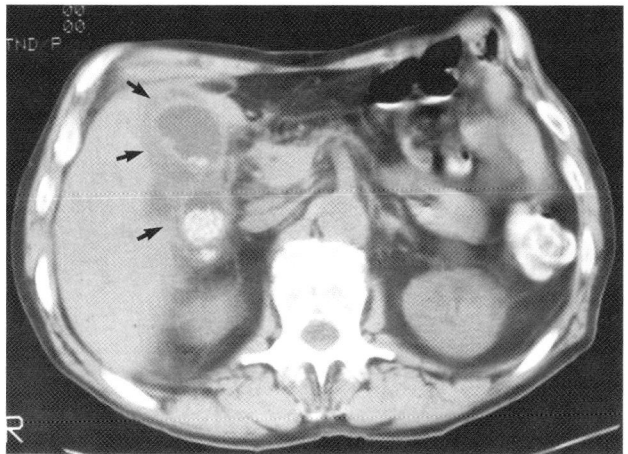

Abb. 14-35. CT-Bild einer akuten Cholezystitis. Die Gallenblase hat eine verdickte Wand, enthält mehrere kalkdichte Steine und wird von Flüssigkeit *(Pfeile)* umgeben.

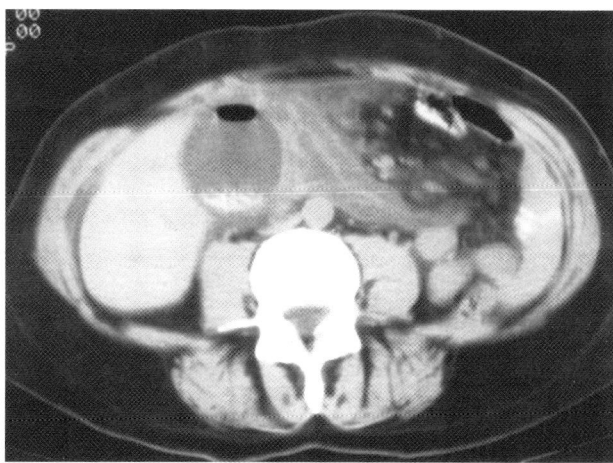

Abb. 14-36. CT-Schicht einer akuten Cholezystitis mit gasbildenden Keimen. Die Gallenblase enthält Gas, Flüssigkeit und an ihrem Boden multiple kleinste Steine. Vor allem medial wird sie von Flüssigkeit und Entzündungsgewebe umgeben.

den. So können mit der CT nur 80 bis 85 % der Gallenblasensteine nachgewiesen werden.

Die *akute Cholezystitis,* also die akute Entzündung der Gallenblase, ist eine ernste Erkrankung und wird in 90 % der Fälle durch einen Verschluß des Ductus cysticus durch Gallensteine verursacht. Wenn die Erkrankung nicht durch Steine ausgelöst wird, ist die Ursache in der Regel eine Ischämie oder ein (meist aus der Nachbarschaft übergreifender) bakterieller Infekt. Bei Patienten mit Verdacht auf akute Cholezystitis sollten Sie bezüglich der bildgebenden Diagnostik in erster Linie an den Ultraschall denken. Schon beim Auflegen des Schallkopfs unter dem rechten Rippenbogen und Anwendung eines oft nur geringen Drucks auf die Gallenblase läßt sich ein deutlicher Schmerz auslösen. Vor allem können aber im Ultraschallbild Gallenblasensteine, eine Verdikkung der Gallenblasenwand durch entzündliches Ödem und eine Flüssigkeitsansammlung um die Gallenblase nachgewiesen werden **(Abb. 14-32)**.

Auch mit der *Choleszintigraphie* läßt sich eine Cholezystitis diagnostizieren. Hierzu wird ein mit Technetium markiertes HIDA intravenös injiziert. Die Substanz wird durch die Hepatozyten in das Gallenwegssystem ausgeschieden und von dort in den Darm weitergeleitet. Normalerweise findet man einen Reflux des Isotops über den Ductus cysticus in die Gallenblase **(Abb. 14-33)**. Da der Ductus cysticus bei der akuten Cholecystitis fast immer verschlossen ist, wird hier die Gallenblase selbst auf Spätaufnahmen nicht dargestellt **(Abb. 14-34)**.

Die CT ist zwar nicht das Verfahren der ersten Wahl bei klinischem Verdacht auf eine Cholezystitis, jedoch ist dieses Krankheitsbild gar nicht selten der Auslöser, wenn bei unklaren Bauchbeschwerden eine CT-Untersuchung durchgeführt wird. Zu den CT-Befunden bei akuter Cholezystitis gehören Gallenblasensteine, eine vergrößerte Gallenblase mit verdickter Wand und freie Flüssigkeit um die Gallenblase **(Abb. 14-35)**. Liegt eine Besiedelung der Gallenblase mit gasbildenden Bakterien vor, läßt sich Luft (Gas) im Gallenblasenlumen oder in der Gallenblasenwand nachweisen **(Abb. 14-36)**.

Obstruktive Veränderungen des Gallenwegssystems

Abbildung 14-37 stellt die Lagebeziehung der extrahepatischen Gallenwege und des Pankreas dar. Im Bereich der Leberpforte vereinigen sich die Gallengangsstämme des rechten und linken Leberlappens, um den Ductus hepaticus zu bilden. In den relativ kurzen Ductus hepaticus mündet dann der zur Gallenblase führende Ductus cysticus, um den Ductus choledochus zu bilden. Dieser mündet an der Papilla Vateri gemeinsam mit dem Ductus pancreaticus (Ductus Wirsungianus) in das Duodenum. Der akzessorische Pankreasgang hat eine eigene Mündungsstelle im Duodenum, etwas oberhalb der Papilla Vateri.

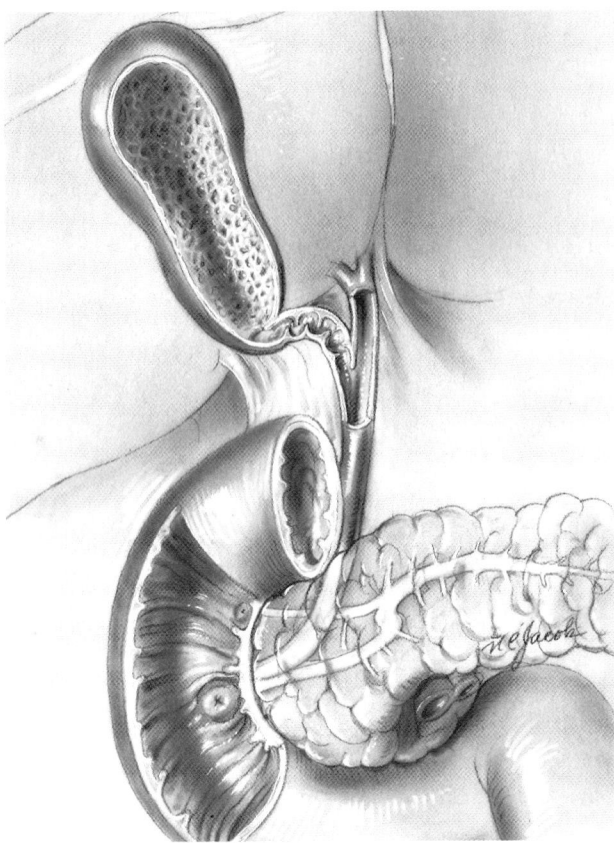

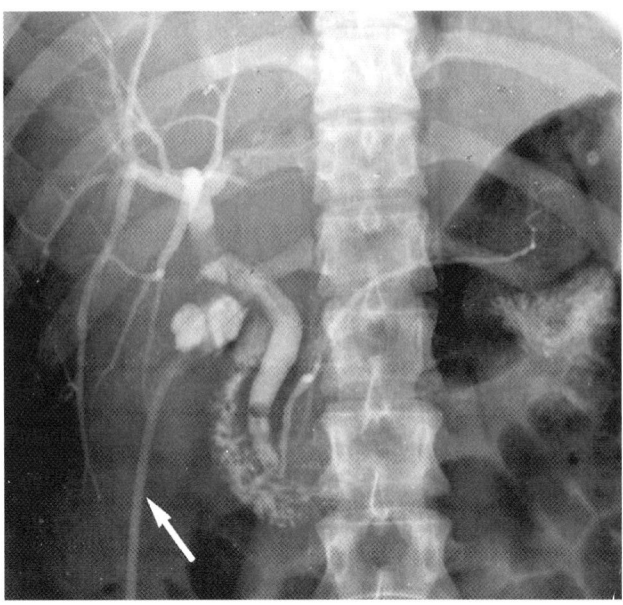

Abb. 14-37. Zeichnung des extrahepatischen Gallengangssystems und des Pankreas. Die Gallenblase wurde nach oben verlagert.

Abb. 14-38. Intraoperative Cholangiographie über eine T-Drainage. Sie wurde unmittelbar nach der Cholezystektomie und Revision des Ductus choledochus durchgeführt, um nach möglicherweise verbliebenen Gallengangsteinen zu suchen. Der *Pfeil* zeigt auf die im Ductus choledochus endende T-Drainage, über die das Kontrastmittel gespritzt wurde. Das intrahepatische Gallengangssystem ist ebenso wie der durch Reflux gefüllte und hinter dem luftgeblähten Magen liegende Pankreasgang kontrastreich zu erkennen. Darüber hinaus findet sich eine Kontrastierung des Duodenallumens, in das sich der Inhalt des Ductus choledochus entleert. Die runden Kontrastmittelaussparungen im distalen Ductus choledochus entsprechen zwei Steinen, die nach dieser Cholangiographie entfernt wurden.

Der Ductus choledochus kann durch direkte Injektion von Kontrastmittel über einen eingelegten T-förmigen Drainagekatheter dargestellt werden, so wie es in **Abb. 14-38** zu sehen ist. Dieses Vorgehen kann intraoperativ oder postoperativ bei Patienten durchgeführt werden, denen ein solcher T-Drain nach Exploration des Ductus choledochus gelegt wurde. So kann die Anatomie des Gallengangssystems vollständig dargestellt und eventuell noch verbleibende Gallengangssteine können erkannt werden. Achten Sie auf die runden Füllungsdefekte (Steine) im distalen Ductus choledochus. Die Mehrzahl der Patienten, bei denen Sie das Gallengangssystem untersuchen wollen, wurde jedoch noch nicht operiert, so daß Sie nicht die Möglichkeit haben, das Kontrastmittel einfach über die T-Drainage zu applizieren. Sie müssen also andere Untersuchungsverfahren anwenden.

Einer der häufigsten Gründe, das Gallengangssystem darzustellen, ist die Frage, ob es erweitert ist. Die Dilatation des Ductus choledochus und des intrahepatischen Gallengangssystems läßt sich am einfachsten mit dem Ultraschall nachweisen. Daher ist die Sonographie auch die geeignetste Erstuntersuchung bei einem Patienten mit neu aufgetretenem Ikterus. Erscheint das Gallengangssystem im Ultraschall *nicht erweitert*, dann sollten Sie nach einer hepatozellulären Schädigung, zum Beispiel einer Hepatitis als Ursache des Ikterus suchen. Ist das Gallengangssystem jedoch erweitert, so sollten Sie an einen mechanischen Verschluß oder eine hochgradige Stenose der großen Gallengänge, unter anderem an einen Ductus-choledochus-Stein oder an ein Pankreaskarzinom denken. Seltenere Ursache wäre eine Striktur oder ein Tumor der Gallenwege.

Neben der Erkennung einer Gallengangserweiterung kann Ihnen die Ultraschalluntersuchung auch einen Ductus-choledochus-Stein oder eine Raumforderung des Pankreas zeigen. Bei der Ultraschalluntersuchung können jedoch Details nur eingeschränkt erkennbar sein und sowohl der Körperhabitus als auch Gasüberlagerung die sonographische Abklärung des Ductus choledochus er-

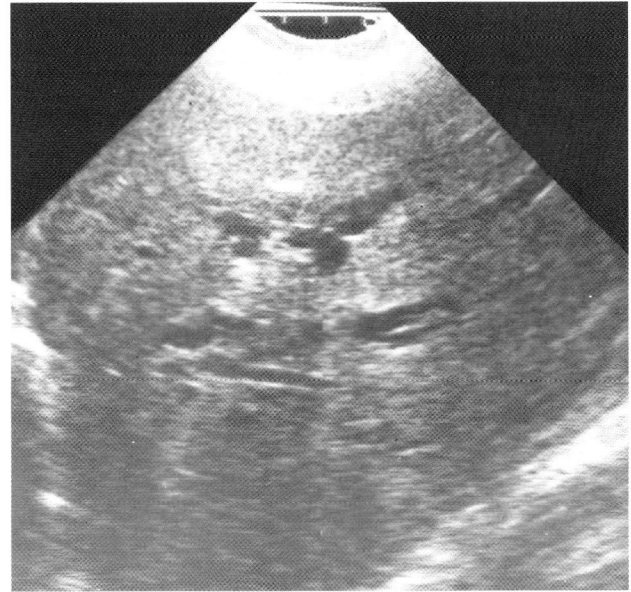

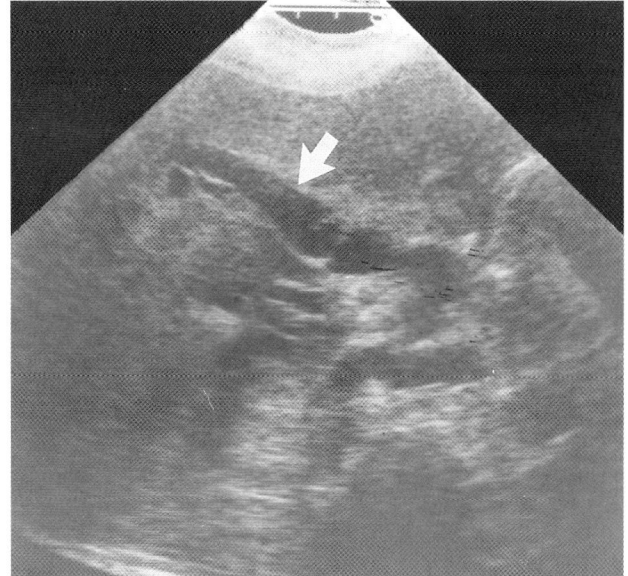

A

B

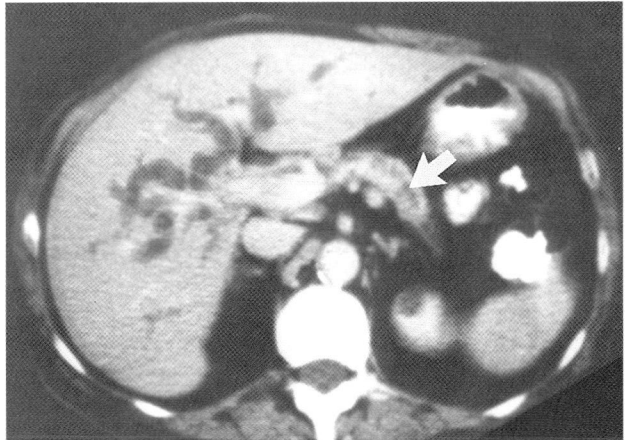

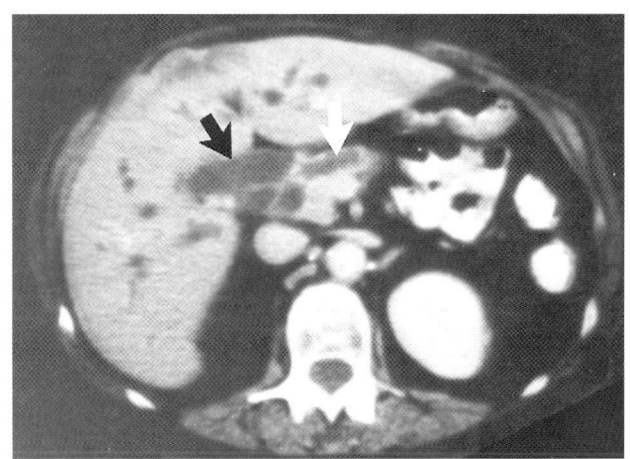

C

D

Abb. 14-39. Patient mit schmerzlosem Ikterus auf dem Boden eines durch einen kleinen Tumor an der Papilla Vateri bedingten Choledochusverschlusses

A. Parasagittale Ultraschallschicht durch die Leber mit Erweiterung der intrahepatischen Gallengänge. Die echoreiche, gebogene Zwerchfellstruktur liegt links im Bild.

B. Die axiale Ultraschallschicht zeigt den erweiterten Ductus choledochus *(Pfeil)*.

C. Die CT-Schicht zeigt eine deutliche Erweiterung der intrahepatischen Gallengänge und eine Erweiterung des Pankreasgangs *(Pfeil)*.

D. Die etwas tiefer gelegene CT-Schicht zeigt die deutliche Erweiterung des Ductus choledochus *(schwarzer Pfeil)* und des Pankreasgangs im Kopfbereich *(weißer Pfeil)*.

schweren. Entsprechend können bei erweitertem Gallengangssystem und unklarer Lokalisation oder Ätiologie weitere Untersuchungen, wie die CT oder die MRT (einschl. der MR-Cholangiopankreatikographie, MRCP) die perkutane transhepatische Cholangiographie (PTC) und die endoskopische retrograde Cholangiopankreatikographie (ERCP) erforderlich werden.

Bei der Patientin von **Abb. 14-39** handelt es sich um eine 52jährige Frau, die mit neu aufgetretenem, schmerzlosen Ikterus in die Notaufnahme des Krankenhauses kam. Die beiden Bilder der zunächst durchgeführten Ultraschall-

untersuchung zeigten eine Erweiterung der intrahepatischen Gallengänge **(A)** und eine Dilatation des Ductus choledochus **(B)**. Erweiterte intrahepatische Gallengänge erscheinen im Ultraschallbild als sich verzweigende Gefäßstrukturen, die parallel zu den Ästen des portalvenösen Systems verlaufen. Der Durchmesser des Ductus choledochus läßt sich mit dem Ultraschall ausmessen, und man kann von einem extrahepatischen Gallengangsverschluß ausgehen, wenn er über 4 bis 5 mm aufweist. Der Choledochus dieser Patientin hatte einen Durchmesser von 1,2 cm. Die CT-Untersuchung bestätigte die Er-

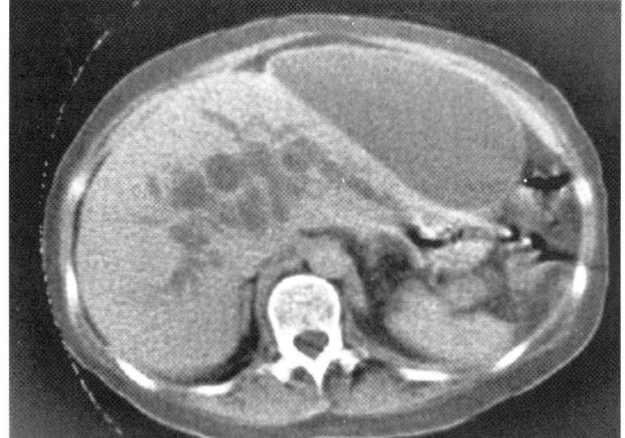

A

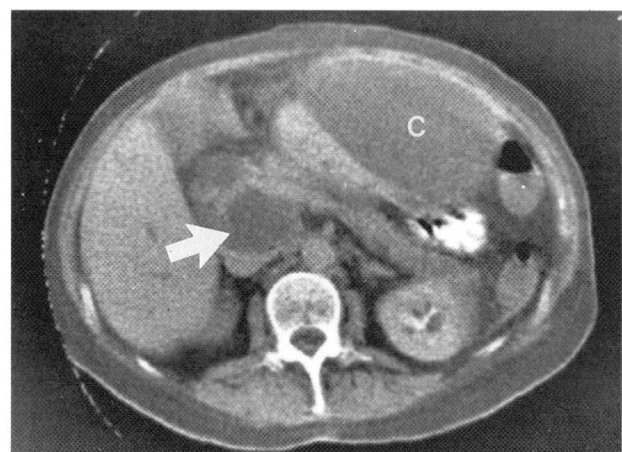

B

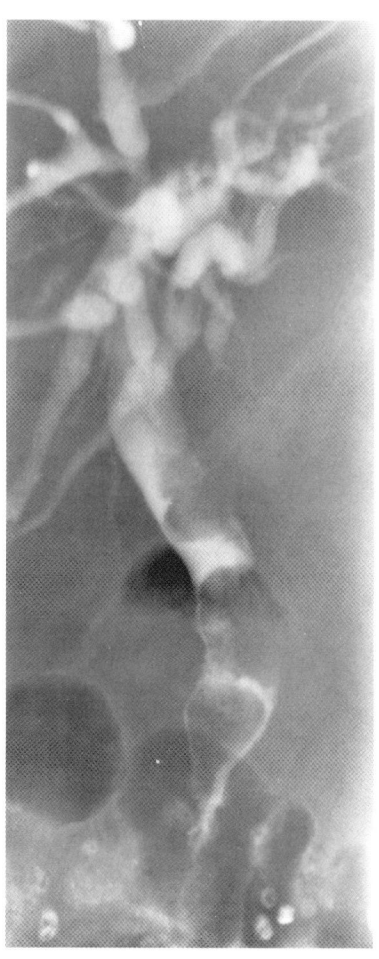

C

Abb. 14-40 A und **B** sind CT-Schichten eines weiteren Patienten mit Verschlußikterus. Achten Sie auf die erweiterten intrahepatischen Gallengänge und die riesige Pankreaszyste (**C**).

C. Perkutane transhepatische Cholangiographie (PTC) desselben Patienten. Hier sind große Choledochuskonkremente zu erkennen, die zum Gallengangsverschluß führten.

weiterung der intrahepatischen Gallengänge und des Ductus choledochus (**C** und **D**) und zeigte darüber hinaus einen erweiterten Pankreasgang. Bei der Patientin stellte sich dann ein kleiner Tumor der Papilla Vateri als Ursache des Verschlußikterus heraus.

Bei der perkutanen transhepatischen Cholangiographie wird wasserlösliches Kontrastmittel über eine direkt durch die Haut in die Leber vorgebrachte Feinnadel in einen intrahepatischen Gallengang injiziert. So kann man den kontrastmittelgefüllten Anteil des Gallengangssystems sehr detailliert darstellen, und in der Regel sind Ursache und Lokalisation einer Gallenwegsobstruktion klar zu erkennen.

Abbildung 14-40 A und **B** sind CT-Bilder einer 65jährigen Patientin, die zur Abklärung eines Ikterus und einer 20jährigen Anamnese mit kolikartigen Bauchbeschwerden in die Klinik aufgenommen wurde. Die (hier nicht dargestellte) Ultraschalluntersuchung zeigte erweiterte Gallengänge und Pankreaspseudozysten. Zur weite-

ren Abklärung wurde eine CT-Untersuchung angefordert. Achten Sie auf die erweiterten Gallengangsäste in **Abb. 14-40 A** und den erweiterten Ductus choledochus in **Abb. 14-40 B**. Die lange Anamnese der Patientin ließ eine rezidivierende Cholezystitis, eine Cholelithiasis mit Steinabgang, eine Pankreatitis oder eine Kombination dieser Erkrankungen vermuten (sie war keine Alkoholikerin). Die besorgniserregende Entwicklung eines Obstruktionsikterus hätte durch Steine im Ductus choledochus oder durch ein Karzinom im Pankreaskopf bedingt sein können.

Der nächste Schritt bei dieser Patientin war die Durchführung eines perkutanen **transhepatischen Cholangiogramms** (PTC), das Sie in **Abb. 14-40 C** sehen. Es sind große Füllungsdefekte im erweiterten Ductus choledochus sichtbar. Bei der Operation wurden mehrere große Steine aus dem Choledochus entfernt, und die vom Pankreasschwanz ausgehende Pseudozyste wurde nach außen drainiert.

Das Pankreas

Bevor es Ultraschall, CT und MRT gab, galt das Pankreas als „verborgenes" Organ des Abdomens, das nur indirekt dargestellt werden konnte. Mit diesen neuen Untersuchungsverfahren können wir das Pankreasgewebe jedoch direkt darstellen **(Abb. 14-41)** und der Pankreasgang kann bei der **endoskopisch retrograden Cholangiopankreatikographie** (ERCP) mit Kontrastmittel gefüllt und dadurch sichtbar gemacht werden **(Abb. 14-42)**.

Das normale Pankreas ist auf Leeraufnahmen nicht erkennbar, doch können bei manchen Patienten Pankreasverkalkungen zu sehen sein, die in der Regel Zeichen einer chronischen Pankreatitis sind (s. Abb. 11-24). Bei großen Raumforderungen des Pankreas können diese im Rahmen einer Magen-Darm-Passage durch die Ventralverlagerung des bariumgefüllten Magens und die Aufweitung der Duodenalschleife, die sich C-förmig um den Pankreaskopf lagert, indirekt dargestellt werden.

Bei der Angiographie färbt sich das Pankreasparenchym nicht so stark wie das von Leber, Milz und Nieren an. Die angiographische Diagnostik von Pankreaserkrankungen baut vielmehr auf den Nachweis einer Ummauerung der großen, dem Pankreas benachbarten Gefäße, den Nachweis von Tumorgefäßen oder der lokalen Verdrängung von Pankreasgefäßen.

Bei den meisten Patienten kann das Pankreasparenchym direkt mit der Sonographie dargestellt werden, besser allerdings noch mit der CT und der MRT. Normales Pankreasgewebe weist eine höhere Echodichte auf als die Leber, und Veränderungen der Echogenität können wichtige Hinweise auf das Vorliegen einer Pankreaserkrankung sein. Mit dem Ultraschall lassen sich Pankreasraumforderungen, Pseudozysten, Gallenwegsverschlüsse darstellen und Hinweise auf eine Pankreatitis gewinnen.

Die Anatomie des Pankreas läßt sich mit der CT klar abgrenzen, wobei das Pankreas vor der Wirbelsäule verläuft, mit seinem Kopf dicht dem Duodenum anliegend und mit dem Schwanz bis zum Milzhilus reichend. Das Pankreas kann eine glatte oder eine mehr oder weniger stark lobulierte Außenkontur aufweisen. Um das Pankreasgewebe von den benachbarten Gefäßen und dem Duodenum abgrenzen zu können, wird oral und intravenös Kontrastmittel appliziert.

Bei der ERCP **(Abb. 14-42)** werden im Rahmen einer Endoskopie und unter Durchleuchtungskontrolle der Ductus choledochus und der Ductus pancreaticus durch die Ampulla Vateri sondiert. Normalerweise wird diese Untersuchung gemeinsam vom Endoskopiker und vom Radiologen durchgeführt. In den Ductus choledochus injiziertes Kontrastmittel kann dann zur Darstellung patho-

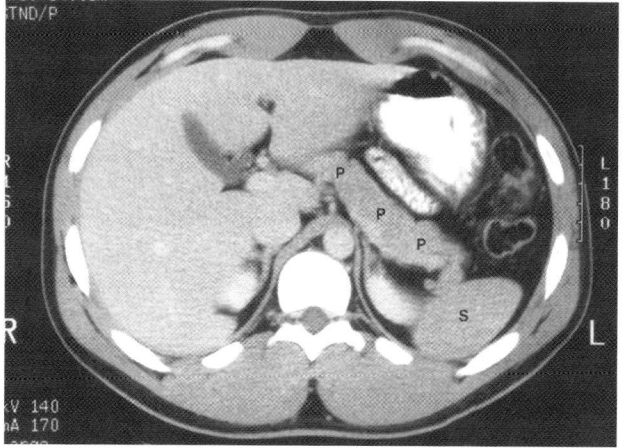

A

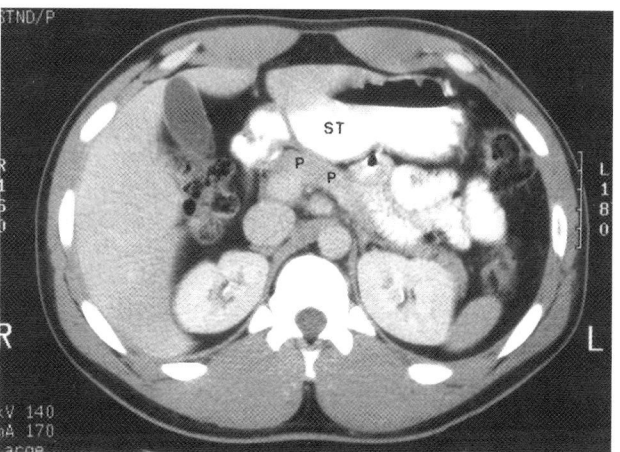

B

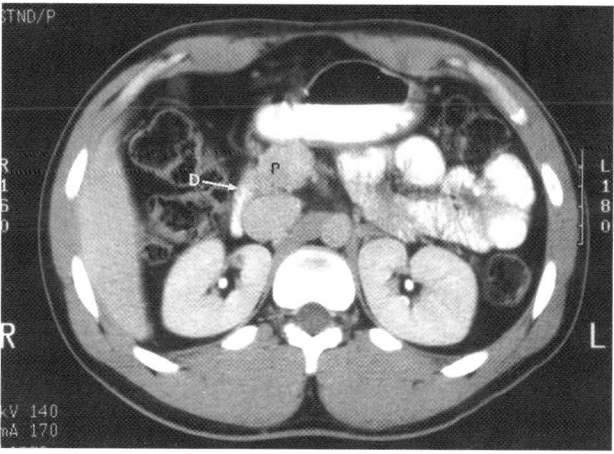

C

Abb. 14-41. CT-Schichten eines normalen Pankreas. Das Pankreas liegt meistens leicht diagonal im Oberbauch, wobei Pankreaskopf und -hals weiter kaudal lokalisiert sind als der Pankreaskörper und -schwanz.
A. Auf dieser am weitesten kranial gelegenen CT-Schicht sind der Pankreaskörper und der in Richtung zur Milz *(S)* verlaufende Pankreasschwanz *(P)* erkennbar.
B. Eine noch etwas weiter kaudal gelegene Schicht zeigt den Pankreashals und -körper *(P)* direkt hinter dem Magen *(ST)* gelegen.
C. Die am weitesten kaudal gelegene Schicht zeigt den Pankreaskopf *(P)* in unmittelbarer Nachbarschaft zum kontrastmittelgefüllten Duodenum *(D, Pfeil)*.

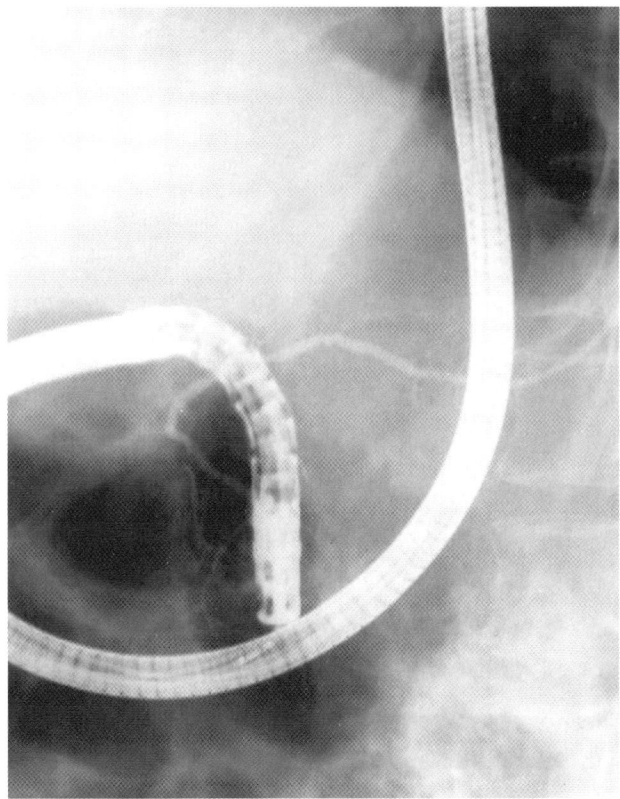
A

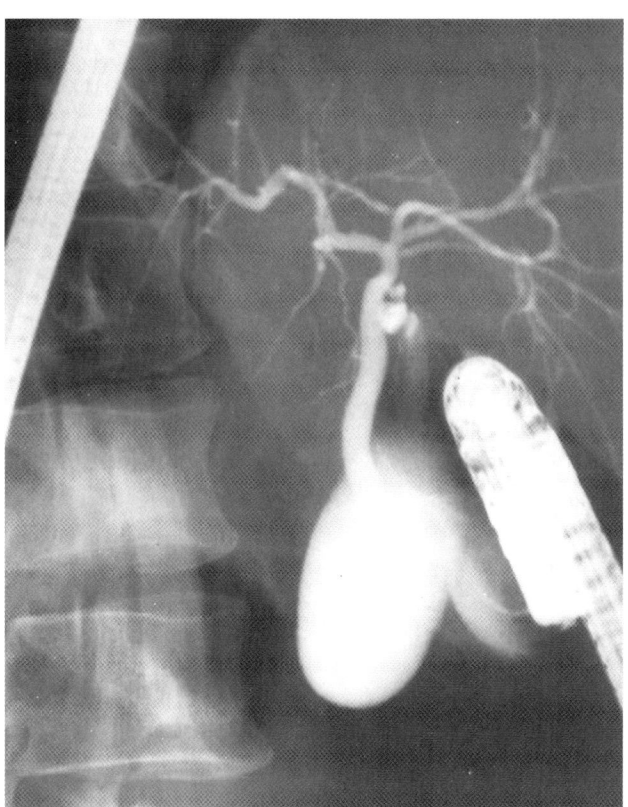
B

Abb. 14-42. Endoskopisch retrograde Cholangiopankreatikographie (ERCP). Es wurden der Pankreasgang (**A**) und der Ductus choledochus (**B**) sondiert und Kontrastmittel injiziert.

logischer Befunde, zumindest der unteren Gallenwege, führen. Bei unklaren sonographischen oder computertomographischen Befunden und klinischem Verdacht auf eine Pankreaserkrankung führt die ERCP durch Kontrastmittelinjektion in den Pankreasgang häufig ebenfalls weiter.

Bei fast allen Raumforderungen des Pankreas wird der Verlauf oder das Lumen des Ductus pancreaticus beeinträchtigt.

In Ihrer klinischen Tätigkeit werden Sie solche Patienten zur bildgebenden Diagnostik des Pankreas überweisen, bei denen der Verdacht auf einen Pankreastumor (ein Karzinom oder ein Inselzelltumor), eine Pankreatitis, eine zystische Veränderung des Pankreas (z.B. Pseudozysten) oder eine traumatische Verletzung des Pankreas im Raum steht.

Pankreastumoren

Die Diagnose eines Pankreaskarzinoms kann manchmal schwierig zu stellen sein. Bauchschmerzen, Gewichtsabnahme und schnell auftretendes Sättigungsgefühl sind oft unspezifische Symptome, und die bei manchen Tumoren

nur geringe Größe kann deren Darstellung bisweilen unmöglich machen. Bei klinischem Verdacht auf ein Pankreaskarzinom ist die CT das diagnostische Verfahren der Wahl. Beim ikterischen Patienten wird normalerweise zuerst die Ultraschalluntersuchung durchgeführt, um das Vorliegen einer Gallengangsobstruktion zu überprüfen. Dabei kann auch schon eine Raumforderung des Pankreas erkennbar sein (**Abb. 14-43**).

Im Sonogramm erscheinen **Pankreaskarzinome** als Gewebevermehrung oder Vorwölbung und sind echoärmer als das übrige Organ (**Abb. 14-43 B**). Im CT stellen sich Pankreaskarzinome ebenfalls als Raumforderungen dar, die die normalen Organkonturen verändern (**Abb. 14-43 C**). Zwar ist die Gewebsdichte eines Pankreaskarzinoms der des normalen Pankreasparenchyms ähnlich, doch zeigt die CT auch diskretere Form- und Größenveränderungen des Pankreas als die Ultraschalluntersuchung. Darüber hinaus kann die CT weitere Befunde, zum Beispiel eine Pankreasgangerweiterung (siehe Abb. 14-39 C und D), oft besser darstellen. Auch lokale und entfernt im Abdomen gelegene Metastasen können gut erfaßt werden.

Eine Biopsie von Pankreasraumforderungen kann durch perkutane Nadelaspiration unter CT-Kontrolle durchge-

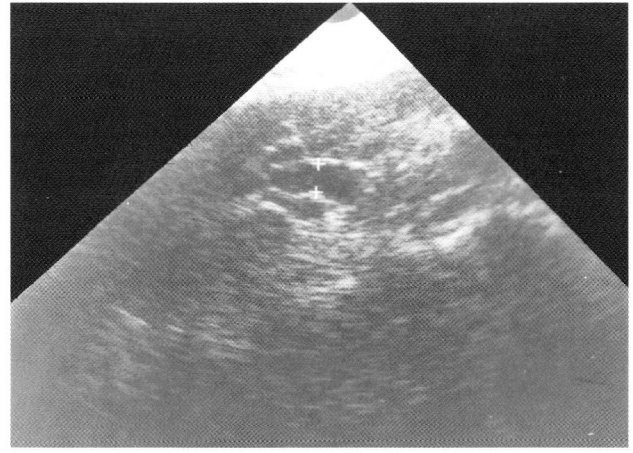

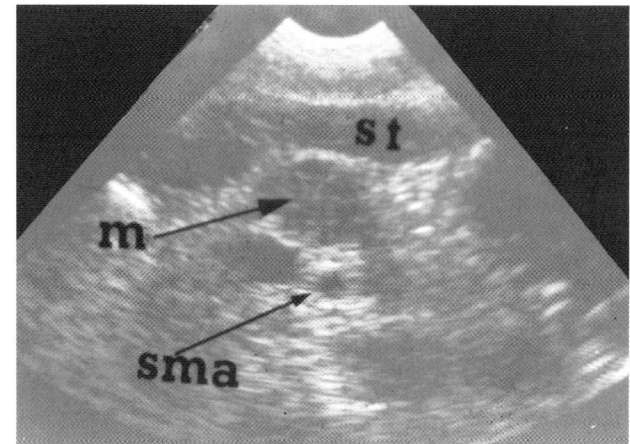

A   B

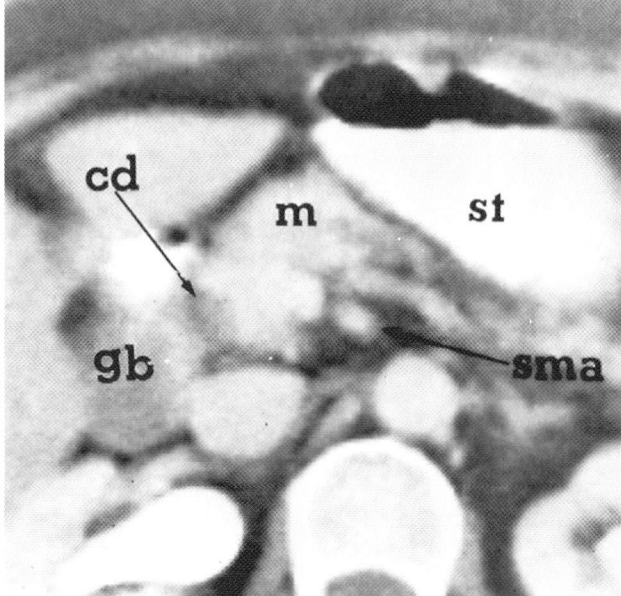

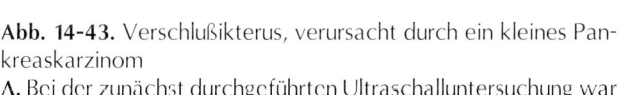

C

D

Abb. 14-43. Verschlußikterus, verursacht durch ein kleines Pankreaskarzinom

A. Bei der zunächst durchgeführten Ultraschalluntersuchung war der auf einen Durchmesser von 9 mm erweiterte Ductus choledochus (gemessen zwischen den beiden weißen Markierungskreuzen an den seitlichen Gangbegrenzungen) aufgefallen.

B. Die axiale Ultraschallschicht zeigte eine Raumforderung (m) zwischen Magen (st) und Arteria mesenterica superior (sma), also in der Region des Pankreaskopfes.

C. Die CT-Schicht auf gleicher Höhe bestätigte die Raumforderung (m) zwischen Magen (st) und A. mesenterica superior (sma). Der Ductus choledochus (cd) ist durch einen *Pfeil* gekennzeichnet, die Gallenblase (gb) ist ebenfalls markiert.

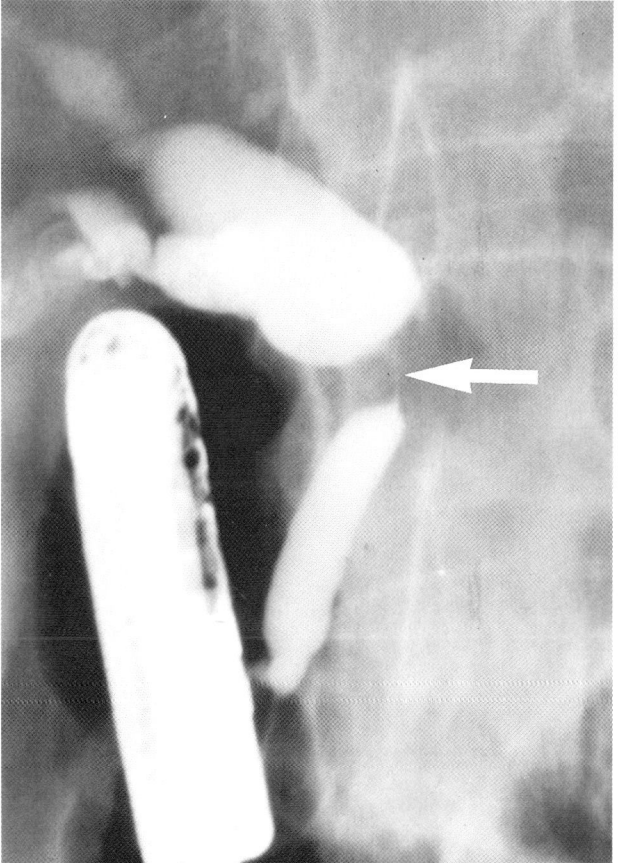

D. Bei der ERCP zeigte sich eine deutliche Stenose (Pfeil) des Ductus choledochus, der vom Pankreastumor ummauert wurde. Beachten Sie die deutliche Erweiterung des Choledochus proximal der Stenose.

führt werden, bei der man die Nadelspitze durch wiederholte CT-Schnitte in ihrer Lage überprüft. Damit kann eine zytologische oder histologische Diagnose erreicht werden. Bei einer fraglichen Diagnose kann mit dieser Technik ein Tumor bestätigt werden. Außerdem kann bei Tumoren, die aufgrund des CT-Befundes als nicht rese-

zierbar gelten, eine Nadelbiopsie zur definitiven Diagnosesicherung durchgefuhrt werden, so daß ohne vorausgehende diagnostische Laparotomie eine entsprechende Strahlen- und/oder Chemotherapie begonnen werden kann.

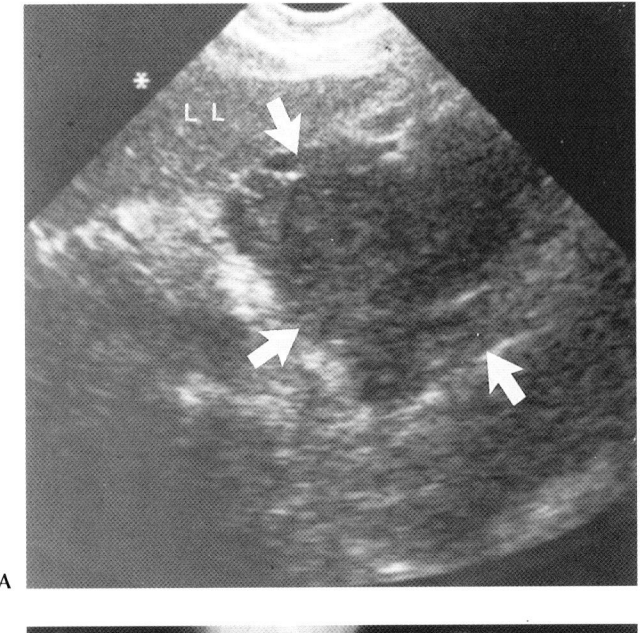

A

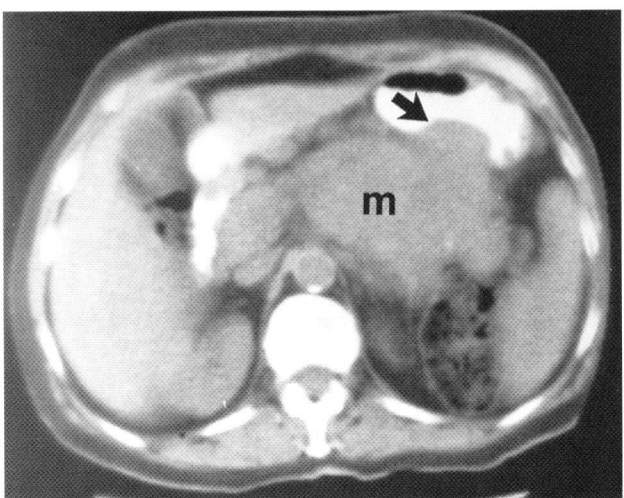

B

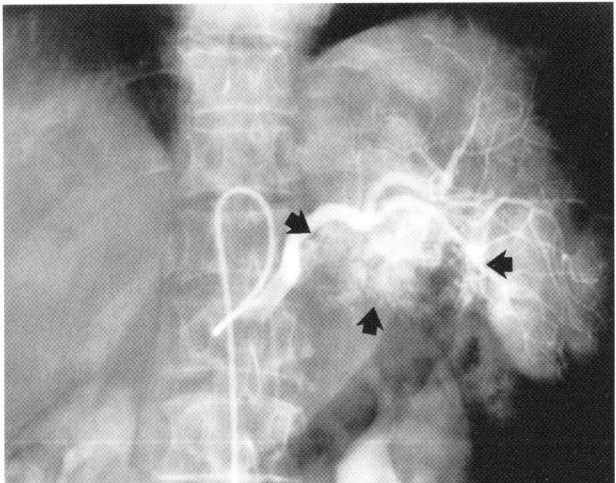

C

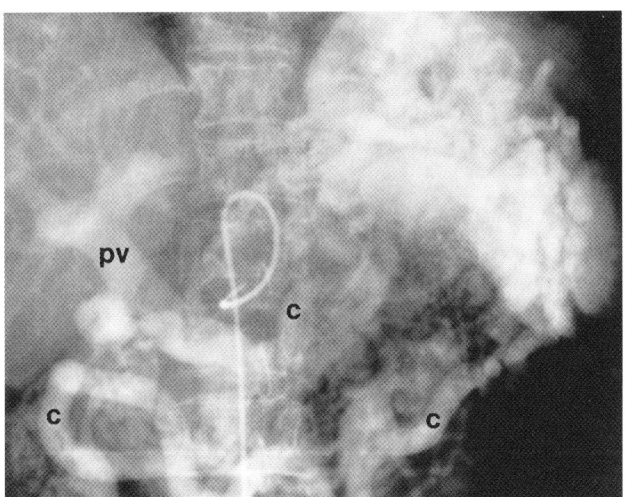

D

Abb. 14-44. Inselzellkarzinom des Pankreas
A. Die axiale Ultraschallschicht zeigt eine große Raumforderung *(Pfeile)* im Pankreaskörper und -schwanz dorsal des linken Leberlappens *(LL)*. Die Raumforderung ist echoärmer als die Leber oder das umgebende Fettgewebe.
B. Die CT bestätigt den Befund einer großen Raumforderung *(m)* im Pankreaskörper und -schwanz, die die Hinterwand des kontrastmittelgefüllten Magens nach vorne wölbt *(Pfeil)*.

C. Die selektive Angiographie der Arteria lienalis zeigt, daß die Raumforderung hypervaskularisiert ist *(Pfeile)*, was eher für einen Inselzelltumor typisch ist als für ein Pankreaskarzinom.
D. In der venösen Phase der A.-lienalis-Angiographie zeigt sich ein ausgedehnter venöser Kollateralkreislauf (Varizen) an der kleinen und großen Magenkurvatur *(c)* als Folge des tumorbedingten Verschlusses der Vena lienalis. Die Vena portae *(pv)* ist jedoch offengeblieben. Dieser Patient hat also einen *prähepatischen Pfortaderhochdruck* und könnte leicht aus den Magenvarizen bluten.

Wenn bei der CT Zweifel bei der Erkennung einer pankreatischen Raumforderung bestehen, wird in der Regel die ERCP als nächstes bildgebendes Verfahren durchgeführt. Mit ihr kann zum Beispiel eine im CT vermutete Raumforderung durch Zeichen der Ummauerung oder des Verschlusses des Pankreasgangs oder des Ductus choledochus bestätigt werden. Dabei hängt es natürlich davon ab, ob die Raumforderung in Kopf, Körper oder Schwanz des Pankreas liegt (in **Abb. 14-43 D** zeigt die

ERCP, daß der Ductus choledochus durch die im CT entdeckte Raumforderung im Bereich des Pankreaskopfs ummauert und eingeengt ist).
Die Angiographie wird weniger zur Diagnostik des Pankreaskarzinoms, häufig allerdings im Rahmen der präoperativen Durchuntersuchung zur Beurteilung der Operabilität durchgeführt, auch wenn der Pankreastumor schon mittels CT nachgewiesen wurde. Ummauert ein Pankreaskarzinom eines der großen Gefäße, wie zum

Beispiel die Pfortader, so gilt es gewöhnlich als nicht resezierbar. Da die Ummauerung und Stenosierung von Blutgefäßen mit der Angiographie oft besser als mit der CT nachzuweisen ist, schicken viele Chirurgen solche Patienten zur präoperativen Angiographie.

Mit der Angiographie kann auch die Vaskularisierung des Tumors häufig besser als mit der CT beurteilt werden. Ein Pankreaskarzinom ist nahezu immer *hypovaskularisiert,* während **Inselzelltumoren**, wie das in **Abb. 14-44** dargestellte Insulinom, gewöhnlich *hypervaskularisiert* sind. Allerdings ist die Differenzierung zwischen diesen Tumoren nicht die wichtigste Aufgabe der bildgebenden Verfahren, da die meisten Inselzelltumoren Symptome durch die mit ihnen einhergehenden endokrinen Veränderungen hervorrufen. In der Regel werden Sie durch klinische und Laborbefunde bereits vor der Überweisung des Patienten zur CT wissen, ob Ihr Patient einen Inselzelltumor – sei es ein **Insulinom,** ein **Gastrinom** oder ein **Glukagonom** – hat.

Pankreatitis und Pankreasabszeß

Für die Diagnosestellung einer akuten Pankreatitis allein müssen nicht unbedingt bildgebende Verfahren eingesetzt werden. Schon aus den klinischen Symptomen, wie gürtelförmige epigastrische Schmerzen, Übelkeit und Erbrechen, sowie aus der Erhöhung der Serumamylase- und Lipasewerte ergeben sich meist eindeutige Hinweise auf die Diagnose. Zu den Ursachen, die zu einer Pankreatitis führen können, gehören Alkoholismus, ein Pankreasgangverschluß (z.B. durch einen vor der Papilla Vateri liegenden Stein), das Bauchtrauma, ein vorausgegangener chirurgischer Eingriff und die Einnahme bestimmter Medikamente. Der Einsatz bildgebender Verfahren wird empfohlen, wenn die Diagnose fraglich ist. Bei klinisch eindeutiger Diagnose werden sie zur Unterscheidung zwischen einer rein ödematösen, einer hämorrhagischen und/oder einer nekrotisierenden Pankreatitis angewandt, außerdem wenn der Verdacht auf Komplikationen, zum Beispiel die Ausbildung einer Pseudozyste oder eines Abszesses, besteht.

Eine **akute Pankreatitis** geht nahezu immer mit einem Ödem und einer Vergrößerung des Pankreas einher. Dies läßt sich am besten mit der CT (**Abb. 14-45**) nachweisen. Gewöhnlich ist die akute Pankreatitis mit einer unregelmäßigen und unscharfen Begrenzung des Pankreas verbunden. Bei leichten Verlaufsformen kann das CT jedoch völlig normal sein oder nur eine geringe Vergrößerung der Bauchspeicheldrüse zeigen.

In schweren Fällen werden peripankreatische Flüssigkeitsansammlungen (**Abb. 14-46**), Pankreasnekrosen (**Abb. 14-47**) und Phlegmonen beobachtet. Letztere entstehen aus großflächigem pankreatischen und peripankreatischen Entzündungsgewebe. Im Ultraschall wird bei der akuten Pankreatitis ebenfalls eine Vergrößerung der

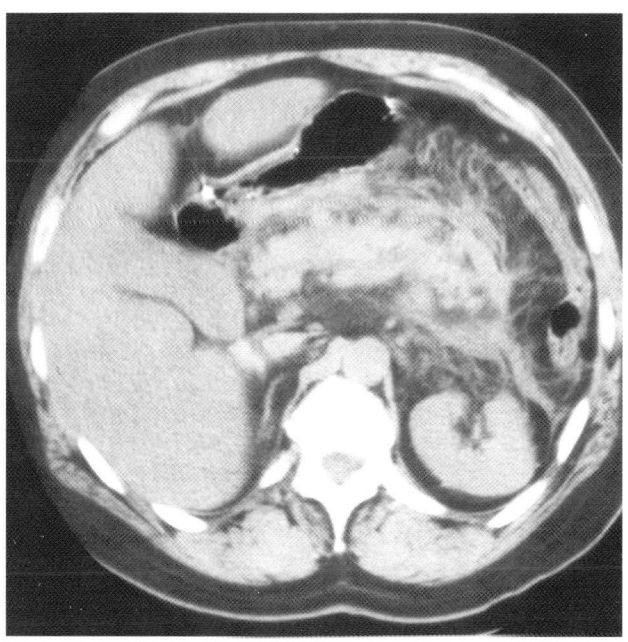

Abb. 14-45. Auf diesem CT-Bild eines Patienten mit akuter Pankreatitis ist das Pankreas vergrößert und irregulär begrenzt; in der Umgebung finden sich Ausläufer von Entzündungsgewebe im retroperitonealen und peritonealen Fettgewebe. Vergleichen Sie dieses Bild mit Abb. 14-41.

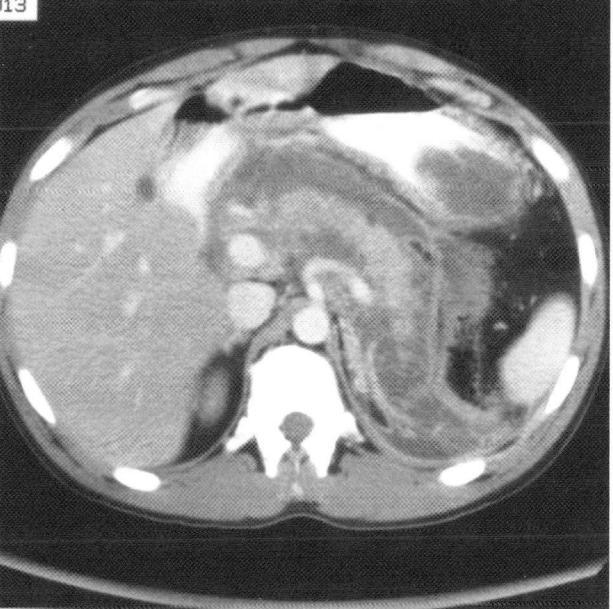

Abb. 14-46. Das CT-Bild eines Patienten mit schwerer Pankreatitis zeigt, daß das Pankreas vollständig von einer entzündlichen Flüssigkeitsexsudation umgeben ist.

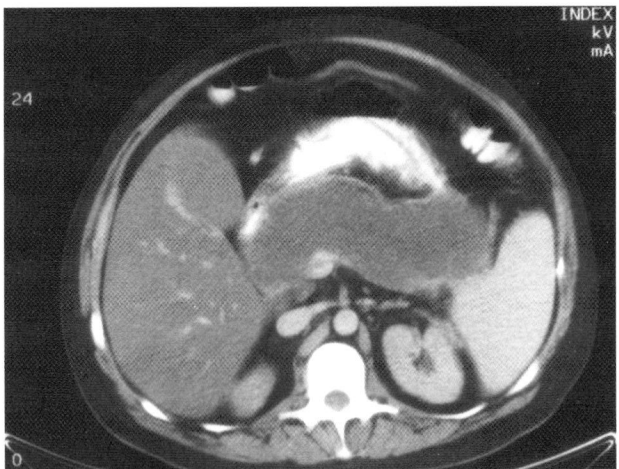

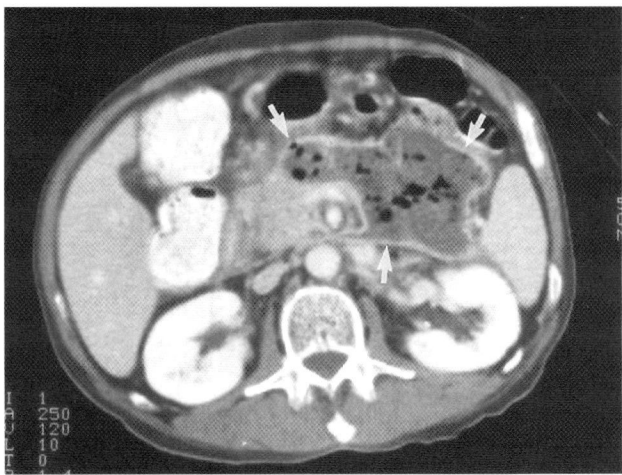

Abb. 14-47. CT-Bild einer schweren, nekrotisierenden Pankreatitis. Anstelle von Pankreasgewebe ist nur noch Flüssigkeit erkennbar.

Abb. 14-48. CT-Bild eines Pankreasabszesses. Anstelle des Pankreaskörpers und -schwanzes findet sich eine Abszeßbildung mit dünner Wand *(Pfeile),* die eine Ansammlung aus Eiter und Gas umschließt.

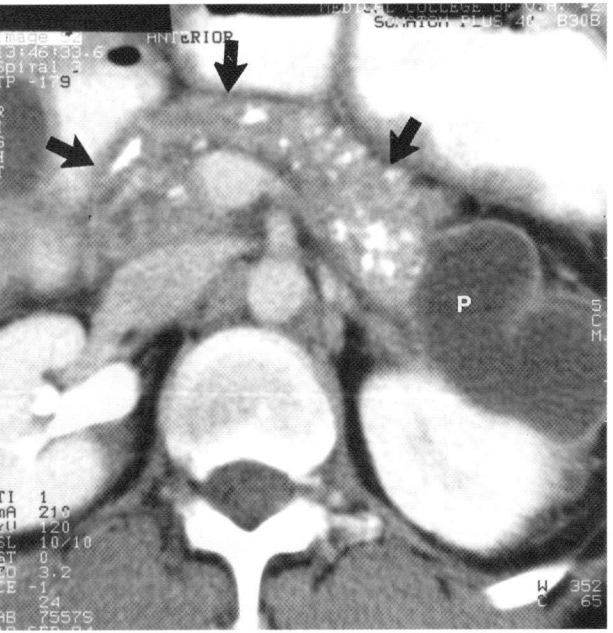

Abb. 14-49. CT-Schicht (Ausschnitt) eines Patienten mit chronischer Pankreatitis und Pseudozystenbildung. Die zahlreichen weißen Flecken in Hals, Körper und Schwanz des Pankreas entsprechen Verkalkungen *(Pfeile).* Der Pankreasschwanz weist außerdem Pseudozysten *(P)* auf.

ämie (Schüttelfrost) auftreten. Pathognomonisch ist der Nachweis von Gasansammlungen im Pankreasbett. Liegen nur kleinere Gasblasen vor, werden diese mit der CT am besten nachgewiesen. **(Abb. 14-48)**; liegen ausgedehnte Gasansammlungen vor, können sie sogar auf einer Abdomenübersichtsaufnahme erkennbar sein.

Pankreasverkalkungen lassen sich ab einer bestimmten Größe auch auf Abdomenübersichtsaufnahmen erkennen und weisen auf eine bereits früher abgelaufene Pankreatitis hin; Gasansammlungen sind in Projektion auf das Pankreasbett zu suchen. Gelegentlich läßt sich auch freie intraperitoneale Luft erkennen, die natürlich auf eine Perforation des Magen-Darm-Trakts hinweist, zum Beispiel auf ein perforiertes Magenulkus, das eine ähnliche klinische Symptomatik wie die Pankreatitis verursachen kann.

Mit der CT können auch feine Pankreasverkalkungen bei chronischer Pankreatitis nachgewiesen werden, natürlich auch Pseudozystenbildungen als Komplikation der chronischen Pankreatitis **(Abb. 14-49)**.

Pankreastrauma

Beim stumpfen Bauchtrauma, insbesondere wenn es ventral im Bereich der Mittellinie eintritt, kann das Pankreas gegen die Wirbelsäule gedrückt werden. Dann können Pankreas-Parenchymeinrisse, Hämatome und sogar Pankreasdurchtrennungen auftreten. Diese Verletzungen können begleitet werden von Einblutungen in den vorderen Pararenalraum (das vordere Kompartiment des Retroperitoneums), in dem sich auch das Pankreas befindet. Bei Patienten mit ventralem Bauchtrauma sollte immer

Bauchspeicheldrüse und eine insgesamt erniedrigte Echogenität des Organs gefunden; auch Pseudozysten können einfach nachgewiesen werden.

Eine gefürchtete Komplikation der akuten Pankreatitis ist die Ausbildung eines Pankreasabszesses. Klinisch muß an den Abszeß gedacht werden, wenn bei einem Patienten mit akuter Pankreatitis Fieber und Zeichen der Septik-

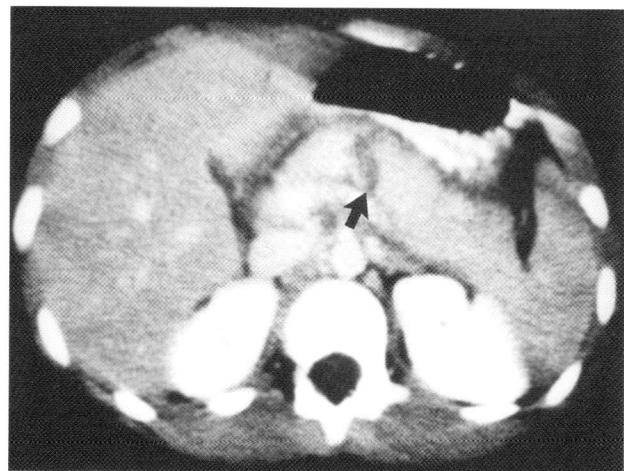

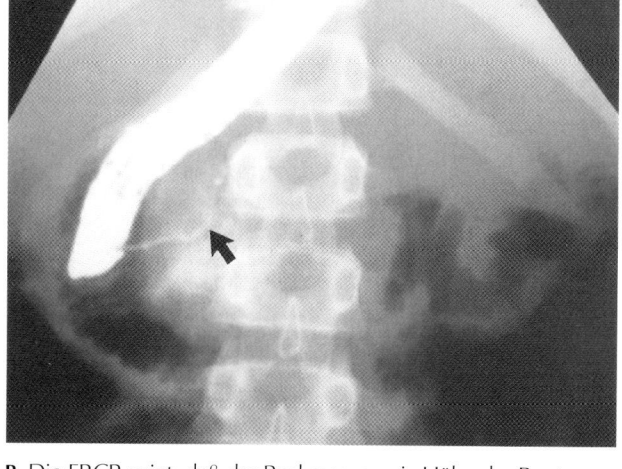

A   B

Abb. 14-50. Pankreasruptur bei einem Kind, das bei einem Schlittenunfall ein ventrales Kompressionstrauma erlitt.
A. Die CT-Schicht zeigt eine vertikal verlaufende, komplette Pankreasruptur *(Pfeil)*, hervorgerufen durch eine Kompression des Pankreas gegen die Wirbelsäule.

B. Die ERCP zeigt, daß der Pankreasgang in Höhe der Ruptur unterbrochen ist *(Pfeil)*; das im Pankreasschwanz gebildete Sekret kann also nicht über den Gang drainiert werden. Daher wurde eine distale Pankreatektomie durchgeführt. Vergleichen Sie den Befund auch mit dem des Patienten in Abb. 14-16, bei dem sowohl eine Pankreasruptur als auch eine Leberparenchymruptur vorlag.

an die Möglichkeit einer Pankreasverletzung gedacht werden, insbesondere wenn in den Laborbefunden eine Erhöhung der Serumamylase zu finden ist. Wie bei allen Bauchverletzungen ist die CT auch beim Pankreastrauma das bildgebende Verfahren der Wahl **(Abb. 14-50)**. Wenn im CT eine Parenchymverletzung des Pankreas erkennbar ist, sollte der Patient auch mittels ERCP untersucht werden, um eine Gangverletzung nachzuweisen oder auszuschließen. Wenn der Pankreasgang nicht verletzt ist, kann der Patient im allgemeinen konservativ behandelt werden; wenn in der ERCP jedoch eine Gangverletzung nachzuweisen ist und davon ausgegangen werden muß, daß der distale Pankreasanteil nicht mehr drainiert wird, ist ein operatives Vorgehen (in der Regel die distale Pankreatektomie) angezeigt.

Der Harntrakt

Das traditionelle Untersuchungsverfahren zur Darstellung des Harntrakts ist das intravenöse Ausscheidungsurogramm (AUG). Mitunter wird diese Untersuchung auch als intravenöses Pyelogramm oder IVP bezeichnet. Obwohl Ultraschall und CT diagnostisch bessere Bilder der Nieren liefern, stellte das AUG bis vor kurzem immer den ersten diagnostischen Schritt bei vermutetem Steinleiden und bei Hämaturie dar. Bei dieser Untersuchung wird nach intravenöser Infusion eines jodhaltigen Kontrastmittels eine Serie von Röntgenbildern angefertigt, auf denen die kontrastierten Nieren sowie die kontrastmittelgefüllten Ureteren und die Harnblase zu erkennen sind. Das Aus-

scheidungsurogramm gilt in erster Linie als morphologische Untersuchung und weniger als Funktionsuntersuchung, da man die auf den Röntgenbildern erkennbare Kontrastmitteldichte nicht einfach mit der Nierenfunktion gleichsetzen kann. Die Nierenfunktion stellt ein sehr komplexes Kapitel dar, bei dem mehrere Vorgänge ineinander greifen: die glomeruläre Filtration, die tubuläre Exkretion und die Wasserabsorption. Die Kontrastmitteldichte im Nierenparenchym und in den ableitenden Harnwegen kann nur hinsichtlich von Veränderungen des *Flüssigkeitstransports durch die Niere* und damit jeder möglichen Schwankung der Nierenphysiologie interpretiert werden.

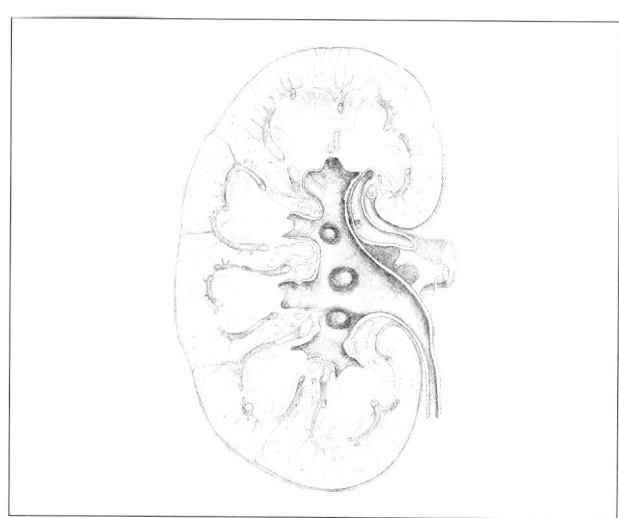

Abb. 14-51. Zeichnung der normalen Nierenanatomie in koronarer Ebene

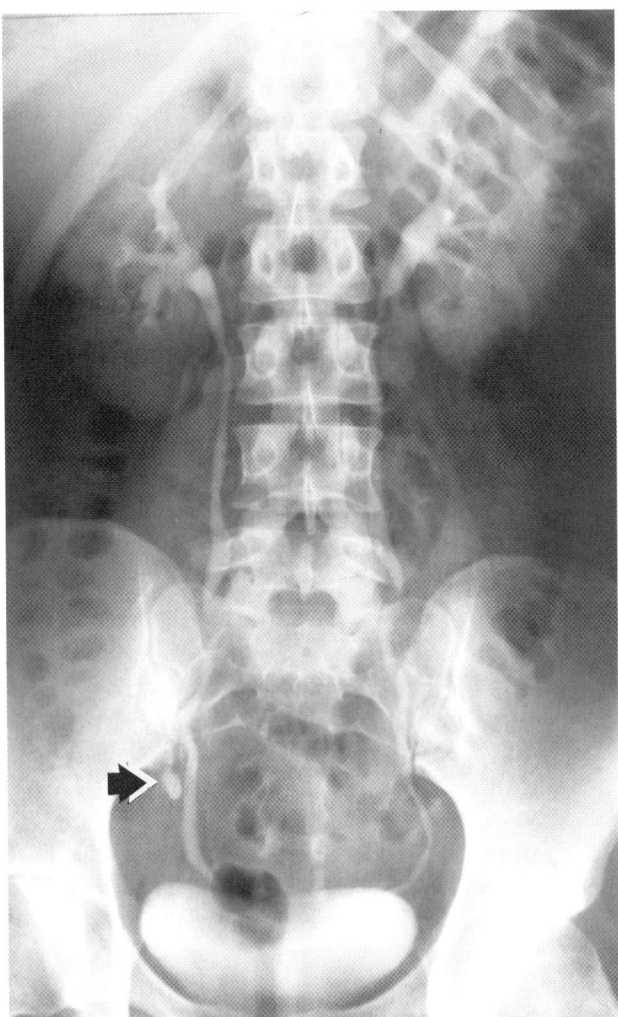

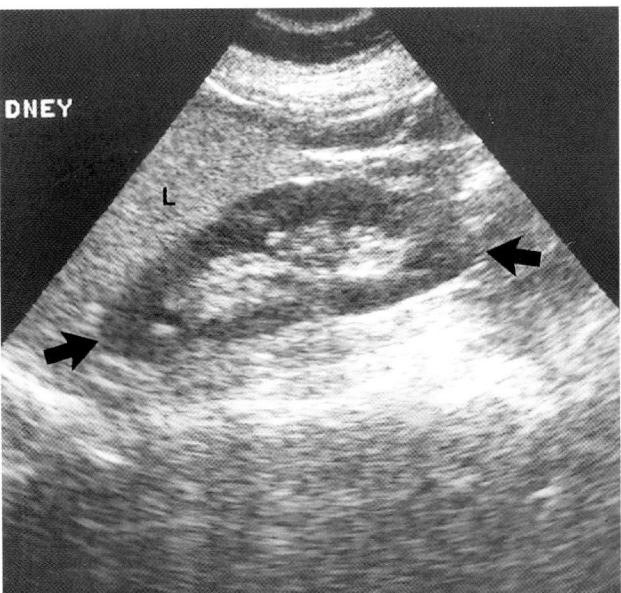

Abb. 14-53. Sagittales Ultraschallbild einer normalen rechten Niere. Die *Pfeile* zeigen auf den Ober- und Unterpol der Niere. Die Echodichte der Nierenrinde ist normalerweise geringer als die der Leber *(L)*. Beachten Sie auch das normale, sehr echoreiche Fettgewebe zentral im Hilusbereich der Niere.

Abb. 14-52. Fast normales Ausscheidungsurogramm. Der rechte distale Ureter ist innerhalb des Beckens leicht nach medial verlagert, und zwar, wie sich später herausstellte, durch ein verkalktes Teratom des Ovars *(Pfeil)*. Nierenkelche und -becken, der linke Ureter und die Blase stellen sich normal dar.

Die am häufigsten eingesetzten Kontrastmittel werden von der Niere fast vollständig durch die glomeruläre Filtration ausgeschieden. Schon weniger als 1 Minute nach Beginn der intravenösen Infusion ist normalerweise genug Kontrastmittel in den Glomeruli und Tubuli des Nierenparenchyms vorhanden, um eine Verdichtung des Nierenschattens erkennen zu können. Man nennt diesen Zeitpunkt der Untersuchung die nephrographische Phase des AUG; sie ist geeignet, die Nierenform und -größe zu beurteilen.

Eine Regel für die Beurteilung der Nierenmorphologie anhand von Leeraufnahmen und Nephrogrammen ist, daß die normale Länge der Niere 3,7 × der Höhe des 2. Lendenwirbels desselben Patienten entspricht. Beim Erwachsenen sind dies etwa 9 bis 15 cm.

Nach der nephrographischen Phase sieht man nacheinander die Kelche, die Nierenbecken und Ureteren und schließlich die Blase kontrastiert. Diese ableitenden Strukturen können frühestens ein paar Minuten nach der nephrographischen Phase zu sehen sein. Die Kontrastmittelfüllung nimmt bis zu einem Maximum zu und wird dann langsam schwächer. Normalerweise sieht man die Ureteren auf einer Aufnahme nicht in ihrer ganzen Länge kontrastmittelgefüllt, da sie immer wieder durch peristaltische Wellen entleert werden. In der Regel sind nach 20 bis 30 Minuten die Nierenbecken und Ureteren nur noch blaß kontrastiert, und der Großteil des Kontrastmittels hat sich in der Blase angesammelt.

Natürlich scheiden die Nieren noch so lange das restliche Kontrastmittel aus, bis die Blutbahn vollständig gereinigt ist.

Bei einer Abflußstörung des Ureters ist die Kontrastmitteldichte in den Nierenkelchen und im Nierenbecken vermindert. Das Kontrastmittel erscheint verzögert, so daß die Sequenz der Röntgenaufnahmen entsprechend verlängert werden muß.

Das konventionelle Ausscheidungsurogramm (AUG) oder i.v. Urogramm beginnt immer zunächst mit einer Abdomenleeraufnahme, die sich der Radiologe vor der schnellen Tropfinfusion des Kontrastmittels ansieht, um nach Steinen oder Verkalkungen zu sehen, die später durch das Kontrastmittel verdeckt werden könnten (90 % der Nierensteine sind so dicht, daß sie auf Leeraufnahmen schon zu sehen

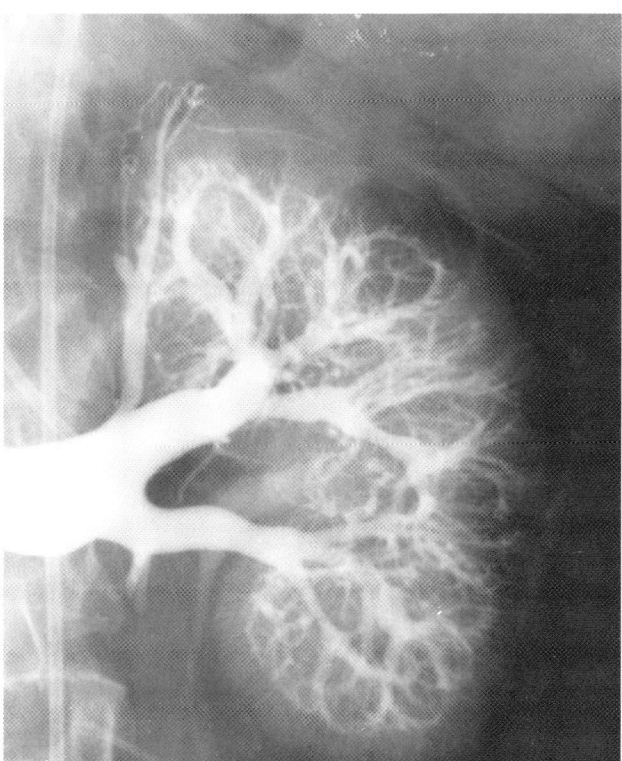

Abb. 14-54. Normales Venogramm der linken Niere

sind). Dann werden in Abständen Röntgenaufnahmen gemacht, die jeweils vom Radiologen angesehen werden, und die Untersuchung wird erst beendet, wenn das Bildmaterial für eine befriedigende Beurteilung zusammengestellt ist. So ist jedes AUG eine auf den Patienten zugeschnittene Untersuchung. Wenn die auf den ersten Aufnahmen erkennbaren Veränderungen es nötig erscheinen lassen, werden entsprechende Zusatzaufnahmen möglichst gleich dann gemacht, wenn noch ausreichend Kontrastmittel vorhanden ist. Gelegentlich wird dabei auch eine konventionelle Tomographie der Nieren durchgeführt.

Die **Pyelographie** kann dann durchgeführt werden, wenn sich das Harnsammelsystem der Niere und die Ureteren mit dem i.v. Urogramm nicht darstellen lassen. Sie kann entweder *retrograd* durchgeführt werden, wobei über das in die Blase vorgebrachte Zystoskop die Uretermündungen sondiert werden und Kontrastmittel injiziert wird, oder *anterograd* mittels direkter perkutaner Punktion des Nierenbeckens unter Ultraschall- oder CT-Kontrolle. Mit der Pyelographie läßt sich lediglich das Harnsammelsystem darstellen, sie gibt keinerlei Information über das Nierenparenchym.

Der *Ultraschall* ist das bildgebende Verfahren der Wahl bei Patienten mit Verdacht auf Hydronephrose (Nierenstauung). Mit ihm kann man schnell und sicher ein erweitertes Nierenhohlsystem nachweisen, ohne daß eine intravenöse Kontrastmittelgabe oder eine Strahlenexposition nötig ist. Zudem kann der Ultraschall auch problemlos bei einem Patienten mit Niereninsuffizienz eingesetzt werden, bei dem aufgrund des fehlenden Konzentrationsvermögens der Niere kein ausreichender urographischer Effekt zum Nachweis der Hydronephrose zu erwarten ist. Bei Patienten mit Raumforderungen der Niere kann mit dem Ultraschall leicht zwischen echofreien, gutartigen Zysten und echoreicheren Nierentumoren unterschieden werden. Die CT ist ebenfalls eine hervorragende Methode zur Untersuchung des Harntrakts. Mit ihr können Nierentumoren sehr genau dargestellt und ihre Ausbreitung in die Umgebung (Nachbarorgane, Lymphknoten- und Fernmetastasierung) bestimmt werden.

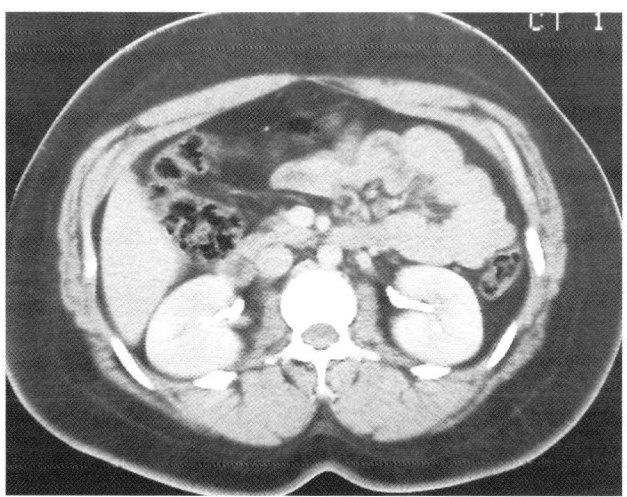

Abb. 14-55. CT-Schicht durch den mittleren Bereich normaler Nieren, aufgenommen nach intravenöser Gabe von Kontrastmittel. Die Nierenkelche und das Nierenbecken sind mit konzentriertem Kontrastmittel gefüllt und stellen sich daher sehr dicht (weiß) dar.

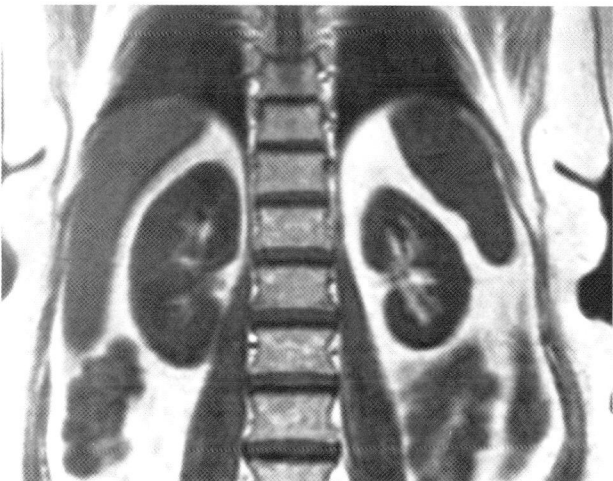

Abb. 14-56. Koronares MR-Bild des Retroperitoneums in Höhe der Nieren. Auf diesem T1-gewichteten Bild stellen sich das Fettgewebe im Nierenhilus und das perirenale Fettgewebe aufgrund des starken Fettsignals weiß dar.

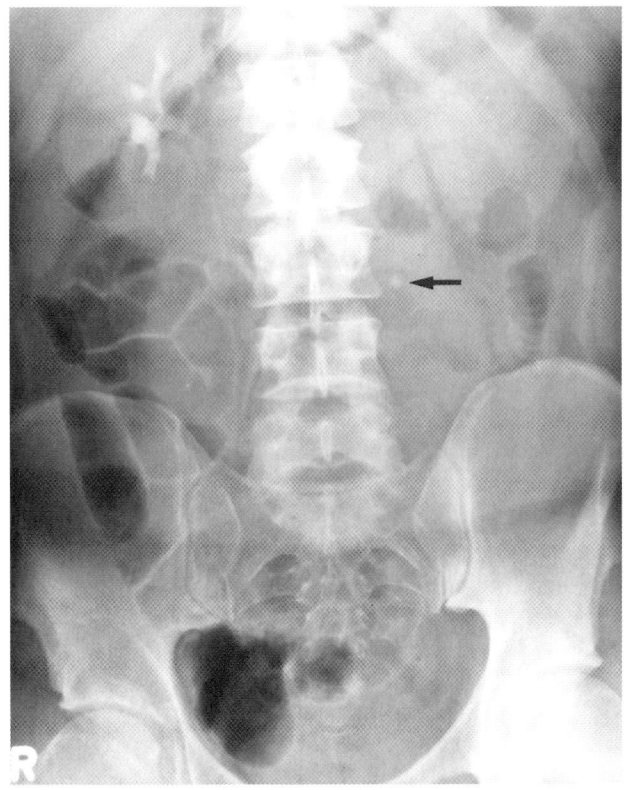

A

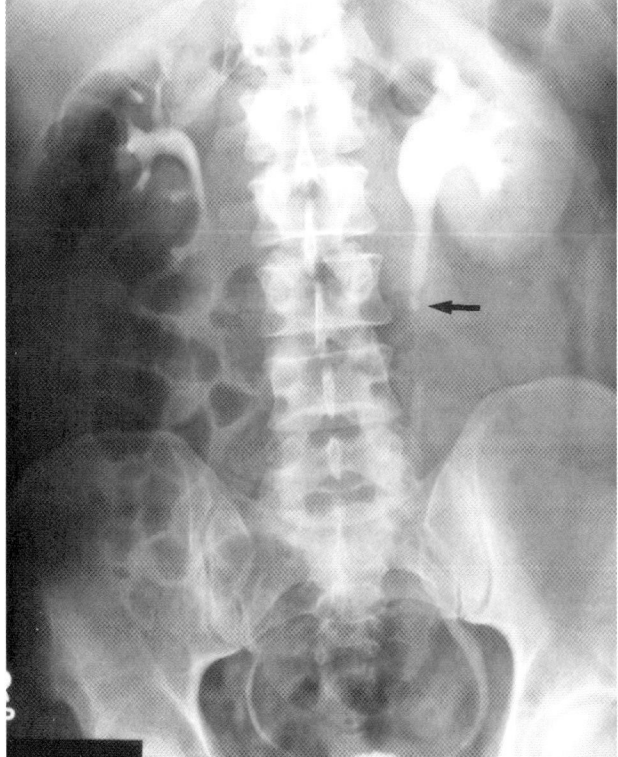

B

Harnabflußstörungen

Der Harnabfluß der Niere kann auf vielfache Weise gestört sein. Zu den häufigsten Ursachen einer Obstruktion der ableitenden Harnwege gehört der **Ureterstein**.

Da 90 % der Nierensteine röntgendicht sind, ist die Wahrscheinlichkeit, einen Stein bereits auf der zu Beginn eines AUG durchgeführten Leeraufnahme zu entdecken, sehr hoch; deshalb sollte die Suche nach einem Stein auch hier beginnen. Bei einem durch einen Stein verschlossenen Ureter staut sich der darüberliegende Urin auf, wodurch ein verspätetes Erscheinen des Kontrastmittels in der entsprechenden Niere zu erwarten ist. Manchmal kann es bis zu mehreren Stunden dauern, bis ein Nephrogramm zu sehen ist. Letztlich zeigt sich aber auch dann häufig noch eine, wenn auch durch Mischung mit dem aufgestauten Urin flauere, Kontrastierung des Ureters bis hin zum Ort des Verschlusses. Der Dilatationsgrad des Nierenhohlsystems und des proximal des Verschlusses gelegenen Ureterabschnittes (also der Grad der Hydronephrose) hängt vom Ausmaß des Verschlusses (partieller Verschluß oder nahezu vollständiger Verschluß) und der bestehenden Obstruktionsdauer ab (**Abb. 14-57** und **14-58**).

Abb. 14-57. Ausscheidungsurogramm eines Patienten mit linksseitigem Ureterstein
A. In der frühen Aufnahme zeigt sich eine verzögerte Kontrastierung des linken Nierenhohlsystems (auf der rechten Seite sind die Nierenkelche bereits kontrastmittelgefüllt). Diese Seitendifferenz ist bereits ein Hinweis auf eine linksseitige Harnabflußstörung. Der *Pfeil* deutet auf ein kalkdichtes Konkrement in Projektion auf den Verlauf des linken Ureters.
B. Die Spätaufnahme zeigt, daß der kalkdichte Stein tatsächlich im linken Ureter liegt. Beachten Sie die Erweiterung des linken Nierenhohlsystems und des proximalen Ureters bis in Höhe des Konkrements und vergleichen Sie den Befund mit der rechten Seite. Das Parenchym der linken Niere ist im Vergleich mit der Gegenseite hyperdens; dieser Befund ist ein weiteres Zeichen der Harnabflußstörung und ist auf eine verminderte Exkretionsleistung der gestauten Niere zurückzuführen.

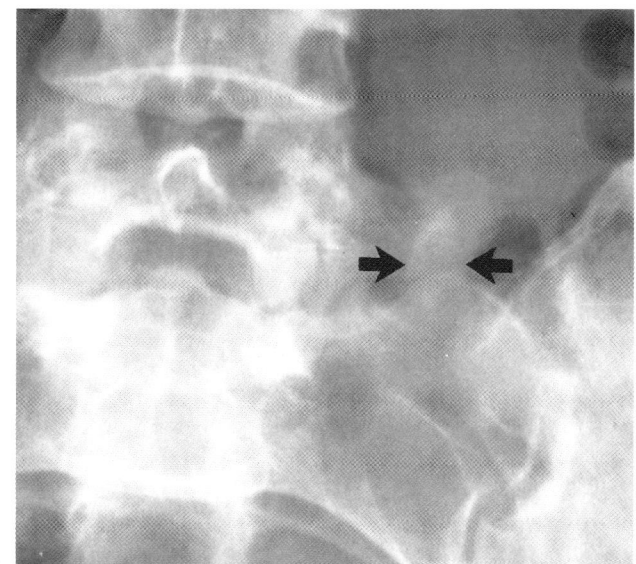

A

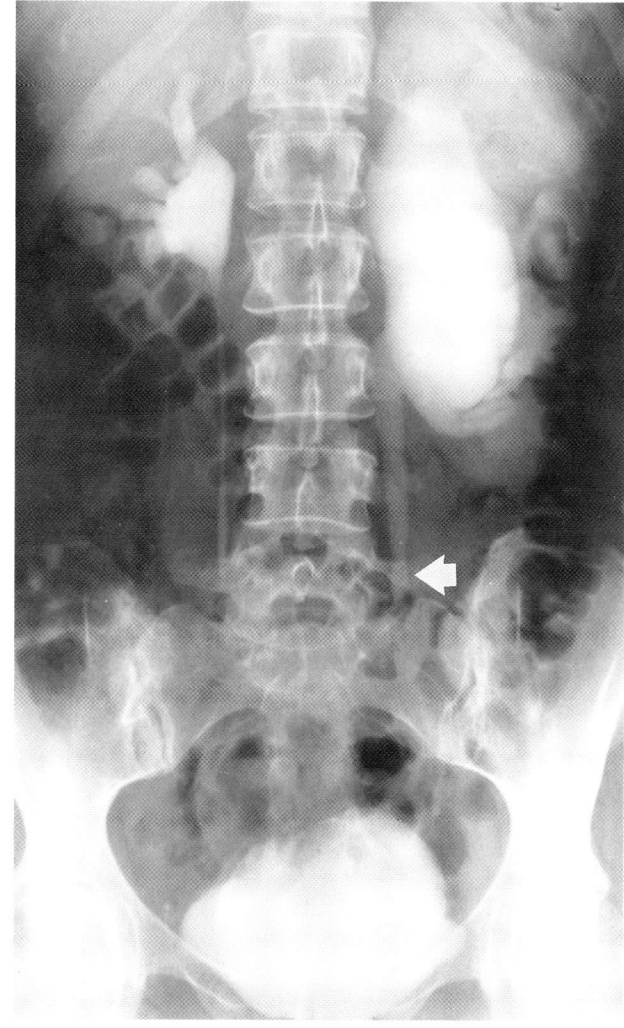

B

Abb. 14-58. Linksseitiger Ureterstein
A. Die Leeraufnahme zeigt ein verkalktes Konkrement *(Pfeile)*.
B. In der Ausscheidungsurographie ist eine linksseitige Hydrone-
phrose zu erkennen; der *Pfeil* zeigt auf den verlegten Ureter.

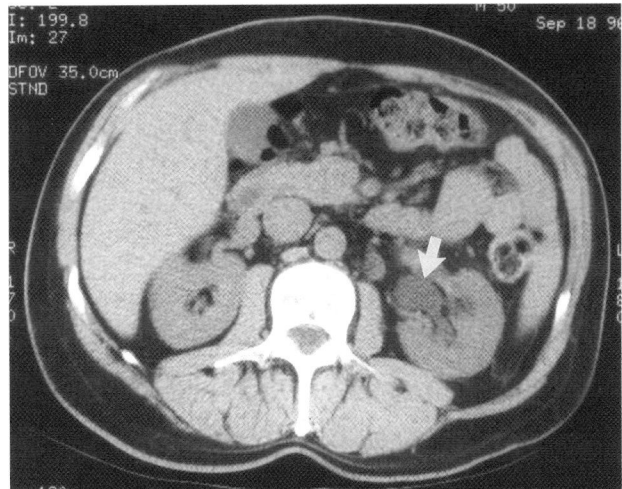

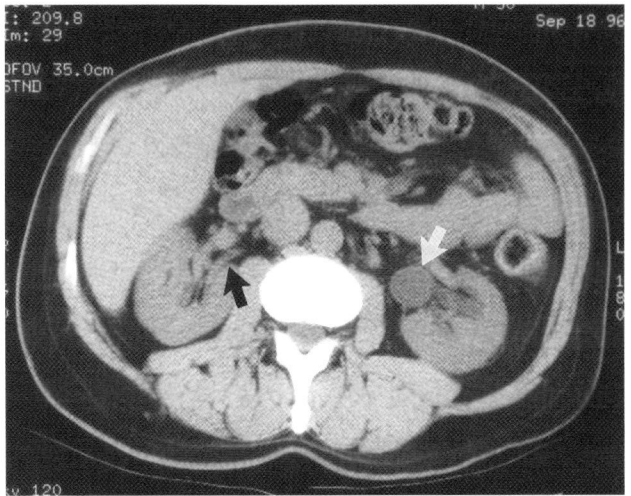

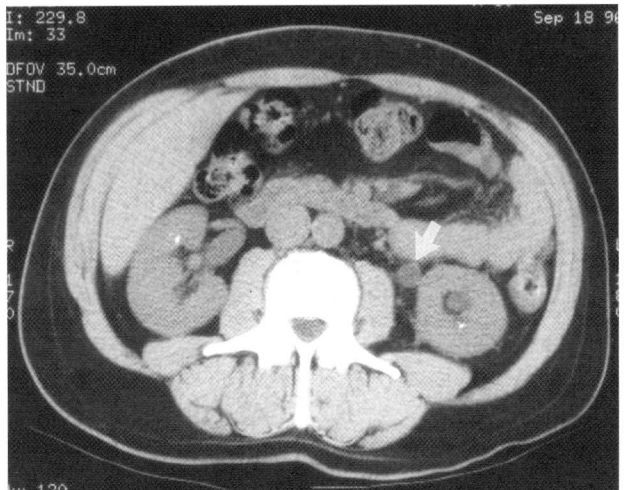

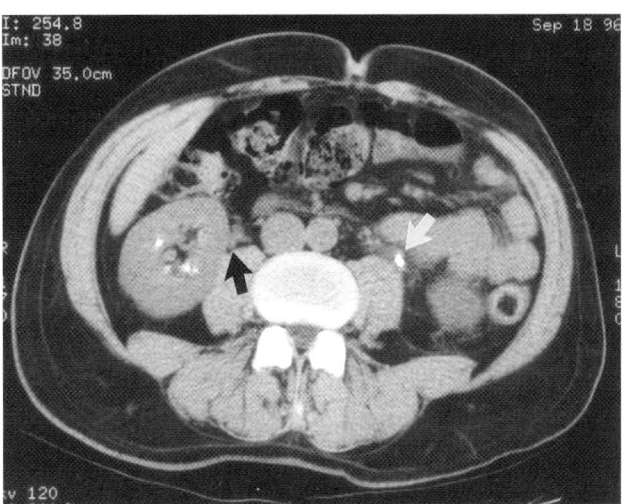

Abb. 14-59. Nicht kontrastverstärktes (natives) Spiral-CT eines Patienten mit linksseitigem Ureterstein und multiplen Nierensteinen

A. Die CT-Schicht in Höhe der Nierenmitte zeigt ein erweitertes (hydronephrotisches) Nierenhohlsystem links *(weißer Pfeil)*.

B. Die geringfügig tiefer gelegene CT-Schicht zeigt das erweiterte linke Nierenbecken *(weißer Pfeil)*. Vergleichen Sie diesen Befund mit dem nicht erweiterten rechten Nierenbecken *(schwarzer Pfeil)*.

C. Diese noch etwas tiefer gelegene CT-Schicht zeigt einen erweiterten linken Ureter *(weißer Pfeil)*. Kleinste Steinchen sind in beiden Nieren erkennbar.

D. Diese wiederum etwas tiefer als **C** gelegene CT-Schicht zeigt die Ursache des Harnstaus, einen Ureterstein links *(weißer Pfeil)*. Beachten sie den normal weiten rechten Ureter *(schwarzer Pfeil)*. In der rechten Niere sind mehrere kleine Steine erkennbar.

Ein neueres Verfahren, um ureterobstruierende Steine nachzuweisen, ist die native Spiral-CT **(Abb. 14-59)**. Es ist keine intravenöse Kontrastmittelgabe erforderlich, und die Untersuchung kann in einem Bruchteil der Zeit durchgeführt werden, die für ein Ausscheidungsurogramm benötigt wird. Die Spiral-CT des Harntrakts benötigt höchstens 90 Sekunden Aufnahmezeit, während für die Diagnostik eines den Harnabfluß behindernden Konkrements mit dem intravenösen Ausscheidungsurogramm (AUG) 30 bis 60 Minuten Untersuchungszeit und die Anfertigung mehrerer Röntgenaufnahmen erforderlich ist. Patienten mit rezidivierendem Steinleiden schät-

zen die schnelle Untersuchung mit dem Spiral-CT und den Verzicht auf eine intravenöse Kontrastmittelgabe.

Ein anderer Vorteil der Spiral-CT ist, daß bei fehlendem Steinnachweis gleichzeitig nach anderen Ursachen des Flankenschmerzes geschaut werden kann. Wenn im CT keine Harnabflußstörungnachweisbar ist, sucht der Radiologe nach Veränderungen, die eine ähnliche Symptomatik verursachen können, zum Beispiel ein gedeckt perforierendes Aortenaneurysma, eine Divertikulitis oder eine Pyelonephritis.

Eine gestaute Niere kann auch einfach mit dem Ultraschall erkannt werden, wenn eine signifikante Hydrone-

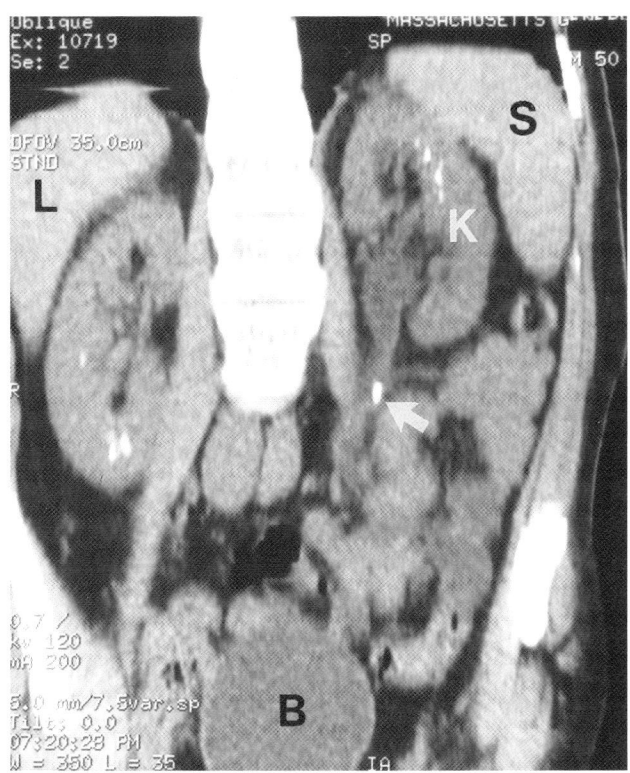

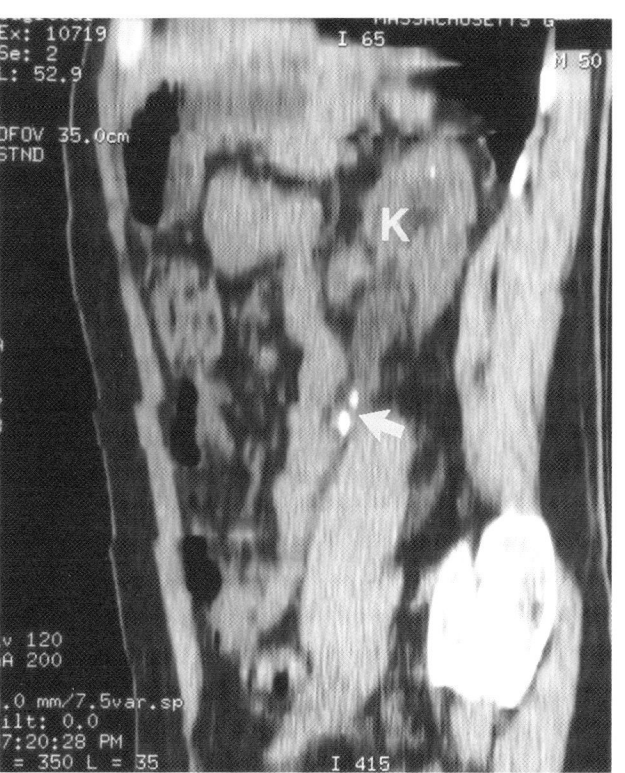

E. Die koronare Bildrekonstruktion aus dem Datensatz des Spiral-CT zeigt den Stein im proximalen Ureter *(Pfeil)*. Der Ureterabschnitt zwischen Niere *(K)* und dem Stein ist erweitert. *L* entspricht der Leber, *S* der Milz und *B* der Blase. Auch in dieser koronaren Rekonstruktion sind die beidseitigen Nierensteine erkennbar.

F. Die sagittale Bildrekonstruktion durch die linke Niere *(K)* zeigt zwei Uretersteine.

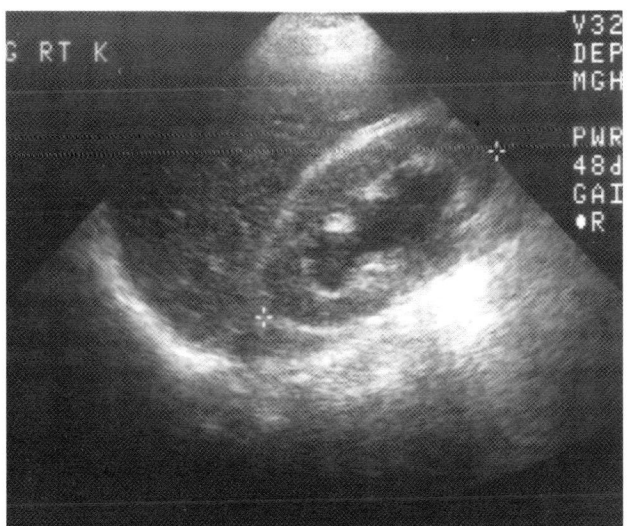

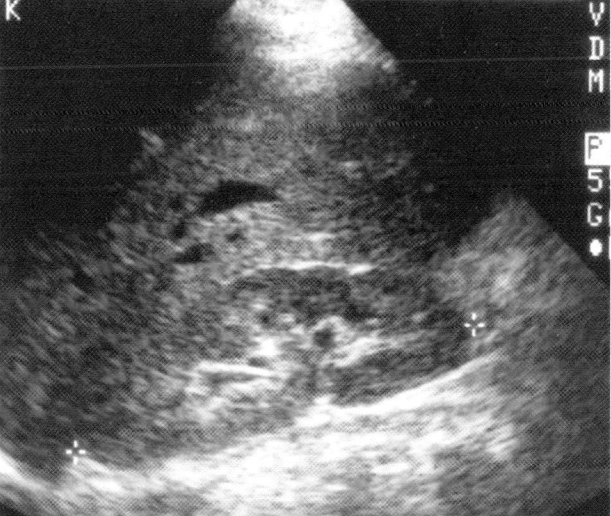

Abb. 14-60 A. Das parasagittale Ultraschallbild zeigt die Leber und die rechte Niere eines Patienten mit rechtsseitiger Hydronephrose. Vergleichen Sie das dunkle, echofreie, flüssigkeitsgefüllte Zentrum der Niere mit der normalen Niere in Abb. 14-60 B.

B. Das parasagittale Ultraschallbild einer normalen rechten Niere. Achten Sie auf das echoreiche (weiße) Zentrum der Niere. Die Echos werden durch normales, zentral gelegenes parapelvines Fettgewebe hervorgerufen. Die kleinen echofreien Areale entsprechen Blutgefäßen und Anteilen des nicht erweiterten Nierenhohlsystems.

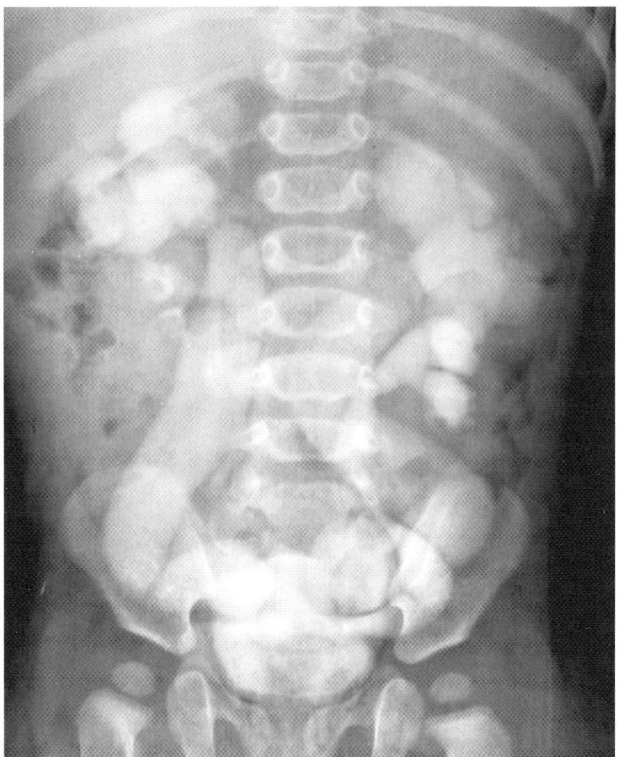

Abb. 14-61. Ausgeprägte beidseitige Hydronephrose bei einem Kind mit angeborener Abflußstörung im unteren Harntrakt

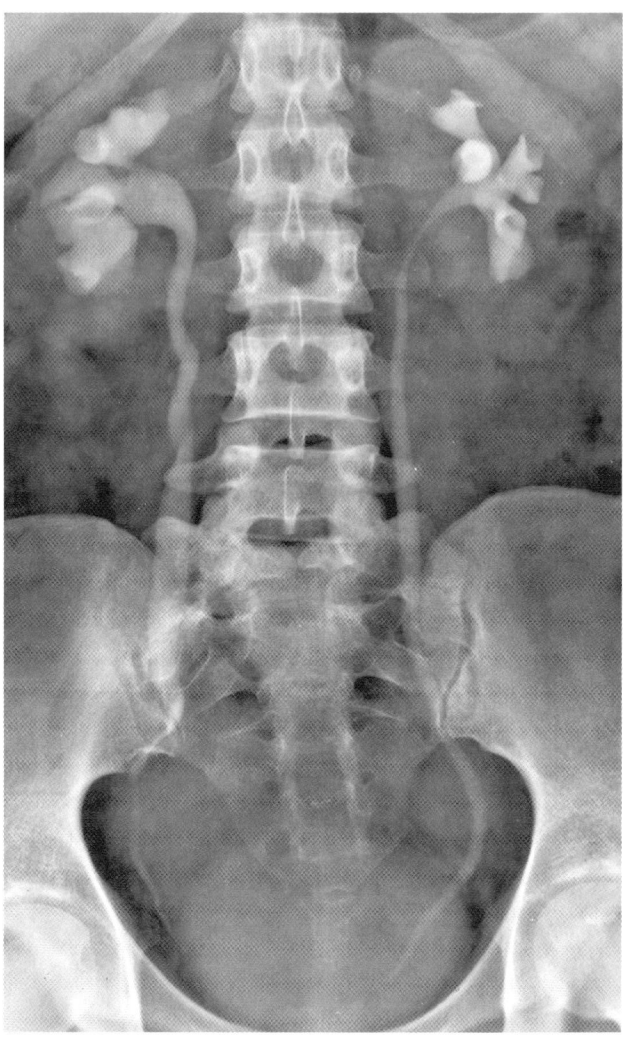

Abb. 14-62. Frühform einer beidseitigen Hydronephrose, hervorgerufen durch Ureterkompression durch einen Beckentumor

phrose vorliegt. Die flüssigkeitsgefüllten, erweiterten Kelche einer hydronephrotischen Niere lassen im Ultraschall ein echofreies Zentrum erkennen **(Abb. 14-60 A)**, das bei einer normalen Niere nicht gefunden wird **(Abb. 14-60 B)**; letztere zeigt ein echoreiches Zentrum ohne erweitertes Hohlsystem.

Es ist erstaunlich, daß bei der **chronischen Stauungsniere** alle Funktionen, wenn auch zum Teil vermindert, noch erhalten bleiben. Bei fortgeschrittener Hydronephrose wandelt sich die Niere in einen dünnwandigen Sack um, der nur noch von einem schmalen verbleibenden Parenchymring umgeben ist (Sackniere). **Abbildung 14-61** zeigt ein Späturogramm mit beidseitigen Stauungsnieren bei einem Kind mit tiefsitzender, angeborener Harnabflußstörung in beiden Ureteren. Achten Sie auf die ausgeprägte Ureterenerweiterung. Eine weniger ausgeprägte Nieren- und Harnleiterstauung sehen Sie in **Abb. 14-62**.

Natürlich ist eine Harnabflußbehinderung der Niere nur *eine* Ursache des verminderten Flusses durch die Niere. Eine verminderte Blutversorgung führt ebenfalls zu einer Flußverminderung in der entsprechenden Niere. Ist dies nur auf einer Seite der Fall, so übernimmt die andere Niere die (Teil-)Funktion mit und scheidet eine entsprechend größere Menge an Urin aus.

Zusammengefaßt müssen Sie also bei der Beurteilung von Leeraufnahmen und Ausscheidungsurogrammen sorgfältig auf Größe und Form beider Nieren, die Begrenzung ihres Parenchyms und dessen Homogenität sowie auf Erscheinungsbild und Funktion (Füllung und Entleerung) der ableitenden Harnwege achten.

Stellt sich die Niere nicht dar, so sollten Sie sich fragen, ob es Hinweise auf die folgenden Zustände gibt:
- Es gelangt kein Blut in die Niere (Nierenarterienverschluß).
- Es fließt kein Blut aus der Niere ab (Nierenvenenthrombose).
- Es besteht ein Harnabflußhindernis (zum Beispiel ein Ureterstein).
- Es besteht eine Zerstörung des Nierenparenchyms.

Zystische Nierenerkrankung

Da die Nieren Flüssigkeit ausscheiden, bilden sich in ihnen auch Retentionszysten verschiedener Art. Nierenzysten füllen sich nicht mit Kontrastmittel, da sie Flüssigkeitsansammlungen mit einer eigenen Wand sind. Doch verlagern oder verziehen sie das Nierenparenchym und das Nierenhohlsystem in so charakteristischer Weise, daß sie im AUG indirekt nachgewiesen werden können **(Abb. 14-63)**. Noch genauer können zystische Raumforderungen der Niere durch die Sonographie **(Abb. 14-64)** oder die CT **(Abb. 14-65** und **14-66)** erkannt werden. Eine klinisch anhand von Leeraufnahmen oder des AUG entdeckte Raumforderung der Niere sollte sofort mit der Sonographie als der am wenigsten invasiven Methode untersucht werden, oder wenn dies nicht möglich ist, mit der CT. Mit dem Ultraschall kann normalerweise zwischen einer flüssigkeitshaltigen Zyste und einem soliden Nierentumor unterschieden werden.

Bei einem Patienten ohne Hämaturie ist der sonographische Befund einer unkomplizierten, d.h. *blanden* Zyste (rundliche, echofreie Flüssigkeitsansammlung mit dün-

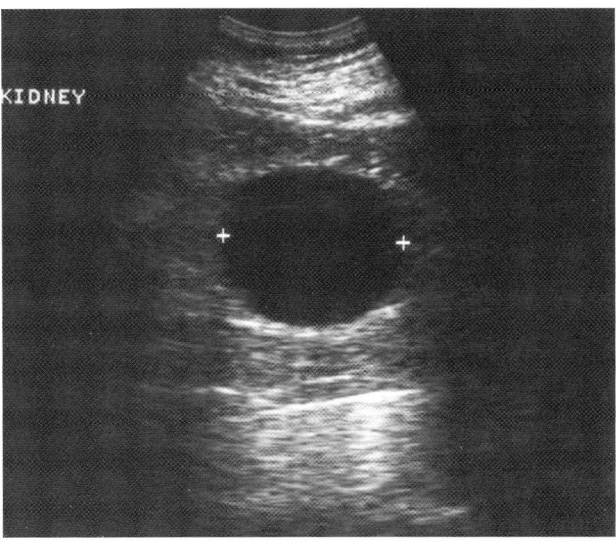

Abb. 14-64. Ultraschallbild einer Nierenzyste. Die unkomplizierte Zyste ist echofrei, hat eine dünne Wand, und hinter der Zyste ist eine *Schallverstärkung* zu erkennen. (Hinter der Zyste entstehen mehr Echos als hinter dem normalen Nierenparenchym, da die Schallwellen die Zyste selbst ungehinderter passieren können als das normale Nierenparenchym.)

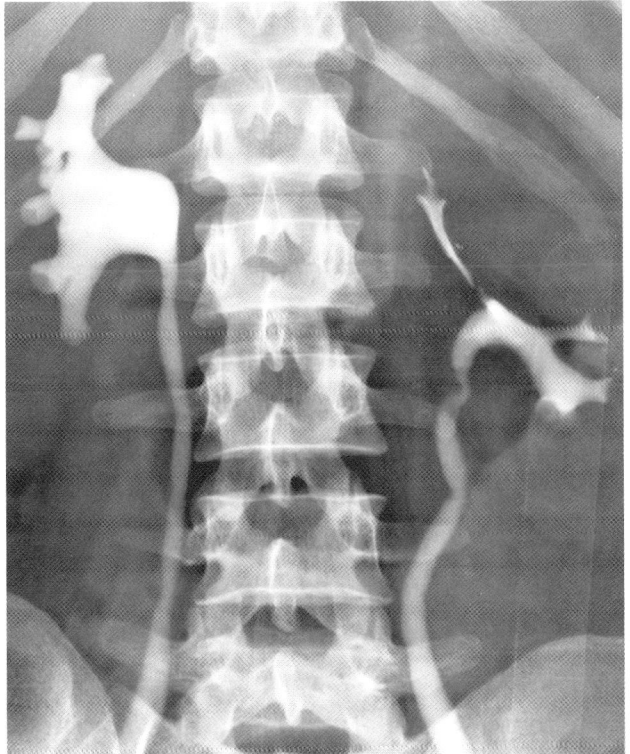

Abb. 14-63. Retrograde Pyelographie unmittelbar nach Entfernung der zur Injektion verwandten Katheter. Achten Sie auf die um eine „Raumforderung" herum ausgezogenen oberen und mittleren Kelche. Sonographisch erwies sich die „Raumforderung" als Zyste.

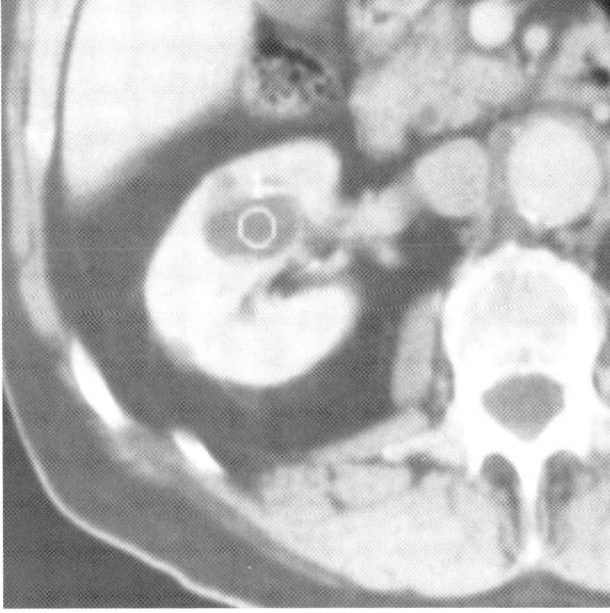

Abb. 14-65. Ausschnitt aus einem CT-Bild mit rechtsseitiger Nierenzyste. Sie erscheint im Vergleich zum Nierenparenchym als runde, scharf begrenzte Region mit erniedrigter Dichte. Der weiße Kreis in der Nierenzyste entspricht einer Meßregion zur numerischen Prüfung der Röntgendichte in Hounsfield-Einheiten (HE). Hier wurden 3 HE gemessen, ein Wert, der dem von Wasser sehr nahekommt und für eine benigne Zyste typisch ist.

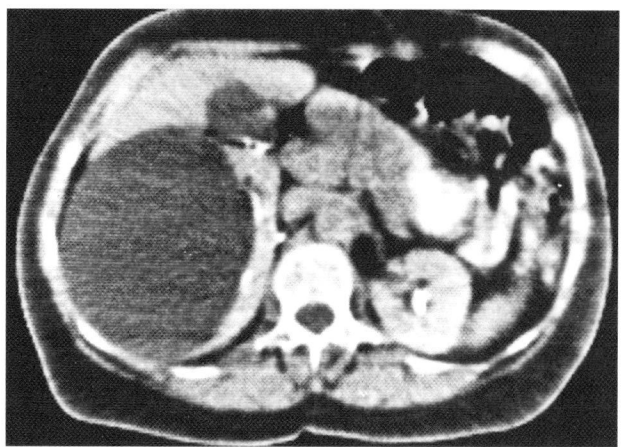

Abb. 14-66. CT-Schicht eines Patienten mit einer riesigen Nierenzyste. Beachten Sie die sichelförmige Abflachung des verbliebenen Nierenparenchyms durch die Zyste.

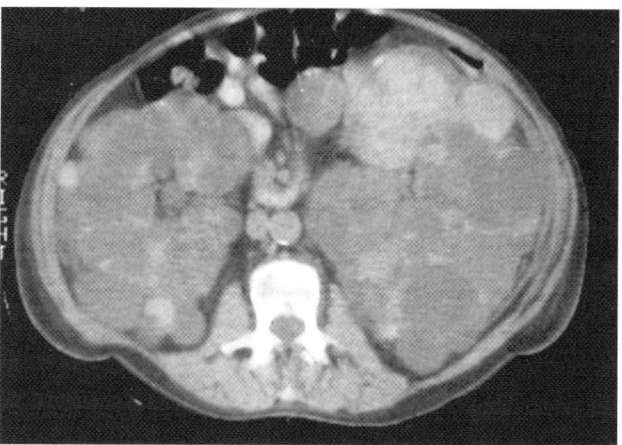

Abb. 14-68. CT-Bild eines Patienten mit polyzystischer Nierenerkrankung

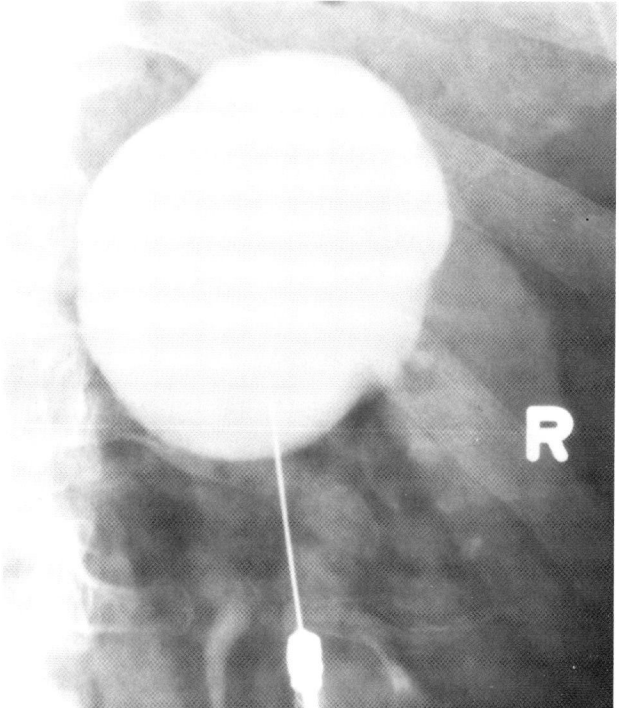

Abb. 14-67. Perkutane Zystenpunktion. Sie wurde hier bei einem Patienten mit Mikrohämaturie durchgeführt, um sicherzustellen, daß die sonographisch diagnostizierte Zyste tatsächlich benignen Charakter hat. Der Zysteninhalt wurde zuerst aspiriert, und dann wurde wasserlösliches Kontrastmittel in die Zyste eingespritzt. Die Zielaufnahme bei auf dem Bauch liegenden Patienten (die Aufnahme ist korrekt mit dem R gekennzeichnet) zeigt die kontrastmittelgefüllte, glatt begrenzte Zyste. Die zytologische Untersuchung des Aspirates ergab keinen Nachweis maligner Zellen.

ner Wand und dahinter gelegener Schallverstärkung) in der Regel ausreichend, um die bildgebende Diagnostik zu beenden. Wenn im Ultraschall jedoch eine *komplizierte Zyste* gefunden wird, d.h. eine Zyste mit Binnenechos und einer dicken Wand, sollte zunächst eine CT durchgeführt werden, ggf. auch in Kombination mit einer CT-gesteuerten Punktion, um einen zystischen Tumor auszuschließen. Eine Zystenpunktion **(Abb. 14-67)** hilft bei der Absicherung der Diagnose; wird ein klares Zystenpunktat gewonnen und ergibt sich daraus kein pathologischer Zytologiebefund, wird die Diagnose einer gutartigen Zyste gesichert. Patienten mit einer zystischen Raumforderung im Ultraschall und gleichzeitiger Hämaturie sollten ebenfalls eine weitere Abklärung mittels CT und/oder Zystenpunktion erhalten.

Wenn bei der Ultraschalluntersuchung primär eine *solide* Raumforderung nachzuweisen ist, muß bei dem Patienten eine weitere Abklärung bezüglich eines Nierentumors erfolgen. Dazu kommen wir noch etwas später.

Polyzystische Nieren (Abb. 14-68) haben ein so klassisches und pathognomonisches Erscheinungsbild in Sonogramm und CT, daß diese Verfahren in der Vorfelddiagnostik bei Familien von Patienten mit polyzystischen Erkrankungen eingesetzt werden.

Harnwegsinfekt

Bei Harnwegsinfektionen des Erwachsenen brauchen Sie nicht routinemäßig ein Ausscheidungsurogramm zu veranlassen. Natürlich sind die Indikationen zum Ausscheidungsurogramm bei allen Patienten mit Flankenschmerz und mit einer Hämaturie ganz klar, doch ist die Untersuchung beim erwachsenen Patienten, der nur einen Harnwegsinfekt hat, oft überflüssig. Auf der anderen Seite muß bei Kindern mit eitrigem Urin bei der erstmaligen Abklärung ein Urogramm durchgeführt werden, da bei ihnen angeborene **Harnwegsstenosen** oder ein **vesiko-ureteraler Reflux** vorliegen kann..

Sogar bei *akuter Pyelonephritis,* die durch aufsteigende Infektionen mit gramnegativen Keimen, wie zum Beispiel *E.* *coli,* verursacht wird, kann das AUG ohne jeglichen pathologischen Befund sein. Es kann aber auch eine verminderte Nierenfunktion, eine Nierenschwellung und eine durch entzündliche Veränderungen des perirenalen Fettgewebes unscharfe Nierenkontur zeigen **(Abb. 14-69)**. Eine CT-Untersuchung nach intravenöser Kontrastmittelgabe zeigt häufig diskrete Veränderungen des Nierenparenchyms, wie zum Beispiel fleckige Dichteminderungen oder ein streifig verändertes Nierenparenchym; die CT ist für die Diagnose einer Pyelonephritis allerdings primär nicht nötig. CT und Ultraschall können jedoch sehr hilfreich sein, entzündliche Komplikationen wie renale oder perirenale Abszeßbildungen nachzuweisen.

In den meisten Fällen, in denen bereits seit der Kindheit chronische Infektionen vorliegen, lassen sich mit dem AUG (evtl. ergänzt durch konventionelle Tomogramme) oder mit der CT wichtige morphologische Veränderungen zeigen. Diese Veränderungen bestehen aus einer Verkleinerung der betroffenen Niere mit Verschmälerung des Nierenparenchyms an den Stellen, an denen eine Verplumpung der Nierenkelche mit einer darüberliegenden Vernarbung des Parenchyms einhergeht **(Abb. 14-70)**. Dieses Erkrankungsbild, chronische Pyelonephritis genannt, wird in der Regel durch einen vesikoureteralen Reflux von infiziertem Harn hervorgerufen. Wenn Sie eine Röntgenübersichtsaufnahme oder ein Urogramm ansehen, sollten Sie immer auf die Größe und Form der Nieren achten und schauen, ob die Außenkontur glatt ist.

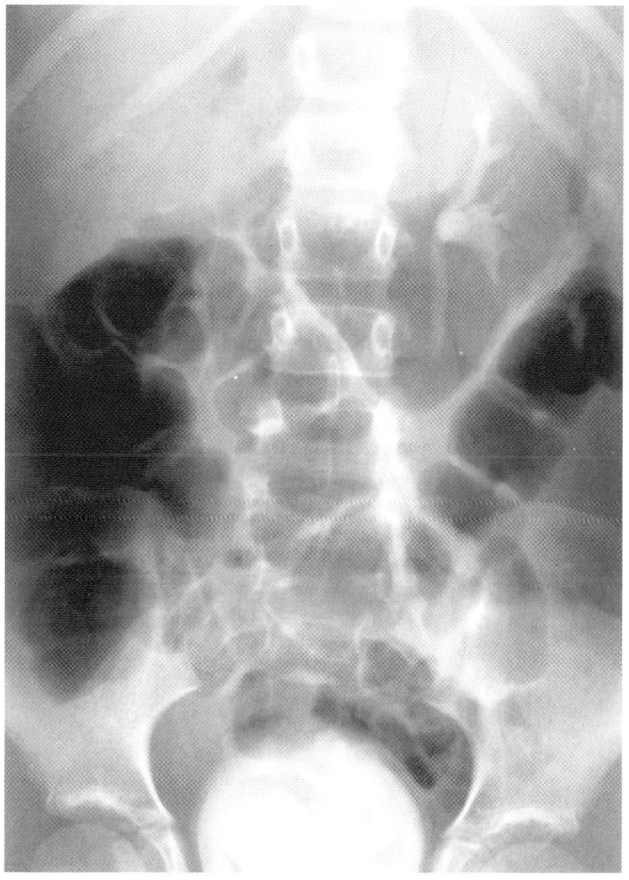

Abb. 14-69 Ausscheidungsurogramm bei einem Kind mit akuter rechtsseitiger Pyelonephritis. Im Vergleich zur linken Seite wird rechts nur sehr wenig Kontrastmittel in das Nierenhohlsystem ausgeschieden. Die rechte Niere ist geschwollen, wodurch ihre Randkontur und die des rechten M. psoas schlecht abgrenzbar sind.

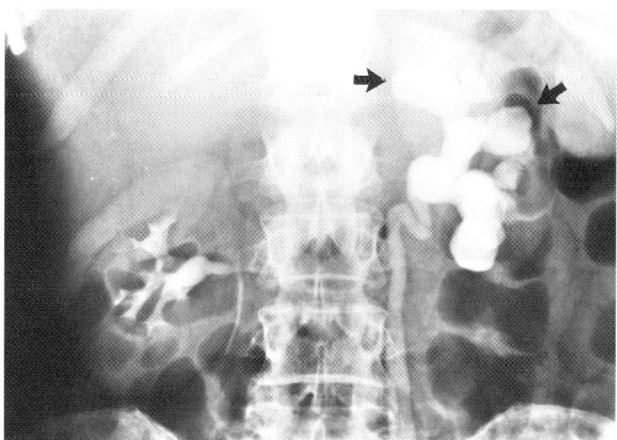

Abb. 14-70 Ausscheidungsurogramm bei chronischer Pyelonephritis der linken Niere. Das linksseitige Nierenkelchsystem ist durch den Verlust von Nierenparenchym bei chronischer Entzündung deutlich verplumpt und erweitert. Beachten Sie die Ausdünnung der Nierenrinde (Abstand zwischen den kontrastmittelgefüllten Kelchen und der Außenkontur der Niere) insbesondere über den verplumpten Kelchen *(Pfeile).* Vergleichen Sie die Breite der Nierenrinde mit der normalen rechten Niere.

Nierentumoren

Wird eine Raumforderung der Niere durch klinische Untersuchung, Leeraufnahmen oder das AUG entdeckt und gibt die Sonographie den Hinweis, daß es sich nicht um eine klassische Zyste handelt (sondern unregelmäßige Begrenzung, Binnenechos oder Echoreichtum wie bei soliden Raumforderungen vorliegen), so muß sie als solider Tumor angesehen werden. Hier ist die CT indiziert. Bei der ohne und mit i.v. Kontrastmittelgabe durchge-führten CT lassen sich Tumoren detaillierter charakterisieren als durch den Ultraschall. Die CT kann das Ausmaß der Vaskularisierung, das Vorhandensein eines nekrotischen Tumorzentrums, das Vorliegen oder Fehlen einer lokalen Infiltration benachbarter Strukturen wie der Nierenvene und der Vena cava inferior aufzeigen. Wenn die beim Urogramm gefundene Raumforderung sehr groß und unregelmäßig begrenzt ist oder einen Einbruch ins Nierenhohlsystem zeigt oder wenn eine Hämaturie vorliegt, kann bei diesem Patienten auch direkt,

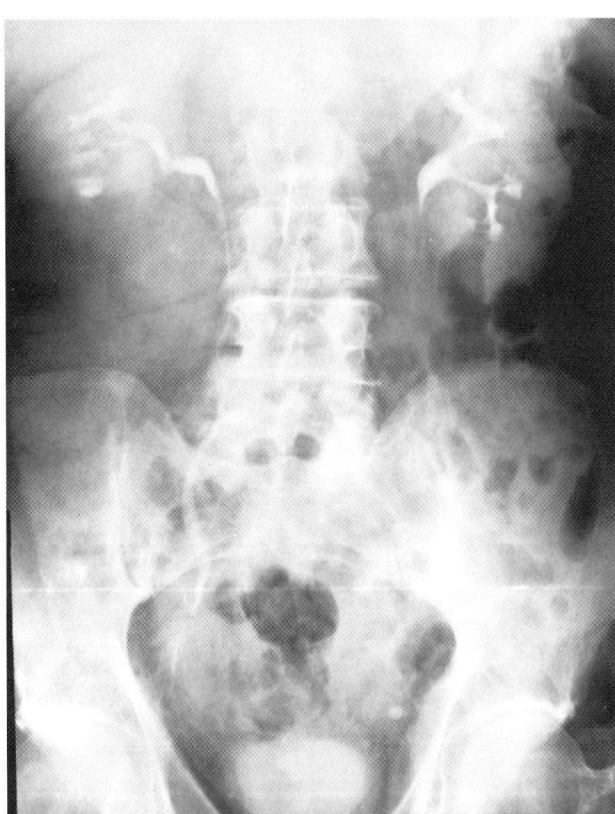

A

Abb. 14-71. Nierenzellkarzinom
A. Auf dem Ausscheidungsurogramm läßt sich am rechten Nierenunterpol eine Raumforderung erkennen, die den proximalen rechten Ureter nach medial verdrängt.
B. Die CT-Schicht in Höhe der Nierenmitte läßt eine dorsal in der rechten Niere gelegene Raumforderung erkennen.
C. Eine etwas tiefer gelegene CT-Schicht zeigt einen riesigen Nierentumor mit niedriger Dichte in der zentral gelegenen Nekrose.

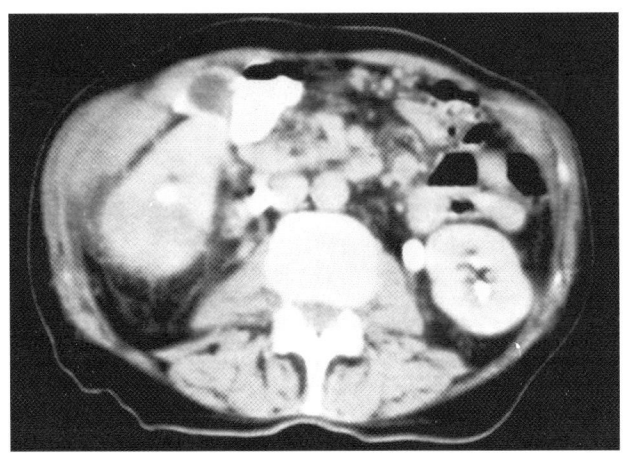

B

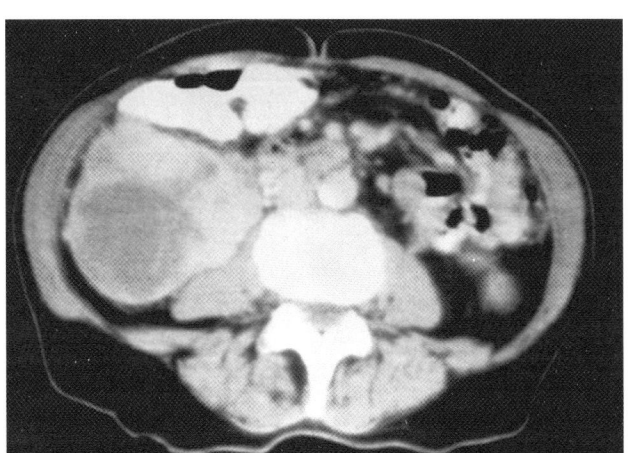

C

unter Umgehung der Sonographie, ein CT veranlaßt werden.

Bei Raumforderungen, die in der Sonographie zystisch wirken, aber eine dicke Wand aufweisen (komplizierte Zysten), müssen Sie immer an einen zystischen Tumor oder einen teilweise nekrotischen oder zentral eingebluteten Tumor denken. Im CT kann dann ein stark tumorverdächtiger Befund erkennbar sein. Ist dies aber nicht der Fall, können Sie den Patienten zur perkutanen Feinnadelpunktion überweisen, um eine spezifische Gewebsdiagnose zu erhalten. Tumoren können aber auch gelegentlich in der Wand einer primär gutartigen Zyste entstehen; wenn dies der Fall ist, können sie eine Blutung aufweisen und Schmerzen verursachen. In dieser Situation können Sie im Ultraschall zum Beispiel eine zystische Struktur mit dicker Wand und Binnenechos (Blut in der Zystenflüssigkeit) erkennen. In der CT lassen sich dann beispielsweise eine dickwandige Zyste, evtl. mit einer umschriebenen tumorösen Raumforderung in einem Wandbezirk, und blutäquivalente Dichtewerte im Zystenlumen nachweisen. Bei einer solchen Befundkonstellation wird in der Regel eine operative Entfernung der komplizierten Zyste angestrebt; alternativ kann vorher durch eine perkutane Aspirationsbiopsie die Verdachtsdiagnose untermauert werden.

Der in **Abb. 14-71** gezeigte Patient ist ein 62 Jahre alter Mann mit rechtsseitigem Flankenschmerz und Mikrohämaturie. Sein Urogramm **(A)** zeigt eine große Raumforderung am rechten unteren Nierenpol, die am medialen Nierenrand eine Vorwölbung verursacht, das Nierenhohlsystem aufspreizt und den Ureter nach medial verlagert. Aufgrund der Hämaturie wurde der Patient direkt zur CT geschickt, wo ein großer Nierenunterpoltumor bestätigt wurde (B und C). Er weist niedrige CT-Schwächungswerte und ein unregelmäßig begrenztes Zentrum auf, wie man es bei einer zentralen nekrotischen Tumoreinschmelzung sieht. Ein solcher Befund ist beim **Nierenzellkarzinom** (Hypernephrom), als das sich auch dieser Tumor herausstellte, häufig.

Die **Nierenarteriographie** und die **Nierenphlebographie** sind zur Abklärung der Gefäßversorgung und einer Nierenvenen- oder Vena-cava-inferior-Infiltration häufig indiziert. Im Abschnitt über die V. cava inferior wird später noch ein Fall mit einer solchen Kavainfiltration gezeigt werden (S. 472). Darüber hinaus kann die Angiographie aber auch die Vaskularisierung des Tumors besser demonstrieren. Die arterielle und venöse Phase einer selektiven Arteriographie der rechten Niere bei einem anderen Patienten mit Nierenzellkarzinom ist in **Abb. 14-72** gezeigt. Sie läßt einen deutlich hypervaskularisierten Tumor erkennen, der die rechte Nierenvene nicht infiltriert.

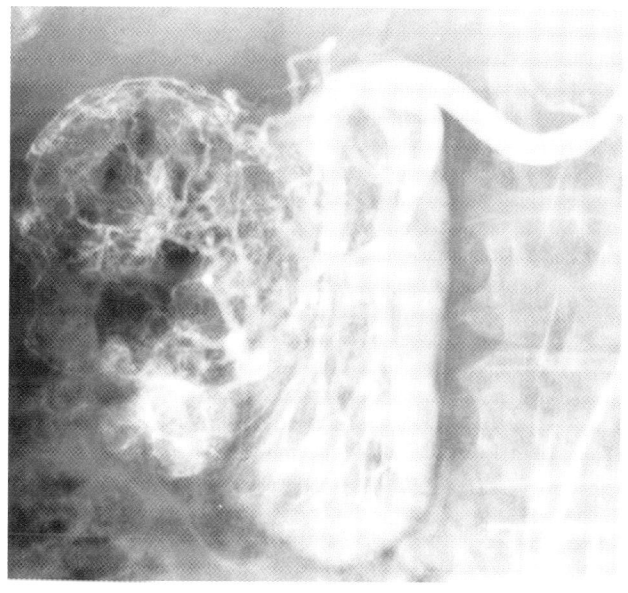

A

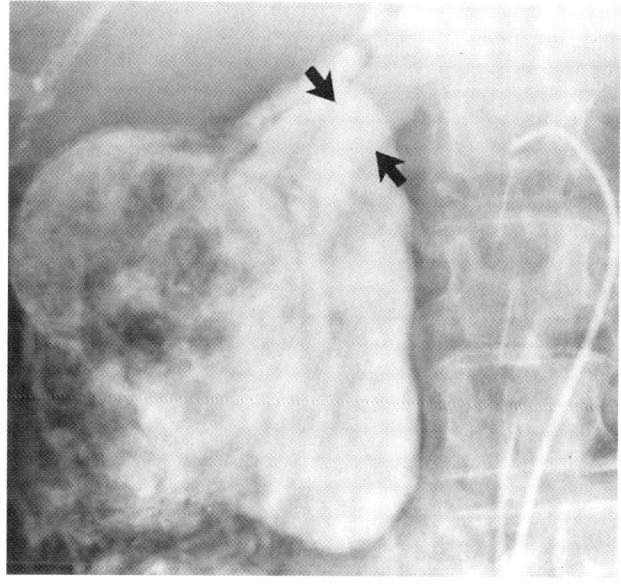

B

Abb. 14-72. Angiographie bei einem anderen Patienten mit Nierenzellkarzinom (Hypernephrom)
A. Die arterielle Phase der rechten Nierenangiographie zeigt einen großen, relativ gut vaskularisierten Tumor.
B. In der venösen Phase ergibt sich kein Hinweis auf einen Tumoreinbruch in die rechte Nierenvene *(Pfeile)*.

Intravenöse Kontrastmittel

Jodhaltige Kontrastmittel, die intravaskulär für die Ausscheidungsurographie (AUG), die CT und die Angiographie verwendet werden, rufen, wenn auch sehr selten, unerwünschte Reaktionen hervor, und jeder Arzt sollte sich darüber im klaren sein, daß die Gabe solcher Kontrastmittel während der Untersuchung zu entsprechenden Reaktionen führen kann.

In der Regel treten diese Reaktionen nach Gabe der älteren, *höher osmolaren (ionischen)* Kontrastmittel auf. Die Nebenwirkungen sind in der Regel gering und bestehen aus Übelkeit, Erbrechen, Nesselsucht (Urtikaria), Schweißausbrüchen, Angstreaktionen oder leichtem Bronchospasmus. Solche Reaktionen treten in weniger als 5 % der Untersuchungen mit ionischen Kontrastmitteln auf. Je nach Ausprägungsgrad wird sich der Radiologe zu einer Behandlung entschließen (z.B. die Gabe eines Antihistaminikums); meistens ist jedoch kein vorzeitiger Abbruch der Untersuchung erforderlich.

Bei diesen älteren ionischen Kontrastmitteln können sehr seltene, aber auch schwere Reaktionen auftreten, darunter ein Larynxödem, Blutdruckabfall, Bradykardie, Schocksymptomatik, Krampfanfälle und anaphylaktische Reaktionen. Tödliche Zwischenfälle (in der Regel durch kardiovaskulären Schock bei anaphylaktischen Reaktionen) treten in einer Häufigkeit von 1 : 40 000 bis 1 : 140 000 Fällen auf. Die Inzidenz aller Kontrastmittelreaktionen entspricht ungefähr der Inzidenz von Reaktionen auf Penicillin.

> Aus diesem Grund sollten Kontrastmitteluntersuchungen nicht ohne sofortige Zugriffsmöglichkeit auf einen Notfallkoffer und in Anwesenheit eines Arztes durchgeführt werden (üblicherweise des Radiologen), der sich mit der Behandlung von Kontrastmittelreaktionen auskennt. Nahezu alle diese Reaktionen sind gut behandelbar.

Heutzutage werden allerdings fast nur noch die neueren, *niedrigosmolaren (nichtionischen)* Kontrastmittel intravaskulär verabreicht, durch die die Nebenwirkungen um mindestens 50 % gesenkt werden. Tödliche Reaktionen sind mit diesen Kontrastmitteln so selten, daß es noch keine eindeutigen Inzidenzzahlen gibt. Leider sind diese Kontrastmittel deutlich teurer als die ionischen Kontrastmittel. Sie sollten aber zumindest bei den Patienten eingesetzt werden, bei denen früher schon einmal eine Kontrastmittelreaktion aufgetreten ist.

Nierentrauma

Der Verdacht auf ein Nierentrauma liegt bei Patienten vor, die im Anschluß an eine Verletzung eine Hämaturie aufweisen und/oder Flankenschmerzen haben. Es kann sich um ein leichtes Trauma handeln (Nierenkontusion mit Selbstheilungstendenz) oder um ein lebensbedrohliches (Nierenruptur, Abriß der großen Nierengefäße). Zwischen diesen Extremen gibt es unterschiedliche Ausprägungen eines Nierentraumas, und möglicherweise ist ein chirurgischer Eingriff notwendig. Entsprechend besteht die Notwendigkeit, nicht nur die Diagnose eines Nierentraumas zu stellen, sondern auch das Ausmaß der Nierenverletzung zu ermitteln. Dies geschieht am besten mit der CT (**Abb. 14-73** und **14-74**).

Bei Traumapatienten ist zur weiteren Abklärung ein Abdominal-CT besser geeignet als ein Ausscheidungsurogramm (AUG). Mit der CT können kleinere Verletzungen nachgewiesen und gleichzeitig die übrigen Abdominalorgane in derselben Untersuchung mit abgeklärt werden. Bei einem Nierentrauma können mit der CT Nierenkontusionen, kleine Rupturen des Nierenparenchyms und subkapsuläre Hämatome, die nicht operativ behandelt werden müssen, von größeren Organrupturen mit Kontrastmittelaustritt, Nierenfragmentationen und Verletzungen der Nierenarterien abgegrenzt werden, die in der Regel notfallmäßig operativ versorgt werden müssen. Darüber hinaus kann eine CT-Untersuchung sehr viel schneller durchgeführt werden als ein AUG, und es sind weniger Manipulationen am Patienten und eine geringere Strahlendosis notwendig. Die Möglichkeit, auch benachbarte Abdominalstrukturen beurteilen zu können, ist besonders wertvoll, da Patienten mit Nierentrauma häufig auch begleitende Verletzungen an anderen Organen aufweisen. Verletzungen der rechten Niere kommen häufig in Kombination mit Leberverletzungen vor, Verletzungen der linken Niere sind oft mit einen Milztrauma assoziiert. Darüber hinaus können Nierenverletzungen in Kombination mit lumbalen Wirbelfrakturen vorkommen, wobei dann oftmals eine Fraktur des Querfortsatzes vorliegt.

Die Möglichkeit einer umgehenden CT-Untersuchung ist in nahezu allen großen Traumazentren gegeben. Wenn Sie aber einen Patienten mit Verdacht auf Nierenverletzung in einem Krankenhaus versorgen müssen, in dem es kein CT-Gerät gibt, kann das intravenöse AUG hilfreich sein, um Veränderungen nachzuweisen, die auf ein akutes Nierentrauma hinweisen. So können Sie erwarten, daß bei Patienten mit Verletzung oder Verschluß der Nierenarterie (Verletzung des Nierenhilus) die betroffene Niere im AUG

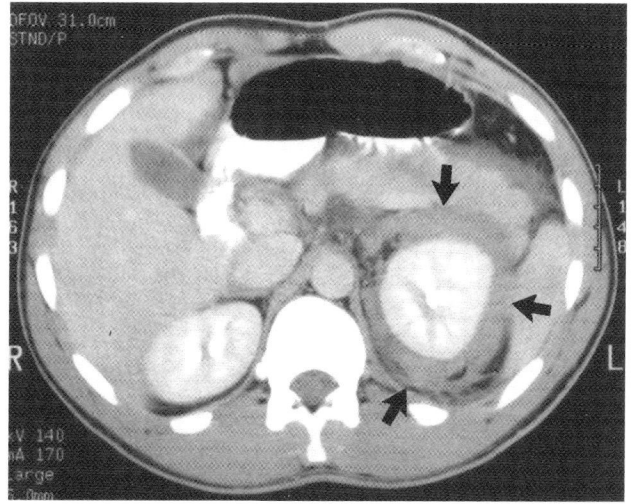

A

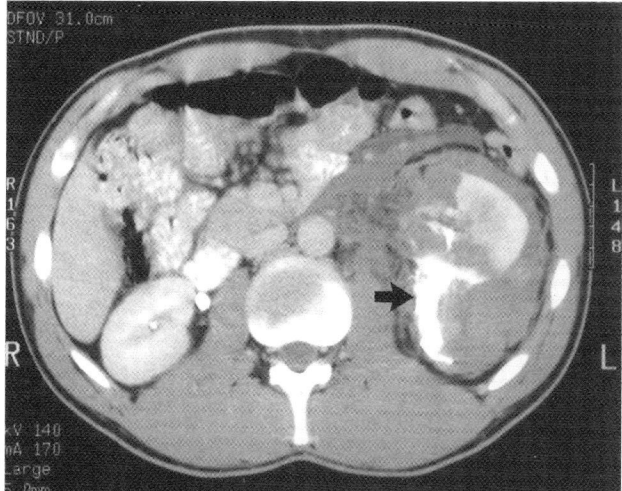

B

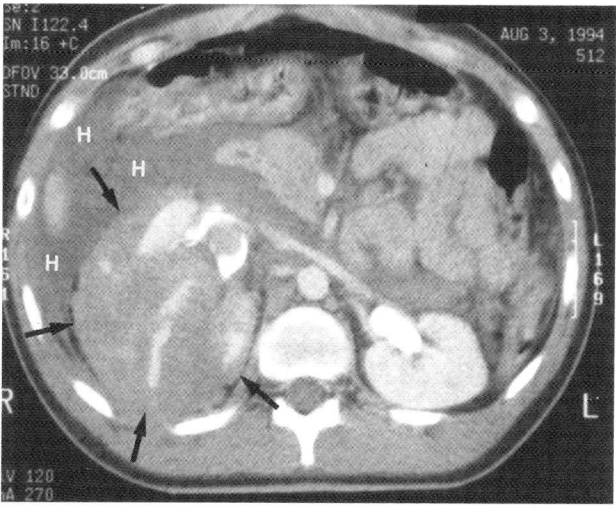

A

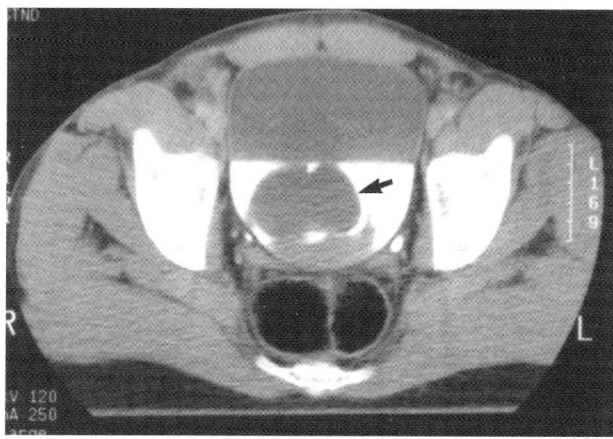

B

Abb. 14-74. CT-Schichten einer geborstenen rechten Niere und zusätzliches Hämoperitoneum, ausgehend von einer gleichzeitig vorliegenden Leberruptur.
A. Die Schicht in Höhe der Nierenmitte zeigt die rupturierte rechte Niere mit Kontrastmittel-Extravasat und einer großen Blutansammlung im Perirenalraum *(Pfeile)*. Ein Nierentrauma verursacht normalerweise kein Hämoperitoneum *(H)*; wenn jedoch ein Hämoperitoneum gleichzeitig mit einer Nierenverletzung beobachtet wird, muß an die zusätzliche Verletzung eines intraperitoneal gelegenen Organs gedacht werden.
B. Die CT-Schicht durch das Becken zeigt Blutkoagel in der Blase *(Pfeil)*; dieser Patient hatte eine Makrohämaturie.

C

Abb. 14-73. CT-Untersuchung einer Nierenruptur
A. Die Schicht in Höhe der Nierenoberpole zeigt keine Parenchymverletzung, jedoch Blut im linken Perirenalraum *(Pfeile)*, also in der Umgebung der linken Niere.

B. Die etwas weiter kaudal gelegene CT-Schicht zeigt eine Parenchymruptur der linken Niere und noch mehr von der perirenalen Blutung.
C. Die noch weiter kaudal gelegene CT-Schicht zeigt den tiefer gelegenen Anteil der linksseitigen Nierenparenchymruptur und ein Extravasat von konzentriertem Kontrastmittel *(Pfeil)*, das durch Ausdehnung der Parenchymruptur bis in das Nierenhohlsystem entstanden ist.

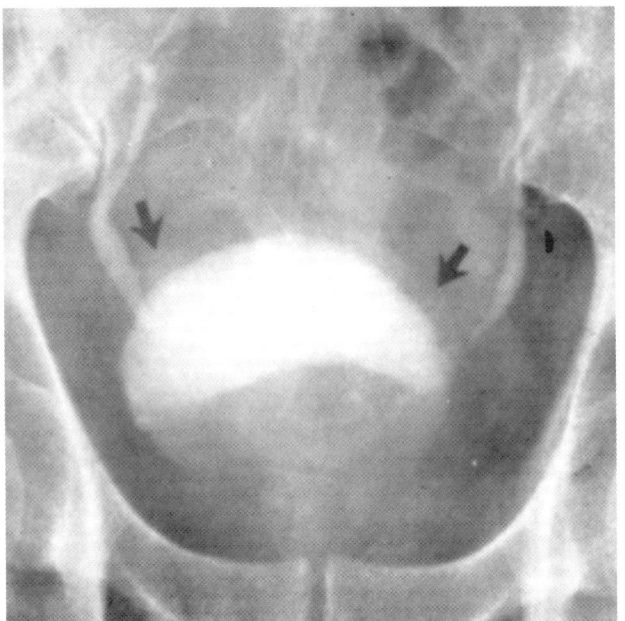

Abb. 14-75. Bildausschnitt der Blase aus dem Ausscheidungsurogramm eines Patienten mit Prostatahypertrophie. Der durch den angehobenen Blasenboden entstandene Füllungsdefekt entspricht der vergrößerten Prostata. Die *Pfeile* weisen auf die verdickte Blasenwand.

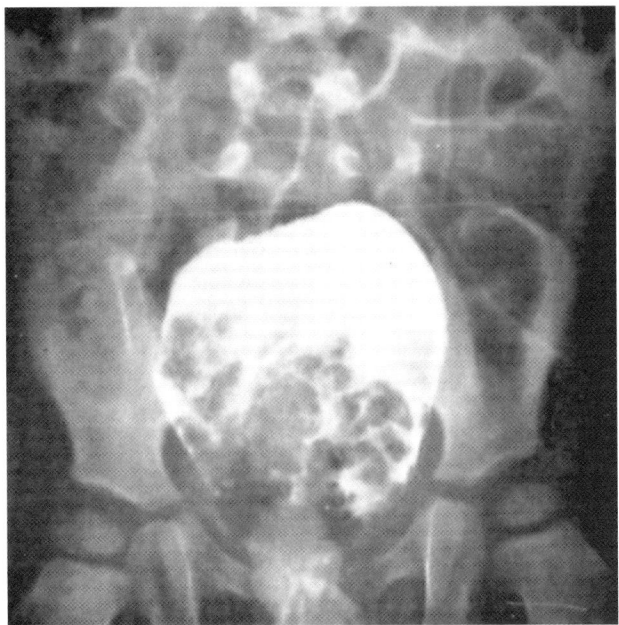

Abb. 14-76. Die retrograde Zystographie zeigt multiple, von Kontrastmittel umgebene Füllungsdefekte im Blasenlumen, die einem knotigen malignen Blasentumor entsprechen.

keine Kontrastierung aufweist. Eine Nierenkontusion oder eine kleine Nierenparenchymruptur wird im AUG in der Regel nicht erkennbar sein. Wenn eine Ruptur jedoch bis in das Nierenhohlsystem reicht, lassen sich im Urogramm Kontrastmittelextravasate um die Niere, im Perirenalraum und im Bereich der Ruptur selbst nachweisen. Bei einem perirenalen Hämatom ist die Niere weniger gut und scharf abgrenzbar; der Psoasschatten kann verschwinden.

Verletzungen des Ureters und der Harnblase können sowohl mit der CT als auch mit dem intravenösen AUG nachgewiesen werden; es findet sich dabei ein Austritt (Extravasat) von kontrastiertem Urin im Bereich der Ureter- bzw. Blasenverletzung. Bei Ureterverletzungen ist das Extravasat im Retroperitoneum zu finden, bei Blasenverletzungen (in der Regel Blasenrupturen) kann es sowohl in der Peritonealhöhle *(intraperitoneale Blasenruptur)* oder im extraperitonealen Weichteilgewebe *(extraperitoneale Blasenruptur)* nachweisbar sein.

Die Harnblase

Die Harnblase wird normalerweise beim Ausscheidungsurogramm durch Kontrastmittelfüllung dargestellt, dafür haben Sie bereits einige Beispiele gesehen. So können Erkrankungen, wie das Blasenkarzinom und auch Blasensteine, die Füllungsdefekte im Blasenlumen hervorrufen, bereits durch ein intravenöses Urogramm nachgewiesen werden. Darüber hinaus lassen sich auch benachbarte Raumforderungen nachweisen, die die Blase verlagern. **Abbildung 14-75** zeigt eine Aufnahme aus dem AUG eines älteren Mannes mit (gutartiger) Prostatahypertrophie. Sie sehen den Blasenboden durch die deutlich vergrößerte Prostata angehoben.

Eine noch bessere Kontrastierung der Blase kann durch die direkte Kontrastmittelinstillation in die Blase durch einen über die Urethra eingeführten Katheter erreicht werden. Bei diesem Vorgehen spricht man von einer **retrograden Zystographie**. In **Abb. 14-76** sehen Sie als Beispiel einen Patienten mit einem großen, knotigen Blasentumor. Die retrograde Zystographie kann auch dann indiziert sein, wenn die Kontrastierung der Blase bei einem Patienten mit Niereninsuffizienz notwendig ist, bei dem die Nieren kein Kontrastmittel mehr konzentrieren können, oder bei Patienten, deren Blase sich wegen beidseitigem Ureterenverschluß nicht antegrad (mittels AUG) kontrastieren läßt.

Bei polytraumatisierten Patienten mit blutigem Ausfluß aus der Urethra wird routinemäßig ein **retrogrades Urethrozystogramm** durchgeführt, um mögliche Verletzungen der Urethra oder der Blase zu erkennen. Dabei wird sehr vorsichtig unter Durchleuchtungskontrolle über ei-

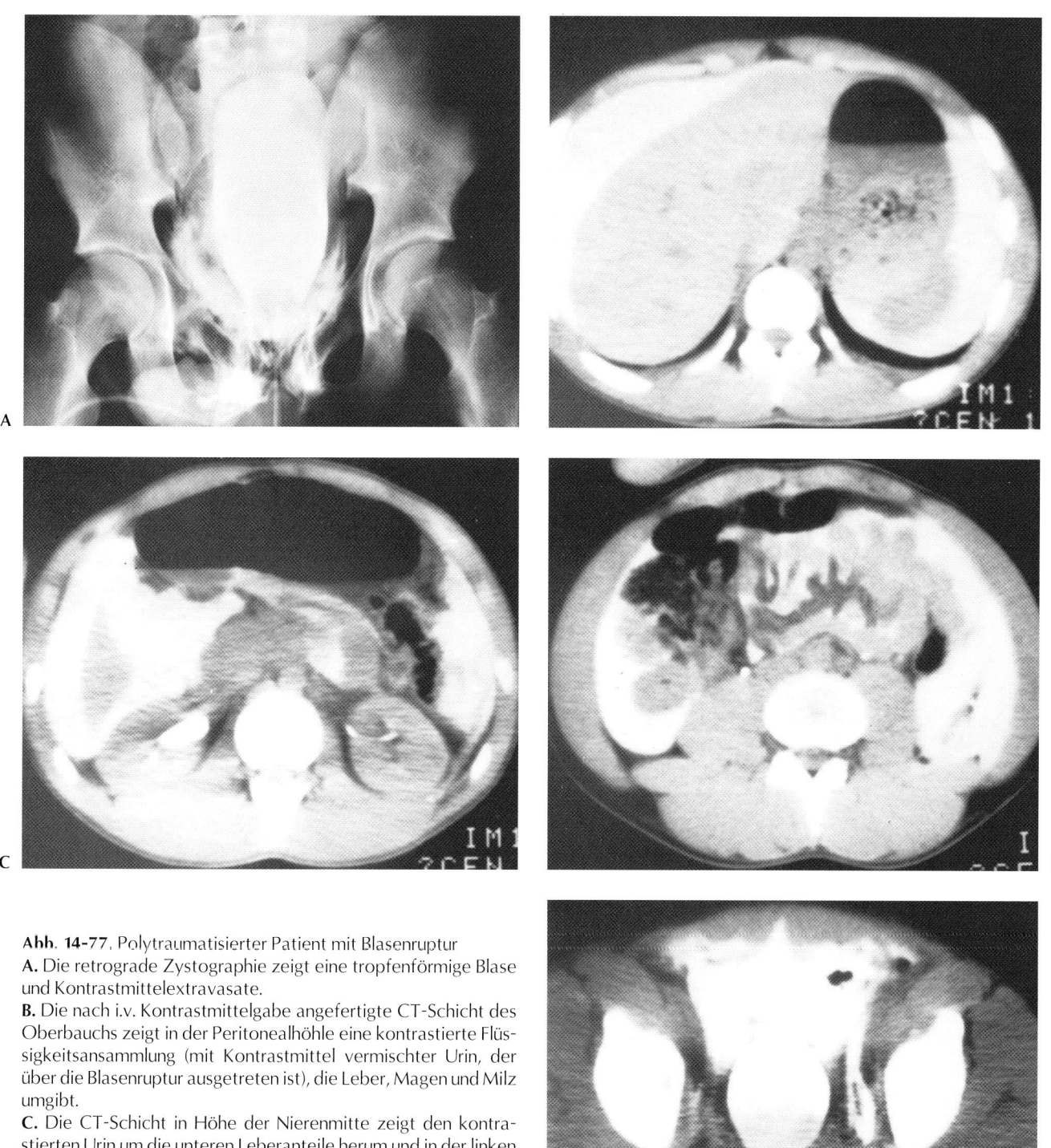

Abb. 14-77. Polytraumatisierter Patient mit Blasenruptur

A. Die retrograde Zystographie zeigt eine tropfenförmige Blase und Kontrastmittelextravasate.

B. Die nach i.v. Kontrastmittelgabe angefertigte CT-Schicht des Oberbauchs zeigt in der Peritonealhöhle eine kontrastierte Flüssigkeitsansammlung (mit Kontrastmittel vermischter Urin, der über die Blasenruptur ausgetreten ist), die Leber, Magen und Milz umgibt.

C. Die CT-Schicht in Höhe der Nierenmitte zeigt den kontrastierten Urin um die unteren Leberanteile herum und in der linken parakolischen Rinne.

D. Auf dieser CT-Schicht durch den Unterbauch ist kontrastierter Urin in beiden parakolischen Rinnen zu erkennen.

E. Die CT-Schicht durch das Becken zeigt das in die vorderen Beckenweichteile und in die Peritonealhöhle ausgetretene Kontrastmittel.

nen kleinkalibrigen Injektionskatheter Kontrastmittel in die Harnröhre gespritzt. Beim kreislaufinstabilen und überwachungspflichtigen Patienten kann dies auch einmal im Notfallraum oder auf der Intensivstation mit einem fahrbaren Durchleuchtungs- bzw. Röntgengerät notwendig werden. **Abbildung 14-77 A** zeigt ein retrogrades Zystogramm eines polytraumatisierten Patienten mit einer Blasenruptur. Beachten Sie die Tropfenform der Blase, die durch Kompression der beiden seitlichen Blasenwände durch beidseitige Beckenhämatome hervorgerufen wird. Sie sehen ein Extravasat des Urin-Kontrastmittel-Gemisches durch die Blasenwand hindurch in das Weichteilgewebe des Beckens und auch in die Peritonealhöhle dringen. Wie es häufig der Fall ist, läßt sich das Extravasat leicht erkennen, doch bleibt die genaue Lokalisation der Blasenruptur unsicher. Nach einer Zystoskopie wurde zur Abklärung der Abdominalorgane eine CT-Untersuchung durchgeführt **(Abb. 14-77 B–E)**, wobei keine weiteren Verletzungen gefunden wurden. Allerdings sieht man auf den hier wiedergegebenen vier CT-Schnitten das in die Peritonealhöhle gelaufene Kontrastmittel-Urin-Gemisch, dessen Ausdehnung sehr gut demonstriert wird.

Die Differenzierung zwischen einer intraperitonealen und einer extraperitonealen Blasenruptur ist für die Therapieentscheidung wichtig, da intraperitoneale Blasenrupturen immer operativ versorgt werden müssen, extraperitoneale Blasenrupturen jedoch meistens nicht.

Wenn Sie bei einem Traumapatienten den Verdacht auf eine Blasenruptur haben, müssen Sie immer einen wichtigen Punkt beachten: Wenn Sie die Blase im Urogramm oder auf dem CT-Bild nicht ausreichend gefüllt sehen, kann es sein, daß nicht genügend intravesikaler Druck vorliegt, um den kontrastierten Harn durch eine kleine Ruptur hindurch nach extravesikal zu drücken, so daß die Blasenruptur verborgen bleibt. Sieht der Radiologe auf dem AUG- oder CT-Bild, daß die Blase nicht gefüllt ist, sollte der Patient eine retrograde Kontrastmittelfüllung der Blase erhalten (wie bei dem Patienten in Abb. 14-77) und noch einmal untersucht werden. Besteht bei einem Traumapatienten kein Verdacht auf eine Harnröhrenverletzung, wird das Kontrastmittel über einen normalen Blasenkatheter retrograd verabreicht. Werden dann konventionelle Röntgenbilder angefertigt, spricht man von einem **retrograden Zystogramm**; werden CT-Schichten angefertigt, handelt es sich um ein **CT-Zystogramm**.

Verschiedene bildgebende Verfahren können in der Diagnostik von Blasenkrebs und anderen Blasenläsionen eingesetzt werden. Mit dem intravenösen AUG lassen sich kleine Blasenkarzinome häufig nicht erkennen, da bei dieser Untersuchung nur das Blasenlumen, nicht aber die Dicke der Blasenwand darstellbar ist. Dagegen läßt sich mit der Zystoskopie die Blasenschleimhaut sehr gut

beurteilen, so daß bei Verdacht auf ein kleines Blasenkarzinom und unauffälligem AUG in der Regel eine Zystoskopie durchgeführt wird. Ultraschall, CT und MRT können für die Abklärung von Blasenläsionen sehr hilfreich sein, insbesondere wenn eher die Blasenwand und die Umgebung der Blase betroffen sind als das Blasenlumen. So kann zum Beispiel mit der CT, besser noch mit der MRT, beim Staging (Stadienfestlegung) eines Blasenkarzinoms das Ausmaß der Blasenwandinfiltration und das Vorliegen einer Infiltration in die benachbarten Beckenstrukturen beurteilt werden.

Die Nebennieren

Die CT, MRT und Sonographie haben als bildgebende Verfahren die Diagnostik bei Nebennierenerkrankungen erheblich verbessert. Bevor diese Verfahren verfügbar waren, wurden Patienten mit entsprechender Fragestellung mit zeitaufwendigen und unbequemen angiographischen Verfahren untersucht, um Vergrößerungen oder Tumoren der Nebennieren zu erfassen. Größere Raumforderungen der Nebennieren können mit dem Ultraschall bereits leicht erkannt werden, doch werden Patienten mit Verdacht auf eine Nebennierenerkrankung gewöhnlich zur CT überwiesen, da diese eine feinere anatomische Auflösung gewährleistet und dadurch auch sehr kleine Nebennierenveränderungen aufzudecken sind. Daher ist heute die CT in der Regel das primäre bildgebende Verfahren zur Untersuchung von Patienten mit Verdacht auf eine Nebennierenerkrankung. Wenn es jedoch um die weitere Differenzierung eines pathologischen Befundes der Nebennieren geht, bietet die MRT aufgrund ihres höheren Weichteilkontrasts heute die beste Möglichkeit der nichtinvasiven Abklärung. So können gutartige Nebennierenadenome mit hoher Sicherheit von malignen Raumforderungen (z.B. Nebennierenkarzinom, Phäochromozytom, Nebennierenmetastase) differenziert werden.

Im CT stellt sich die normale rechte Nebenniere überwiegend als schmale, lineare oder V-förmige Struktur dar, die linke Nebenniere erscheint ebenfalls schmal und überwiegend V- oder Delta-förmig. Sie haben schon Beispiele für normale Nebennieren in Kapitel 3 gesehen.

Die Indikationen zur CT der Nebennieren umfassen den paroxysmalen Hypertonus bei Verdacht auf ein Phäochromozytom, die klinischen Befunde eines Morbus Cushing oder eines anderen Hypersekretionssyndroms der Nebennierenrinde und eine im Bereich der Flanke oder des Abdomens neu aufgetretene Raumforderung, die einem Nebennierenkarzinom oder einem Neuroblastom entsprechen kann. Darüber hinaus werden die Nebennieren routinemäßig bei der Stadieneinteilung (Staging) des

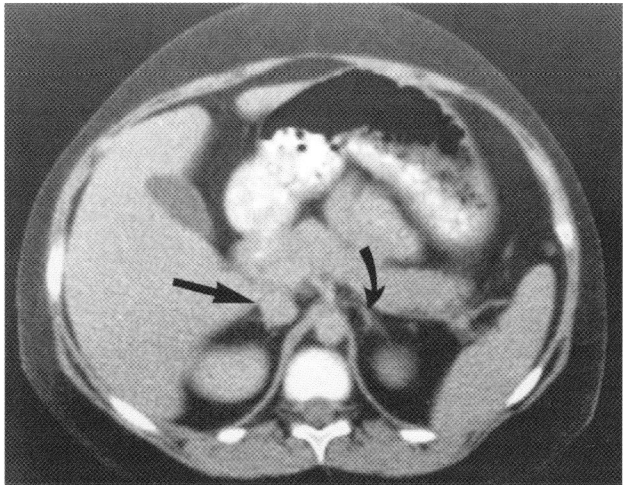

Abb. 14-78. Vergrößerung der rechten Nebenniere *(gerader Pfeil)* durch ein Aldosteronom (aldosteronproduzierendes Nebennierenrindenadenom). Der *gebogene Pfeil* zeigt auf die normale linke Nebenniere.

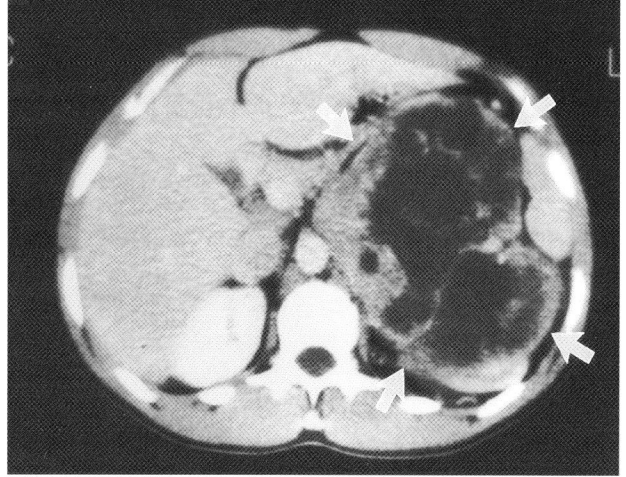

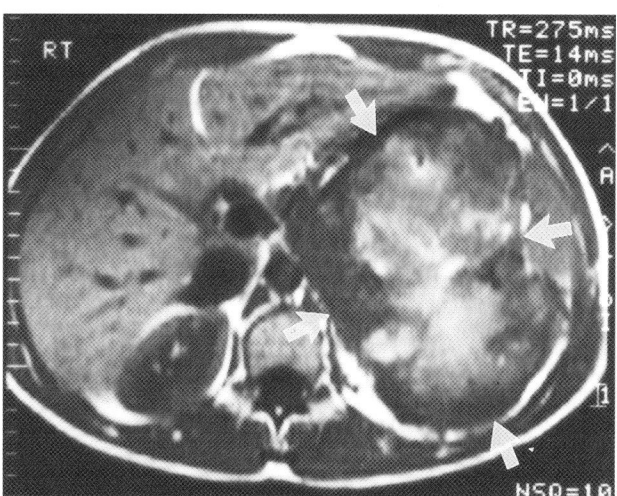

Abb. 14-79. CT- und MR-Bild eines Patienten mit einem großen, linksseitigen Phäochromozytom der Nebenniere *(Pfeil)*. **A.** CT-Schicht; **B.** MR-Schicht

Bronchialkarzinoms computertomographisch untersucht, da dieses Karzinom sehr häufig in die Nebennieren metastasiert. Nebennierenmetastasen kommen tatsächlich relativ häufig vor, in manchen Autopsiestatistiken wurden sie bei bis zu 27 % der Patienten mit fortgeschrittenen Tumorleiden gefunden. Neben dem Bronchial- und Mammakarzinom werden Nebennierenmetastasen gehäuft bei Melanomen und Tumoren des Gastrointestinaltrakts sowie der Nieren gefunden. Mit der CT ist die Differenzierung zwischen benignen, nicht hormonaktiven Adenomen und Metastasen der Nebennieren mitunter nicht möglich, wohl aber mit der MRT. Bei bildgebend unklarem Befund kann auch eine CT-gesteuerte Biopsie zur Gewinnung einer Histologie durchgeführt werden.

Bei der Nebennierenhyperplasie ist in der CT eine beidseitige Vergrößerung der Nebennieren zu erkennen. Die streng einseitige Vergrößerung einer Nebenniere weist in der Regel auf eine gutartige (Nebennierenrindenadenom) oder bösartige Raumforderung (z.B. Phäochromozytom, Nebennierenkarzinom) hin. Ein metastatischer Befall der Nebennieren kann sowohl eine als auch beide Nebennieren betreffen. Es ist daher unabdingbar, den CT-Befund mit den klinischen Befunden (einschließlich Laborbefunden) zu korrelieren. Der Patient in **Abb. 14-78** hatte ein Aldosteronom, der Patient in **Abb. 14-79** ein großes Phäochromozytom und der Patient in **Abb. 14-80** eine Nebennierenmetastase bei Bronchialkarzinom.

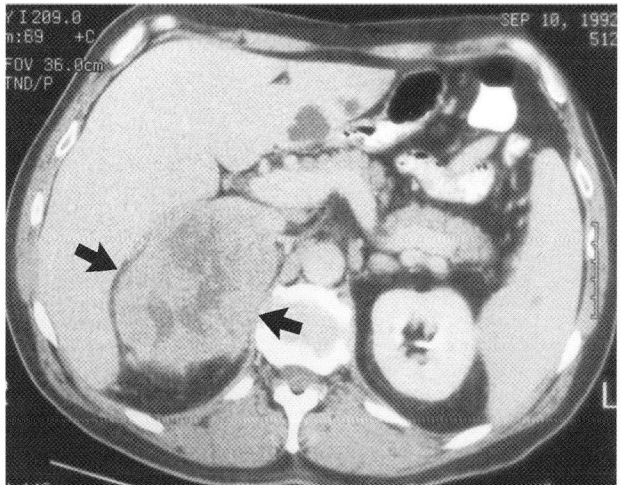

Abb. 14-80. CT-Bild einer vergrößerten rechten Nebenniere *(Pfeile)*. Hier handelt es sich um die große Metastase eines Bronchialkarzinoms.

Beurteilungsprobleme

Unbekannte 14-1 (Abb. 14-81)

Dieser Mann mittleren Alters bemerkte 1 Jahr nach einer Laparotomie eine zunehmende Vorwölbung an seinem Bauch. Sehen Sie sich die beiden CT-Bilder an, die nach oraler, aber ohne intravenöse Kontrastmittelgabe angefertigt wurden. Finden Sie die Ursache der Vorwölbung? Vielleicht möchten Sie diese CT-Bilder mit den normalen Schichten in Kapitel 3 vergleichen.

Unbekannte 14-2 (Abb. 14-82)

Bitte analysieren Sie dieses CT-Bild (nach intravenöser Kontrastmittelgabe) eines Mannes in mittlerem Alter mit anamnestisch chronischem Alkoholabusus und jetzt zunehmendem rechtsseitigem Bauchschmerz. Beachten Sie vor allem Leber und Milz. Was beobachten Sie und was schließen Sie daraus?

Unbekannte 14-3 (Abb. 14-83)

Dieser junge Mann erlitt bei einem Autounfall multiple Verletzungen. Er hat einen niedrigen Blutdruck. Was erkennen Sie?

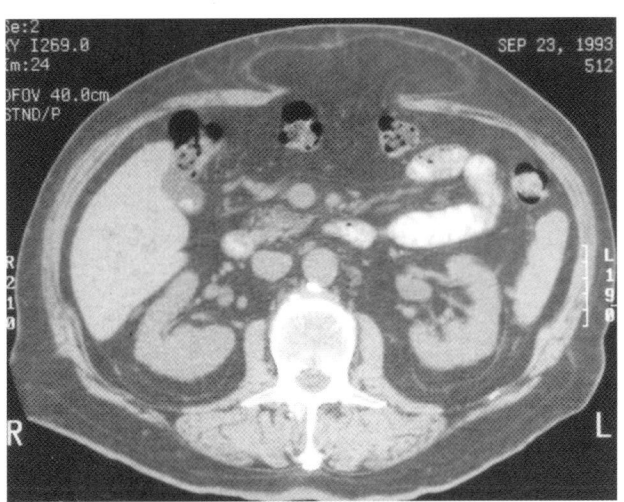
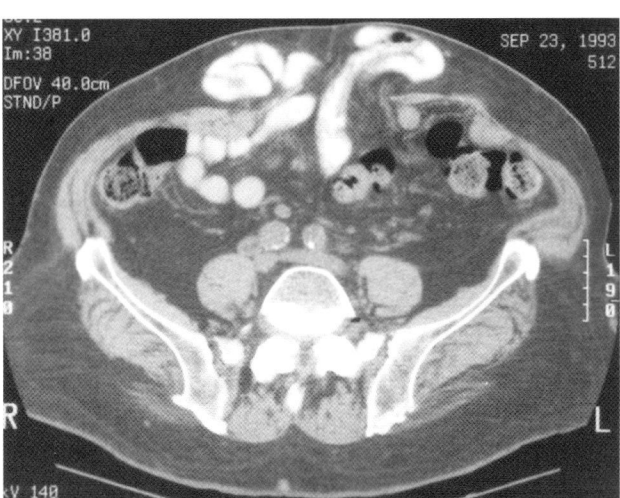

Abb. 14-81 *(Unbekannte 14-1)*

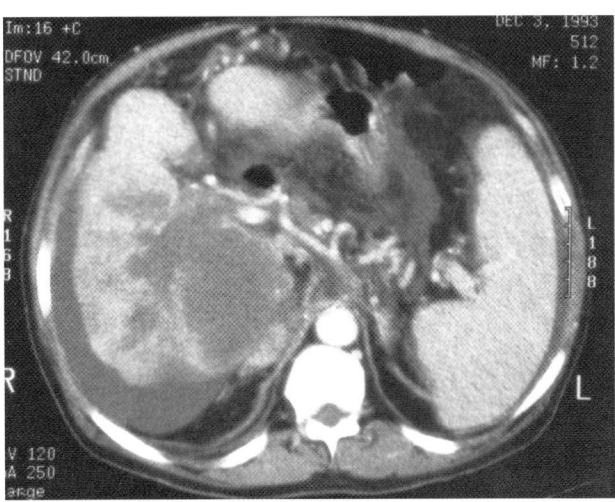
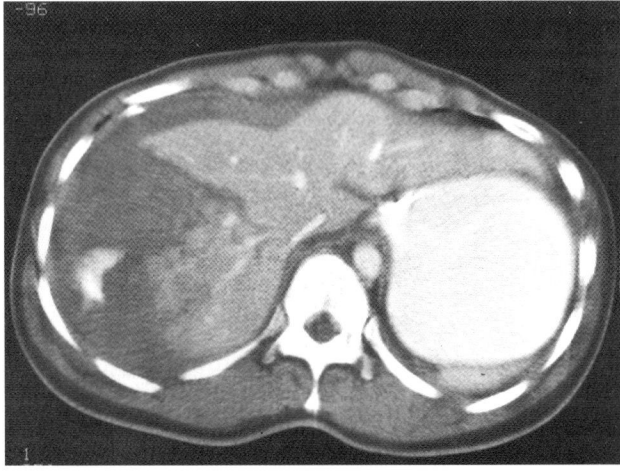

Abb. 14-82 *(Unbekannte 14-2)*

Abb. 14-83 *(Unbekannte 14-3)*

15 Knochen

Wir beginnen unser Studium des muskuloskelettalen Systems mit den Knochen, die bei der Bildgebung des Bewegungsapparates den größten Anteil ausmachen. An geeigneten Stellen wollen wir auch auf die Bildgebung von Muskeln und anderen Weichteilstrukturen eingehen.

Wie man Röntgenbilder des Knochens analysiert

Die Knochen sind sehr viel interessanter, als die meisten Studenten es in den ersten Jahren des Medizinstudiums annehmen. Unter dem Aspekt langweiliger Merkübungen, wie etwa bei den Ursprüngen und Ansätzen von Muskeln, kann wohl kein Bereich der Medizin sehr spannend erscheinen, und manchmal liegt in Erinnerung an diese schwierige und ermüdende Aufgabe ein Schatten über dem Thema Knochen, gelegentlich sogar noch zu einem Zeitpunkt, zu dem das Organ Knochen wegen seiner Mitbeteiligung an Stoffwechselerkrankungen untersucht wird.

Sie können es sich jedoch nicht leisten, die Knochen zu vernachlässigen und nicht über ihre Funktion, ihre Veränderungen, ihr Wachstum und ihre Struktur beim Gesunden und beim Kranken Bescheid zu wissen. Sie müssen sich zum Beispiel vorstellen können, was im Skelett eines immobilisierten Patienten mit einer heilenden Oberschenkelfraktur vorgeht, und dies nicht nur in bezug auf die Frakturstelle, sondern auch im übrigen Körper als Reaktion auf die verstärkte Inaktivität. Der Arzt muß auch abschätzen können, in welchem Maß die metastatische Knocheninfiltration bei seinem Patienten die blutchemischen Werte beeinflußt.

Man muß die metabolischen Ursachen verstehen, die zur Ausbildung von Nierensteinen bei Patienten mit Hyperparathyreoidismus führen, bei denen der Knochenabbau stark erhöht ist und mit einem signifikanten Anstieg des Serumkalziums und der Kalziumausscheidung einhergeht.

Das Skelett darf nicht als ein statisches und von vornherein strukturell festgelegtes Gewebe angesehen werden. Es verändert sich während des Lebens ständig, und da die funktionelle Lebensdauer einer mikroskopischen Lamelle trabekulären Knochens oder eines Osteons (Havers-Segment) des kompakten Knochens nur etwa 7 Jahre beträgt, gibt es einen ständigen Knochenab- und -aufbau. Diese Vorgänge können schon unter normalen Umständen unterschiedlich ausgeprägt sein; bei Kindern, deren Skelett ja in einem ständigen Wachstumsprozeß ist, überwiegt der Knochenaufbau den Knochenabbau. Dagegen überwiegt beim älteren Menschen der Knochenabbau den -aufbau, so daß seine Knochen langsam etwas dünner und zerbrechlicher werden.

Könnten all diese Veränderungen bei geschultem Auge und entsprechender Aufmerksamkeit mit verschiedenen bildgebenden Verfahren erkannt werden, so sind doch Ausmaß und Häufigkeit, mit der sie auf Röntgenbildern tatsächlich erkannt werden, von der radiologischen und medizinischen Erfahrung abhängig. Beginnen Sie also, die beiden Röntgenbilder dieser Doppelseite zu untersuchen, die vor allem wegen der anatomischen Knochenstrukturen gezeigt werden.

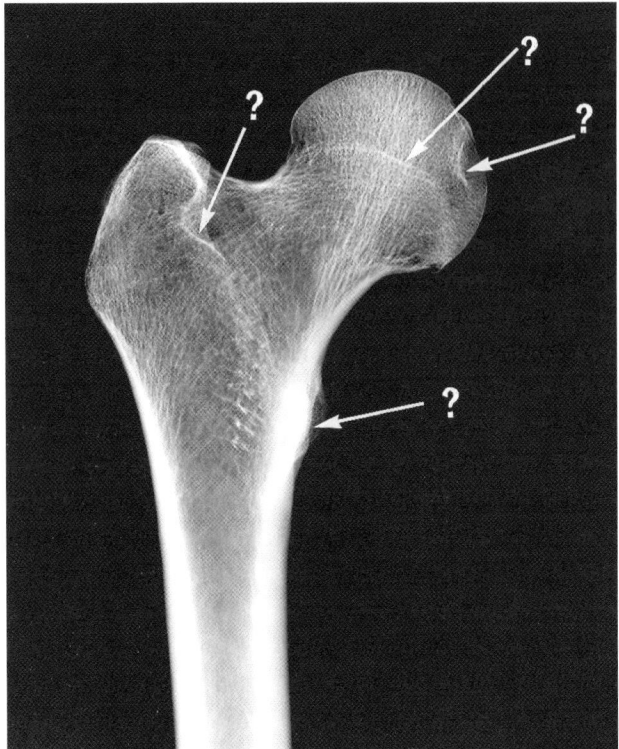

Abb. 15-1. Können Sie genau erklären, warum die auf dem Röntgenbild mit *Pfeilen* gekennzeichneten Details in dieser Weise zu erkennen sind und welchen anatomischen Strukturen sie entsprechen? (Siehe Text)

Sie werden in **Abb. 15-1** sicherlich die Fovea capitis femoris erkannt haben, aber haben Sie auch den weißen Verdichtungsstreifen in der Tiefe dieser kleinen Mulde im Femurkopf erklären können, der durch den tangential getroffenen kortikalen Knochen verursacht wird? Ähnlich ist es mit der weißen Verdichtungslinie, die den Femurkopf genau an der Stelle durchzieht, wo normalerweise die Epiphysenfuge liegt. Sie ist die tangential vom Strahlenbündel getroffene Platte aus hier dichter zusammenliegenden Trabekeln, die sich in dieser Weise beim Schluß der Wachstumsfuge nach Abschluß des Längenwachstums ausgebildet haben. Ein weiterer *Pfeil* zeigt auf den tangential getroffenen Knochenkamm des Trochanter major am Übergang zum Schenkelhals (an der dorsalen Fläche), der sich mit dem gesamten, davor liegenden trabekulären und kortikalen Knochen überlagert. Man muß sich Röntgenbilder des Knochens genauso wie Thoraxaufnahmen als eine Summation von mehreren, teilweise sehr vielen Einzelschatten vorstellen. Der vierte *Pfeil* deutet auf den Trochanter minor, dessen kompakte Oberfläche hier auch tangential getroffen wird. Sie können also all das, was Sie im ersten Kapitel anhand der gebogenen Blütenblätter und der Rosenstengel gelernt

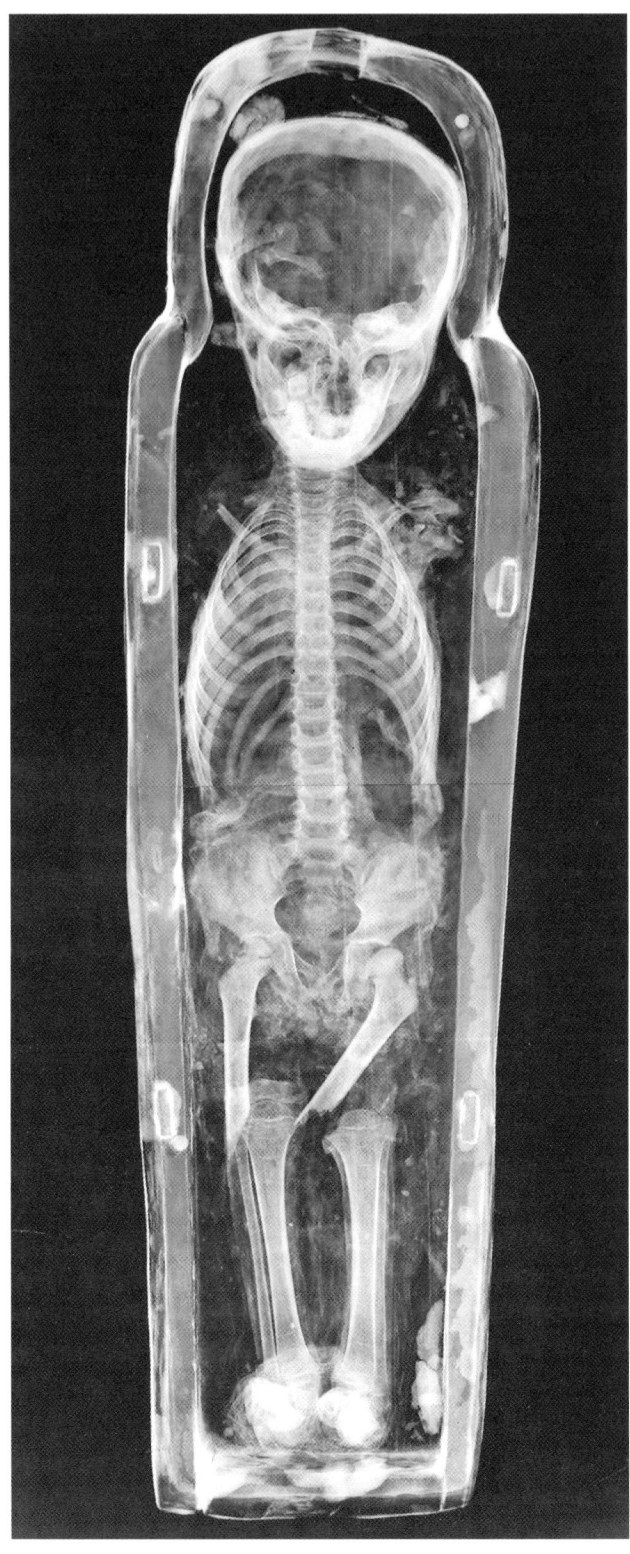

Abb. 15-2. Röntgenbild der Mumie eines Kindes. Was können Sie anhand der Überreste feststellen? Woher wissen Sie, daß es ein Kind ist? Wie könnte das Alter des Kindes zum Zeitpunkt des Todes bestimmt werden? (Siehe Text)

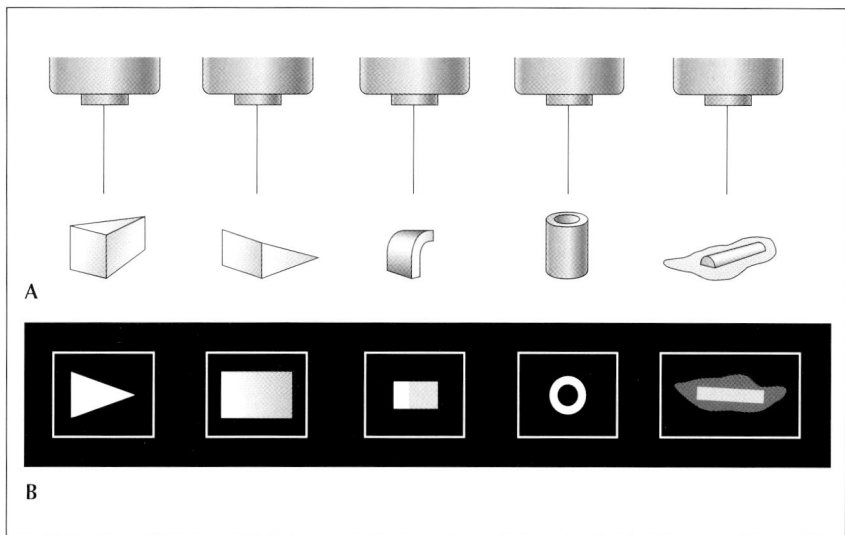

Abb. 15-3 siehe Text

haben, auf die Analyse von Knochenaufnahmen übertragen.

Die Beine der Mumie in **Abb. 15-2** wurden nach dem Tode von einem alten ägyptischen Bestattungsmeister gebrochen, um den Körper in den kleinen Sarg hineinzubekommen, den der Einbalsamierer gerade zur Hand hatte. Die unteren Oberschenkelanteile wurden entfernt, und auch die Arme fehlen. Sie können sagen, daß dies die Mumie eines Kindes ist, da sich noch nicht geschlossene Epiphysenfugen an den Femurköpfen und den proximalen Enden der Tibiae nachweisen lassen. Die sekundären Ossifikationszentren an den Enden der langen Röhrenknochen sind röntgenologisch erstmals zu sehen, sobald sich im Zentrum der knorpeligen Anlage der Epiphysen mineralisierter Knochen bildet. Wachstum und Entwicklung der Epiphysen und der letztendliche Schluß der Wachstumsfuge können röntgenologisch dokumentiert werden, und sowohl das Erscheinen des Ossifikationszentrums als auch der Epiphysenfugenschluß treten normalerweise in einem bestimmten Alter auf, so daß auf diese Weise das Skelettalter einfach bestimmt werden kann.

Sehen Sie sich in **Abb. 15-3** einige hypothetische Beispiele bestimmter Knochenstrukturen **(A)** und deren ungefähres röntgenologisches Erscheinungsbild **(B)** an. Aufgrund der einfachen Regel der Summation führt der Keil in Abhängigkeit von der Richtung, in der er durchstrahlt wird, zu unterschiedlichen Röntgenschatten. Der Schatten des gebogenen Knochenstückes entsteht nach den gleichen Prinzipien, die Sie in Kapitel 1 für die Rosenblätter kennengelernt haben. Der in Längsrichtung getroffene Zylinder wird auf dem Röntgenbild zu einem dichten Kreis. Würde er seitlich geröntgt, würden sich zwei parallele Linien der tangential getroffenen Kortika-

lis zeigen, so wie Sie es im unteren Teil der **Abb. 15-4 C** sehen. Das dünne Knochenstück, das von einem dickeren Kamm durchzogen wird, zeigt sich auf dem Röntgenbild als eine graue Fläche mit einem darin liegenden weißen Streifen. Denken Sie auch daran, daß Sie in Abb. 15-4 C in Höhe des Trochanter minor nicht nur die Röntgenschatten des tangential getroffenen medialen und lateralen Kortikalisknochens sehen, sondern dazwischen auch zwei Schichten von in Aufsicht getroffenen Kompaktaknochen (der vorderen und hinteren Kortikalis), die sich dem im Markraum gelegenen trabekulären Netzwerk überlagern.

Sie werden bei den Aufnahmen des oberen Femurs, die Sie gerade sahen, bemerkt haben, daß der kortikale Knochen im Bereich des Schafts beziehungsweise der Diaphyse sehr dick ist und weiter proximal im Bereich der Metaphyse, wo der Knochen auch mit Trabekeln gefüllt ist, dünner wird. Die Trabekeln ordnen sich zum Teil wie parallel verlaufende Streben bogig an, und zwar genau im Verlauf der Drucklinien, die sich in diesem Teil des Knochens durch den aufrechten Stand des Menschen entwickeln und das von den beiden Femurköpfen aufgenommene Gewicht des Körpers tragen. Die Anordnung dieser lasttragenden Trabekelstreben (Trajektorien) unterscheidet sich etwas von der Trabekelstruktur bei Vierbeinern, und es ist interessant, einmal zu reflektieren, wie sich diese Trabekeln adaptiert haben, als unsere Vorfahren sich erstmals auf die Hinterbeine stellten und zu gehen begannen.

Abbildung 15-5 zeigt die Makrofotografie von Trabekeln einer 3 mm dicken, koronar geschnittenen Knochenschicht aus der proximalen Tibia, die sich an das Tragen einer von oben einwirkenden Last adaptiert haben. Beachten Sie, daß die vertikalen Trabekelstrukturen kräfti-

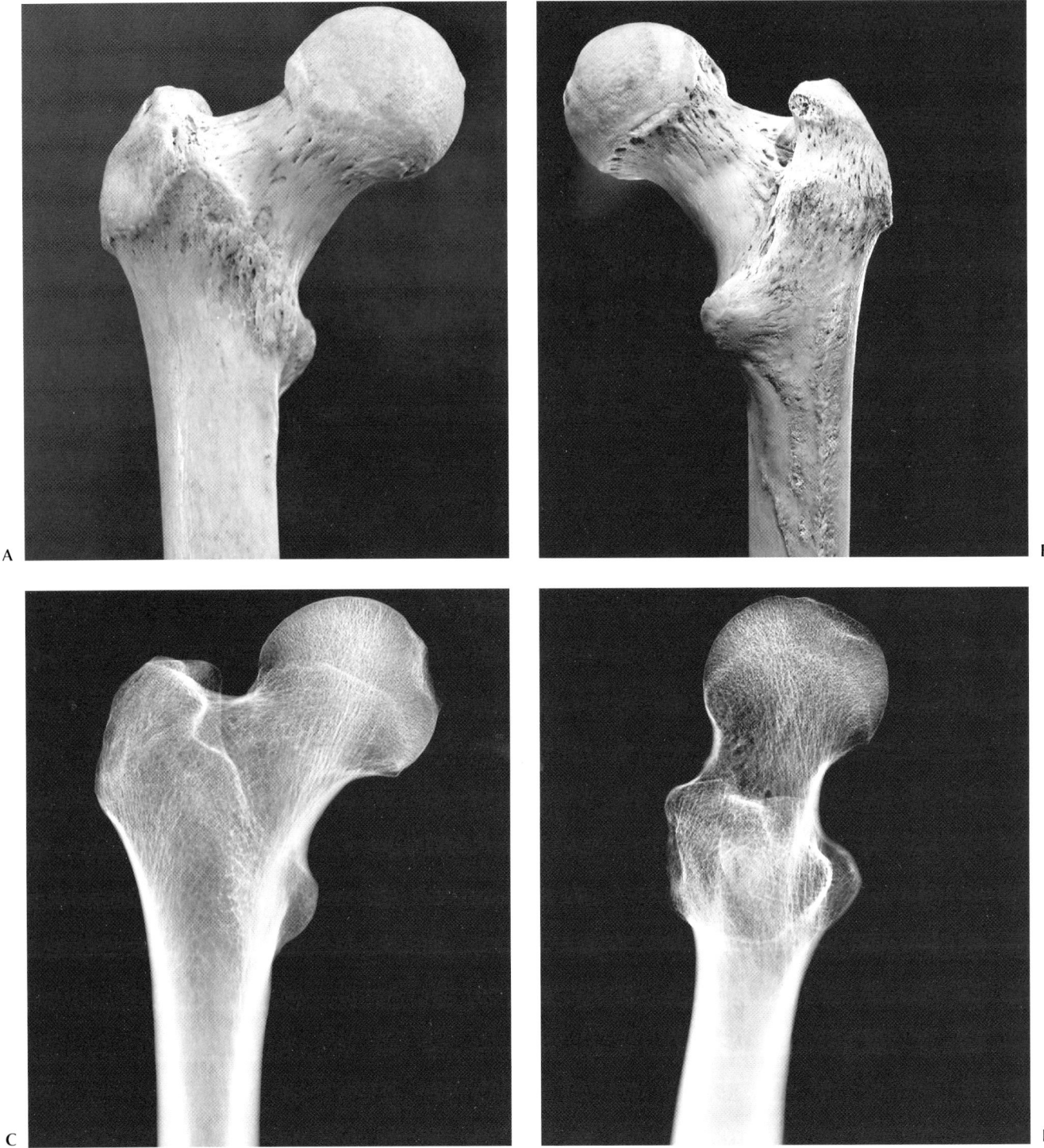

Abb. 15-4. Die fotografischen Ansichten des oberen Femur von ventral und dorsal (**A** und **B**) sollen Ihnen helfen, die knöchernen Details in der a.p. und Seitaufnahme (**C** und **D**) zu erkennen.

ger und dicker sind und durch leichtere, dünnere, sogenannte sekundäre Trabekeln miteinander verbunden sind. In Bereichen weniger lasttragenden spongiösen Knochens, wie etwa in den zentralen Anteilen der Skapula oder im Humeruskopf, ist die Größe und Dicke der Trabekeln einheitlicher, so daß die Markräume in einem gleichmäßigen knöchernen „Schwamm" liegen, der nicht von dickeren Lamellen oder Trajektorien durchzogen wird. Versuchen Sie nun, Ihre Beobachtungen auf die Seitaufnahme des Fußes in **Abb. 15-6** zu übertragen und die Druckübertragungsvektoren des Talus und Kalkaneus anhand der Trabekelstruktur nachzuvollziehen.

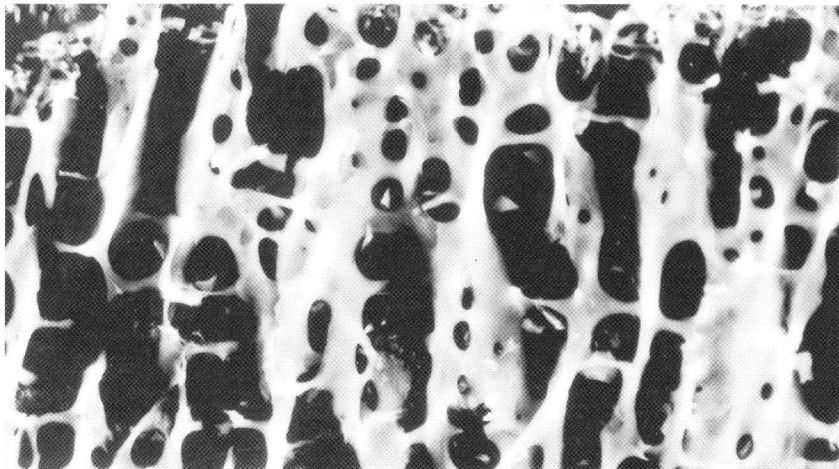

Abb. 15-5. Diese Makrofotografie zeigt die Anordnung von Knochentrabekeln im lasttragenden Teil der proximalen Tibia. Die *Pfeile* symbolisieren die Lasteinwirkung von oben.

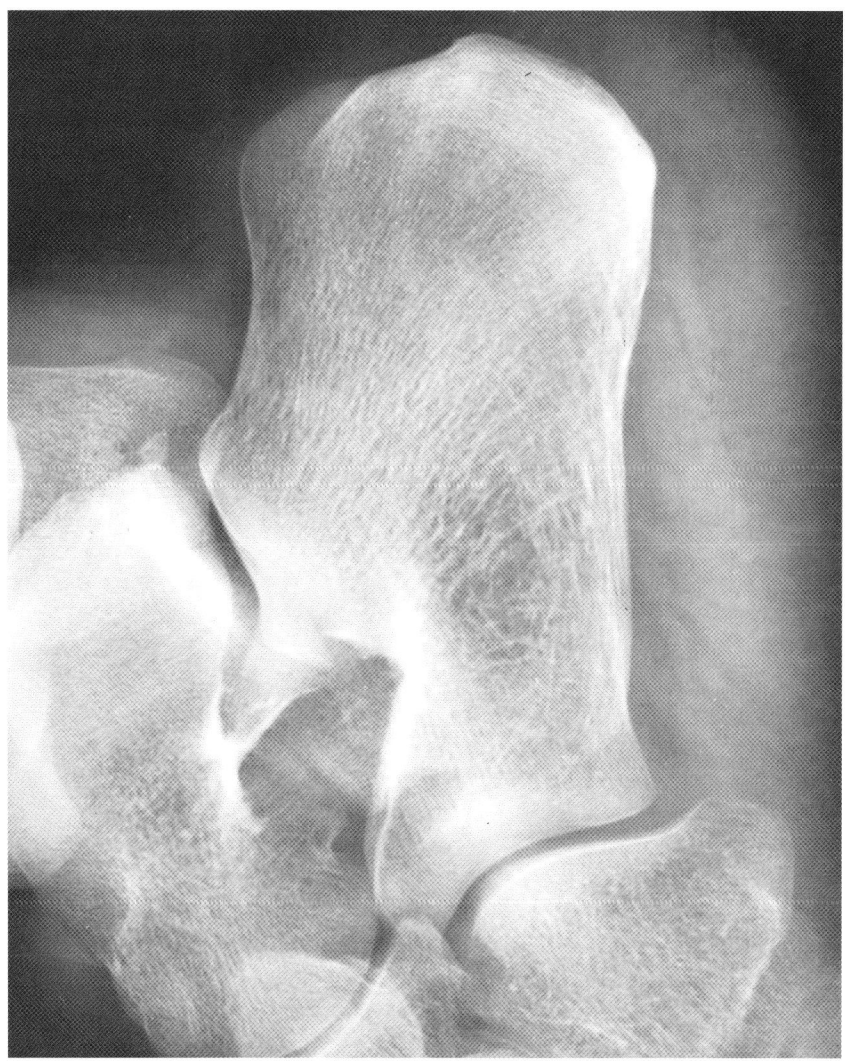

Abb. 15-6. Röntgenvergrößerungsaufnahme, seitliche Projektion des Fußes (Fußsohle parallel zum Seitenrand). Achten Sie auf die verstärkten Trabekeln, die vom Talokalkanealgelenk nach hinten und unten in Richtung zum lasttragenden Punkt der Ferse ziehen.

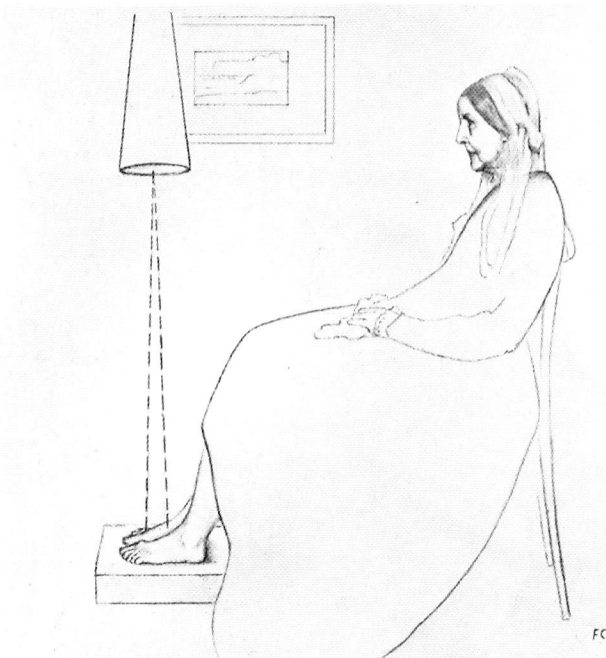

Abb. 15-7. Frau Meiers Fuß wird geröntgt.

Das Anfordern von Röntgenaufnahmen der Knochen

Die verschiedenen Aufnahmeprojektionen, in denen Röntgenbilder der Knochen angefertigt werden, gehen größtenteils auf Konventionen zurück, die sich auf Erfahrungswerte zum Gewinn bestmöglicher Informationen gründen. Sie werden sich sehr leicht an die anteroposterioren (a.p.) und Seitaufnahmen gewöhnen, die häufig zur Routine gehören. Zwei im rechten Winkel zueinander aufgenommene Röntgenbilder sind bei nahezu allen Knochenaufnahmen Voraussetzung für eine korrekte Beurteilung. Um bei einem bestimmten Patienten eine bestimmte Knochenveränderung besonders gut darzustellen, muß der Radiologe oft zusätzliche, zum Teil sehr individuelle Aufnahmen anfertigen.

Sie brauchen daher nicht unbedingt eine bestimmte Einstelltechnik anzufordern, da in der Regel ohnehin zunächst die adäquaten Routineaufnahmen angefertigt werden. Es reicht also, wenn Sie auf dem Anforderungsschein nur die zu untersuchende Region und darüber hinaus die Lokalisierung des Schmerzes oder anderer wichtiger Symptome angeben. So würden Sie bei Frau Meier (Schmerzen im Bereich des Mittelfußes) Röntgenaufnahmen des Fußes anfordern, auf denen sich dann die Fraktur des dritten Metatarsalknochens nachweisen läßt. Hätte sie über weiter oben liegende Schmerzen geklagt, hätten Sie vielleicht Röntgenaufnahmen des Fußes und des Sprunggelenks angefordert, und es wären – wenn nö-

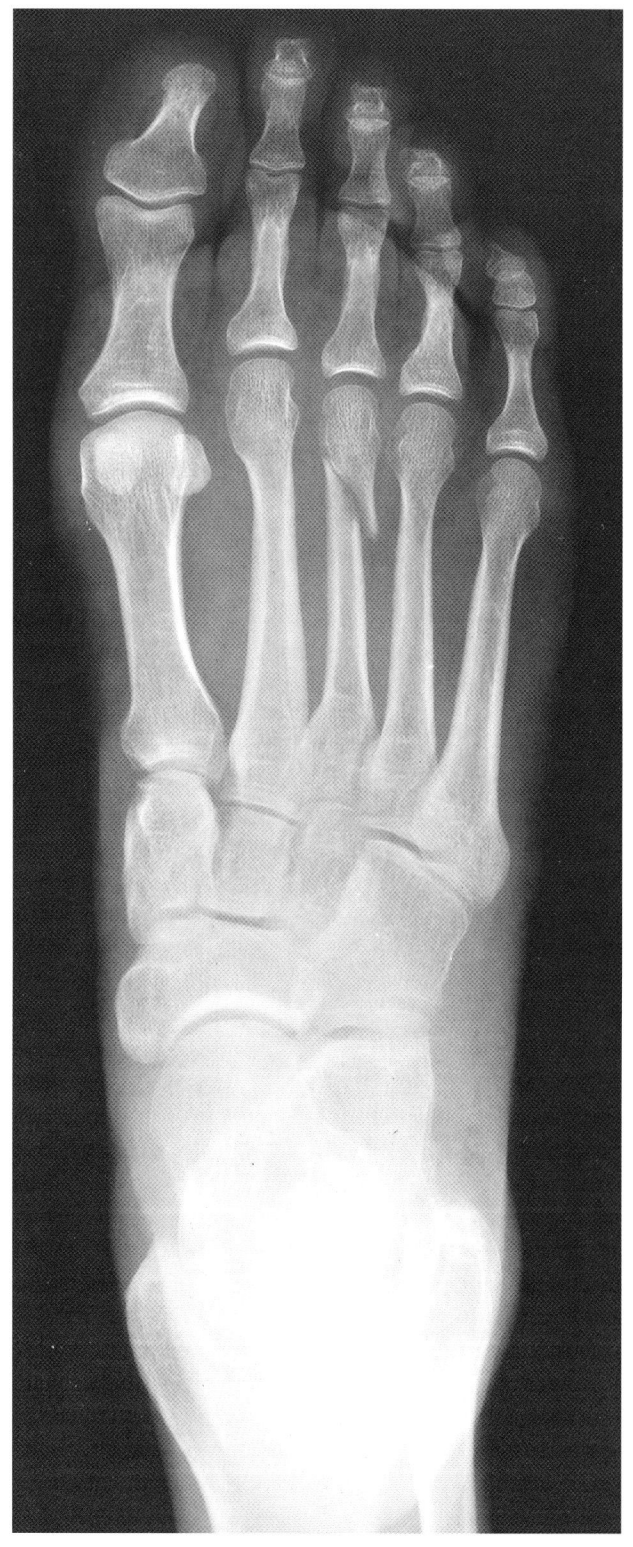

A

Abb. 15-8. Zwei Aufnahmen des Fußes. **A** entspricht dem Röntgenbild, wie es links angefertigt wurde. Wie aber müßten Sie die bequeme Position von Frau Meier verändern, um die Aufnahme in **B** (nächste Seite oben) zu erhalten?

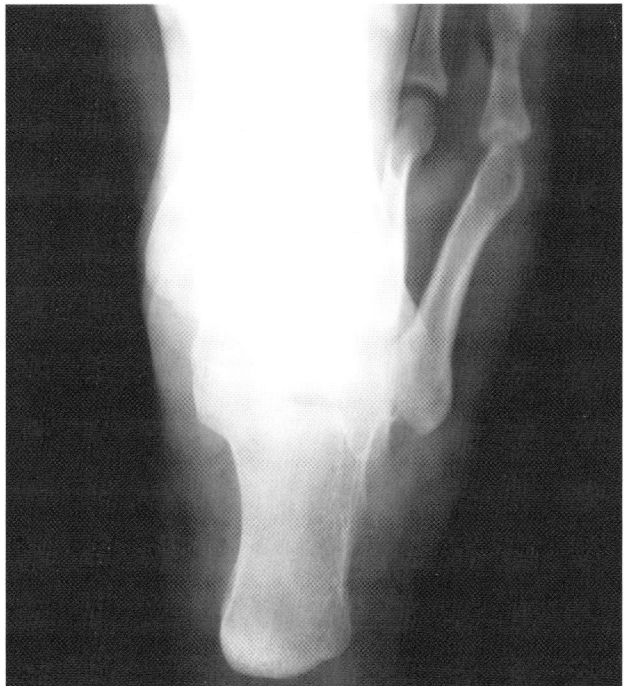

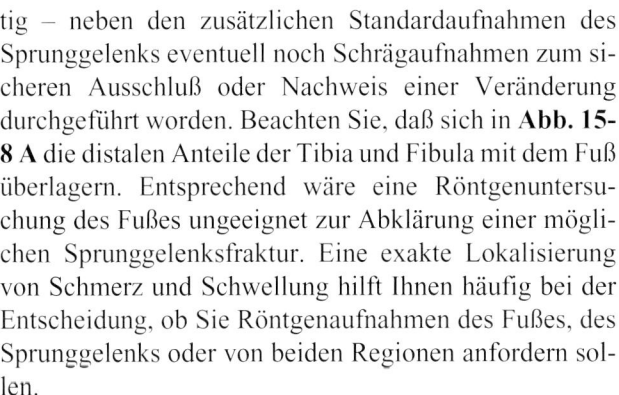

B

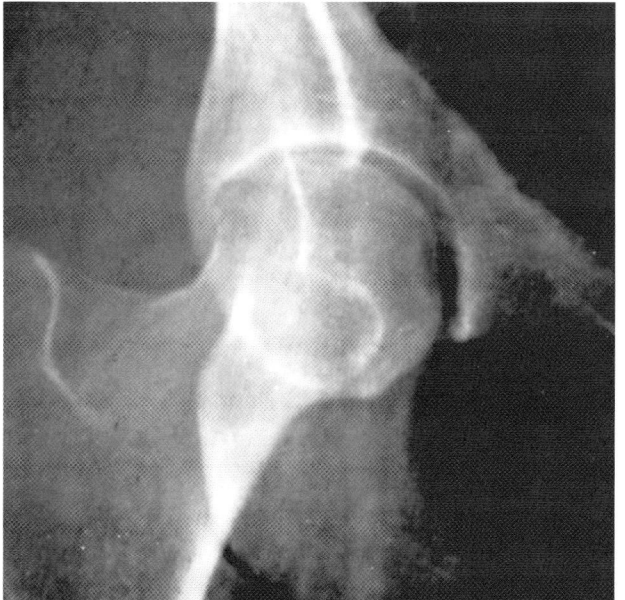

A

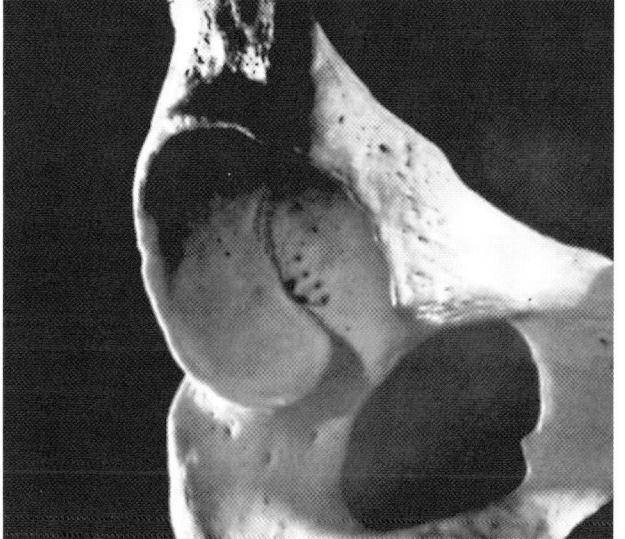

B

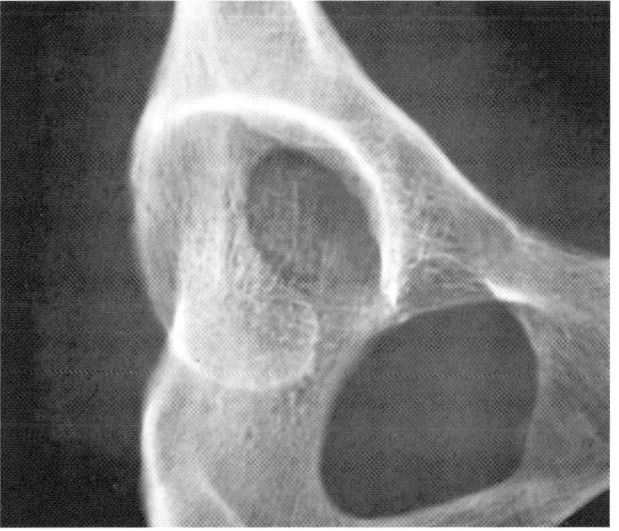

C

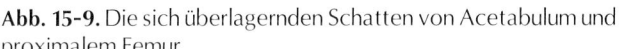

Abb. 15-8.

tig – neben den zusätzlichen Standardaufnahmen des Sprunggelenks eventuell noch Schrägaufnahmen zum sicheren Ausschluß oder Nachweis einer Veränderung durchgeführt worden. Beachten Sie, daß sich in **Abb. 15-8 A** die distalen Anteile der Tibia und Fibula mit dem Fuß überlagern. Entsprechend wäre eine Röntgenuntersuchung des Fußes ungeeignet zur Abklärung einer möglichen Sprunggelenksfraktur. Eine exakte Lokalisierung von Schmerz und Schwellung hilft Ihnen häufig bei der Entscheidung, ob Sie Röntgenaufnahmen des Fußes, des Sprunggelenks oder von beiden Regionen anfordern sollen.

Häufig werden auch Röntgenaufnahmen im Gips angefertigt, um bei reponierten Frakturen die Lage und Stellung der Fragmente zu überprüfen. Durch die Überlagerung des Gips- oder Kunststoffmaterials lassen sich natürlich sehr viel weniger Details des Knochens erkennen. Aus diesem Grund werden Röntgenuntersuchungen zur Beurteilung der Frakturheilung grundsätzlich dann gemacht, wenn die Extremität gerade nicht im Gips liegt, zum Beispiel bei einem Gipswechsel, da nur dann das Vorliegen und die Integrität eines Kallus und andere Kriterien zuverlässig beurteilt werden können. Sie müssen

Abb. 15-9. Die sich überlagernden Schatten von Acetabulum und proximalem Femur
A. Röntgenaufnahme eines Patienten
B. Fotografie eines Präparates
C. Röntgenaufnahme des Acetabulum-Präparates von B

sich mit den röntgenologisch erkennbaren Details der Knochenanatomie gut vertraut machen. Im Falle einer unvermeidbaren Überlagerung von Knochen (wie es beim Femurkopf und dem Acetabulum in **Abb. 15-9** zu sehen ist) müssen Sie jedes Detail im Röntgenbild analysieren, indem Sie vor ihrem geistigen Auge all die überlagernden Strukturen abziehen, die nicht zum gerade beurteilten Knochen gehören.

Frakturen

Knochenbrüche kommen häufig vor. Man unterscheidet verschiedene Typen: Es gibt *Querfrakturen, Spiralfrakturen, Schrägfrakturen, einfache Frakturen, Trümmerfrakturen* (wenn mehrere Knochenfragmente und sich kreuzende Frakturlinien bestehen), *Stauchungsfrakturen* oder *pathologische Frakturen* (die ohne adäquates Trauma bei einer vorbestehenden Erkrankung auftreten). Frakturen, die durch die Hautoberfläche nach außen reichen, werden *offene Frakturen* genannt. Eine Fraktur, die durch beide Corticales verläuft, wird *komplette Fraktur* genannt. Bei einer Fraktur, die nur eine Kortikalisseite betrifft, spricht man von einer *inkompletten Fraktur.* Letztere wird in der Regel bei Kindern beobachtet.

Von einer *Avulsionsfraktur* (Ausrißfraktur) spricht man, wenn ein Knochenfragment durch eine Sehne oder ein Band aus einem Knochen herausgerissen wird; entsprechend sind dabei immer Knochenabschnitte betroffen, an denen Sehnen oder Bänder entspringen bzw. ansetzen. Solche Ausrißfrakturen sind oft sehr klein und können auf dem Röntgenbild übersehen werden, wenn nicht sehr sorgfältig nach ihnen gesucht wird. Grundsätzlich besteht jedoch eine exzellente klinische Korrelation mit Ausrißfrakturen, wenn die betroffene Stelle tastbar ist: es läßt sich dann fast immer ein deutlicher, umschriebener Druckschmerz auslösen. Wenn Sie Röntgenbilder des Bewegungsapparates beurteilen, sollten Sie die Insertionsstellen von Sehnen und Bändern immer sehr genau auf mögliche Frakturen überprüfen.

Frakturen, die in ein Gelenk hineinreichen, werden *intraartikuläre Frakturen* genannt; sie sind in der Regel von einer Einblutung in das Gelenk (Hämarthros) begleitet. Gelenkflüssigkeit ist im Bereich von Knie, Sprunggelenk und Ellbogengelenk meistens sehr gut zu sehen, und wenn Sie auf dem Röntgenbild entsprechende Flüssigkeit nachweisen können, sollten Sie immer auch nach einer zugrundeliegenden Fraktur Ausschau halten. Diese blutigen Ergüsse können anatomisch normale Fettschichten in der Umgebung von Gelenken verlagern und somit zu ty-

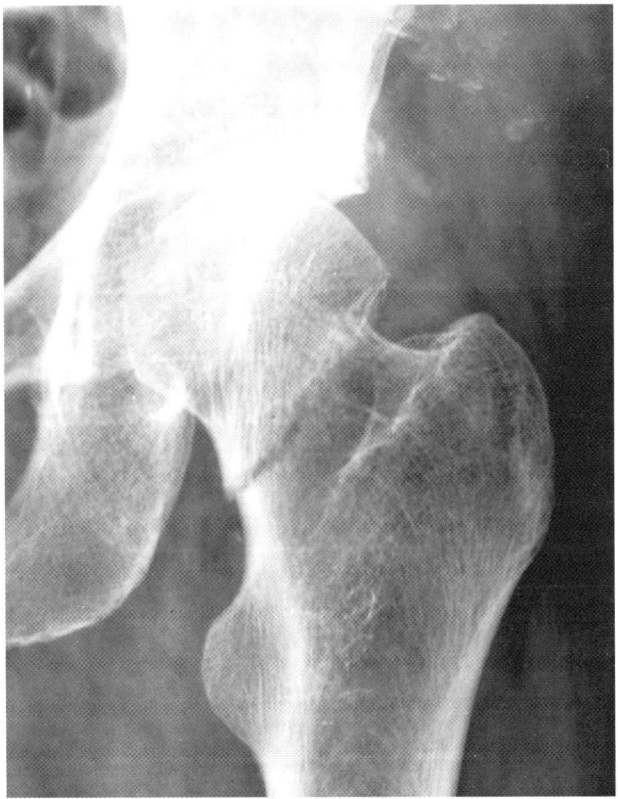

Abb. 15-10. Hat dieser Patient eine Fraktur? Siehe Text.

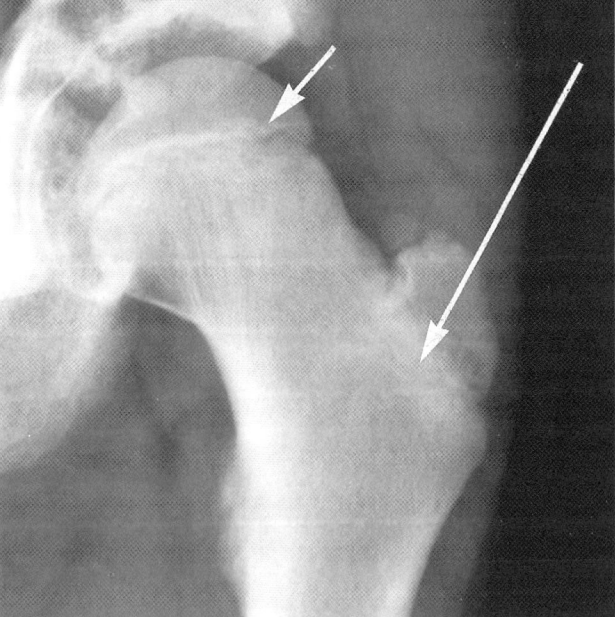

Abb. 15-11. Das Bild einer kindlichen Hüfte zeigt die Wachstumsfugen *(Pfeile),* die von Frakturen unterschieden werden müssen. Der Ossifikationskern der Femurkopfepiphyse tritt vor dem 8. Lebensmonat auf, die Wachstumsfuge schließt sich mit etwa 18 Jahren. Der Apophysenkern des Trochanter major tritt um das 2. Lebensjahr auf, hier schließt sich die Wachstumsfuge um das 16. Lebensjahr.

pischen Röntgenbefunden *(Fat-pad-Zeichen* oder *Zeichen der verlagerten Fettschicht)* führen.

Wenn ein Knochen einer ungewöhnlichen Belastung ausgesetzt ist, kann eine *Streßfraktur* auftreten. Es werden zwei Arten von Streßfrakturen unterschieden: *Ermüdungsbrüche* entstehen, wenn ein normaler Knochen einer ungewöhnlich hohen Belastung ausgesetzt wird. Häufig ist der Knochen einer langanhaltenden oder wiederholten Belastung ausgesetzt; so entstehen zum Beispiel die sogenannten Marschfrakturen in den Metatarsalknochen bei jungen Soldaten am Anfang ihrer Grundausbildung. *Insuffizienzfrakturen* entstehen, wenn ein geschwächter Knochen einer normalen Belastung ausgesetzt ist. Beispiele sind die Sinterungsfrakturen von Wirbelkörpern oder auch Insuffizienzfrakturen am Schenkelhals bei älteren Frauen mit Osteoporose.

Wenn Röntgenuntersuchungen wegen einer fraglichen Knochenverletzung angefertigt werden, sollen sie aus mindestens zwei Aufnahmen bestehen, die in einem Winkel von 90° zueinander angefertigt wurden. Eine Frakturlinie kann nämlich auf nur einer Aufnahme gelegentlich nicht sichtbar sein, insbesondere wenn die Fragmente nicht oder nur minimal disloziert sind. Regionen mit einer komplexen knöchernen Anatomie, wie sie vor allem im Bereich der Gelenke anzutreffen sind, erfordern oft zusätzliche Schrägaufnahmen oder Aufnahmen in anderen Projektionen. Als zuweisender Arzt brauchen Sie nicht unbedingt die Begriffe spezieller Aufnahmetechniken oder Projektionen für verschiedene Knochenabschnitte zu kennen, es reicht in der Regel, wenn Sie zum Beispiel „Handgelenk in 2 Ebenen", „Sprunggelenk in 2 Ebenen" oder „Halswirbelsäule in 2 Ebenen" anfordern.

In manchen Fällen empfiehlt es sich, den ganzen Knochen zu röntgen, an dem man eine Fraktur vermutet. Dies gilt vor allem für die paarigen Knochen des Unterschenkels und des Unterarms. Eine Fraktur der distalen Tibia geht recht häufig mit einer feinen Fraktur der proximalen Fibula einher; daher sollten Sie eine „Röntgenaufnahme des Unterschenkels in 2 Ebenen" anfordern, die dann das Kniegelenk und das Sprunggelenk mit einschließen. Natürlich werden Sie, wenn Sie den Patienten sorgfältig klinisch untersucht haben, einen lokalen Schmerz in beiden Lokalisationen finden.

Sie werden keine Schwierigkeiten beim Erkennen der glatten Fraktur des Femurhalses in **Abb. 15-10** haben. Frakturen stellen sich auf Röntgenbildern dort, wo sie zu einer Kontinuitätstrennung sowohl des kortikalen als auch des spongiösen Knochens geführt haben, als dunkle Streifen („Aufhellungsstreifen") durch den Knochen dar. Häufig lagert sich ein Bluterguß oder das in diesem Bereich gerissene und verletzte Weichteilgewebe zu einem bestimmten Grad zwischen den beiden Knochenfragmente ab. Ist die Fraktur zertrümmert, so müssen mehrere

Fragmente und mehrere getrennte, aber miteinander kommunizierende Frakturflächen vorhanden sein (wie in **Abb. 15-12**). Manchmal ist eine dieser Frakturflächen auf den angefertigten Aufnahmen nicht oder nicht eindeutig zu erkennen, da sie schräg zum Strahlengang verläuft. In **Abb. 15-12** können drei Frakturflächen gesehen und eine weitere angenommen werden – nämlich die schräg durch den Trochanter major verlaufende.

> Bei der Suche nach einer Fraktur sollten Sie sehr genau nach einer Unterbrechung der normalerweise glatten Begrenzung der subperiostalen Kortikalis suchen, da diese bei einer fehlenden Separierung der Fragmente manchmal der einzige Hinweis auf eine Fraktur sein kann.

Merken Sie sich aber bitte, daß natürlich auch spongiöser Knochen bricht und daß ein genauer Blick auch eine Diskontinuität der Haupttrabekeln mit nur sehr diskreter Trennungslinie bei einer nicht verschobenen Fraktur aufdeckt. Je nach Art und Richtung des Traumas kann der spongiöse Knochen auch einbrechen. Dabei können die Trabekeln so frakturiert sein, daß unzählige kleine Knochenfragmente in der Frakturebene enger als normal zusammenliegen und dadurch eine ungewöhnlich dichte, durch den Knochen ziehende Zone verursachen, sofern

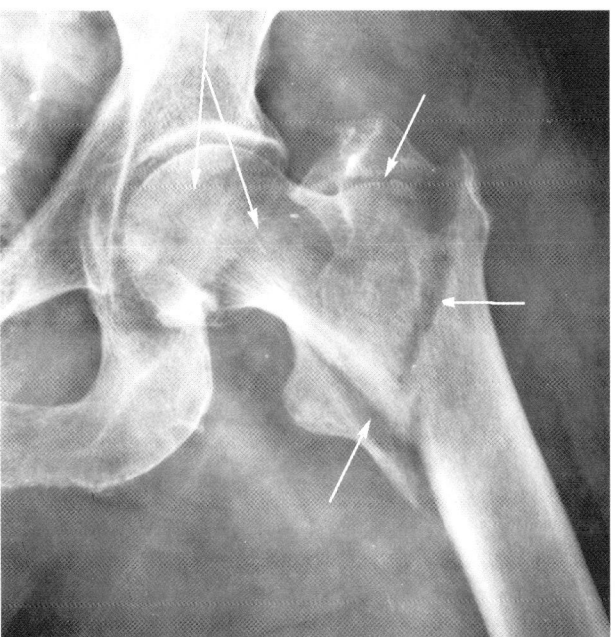

Abb. 15-12. Pertrochantäre Fraktur des linken Femur. Die *langen Pfeile* zeigen auf die sich überlagernden hinteren und vorderen Ränder des Acetabulum. Die *kurzen Pfeile* deuten auf die drei miteinander in Verbindung stehenden Frakturebenen.

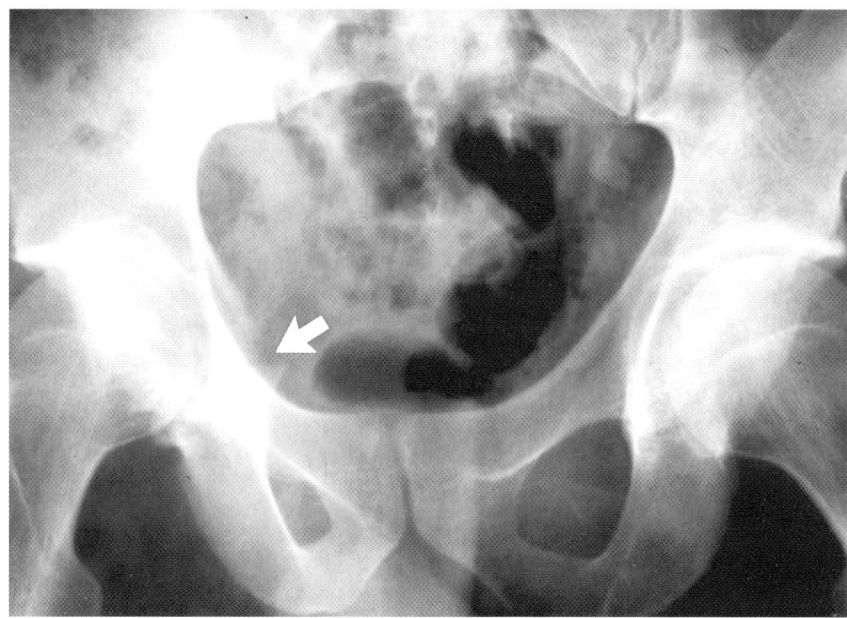

A

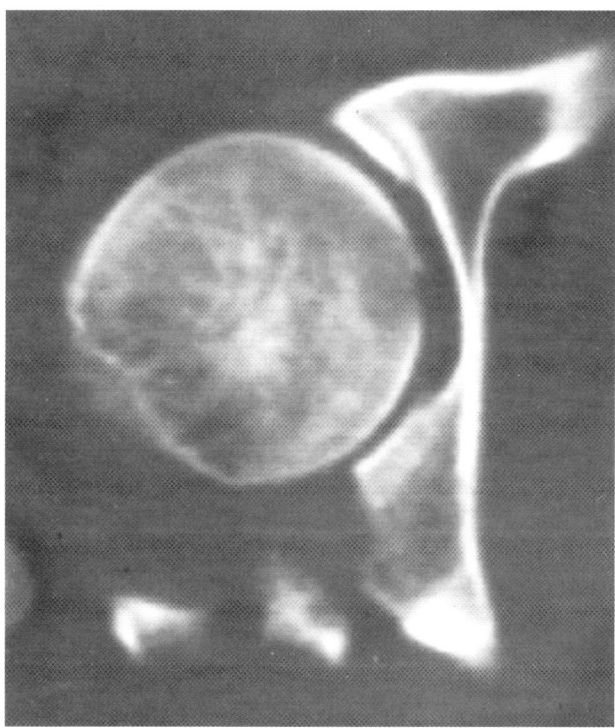

B

Abb. 15-13 A. Beckenfraktur *(Pfeil)*, die im CT **(B)** eine Beteiligung des hinteren Acetabulumrandes zeigt.

Sie sollten wissen, daß bei manchen Patienten mit frischer Fraktur die primäre Röntgenuntersuchung dann unauffällig sein kann, wenn die Fraktur nicht disloziert ist. Bestimmte Knochenstrukturen sind dafür bekannt, daß bei einer Fraktur zunächst ein unauffälliger Röntgenbefund vorliegen kann. Zu ihnen zählt das Os scaphoideum der Handwurzel, die Hüfte (proximaler Femur) und die Wirbelsäule. In der Regel sind solche Frakturen auf Wiederholungsaufnahmen zu erkennen, die ein paar Tage später angefertigt werden, da sich in dieser Zeit oft eine diskrete Dislokation oder eine Knochenresorption entlang der Frakturlinie ausbildet und so die Fraktur sichtbar werden lassen. Sie sollten aber niemals *die Möglichkeit einer frischen Fraktur* aus den Augen verlieren. Sobald der klinische Befund auf eine Fraktur hinweist (starke Schmerzen, Hämatom, Funktionseinbuße) und die Röntgenaufnahmen unauffällig sind, muß der Patient nach Möglichkeit noch mit einem anderen bildgebenden Verfahren untersucht werden, in der Regel mit der CT oder MRT, oder auch mit einem Knochenszintigramm.

Die CT zeigt Frakturlinien besser als die konventionelle Röntgenaufnahme, und es können mit ihr sogar diskrete kortikale Veränderungen einer nicht dislozierten Fraktur erkannt werden. In der MRT wird bei einer frischen Fraktur vor allem ein deutliches Knochenmarködem beobachtet, häufig zusammen mit einer zarten Frakturlinie. Im Knochenszintigramm würde eine vermehrte Speicherung des Nuklids im Bereich der nicht dislozierten Fraktur zu erwarten sein. Häufig wird die CT dem MRT und dem Knochenszintigramm vorgezogen, weil mit ihr die Frakturlinien und die Lage und Ausrichtung von Fragmenten am besten erkennbar sind **(Abb. 15-13)**. Die CT ist vor

diese eingebrochene Frakturebene tangential durchstrahlt wird.

Sobald Sie dies ein paarmal gesehen haben, werden Sie die ähnlich dichte, weiße Begrenzungslinie der Epiphysenfuge **(Abb. 15-11)** nicht mit einer solchen Fraktur verwechseln. Die lineare dunkle Region, die den Hüftkopf durchzieht, ist die tangential getroffene, knorpelige Wachstumszone der Fuge, deren Rand keine plötzliche Unterbrechung der Kortikalis aufweist, sondern glatt und leicht bogig an der erwarteten Stelle verläuft.

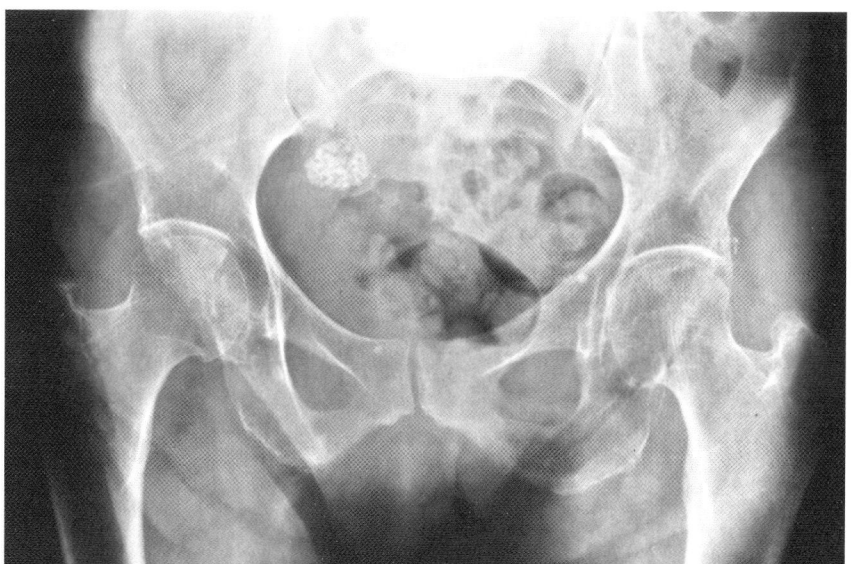

A

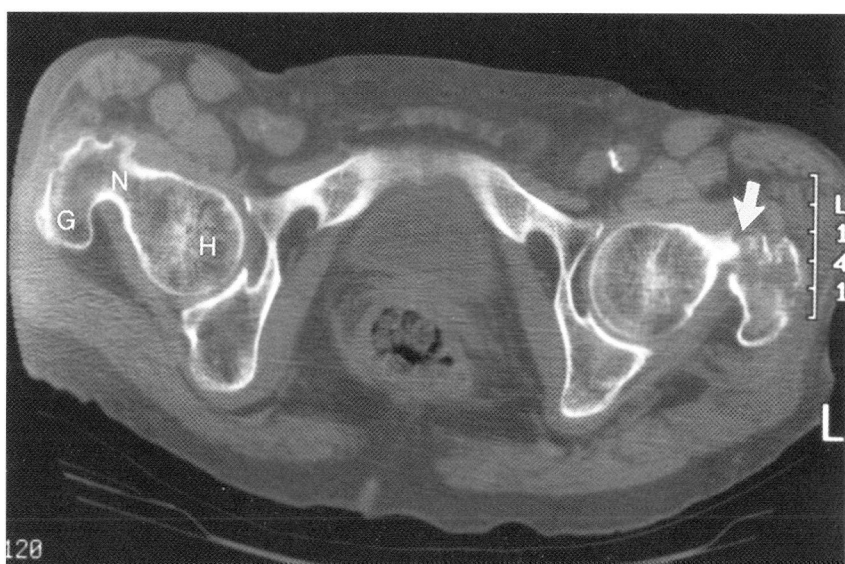

B

Abb. 15-14 A. Die nicht dislozierte Fraktur der linken Hüfte bei dieser älteren Frau ist auf der initialen Röntgenaufnahme fast nicht zu erkennen.
B. Die CT-Untersuchung zeigt jedoch eine frische Fraktur *(Pfeil)* des linken Schenkelhalses. Beachten Sie die Unterbrechung der Kortikalis des linken Schenkelhalses und vergleichen Sie den Befund mit der normalen rechten Hüfte. *H* bezeichnet den Femurkopf, *N* den Schenkelhals und *G* den Trochanter major. Wenn bei Ihrem Patienten die Schmerzsymptomatik und die Anamnese mit einer Fraktur vereinbar sind, die Röntgenaufnahme jedoch keinen eindeutig pathologischen Befund zeigt, sollten Sie an eine weitere Abklärung mit der CT oder der MRT denken. Mit ihnen kann geklärt werden, ob eine nicht dislozierte Fraktur vorliegt oder nicht.

allem dann hilfreich, wenn es sich um Frakturen in Skelettabschnitten mit komplexer Knochenanatomie handelt, wie zum Beispiel im Bereich der Wirbelsäule, des Beckens, der Hüften, des Gesichtsschädels, des Schultergürtels und des Fußes **(Abb. 15-14)**. Darüber hinaus kann die CT schnell und ohne unbequeme Lagerung des Patienten durchgeführt werden; die Strahlenexposition ist dabei geringer als bei konventionellen Tomogrammen. Wenn die axialen Primärschichten angefertigt wurden, können mit Hilfe des Rechners des CT-Gerätes sagittale und koronare Bildrekonstruktionen sowie dreidimensionale Modelle des traumatisierten Skelettabschnitts generiert werden. Die Position und Ausrichtung der Knochenfragmente kann so dargestellt werden, als würde man nach Entfernung der Weichteile direkt auf das Frakturareal schauen **(Abb. 15-15)**.

Mit der MRT sind Frakturlinien und Fragmente oft nicht so klar darstellbar wie mit der CT, da die Knochenkortikalis kein MR-Signal liefert. Mit der MRT kann jedoch das posttraumatische Knochenmarködem sehr sensibel nachgewiesen werden, das bei Frakturen oder Knochenkontusionen auftritt und durch Einblutung und Ödem in den Knochenmarkräumen entsteht **(Abb. 15-16)**.

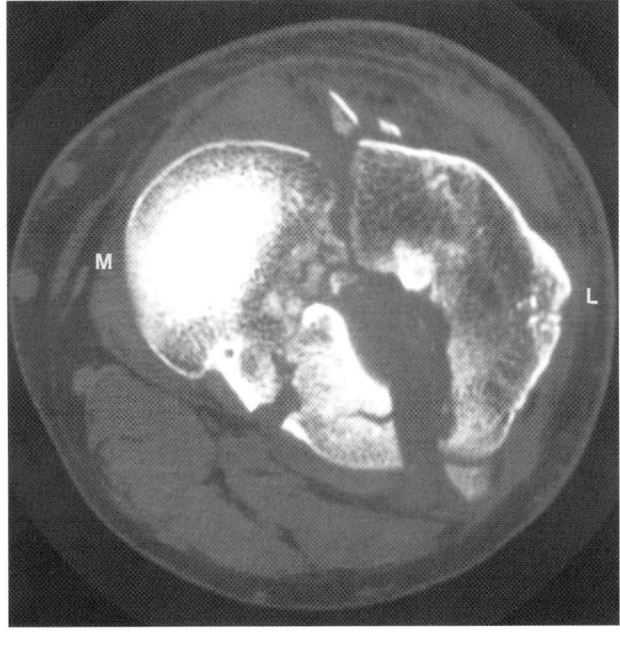

A

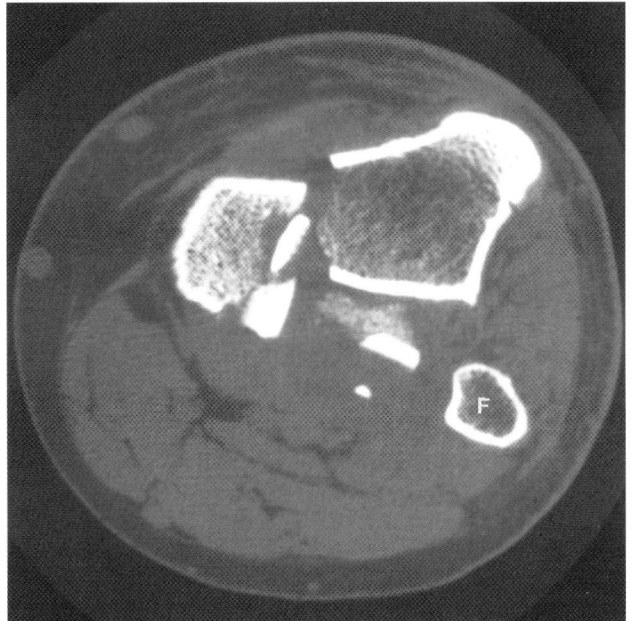

B

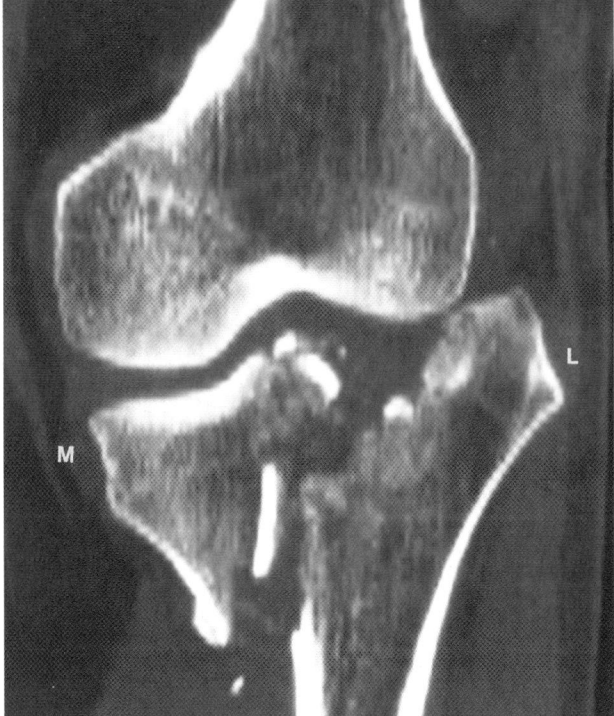

C

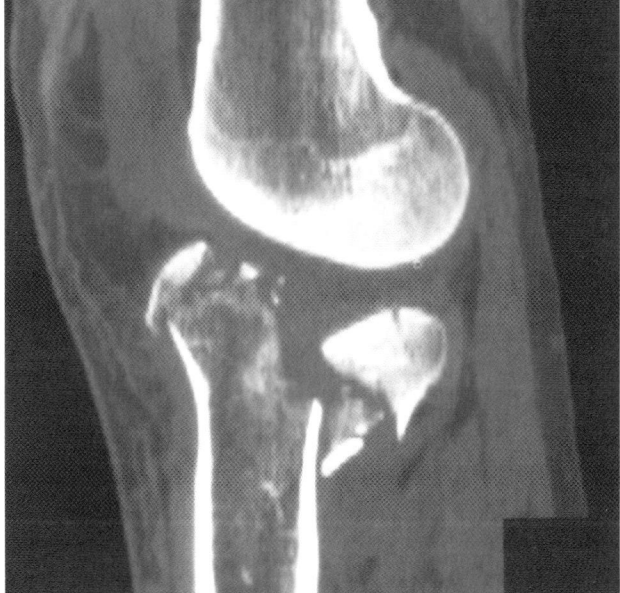

D

Abb. 15-15. CT-Untersuchung einer linksseitigen Tibiakopffraktur mit koronarer, sagittaler und dreidimensionaler Rekonstruktion
A. Die axiale Schicht der proximalen Tibia zeigt eine ausgedehnte Fraktur des Tibiakopfes. Der mediale Teil des Tibiakopfes *(M)* ist auf der linken Seite des Bildes, der laterale Teil *(L)* auf der rechten Seite.
B. Die ein paar Zentimeter tiefer gelegene axiale Schicht zeigt eine vorwiegend vertikal verlaufende Trümmerfraktur, die bis in die Metaphyse reicht. Die Fibula *(F)* ist intakt.
C. Die Bildrekonstruktion in koronarer Bildebene (der CT-Rechner stapelt alle axialen Bildschichten übereinander, so daß sich aus diesen Bildstapeln Schichten in der koronaren und in anderen

Bildebenen generieren lassen) zeigt eine ausgedehnte, schräg vertikal verlaufende Frakturlinie, die vom lateralen Tibiakopf bis in die mediale Tibiametaphyse reicht. Aufgrund der Vielzahl von Fragmenten spricht man von einer Trümmerfraktur; größere Anteile des Tibiakopfes sind nach medial und kaudal disloziert. Der distale Femur ist intakt.
D. Die sagittale Rekonstruktion durch den medialen Anteil des Kniegelenks zeigt, daß Teile des medialen Tibiakopfes auch nach dorsal verlagert sind.
E. Die von vorne aufgenommene dreidimensionale (3-D) Rekonstruktion zeigt die Beziehung des abgesunkenen medialen Tibiakopfs zu den anderen Knochenstrukturen des linken Kniegelenks. Suchen Sie die Patella, den Femur, die Fibula und kleinere Bruchfragmente.
F. 3-D-Rekonstruktion, aufgenommen von dorsal. Beachten Sie den medialen und lateralen Femurkondylus und die exzellente Darstellung der Tibiakopfabsenkung.

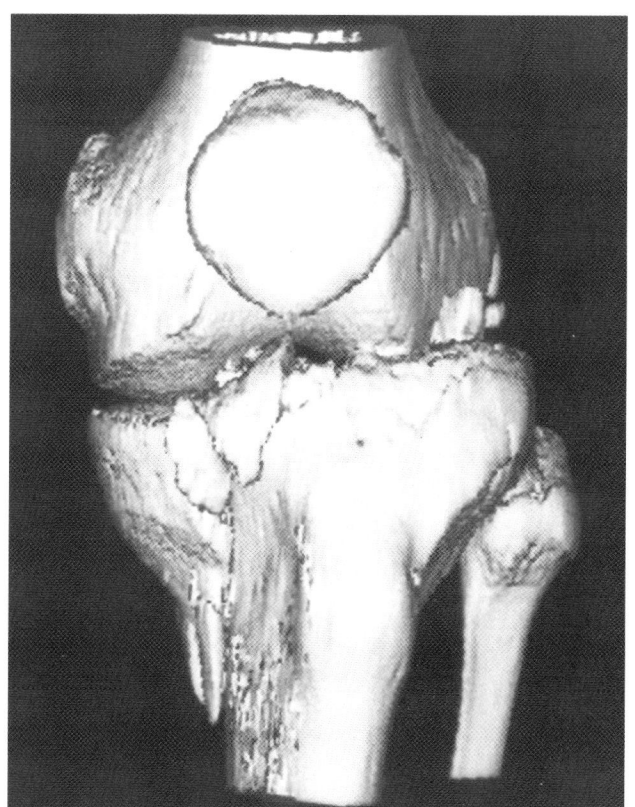

E

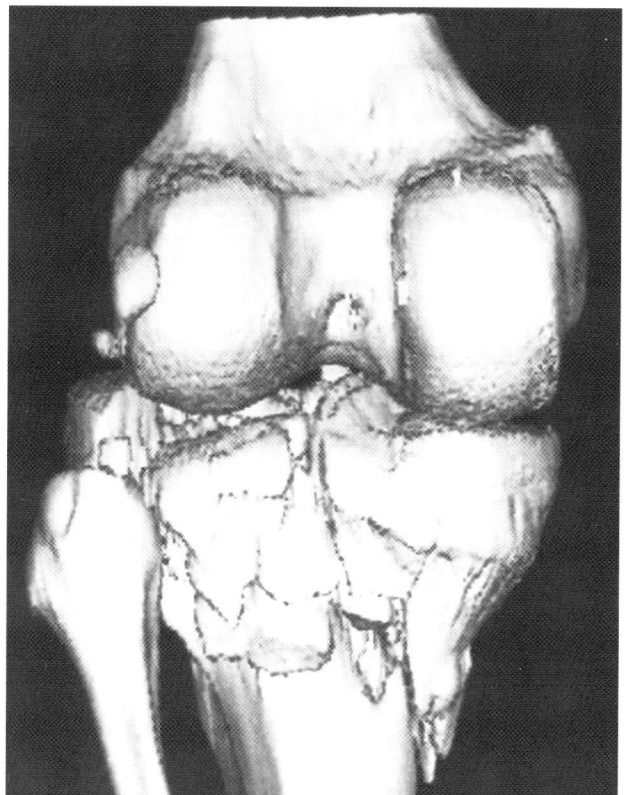

F

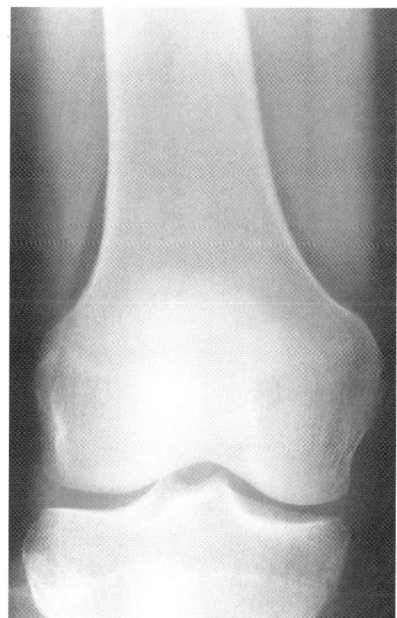

A

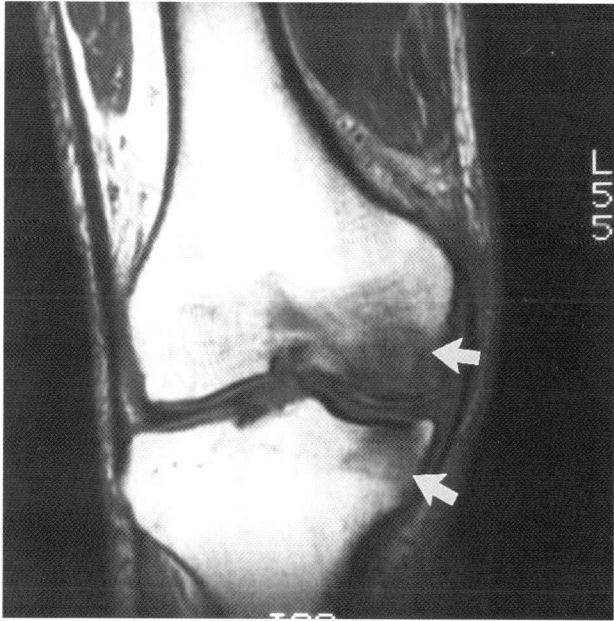

B

Abb. 15-16. Bilder einer Knochenkontusion (bone bruise) bei einem jungen Mann, der sich bei einem Skiunfall sein Knie verletzt hat. Wie Sie auf der a.p. Aufnahme in **A** sehen können, war die Röntgenuntersuchung vollständig unauffällig. Das koronare MR-Bild **(B)** zeigt Knochenkontusionen (bone bruises) am medialen Femurkondylus und am medialen Tibiakopfplateau. Normalerweise erscheinen die Knochenmarkräume auf einem T1-gewich-teten Bild mit hohem MR-Signal (also weiß), da sich hier überwiegend Fettmark befindet. Bei einer starken Knochenkontusion kommt es zu Einblutungen und Ödembildungen im fettreichen Knochenmark, das MR-Signal wird niedriger. Bei einem stärkeren Trauma hätte bei diesem Patienten auch eine definitive Fraktur des medialen Tibiakopfes oder des medialen Femurkondylus auftreten können.

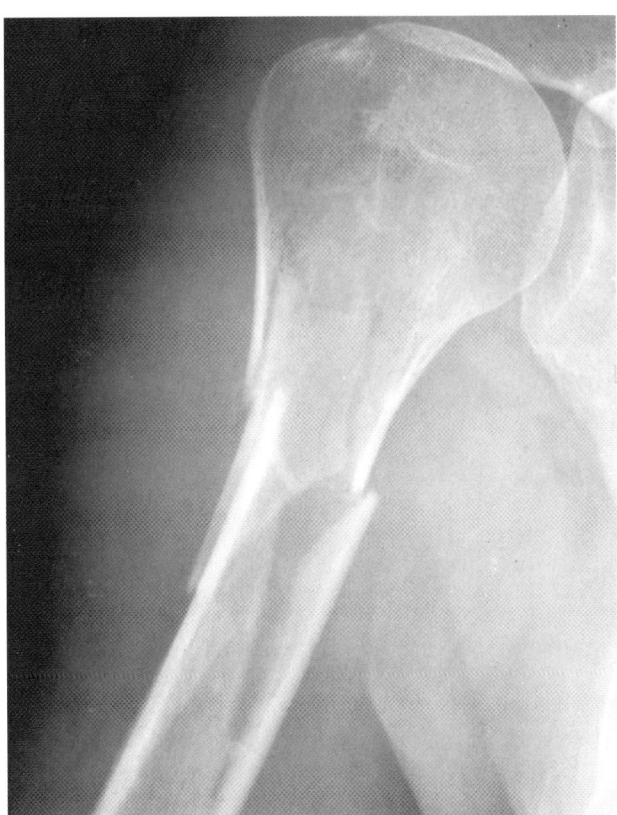

Abb. 15-17 *(Unbekannte 15-1)*

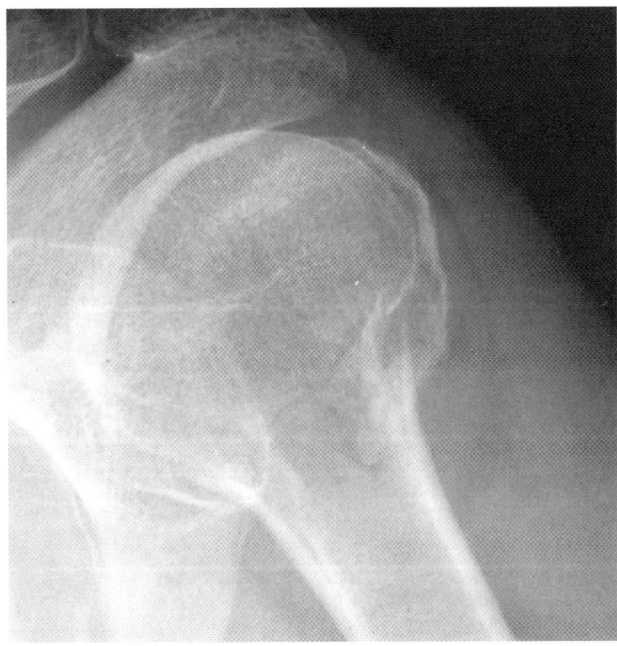

Abb. 15-18 *(Unbekannte 15-2)*

Klinische Beispiele von Frakturen

Die Abbildungen auf den nächsten Seiten stellen eine Übung in der Diagnostik von Frakturen dar, die Ihnen (um es interessanter zu machen) als *Unbekannte* vorgestellt werden. Nicht jede Aufnahme zeigt eine Fraktur, es ist also genauso, als würden Sie diese Patienten zufällig in einer Notfallambulanz sehen. Alle Patienten haben sich jedoch verletzt. (Die Antworten finden Sie am Ende des Buches.)

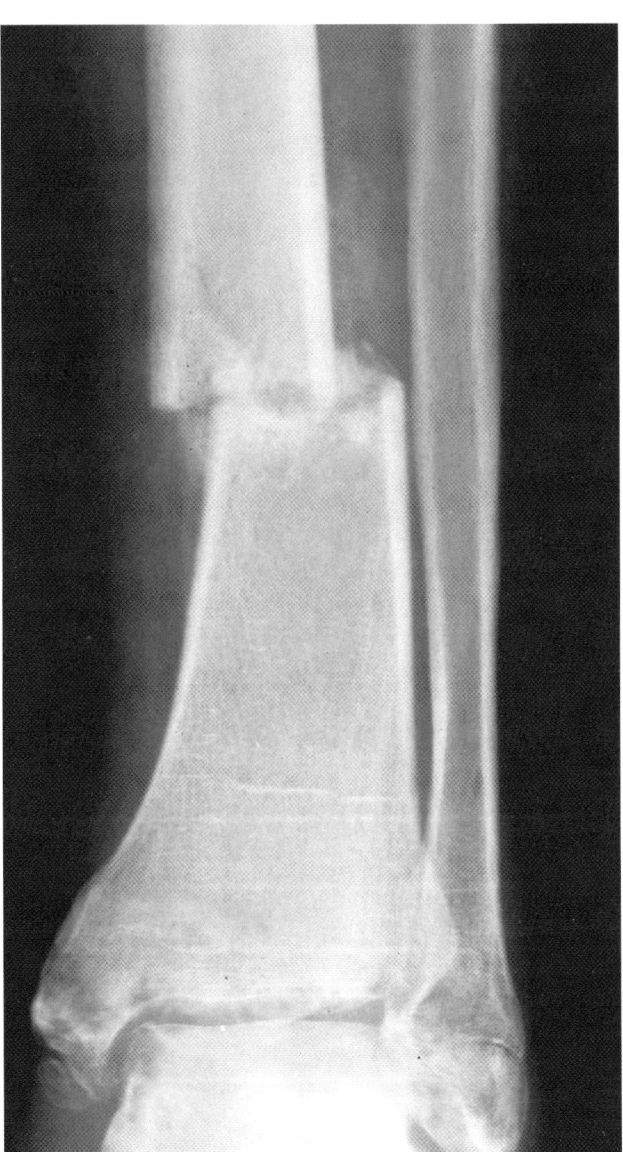

Abb. 15-19 *(Unbekannte 15-3)*

Die Röntgenbefunde, nach denen Sie suchen, sind:

- Unterbrechungen in der Kontinuität der Kortikalis,
- strahlentransparente (aufgehellte) Frakturlinien,
- Überlappung sowohl kortikalen als auch spongiösen Knochens, die zu einer abnorm verdichteten Region führt,
- unerklärliche Knochenfragmente, selbst wenn keine sichtbare Frakturlinie vorliegt,
- in zwei Ebenen nachweisbare dichtere Region an Stellen, wo ein Kompressionsbruch vorliegt,
- flockige Verdichtungen in den direkt dem Knochen benachbarten Weichteilen bei heilenden Frakturen (Kallus), die jedoch erst bei Kalzifizierung sichtbar sind.

Bitte denken Sie daran, daß Sie, wenn Sie zum Beispiel dem diensthabenden Arzt die Aufnahmen telefonisch beschreiben würden, nicht nur den Ort und die Art der Fraktur nennen müssen, sondern auch die Lage der Fragmente, einschließlich des Klaffens eines Frakturspalts oder einer Verkürzung der Extremität. Offene oder infizierte Frakturen können röntgenologisch manchmal nicht als solche erkannt werden, wenn in den umgebenden Weichteilen keine Luft nachzuweisen ist.

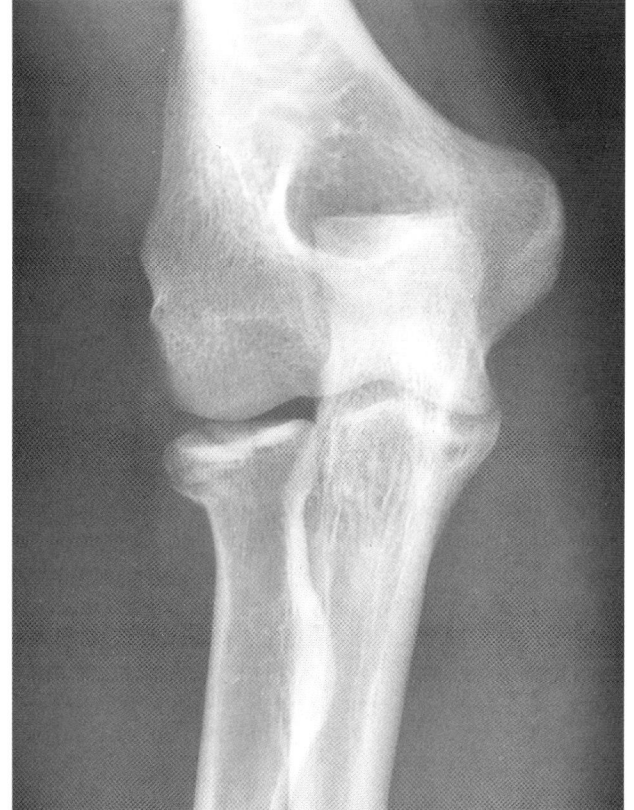

A

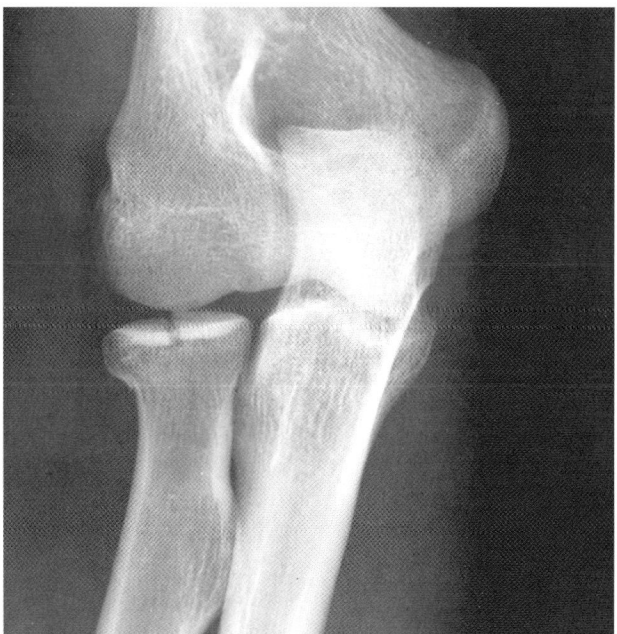

B

Abb. 15-20 *(Unbekannte 15-4)*

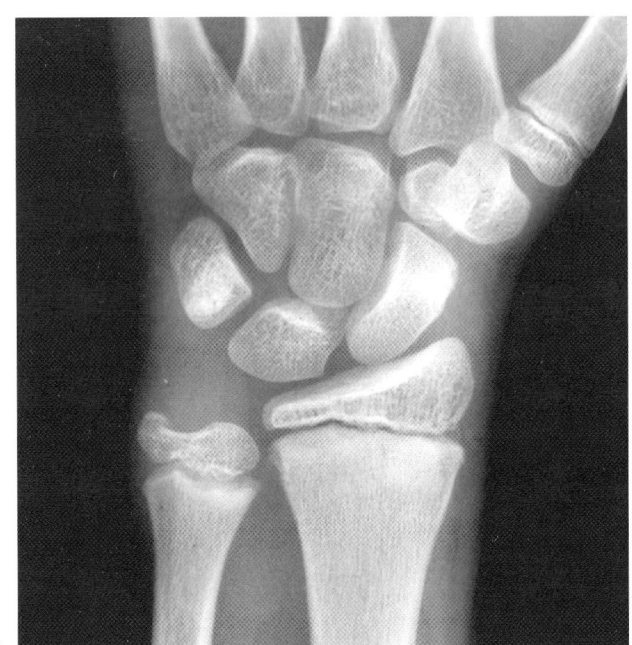
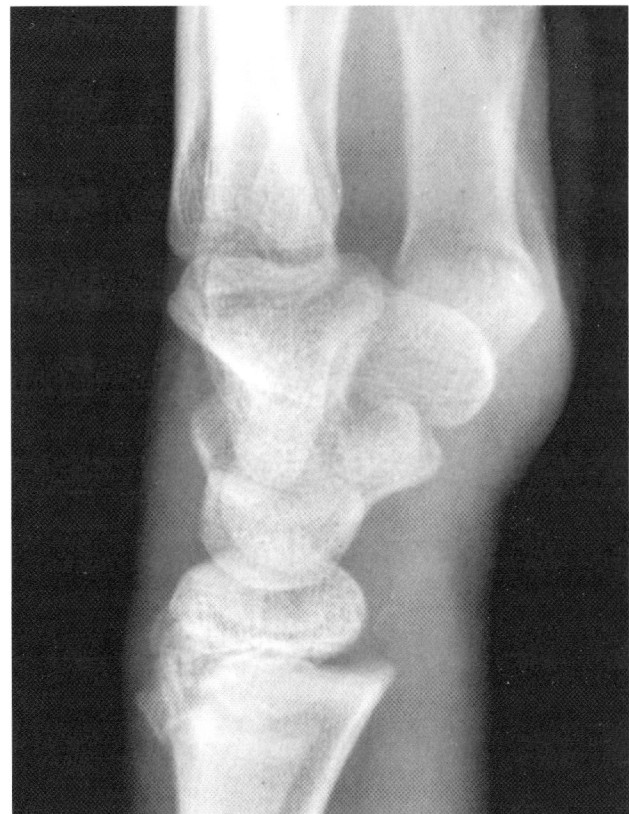

Abb. 15-21 *(Unbekannte 15-5)*

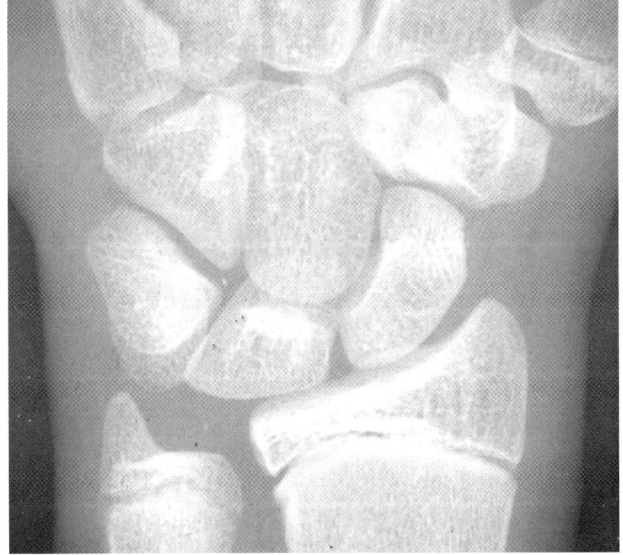
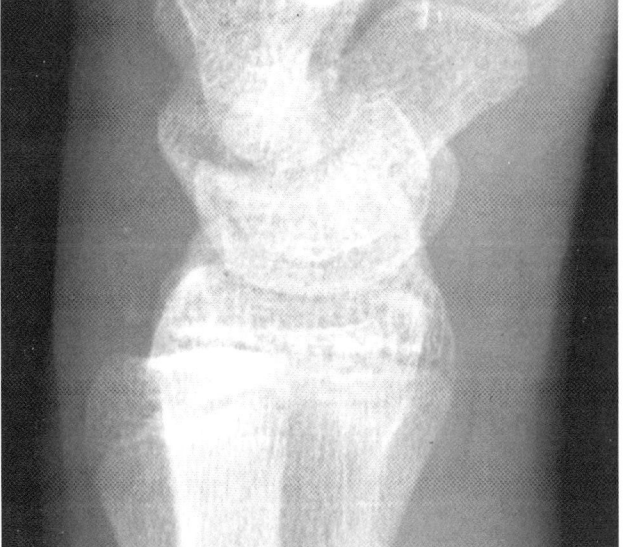

Abb. 15-22 *(Unbekannte 15-6)*

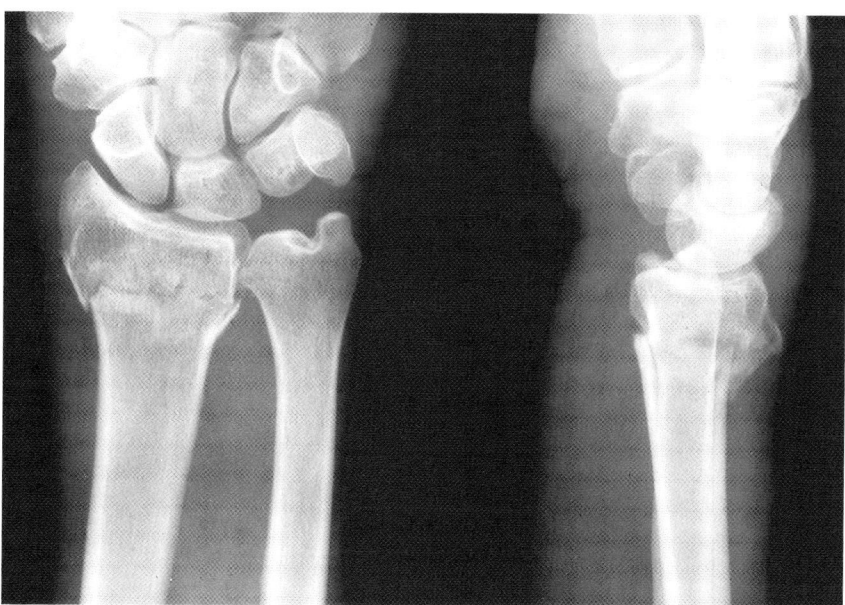

Abb. 15-23 *(Unbekannte 15-7)*

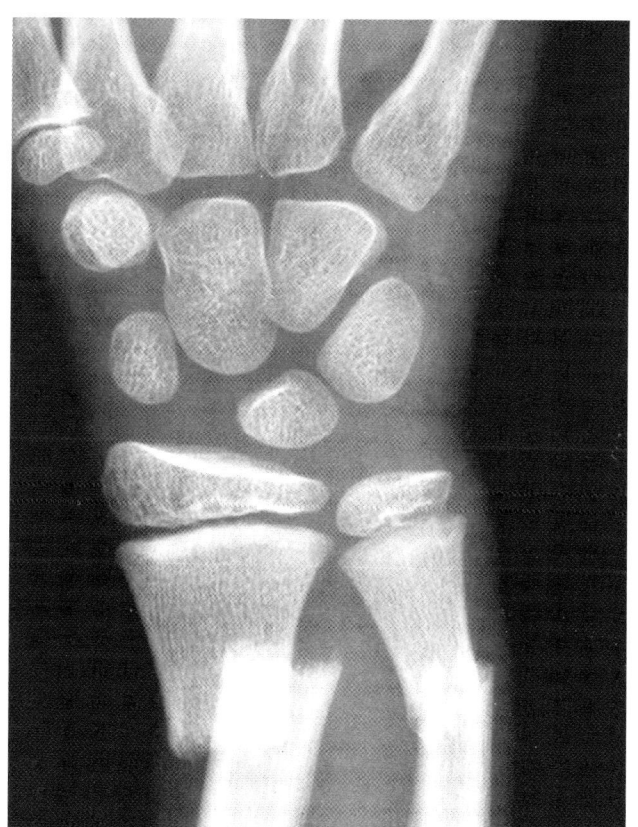

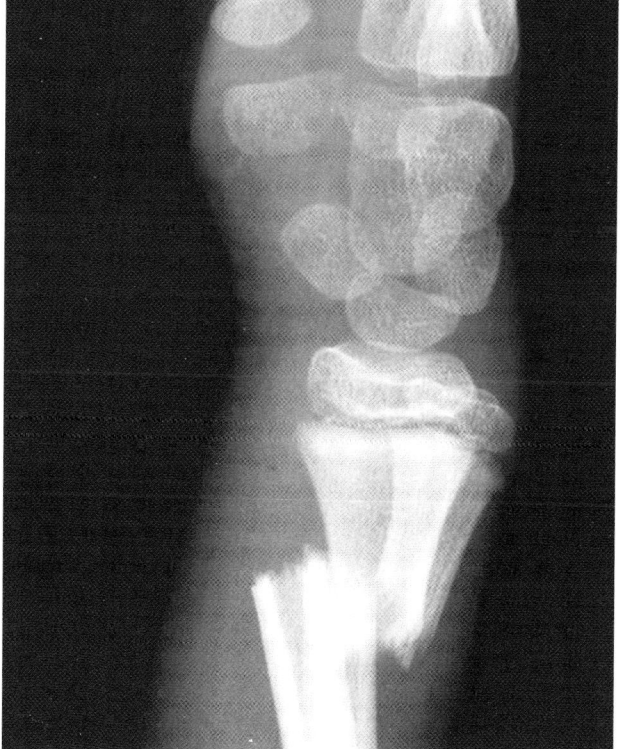

Abb. 15-24 *(Unbekannte 15-8)*

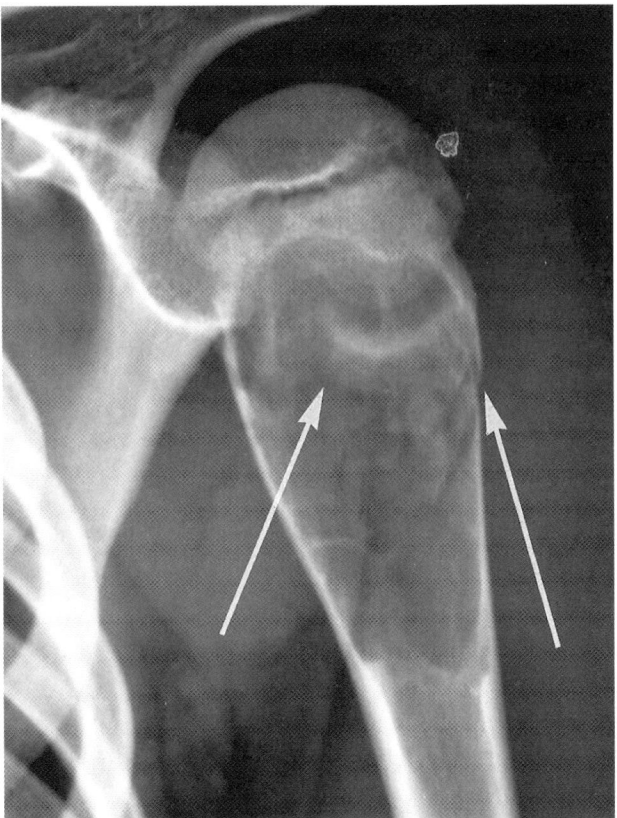

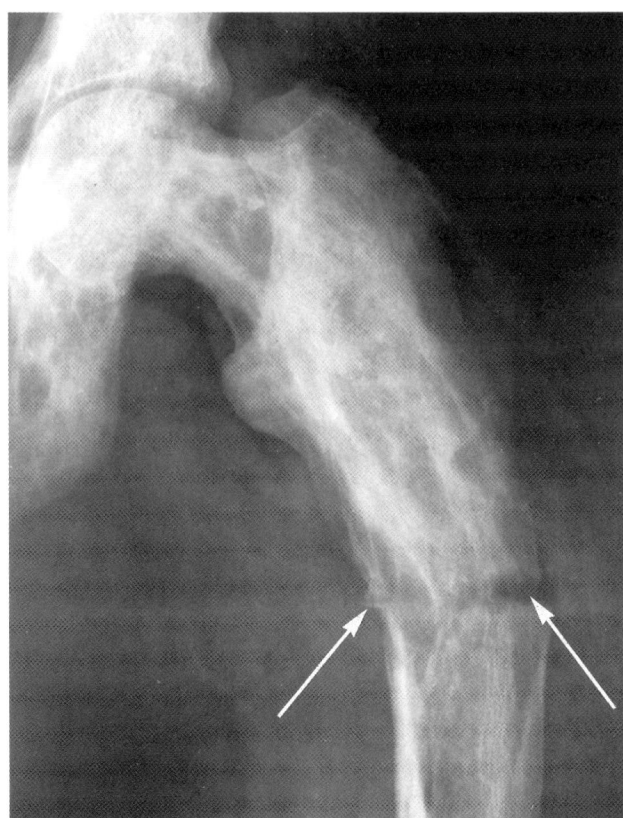

Abb. 15-25. Pathologische Fraktur im Bereich einer einkammerigen juvenilen Knochenzyste, die in klassischer Lokalisation in der Metaphyse eines noch wachsenden Knochen liegt.

Abb. 15-26. Diese Querfraktur im proximalen Femurschaft eines Patienten mit der Paget-Krankheit ist ebenfalls eine pathologische Fraktur.

Tritt eine Fraktur in einem Knochenbereich auf, der bereits vorher pathologisch verändert und daher wenig stabil war, so spricht man von einer **pathologischen Fraktur** (**Abb. 15-25** und **15-26** zeigen Beispiele).

In **Abb. 15-25** wurde die zylindrische Manschette des kortikalen Knochens durch Druck von innen erodiert. Sie sehen die Ausdünnung dort am besten, wo die mediale und laterale Kortikalis tangential getroffen wird, wobei Sie allerdings davon ausgehen können, daß eine kortikale Ausdünnung auch ventral und dorsal vorliegt. Der Knochen sieht aufgetrieben aus, wobei sich subperiostal neuer Knochen angelagert hat und die endostalen Knochenschichten durch den Druck langsam abgebaut wurden. Im Bereich des ausgedünnten Knochensegments ist eine Einrißfraktur entstanden, die man an der lateralen Begrenzung als umschriebene Kortikalisunterbrechung erkennt. Bei diesem Beispiel handelt es sich um eine **einkammerige Knochenzyste** bei einem Kind. Die Fraktur entstand durch ein Minimaltrauma beim Werfen eines Balles. Die Tatsache, daß der Knochen aufgetrieben, aber

glatt begrenzt ist, kann als Hinweis auf einen gutartigen Prozeß gelten, da für die Ausbildung solcher Veränderungen ausreichend Zeit vorhanden gewesen sein muß. Maligne Tumoren wachsen aggressiv, zerstören und bilden oft neuen Knochen in den Weichteilen.

Abbildung 15-26 zeigt den proximalen Femur eines Patienten mit der Paget-Krankheit. Einige Zentimeter unterhalb des Trochanter minor ist eine Querfraktur im Femurschaft entstanden. Zwar weist die Paget-Krankheit charakteristischerweise eine Knochenverdickung auf, dennoch ist die Knochenstruktur geschwächt und der Knochen hält Belastungen weniger gut stand als normale lange Röhrenknochen. Ein normaler proximaler Femur weist darüber hinaus bei einer Fraktur sehr viel unregelmäßiger begrenzte, miteinander in Verbindung stehende Frakturflächen auf; dieser Knochen ist jedoch quer und glatt gebrochen. Die Paget-Krankheit führt typischerweise zu einer Vergrößerung des Knochens mit einer verdickten Kortikalis und einer grotesken Anordnung der trabekulären Strukturen.

Luxationen

Gemeinsam mit Frakturen treten nicht selten **Gelenk-luxationen** auf, doch kommen diese häufig auch ohne simultane Fraktur vor. Eine nur partielle Luxation wird **Subluxation** genannt. **Abbildung 15-27** zeigt eine Schulterluxation vor und nach Reposition. Nahezu alle Schulterluxationen sind vordere Luxationen, wobei der Humeruskopf nach anterior, kaudal und medial verlagert wird, was in der Regel auch klinisch leicht diagnostiziert werden kann. Die seltene hintere Luxation kann auf a.p. Aufnahmen übersehen werden, da die Verlagerung viel weniger ausgeprägt ist. Häufig kann sie nur mit Spezial-aufnahmen nachgewiesen werden.

Luxationen und Subluxationen können in nahezu jedem Gelenk des Körpers auftreten; am häufigsten sind die Gelenke der Extremitäten betroffen. Ein wichtiges Zeichen für den Nachweis einer Luxation ist das Überlappen von zwei Knochenkonturen an Stellen, an denen eigentlich ein eindeutiger Gelenkspalt sichtbar sein sollte. Beachten Sie auf der a.p. Aufnahme des Fußes in **Abb. 15-28** die sich überlagernden Knochenstrukturen im Metatarsopha-langeal(MP)-Gelenk und vergleichen Sie den Befund mit den anderen vier MP-Gelenken. Die Luxation ist auf der Seitaufnahme deutlicher zu erkennen.

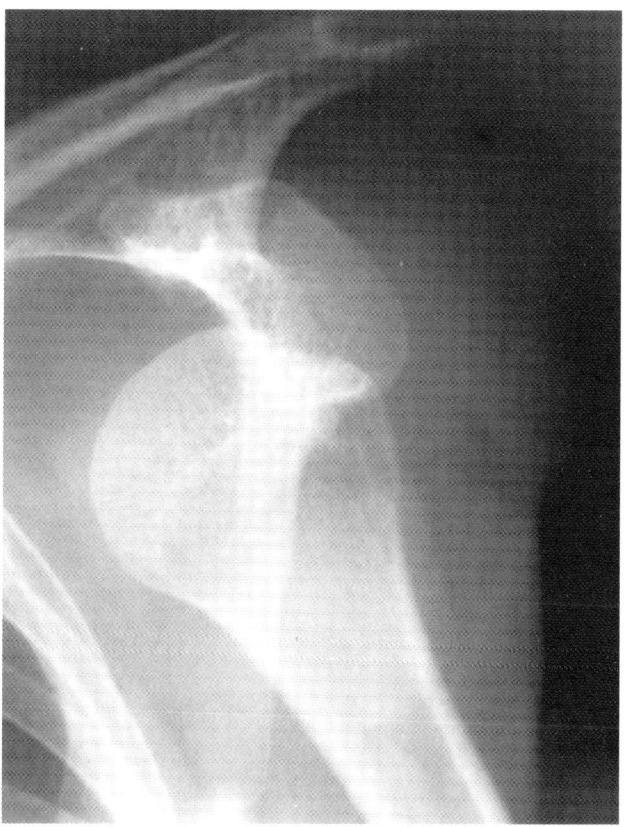
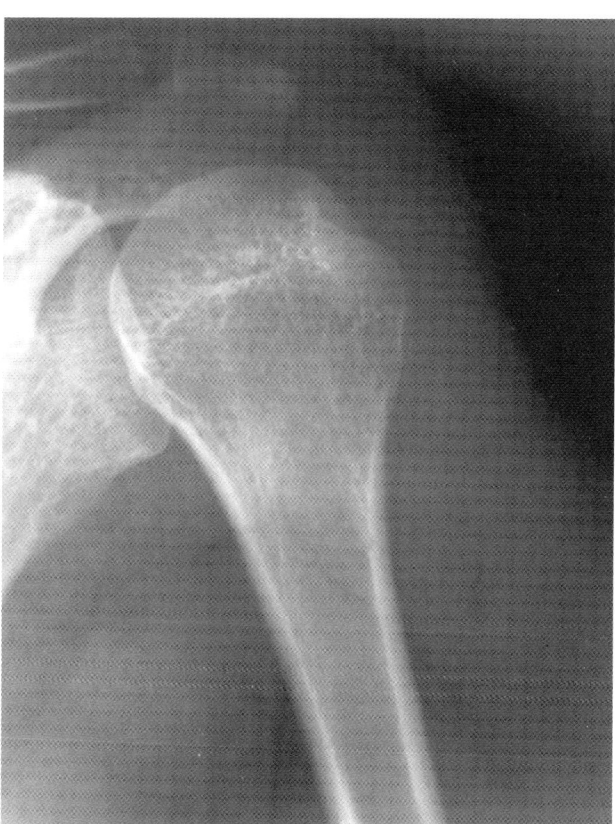

A
B

Abb. 15-27. Anteriore Schulterluxation vor (**A**) und nach (**B**) Reposition

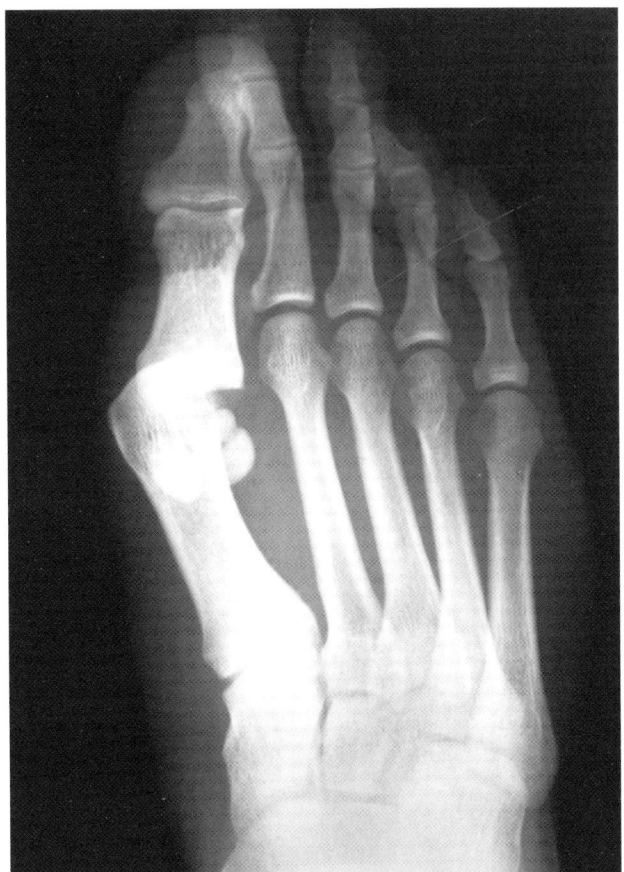

A

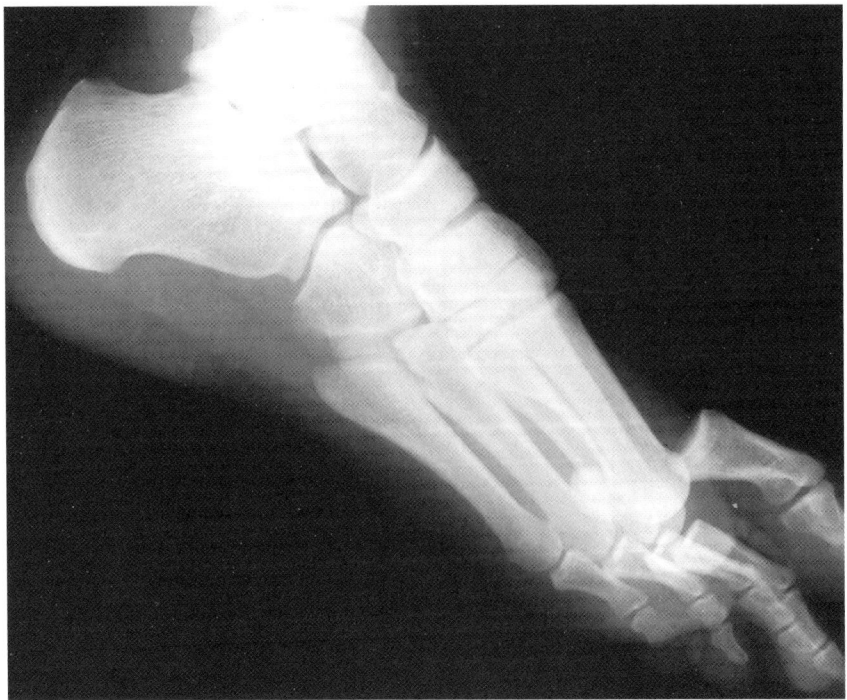

B

Abb. 15-28. Luxation im ersten Meta-
tarsophalangeal(MP)-Gelenk des rechten Fußes
A. Das a.p. Bild zeigt im ersten MP-Ge-
lenk statt eines klaren Gelenkspaltes ein
Überlappen der beteiligten Knochen.
B. Auf der Seitaufnahme ist gut zu erkennen, daß der erste Zeh nach dorsal disloziert ist. Die Gelenkflächen des Meta-
tarsale-I-Köpfchens und der Grund-
phalanx der ersten Zehe stehen nicht
mehr miteinander in Kontakt. Die Luxation wurde erfolgreich reponiert.

Osteomyelitis

Eine Osteomyelitis kann in nahezu allen Knochenlokalisationen und bei Patienten jeden Alters auftreten. Am häufigsten sind die langen Röhrenknochen in der Nähe der Metaphyse betroffen. Der Infektionsweg ist in der Regel hämatogen. Der am häufigsten gefundene Keim bei der Osteomyelitis ist *Staphylococcus aureus*. Unglücklicherweise treten die röntgenologischen Veränderungen der Osteomyelitis (Knochendestruktion und Periostreaktion) meist erst etwa 2 Wochen nach Erkrankungsbeginn auf. Wenn die Knochendestruktion röntgenologisch erkennbar ist, handelt es sich um eine osteolytische Läsion **(Abb. 15-29)**, die auch eine expansive Komponente und einen sklerotischen Randsaum aufweisen sowie von einer Periostreaktion begleitet sein kann. In der Regel besteht auch eine Schwellung der umgebenden Weichteile und eine verminderte Abgrenzbarkeit der anatomischen Fettschichten.

Da Röntgenaufnahmen die Knochenentzündung im Krankheitsverlauf erst relativ spät zeigen, sollte bei Patienten mit klinischem Verdacht auf eine Osteomyelitis frühzeitig ein **Knochenszintigramm** (als Suchmethode)

oder bei klinisch eindeutigem Lokalbefund eine **MRT** durchgeführt werden. Das Knochenszintigramm zeigt einen akut gesteigerten Knochenstoffwechsel innerhalb von 48 Stunden nach Krankheitsbeginn; entsprechend kann die Therapie frühzeitig begonnen werden. Mit der MRT können die entzündlichen Knochenveränderungen, insbesondere im Bereich des Knochenmarks, ebenfalls sehr frühzeitig nachgewiesen werden. Spätere Veränderungen der Knochentextur können, gerade wenn sie nur diskret ausgeprägt sind, sehr gut mit der CT nachgewiesen werden. Behalten Sie bitte immer im Kopf, daß jede neu aufgetretene osteolytische Knochenläsion Ausdruck einer Osteomyelitis sein kann.

Arthrose und Arthritis

Wenn sich ein Patient mit Symptomen einer Arthritis vorstellt, ist es Aufgabe des Arztes, die Diagnose zu sichern, zwischen verschiedenen Formen der Arthritis bzw. einer Arthrose zu differenzieren und hierfür einen entsprechenden diagnostischen Plan aufzustellen. Viele

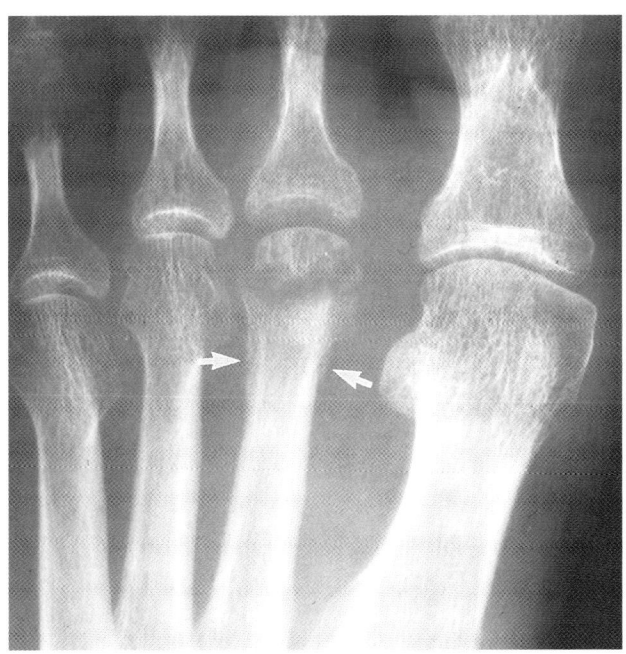

Abb. 15-29. Osteomyelitis des Metatarsale II bei einem Patienten mit Diabetes. Beachten Sie die bandförmige osteolytische Destruktion, die das Metatarsaleköpfchen durchzieht. Die *Pfeile* zeigen auf eine Periostreaktion mit Verdickung und Verkalkung des Periostes. Vergleichen Sie den Befund mit den entsprechenden Abschnitten der Metatarsalia III und IV. Der weite Gelenkspalt im zweiten Metatarsophalangeal(MP)-Gelenk ist Ausdruck einer eitrigen Flüssigkeitsvermehrung im Gelenk (septische Arthritis).

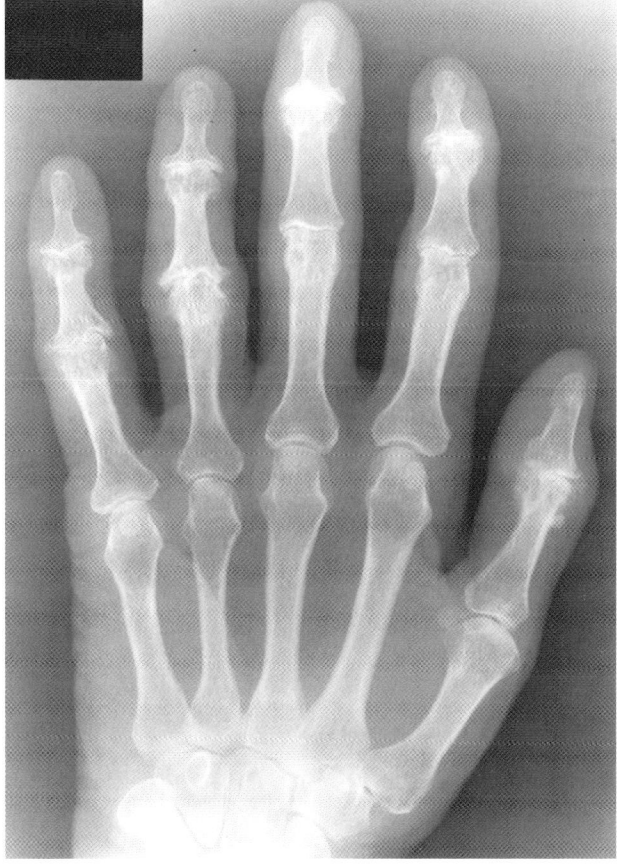

Abb. 15-30. Arthrose der Fingergelenke

Formen der Arthritis und auch die Arthrose haben charakteristische klinische Manifestationsformen und ggf. Laborbefunde. So ist zum Beispiel ein Befall der distalen Interphalangealgelenke ein typischer Befund der Arthrose bei älteren Frauen oder eines Gichtbefalls. Die Radiologie spielt vor allem eine wichtige Rolle in der Differentialdiagnose, insbesondere wenn die klinischen Befunde unklar sind. Darüber hinaus ist die Röntgenuntersuchung hilfreich für die Bestimmung des Schweregrades und der Ausdehnung der Erkrankung im Hinblick auf eine optimale Behandlungsplanung.

Hier werden wir uns mit den folgenden, häufig vorkommenden Erkrankungen beschäftigen: Arthrose, rheumatoide Arthritis und Gicht. Vergessen Sie dabei aber nicht, daß Ihre zukünftigen Patienten auch an anderen, weniger häufigen Gelenkerkrankungen leiden können, die ein unterschiedliches klinisches und radiologisches Bild aufweisen. Die **Arthrose** (Osteoarthrose) ist die häufigste Gelenkerkrankung. Sie kommt vor allem bei Älteren vor, wird

aber auch bei Jüngeren nach wiederholtem Trauma eines Gelenks gefunden (z.B. Arthrosen des Knie- und Sprunggelenks bei Fußballspielern). Die charakteristischen Röntgenbefunde sind eine Verschmälerung des Gelenkspaltes, eine Sklerose (reaktive Knochenverdichtung) zu beiden Seiten des Gelenkspaltes, Osteophytenbildung an den Gelenkrändern und kleine subchondrale Zystenbildungen des gelenkbildenden Knochens, die durch feine Rißbildungen des Knorpels und Durchtritt von Gelenkflüssigkeit in die darunterliegende Knochenschicht entstehen. Die Röntgenbefunde können, abhängig vom individuellen Knochenmineralisationsgrad des jeweiligen Patienten, unterschiedlich sein. So werden bei älteren Patienten mit Osteoporose geringer ausgeprägte subchondrale Sklerosen und Osteophytenbildungen gefunden.

Es werden zwei Formen der Arthrose unterschieden, die primäre und die sekundäre Arthrose. Die sekundäre Arthrose, auch degenerative Gelenkerkrankung genannt,

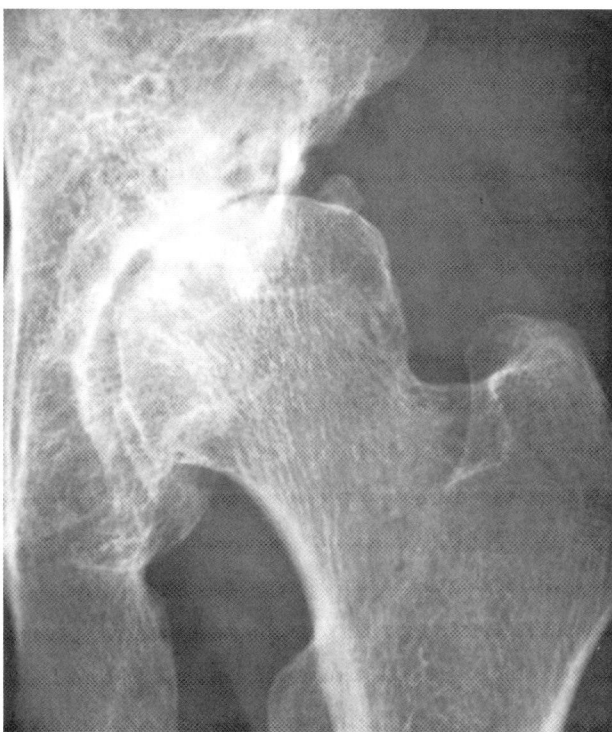

Abb. 15-31. Arthrose des Hüftgelenks (Coxarthrose). Beachten Sie die Verschmälerung des Gelenkspalts im lasttragenden Bereich. Hier muß der Gelenkknorpel sehr dünn und stark geschädigt sein. Zu beiden Seiten des Gelenkspalts finden sich reaktive Sklerosezonen mit subchondralen Zysten (*"Geröllzysten"*).

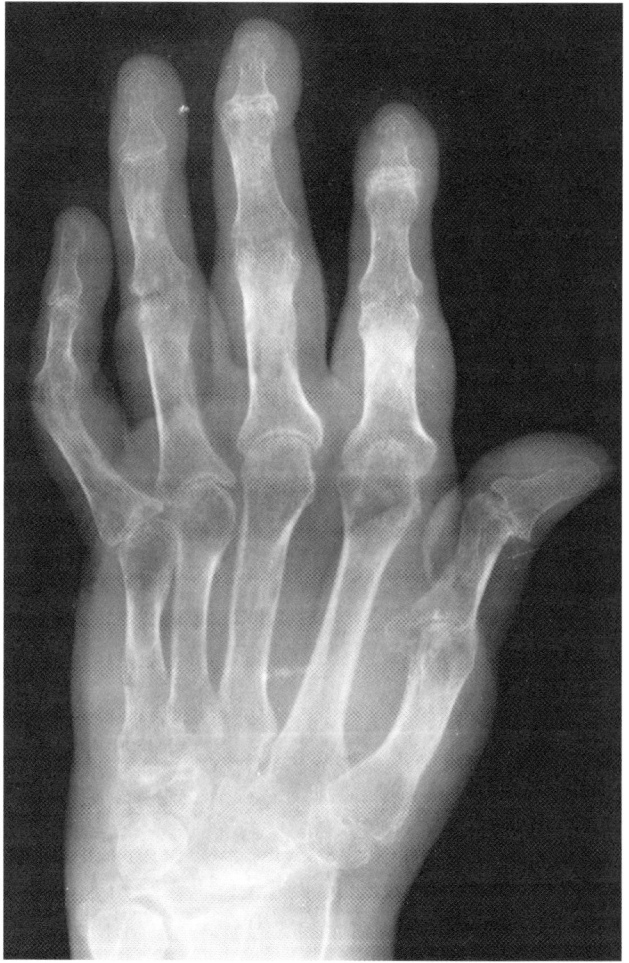

Abb. 15-32. Rheumatoide Arthritis (chronische Polyarthritis) der Hand

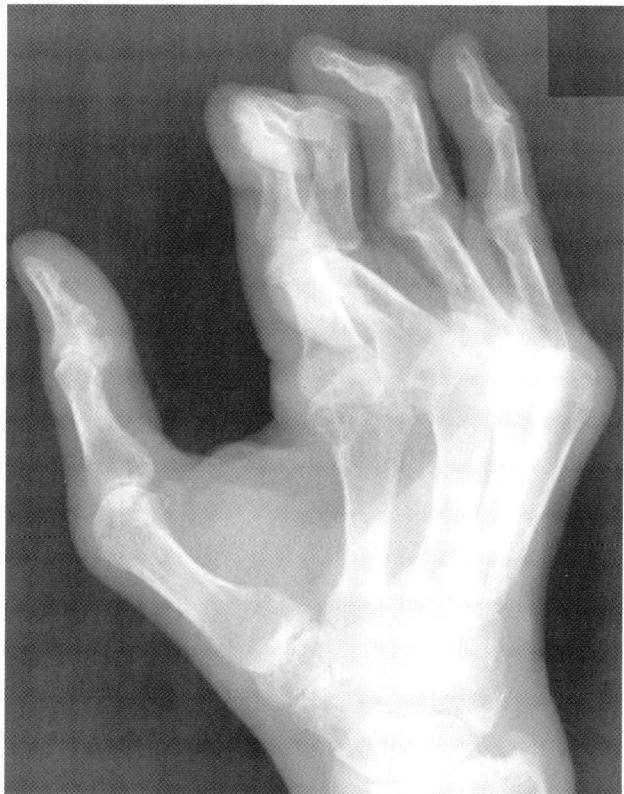

Abb. 15-33. Fortgeschrittene rheumatoide Arthritis der Hand mit Subluxationen der Gelenke

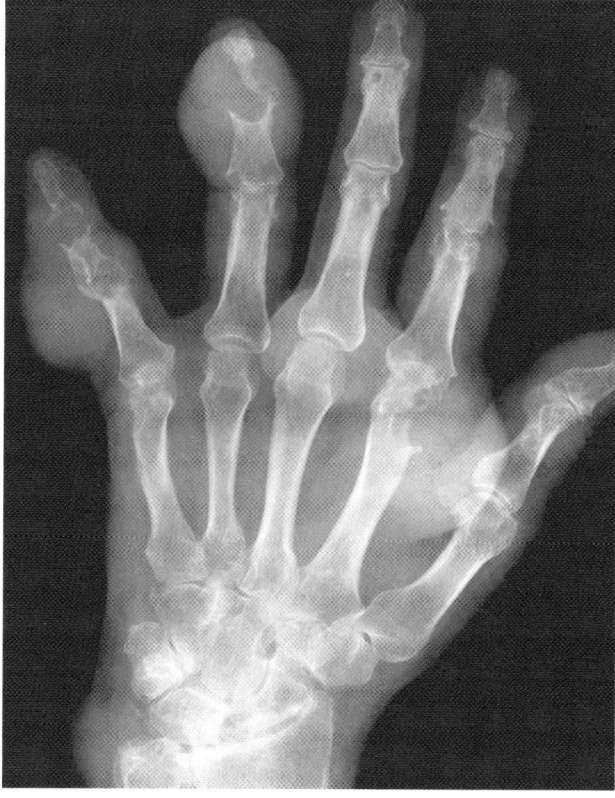

Abb. 15-34. Typische Gichthand. Achten Sie auf die klassischen Tophi in den gelenknahen Weichteilen, die einige (aber nicht alle) Gelenke betreffenden Destruktionen, die teilweise wie ausgestanzten Knochendefekte und auf die im Bereich größerer Tophi zu findenden hakenartigen Knochensporne.

wird in Zusammenhang mit Fehlbelastungen oder repetetiven Traumen beobachtet. Sie kommt häufig im Bereich der Wirbelsäule, der Hände sowie der gewichttragenden Extremitätengelenke wie dem Hüft- und Kniegelenk vor. Bei fortgeschrittenen sekundären Arthrosen des Knie oder Hüftgelenks kann ein prothetischer Gelenkersatz erforderlich werden.

Die primäre Arthrose ist eine kongenitale Erkrankung, die meist die Hände von Frauen im mittleren Lebensalter betrifft. Auch sie zeigt ziemlich charakteristische Röntgenbefunde, wobei am häufigsten die distalen Interphalangealgelenke betroffen sind, am zweithäufigsten die proximalen Interphalangealgelenke. Die Veränderungen treten beidseitig auf.

Die **rheumatoide Arthritis** (auch chronische Polyarthris, cP, genannt) betrifft klassischerweise Frauen im Alter von 24 bis 45 Jahren. Die Patienten klagen über Steifheit, Schwellung und Schmerz in den Gelenken. Betroffen sind vor allem die Hände, doch sind häufig auch andere Gelenke befallen. Die Erkrankung tritt gewöhnlich bilateral und symmetrisch auf, röntgenologisch findet sich nahezu regelmäßig eine Weichteilschwellung im Bereich der Metakarpophalangeal(MCP)- und der distalen Interphalangeal(DIP)-Gelenke. Darüber hinaus finden sich innerhalb der Gelenkkapsel gelegene Knochenerosionen, die von der hypertrophierten Synovia (Pannus) hervorgerufen werden. Im späteren Stadium kommt es zur Destruktion und sogar Subluxation der Gelenke. Die Erkrankung betrifft auch die Karpalgelenke, und in fortgeschrittenen Stadien sieht man klassischerweise Ankylosen im Handgelenk. Bei lange bestehender rheumatoider Arthritis können sich Befunde der Arthrose mit denen der Arthritis überlagern, was bei der röntgenologischen Beurteilung Verwirrung stiften kann, wenn man nicht an diese Möglichkeit denkt.

Die **Gicht**, die man bei Störungen des Purinstoffwechsels sieht, befällt viele Gewebe, darunter die Synovia, den Knochen, den Knorpel und andere Weichteilgewebe. Sie sollte daher nicht als reine Gelenkerkrankung angesehen werden. Bei Männern kommt sie mindestens zehnmal so oft vor wie bei Frauen. Sie wird am häufigsten an den Füßen und Händen beobachtet, insbesondere im Bereich des ersten Metatarsophalangealgelenkes, wo die Gelenkbeteiligung von einer sehr schmerzhaften Weichteilschwellung begleitet wird. Dies ist das klassische Bild der **Podagra**.

Die Röntgenbefunde der Gicht sind sehr spezifisch; allerdings kann es manchmal 4 bis 6 Jahre dauern, bis Krankheitsmanifestationen röntgenologisch sichtbar werden. Bei den meisten Patienten wird die Diagnose bereits klinisch und durch Laborbefunde gestellt sein, so daß die Erkrankung oft schon erfolgreich behandelt ist, bevor destruktive Gelenkveränderungen auftreten. Entsprechend werden Sie viele unauffällige Röntgenuntersuchungen von Patienten sehen, die einen akuten Gichtanfall haben. Liegen jedoch röntgenologische Veränderungen vor, finden sich typischerweise große Knochenerosionen, oft begleitet von sklerotischen, hakenartig überhängenden Rändern an Stellen, wo entzündliche Weichteilknoten (Tophi) in Erosionen übergehen. Die Verteilung der Gelenkbeteiligung ist sehr unterschiedlich. Es gibt keine Bevorzugung bestimmter *Gelenkgruppen*, und viele Gelenke können röntgenologisch normal aussehen. Tophi

können, müssen aber nicht verkalken. Denken Sie daran, daß sowohl die rheumatoide Arthritis als auch die Gicht Knochenerosionen verursachen kann. Bei der rheumatoiden Arthritis werden die Erosionen jedoch von demineralisiertem Knochen umgeben, bei der Gicht findet sich um die Erosionen ein dichter Knochen oder sogar eine Knochensklerose.

Osteonekrose

Osteonekrosen (avaskuläre Knochennekrosen, aseptische Knochennekrosen) können entstehen, wenn die Blutversorgung eines Knochens oder eines Knochenabschnitts gestört ist. Dies kann durch ein Trauma, durch Hämoglobinopathien, durch Kortikosteroide und eine Vielzahl systemischer Erkrankungen bedingt sein. Die Veränderungen entstehen meistens nicht plötzlich, son-

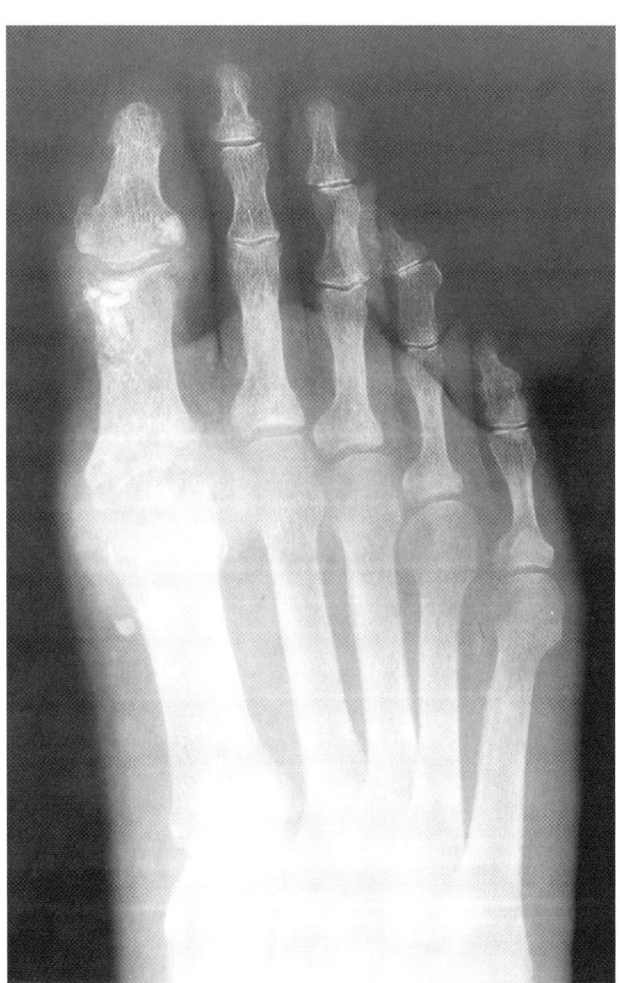

Abb. 15-35. Gichtmanifestation am Großzehengrundgelenk (klassische Podagra)

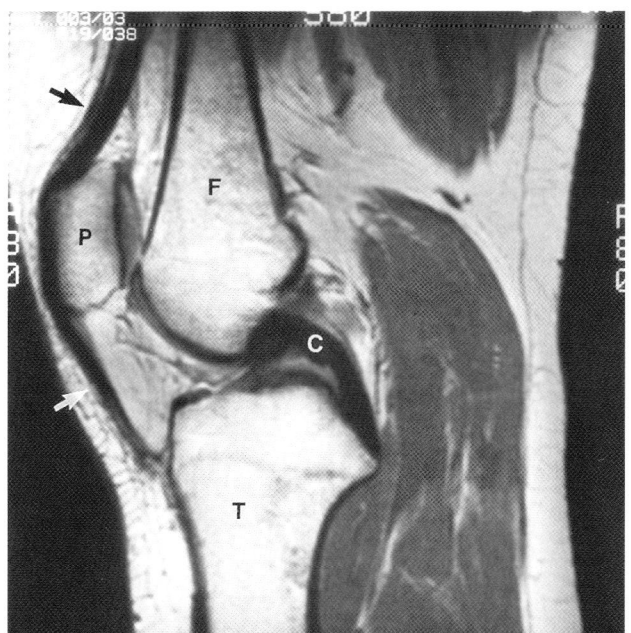

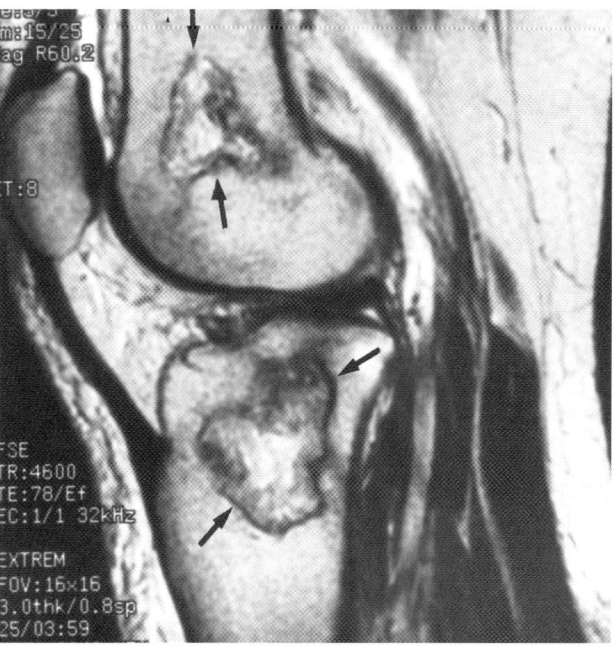

Abb. 15-36. MR-Bild eines normalen Kniegelenks. Auf dieser T1-gewichteten Aufnahme in sagittaler Schichtführung hat das Fettgewebe subkutan und zwischen den Muskelfaszien sowie im Knochenmark ein starkes MR-Signal (es erscheint weiß). Kortikaler (kompakter) Knochen und Sehnen haben nur ein sehr geringes oder gar kein MR-Signal und erscheinen schwarz. Muskeln mit intermediärem MR-Signal erscheinen grau. Beachten Sie die Patella (P), den Femur (F), die Tibia (T), das hintere Kreuzband (C), die Quadrizepssehne (schwarzer Pfeil) und die Patellarsehne (weißer Pfeil). Der M. soleus und der M. gastrocnemius sind hinter dem Kniegelenk und hinter der proximalen Tibia zu sehen.

Abb. 15-37. Dieses MR-Bild zeigt Knocheninfarkte im Bereich des Kniegelenks (nach Kortikosteroidtherapie wegen Organtransplantation). Es zeigt sich jeweils ein metaphysäres Infarktareal im distalen Femur und in der proximalen Tibia. Achten Sie auf die charakteristischen Veränderungen des Knochenmarksignals (Pfeile).

dern durch fortgesetzte ischämische Beeinträchtigungen. Anfangs ist die Knochenstruktur noch nicht beeinträchtigt, und entsprechend zeigen Röntgenbilder in der sehr frühen Phase einen Normalbefund, denn die Knochenmatrix hat sich trotz eingetretenem Zelltod noch nicht verändert. Später werden im Röntgenbild fleckige Aufhellungen und sklerotische Areale sowie ein Knochenkollaps insbesondere im Bereich der gelenkbildenden Knochenoberfläche beobachtet.

Osteonekrosen kommen ganz überwiegend in den Knochenmarkräumen der Epiphysen langer Röhrenknochen vor, vor allem in den Hüftköpfen; es kann jedoch fast jedes Gelenk betroffen sein. Eine Sonderform der Osteonekrose stellt der **Knocheninfarkt** dar; er ist fast immer in den Metaphysen langer Röhrenknochen zu finden und bezieht daher in der Regel die Gelenkflächen nicht mit ein. Ursächlich liegt ebenso wie bei der Osteonekrose gelenkbildender Epiphysen eine Durchblutungsstörung des Knochens und Knochenmarks zugrunde.

Heutzutage ist eine der häufigsten Ursachen von Osteonekrose und Knocheninfarkt die hochdosierte Therapie mit Kortikosteroiden nach Organtransplantation oder bei der Behandlung von Asthma, Arthritis, Lymphomen oder Rückenmarksverletzungen. Die **MRT** ist das bildgebende Verfahren der Wahl, um eine frühe Osteonekrose zu entdecken. Bereits kurz nach dem ischämischen Ereignis und dem Absterben von Fettzellen läßt sich ein verändertes Knochenmarksignal erkennen. Vergleichen Sie das Knochenmark des Patienten in **Abb. 15-37** mit dem eines normalen Kniegelenks in **Abb. 15-36**. Denken Sie bei Patienten mit Kortikosteroidtherapie, Knochenschmerzen und normalem Röntgenbild immer an die Durchführung einer MR-Untersuchung. Die MRT kann bereits Hinweise auf eine Osteonekrose geben, wenn Röntgenbilder und Knochenszintigramm noch einen Normalbefund zeigen **(Abb. 15-38)**. In einem späteren Stadium zeigen die Röntgenbilder dann typische Veränderungen an den kernspintomographisch auffälligen Stellen.

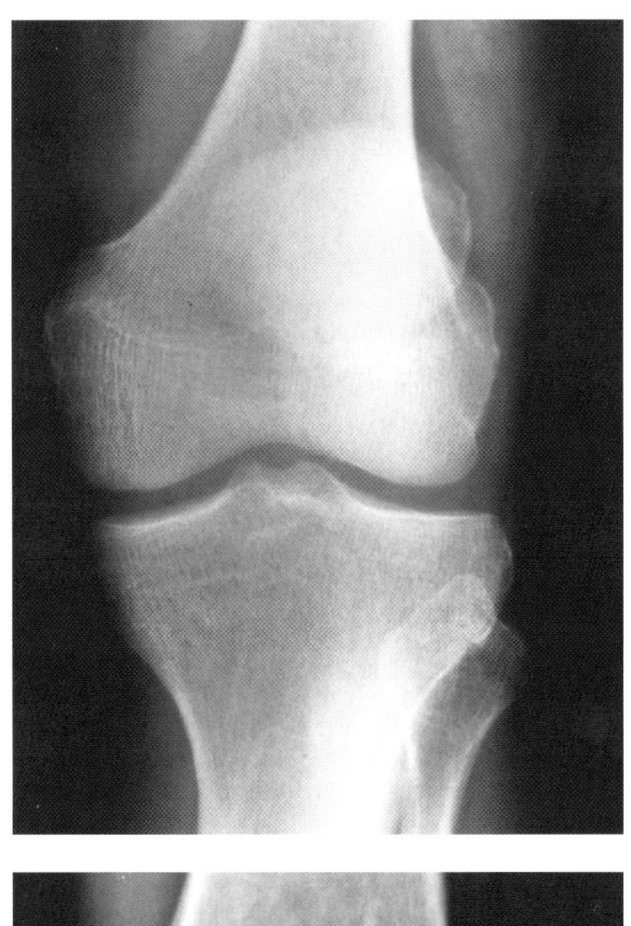

A

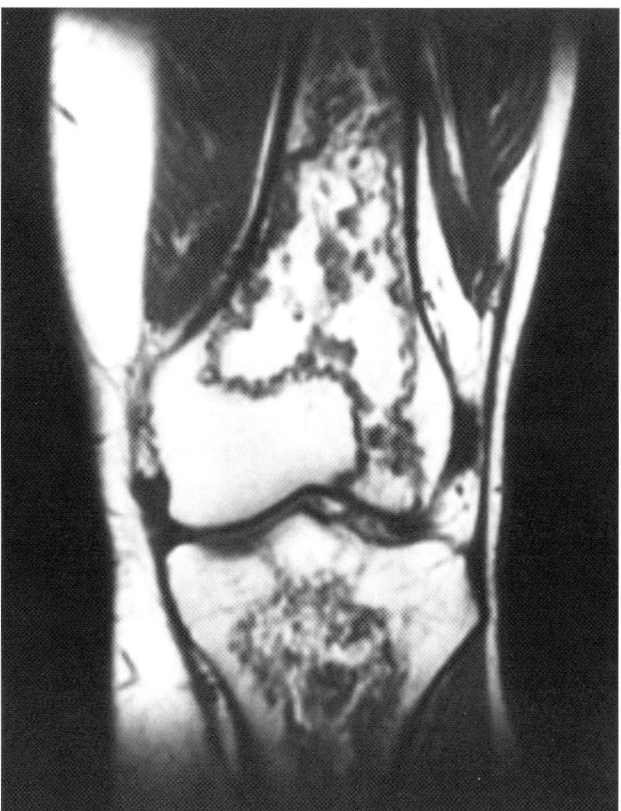

B

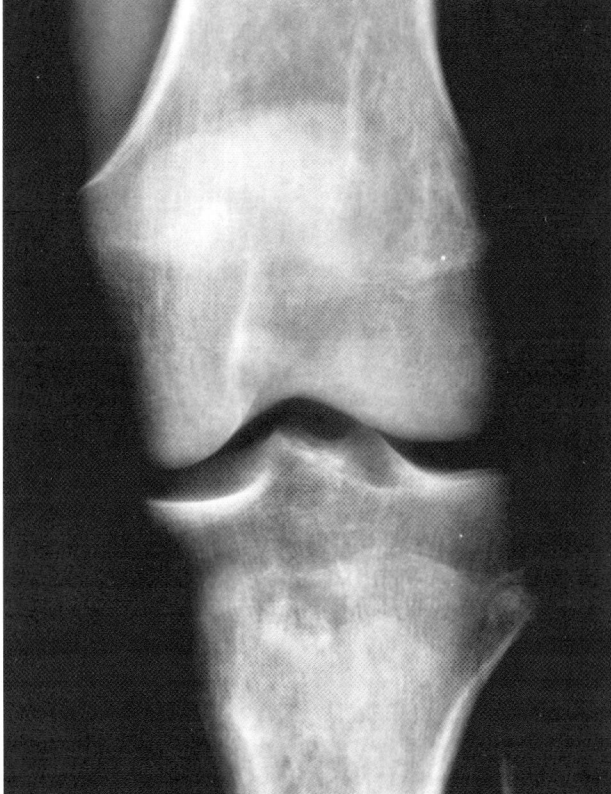

C

Abb. 15-38. Ein anderer Patient mit Knocheninfarkten in der Kniegelenksregion infolge einer Kortikosteroidtherapie wegen einer Crohn-Krankheit. Zum Zeitpunkt der ersten Symptome war das Röntgenbild (**A**) vollständig normal, das MR-Bild (**B**) zeigte jedoch ausgedehnte Knocheninfarkte im Femur und in der Tibia. 2 Jahre später waren auch im Röntgenbild (**C**) die typischen Veränderungen eines Knocheninfarkts zu sehen.

Die mikroskopische Knochenstruktur

Wenn Sie in Gedanken den Querschnitt durch die Kortikalis des Femurschafts einblenden, den Sie in Abb. 15-1 angesehen haben, dann sehen Sie die in **Abb. 15-39** gezeichnete Struktur. Die Oberfläche des vergrößerten Querschnitts zeigt zahlreiche Osteone (oder Havers-Systeme) mit ihren Zentralgefäßen. Der vertikale Schnitt ermöglicht Ihnen, sich noch einmal klarzumachen, daß die prinzipielle Funktionseinheit des erwachsenen Knochens einem Zylinder winzigen Ausmaßes entspricht. Diese Zylinder, die Osteone, sind über sich aufzweigende Zentralarterien miteinander verbunden und bilden im Prinzip ein Mosaik aus zusammenzementierten Einheiten, die eine Masse bilden. Sie entsprechen phylogenetisch einer hohen Entwicklungsstufe und sind in den Knochen vieler niedrig entwickelter Tiere nicht vorhanden. Durch ihre Struktur bilden sie einen Knochentyp (erinnern Sie sich, daß es mehrere Knochentypen gibt?), der ziemlich unverwüstlich und belastbar ist und sich sehr gut zur Anpassung an wechselnde Erfordernisse eignet. Die Anlage eines solchen kompakten Gebildes aus arteriell verbundenen Havers-Systemen beginnt bereits in den Knochen eines Kindes. Es ersetzt dann den erheblich schlechter konstruierten Typ unreifen Knochens, der phylogenetisch viel früher entstanden ist und strukturell eher einem gewobenen Stück Stoff als einer gemauerten Wand entspricht. Schon beim Kind findet man eine Ansammlung von Osteonen in Regionen, die einer besonderen Belastung ausgesetzt sind, wie etwa den Sehnenansatzstellen. Beim Erwachsenen ist der größte Teil des kompakten Knochens aus Osteonen aufgebaut, die durch eine lamelläre Knochenmatrix zusammengemauert sind – so wie Sie es in **Abb. 15-40** sehen können. Diese Abbildung stellt die Mikroradiographie eines extrem dünn geschliffenen Querschnitts durch den Schaft eines Röhrenknochens dar, der von der Oberfläche des in Abb. 15-39 gezeichneten Knochenschnitts abgeschnitten worden sein könnte.

Die Osteone sind in diesen Mikroradiogrammen als Ringe unterschiedlicher Dichte zu erkennen, die sich um zentrale dunkle Löcher anordnen, in denen früher die Arterien verliefen. Der Grund für die unterschiedliche Röntgendichte der Osteone besteht in deren unterschiedlichem Alter und damit unterschiedlichen Gehalt an Kalziumhydroxylapatit. Dieses Mineral lagert sich zu Beginn der Knochenbildung sehr schnell in die überwiegend kollagenhaltige organische Knochenmatrix ein. Später geht dieser Prozeß dann langsamer und dauert über mehrere Jahre an.

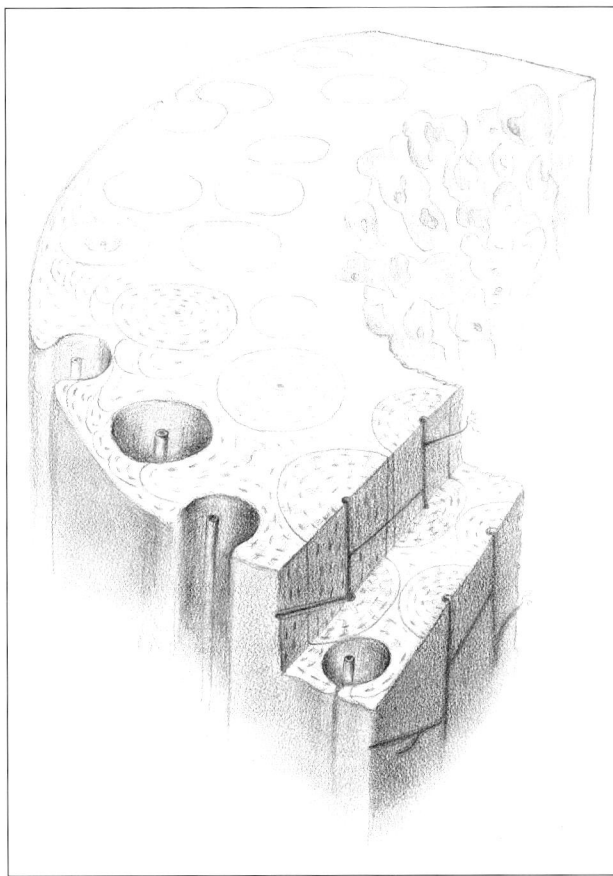

Abb. 15-39. Kenntnisse über die Struktur von kompaktem Knochen sind zum Verständnis von Knochenerkrankungen wichtig. Diese Zeichnung zeigt horizontale und vertikale Schnittflächen durch die Femurkortikalis. Die Zeichnung wurde aus Gründen der Übersichtlichkeit vereinfacht; natürlich sind bei normaler Kortikalisdicke sehr viel mehr Osteone vorhanden (vgl. Abb. 15-40).

Die gewöhnliche Lebenserwartung eines Osteons liegt bei 7 Jahren, dann wird es von innen her abgebaut, bis dort, wo die Zentralarterie hindurchzog, ein leerer Zylinder entstanden ist, der von mesenchymalen Zellen umgeben ist. Diese differenzieren sich dann zu Osteoblasten und bilden konzentrisch Schicht für Schicht angeordnete neue Lagen von Knochenmatrix, bis die Zentralarterie hier von einem neuen Osteon umgeben ist. Die Osteoblasten sind, nachdem sie die Knochenmatrix aufgebaut haben (danach heißen sie dann Osteozyten), in dieser eingeschlossen und setzen ihre Tätigkeit über feinste Kanäle fort, die von der Zelloberfläche wie die Stachel einer Klette in alle Richtungen ausstrahlen. Die Kanälchen eines Osteozyten kommunizieren mit denen anderer, so daß auf diesem Wege der Knochen mit Flüssigkeiten und Elektrolyten perfundiert wird und während des ganzen Lebens als ein nicht weniger wichtiges Organ als die Leber oder Niere tätig ist.

Da die Osteoblasten in konzentrisch angeordneten, zylindrischen Matrixschichten eingeschlossen werden, sehen Sie *im Querschnitt* wie in konzentrischen Ringen um die Arterie angeordnet aus, genauso wie Sie es in der Zeichnung und auf dem Mikroradiogramm erkennen können. Sie würden die Zellen, verglichen mit der sie umgebenden Knochenmatrix, als strahlentransparent erwarten und voraussagen, daß sie im Mikroradiogramm als winzige kleine Pünktchen erscheinen, was auch der Fall ist. Beachten Sie aber auch, daß einige Osteone im Mikroradiogramm als sehr dunkle Kreise zur Darstellung kommen. Sie entsprechen dann den jüngeren Osteonen, die weniger vollständig mineralisiert sind als die weißen, dichteren und älteren Nachbarosteone.

Würde man dem Patienten in **Abb. 15-40** kurz vor der Knochenentnahme markiertes (künstlich radioaktiv angereichertes) Kalzium injizieren, so enthielten die jüngeren Osteone, die Sie gerade als wenig röntgendicht identifiziert haben, jetzt viel größere Mengen dieses Kalziums, da sie viel schneller Knochenmineral aufbauen als die älteren Osteone. Eine dann durchgeführte **Autoradiographie**, bei der man einen feinkörnigen Film direkt auf einen Knochenschnitt legt (wie den, der für die Abb. 15-40 geröntgt wurde), würde dunklere Flecken im Bereich der jüngeren Osteone zeigen, da die Radioaktivität des Kalziumisotops auf dem Film eine Silberpräzipitation auslösen würde. Vergleicht man Mikroradiogramme, Autoradiogramme, spezielle histologische Färbungen und Fotografien mit polarisiertem Licht von den gleichen Knochenpräparaten miteinander, so ergeben sich sehr wertvolle Hinweise zum Studium der Physiologie und Pathophysiologie des Knochens auf mikroskopischer Ebene.

Durch Verlaufsuntersuchungen können Geschwindigkeit und Art, in der sich Osteone bilden, mineralisieren, wieder abgebaut und neu aufgebaut werden, am gesunden und erkrankten Knochen untersucht werden. Das makroskopische Bild eines Knochens suggeriert Unveränderlichkeit und Haltbarkeit, so daß es schwer zu begreifen ist, wie sich über die Zeit die Knochen permanent verändern und umgebaut werden und in welchem Maße sie bei nahezu allen Krankheitsprozessen beteiligt sind. Um diese Veränderungen begreifen zu lernen, sollten Sie immer an einen Fluß denken, der sich normalerweise in den verschiedenen Lebensspannen im Knochen abspielt. Kinder und Jugendliche wachsen auf vielfache Weise und mit unterschiedlicher Geschwindigkeit von Jahr zu Jahr, und insbesondere ihr Knochenwachstum ist intensiv beobachtet und erforscht worden. Den meisten von uns gelingt es jedoch nicht, vollständig zu begreifen, daß ein in diesem Jahr an einer bestimmten Stelle gebildeter Knochen vielleicht schon im nächsten Monat abgebaut werden kann, um sich den veränderten Erfordernissen anzupassen.

Nehmen Sie eine beliebige Sehnenansatzstelle als Beispiel. Während der kindlichen Wachstumsschübe, wenn die Länge der Röhrenknochen sehr schnell zunimmt, wird der Ansatz der Sehne eines wichtigen Muskels ganz plötzlich unzweckmäßig, wenn er nicht wieder nahe an das zu bewegende Gelenk heranrückt. Die Muskelgruppe der Adduktoren, die am Schambein entspringt und am dorsalen Femur über fast die gesamte Knochenlänge ansetzt, zieht den Oberschenkel sehr kraftvoll nach medial.

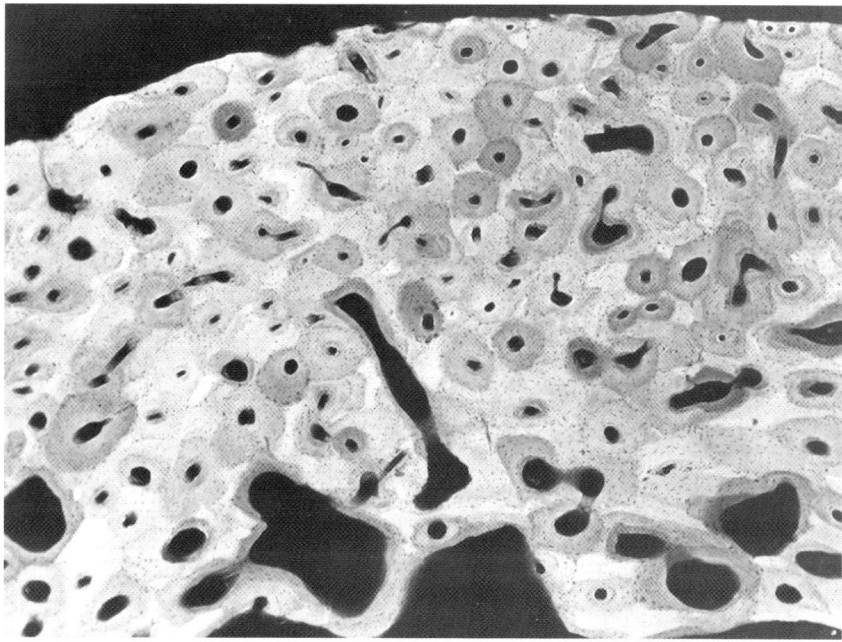

Abb. 15-40. Mikroradiogramm eines Querschnitts durch die normale Femurkortikalis. Dieses Präparat wurde nicht durch Schneiden entkalkten Knochens gewonnen, sondern durch Sägen frischen Knochens und anschließendem Abschleifen auf eine Dicke von wenigen μm, so daß der normale Kalziumgehalt erhalten blieb. Das Röntgenbild wurde bei unmittelbarem Kontakt zwischen Präparat und Film angefertigt.

Der Musculus adductor longus setzt an der Linea aspera an der Hinterfläche des Knochens in Schaftmitte an, einer Region, an der sich kaum eine oder überhaupt keine Änderung ergibt, während der Musculus adductor magnus weiter distal an einer eher begrenzten Region über eine kräftige Aponeurose ansetzt, und zwar direkt oberhalb der Wachstumsfuge. Hier wird neuer Knochen gebildet und dadurch die Länge des Femurs in manchen Phasen sehr schnell vergrößert. Wenn der Sehnenansatz des Musculus adductor magnus immer an der gleichen Stelle bliebe, würde der Muskel immer weiter oben am Femur ansetzen, und die Adduktion des Oberschenkels wäre viel weniger effizient.

Die während des Wachstumsalters hohe Dichte an Osteonen entlang der Linea aspera und an allen anderen Sehnenansatzstellen erlaubt einen Adaptionsmechanismus. Durch Abbau und Wiederaufbau von Osteonen an leicht unterschiedlichen Stellen ist es dem Körper möglich, immer wieder die für einen Sehnenansatz wichtige dicke Kortikalis an einer funktionell optimalen Stelle zu erhalten. Die Knochen adaptieren und verändern sich auf diese Weise – wie jedes andere Gewebe – bis zum Ende der Wachstumsphase. Im Erwachsenenalter gelingt es zweifellos vielen Osteonen, ihre etwa 7jährige Lebensdauer zu erreichen, andere werden jedoch schon vor Ablauf dieser Zeit wieder abgebaut, um sich den durch Aktivität, Körperhaltung oder Gesundheit veränderten Bedingungen des Patienten anzupassen.

Die Entwicklung metabolischer Knochenerkrankungen

Im fortgeschritteneren Lebensalter lassen die Wiederaufbauvorgänge des Knochens langsam nach. Die normalen Stimuli für den Erhalt gesunden, kräftigen Knochens beginnen weniger zu werden. Die Aktivität nimmt ab. Der Appetit läßt nach, und damit kann auch die ausreichende Versorgung mit Proteinen, Vitaminen und den für den Knochenaufbau wichtigen Mineralien nicht mehr gewährleistet sein. Auch die hormonellen Stimuli für eine normale Erhaltung des Knochens werden in fortgeschrittenem Alter sowohl bei Männern als auch bei Frauen langsam weniger. Diese hormonellen Umstellungen, die bei Frauen früher auftreten, führen mit der Zeit zu einer Knochenatrophie, die als postmenopausale Osteoporose bekannt ist und die man sich am besten als eine im höheren Alter vorherrschende Abnahme der Knochenmasse vorstellen kann. Anhand der **Abb. 15-41** können Sie sich selbst ein Bild machen, bis zu welchem Ausmaß die Abnahme der Knochenmasse gehen kann. Die Kortikalis der älteren Frau in **B** ist langsam bis auf ein Viertel der normalen Kortikalisdicke **(A)** zurückgegangen (die beiden Biopsien wurden genau an der gleichen Stelle des jeweiligen Femurs entnommen). Werden Osteone nicht mehr ersetzt, so wandelt sich der juxtamedulläre Teil der Kortikalis langsam in ein Netzwerk dünner Knochensegmente um, das letztlich vollständig abgebaut wird.

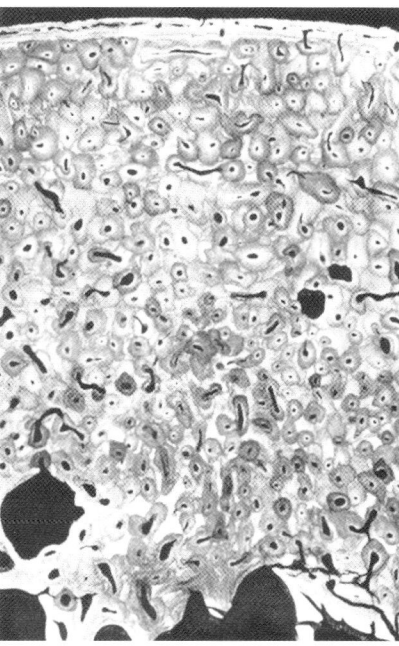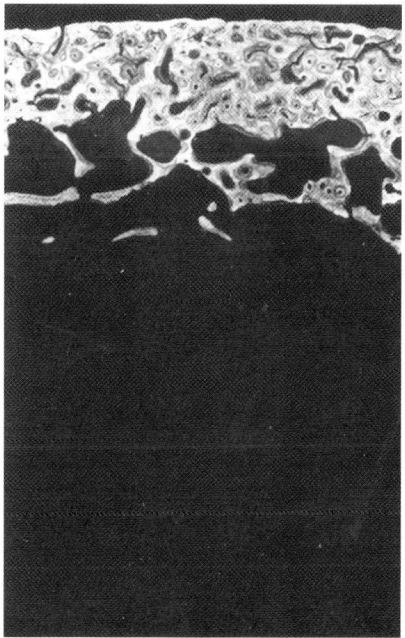

Abb. 15-41. Mikroradiogramm einer normalen Femurkortikalis **(A)** und der einer älteren Frau **(B)**. Die Biopsien wurden im Rahmen der Autopsie an identischen Stellen der Oberschenkel entnommen. Das Periost ist auf diesen Bildern oben zu erkennen, die dem Markraum zugewandte Oberfläche ist unten. (Siehe auch Text)

A   B

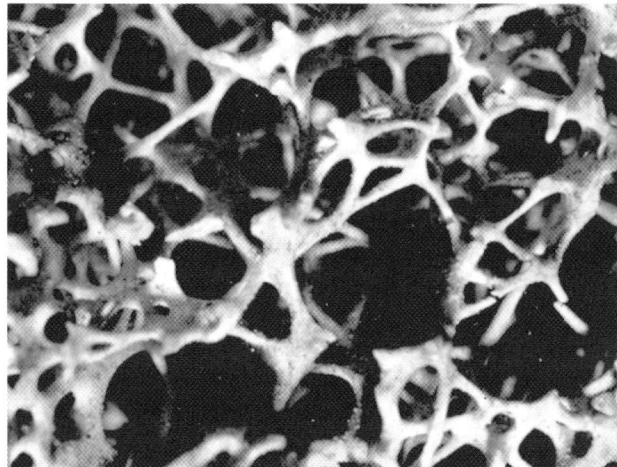

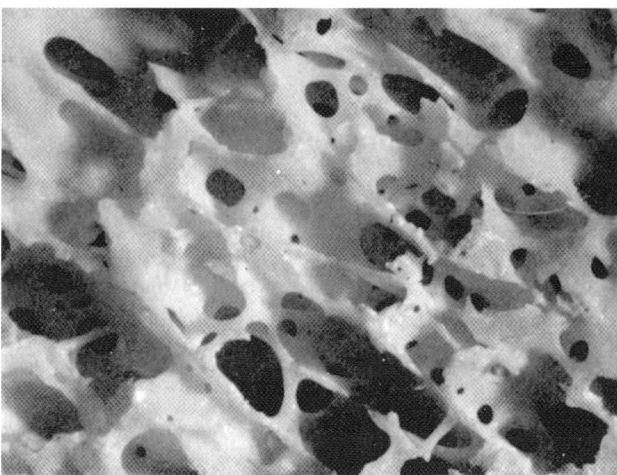

A

B

Abb. 15-42. Spongiöser Knochen, porotisch (**A**) und sklerotisch (**B**) verändert. Das Bild normalen Spongiosaknochens liegt zwischen diesen beiden gezeigten Bildern. Osteoporotischen Spongiosaknochen kann man sich als miteinander verwobene „Knochenfäden" vorstellen, während der Aufbau normalen Spongiosaknochens einander kreuzenden Knochenplatten entspricht.

Auch der spongiöse Knochen ist an diesem Abnutzungsprozeß beteiligt. Die stark vergrößerten Fotografien in **Abb. 15-42** geben Ihnen einen hoffentlich unvergeßlichen Eindruck von verminderter und vermehrter Knochenmasse des spongiösen (trabekulären) Knochens, der nicht aus Osteonen, sondern aus Lagen von lamellärem Knochen aufgebaut ist, die durch die Oberflächenaktivität der Osteoblasten und Osteoklasten auf- bzw. abgebaut werden.

Wenn Sie bedenken, daß eine Verminderung der Knochenmasse entweder durch fehlende Erneuerung im Rahmen der normalen Knocheninstandhaltung (Beispiel: **Osteoporose**) oder durch einen außergewöhnlichen Knochenabbauprozeß bedingt sein kann, so verstehen Sie, daß die Röntgenbilder der Knochen in beiden Fällen ein ähnliches Bild zeigen: eine dünne Kortikalis und eine Verschmälerung und zahlenmäßige Verminderung der Bälkchen des spongiösen Knochens, die den Knochen insgesamt strahlentransparenter erscheinen lassen.

Der beschleunigte Knochenabbau beim Hyperparathyreoidismus ist ein exzellentes Beispiel, das sich von der viel weniger ausgeprägten Verminderung der Knochenmasse bei der Osteoporose deutlich abhebt. Ein bestimmter (pathognomonischer) Röntgenbefund beim **Hyperparathyreoidismus** ist die subperiostale Knochenerosion. Diese wird häufig am besten an den Handknochen erkannt, wobei man sich die tangential getroffene Kortikalis der Phalangen genau ansieht. Natürlich spielt sich dieser beschleunigte Knochenabbau im ganzen Skelett ab und kann auch bei genauer Betrachtung der großen Knochen erkannt werden.

Die Unterschiede im Erscheinungsbild des kortikalen und trabekulären Knochens, die röntgenologisch erkenn-

bar sind, finden Sie anhand von sechs vergrößerten Röntgenbildern der Finger dargestellt (**Abb. 15-43** bis **15-44**). Der Finger in **Abb. 15-43 a** ist der eines gesunden jungen Mannes. Die relative Dicke der Knochenkompakta in Schaftmitte der proximalen Phalanx soll ebenso wie die Größe der einzelnen Trabekeln und des zwischen ihnen liegenden Markraums mit den veränderten Knochen der anderen fünf Röntgenbilder verglichen werden.

In **Abb. 15-43 b** können Sie den subperiostal auftretenden Knochenabbau *(schwarze Pfeile)* erkennen, der – wie wir gerade besprochen haben – beim Hyperparathyreoidismus vorkommt. Achten Sie auf das genaue Erscheinungsbild des subperiostalen Knochenabbaus, der zu einer Ausdünnung der Kortikalis führt, und auch auf die Knochenerosion am Nagelkranz der distalen Phalanx.

In **Abb. 15-43 c** sehen Sie die Finger eines älteren Mannes, dessen Aktivität durch eine generalisierte **rheumatoide Arthritis** schon seit längerer Zeit deutlich eingeschränkt ist. Die destruktiven Gelenksveränderungen fallen Ihnen natürlich als erstes auf. Aber sehen Sie sich auch die Kortikalis an, die sogar in Schaftmitte, also in Entfernung von den Gelenken, deutlich verdünnt ist. Bei jeder schweren generalisierten Erkrankung, bei der die Aktivität deutlich eingeschränkt ist, kommt es unvermeidbar zur schrittweisen Entwicklung einer Osteoporose, da die normalen Stimuli, wie Bewegung, Muskelzug und Lastentragen, erheblich vermindert sind. Bei plötzlicher und nahezu vollständiger Aktivitätsunterbrechung, wie etwa bei einem Patienten, der nach einer Femurfraktur mit einem Extensionsgerät ins Bett gelegt wird, entwickelt sich eine Inaktivitätsosteoporose, die bei entsprechender Ausprägung auch röntgenologisch erkennbar wird. In diesem Fall ist jedoch die Knochenmasse oft be-

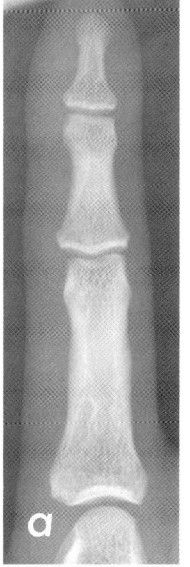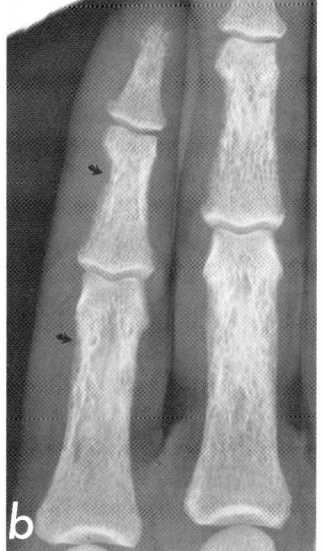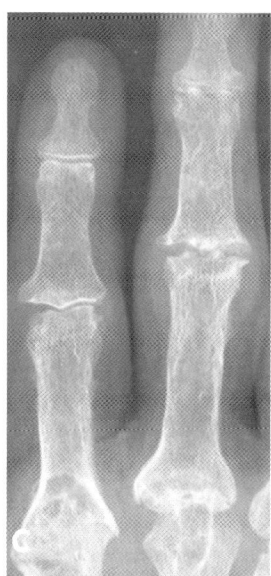

Abb. 15-43 siehe Text

reits auf etwa die Hälfte vermindert. Bei schmerzhaften Knochenerkrankungen sieht man röntgenologisch in der Regel ein typisches Korrelat (z.B. eine Arthrose oder eine Arthritis) und diesem überlagert eine mehr oder weniger stark ausgeprägte Inaktivitätsosteoporose mit Verdünnung der Kortikalis und der Trabekeln.

In **Abb. 15-44 d** sehen Sie scharf begrenzte Destruktionen über die Knochen verteilt. Sie entsprechen Druckerosionen durch granulomatöse Veränderungen bei einem Patienten mit einer **Sarkoidose**. Beachten Sie, daß immer dort, wo die Granulome hauptsächlich den kortikalen Knochen betreffen, die Defekte einfacher zu erkennen sind. Liegt die Destruktion hauptsächlich im trabekulären Knochen *(weiße Pfeile)*, so müssen sie in der Regel um einiges größer sein, ehe sie röntgenologisch erkennbar sind. Der Grund dafür ist natürlich, daß die Defekte durch normalen Knochen, der davor und dahinter liegt, lange Zeit maskiert werden. So können auf einer Seitaufnahme der Wirbelsäule Defekte in der Tiefe der Wirbelkörper bis zu einer Größe von 1 cm nicht erkennbar sein, selbst bei retrospektiver Betrachtung, nachdem sich bei der Autopsie zum Beispiel das Vorliegen einer Metastase ergeben hat. Aus diesem Grund werden heute aufwendigere Bildgebungsverfahren eingesetzt, um nach Frühmanifestationen von Knochenmetastasen zu suchen. Frühe metastatische Absiedlungen im Knochen können durch die CT, die MRT und die Knochenszintigraphie entdeckt werden. Letztere stellt heute noch das Verfahren der Wahl dar, da das ganze Skelett in einer Untersuchung erfaßt wird. Mit der CT und der MRT ist eine Ganzkörperuntersuchung heute noch nicht ohne weiteres möglich. Das Knochenszintigramm ist sehr sensitiv, so daß sich Knochenmetastasen oft bereits lange vor einer Erkennung im Röntgenbild nachweisen lassen.

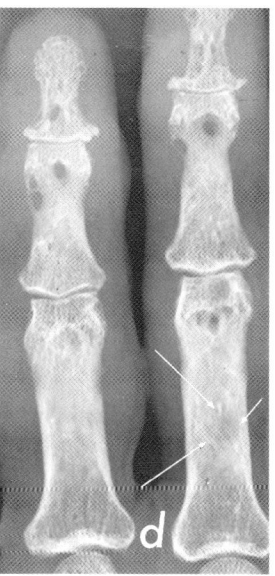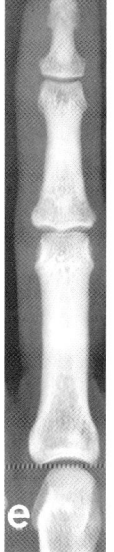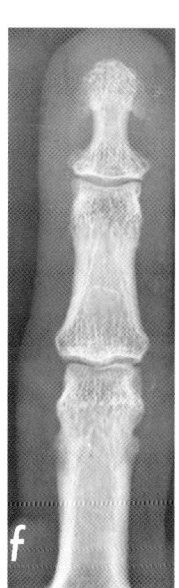

Abb. 15-44 siehe Text

Der Patient in **Abb. 15-44 e** hat eine **Marmorknochenkrankheit** (Osteopetrosis), eine familiäre Knochenbildungsstörung, bei der alte Osteone akkumulieren. Die Kortikalis ist dabei ungewöhnlich dick, die Knochenmarkräume sind entsprechend schmal oder später vollständig aufgebraucht, so daß die Patienten in fortgeschrittenen Stadien nicht selten an den Folgen der drastisch reduzierten Hämatopoese sterben. Die Knochenmasse ist natürlich deutlich erhöht.

In **Abb. 15-44 f** ist die Form der Fingerknochen auffällig. Ein erfahrener Radiologe würde sofort erkennen, daß es sich hierbei um die typischen Veränderungen bei einer **Akromegalie** handelt. Vergleichen Sie den breit ausladenden Nagelkranz der Endphalanx mit den anderen Fingern auf diesen beiden Seiten. Die Knochen sind insgesamt breit und die Basen der Phalangen ausgeweitet. Achten Sie auch auf die deutliche Verdickung der Weichteile. Derartige Röntgenbefunde können den Verdacht auf eine klinisch noch nicht vermutete Diagnose aufkommen lassen oder umgekehrt die klinische Diagnose einer Akromegalie erhärten.

Die Wirbelsäule

Osteoporose

Die Wirbelsäule bringt für die radiologische Diagnostik spezielle Probleme mit sich, da sie in ihrer Struktur sehr komplex ist und sich viele, verschiedenartig geformte Knochenanteile überlagern. Die CT ist, wie wir schon festgestellt haben, für die genaue Erkennung oder Lokalisation fraglicher oder unübersichtlicher Frakturen ausgesprochen hilfreich; darüber hinaus läßt sich bei unauffälligen Röntgenaufnahmen, aber klinischem Verdacht auf eine Wirbelsäulenerkrankung diese in der Regel aus-

schließen oder bestätigen. Die CT wird auch eingesetzt, um das Ausmaß einer Osteoporose zu quantifizieren **(quantitative Computertomographie, QCT)**, und mit entsprechenden Verlaufsuntersuchungen läßt sich auch das Ansprechen auf eine Therapie ermitteln.

In **Abb. 15-45** sehen Sie Seitaufnahmen der Brust- und Lendenwirbelsäule einer älteren Frau mit fortgeschrittener Osteoporose. Sie hat eine deutliche Kyphose der Brustwirbelsäule, die durch einen schrittweisen Verlust an Knochenmasse mit Ausdünnung sowohl des kortikalen als auch des spongiösen Knochens und dadurch verursachte multiple Sinterungsfrakturen entstanden ist.

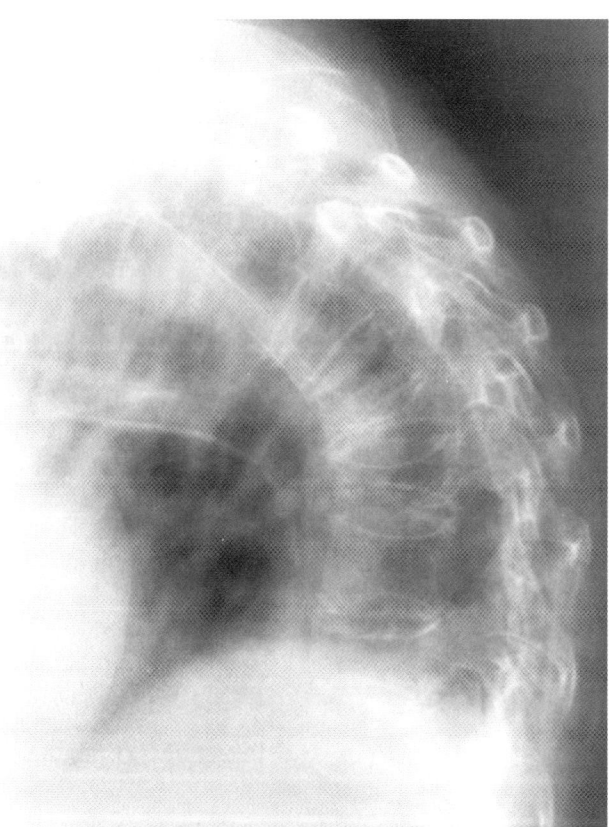

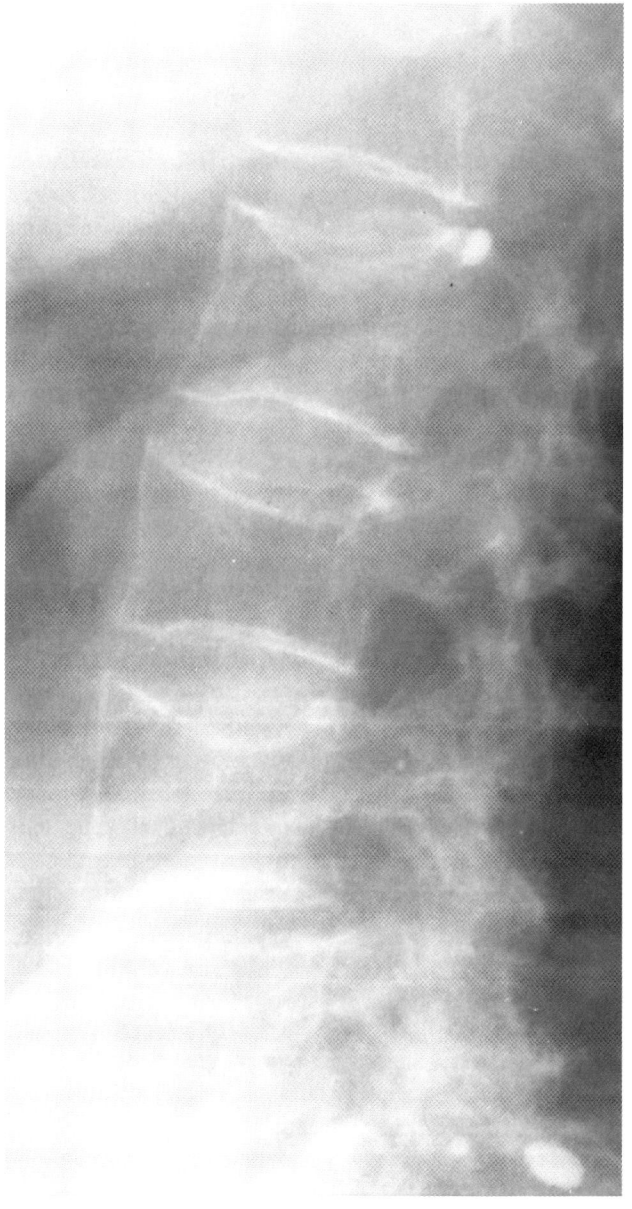

A

B

Abb. 15-45. Osteoporose der Brust- und Lendenwirbelsäule einer älteren Frau. Beachten Sie die ausgeprägte Kyphose der Brustwirbelsäule (BWS), die auf dem Boden der überwiegend keilförmigen Wirbeldeformierungen entstanden ist.

Jede einzelne dieser Frakturen war ohne Zweifel symptomatisch, d.h. mit einer Episode von Tage bis Wochen dauernden Rückenschmerzen verbunden. Die Sinterungsfrakturen bzw. auch Kompressionsfrakturen entstehen oft schon nach ungewohnten körperlichen Aktivitäten oder durch geringe bis mäßige Traumatisierung. Wenn Ihnen diese Patientin mit neu aufgetretenem, hochsitzendem Rückenschmerz vorgestellt wird und Sie sich fragen, ob eine neu aufgetretene Fraktur die Ursache der Schmerzen ist, könnten Sie es aufgrund dieser Aufnahmen entscheiden? Nein, Sie könnten es nicht, denn frische und alte Wirbelfrakturen sind bei Patienten mit Osteoporose anhand einer Röntgenuntersuchung mitunter nicht voneinander zu unterscheiden. Sie könnten sich aber eventuell vorhandene frühere Wirbelsäulenaufnahmen oder zum Beispiel eine frühere Thoraxseitaufnahme heraussuchen und die einzelnen Wirbel bezüglich bereits vorhandener oder neu aufgetretener Frakturen miteinander vergleichen. Eine andere Möglichkeit wäre, ein Knochenszintigramm anzufordern, bei dem eine frische Fraktur einen erhöhten Knochenstoffwechsel aufweisen würde, eine alte Fraktur jedoch nicht. Mit der MRT lassen sich alte und frische Frakturen ebenfalls sehr gut unterscheiden, da frische Frakturen mit einem begleitenden Knochenmarködem, also einer Signalerniedrigung im T1-gewichteten Bild und einer Signalerhöhung im T2-gewichteten Bild, einhergehen.

Die Lendenwirbel der Frau in **Abb. 15-45 B** zeigen keine Keildeformität, es liegt aber eine deutliche Ausdünnung der Kortikalis und eine vermehrte Strahlentransparenz der Wirbelkörper als Resultat einer Verminderung von Knochentrabekeln vor. Vergleichen Sie die Seitaufnahme der Lendenwirbelsäule in Abb. 15-45 B mit der in **Abb. 15-46**, wo die Wirbel durch die dickere Kortikalis und die zahlreicheren und dickeren zentralen Knochentrabekeln viel dichter erscheinen. Beachten Sie auch, daß normale Wirbel flache und parallel verlaufende Wirbelkörper-Endplatten zu beiden Seiten der strahlentransparenten Zwischenwirbel- bzw. Bandscheibenräumen besitzen. Vergleichen Sie nun die Zwischenwirbelräume mit den fast rautenförmigen Bandscheibenräumen in Abb. 15-45 B. Hier haben sich aufgrund der verminderten Knochenmasse und wiederholten kleinen Traumatisierungen die Bandscheiben und die Wirbelkörper-Endplatten in die Wirbelkörper vorgewölbt (letztlich Kompressionsfrakturen der Wirbelkörper-Endplatten entsprechend), so daß die Form der Wirbelkörper in etwa einer bikonkaven Scheibe entspricht. Solche Wirbel werden auch „Fischwirbel" genannt, da viele der größeren Fische derart geformte Wirbel besitzen.

Natürlich ist eine solche Wirbeldeformität nicht spezifisch für die Osteoporose, vielmehr kann sie immer dann auftreten, wenn es zu einem Verlust an Knochenmasse kommt, zum Beispiel auch bei der Cushing-Krankheit, dem Hyperparathyreoidismus oder einer längeren Steroidtherapie. Bedenken Sie bei der Betrachtung derartiger Formveränderungen der Wirbelkörper immer, daß der zugrundeliegende Stoffwechselprozeß vom langsam in Erscheinung tretenden verminderten Wiederaufbau von Knochensubstanz bis zur schnell in Erscheinung tretenden Knochenresorption beim Hyperparathyreoidismus reichen kann.

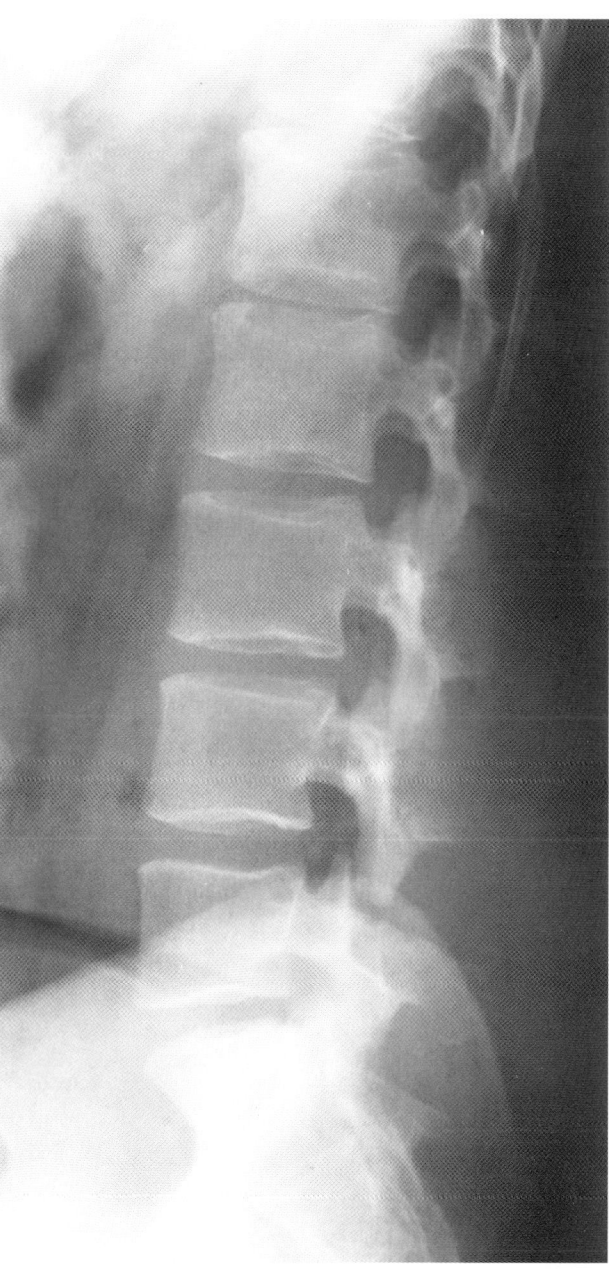

Abb. 15-46. Lendenwirbelsäule eines jungen Patienten zum Vergleich mit den vorausgegangenen und noch folgenden Abbildungen

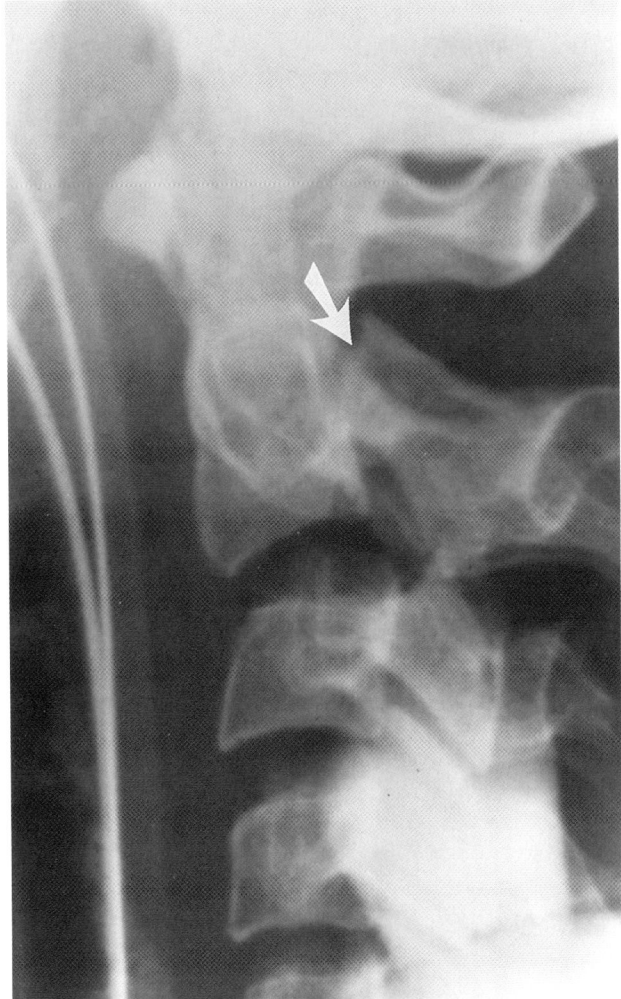

A

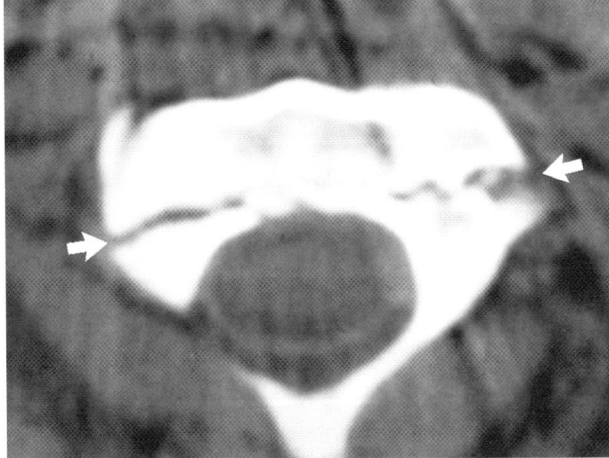

B

Abb. 15-47. Hanged-man-Fraktur (s. Text)
A. Seitaufnahme der HWS bei liegendem Patienten (Cross-table-Aufnahme)
B. Das CT-Bild läßt Lokalisation und Ausmaß der Fraktur klar erkennen. Beachten Sie, daß der Spinalkanal mit dem Duralsack und dem Myelon nicht durch Knochenfragmente eingeengt wird. Vergleichen Sie den Befund mit der Situation in Abb. 15-48.

Wirbelfrakturen

Der Patient in **Abb. 15-47** erlitt bei einem Autounfall ein Trauma in der Halsregion. Am Unfallort wurde durch die Sanitäter eine Immobilisationsmanschette am Hals angelegt, und er wurde auf einer Trage zur nächsten Unfallklinik gebracht. Wenn immer bei einem verletzten Patienten der Verdacht auf eine Halswirbelsäulenfraktur vorliegt, ist größte Vorsicht bei der weiteren Versorgung geboten, um eine Verletzung des Halsmarks bei der möglicherweise vorliegenden Halswirbelsäulenfraktur zu verhindern. Es wäre tragisch, wenn das Rückenmark *nach* dem Unfall durch unangemessene Versorgung des Patienten verletzt würde. Entsprechend werden in allen Unfallabteilungen in Zusammenarbeit mit den Radiologen sehr strikte Vorgehensweisen bei der Bildgebung vermuteter Halswirbelsäulenverletzungen eingehalten. Insbesondere die folgenden Punkte müssen beachtet werden:

– Der Schutzkragen zur Immobilisation der Halswirbelsäule *darf auch beim Röntgen nicht entfernt werden*, bis eine instabile Wirbelsäulenverletzung durch sorgfältig angefertigte und qualitativ aussagekräftige Röntgenbilder ausgeschlossen ist.

– Wenn auf Röntgenbildern eine Fraktur nachzuweisen ist, wird eine Notfall-CT-Untersuchung zur weiteren Abklärung durchgeführt. Mit der CT lassen sich häufig mehr Frakturlinien und Knochenfragmente nachweisen als auf konventionellen Röntgenbildern, und es läßt sich auch bestimmen, ob eine Beeinträchtigung des Rückenmarkkanals oder eine Luxation vorliegt.

– Darüber hinaus sollte jeder Patient mit einem Halswirbeltrauma *und neurologischen Symptomen* einer Notfall-MR-Untersuchung zugeführt werden, um eine Rückenmarksverletzung auszuschließen. In der MRT können die verschiedenen Arten von Rückenmarksverletzungen (Kontusion, Einriß, Kompression, Hämatom usw.) nachgewiesen oder ausgeschlossen werden und entsprechend ein Notfalleingriff indiziert werden.

Die Frühdiagnose einer Rückenmarkskontusion und ihre Behandlung mit hochdosierter Gabe von Kortikosteroiden haben die Prognose der betroffenen Patienten erheblich verbessert. Merken Sie sich also bitte, daß *bei Patienten mit Wirbeltrauma eine MR-Untersuchung immer durchgeführt werden sollte, wenn neurologische Zeichen oder Symptome vorliegen*, auch wenn die Röntgenbilder unauffällig sind. Eine Weichgewebsverletzung oder eine Rückenmarks- oder Spinalkanalblutung können auch ohne Wirbelfraktur auftreten.
Die erste konventionelle Röntgenaufnahme sollte immer eine „cross-table"-Seitaufnahme bei anliegender Immobilisationsmanschette sein. Die Seitaufnahme des Patien-

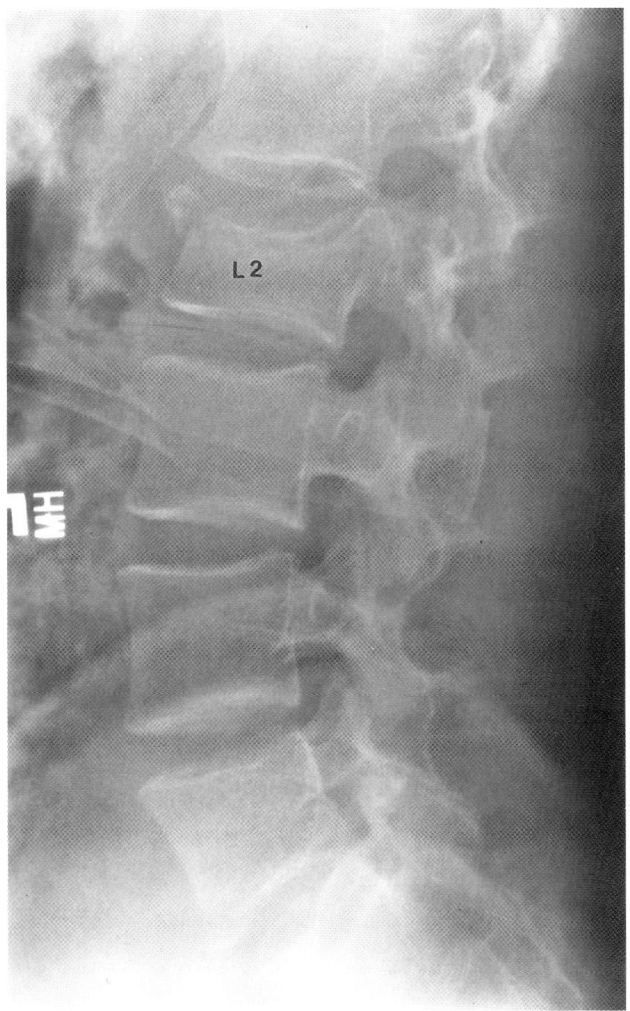

A

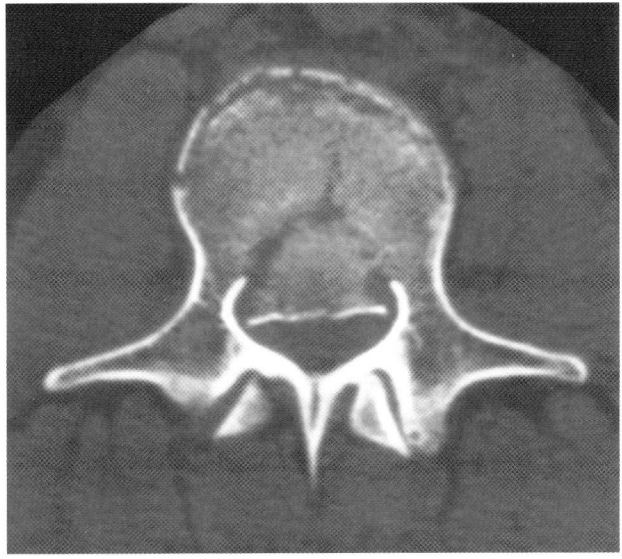

B

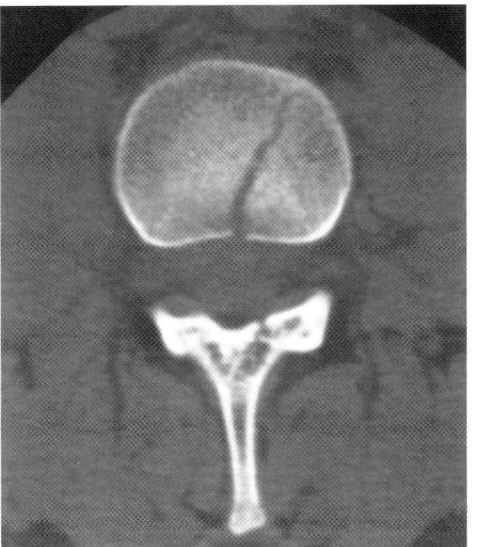

C

Abb. 15-48. Fraktur des 2. Lendenwirbelkörpers (LWK 2)
A. Die Seitaufnahme der LWS zeigt eine Kompressionsfraktur.
B. Auf der CT-Schicht ist eine sehr viel schwerere *Berstungsfraktur* mit einem großen, in den Spinalkanal reichenden Fragment zu erkennen, das das Rückenmark verlagert und komprimiert.

C. Eine tiefer gelegene CT-Schicht des gleichen Wirbels, direkt unterhalb des intraspinalen Fragments, zeigt wieder einen normalen a.p. Durchmesser des Spinalkanals.

ten in **Abb. 15-47** zeigt eine Fraktur der Pars interarticularis des 2. Halswirbels (C2). Diese Fraktur wird auch Hanged-man-Fraktur genannt; sie ist nach Hyperextensionstraumen keine Seltenheit. Nach der Seitaufnahme werden noch weitere Aufnahmen durchgeführt: die a.p. Aufnahme, eine Zielaufnahme des Dens axis und ggf. Schrägaufnahmen der Halswirbelsäule (HWS). Alle diese Aufnahmen können bei anliegender Immobilisationsmanschette angefertigt werden.

Wenn auf der Seitaufnahme, der a.p. Aufnahme und der Dens-Zielaufnahme keine Fraktur nachweisbar ist, können Schrägaufnahmen auch nach Abnehmen des Immo-

bilisationskragens durchgeführt werden, und der Patient kann dafür seinen Hals zur Seite drehen. Bei dem Patienten in **Abb. 15-47** wurde der Kragen natürlich nicht abgenommen, vielmehr wurde der Patient nach Anfertigung der konventionellen Aufnahmen direkt zum CT gebracht. Die Hanged-man-Fraktur wurde bestätigt, es fanden sich keine Knochenfragmente im Spinalkanal und keine weiteren Frakturen in den benachbarten Wirbeln. Heutzutage sollten alle frischen Wirbelfrakturen, die auf konventionellen Röntgenaufnahmen entdeckt werden, mit der CT weiter untersucht werden, um eine genaue Klassifizierung der Fraktur und eine Beurteilung des Spinalkanals zu ermöglichen. Die CT ist auch indiziert, wenn das klinische Bild den Verdacht auf eine Fraktur nahelegt (z.B. bei starken fokalen Schmerzen der Wirbelsäule) und die konventionellen Röntgenaufnahmen einen Normalbefund zeigen. Hierbei kann mit der CT unter Umständen eine nicht dislozierte Fraktur nachgewiesen werden, die auf den Röntgenaufnahmen nicht erkennbar war.

Wirbelsäulenfrakturen sind häufig bereits auf Röntgenbildern zu erkennen, doch erweisen sie sich bei weiterer Abklärung oft komplexer, als zunächst gedacht. Bei dem Patienten in **Abb. 15-48** wurde die offensichtliche (und schmerzhafte) Wirbelfraktur mit Kompression von LWK 2 klinisch vermutet und auf den konventionellen Röntgenaufnahmen nachgewiesen. Anhand der CT-Untersuchung erwies sich diese Fraktur als *Berstungsfraktur* und nicht nur als einfache *Kompressionsfraktur*. Berstungsfrakturen sind Trümmerfrakturen der Wirbelkörper mit in den Spinalkanal dorsal verlagerten Fragmenten (s.

Abb. 15-48 B). Diese Fragmente können später klinische Symptome und Ausfälle verursachen, selbst wenn der Patient primär kein neurologisches Defizit hatte. Die korrekte Erkennung einer Berstungsfraktur ist von größter Bedeutung, da sich ihre Behandlung deutlich von der Behandlung einer Kompressionsfraktur unterscheidet. Kompressionsfrakturen werden normalerweise konservativ behandelt, Berstungsfrakturen machen dagegen in der Regel eine operative Reposition der in den Spinalkanal verlagerten Fragmente erforderlich, um eine neurologische Symptomatik zu verhindern.

Osteomyelitis der Wirbelsäule

Die vier in **Abb. 15-49** wiedergegebenen Aufnahmen gehören zu einer jungen Frau mit Fieber und Rückenschmerz. Die auf die Wirbelkörper LWK 1 und 2 zen-

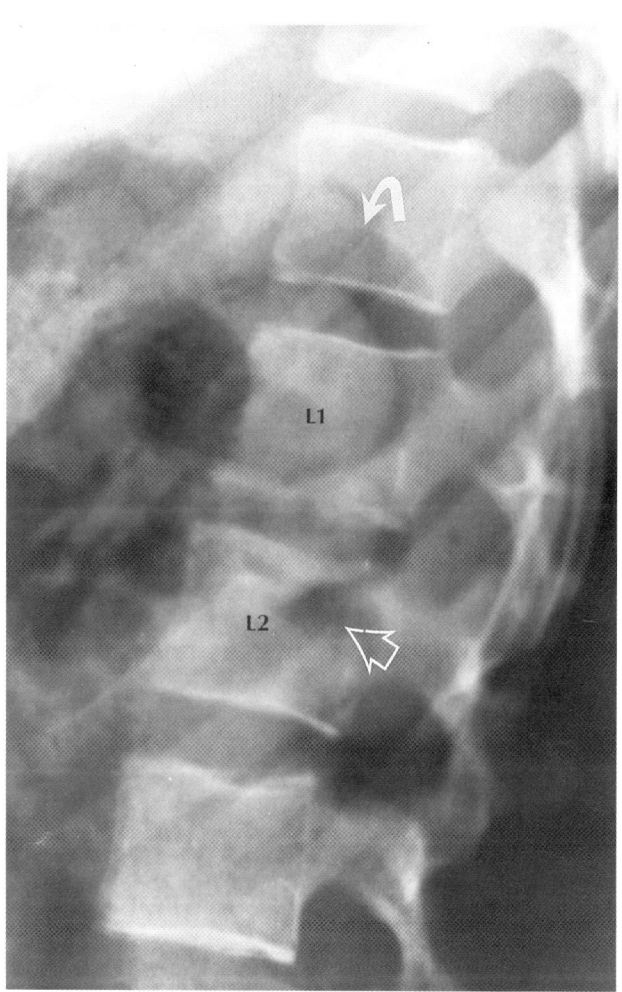

A

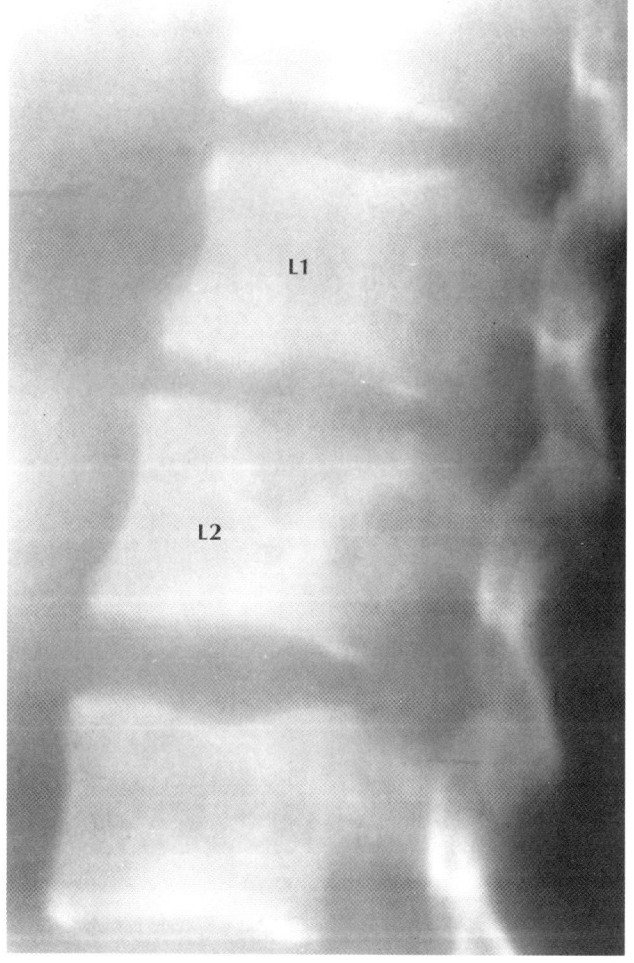

B

Abb. 15-49. Osteomyelitis der Wirbelsäule nach einer Ohrenentzündung (siehe Text)

A. Konventionelle Seitaufnahme
B. Konventionelles Tomogramm

trierten Röntgenaufnahmen der Wirbelsäule ergaben den Verdacht einer Knochendestruktion im hinteren Anteil von LWK 2. Der Zwischenwirbelraum LWK 1/2 ist eindeutig verschmälert. In **Abb. 15-49 A** weist der *gebogene Pfeil* auf Luft in dem den 12. Brustwirbelkörper (BWK 12) überlagernden Darm. Der *offene Pfeil* zeigt jedoch auf eine fraglich erhöhte Transparenz in LWK 2, die in dem konventionellen Tomogramm in **B** bestätigt wird; hier sind eindeutige Osteodestruktionen zu beiden Seiten des Zwischenwirbelraumes erkennbar, der typische Befund einer Knochendestruktion bei Osteomyelitis.

In der sagittalen MR-Aufnahme **(C)** können Sie erkennen, daß der Spinalkanal nicht mitbetroffen ist (es ist kein Abszeß nachweisbar). Das Rückenmark ist weiß und verjüngt sich in Höhe von LWK 2. Auf diesem Bild ist der Liquor im Duralsack schwarz dargestellt. Der Befund einer Osteomyelitis der Wirbelsäule (Spondylo-diszitis) ist in der MRT eindeutig nachweisbar. Die normalen Bandscheiben sind als helle, signalreiche Strukturen zwischen den Wirbelkörpern dargestellt. In Höhe LWK 1/2 ist das Bandscheibensignal aufgrund der vorliegenden Infektion erniedrigt. In den bandscheibennahen Abschnitten von LWK 1 und LWK 2 kann das sehr signalreiche Entzündungsgewebe vom normalen, dunkler erscheinenden Knochenmark gut differenziert werden. Im Knochenszintigramm der Patientin **(D)** zeigt sich eine stärkere Anreicherung in der suspekten Region *(Pfeil)* als in den übrigen Wirbeln. Bei weiterer Befragung gab die Patientin dem behandelnden Arzt an, daß sie sich vor 2 Wochen ein neues Piercing an den Ohren anfertigen ließ. Daher wurde angenommen, daß möglicherweise das Piercing der Ausgangspunkt einer hämatogenen Streuung von Keimen in die Wirbelsäule war.

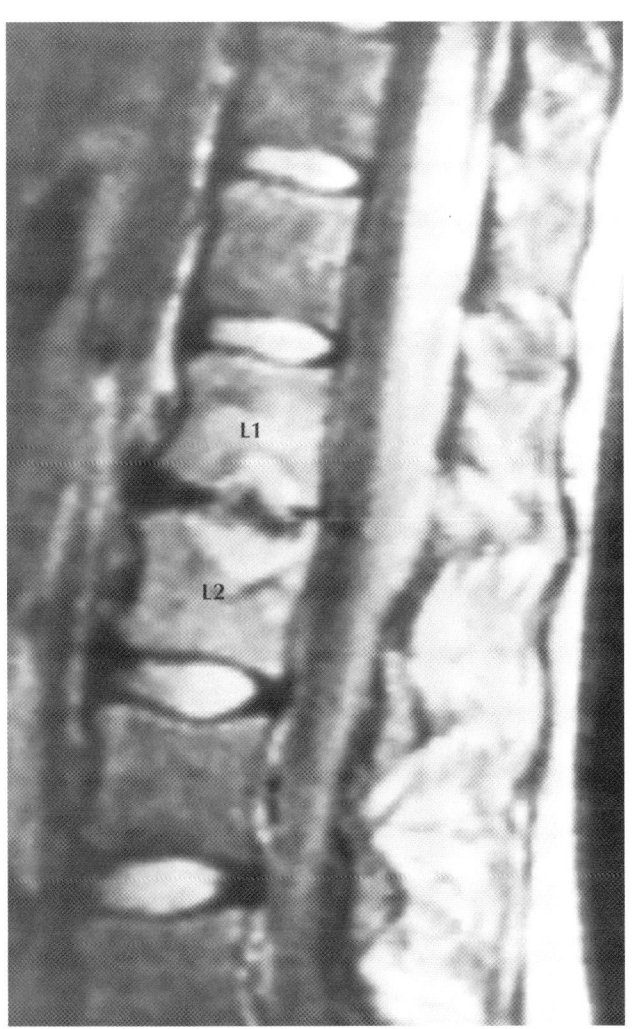

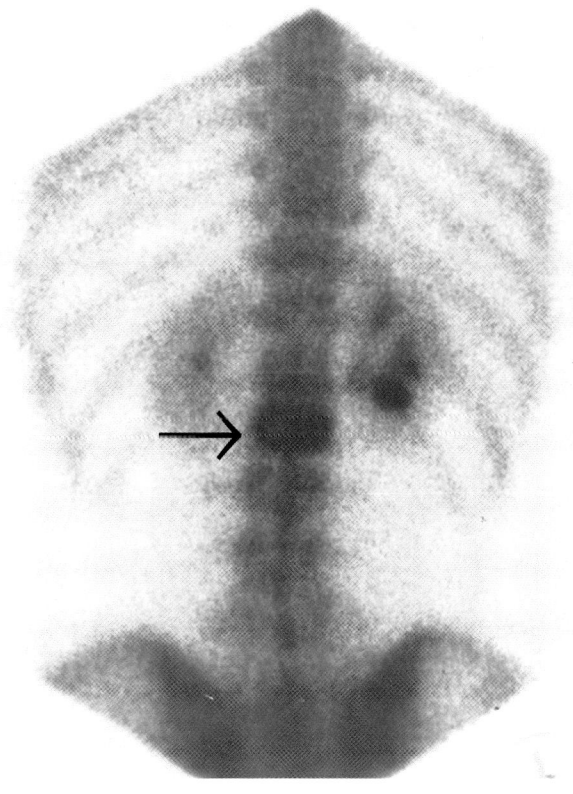

C. Sagittales MR-Bild
D. Skelettszintigramm
Alle Aufnahmen sind von derselben Patientin.

Metastatische Knochentumoren

In Ihrer ganzen medizinischen Laufbahn werden Sie wahrscheinlich sehr viel mehr Patienten mit Knochenmetastasen sehen als solche mit primären Knochentumoren, da letztere insgesamt nur selten vorkommen. Auch wenn Sie nicht unbedingt verantwortlich für die Diagnosestellung sind, die zum einen Teil radiologisch, zum anderen histologisch erfolgt, so müssen Sie doch mit der Rolle der bildgebenden Verfahren im diagnostischen Ablauf vertraut sein.

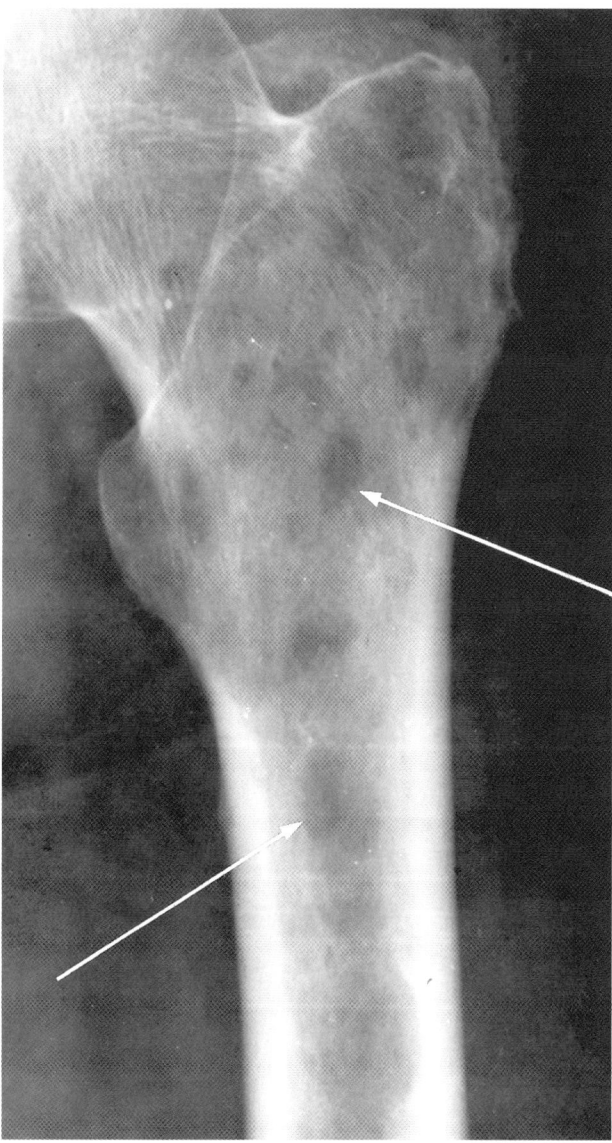

Abb. 15-50. Osteolytische Metastasen. Lytische Knochendestruktionen kommen in der Regel bei Karzinomen der Niere, der Lunge und der Schilddrüse vor. Knochenmetastasen des Mammakarzinoms können osteolytisch, osteoplastisch oder gemischt sein.

Nahezu jeder maligne Tumor kann in die Knochen metastasieren, doch kommen fünf Tumorarten am häufigsten vor: die der Mamma, Nieren, Lunge, Prostata und Schilddrüse. Sie führen entweder zu **osteolytischen** (strahlentransparenten) oder **osteoplastischen** (dichten) Veränderungen, die über den sonst normalen Knochen verteilt und auf normalen Röntgenbildern erkennbar sein können. Die charakteristischerweise osteolytischen Metastasen stammen häufig von Karzinomen der Lunge, der Schilddrüse oder der Niere. Metastasen des Mammakarzinoms sind ebenfalls überwiegend osteolytisch **(Abb. 15-50)**, doch können sie auch osteoplastische Anteile besitzen; außerdem kann sich unter Therapie eine Umwandlung osteolytischer in osteoplastische Veränderungen vollziehen. Die häufigste osteoplastische Knochenmetastasierung wird beim Prostatakarzinom beobachtet. Sie kann sowohl fleckig sein, wie in **Abb. 15-51**, oder auch diffus, wie Sie es in **Abb. 15-52** sehen.

Schon einige Zeit, bevor metastatische Veränderungen groß genug sind, um Dichteveränderungen im Knochen hervorzurufen, die auf einer normalen Röntgenaufnahme sichtbar werden, sind sie in der Regel bereits im **Knochenszintigramm** zu erkennen. Röntgenaufnahmen zeigen zu diesem Zeitpunkt oft noch ein völlig normales Bild. Aus diesem Grund ist es heutzutage üblich, bei Patienten mit bekannten Malignomen, die Knochenschmerzen haben oder bei denen sich bei Nachweis von

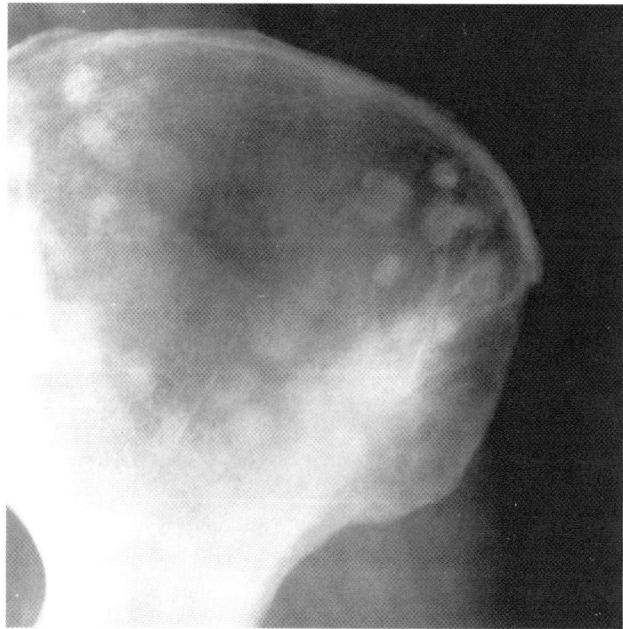

Abb. 15-51. Osteoplastische Metastasen eines Prostatakarzinoms. Die metastatisch bedingten Knochenneubildungen können fleckig (wie in diesem Beispiel) oder diffus (wie in Abb. 15-52) auftreten.

Knochenmetastasierung das therapeutische Vorgehen verändern würde, eine Knochenszintigraphie durchzuführen. Im allgemeinen geht man davon aus, daß asymmetrische Anreicherungen im Szintigramm (sog. *hot spots*) Ausdruck von Metastasen sind. Allerdings ist das Knochenszintigramm kein spezifischer Indikator für Knochentumoren, und eine vermehrte Aktivität sagt nur aus, daß an dieser Stelle der Knochenstoffwechsel gesteigert ist, was beispielsweise auch bei einer entzündlichen Knochenerkrankung, bei einem Trauma, bei Arthritis oder bei der Paget-Krankheit der Fall ist. Die beiden Patienten in den **Abb. 15-52** und **15-53** hätten mit Sicherheit deutliche Mehranreicherungen im Knochenszintigramm, wobei nur der erste Knochenmetastasen hat.

Vergleichen Sie das normale Knochenszintigramm eines Erwachsenen in **Abb. 15-54** mit dem pathologischen Knochenszintigramm einer Patientin mit metastasierendem Mammakarzinom in **Abb. 15-55**. Beachten Sie die multiplen *asymmetrischen* Herde mit gesteigertem Knochenstoffwechsel in den Rippen, der Wirbelsäule, dem Becken und im Schulterbereich. Diese Mehrspeicherungen entsprechen Knochenmetastasen. Vergleichen Sie

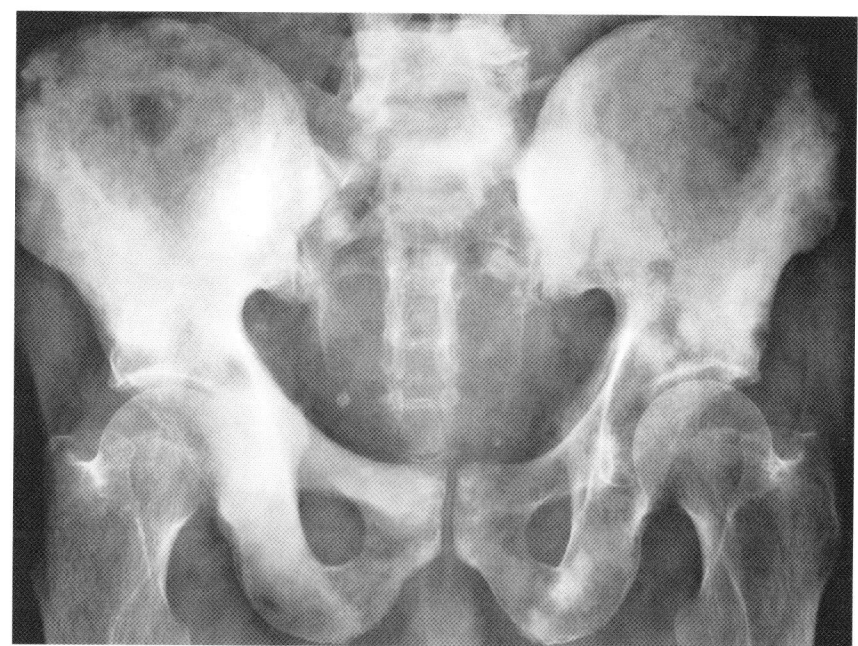

Abb. 15-52. Das Becken eines Patienten mit bekanntem Prostatakarzinom. Beachten Sie, daß die Knochen zwar verdichtet, aber nicht, verbreitert sind (wie es bei dem Patienten mit der Paget-Krankheit in Abb. 15-53 der Fall ist).

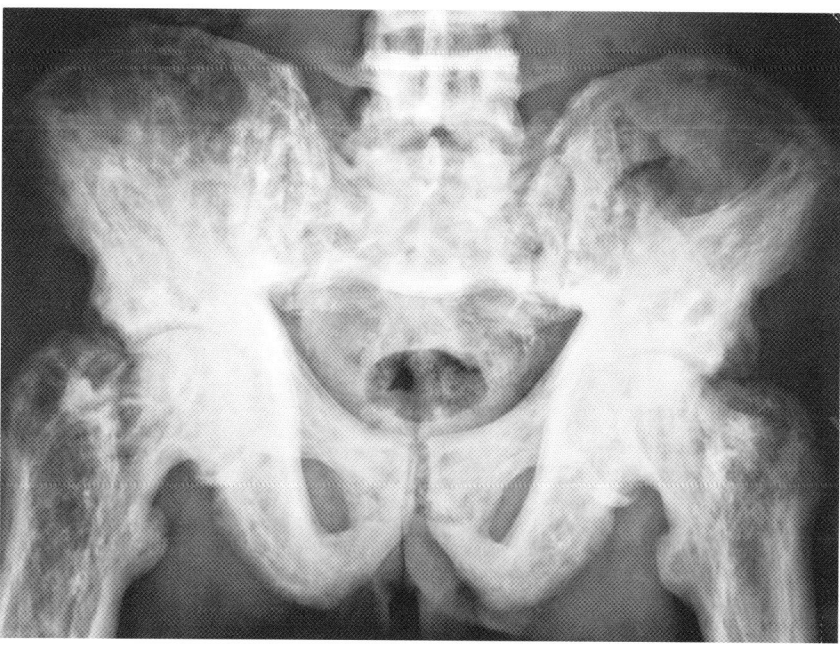

Abb. 15-53. Becken bei der Paget-Krankheit. Achten Sie auf die charakteristischen linearen Streifenbildungen durch abnorm angeordnete Trabekeln und die durch subperiostale Knochenneubildung bedingte Verbreiterung der Knochen. Dies ist ein wichtiges Unterscheidungsmerkmal gegenüber dem nur verdichteten Knochen beim metastatischen Befall durch das Prostatakarzinom, denn beide Erkrankungen treten bei der gleichen Patientengruppe (ältere Männer) auf.

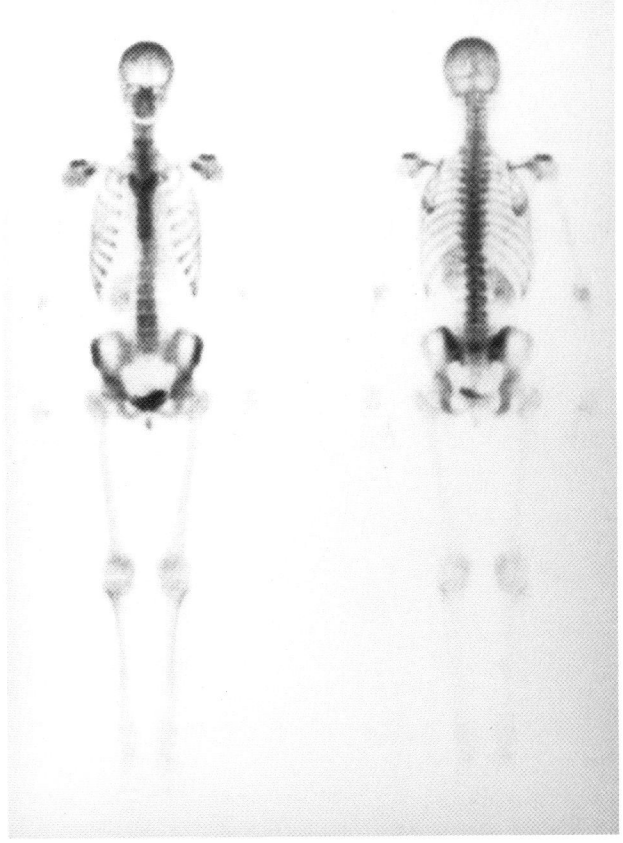

54

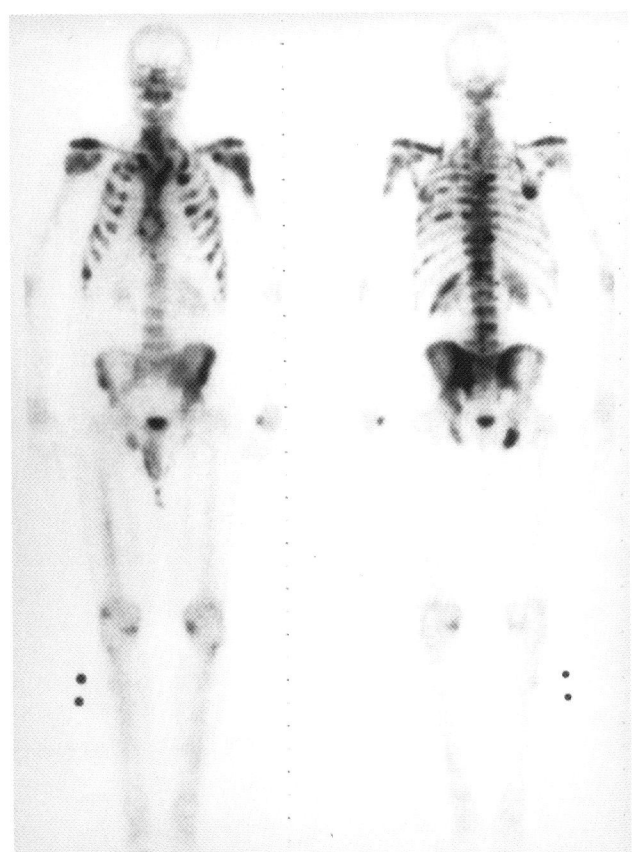

55

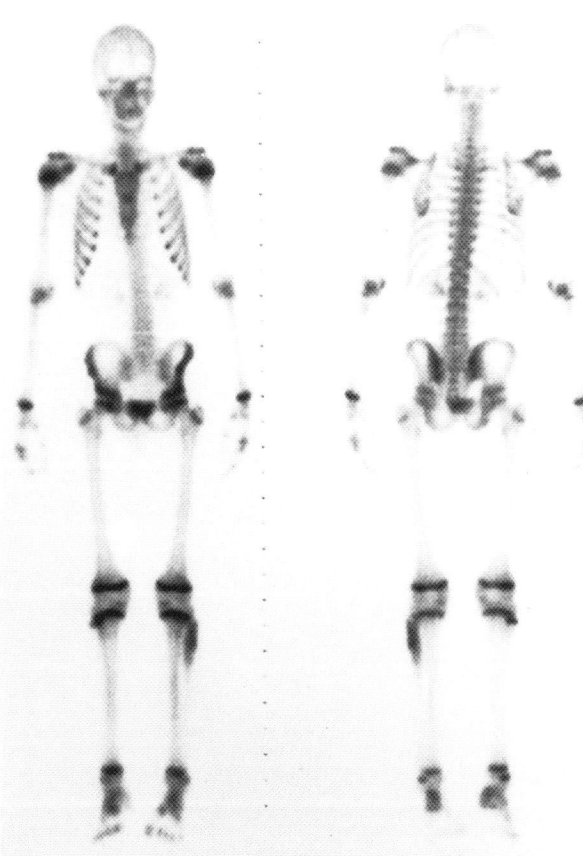

56

Abb. 15-54. Normales Knochenszintigramm eines Erwachsenen: ventral (*links*) und dorsal *(rechts)* anliegende Projektion

Abb. 15-55. Pathologisches Knochenszintigramm bei metastasierendem Mammakarzinom: ventral (*links*) und dorsal *(rechts)* anliegende Projektion

Abb. 15-56. Pathologisches Knochenszintigramm eines Kindes mit einem Knochentumor in der linken proximalen Fibula

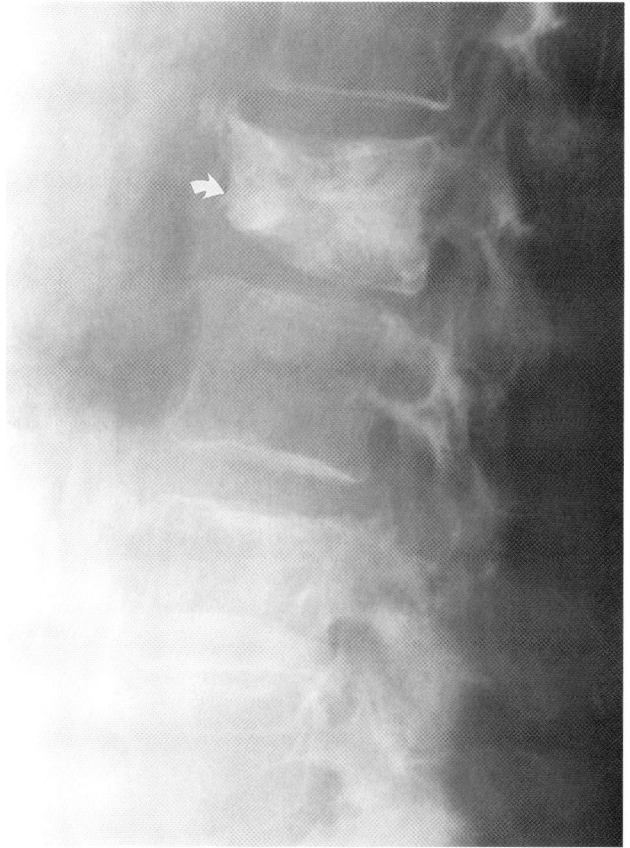

A

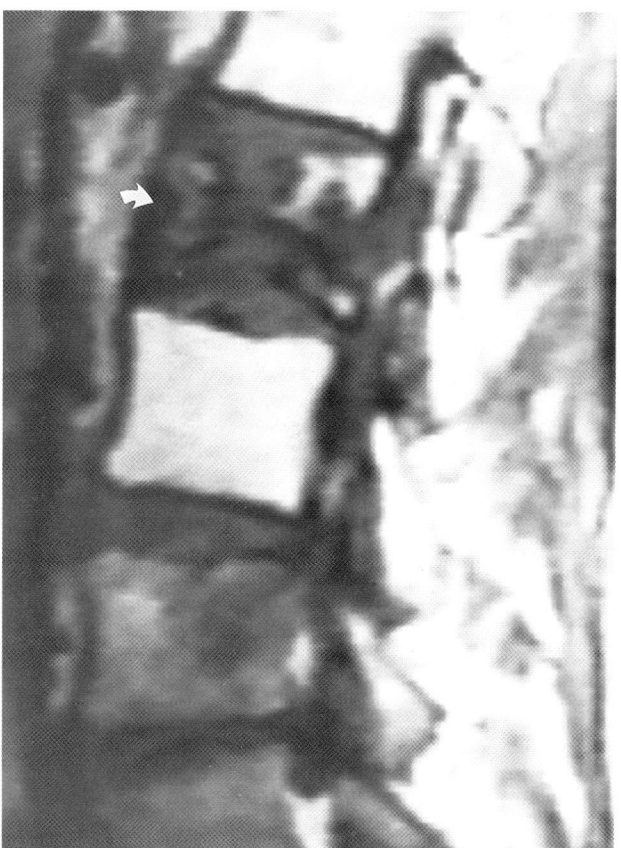

B

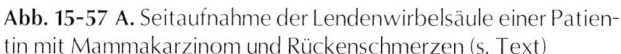

Abb. 15-57 A. Seitaufnahme der Lendenwirbelsäule einer Patientin mit Mammakarzinom und Rückenschmerzen (s. Text)

B. Sagittales MRT-Bild der Lendenwirbelsäule derselben Patientin (s. Text)

nun die beiden Knochenszintigramme mit denen eines Kindes in **Abb. 15-56**; die *symmetrischen* Lokalisationen mit erhöhter Aktivität im Bereich der Gelenke sind bei einem Kind im Wachstumsalter normal. Bei einer anderen Patientin mit Mammakarzinom und Rückenschmerzen zeigte die Seitaufnahme der LWS **(Abb. 15-57 A)** eine pathologische Kompressionsfraktur (Kompression des Wirbelkörpers und erhöhte Knochendichte durch eine osteoplastische Metastase) von LWK 2 *(Pfeil)*; LWK 1 und LWK 3 erscheinen jedoch normal. Es ist schwierig zu beurteilen, ob in LWK 4 tatsächlich ein pathologischer Befund vorliegt, da dieser Wirbel partiell von den dichten Beckenschaufeln überlagert wird. Pathologische Frakturen können in Knochen auftreten, die durch primäre Tumoren, Metastasen, Osteoporose, Osteonekrose oder gutartige und gleichzeitig den Knochen schwächende Läsionen, wie zum Beispiel Knochenzysten, befallen sind. Oftmals kann bereits auf den konventionellen Röntgenbildern der Hinweis auf eine pathologische Ätiologie aus der Beschaffenheit des betroffenen Knochens abgeleitet werden.

Abbildung 15-57 B zeigt das MR-Bild desselben Wirbelsäulenabschnittes. Der 2. Lendenwirbelkörper *(Pfeilmarkierung)* zeigt fast kein Signal im T1-gewichteten Bild, da das fetthaltige Knochenmark durch signalarmes Tumorgewebe verdrängt wurde. Dagegen zeigen die benachbarten LWK 1 und LWK 3 das normale, signalreiche, fettige Knochenmark (annähernd homogenes, helles Signal der gesamten Wirbelkörper). LWK 4 und LWK 5 sind jedoch auch betroffen: die erniedrigte Signalintensität dieser Wirbel paßt zu einem metastatischen Befall.

Abbildung 15-58 gehört zu einer anderen Patientin mit bekanntem Brustdrüsenkarzinom, die über Kreuzschmerzen klagte und auf deren konventionellen Röntgenaufnahmen wegen Darmgasüberlagerung keine eindeutige Knochenläsion abzugrenzen war. Dieser CT-Schnitt durch das Sakrum zeigt eine große Knochendestruktion durch eine Metastase des Mammakarzinoms. Ähnlich wie das Knochenszintigramm zeigen die CT und die MRT Knochenmetastasen meistens vor ihrer Erkennung auf konventionellen Röntgenbildern. Da mit dem Knochenszintigramm das *gesamte* Skelett in einer Untersu-

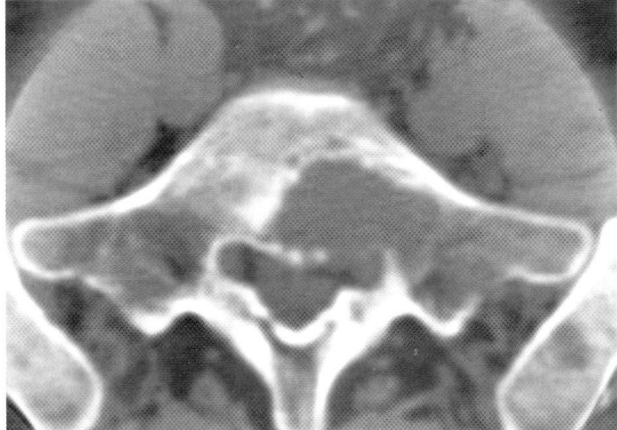

Abb. 15-58. Metastatischer Befall des Sakrum bei einer anderen Patientin mit Mammakarzinom, im CT klar erkennbar. Diese osteolytische Destruktion war auf den konventionellen Aufnahmen nicht sichtbar.

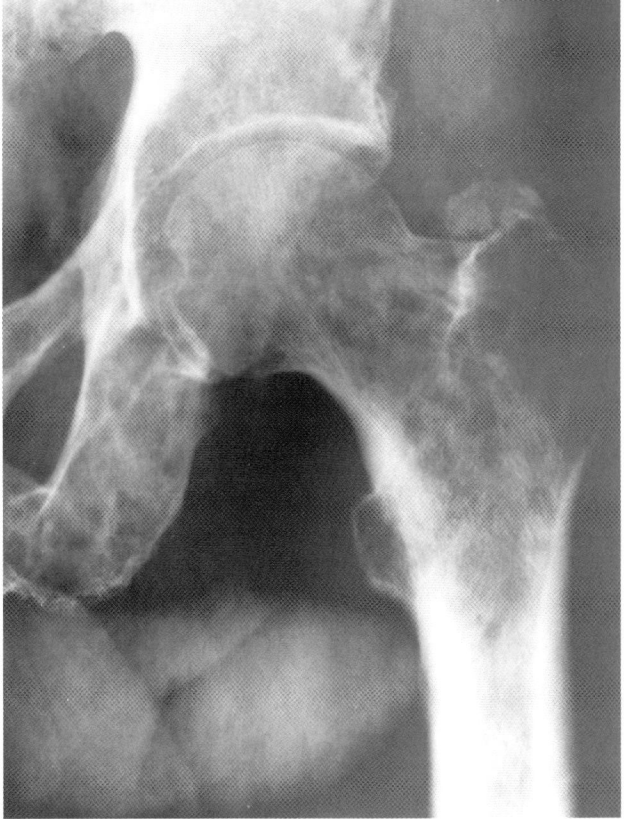

Abb. 15-59. Multiples Myleom (Plasmozytom)

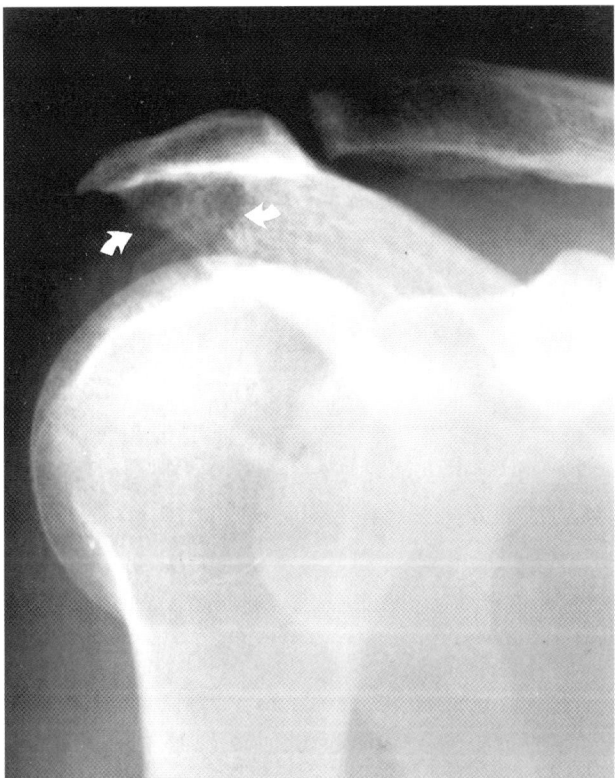

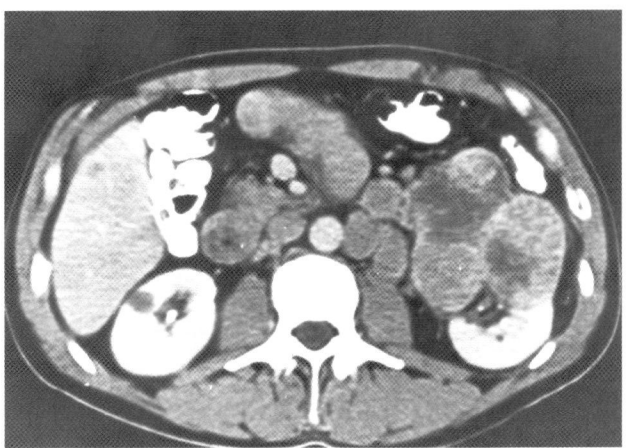

A

B

Abb. 15-60 A. Solitäre Osteolyse *(Pfeile)* im Akromion eines Patienten mit Schulterschmerzen, Fieber und Anämie

B. CT-Schnitt durch die Nieren desselben Patienten

chung abgebildet wird, ist es die am besten geeignete primäre Übersichtsmethode. CT und MRT sind dann hilfreich, wenn nur ein begrenzter Abschnitt des Skeletts weiter untersucht werden soll. Obwohl das Knochenszintigramm eine ausgesprochen *sensitive* Untersuchung zur Feststellung von Knochenmetastasen ist, ist sie aber nicht

sehr *spezifisch* und zeigt vermehrte Anreicherungen auch bei anderen Knochenveränderungen, selbst wenn der Patient tatsächlich keine Knochenmetastasen hat. In einer solchen Situation können CT, MRT und konventionelle Röntgenbilder helfen, die Ursache einer Mehrspeicherung herauszufinden.

So sehr Sie die über alle abgebildeten Knochen verstreuten osteolytischen Defekte in **Abb. 15-59** auch an die zuvor gesehenen erinnern, sie stammen nicht von Nieren-, Schilddrüsen-, Lungen- oder Mammakarzinomen, sondern sind die sogenannten knöchernen „Stanzdefekte", die im Rahmen der Osteodestruktion beim **multiplen Myelom (Plasmozytom)** entstehen. Bei diesem Patienten war das Plasmozytom bereits bekannt; die Aufnahme wurde angefertigt, da er über Hüftschmerzen klagte. Solche Defekte treten erst relativ spät im Krankheitsverlauf auf, doch gehen ihnen häufig jahrelange Knochenschmerzen voraus, die entweder kein röntgenologisches Korrelat oder nur eine diffuse, kaum erkennbare Erniedrigung der Knochenmasse mit kortikalem und spongiösem Knochenschwund, aber ohne lokalisierte Destruktion zeigen. Nicht selten wird anhand solcher Aufnahmen die Diagnose einer Osteoporose gestellt, und letztlich entwickeln sich dann doch die für ein Plasmozytom typischen Stanzdefekte.

Die Röntgenaufnahme in **Abb. 15-60 A** wurde bei einem Mann angefertigt, der seit 8 Wochen unklares Fieber hatte. Er war 46 Jahre alt, hatte eine deutliche Anämie und normale Laborwerte des Urins. Er klagte über leichte Schulterschmerzen. Das Röntgenbild weist eine osteolytische Region im rechten Akromion auf *(Pfeile)*. Im Knochenszintigramm ist dies die einzige Region erhöhter Aktivität (und damit erhöhten Knochenstoffwechsels). Die CT-Untersuchung der Nierenregion **(Abb. 15-60 B)** zeigt den Primärtumor an der linken Niere. Nierenzellkarzinome sind häufig lokal asymptomatisch, gehen aber mit Anämie und Fieber einher. Der erste klinische Befund kann durchaus der einer symptomatischen Metastase sein.

Primäre Knochentumoren

Glücklicherweise sind primäre Knochenmalignome selten. Das **Osteosarkom** wird charakteristischerweise bei Jungen und Jugendlichen männlichen Geschlechts im Alter zwischen 10 und 25 Jahren beobachtet. Das **Ewing-Sarkom** tritt vor allem bei jüngeren Kindern, das **Chondrosarkom** meist bei älteren Patienten und nur selten vor dem 40. Lebensjahr auf. Es gibt in Abhängigkeit vom jeweils vorherrschenden malignen Gewebe (Knochen, Bindegewebe) verschiedene Typen des Osteosarkoms. In **Abb. 15-61** sehen Sie den distalen Femur eines Patienten mit einem Osteosarkom, der die klassischen Befunde für die Entwicklung aufweist: dichte Verkalkungen des Weichteilgewebes, eine ebenfalls dichte intraossäre Raumforderung, eine verdickte Kortikalis im Rahmen der periostalen Reaktion und strahlige Ausläufer in das Weichteilgewebe.

Die CT, vor allem aber die MRT haben sich als sehr wertvoll für die Abschätzung der Weichteilinfiltration von primären Knochentumoren erwiesen. **Abbildung 15-62** zeigt ein koronares MR-Bild und ein axiales CT-Bild eines 17jährigen mit einem Osteosarkom des distalen Femur. Auf dem MR-Bild können Sie die Ausdehnung des Weichteilanteils *(weiße Pfeile)* und die Tumorausdehnung in das Knochenmark *(schwarze Pfeile)* eindeutig erkennen. Die axiale CT-Schicht zeigt ebenfalls den Weichteiltumoranteil *(Pfeile)* und zusätzlich die strahlenartigen Verkalkungen im Bereich des Periostes, die bereits auf der konventionellen Röntgenaufnahme des anderen Patienten in Abb. 15-61 erkennbar waren.

Die radiologische Differentialdiagnose der verschiedenen Knochentumoren basiert auf Angaben zum Alter des Patienten, der Kenntnis des betroffenen Knochens, der Lokalisation innerhalb dieses Knochens, dem Charakter der Grenze zwischen betroffenem und benachbartem normalem Knochen sowie dem Vorliegen oder Fehlen einer Weichteilbeteiligung oder einer Periostreaktion. Denken Sie beispielsweise an den Riesenzelltumor. Dieser Tumor tritt nur bei Patienten mit geschlossenen Epiphysenfugen auf (vergleichen Sie das Osteosarkom in

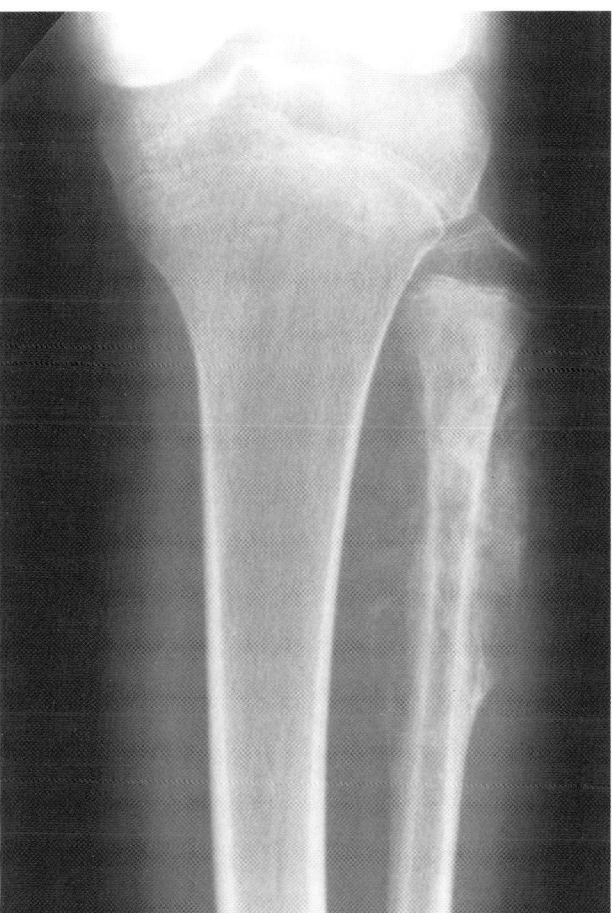

Abb. 15-61. Osteosarkom der Fibula (s. Text)

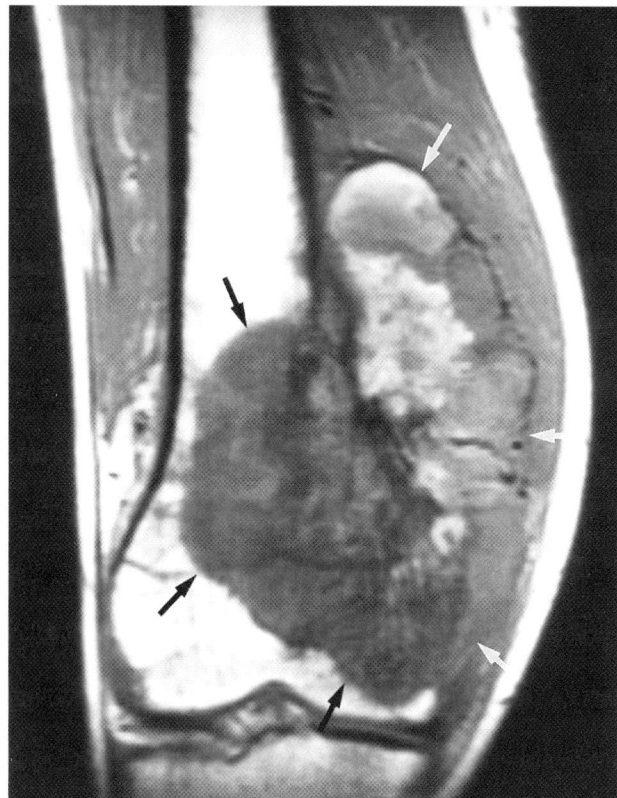

A

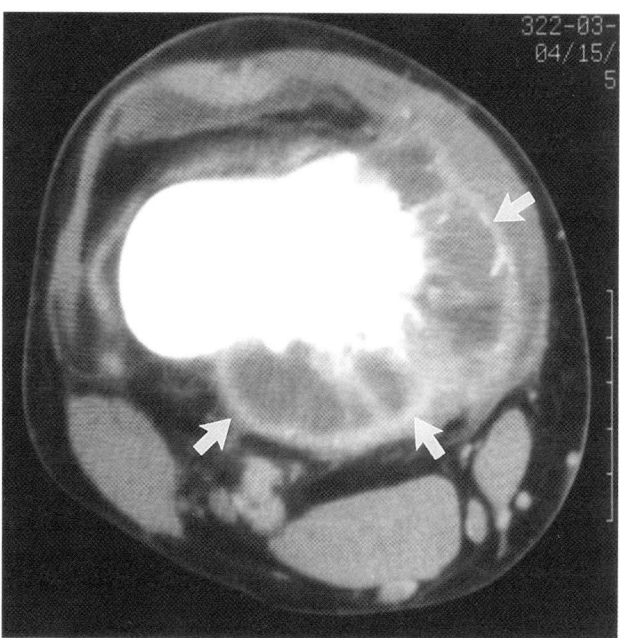

B

Abb. 15-62. Osteosarkom des Femur (s. Text)
A. Koronares MR-Bild
B. Axiale CT-Schicht

Abb. 15-61). Fast jeder Riesenzelltumor sitzt epiphysär und beeinträchtigt die Gelenkoberfläche des betroffenen Knochens. Der Riesenzelltumor ist meistens exzentrisch im Knochen lokalisiert und weist eine scharf definierte, nicht sklerosierte Begrenzung auf.

Analysieren Sie nun das konventionelle Röntgenbild und die konventionelle Schichtaufnahme in **Abb. 15-63**, die von einem Mann im mittleren Alter mit neu aufgetretenen, atraumatischen Knieschmerzen stammt. Beurteilen Sie, ob die Läsion in der Tibia ein Riesenzelltumor sein könnte. Definitiv ja! Das röntgenologische Erscheinungsbild erfüllt alle Kriterien eines Riesenzelltumors, und um genau diesen Tumor handelte es sich auch. Die CT-Untersuchung zeigte die Ursache der Knieschmerzen, nämlich die Ausdehnung des Tumors durch die Kortikalis der Tibia *(Pfeile)*.

Es gibt auch eine Vielzahl gutartiger Knochentumoren. **Enchondrome** sind langsam und expansiv wachsende kartilaginäre Tumoren, die häufig im Bereich der Hände und Rippen auftreten. **Osteochondrome** (oft auch kartilaginäre Exostosen genannt) werden in jedem Alter, vermehrt jedoch in der zweiten Lebensdekade gefunden, treten gehäuft um das Kniegelenk herum auf und können solitär oder multipel vorkommen. Die kartilaginären Exostosen bestehen in der Regel aus einem knöchernen Sporn, der von einer mehr oder weniger dicken Knorpelkappe überzogen wird. **Osteoidosteome** treten bevorzugt bei jungen Menschen männlichen Geschlechts auf und gehen mit intensiven Knochenschmerzen einher, die typischerweise sehr gut auf Aspirin ansprechen. Röntgenologisch weisen sie eine zentrale, strahlentransparente Aufhellung (den Nidus) auf, die von einer Schale verdickter und damit sehr dichter Kortikalis umgeben wird. Aufgrund des manchmal ähnlichen Erscheinungsbildes müssen sie von einem lokalisierten Knochenabszeß (Brodie-Abszeß) unterschieden werden.

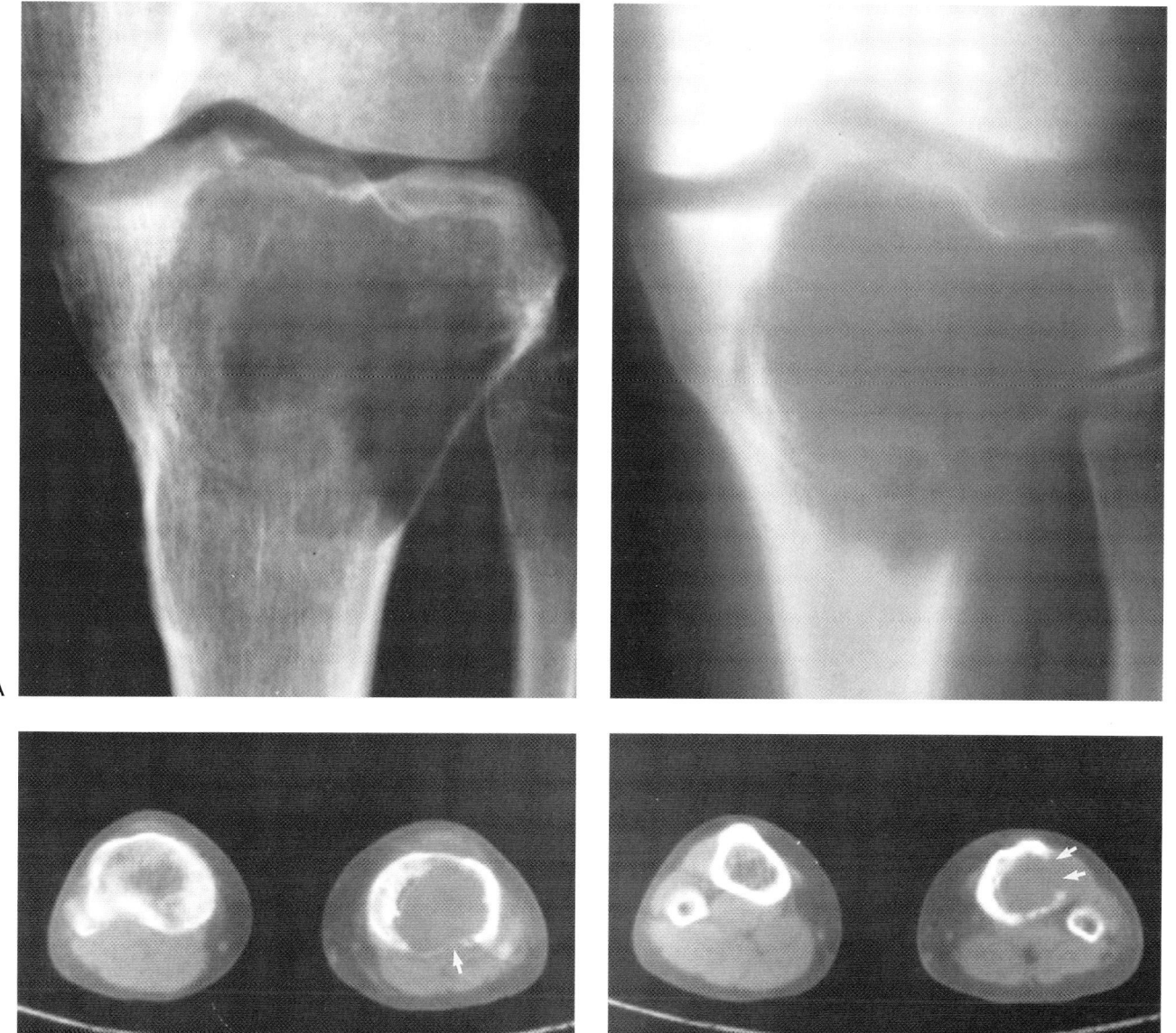

A

B

C

D

Abb. 15-63. Riesenzelltumor der linken Tibia (s. Text)
A. Konventionelles Röntgenbild
B. Konventionelles Tomogramm
C. Axiale CT-Schicht in Höhe des Tibiakopfes

D. Etwas tiefer gelegene CT-Schicht durch beide Tibiae und Fibulae
Die *Pfeile* in **C** und **D** zeigen auf Stellen, an denen die Knochenkortikalis durch Tumorwachstum zerstört wurde.

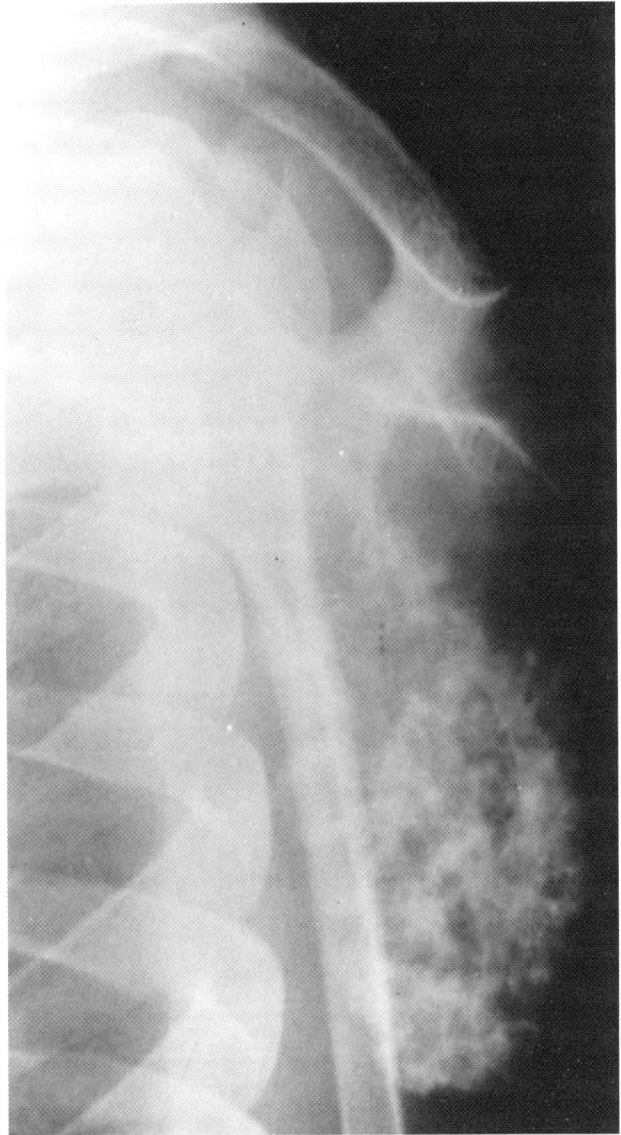

A

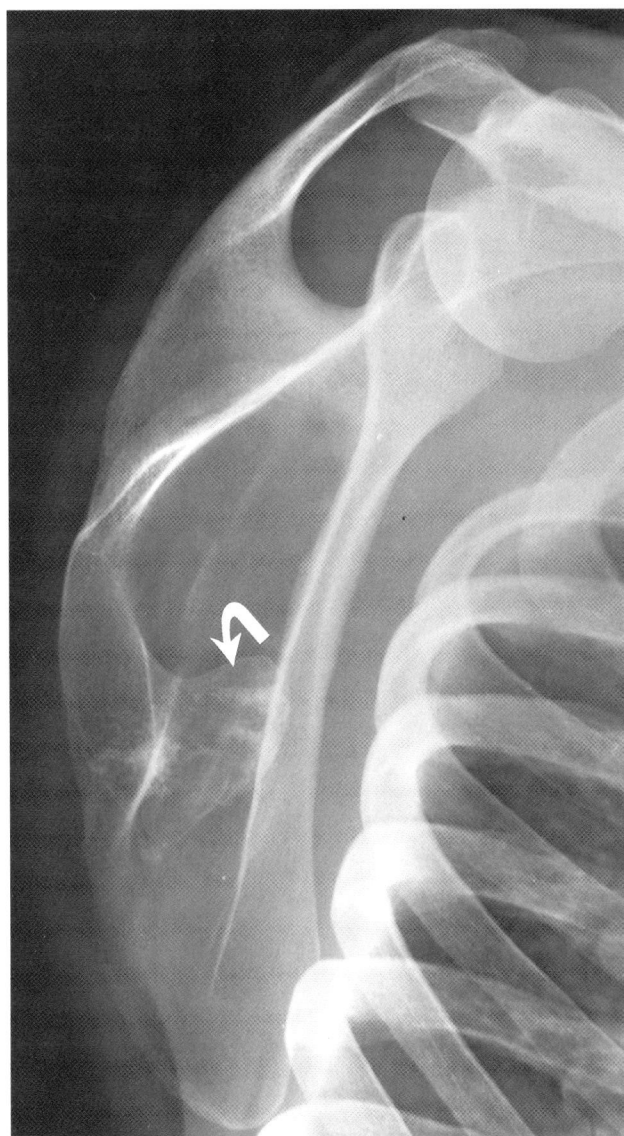

Abb. 15-65. Ein anderer Patient mit einem Osteochondrom der Skapula (Pfeil)

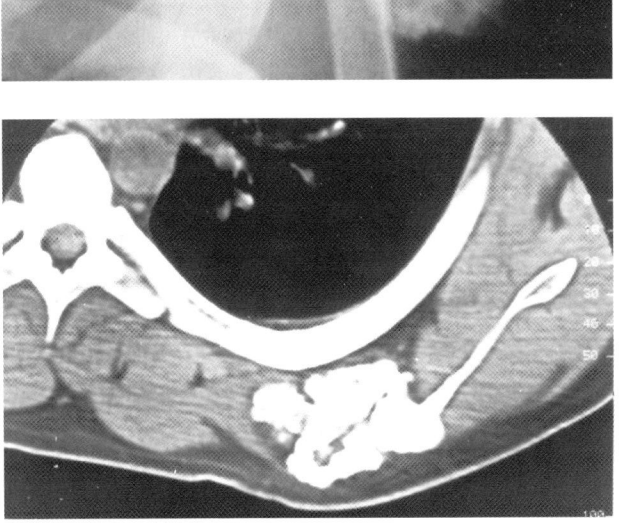

B

Abb. 15-64 A. Osteochondrom (Exostose) der Skapula
B. Die CT-Schicht durch den Befund spricht für einen gutartigen Tumor.

Ein 24 Jahre alter Mann bemerkte eine tastbare, darüber hinaus aber asymptomatische Raumforderung am linken Schulterblatt. Die Röntgenaufnahme in **Abb. 15-64 A** zeigt eine mit der Skapula in Verbindung stehende ossäre Raumforderung, die sowohl benigne (ein Osteochondrom) als auch maligne (ein Osteosarkom) sein könnte. Glücklicherweise zeigt die CT-Untersuchung **(Abb. 15-64 B)** eindeutig den gutartigen Charakter eines Osteochondroms, das lediglich von Muskeln und keiner Weichteiltumormasse umgeben ist. **Abbildung 15-65** zeigt Ihnen ein weiteres, kleineres Osteochondrom der Skapula zum Vergleich.

Muskuloskelettale MRT

Obgleich Ärzte bereits seit über einem Jahrhundert die Knochen bildgebend darstellen können, sind wir erst seit den letzten beiden Jahrzehnten in der Lage, auch die Weichteilkomponenten des muskuloskelettalen Systems direkt darzustellen, und zwar zuerst mit der CT und später mit der MRT. Von diesen beiden Schichtbildverfahren ist die MRT die überlegene Methode zur Darstellung des muskuloskelettalen Weichteilgewebes. Sie ermöglicht Schichtbilder in fast allen Bildebenen (koronare, sagittale, axiale und schräge Ebenen) und besitzt einen hohen Weichteilgewebekontrast mit der Möglichkeit, Sehnen, Bänder, Blutgefäße, Nerven, hyalinen Gelenkknorpel und Faserknorpelgewebe darzustellen und voneinander zu differenzieren. Kompakter Knochen, Faserknorpelgewebe, Faszien, Bänder und Sehnen zeigen ein sehr niedriges Signal in den meisten Pulssequenzen und erscheinen dunkel. Sehen Sie sich diese Strukturen auf dem normalen T1-gewichteten MR-Bild eines Kniegelenks in **Abb. 15-66** an. Muskeln haben eine intermediäre Signalintensität. Fett besitzt eine hohe Signalintensität (weiße Darstellung) auf T1-gewichteten Bildern und eine niedrigere Signalintensität auf T2-gewichteten Bildern. Flüssigkeit (z.B. Ge-

lenkergüsse) zeigen auf T2-gewichteten Bildern eine hohe Signalintensität und auf T1-gewichteten Bildern eine niedrige Signalintensität.

Bisher haben Sie Beispiele der MRT für die Diagnose verschiedener Knochenerkrankungen einschließlich Trauma, Osteonekrose, Osteomyelitis und Tumor gesehen. In der muskuloskelettalen Bildgebung ist die MRT die beste Methode für die Gelenkdarstellung; damit sind sowohl Knochen als auch Weichteilstrukturen in der gleichen Untersuchung erkennbar. Die MRT wird routinemäßig für die Abklärung pathologischer Veränderungen der Hüften, Knie, Sprunggelenke, Füße, Schultern, Ellenbogen, Hände und Handgelenke sowie der Kiefergelenke eingesetzt.

Im Bereich des Kniegelenks liefert die MRT beispielsweise exzellente Bilder der verschiedenen Weichteilstrukturen, die durch ein Trauma verletzt werden können: Innen- und Außenmeniskus, vorderes und hinteres Kreuzband, Innenband und Außenband sowie Gelenkknorpel. Die Menisci stellen sich als dreieckige Strukturen mit sehr niedriger Signalintensität dar. Verletzungen und Einrisse erhöhen das MR-Signal **(Abb. 15-67)**. Vor der Aera der MRT mußte Kontrastmittel in das Kniegelenk gespritzt werden, um die Menisci darzustellen. Diese Methode, Arthrographie genannt, war im Gegensatz zur MRT für die Patienten weit mehr belastend.

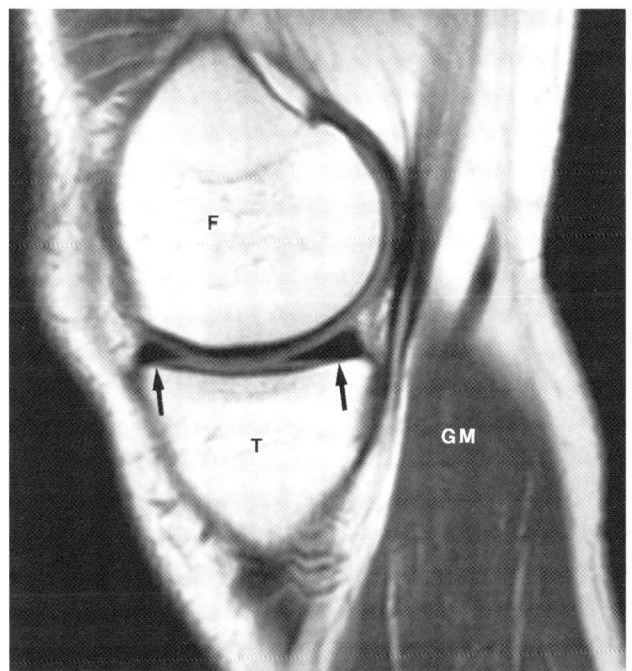

A

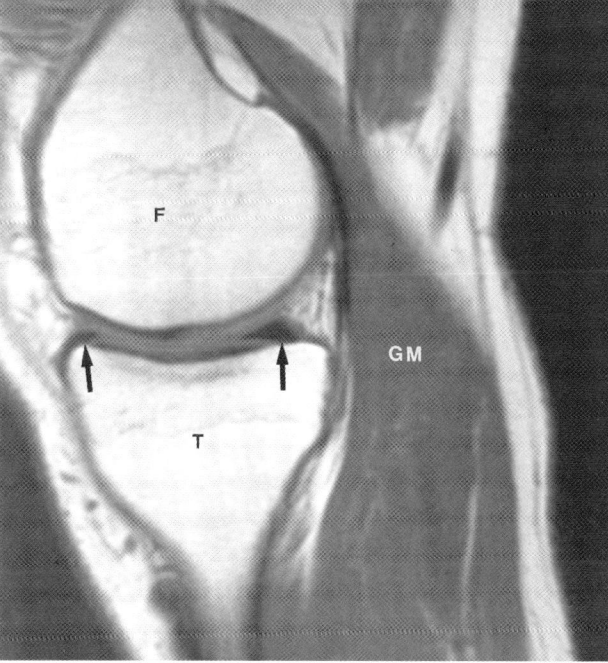

B

Abb. 15-66 A und **B.** Zwei benachbarte, T1-gewichtete sagittale MRT-Schichten durch den medialen Anteil eines normalen Kniegelenks. Der C-förmige Innenmeniskus zeigt sich als signalarmes (schwarzes) Dreieck *(Pfeile)*. Das Knochenmark im Femur *(F)* und in der Tibia *(T)* weist eine hohe (weiße) Signalintensität aufgrund des hohen Fettgewebsgehalts auf. Fettgewebe ist auch subkutan und in den interfaszialen Räumen um Muskeln und Knochen erkennbar. Der M. gastrocnemius *(GM)* stellt sich aufgrund seiner intermediären Signalintensität grau dar.

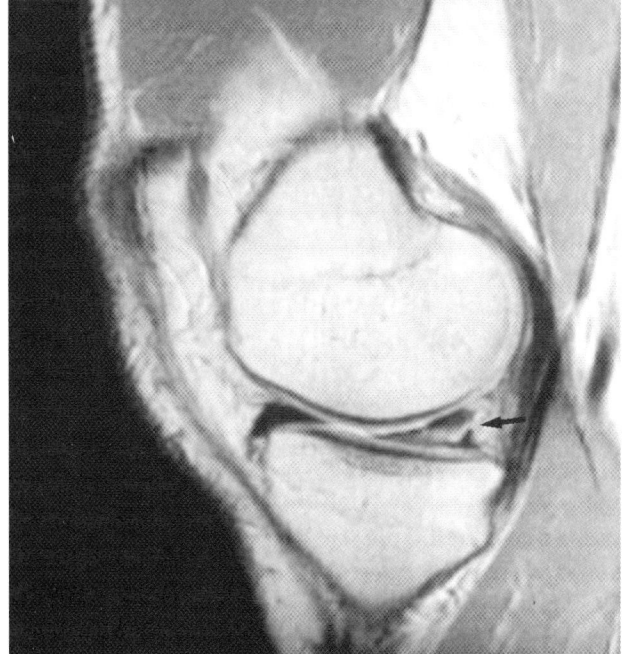 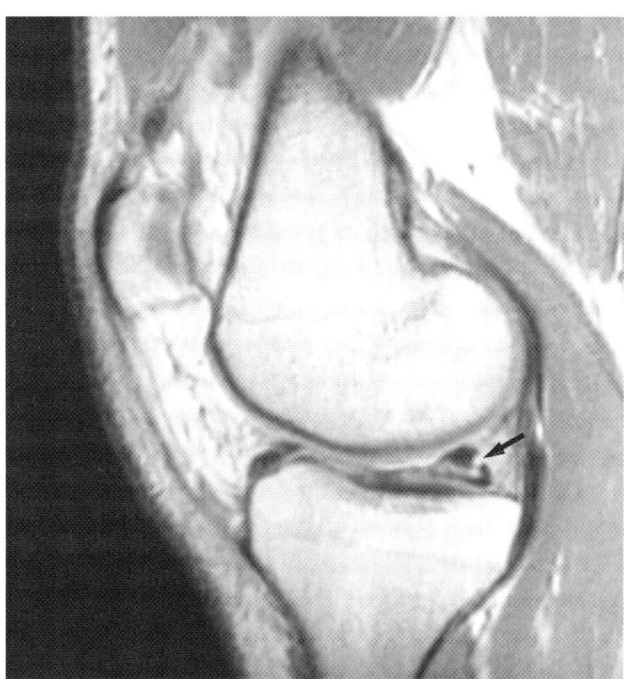

A

B

Abb. 15-67 A und **B.** Diese MR-Schichten des Kniegelenks zeigen einen Riß im Außenmeniskus *(Pfeil)*. Beachten Sie die erhöhte Signalintensität im Bereich der Verletzung.

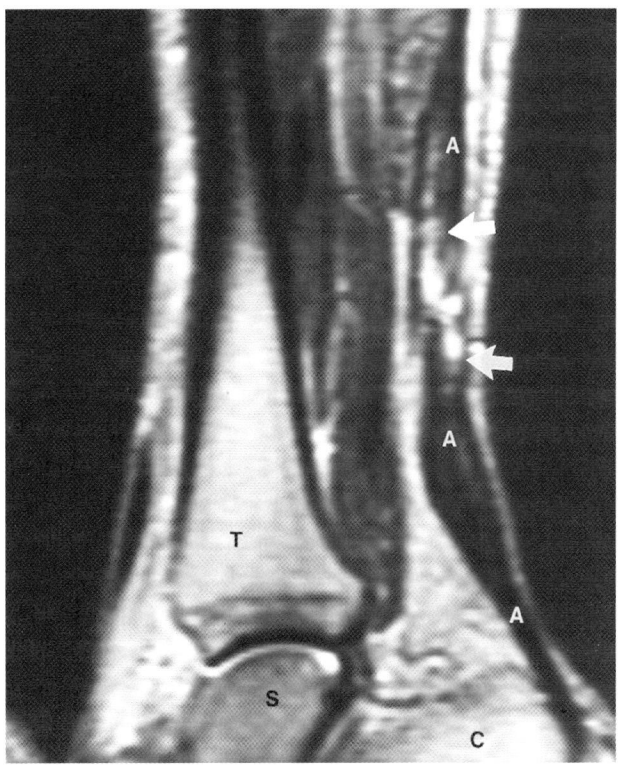

Abb. 15-68. Sagittale MR-Schicht des Unterschenkels mit einer Ruptur *(Pfeile)* der Achillessehne *(A)*. Normale Sehnen sind im MR-Bild dunkel dargestellt. Liegen Verletzungen mit Blutung oder Ödem vor, wird ein erhöhtes Signal gefunden. Schauen Sie sich die Tibia *(T)*, den Talus *(S)* und den Calcaneus *(C)* an.

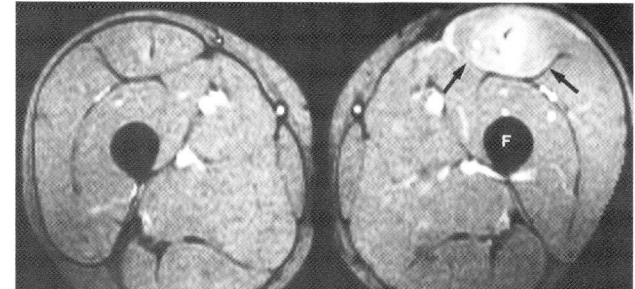

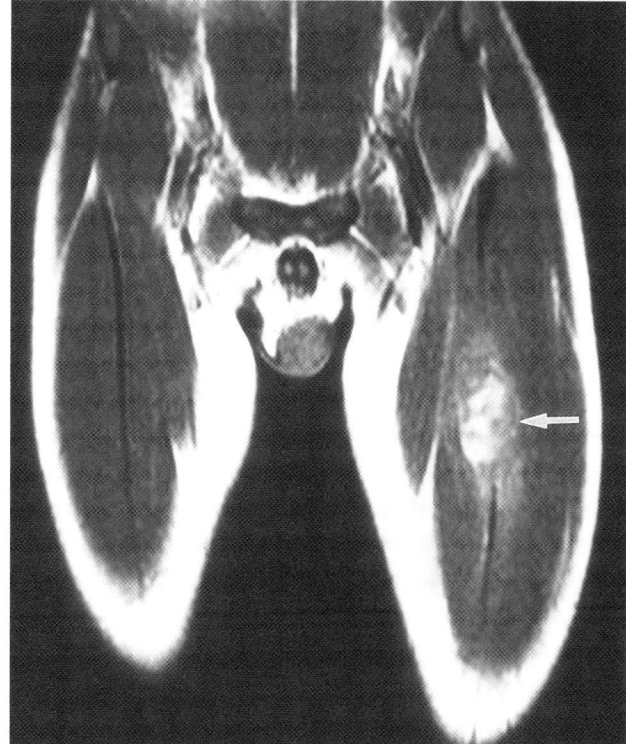

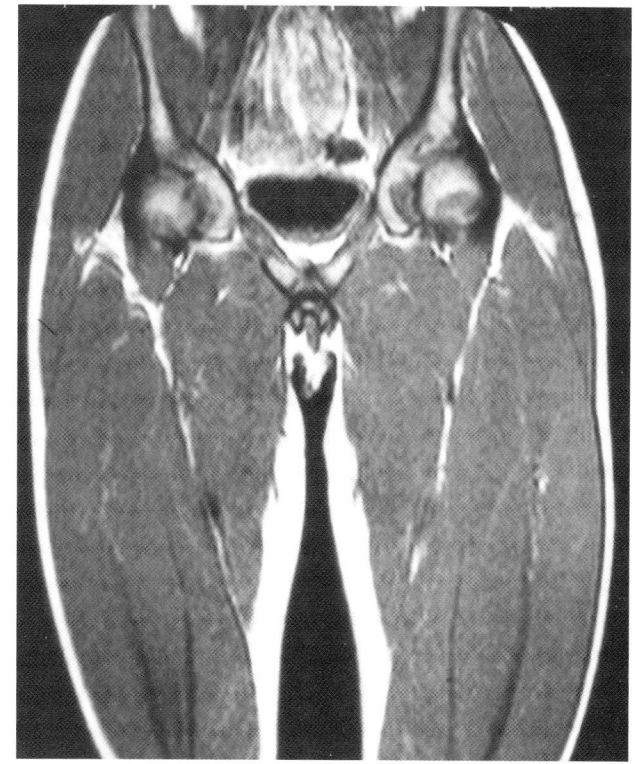

Abb. 15-69. MR-Untersuchung bei einer Verletzung des linken M. rectus femoris mit Hämatombildung, entstanden bei einer Sprungverletzung
A. Das axiale Bild zeigt eine Verdickung und Signalerhöhung des linken M. rectus femoris *(Pfeile)*. *F* markiert den linken Femur.
B und **C.** Koronare Schichtung des M. quadriceps femoris. Eine erhöhte Signalintensität *(Pfeil* in **B)** ist im linken M. rectus femoris erkennbar. Vergleichen Sie die linke und die rechte Seite auf dem axialen und den koronaren MR-Bildern.

Mit der MRT lassen sich auch Verletzungen der Rotatorenmanschette im Schulterbereich hervorragend darstellen. Auch andere Sehnenverletzungen, wie zum Beispiel die Ruptur der langen Bizepssehne oder der Achillessehne, können mit der MRT einfach nachgewiesen werden. **(Abb. 15-68)**.
Die MRT stellt auch die Muskeln sehr gut dar, so daß sie für die Diagnostik von Muskelverletzungen und Mus-

keltumoren eingesetzt wird. **Abbildung 15-69** zeigt die MR-Untersuchung eines jungen Mannes mit einem Hämatom des linken M. rectus femoris, entstanden bei einer Sprungverletzung. Beachten Sie die Verbreiterung des linken M. rectus femoris und die hohe Signalintensität, hervorgerufen durch eine Einblutung in den verletzten Muskel.

16 Männer, Frauen und Kinder

Bisher haben Sie vor allem etwas über die radiologischen Befunde gelernt, die beide Geschlechter betreffen. In diesem Kapitel werden Sie sich mit solchen beschäftigen, die jeweils nur bei Männern, Frauen oder Kindern vorkommen. Im Abschnitt über Frauen erfahren Sie etwas über die Bildgebung der Brust sowie über bildgebende Befunde in der Gynäkologie und Geburtshilfe; im Abschnitt über Männer können Sie sich mit Befunden des männlichen Urogenitaltrakts vertraut machen. Der Abschnitt über Kinder soll Sie daran erinnern, daß Kinder auch medizinisch und radiologisch betrachtet nicht einfach kleine Erwachsene sind. Sie haben oft spezifische Befunde und leiden nicht selten an altersabhängigen Erkrankungen. Dieses Kapitel kann natürlich keinen enzyklopädischen Überblick aller Befunde von Männern, Frauen und Kindern bieten, aber wir werden die häufigen Erkrankungen ansprechen, die Ihnen später im Berufsalltag begegnen werden.

Allgemeines zur speziellen Bildgebung bei Frauen

Hier wollen wir die Bildgebung der Brust und der weiblichen Geschlechtsorgane besprechen. Sie sollten sowohl mit dem Mammographie-Screening als auch mit der problembezogenen Mammographie vertraut sein und sich mit den üblichen Untersuchungsverfahren bei häufigen geburtshilflichen und gynäkologischen Fragestellungen auskennen.

Die weibliche Brust

Brustkrebs (Mammakarzinom) ist die häufigste tödliche Krebserkrankung bei Frauen, die nicht durch Vorbeugemaßnahmen verhindert werden kann. Lungenkrebs ist zwar die häufigste tödliche Krebserkrankung bei Frauen überhaupt, er wäre aber in den meisten Fällen zu verhindern.

In den Vereinigten Staaten wird jährlich bei mehr als 180 000 Frauen ein Mammakarzinom diagnostiziert, und jedes Jahr sterben daran mehr als 46 000 Frauen. Das Risiko, an Brustkrebs zu erkranken, nimmt mit steigendem Alter kontinuierlich zu, besonders bei Frauen über 40 Jahren. Es wird geschätzt, daß 1 von 8 Frauen im Laufe ihres Lebens an Brustkrebs erkrankt und daß 1 von 33 daran stirbt. Außer mit dem Lebensalter erhöht sich das Erkrankungsrisiko für Brustkrebs noch durch folgende Faktoren:
- familiäre Belastung,
- frühe Menarche,
- späte Menopause,
- keine oder späte erste Schwangerschaft.

Die Mammographie ist das Röntgenverfahren zur Erkennung von Brustkrebs. Weil mit ihr Brustkrebs bereits entdeckt werden kann, bevor er tastbar wird, ist sie zu einer sehr wertvollen Screeningmethode geworden; sie stellt die Untersuchung der ersten Wahl zur Früherkennung des Mammakarzinoms dar. Die Früherkennung ist deshalb so wichtig, weil Frauen, bei denen ein Karzinom noch vor dem tastbaren Stadium diagnostiziert wird, d.h., wenn es noch sehr klein ist, die größte Überlebenschance haben. Mammakarzinome, die erst bei der Selbstuntersuchung der Patientin oder durch Palpation des Arztes entdeckt werden, sind häufig schon in einem fortgeschritteneren Stadium.

Die Routinevorsorge für Brustkrebs sollte sowohl die klinische Brustuntersuchung als auch eine Mammographie einschließen. Obwohl die Mammographie noch nicht tastbare Karzinome erkennen läßt, können ihr andererseits auch einmal tastbare Tumoren entgehen, weil sie an schwierig darstellbaren Stellen der Brust lokalisiert oder im Mammogramm durch zystische oder andere Veränderungen des Brustgewebes überlagert sind. Bedenken Sie stets, daß die Mammographie einerseits das frühe, noch nicht tastbare Karzinom entdecken, andererseits Brustkrebs bei Patientinnen nicht ausschließen kann, bei denen klinisch ein tastbarer Knoten oder andere pathologische Veränderungen der Brust festgestellt werden. Die Mammographie kann also Brustkrebs nachweisen, ihn aber

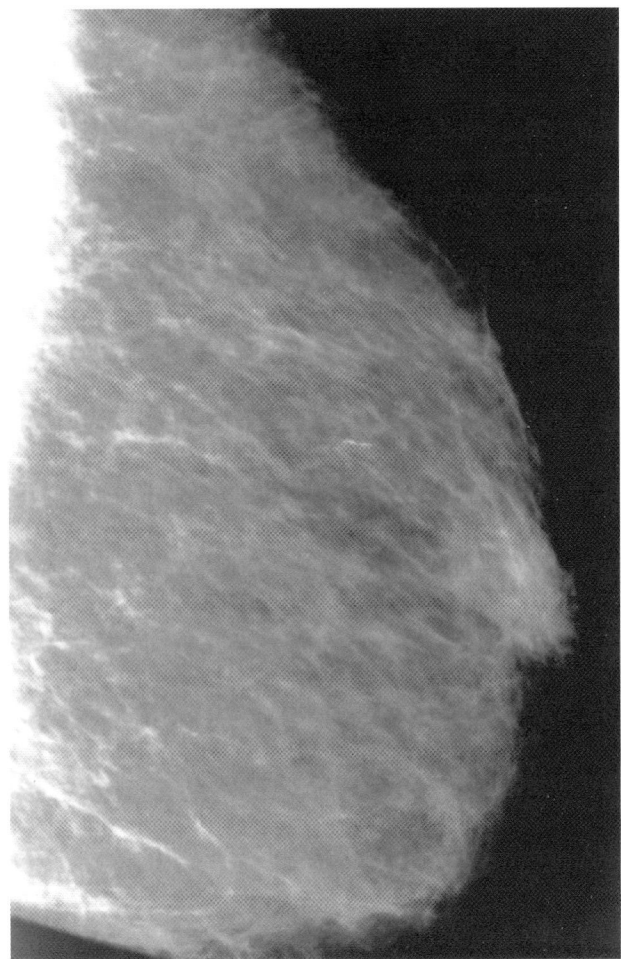
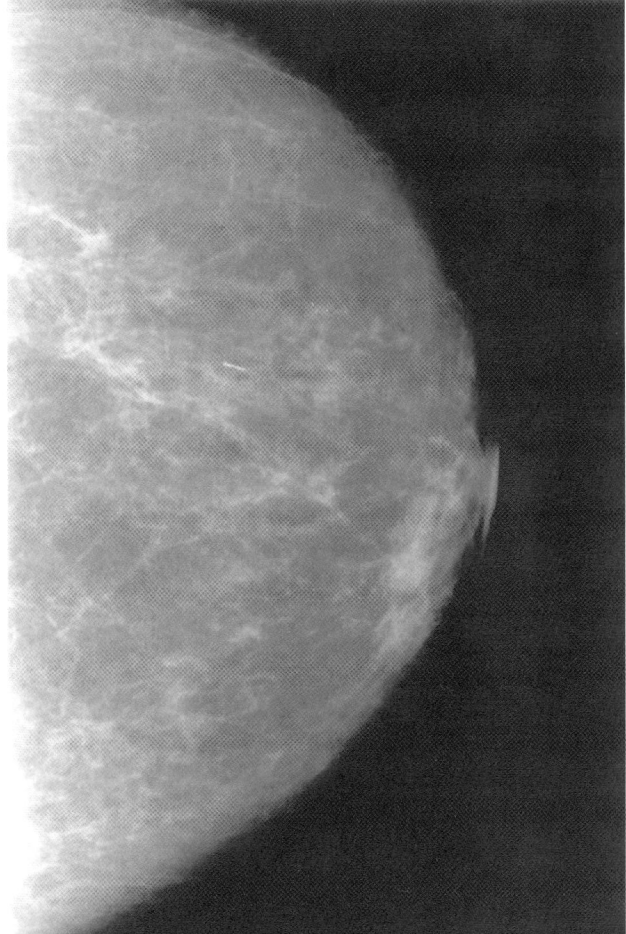

A

B

Abb. 16-1. Normale Mammographie
A. Schräg mediolaterale Aufnahme. **B.** Kraniokaudale Aufnahme

nicht ausschließen. Eine negative Mammographie sollte niemals die weitere Abklärung von Symptomen oder von verdächtigen Befunden bei der klinischen Untersuchung (Knoten in der Brust, Hautveränderungen, Schmerzen oder spontane Sekretion aus der Mamille) verzögern.

Zur Zeit wird darüber diskutiert, welche Altersgruppen regelmäßig mammographisch untersucht werden sollten. Es besteht weitgehende Einigkeit, daß Frauen über 50 Jahre jährlich mammographiert werden sollten. In dieser Altersgruppe hilft die Mammographie, die Krebsmortalität um 30 % zu reduzieren. Falls bei einer Frau über 50 Jahren Krebs besteht, kann die Mammographie in 90 % der Fälle bei der Diagnose helfen. (In Deutschland ist die Screening-Mammographie noch nicht in das Krebsfrüherkennungsprogramm der gesetzlichen Krankenkassen aufgenommen worden. Sie ist deshalb nur bei Verdachtssymptomen eine Kassenleistung. Anm. d. Übers.)

Für prämenopausale Frauen zwischen 40 und 49 Jahren sind die statistischen Daten zum Wert der Routinemammographie nicht so eindeutig. Obwohl die amerikanische Krebsgesellschaft die Screening-Mammographie für diese Altersgruppe alle 1 bis 2 Jahre empfiehlt, gibt es keinen allgemeinen Konsens über den Nutzen dieser Vorsorgemaßnahme.

Die Screening-Mammographie wird bei scheinbar gesunden Frauen vorgenommen, um klinisch noch unerkannte Tumoren in einem frühen Stadium zu diagnostizieren. Die symptombezogene Mammographie wird durchgeführt, um pathologische Befunde der Brust abzuklären. Dazu zählen tastbare Knoten, spontane Sekretion aus der Mamille, Brustwarzeneinziehung oder Hautveränderungen. Die Mammographie erfordert eine besondere apparative Ausstattung und speziell ausgebildete Radiologieassistenten/innen und Radiologen.

Eine Mammographie besteht aus zwei Aufnahmen jeder Brust: einer schräg mediolateralen **(Abb. 16-1 A)** und einer kraniokaudalen Projektion **(Abb. 16-1 B)**. Die Brüste müssen zur Aufnahme komprimiert werden, damit anatomische Dickenunterschiede des Brustgewebes weitgehend ausgeglichen werden und die Strahlendosis redu-

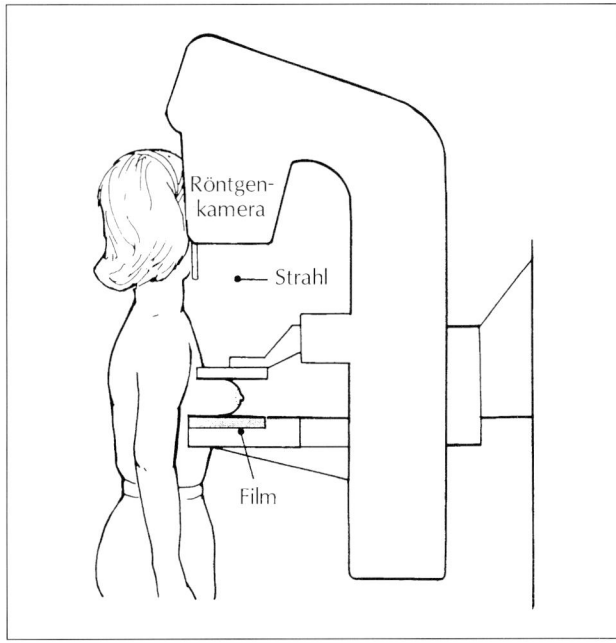

Abb. 16-2. Schemazeichnung der Mammographie

ziert werden kann **(Abb. 16-2)**. *Sie sollten ihre Patientinnen darauf aufmerksam machen, daß die Mammographie zwar nicht schmerzhaft, aber gewöhnlich doch unangenehm ist.* Falls der Radiologe einen speziellen Problembefund weiter abklären muß, wie z.B. einen tastbaren Knoten, können noch weitere Aufnahmen einschließlich solcher mit Punktkompression und Vergrößerung gemacht werden.

In der Mammographie erscheint Brustkrebs typischerweise als sternförmige Raumforderung mit stachelförmigen Ausläufern **(Abb. 16-3)**. Falls er dicht unter Haut liegt, kann die darüberliegende Haut eingezogen sein. Mammakarzinome können auch als Ansammlung von Mikroverkalkungen mit oder ohne sternförmigen Tumorschatten imponieren **(Abb.16-4)**. Manchmal ist das einzige Zeichen für ein Karzinom die Asymmetrie des Brustgewebes. Weitere Zeichen sind Hautverdickungen, Mammillenretraktion und eine venöse Stauung. Die Interpretation von Mammographien ist schwierig, und nur

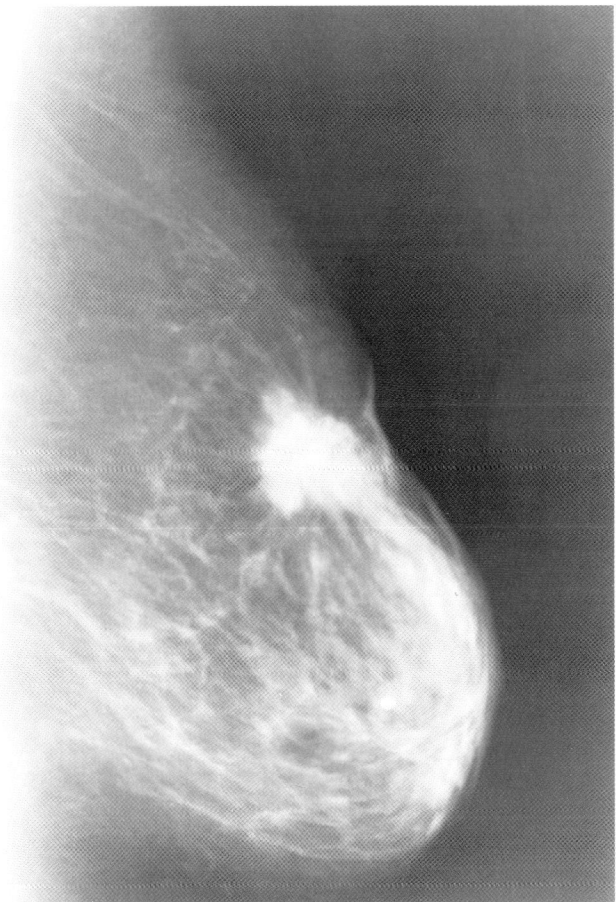

Abb. 16-3. Typisches mammographisches Bild eines Karzinoms, das als Knoten mit stachelförmigen Ausläufern und Retraktion der darüberliegenden Haut imponiert.

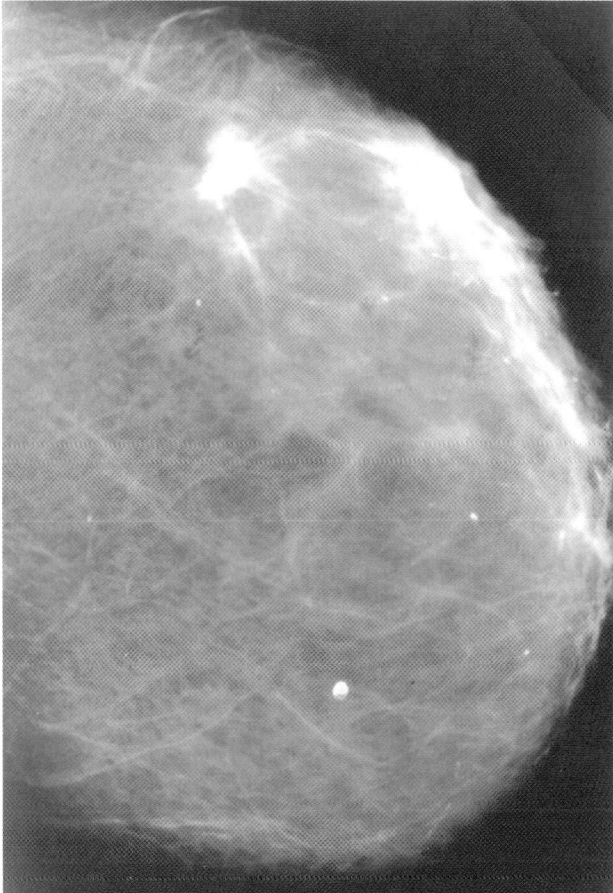

Abb.16-4. Mammographie eines Karzinoms, das als unregelmäßig begrenzte Verschattung imponiert und zusätzlich peripher im Tumorknoten kleine Mikroverkalkungen enthält. Ein weiteres Zeichen für Malignität ist die Infiltration der darüberliegenden Haut.

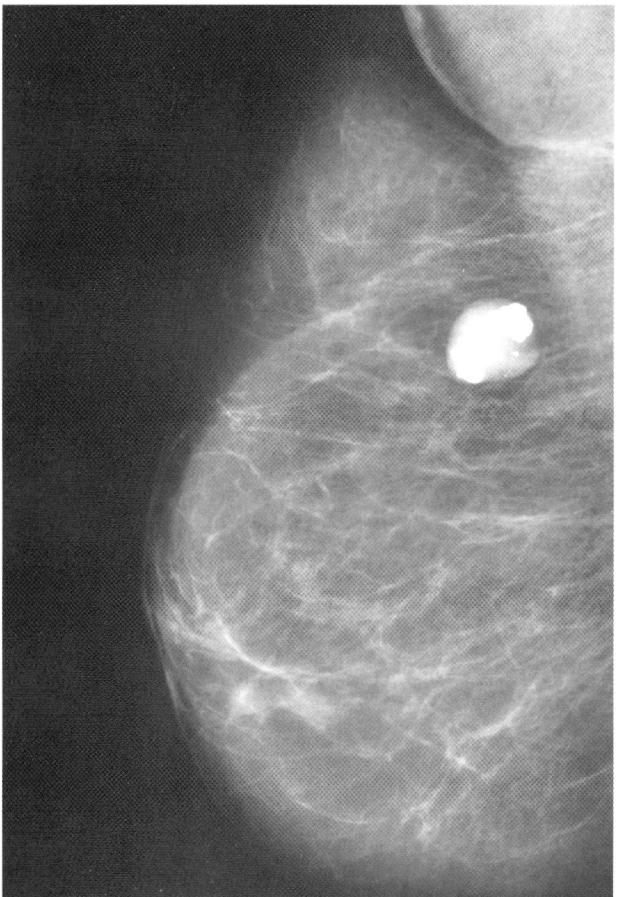

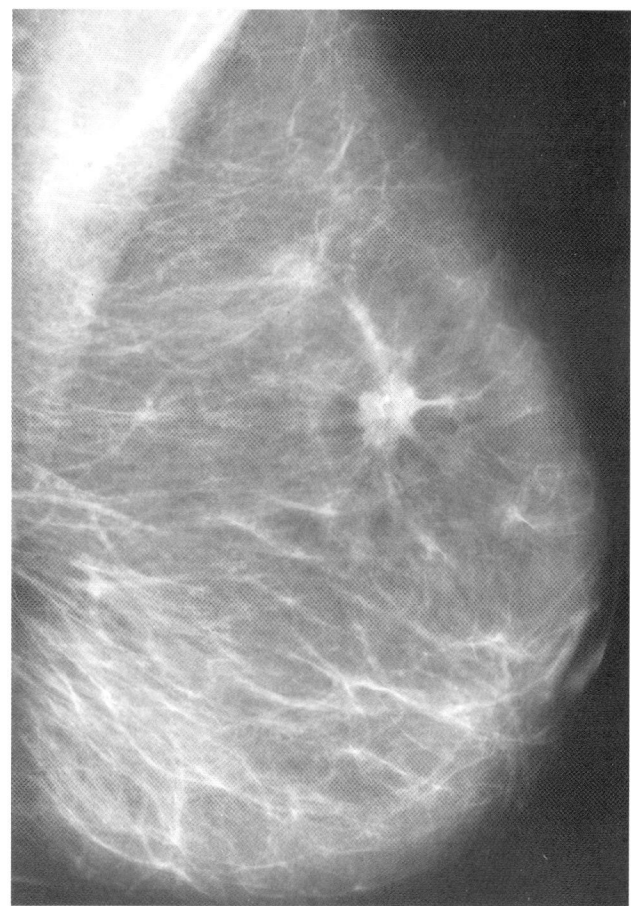

A

B

Abb. 16-5. Schräg mediolaterale Mammographien beider Brüste einer Frau, die einen tastbaren Knoten in ihrer rechten Brust selbst entdeckt hatte.
A. Der Tumor in der rechten Brust ist eindeutig ein gutartiges Fi-

broadenom mit glatter Begrenzung und typischen röntgendichten, popkornartigen Verkalkungen.
B. In der linken Brust sieht man jedoch unerwartet ein Karzinom, das bei der klinischen Untersuchung nicht entdeckt wurde.

erfahrene Ärzte sollten abschließende Befunde herausgeben. Idealerweise werden Screening-Mammographien doppelbefundet (d.h. durch zwei voneinander unabhängige Radiologen). Diese Doppelbefundung erhöht erwiesenermaßen die Erkennungsrate von Karzinomen bei Screeninguntersuchungen der Brust.

Auch benigne Veränderungen können mit der Mammographie erkannt werden. Gutartige Verkalkungen können in der Haut, in den Arterien der Brust und in den Wänden harmloser Zysten sichtbar werden. Gutartige Fibroadenome können dichte, popkornartige Verkalkungen enthalten **(Abb. 16-5)**, sie können aber auch – wie intramammäre Lymphknoten und Zysten – als nicht verkalkte Raumforderung imponieren. Wie Sie vermuten würden, erscheinen Zysten in der Mammographie auch glatt begrenzt und stellen sich im Ultraschall echofrei dar. Mit einer *Nadelaspiration* läßt sich im Zweifelsfall entscheiden, ob eine Raumforderung zystisch oder solide ist.

Wenn in der Mammographie eine nicht tastbare, suspekte

Veränderung gefunden wird, kann sie vor einer Biopsie bzw. Resektion mammographisch oder sonographisch markiert werden. Eine Nadelspitze mit Drahthaken wird unter Bildkontrolle direkt bis zu der Veränderung vorgeschoben. Mit Hilfe dieser Nadelmarkierung kann die Veränderung durch den Chirurgen während der Operation exakt aufgefunden und entfernt werden.

Bei einigen Patientinnen können andere bildgebende Verfahren für die Darstellung der Brust angezeigt sein. Mit dem Ultraschall kann vor allem zwischen zystischen und soliden Veränderungen unterschieden werden. Neuere Studien lassen vermuten, daß die MRT zukünftig besonders bei der Untersuchung von Patientinnen mit unklarer oder unübersichtlicher Mammographie eingesetzt wird.

Nun noch ein paar bemerkenswerte Informationen: Obwohl durch ein Mammographie-Screening die Anzahl der Todesfälle durch Brustkrebs um ein Drittel verringert werden kann, schätzt das amerikanische National Cancer

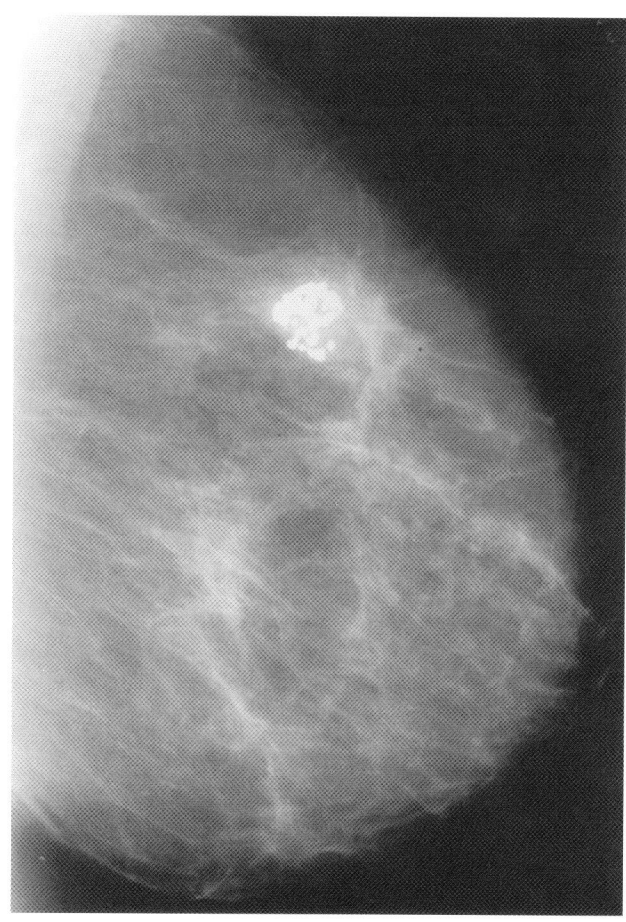

Abb. 16-6. Mammographie einer anderen Patientin mit einem benignen Fibroadenom, das die typischen großen, groben und unregelmäßigen Verkalkungen gutartiger Veränderungen enthält.

Institute, daß nur bei 30 % der Frauen zwischen 50 und 60 Jahren und bei 36 % der Frauen über 60 Jahre jährlich eine Mammographie angefertigt wurde. Und 40 % der Frauen über 50 Jahre haben noch nie eine Mammographie erhalten! Dieser geringe Einsatz der Mammographie führt zu einer vermeidbaren Mortalität von Frauen durch das Mammakarzinom. In der Grundversorgung tätige Ärzte sollten Frauen daher konsequenter zur Screening-Mammographie schicken, damit Karzinome zu einem frühen Zeitpunkt, wenn die Heilungschancen noch hoch sind, diagnostiziert und behandelt werden können.

Das weibliche Becken

Das weibliche Becken beinhaltet dorsal das Rektum, das Sigmoid und terminale Schlingen des Ileum, ventral und in der Mitte die Harnblase, den Uterus, die Vagina, die Ovarien und die Eileiter. Bitte schauen Sie sich hierzu die anatomischen Zeichnungen in den **Abb. 16-7** und **16-8** an. Der Uterus ist ein birnenförmiges Organ mit einer dicken muskulären Wand, das je nach Alter unterschiedlich groß ist. Bei jungen Frauen, die noch nicht geboren

haben, ist er durchschnittlich 8 cm lang und 5 cm breit. Das Uteruskavum hat die Form eines umgekehrten Dreiecks. Die oberen zwei Ecken (Cornua uterina) weisen zu den Eileitern, die untere zum Zervikalkanal, der das Uteruskavum mit der Vagina verbindet. Normalerweise ist der Uterus anteflektiert und bildet einen ca. 90°-Winkel zur Vagina. Die Eileiter (Tuben), die normalerweise 10 cm lang sind, verbinden die Uterushöhle mit der Peritonealhöhle in der Nähe der beiden Ovarien. Die Tuben verlaufen durch den oberen Rand des Ligamentum latum. Jedes Ovar ist seitlich am Ligamentum latum befestigt und liegt jeweils in einer Vertiefung der seitlichen Beckenwand, der Fossa ovarica. Die Ovarien messen schätzungsweise 4 × 2 cm. Auch ihre Größe ist altersabhängig; nach der Menopause schrumpfen sie. Die Vagina ist ca. 8 cm lang und wird von einer Vorder- und einer Rückwand gebildet, die normalerweise einander direkt anliegen.

Zur Untersuchung des weiblichen Beckens werden verschiedene bildgebende Techniken eingesetzt. Die Methode der ersten Wahl ist der Ultraschall. Sonographische Darstellungen des Beckens haben Sie schon in Kapitel 11 gesehen. Die Ultraschalluntersuchung des

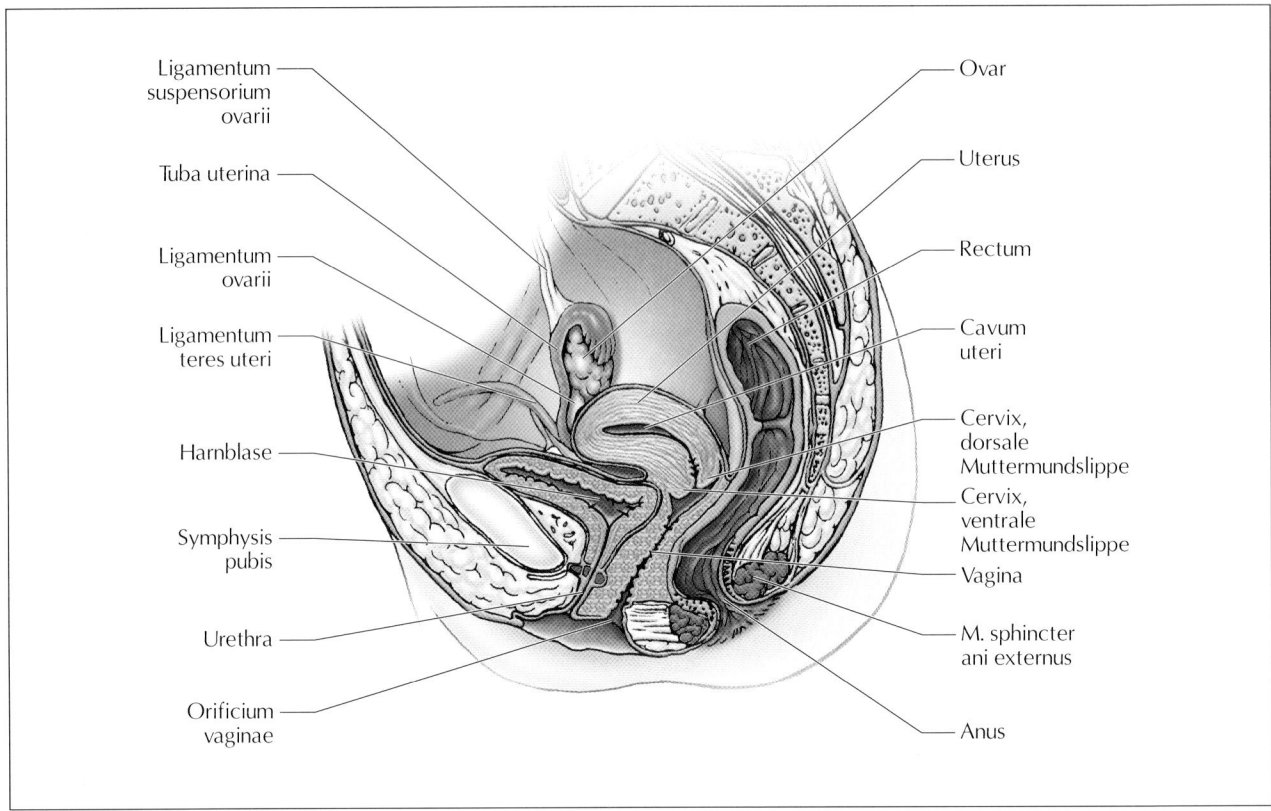

Abb. 16-7. Sagittaler Schnitt durch das weibliche Becken

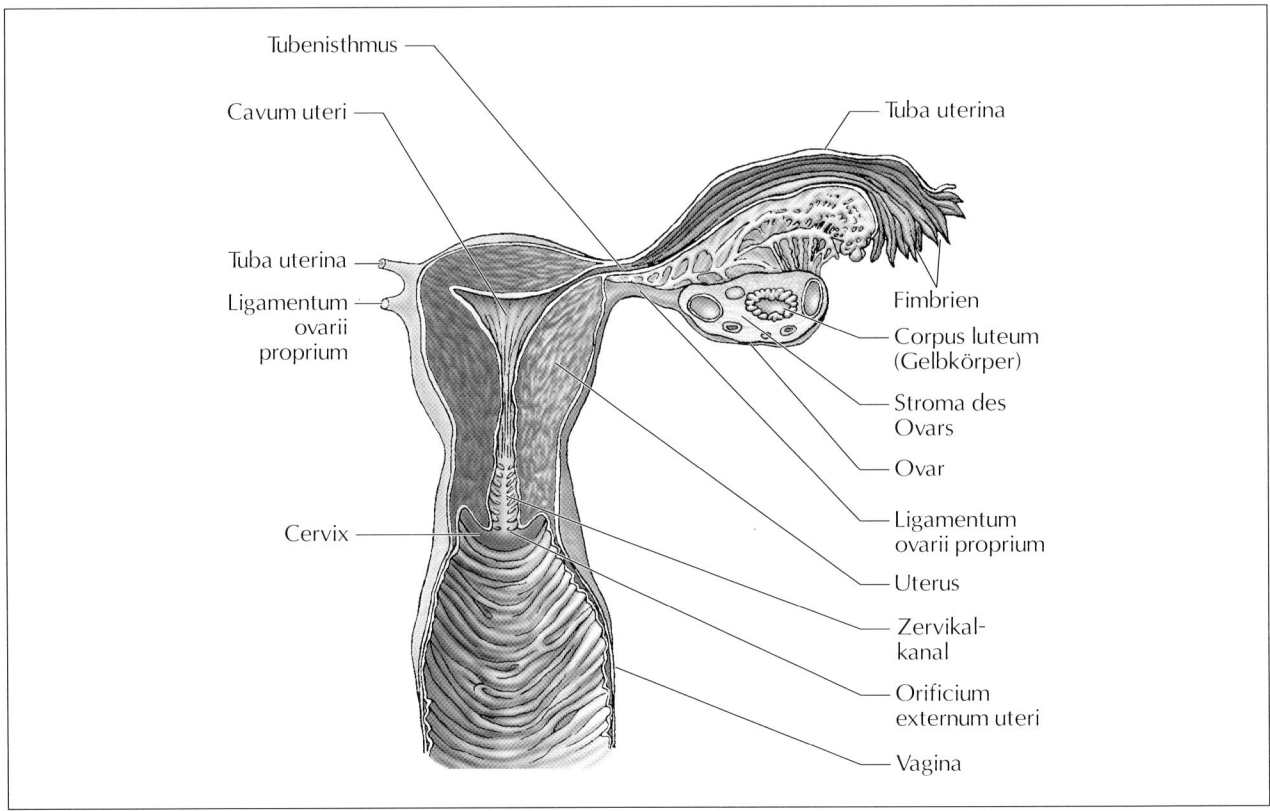

Abb. 16-8. Schnitt durch Vagina, Uterus, Tube und Ovar

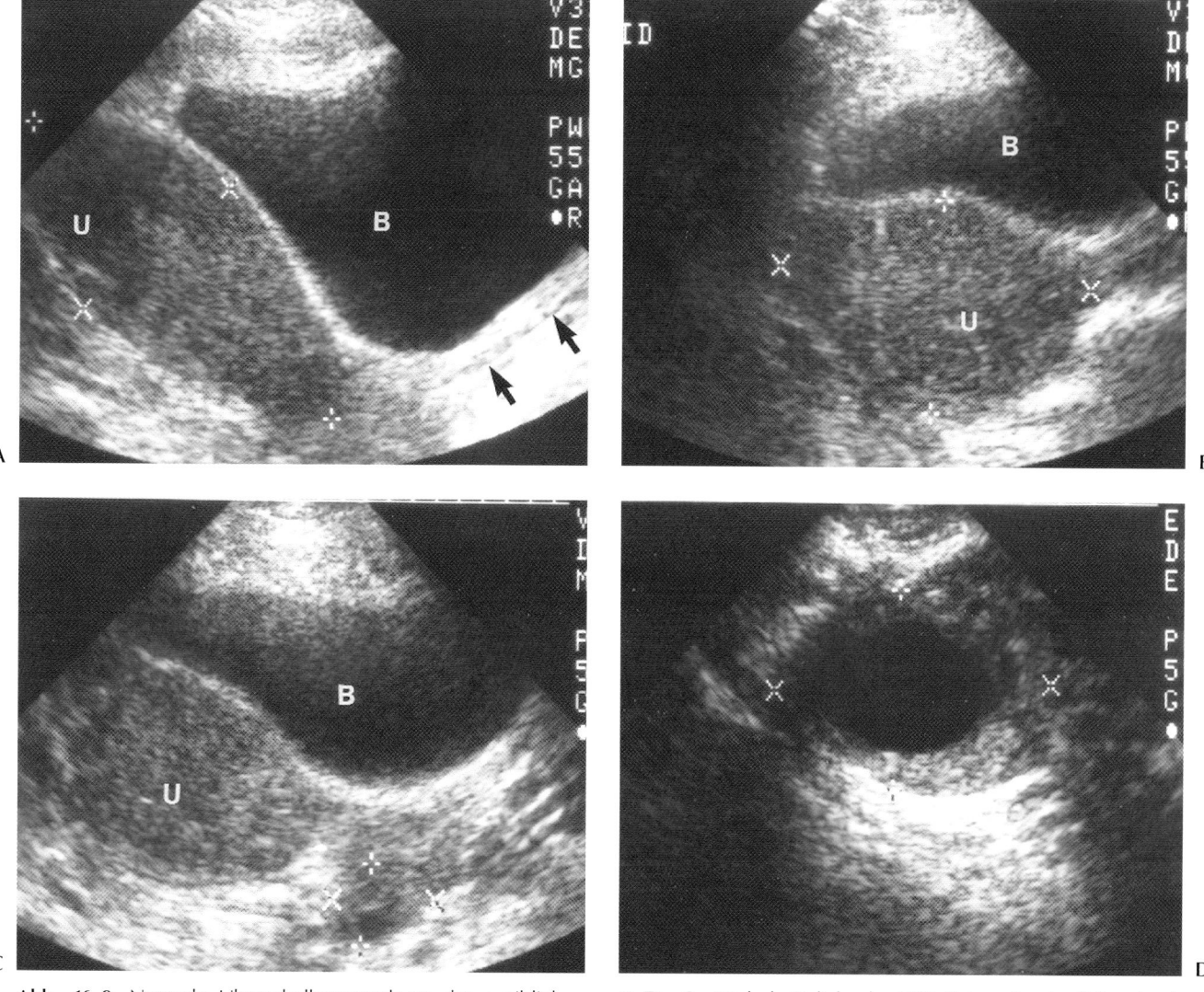

Abb. 16-9. Normale Ultraschalluntersuchung des weiblichen Beckens. (Siehe Text)
A. Der transabdominelle Sagittalschnitt zeigt einen echoarmen Uterus *(U)*, dessen Ränder mit Kreuzen markiert sind, eine gefüllte Harnblase *(B)* und die Vagina *(Pfeile)*.
B. Der transabdominelle Transversalschnitt zeigt den Uterus *(U)* hinter der Harnblase *(B)*.

C. Der Sagittalschnitt links der Mittellinie zeigt das linke, durch Kreuze markierte Ovar mit einer kleinen echofreien Zyste. Weiterhin sind Teile des Uterus *(U)* und der Harnblase *(B)* zu sehen.
D. Das transvaginal aufgenommene Bild des linken Ovars zeigt das Organ (markiert durch Kreuze) wesentlich besser; es enthält eine echofreie physiologische Zyste.

Beckens kann transabdominal durchgeführt werden, wobei die gefüllte Blase der Patientin als akustisches Fenster dient, oder transvaginal, indem ein besonders geformter Schallkopf in die Vagina der Patientin eingeführt wird. Der transvaginale Ultraschall macht kleine Strukturen besser sichtbar und ist besonders für Untersuchungen in der Geburtshilfe zur Darstellung der fetalen Entwicklung im ersten Trimenon und bei ektopen Schwangerschaften geeignet.

Die **Abb. 16-9 A** und **B** sind mittsagittale und transversale Ultraschallbilder des Beckens, die transabdominal bei

einer Patientin mit gefüllter Harnblase aufgenommen wurden. Der Uterus ist echoarm und hat eine gleichmäßige Echostruktur. Das Erscheinungsbild des Endometriums variiert mit dem Zyklus. Die Vagina bietet gewöhnlich eine echoarme lineare Struktur mit echoreichem Lumen. Die Ovarien **(Abb. 16-9 C)** verändern ihr Erscheinungsbild mit dem Alter und während der verschiedenen Phasen des Zyklus, in denen physiologische Zysten auftreten können, wachsen und anschließend atretisch werden. Die Ovarien sieht man am besten bei der transvaginalen Untersuchung **(Abb. 16-9 D)**.

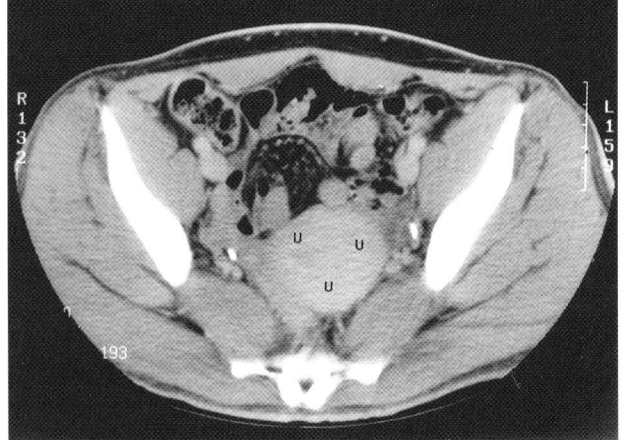
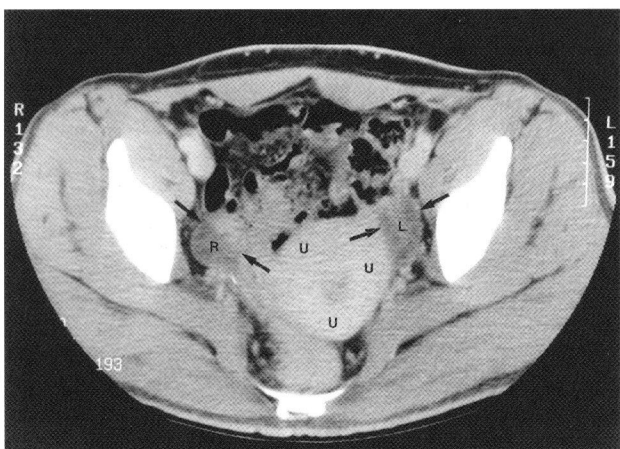

A

B

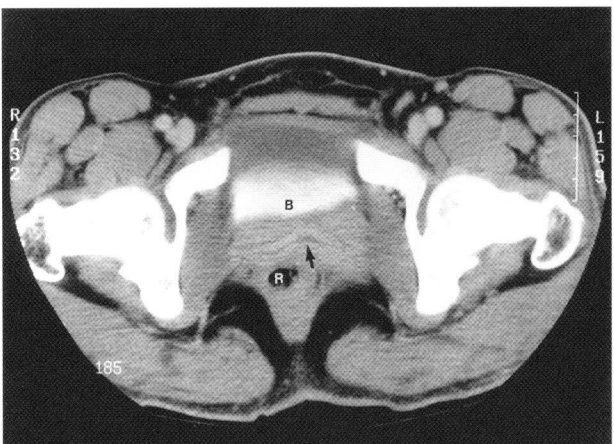

C

Abb. 16-10. Normale CT-Aufnahmen des weiblichen Beckens
A. Die Aufnahme zeigt den oberen Abschnitt des Uterus (U).
B. Die weiter kaudale Schicht zeigt die mittlere Partie des Uterus (U) mit seinem fast zentralen, weniger dichten Kavum. Das rechte (R) und das linke (L) Ovar (Pfeile) sind neben dem Uterus sichtbar.
C. Unterhalb des Uterus ist die kollabierte Vagina (Pfeil) zwischen der kontrastmittelgefüllten Harnblase (B) und dem lufthaltigen Rektum (R) sichtbar.

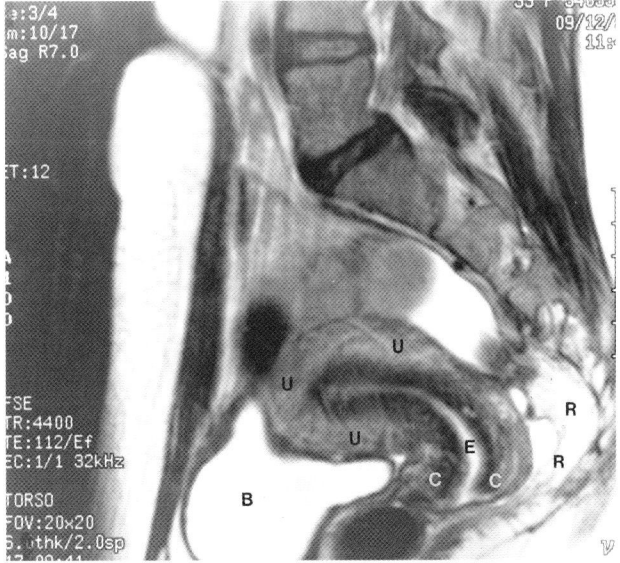

A

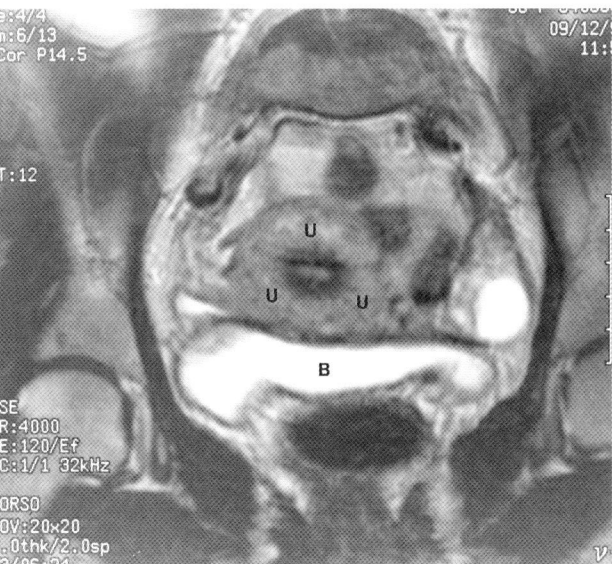

B

Abb. 16-11. Normale MRT-Bilder des weiblichen Beckens
A. Die mittsagittale T2-gewichtete Aufnahme zeigt den anteflektierten Uterus (U) und die Zervix (C) zwischen der Harnblase (B) und dem Rektum (R). Beachten Sie das leuchtend weiße Band der Endometriumschleimhaut (E) des Uterus.

B. Die koronare Aufnahme derselben Patientin zeigt den Uterus (U) oberhalb der Blase (B).

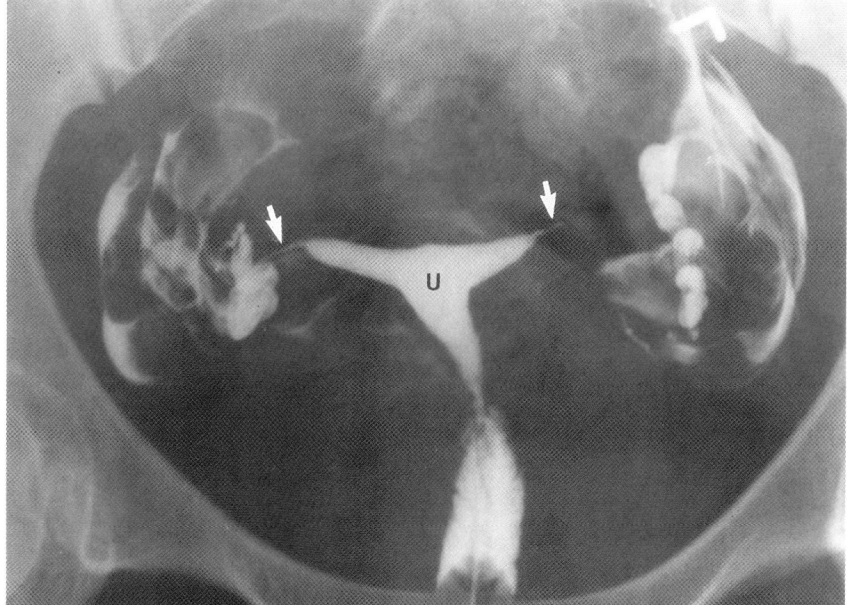

Abb. 16-12. Normale Hysterosalpingographie. Das Kontrastmittel wurde durch einen in die Zervix eingebrachten Katheter injiziert. Dadurch stellen sich das Uteruskavum *(U)* und auch die Tuben *(Pfeile)* dar. Es kommt zu einem Reflux des Kontrastmittels in den Zervikalkanal. Der Injektionskatheter in der Scheide ist ebenfalls erkennbar. Der freie Fluß des Kontrastmittels in die Peritonealhöhle spricht für durchgängige Tuben. Die Ovarien sind nicht sichtbar.

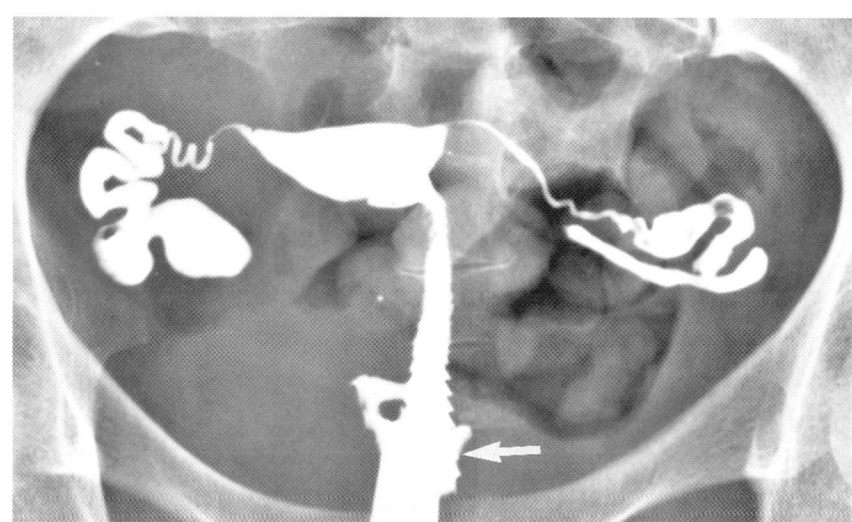

Abb. 16-13. Pathologische Hysterosalpingographie. Wegen Vernarbung infolge früherer Entzündungen sind beide Tuben verschlossen, so daß kein Kontrastmittel in die Bauchhöhle fließt. Die Tuben sind auch erweitert, was an eine Hydrosalpinx denken läßt. Der *Pfeil* deutet auf den Injektionskatheter.

CT und MRT liefern hervorragende Bilder des weiblichen Beckens (**Abb. 16-10** und **16-11**). Verglichen mit dem Ultraschall lassen sich Strukturen in der Umgebung von Uterus und Adnexen besser abgrenzen. Deshalb sind sie besonders zur Stadieneinteilung von malignen Beckentumoren geeignet.

Eine weitere Möglichkeit der Darstellung der weiblichen Beckenorgane ist die Hysterosalpingographie, die Sie bereits in Abb. 11-51 kennengelernt haben. Für dieses Verfahren wird über den Zervikalkanal ein Kontrastmittel in das Uteruskavum und die Eileiter injiziert. Normalerweise fließt das Kontrastmittel frei durch die Eileiter in die Peritonealhöhle (**Abb. 16-12**). Die Hysterosalpingographie wird zur Diagnostik angeborener Anomalien, wie z.B. Uterus septus oder Uterus bicornis, angewendet. Diese Anomalien können aber heute durch MRT und Ultraschall oft besser und einfacher diagnostiziert werden. Die Hysterosalpingographie kann auch bei der Abklärung von Unfruchtbarkeit eingesetzt werden. Der fehlende Nachweis eines freien Kontrastmittelflusses durch den Eileiter in die Peritonealhöhle ist ein Hinweis für eine Eileiterverlegung (**Abb. 16-13**). Vergleichbare Aussagen zur Durchgängigkeit der Eileiter lassen sich neuerdings auch durch eine Ultraschalluntersuchung treffen, bei der analog ein Ultraschallkontrastmittel über den Zervikalkanal appliziert wird.

Gynäkologische Erkrankungen

Mit dem Ultraschall können viele gutartige Veränderungen des Beckens, wie Ovarialzysten, entzündliche Prozesse, die Endometriose sowie gutartige Tumoren des Uterus (Myome) und der Ovarien (Zystadenome, zystische Teratome), diagnostiziert werden. Raumforderungen des Ovars können zystisch, solide oder beides sein. Funktionelle oder physiologische Zysten sind bei Frauen vor der Menopause die häufigsten Raumforderungen der Adnexe.

Die Größe der Ovarialzysten kann von 0,5 bis 10 cm im Durchmesser variieren. Gewöhnlich sind sie asymptomatisch, und sie werden zufällig bei Ultraschalluntersuchungen des Beckens entdeckt **(Abb. 16-14)**. Akute Symptome können jedoch bei Einblutungen in Zysten oder bei Torsion großer Zysten entstehen **(Abb. 16-15)**.

Solide Raumforderungen des Ovars können gutartig sein, wie z.B. Teratome und Stromatumoren, ebenso aber auch Ovarialkarzinomen entsprechen. Die meisten Neoplasien des Ovars sind epithelialen Ursprungs und besitzen zystische Komponenten, wie z.B. die Zystadenome. **Abbildung 16-16** zeigt das Ultraschallbild einer Frau mit beidseitigen soliden Tumoren der Ovarien, hervorgerufen durch eine beidseitige Endometriose. Beide Ovarien sind etwas vergrößert, wobei das rechte 68 mm, das linke 48 mm mißt. In **Abb. 16-17** sehen Sie einen zystischen Tumor des rechten Ovars im Vergleich mit einer gutartigen Ovarialzyste einer anderen Patientin. Der Ultraschall hilft, derartige Veränderungen, unterstützt durch CT und MRT, zu charakterisieren, indem Verkalkungen, Fettanteile und andere Gewebeeigenschaften dargestellt werden. **Abbildung 16-18** zeigt das CT-Bild eines Kindes mit einem zystischen Teratom (Dermoid) des rechten Ovars, das Zähne, Fett und Haare enthält. Und **Abb. 16-19** zeigt die CT-Bilder einer Patientin mit einem rupturierten muzinösen

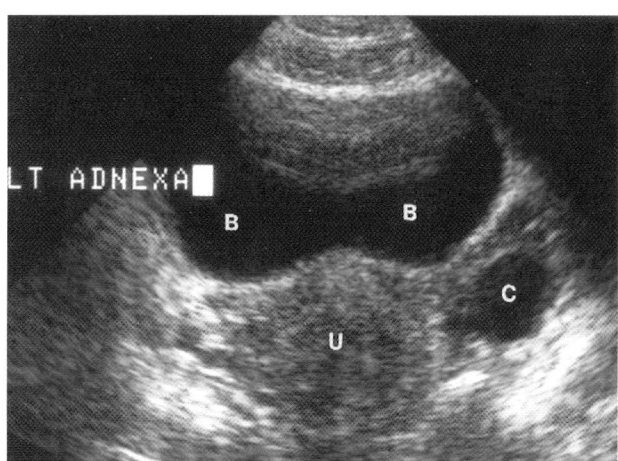

A

Abb. 16-14. Ultraschallbild einer asymptomatischen Ovarialzyste links

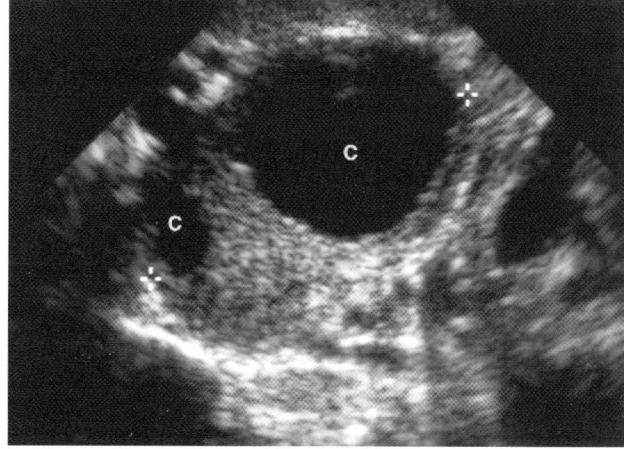

B

A. Die transabdominelle Querschnittsaufnahme zeigt eine kleine Zyste *(C)* im linken Ovar. Die Harnblase *(B)* und der Uterus liegen medial.
B. Das transvaginale Ultraschallbild des linken Ovars (Rand ist mit Kreuzen markiert) zeigt zwei Zysten *(C)*. Nur die größere war auf der transabdominalen Aufnahme sichtbar.

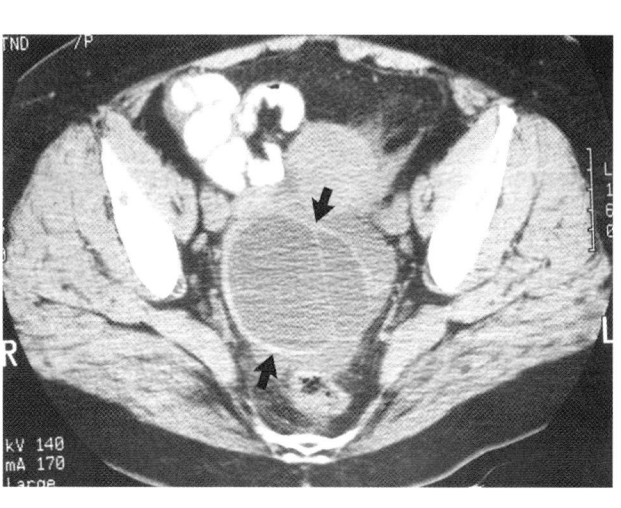

Abb. 16-15. CT-Bild einer torquierten rechten Ovarialzyste. Bei der Patientin wurde ein CT des Beckens wegen akuter starker Unterleibsschmerzen durchgeführt. Dabei wurde eine große zystische Struktur *(Pfeile)* diagnostiziert. Bei der Operation wurde eine torquierte Ovarialzyste gefunden und entfernt. Das CT ermöglichte zwar die Diagnose einer Zyste des Ovars, aber nicht die der Torsion. Erst die klinische Untersuchung der Patientin in Verbindung mit dem CT führte zur richtigen präoperativen Diagnose.

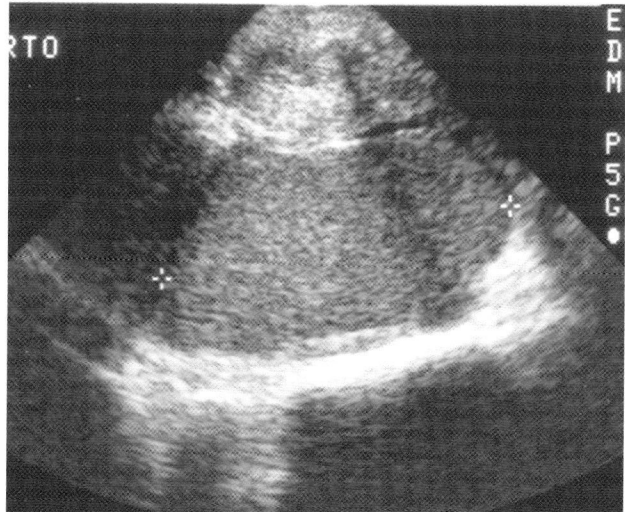

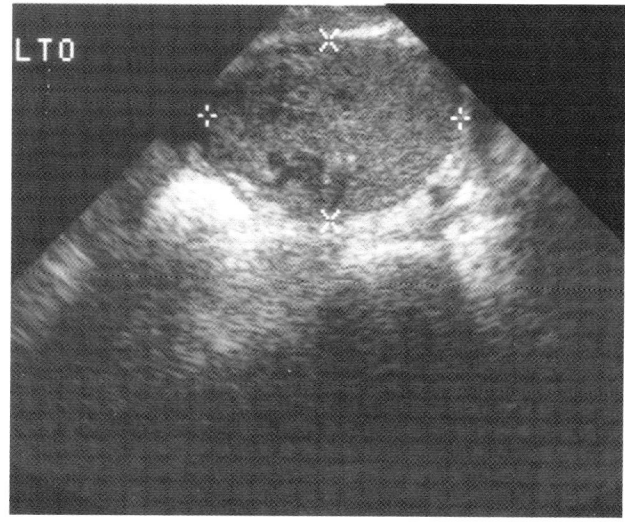

Abb. 16-16. Beidseitige Endometriose der Ovarien. (Siehe Text)
A. Sagittales transvaginales Ultraschallbild des rechten Ovars

B. Koronares transvaginales Ultraschallbild des linken Ovars

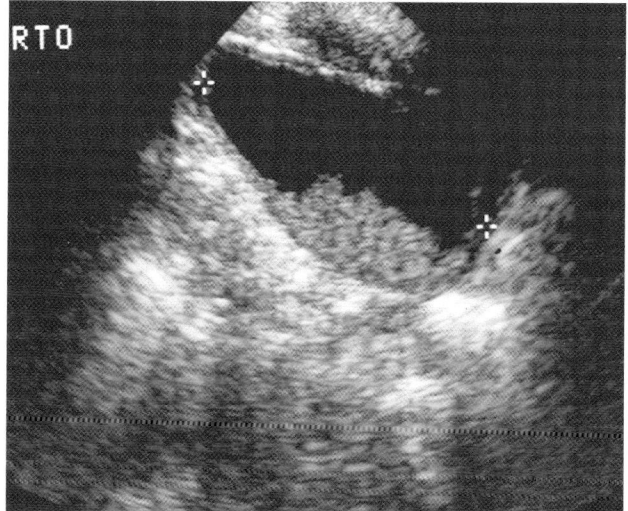

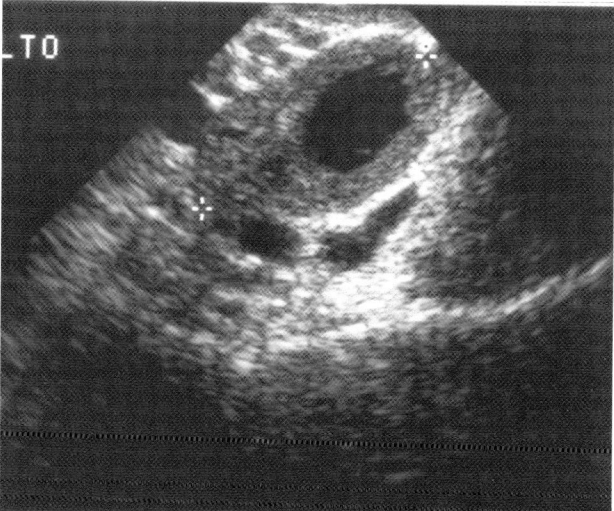

Abb. 16-17. Vergleich eines zystischen Ovarialkarzinoms (A) mit einer gutartigen Ovarialzyste (B) einer anderen Patientin. Das zystische Karzinom hat das rechte Ovar auf 56 × 73 mm, das

Doppelte des Normalmaßes, vergrößert. Der zystische Anteil des Tumors ist unregelmäßig berandet und nicht sphärisch geformt wie bei einer gutartigen Zyste.

Abb. 16-18. CT eines Mädchens mit einem großen zystischen Teratom des Ovars. Die *weißen Pfeile* zeigen die Ausdehnung der Raumforderung an. Der *schwarze Pfeil* deutet auf den Dermoidknoten, der Zähne, Fett und Haare enthält.

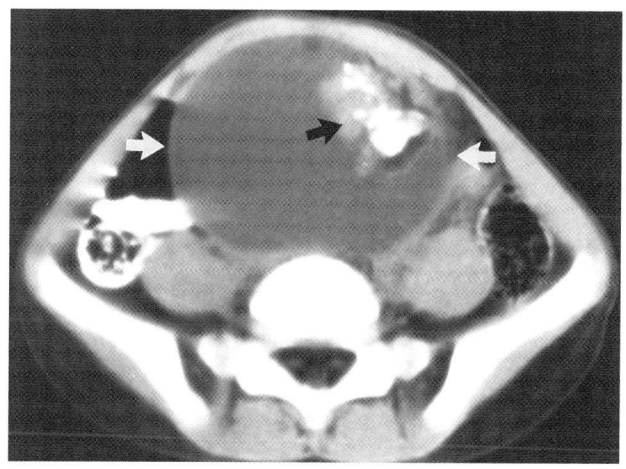

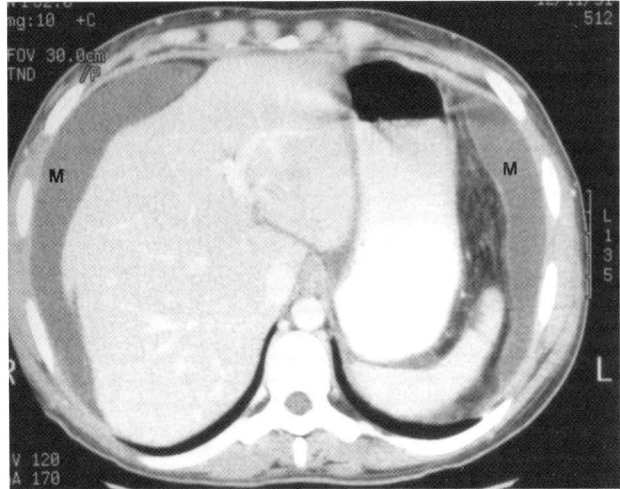

A

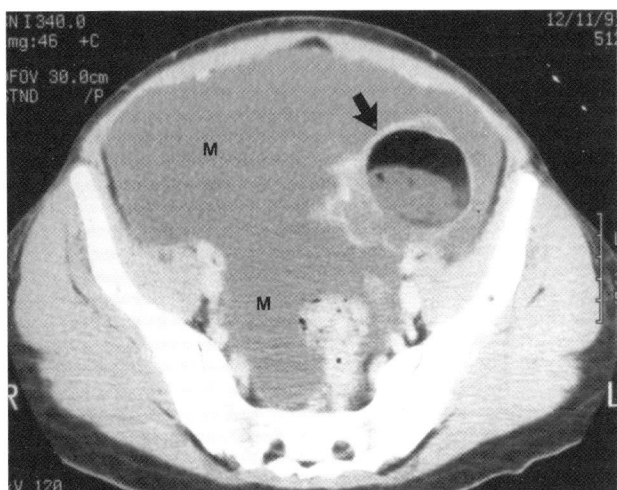

B

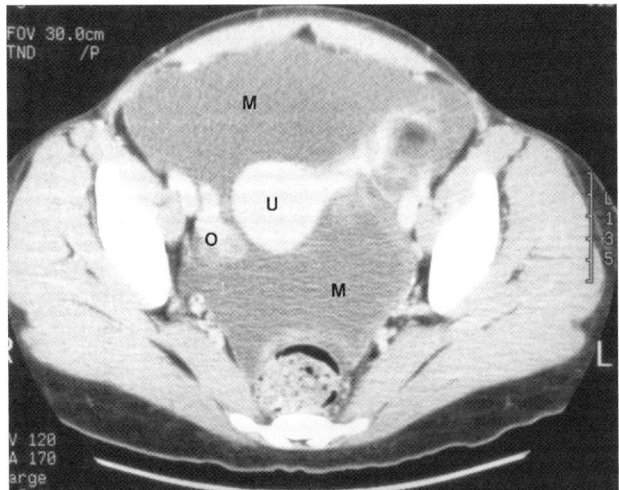

C

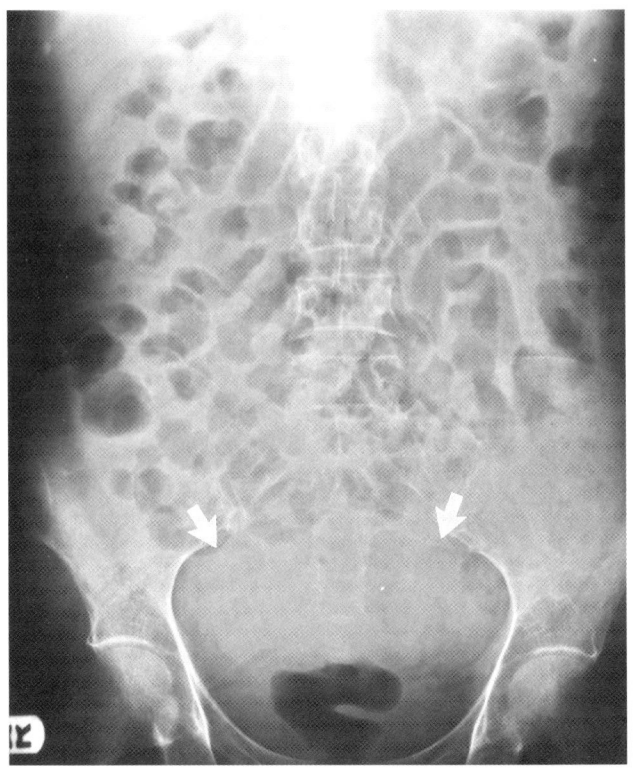

A

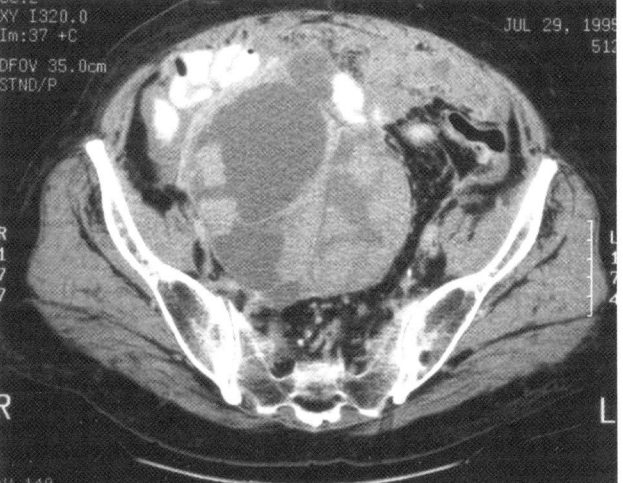

B

Abb. 16-20. Großer Tumor des rechten Ovars
A. Die Röntgenübersichtsaufnahme zeigt luftgefüllte Darmschlingen, die durch einen großen Tumor *(Pfeile)* aus dem Becken verdrängt wurden.
B. Das CT läßt deutlich einen großen zystisch-soliden Ovarialtumor erkennen.

Abb. 16-19 A–C. CT-Aufnahmen einer Patientin mit einem muzinösen Zystadenom des linken Ovars, das rupturiert ist und zur Entwicklung eines Pseudomyxoma peritonei geführt hat. Ausbreitung der schleimbildenden Zellen und des Muzins *(M)* vom linksseitigen Ovarialtumor *(Pfeil* in **B**) in die gesamte Bauchhöhle **(A–C)**. Die am weitesten kaudal gelegene Aufnahme **(C)** zeigt einen normalen Uterus *(U)* und ein normales rechtes Ovar *(O)*.

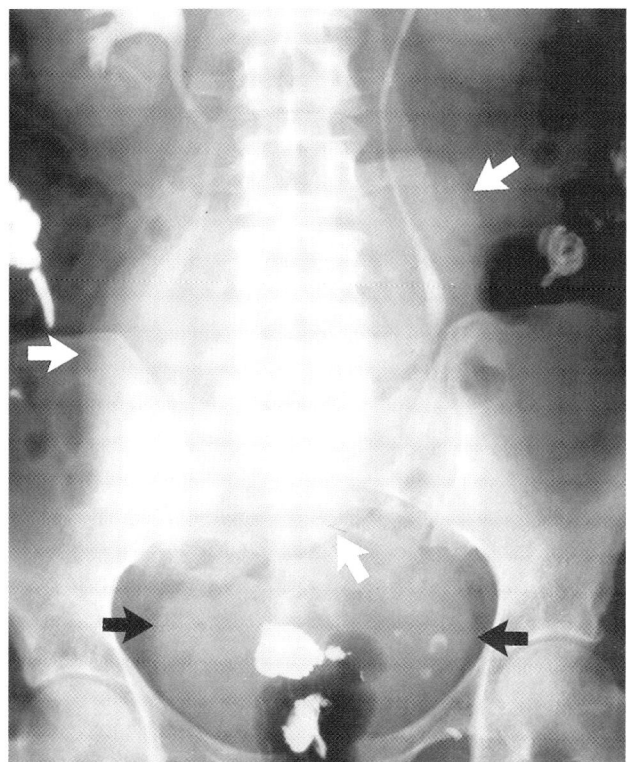

Abb. 16-21. Intravenöses Urogramm einer Frau mit einem riesigen, nicht verkalkten Leiomyom des Uterus *(weiße Pfeile)*. Eine dünne, durchscheinende Fettgewebsschicht trennt das Myom von der kontrastmittelgefüllten Harnblase *(schwarzer Pfeil)*. Bestimmt haben Sie auch schon das von einer vorausgegangenen Darmuntersuchung stammende restliche Bariumkontrastmittel bemerkt, das sich über den Dickdarm verteilt findet.

Zystadenom, dessen Schleim sich in die Bauchhöhle ergossen hat. Das Ovarialkarzinom breitet sich gewöhnlich durch peritoneale Aussaat auf Darmschlingen, dem Mesenterium oder im Omentum majus aus. Diese Ausbreitung zeigt sich am besten in CT oder MRT, die für die Stadieneinteilung vor Therapie und die Nachuntersuchungen nach Therapie die Methoden der Wahl sind. Sehr große Ovarialtumoren können auch schon auf herkömmlichen Röntgenaufnahmen entdeckt werden **(Abb. 16-20)**.

Die häufigsten benignen Raumforderungen des Uterus sind Leiomyome und solche, die durch eine Adenomyosis uteri bewirkt werden (Einwachsen von Endometrium in die Uterusmuskulatur = Myometrium). Leiomyome (meist nur Myome genannt) sind so häufig, daß sie bei 40 % der Frauen über 35 Jahre gefunden werden. Sie haben bereits die Röntgenaufnahme einer Patientin mit einem riesigen verkalkten Uterusmyom in Kapitel 11 gesehen (Abb. 11-18). **Abbildung 16-21** zeigt das intravenöse Urogramm einer anderen Patientin mit einem enormen, nicht verkalkten Leiomyom des Uterus.

Die Adenomyosis uteri ist weniger häufig und tritt meist bei Frauen über 40 Jahre auf. Beide Befunde können Schmerzen im Becken und eine Hypermenorrhö verursachen. Der Ultraschall ist hierfür die häufigste Screening-Untersuchung, aber die MRT ist ihm bei der Differentialdiagnose überlegen. Die korrekte Diagnose ist sehr wichtig, weil die Behandlung völlig unterschiedlich ist: Leiomyome können operativ entfernt werden, ohne daß die Patientin ihren Uterus und damit ihre Fruchtbarkeit ver-

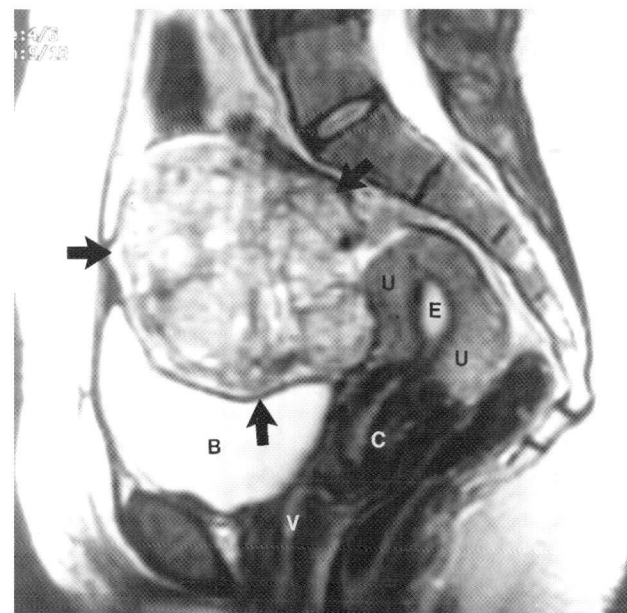

A

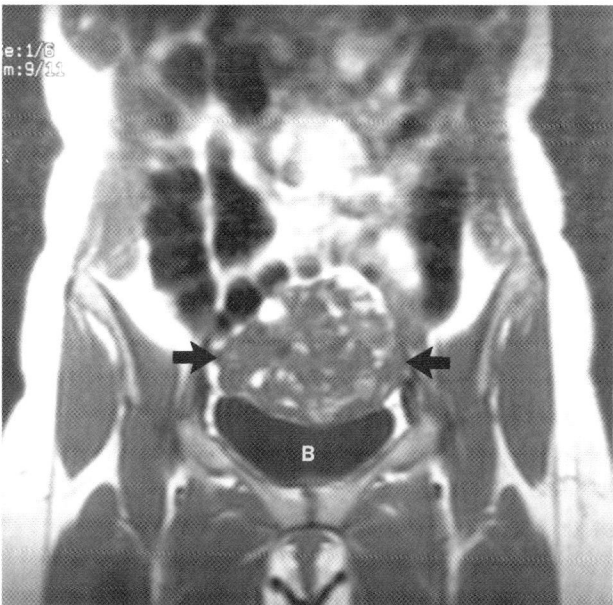

B

Abb. 16-22. MRT des Beckens einer Frau mit einem großen Teratom des rechten Ovars
A. Die sagittale T2-gewichtete Aufnahme zeigt einen großen Tu-

mor *(Pfeile)* über der Harnblase *(B)*, der den Uterus *(U)* nach hinten verdrängt. E = Endometrium, C = Zervix, V = Vagina
B. Die koronare T1-gewichtete Aufnahme zeigt wieder den Tumor *(Pfeile)* direkt über der Harnblase *(B)*.

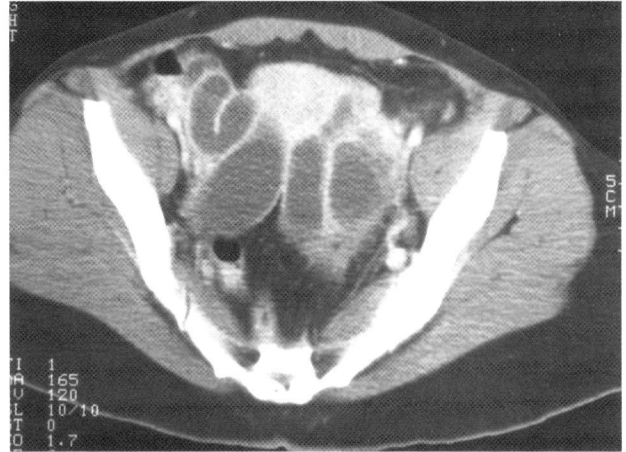

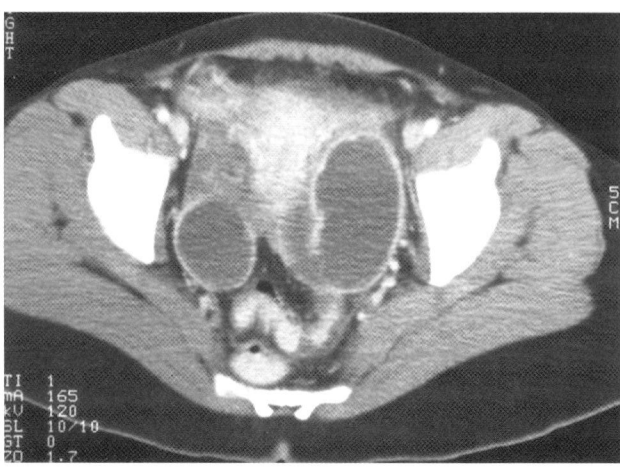

A

B

Abb. 16-23. CT-Aufnahmen einer jungen Frau mit einer Hydrosalpinx auf dem Boden einer entzündlichen Erkrankung des Bekkens. Die weiten, mit Flüssigkeit gefüllten Strukturen im Bekken stellen erheblich erweiterte und verschlossene Eileiter dar.

liert, während die symptomatische Adenomyosis uteri die Hysterektomie erfordert.

Das Zervixkarzinom ist der häufigste bösartige gynäkologische Tumor und zugleich auch das häufigste Malignom bei Frauen unter 50 Jahren. Das lokale Tumorwachstum erstreckt sich oft in die Vagina, den Uterus, die Blase und das Rektum. Vor allem die MRT eignet sich sehr gut für die Stadieneinteilung sowie für die Bestimmung des Volumens und der Ausdehnung dieses Tumors.

Das Endometriumkarzinom tritt bei älteren Frauen auf und macht sich durch postmenopausale Blutungen bemerkbar. Mit dem Ultraschall kann das Neoplasma im Uteruskavum erkannt werden. Durch die MRT läßt sich jedoch der Grad der Infiltration in das Myometrium und die Umgebung besser darstellen.

Das Syndrom des entzündlichen Beckens, das gewöhnlich durch eine Infektion mit Gonokokken oder Chlamydien ausgelöst wird, ruft eine Palette von Befunden hervor, angefangen von einer Endometritis bis zur Salpingitis mit Hydrosalpinx. Wenn sich die Infektion noch in einem frühen Stadium befindet, kann das Ultraschallbild normal sein. Später im Falle einer Hydrosalpinx zeigt der Ultraschall eine Ansammlung komplexer zystischer Gebilde, die den erweiterten, mit Flüssigkeit gefüllten Tuben entsprechen **(Abb. 16-23)**.

Bildgebende Verfahren in der Geburtshilfe

Mit dem Ultraschall **(Abb. 16-24)** können genau das Stadium der Schwangerschaft bestimmt, Mehrfachschwangerschaften entdeckt, das fetale Wachstum dokumentiert und das Wohlergehen des Feten festgestellt werden. Mit

sog. Echtzeit-Ultraschallbildern kann man die Aktion des fetalen Herzens und die fetalen Bewegungen beobachten. Verringerte oder fehlende Aktivität würde natürlich an einen gefährdeten oder toten Feten denken lassen. Mit der ausgezeichneten Auflösung des transvaginalen Ultraschalls ist es möglich, schon 5 Wochen nach der Befruchtung die fetalen Herzbewegungen festzustellen.

Der Ultraschall kann schnell und genau Probleme des ersten Trimenons erkennen, wie z.B. eine ektopische Schwangerschaft (Einnistung der Schwangerschaft außerhalb des Uteruskavums) oder einen Spontanabort (Beendigung der Schwangerschaft vor dem Ende der 20. Woche durch natürliche Ursachen). Ebenso können Probleme des dritten Trimenons wie eine Placenta praevia (Verlagerung der Plazenta vor den Muttermund) und Plazentalösung (vorzeitige Lösung einer normal lokalisierten Plazenta) diagnostiziert werden. Während des ersten

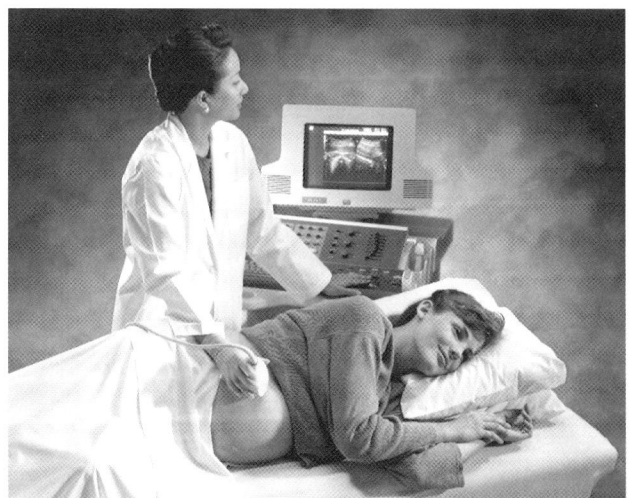

Abb. 16-24. Geburtshilfliche Ultraschalluntersuchung

Trimenons ist gewöhnlich der transvaginale Ultraschall notwendig, in der fortgeschrittenen Schwangerschaft reicht in der Regel die transabdominale Untersuchung aus.

Mit dem Ultraschall kann auch eine große Bandbreite fetaler Störungen entdeckt werden, z.B. des Gehirns (Anenzephalie), der Wirbelsäule (Spina bifida), des Thorax (Zwerchfellhernie), des Herzens (angeborene Herzmißbildungen), des Bauchraums (fetale Hydronephrose oder Darmverschluß) und des Skeletts (Achondroplasie).

Eine Ultraschalluntersuchung ist bei Schwangeren indiziert, die plötzlich eine vaginalen Blutung, Schmerzen im Becken oder vorzeitige Wehen entwickeln oder ein Trauma erlitten haben. Es wird diskutiert, ob der Ultraschall als Routineuntersuchung bei allen Schwangerschaften eingesetzt werden soll, auch bei völlig unauffälligen. Die meisten Geburtshelfer und Zentren untersuchen jede Patientin mit Ultraschall, wenige nur Patientinnen mit auffälligem anamnestischen oder klinischen Befund.

Wenn der Ultraschall routinemäßig in der Schwangerschaft durchgeführt wird, variiert die Untersuchung je nach Stadium der Schwangerschaft. Im ersten Trimenon wird das Erscheinen und die Lokalisierung des Dottersakkes dokumentiert, der Embryo dargestellt, seine Kopf-Steiß-Länge gemessen und die fetale Herztätigkeit geprüft. Die Untersuchung im zweiten und dritten Trimenon soll das Wohlergehen des Feten sicherstellen, die Menge der Amnionflüssigkeit abschätzen, die Lage vom Fetus und von der Plazenta feststellen und einige wichtige fetale Parameter messen, wie Kopfgröße (biparietaler Durchmesser und Kopfumfang), den Bauchumfang und die Femurlänge. Verschiedene Bereiche der fetalen Anatomie

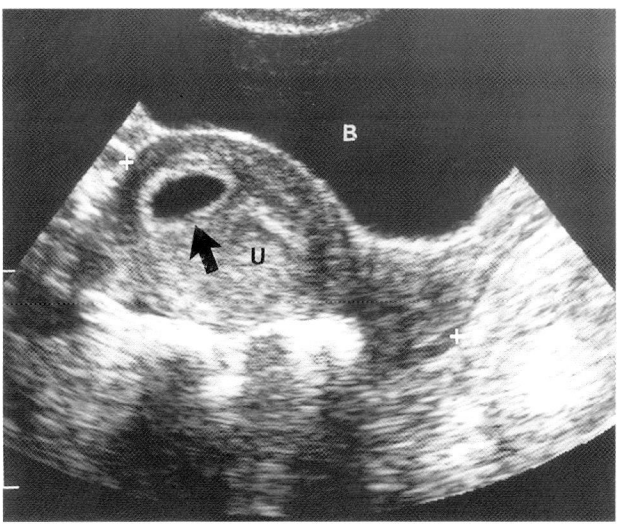

Abb. 16-25. Transabdominaler Ultraschall des normalen Dezidualsacks nach 6 Wochen. Der Sack erscheint als eine Flüssigkeitsansammlung innerhalb des Uterus *(U)*, der von einem echogenen Rand *(Pfeil)* umgeben ist. Die echofreie flüssigkeitsgefüllte Blase *(B)* dient als akustisches Fenster.

werden auf Mißbildungen hin untersucht, wie die Ventrikel des Gehirns, die Herzkammern, die Nieren, der Magen, die Blase, die Wirbelsäule und die Nabelschnur.

Während des ersten Trimenons kann man einen kleinen Dezidualsack frühestens nach 4 1/2 Wochen mit dem transvaginalen Schall und nach 5 Wochen mit dem abdominellen Schall sehen. Der Sack erscheint als intrauterine Flüssigkeitsansammlung, die von einem mittelmäßig echogenen Rand umgeben ist **(Abb. 16-25)**. Das erste, was man von der Schwangerschaft sehen kann, ist der

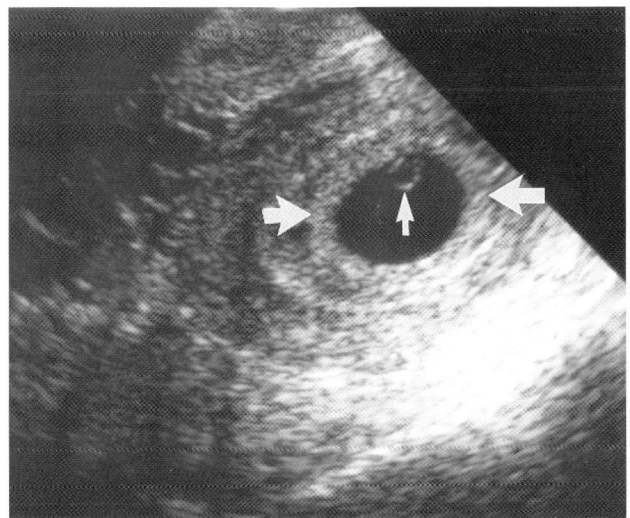

A

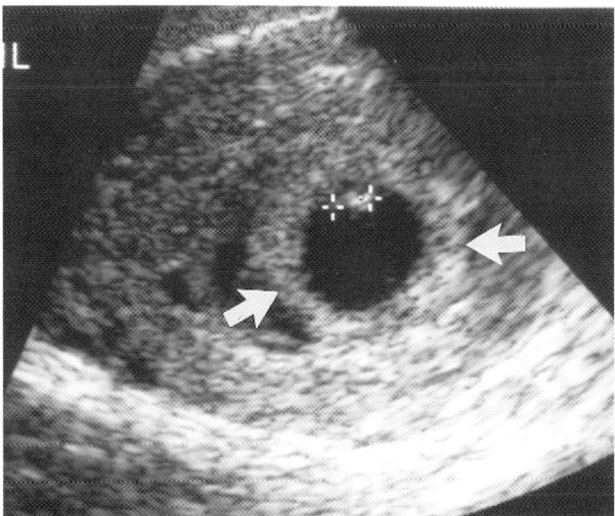

B

Abb. 16-26. Ultraschall des Dezidualsacks nach 5 1/2 Wochen
A. Der transvaginale Ultraschall zeigt einen Dottersack *(kleiner Pfeil)* innerhalb des Fruchtsacks *(große Pfeile).*

B. Der transvaginale Schall zeigt auch einen winzigen Embryo (5,3 mm lang, Kreuze) innerhalb des Sacks *(Pfeile)*. Der fetale Herzschlag war ebenfalls nachweisbar.

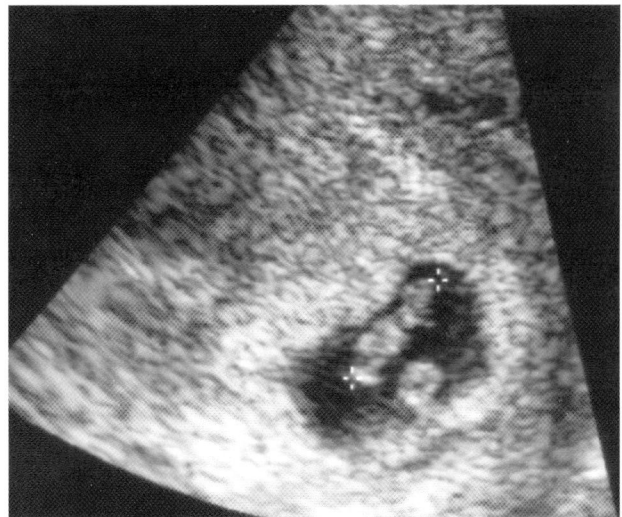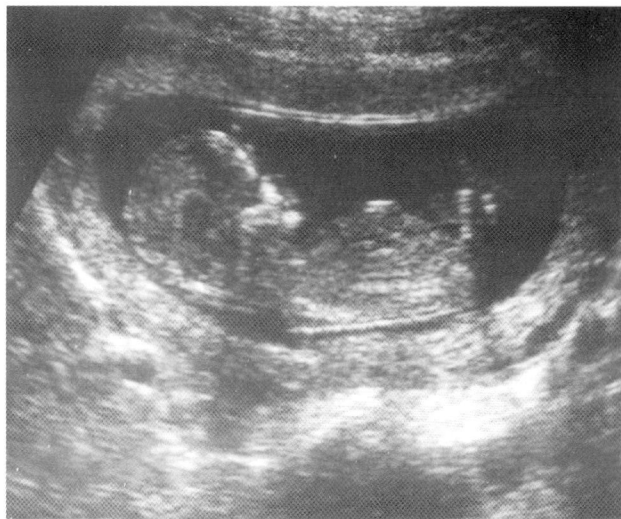

A   B

Abb. 16-27. Transvaginale Ultraschallbilder eines 7 Wochen alten Embryos (**A**) und eines 12 Wochen alten Feten (**B**).

Dottersack als eine kleine runde Struktur **(Abb. 16-26 A)**. Der Embryo kann am Dottersack ab einer Kopf-Steiß-Länge von 5 mm gesehen werden. Dann kann auch die Herztätigkeit des Embryos beobachtet werden **(Abb. 16-26 B)**. Die Herztätigkeit ist eines der wichtigsten Zeichen für das fetale Leben und Wohlbefinden. Schauen Sie sich zum Vergleich den 7 Wochen alten Embryo und den 12 Wochen alten Feten in **Abb. 16-27** an. Wenn der Fetus größer wird, wird die Ultraschalluntersuchung im zweiten und dritten Trimenon transabdominal durchgeführt **(Abb. 16-28)**.

Die ektopische Schwangerschaft

Die ektopische Schwangerschaft oder Extrauteringravidität (EU) ist eine der Hauptursachen für den Tod der Mutter während der Schwangerschaft. Sie tritt in 1–2 % aller Schwangerschaften auf und verursacht 15 % der mütterlichen Todesfälle. Ektopische Schwangerschaften nehmen beständig zu, da immer mehr Frauen sich eine entzündliche Krankheit des Beckens zuziehen oder eine

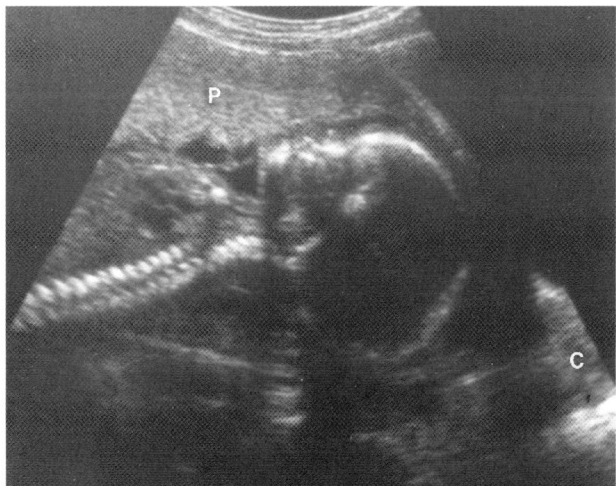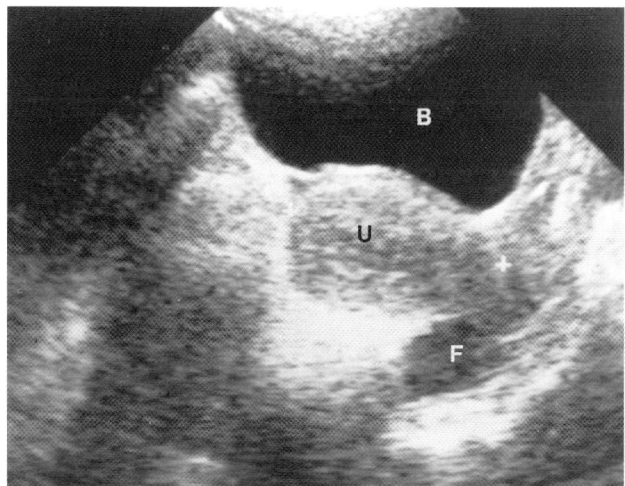

Abb. 16-28. Transabdominaler Ultraschall in der 28. Schwangerschaftswoche. Der Fetus befindet sich in Kopf- und Gesichtslage. Beachten Sie die Beziehung zwischen dem Kopf des Feten und der Zervix (C). Erkennen Sie den Kopf, das Gesicht und die Wirbelsäule? Die Plazenta (P) kann vor dem Feten gesehen werden.

Abb. 16-29. Transabdominaler Ultraschall einer rupturierten Extrauteringravidität. Bei dieser Patientin mit erhöhtem Beta-HCG müßte der Ultraschall normalerweise einen intrauterinen Fruchtsack zeigen. Aber der Uterus (U) ist leer; statt dessen ist Blut als freie Flüssigkeit (F) hinter dem Uterus sichtbar. Das weiße Kreuz überlagert die Zervix; davor ist die Blase (B) erkennbar.

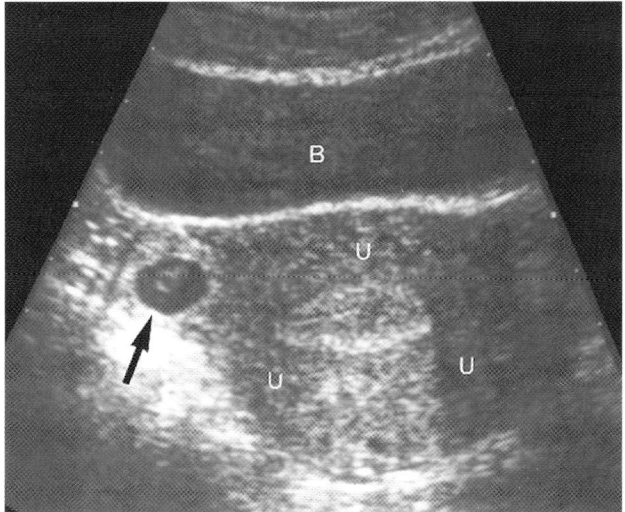

Abb. 16-30. Transabdomineller Ultraschall im Querschnittsbild, der einen nicht rupturierten ektopischen Gestationssack *(Pfeil)* in der rechten Adnexe zeigt. Beachten Sie den winzigen Dottersack innerhalb des Gestationssacks. Im Uterus ist nur das echoreiche Endometrium sichtbar *(U)*. Die schalldurchlässige Blase *(B)* stellt sich darüber dar.

In-vitro-Befruchtung durchführen lassen. Beides erhöht die Wahrscheinlichkeit einer ektopischen Nidation. Zum Glück kann mittlerweile durch eine schnelle, genaue und frühzeitige Diagnose die Mortalität dieses Krankheitsbildes gesenkt werden. Bei einer Patientin in der Frühschwangerschaft, die sich mit Schmerzen, abnormen vaginalen Blutungen und einer tastbaren Raumforderung im Bereich der Adnexe vorstellt, sollten Sie immer an eine ektopische Schwangerschaft denken. Erwartungsgemäß fehlt bci dcr EU im transvaginalen Ultraschall ein Fruchtsack oder Fetus innerhalb des Uteruskavums. Bei echoreicher Flüssigkeit im Douglas-Raum handelt es sich meist um Blut, was darauf hindeutet, daß die extrauterine Schwangerschaft rupturiert ist **(Abb. 16-29)**. In ungefähr einem Drittel der Fälle kann die eigentliche ektopische Schwangerschaft **(Abb.16-30)** oder der Embryo identifiziert werden. Meist finden sie sich im Eileiter, manchmal aber auch im Ovar, in der Bauchhöhle oder in der Zervix.

Zwei weitere Dinge über die ektopische Schwangerschaft sollten Sie unbedingt wissen:

1. Eine rupturierte EU kann bei einer Frau auftreten, die noch gar nichts von ihrer Schwangerschaft weiß. Sie sollten deshalb bei allen Frauen im gebärfähigen Alter, deren klinische Symptome zu einer EU passen, daran denken und sofort das Beta-HCG (humanes Choriongonadotropin) bestimmen lassen. Erhöhte Werte bestätigen die Schwangerschaft; zum Ausschluß einer

EU muß sofort ein transvaginaler Ultraschall durchgeführt werden.
2. Eine intrauterine und eine extrauterine Schwangerschaft treten zwar selten gleichzeitig auf, aber es kommt vor, und zwar immer häufiger (wie auch die Inzidenz von Mehrlingsschwangerschaften) bei Frauen, die mit ovulationsfördernden Mitteln behandelt wurden. Deshalb muß also mit dem Ultraschall auch nach einem extrauterinen Gestationssack oder einem Embryo gesucht werden, wenn eine normale intrauterine Schwangerschaft gefunden wurde.

Die Placenta praevia

Die schmerzlose vaginale Blutung im dritten Trimenon kann ein Zeichen für eine Placenta praevia sein. Die Plazenta verlegt hierbei den inneren Muttermund. Patientinnen mit diesem Befund sollten mit Ultraschall untersucht werden, um die Beziehung des inneren Muttermundes zur Lage der Plazenta festzustellen. Diese kann durch ihre Form und granuläre Echostruktur erkannt werden. Bei einer vollständigen Placenta praevia verlegt diese völlig den inneren Muttermund **(Abb. 16-31)**. Bei einer partiellen reicht der Plazentarand bis zum Muttermund hin, aber nicht darüber hinaus. Die Diagnose einer Placenta praevia ist für den Geburtshelfer zur Planung der geeigneten Schwangerschaftsbetreuung wichtig.

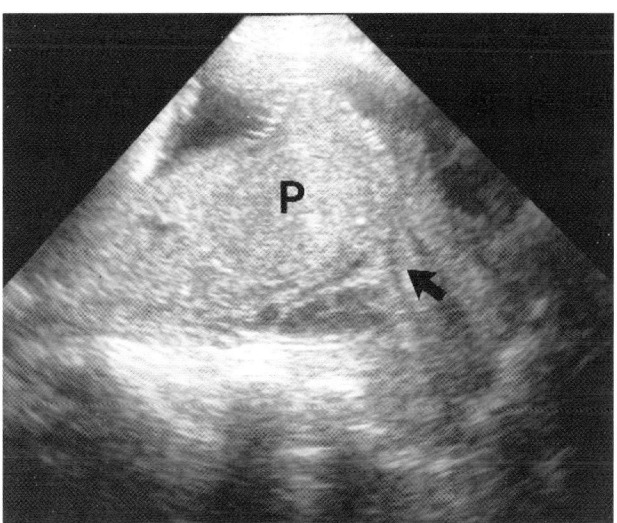

Abb. 16-31. Ultraschall der Placenta praevia. Die Plazenta *(P)* liegt tief und bedeckt den Muttermund *(Pfeil)*.

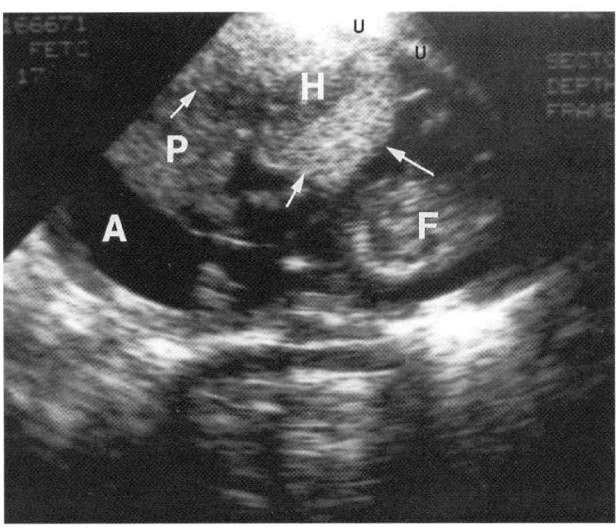

Abb. 16-32. Ultraschall einer Plazentalösung. Die Plazenta *(P)* ist von der Uteruswand *(U)* durch ein echoreiches Hämatom *(H, Pfeile)* getrennt. Echofreie Amnionflüssigkeit *(A)* und der Fetus *(F)* stellen sich ebenfalls in der Uterushöhle dar.

Die Plazentalösung

Da die Plazenta viele Blutgefäße enthält, sind Blutungen die häufigsten plazentaren Komplikationen. Wenn die Blutung retroplazentar auftritt (zwischen der Plazenta und der Uteruswand), kann eine Plazentalösung eintreten, so daß die Plazenta vom Uterus getrennt wird. Dieser Zustand kann Schmerzen, vaginale Blutungen und einen hypovolämischen Schock verursachen. Bei einer Lösung zeigt der Ultraschall retroplazentar eine echogene Ansammlung von Blut **(Abb. 16-32)**. Die Plazentalösung ist die Hauptursache für fetale Mortalität und verursacht 15–20 % der perinatalen Todesfälle. Mütterliche Morbidität und Mortalität können leider ebenfalls damit verbunden sein.

Allgemeines zur speziellen Bildgebung bei Männern

Für die optimale Behandlung Ihrer männlichen Patienten sollten Sie mit den Techniken zur Bildgebung des Skrotums und seines Inhalts sowie der Prostata und der Urethra vertraut sein. Hodentumoren treten bei jüngeren Männern, Prostatakarzinome eher bei älteren auf. Ein vorangegangenes Trauma ist die häufigste Indikation für die Darstellung der männlichen Harnröhre.

Das Skrotum

Vor der Einführung des Ultraschalls und der Schnittbildverfahren konnten das Skrotum und sein Inhalt nur mittels Palpation und Diaphanoskopie untersucht werden. Heute werden viele intratestikuläre und extratestikuläre Pathologien mit einer Ultraschalluntersuchung des Skrotums als Verfahren der Wahl diagnostiziert. Der Ultraschall kann Hodentumoren, traumatische Veränderungen des Hodens, Hodentorsion, Epididymitis (Entzündung des Nebenhodens), Orchitis (Hodenentzündung), Hernien mit Beteiligung des Hodensacks und Flüssigkeitsansammlungen wie Hydrozelen, Hämatozelen und Abszesse diagnostizieren. Obwohl die MRT vielfach die gleichen Befunde erheben kann, ist der Ultraschall im allgemeinen schneller, leichter einsetzbar und billiger.

Das Skrotum **(Abb. 16-33)** ist eine Hauttasche, die die Hoden, die Nebenhoden und die unteren Enden der Samenstränge enthält. Jeder Hoden ist beweglich, eiförmig und mißt 4–5 cm in der Länge sowie 2,5–3 cm in der Breite. Die Hoden hängen an den Samenleitern. Ein Septum teilt das Skrotum in ein eigenes Kompartment für jeden Hoden. Die Lobuli des Hodens münden in die Samenkanälchen, die wiederum in einem netzartigen Kanalsystem enden, dem Rete testis. Kleine Kanäle verbinden das Rete testis mit dem Nebenhoden (Epididymis) **(Abb. 16-34)**. Der Nebenhoden liegt auf der Rückseite des Hodens. Auf dem oberen Pol des Hodens breitet sich sein Kopf aus, sein Körper und Schwanz richten sich nach unten, er geht in das Vas deferens über. Eine seröse Höhle, die Tunica vaginalis, umgibt die anterioren, me-

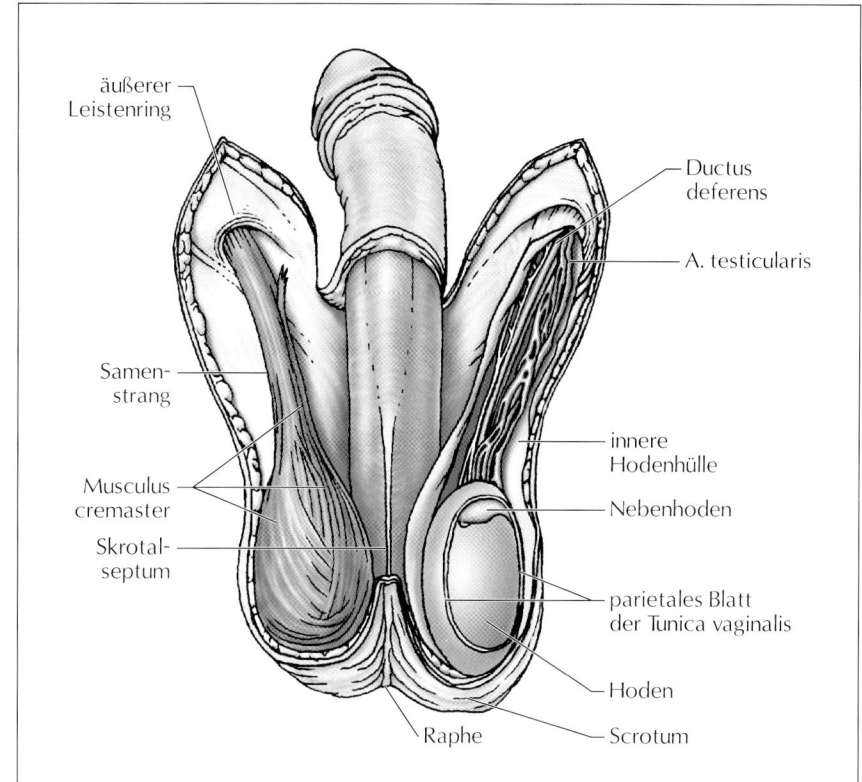

Abb. 16-33. Das Skrotum. Der Penis ist nach oben gerichtet und die Vorderwand des Skrotums entfernt worden. Auf der rechten Seite werden der Samenstrang, die interne Hodenhülle und der M. cremaster dargestellt. Links wurde die innere Hodenhülle längs des Samenstrangs und des Hodens gespalten und ein Teil des parietalen Blattes der Tunica vaginalis entfernt, um den Hoden und einen Teil des Nebenhodenkopfs darzustellen, der von dem viszeralen Blatt der Tunica vaginalis bedeckt ist.

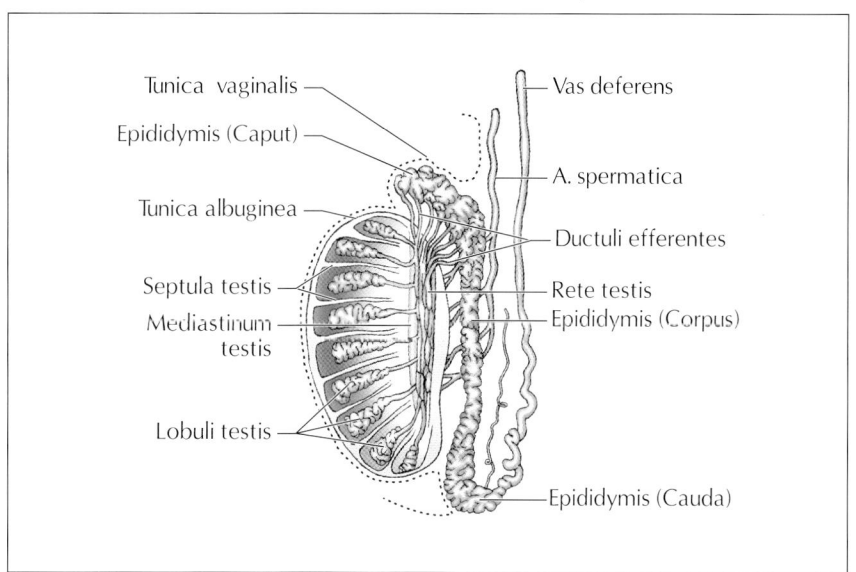

Abb. 16-34. Vertikaler Schnitt durch den Hoden mit Darstellung der Gänge

dialen und lateralen Teile der Hoden. In dieser Höhle können sich Flüssigkeitsansammlungen bilden.

Ein Ultraschalluntersuchung des Skrotums ist für Ihre Patienten zweifellos eine sehr ungewohnte Angelegenheit. Sie sollten daher Ihren Patienten das Verfahren immer sorgfältig erklären, um ihnen ein Gefühl der Sicherheit zu vermitteln. Man verwendet zwei Techniken. Das Skrotum kann einmal über ein Handtuch als Unterlage gezogen werden, während der Untersucher mit einem hochauflösenden Schallkopf direkt das Skrotum untersucht. Oder der Untersucher hält das Skrotum in einer behandschuhten Hand und stellt gleichzeitig die Beziehung zwischen Hoden- und Nebenhodentastbefund und dem Ultraschallbild her, während er mit der anderen Hand den Schallkopf führt. Die Ultraschalluntersuchung des Skrotums ist gewöhnlich nicht schmerzhaft, es sei denn, der Patient hat eine akute Entzündung, z.B. eine Epididymitis.

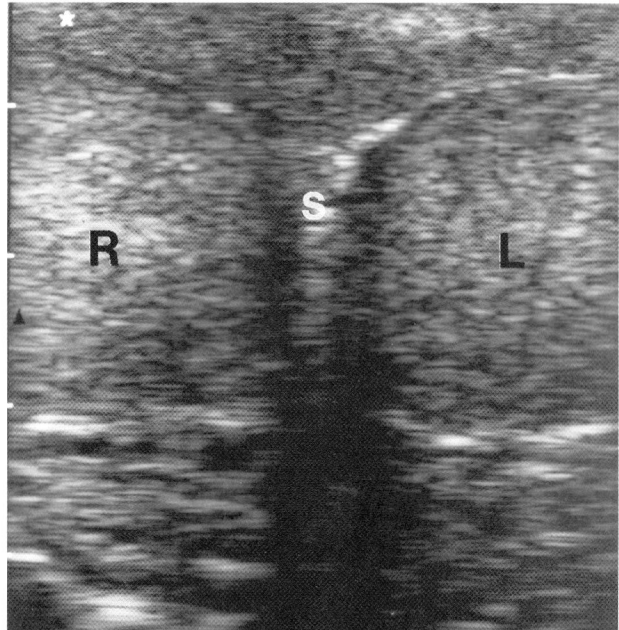

A

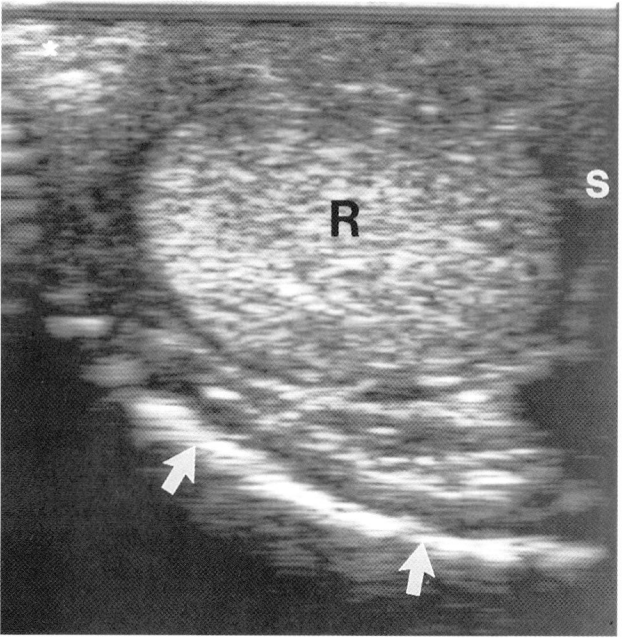

B

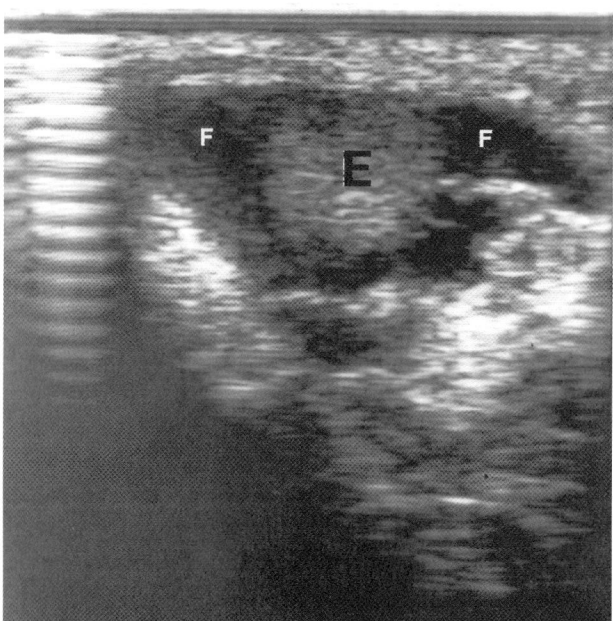

C

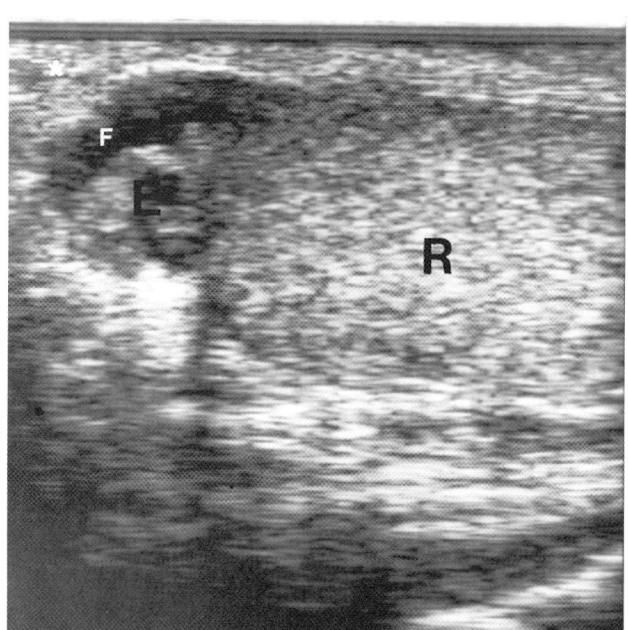

D

Abb. 16-35. Normale Ultraschalluntersuchung des Hodens
A. Querschnittsbild beider Hoden. Beachten Sie die homogene Echostruktur des rechten *(R)* und des linken Hodens *(L)*, die durch das echogene Hodenseptum *(S)* getrennt sind.
B. Querschnittsbild des rechten Hodens *(R)*. Das Septum *(S)* wird genau medial vom Hoden sichtbar. Die *Pfeile* bezeichnen die echoreichen und echoarmen Streifen, die von den verschiedenen Schichten der Wand des Skrotums hervorgerufen werden.
C. Querschnittsbild des Kopfes des rechten Nebenhodens *(E)*. Beachten sie die echofreie physiologische Flüssigkeit *(F)* um den Nebenhoden.

D. Längsschnittbild des Kopfes des rechten Nebenhodens *(E)* und oberen Pols des rechten Hodens *(R)*. Wieder sieht man physiologische Flüssigkeit *(F)* um den Nebenhoden.
E. Längsschnittbild des Körpers des rechten Hodens *(R)* mit physiologischer Flüssigkeit *(F)*.
F. Sagittale Aufnahme des unteren Pols des rechten Hodens *(R)*. Die *Pfeile* deuten auf die verschiedenen Schichten der Wand des Skrotums.

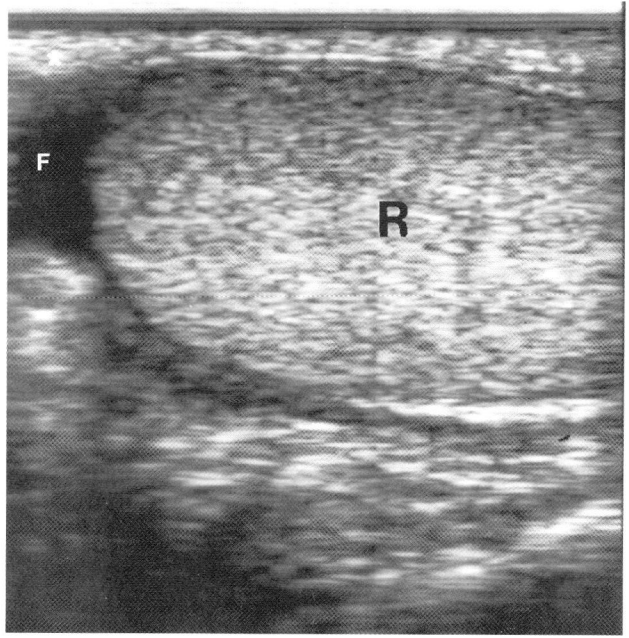

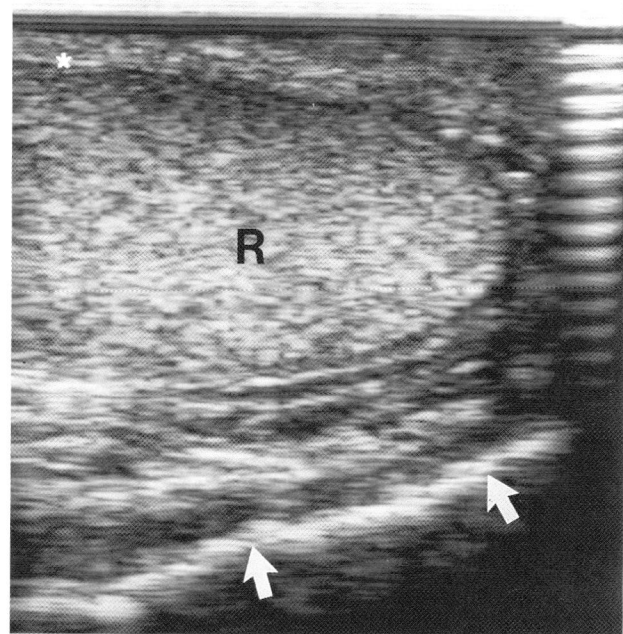

E

F

Abb. 16-35

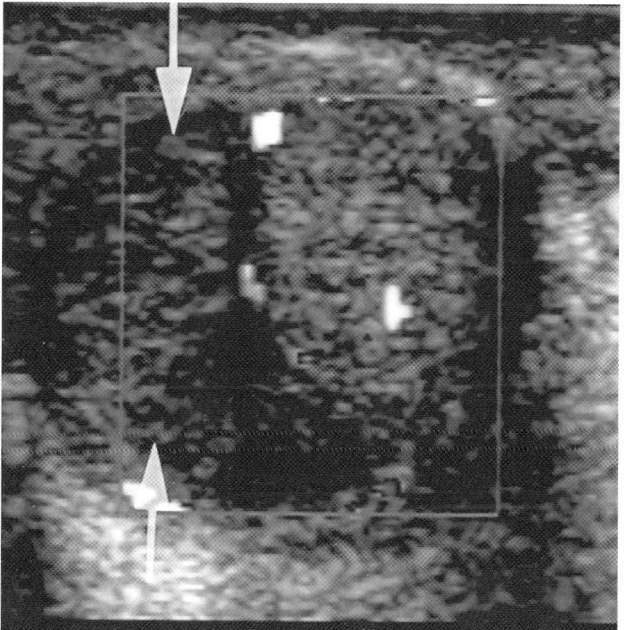

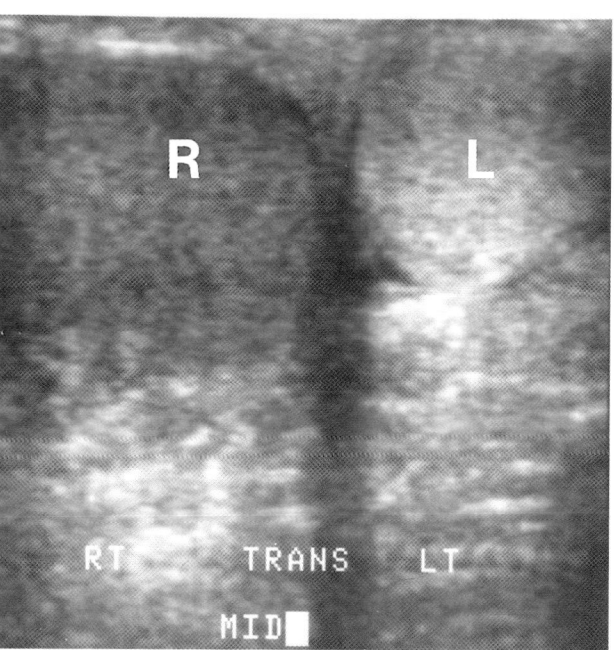

Abb. 16-36. Ultraschall des Nebenhodens bei Epididymitis. Der Nebenhoden *(Pfeile)* ist deutlich vergrößert und echoarm, verglichen mit dem normalen, den man daneben sieht. Der Farb-Doppler-Ultraschall würde einen verstärkten Blutfluß zeigen.

Abb. 16-37. Querschnittsbild einer Orchitis des rechten Hodens. Der rechte Hoden *(R)* ist vergrößert und zeigt eine verminderte Echogenität. Vergleichen Sie die Größe und das Schallmuster mit dem normalen linken Hoden *(L)*. Vergleichen Sie diese Aufnahme auch mit dem normalen Querschnittsbild in Abb. 16-35 A.

Normalerweise weisen die Hoden und Nebenhoden eine zarte, homogene Echostruktur auf **(Abb. 16-35)**. Durch Drehung des Schallkopfs werden Bilder in Längs- und Querschnitten erzeugt. Die Hoden erscheinen auf Querschnitten **(Abb. 16-35 A** und **B)** rund und auf Längs-schnitten eiförmig **(Abb. 16-35 D, E** und **F)**. Der aufgetriebene Kopf der Nebenhoden erleichtert die Suche nach ihnen. In **Abb. 16-35 C** sehen Sie eine Querschnittsaufnahme des Nebenhodenkopfes und in **Abb. 16.35 E** eine Längsschnittaufnahme. Auf beiden Aufnahmen sieht

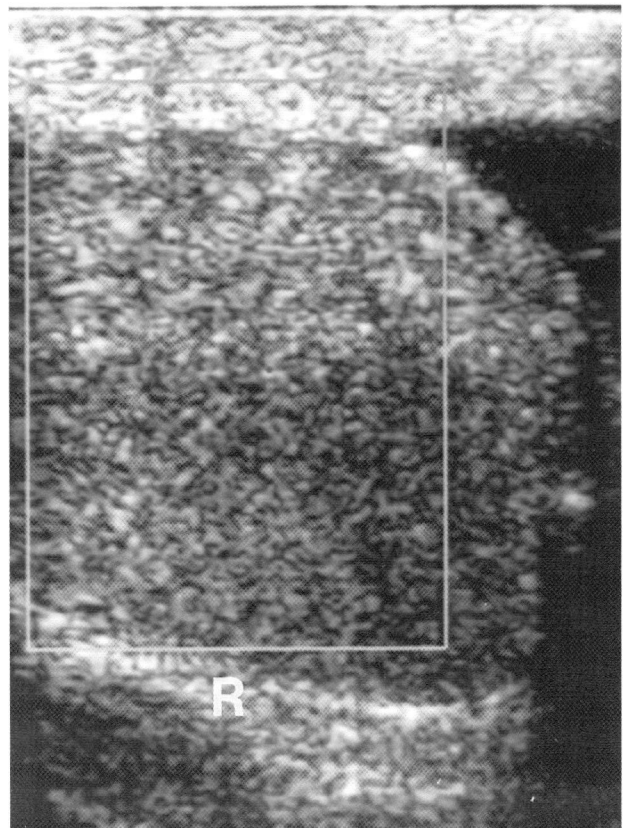

A

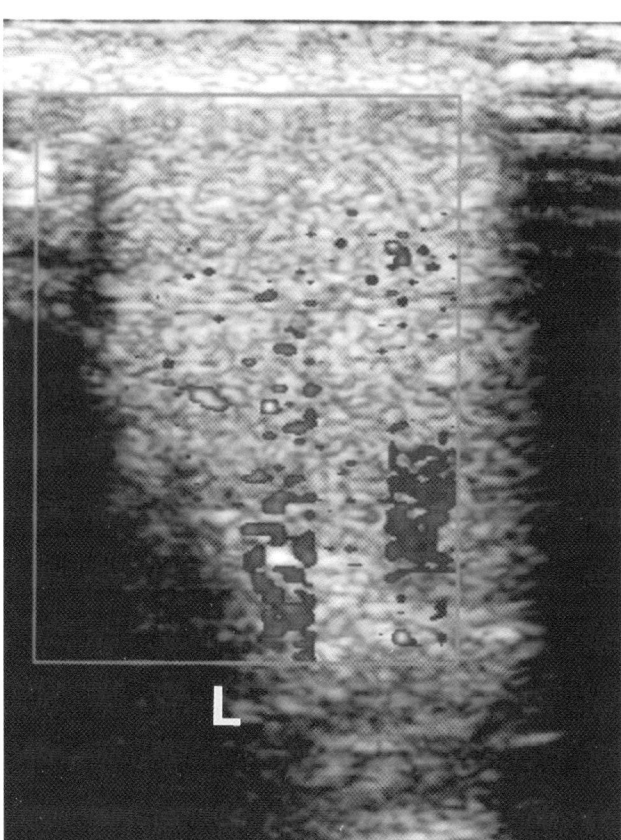

B

Abb. 16-38. Ultraschall bei Hodentorsion
A. Die Doppler-Ultraschalluntersuchung (Gebiet innerhalb des Rechtecks) des rechten Hodens zeigt keine Signale, also keinen testikulären Blutfluß.

B. Im linken Hoden sieht man normale Doppler-Signale (sie überlagern die normale testikuläre Echostruktur), die einen normalen Blutfluß darstellen. Natürlich wären diese Doppler-Signale leichter auf einem Farbfoto wie in Abb. 17-12 H zu erkennen.

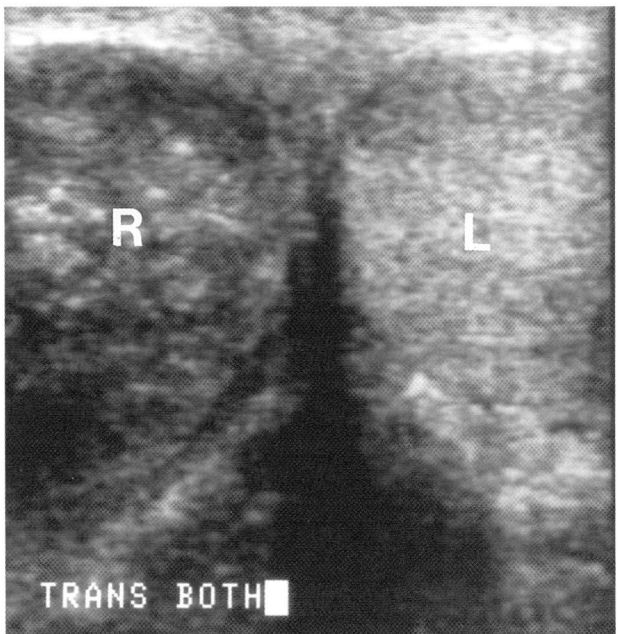

A

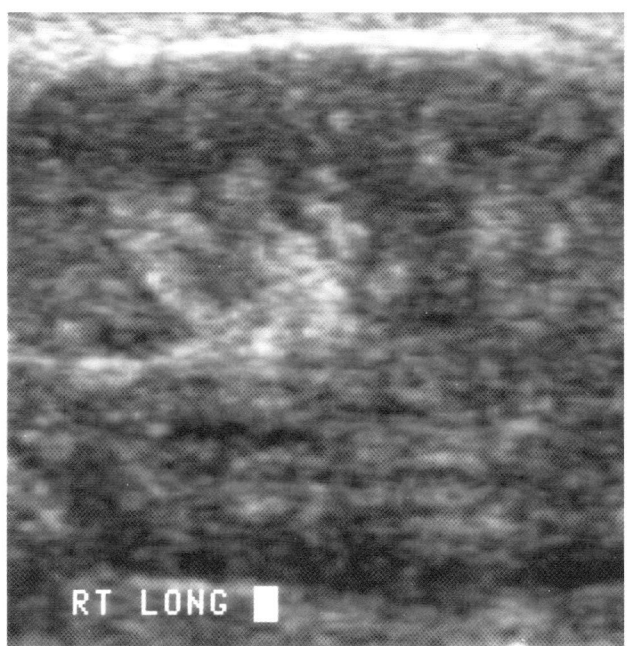

B

Abb. 16-39. Ultraschallbild eines Infarkts des rechten Hodens
A. Die Querschnittsaufnahme zeigt, verglichen mit dem normalen linken Hoden (L), ein heterogenes und echoarmes Muster des rechten Hodens (R).

B. Die Längsschnittaufnahme des infarzierten rechten Hodens. Vergleichen Sie hierzu die normale Längsschnittaufnahme des rechten Hodens in Abb. 16-35 E.

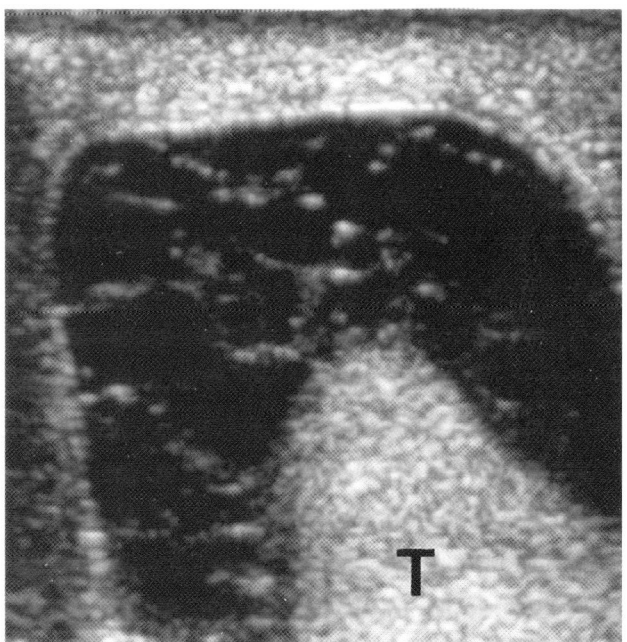

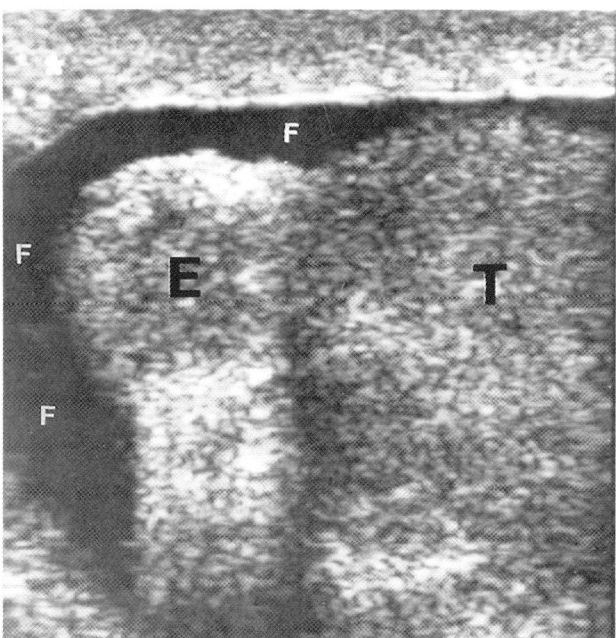

Abb. 16-40. Ultraschall einer Pyozele. Eine echoarme Flüssigkeitsansammlung, durchsetzt mit viele echoreichen Septen, umgibt den Hoden *(T)*. Vergleichen Sie das Bild mit Abb. 16-41.

Abb. 16-41. Ultraschall einer Hydrozele. Echofreie Flüssigkeit *(F)* umgibt den Hoden *(T)* und den Nebenhoden *(E)*.

man etwas physiologische, schalldurchlässige Flüssigkeit um den Nebenhoden. Die verschiedenen Schichten des Skrotums erscheinen als echoreiche Streifen um die Hoden sowohl in Quer- als auch in Längsschnittaufnahmen **(Abb. 16-35 F)**.

Patienten mit Schmerzen oder Vergrößerung des Skrotums, einem unklaren Tastbefund oder mit einem Zustand nach Hodentrauma sollten zur Ultraschalldiagnostik geschickt werden. Der akute Schmerz im Bereich des Skrotums wird am häufigsten durch Entzündungen, wie die Epididymitis oder Orchitis (gewöhnlich durch eine retrograde Infektion über die Harnwege) ausgelöst. Aber auch die Hodentorsion kann akute Schmerzen des Skrotums verursachen und stellt eine chirurgische Notfallsituation dar. Mit dem Ultraschall kann zwischen Entzündungen und Torsion differenziert werden. Bei der Epididymitis erscheint der Nebenhoden vergrößert und echoarm **(Abb. 16-36)**; ähnlich verhält es sich mit dem Hoden bei der Orchitis **(Abb. 16-37)**. Die Farb-Doppler-Ultraschalluntersuchung, die noch in Kapitel 17 besprochen wird, zeigt einen normalen bis erhöhten Blutfluß der

betroffenen Organe. Bei einer Hodentorsion **(Abb. 16-38)**, die den Blutfluß im Samenstrang und in der begleitenden A. spermatica unterbindet und so eine Ischämie des Hodens hervorruft, zeigt der Farb-Doppler des betroffenen Hodens einen verminderten bis fehlenden Blutfluß (vgl. Abb. 17-12 H). Die unerkannte und unbehandelte Torsion führt zum Infarkt des Hodens **(Abb. 16-39)**, der sich im Ultraschall durch eine heterogene und echoarme Struktur zu erkennen gibt.

Eine akute Schwellung des Skrotums kann durch Flüssigkeitsansammlung außerhalb des Hodens zwischen der viszeralen und parietalen Schicht der Tunica vaginalis verursacht sein. Hierzu gehören Hydrozelen (seröse Flüssigkeit), Hämatozelen (Blut) und Pyozelen (Eiter). Im Ultraschall erscheinen Hämatozelen und Pyozelen als echohaltige, den Hoden umgebende Flüssigkeitsansammlungen **(Abb. 16-40)**, während Hydrozelen **(Abb. 16-41)** echofrei sind. Die Schwellung des Skrotums kann aber auch durch Skrotalhernien hervorgerufen werden. Im Ultraschall können Sie dann tatsächlich die Peristaltik der hernierten Darmschlinge innerhalb des Skrotums beobachten.

Neubildungen im Skrotum können bösartig oder gutartig sein. Der Ultraschall läßt eine Unterscheidung zwischen intratestikulären Raumforderungen **(Abb. 16-42)**, die im allgemeinen bösartig sind (Seminome, Embryonalzellkarzinome, Teratome, Chorionkarzinome), und extratestikulären, im allgemeinen gutartigen Raumforderungen zu. Die meisten bösartigen Hodentumoren sind echoärmer als das normale Hodengewebe in der Umgebung. Hämorrhagien, Verkalkungen und Nekrosen können das Echomuster dieser Tumoren verändern. Auch eine benigne Hodenzyste oder ein Abszeß können als skrotale Raumforderung imponieren, ebenso wie eine Varikozele, die einer Ansammlung von dilatierten und geschlängelten Venen in der Nähe des Nebenhodens und des Vas deferens entspricht.

Ein Skrotaltrauma kann einen Einriß oder eine Fraktur des Hodens verursachen **(Abb. 16-43)**, was gewöhnlich einen notallmäßigen operativen Eingriff erforderlich macht. Das Trauma kann aber auch nur zu einem extratestikulären Hämatom (Hämatozele) führen, das konservativ behandelt wird. Bei beiden Verletzungsarten haben die Patienten ähnliche Schmerzen und eine vergleichbare posttraumatische Schwellung. Mit dem Ultraschall kann zwischen intra- und extratestikulären Verletzungen differenziert und die Indikation zur operativen Notfallbehandlung gestellt werden.

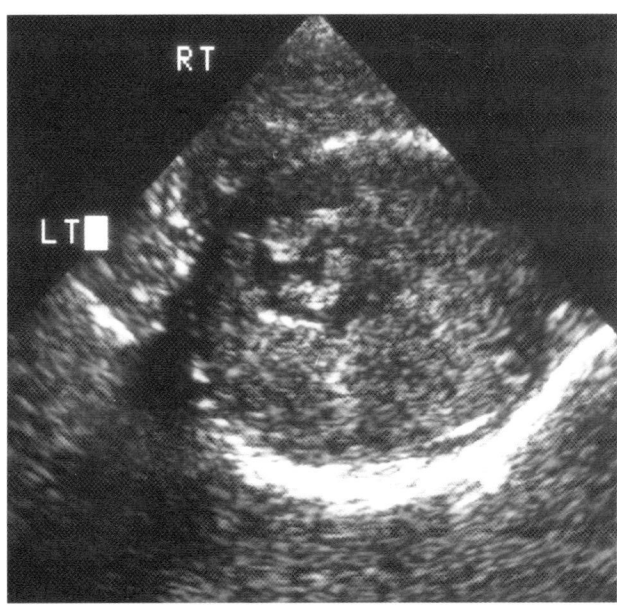

Abb. 16-42. Ultraschall eines Hodentumors. Der Hoden enthält eine inhomogene Masse mit Bereichen erhöhter und erniedrigter Echogenität. Vergleichen Sie dazu das normale Schallbild in Abb. 16-35.

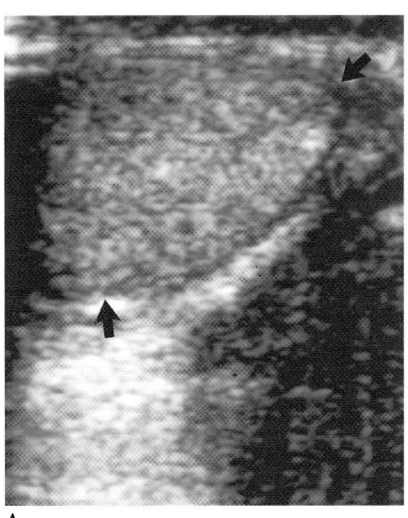

A

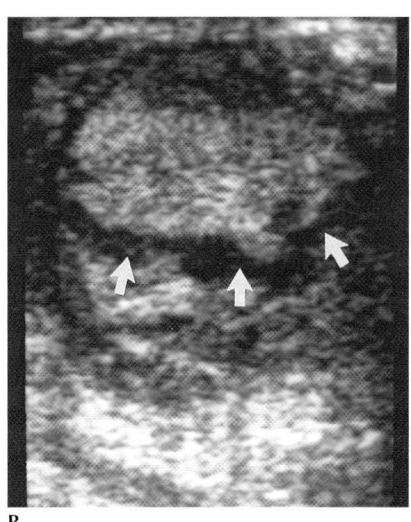

B

Abb. 16-43. Ultraschallbilder eines jungen Patienten nach Hodentrauma
A. Der rechte Hoden *(schwarze Pfeile)* ist normal.
B. Beachten Sie die unregelmäßige Bruchlinie *(weiße Pfeile)*, die den rupturierten linken Hoden durchläuft. Normales Hodenparenchym befindet sich diesseits und jenseits der Bruchlinie.

Die Prostata

Die Prostata **(Abb. 16-44)** liegt direkt unter der Blase, umgibt das erste (prostatische) Segment der Urethra und ist auf Röntgenaufnahmen nicht sichtbar. Wenn sie jedoch vergrößert ist, kann sie auf einem Ausscheidungsurogramm als eine Anhebung oder Einbuchtung des Bodens der mit Kontrastmittel gefüllten Blase imponieren (s. Abb. 14-75). Hat die Vergrößerung der Prostata ein kritisches Maß erreicht, werden röntgenologische Zeichen einer Blasenausgangsstenose erkennbar. Unter anderem ist dann das Restharnvolumen in der Blase nach Miktion vergrößert.

Die Ultraschalluntersuchung der Blase vor und nach Miktion ist auch zum Nachweis von Restharn geeignet. Die Prostatahypertrophie kann natürlich auch mit der CT oder MRT diagnostiziert werden **(Abb. 16-45)**.

Die Vergrößerung der Prostata kann durch eine gutartige Prostatahypertrophie oder ein Prostatakarzinom verursacht werden. Deshalb ist die Differentialdiagnose wichtig. Allerdings können kleine Prostatakarzinome auch in nicht vergrößerten Drüsen vorkommen. Mit dem transrektalen Ultraschall kann man die Struktur sowohl normaler als auch vergrößerter Prostatae beurteilen.

Obwohl die Prostata tief innerhalb des Bindegewebes des kleinen Beckens liegt, kann sie mit einem hochfrequenten, rektal eingeführten Schallkopf erreicht werden. Der transrektale Ultraschall liefert eine ausgezeichnete Darstellung der Binnenstruktur der Prostata. So können Organe mit normaler Größe und Echostruktur ebenso wie Prostatae mit Hypertrophie und abnormer Echostruktur darstellt werden.

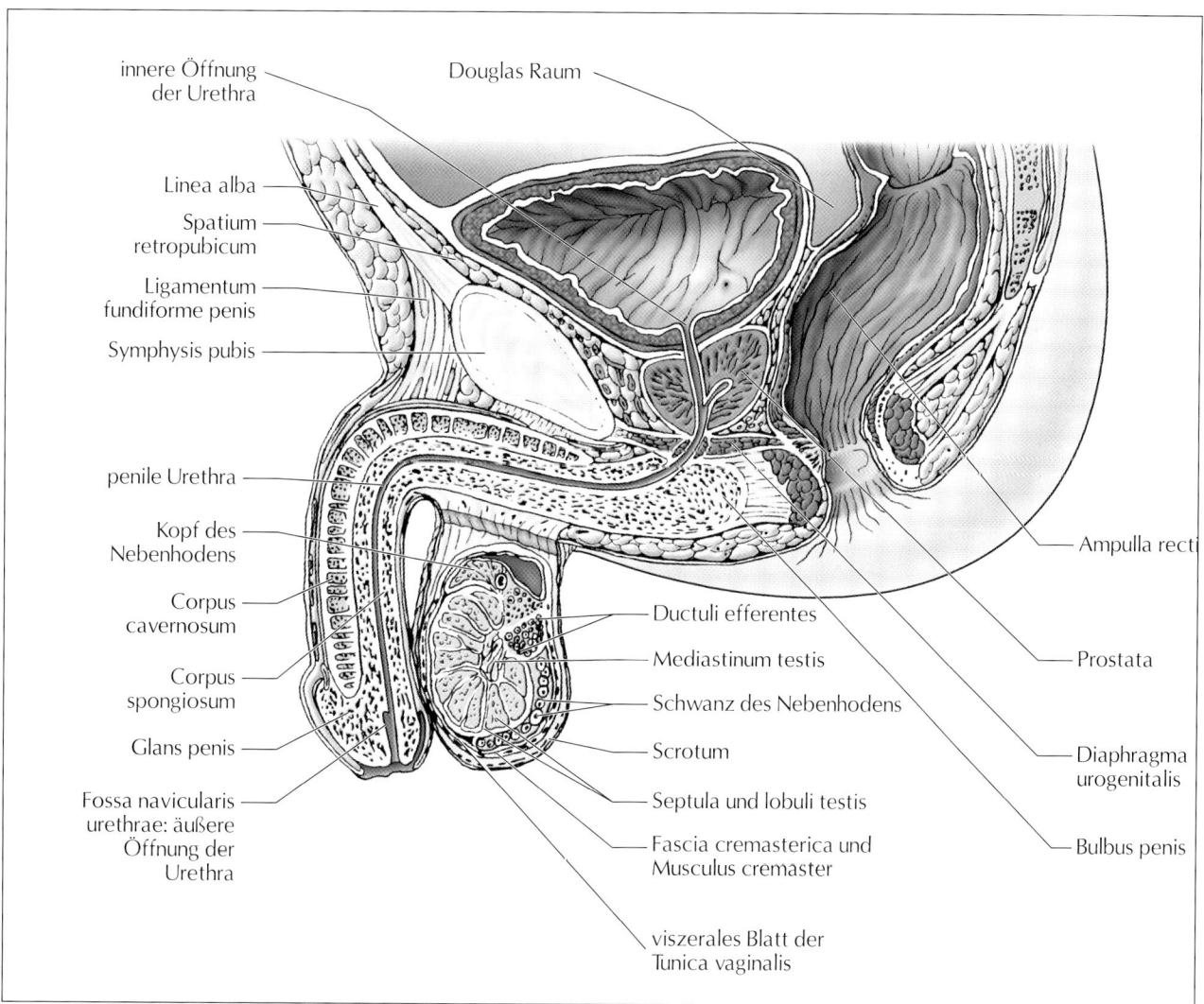

Abb. 16-44. Sagittaler Schnitt durch die Mitte des männlichen kleinen Beckens

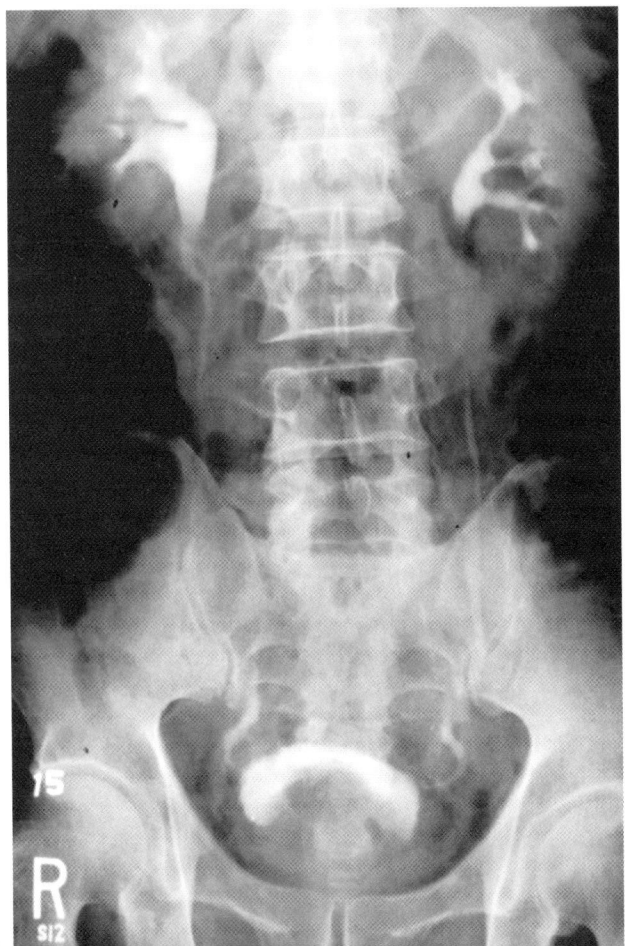

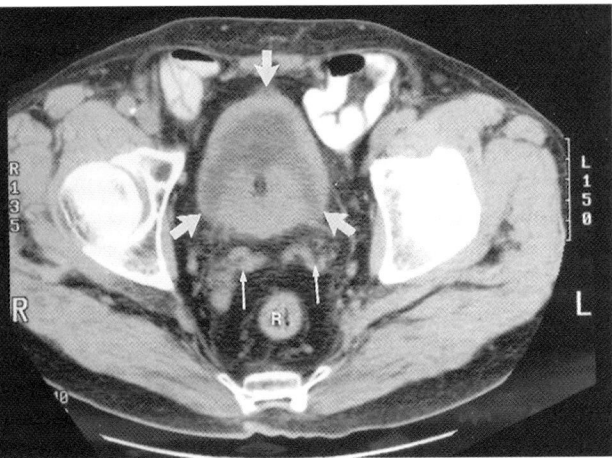

Abb. 16-45. Intravenöses Urogramm und CT-Schichten eines Patienten mit Prostatahypertrophie
A. Das Urogramm zeigt den von der vergrößerten Prostata angehobenen Blasenboden.

B und **C.** Die CT Bilder des kleinen Beckens in zwei verschiedenen Höhen zeigen die vergrößerte Prostata *(große Pfeile)* ventral der Samenbläschen *(kleine Pfeile)* und des Rektums *(R)*. Ist Ihnen die Pars prostatica der Urethra zentral in der Prostata aufgefallen?

Anatomisch wird die Prostata in vier drüsige Anteile unterteilt **(Abb. 16-46)**:
– die periphere Zone,
– die Transitionalzone,
– die zentrale Zone und
– das periurethrale Drüsengebiet.

Ein nichtdrüsiger Bereich im anterioren oberflächlichen Gebiet der Prostata heißt fibromuskuläres Stroma.
Mit dem normalen rektalen Ultraschall kann die Drüse in zwei Bereiche eingeteilt werden: die periphere und die zentrale Drüse, die die Transitional- und zentrale Zone sowie das periurethrale Gebiet mit einschließt **(Abb. 16-47)**. Die Samenbläschen sind ebenfalls durch den transrektalen Ultraschall gut darstellbar.

Die ultraschallgestützte Prostatabiopsie, die mit einem am Schallkopf befestigten Entnahmesystem durchgeführt wird, ermöglicht eine sehr genaue Gewebsdiagnostik von pathologischen Ultraschallbefunden. Diese Untersuchungsmethode kann ambulant durchgeführt werden, oft sogar direkt nach einer diagnostischen Untersuchung.
Die gutartige Vergrößerung der Prostata tritt häufig bei älteren Männern auf. Die Größe der Drüse korreliert nicht immer mit den prostatischen Beschwerden. Die Größe der Drüse kann aber tatsächlich mittels sonographischer Volumenmeßtechniken ermittelt werden. Das häufigste Erscheinungsbild der benignen Prostatahypertrophie (BPH) im Ultraschall ist die Vergrößerung des inneren Drüsenanteils, verglichen mit der peripheren Zone. Der innere Drüsenanteil kann auch echoarm sein, al-

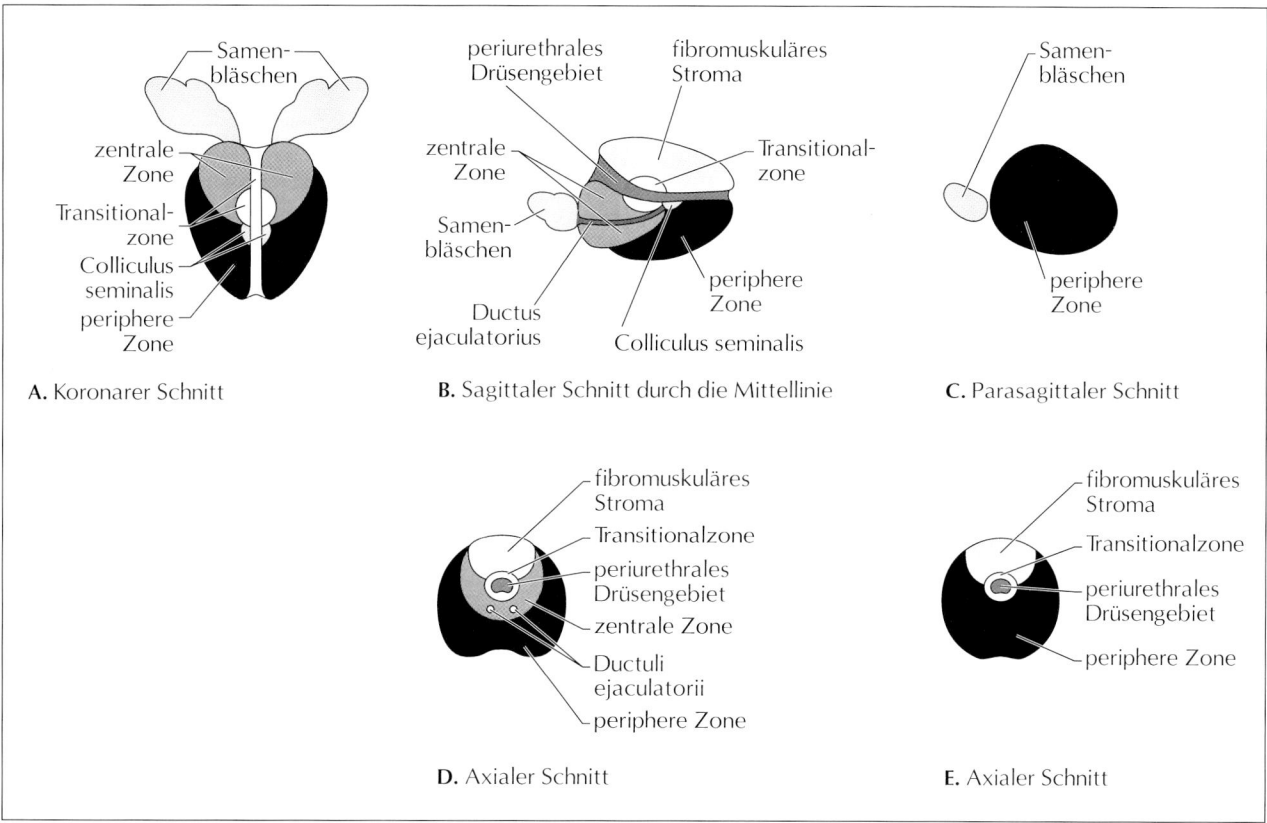

Abb. 16-46. Anatomie der Prostata

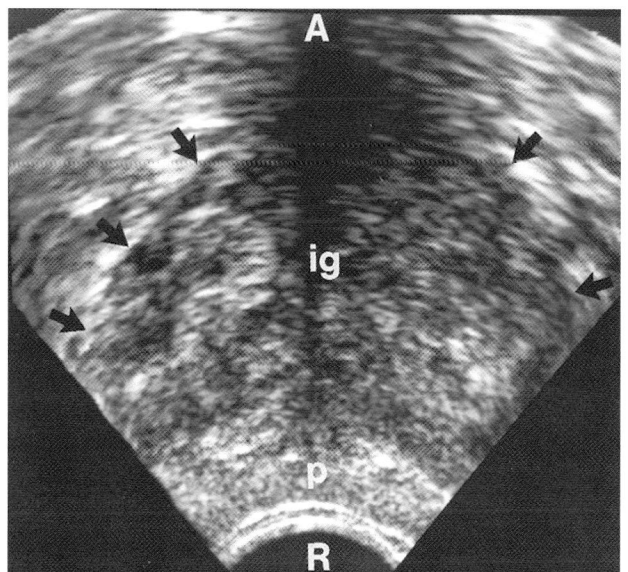

Abb. 16-47. Normaler Ultraschall der Prostata in der axialen Ebene. Der Ultraschallkopf befindet sich im Rektum *(R)*, die anterioren Beckenanteile *(A)* befinden sich oben. Die *Pfeile* weisen auf den Rand der Prostata. p = periphere Zone; ig = zentrale Zone der Prostata

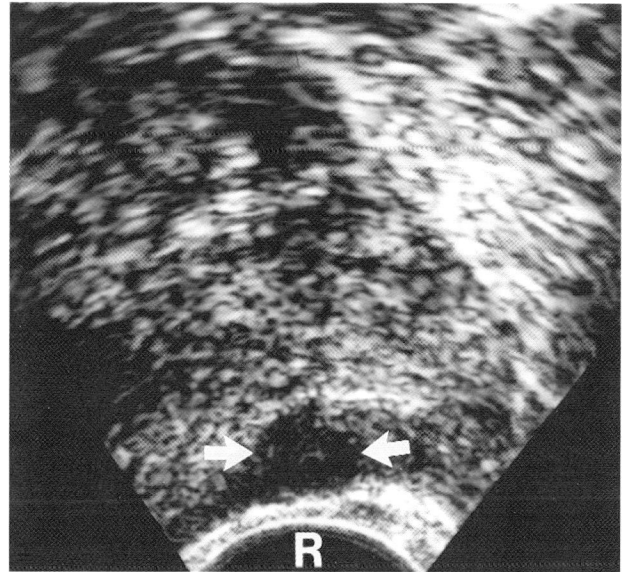

Abb. 16-48. Ultraschall eines typischen kleinen Prostatakarzinoms. Die *Pfeile* deuten auf eine kleine echoarme Raumforderung in der peripheren Zone der Prostata, direkt vor dem Rektum *(R)* gelegen. Vergleichen Sie dazu Abb. 16-47. Tumoren in diesem Bereich können bei der rektalen Untersuchung tastbar sein, sie sind es aber nicht immer.

lerdings variiert das Echomuster. Verkalkungen erscheinen als echoreiche Befunde.

Das Prostatakarzinom steht an dritter Stelle der Ursachen für den Krebstod bei Männern. Ein erhöhter Blutspiegel des prostataspezifischen Antigens (PSA) kann bei fast allen Prostatakarzinomen und bei bestimmten gutartigen Veränderungen gefunden werden. PSA kommt im gesunden Prostatagewebe ebenso wie in hyperplastischen, entzündlichen und neoplastischen Veränderungen vor. Das PSA ist prostataspezifisch, aber nicht krankheitsspezifisch. Das Karzinom erhöht jedoch den PSA-Spiegel viel stärker als die benigne Prostatahypertrophie. Im allgemeinen sollte bei einem PSA-Spiegel über 4 Nanogramm pro ml ein transrektaler Ultraschall durchgeführt werden. Auch bei einem pathologischen rektalen Untersuchungsbefund kann eine Ultraschalluntersuchung indiziert sein. Das Ultraschallbild des Prostatakarzinoms hängt von der Größe des Karzinoms und der Beschaffenheit des umgebenden Prostatagewebes ab. Karzinome imponieren gewöhnlich als echoarme Raumforderung, wie in **Abb. 16-48**.

Manchmal können sie auch echoreich sein oder sogar die gleiche Echogenität wie normales Prostatagewebe haben. Im letztgenannten Fall können Karzinome unmöglich entdeckt werden, da sie nicht vom umliegenden Gewebe abgrenzbar sind. Allerdings können sekundäre Zeichen, wie eine asymmetrische Vergrößerung, auf ihre Existenz hinweisen. Ungefähr 70 % der Karzinome entstehen in der peripheren Zone, und diese sind am leichtesten dem Ultraschall zugänglich. Der Ultraschall ist auch für die Stadieneinteilung der Prostatakarzinome geeignet, weil er die lokale Infiltration der Kapsel oder der Samenbläschen nachweisen kann. Die Infiltration der Kapsel und anderer Beckenstrukturen wird aber am besten durch die MRT dargestellt.

Die männliche Urethra

Die männliche Urethra wird gewöhnlich durch die retrograde Urethrographie dargestellt. Hierbei wird wasserlösliches Kontrastmittel in die distale Urethra mittels eines kleinen Ballonkatheters injiziert, der die Meatusöffnung blockiert. Das Kontrastmittel fließt retrograd in die Urethra, die dadurch röntgenologisch sichtbar wird, und gelangt schließlich über die Urethra in die Blase.

Eine andere Technik ist die Miktionsurethrozystographie. Zunächst wird dabei die Blase über einen Katheter mit Kontrastmittel gefüllt. Nach Entfernen des Katheters werden während des Miktionsvorgangs Aufnahmen während der Kontrastmittelpassage durch die Urethra gemacht.

In einer normalen retrograden Urethrographie **(Abb. 16-49)** kann man die anterioren und posterioren Anteile der Urethra abgrenzen, die durch das Diaphragma urogenitale getrennt sind (s. Abb. 16-44). Die posteriore Urethra besteht aus der Pars prostatica der Urethra (die von der Prostata umschlossen wird) und der membranösen Urethra (die durch das Diaphragma urogenitale zieht). Der anteriore Teil der Urethra besteht aus der bulbösen Urethra (kurz und vom Diaphragma urogenitale bis zum Übergang von Penis und Skrotum verlaufend) und die penile Urethra (die bis zur äußeren Öffnung der Urethra reicht).

Die Urethrographie kann Strukturen, Divertikel und akute Verletzungen der Urethra nachweisen. Strikturen können sich als Folge eines Traumas entwickeln (auch nach traumatischer Katheterisierung), oder nach Operationen (z.B. Prostatektomie) und Infektionen (meist Gonorrhö). Eine der häufigsten Indikationen für die Urethrographie ist der Verdacht auf ein akutes urethrales Trauma. Bei

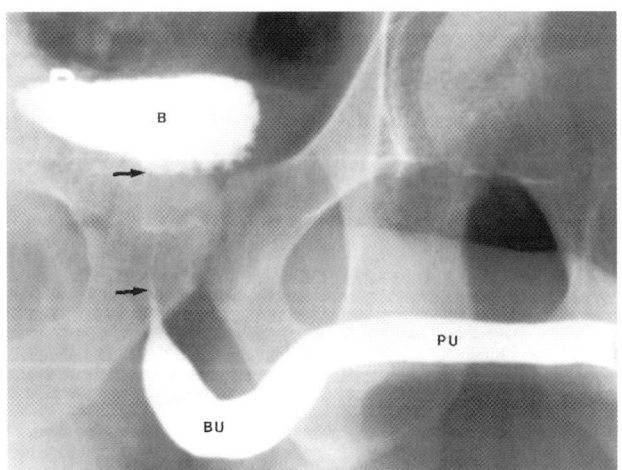

Abb. 16-49. Normale retrograde Urethrographie. Das Kontrastmittel wurde zur Darstellung der Urethra und der Blase retrograd injiziert.

Die **posteriore Urethra** besteht aus der Pars prostatica (zwischen den *Pfeilen*), die durch die Prostata verläuft, und dem kurzen membranösen Teil, der durch das 1 cm dicke Diaphragma urogenitale zieht.

Die **anteriore Urethra** erstreckt sich vom Diaphragma urogenitale bis zum äußeren urethralen Meatus und besteht aus dem bulbösen Teil *(BU)* bis zum Übergang von Penis zu Skrotum und dann der penilen Urethra *(PU)* bis zum Meatus.

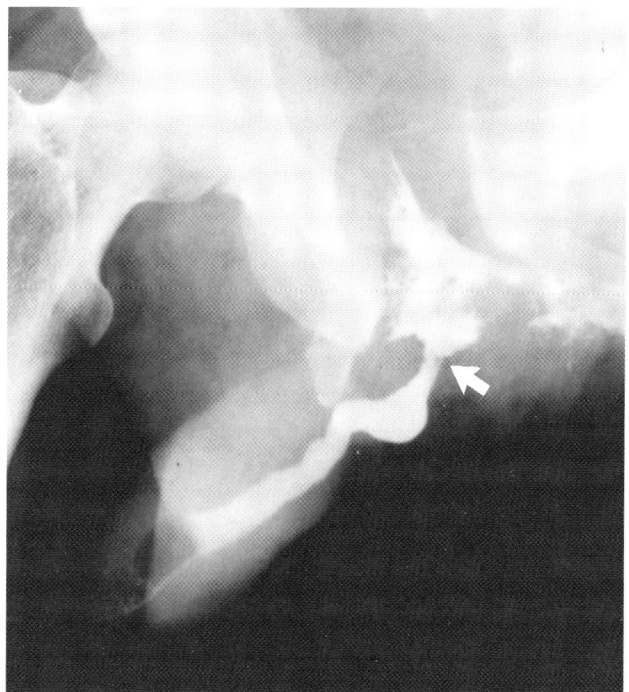

A

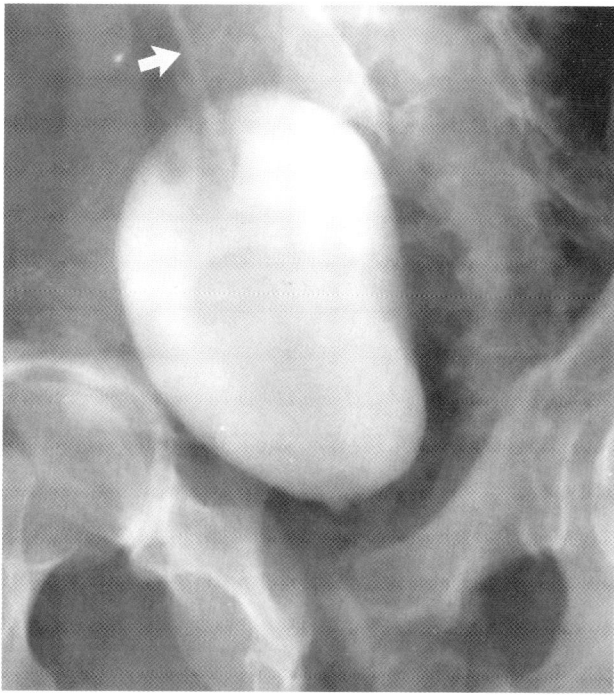

B

Abb. 16-50. Pathologische retrograde Urethrographie und Zystographie eines Traumapatienten mit Beckenfrakturen
A. Nach retrograder Injektion des Kontrastmittels läßt sich ein Abriß der Urethra an ihrem Ursprung am Blasenboden erkennen

(Pfeil). Das Kontrastmittel tritt ins pelvine Bindegewebe aus, die Blase läßt sich retrograd nicht auffüllen.
B. Die Zystographie, die über einen suprapubischen Katheter *(Pfeil)* vorgenommen wurde, zeigt die gefüllte Blase, aber keinen Fluß des Kontrastmittels in die Urethra.

polytraumatisierten Patienten manifestiert es sich meist durch eine Blutung aus der Urethraöffnung, im Unterschied zur Hämaturie (blutiger Urin), die beim Traumapatienten meist Zeichen für eine Verletzung der Nieren, des Ureters oder der Blase ist. Verletzungen der posterioren Urethra sind besonders häufig bei Patienten mit Beckenbrüchen, die die vorderen Anteile der Schambeine mit einbeziehen. In **Abb. 16-50** sehen Sie den Austritt von Kontrastmittel im Bereich der Urethraverletzung.

Allgemeines zur Bildgebung bei Kindern

In der Kinderradiologie ist es besonders wichtig, eine diagnostisch hochwertige Untersuchung mit möglichst geringer Strahlenbelastung durchzuführen. Deshalb enthalten die Empfehlungen für Röntgenuntersuchungen bei Kindern oft weniger Aufnahmen als bei Erwachsenen. Außerdem werden so oft wie möglich die Körperregionen außerhalb des Untersuchungsbereichs durch Bleiabdeckungen vor einer Strahlenexposition geschützt.

Vor allem bei längeren Untersuchungen kann es nötig sein, die Kinder festzuhalten oder zu sedieren. Im allgemeinen bewegen sich die Kinder im ersten Lebensjahr noch nicht so viel und müssen meist nur leicht fixiert werden. Und die meisten Kinder über 3 Jahre arbeiten gut mit. Aber Kinder zwischen 1 und 3 Jahren können bei der Untersuchung eine Herausforderung für die ganze Radiologieabteilung sein, da sie bereits für kurze Untersuchungen gut festgehalten und für CT, MRT oder Szintigramme wirksam sediert werden müssen. Die Art der Sedierung hängt von der Länge der Untersuchung und einer möglichen Schmerzhaftigkeit ab. Meistens werden Sedativa rektal, intravenös oder intramuskulär verabreicht; selten ist eine Allgemeinanästhesie erforderlich.

Eine weitere Herausforderung für Radiologen ist es, Kinder davon zu überzeugen, daß sie Kontrastmittel trinken sollen, z.B. Bariumsulfat für gastrointestinale Untersuchungen oder ein wasserlösliches Kontrastmittel (oft mit Säften vermischt) für eine CT-Untersuchung. Das Problem ist bei Babys und älteren Kindern wiederum nicht so groß. Bei Kinder zwischen 1 und 2 Jahren kann man einfach die letzte Mahlzeit ausfallen lassen und dem hungrigen Kind eine Flasche mit Kontrastmittel anbieten. Kinder von 3–4 Jahren können normalerweise zum Mit-

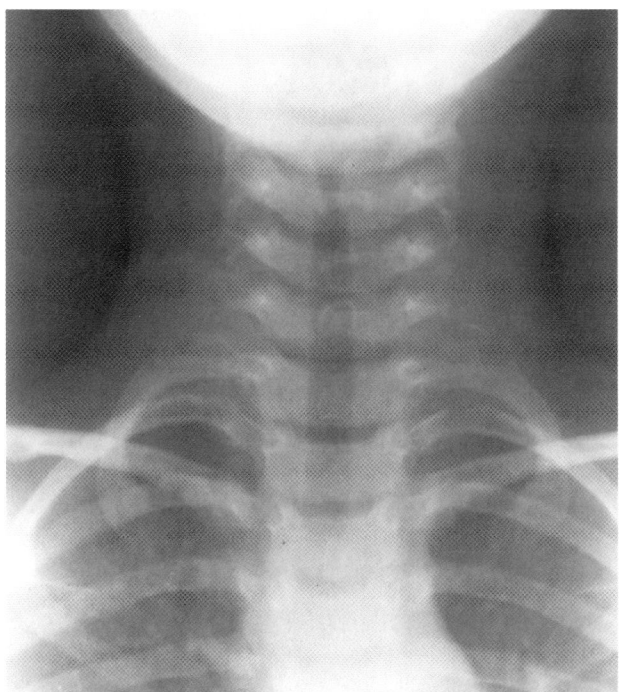

Abb. 16-51. Anteroposteriore (a.p.) Aufnahme einer normalen kindlichen Trachea

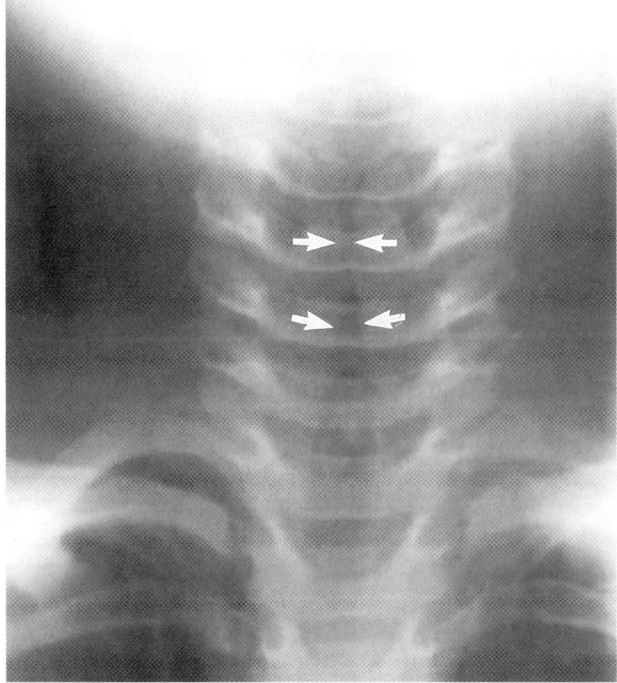

Abb. 16-52. Anteroposteriore (a.p.) Aufnahme der Trachea eines Kindes mit Krupp. Das Ödem engt die subglottische Trachea ein *(Pfeil)* und verursacht eine Beeinträchtigung der Atmung

machen überredet werden. Bei 1–3jährigen, die nicht kooperieren, ist es manchmal notwendig, das Kontrastmittel über eine Nasensonde zu geben.

Es ist wichtig, daß Ihnen diese Probleme bewußt sind, wenn Sie mit pädiatrischen Patienten zu tun haben. Manchmal kann es sinnvoll sein, die Eltern des Kindes zur Untersuchung dazuzuholen, weil das Kind sich dann sicherer fühlt, besser mitarbeiten kann und weniger belastende Erfahrungen sammelt.

In diesem Kapitel werden einige wichtige Befunde besprochen, die bei Kindern häufig zu finden sind, insbesondere im Bereich des Thorax, des Abdomens und der Knochen. Bezüglich weitergehender Informationen, auch zu den vielen anderen Erkrankungen des Kindesalters einschließlich der großen Anzahl von angeborenen und Entwicklungsanomalien, sollten Sie in einem Lehrbuch der Kinderradiologie nachlesen.

Atemwegserkrankungen des Kindesalters

Viele der Thoraxbefunde des Erwachsenen, die Sie schon kennengelernt haben, treten auch bei Kindern auf. Dazu zählen die alveolären und interstitiellen Pneumonien, Atelektasen und Kollaps, Pneumothorax und Pleuraerguß. Aspirierte Fremdkörper in den Bronchien kommen allerdings häufiger bei Kindern als bei Erwachsenen vor. Die häufigsten pädiatrischen Atemwegsbefunde, die Sie sehen können, sind Krupp und Epiglottitis, virale Pneumonien, die Bronchiolitis und die Mukoviszidose.

Krupp und Epiglottitis

Der Krupp ruft eine akute Atemwegsobstruktion bei kleinen Kindern hervor. Er wird durch eine Infektion mit Influenza- und Parainfluenzaviren verursacht. Meistens tritt er zwischen dem 7. Lebensmonat und dem 3. Lebensjahr auf. Obwohl die Infektion alle Bereiche der Atemwege betreffen und eine ausgedehnte Entzündung von Kehlkopf, Luftröhre und Bronchien auslösen kann, liegt die kritische Stelle unmittelbar unter dem Kehlkopf, wo ein Ödem die subglottische Trachea einengt. Vergleichen Sie die normale subglottische Trachea in **Abb. 16-51** mit der Trachea eines Kindes mit Krupp in **Abb. 16-52**. Auf der a.p. Aufnahme des Halses in Abb. 16-52 sieht die verengte subglottische Trachea wie ein umgedrehtes und in die Länge gezogenes V aus. Dies ist charakteristisch für Krupp.

Die Epiglottitis wird gewöhnlich durch Haemophilus influenzae verursacht und ist eine viel ernstere Erkrankung als der Krupp. Die Epiglottis und ihre Umgebung werden ödematös und schwellen an, wobei ein inspiratorischer Stridor, Unruhe und sogar Schluckbeschwerden auftreten. Eine akute Epiglottitis kann lebensbedrohlich sein, und das Kind sollte auf jeden Fall auch während der Röntgenuntersuchung sehr aufmerksam beobachtet werden. Es sollte bei der Aufnahme in aufrechter Position sein, damit die Atmung nicht erschwert wird. Eine einzige Seitaufnahme der Halsweichteile zeigt die erhebliche Vergrößerung der Epiglottis und eine Verdickung des umgebenden Bindegewebes **(Abb. 16-53)**. Vergleichen Sie die schmale normale Epiglottis in **Abb. 16-54**. Bevor Sie weiterlesen, überlegen Sie sich schnell, woran das Kind in Abb. 16-54 leidet. Klar, dieses Kind hat eine Münze verschluckt, die nun im zervikalen Teil des Ösophagus festhängt. Achten Sie auf die Lage der Münze, wie sie auf der Seitaufnahme hinter der luftgefüllten Trachea zu erkennen ist.

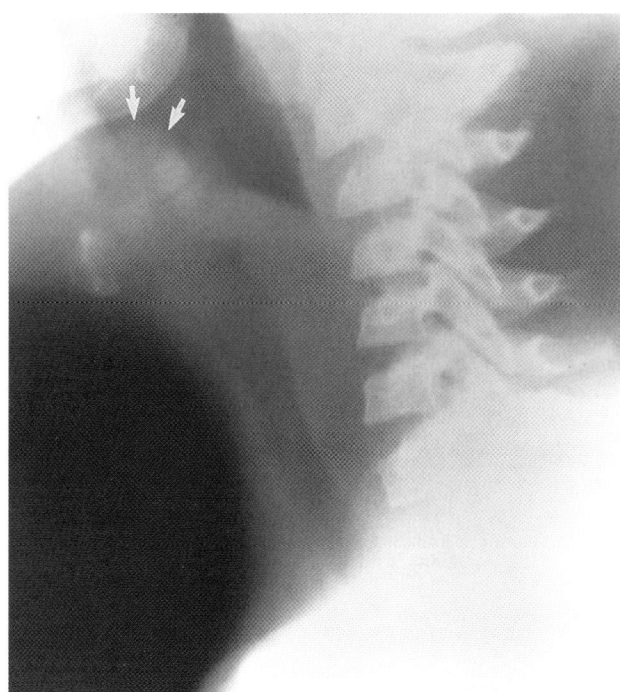

Abb. 16-53. Kind mit Epiglottitis. Die Epiglottis *(Pfeile)* ist verdickt und vergrößert, auch das umgebende Weichteilgewebe ist ödematös geschwollen.

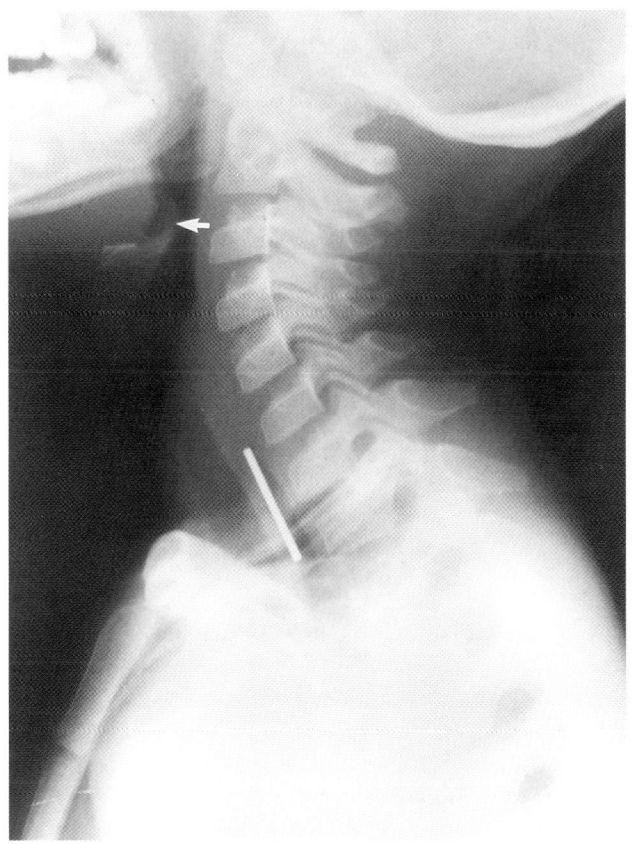

A

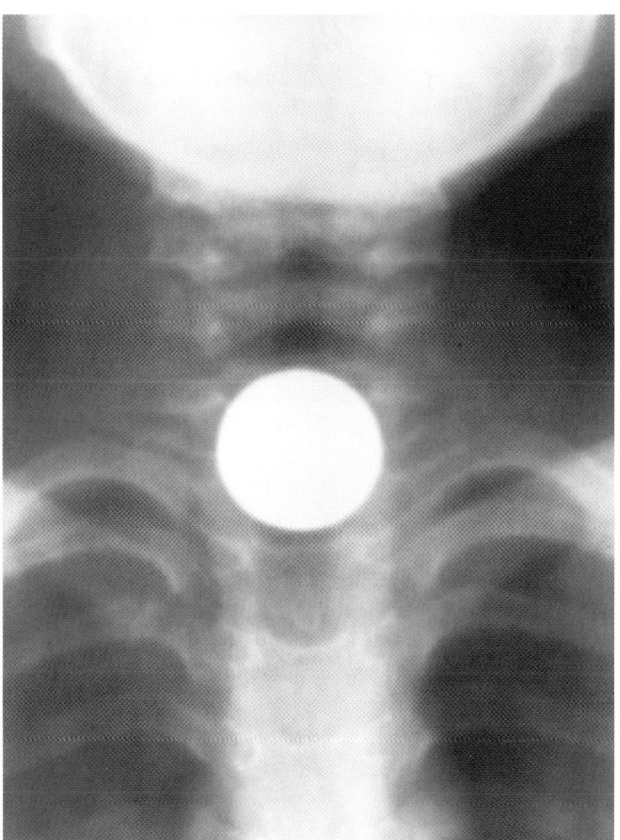

B

Abb. 16-54. Diese Kind hat eine normale Epiglottis *(Pfeil,* in der Seitaufnahme), aber etwas stimmt trotzdem nicht. Was ist es?

A. Seitaufnahme
B. A.p. Aufnahme

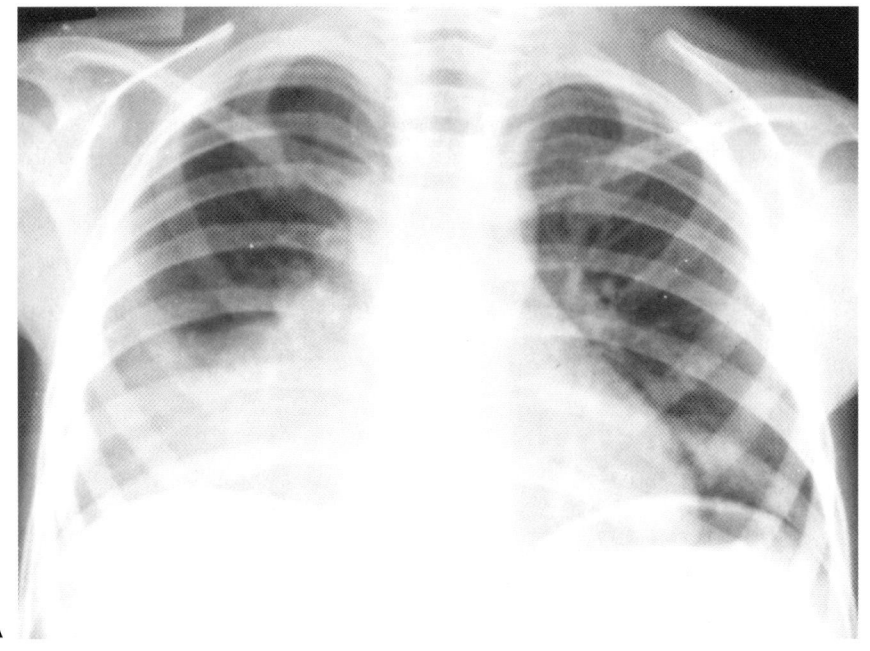

A

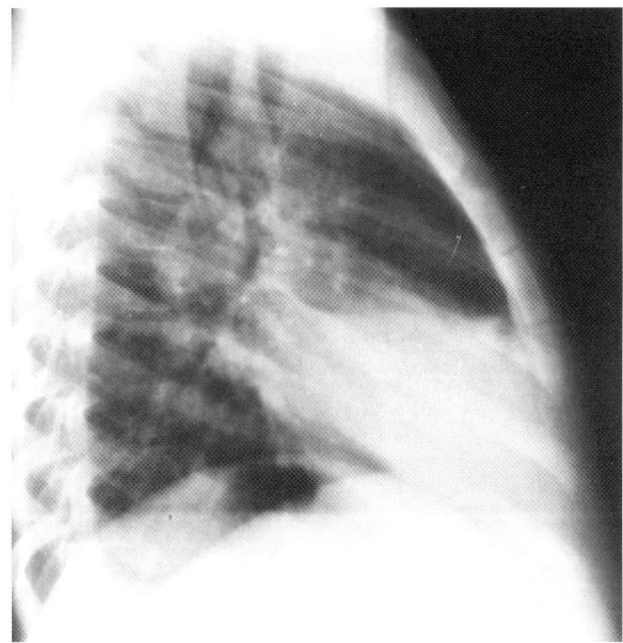

B

Abb. 16-55. Mittellappenpneumonie (Erreger: Pneumokokken) bei einem Kind
A. Anteroposteriore (a.p.) Aufnahme
B. Seitaufnahme

Pneumonie, Bronchiolitis und Bronchitis

Pneumonien im Kindesalter können durch die gleichen Erreger wie bei Erwachsenen ausgelöst werden **(Abb. 16-55)**. Darüber hinaus sind aber Viren (wie RSV, Parainfluenza und Adenoviren) eine häufige Ursache der Pneumonie bei Kindern unter 5 Jahren. Diese Viren verursachen eine Entzündung der Schleimhäute der oberen Luftwege mit Ödem und entzündlicher Infiltration der Bronchiolen (Bronchiolitis) und Bronchien (Bronchi-

tis). Die Alveolen bleiben gewöhnlich ausgespart. Die Thoraxaufnahmen **(Abb. 16-56)** zeigen eine Verdikkung der Bronchialwände, eine Verschattung der Umgebung der Bronchien (peribronchiale Zeichnungsvermehrung), Überblähung und vermehrte streifige Zeichnung der Lungen. Die Bronchiolitis tritt gewöhnlich bei Babys unter 1 Jahr auf, die Bronchitis bei älteren Kindern.

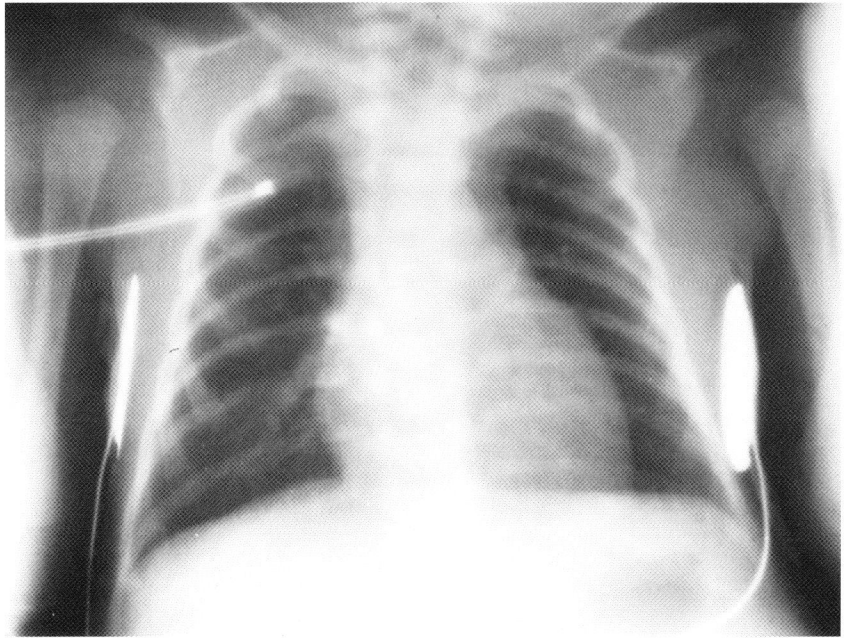

A

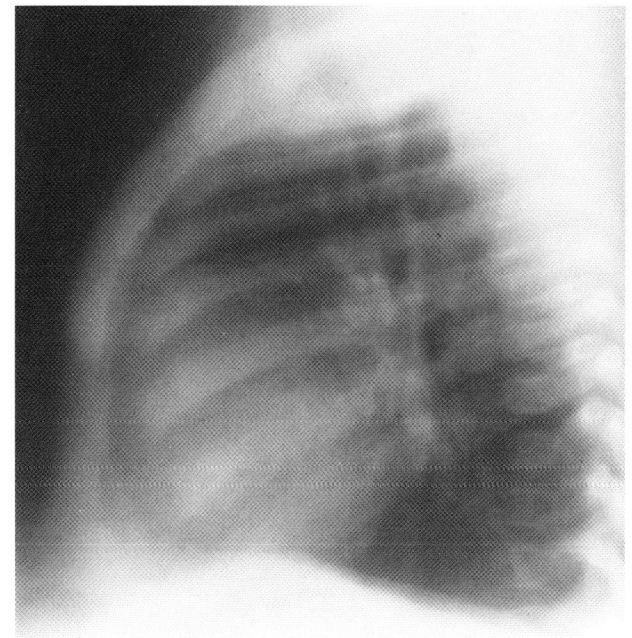

B

Abb. 16-56. Anteroposteriore (a.p.) und seitliche Thoraxaufnahme eines Säuglings mit Bronchiolitis. Beachten Sie die erhebliche Überblähung beider Lungen, besonders auf der Seitaufnahme. Weitere charakteristische Zeichen der Bronchiolitis sind die Verdickung der Wände der zentralen Bronchien und eine vermehrte streifige Zeichnung.
A. A.p. Aufnahme
B. Seitaufnahme

Mukoviszidose

Die Mukoviszidose ist eine Erbkrankheit mit Dysfunktion exokriner Drüsen, die mit einer progressiven Erkrankung von Lungen und Gastrointestinaltrakt einhergeht. In der Lunge manifestiert sich diese Erkrankung im späteren Säuglingsalter mit chronischem Husten, wiederholten pulmonalen Infektionen und obstruktiver Ventilationsstörung. Die späten Stadien gehen mit einer pulmonal-arteriellen Hypertonie und respiratorischen Insuffizienz einher. Bei Säuglingen und Kleinkindern kann die Thoraxaufnahme noch völlig normal sein, auch wenn die Diagnose einer Mukoviszidose bereits klinisch gestellt wurde. Bei älteren Kindern **(Abb. 16-57)** können Thoraxaufnahmen eine Überblähung, peribronchiale Zeichnungsvermehrung, verstärkte lineare Strukturen und erweiterte Bronchien (Bronchiektasien) zeigen. Eine Vielzahl von pulmonalen Komplikationen kann sich einstellen, die mit Thoraxaufnahmen sichtbar werden, wie Pneumonien, Lungenabszesse, Pneumothorax, Atelektasen und Lungenkollaps.

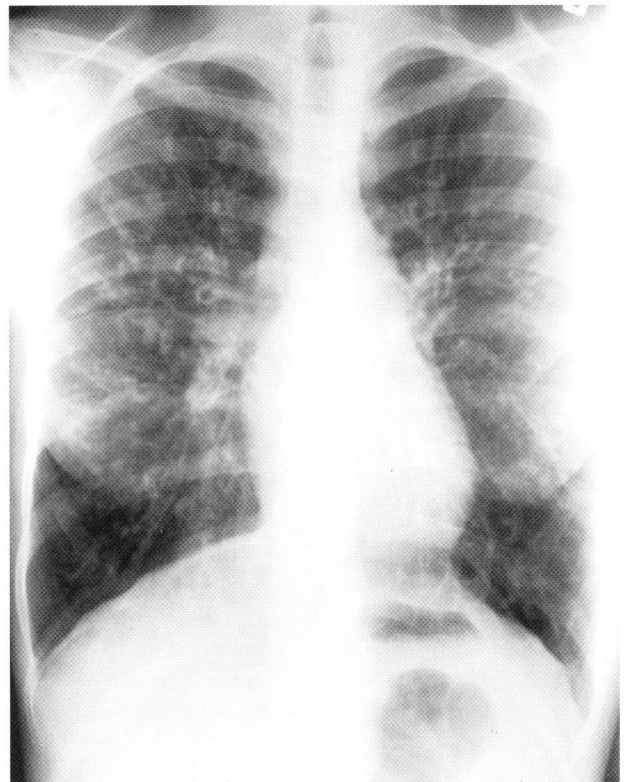

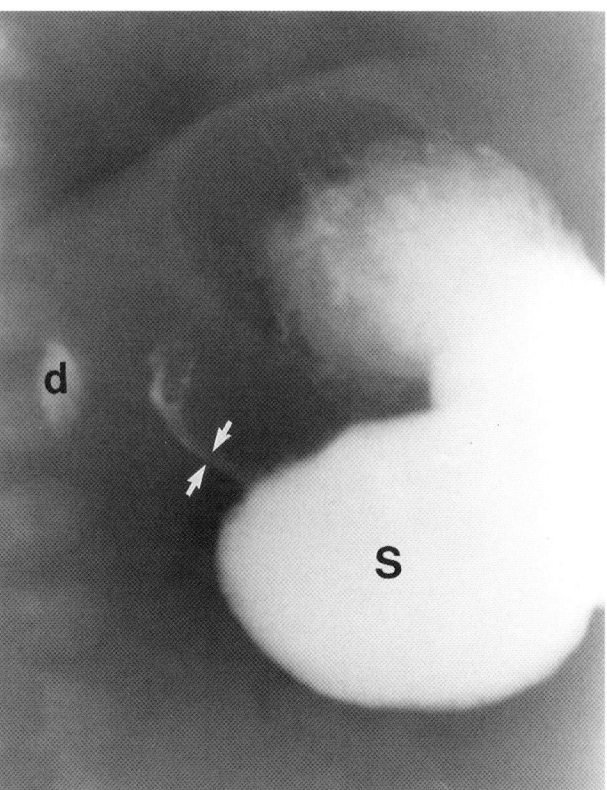

Abb. 16-57. Anteroposteriore (a.p.) Thoraxaufnahme eines Jugendlichen mit Mukoviszidose. Beachten Sie den Zwerchfelltiefstand, der durch die Überblähung der Lungen verursacht wird, die Verdickung der Bronchialwände und die abnorme streifige Lungenzeichnung.

Abb. 16-58. Kontrastmitteluntersuchung des oberen Gastrointestinaltrakts bei einem Kind mit schwallartigem Erbrechen, verursacht durch eine hypertrophische Pylorusstenose. Der Magen *(S)* ist mit Barium gefüllt, die Magenleerung ist verzögert. Nur eine winzige Menge Barium ist ins Duodenum *(d)* abgeflossen. Der Pyloruskanal *(Pfeile)* ist aufgrund der Hypertrophie der Pylorusmuskulatur erheblich verschmälert und elongiert.

Erkrankungen des kindlichen Abdomens

Kinder können natürlich an den gleichen abdominellen Erkrankungen leiden wie Erwachsene. Die Ursachen eines akuten Abdomens sind bei Kindern gewöhnlich sehr spezifisch und ihre Häufigkeit verändert sich mit dem Alter des Kindes. Neugeborene mit akutem Abdomen leiden oft an angeborenen oder Entwicklungsmißbildungen, wie etwa einer Darmatresie oder einem Mekoniumileus, oder sie haben Erkrankungen, die durch Unreife entstehen, wie etwa die nekrotisierende Enterocolitis. Die Hirschsprung-Krankheit (s. S. 426) manifestiert sich gewöhnlich in den ersten 6 Lebenswochen, unter Umständen aber auch erst nach dem 5. Lebensjahr. Während der ersten 3 Lebensmonate können bei Säuglingen eine Inguinalhernie und eine hypertrophische Pylorusstenose auftreten. Bei Kindern von 6 Monaten bis zu 2 Jahren ist die ileokolische Invagi-

nation eine häufige Ursache des akuten Abdomens. Bei Kindern über 2 Jahre verursacht oft eine Appendizitis ein akutes Abdomen. Im folgenden beschreiben wir solche Erkrankungen des kindlichen Abdomens, die mit dramatischen Röntgenbefunden einhergehen, und besprechen abdominale Raumforderungen bei Kindern.

Hypertrophische Pylorusstenose

Die hypertrophische Pylorusstenose ist eine häufige Erkrankung bei Säuglingen. Eine Hypertrophie der Ringmuskulatur des Pylorus verursacht eine Magenausgangsstenose. Die Ätiologie ist unbekannt. Knaben sind viermal häufiger betroffen als Mädchen. Das Symptom des Erbrechens, das von einer einfachen Regurgitation bis zum Erbrechen im Schwall nach jeder Mahlzeit fortschreitet, tritt meist zwischen der 2. und 6. Lebenswoche auf. Bei der

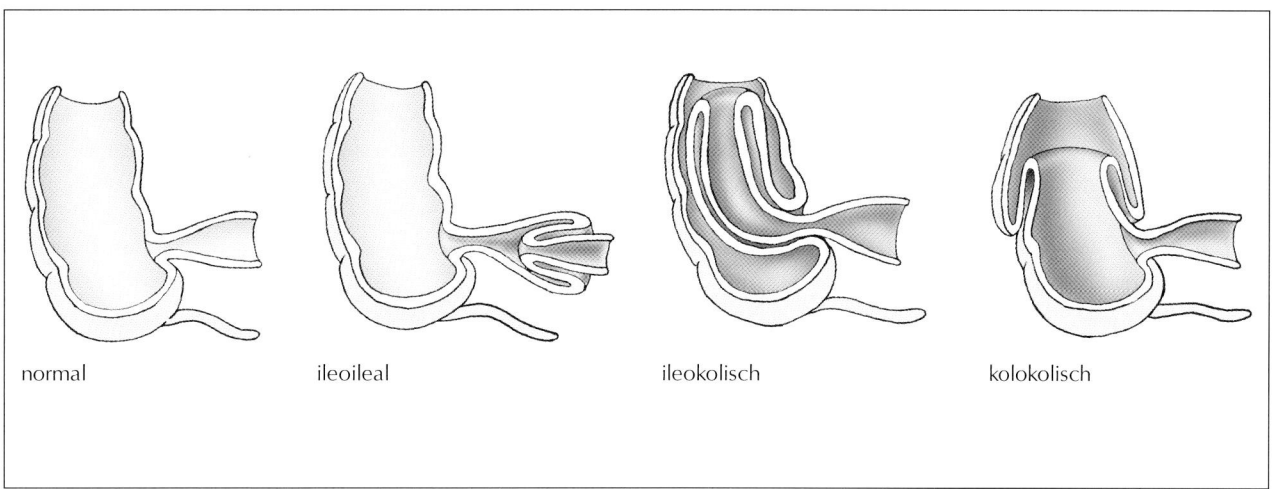

normal   ileoileal   ileokolisch   kolokolisch

Abb. 16-59. Die ileokolische Invagination

körperlichen Untersuchung fällt eine tastbare Resistenz in der Gegend des Pylorus auf. Die Röntgenuntersuchung wird nicht routinemäßig erforderlich. Vielfach wird ein chirurgischer Eingriff aufgrund der Vorgeschichte und der tastbaren pylorischen Resistenz vorgenommen. Wenn die klinische Diagnose jedoch unsicher ist, kann sie durch eine Röntgenuntersuchung des oberen Gastrointestinaltrakts oder durch eine abdominelle Ultraschalluntersuchung gesichert werden. Die einfache Abdomenleeraufnahme zeigt einen erweiterten Magen und wenig Darmgas distal des Pylorus. Die Kontrastmitteluntersuchung des oberen Gastrointestinaltrakts **(Abb. 16-58)** zeigt eine verzögerte Magenleerung und einen auffälligen Pylorus. Der Pyloruskanal erscheint aperistaltisch, nicht aufdehnbar und verlängert, die umgebende Pylorusmuskulatur ist verdickt. Die Ultraschalluntersuchung zeigt eine Raumforderung (hypertrophierter Muskel) um den Pyloruskanal.

Die ileokolische Invagination

Bei der Invagination stülpt sich ein Darmsegment in das unmittelbar distal von ihm gelegene Segment, wodurch die Darmpassage behindert wird. Dieser Vorgang kann im Dünndarm (ileoileale Invagination), im Kolon (kolokolische Invagination) oder an der Verbindungsstelle von Dünn- und Dickdarm (ileokolische Invagination) entstehen **(Abb. 16-59)**. Der proximale Darmabschnitt, der sich eingestülpt hat, wird invaginierter Darmteil oder Invaginat genannt, und der Darmteil, der das Invaginat enthält, heißt Invaginans. Bei Erwachsenen deutet eine Invagination beinahe immer auf eine zugrunde liegende Darmerkrankung hin, meistens auf einen Darmtumor, der durch die Peristaltik vorwärts bewegt wird und damit den Ausgangspunkt der Invagination darstellt. Bei Kindern tritt

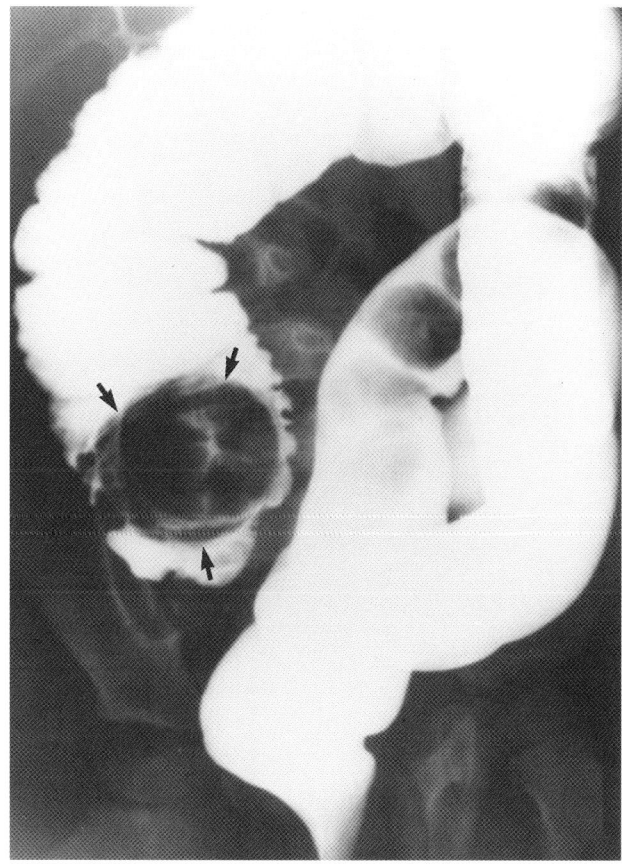

Abb. 16-60. Bariumkontrasteinlauf bei ileokolischer Invagination. Der retrograde Bariumfluß wird durch das in das Zäkum eingestülpte terminale Ileum *(Pfeile)* behindert.

die Invagination ohne eigentliche Raumforderung als Ausgangspunkt auf und ist meistens ileokolisch lokalisiert. Der Ausgangspunkt ist in den meisten Fällen hyperplastisches lymphatisches Gewebe des terminalen Ileums.

Patienten mit Invagination leiden meist an Bauchschmerzen, Erbrechen und rektalen Blutungen; manchmal ist eine Resistenz im Abdomen tastbar. Die Abdomenübersichtsaufnahme in Rückenlage kann unauffällig sein. Wird das Kind aber in die Linksseitenlage gebracht, so daß sich die rechte Kolonhälfte mit Luft füllt, kann man eine von Luft umgebene Raumforderung (die Invagination) im rechten Abdomen erkennen. Eine definitive Diagnose kann durch einen Kolonkontrasteinlauf mit Barium gestellt werden (**Abb. 16-60** und **16-61**), wo eine Verlegung des Kolonlumens durch einen konvexen Füllungsdefekt imponiert.

Der Bariumkontrasteinlauf kann gleichzeitig zur Reponierung der Invagination durch den hydrostatischen Druck der Kontrastmittelsäule benützt werden. Nach gelungener Reponierung fließt Kontrastmittel wieder retrograd bis in den Dünndarm.

Hirschsprung-Krankheit

Die Hirschsprung-Krankheit beruht auf einem Fehlen von Ganglionzellen im distalen Kolon, wodurch eine funktionelle Obstruktion des Darms entsteht. Die betroffenen Kinder leiden an einem Darmverschluß oder abwechselnd an Durchfall und Verstopfung. Die Abdomenübersichtsaufnahme zeigt erwartungsgemäß einen dilatierten Dick- und Dünndarm, was auf eine Passagebehinderung im Dickdarm hinweist. Die Diagnose kann durch einen Bariumkontrasteinlauf bestätigt werden (**Abb. 16-62**), wobei die Seitaufnahme das Rektum mit einer Übergangszone mit ungeordneten und unregelmäßigen Kontraktionen zeigt (das aganglionäre Segment). Unmittelbar proximal dieser Zone ist das Kolon dilatiert. Spätere Aufnahmen zeigen, daß das Kolon auch 24–48 Stunden nach dem Bariumeinlauf noch eine große Menge des Kontrastmittels enthält.

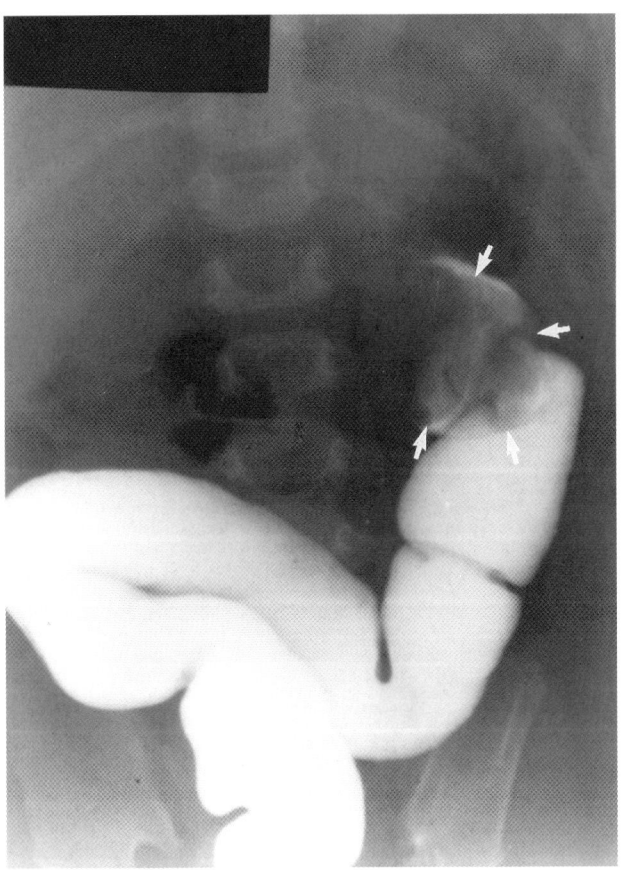

Abb. 16-61. Bariumkontrasteinlauf bei ileokolischer Invagination bis in die linke Kolonhälfte. Das eingestülpte terminale Ileum *(Pfeile)* reicht die gesamte Strecke durch das rechte Hemicolon und das Colon transversum und endet im proximalen linken Hemicolon.

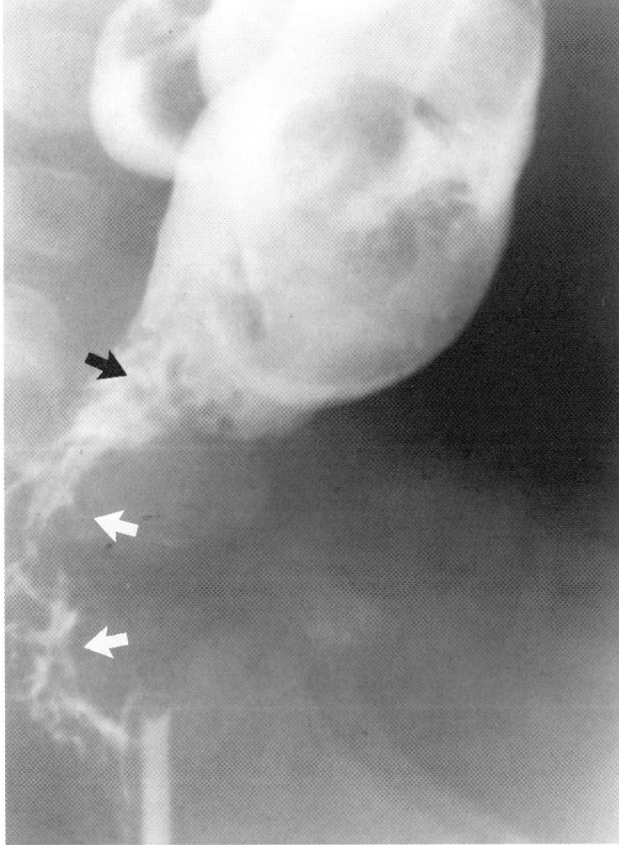

Abb. 16-62. Bariumkontrasteinlauf bei einem Kind mit Hirschsprung-Krankheit. Die Seitaufnahme zeigt ein verengtes aganglionäres Rektum *(weiße Pfeile)* und eine Übergangszone *(schwarzer Pfeil)*; oberhalb dieser Übergangszone ist das Kolon dilatiert. Die tubuläre Struktur im distalen Rektum ist ein Darmrohr, über das Bariumkontrastmittel eingeführt wurde.

Abdominale Raumforderungen bei Säuglingen und Kindern

Nicht selten stellt die weitere Abklärung einer abdominalen Raumforderung eine Indikation zur Bildgebung im Kindesalter dar. Auch wenn das Entdecken einer abdominalen Raumforderung bei einem Kind sehr alarmierend für junge Eltern ist, so ist doch mehr als die Hälfte dieser Befunde bei Neugeborenen renalen Ursprungs; sie sind meist gutartig, und die Prognose ist damit sehr gut. Die Hydronephrose ist mit 25 % der häufigste Einzelbefund bei einer abdominalen Raumforderung des Neugeborenen. Meist ist die Hydronephrose Folge von angeborenen oder Entwicklungsmißbildungen des Urogenitaltrakts, die zu einer Abflußbehinderung führen. Zu diesen Veränderungen gehören Stenosen am Abgang des Ureters aus dem Nierenbecken, posteriore Urethralklappen und ektopische Ureterozelen. Andere Ursachen für Raumforderungen beim Neugeborenen bestehen in einer Vielzahl zystischer, entwicklungsbedingter oder neoplastischer Befunde des Urogenital- und Gastrointestinaltrakts.

Bei älteren Säuglingen und Kindern sind Raumforderungen im Bereich des Abdomens ebenfalls in der Mehrzahl renalen Ursprungs und gutartig, obwohl signifikant mehr Tumoren maligne sind als bei Neugeborenen. In dieser Altersgruppe handelt es sich bei einer Raumforderung der Niere in 22 % um einen Wilms-Tumor, in 20 % um eine Hydronephrose. Ein anderer häufiger Tumor in dieser Altersgruppe ist das Neuroblastom, das 21 % der abdominalen Raumforderungen ausmacht.

Wie Sie vielleicht schon vermutet haben, ist der Ultraschall die Methode der Wahl für die initiale Untersuchung von abdominalen Raumforderungen bei Kindern. Mit dem Ultraschall können eine Hydronephrose eindeutig diagnostiziert, das Ursprungsorgan einer Raumforderung identifiziert und zwischen zystischen und soliden Tumoren unterschieden werden. Wird im Ultraschall eine Hydronephrose gefunden, wird das Kind später urographisch untersucht (intravenöses Urogramm, Miktions-Zystourethrogramm), um die Ursache der Obstruktion festzustellen. Zeigt sich im Ultraschall eine solide Raumforderung, wird häufig eine CT durchgeführt, um ihre Ausdehnung und die Beziehung zu benachbarten Organen besser zeigen zu können **(Abb. 16-63)**.

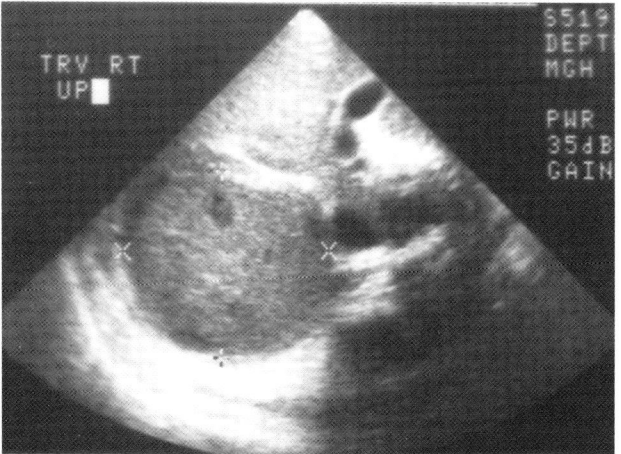

A

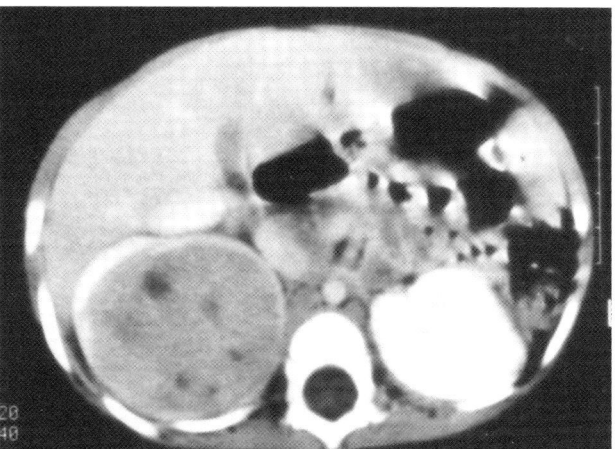

B

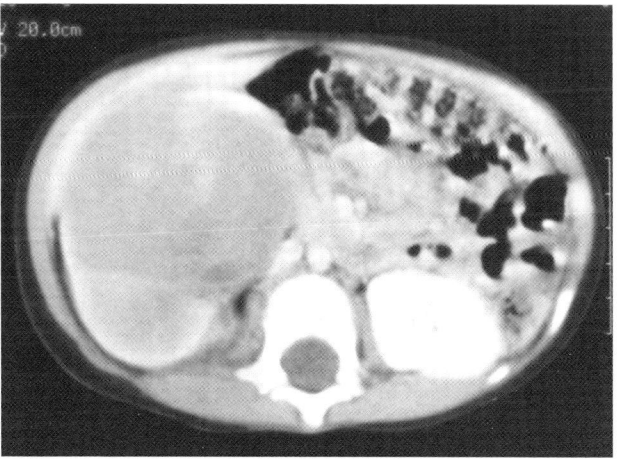

C

Abb. 16-63. Kleines Kind mit einer tastbaren Raumforderung im rechten Abdomen. Der Ultraschall (**A**) zeigte, daß die Raumforderung (Markierungen) solide und echoreich war. Als weiterführende Untersuchung wurde ein CT mit intravenöser Kontrastmittelgabe durchgeführt. Die Raumforderung (**B** und **C**) erwies sich als ein großer solider Tumor der rechten Niere. Das kontrastierte rechtsseitige Nierenparenchym stellt sich ausgespannt um die Raumforderung als schmaler weißer Rand dar. Die linke Niere ist normal. Wie Sie bestimmt vermutet haben, handelt es sich bei diesem Tumor um einen Wilms-Tumor.

Knochen im Kindesalter

Sie müssen mit dem Erscheinungsbild normaler, im Wachstum befindlicher Knochen vertraut sein, bevor Sie die Veränderungen beurteilen können, die das kindliche Skelett betreffen. Ein normaler, im Wachstum befindlicher Röhrenknochen **(Abb. 16-64)** besitzt zwei Verknöcherungszonen (Epiphysen), die vom Schaft (Diaphyse und Metaphyse) durch die Wachstumsfugen (Physen) getrennt sind.

Die normale Knochenentwicklung betrifft das Längen-, das Breiten- und das Epiphysenwachstum. Das Längenwachstum findet an den Wachstumsfugen statt, der Schaftdurchmesser wächst durch periostalen Anbau neu-

en Knochens. Bei sehr jungen Kindern sind die Epiphysen röntgenologisch noch nicht sichtbar, weil sie aus Knorpel bestehen; sobald sie verknöchern, werden sie größer. Mit fortschreitendem Knochenwachstum nimmt die Breite der Wachstumsfugen allmählich ab, und wenn sich die Wachstumsfugen völlig schließen, hört das Längenwachstum der Knochen ganz auf. Da die Epiphysen verschiedener Knochen röntgenologisch jeweils zu bestimmten und bekannten Zeitpunkten sichtbar werden (verknöchern) und in bekanntem Maß wachsen, ist es möglich, die Skelettreife (das Knochenalter) röntgenologisch zu bestimmen. Sehen Sie sich die Epiphysen und die Wachstumsfugen kindlicher Röhrenknochen auf dem Röntgenbild in **Abb. 16-65** an.

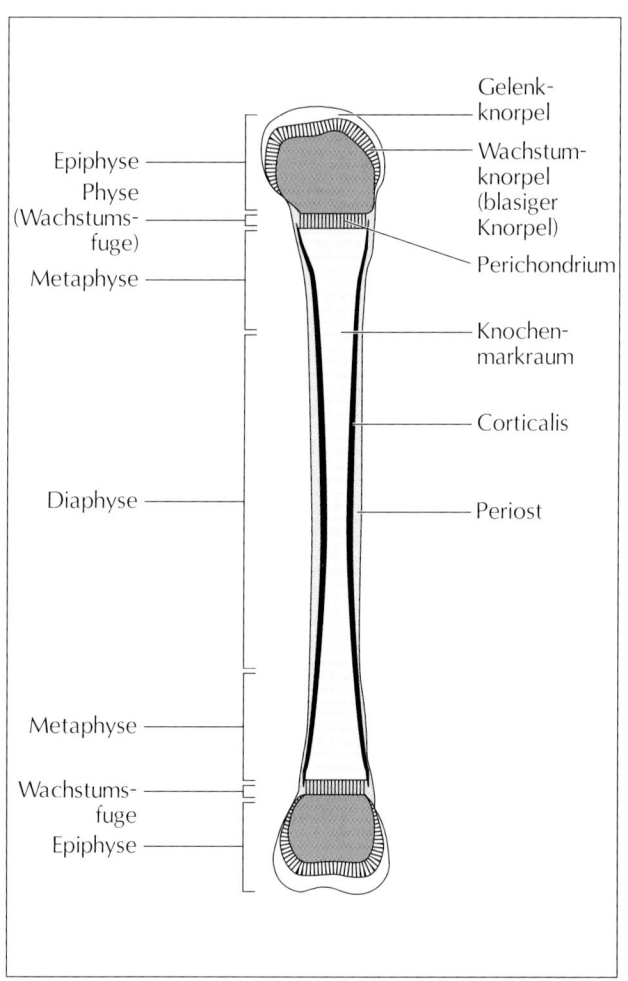

Abb. 16-64. Zeichnung eines normalen kindlichen Röhrenknochens

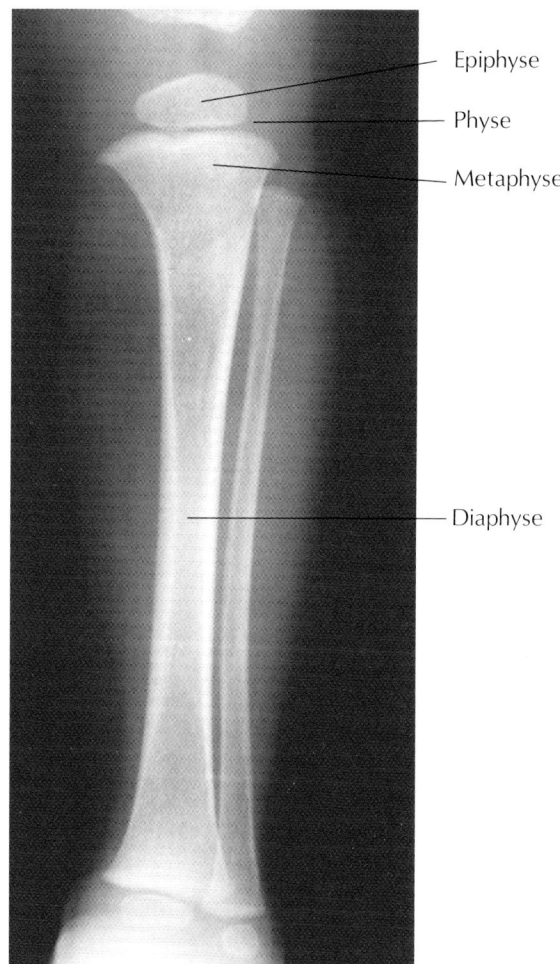

Abb. 16-65. Anteroposteriore (a.p.) Röntgenaufnahme normaler kindlicher Röhrenknochen (Tibia und Fibula)

Knochenbrüche bei Kindern

Frakturen im Kindesalter unterscheiden sich von denen bei Erwachsenen. Da junge Knochen biegbarer sind als ältere, können bei Kindern Brüche auftreten, die zu einer Verbiegung des Knochens führen (akute Biegungsfraktur), zu einer Stauchung der Kortikalis (Wulstfraktur) oder zu einer Biegung an der konkaven Seite bei gleichzeitig inkompletter Fraktur auf der konvexen Sei-

te (Grünholzfraktur). Diese besonderen, inkompletten Frakturen sind in **Abb. 16-66** zusammen mit einer kompletten Diaphysenfraktur, die bei Kindern auch auftreten kann, schematisch dargestellt. Das Kind mit der in **Abb. 16-67** dargestellten Röntgenaufnahme hat eine Wulstfraktur *(weißer Pfeil)* des Radius und eine Grünholzfraktur *(schwarzer Pfeil)* der Ulna. Beachten Sie, daß die Radiusfraktur auf der konvexen Seite gebogen und auf der konkaven Seite gestaucht ist. Die

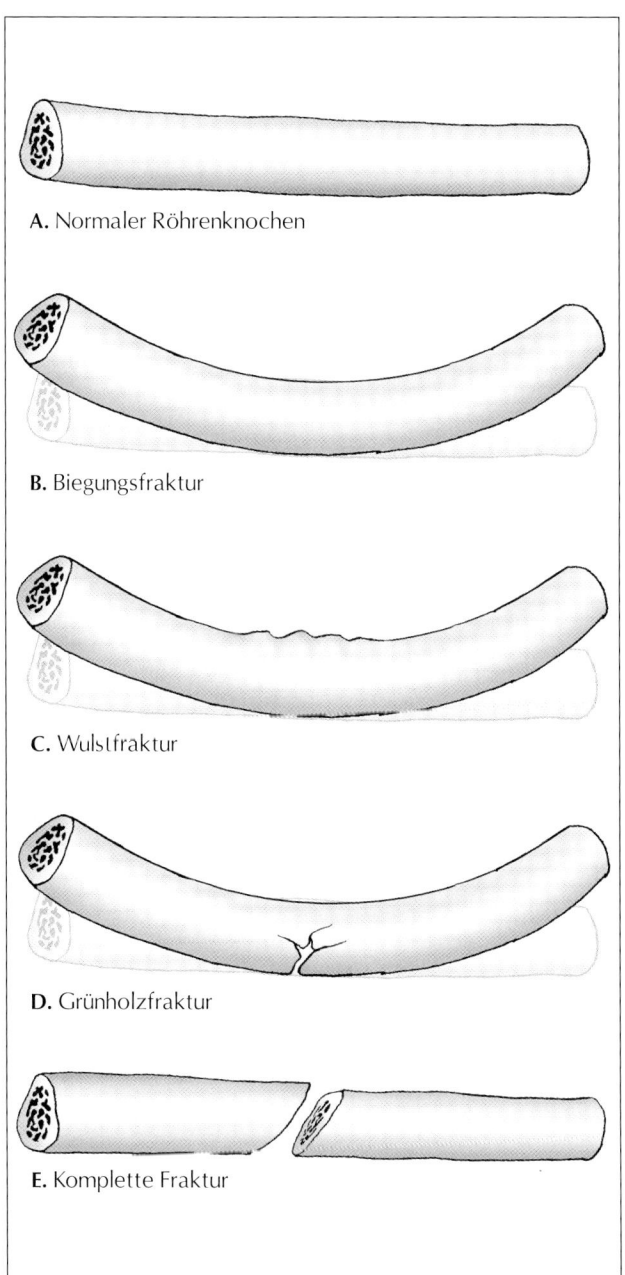

Abb. 16-66. Kindlichen Frakturtypen

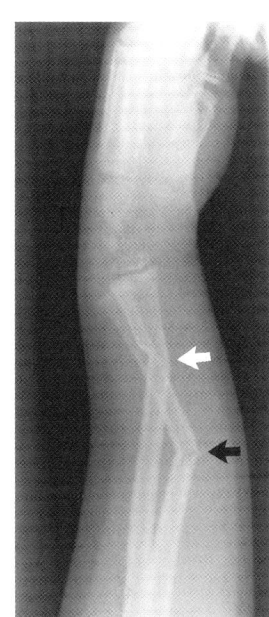

Abb. 16-67. Wulstfraktur des Radius und Grünholzfraktur der Ulna. (Siehe Text)

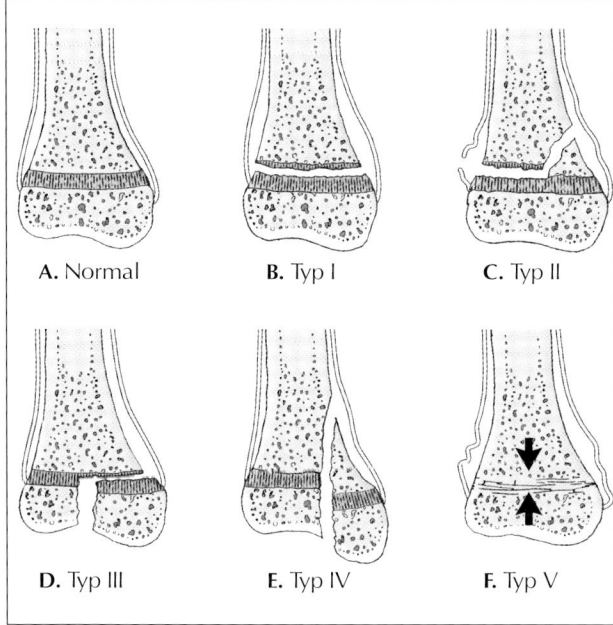

Abb. 16-68. Die Salter-Harris-Klassifikation der Epiphysenfrakturen

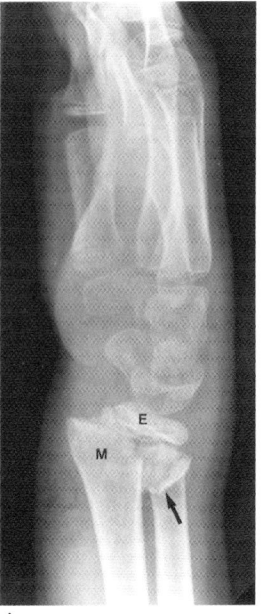
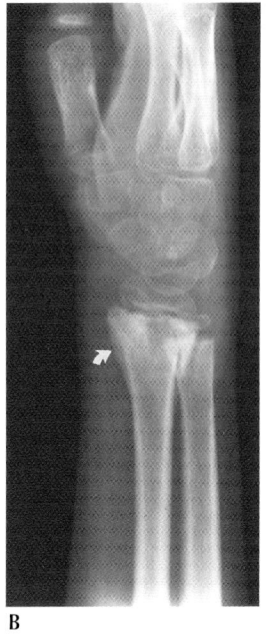
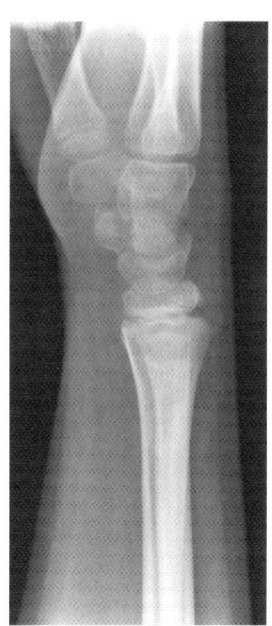

A   B   C

Abb. 16-69. Röntgenaufnahmen einer Typ-II-Fraktur nach Salter-Harris am distalen Radius eines Kindes, das auf seine ausgestreckte Hand gefallen ist.
A. Die Seitaufnahme zeigt eine Fraktur der Wachstumsfuge mit Verlagerung der Radiusepiphyse *(E)* nach dorsal im Vergleich zur Radiusmetaphyse *(M)*. Der *Pfeil* kennzeichnet das metaphysäre Knochenfragment, das für die Typ-II-Fraktur charakteristisch ist.

B. Kontrollaufnahme 2 Monate später nach Reposition und weitgehender Heilung des Bruchs. Beachten Sie den Kallus *(Pfeil)* im Frakturbereich, ein ausgezeichnetes Zeichen für den Heilungsprozeß, und die Kalksalzminderung der Hand, die im Rahmen der Immobilisierung eingetreten ist.
C. Die Aufnahme 2 Jahre später zeigt fast keine Spuren der Fraktur mehr und eine gute Knochenmineralisierung.

Ulnafraktur ist auf der konkaven Seite gebogen und zeigt eine inkomplette Kortikalisunterbrechung auf der konvexen Seite.

Frakturen im Bereich der Wachstumsfugen kommen bei Kindern ebenfalls häufig vor und werden durch dieselben Kräfte verursacht, die beim Erwachsenen eine Dislokation hervorrufen können. Bei Kindern setzt sich der Epiphysenkomplex aus der Epiphyse selbst (strahlendicht, da verknöchert), der knorpeligen Wachstumsfuge (strahlendurchlässig, da nicht verknöchert) und der Metaphyse (strahlendicht, da verknöchert) zusammen.

Salter und Harris haben fünf Typen von Frakturen des Epiphysenkomplexes beschrieben, die in einem nach ihnen benannten System klassifiziert werden **(Abb. 16-68)**. Typ-II-Frakturen sind die häufigsten bei Kindern; sie bestehen aus einer (röntgenologisch nicht immer klar erkennbaren) Verletzung der Wachstumsfuge, die sich in einer röntgenologisch gut erkennbaren Metaphysenfraktur fortsetzt **(Abb. 16-69)**. Eine weitere wichtige Verletzung ist die Typ-I-Fraktur. Nur 6 % der Epiphysenfrakturen sind vom Typ I, aber Sie müssen an sie denken, weil

Patienten mit dieser Verletzung eine normale Röntgenaufnahme haben können. Immer wenn ein Patient sich mit Schmerzen, eingeschränkter Bewegungsfähigkeit, Schwellung und lokaler Schmerzempfindlichkeit über der Wachstumsfuge vorstellt und die Röntgenaufnahme unauffällig ist, sollten Sie den Verdacht auf eine Typ-I-Fraktur äußern.

Kindesmißhandlung

Zu den radiologischen Manifestationen der Kindesmißhandlung zählen heilende Frakturen in verschiedenen Stadien, Frakturen an den Metaphysenrändern, metaphysäre und epiphysäre Verletzungen, dorsale Rippenfrakturen und Kompressionfrakturen von Wirbelkörpern **(Abb. 16-70)**. Auf den CT- und MRT-Bildern des Schädels von mißhandelten Kindern kann man beidseitige subdurale Hämatome, ein diffuses Hirnödem, fokale Blutungen oder eine Hirnatrophie durch frühere Verletzun-

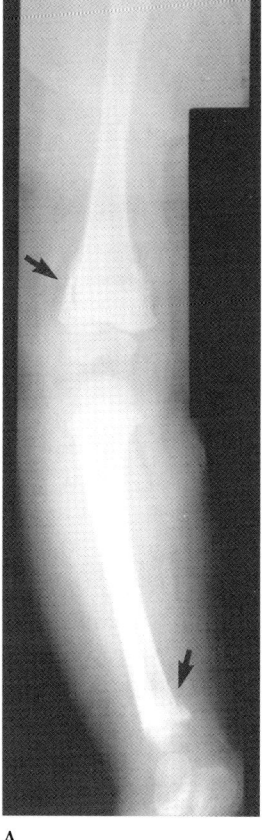

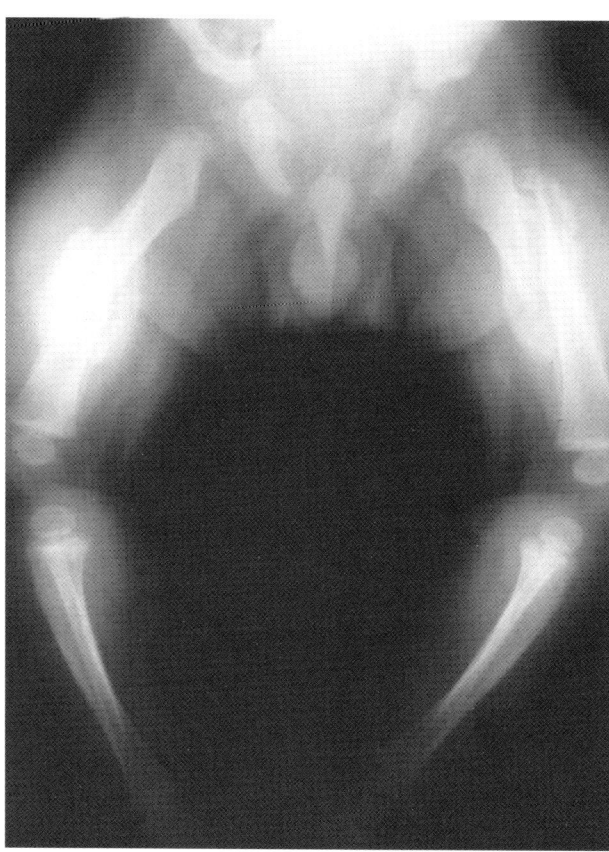

Abb. 16-70 A. Röntgenaufnahme eines Opfers von Kindesmißhandlung mit multiplen Frakturen *des* rechten Beins in verschiedenen Heilungsstadien *(Pfeile)*. Die Periostreaktion, die ein Zeichen für eine mehrere Wochen alte Fraktur ist, stellt sich gut im Bereich der distalen Femurfraktur dar.
B. Röntgenaufnahme eines anderen mißhandelten Kindes. Dieser Säugling ist erst wenige Monate alt. Beachten Sie die beidseitigen Femurfrakturen mit überschießender Kallusbildung.

A   B

gen finden **(Abb. 16-71)**. Im CT des Abdomens können Organverletzungen wie Leberrisse oder ein Hämatom des Duodenums nachgewiesen werden.

Bei Verdacht auf Kindesmißhandlung sind Röntgenuntersuchungen äußerst wichtig, weil sie den Beweis von multiplen Mißhandlungsepisoden (wie alte Frakturen oder zerebrale Atrophie) erbringen können, während klinische Untersuchung und Anamnese nur die jüngste Verletzung nachweisen können.

Bei Verdacht auf Kindesmißhandlung sollten Sie eine sog. Skelettübersicht anfordern, bestehend aus einer a.p. und Seitaufnahme des Schädels, a.p. Aufnahmen von Thorax, Abdomen und Becken sowie a.p. Aufnahmen der langen Extremitätenknochen einschließlich der Hände und Füße. Bei einem Säugling oder Kleinkind können all diese Bereiche mit nur wenigen Röntgenaufnahmen erfaßt werden. Ein Knochenszintigramm kann aufgrund seiner höheren Sensitivität mehr Frakturen zeigen als eine normale Skelettübersicht.

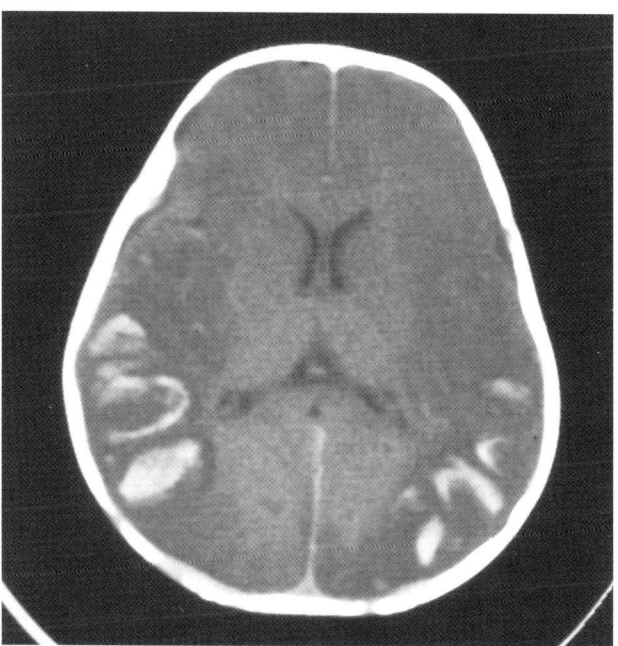

Abb. 16-71. CT des Kopfes eines mißhandelten Kindes mit beidseitigen zerebralen Blutungen (helle Areale)

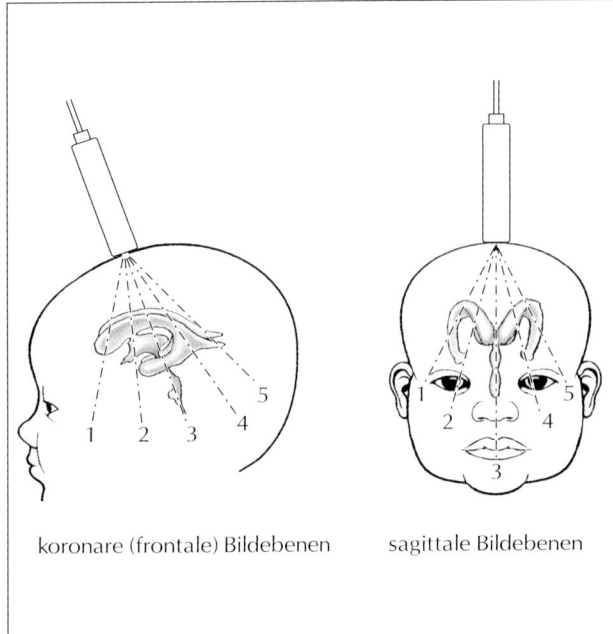

koronare (frontale) Bildebenen   sagittale Bildebenen

A

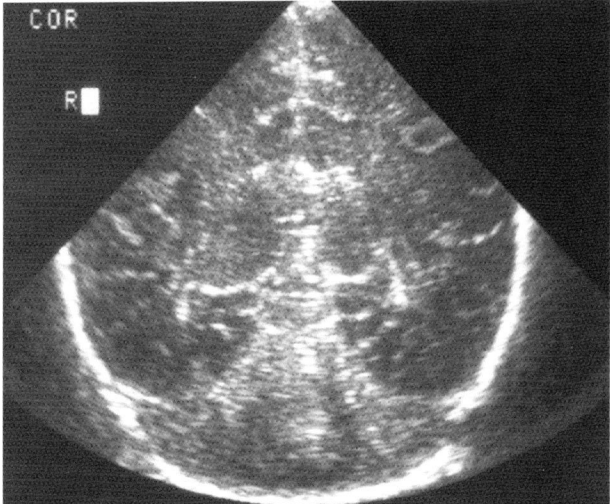

B

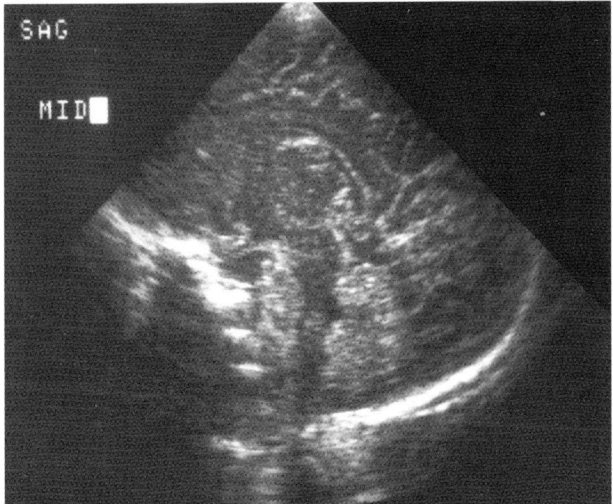

C

Ultraschall des kindlichen Kopfes

Sie haben vielleicht gedacht, daß die Ultraschalluntersuchung des Kopfes unmöglich ist, weil das Gehirn von der knöchernen Schädeldecke umgeben ist und Ultraschallwellen Knochen nicht durchdringen können. Bei Erwachsenen trifft dies auch zu, aber die Ultraschalluntersuchung des Gehirns von Neugeborenen und Säuglingen ist durch die noch offenen Fontanellen möglich (**Abb. 16-72**). Viele anatomische Strukturen wie das Gehirn, die Ventrikel und die Blutgefäße können sowohl in der koronaren (fronalen) wie der sagittalen Ebene sichtbar gemacht werden. Diese Untersuchung kann schnell und mit tragbarer Ausrüstung sogar auf der Neugeborenenstation durchgeführt werden.

Eine der häufigsten Indikationen für den Ultraschall des Schädels ist der Ausschluß intrakranieller Blutungen bei Neugeborenen. Daran sollte bei jedem Neugeborenen gedacht werden, bei dem sich eine Vorwölbung der Fontanellen oder eine Vergrößerung des Kopfes entwickelt, dessen neurologischer Status sich verändert oder dessen Hämatokrit abfällt. Intrakranielle Blutungen können durch ein Geburtstrauma entstehen, aber die meisten beruhen auf Unreife des Kindes und Hypoxie. Die intrakranielle Blutung ist eine häufige Todesursache bei Neugeborenen, besonders bei Frühgeborenen. Meistens tritt die Blutung im Hirnparenchym oder in den Ventrikeln auf und ist mit dem Ultraschall einfach festzustellen (**Abb. 16-73**). Mit dem kraniellen Ultraschall können auch die Ventrikelgröße bei Patienten mit Verdacht auf Hydrozephalus bestimmt sowie Flüssigkeitsansammlungen, zystische Läsionen und solide Raumforderungen diagnostiziert werden.

Abb. 16-72. Normale intrakranielle Ultraschalluntersuchung eines Neugeborenen
A. Diese Zeichnung zeigt, daß zur Ultraschalluntersuchung durch das „Fenster" der Fontanellen mehrere Aufnahmen in der frontalen und sagittalen Schichtebene gehören.
B. Normales koronares Ultraschallbild
C. Normales sagittales Ultraschallbild. Die Ventrikel sind kaum sichtbar. Vergleichen Sie mit Abb. 16-73.

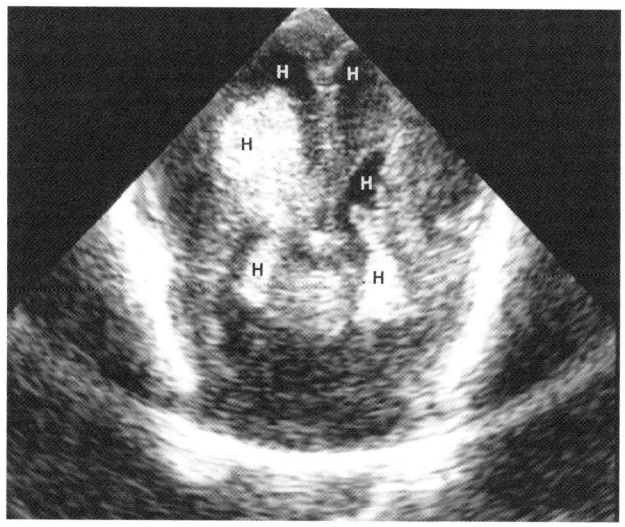

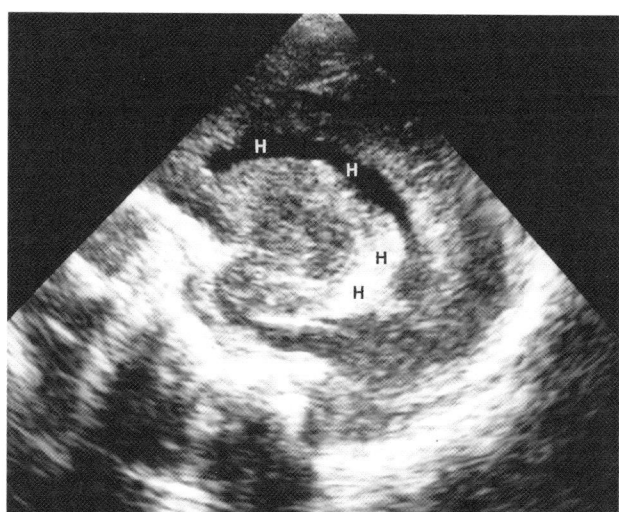

Abb. 16-73. Ultraschallbild einer intrakraniellen Blutung bei einem Neugeborenen, das sich auf der perinatalen Intensivstation befand. Die koronare (**A**) und die sagittale (**B**) Aufnahme zeigen eine Dilatation der Seitenventrikel, die mit echoreichen (*schwarze H*) und echoarmen (*weißes H*) Blutbestandteilen gefüllt sind. Das in den Ventrikeln unten lokalisierte (abhängige) Blut ist wegen des Hämatokriteffekts echoreicher.

Beurteilungsprobleme

Unbekannte 16-1 (Abb. 16-74)

Dieser ältere Mann klagt über eine Schwellung des Skrotums. Können Sie aus dieser Röntgenaufnahme die Ursache ableiten?

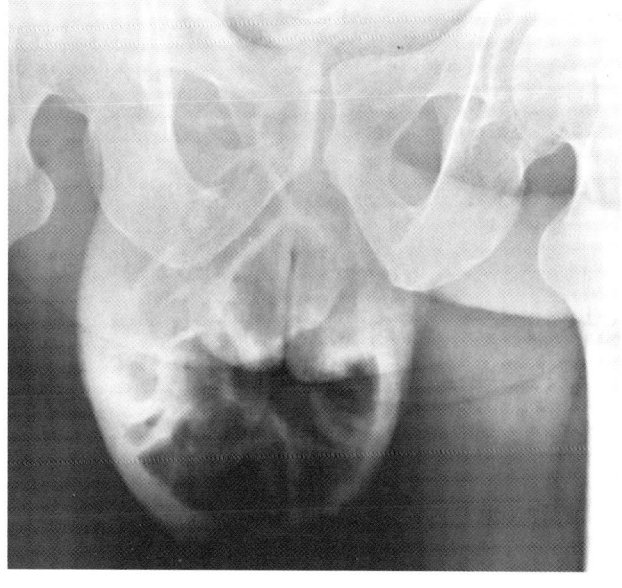

Abb. 16-74 *(Unbekannte 16-1)*

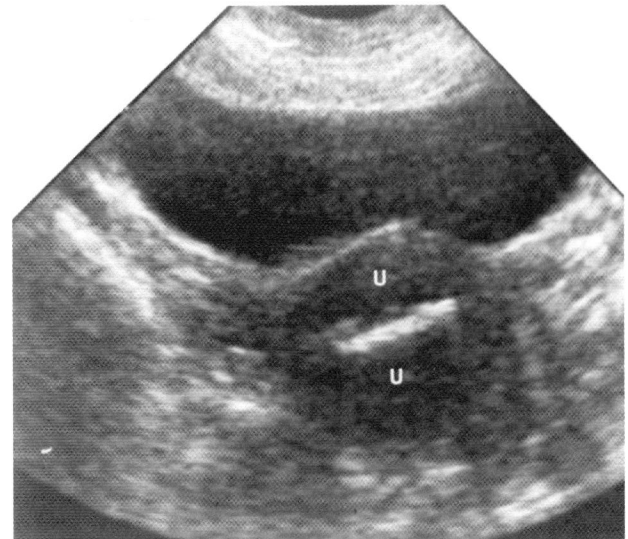

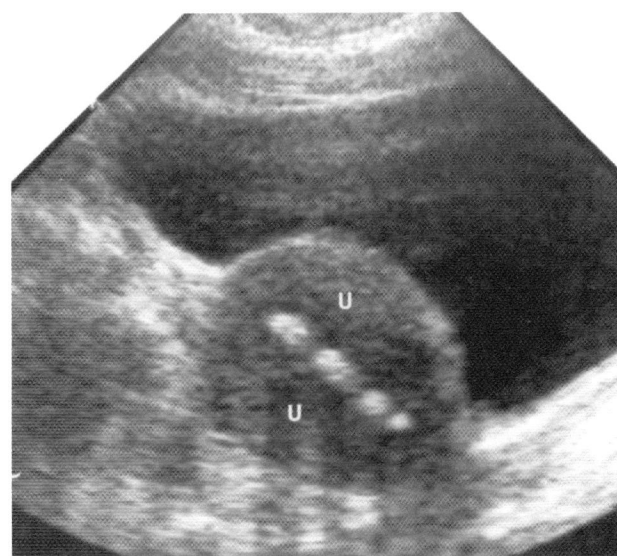

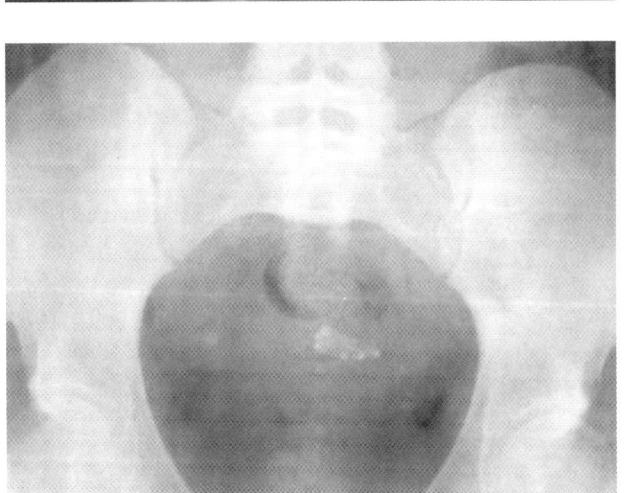

Unbekannte 16-2 (Abb. 16-75)

Können Sie herausfinden, was für eine echoreiche Struktur sich innerhalb des Uterus (U) dieser 30jährigen Frau befindet?

Unbekannte 16-3 (Abb. 16-76)

Befunden Sie das Becken-CT dieser 78 Jahre alten Frau, die über Gewichtsabnahme, Schmerzen im Becken und Vaginalblutungen klagte. Die Pfeile markieren den Rand ihres Uterus. Was schließen Sie daraus?

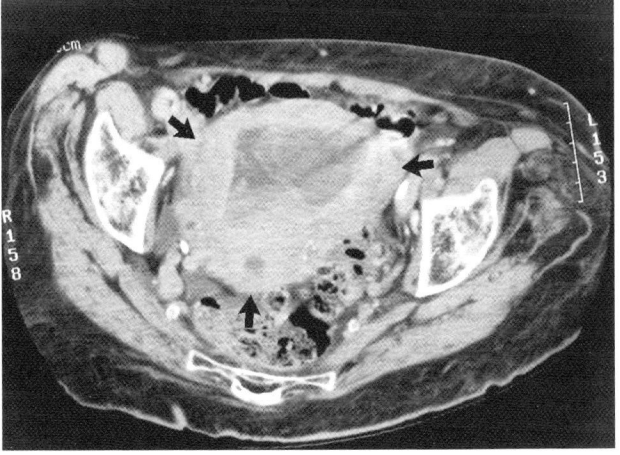

Abb. 16-75 *(Unbekannte 16-2)*
A. Horizontales (transversales) Ultraschallbild
B. Sagittales Ultraschallbild
C. Röntgenaufnahme

Abb. 16-76 *(Unbekannte 16-3)*

17   Das Gefäßsystem

Früher erforderte die Darstellung des Gefäßsystems immer eine arterielle oder venöse Katheterisierung oder Direktpunktion mit Kontrastmittelinjektion und nachfolgender konventioneller Röntgenaufnahme. Eine Angiographie ist die bildliche Darstellung einer Arterie oder einer Vene. Eine Arteriographie ist eine Untersuchung der Arterien (Kontrastmittelinjektion in eine Arterie) und eine Phlebographie ist eine Untersuchung der Venen (Kontrastmittelinjektion in eine Vene). Entsprechend wird bei der Lymphographie das lymphatische System nach einer Kontrastmittelinjektion in ein Lymphgefäß dargestellt.

In den letzten Jahren wurden neue Techniken entwickelt, die eine Gefäßdarstellung auch ohne arterielle oder venöse Katheterisierung erlauben. Hierzu gehören der Ultraschall (vor allem die Farb-Doppler-Sonographie), die Magnetresonanztomographie (MRT), Magnetresonanzangiographie (MRA), die Computertomographie (CT) und CT-Angiographie (CTA). Sie haben in den vorangegangenen Kapiteln schon viele Beispiele gesehen, in denen Blutgefäße durch einige dieser Techniken dargestellt wurden. Die Vorteile dieser „neuen" nichtinvasiven Methoden sind eine geringere Morbidität und Unannehmlichkeit für die Patienten sowie niedrigere Kosten. Eine Katheterarteriographie kostet normalerweise mehr als eine CT- oder MR-Untersuchung. Ein zusätzlicher Vorteil bei Ultraschall- und MR-Untersuchungen besteht darin, daß sie keine intravasale Kontrastmittelgabe erfordern. Folglich werden diese Techniken vor allem bei Patienten angewandt, bei denen die Kontrastmittelinjektion aufgrund einer anamnestisch bekannten Kontrastmittelunverträglichkeit oder einer eingeschränkten Nierenfunktion ein Risiko darstellt.

Für viele klinische Fragestellungen liefern die nichtinvasiven Techniken Ultraschall, CT und MRT ausreichende diagnostische Information und Details für eine optimale Behandlung des Patienten. Ein typisches Beispiel ist die Diagnose der tiefen Beinvenenthrombose mit dem Ultraschall. Bei einigen klinischen Fragestellungen, wie der eines zerebralen Aneurysmas im Bereich des Circulus Willisii, ist jedoch weiterhin eine traditionelle Angiographie mit arterieller oder venöser Katheterisierung und Kontrastmittelinjektion nötig, um Details darzustellen, die für die endgültige Diagnose und entsprechende Behandlungsplanung erforderlich sind.

In diesem Kapitel werden wir uns zuerst einen Überblick über die verschiedenen Techniken zur Darstellung der Venen und Arterien verschaffen (die Lymphangiographie, ein spezielles und seltener eingesetztes Verfahren, wird am Schluß des Kapitels behandelt). Anschließend werden wir einige häufige und wichtige Gefäßerkrankungen besprechen. Die Pulmonalisangiographie und die Bildgebung der Lungenembolie wurden bereits in Kapitel 5 und 7 behandelt. Die zerebrovaskulären Erkrankungen und der Schlaganfall werden in Kapitel 18 diskutiert. Interventionelle Verfahren wie die Angioplastie und die therapeutische Embolisation werden in Kapitel 19 besprochen.

Die konventionelle Arteriographie

Bei der konventionellen Arteriographie wird die Spitze eines kleinkalibrigen Gefäßkatheters unter Durchleuchtungskontrolle in die zu untersuchende Arterie vorgeschoben und eine bestimmte Kontrastmittelmenge injiziert. Es wird eine Serie von Röntgenbildern dieses Gefäßterritoriums aufgenommen, während das Kontrastmittel nach und nach zuerst die Arterien (arterielle Phase), dann die Kapillaren (kapilläre Phase) und schließlich die Venen (venöse Phase) kontrastiert **(Abb. 17-1)**. Die Aufnahmen von Abb. 17-1 zeigen Beispiele normaler Blutgefäße in regelrechter anatomischer Anordnung.

Die Arteriographie eines Tumors kann eine Hypervaskularisation zeigen, wenn dieser zusätzliche Blutgefäße besitzt oder eine stärkere Kontrastmittelanreicherung als das normale Organ zeigt. Ein Tumor erscheint hypovaskularisiert, wenn er wenige Blutgefäße besitzt oder eine geringere Kontrastmittelanreicherung aufweist als das normale Organ. **Abbildung 17-2** zeigt Beispiele beider

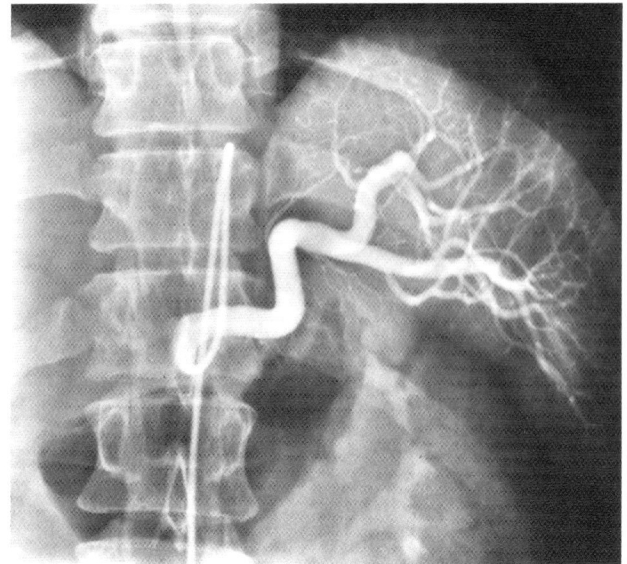

A

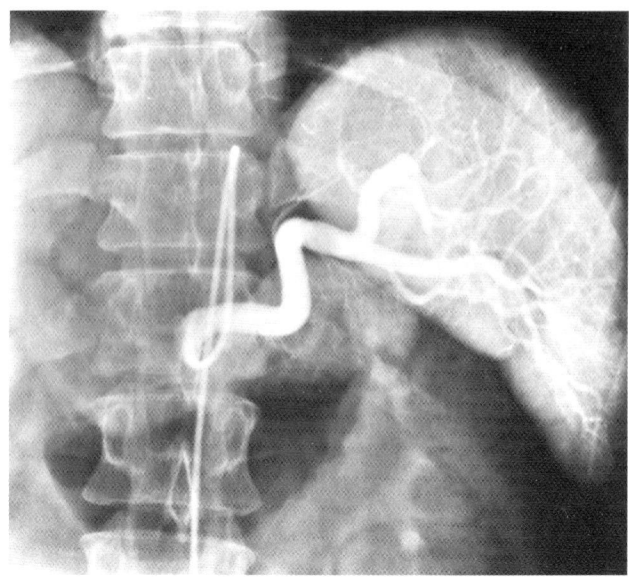

B

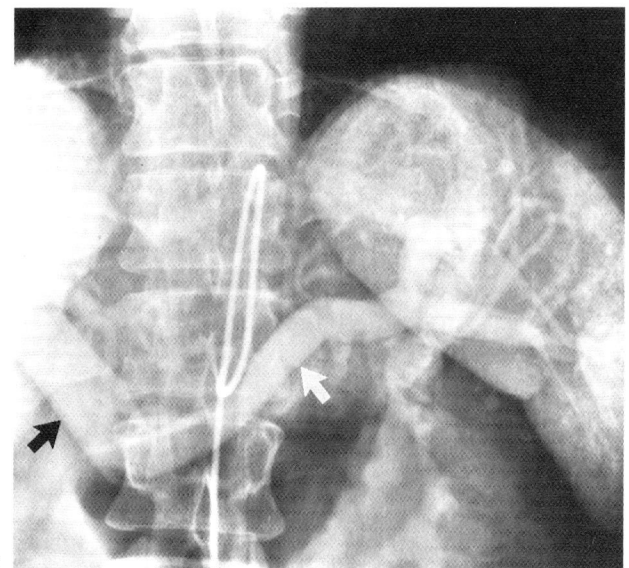

C

Abb. 17-1. Selektive Arteriographie der Milz mit (**A**) arterieller, (**B**) kapillärer und (**C**) venöser Phase. Diese drei Bilder wurden aus einer Serie von Aufnahmen ausgesucht, die während und nach Kontrastmittelinjektion über den arteriellen Katheter aufgenommen wurden. Die arterielle Phase zeigt eine exzellente Kontrastierung der Milzarterie und ihrer Äste. Das Milzparenchym ist nur geringfügig kontrastiert. Die kapilläre Phase stellt das Milzparenchym am besten dar. Die venöse Phase zeigt das Parenchym weniger, kontrastiert dafür jedoch sehr gut die Milzvene *(weißer Pfeil)*, die in die Pfortader *(schwarzer Pfeil)* mündet.

Tumorarten. Tumorgefäße können bizarre Verzweigungsmuster und ein abnormes Aussehen zeigen. Tumoren, die die gleiche Vaskularisation haben wie das umliegende normale Gewebe, werden als normovaskulär bezeichnet.

Für die konventionelle Angiographie wird ein speziell ausgestatteter Untersuchungsraum bzw. eine Angiographieeinheit (vgl. Abb. 2-23, S. 26) benötigt. Dieser Raum ist mit einer Durchleuchtungseinheit, einer automatischen Kontrastmittelpumpe, einem schnellen Filmwechsler und Geräten zur Patientenüberwachung ausgestattet.

Die Patienten sind während der Arteriographie bei Bewußtsein, erhalten jedoch gewöhnlich eine Sedierung. Sie sollten vor der Untersuchung ausreichend hydriert sein, um die Belastung durch die nierengängigen Kontrastmittel möglichst gut zu tolerieren (gewöhnlich werden die gleichen Kontrastmittel wie für die intravenöse Urographie verwendet). Der arterielle Katheter wird meist über die A. femoralis eingeführt. Nach Entfernung des Katheters und Kompression der Punktionsstelle durch den Radiologen muß der Patient flach liegen bleiben, und das betroffene Bein sollte mehrere Stunden ausgestreckt werden.

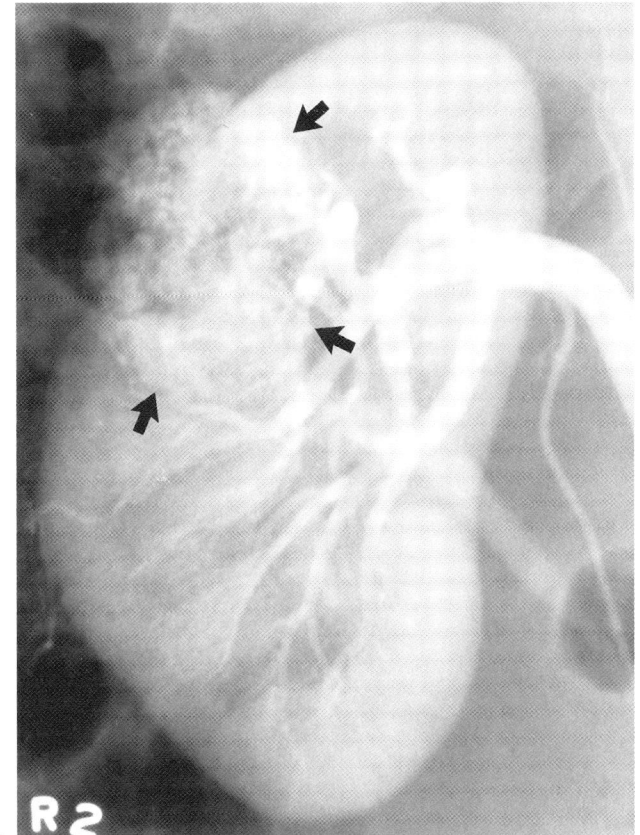

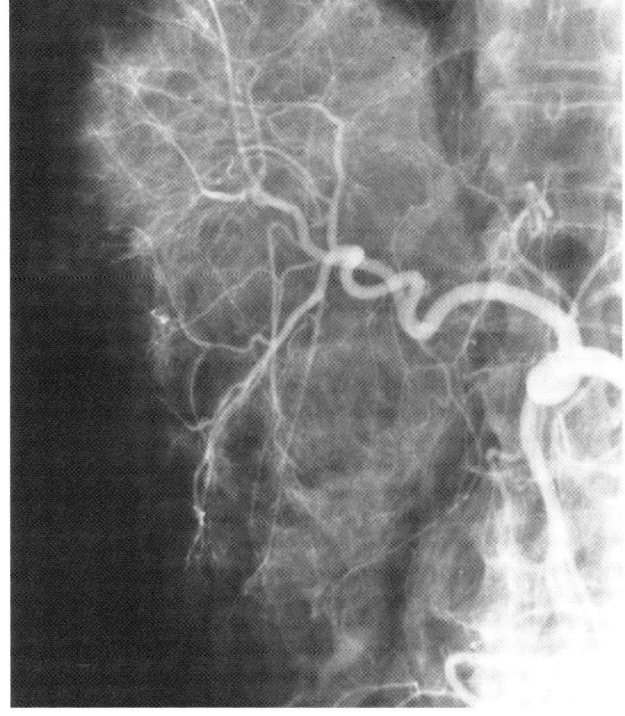

B

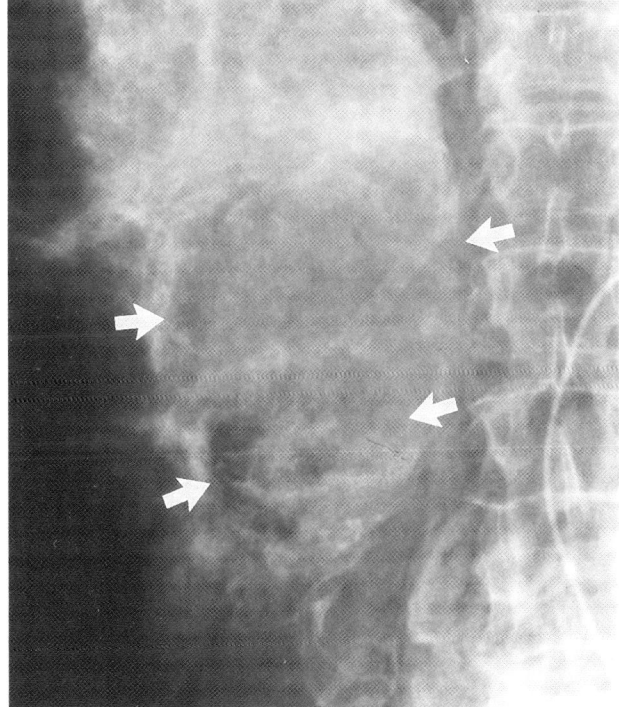

C

Abb. 17-2. Hypervaskulärer und hypovaskulärer Tumor
A. Die Arteriographie der rechten Niere zeigt ein hypervaskularisiertes Nierenzellkarzinom *(Pfeile)*. Vergleichen Sie die abnorme Gefäßzeichnung des kleinen Tumors mit den normalen benachbarten Nierengefäßen.
B und **C.** Arterielle und kapilläre Phase einer Arteriographie der Leber mit großen hypovaskularisierten Metastasen *(Pfeile)* eines metastasierenden Kolonkarzinoms. Die Läsionen besitzen weniger Gefäße als das normale Leberparenchym der Umgebung, das durch die Läsionen komprimiert wird.

Die digitale Subtraktionsangiographie

Eine neuere Technik, angiographische Bilder zu erzeugen, ist die digitale Subtraktionsangiographie (DSA). Sie unterscheidet sich von der konventionellen Arteriographie (oder Phlebographie) darin, daß anstelle der Belichtung einer Serie von Röntgenfilmen mit einem schnellen Filmwechsler Serienaufnahmen elektronisch angefertigt und digital in einem Computer gespeichert werden. Wenn der Radiologe die Bilder auf dem Computermonitor betrachtet, wird das erste Bild des Untersuchungsbereichs ohne kontrastmittelgefüllte Blutgefäße elektronisch von den Bildern mit Kontrastmittel subtrahiert. Die resultie-

renden Gefäßbilder dieser digitalen Subtraktion zeigen dunkle Blutgefäße vor einem hellen Hintergrund (**Abb. 17-3** und **17-4**). Ein Vorteil der DSA ist, daß die Blutgefäße wegen der besseren Kontrastauflösung dichter erscheinen. Beachten Sie in der Arteriographie der Leber (**Abb. 17-5 A**), wie gut sich die hypervaskularisierten Lebermetastasen gegen den subtrahierten Hintergrund (fast weiß) abheben. Die DSA ist außerdem schneller als die konventionelle Aufnahmetechnik und benötigt in der Regel weniger Kontrastmittel. Die DSA hat jedoch eine schlechtere Detailauflösung (geringere räumliche Auflösung) als eine konventionelle „Röntgenfilm"-Angiographie und kann Subtraktionsartefakte produzieren, die durch Bewegungen des Patienten oder Darmperistaltik während der Aufnahme entstehen.

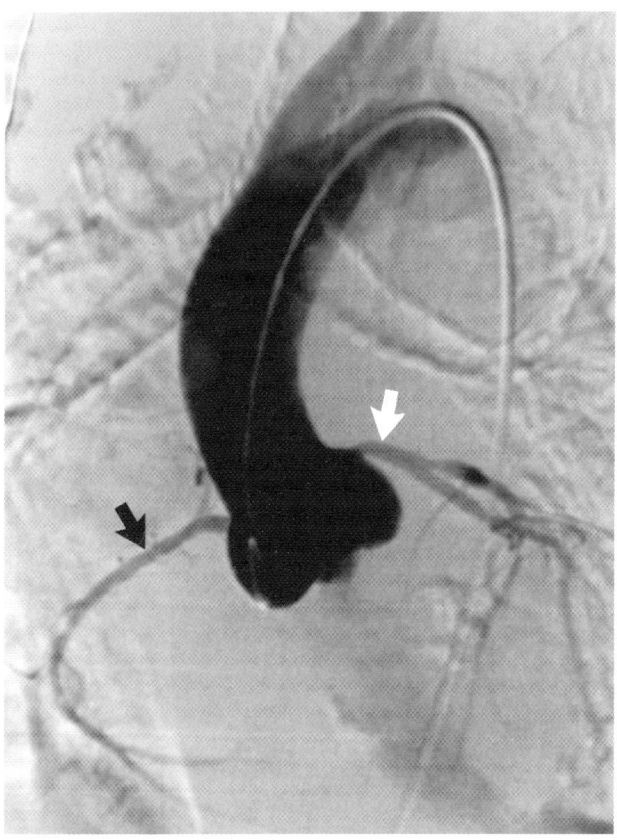

A

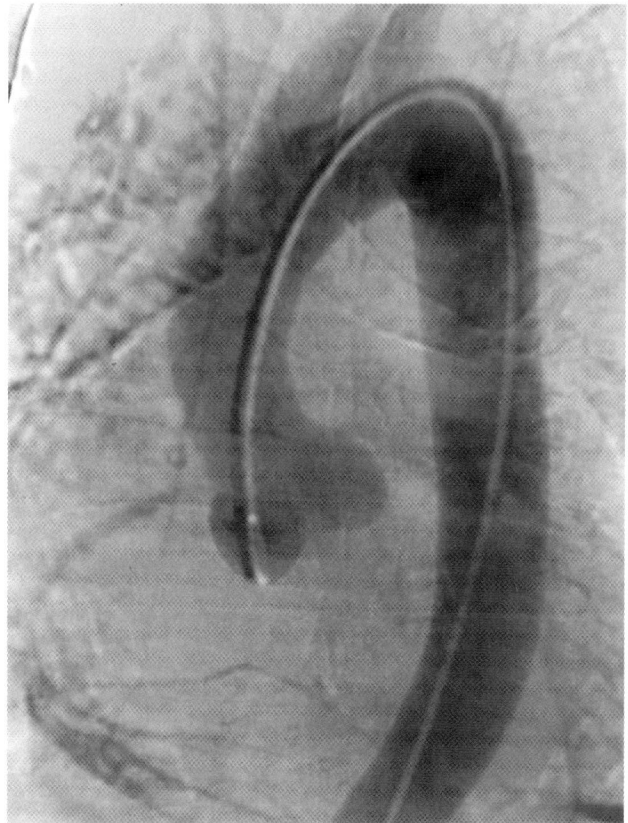

B

Abb. 17-3. Digitale Subtraktionsarteriographie der thorakalen Aorta (DSA-Aortogramm)
A. Eine frühe Aufnahme zeigt eine maximale Kontrastierung der Aorta ascendens, der Sinus Valsalvae, der rechten Koronararterie *(schwarzer Pfeil)* und der linken Koronararterien *(weißer Pfeil).* Die Äste der A. brachiocephalica sind nur geringfügig kontrastiert.

B. Etwas späteres Bild mit Kontrastierung des Aortenbogens und der Aorta descendens. Die Kontrastierung der Aorta ascendens ist vermindert, da das Kontrastmittel durch den Blutfluß „ausgewaschen" wird.

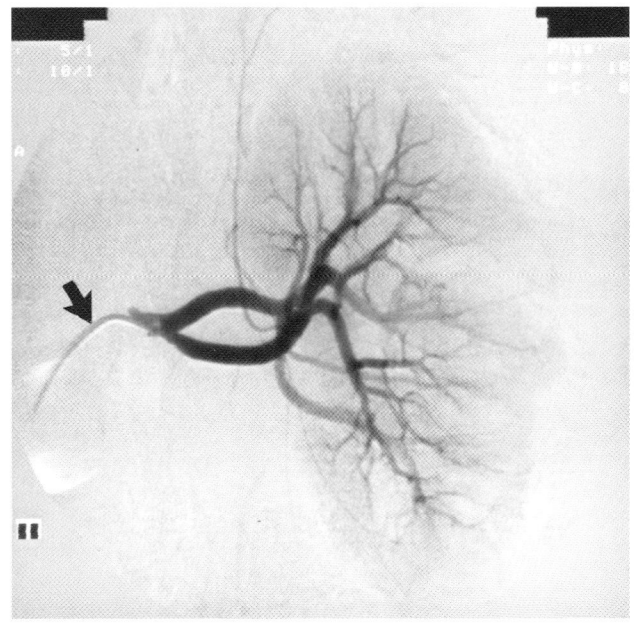

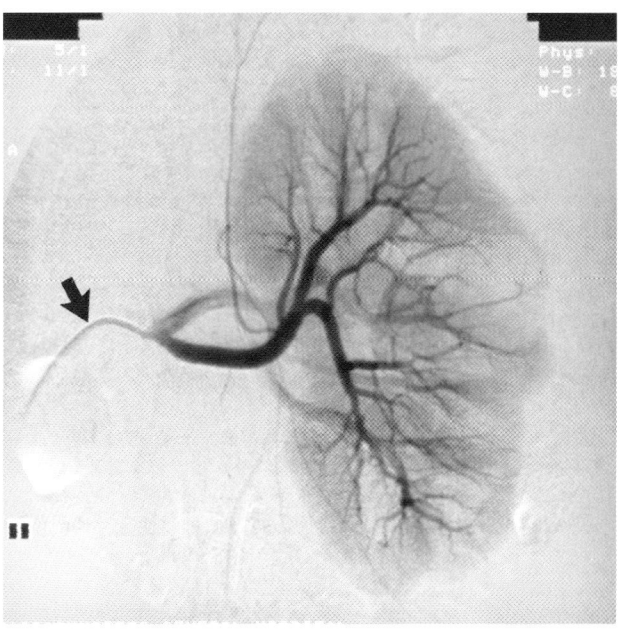

A

B

Abb. 17-4. Digitale Subtraktionarteriographie der linken Nieren-arterie
A. Frühe Aufnahme mit guter Kontrastierung der proximalen Äste der Nierenarterie

B. Spätere Aufnahme während der kapillären Phase mit einer frü-hen Kontrastierung des Nierenparenchyms. Die *Pfeile* deuten auf die gebogene Katheterspitze in der proximalen linken Nierenar-terie zur selektiven Kontrastmittelinjektion.

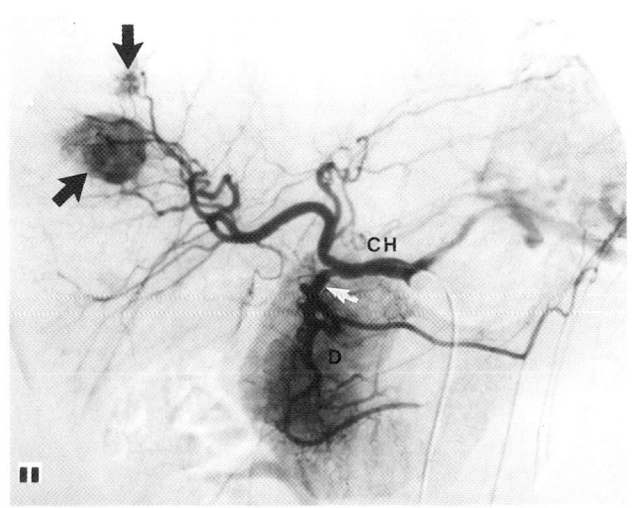

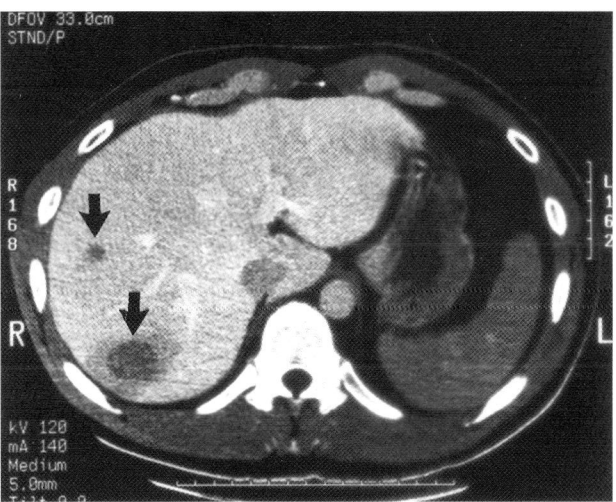

A

B

Abb. 17-5. Patient mit Lebermetastasen
A. Die digitale Subtraktionsarteriographie der A. hepatica com-munis *(CH)* zeigt zwei hypervaskularisierte Lebermetastasen *(Pfeile)*. Die große hypervaskularisierte Struktur unterhalb der A. hepatica communis ist das normale Duodenum *(D)*. Es wird

durch die A. gastroduodenalis versorgt *(weißer Pfeil)* und zeigt einen hypervaskularisierten „Blush" (Aufleuchten) in der Arterio-graphie.
B. Die CT-Aufnahme zeigt die Beziehung der Metastasen *(Pfeile)* zur übrigen Leber.

Die konventionelle Phlebographie

Die konventionelle Phlebographie kann eine venöse Katheterisierung zur Darstellung großer Gefäße, wie der V. cava inferior (VCI) **(Abb. 17-6)**, oder zur selektiven Kontrastmittelgabe, wie sie für eine renale Phlebographie nötig ist **(Abb. 17-7)**, erfordern. Zur Darstellung der Extremitätenvenen reicht die Punktion einer distalen peripheren Vene aus. Das manuell injizierte Kontrastmittel wird passiv durch den venösen Blutstrom innerhalb der Extremität transportiert, wo es das tiefe Venensystem kontrastiert. Bei der Phlebographie des Beins **(Abb. 17-8)** wird Kontrastmittel über eine kleine Vene am Fußrücken injiziert. Die Phlebographie kann entweder in konventioneller Röntgenaufnahmetechnik oder elektronisch mit der digitalen Subtraktion durchgeführt werden.

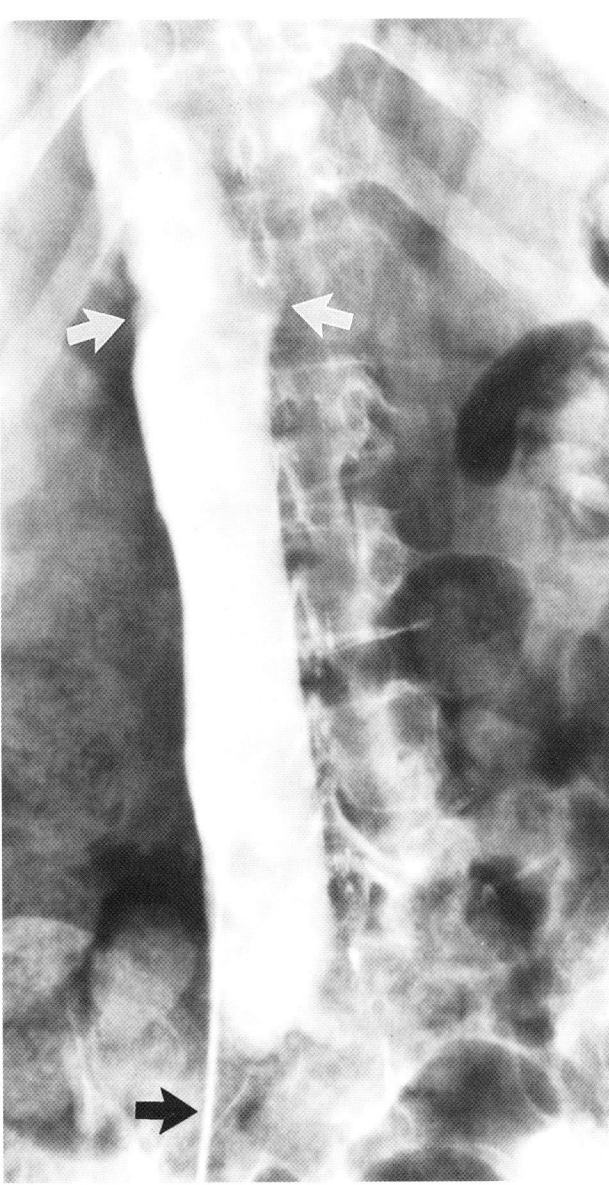

Abb. 17-6. Normale Darstellung der V. cava inferior (VCI). Der *schwarze Pfeil* deutet auf den Angiographiekatheter, der über die rechte Femoralvene in die VCI geschoben wurde. Die *weißen Pfeile* zeigen die Einmündung der Nierenvenen, wo unkontrastiertes Blut aus den Nieren in die VCI fließt und dabei zu einstrombedingten Aussparungen in der Kontrastmittelsäule führt. Oberhalb der Nierenvenen verengt sich die VCI im intrahepatischen Abschnitt und mündet in den rechten Vorhof.

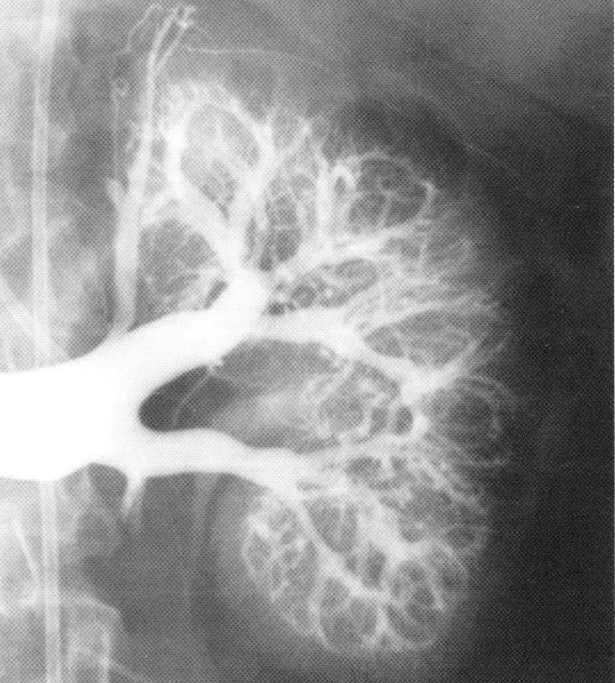

Abb. 17-7. Normale Darstellung der linken Nierenvene (der selektive Katheter in der linken Nierenvene ist auf diesem Film nicht zu sehen, da er durch das dichte Kontrastmittel in der Nierenvene überlagert wird).

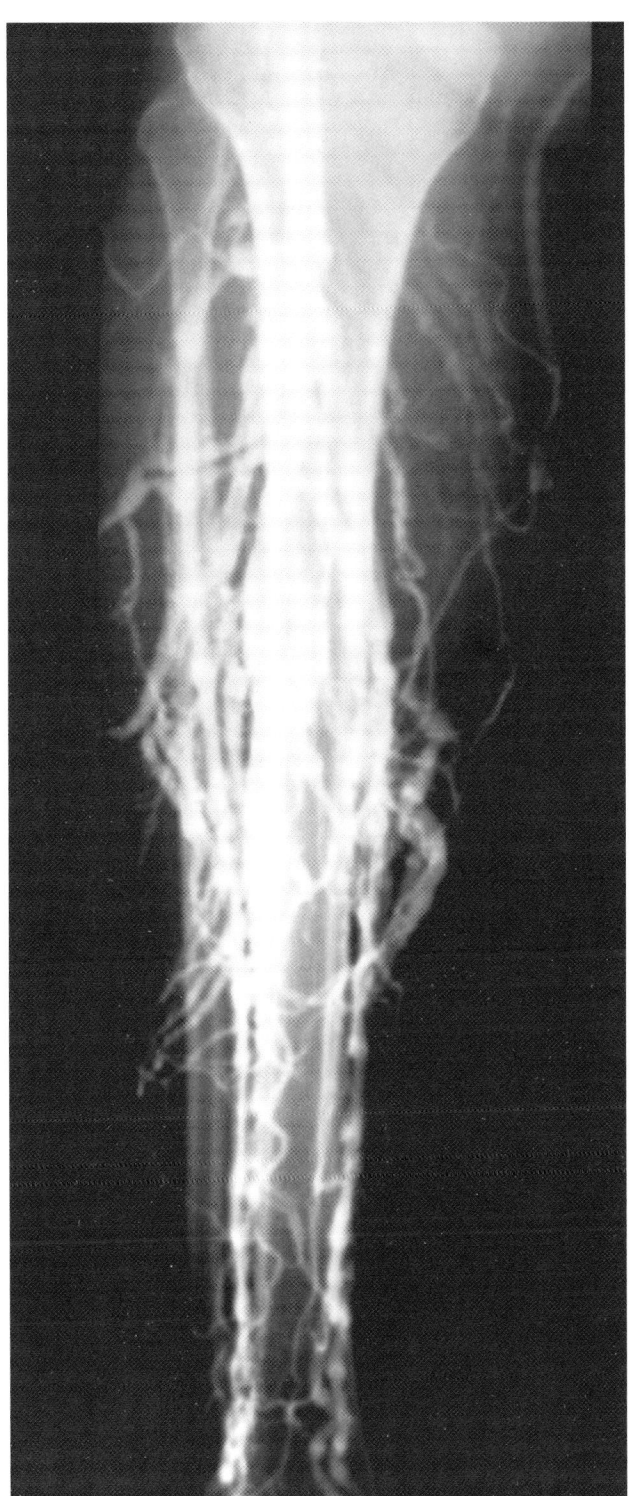

Ultraschall und Farb-Doppler

Sie haben bereits gelernt, daß Ansammlungen klarer Flüssigkeiten beim Ultraschall kein Echosignal erzeugen und somit echofrei sind. Sie haben solche Flüssigkeitsansammlungen in gutartigen Nierenzysten gesehen, die im Ultraschall sehr leicht als schwarze runde Raumforderungen innerhalb der homogenen Echostruktur des umliegenden Nierenparenchyms erkennbar sind. Ansammlungen von nicht völlig klaren Flüssigkeiten sind ebenfalls gut im Ultraschall zu erkennen, sind aber meist echoarm, weil einzelne Echos dadurch erzeugt werden, daß die Ultraschallwellen auf Gewebereste, rote Blutkörperchen oder Eiter in der Flüssigkeit treffen. Sie haben echoarme Flüssigkeit in der Gallenblase gesehen. Der Ultraschall zeigt auch das Blut in den Arterien und Venen als Flüssigkeitsansammlungen und macht somit vaskuläre Strukturen sichtbar. Der Ultraschall kann für die Diagnostik vieler Gefäßerkrankungen eingesetzt werden. Das Blut kann echofrei oder echoarm oder als eine Mischung beider Formen erscheinen, je nachdem, wie die Parameter am Ultraschallgerät gewählt werden. Der Ultraschall kann Blutgefäße verschiedener Größe in vielen Lokalisationen des Körpers darstellen.

Da Ultraschalluntersuchungen der Gefäße kein Kontrastmittel erfordern, sind sie für den Patienten nicht bela-

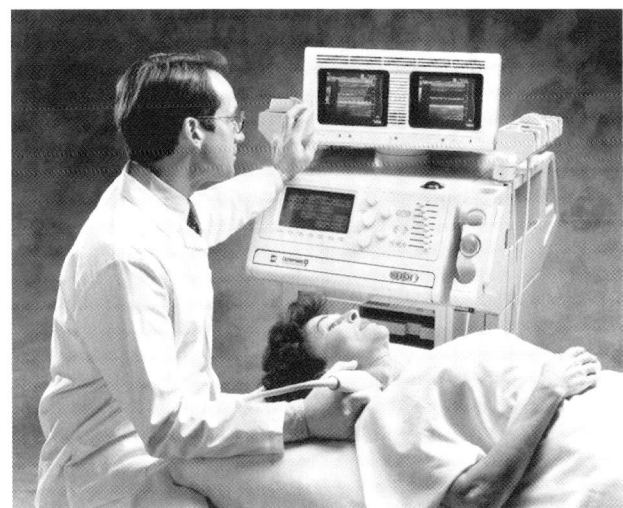

Abb. 17-9. Ultraschalluntersuchung der A. carotis

Abb. 17-8. A.p. Aufnahme des Unterschenkels aus einer Phlebographieserie des rechten Beins, die tiefen Unterschenkelvenen sind Kontrastmittel-gefüllt. Die Kontrastmittelgabe erfolgte über die Punktion einer Fußvene.

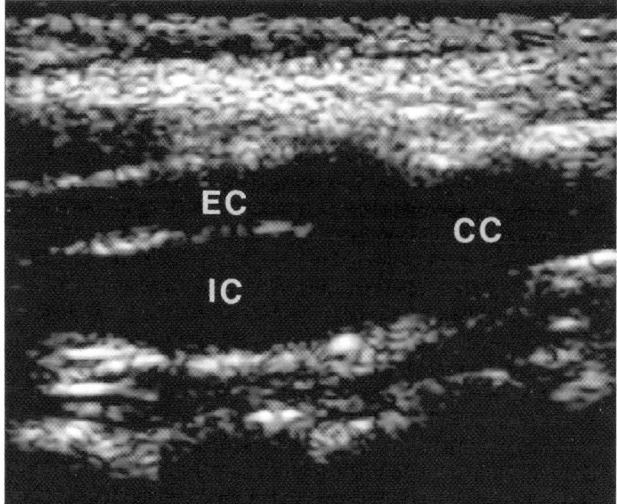

Abb. 17-10. Ultraschall einer normalen Karotisbifurkation. Der Kopf des Patienten ist links, die Füße sind rechts. Das Blut innerhalb des Gefäßsystems erscheint schwarz (echofrei). Das Bild zeigt die Aufzweigung der A. carotis comm. *(CC)* in die A. carotis interna *(IC)* und die A. carotis externa *(EC)*.

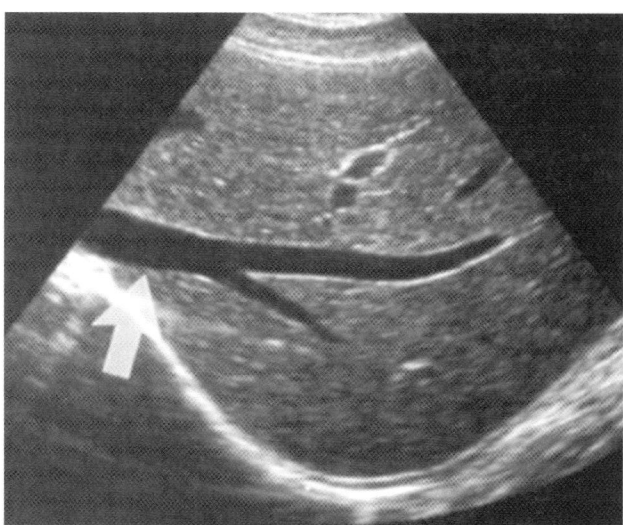

Abb. 17-11. Der Ultraschall des Abdomens zeigt einen normalen Ast der Lebervene.

stend und werden von den meisten Patienten gut toleriert. In **Abb. 17-9** sehen Sie eine Patientin bei der Ultraschalluntersuchung der Halsgefäße. Eine normale Karotisbifurkation zeigt **Abb. 17-10**. Das arterielle Blut ist echofrei, und es liegt keine Stenose vor. Arterien und Venen anderer Körperregionen stellen sich im Ultraschall ähnlich dar, wie **Abb. 17-11** zeigt.

Ein wichtiger Fortschritt beim Ultraschall der Gefäße war die Entwicklung des Farb-Doppler, der den Blutfluß in den Arterien und Venen abbildet. Schauen Sie sich die Bilder des Farb-Doppler in **Abb. 17-12** genau an. Der Ultraschallcomputer färbt willkürlich den Fluß in die eine Richtung rot und in die andere blau. Ein Fehlen des Farbsignals bedeutet eine Unterbrechung des Blutstroms in den dargestellten Gefäßen. Mit der Farb-Doppler-Untersuchung kann festgestellt werden, ob in einer Arterie, Vene oder anderen Gefäßstruktur ein Blutfluß vorhanden ist oder nicht und ob er normal oder vermindert ist. Daher ist der Farbdoppler eine wertvolle Untersuchungsmethode bei einer Reihe klinischer Fragestellungen geworden. Man kann feststellen, ob Gefäßprothesen noch durchgängig sind, man kann den Schweregrad arteriosklerotischer Stenosen aufzeigen und die Blutversorgung eines Organs beurteilen (vgl. Abb. 17-12 H). Ebenso kann der Strömungscharakter des pulsatilen Flusses in Arterien und Venen aufgezeichnet werden. Der Farb-Doppler wird heute vor allem zur Beurteilung der Carotiden bei Schlaganfallpatienten und der peripheren AVK bei Arteriosklerose eingesetzt sowie zur Überwachung des Blutflusses im Feten und in der Nabelschnur.

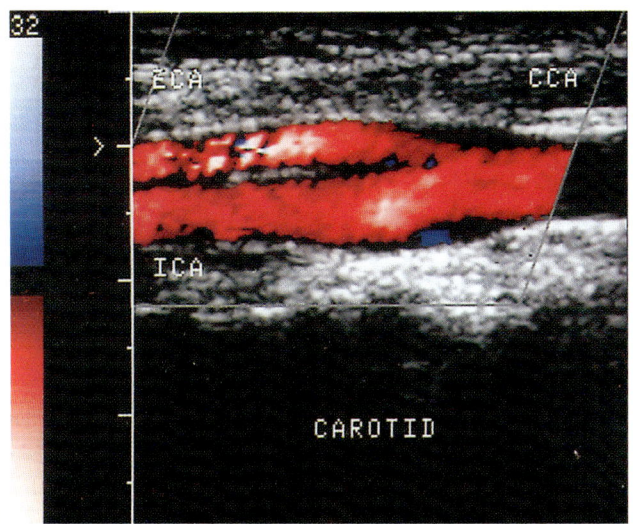

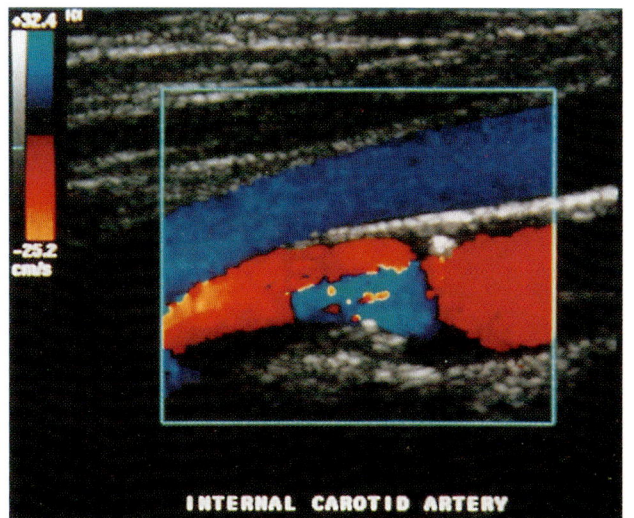

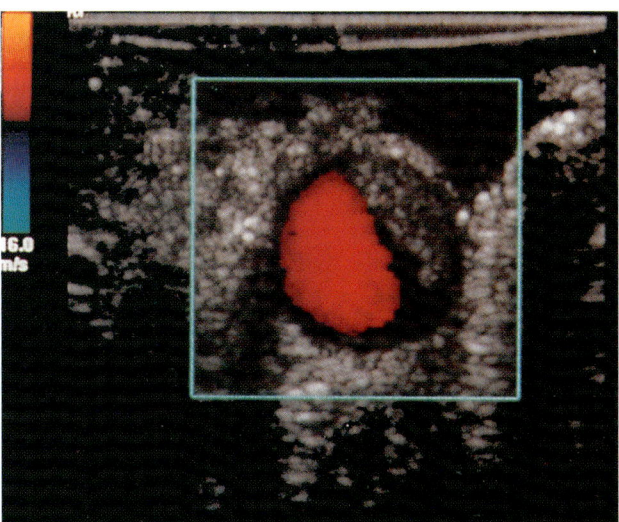

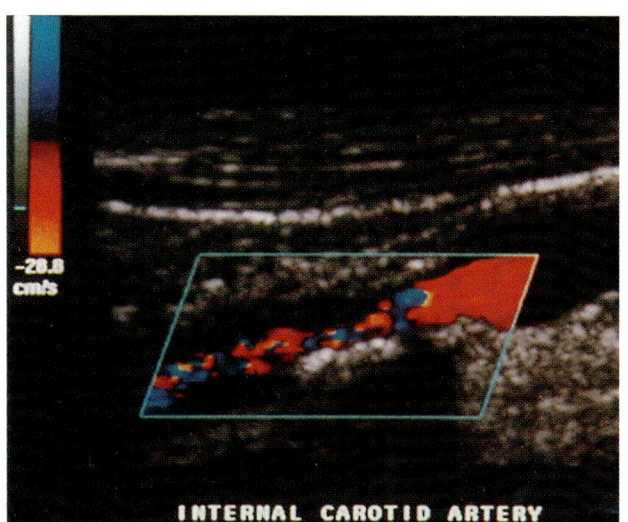

Abb. 17-12. Farb-Doppler-Bilder

A. Bild einer normalen A. carotis im Längsschnitt mit der A. carotis comm. (CCA), die sich in die A. carotis interna (ICA) und die A. carotis externa (ECA) aufzweigt.

B. Querschnitt durch die linke A. carotis comm. mit einer großen arteriosklerotischen Plaque, welche das Lumen (rot) zu fast 50 % einengt.

C. Längsschnitt durch eine arteriosklerotische Plaque mit fokaler Stenose der A. carotis interna (rot). Das größere blaue Areal oberhalb stellt den Blutfluß in der V. jugularis dar. Die tiefblaue Farbe entsteht, weil die Flußrichtung entgegen der A. carotis läuft.

D. Längsschnitt der A. carotis interna mit langstreckiger arteriosklerotischer Stenose

E. Querschnitt (transversaler Schnitt) des Abdomens mit Blutstrom in der Nierenarterie (orange) und Nierenvene (blau). Unten wird die Pulskurve in der Nierenarterie aufgezeichnet. Beachten Sie den Ort der Messung des Blutflusses in der Nierenarterie (zwischen den *Pfeilen*).

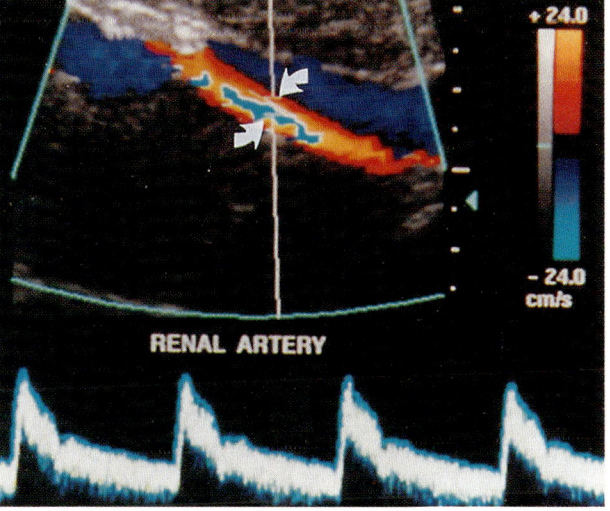

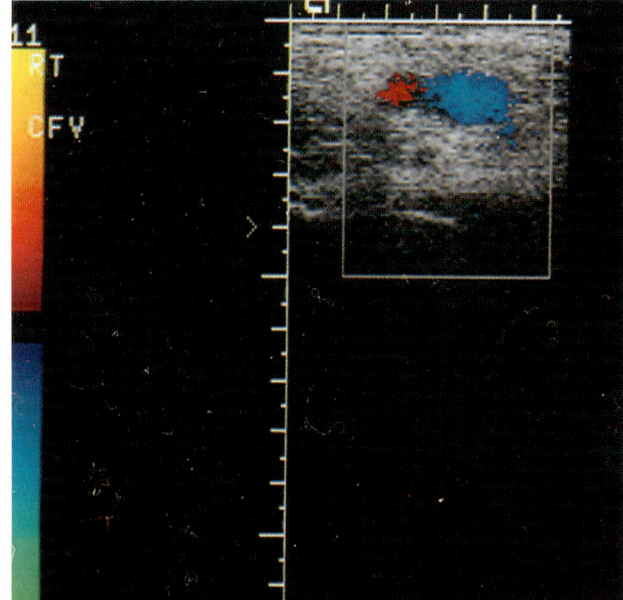

F

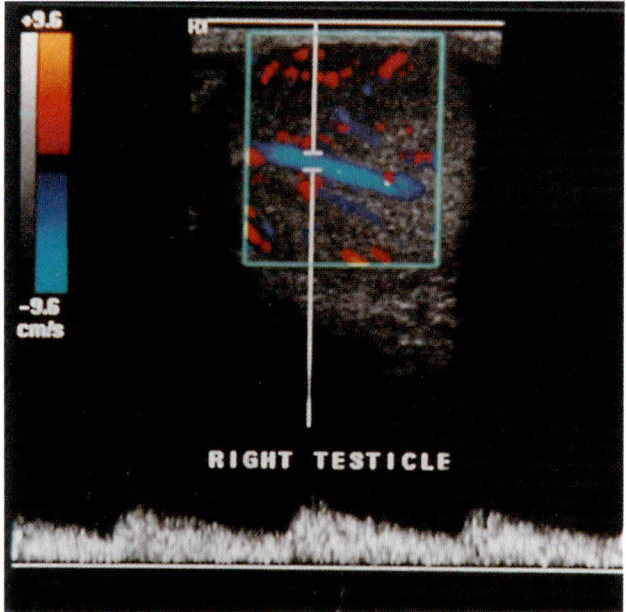

G

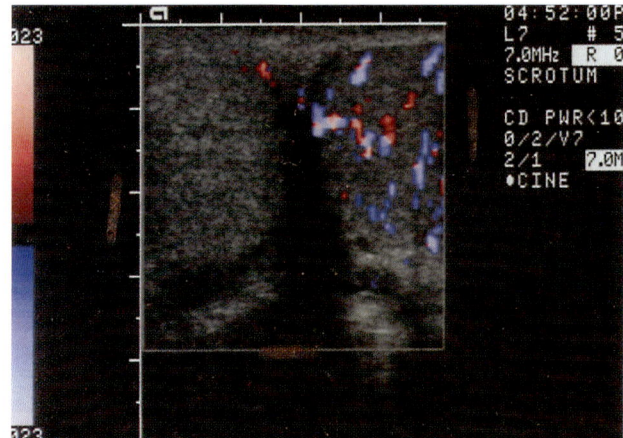

H

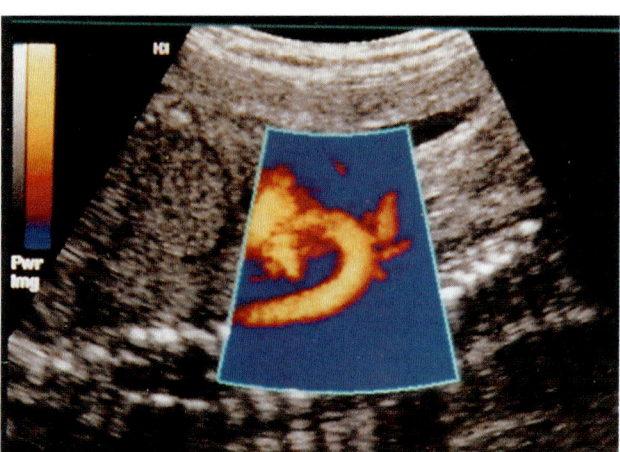

I

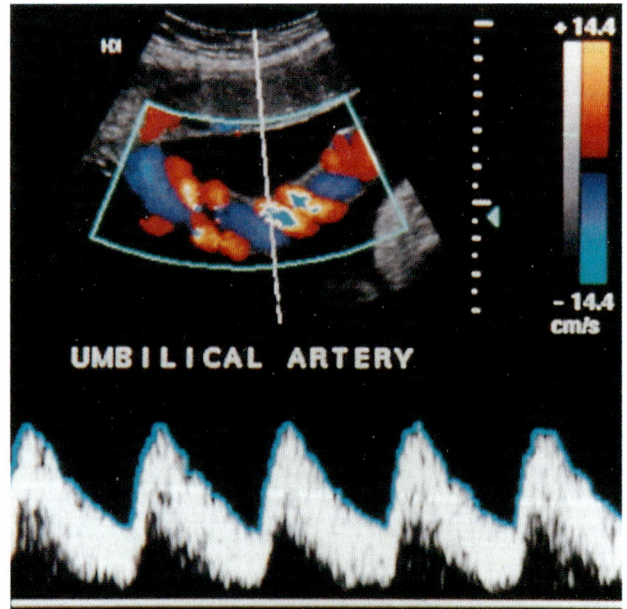

J

Abb. 17-12. Farb-Doppler-Bilder

F. Normales Bild der Femoralisregion mit Blutstrom in der Femoralarterie (rot) und der Femoralvene (blau)

G. Normales Bild des Hodens mit Blutstrom innerhalb des Hodens (multiple Farbsignale)

H. Koronalschnitt eines Kindes mit Hodentorsion rechts. Im rechten Hoden läßt sich kein Blutfluß erkennen (keine Farbsignale). Dagegen sehen Sie multiple Farbsignale im gesunden linken Hoden.

I. Bild eines Feten in utero mit Blutstrom im Herzen und im Aortenbogen

J. Bild einer Nabelschnur in utero mit Blutstrom in den Umbilikalarterien (rot) und -venen (blau)

Die Magnetresonanzangiographie (MRA)

Wie Sie bereits gelernt haben, erzeugt fließendes Blut auf einem konventionellen Spin-Echo-MR-Bild kein Signal, und die Gefäßlumina erscheinen folglich schwarz (wegen des Fehlens der hellen MR-Signale) **(Abb. 17-13)**. Andere MR-Sequenzen können das fließende Blut mit hohem Signal darstellen, das dann als „weißes Blut" gesehen wird. Dieses Verfahren wird Magnetresonanzangiographie (MRA) genannt. 3-D-Nachverarbeitungsprogramme können einen Stapel benachbarter MR-Schnitte mit weißen Blutgefäßen in ein dreidimensionales angiographisches Bild umwandeln. Der Computer kann das 3-D-Gefäßmodell so drehen, daß individuelle Gefäßstrukturen aus verschiedenen Richtungen betrachtet und von überlappenden benachbarten Gefäßen getrennt werden können.

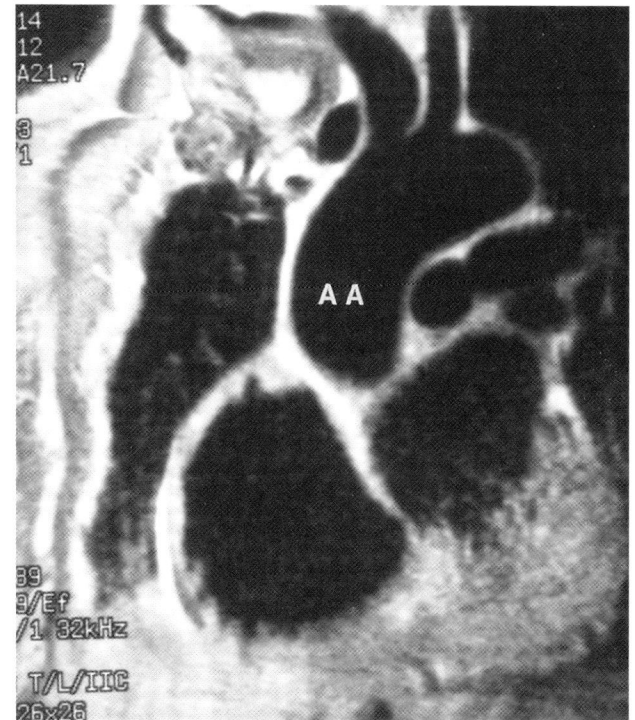

A

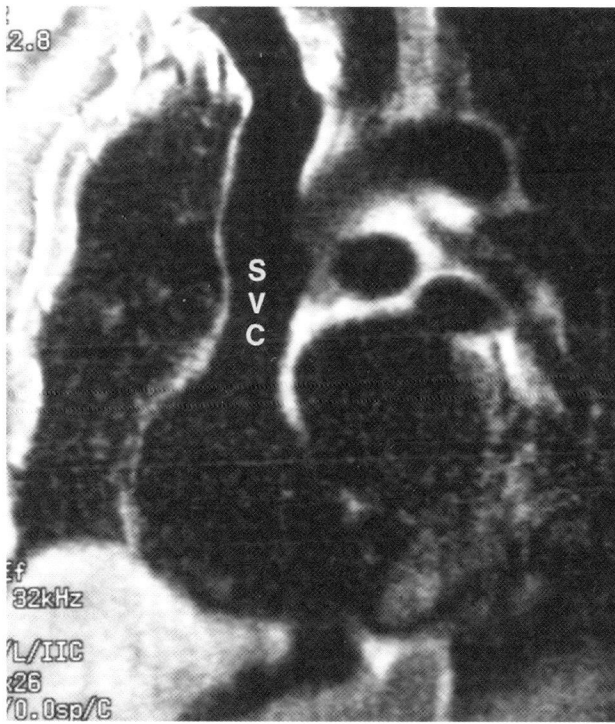

B

Abb. 17-13. Ein MRT des Herzens zeigt „schwarzes" Blut (fehlendes MR-Signal) in den Blutgefäßen und den Herzkammern.
A. Schnitt in Höhe der Aorta ascendens *(AA)*
B. Schnitt in Höhe der V. cava superior *(SVC)*

Die MRA hat sich als wertvolle Methode für die neurovaskuläre Bildgebung im Bereich der Blutgefäße des Halses und des Gehirns bewährt. Heute wird die MRA routinemäßig für die Diagnostik von Karotisstenosen **(Abb. 17-14)**, zerebralen Aneurysmen und zerebralen arteriovenösen Malformationen eingesetzt. Die MRA kann häufig ohne intravenöse Kontrastmittelgabe durchgeführt werden; in solchen Fällen kann die Untersuchung ohne Risiko für den Patienten beliebig wiederholt werden. Falls ein Kontrastmittel erforderlich ist, wird eine auf Gadoliniumbasis hergestellte Substanz verwendet.

Die MRA ist demnach eine gute Methode zur Gefäßdarstellung bei Patienten mit Nierenversagen, denen kein jodhaltiges Kontrastmittel, wie es zur konventionellen Angiographie benötigt wird, gegeben werden kann. Die MRA ist außerdem zur Diagnostik pathologischer Veränderungen der Aorta, wie Dissektionen und Aneurysmen, geeignet, und zur Darstellung arteriosklerotischer Erkrankungen der Gefäße der unteren Extremitäten. Da Atembewegungen und Peristaltik die Qualität einer MR-Untersuchung beeinträchtigen, wird die MRA im Bereich des Abdomens und des Thorax nur selten eingesetzt.

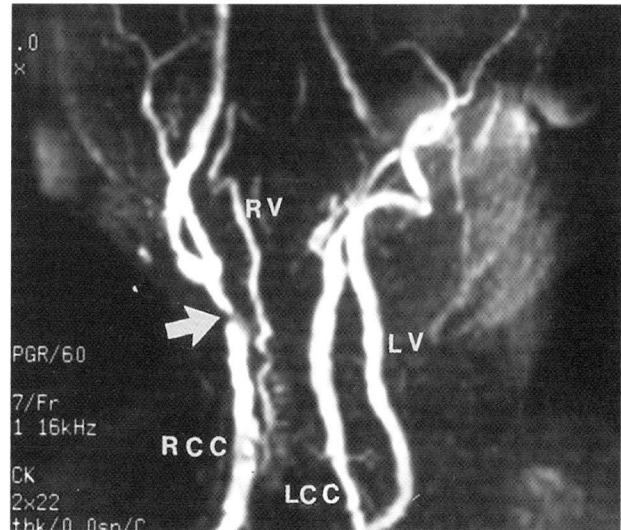

A

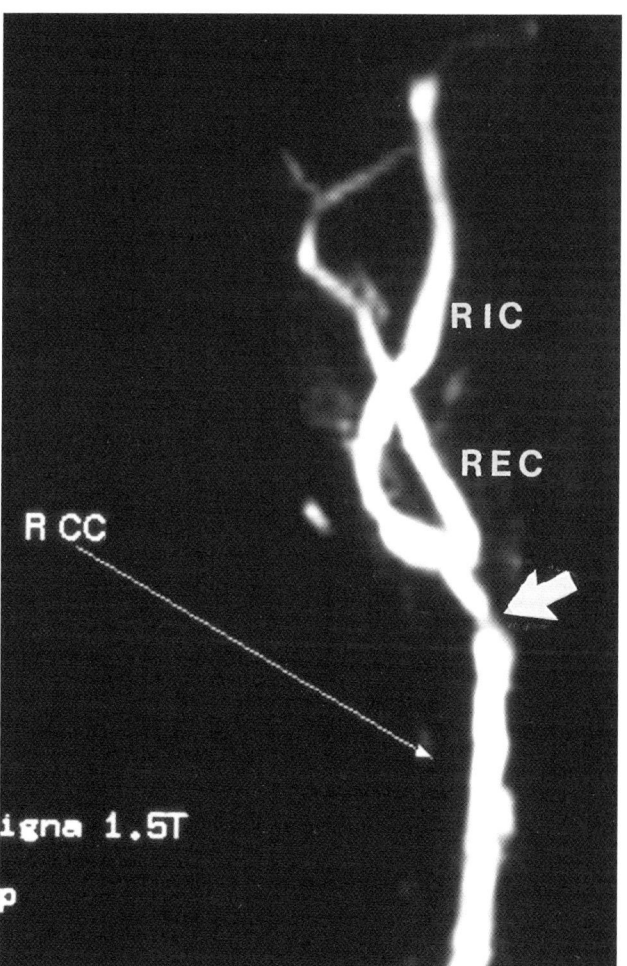

B

Abb. 17-14. Die Magnetresonanzangiographie zeigt eine mittelgradige Stenose (dicker weißer *Pfeil*) der rechten A. carotis communis proximal der Bifurkation.
A. Ventralansicht eines MRA-Bilds aller vier hirnversorgenden Halsarterien: *RCC* (rechte A. carotis communis), *LCC* (linke A. carotis communis), *RV* (rechte A. vertebralis) und *LV* (linke A. vertebralis). Die linke A. vertebralis ist dominant und viel kräftiger als die rechte.

B. Isoliertes Bild der rechten A. carotis communis *(RCC).* Die rechte A. carotis interna *(RIC)* und externa *(REC)* sind beschriftet. Die intrakraniellen Äste sind hier nicht abgebildet.

Die CT-Angiographie (CTA)

Blutgefäße werden im Querschnitt gut in der CT dargestellt, vor allem, wenn die Untersuchung mit intravenösem Kontrastmittel durchgeführt wird **(Abb. 17-15)**. Sie haben in den vorangegangenen Kapiteln bereits einige Beispiele gesehen. Eine neuere Technik zur Darstellung der Gefäße im CT ist die CT-Angiographie oder CTA, die auf denselben Prinzipien der Computerrekonstruktion basiert wie die MRA. Bei der CTA wird eine Körperregion in schneller Bildfolge untersucht (vorzugsweise mit einem Spiral-CT), um sehr dünne, aneinandergrenzende CT-Schnitte zu erhalten, während der Patient eine Kontrastmittelinjektion zur Darstellung des Gefäßsystems erhält. Auf den resultierenden CT-Bildern sind die Blutgefäße mit Kontrastmittel gefüllt und erscheinen weiß. Für die CTA entwirft der CT-Rechner ein dreidimensionales Bild aller weißen Strukturen. Das Ergebnis ist ein 3-D-Modell der Blutgefäße und der Knochen, da Knochen und kontrastmittelgefüllte Gefäße überlappende CT-Dichtewerte haben. Falls auf den Basisaufnahmen Knochen mit abgebildet sind und diese auch auf dem endgültigen 3-D-Modell erscheinen, können sie per Computer eliminiert werden, so daß am Ende nur das Gefäßmodell abgebildet wird.

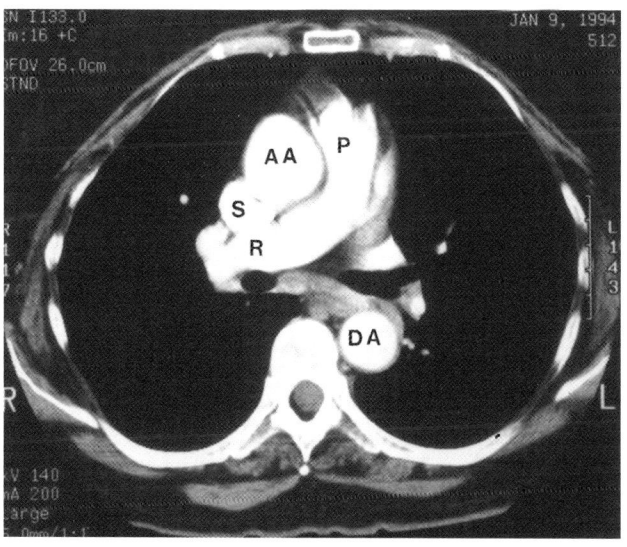

Abb. 17-15. Axiales CT-Bild desThorax mit intravenösem Kontrastmittel unterhalb des Aortenbogens. *AA* = Aorta ascendens. DA = Aorta descendens. S = V. cava superior. P = Truncus pulmonalis. R = rechte A. pulmonalis

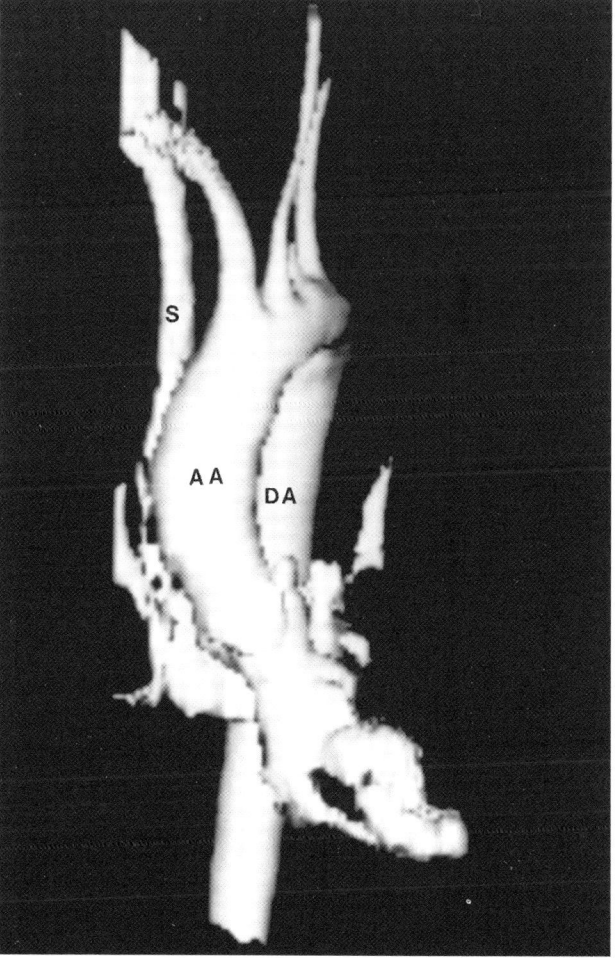

Abb. 17-16. CTA des Thorax. AA = Aorta ascendens. DA = Aorta descendens. S = V. cava superior

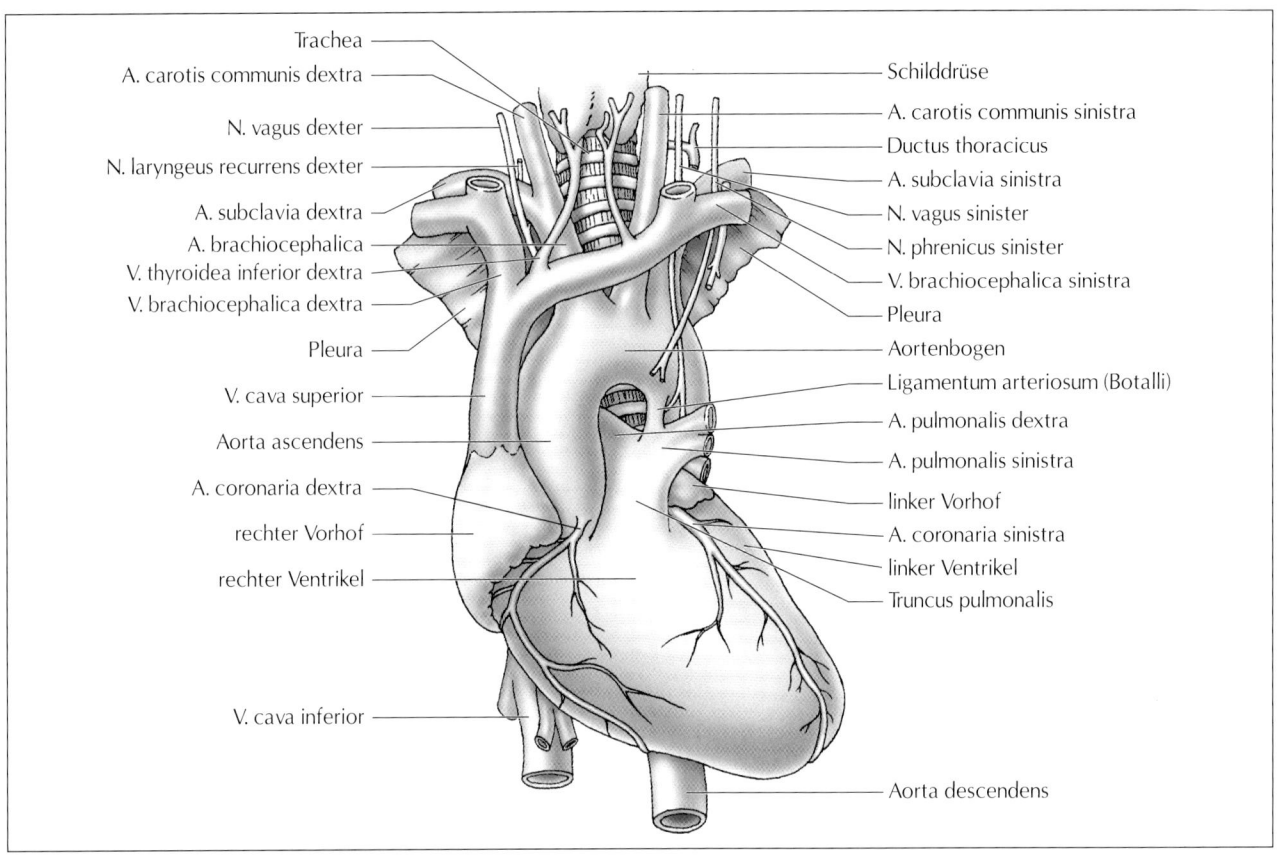

Abb. 17-17. Der Aortenbogen und seine Äste sowie die V. cava superior

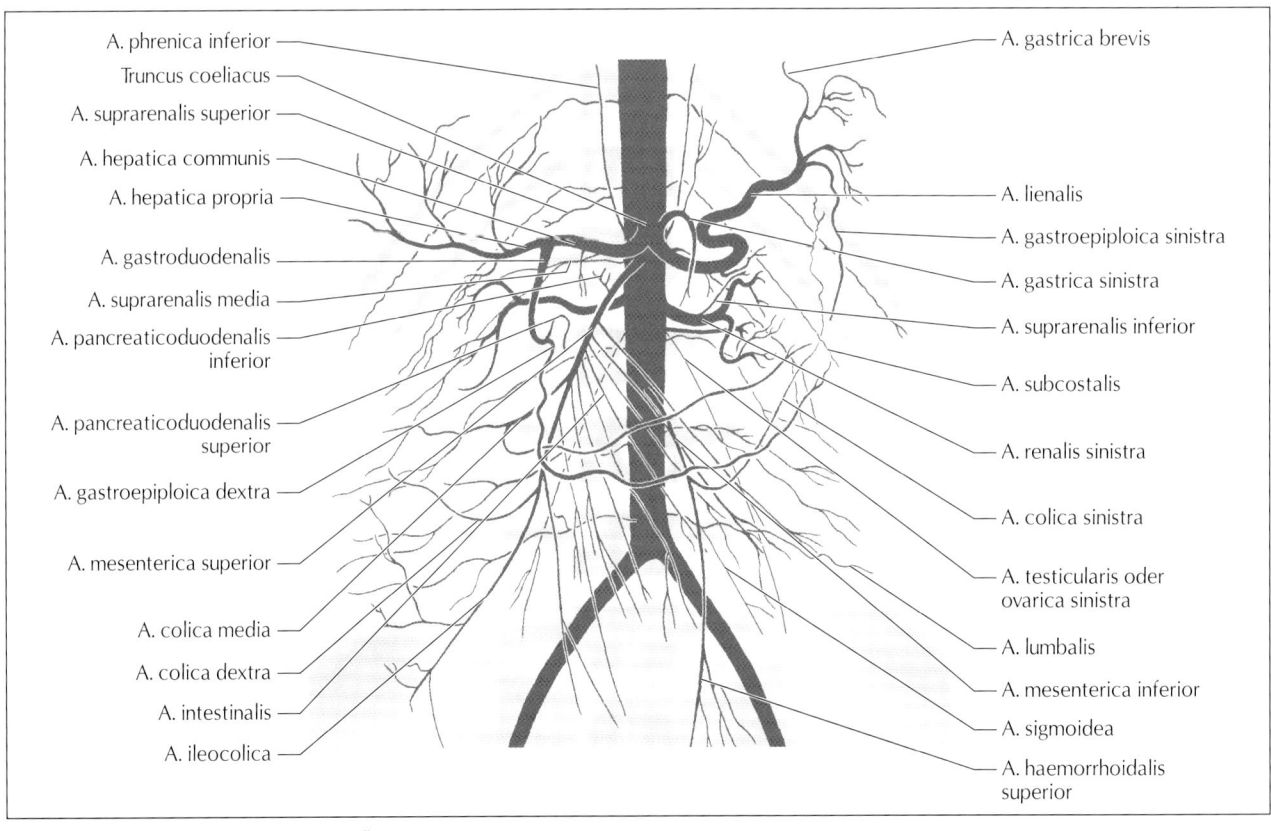

Abb. 17-18. Die Bauchaorta und ihre Äste

Die arterielle Anatomie

Bevor wir uns den pathologischen Veränderungen des arteriellen Systems zuwenden, sollten Sie sich nochmals mit der arteriellen Anatomie vertraut machen (auf die venöse Anatomie werden wir später zurückkommen). Wie wäre es, wenn Sie die Zeichnungen der Gefäßanatomie auf den Seiten 446–449 mit den Gefäßbildern vergleichen, die Sie bereits gesehen haben, oder mit den normalen CT- und MRT-Bildern aus den Kapiteln 3 und 10?

Die thorakale Aorta **(Abb. 17-17)** hat ihren Ursprung an der Aortenklappe, verläuft nach kranial (A. ascendens), geht über einen Bogen (Arcus aortae) in die A. descendens über, zieht nach kaudal durch das Zwerchfell und wird dann zur Aorta abdominalis. Die linke und rechte Koronararterie entspringen aus Ausbuchtungen oberhalb der Aortenklappe, die Sinus Valsalvae genannt werden. Aus dem Aortenbogen entspringen drei Äste, die Arme und Kopf versorgen: die A. brachiocephalica (A. anonyma), die linke A. carotis communis und die linke A. subclavia.

Die Aorta abdominalis **(Abb. 17-18)** beginnt in Höhe des Zwerchfells und reicht nach kaudal bis zur Bifurkation in die rechte und linke A. iliaca communis. Die Aa. iliacae internae versorgen mit mehreren Ästen das Becken **(Abb. 17-19)**. Die Aa. iliacae externae werden weiter unten zu den Aa. femorales communes, die die untere Extremität versorgen.

Die Beinarterien werden in **Abb. 17-20**, die Armarterien in **Abb. 17-21** gezeigt. Keine Angst, Sie brauchen sich nicht alle Blutgefäße sofort zu merken, aber Sie können diese Zeichnungen als Gedächtnisstütze benutzen, wenn Sie angiographische Untersuchungen beobachten oder Angiographien befunden.

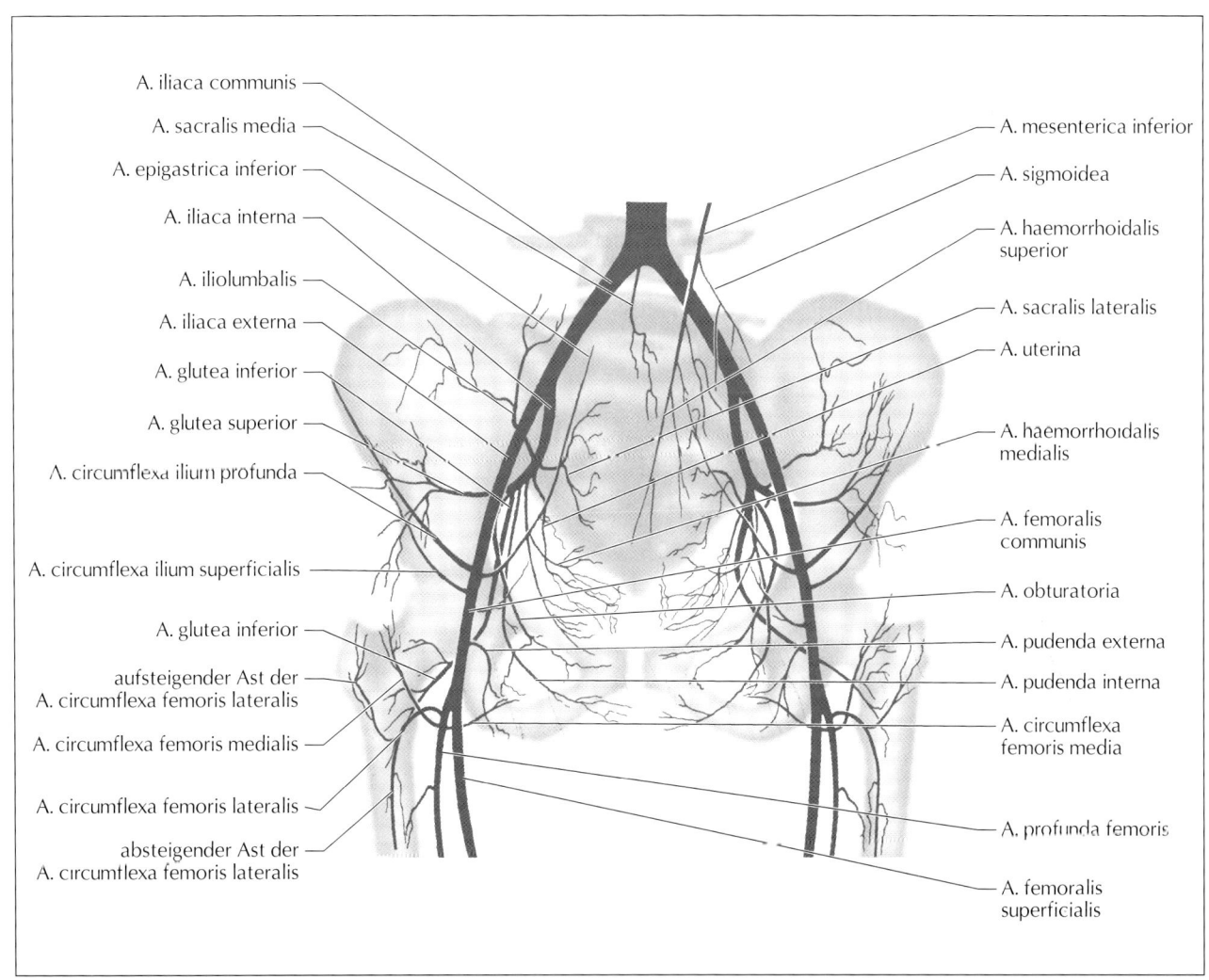

Abb. 17-19. Die Arterien des Beckens

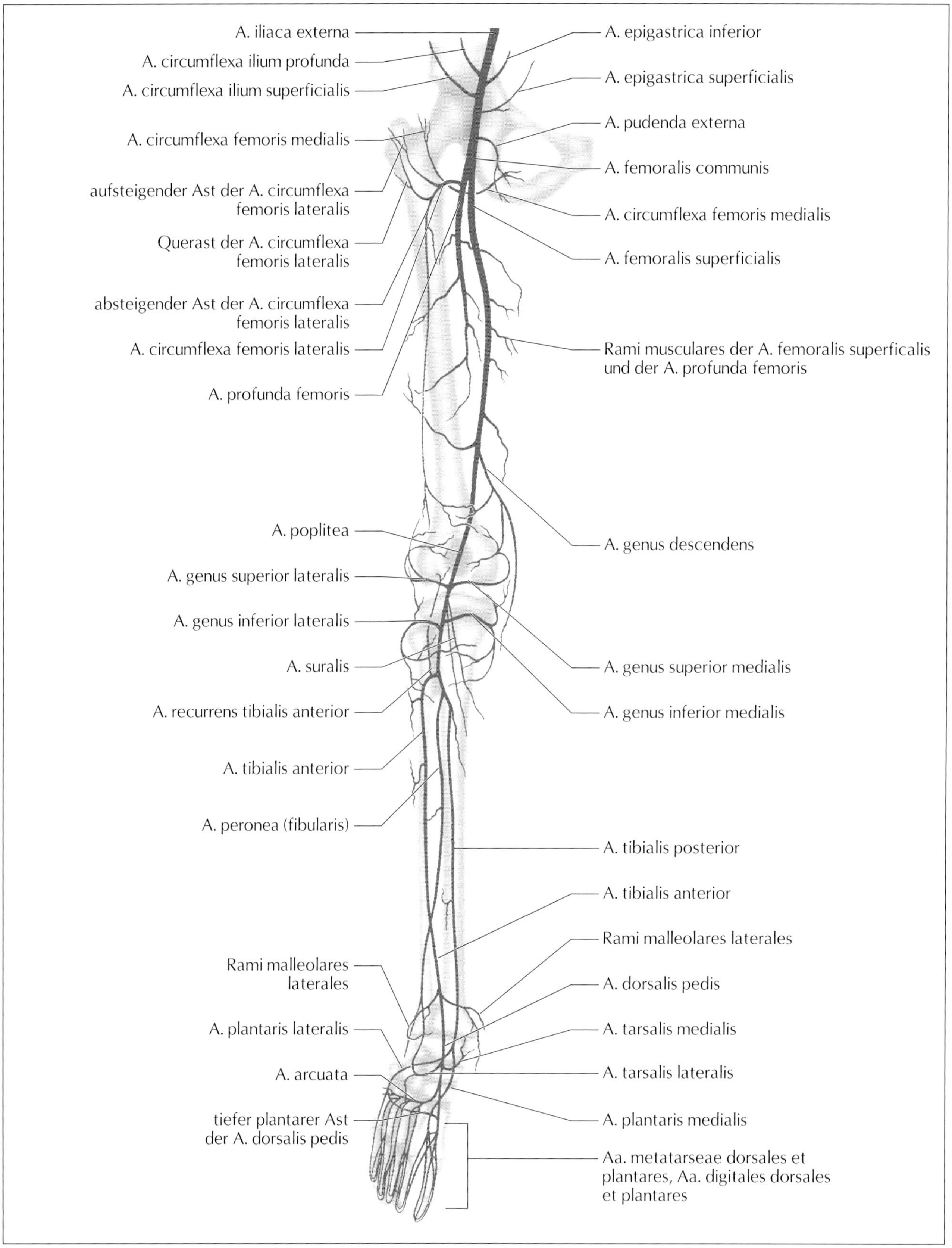

A. iliaca externa

A. circumflexa ilium profunda

A. circumflexa ilium superficialis

A. circumflexa femoris medialis

aufsteigender Ast der A. circumflexa femoris lateralis

Querast der A. circumflexa femoris lateralis

absteigender Ast der A. circumflexa femoris lateralis

A. circumflexa femoris lateralis

A. profunda femoris

A. poplitea

A. genus superior lateralis

A. genus inferior lateralis

A. suralis

A. recurrens tibialis anterior

A. tibialis anterior

A. peronea (fibularis)

Rami malleolares laterales

A. plantaris lateralis

A. arcuata

tiefer plantarer Ast der A. dorsalis pedis

A. epigastrica inferior

A. epigastrica superficialis

A. pudenda externa

A. femoralis communis

A. circumflexa femoris medialis

A. femoralis superficialis

Rami musculares der A. femoralis superficalis und der A. profunda femoris

A. genus descendens

A. genus superior medialis

A. genus inferior medialis

A. tibialis posterior

A. tibialis anterior

Rami malleolares laterales

A. dorsalis pedis

A. tarsalis medialis

A. tarsalis lateralis

A. plantaris medialis

Aa. metatarseae dorsales et plantares, Aa. digitales dorsales et plantares

Abb. 17-20. Die Beinarterien

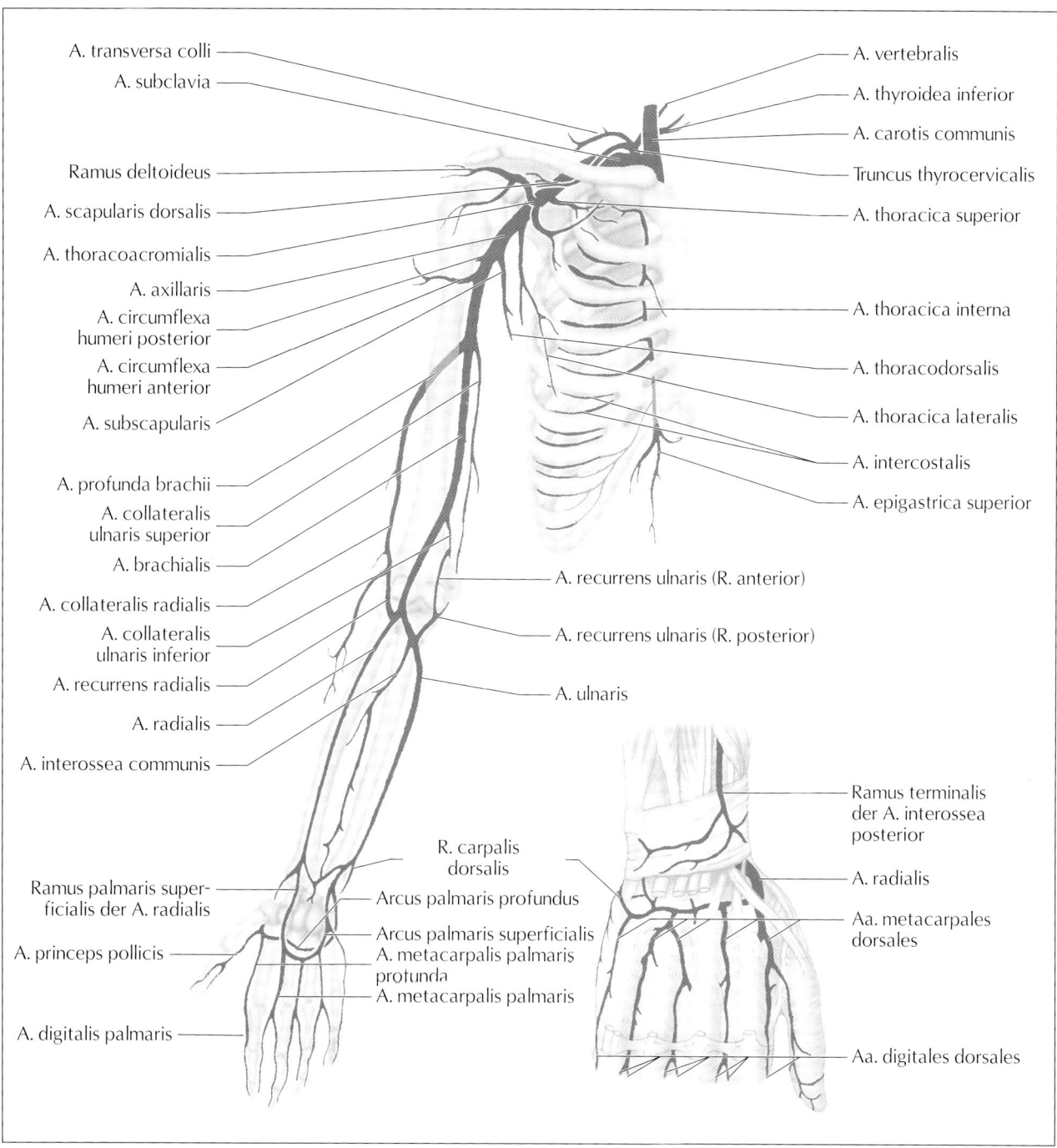

A. transversa colli

A. subclavia

Ramus deltoideus

A. scapularis dorsalis

A. thoracoacromialis

A. axillaris

A. circumflexa
humeri posterior

A. circumflexa
humeri anterior

A. subscapularis

A. profunda brachii

A. collateralis
ulnaris superior

A. brachialis

A. collateralis radialis

A. collateralis
ulnaris inferior

A. recurrens radialis

A. radialis

A. interossea communis

Ramus palmaris super-
ficialis der A. radialis

A. princeps pollicis

A. digitalis palmaris

A. vertebralis

A. thyroidea inferior

A. carotis communis

Truncus thyrocervicalis

A. thoracica superior

A. thoracica interna

A. thoracodorsalis

A. thoracica lateralis

A. intercostalis

A. epigastrica superior

A. recurrens ulnaris (R. anterior)

A. recurrens ulnaris (R. posterior)

A. ulnaris

R. carpalis
dorsalis

Arcus palmaris profundus

Arcus palmaris superficialis
A. metacarpalis palmaris
protunda
A. metacarpalis palmaris

Ramus terminalis
der A. interossea
posterior

A. radialis

Aa. metacarpales
dorsales

Aa. digitales dorsales

Abb. 17-21. Die Armarterien

Das Aortenaneurysma

Die meisten Aortenaneurysmen betreffen die Bauchaorta und werden durch Atherosklerose verursacht. Ischämie und Degeneration der Aortenwand führen zu einer fortschreitenden Dilatation der Aortenwand und des Aortenlumens und somit zur Bildung eines Aneurysmas. Da sich das Aortenlumen erweitert, wird der lineare Blutstrom verwirbelt und das sich entwickelnde Aneurysma kann von einem Thrombus ausgekleidet werden. Atherosklerotische Aneurysmen der Bauchaorta sind gewöhnlich spindelförmig (fusiform) **(Abb. 17-22)**, gelegentlich auch sackförmig (sacciform). Die meisten sackförmigen Aneurysmen sind jedoch traumatisch, postoperativ oder infektiös bedingt. Die wichtigste Komplikation eines Aneurysmas der Bauchaorta ist eine Leckage oder Ruptur, gefolgt von einer massiven Blutung und dem Tod. Atherosklerotische Aneurysmen können auch in der thorakalen Aorta auftreten. Es können sämtliche Aneurysmaformen in nahezu jeder beliebigen Körperarterie gefunden werden.

Klinisch besteht der Verdacht auf ein Bauchaortenaneurysma (BAA), wenn bei der körperlichen Untersuchung eine tastbare, median gelegene, pulsierende abdominale Raumforderung festgestellt wird. Dies kann ein zufälliger asymptomatischer Befund bei einer Routineuntersuchung sein oder einen Patienten betreffen, der wegen akut aufgetretener Schmerzen in der Lendengegend oder im Bauchraum medizinischen Rat sucht. Dies ist eine wichtige Differenzierung, da sich hierdurch die initiale bildgebende Diagnostik entsprechend ändert. Asymptomatische Aneurysmen sind meist keine Notfälle, und der klinische Verdacht auf ein Aneurysma kann schnell durch eine Ultraschalluntersuchung bestätigt werden. Sie haben bereits erfahren, daß manche Aneurysmen verkalken und deshalb auf konventionellen Röntgenaufnahmen identifiziert werden können. Die meisten jedoch tun uns diesen Gefallen nicht. Glücklicherweise können mit dem Ultraschall nicht nur beinahe alle abdominellen Aortenaneurysmen entdeckt, es kann auch ihre Größe genau bestimmt werden und der Nachweis oder Ausschluß eines Thrombus im Lumen erfolgen.

Abbildung 17-23 zeigt einen 69jährigen Patienten mit einer asymptomatischen, großen pulsierenden abdominellen Raumforderung. Beachten Sie, daß die Ultraschalluntersuchung (**A** und **B**) die Ausdehnung des Aneurysmas sowohl im Längsschnitt (sagittal) als auch im Querschnitt (axial) zeigt und den Thrombus im Aneurysma deutlich vom im echofreien Lumen fließenden Blut unterscheiden kann. Die Gefäßabgänge aus der Aorta sind jedoch sonographisch oft schlecht darzustellen, und durch eine Leckage ausgetretenes freies Blut im Retroperitonealraum kann im Ultraschall nicht mit der gleichen Treffsicherheit wie in der CT diagnostiziert werden.

Bei den meisten Menschen ist ein Durchmesser der Bauchaorta von über 3 cm im Ultraschall gleichbedeu-

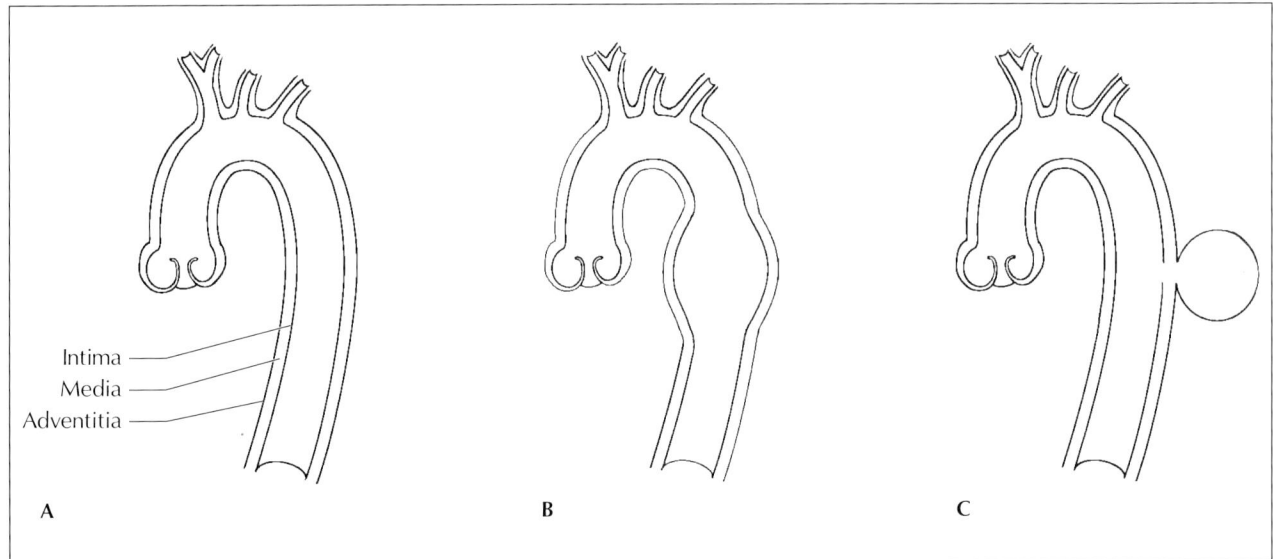

Abb. 17-22. Normale Aorta (**A**), fusiformes Aortenaneurysma (**B**) und sacciformes Aortenaneurysma (**C**). Ein fusiformes Aneurysma ist durch eine spindelförmige Erweiterung der Aorta charakterisiert, die alle drei Wandschichten des Gefäßes betrifft (Intima, Media und Adventitia). Ein sackartiges Aneurysma ist oft exzentrisch und besitzt einen Hals, der enger ist als die maximale Weite des Aneurysmas. Sackförmige Aneurysmen müssen nicht unbedingt durch alle drei Schichten einer Arterienwand begrenzt sein. Bei dem Aneurysma in Abb. C sind die Intima und die Media verletzt, aber nur die Adventitia bildet das Aneurysma.

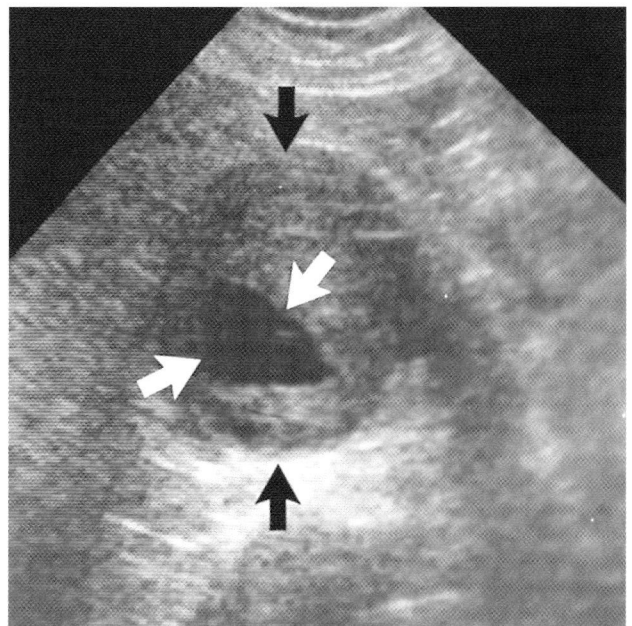

A

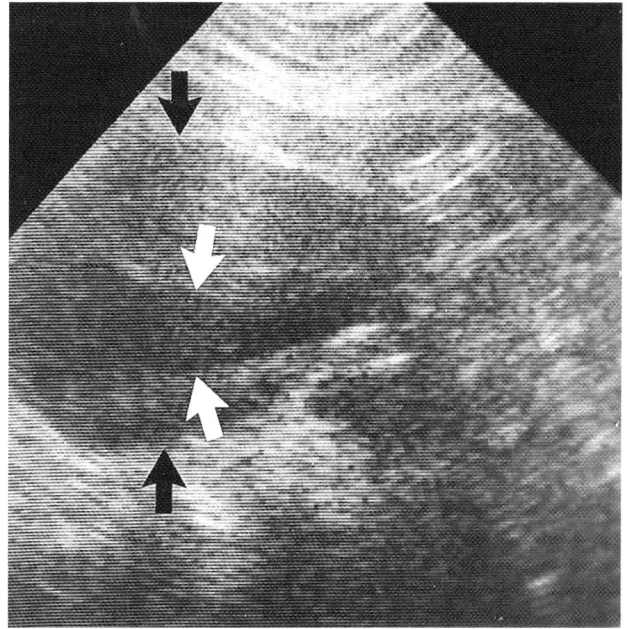

B

Abb. 17-23. Großes asymptomatisches Aneurysma der Bauchaorta

A. Der transversale Ultraschallschnitt zeigt ein großes Aneurysma im Retroperitonealraum, unmittelbar vor der Wirbelsäule. Die *schwarzen Pfeile* bezeichnen die Gesamtausdehnung des Aneurysmas. Die *weißen Pfeile* bezeichnen das frei durchflossene, echoarme Restlumen, wobei das echogene Material einem Thrombus entspricht, der das Aneurysma auskleidet.

B. Sagittaler Ultraschallschnitt median. Der Kopf des Patienten ist zu Ihrer Linken, seine Füße sind zu Ihrer Rechten. Wiederum begrenzen die *schwarzen Pfeile* die gesamte Ausdehnung des Aneurysmas, die *weißen Pfeile* das Lumen.

C. Die laterale Aortographie stellt am besten die Lagebeziehung des Aneurysmas zu den Abgängen der größeren Abdominalgefäße dar. Beachten Sie den Ursprung des Aneurysmas deutlich unterhalb der nach ventral verlaufenden A. mesenterica superior *(sma)* und genau unter den dorsal verlaufenden Nierenarterien *(schwarze Pfeile)*. Der Truncus coeliacus liegt unmittelbar oberhalb der A. mesenterica.

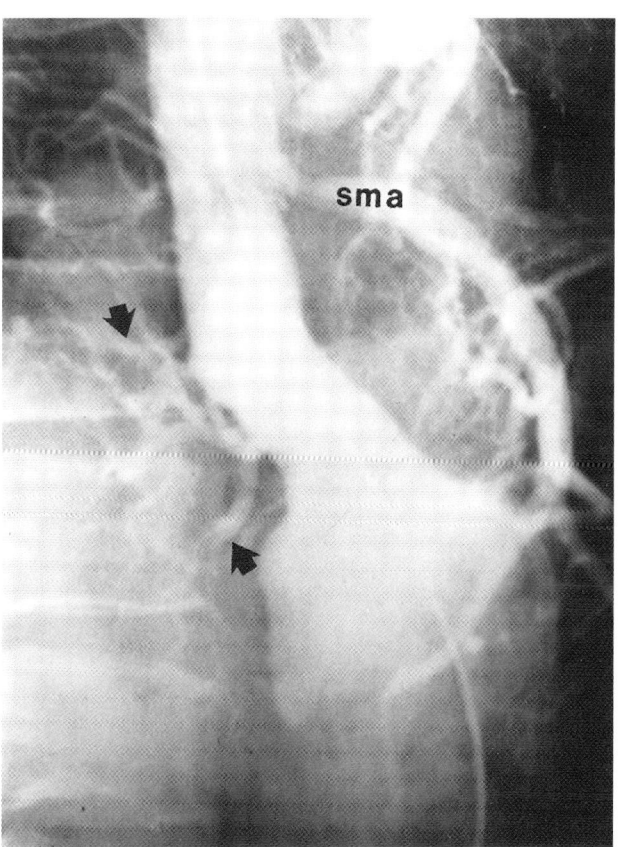

C

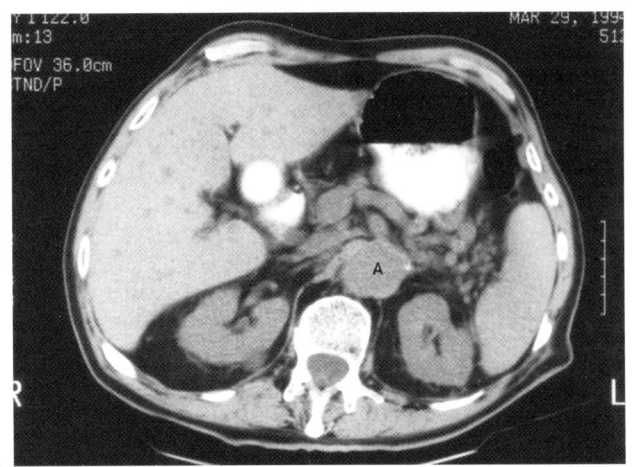

A

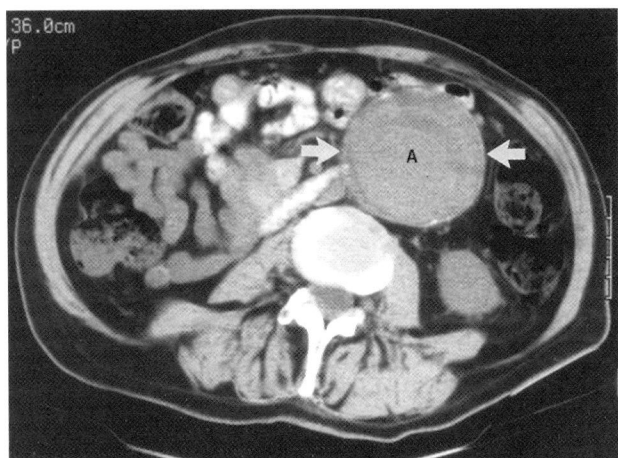

B

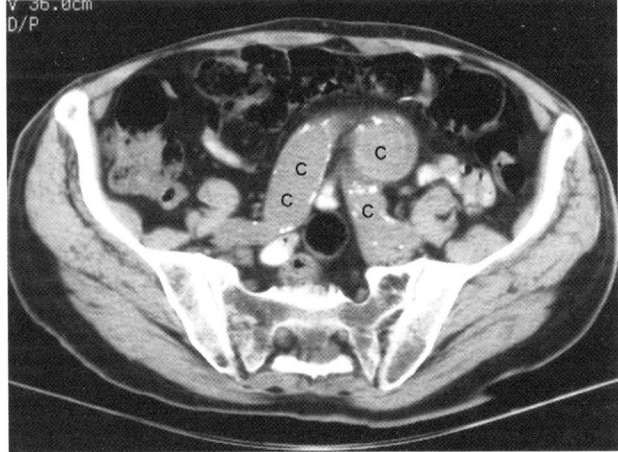

C

Abb. 17-24. CT-Schnitte eines asymptomatischen Bauchaortenaneurysmas
A. Ein Schnitt in Höhe der Nierenarterien zeigt eine normalkalibrige Aorta *(A)*.
B. Der Schnitt einige Zentimeter tiefer zeigt dann ein großes Bauchaortenaneurysma *(A, Pfeile)*.
C. Die Schicht genau unterhalb der Aortenbifurkation läßt die aneurysmatische Erweiterung beider Aa. iliacae communes *(C)* erkennen. Aus diesen Bildern läßt sich schließen, daß das Aneurysma der Bauchaorta kaudal der Nierenarterien beginnt und sich über die Aortenbifurkation hinaus bis in die Aa. iliacae ausdehnt.

tend mit einem Aneurysma. Asymptomatische Aneurysmen der Bauchaorta können auch mit der CT **(Abb. 17-24)** und der MRT **(Abb. 17-25)** diagnostiziert werden.

Ein Patient mit einem durch abdominelle Schmerzen symptomatischen Aneurysma sollte durch ein Notfall-CT untersucht werden. Der Patient von **Abb. 17-26** stellte sich in einer Notaufnahme mit akuten Schmerzen im Rücken und im Bereich der rechte Flanke vor. Bei der körperlichen Untersuchung wurde eine schmerzempfindliche, pulsierende Resistenz im Bauchraum entdeckt. Die CT bestätigte nicht nur das Aneurysma, sondern zeigte freies Blut im Retroperitoneum aufgrund einer akut aufgetretenen Leckage. Der Patient wurde sofort in den OP gebracht, wo das blutende Aneurysma mit einer Aortenprothese erfolgreich behandelt wurde.

Denken Sie daran, daß ein Patient mit einer klinisch eindeutigen Aneurysmaleckage oder -ruptur und instabilen Vitalzeichen nicht erst in die CT überwiesen werden sollte, sondern sofort in den OP gehört! Das Notfall-CT sollte stabilen Patienten vorbehalten bleiben, die Schmerzen und einen klinischen Verdacht auf ein Aneurysma haben und bei denen die Diagnose einer Blutung nicht gesichert ist. In diese Gruppe gehören Patienten mit Verdacht auf ein Aneurysma, deren akute Rücken-, Flanken- oder Bauchschmerzen durch eine Urolithiasis, Divertikulitis, einen lumbalen Diskusprolaps oder andere Ursachen bedingt sein könnten. Die CT kann viele Patienten vor unnötigen Notfall-Laparotomien bewahren, indem mit ihrer Hilfe nachgewiesen werden kann, daß diese Aneurysmen nicht bluten und mit einem elektiven Eingriff operativ behandelt werden können.

Für Aneurysmapatienten, bei denen eine elektive Sanierung geplant ist, wird im allgemeinen eine Schnittbilddiagnostik angefertigt, um die Lagebeziehung des Aneurysmas zu den Ästen der Bauchaorta darzustellen. Das gängige Verfahren ist hier traditionellerweise die konventionelle Katheterarteriographie **(Abb. 17-27)**; die Information kann jedoch auch durch eine CT-Angiographie **(Abb. 17-28)** oder eine MR-Bildgebung gewonnen werden.

Haben Sie schon bemerkt, daß die Arteriographie nur das Lumen des Aneurysmas und nicht seine Gesamtausdehnung zeigen kann? Das Arteriogramm zeigt nur den Raum, der im Ultraschall auf Abb. 17-23 A und B mit *weißen Pfeilen* gekennzeichnet wurde. Beachten Sie auch, daß die Angiographie bei einer kleinen Leckage kein freies Blut im Retroperitoneum zeigen kann. Die CT ist das Verfahren der Wahl, falls der Verdacht auf eine Blutung besteht.

Ein anderer Typ des Aneurysmas, das mykotische Aneurysma, wird durch die Besiedelung der Arterien-

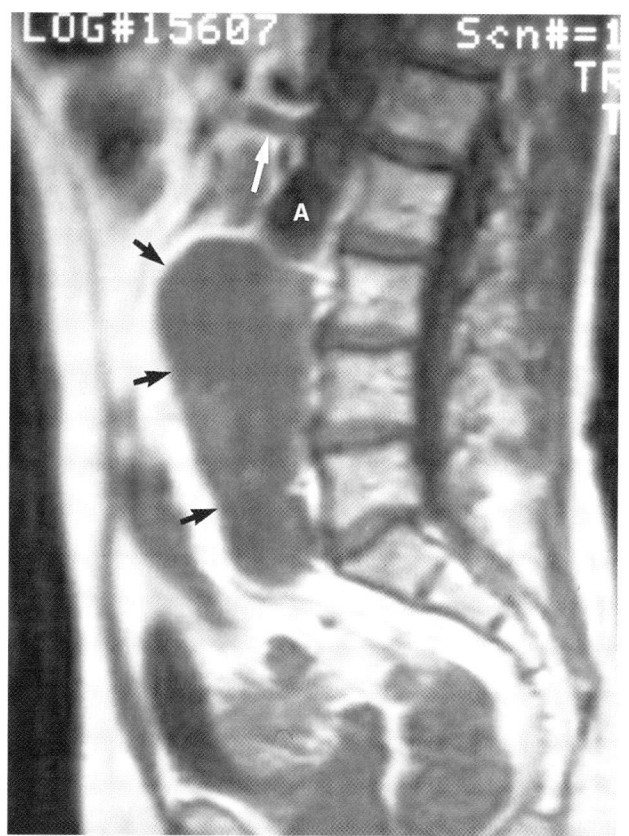

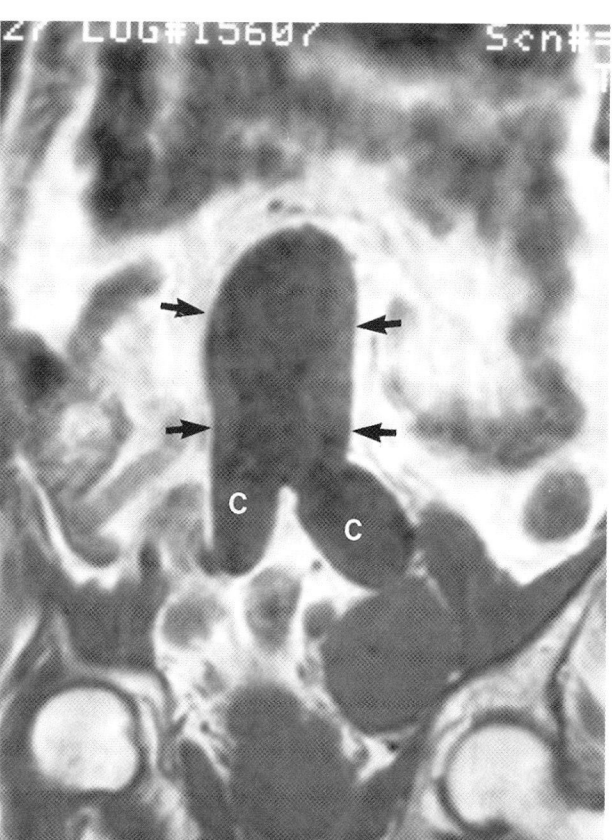

A

B

Abb. 17-25. MR-Schnitte eines asymptomatischen Bauchaortenaneurysmas

A. Das seitliche Bild zeigt ein großes, vor der Wirbelsäule gelegenes Aneurysma der Bauchaorta *(schwarze Pfeile)*. Beachten Sie die normal weite Aorta *(A)* oberhalb des Aneurysmas und den Abgang der A. mesenterica superior, die ventral verläuft *(weißer Pfeil)*.

B. Das koronare Bild zeigt, daß sich das Aneurysma *(schwarze Pfeile)* über die Aortenbifurkation hinaus in die Aa. iliacae communes *(C)* ausdehnt, die ebenfalls erweitert sind.

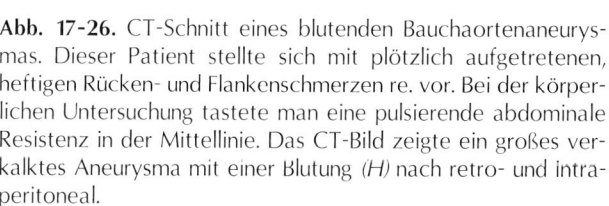

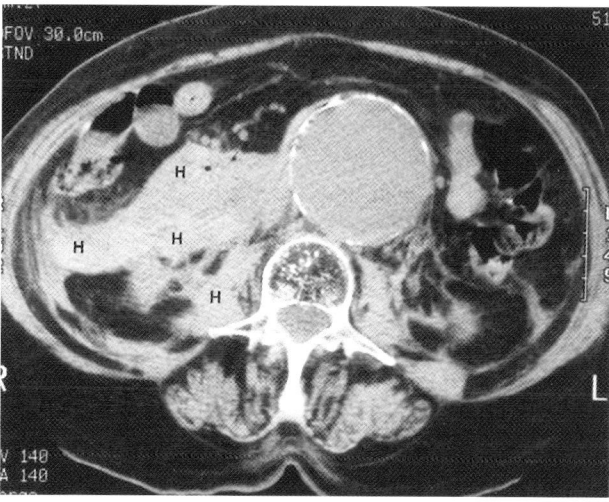

Abb. 17-26. CT-Schnitt eines blutenden Bauchaortenaneurysmas. Dieser Patient stellte sich mit plötzlich aufgetretenen, heftigen Rücken- und Flankenschmerzen re. vor. Bei der körperlichen Untersuchung tastete man eine pulsierende abdominale Resistenz in der Mittellinie. Das CT-Bild zeigte ein großes verkalktes Aneurysma mit einer Blutung *(H)* nach retro- und intraperitoneal.

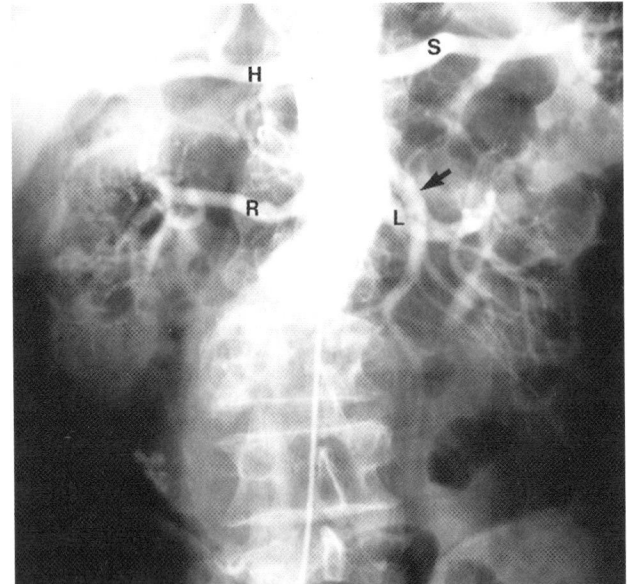

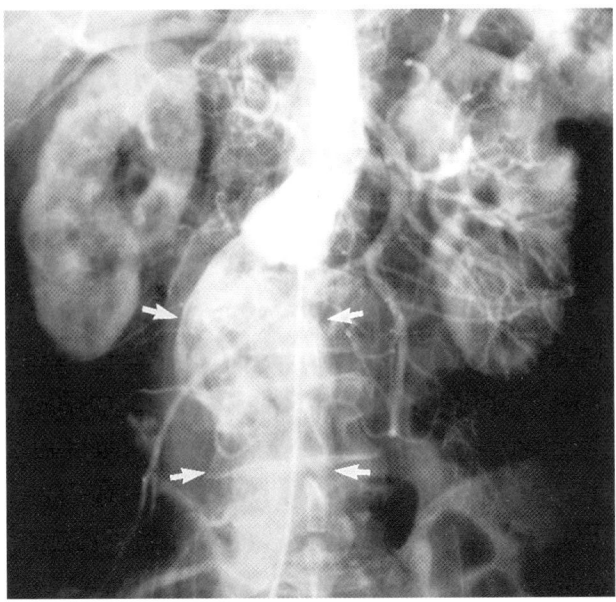

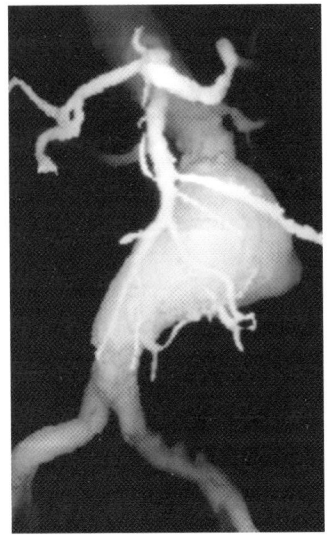

Abb. 17-27. Konventionelle Arteriographie eines asymptomatischen Bauchaortenaneurysmas
A. Das Angiogramm der Bauchaorta zeigt in der frühen Phase eine Kontrastierung der oberen, normal weiten Bauchaorta. Suchen Sie die A. hepatica comm. *(H)* und Milzarterie *(S)* als Äste des Truncus coeliacus, die A. mesenterica superior *(Pfeil)* und die rechte *(R)* und linke *(L)* Nierenarterie. Das Aneurysma unterhalb der Nierenarterien beginnt sich gerade mit Kontrastmittel zu füllen. Haben Sie den Injektionskatheter bemerkt, der von unten kommend im Aneurysma liegt?
B. Das Angiogramm der abdominalen Aorta in einer späteren Phase zeigt eine bessere Kontrastierung des Aneurysmalumens *(Pfeile)*. Denken Sie daran, daß die Angiographie nur das Lumen eines Aneurysmas darstellen kann. Sie kann nicht den Außendurchmesser beurteilen, wie das im Ultraschall, der CT oder MR möglich ist.
C. Angiogramm der Beckenarterien mit Kontrastmittelinjektion in das Aneurysmalumen (der Katheter ist zurückgezogen) genau oberhalb der Aortenbifurkation. Das Aneurysma bezieht die erweiterten Aa. iliacae communes mit ein *(C)*, die Aa. iliacae externae *(Pfeile)* zeigen sich jedoch mit regelrechtem Kaliber. Kommt Ihnen dieses Aneurysma bekannt vor? Es ist dasselbe wie in Abb. 17-25.

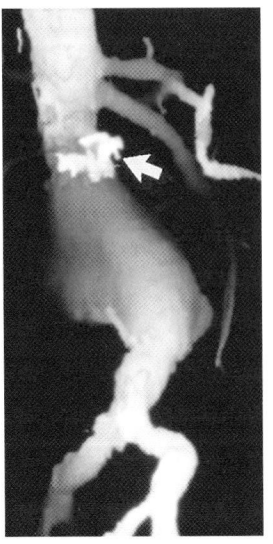

Abb. 17-28. CT-Aortographie eines asymptomatischen Bauchaortenaneurysmas
A. Die a.p. Projektion zeigt, daß das Aneurysma unterhalb des Truncus coeliacus, der A. mesenterica superior und der Nierenarterien beginnt. Versuchen Sie diese Gefäße zu identifizieren. Beachten Sie auch, daß das Aneurysma nicht über die Aortenbifurkation hinaus in die Aa. iliacae communes reicht.
B. Die Seitenansicht (ventral ist rechts) zeigt den Verlauf des Truncus coeliacus und der A. mesenterica superior ventral und oberhalb des Aneurysmas. Die rechte Nierenarterie *(Pfeil)* läuft auf den Betrachter zu.

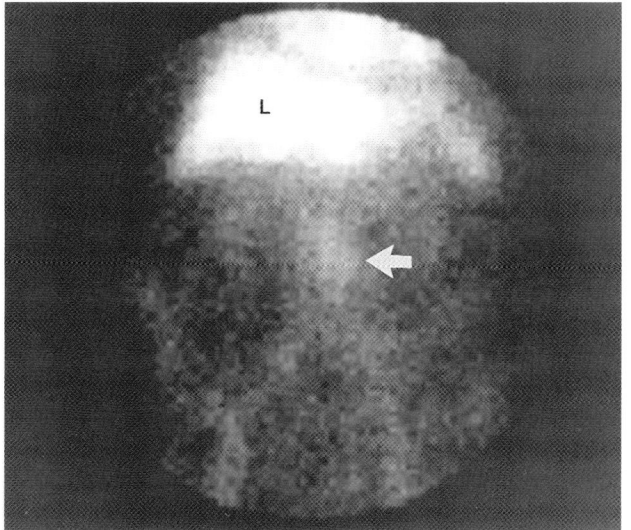

A

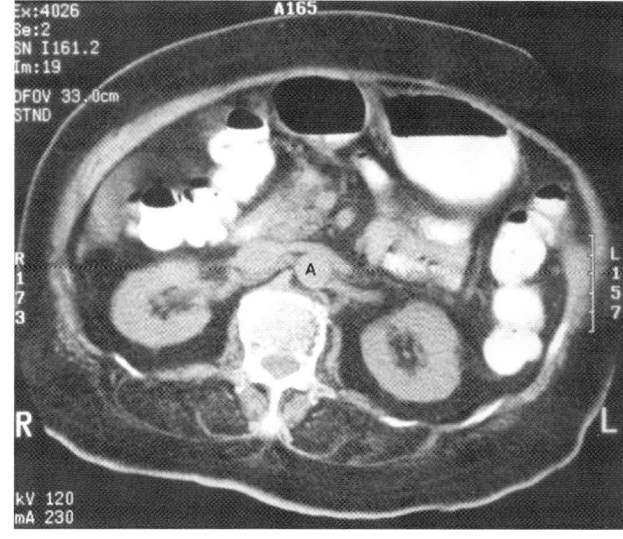

B

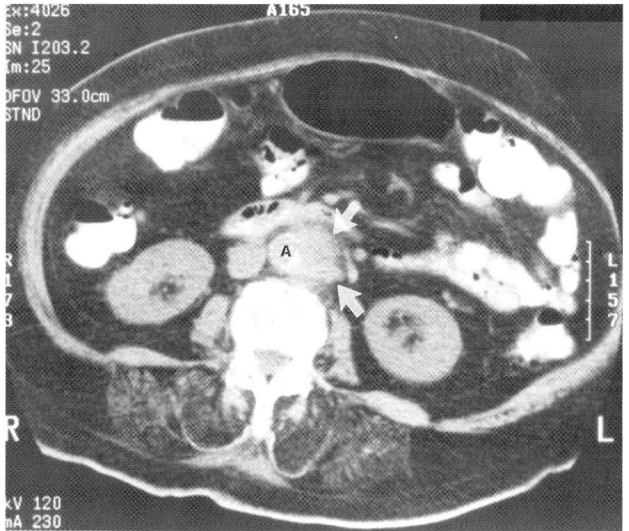

C

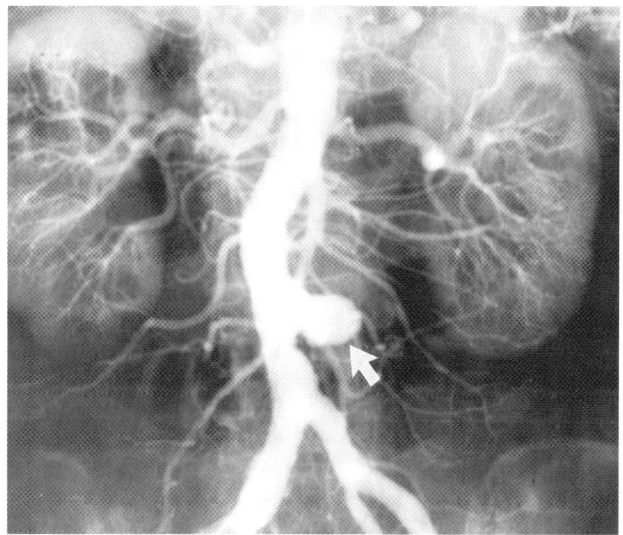

D

Abb. 17-29. Mykotisches Aneurysma der Bauchaorta. (Vgl. Text)
A. Die Tc-IGG-Szintigraphie zeigt eine Anreicherung *(Pfeil)* in Projektion auf die Bauchaorta. Darüber kommt die normale Aktivitätsanreicherung der Leber *(L)* zur Darstellung.
B. Der CT-Schnitt in Höhe der Nierenarterien zeigt eine regelrechte Darstellung der Aorta *(A)*.

C. In einer lediglich gering tieferen Schnittführung erkennt man eine an die Aorta grenzende Raumforderung *(A)*.
D. In der abdominellen Aortographie zeigt sich dann, daß es sich um ein sackförmiges Aneurysma handelt *(Pfeil)*.

wand mit Mikroorganismen hervorgerufen, die eine Schädigung der Arterie und somit die Bildung des Aneurysmas bewirkt. Mykotische Aneurysmen sind fast immer sackartig. Die Patienten stellen sich häufig mit Fieber unklarer Genese vor. Häufige prädisponierende Faktoren sind Septikämien bei intravenösem Drogenmißbrauch, bakterielle Endokarditiden und eine Immunsuppression. **Abbildung 17-29** zeigt die CT-Bildgebung eines Patienten mit Fieber unklarer Genese, das durch ein mykotisches Aneurysma ausgelöst wurde. Initial wurde der Patient mit Technetium-markier-

tem Immunglobulin-G (Tc-IGG) Radioisotop szintigraphisch untersucht, um den Infektionsherd zu lokalisieren. Dieses Isotop reichert sich an Infektions- und Entzündungsherden an. Als man einen solchen Bereich der Bauchaorta lokalisiert hatte, wurde ein CT des Abdomens veranlaßt. Dies zeigte eine an die Aorta angrenzende Raumforderung. Eine Arteriographie wies dann ein sackförmiges Aneurysma nach, dessen mykotischer Ursprung durch die histologische Untersuchung des chirurgischen Präparats nachgewiesen werden konnte.

Die Aortendissektion

Wie die Wände sämtlicher arteriellen Gefäße setzt sich auch die Aortenwand aus drei Schichten zusammen: einer dünnen, zarten inneren Schicht, der Intima, einer dickeren muskulären, der Media, und einer äußeren Schicht, der Adventitia. Die Aortendissektion ist die Separation der Wandschichten der Aorta, gewöhnlich im äußeren Drittel der Media. Hierdurch bildet sich ein neues Lumen (falsches Lumen). In diesem falschen Lumen kann der Blutfluß erhalten sein, oder es kann eine Thrombose entstehen, die zur Bildung eines Hämatoms führt. Patienten mit einer Aortendissektion verspüren klassischerweise einen plötzlichen „reißenden" Brustschmerz, der in den Rücken ausstrahlt. Die häufigste klinische Differentialdiagnose der Aortendissektion ist der akute Myokardinfarkt.

Man teilt die Dissektionen nach ihrer Ausdehnung und ihrem Ursprung ein **(Abb. 17-30)**. Ein Klassifikationssystem wurde 1964 von Michael De Bakey entwickelt. Nach seiner Einteilung umfassen Typ-I-Dissektionen sowohl die Aorta ascendens als auch die Aorta descendens, Typ II nur die Aorta ascendens, Typ III nur die Aorta descendens. Typ I und II beginnen genau oberhalb der

Aortenklappe, Typ III beginnt dagegen genau distal der linken A. subclavia. Typ I und III können sich nach distal bis in die Bauchaorta ausdehnen. Nach einer anderen Klassifikation (Stanfort-Klassifikation) werden Typ I und II im Typ A zusammengefaßt (die Aorta ascendens ist mit betroffen, eine chirurgische Behandlung ist indiziert), Typ III wird zu Typ B (betrifft nur die Aorta descendens, wird gewöhnlich konservativ behandelt).

Wenn die Aorta disseziert, können einzelne Gefäßabgänge wegen des geringeren Blutflusses im falschen Lumen völlig verschlossen oder minderperfundiert werden, woraus eine Ischämie in den Versorgungsgebieten dieser Gefäße resultiert. Das klinische Krankheitsbild jedes einzelnen Patienten variiert entsprechend der betroffenen Aortenabgänge. Falls die Dissektion z. B. die Koronarien einbezieht, kann ein Myokardinfarkt auftreten. Wenn die Karotiden betroffen sind, kann ein Apoplex die Folge sein, während in Mitleidenschaft gezogene Mesenterialarterien eine Ischämie des Darms verursachen können. Eine katastrophale Komplikation stellt die Ruptur des dünnwandig begrenzten falschen Lumens dar, sie führt zum akuten hämorrhagischen Schock.

Die Aortendissektion kann mittels einer konventionellen Katheterarteriographie, einer CT, MRT oder einer ösophagealen Ultraschalluntersuchung diagnostiziert werden. Die transösophageale Echokardiographie (TEE; transesophagal echocardiography) benützt einen neuartigen Schallkopf, der oral eingeführt und für die Untersuchung in den Ösophagus vorgeschoben wird. Die Auswahl der Untersuchungsmethode hängt natürlich von den individuellen klinischen Voraussetzungen ab.

Die konventionelle Katheterarteriographie der Aorta (Aortographie), das traditionelle bildgebende Verfahren, liefert ausgezeichnete Informationen über die Ausdehnung der Dissektion der Aorta und die Beteiligung der Aortenabgänge. Die Aortographie bietet eine detaillierte präoperative Übersicht für die Operationsplanung. Der charakteristischste Befund ist der Nachweis eines longitudinalen Intimalappens **(Abb. 17-31)**, der das wahre Aortenlumen vom falschen trennt. Das wahre Lumen wird von Intima umgeben, während das falsche durch die Bildung eines neuen Lumens in der Media entstand. Also sind beide durch eine Schicht Intima getrennt (den Intimalappen).

Das CT kann schneller und einfacher durchgeführt werden als die konventionelle Aortographie und die Diagnose einer Aortendissektion schnell bestätigen. Es ist billiger als eine Arteriographie, und man benötigt keinen arteriellen Katheter. Vergleichen Sie das CT-Bild des Patienten mit einer Typ-I-Dissektion in **Abb. 17-32** mit dem Normalbefund und der digitalen Arteriographie der Dissektion.

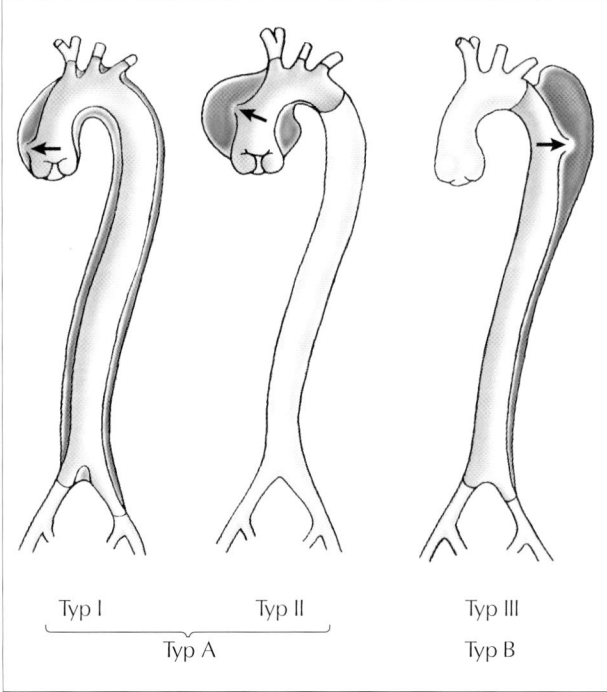

Abb. 17-30. Typen der Aortendissektion nach de Bakey. (Siehe Text)

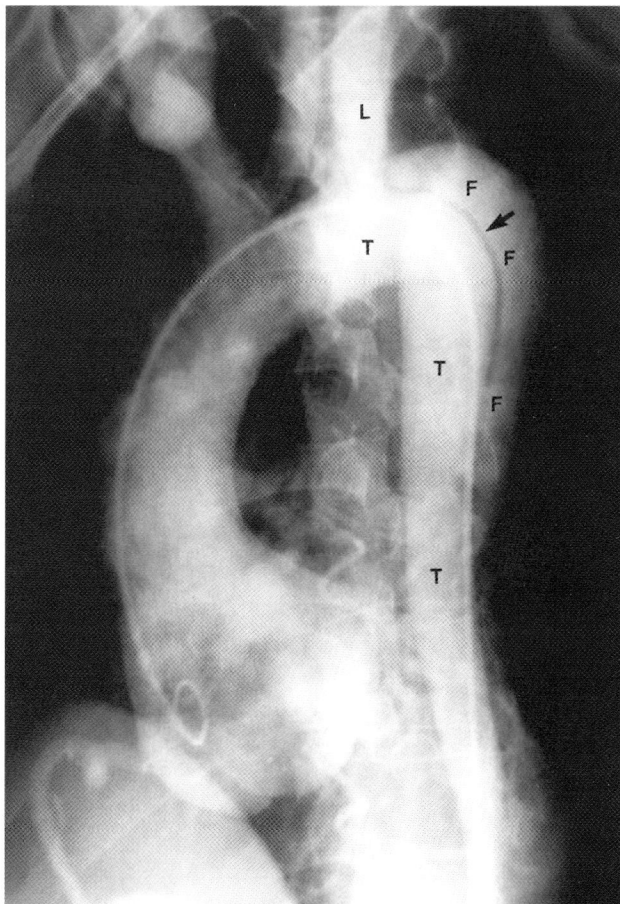

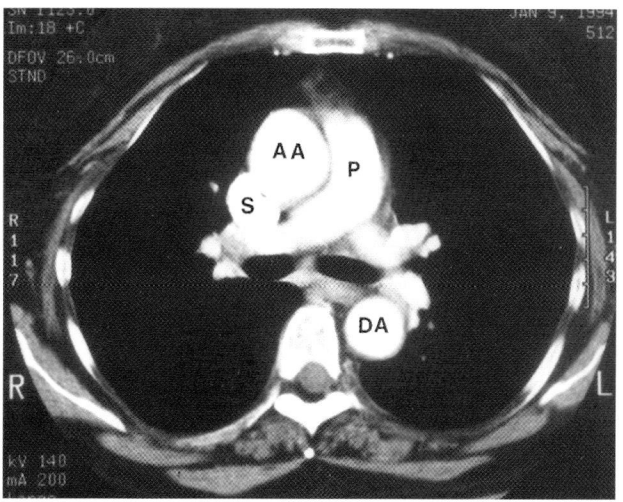

A

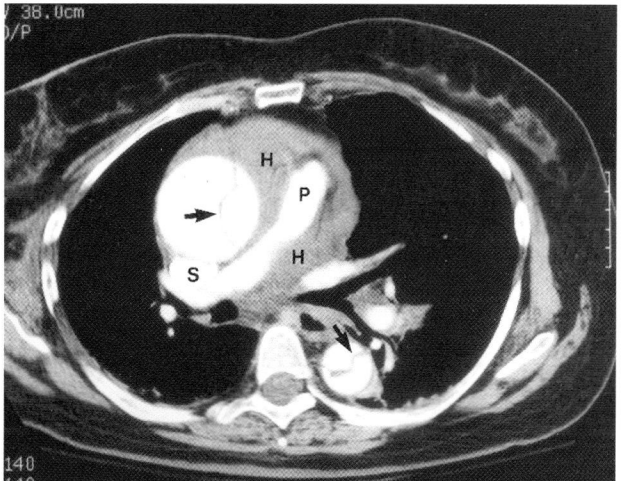

B

Abb. 17-31. Angiographie der thorakalen Aorta mit Typ-III-Dissektion, die am Ursprung der linken A. subclavia *(L)* beginnt. Man erkennt, daß ein hypodenser Intimalappen *(Pfeil)* das echte Lumen *(T)* vom falschen *(F)* trennt. Da beide Lumen mit Kontrastmittel gefüllt sind, muß das Blut in ihnen frei fließen. Ein weißer (strahlendichter) Kontrastmittelkatheter liegt im wahren Lumen.

Abb. 17-32. Normalbefund im CT sowie CT-Befund und Aortographie einer Typ-I-Dissektion
A. Normales CT-Bild (einige Zentimeter unter dem Aortenbogen) eines gesunden Patienten zum Vergleich. AA = Aorta ascendens, DA = Aorta descendens, S = V. cava superior, P = A. pulmonalis
B. CT-Schnitt auf gleicher Höhe bei einem Patienten mit einer Typ-I-Dissektion. Beachten Sie den Intimalappen *(Pfeile)* sowohl in der Aorta ascendens als auch in der Aorta descendens, der das wahre vom falschen Lumen trennt. Die Aorta ascendens ist deutlich dilatiert, da eine aneurysmatische Erweiterung des falschen Lumens der Aorta mit einer Blutung (H = Hämorrhagie) ins Mediastinum besteht. Die V. cava superior *(S)* und die A. pulmonalis *(P)* sind durch die vergrößerte Aorta ascendens und das mediastinale Hämatom nach dorsal verlagert.
C. Frühe Phase der digitalen Subtraktionsaortographie desselben Patienten. Der Injektionskatheter liegt im etwas komprimierten eigentlichen Lumen der Aorta ascendens, von dem beide Koronararterien ausgehen. Eine Kontrastmittelwolke fließt in das erweiterte falsche Lumen *(Pfeile)*.

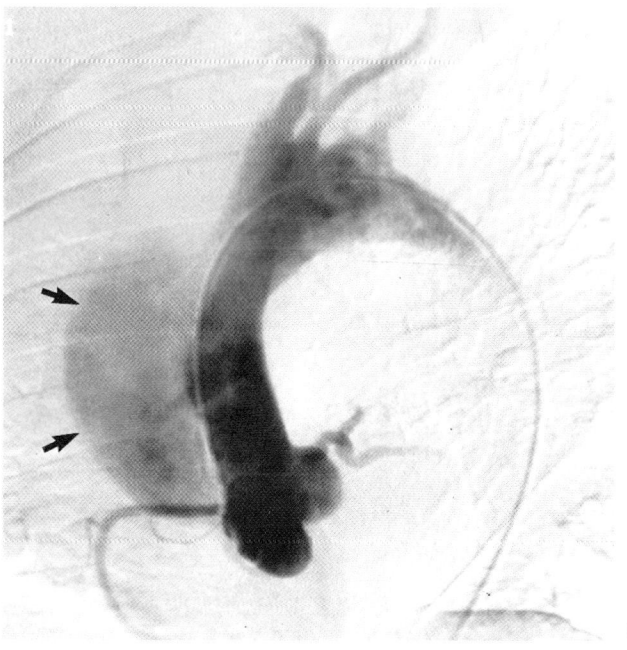

C

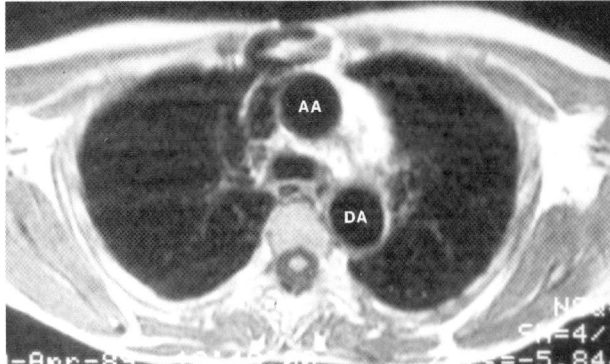

A

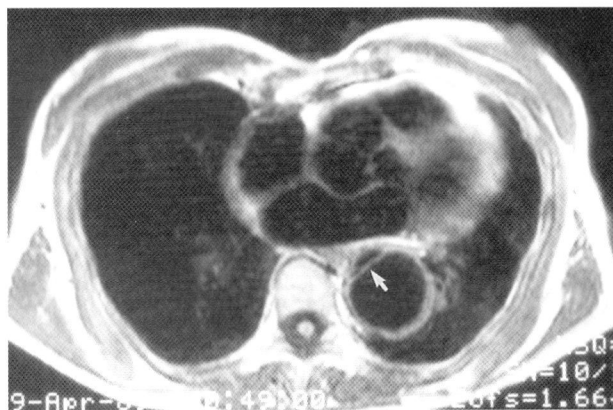

B

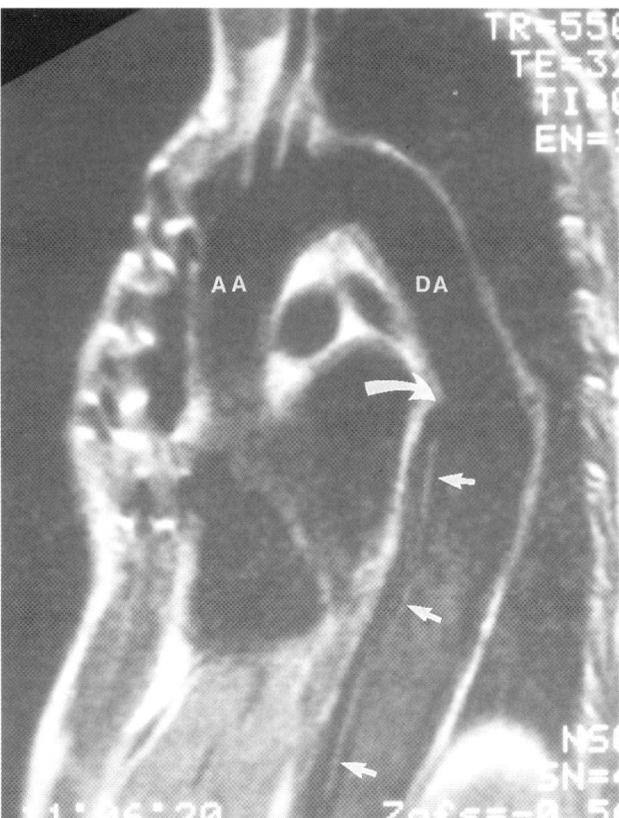

C

Abb. 17-33. MRT-Bilder einer Typ-III-Aortendissektion
A. Das axiale Bild der oberen Thoraxregion unterhalb des Aortenbogens zeigt eine normale Aorta ascendens *(AA)* und eine normale Aorta descendens *(DA)*.
B. Das axiale Bild der unteren Thoraxregion zeigt eine Dissektion der Aorta descendens; der *Pfeil* deutet auf das Intimasegel.

C. Das schräg-sagittale Bild zeigt, daß die Dissektion im mittleren Bereich der Aorta descendens *(bogenförmiger Pfeil)* beginnt und sich nach distal bis in die Bauchaorta ausdehnt. Die *geraden Pfeile* deuten auf das Intimasegel. Proximal der Dissektion sehen Sie eine normale Aorta ascendens *(AA)* und den normalen oberen Abschnitt der Aorta descendens *(DA)*.

Da die CT im Gegensatz zur MRT den Einsatz intravenöser Kontrastmittel erfordert, sollte eine MRT-Untersuchung **(Abb. 17-33)** bei Patienten mit eingeschränkter Nierenfunktion in Betracht gezogen werden. Es ist jedoch wichtig zu bedenken, daß die MRT bei einem akut erkrankten Patienten, der sorgfältig überwacht werden muß, schwierig durchzuführen ist. In der Untersuchungsröhre können die Patienten nicht so gut beobachtet werden wie im CT. Die Bildgebung mittels MRT benötigt zudem mehr Zeit als die Durchführung einer CT. Die transösophageale Echokardiographie, das neueste bildgebende Verfahren für die Darstellung der Aortendissektion, kann (wie andere Ultraschalluntersuchungen auch) mobil durchgeführt werden. Es kann daher als diagnostisches Verfahren zum Nachweis einer Aortendissektion auch bei Patienten eingesetzt werden, die für den Transport in die radiologische Abteilung nicht stabil genug sind. Wir empfehlen Ihnen jedoch, die Auswahl des besten Verfahrens zur

Diagnose einer Aortendissektion bei Ihren zukünftigen Patienten mit einem Radiologen zu besprechen!

Die traumatische Schädigung der Aorta

Die Verletzung der Aorta ist ein lebensbedrohlicher Zustand, der durch ein plötzliches Dezelerationstrauma entsteht, meist bei einem Verkehrsunfall oder – seltener – bei einem Sturz aus großer Höhe. Die Aorta kann eingerissen oder komplett durchgerissen sein. Die Rißverletzung kann nur die Intima und Media betreffen und die Adventitia intakt lassen oder alle drei Schichten einbeziehen. Die Verletzungen treten typischerweise an zwei Stellen auf:
1. an der Aortenwurzel,
2. distal des Abgangs der A. subclavia, im Bereich der Insertionsstelle des Ligamentum arteriosum (Botalli).

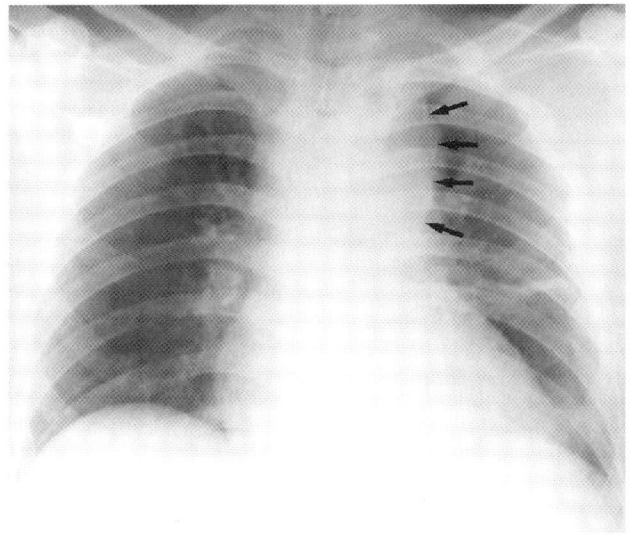

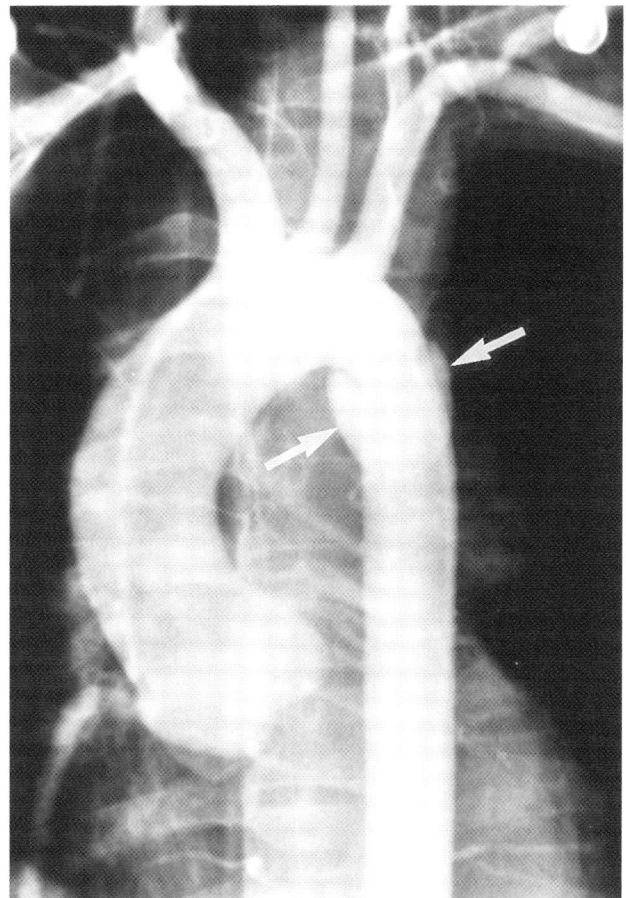

Abb. 17-34. Thoraxaufnahme und Aortographie eines jungen Mannes mit einer traumatischen Verletzung der Aorta als Folge eines Dezelerationstraumas bei einem Autounfall.
A. Die erste Thoraxaufnahme zeigt eine Erweiterung des oberen linken Mediastinums und eine Vergrößerung und Unregelmäßigkeit des Aortenbogens *(Pfeile)*.
B. Die Aortographie zeigt ein sackförmiges falsches Aneurysma *(Pfeile)* an der Stelle des Aorteneinrisses.

A

B

Verletzungen der Aortenwurzel sind häufiger, aber da sie gewöhnlich zum Tod noch am Unfallort führen, sieht man den zweiten Verletzungstyp bei Patienten, die lebend die Notaufnahme erreichen, öfter.

An eine Aortenverletzung sollte bei jedem Patienten gedacht werden, der ein Dezelerationstrauma erlitten hat. Die Thoraxaufnahme ist gewöhnlich die erste radiologische Maßnahme bei einem Unfallpatienten. Sie kann bereits Hinweise auf eine Aortenverletzung geben **(Abb. 17-34)**. Auffällig sind eine abnorme Form des Aortenbogens (unscharf abgrenzbarer Bogen, eine Doppelkontur des Bogens, ein plumper Bogen), ein abnormes oberes Mediastinum (erweitert durch ein mediastinales Hämatom), eine links apikale Verschattung (Blutansammlung im extrapleuralen Raum über der Lunge), ein links gelegener mediastinaler Streifen (Hämatom) über dem Aortenbogen und eine Erweiterung des rechten paratrachealen Raums (Hämatom, das auf die rechte Seite des Mediastinums reicht).

Patienten mit anamnestischem Verdacht auf eine traumatische Aortenverletzung und einer verdächtigen Thoraxaufnahme erhalten meist eine notfallmäßige Aortogra-

phie oder eine Notfall-CT. Die Arteriographie wird als die bessere Technik zur Bestätigung oder zum Ausschluß dieser Verletzung angesehen. In der CT können diskrete Intimaeinrisse übersehen werden, die das einzige Zeichen dieser Verletzung bei einigen Patienten sein können. Die Aortographie zeigt sowohl die verletzungsbedingten Intimaeinrisse als auch falsche Aneurysmen, die entstehen, wenn Intima und Media eingerissen sind und die Adventitia beim Versuch, die Blutung zum Stillstand zu bringen, balloniert wird.

Auch wenn mit der CT kleine Intimaverletzungen übersehen werden können, ist sie beim Screening von Unfallpatienten zur Diagnose von Aortenverletzungen geeignet, wenn die Thoraxaufnahmen ein erweitertes oder anderweitig abnormes Mediastinum zeigen. Die CT zeigt, ob die Erweiterung auf ein bestehendes mediastinales Hämatom oder eine andere Ursache zurückzuführen ist, wie eine vermehrte Fetteinlagerung im Mediastinum bei adipösen Patienten **(Abb. 17-35)**.

Falls eine mediastinale Blutung vorliegt (wie in Abb. 17-32 B, obwohl sie hier nicht traumatisch bedingt ist), muß der Patient notfallmäßig aortographiert werden. Falls

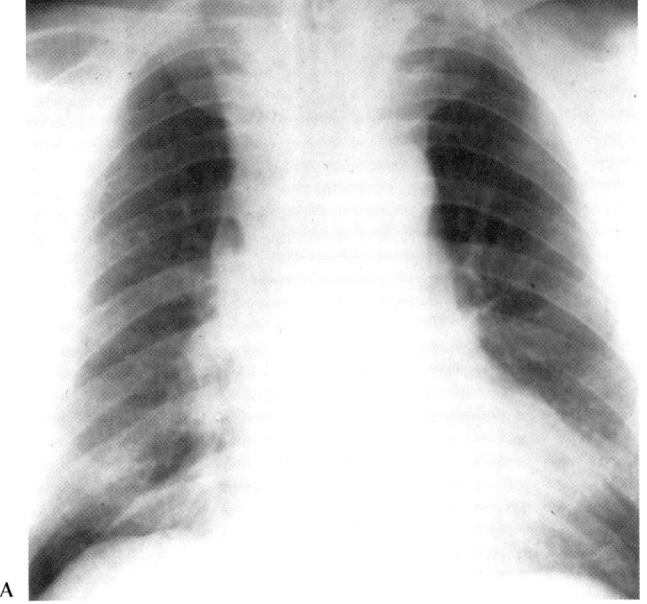

A

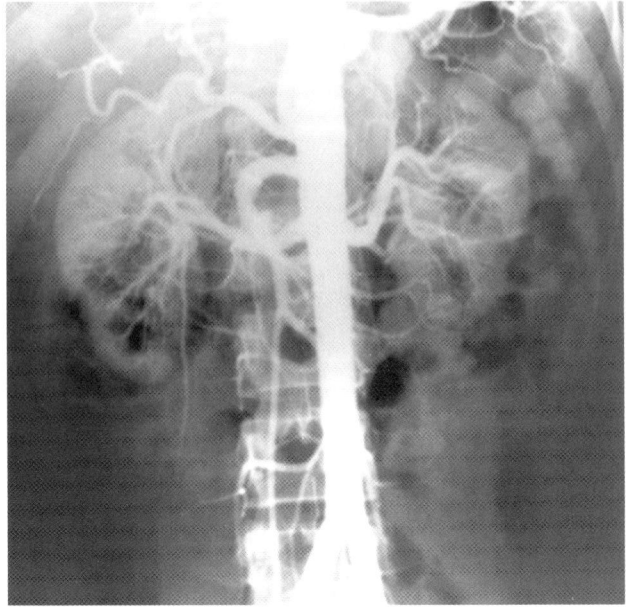

A

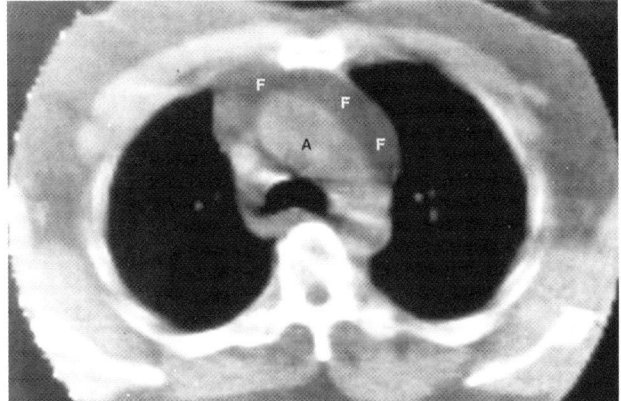

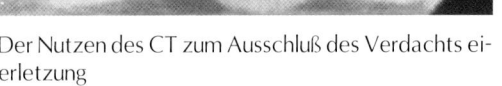

B

Abb. 17-35. Der Nutzen des CT zum Ausschluß des Verdachts einer Aortenverletzung
A. Thoraxaufnahme eines adipösen Unfallpatienten mit einem erweiterten Mediastinum
B. Das CT-Bild zeigt, daß die Erweiterung auf einer Vermehrung von Fett im Mediastinum beruht *(F)*. Die Aorta *(A)* erscheint normal. Es sind keine Zeichen eines mediastinalen Hämatoms vorhanden, deshalb benötigt dieser Patient keine Aortographie.

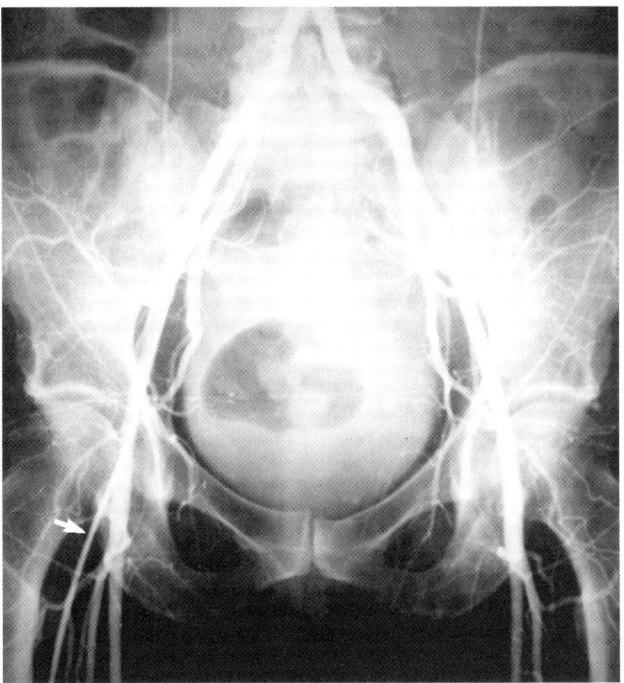

B

Abb. 17-36 A–B

kein mediastinales Hämatom vorliegt, hat der Patient keine Aortenverletzung und braucht keine Aortographie. Heute ermöglichen schnelle CT-Aufnahmen, die die Pulsbewegungen der Aortenwand eliminieren, eine exaktere Darstellung der vaskulären Strukturen. Daher ist inzwischen auch die Darstellung diskreter Aortenverletzungen mit Intimasegel und falscher Aneurysmen mit Hilfe der CT möglich.

Arteriosklerose und arterielle Verschlußkrankheit

Die Arteriosklerose ist die häufigste Ursache der arteriellen Verschlußkrankheit (AVK). Wenn diese Krankheit die Blutversorgung der unteren Extremitäten betrifft, reichen die klinischen Manifestationen von der Claudicatio intermittens (ein Schmerz, der durch eine Ischämie der

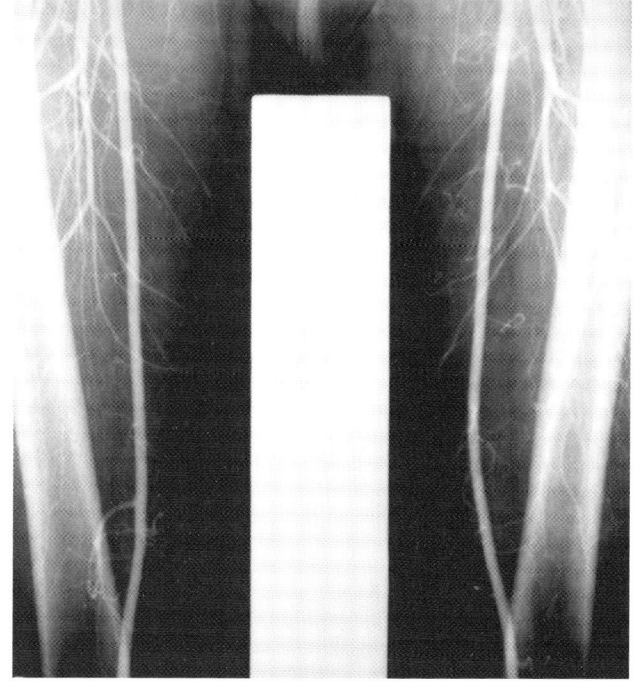

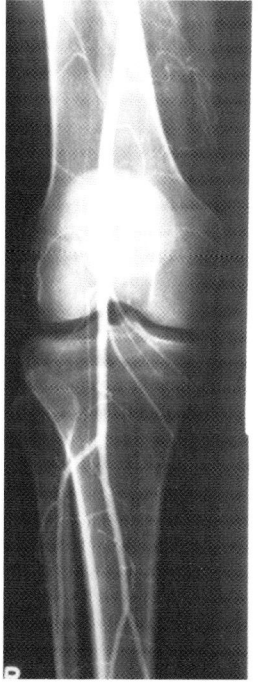

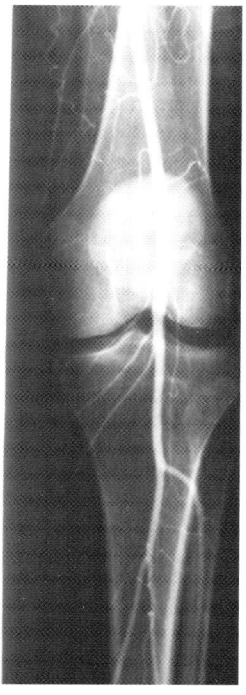

C

D

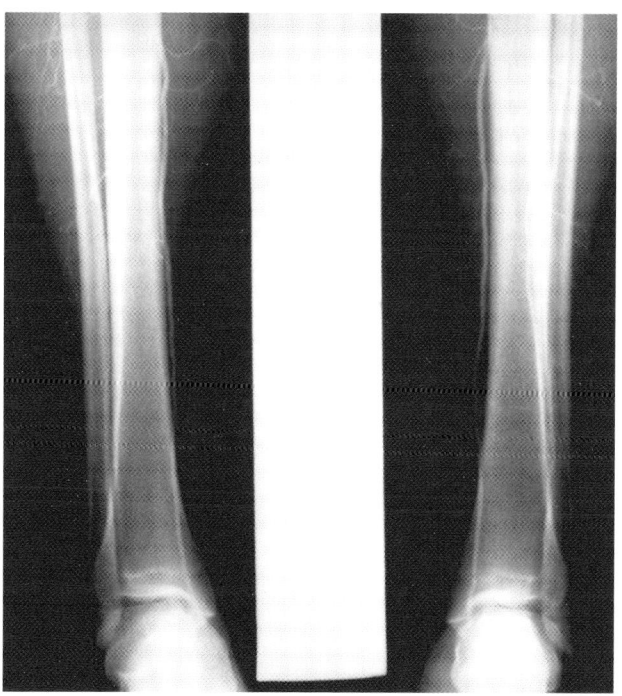

E

Abb. 17-36. Normale Bauchaortographie und periphere Arteriographie des Beckens und der Beine. Wiederholen Sie die Anatomie der wichtigsten Arterien, indem Sie diese Aufnahmen mit den anatomischen Diagrammen in den Abb. 17-18 bis 17-20 vergleichen.
A. Abdomen: Benennen Sie die Äste der Aorta.
B. Becken: Finden Sie die Aa. iliacae communes, die A. iliaca externa und interna, die Aa. femorales communes – die Stelle, an der der Katheter *(Pfeil)* eingeführt wurde – und die A. profunda femoris sowie die Femoralarterien (Aa. femorales superficiales).
C. Oberschenkel: Finden Sie die A. profunda femoris und die A. femoralis superficialis.
D. Knie: Finden Sie die A. poplitea und die drei Abgänge der Unterschenkelarterien.
E. Unterschenkel: Die Aa. tibiales anteriores sieht man lateral über dem oberen Drittel der Fibula, die Aa. tibiales posteriores sind medial zu erkennen. Die Aa. peroneae (fibulares) sieht man schwach zwischen den Aa. tibiales anteriores und posteriores.

Muskulatur unter Belastung ausgelöst wird), dem Ruheschmerz mit Kälte- und Taubheitsgefühl der betroffenen Extremität bis hin zu ischämischen Ulzera und zur Gangrän. Die arteriellen Stenosen und Verschlüsse, die zur Ischämie führen, können überall von der Aorta bis zu den Fußarterien liegen. Patienten mit behandlungsbedürftigen Symptomen erhalten in der Regel eine Arteriographie, meistens eine Kombination aus Aortographie und peripherer Arteriographie.

Für dieses Verfahren wird ein Angiographiekatheter mittels Punktion meist in eine Femoralarterie eingeführt und nach proximal bis in die Aorta vorgeschoben. Gefäßkontrastmittel wird injiziert, während Aufnahmen der arteriellen Gefäßverzweigungen des Abdomens, des Beckens und der Beine gemacht werden. **Abbildung 17-36** zeigt eine normale Untersuchung.
In pathologischen Fällen kann die periphere Arteriographie eine oder mehrere Stenosen oder Verschlüsse nach-

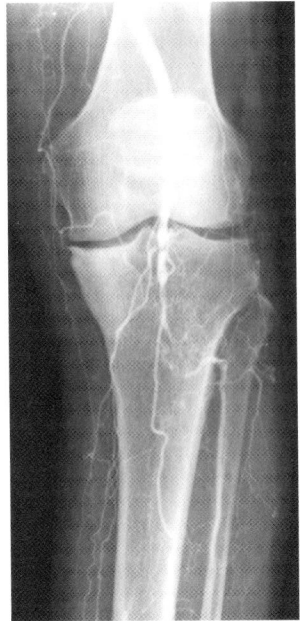
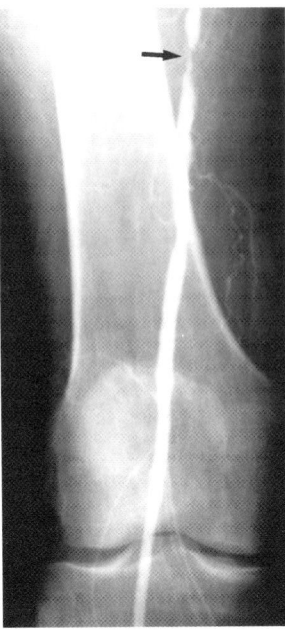

A, B

Abb. 17-37. Beispiele arteriosklerotisch bedingter arterieller Stenosen und Verschlüsse bei verschiedenen Patienten
A. Verschluß der A. poplitea mit komplettem Verschluß der A. tibialis posterior und A. fibularis und einem partiellen Verschluß der A. tibialis anterior. In diesem ungünstigen Fall ist keine Bypasschirurgie oder Gefäßdilatation mehr möglich, da keine größeren durchgängigen distalen Arterien mehr vorhanden sind.
B. Kurze, enge Stenose *(Pfeil)* der distalen A. femoralis (superficialis). Dieser Patient ist hervorragend für eine Gefäßdilatation geeignet: Sie werden das Ergebnis in Abb. 19-2 sehen.

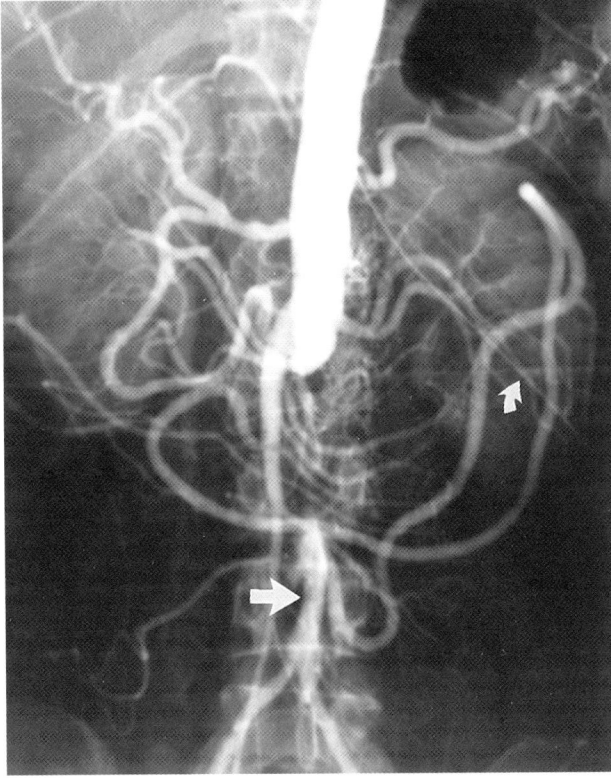

C

C. Kompletter Verschluß des infrarenalen Teils der Bauchaorta. Beachten Sie die Wiederauffüllung der Aorta distal des Verschlusses *(Pfeil)* durch intestinale Kollateralgefäße. Dieser Patient ist für einen aortoiliakalen Bypass geeignet. Natürlich wurde der Katheter hier nicht über die Femoralarterie eingeführt, weil der Patient keine tastbaren Femoralispulse mehr hatte. Unter diesen Umständen kann eine Arteriographie nach Katheterisierung einer Axillararterie oder über eine translumbale Kathetereinführung, wie bei diesem Patienten durchgeführt, erfolgen. Der *gekrümmte Pfeil* deutet auf den Katheter, der unter Durchleuchtungskontrolle perkutan über einen Trokar in die Aorta eingeführt wurde.

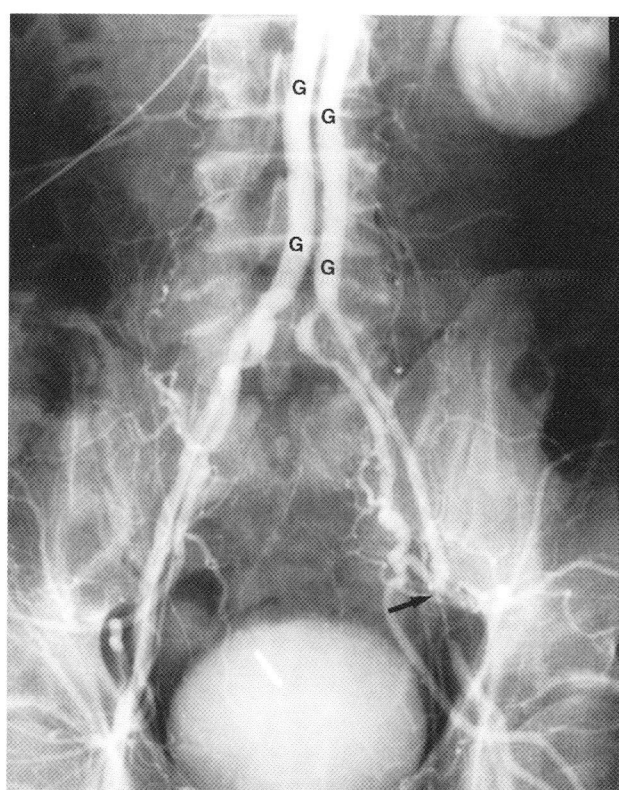

D. Kurzer Verschluß *(Pfeil)* der linken A. femoralis communis. Dieser Patient könnte sowohl mit einem Bypass als auch mit einer Gefäßdilatation behandelt werden. Haben Sie bemerkt, daß der Patient bereits eine Bypassoperation hinter sich hat? Beachten Sie die ungewöhnliche Verbindung von Aorta und Iliakalarterien. Die Aortenbifurkation erscheint hoch gelegen, weil ein Aortenverschluß, ähnlich dem in C, mit einer aortoiliakalen Prothese behandelt worden ist *(G)*.

D

weisen **(Abb. 17-37)**. Der Radiologe und der Gefäßchirurg können dann aufgrund der Anamnese, der Befunde der körperlichen Untersuchung, anhand von Blutdruckmessungen und Blutflußbestimmungen und der Arteriographie entscheiden, welche Verschlüsse oder Stenosen behandelt werden mussen. Patienten mit kurzen arteriellen Stenosen oder Verschlüssen können Kandidaten für eine Angioplastie sein, bei der die Stenose oder der Verschluß mit einem Ballonkatheter erweitert wird. Dieses Verfahren werden wir noch in Kapitel 19 besprechen. Patienten mit Beteiligung der Bauchaorta und langstreckigen Verschlüssen in den Becken- und Extremitätenarterien werden gewöhnlich chirurgisch mit einem Bypass versorgt.

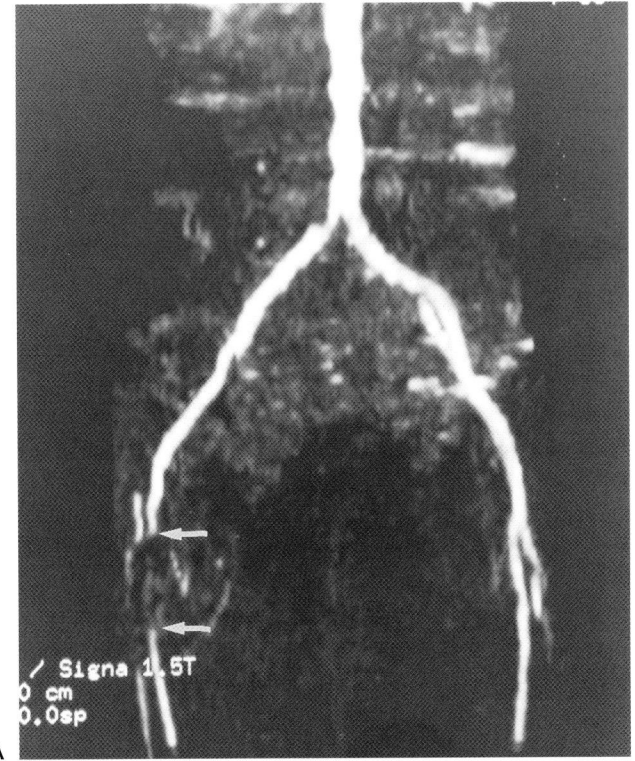

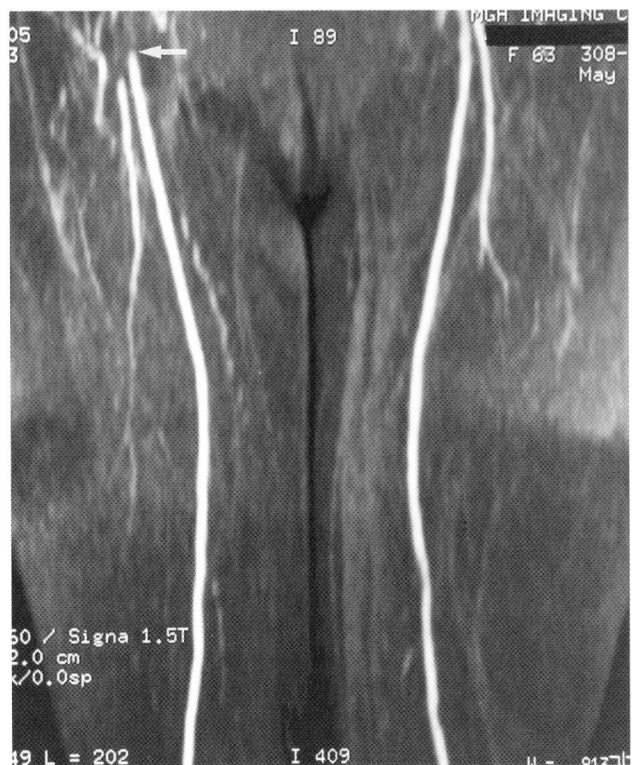

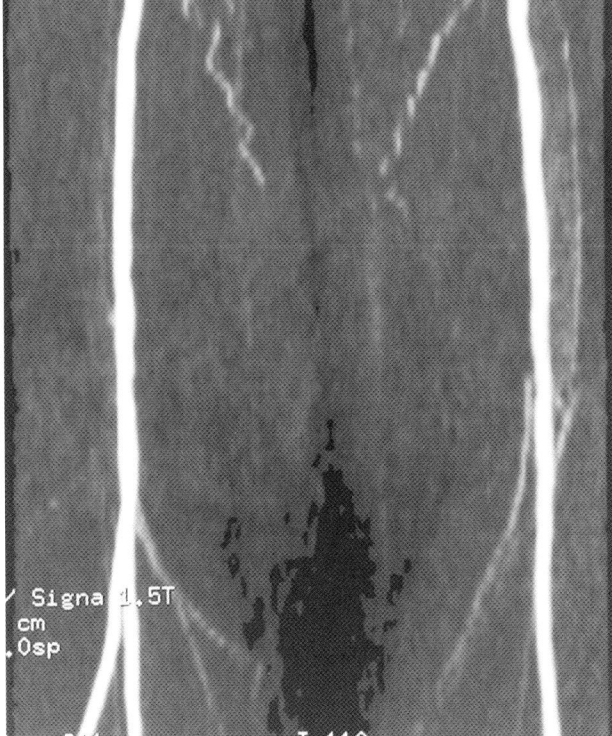

Abb. 17-38. Periphere MRA eines älteren Patienten mit Claudicatio des rechten Beins

A. Becken: Beachten Sie, daß die proximale rechte A. femoralis superficialis und A. profunda femoris verschlossen sind (zwischen den *Pfeilen*). Die Wandunregelmäßigkeiten der Aorta und Aa. iliacae werden durch atherosklerotische Plaques verursacht.

B. Oberschenkel: Der Verschluß der rechten A. femoralis superficialis ist hier ebenfalls sichtbar *(Pfeil)*.

C. Knie: Die Aa. popliteae sind durchgängig.

D und **E.** Unterschenkel: Beide Aa. tibiales posteriores (*Pfeile* in **E**) sind pathologisch verändert; sie zeigen proximal langstreckige Stenosen und distal komplette Verschlüsse.

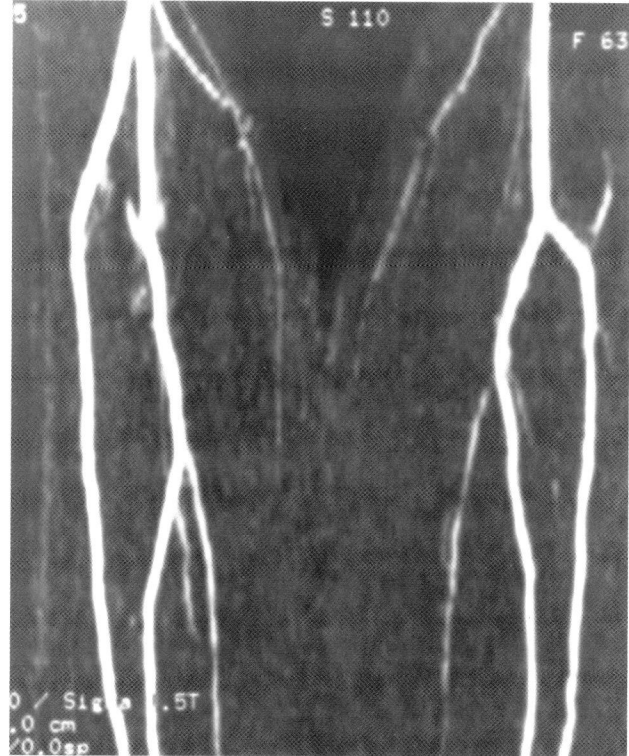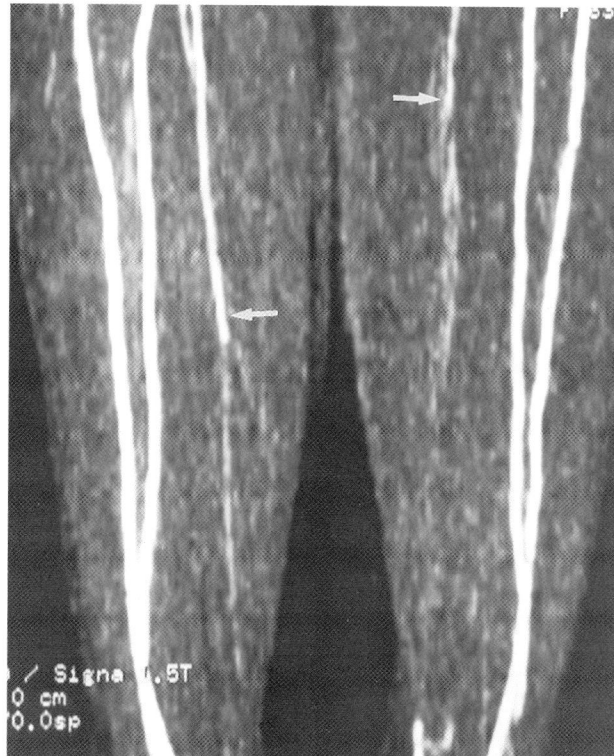

D **E**

Abb. 17-38 D, E

Die MR-Angiographie (MRA) erweist sich als vielversprechende Methode zur Darstellung der Gefäßversorgung der unteren Extremität **(Abb. 17-38)** und wird die Zahl an Katheterarteriographien bei Patienten mit arteriosklerotischer Verschlußkrankheit vermindern.

Die renovaskuläre Hypertonie

Die Blutversorgung der Nieren kann auf verschiedene Weise eingeschränkt sein. Akut kann dies durch eine Embolie in die Nierenarterie geschehen, wobei sich der Patient mit einem plötzlich aufgetretenen Flankenschmerz vorstellt. Häufiger ist die Ursache jedoch chronischer Natur, wobei eine zunehmende Arteriosklerose eine Stenose oder einen Verschluß der Nierenarterie hervorruft. Nach und nach engen die atherosklerotischen Plaques das Lumen der Nierenarterie ein und verschließen es unter Umständen sogar völlig **(Abb. 17-39)**. Betroffene Patienten haben meist noch an anderen Stellen eine Arteriosklerose, besonders in der Bauchaorta. Eine weitere Erkrankung, die zu einer Einengung der Nierenarterie und zur

Ischämie führt, ist die fibromuskuläre Dysplasie, die ausschließlich bei jungen Patienten auftritt **(Abb. 17-40)**.

Die renale Ischämie und eine daraus resultierende Steigerung der Reninproduktion in der Niere distal einer Stenose oder eines Verschlusses der Nierenarterien kann bei einem kleinen Prozentsatz der Hypertoniekranken die Ursache ihrer Erkrankung sein. Da diese Ursache therapierbar ist, ist die Erkennung dieser Veränderung extrem wichtig. Sie erinnern sich vielleicht, daß das proteolytische Enzym Renin durch Zellen im renalen juxtaglomerulären Apparat als Antwort auf einen erniedrigten Blutdruck in den Nierenarteriolen gebildet wird. Renin bewirkt die Umwandlung von Angiotensinogen zu Angiotensin I, das wiederum zu Angiotensin II umgewandelt wird, einer potenten vasokonstriktiven Substanz. An eine renovaskuläre Hypertonie sollte man bei jungen Patienten mit Hochdruck denken (fibromuskuläre Dysplasie), bei Patienten mit einem neu entdeckten Hochdruck (frischer Embolus oder Thrombus), bei Hypertonie und Vorliegen eines abdominellen Strömungsgeräuschs (Gefäßstenose), bei Hypertonie und Niereninsuffizienz (verminderte Nierenfunktion) und bei Hypertonie mit einem erhöhten peripheren Reninspiegel.

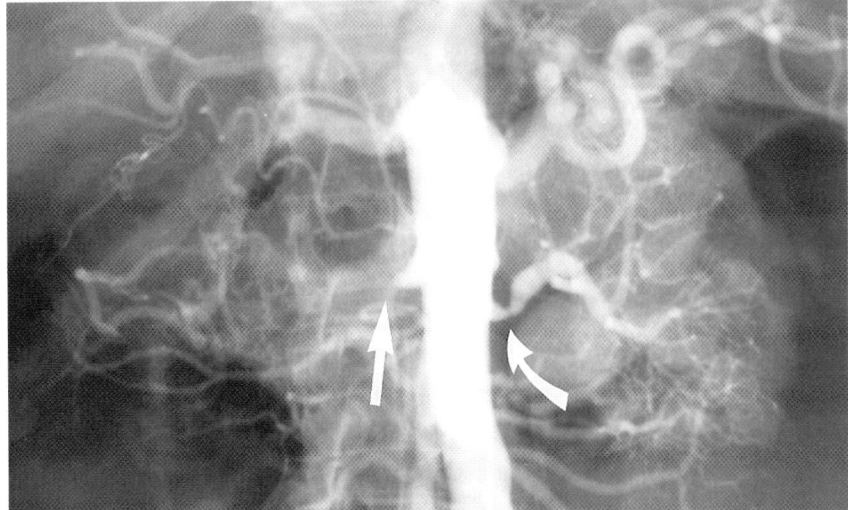

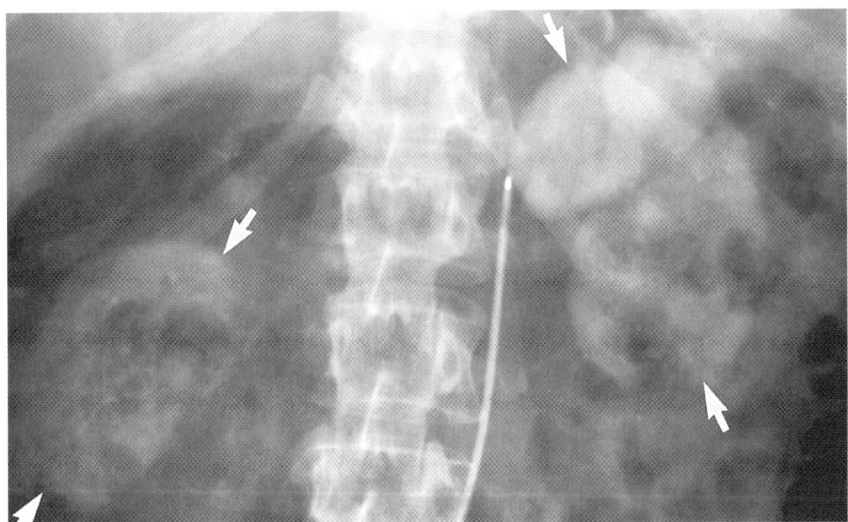

Abb. 17-39. Aortographie eines Patienten mit einer renovaskulären Hypertonie **A.** Die frühe Aufnahme zeigt einen kompletten Verschluß der rechten Nierenarterie *(gerader Pfeil)* und eine Stenose *(gebogener Pfeil)* in der proximalen linken Nierenarterie.
B. Spätere Aufnahme, die eine im Vergleich zur linken Niere kleine, kaum kontrastierte rechte Niere zeigt. In einer Blutprobe aus der rechten Nierenvene wurde ein signifikant erhöhter Reninspiegel nachgewiesen.

Wenn klinisch der Verdacht einer renovaskulären Hypertonie besteht, sollte der Patient zur radiologischen Diagnostik überwiesen werden. Obwohl eine intravenöse Urographie im Fall einer renalen Ischämie bereits ein verzögertes Anfluten des Kontrastmittels und eine verkleinerte Niere zeigen kann, wird sie heute nicht mehr zum Nachweis einer renovaskulären Hypertonie angewandt. Statt dessen sollten die Nierenarterien direkt durch eine konventionelle Arteriographie, MR-Angiographie, CT-Angiographie oder Ultraschalluntersuchung sichtbar gemacht werden. Falls eine Nierenarterienstenose oder ein Verschluß in der Arteriographie gefunden wird, kann in gleicher Sitzung eine selektive Blutentnahme aus beiden Nierenvenen durchgeführt werden. Bei einer renovaskulären Hypertonie weisen die Blutproben der Niere mit Stenose oder Verschluß eine

signifikante Erhöhung der venösen Reninspiegel auf. Es ist wichtig, solche Proben zu entnehmen, weil viele Patienten mit einer essentiellen Hypertonie gleichzeitig eine Nierenarterienstenose haben. In diesem Fall hätte das Beheben der Nierenarterienstenose keine blutdrucksenkende Wirkung. Patienten mit einer echten renovaskulären Hypertonie hingegen profitieren meist von einer Ballondilatation durch den Radiologen oder von einer operativen Therapie mit Anlage eines renalen arteriellen Bypasses.

Die untergeordnete Rolle der radiologischen Verfahren in der Diagnostik der arteriellen Hypertonie wird Ihnen im Lauf Ihrer praktischen Tätigkeit noch klarer werden, weil die meisten Hochdruckpatienten, die Sie in Ihrer Praxis sehen, eine essentielle Hypertonie haben. Sie sollten an eine Aortenisthmusstenose denken, wenn

Sie Blutdruckunterschiede zwischen oberer und unterer Extremität feststellen. Die Diagnose sollte mit einer konventionellen Arteriographie, einer CTA oder MRA bestätigt oder ausgeschlossen werden. Bei entsprechender Klinik und Konstellation der Laborwerte sollten Sie auch an endokrinologisch bedingte Hypertonien denken, wie sie bei einem Phäochromozytom oder bei Morbus Cushing vorkommen. In diesem Fall können Raumforderungen im Bereich der Nebennieren schnell und zuverlässig mit Hilfe der CT dargestellt werden (s. Kap. 14).

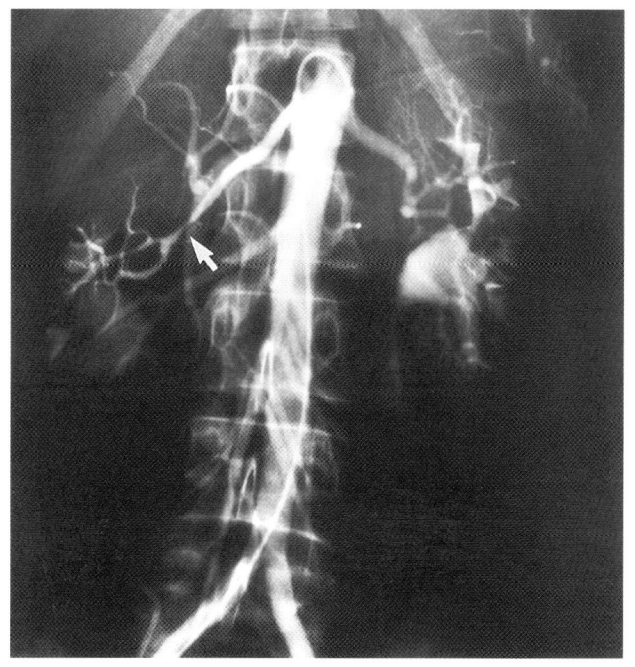

A

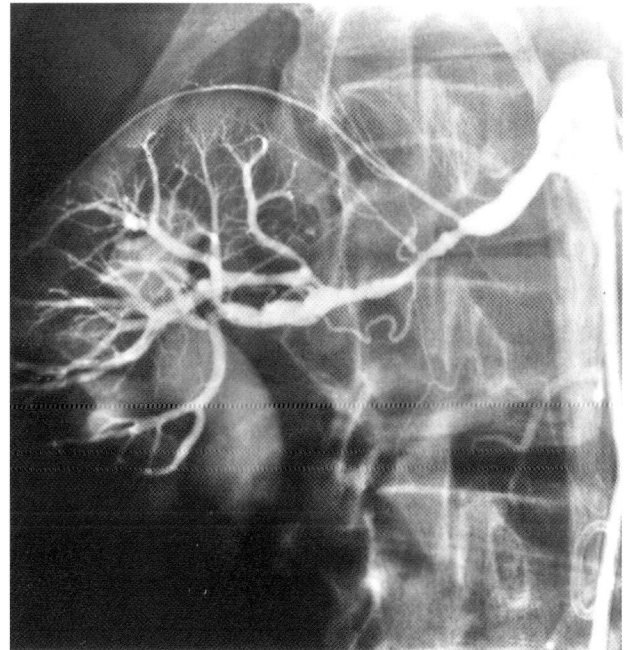

B

Abb. 17-40. Stenose der rechten Nierenarterie aufgrund einer fibromuskulären Dysplasie bei einer jungen Frau
A. Die Aortographie zeigt eine Stenose der rechten Nierenarterie *(Pfeil)*.
B. Eine bessere bildliche Darstellung der rechten Nierenarterie erhält man mit einer selektiven Arteriographie der A. renalis, die eine langstreckige, perlschnurartige Stenose zeigt, wie sie für eine Hyperplasie der Arterienwand charakteristisch ist. Beachten Sie das Fehlen von atherosklerotischen Plaques in der Bauchaorta und ihren Ästen. Haben Sie bemerkt, daß die Patientin eine zweite (tiefer gelegene) rechte Nierenarterie (eine Normvariante) besitzt? Sehen Sie sich die Aortographie noch einmal an. Die zweite, akzessorische (tiefere) Nierenarterie versorgt den unteren Pol der rechten Niere.

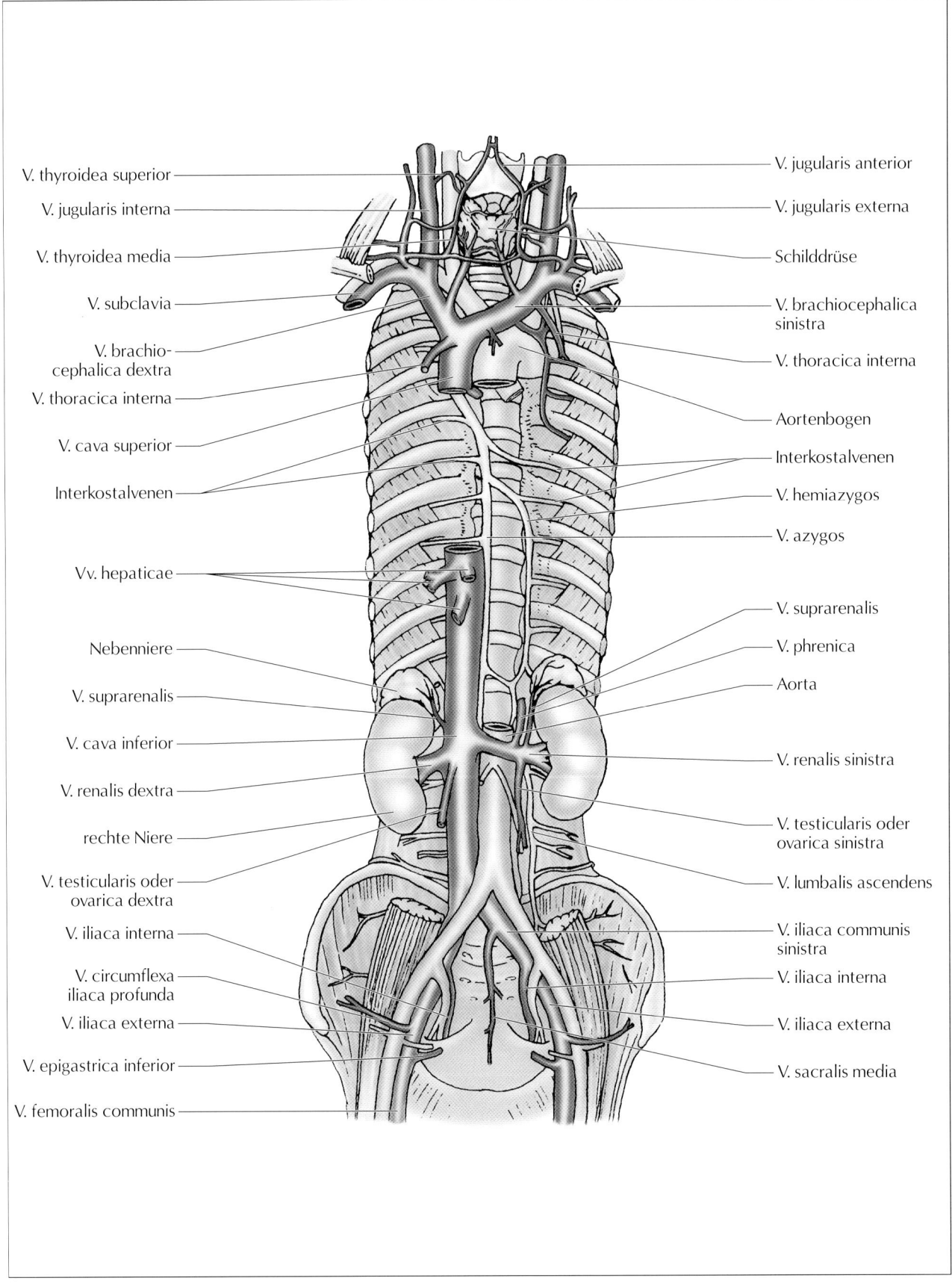

V. thyroidea superior

V. jugularis interna

V. thyroidea media

V. subclavia

V. brachio-cephalica dextra

V. thoracica interna

V. cava superior

Interkostalvenen

Vv. hepaticae

Nebenniere

V. suprarenalis

V. cava inferior

V. renalis dextra

rechte Niere

V. testicularis oder ovarica dextra

V. iliaca interna

V. circumflexa iliaca profunda

V. iliaca externa

V. epigastrica inferior

V. femoralis communis

V. jugularis anterior

V. jugularis externa

Schilddrüse

V. brachiocephalica sinistra

V. thoracica interna

Aortenbogen

Interkostalvenen

V. hemiazygos

V. azygos

V. suprarenalis

V. phrenica

Aorta

V. renalis sinistra

V. testicularis oder ovarica sinistra

V. lumbalis ascendens

V. iliaca communis sinistra

V. iliaca interna

V. iliaca externa

V. sacralis media

Abb. 17-41. Die Vena cava und ihre Zuflüsse. Das Herz und andere Organe sind entfernt.

Die venöse Anatomie

Bevor wir uns den pathologischen Veränderungen des venösen Systems zuwenden, ist es für Sie nützlich, Ihre Kenntnisse der Anatomie des Venensystems, insbesondere der Vena cava und ihrer Zuflüsse, aufzufrischen.

Die V. cava superior (VCS) erstreckt sich von der Vereinigung der rechten und linken V. brachiocephalica bis zum rechten Vorhof. **Abbildung 17-41** stellt die Anatomie von V. cava inferior und superior einschließlich ihrer Zuflüsse bildlich dar, wobei das Herz und mehrere andere Organe bereits entfernt sind. Schauen Sie sich noch einmal Abb. 17-17 mit der Anatomie der V. cava superior und dem Herzen in situ an. Sie haben die V. cava superior bereits mehrfach auf CT-Schichten in diesem und in den vorangegangenen Kapiteln zum Thorax abgebildet gesehen.

Die Vena cava inferior (VCI) entsteht am Zusammenfluß der V. iliaca dextra und sinistra. Sie steigt im Retroperitoneum rechts paraaortal auf und drainiert das Blut in den rechten Vorhof. Von den Kapiteln über das Abdomen kennen Sie bereits ihren Verlauf und das Erscheinungsbild im CT.

Der venöse Rückstrom der Oberarme erfolgt hauptsächlich durch das oberflächliche Venensystem, das zum größten Teil von der V. cephalica und V. basilica gebildet wird **(Abb. 17-42)**. Der venöse Rückstrom der unteren Extremität **(Abb. 17-43)** erfolgt primär über das tiefe Venensystem, das aus den paarigen Venae peroneae, Vv. tibiales anterior und posterior besteht. Diese fließen in Kniehöhe zusammen und bilden die V. poplitea, die sich wiederum in die V. femoralis und V. iliaca fortsetzt und schließlich in die V. cava inferior mündet. Die wichtigsten oberflächlichen Beinvenen sind die V. saphena magna und parva.

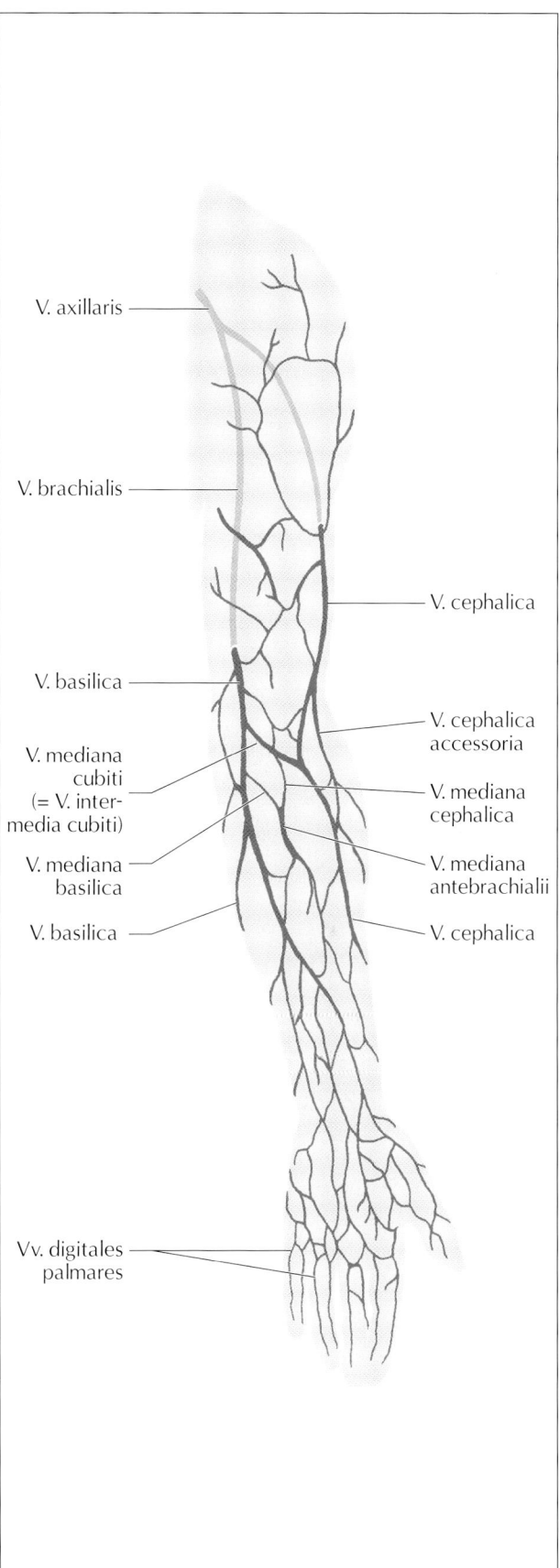

Abb. 17-42. Armvenen

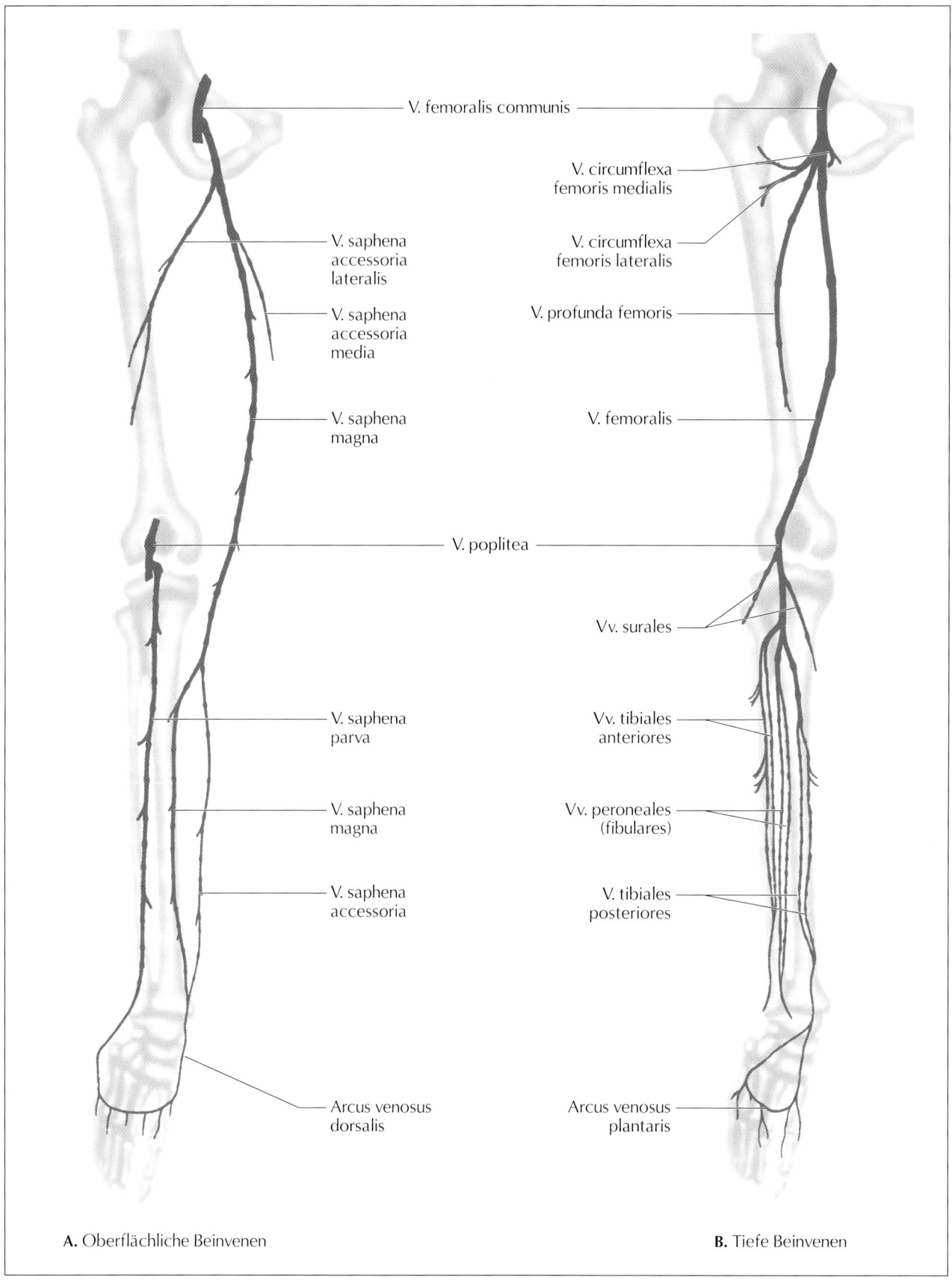

V. femoralis communis

V. circumflexa femoris medialis

V. saphena accessoria lateralis

V. circumflexa femoris lateralis

V. saphena accessoria media

V. profunda femoris

V. saphena magna

V. femoralis

V. poplitea

Vv. surales

V. saphena parva

Vv. tibiales anteriores

V. saphena magna

Vv. peroneales (fibulares)

V. saphena accessoria

V. tibiales posteriores

Arcus venosus dorsalis

Arcus venosus plantaris

A. Oberflächliche Beinvenen

B. Tiefe Beinvenen

Abb. 17-43. Oberflächliche und tiefe Beinvenen

Die Obstruktion der Vena cava superior

Die Obstruktion der V. cava superior kann durch eine äußere Kompression oder eine intraluminale Thrombose verursacht werden. In der Folge entsteht eine venöse Hypertonie des Kopfs und der Arme, charakterisiert durch eine fortschreitende Erweiterung der Venen des Gesichts, des Halses und der Arme mit Zeichen der Zyanose und dem Auftreten eines Ödems. Maligne Tumoren des Brustraums wie das Bronchialkarzinom sind die häufigste Ursache und bewirken entweder eine Kompression der V. cava superior (VCS) von außen oder verengen sie durch direktes Einwachsen in das Gefäß. Eine Kompression der VCS kann auch durch benigne Prozesse verursacht werden, z.B. durch granulomatöse Erkrankungen. Eine Thrombosierung der VCS ist häufig das Resultat eines Langzeit-Venenkatheters. Beim Verdacht auf eine Obstruktion der VCS kann die Diagnose durch eine Phlebographie gesichert werden (Abb. 17-44). Bei manchen Patienten gelingt die Darstellung der oberen Hohlvene bereits durch einen von Hand applizierten Kontrastmittelbolus über eine punktierte Armvene. In anderen Fällen benötigt man einen venösen Katheter. Um die Ursache einer Obstruktion durch maligne Tumoren darzustellen, sind Schnittbildverfahren wie CT und MRT besonders geeignet.

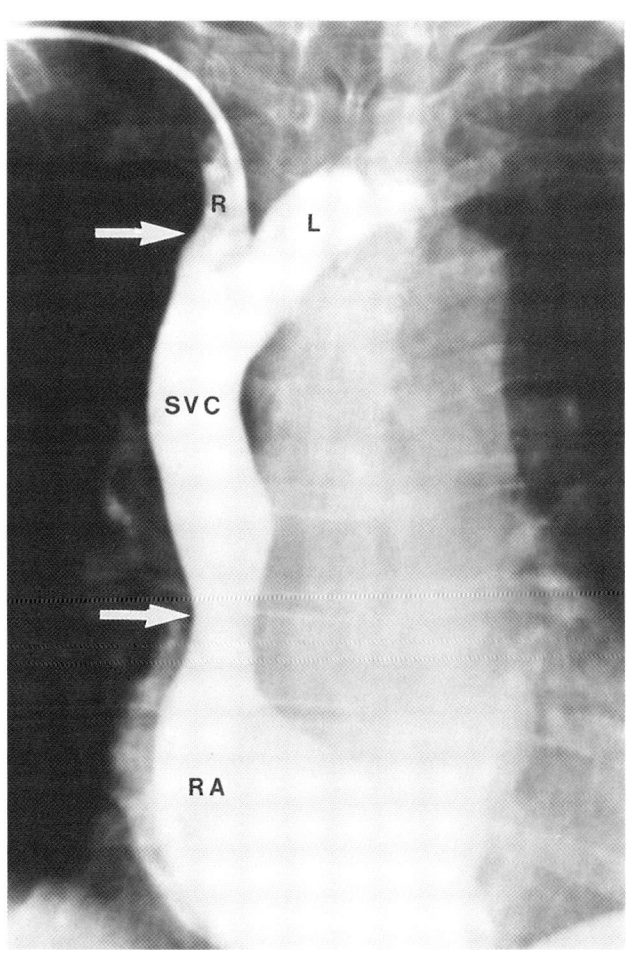

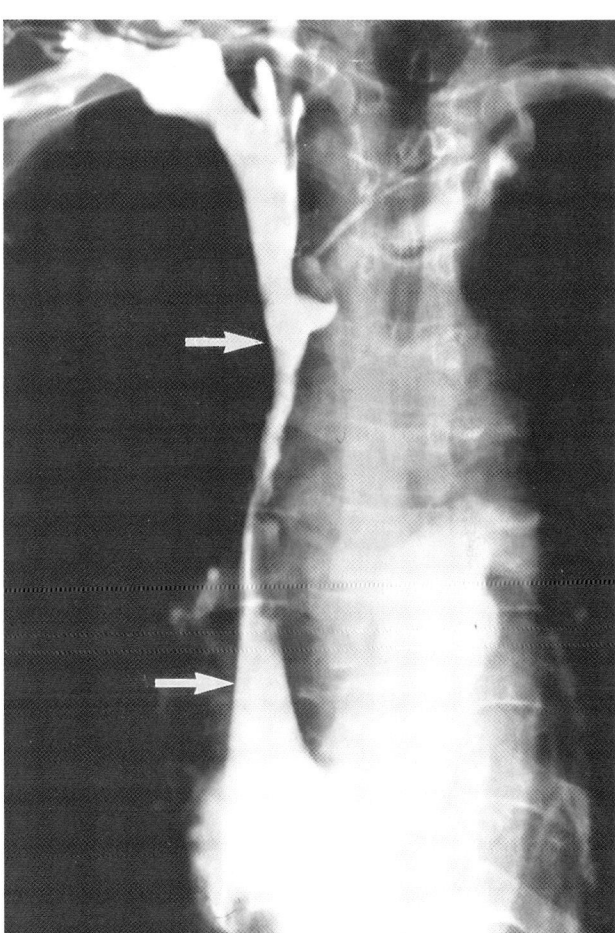

A   B

Abb. 17-44. A. Regelrechte Darstellung der Vena cava superior *(SVC) (Pfeile)*. RA = rechter Herzvorhof. R und L = rechte und linke V. brachiocephalica
B. Ein anderer Patient mit einem Vena-cava-superior-Syndrom, bedingt durch Einmauerung der V. cava *(Pfeile)* durch ein metastasierendes Bronchialkarzinom. Obwohl die V. cava superior nur mit einer Kontrastmittelinjektion in eine Armvene dargestellt werden kann, wurde in diesen beiden Untersuchungen das Kontrastmittel durch einen venösen Katheter im rechten Arm injiziert. Können Sie die Katheter finden?

Erkrankungen der Vena cava inferior

Die V. cava inferior kann mit einer Reihe von Techniken dargestellt werden, einschließlich Ultraschall, CT, MRT und Kavographie. Sie sind ja bereits mit dem tropfenförmigen Aussehen der V. cava inferior im CT vertraut, die prävertebral im Retroperitoneum direkt rechts neben der Aorta liegt. Für die Durchführung einer Kavographie wird ein Angiographiekatheter perkutan über die Punktionsstelle der V. femoralis eingeführt und nach proximal in die V. iliaca communis vorgeschoben. Dann wird ein Bolus des angiographischen Kontrastmittels injiziert, während das Abdomen auf herkömmliche Art oder digital durchleuchtet wird. Das Kontrastmittel gelangt mit dem Blutstrom in die V. cava inferior. Die Venen, die in die V. cava inferior münden (Nierenvenen, Nebennierenvenen, Vv. hepaticae), werden nicht kontrastiert – im Gegensatz zu den Abgängen der Aorta bei einer Aortographie –, da das Kontrastmittel nicht in diese Venen abfließt. Vielmehr transportieren sie nicht kontrastiertes Blut, was auf den Darstellungen der V. cava zu Einstromphänomenen mit vermehrtem Auswaschen des Kontrastmittels an den Mündungsstellen dieser Zuflüsse führt (Abb. 17-45).

Die zwei häufigsten Indikationen für die bildliche Darstellung der V. cava inferior sind der Verdacht auf eine Tumorinvasion durch ein benachbartes Neoplasma oder der Verdacht auf eine Thrombosierung des Gefäßes, ausgehend von einer Thrombose der unteren Extremitäten oder der Beckenvene. Obwohl beide Verdachtsdiagnosen mit Ultraschall, CT und MRT bestätigt werden können, wird oft eine Kavographie durchgeführt, weil sich mit ihr das Gefäß am besten darstellt.

Ein Tumor, der häufig in die V. cava inferior infiltriert, ist das Nierenzellkarzinom. **Abbildung 17-46** illustriert den entsprechenden Fall eines 62jährigen Mannes mit Flankenschmerzen rechts und einer Hämaturie. Zudem berichtete er über kürzlich aufgetretene Schwellungen im Bereich der Sprunggelenke. Sein intravenöses Urogramm zeigte eine Raumforderung der rechten Niere; zur weiteren Diagnostik wurde ein CT durchgeführt. Das CT **(Abb. 17-46 A und B)** bestätigte einen Tumor am rechten unteren Nierenpol mit einem Tumorzapfen in die V. cava inferior *(Pfeil)*. Beachten Sie die hypodensen Areale innerhalb der Raumforderung, die für zentrale Tumornekrosen typisch sind. Die Kavographie dieses Patienten **(Abb. 17-46 C)** zeigt nicht nur die Infiltration in die V. cava inferior, sondern auch einen annähernd vollständigen Verschluß. Somit erklärt sich das Anschwellen der Knöchel.

Die tiefe Venenthrombose (TVT) der unteren Extremitäten und des Beckens kann sich proximal bis in die V. cava erstrecken und eine Kavathrombose hervorrufen. Sehen Sie sich in **Abb. 17-47** den großen, lobulierten Füllungsdefekt

in der kontrastmittelgefüllten V. cava inferior an. Oberhalb der Nierenvenen ist die V. cava frei. Die unmittelbare Gefahr für den Patienten ist die Ablösung des Thrombus, die zu einer fulminanten Lungenembolie führen würde.

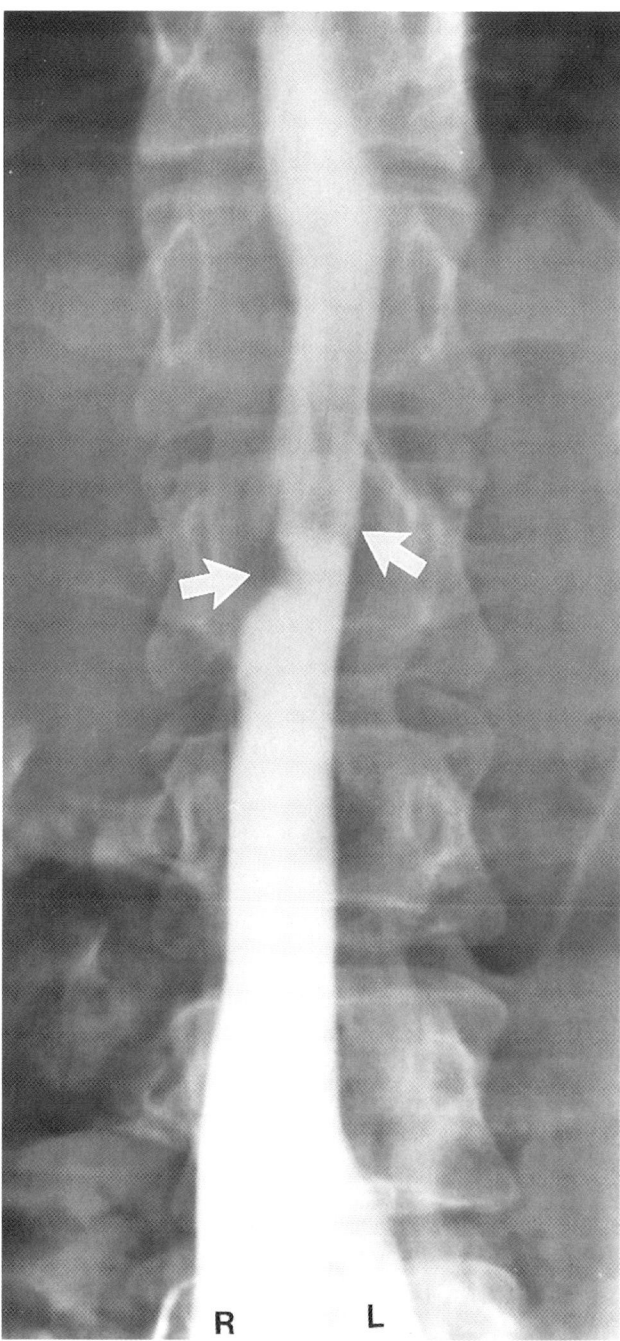

Abb. 17-45. Normalbefund einer Kavographie. Das Kontrastmittel wurde durch einen Femoralvenenkatheter rechts injiziert, dessen Spitze (nicht auf der Aufnahme abgebildet) in der rechten *(R)* V. iliaca communis liegt. Man erkennt einen geringen Kontrastmittelreflux in die linke *(L)* V. iliaca communis. Die *Pfeile* bezeichnen die Mündungsstellen der linken und rechten Nierenvene, wo nicht mit Kontrastmittel angereichertes Blut aus den Nieren den Kontrastmittelfluß in der V. cava verdünnt und dadurch ein „Auswasch"-Muster in der oberen Hälfte der V. cava hervorruft.

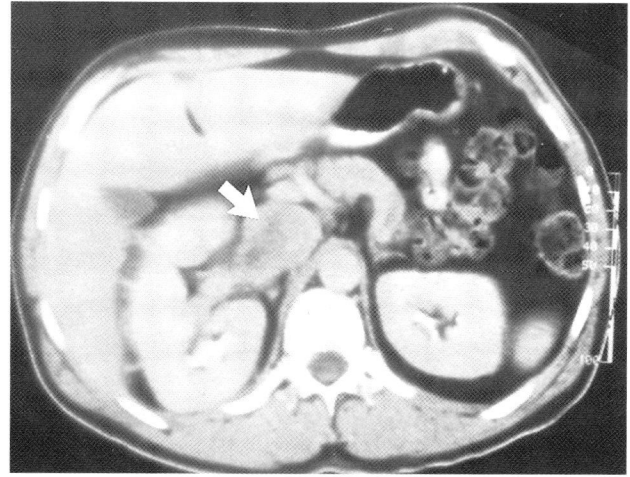

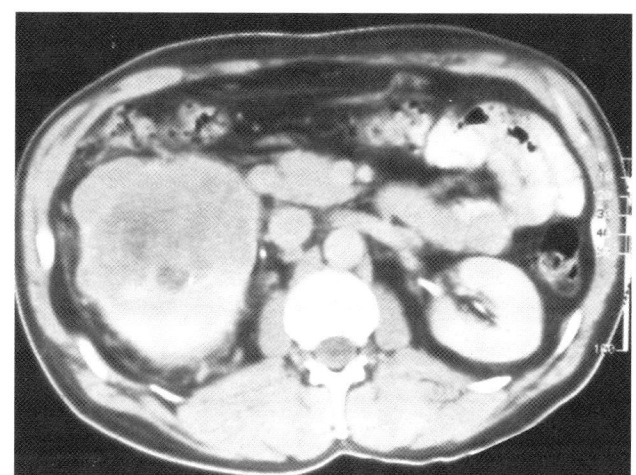

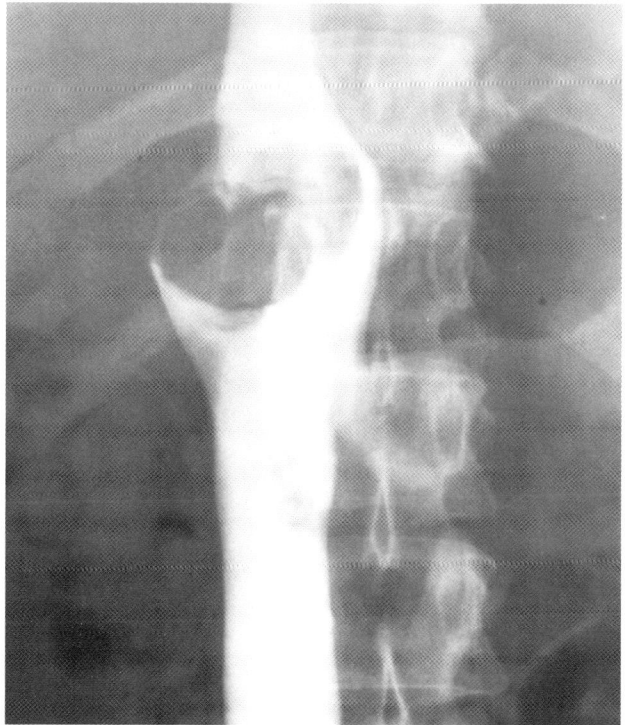

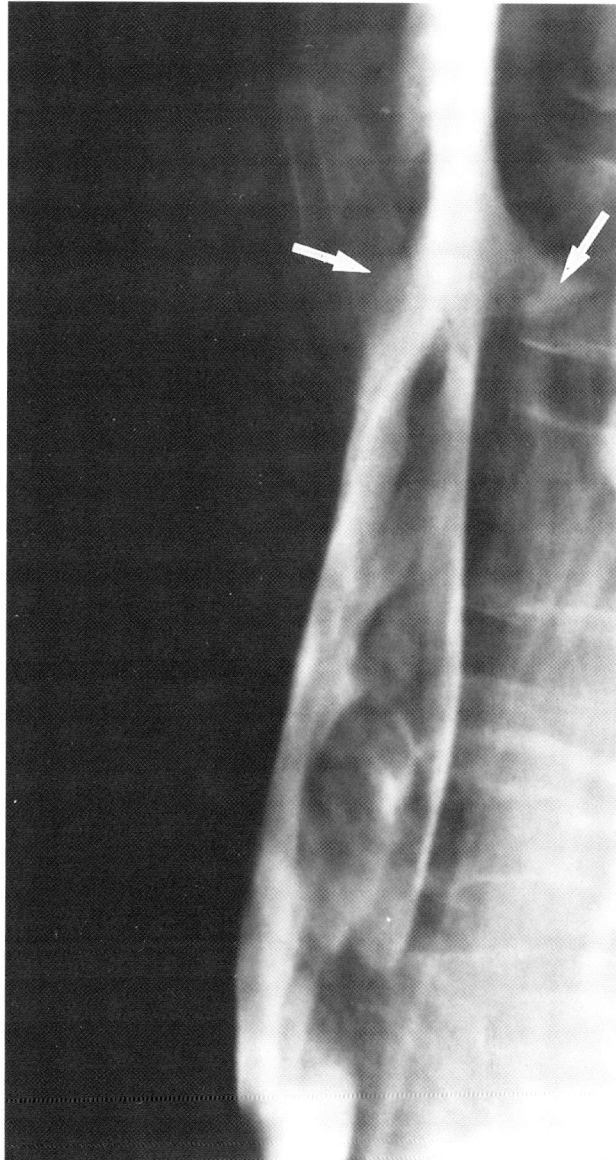

Abb. 17-47. Die Angiographie der V. cava inferior (der Patient wurde annähernd in Seitenlage gebracht) zeigt die Ausdehnung einer Venenthrombose der unteren Extremität und des Beckens bis hoch in die V. cava. Der *Pfeil* deutet auf die Mündung der Nierenvenen. Nicht kontrastiertes Blut strömt aus der rechten Nierenvene ein. Es besteht ein geringer Kontrastmittelfeflux in die linke Nierenvene.

Abb. 17-46. Invasives Wachstum eines Nierenzellkarzinoms mit Infiltration der V. cava inferior
A. Das CT zeigt eine hypodense Tumorformation in der rechten Nierenvene, der sich in die V. cava inferior ausdehnt *(Pfeil)*.
B. Etwas tiefer gelegene CT-Schicht mit dem maximalen Durchmesser des Nierentumors mit zentraler Tumornekrose
C. Angiographie der V. cava inferior mit einem von der rechten Nierenvene aus ins Lumen der V. cava reichenden Tumorzapfen

Die tiefe Beinvenenthrombose

Eine der häufigsten Indikationen für eine Gefäßdarstellung ist der Verdacht auf eine tiefe Beinvenenthrombose. Ihr Auftreten steht oft in Zusammenhang mit einer venösen Stase und einer erhöhten Koagulabilität. Zu den Risikofaktoren gehören längerfristige Immobilisierung, Trauma, Herzinsuffizienz, Schwangerschaft und Neoplasien. Zusätzlich sind gewisse Operationen mit einem erhöhten Thromboserisiko verbunden, insbesondere Hüft- und Knietotalendoprothesen, sowie gefäßchirurgische Eingriffe an der Aorta und ihren Abgängen.

Patienten mit einer akuten tiefen Venenthrombose können durch Schmerzen und Schwellung des betroffenen Beins auffallen. Bei der körperlichen Untersuchung findet man meist eine Erwärmung der entsprechenden Extremität, eine Erweiterung der oberflächlichen Venen sowie einen Druckschmerz im Bereich der Wade. Viele Patienten mit einer akuten tiefen Beinvenenthrombose sind jedoch in bezug auf die unteren Extremitäten völlig asymptomatisch und suchen den Arzt aufgrund einer symptomatischen Lungenembolie auf, die als Folge der Thrombose entstanden ist.

Traditionell wird die tiefe Beinvenenthrombose durch eine Phlebographie des Beins diagnostiziert, für die man eine kleinkalibrige Braunüle in eine Fußvene legt und mit der Hand Kontrastmittel injiziert. Vor der Kontrastmittelinjektion wird jedoch der Zufluß in das oberflächliche Venensystem durch einen Stauschlauch am distalen Unterschenkel verhindert, das Kontrastmittel wird dann passiv im venösen Blutstrom nach proximal getragen und füllt so das gesamte tiefe Venensystem des Beins. Vergleichen Sie den Normalbefund einer Phlebographie **(Abb. 17-48)** mit der anatomischen Zeichnung des tiefen Beinvenensystems in Abb. 17-43. Suchen Sie in der Phlebographie des Beins die V. femoralis communis, die V. femoralis (superficialis) und die V. poplitea. Die Vv. tibiales anterior und posterior und die Vv. peroneae des Unterschenkels sind paarig und werden durch die zuführenden Wadenmuskelvenen teilweise überlagert. Verglichen mit den Beinarterien, die Sie bereits kennengelernt haben, besitzen die Venen ein größeres Kaliber und haben charakteristische Ausbuchtungen oberhalb der Klappen. Die oberflächlichen Venen, die V. saphena magna und parva, kontrastieren sich bei normalen Phlebographien nicht, weil der normale venöse Fluß vom oberfläch-

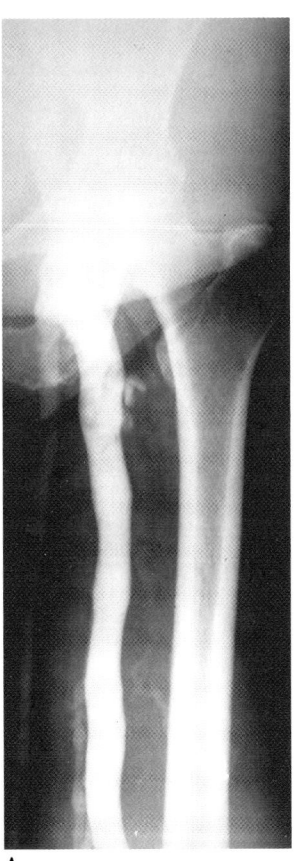
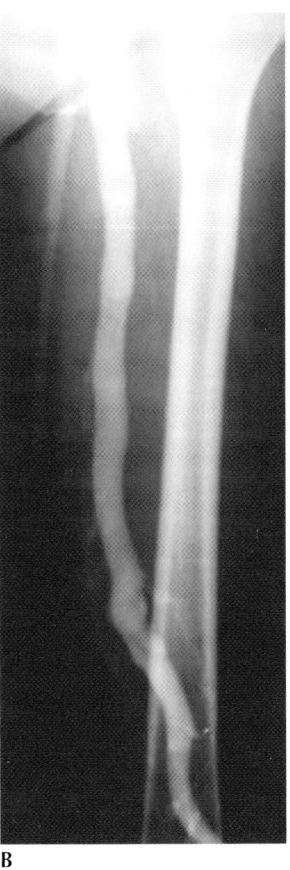
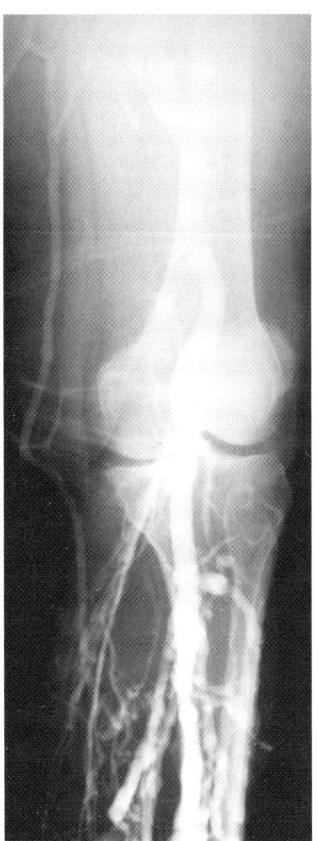
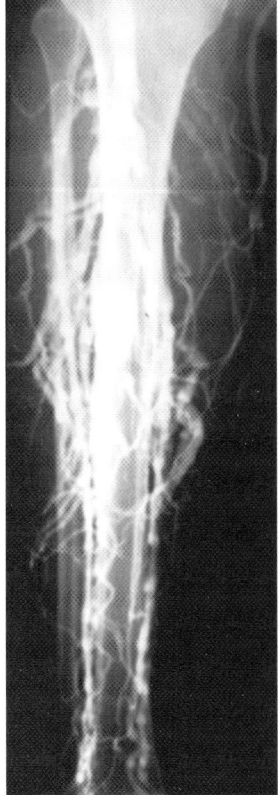

A   B   C   D

Abb. 17-48. Normale Phlebographie des linken Beins
A. Beckenetage. **B.** Oberschenkelsegment.
C. Kniesegment. **D.** Unterschenkelsegment

chen in das tiefe Venensystem erfolgt. Aber das oberflächliche Venensystem kann in einer Phlebographie sichtbar werden, wenn das tiefe Beinvenensystem verschlossen ist und deshalb der größte Teil des venösen Abstroms des Beins über die oberflächlichen Venen erfolgt. In der Phlebographie erscheint ein Thrombus als Füllungsdefekt der tiefen Venen **(Abb. 17-49)**. Die V. poplitea und V. femoralis sind mit thrombotischem Material angefüllt, das von Kontrastmittel in den dünnen Zwischenräumen zwischen Thrombus und Venenwand umflossen wird. Die tiefe Beinvenenthrombose kann auch einen venösen Verschluß mit Kontrastmittelabfluß über das oberflächliche Venensystem bewirken **(Abb. 17-50)**. Heutzutage erfolgt die Diagnose der tiefen Venenthrombose fast ausschließlich durch die Sonographie. Für diese

Untersuchung wird zur axialen Darstellung der Femoralvene und -arterie ein Schallkopf quer an die Leiste gelegt. Die Gefäße erscheinen als zwei runde, schwarze, echofreie oder echoarme Areale (da sie flüssiges Blut enthalten) **(Abb. 17-51 A** und **Abb. 17-52 A)**. Die Diagnose steht fest, wenn die Vene nicht durch einen leichten Druck des Ultraschallkopfs komprimierbar ist. Bei einem Normalbefund komprimiert der Druck durch den Schallkopf die Femoralvene bis zum Verschwinden des Lumens (die Vene „blinzelt"), die Femoralarterie, die eine dickere und härtere Wand und einen hohen Innendruck hat, wird jedoch nicht komprimiert und „blinzelt" daher nicht **(Abb. 17-51 B** und **17-52 B)**.
Hat der Patient dagegen eine TVT und einen Thrombus in der Vene, der die Komprimierbarkeit herabsetzt, kol-

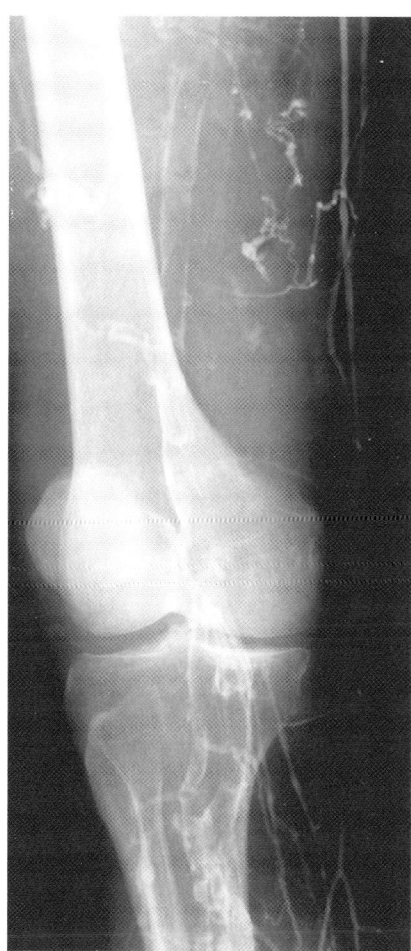
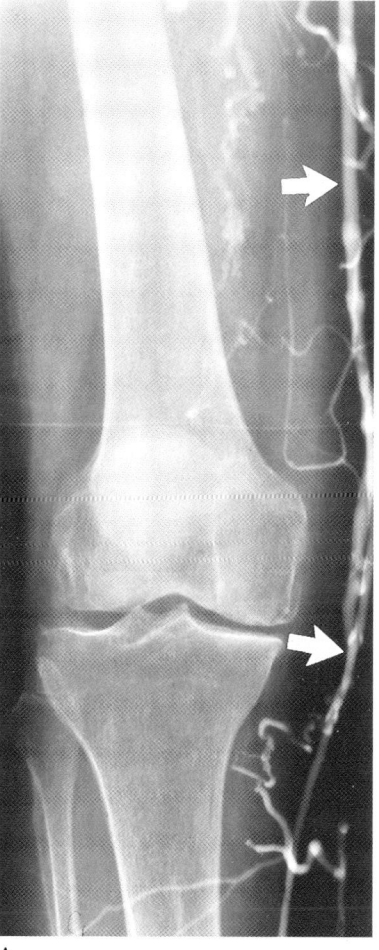
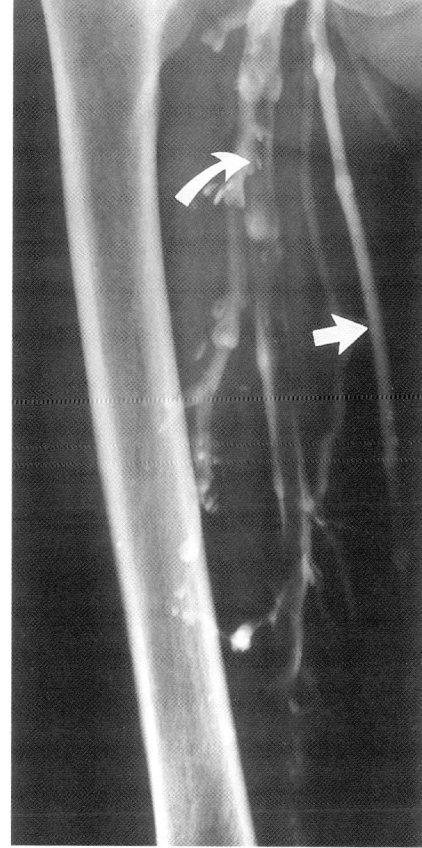

A   B

Abb. 17-49. Aufnahme einer Beinphlebographie eines Patienten mit tiefer Beinvenenthrombose. Sie zeigt den ausgedehnten Thrombus (langer Füllungsdefekt) in der V. femoralis, der V. poplitea und den Unterschenkelvenen.

Abb. 17-50. Beinphlebographie eines Patienten, bei dem eine Thrombose das tiefe Venensystem fast vollständig verschlossen hat.
A. Man erkennt die proximal kontrastierte V. saphena magna (gerade Pfeile), die Hauptvene des oberflächlichen Venensystems.
B. Etwas höher sieht man den Thrombus im tiefen Venensystem (gebogener Pfeil). Der gerade Pfeil bezeichnet wieder die V. saphena magna.

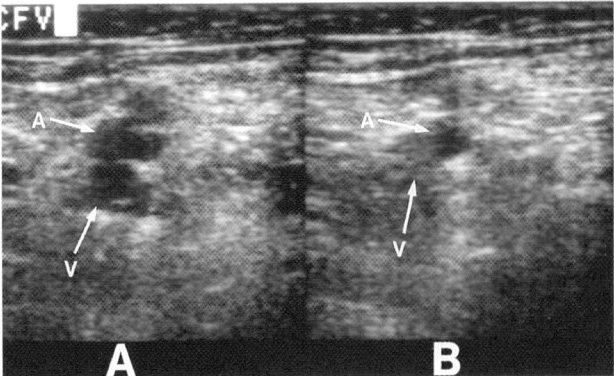

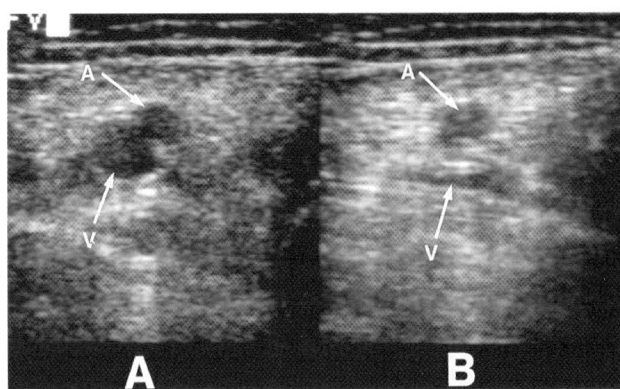

Abb. 17-51. Normales Ultraschallbild der linken V. femoralis communis
A. Ohne Kompression. Die A. femoralis communis *(A)* und die entsprechende Vene *(V)* stellen sich als zwei rundliche, echofreie bzw. echoarme Areale dar.
B. Mit Kompression. Die A. femoralis communis *(A)* bleibt im wesentlichen unverändert. Die Femoralvene *(V)* wird völlig komprimiert (sie „blinzelt").

Abb. 17-52. Normales venöses Ultraschallbild etwas weiter kaudal mit Darstellung der linken Femoralvene des Patienten von Abb. 17-51
A. Ohne Kompression. Die Femoralarterie *(A)* und die Femoralvene werden als zwei runde, echofreie bzw. echoarme Areale dargestellt.
B. Mit Kompression. Die Femoralarterie *(A)* ist im wesentlichen unverändert. Die Femoralvene *(V)* ist fast vollständig komprimiert.

labiert die Vene nicht und „blinzelt" nicht. Die **Abb. 17-54** und **17-55** zeigen die fehlende Komprimierbarkeit in den Femoral- und Poplitealvenen bei einem Patienten mit einer ausgedehnten Venenthrombose. Die Sonographie kann zudem nachweisen, daß ein thrombosiertes Venenlumen eher echogenes Material als echofreie Flüssigkeit enthält. Und schließlich kann eine Doppler-sonographische Untersuchung fehlende Flußsignale in der thrombosierten Vene aufdecken **(Abb. 17-56)**. In Schwarzweißbildern zeigt der Doppler den Blutstrom weiß, den fehlenden Strom schwarz (kein Signal). Vergleichen Sie die Farb-Doppler-Bilder in Abb. 17-12.

Bei der sonographischen Untersuchung des tiefen Venensystems der unteren Extremität kann der Untersucher in vielen Etagen von der Leiste bis zur Wade nach einem Thrombus suchen. Durch die Drehung des Ultraschallkopfes kann er die Venen sagittal im Längs- **(Abb. 17-57)** oder im Querschnitt darstellen. Ein positiver Befund weist eine fehlende Komprimierbarkeit der tiefen Venen oder einen intraluminalen Thrombus an allen Stellen nach. Mit den Doppler-Techniken kann der Untersucher den vorhandenen oder fehlenden Blutfluß durch die Femoralvenen darstellen (**Abb. 17-56** und **Abb. 17-58**). Bei einem Patienten ohne Thrombus sollte der venöse Rückfluß stoppen, wenn der Patient ein Valsalva-Manöver

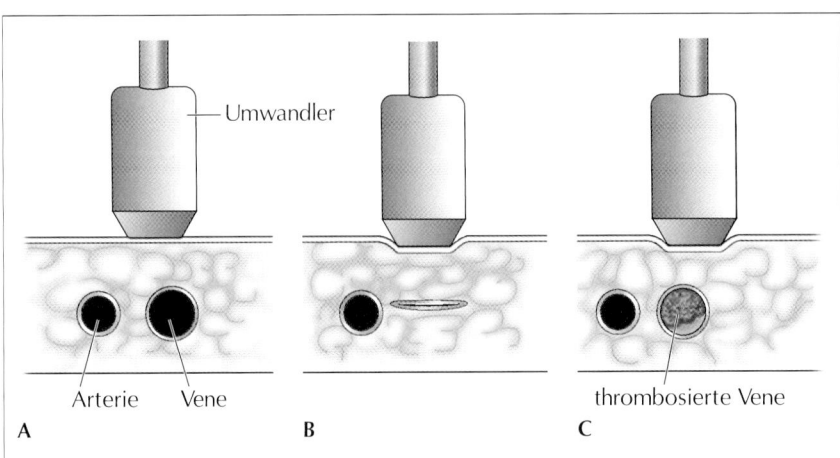

Abb. 17-53. Die Technik des Venenultraschalls
A. Normale Vene ohne Kompression
B. Normale Vene mit Kompression. Die Vene kollabiert völlig (blinzelt), da kein Thrombus vorhanden ist.
C. Thrombosierte Vene mit Kompression. Der Thrombus in der Vene verhindert ihre Kompression und ihre runde Form verändert sich nicht.

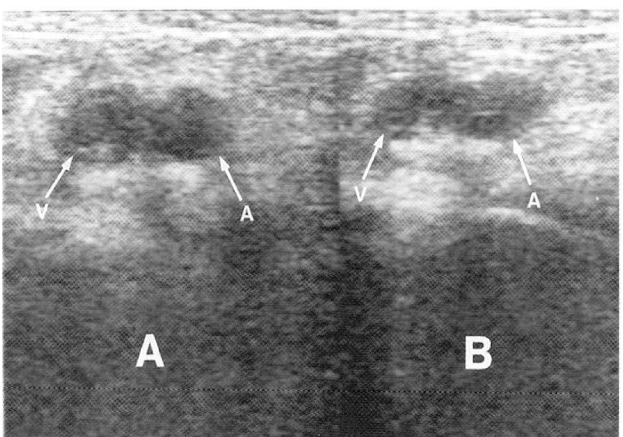

Abb. 17-54. Pathologischer Ultraschall der linken V. femoralis communis mit tiefer Venenthrombose
A. Ohne Kompression. Femoralarterie *(A)* und Femoralvene *(V)* erscheinen als zwei runde, echoarme Areale.
B. Mit Kompression. Femoralarterie *(A)* und Femoralvene *(V)* bleiben unverändert. Die Femoralvene läßt sich nicht komprimieren, da sie mit thrombotischem Material angefüllt ist.

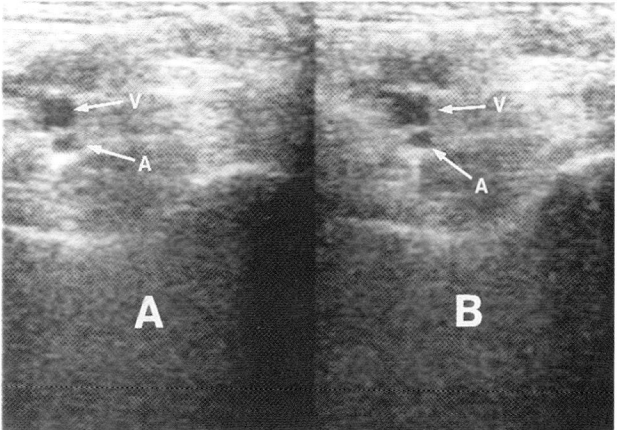

Abb. 17-55. Pathologischer Ultraschall der linken V. poplitea in Höhe des Knies; derselbe Patient wie in Abb. 17-54.
A. Ohne Kompression. Die A. *(A)* und V. *(V)* poplitea erscheinen als zwei runde, echofreie/-arme Areale.
B. Mit Kompression. Die A. *(A)* und V. *(V)* poplitea bleiben unverändert. Die V. poplitea ist wegen des Thrombus nicht komprimierbar.

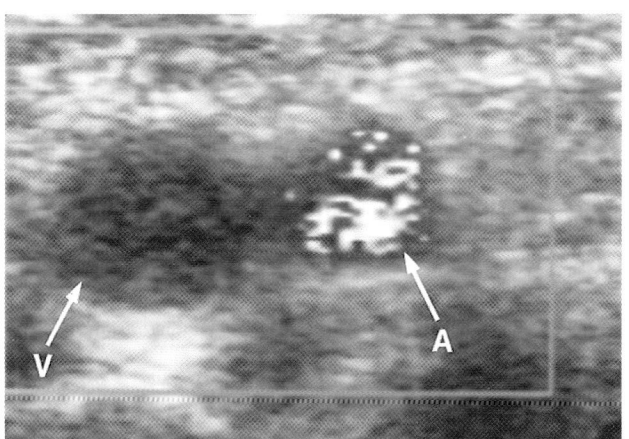

Abb. 17-56. Pathologischer Doppler-Ultraschall der linken Femoralvene. Derselbe Patient wie in den Abb. 17-54. und 17-55. Beachten Sie die hellen Doppler-Strömungssignale (sie erscheinen auf diesem Schwarzweißfoto weiß) in der Femoralarterie *(A)* mit strömendem Blut. Diese Signale würden auf einem Farbfoto farbig erscheinen wie in Abb. 17-12. Das Fehlen der Doppler-Strömungssignale in der Femoralvene *(V)* ist durch den Gefäßverschluß durch eine tiefe Venenthrombose verursacht.

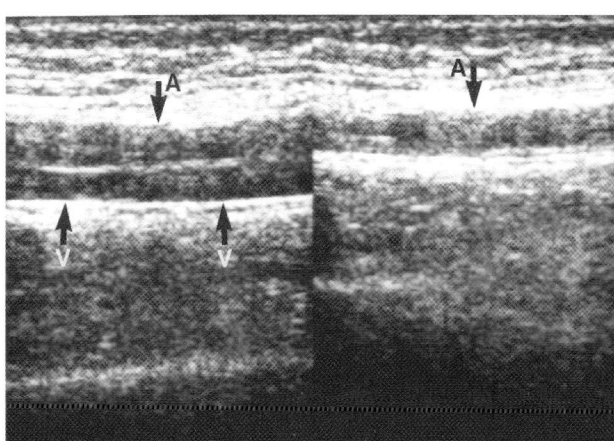

Abb. 17-57. Sonographischer Normalbefund einer Femoralvene im Längsschnitt am Oberschenkel
Ohne Kompression (links): die Femoralarterie *(A)* und die Femoralvene *(V)* erscheinen als zwei tubuläre echofreie/-arme Areale.
Mit Kompression (rechts): die Femoralarterie *(A)* ist im wesentlichen unverändert. Die Femoralvene ist völlig komprimiert und nicht mehr sichtbar.

durchführt, und zunehmen, wenn die Wade des Patienten komprimiert wird (was den Rückstrom erhöht). Die Strömungseffekte, die durch diese Manöver verursacht werden, werden durch Thrombus aufgehoben. Liegt dieser zentral des Schallkopfs, fällt das Valsalva-Manöver pathologisch aus, liegt er peripher, läßt sich keine Flußsteigerung auf Wadenkompression nachweisen.
Sie werden sich fragen, ob die tiefe Venenthrombose bei Schichtuntersuchungen wie der CT und der MRT zu se-

hen ist. Das ist natürlich so, wie Sie es in **Abb. 17-59** bei einem Patienten mit Thrombose der rechten V. femoralis nachvollziehen können. Diese Abdomenschichtaufnahme mit i.v. Kontrasmittel, die aus einem anderen Grund angefertigt wurde, zeigt den Thrombus in der rechten Femoralvene *(schwarzer Pfeil rechts)*. Vergleichen Sie die freie linke Femoralvene *(schwarzer Pfeil links)*. Die *weißen Pfeile* deuten auf die Femoralarterien, die bei diesem älteren Patienten durch randständige atherosklerotische

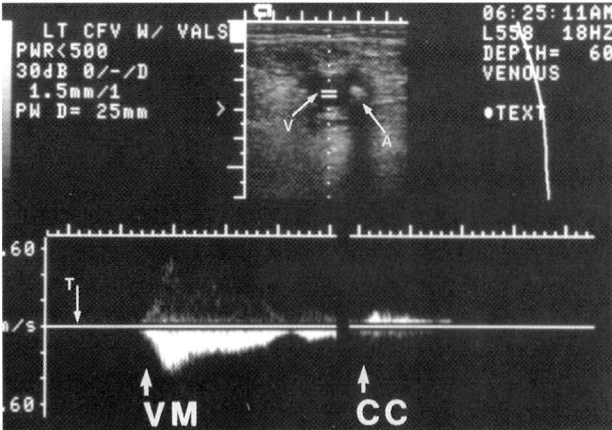

Abb. 17-58. Normales Doppler-Signal *(T)* der V. femoralis communis mit Valsalva-Manöver *(VM)* und Wadenkompression *(CC)*. Oben können Sie in der linke Femoralvene *(V)* neben der Femoralarterie *(A)* den Doppler-Meßbereich sehen. Beachten Sie, daß bei Beginn des Valsalva-Manövers *(VM)* das Doppler-Signal unter die Nullinie fällt, weil es den Rückfluß in der V. cava inferior und damit der V. femoralis bei einem gesunden Patienten vermindert. Falls die V. cava inferior oder die Iliakalvenen proximal der Femoralvenen durch einen Thrombus verschlossen sind, würde das Valsalva-Manöver keine Wirkung zeigen. Beachten Sie auch, daß der Rückfluß mit der Wadenkompression zunimmt. Bei verschlossenen Wadenvenen hätte die Kompression keine Wirkung.

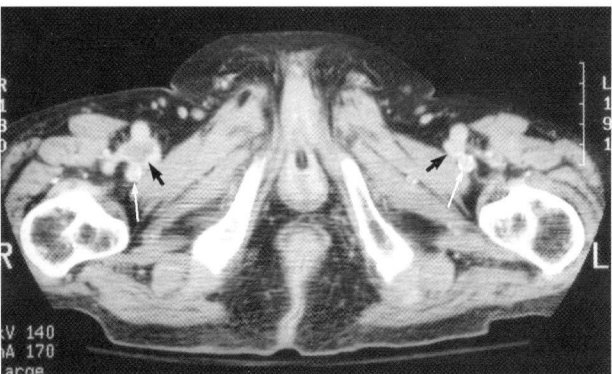

Abb. 17-59. CT-Bild mit i.v. Kontrastmittel, das einen Thrombus in der rechten Femoralvene darstellt (s. Text). Die *schwarzen Pfeile* deuten auf die Femoralvenen, die *weißen Pfeile* auf die Femoralarterien.

Verkalkungen auffallen. Denken Sie aber daran, daß Sie keinen Patienten mit Verdacht auf TVT mittels CT untersuchen sollten, wenn die Diagnose billiger und einfacher mit einer Sonographie gestellt werden kann. Aber sobald ein CT zur Diagnostik einer anderen Erkrankung verlangt wird, sollten die Venen auf Zeichen einer TVT hin begutachtet werden.

Die Lymphangiographie

Die Lymphangiographie ist eine anspruchsvolle Untersuchungsmethode, die Geduld und Anstrengung sowohl beim Patienten als auch seitens des Radiologen erfordert. Um die iliakalen und paraaortalen Lymphknoten darzustellen, muß der Radiologe ein Lymphgefäß auf jedem Fußrücken des Patienten mit einer winzigen Nadel (30 G) über einen kleinen Hautschnitt punktieren. Anschließend werden wenige Milliliter eines jodhaltigen, öligen Kontrastmittels langsam injiziert. Diese Substanz wird passiv mit dem normalen Lymphstrom durch die Lymphbahnen der Beine, des Beckens und des Retroperitoneums transportiert, die in den Ductus thoracicus münden. Innerhalb der ersten oder zweiten Stunde werden nur die Lymphgefäße gefüllt (Gefäßphase), in einer späteren Phase dann die Lymphknoten (nodale Phase).

Aber wie findet der Radiologe ein Lymphgefäß, das er kanülieren kann? Nach steriler Vorbereitung injiziert er in jeden Fuß des Patienten eine geringe Menge blauer Farbe intradermal in den ersten und vierten interdigitalen Raum. Binnen 10–20 Minuten wird die blaue Farbe von den Lymphgefäßen des Fußes aufgenommen und macht so die Lymphbahnen für die Injektion des Röntgenkontrastmittels sichtbar; die ganze Prozedur dauert ca. 2 Stunden. Die Aufnahmen der Lymphgefäße werden während der Infusion des Kontrastmittels oder unmittelbar danach gemacht, die Aufnahmen der nodalen Phase hingegen erst am nächsten Tag.

Abbildung 17-60 zeigt die beiden Phasen der Lymphangiographie eines Patienten mit unauffälligen Lymphknoten. Abbildung A, B, und C sind Aufnahmen der Lymphgefäße, die zum Zeitpunkt der optimalen Füllung gemacht wurden. Die Lymphknoten sind kaum zu sehen. Beachten Sie die vielen kleinkalibrigen iliakalen Lymphgefäße, die dem Verlauf der entsprechenden Blutgefäße folgen. In Höhe des ersten Lendenwirbels münden die paraaortalen Bahnen in die Cisterna chyli. Abbildung **D** ist eine Aufnahme der nodalen Phase 24 Stunden später. Die Lymphgefäße sind jetzt frei von Kontrastmittel, und die Lymphknoten sind zu erkennen. Normale Lymphknoten haben eine ovale Form mit einer homogenen Verteilung des Kontrastmittels. Wie Sie wissen, mündet der Ductus thoracicus in die V. subclavia sinistra, so daß alles ölige Kontrastmittel, das nicht in den Lymphknoten zurückgehalten wird, über das Venensystem zum Kapillarbett der Lunge gelangt. Schließlich hustet der Patient das restliche ölige Kontrastmittel aus. Für gesunde Patienten ist das kein Problem, aber Sie sollten daran denken, daß die Lymphangiographie bei Patienten mit erheblich herabgesetzter Lungenfunktion und bei Patienten mit einem kardialen Rechts-links-Shunt und dem Risiko einer

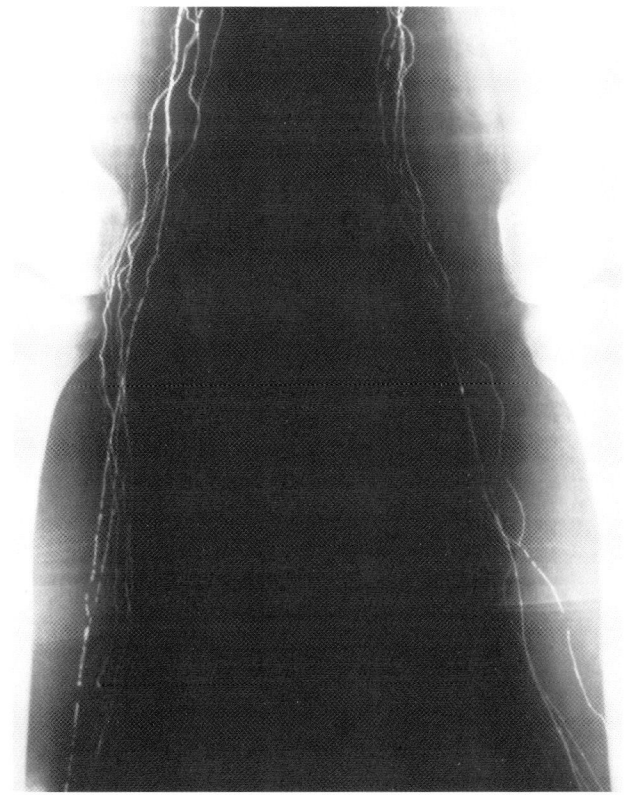

A

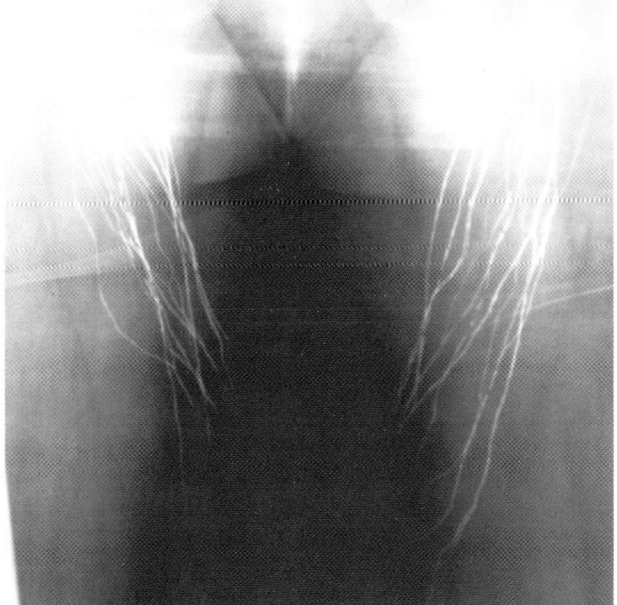

B

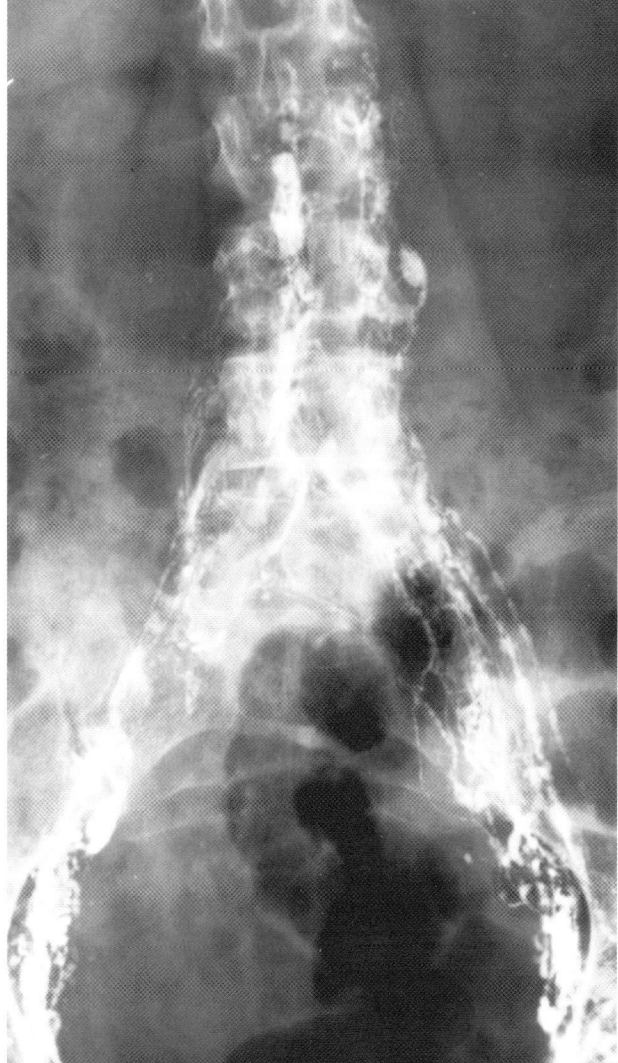

C

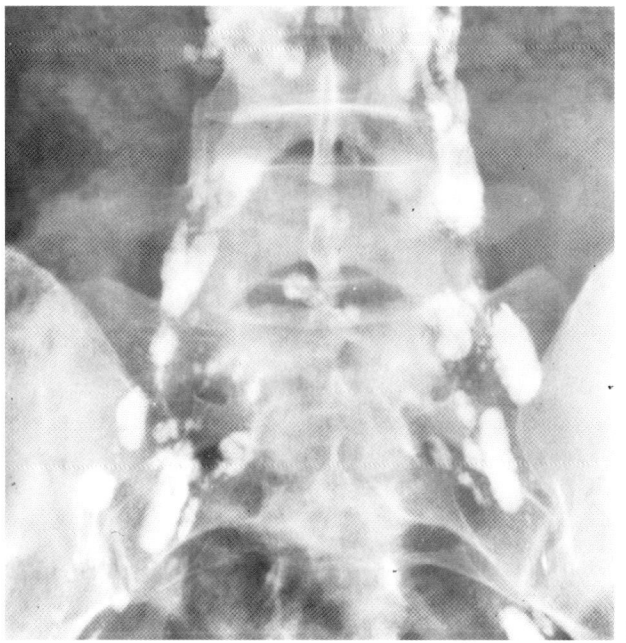

D

Abb. 17-60. Normales Lymphangiogramm

A, B und **C.** Initiale Aufnahmen der Lymphbahnen der Knie, der Oberschenkel, des Beckens und des Abdomens in der Gefäßphase. Beachten Sie die vielen kleinen Lymphbahnen, die dem Verlauf der V. saphena magna folgen.

D. Aufnahme in der nodalen Phase, 24 Stunden später. (Siehe Text)

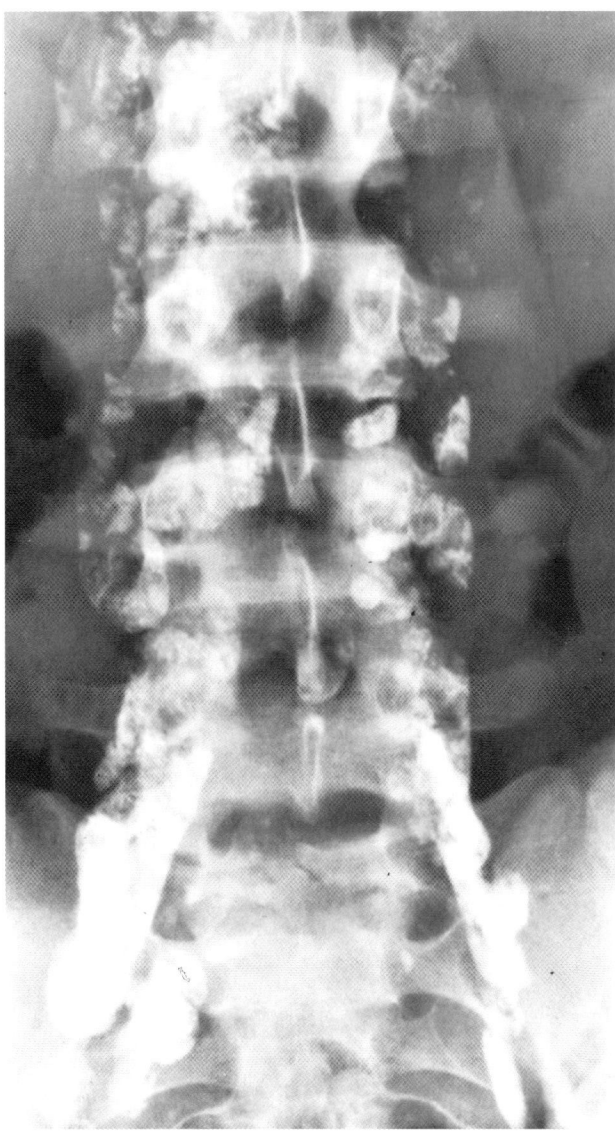

Abb. 17-61. Pathologische Spätaufnahme der Lymphangiographie mit vergrößerten paraaortalen Lymphknoten mit Füllungsdefekten. Dieser Patient hatte ein ausgedehntes Lymphom.

„paradoxen" Embolie gefährlich werden kann. Der Radiologe, der die Untersuchung durchführt, sollte die Kontrastmittelmenge immer individuell dem Bedarf des Patienten anpassen.

Im Rahmen eines Lymphoms befallene Lymphknoten sind gleichförmig vergrößert und erscheinen „schaumig" wie in **Abb. 17-61.** Bei metastatischem Befall sieht man einzelne oder multiple „herausgestanzte" herdförmige Defekte in normal großen oder vergrößerten Lymphknoten. Zusätzlich können Metastasen die Lymphgefäße verlegen, so daß obliterierte Lymphgefäße mit Kollateralkreisläufen auf den Aufnahmen der Lymphgefäßphase zu erkennen sind. Die Lymphknoten, die im Abflußgebiet obliterierter Gefäße liegen, werden u. U. überhaupt nicht kontrastiert. Zur exakten Stadieneinteilung maligner Erkrankungen können pathologisch erscheinende Lymphknoten zur histologischen Begutachtung durch den Radiologen perkutan biopsiert werden. Natürlich können auch nichtmaligne Erkrankungen wie Infektionen eine Lymphknotenvergrößerung hervorrufen.

Vergrößerte Lymphknoten können auch im CT dargestellt werden. Da die CT schneller und leichter durchzuführen ist als die Lymphangiographie, zudem billiger ist und von den Patienten besser toleriert wird, hat sie die Lymphangiographie in der Stadieneinteilung maligner Erkrankungen mit retroperitonealer Lymphknotenbeteiligung ersetzt. Aber obwohl die CT vergrößerte Lymphknoten zuverlässig nachweisen kann **(Abb. 17-62)**, ist der Nachweis eines Lymphom- oder Metastasenbefalls normalgroßer Lymphnoten nicht möglich. Daher ist zur Stadieneinteilung von Lymphomen und malignen Tumoren der Geschlechtsorgane und des kleinen Beckens (wie Zervix- und Hodenkarzinomen) die Lymphangiographie immer noch indiziert, wenn das CT unauffällig ist. Im allgemeinen gelten retroperitoneale Lymphknoten mit einem Durchmesser unter 1 cm im CT als normal groß.

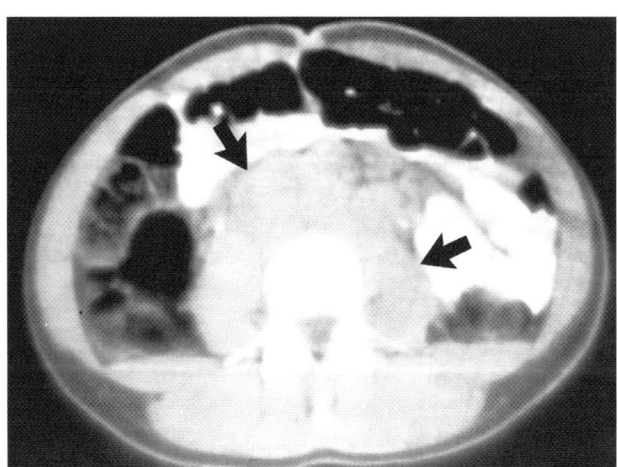

Abb. 17-62. CT-Bild eines Kindes mit ausgedehnter Lymphadenopathie. Aorta, V. cava inferior und die Psoasmuskulatur sind von einem dicken Lymphknotenpaket umgeben.

Beurteilungsprobleme

Unbekannte 17-1 (Abb. 17-63)

Posteroanteriore (A) und seitliche (B) Thoraxaufnahme eines 67jährigen Mannes mit einer asymptomatischen Raumforderung in der Lunge *(Pfeile)*. Würden Sie bei diesem Patienten zur Diagnosesicherung eine perkutane Aspirationsbiopsie anordnen oder würden Sie zunächst eine andere bildgebende Untersuchung empfehlen?

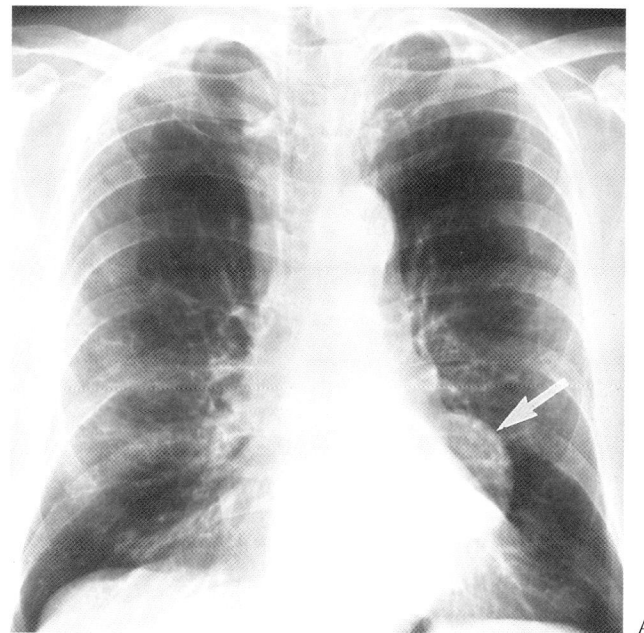

A

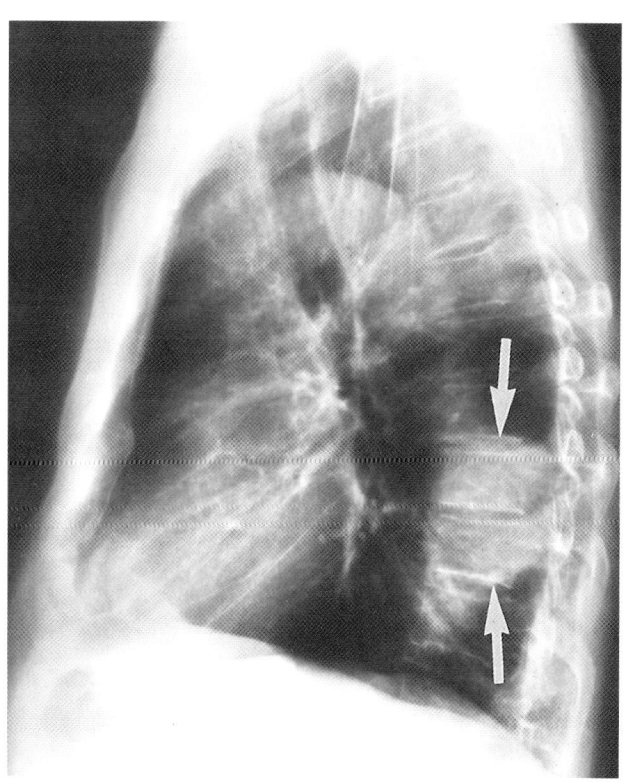

Abb. 17-63 *(Unbekannte 17-1)*

B

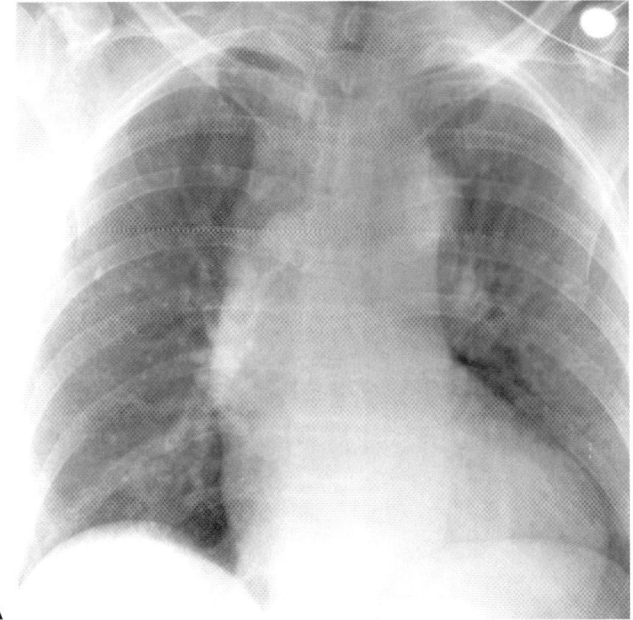

A

Abb. 17-64 *(Unbekannte 17-2)*

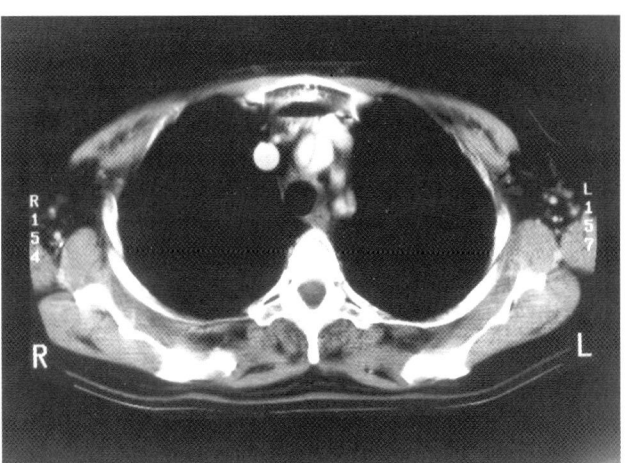

B

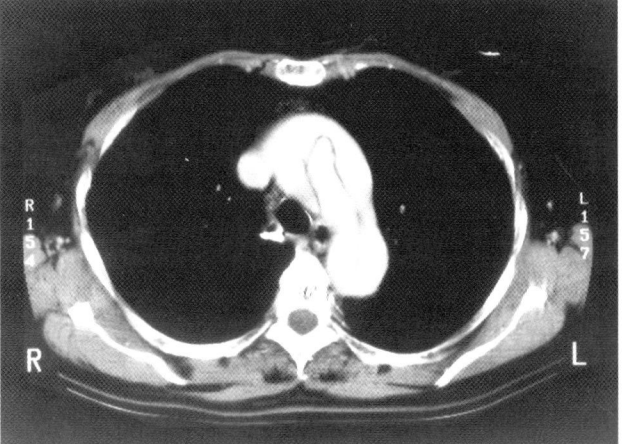

C

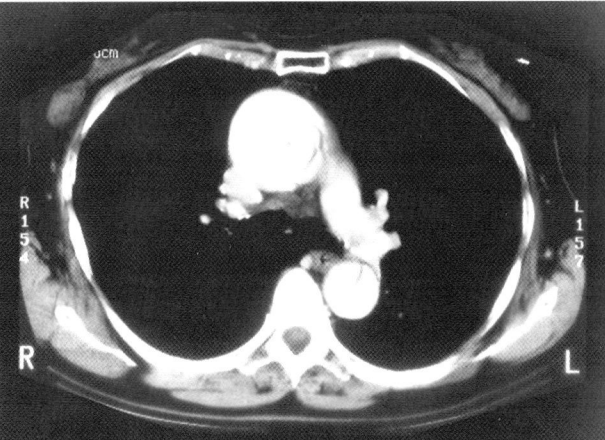

D

Unbekannte 17-2 (Abb. 17-64)

Diese 63jährige Frau kam mit Brust- und Rückenschmerzen in die Notaufnahme. Wie lautet Ihre Diagnose nach Betrachten der Thoraxaufnahme **(A)** und der Thorax-CT **(B–D)**?

18 Das Zentrale Nervensystem

Das Zentrale Nervensystem (ZNS) ist sehr gut organisiert und weist von Patient zu Patient nur sehr geringe anatomische Unterschiede auf. Seine Anatomie ist komplex, aber sobald Sie deren Grundlagen gelernt haben, werden Sie mit den üblichen bildgebenden Verfahren zurechtkommen. Sie werden Schritt für Schritt sehen, wie sich die Anatomie des Gehirns und seiner Deckschichten bei den pathologischen Zuständen ändert, die mit bildgebenden Verfahren nachweisbar sind.

In diesem Kapitel sollen zunächst noch einmal die wichtigsten anatomischen Strukturen angesprochen werden, die auf Schädel- und Gesichtsschädelaufnahmen, CT- und MRT-Schichtbildern, zerebralen Angiographien und Myelographien zu erkennen sind. Darüber hinaus soll das Erscheinungsbild der häufigeren ZNS-Erkrankungen in der radiologischen Bildgebung besprochen werden.

Bildgebende Verfahren

Die bildgebende Diagnostik von ZNS-Erkrankungen beginnt – im Gegensatz zu vielen Erkrankungen anderer Körperregionen – meistens gleich mit einem Hightech-Verfahren wie der CT oder MRT. Normale Röntgenaufnahmen des Schädels werden heutzutage nur noch relativ selten angefordert, da sie praktisch nur Veränderungen der Schädelknochen zeigen, nicht aber Veränderungen des Gehirns (außer intrakranielle Verkalkungen und die sehr seltene Situation eines Pneumenzephalus). Mit der CT, häufig noch besser mit der MRT, läßt sich das Gehirn sehr detailgenau darstellen und eine Vielzahl seiner pathologischen Veränderungen nachweisen. Daher werden CT- und MR-Bilder auch häufig für den Unterricht in Neuroanatomie eingesetzt. Sie werden die Möglichkeit haben, Ihre Kenntnisse in Neuroanatomie anhand der in diesem Kapitel gezeigten Bilder aufzufrischen. Die bildgebende Diagnostik Ihrer Patienten mit akuten oder chronischen ZNS-Erkrankungen wird sicherlich mit einer CT- oder MR-Untersuchung beginnen.

Da Röntgenaufnahmen des Schädels aber weiterhin (vor allem in der Traumatologie) benötigt werden und Sie darüber Kenntnisse haben müssen, werden wir uns auch mit ihnen beschäftigen. Vor allem kleinere Krankenhäuser verfügen nicht über ein CT-Gerät; deshalb wird bei Notfallsituationen wie einer Kopfverletzung hier meist als erstes die Röntgenuntersuchung des Schädels in 2 Ebenen durchgeführt. Allerdings sollte jeder Patient mit den klinischen Symptomen einer ernsthaften Kopfverletzung (z.B. mit einem neurologischen Defizit) oder mit traumatischen Veränderungen auf Röntgenaufnahmen des Schädels (z.B. einer Schädelfraktur) so schnell wie möglich von einem kleineren Krankenhaus in eine Einrichtung mit CT-Gerät und der Möglichkeit einer neurochirurgischen Versorgung verlegt werden.

Zum üblichen Repertoire der Röntgenuntersuchung des Schädels gehören fünf Projektionen: Die a.p. Aufnahme,

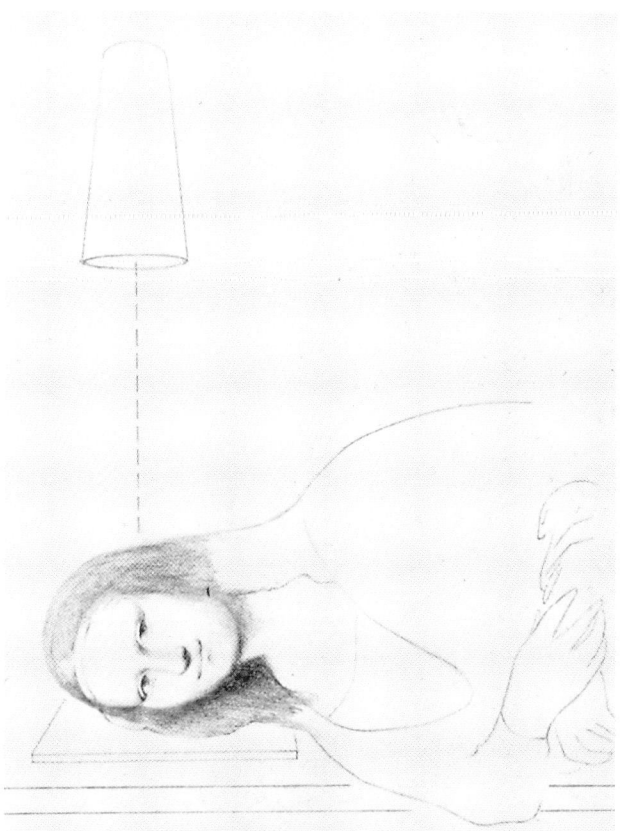

Abb. 18-1. Lagerung für eine seitliche Schädelaufnahme

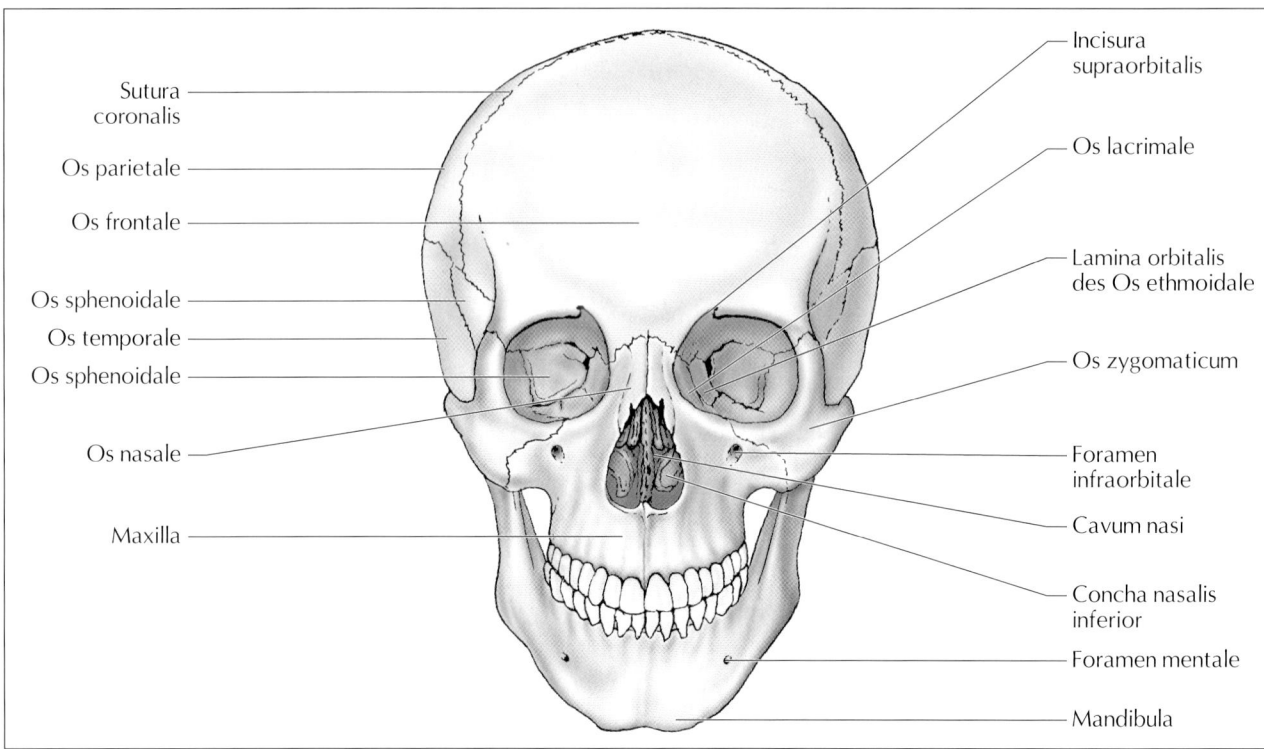

Abb. 18-2. Ansicht des Schädels von vorne

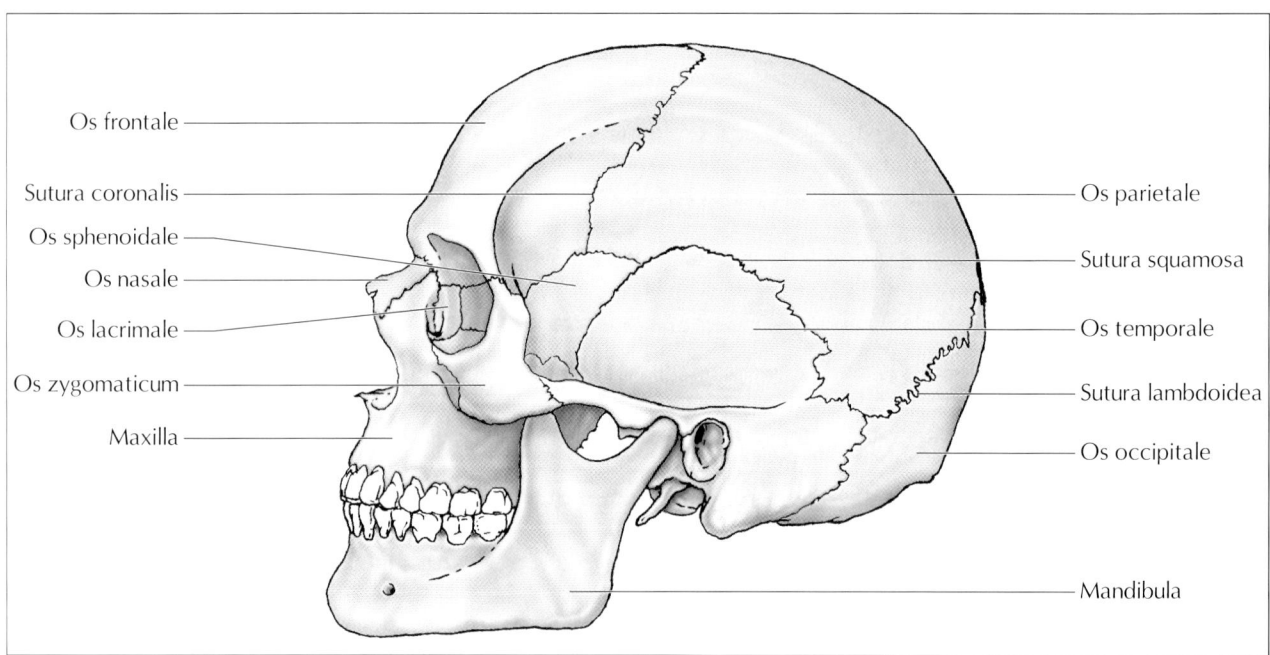

Abb. 18-3. Seitliche Ansicht des Schädels

die p.a. Aufnahme, zwei Seitaufnahmen (mit zunächst der einen und dann der anderen Schädelseite filmnahe) und eine Towne-Aufnahme (a.p. Aufnahme mit nach kaudal gekippter Röntgenröhre zur Darstellung des Os occipitale).

Bitte schauen Sie sich nun die Schädelzeichnungen (**Abb. 18-2** und **18-3**) sowie die p.a. und Seitaufnahmen an. Auf der Seitaufnahme (**Abb. 18-4**) ist das Gesicht durch die zur Darstellung der Schädelknochen erforderliche harte Strahlung überstrahlt. Sie können erkennen,

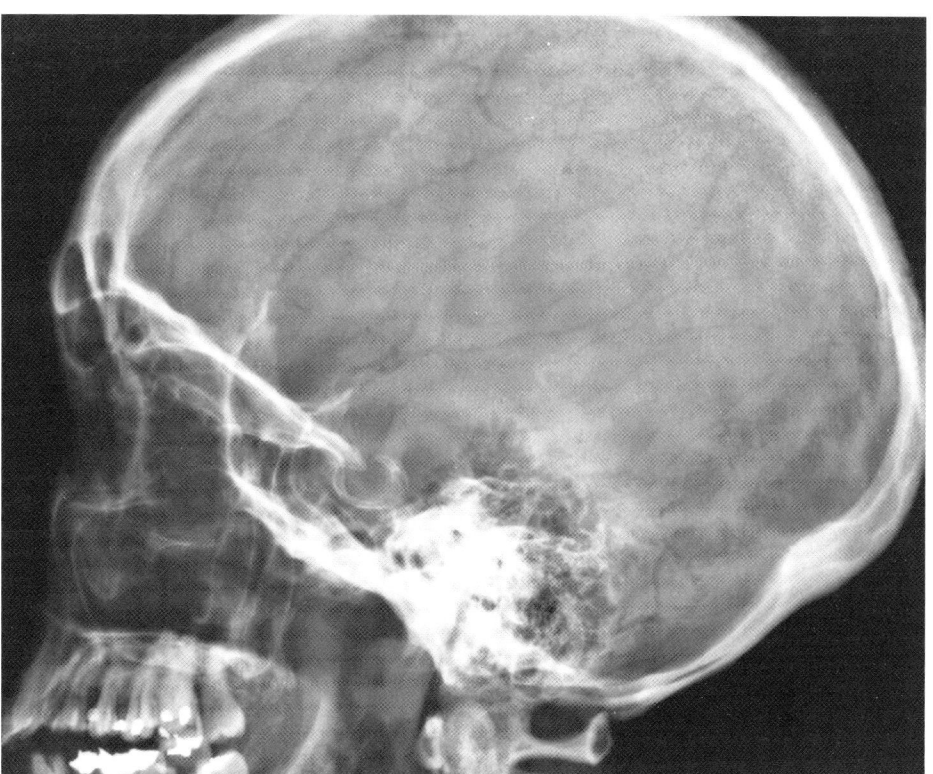

Abb. 18-4. Normale Seitaufnahme des Schädels

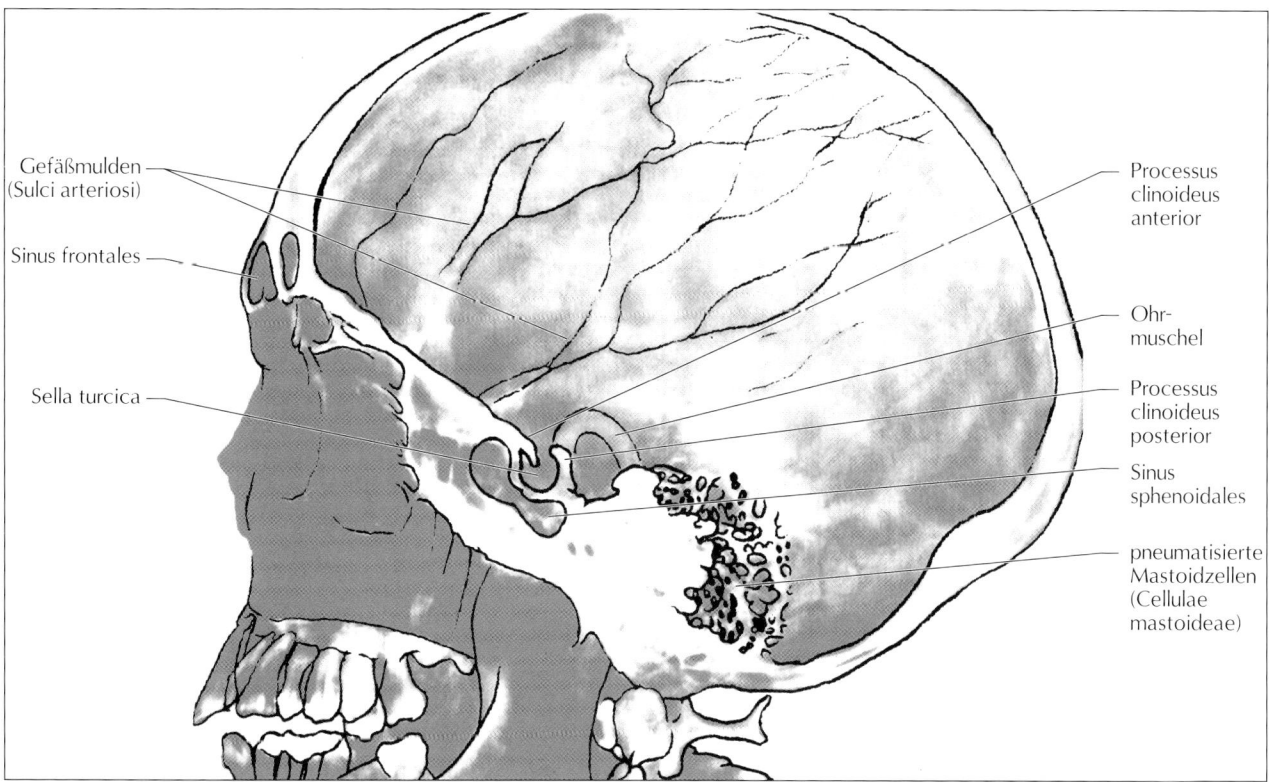

Gefäßmulden
(Sulci arteriosi)

Sinus frontales

Sella turcica

Processus
clinoideus
anterior

Ohr-
muschel

Processus
clinoideus
posterior

Sinus
sphenoidales

pneumatisierte
Mastoidzellen
(Cellulae
mastoideae)

Abb. 18-5. Beschriftete Zeichnung zum Vergleich mit Abb. 18-4

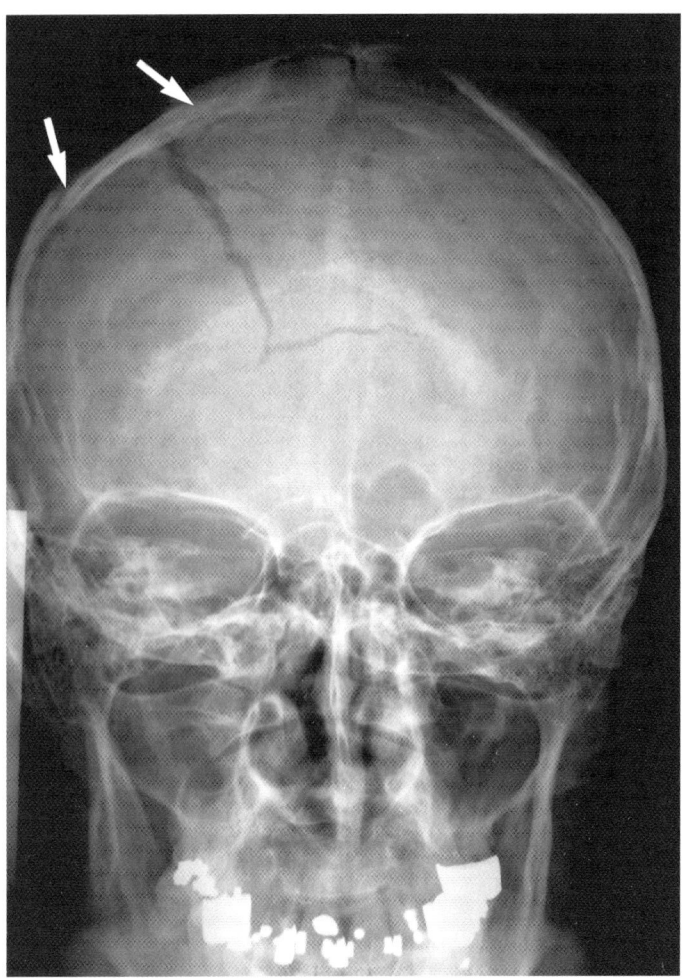

Abb. 18-6. Posteroanteriore Schädelaufnahme mit Längs- und Impressionsfraktur. Der zwischen den beiden *Pfeilen* liegende Anteil der Kalotte ist leicht imprimiert. Daher handelt es sich nicht um eine einfache, sondern zumindest um eine Stückfraktur. Achten Sie auf die metallhaltigen Zahnfüllungen und die Zahnkronen. Bezeichnen Sie die Orbitae, die Stirnhöhlen, den Unterkiefer und den inneren Gehörgang.

daß die Schädelkalotte aus zwei Schichten kompakten Knochens aufgebaut ist, der Tabula interna und der Tabula externa; dazwischen liegt der Knochenmarkraum der Diploe. Zu den gefäßartigen Strukturen, die Sie sehen können, gehören die Gefäßmulden der Meningealarterien in der Tabula interna (Sulci arteriosi) und die venösen Kanäle innerhalb der Diploe.

Die Schädelkalotte setzt sich aus dem (vorne gelegenen) Os frontale, den beiden (seitlichen) Ossa parietalia, dem (hinten gelegenen) Os occipitale, den beiden (außen und unten gelegenen) Ossa temporalia und dem (unten gelegenen) Os sphenoidale zusammen. Die rechte und linke Sutura coronalis und die rechte und linke Sutura lambdoidea überlagern sich jeweils auf der lateralen Schädelaufnahme und sind als unscharfe Aufhellungslinien entlang des zu erwartenden Verlaufs der Suturen gerade eben erkennbar. Die Suturae lambdoideae sind am leichtesten zu erkennen (dorsal in Abb. 18-4).

P.a. und a.p. Aufnahmen des Schädels sehen unterschied-lich aus, da bei der ersten die Orbitae filmnahe sind und bei der zweiten relativ weit vom Film entfernt, so daß sie vergrößert und als große runde Kreise im Knochen imponieren. Bei jeder Aufnahme werden diejenigen Knochenstrukturen am detailgenauesten abgebildet, die filmnahe liegen. **Abbildung 18-6** ist die p.a. Aufnahme eines Patienten mit einer Schädelfraktur, die sowohl eine Impressions- als auch eine lineare Komponente aufweist. Beachten Sie, daß die Frakturlinie viel dunkler erscheint als die Gefäßzeichnung oder die Suturen.

Die Suturen bleiben meist über das ganze Leben hindurch erkennbar und sind von Frakturen durch ihren geschlängelten bzw. zackigen Verlauf und durch ihre hellen Ränder (physiologisch dichtere Randbegrenzung der Knochenkompakta) zu unterscheiden. Eine Fraktur erscheint eher linear und ohne dichtere Randbegrenzung, da es entlang der Frakturlinie keine physiologische Randkontur kompakten Knochens gibt. Gefäßmulden, wie die Sulci arteriosi der Arteria meningea media und ihrer Äste, sind

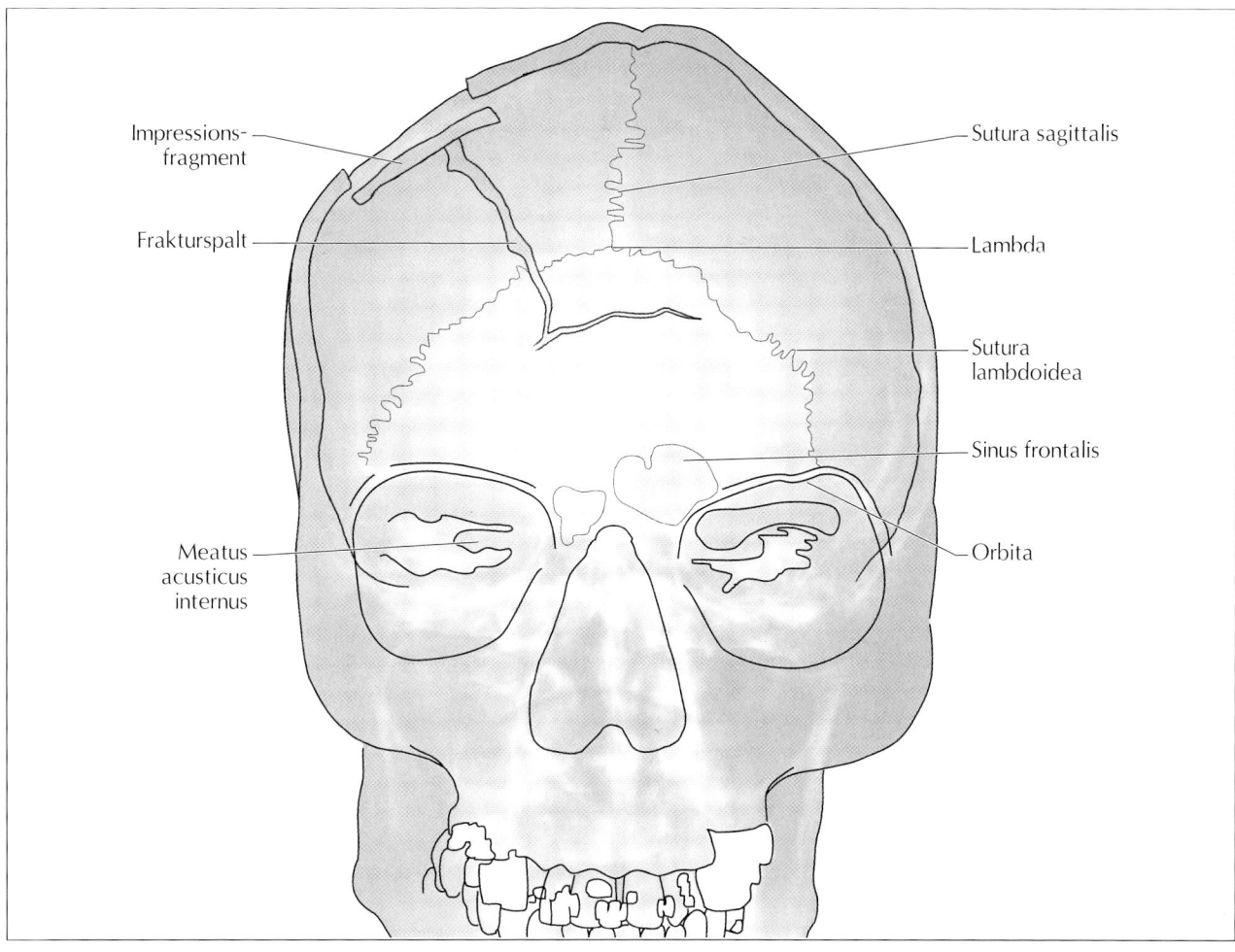

Impressions-
fragment

Sutura sagittalis

Frakturspalt

Lambda

Sutura
lambdoidea

Sinus frontalis

Meatus
acusticus
internus

Orbita

Abb. 18-7. Beschriftete Skizze zu Abb. 18-6

im zu erwartenden anatomischen Verlauf zu finden und imponieren nicht so dunkel wie Frakturlinien, die sowohl die Tabula interna als auch die Tabula externa und die Diploe betreffen.

Wie Sie bereits gesehen haben, kann das Gehirn beim Neugeborenen auch mit dem Ultraschall durch die noch offenen Fontanellen und das dünne Os temporale dargestellt werden. Dies ist natürlich bei älteren Kindern und bei Erwachsenen nicht möglich. Der Ultraschall ist jedoch die Untersuchungsmethode der Wahl, wenn der Verdacht auf eine perinatale Hirnverletzung oder Blutung besteht.

Die *zerebrale Angiographie*, die auf der Injektion von jodhaltigem Kontrastmittel in die Karotis- oder Vertebralisgefäße beruht, wird am häufigsten zur Abklärung zerebrovaskulärer Erkrankungen und zur besseren Abgrenzung intrakranieller Gefäßaneurysmen, arteriovenöser Malformationen (AVM) und der Blutversorgung von Hirntumoren durchgeführt. Nuklearmedizinische Untersuchungen, mit denen der Hirnmetabolismus über die Photonen- oder Positronenemission intravenös (i.v.) ver-

abreichter Radionukleide untersucht wird, werden heutzutage relativ selten durchgeführt, da die CT und vor allem die MRT genauere Informationen liefert. Die heute gängigsten nuklearmedizinischen Untersuchungen betreffen die Beurteilung von Hirn- und Tumormetabolismus und die Feststellung des Hirntodes.

Die Anatomie des normalen Gehirns im CT

Die CT-Schnitte eines normalen Schädels **(Abb. 18-10)** wurden nach i.v. Kontrastmittelgabe angefertigt und im sog. Hirnfenster fotografiert. Sie entsprechen einer Serie nicht direkt aufeinanderfolgender, 10 mm dicker axialer Schichten, die in Abständen vom Schädeldach bis zur Schädelbasis aufgenommen wurden. Vergleichen Sie die CT-Schnitte mit den **Abb. 18-8** und **18-9**.

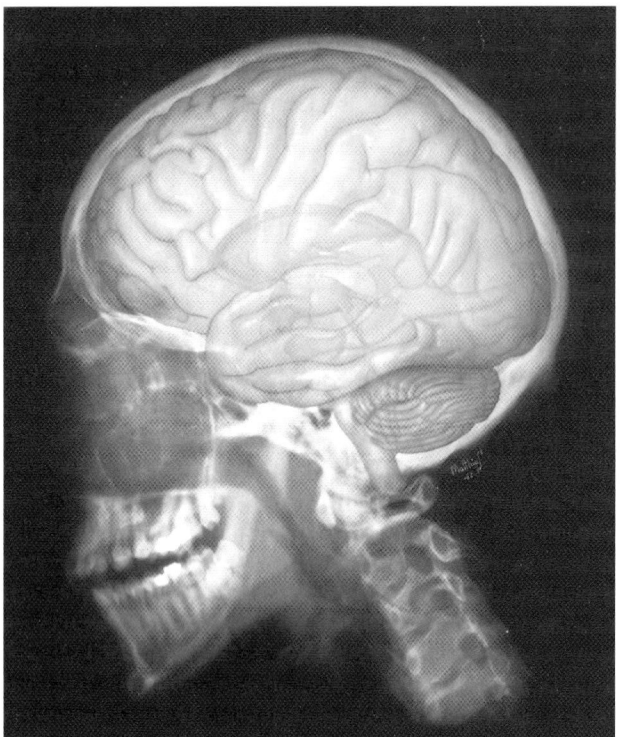

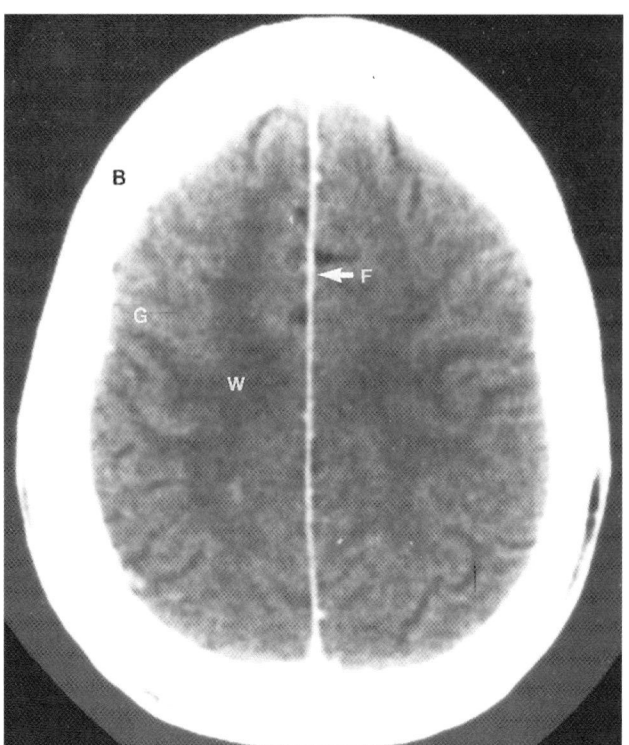

A

Abb. 18-8. Überlagerung des halbtransparent dargestellten Gehirns und seines Ventrikelsystems mit einer Röntgenseitaufnahme des Schädels. Das Ventrikelsystem ist allerdings weniger gut erkennbar als in Abb. 18-9.

Abb. 18-10

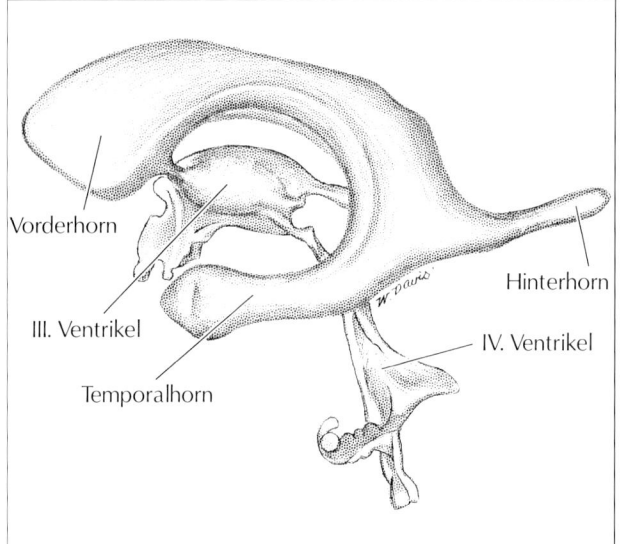

Abb. 18-9. Das Ventrikelsystem des Gehirns. Schauen Sie sich nacheinander die beiden großen Seitenventrikel (in dieser Zeichnung miteinander überlagert und nicht beschriftet), den III. Ventrikel, den Aquädukt (Aquaeductus Sylvii) zwischen III. und IV. Ventrikel sowie den IV. Ventrikel an. Versuchen Sie sich vorzustellen, daß Vorderhorn, Hinterhorn und Temporalhorn des Seitenventrikels Ihnen am nächsten liegen.

Abb. 18-10. Normale axiale CT-Schichten durch den Schädel, aufgenommen im sog. „Hirnfenster"
A. Die oberste Schicht liegt über den Seitenventrikeln. Die Falx cerebri *(F)* trennt die beiden Hirnhemisphären. Die weiße Substanz *(W)* stellt sich dunkler dar als die graue Substanz *(G)*. Achten Sie auch auf die Sulci und Gyri. Die knöcherne Schädeldecke *(B)* kommt weiß zur Darstellung.
B. Schicht in Höhe der Seitenventrikel. Der Liquor cerebrospinalis in den Seitenventrikeln *(LV)* erscheint schwarz, die Plexus choroidei *(CP)* nehmen Kontrastmittel auf und stellen sich hell dar.
C. Schicht in Höhe des III. Ventrikels *(TV)*. Die Thalami *(T)* sind beidseits des III. Ventrikels zu erkennen. Die Vorderhörner der Seitenventrikel *(LV)*, die durch das Septum pellucidum voneinander getrennt sind, lassen sich ebenfalls erkennen.
D. Schicht in Höhe des kontrastverstärkten Circulus arteriosus Willisi *(Pfeile)*. Die Arteria cerebri media *(MCA)* ist in ihrem Verlauf innerhalb der Fissura Sylvii zu erkennen. Diese Schicht liegt schon weit genug unten, um auch den Kleinhirnwurm (Vermis cerebellaris; *CV)* zu erkennen. Die Luft in den Sinus frontales *(FS)* stellt sich schwarz dar.
E. Schicht durch die Schädelbasis. Die Bulbi *(E)* der Augen und der rechte Nervus opticus sind ebenso wie der Sinus sphenoidalis *(SS;* Keilbeinhöhle), die Temporallappen *(TL)* und die lufthaltigen Mastoidzellen *(MA)* zu erkennen. Direkt vor dem Cerebellum *(C)* ist der IV. Ventrikel *(FV)* abzugrenzen.

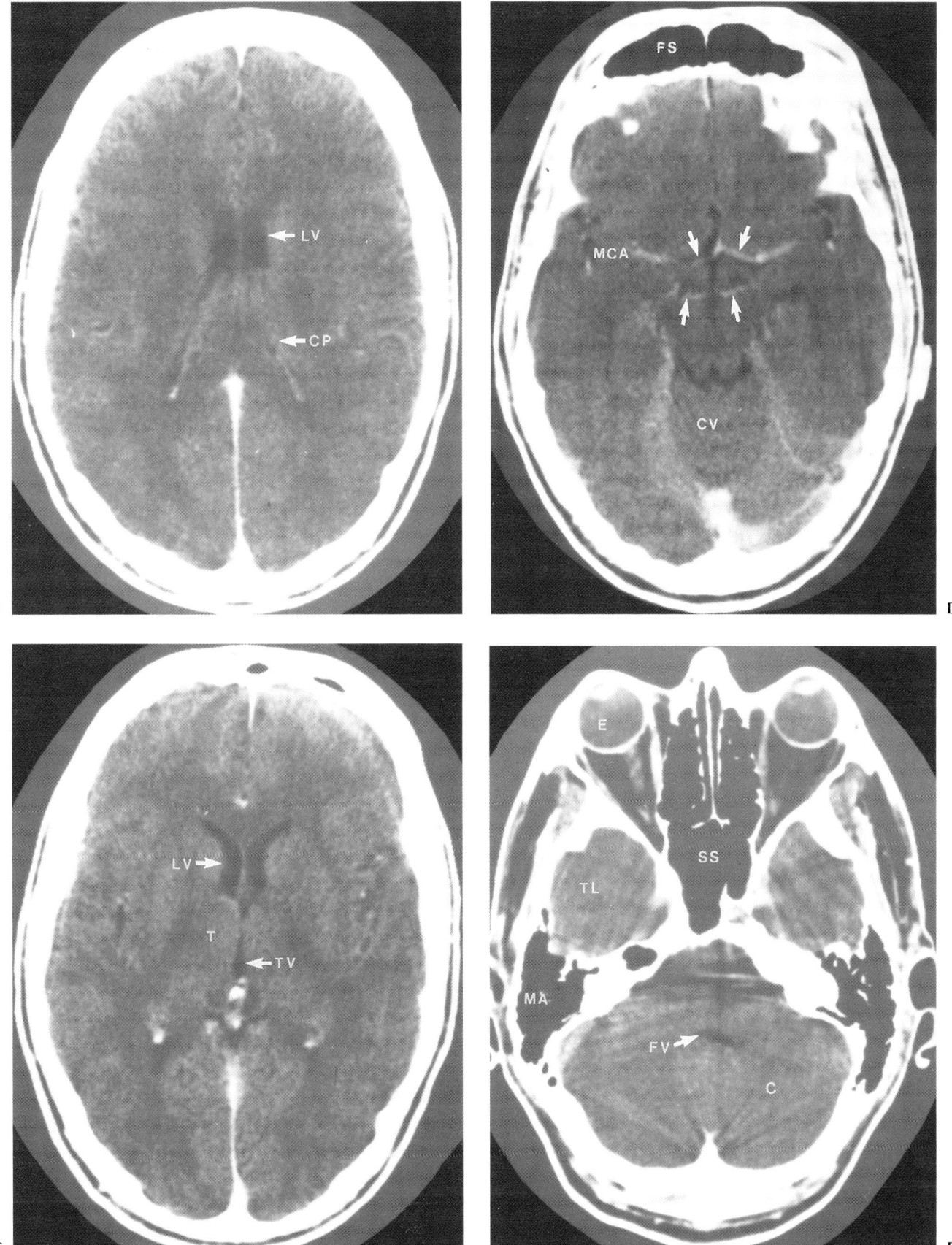

B

D

C

E

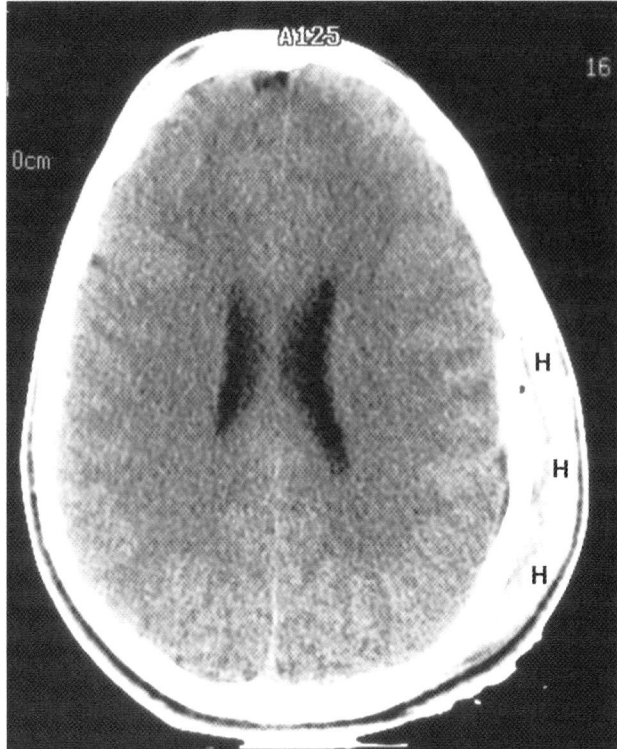

A

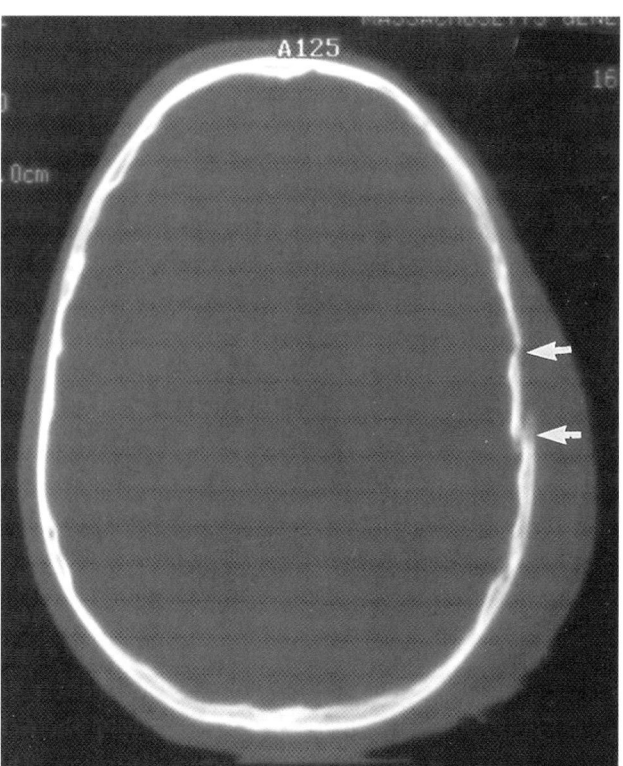

B

Abb. 18-11. Weichteilfenster (Hirnfenster) und Knochenfenster der gleichen CT-Schicht eines Patienten mit Schädel-Hirn-Trauma. Beide Bilder stammen aus dem gleichen Bilddatensatz und wurden lediglich mit einer anderen Fenstereinstellung abfotografiert. [Die Fensterbreite (window) und die Fensterhöhe (level) können an der Bedienkonsole des CT-Gerätes verändert werden, auch wenn die eigentliche Durchführung der CT-Untersuchung bereits beendet ist.]

A. Das Weichteilfenster zeigt ein großes Hämatom der Galea (die *H* bezeichnen die Blutung zwischen Haut und Schädelkalotte). Es ist keine intrakranielle Verletzung des Gehirns erkennbar.
B. Im Knochenfenster zeigt sich unter dem Galea-Hämatom eine Impressionsfraktur der Schädelkalotte *(Pfeile).*

In CT-Bildern erscheint die weiße Substanz (zentral in den Hemisphären gelegen) etwas weniger dicht (dunkler) als die (peripher gelegene) graue Substanz, da die Nervenbahnen der weißen Substanz (insbesondere die Myelinscheiden um die Axone) mehr Fettgewebe enthalten. Der Liquor in den Ventrikeln und Subarachnoidalräumen erscheint nahezu schwarz, die graue Substanz erscheint grau.

Achten Sie aber auch auf die hellen bzw. weißen Strukturen in CT-Bildern des Schädels. Auf nativen (nicht kontrastmittelverstärkten) CT-Bildern repräsentieren weiße Strukturen nahezu immer Verkalkungen oder eine akute Blutung. Auf kontrastmittelverstärkten Bildern wie in **Abb. 18-10** stellen sich nicht nur Verkalkungen und akute Blutungen weiß dar, sondern auch Gefäßstrukturen wie die Hirnarterien und -venen oder die Plexus choroidei der Seitenventrikel. Natürlich stellen sich auch die Knochen der Kalotte und des Gesichtsschädels aufgrund ihres Kalkgehalts weiß dar. Diese Strukturen können im Weichteilfenster (Hirnfenster) nicht sehr gut beurteilt

werden; hierzu muß die Bildserie gesondert im sog. Knochenfenster durchgesehen werden (s. **Abb. 18-11**).

Die Anatomie des normalen Gehirns in der MRT

Die Magnetresonanztomographie (MRT) des Gehirns erlaubt eine noch bessere Differenzierung zwischen grauer und weißer Substanz als die CT. Darüber hinaus können mit der MRT direkt Bildschichten in den koronaren und sagittalen Ebenen angefertigt werden. Schauen Sie sich bitte die axiale und die sagittale Schicht in **Abb. 18-12** und **18-13** an. Bei den hier verwendeten MR-Parametern erscheint der Liquor schwarz, die graue Substanz grau und die weiße Substanz hell. Wenn auch der kortikale Knochen schwarz abgebildet wird (da von ihm kein MR-Signal ausgeht), so erscheint doch das Fett innerhalb des

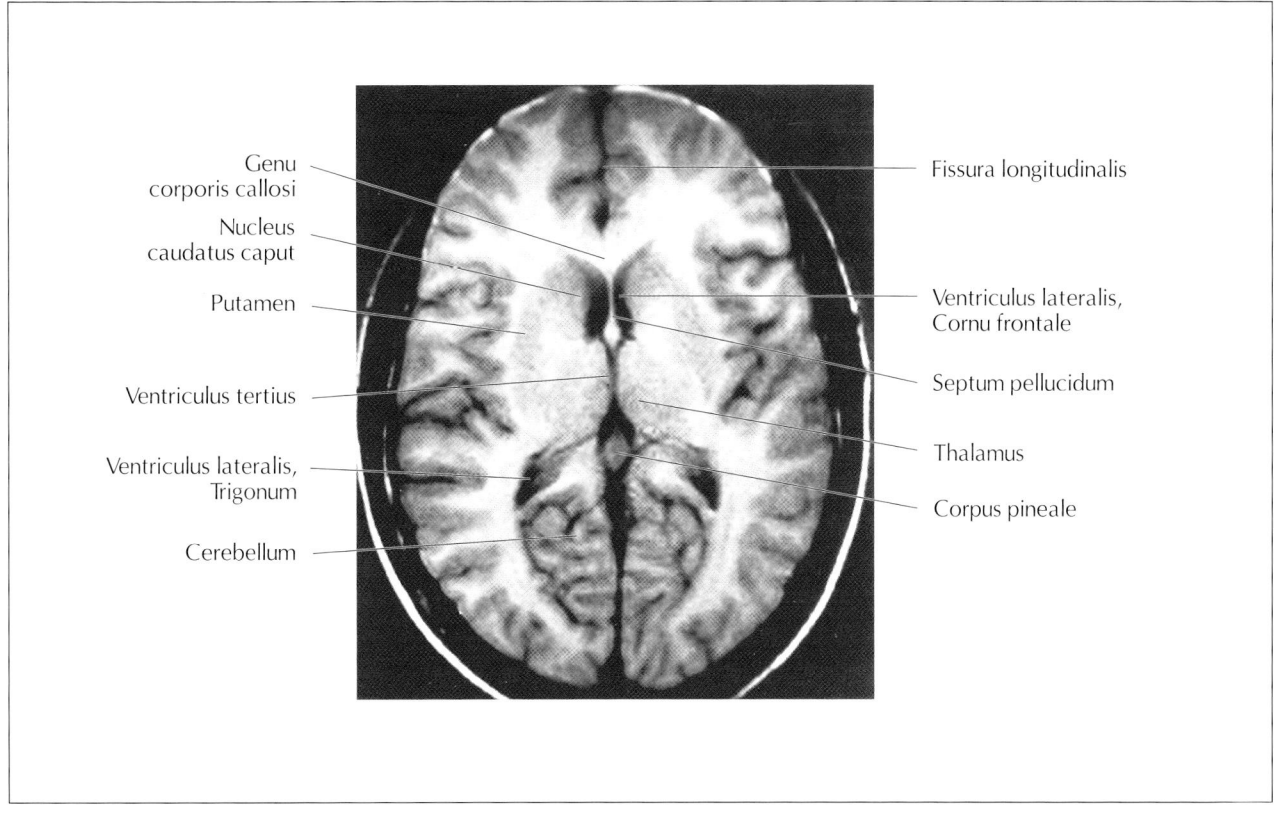

Genu corporis callosi

Nucleus caudatus caput

Putamen

Ventriculus tertius

Ventriculus lateralis, Trigonum

Cerebellum

Fissura longitudinalis

Ventriculus lateralis, Cornu frontale

Septum pellucidum

Thalamus

Corpus pineale

Abb. 18-12. Normale axiale MRT-Schicht durch den Schädel (Schichtposition vergleichbar mit Abb. 18-8 C)

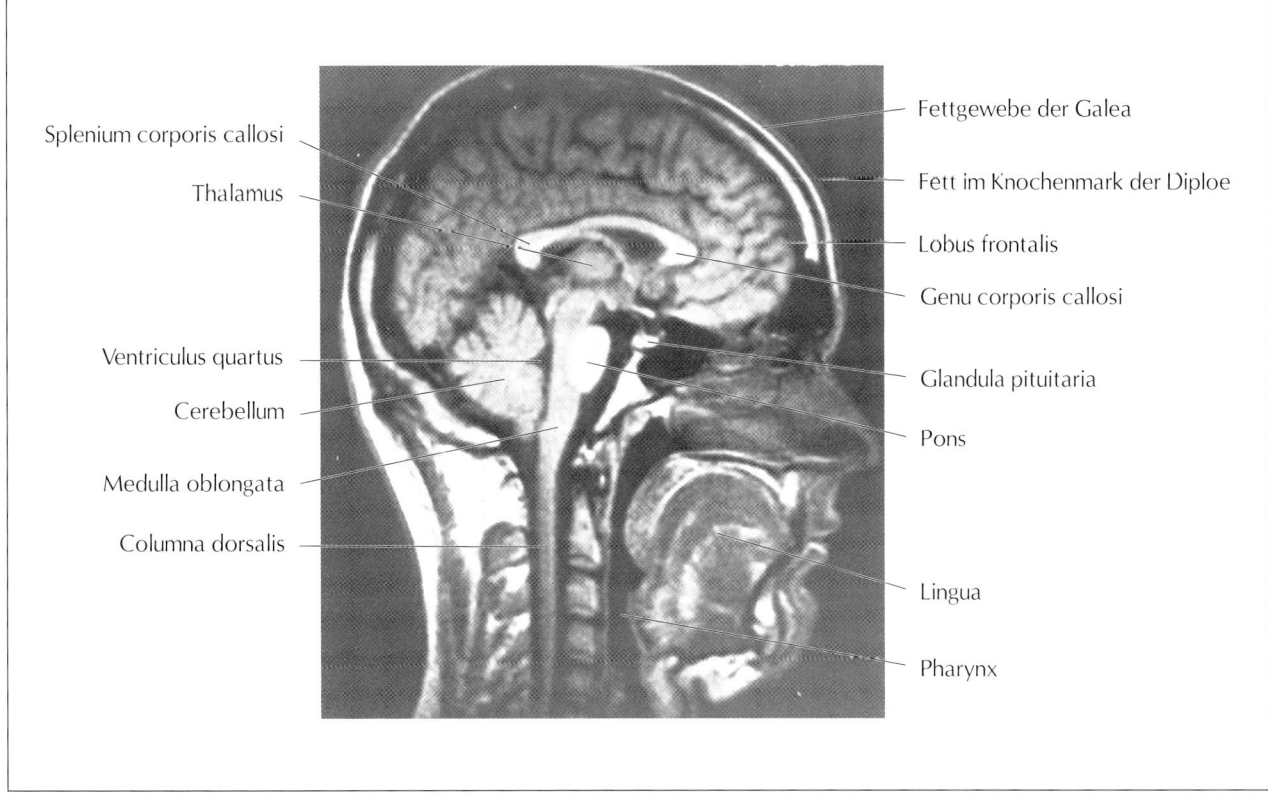

Splenium corporis callosi

Thalamus

Ventriculus quartus

Cerebellum

Medulla oblongata

Columna dorsalis

Fettgewebe der Galea

Fett im Knochenmark der Diploe

Lobus frontalis

Genu corporis callosi

Glandula pituitaria

Pons

Lingua

Pharynx

Abb. 18-13. Normale sagittale MRT-Schicht durch den Schädel

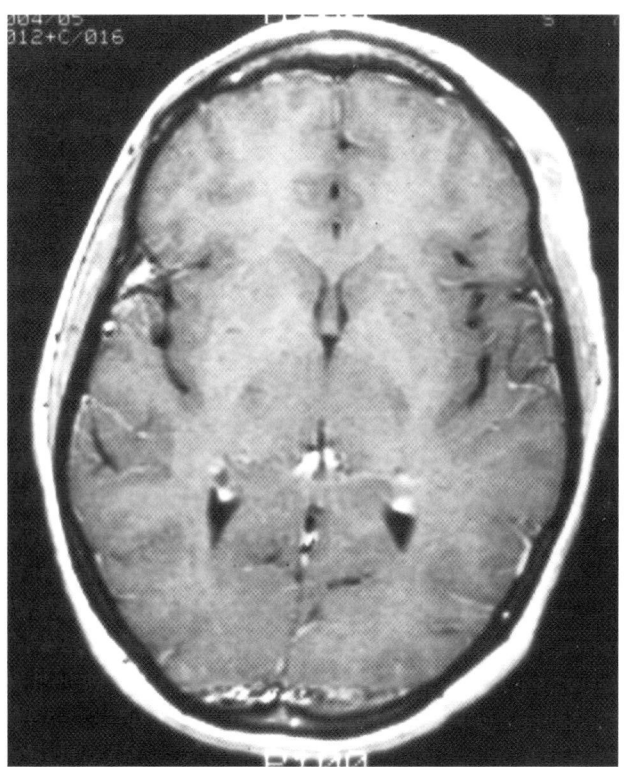

A

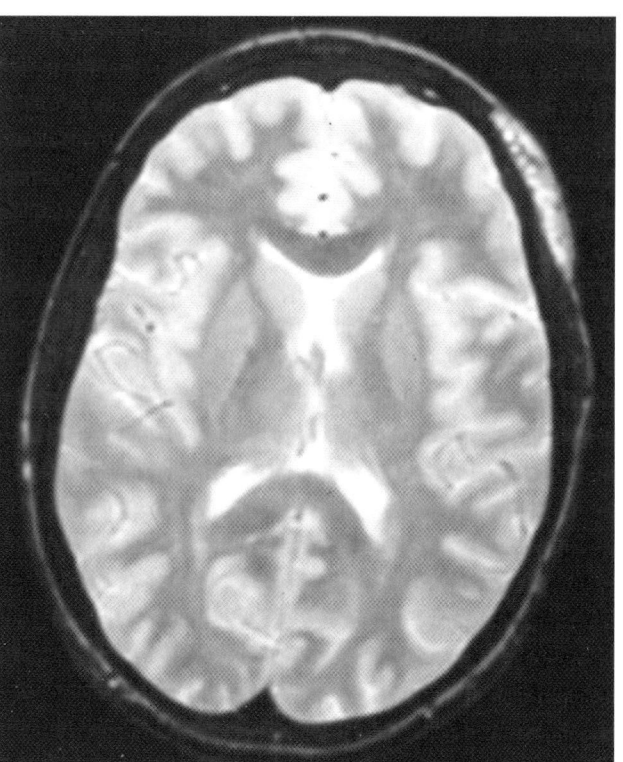

B

Abb. 18-14. T1- und T2-gewichtete axiale MR-Bilder des Gehirns in gleicher Schichtposition und beim selben Patienten
A. Das T1-gewichtete Bild zeigt den Liquor schwarz, das subkutane Fettgewebe weiß und die weiße Hirnsubstanz etwas heller als die graue Hirnsubstanz. Dieses Bild wurde nach i.v. Kontrast-

mittelgabe aufgenommen. Beachten Sie die Kontrastmittelaufnahme in den Venen und Plexus choroidei.
B. Im T2-gewichteten Bild ist der Liquor weiß dargestellt, das subkutane Fettgewebe dunkel und die graue Substanz etwas heller als die weiße.

Knochenmarks und unter der Kopfschwarte sehr hell. Vergleichen Sie in **Abb. 18-14** die T1- und T2-gewichteten Bilder eines anderen Patienten. Bei stark T2-gewichteten Parametern erscheint der Liquor weiß, die fetthaltigen Strukturen wie das Knochenmark und die weiße Substanz dagegen dunkler.

Vergleich von CT und MR

Schauen Sie sich das unterschiedliche Erscheinungsbild eines Tumors der hinteren Schädelgrube im CT- und MR-Bild in **Abb. 18-15** an. Im MR-Bild finden Sie nicht nur eine bessere Auflösung und Differenzierbarkeit zwischen weißer und grauer Substanz, sondern auch weniger Artefakte als auf dem CT-Bild. Streifen- und andere Artefakte, ausgelöst durch die dicken Knochenstrukturen, finden Sie häufig auf CT-Bildern, jedoch nicht auf MR-Bildern.

Sicher wissen Sie es noch: kortikaler Knochen stellt sich in MR-Bildern schwarz dar, in CT-Bildern weiß. In einem T1-gewichteten MR-Bild ist das subkutane Fettgewebe weiß, auf dem CT-Bild schwarz. Kutis und Subkutis sind im CT-Bild gerade eben als eine schmale, helle Linie über der Kalotte erkennbar. Die Kontrastauflösung der MRT ist sehr viel größer als die der CT.

Durch i.v. Kontrastmittelgabe kann die Erkennbarkeit vieler pathologischer Veränderungen sowohl bei der CT- als auch bei der MRT-Untersuchung verbessert werden. Für die CT-Untersuchung werden jodhaltige Röntgenkontrastmittel verwendet, für die MRT Gadolinium-haltige Kontrastmittel. Jodhaltige Kontrastmittel erhöhen die CT-Dichte der Blutgefäße und vaskularisierter Strukturen, so daß diese dann heller erscheinen. Gadolinium, eine paramagnetische Substanz aus der Gruppe der seltenen Erden, verkürzt die T1- und T2-Relaxationszeit bei der MR-Untersuchung und verbessert so die Erkennbarkeit gut durchbluteter pathologischer Veränderungen.

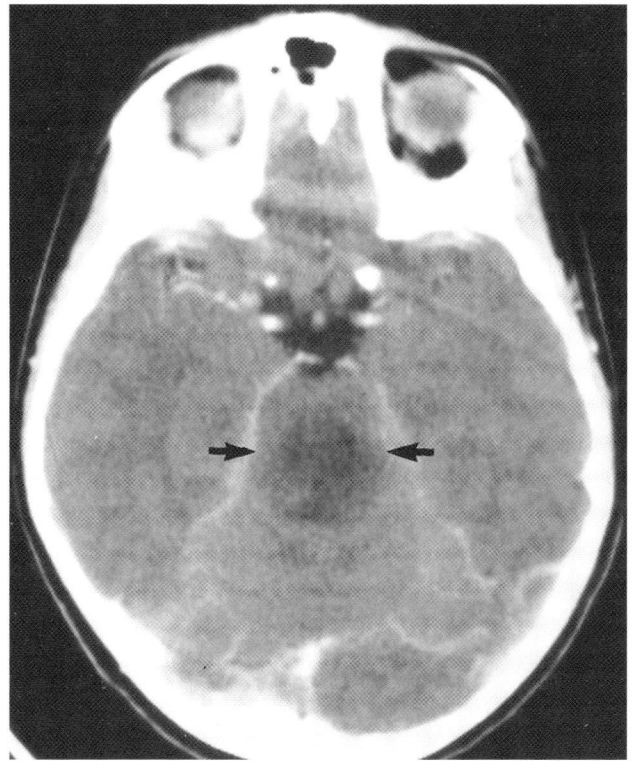

A

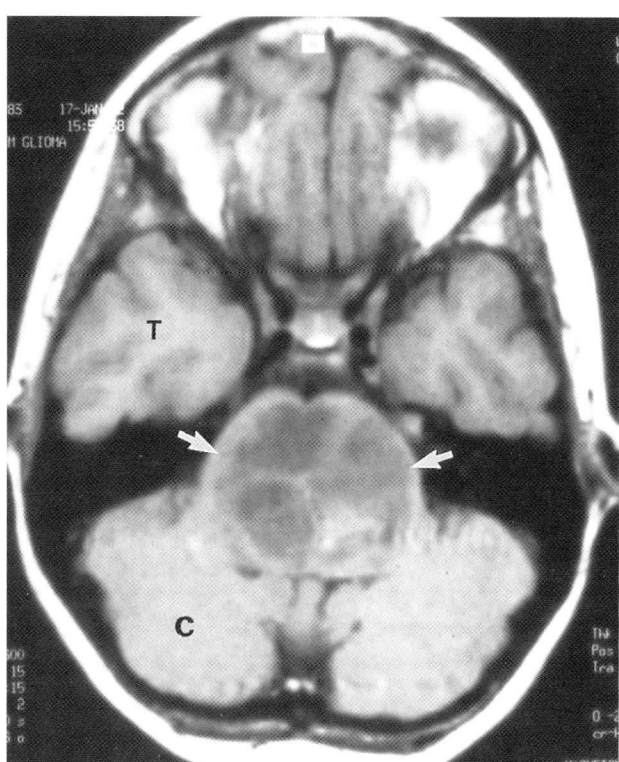

B

Abb. 18-15. CT- und MR-Bild eines Patienten mit einem Tumor des Mittelhirns

A. Das CT-Bild nach i.v. Kontrastmittelgabe zeigt eine unscharf begrenzte Region mit erniedrigter Dichte *(Pfeile)* im Mittelhirn. Lineare Streifenartefakte ziehen von den Knochenstrukturen in das Hirnparenchym.

B. Das MR-Bild zeigt einen gut abgrenzbaren Tumor *(Pfeile)* des Mittelhirns mit niedriger Signalintensität. Das Cerebellum *(C)* und die Temporallappen *(T)* sind gut erkennbar.

Sehen Sie sich nun bitte **Abb. 18-16** an, die aus sechs Bildern von CT- und MR-Untersuchungen eines Patienten mit einem malignen Hirntumor (Glioblastom) stammen. Vergleichen Sie das CT-Bild mit den MR-Bildern. Beachten Sie die Unterschiede zwischen T1- und T2-gewichteten MR-Bildern und vergleichen Sie die T1-gewichteten Bilder vor und nach i.v. Gabe von Gadolinium-haltigem Kontrastmittel. Diese Bilder machen Ihnen eindeutig klar, daß die MRT eine Vielzahl unterschiedlicher

Abbildungsmöglichkeiten mit teilweise sehr unterschiedlichen, aber sich sehr gut ergänzenden Bildinformationen ermöglicht. Bildkontraste und -informationen hängen von der Wahl unterschiedlicher Abbildungsparameter ab, die in der Regel zu verschiedenen *MR-Protokollen* zusammengefaßt werden. Diese Protokolle werden vom Radiologen für jeden Patienten zusammengestellt und richten sich nach dem klinischen Bild des Patienten und dem vermuteten pathologischen Geschehen.

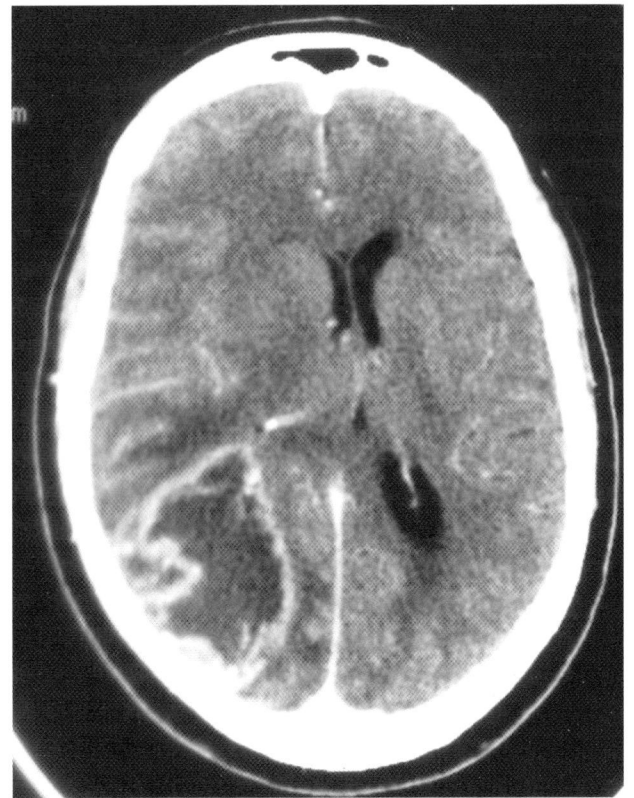

A

Abb. 18-16. CT-Bild und MR-Bild eines Patienten mit einem rechts okzipitalen Glioblastom. Vergleichen Sie das Erscheinungsbild des Hirntumors im CT-Bild und in den unterschiedlichen MR-Bildern.
A. Axiale CT-Schicht nach i.v. Gabe von jodhaltigem Kontrastmittel. Der rechts okzipital gelegene Tumor hat eine niedrige Dichte und einen hypervaskularisierten Randsaum; er komprimiert den rechten Seitenventrikel und verursacht eine Mittellinienverlagerung nach links.
B. T1-gewichtetes, natives MR-Bild in axialer Orientierung. Rechts okzipital zeigt sich eine unscharf begrenzte Raumforderung, die den rechten Seitenventrikel komprimiert und eine Mittellinienverlagerung verursacht.
C. T2-gewichtetes axiales MR-Bild ohne Kontrastmittelgabe. Der Tumor läßt sich vom übrigen Hirnparenchym besser differenzieren als in B.

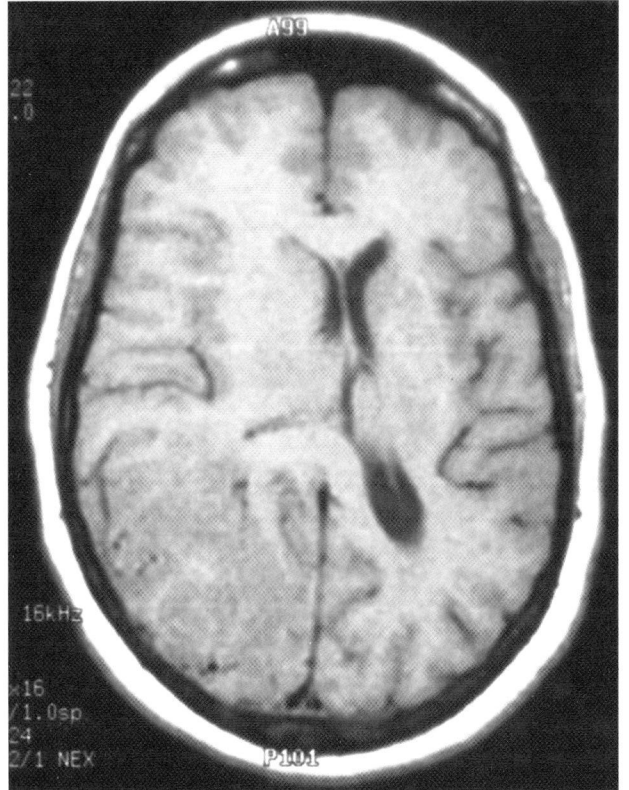

B

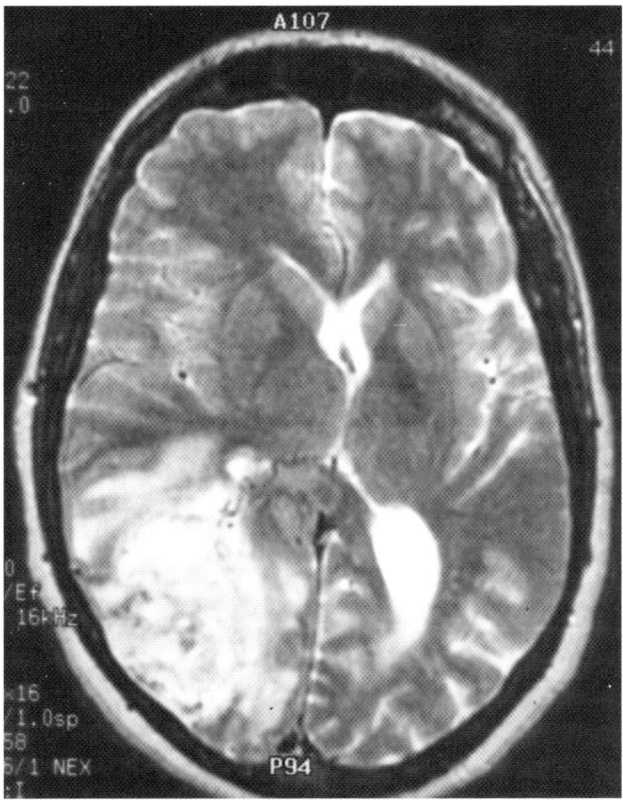

C

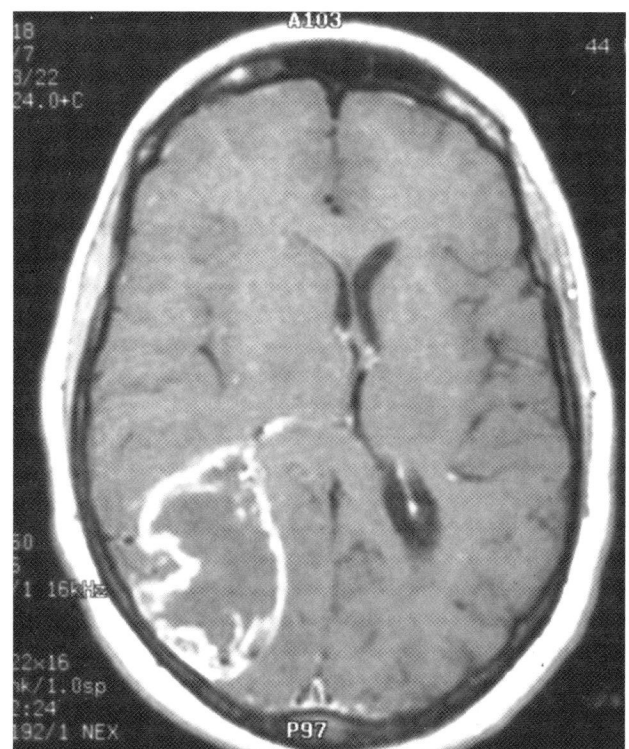

D. T1-gewichtetes axiales MR-Bild nach i.v. Gabe eines Gadolinium-Kontrastmittels. Deutliche Anreicherung des Kontrastmittels im Randbereich des Tumors.

E. Das T1-gewichtete, parasagittale MR-Bild ohne Kontrastmittel (nativ) zeigt eine unscharf begrenzte Raumforderung *(Pfeile)* in der rechten Okzipitalregion.

F. Das T1-gewichtete koronare MR-Bild nach Gadolinium-Kontrastmittel zeigt den Tumor im rechten Okzipitallappen mit einem stark kontrastmittelanreichernden Rand.

D

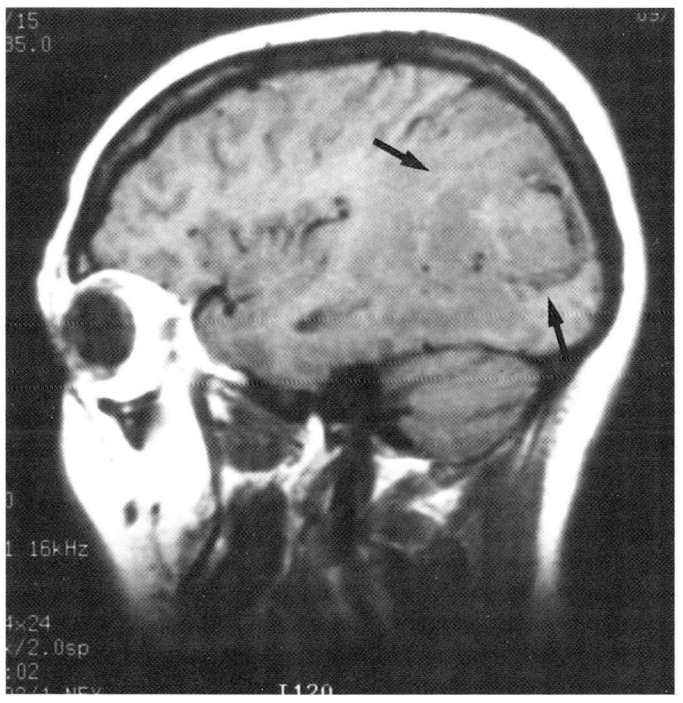

E

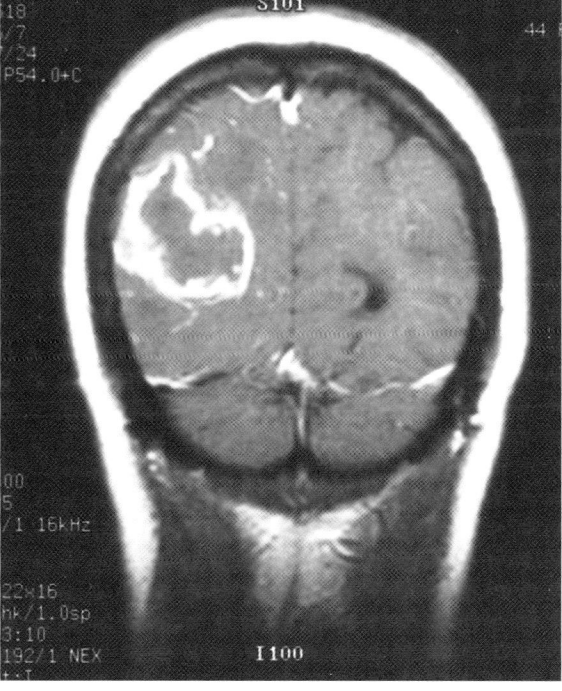

F

Hydrozephalus, Hirnatrophie und intrakranielle Blutung

Der Liquor wird von Zellen der Plexus choroidei in den Seitenventrikeln und im III. Ventrikel produziert. Von diesen Produktionsstätten fließt er durch den Aquädukt (zwischen III. und IV. Ventrikel in Höhe des Mittelhirns) in den IV. Ventrikel, der zwischen Pons und Kleinhirn liegt. Der Liquor verläßt dann das Ventrikelsystem durch die beiden Foramina Luschkae, die seitlich in Höhe der Unterfläche des Kleinhirns liegen, und durch das Foramen Magendii an der Rückseite des unteren Kleinhirnabschnitts. Von dort aus fließt er innerhalb der Subarachnoidalräume über die beiden Hirnhemisphären und wird von den Pacchioni-Granulationen der Arachnoidea in der Umgebung des Sinus sagittalis superior absorbiert. In CT- und MRT-Bildern können wir den Liquor im Ventrikelsystem und über den Hirnhemisphären sehen, wo er bis in die zwischen den Gyri liegenden Sulci reicht.

Da die liquorhaltigen Räume im CT klar als Areale niedriger Dichte abgrenzbar sind, ist es einfach, Zustände zu erkennen, die ihre Größe und Form verändern. Beim *obstruktiven (Verschluß-) Hydrozephalus* sind die Seitenventrikel und der III. Ventrikel vergrößert, während der IV. Ventrikel und die Subarachnoidalräume schmal bleiben. Dieses Bild wird gewöhnlich bei einer Obstruktion des Liquorflusses im Bereich des Aquädukts beobachtet. Eine häufige Ursache des Verschlußhydrozephalus sind Tumoren des Hirnstamms und Mittelhirns. Das Kind mit dem in **Abb. 18-17** gezeigten MR-Bild hat einen ausgeprägten Verschlußhydrozephalus durch einen Tumor im Bereich des Aquädukts. In schweren Fällen des Verschlußhydrozephalus wird das Hirngewebe symmetrisch gegen die Tabula interna der Schädelkalotte gepreßt, und die Gyri und Sulci flachen ab **(Abb. 18-18)**.

Ein *Hydrocephalus communicans* entsteht dagegen, wenn der Liquor im Subarachnoidalraum nicht zurückresorbiert wird. Die Seitenventrikel und der III. Ventrikel sind dabei im Vergleich zum IV. Ventrikel und den Subarachnoidalräumen nicht überproportional erweitert. Meningeale Entzündungsreaktionen, ausgelöst durch Tumorzellen oder eine Blutung, sind eine häufige Ursache des kommunizierenden Hydrozephalus.

Bei Patienten mit *Hirnatrophie* sind die Ventrikel vergrößert, die Sulci prominent, und der Abstand des Gehirns zum Schädel wird größer, weil es insgesamt kleiner geworden ist. Die Hirnatrophie, auch *Hydrocephalus e vacuo* genannt, tritt im Rahmen des normalen Alterungsprozesses auf, so daß Sie diesem Befund häufig bei CT- und MR-Untersuchungen älterer Patienten begegnen. **Abbildung 18-19** zeigt das Gehirn eines Patienten mit altersentsprechender Atrophie. Die Ventrikel sind vergrößert und die Sulci werden durch die verminderte Dicke der

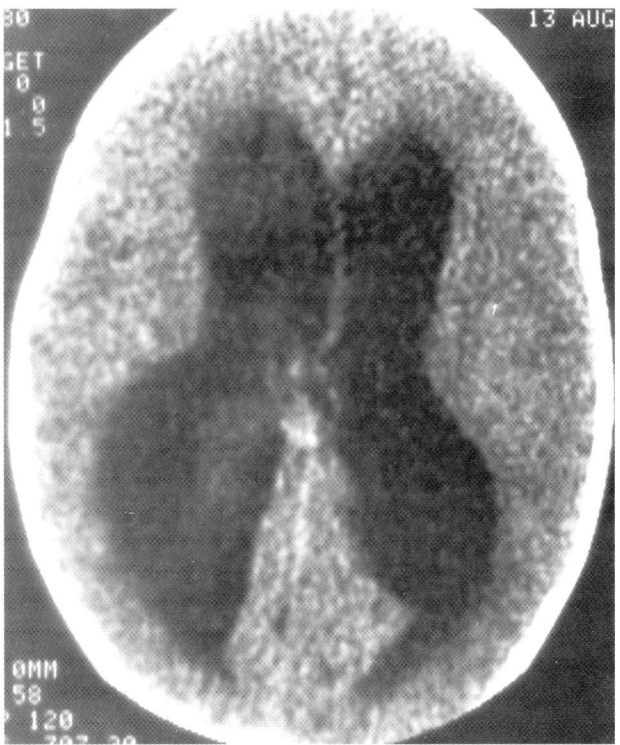

Abb. 18-17. CT-Schicht eines Kindes mit obstruktivem Hydrozephalus. Die Seitenventrikel sind deutlich erweitert, die Gyri und Sulci abgeflacht.

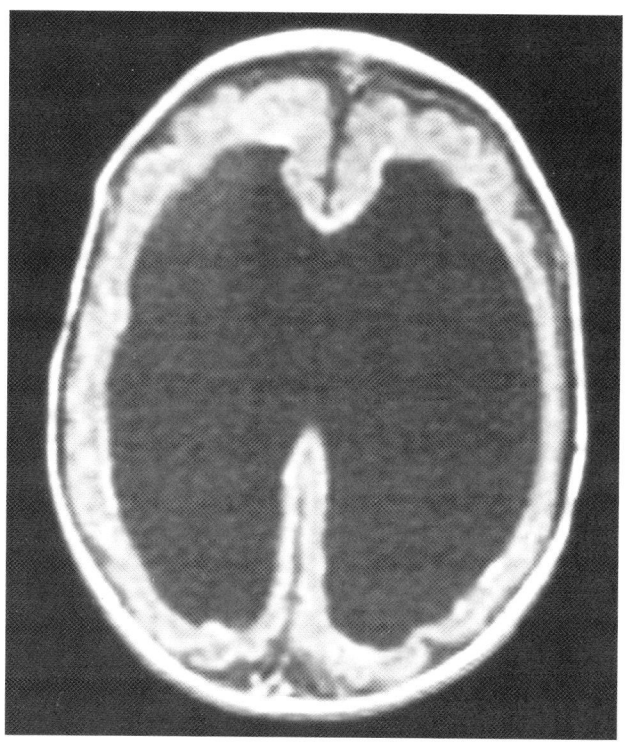

Abb. 18-18. MR-Schicht eines anderen Kindes mit schwerem obstruktivem Hydrozephalus

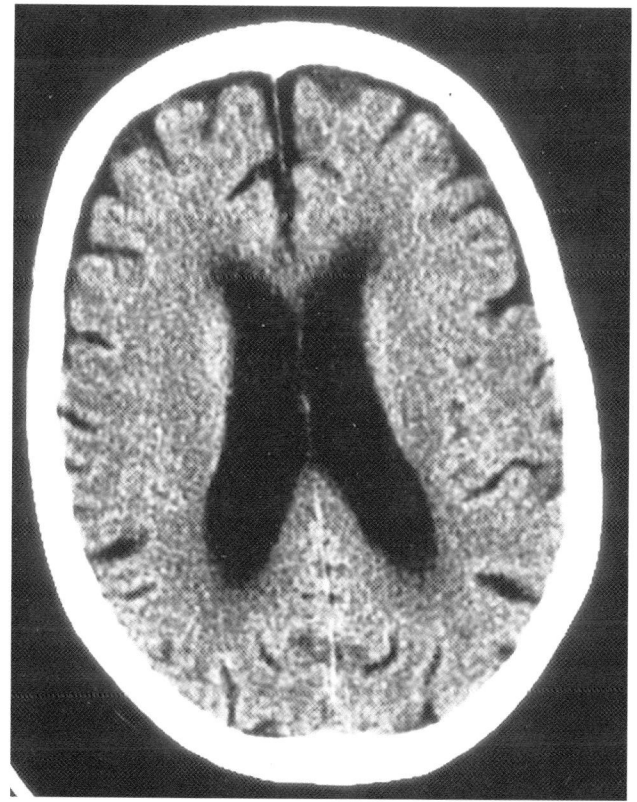

A

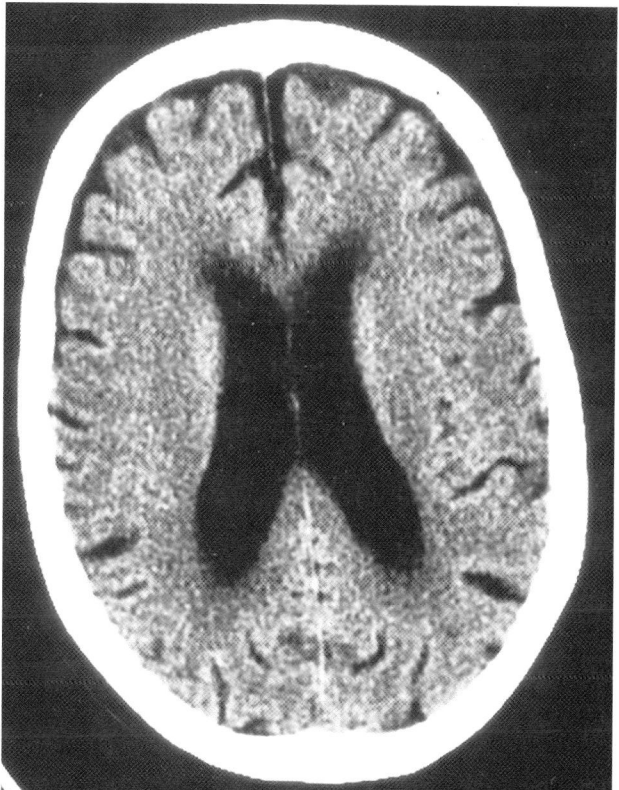

B

Abb. 18-19. CT-Schichten eines Patienten mit Hirnatrophie. Vergleichen Sie diese Bilder mit den normalen CT-Schichten in Abb.

18-10. Achten Sie auf die erweiterten Seitenventrikel und die (durch Verkleinerung der Gyri entstandenen) weiten Sulci.

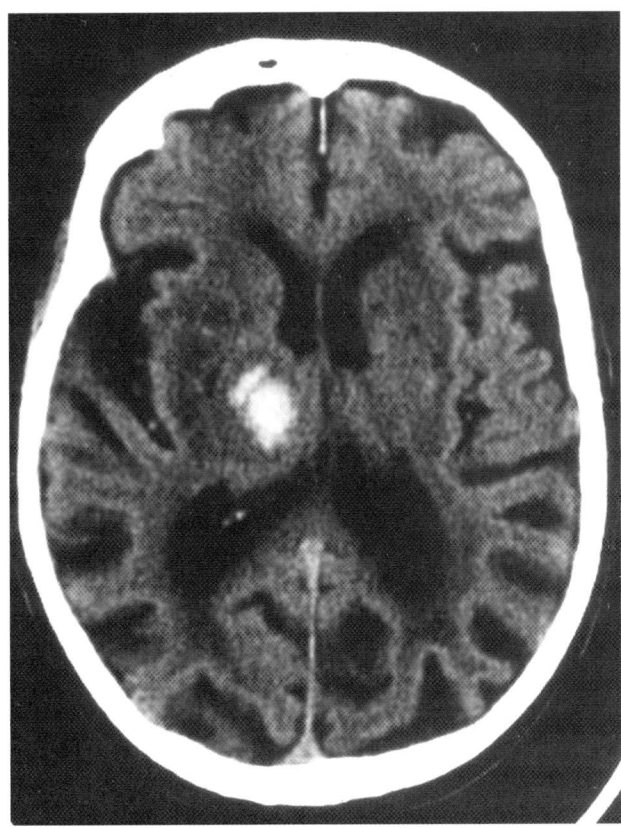

Abb. 18-20. CT-Schicht eines Patienten mit arteriellem Hypertonus und Thalamusblutung (hämorrhagischer Insult). Die weiten Ventrikel und Sulci weisen auf eine zusätzliche Hirnatrophie hin.

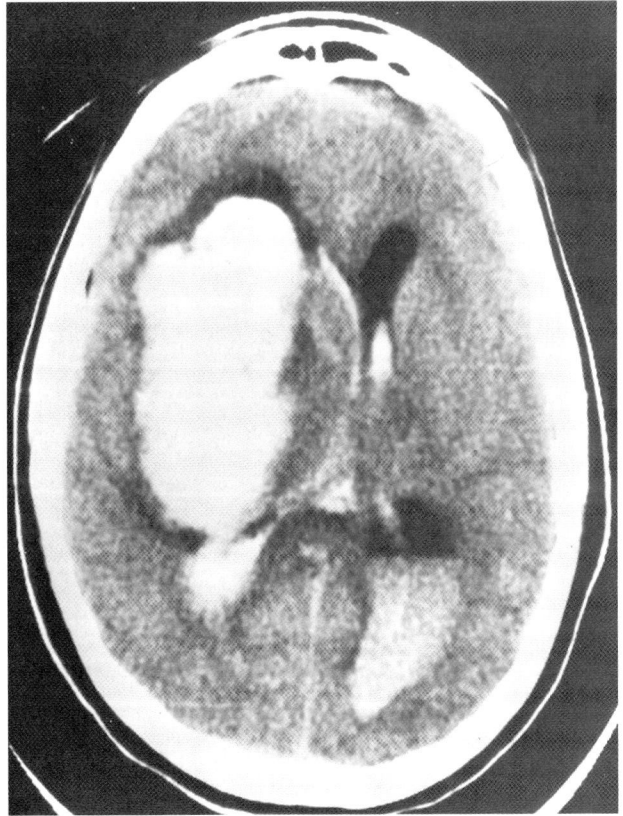

Abb. 18-21. Diese CT-Schicht zeigt eine spontane intrakranielle Blutung bei einem Patienten mit Bluthochdruck. Beachten Sie die große Blutansammlung in der rechten Großhirnhemisphäre und weitere Blutansammlungen in den Seitenventrikeln. Der rechte Seitenventrikel ist komprimiert, die Mittellinie nach links verlagert.

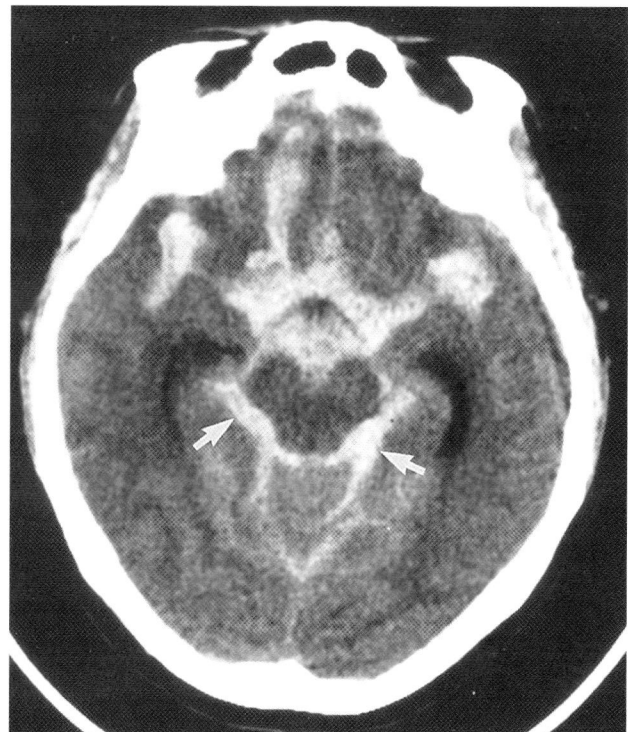

A

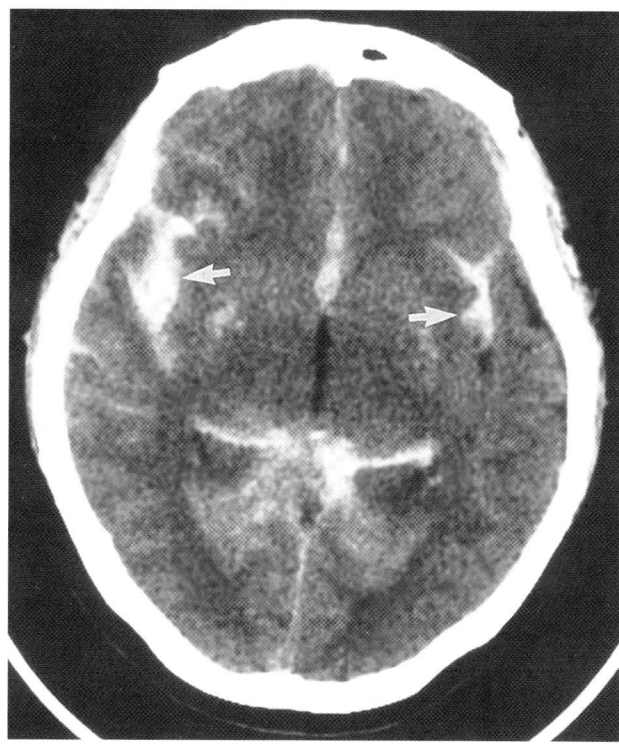

B

Abb. 18-22. Native CT-Schichten einer Subarachnoidalblutung, ausgehend von einem Aneurysma im Bereich des Circulus arteriosus Willisi (hier nicht gezeigt)
A. Die *Pfeile* zeigen auf das Blut in den basalen Zisternen um den Hirnstamm. Blut ist in nahezu allen Subarachnoidalräumen erkennbar.

B. Eine höher gelegene CT-Schicht zeigt weitere Ausläufer der Subarachnoidalblutung. Die *Pfeile* weisen auf Blut in den Sylvi-Fissuren.

Gyri prominent. Ein fokaler Hydrocephalus e vacuo wird oft bei Patienten mit umschriebener Hirnatrophie gefunden, wie sie häufig nach einem Schlaganfall auftritt.

Eine frische intrakranielle Blutung kann in einer kranialen CT-Untersuchung sofort erkannt werden. Aufgrund ihrer hohen Konzentration an Eiweißbestandteilen erscheint sie dichter (heller) als das umgebende Hirnparenchym. **Abbildung 18-20** zeigt die CT-Schicht eines Patienten mit arteriellem Hochdruck und einer spontanen intrazerebralen Blutung im rechten Thalamus. In der CT-Schicht eines anderen Patienten mit Hypertonus **(Abb. 18-21)** können Sie eine sehr viel größere Blutung (Massenblutung) finden. Es besteht eine große Blutansammlung in der rechten Großhirnhemisphäre und auch eine Einblutung in die Ventrikel.

Beide Patienten erlitten einen *hämorrhagischen Schlaganfall (Insult)*. Diese Form des Schlaganfalls kann klinisch dem *ischämischen Schlaganfall (Insult)*, der durch ein Perfusionsdefizit entsteht und meist mit Antikoagulantien behandelt wird, sehr ähneln. Die Differenzierung zwischen diesen beiden Formen des Insults ist jedoch ausgesprochen wichtig, da sie unterschiedlich behandelt werden. Eine Notfall-CT-Untersuchung kann schnell und zuverlässig klären, welche Art von Schlaganfall bei einem Patienten vorliegt. Patienten mit hämorrhagischem Insult sollten nicht mit Antikoagulantien behandelt werden. **Abbildung 18-22** zeigt CT-Schichten eines Patienten mit einer spontanen *Subarachnoidalblutung*, entstanden durch die Ruptur eines kleinen Aneurysma (hier nicht erkennbar) einer kommunizierenden Arterie des Circulus arteriosus Willisi. Beachten Sie die sehr helle Blutansammlung in den basalen Zisternen *(Pfeile)* um den Hirnstamm in Abb. 18-22 A und weiter höher gelegen in den Sylvi-Fissuren *(Pfeile)* in Abb. 18-22 B. Vergleichen Sie diese CT-Bilder mit der normalen CT-Schicht in Abb. 18-10.

Normale selektive Angiographie

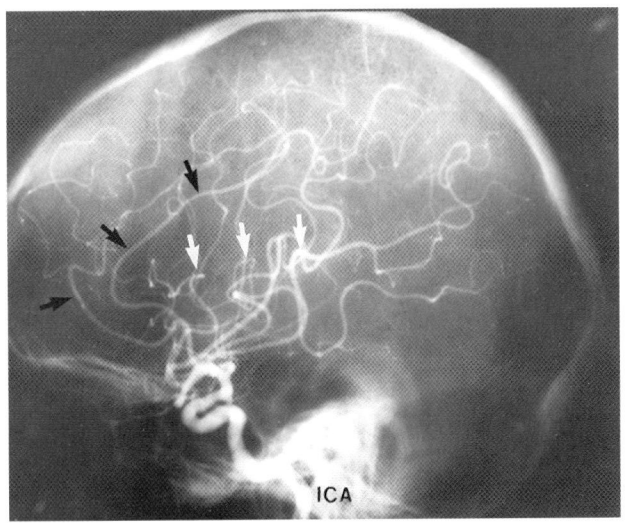

A

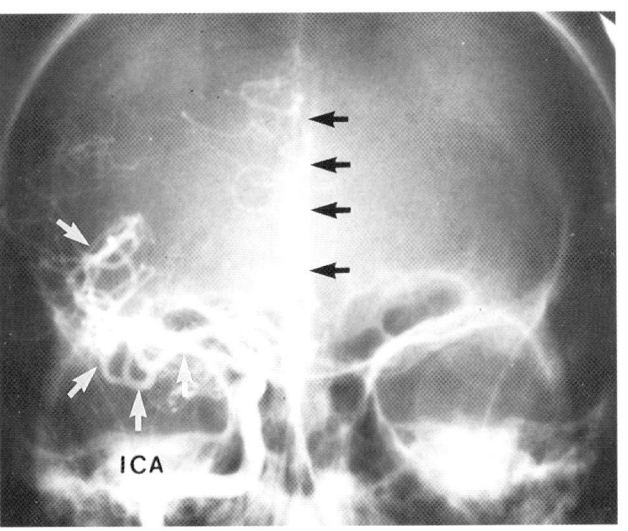

B

Abb. 18-23. Normale selektive Angiographie der rechten Arteria carotis interna
A. Seitliche Projektion. Die *schwarzen Pfeile* markieren die Äste der Arteria cerebri anterior; die *weißen Pfeile* weisen auf die Äste der Arteria cerebri media. Mit *ICA* ist die Arteria carotis interna gekennzeichnet.

B. Anteroposteriore Projektion. Die *schwarzen Pfeile* markieren wiederum die mehr medial liegenden Äste der A. cerebri anterior, während die *weißen Pfeile* die mehr nach lateral verlaufenden Äste der A. cerebri media kennzeichnen.

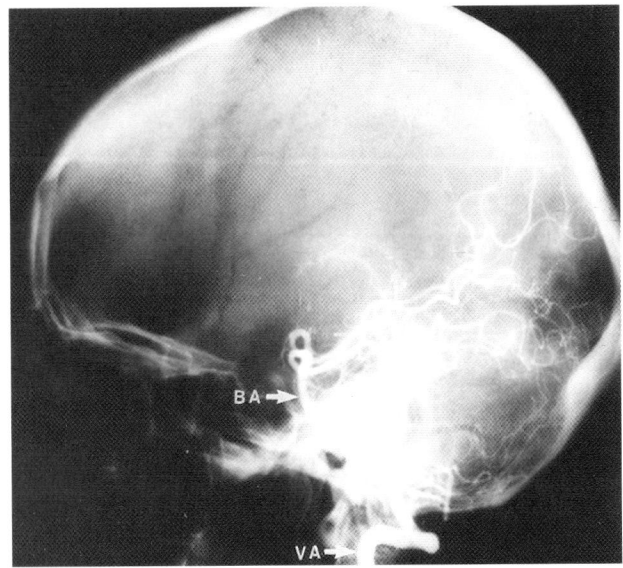

A

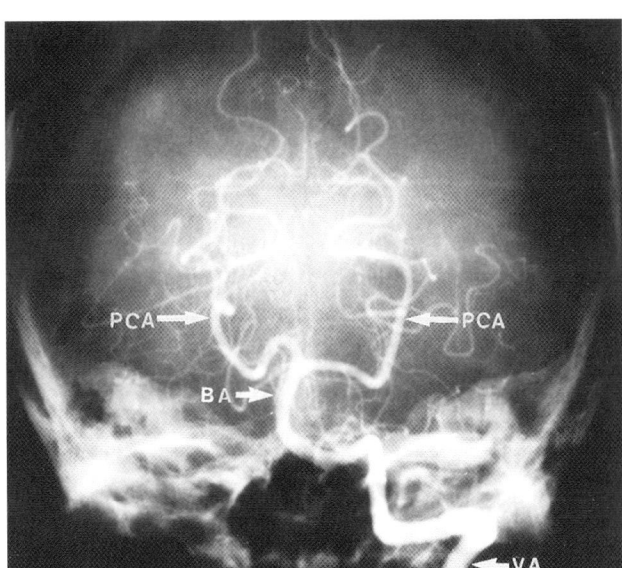

B

Abb. 18-24. Selektive Angiographie der linken Arteria vertebralis
A. Die Seitaufnahme zeigt die kontrastmittelgefüllte linke Arteria vertebralis *(VA)* in ihrem Verlauf zur Schädelbasis. Die linke und rechte A. vertebralis vereinigen sich, um die Arteria basilaris *(BA)* zu bilden, die sich wiederum in die beiden Arteriae cerebri

posteriores aufteilt (letztere überlagern sich auf der Seitaufnahme).
B. Posteroanteriore Aufnahme. Es lassen sich wiederum die A. vertebralis und die A. basilaris erkennen. Die beiden Arteriae cerebri posteriores *(PCA)* und ihre Äste können nun getrennt voneinander beurteilt werden.

Das Schädeltrauma

Die CT hat für die Diagnostik bei Patienten mit Schädel-Hirn-Traumen eine ungeheure Bedeutung. Wird eine intrakranielle Verletzung vermutet, so läßt sich mit der CT, einer schnell und relativ einfach durchzuführenden Untersuchung, eine intrakranielle Blutung, eine Hirnkontusion, ein Pneumoenzephalus, das Vorliegen von Fremdkörpern und ebenso von Schädelfrakturen nachweisen oder ausschließen. Darüber hinaus können mit der CT sekundäre Veränderungen nach einem Trauma wie **Ödem, Ischämie, Infarkt, Hirnverlagerung** oder ein Hydrozephalus erkannt werden. Beim akuten Trauma können **intrazerebrale Blutungen und extrazerebrale Blutansammlungen** (wie **subdurale Hämatome** und **epidurale Hämatome**) durch die CT mit nahezu 100%iger Sicherheit diagnostiziert werden. Auch können mit der CT risikofreie Verlaufsuntersuchungen durchgeführt werden, um die verschiedenen Blutungsstadien beim Schädel-Hirn-traumatisierten Patienten zu verfolgen.

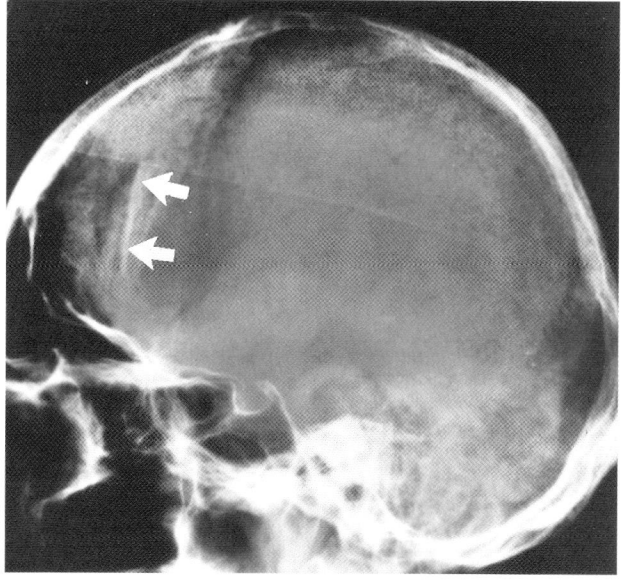

A

Abb. 18-25. Schädelimpressionsfraktur mit Hirnkontusion
A. Die Seitaufnahme des Schädels zeigt das imprimierte Fragment *(Pfeile)*.

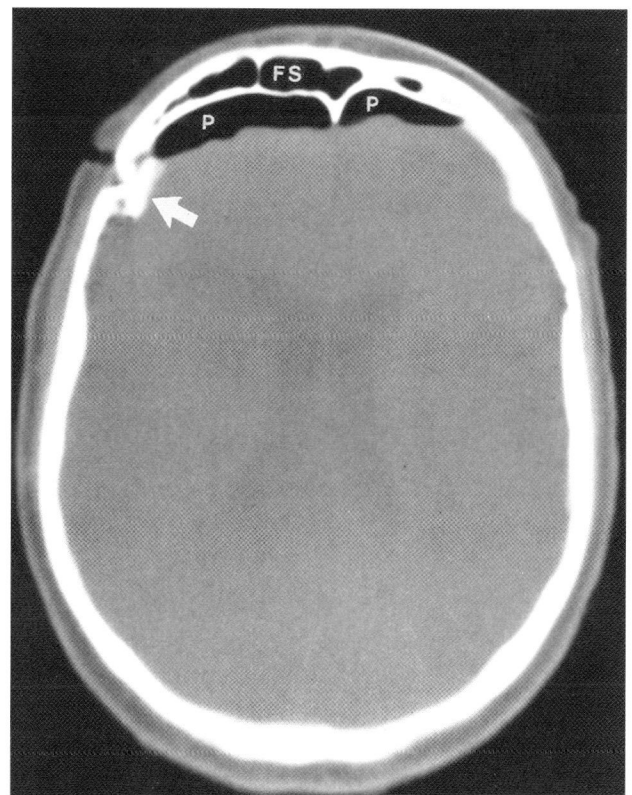

B

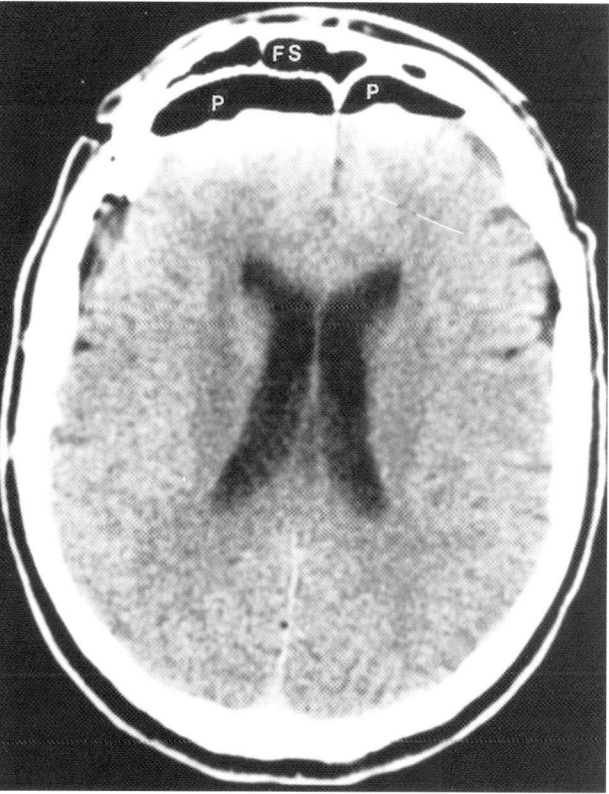

C

B. Im Knochenfenster des CT lassen sich die räumliche Beziehung des imprimierten Fragments *(Pfeil)* und ein Pneumoenzephalus *(P)* gut erkennen. Außerdem sieht man die Luft in den Sinus frontales *(FS)*.

C. Im Hirnfenster des gleichen CT-Schnitts ist neben dem Pneumoenzephalus eine Hirnkontusion (erhöhte Dichte) der Frontallappenspitze zu erkennen.

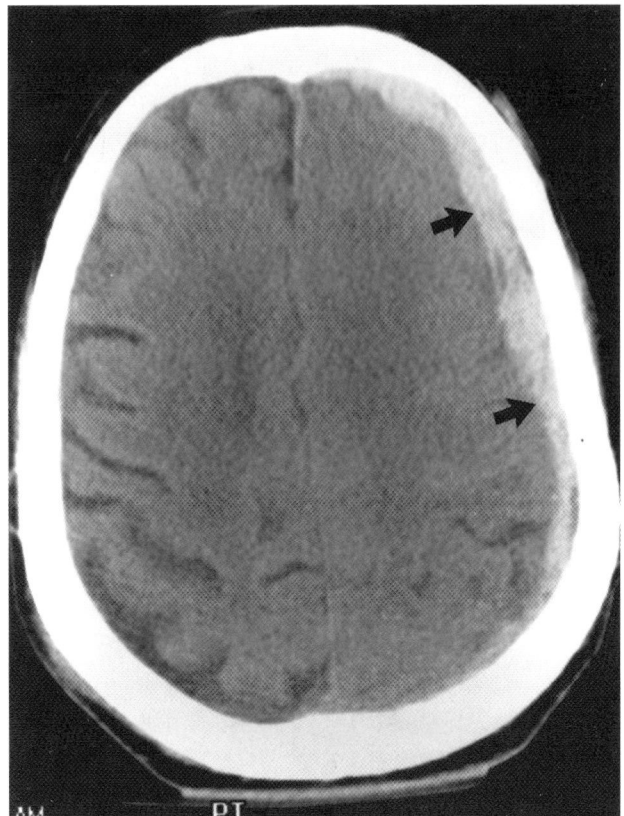

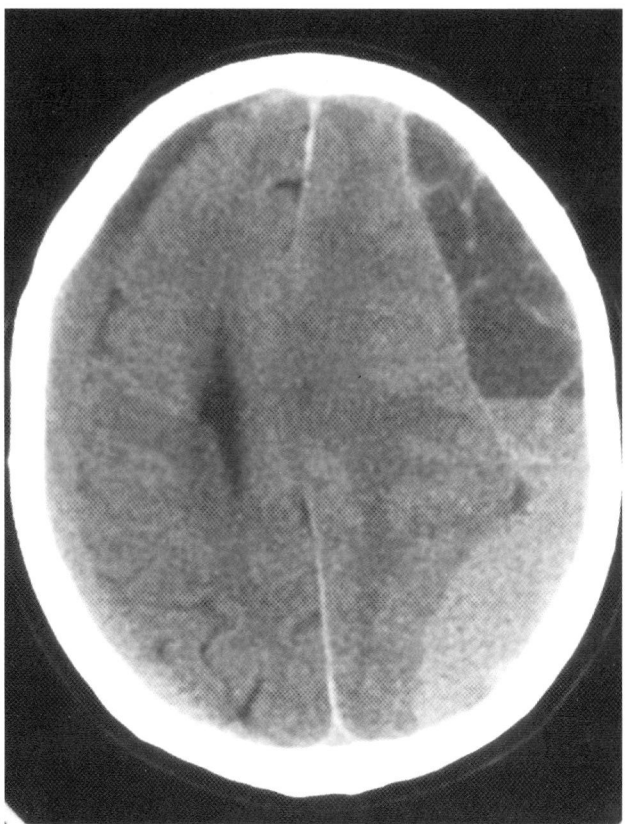

Abb. 18-26. A. Akutes subdurales Hämatom. Das frische Blut im Subarachnoidalraum erscheint hell und sichelförmig (*Pfeile*). Beachten Sie die Abflachung der linksseitigen Gyri und Sulci im Vergleich mit der rechten Seite. Es besteht auch eine geringe Mittellinienverlagerung.
B. Beidseitige subakute Subduralblutungen. In den Subduralräumen beider Hemisphären sind Flüssigkeitsansamm-lungen erkennbar, die das Gehirn nach medial komprimieren. Es handelt sich um subakute Blutungen mit Sedimentation von Blutzellen (insbesondere auf der linken Seite). Die größere Flüssigkeitsansammlung links führt zu einer Kompression des linken Seitenventrikels und zu einer Mittellinienverlagerung.

> Bei jedem Patienten, der ein Schädeltrauma hatte und Zeichen einer neurologischen Dysfunktion aufweist, ist ein CT indiziert. Es ist nicht unbedingt nötig, vor einer CT-Untersuchung Röntgenaufnahmen des Schädels anzufertigen, wodurch eventuell wertvolle Zeit verlorengehen kann.

Die Strahlenbelastung ist bei einem Schädel-CT für den Patienten nicht höher als bei einer konventionellen Röntgenbildserie des Schädels. Beim CT des traumatisierten Patienten ist keine Kontrastmittelgabe erforderlich, sie ist vielmehr bei der Erstuntersuchung kontraindiziert, da durch Kontrastmittel-Enhancement eine Blutung maskiert werden kann. Die Bilder müssen sowohl im „Hirnfenster" als auch im „Knochenfenster" fotografiert und betrachtet werden. Aus den Gefäßen ausgetretenes Blut hat einen hohen Eiweißgehalt und erscheint daher auf den Bildern im Hirnfenster im Vergleich zum umgebenden Hirngewebe hell. Mit den Bildern im Knochenfenster lassen sich Frakturen erkennen und ihr Verlauf und ihre Konfiguration verfolgen. Besondere Vorsicht ist bei der Umlagerung eines schädeltraumatisierten Patienten auf den CT-Tisch geboten, da oft gleichzeitig Verletzungen der Halswirbelsäule oder anderer Körperregionen vorliegen.

Häufig können mit der CT **Frakturen** der Schädelbasis und Impressionsfrakturen der Kalotte besser als mit konventionellen Röntgenaufnahmen nachgewiesen werden. Ein horizontal verlaufender, nicht verlagerter Frakturspalt parallel zur oder innerhalb der axialen CT-Schicht kann jedoch übersehen werden. Dies ist im Rahmen der Erstdiagnostik aber nicht so wichtig wie die Beurteilung von Hirnverletzungen, die mit dem CT *nicht* übersehen werden. Wird bei einem Patienten mit einem Schädeltrauma, der keine neurologischen Veränderungen zeigt, zuerst eine konventionelle Röntgenuntersuchung des Schädels durchgeführt, so müssen die Bilder sehr sorgsam im Hinblick auf Befunde untersucht werden, die Anlaß zu einer CT-Untersuchung geben. Zu derartigen Befunden gehören eine Verlagerung der verkalkten Zirbel-

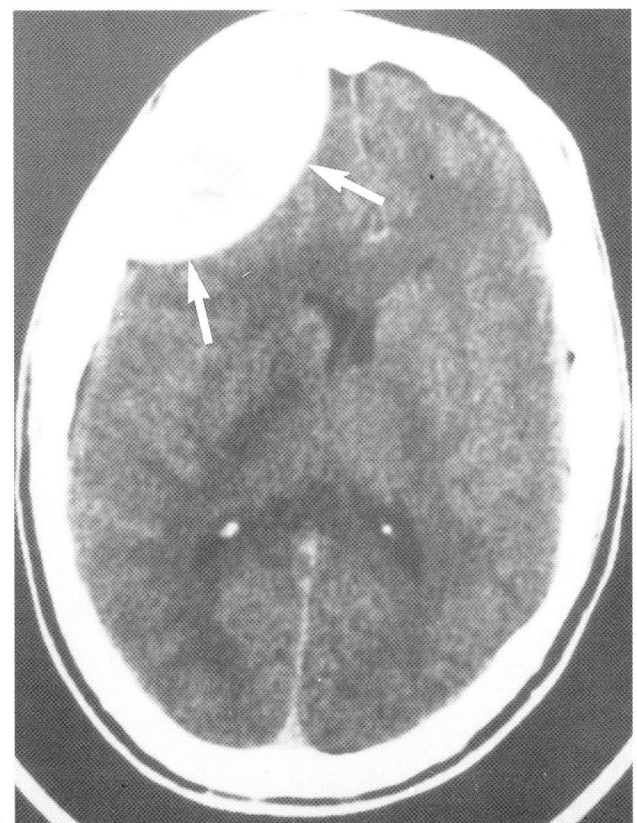

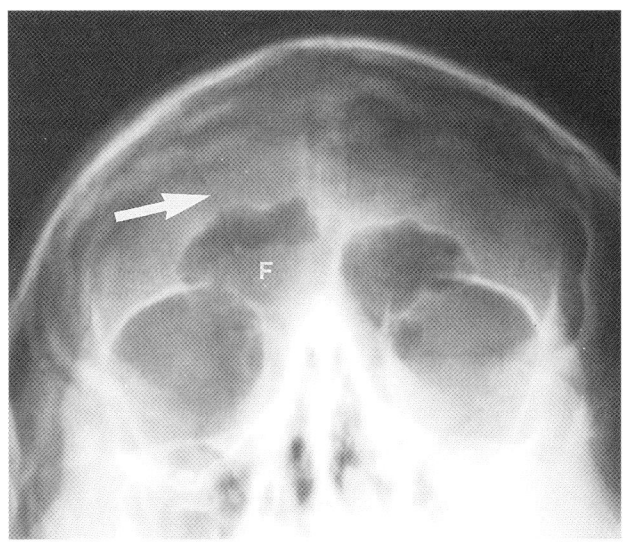

A

B

Abb. 18-27. Akutes epidurales Hämatom
A. Die *Pfeile* weisen auf das linsenförmige, bikonvexe epidurale Hämatom.
B. Die schräg im Sitzen angefertigte Schädelaufnahme desselben Patienten zeigt eine rechtsfrontale Fraktur *(Pfeil)* und eine Flüssigkeitsansammlung im rechten Sinus frontalis *(F)* mit Spiegelbildung.

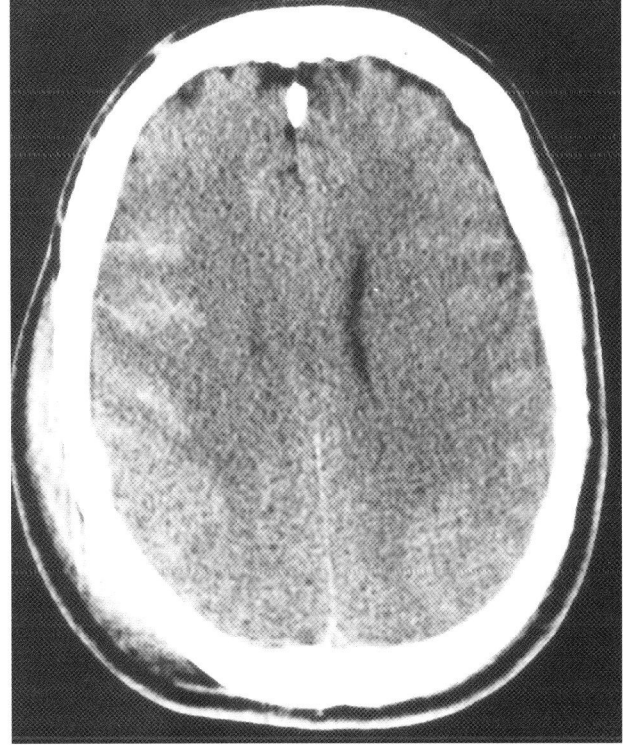

Abb. 18-28. CT-Schicht einer intrazerebralen Blutung. Im rechtsseitigen Hirnparenchym sind Streifen einer akuten Blutung erkennbar. Sie sind Ausdruck der Verletzung kleiner intraparenchymatöser Blutgefäße im Rahmen von Scherverletzungen. Beachten Sie die Kompression des rechten Seitenventrikels und vergleichen Sie das Bild mit der normalen CT-Schicht in Abb. 18-10.

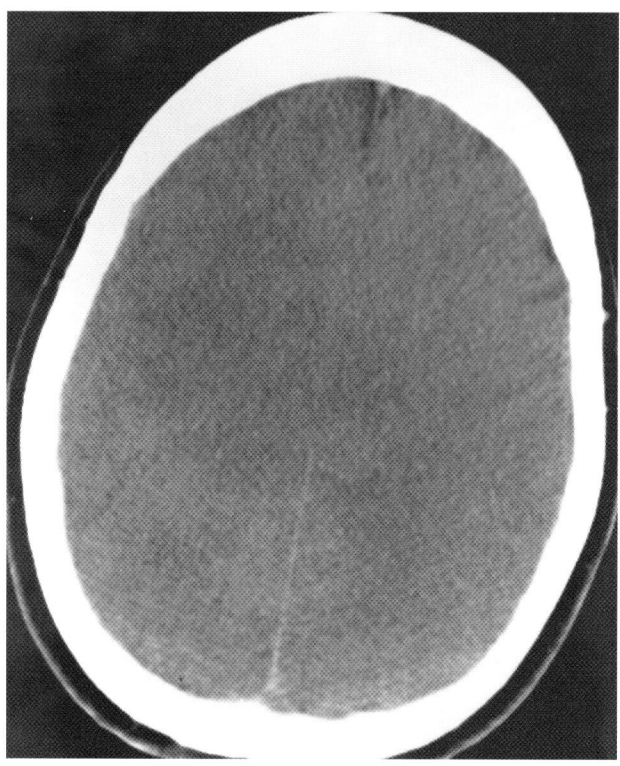

Abb. 18-29. Traumatisches Hirnödem bei einem Kind. Dieser Zustand wird häufig durch ein erhöhtes intrazerebrales Blutvolumen oder eine Vermehrung der Gewebsflüssigkeit verursacht und kann zu einer Herniation von Hirngewebe mit Einklemmung führen. Das Hirnwindungsfurchenrelief mit den Gyri und Sulci ist komplett abgeflacht, das komprimierte Ventrikelsystem nicht mehr sichtbar.

drüse (Corpus pineale), ein Pneumoenzephalus, Luft-Flüssigkeits-Spiegel in der Keilbein- oder Stirnhöhle, eine Impressionsfraktur des Schädels oder ein linearer Frakturspalt, der die Gefäßsulci der Arteria meningea media oder der größeren venösen Sinus durchquert. Heutzutage werden die meisten Patienten mit dem anhand konventioneller Röntgenaufnahmen nachgewiesenen Befund einer akuten Schädelfraktur zur CT geschickt. Mit der MRT können ebenfalls akute Hirnverletzungen nachgewiesen werden. Allerdings liegt bei einer MRT-Untersuchung der ganze Körper des Patienten innerhalb des „Tunnels" eines riesigen Magneten, so daß eine sorgfältige Beobachtung und Überwachung eines akut verletzten Patienten sehr viel schwieriger ist als bei der CT; zudem dauert eine MRT-Untersuchung länger als eine CT-Untersuchung. Die CT ist die bevorzugte Methode zum Nachweis von akuten Blutungen, Schädelfrakturen und Fremdkörpern.

Zerebrovaskuläre Erkrankungen

Die zerebrale Gefäßkrankheit ist eine der wichtigsten Todesursachen und beim älteren Menschen eine der Haupt-

ursachen für Behinderungen. Dabei ist ihre häufigste Manifestation der **Schlaganfall**, ein Syndrom, das durch plötzliches Auftreten eines neurologischen Defizits charakterisiert ist. Gewöhnlich werden Schlaganfälle durch eine akute zerebrale Ischämie verursacht, die auf dem Boden einer Thrombose oder einer Embolie der hirnversorgenden Arterien entsteht. Embolien können ihren Ursprung im Herzen oder an arteriosklerotischen Gefäßplaques haben, die häufig im Bereich der Karotisgefäße in Höhe der Aufgabelung der Arteria carotis communis in die Arteria carotis interna und externa sitzen **(Abb. 18-30)**. Seltener werden Schlaganfälle durch Gefäßspasmen ausgelöst, die infolge akuter Subarachnoidalblutungen bzw. Hirnparenchymblutungen auftreten können, oder aber durch eine Dissektion der Arteria carotis. Wenn sich ein Patient mit Symptomen des Schlaganfalls vorstellt, sollte der erste diagnostische Schritt die Durchführung eines kranialen CT sein, um eine Blutung als Ursache auszuschließen. Bei einem akuten ischämischen Insult kann das CT einen Normalbefund zeigen. Wenn die Diagnose eines Schlaganfalls in Zweifel steht, kann dieser mit der MRT entweder bestätigt oder weitgehend ausgeschlossen und mit der Angiographie (bzw. MR-Angiographie) nach einer Ursache gesucht werden.

Ischämische Insulte sind meist durch *Hirninfarkte* verursacht, also Regionen einer permanenten ischämischen

Hirnparenchymschädigung, die mit der CT bzw. besser mit der MRT dargestellt werden können. Es ist wichtig zu wissen, daß die CT-Untersuchung bei einem Schlaganfallpatienten noch mehrere Stunden nach Einsetzen der Symptomatik unauffällig sein kann. Mit der MRT kann ein ischämischer Schlaganfall in aller Regel früher als mit der CT nachgewiesen werden. Es ist auch wichtig zu wissen, daß rein ischämische Infarkte in hämorrhagische Infarkte übergehen können; dies geschieht meistens 2 bis 4 Tage nach Einsetzen der Symptomatik und ist wahrscheinlich Folge der Reperfusion eines nekrotischen Infarktareals. Daher sollten Patienten, die nach einem Schlaganfall eine Verschlechterung der klinischen Symptomatik aufweisen, noch einmal computertomographisch untersucht werden, um eine neu aufgetretene Blutung auszuschließen.

Ein manifester Schlaganfall muß von einer *transienten ischämischen Attacke (TIA)* abgegrenzt werden, bei der ein neurologisches Defizit plötzlich auftritt, für eine kurze Zeitdauer (Minuten oder Stunden) anhält und sich dann wieder vollständig zurückbildet. Als Ursache für TIAs werden kleine Embolien in den hirnversorgenden Arterien angenommen, die sich wieder auflösen, bevor eine bleibende Schädigung des Hirnparenchyms eintritt. Sie gehen nicht mit tatsächlichen Hirninfarkten einher und weisen entsprechend kein Korrelat im CT oder MRT auf. TIAs gelten als Alarmzeichen für einen drohenden Schlaganfall und geben Anlaß zur diagnostischen Suche nach einer therapierbaren Schlaganfallursache, wie z.B. einer Stenose der Arteria carotis oder einer kardialen Arrhythmie. Die neurologischen Ausfallserscheinungen bei einem Schlaganfall dauern länger als 24 Stunden an; sie können teilweise oder vollständig reversibel sein, aber auch dauerhaft bestehen bleiben.

Mit der CT lassen sich Infarkte lokalisieren und ihre Ausdehnung feststellen. Sie können von Tumoren, Aneurysmen und anderen Läsionen abgegrenzt werden, die das klinische Bild eines ischämischen Insults imitieren können. Das Erscheinungsbild eines Hirninfarkts im CT ändert sich mit der Zeit. Während der ersten Stunden kann die CT-Untersuchung einen Normalbefund zeigen. Nach 12 bis 24 Stunden ist der Infarkt in der Regel als ein Gebiet homogener oder fleckiger Dichteminderung zu erkennen **(Abb. 18-31 A)**, die Ausdruck eines interstitiellen und intrazellulären Ödems ist. Nach Kontrastmittelgabe läßt sich in diesem Bereich keine Anreicherung erkennen. Etwa 1 bis 4 Wochen später zeigen die meisten ischämischen Insulte jedoch eine fleckige Kontrastmittelanreicherung **(Abb. 18-31 B)**, die ein Zeichen für den Zusammenbruch der Blut-Hirn-Schranke (durch erhöhte Permeabilität neugebildeter Kapillaren für Kontrastmittel) sind. Etwa 1 Monat später, wenn das nekrotische Hirngewebe zunehmend durch Liquor ersetzt wird, nä-

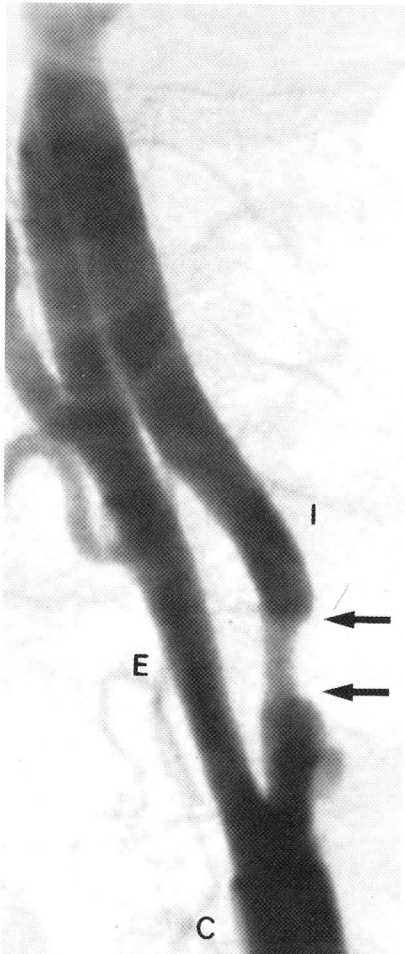

Abb. 18-30. Die selektive Angiographie der Arteria carotis communis (die Arterien sehen dunkel aus, da hier eine Bildsubtraktion durchgeführt wurde) zeigt eine Stenose *(Pfeile)* der A. carotis interna *(I)* direkt oberhalb der Karotisbifurkation. Die A. carotis externa *(E)* und communis *(C)* sind ebenfalls erkennbar.

hert sich die Dichte der Infarktzone langsam der des Liquors an.

Sie müssen aber in jedem Fall wissen, daß ein akuter ischämischer Insult durch die MRT früher nachweisbar ist als durch die CT **(Abb. 18-32 A)**. Darüber hinaus ist mit der MRT auch eine bessere Suche nach der Ursache eines Schlaganfalls möglich. Mit der MR-Angiographie können Veränderungen der hirnversorgenden Arterien nachgewiesen werden, ohne daß eine arterielle Katheterisierung und Kontrastmittelgabe nötig ist. Dabei kann aus speziellen axialen oder koronaren Schichtstapeln der Kopf- und Halsregion eine dreidimensionale Ansicht der Karotis- und Vertebralisgefäße einschließlich ihrer Äste rekonstruiert werden **(Abb. 18-32 B** und **C)**.

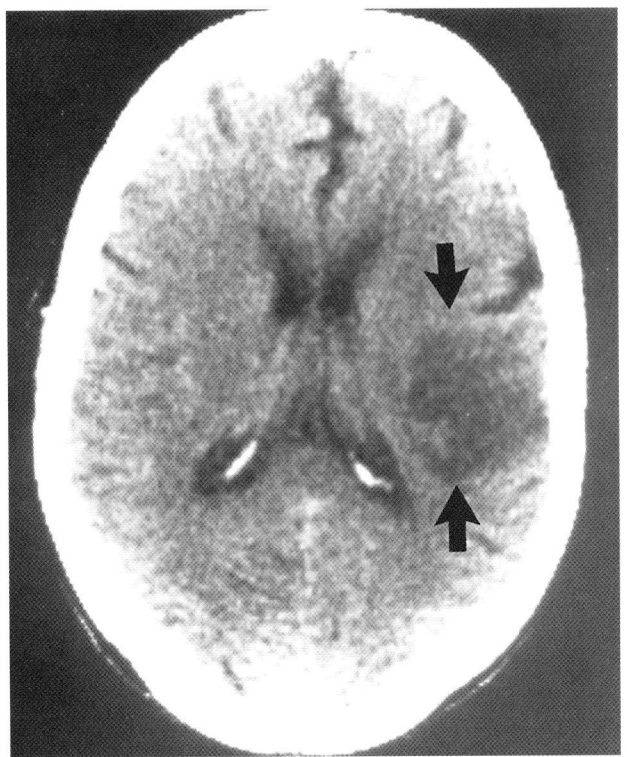

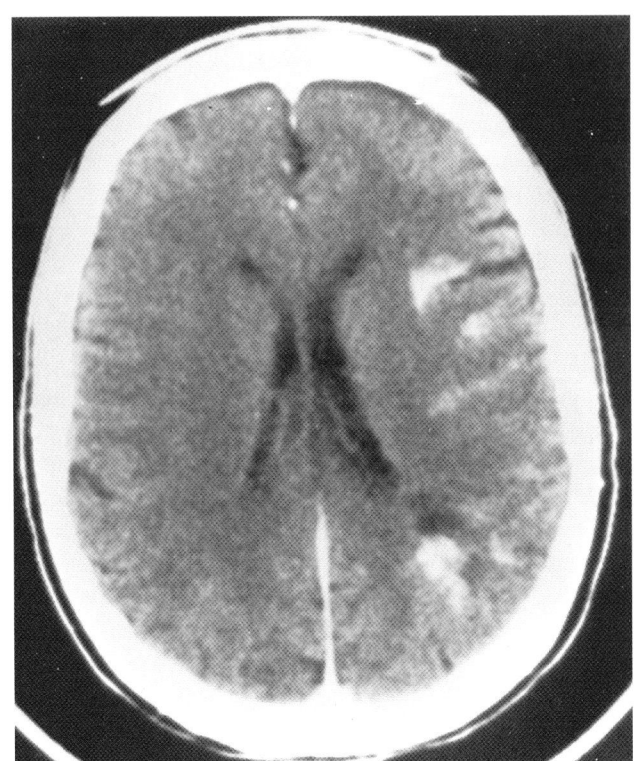

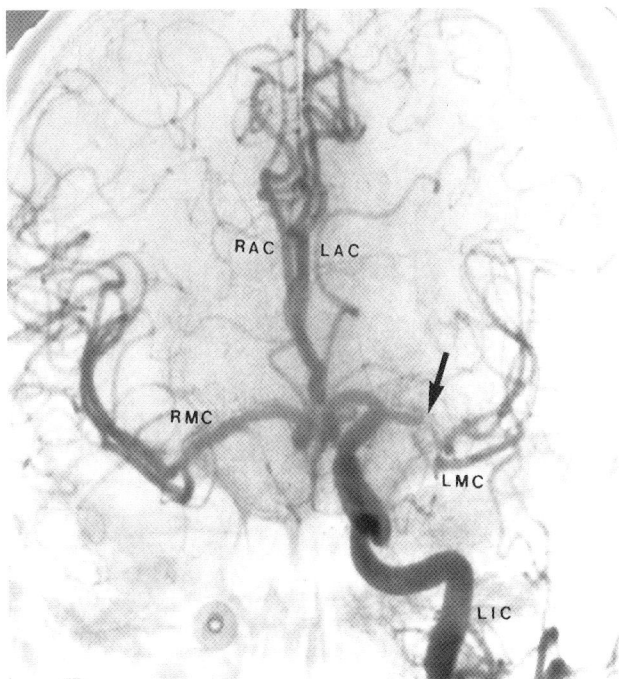

Abb. 18-31. Zerebraler ischämischer Insult, entstanden durch embolischen Verschluß der Arteria cerebri media
A. Das 12 Stunden nach Einsetzen des Insults angefertigte native CT zeigt eine Dichteminderung der Infarktzone *(Pfeile)* in der linken Hemisphäre.
B. Beim eine Woche später durchgeführten Kontroll-CT zeigen sich nach i.v. Kontrastmittelgabe hyperdense Areale im Infarktgebiet.

C. Frontale Projektion einer selektiven Angiographie der linken Arteria carotis interna. Ein Embolus *(Pfeil)* verschließt die linke Arteria cerebri media fast vollständig. Die linke A. carotis interna *(LIC),* die rechte A. cerebri media *(RMC),* die linke A. cerebri media *(LMC),* die rechte A. cerebri anterior *(RAC)* und die linke A. cerebri anterior *(LAC)* sind klar erkennbar. Die rechte A. cerebri media und anterior wurden kontrastgefüllt, weil während der Injektion des Kontrastmittels in die linke A. carotis interna die rechte A. carotis von außen komprimiert wurde.

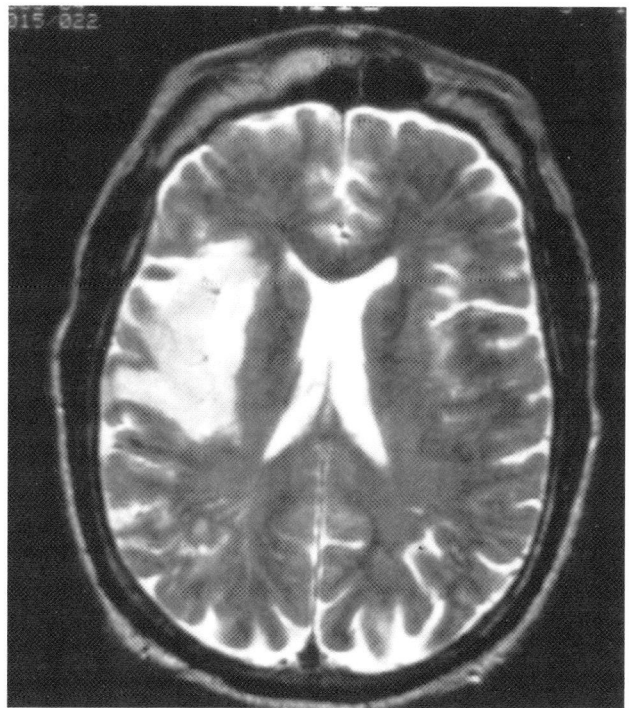

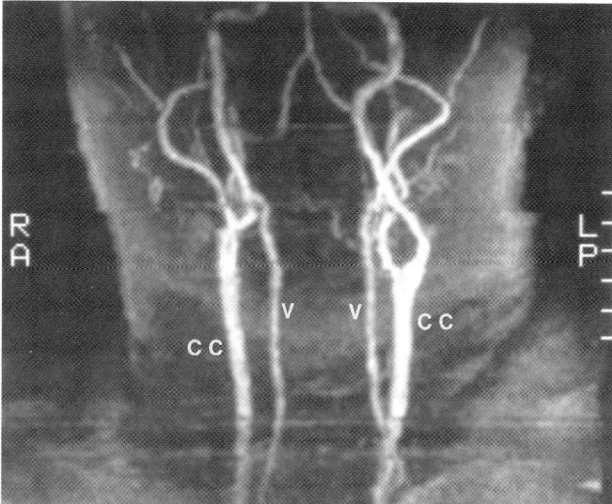

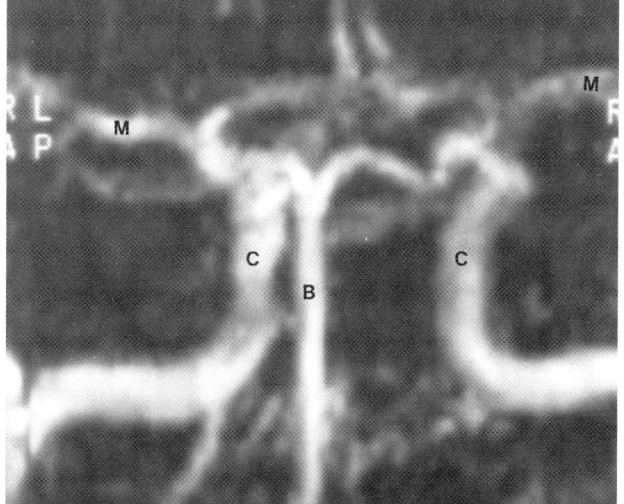

Abb. 18-32. MR-Untersuchung eines Patienten mit ischämischem Insult im Versorgungsgebiet der rechten Arteria cerebri media.
A. Das axiale T2-gewichtete MR-Bild zeigt eine erhöhte Signalintensität im frontoparietalen Abschnitt der rechten Großhirnhemisphäre.
B. MR-Angiographie der Halsgefäße
C. MR-Angiographie des Circulus arteriosus Willisi
B und C zeigen eine freie Durchgängigkeit der Arteria carotis communis *(CC)*, der A. carotis interna *(C)*, der A. vertebralis *(V)*, der A. basilaris *(B)* und der Aa. cerebri mediae *(M)*. Keine dieser Arterien ist verschlossen oder signifikant eingeengt.

Hirntumoren

Die Suche nach einem Hirntumor kann durch verschiedenartigste Befunde einer Dysfunktion des ZNS ausgelöst werden; dazu gehören neu aufgetretene Krampfanfälle, Kopfschmerzen, Persönlichkeitsveränderungen, Bewußtseinsveränderungen, Sehstörungen, motorische oder sensible Defizite oder ein Papillenödem. Diese klinischen Befunde können sich zusammen mit anderen neurologischen Veränderungen, wie z.B. einer Schlaganfall- oder Migränesymptomatik, manifestieren. Entsprechend sollte der Kliniker bei neu aufgetretenen Symptomen des ZNS zum Ausschluß eines Tumors auch die bildgebenden Verfahren in den diagnostischen Abklärungsprozeß einbauen. Hirntumoren werden am schnellsten und einfachsten und darüber hinaus mit hoher Zuver-

lässigkeit durch die CT und die MRT diagnostiziert. Röntgenaufnahmen des Schädels sind bei Hirntumoren häufig normal, und Auffälligkeiten sind nur dann zu erkennen, wenn der Tumor Verkalkungen enthält, knöcherne Erosionen oder Sklerosen verursacht oder bei längerem Bestehen eines erhöhten intrakraniellen Drucks Veränderungen hervorruft, wie zum Beispiel die Erweiterung der Sella turcica. Die Angiographie wird gewöhnlich nur zur Operationsplanung und zur Untersuchung der Tumorvaskularisierung bzw. der Lage des Tumors in bezug auf die benachbarten Gefäße durchgeführt. Mit der CT und insbesondere der MRT können Hirntumoren nicht nur mit hoher Treffsicherheit diagnostiziert werden, sondern es ist auch möglich, ihre Größe, ihre Lokalisation und ihre Auswirkung auf benachbarte Strukturen zu bestimmen und häufig sogar Hinweise auf die Art diagnose zu erhalten. Hirntumoren können entweder vom

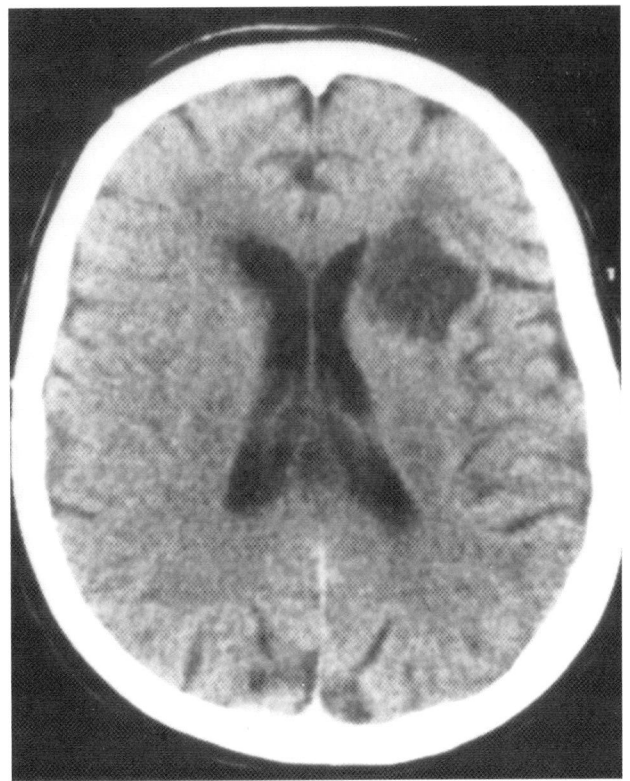

A

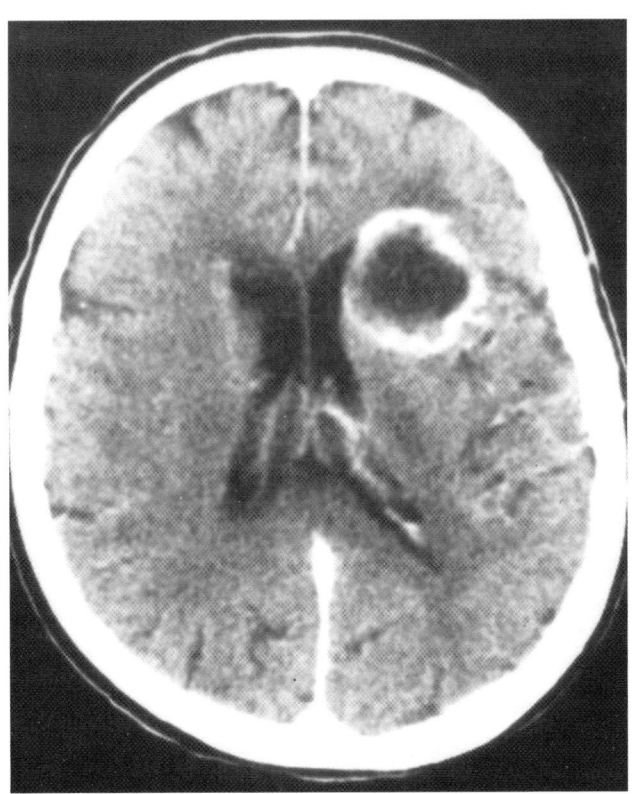

B

Abb. 18-33. CT-Bilder eines Astrozytoms Grad 3
A. Natives CT-Bild

B. Das CT-Bild in gleicher Schichtpostition nach i.v. Gabe von Kontrastmittel zeigt eine ringförmige Anreicherung in der Peripherie des Tumors.

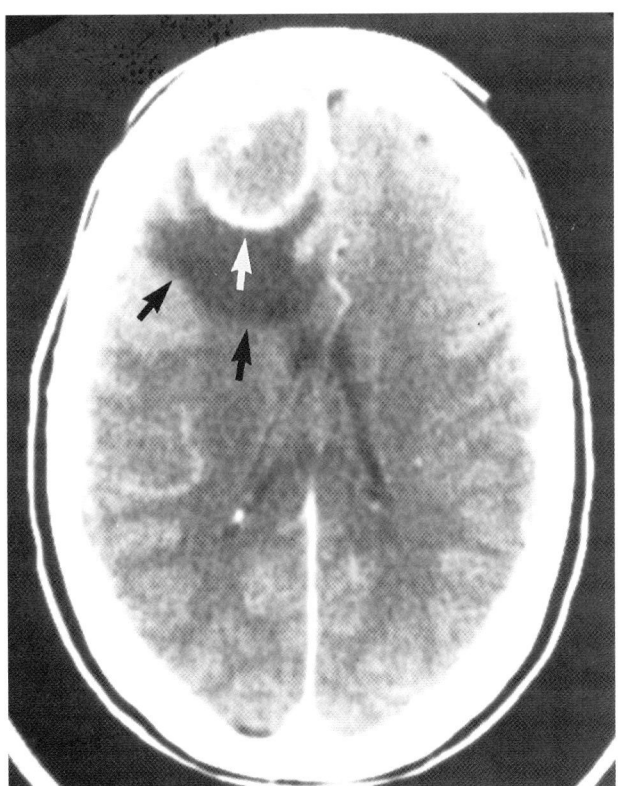

Hirngewebe selbst ausgehen (z.B. das Gliom, das von den Gliazellen ausgeht) oder aber von den Umgebungsstrukturen (Meningen) des Gehirns (z.B. Meningeome). Häufig ist das Gehirn auch der Manifestationsort von Metastasen, insbesondere beim Bronchial- und Mammakarzinom. Gar nicht so selten fallen die Symptome von Hirnmetastasen zu einem Zeitpunkt auf, zu dem der Primärtumor noch gar nicht bekannt ist.

Die meisten Hirntumoren zeigen im CT nach i.v. Kontrastmittelgabe eine partielle oder komplette Kontrastmittelanreicherung **(Abb. 18-33)**. Das Erscheinungsbild primärer Hirntumoren ist vom Malignitätsgrad abhängig. Grad-1-Gliome präsentieren sich meist als Raumforderung mit niedriger Dichte und fehlender oder allenfalls minimaler Kontrastmittelaufnahme. Grad-3- und Grad-4-

Abb. 18-34. Dieses kontrastmittelverstärkte CT zeigt die Metastase eines Mammakarzinoms im rechten Frontalhirn. Der *weiße Pfeil* zeigt auf die Metastase, die *schwarzen Pfeile* deuten auf das perifokale Ödem mit niedriger Dichte.

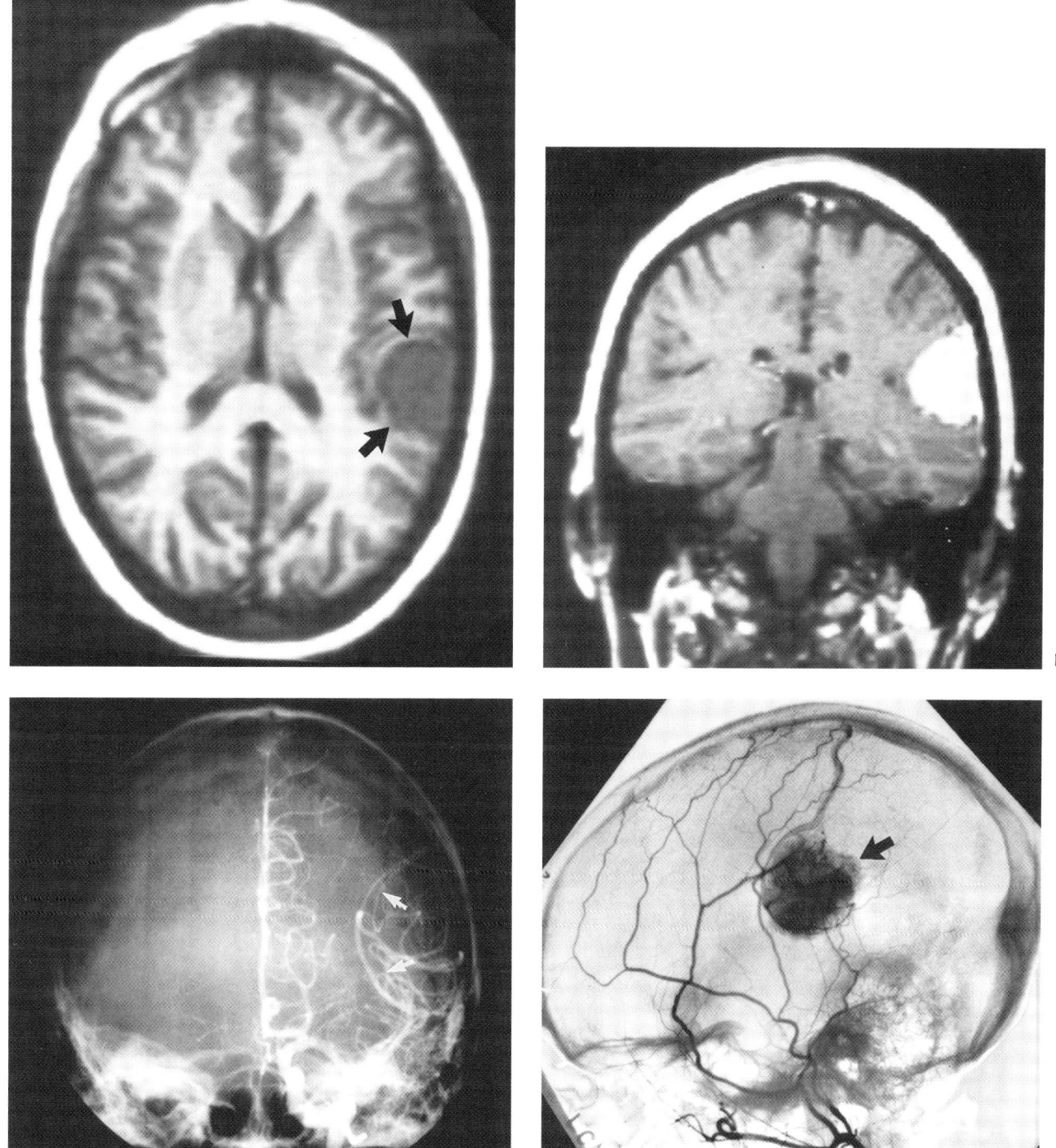

A

B

C

D

Abb. 18-35. MR- und die Angiographiebilder eines links parietal gelegenen Meningeoms
A. Die axiale MR-Schicht zeigt eine Raumforderung *(Pfeile)* in der linken Parietalregion unter der Schädelkalotte.
B. Die koronare MR-Schicht nach i.v. Gabe von Gadolinium-Kontrastmittel zeigt eine starke, homogene KM-Anreicherung der Raumforderung.
C. Die a.p. Aufnahme einer selektiven Angiographie der Arteria carotis *interna* zeigt, daß die Blutversorgung der Raumforderung nicht über die intrazerebralen Gefäße erfolgt. Vielmehr werden die Äste der A. cerebri media *(Pfeile)* durch die Raumforderung verlagert.
D. Die Seitaufnahme einer selektiven Angiographie der linken A. carotis *externa* zeigt, daß die Raumforderung *(Pfeil)* durch meningeale Arterien mit Blut versorgt wird und daher mit größter Wahrscheinlichkeit einem Meningeom entspricht. Dies hat sich auch operativ und histologisch bestätigt.

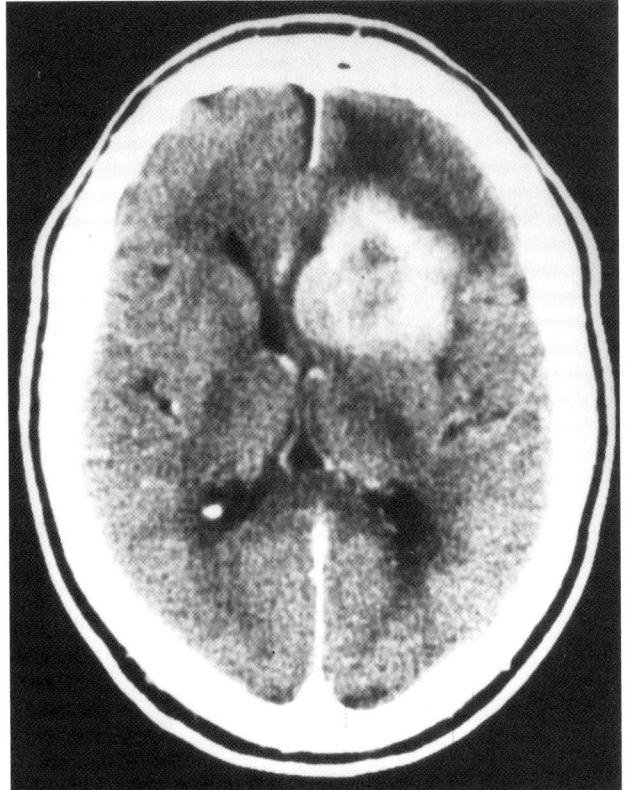

A

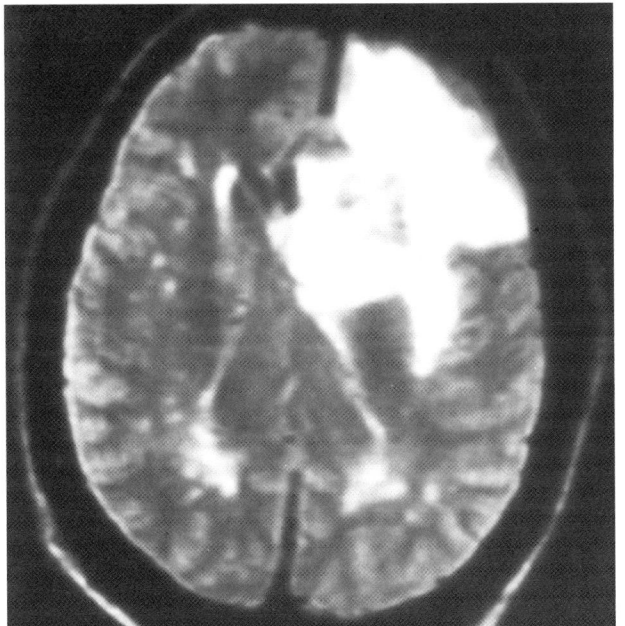

B

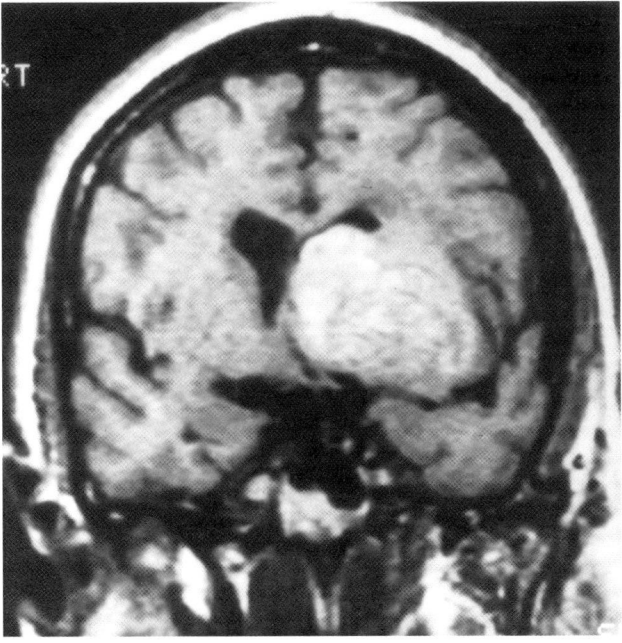

C

Abb. 18-36. Metastase eines malignen Melanoms im Bereich der linken Basalganglien

A. Das CT-Bild nach i.v. Kontrastmittelgabe zeigt eine Kontrastmittelanreicherung (enhancement) der Metastase im Kopfbereich des linken Nucleus caudatus und ein Umgebungsödem mit erniedrigter Dichte in der weiter anterior gelegenen Frontalregion. Die Raumforderung komprimiert den linken Seitenventrikel und verursacht eine Mittellinienverlagerung.

B. Das axiale, Protonendichte-gewichtete MR-Bild zeigt eine deutlich erhöhte Signalintensität sowohl der Metastase als auch des Ödems (vgl. mit dem CT-Bild).

C. Das koronare T1-gewichtete MR-Bild zeigt die Kompression des linken Seitenventrikels und die Mittellinienverlagerung durch die Raumforderung.

Gliome zeigen häufig ein nekrotisches Zentrum und einen dicken, irregulär stark Kontrastmittel aufnehmenden Randsaum; man spricht dann von einer *ringförmigen Kontrastmittelaufnahme (ring enhancement).*

Häufig zeigen Hirntumoren im CT-Bild einen umgebenden Ödemsaum mit niedriger Dichte, der bei Patienten mit Hirnmetastasen teilweise sehr ausgeprägt sein kann. Das Ödem erscheint weniger dicht als normales Hirngewebe **(Abb. 18-34)**, da die vermehrte interzelluläre Flüssigkeit die Strahlenabsorption erniedrigt (teilweise bis nahe an den Absorptionswert von Liquor). Metastasen werden oft im Grenzbereich zwischen grauer und weißer Substanz gefunden, und sie treten häufig multipel auf. Primäre Hirntumoren treten dagegen fast immer einzeln auf. Hirnabszesse oder bestimmte Entzündungsherde, wie die der *Toxoplasmose,* können leicht mit Hirnmetastasen verwechselt werden, da sie auch oft als multiple, kontrastmittelanreichernde Läsionen in Erscheinung treten; entsprechende Beispiele finden Sie in Kapitel 20.

In MR-Bildern kann ein Hirntumor in Abhängigkeit von den verwendeten Aufnahmeparametern und der Zusammensetzung des Tumors heller oder dunkler als das umgebende normale Hirngewebe erscheinen. (**Abb. 18-35** und **18-36**). Das bei Metastasen auftretende perifokale Ödem ist mit der MRT sehr gut nachweisbar. Heutzutage wird die MRT nahezu immer vor einer Therapie durchgeführt, da sie neben der sehr kontrastreichen Darstellung des pathologischen Befundes auch die Möglichkeit der Darstellung in unterschiedlichen Bildebenen (multiplanare Darstellung) ermöglicht. Wie andere intrakranielle Raumforderungen verdrängen und verlagern Hirntumoren die umgebenden Strukturen, und die klinischen Symptome hängen von der Lokalisation und Größe des Tumors und damit von seinen Auswirkungen auf funktionelle Systeme ab. Durch eine MR-Untersuchung ist es möglich, den Effekt eines Tumors auf die umgebenden Strukturen in sagittaler, koronarer und axialer Bildebene darzustellen (Abb. 18-16, S. 493).

Zerebrale Gefäßaneurysmen und arteriovenöse Mißbildungen

Einem Hirntumor vergleichbare neurologische Symptome können durch zwei Gefäßprozesse, das zerebrale Aneurysma und die zerebrale arteriovenöse Mißbildung, hervorgerufen werden. Beide können rupturieren und zu einer Blutung führen, die dann eine plötzliche Verschlechterung bestehender oder das Auftreten neuer neurologischer Symptome zur Folge hat. Natürlich können diese Gefäßprozesse schon allein durch ihre raumfor-

dernde Wirkung zu deutlichen Funktionseinschränkungen des ZNS führen.

Aneurysmen und arteriovenöse Malformationen (AVM) können mittels CT und MRT diagnostiziert werden, doch ist für die Planung der weiteren Behandlung im allgemeinen eine Angiographie erforderlich. In den letzten Jahren wurden interventionelle Verfahren im Rahmen der Angiographie auch für die Behandlung dieser Gefäßprozesse eingesetzt. Der Zugang über einen Katheter ermöglicht es, zerebrale Aneurysmen oder Mißbildungen mit lokal deponierten kleinen Ballons oder mit Partikelmaterial zu verschließen. Diese Techniken haben sich insbesondere dann als sehr nützlich erwiesen, wenn der operative Zugang zu einem solchen Prozeß sehr schwierig wäre.

Zerebrale Aneurysmen sind angeborene, sackförmige Wandausbuchtungen der hirnversorgenden Arterien, die häufig im Bereich des Circulus arteriosus Willisi vorkommen, weniger häufig an anderen wichtigen arteriellen Gefäßaufzweigungen. Die Wand dieser Ausbuchtung ist weniger kräftig und belastbar als die normale Blutgefäßwand in der Umgebung und ist daher eine Prädilektionsstelle für Rupturen und Leckagen. Kommt es zu einer Leckage aus dem Aneurysma, blutet es fast immer in den Subarachnoidalraum, das Kompartiment, in dem die Blutgefäße verlaufen. Blut verursacht eine starke Irritation der Meningen, und auch eine kleine Subarachnoidalblutung reicht aus, um schwere Kopfschmerzen hervorzurufen, die von den Patienten regelhaft als „die schlimmsten Kopfschmerzen, die ich jemals hatte" beschrieben werden. Auch wenn ein solcher Patient starke Kopfschmerzen von einer Migräne haben könnte: Denken Sie an die Anforderung einer CT-Untersuchung, um bei wirklich schweren Kopfschmerzen eine Subarachnoidalblutung auszuschließen. Blättern Sie nun noch einmal zu Seite 499 zurück und schauen Sie sich Abb. 18-22 an, die eine Subarachnoidalblutung infolge eines rupturierten Aneurysmas zeigt.

Nach i.v. Kontrastmittelgabe zeigt sich ein Aneurysma – wenn es groß genug ist – im CT als eine glatt begrenzte, rundliche Raumforderung von hoher Dichte (**Abb. 18-37**). Die Dichte entspricht der, die Sie auch in allen anderen großen Blutgefäßen, z.B. der Aorta des Patienten messen können. Das Aneurysma kann jedoch auch einen Thrombus enthalten, und in der Umgebung kann eine Subarachnoidalblutung zu finden sein, wenn es zu einer Ruptur des Aneurysmas gekommen ist. Ein Aneurysma kann auch sichtbare Verkalkungen in seiner Wand aufweisen. Es ist ungeheuer wichtig, ein Aneurysma von einem Hirntumor zu unterscheiden, da die Biopsie eines Aneurysmas fatale Folgen haben würde. Die meisten größeren Aneurysmen können im CT erkannt werden. Kleine Aneurysmen, die nur wenige Millimeter Durch-

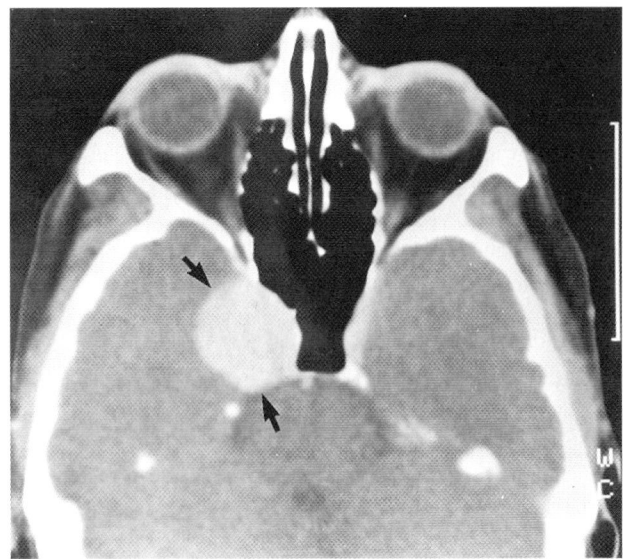

A

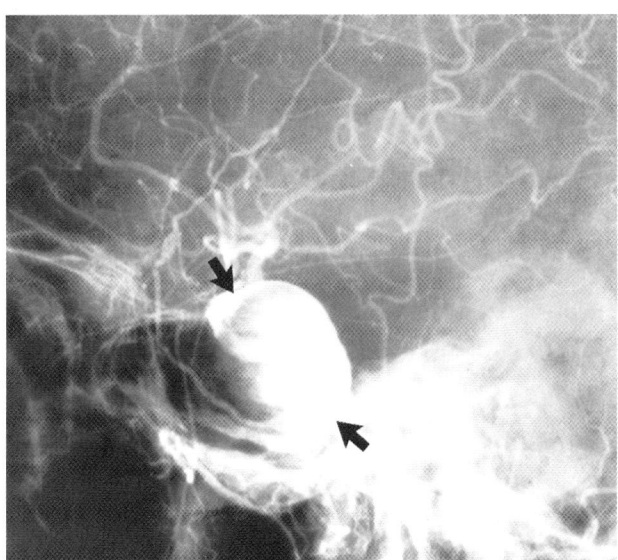

B

Abb. 18-37. Zerebrales Aneurysma
A. Das CT-Bild zeigt nach Kontrastmittelgabe ein direkt rechts des Sinus sphenoidalis gelegenes Aneurysma *(Pfeile)*.
B. Die Angiographie der rechten Arteria carotis interna zeigt das von ihr ausgehende große Aneurysma *(Pfeile)*.

messer aufweisen, können in der CT nicht nachweisbar sein; in diesem Fall ist eine Angiographie erforderlich. Bei symptomatischen Patienten mit Leckage oder Ruptur eines Aneurysmas zeigt die CT-Untersuchung jedenfalls die Subarachnoidalblutung, auch wenn das Aneurysma selbst für den computertomographischen Nachweis zu klein ist. Sobald die Diagnose einer Subarachnoidalblutung (meist mit der CT) gestellt ist, sollte bei dem Patienten eine Angiographie zum Nachweis eines Aneurysmas und zur Beurteilung seiner Größe, Lokalisation und Geometrie durchgeführt werden. Die traditionelle Therapie von Aneurysmen besteht in der Clip-Behandlung (d.h.,

das Aneurysma wird durch Anbringen eines Metall-Clips an seinem Hals von der Zirkulation ausgeschlossen), die eine Kraniotomie erfordert. Heutzutage werden auch zunehmend interventionell-radiologische Techniken, wie z.B. die Katheterembolisation, zum Ausschalten von Aneurysmen eingesetzt.

Arteriovenöse Malformationen (AVM) sind im Hirngewebe liegende Geflechte abnormer Blutgefäße mit arteriovenösen Verbindungen. Diese Läsionen sind angeboren und bringen ein Blutungsrisiko mit sich. Im Gegensatz zu Aneurysmen bluten AVM aufgrund ihrer Lage in der Regel in das Hirnparenchym ein und nicht in den

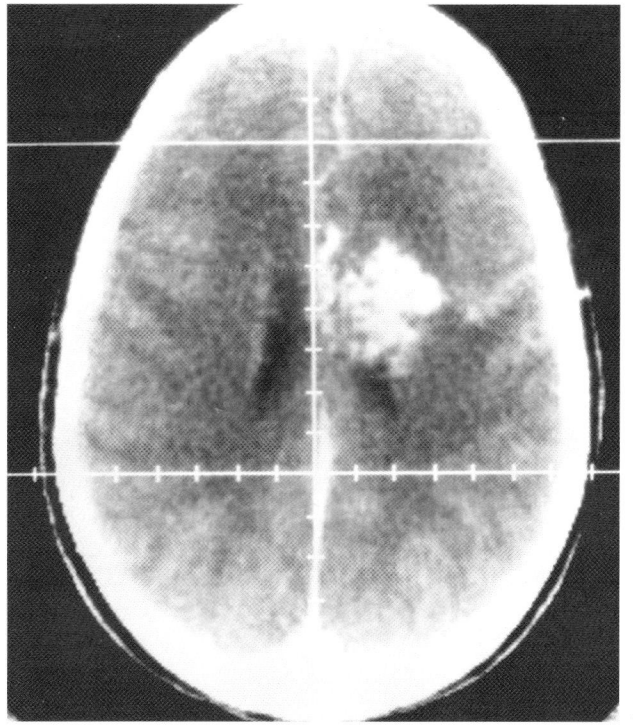

A

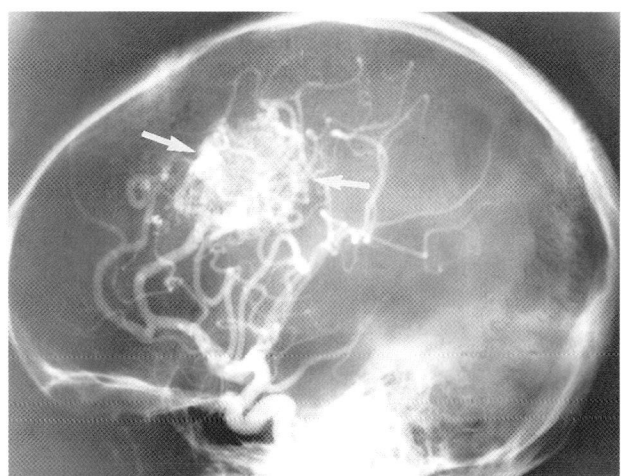

B

Abb. 18-38. Zerebrale arteriovenöse Malformation (AVM)
A. Das kontrastverstärkte CT eines Patienten mit Doppelbildern zeigt ein Konvolut abnormer Blutgefäße in der linken Hirnhemisphäre.
B. Die Angiographie der linken Arteria carotis interna zeigt die a.v. Mißbildung *(Pfeile)*. Aufgrund des hohen arteriovenosen Shuntvolumens in der Mißbildung sind die zuführenden Arterien sehr kräftig.

Subarachnoidalraum. Eine Hirnparenchymblutung verursacht gewöhnlich keine Kopfschmerzen, bei vielen Patienten jedoch Krampfanfälle. Arteriovenöse Malformationen können lokal eine raumfordernde Wirkung mit Druckschädigung der umgebenden Strukturen oder auch ein Steal-Phänomen durch Abziehen (stehlen) von Blutvolumen aus der Zirkulation des benachbarten Hirngewebes verursachen.

Im kontrastverstärkten CT zeigt sich eine AVM als ein Knäuel von Blutgefäßen, von denen einige im Querschnitt angetroffen werden und als sehr dichte Punkte imponieren, während andere längs angeschnitten werden und als geschlängelte Strukturen erscheinen **(Abb. 18-38)**. In einer nicht kontrastverstärkten CT-Untersuchung erscheint eine AVM oft nur als eine Gruppe von Verkalkungen innerhalb des Hirngewebes (durch Kalkablagerungen in der abnormen Gefäßwand). Da bei einer AVM definitionsgemäß arteriovenöse Kurzschlüsse vorliegen, ist der Blutfluß deutlich erhöht, und angiographisch zeigen sich die zuführenden Arterien mit einem vergrößerten Gefäßdurchmesser. Beachten Sie die großkalibrigen Äste der linken Arteria carotis interna in Abb. 18-38 B im Vergleich zum normalen Angiogramm der Arteria carotis interna in Abb. 18-23 A.

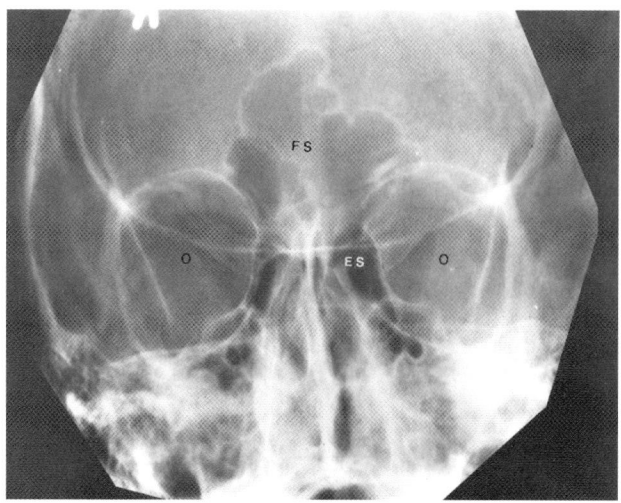

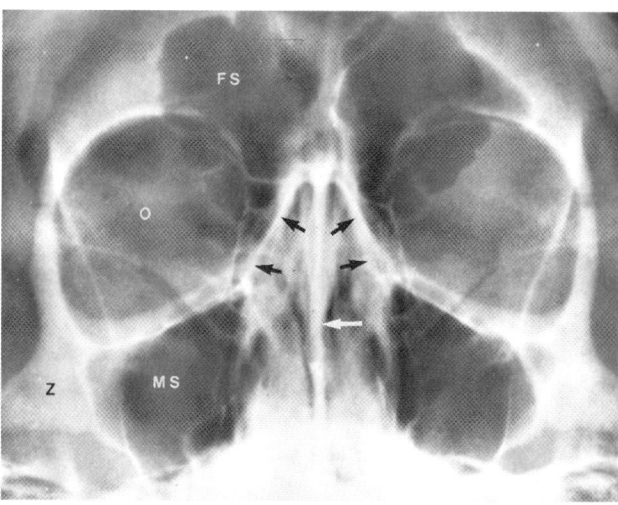

Abb. 18-39. Normale Gesichtsschädelaufnahme nach Caldwell, auf der die Stirnhöhlen (Sinus frontales, *FS*), die Sinus ethmoidales *(ES)* und die Orbitae *(O)* gut zu erkennen sind.

Abb. 18-40. Auf dieser okzipitomentalen Projektion (nach Waters) sind die Sinus frontales *(FS)*, die Orbitae *(O)*, die Kieferhöhlen (Sinus maxillares, *MS*) und die Jochbeine *(Z)* abgrenzbar. Der *weiße Pfeil* zeigt auf das Nasenseptum, die *schwarzen Pfeile* zeigen auf die Nasenwände.

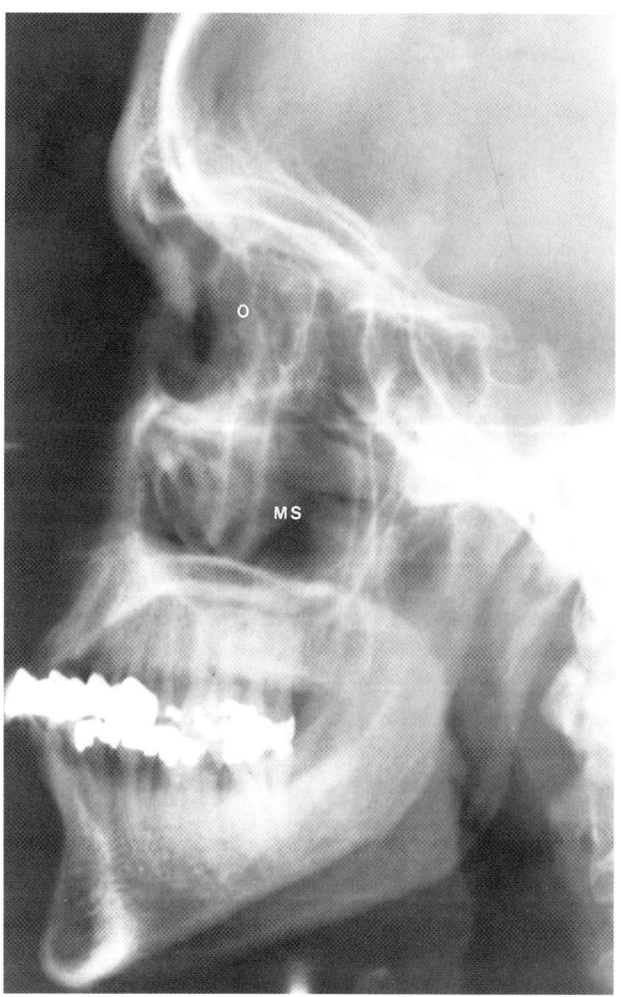

Abb. 18-41. Normale Seitaufnahme des Gesichtsschädels. Die beiden Orbitae *(O)* und Sinus maxillares *(MS)* überlagern sich jeweils. Achten Sie auf die metallhaltigen Zahnfüllungen und die Zahnkronen.

Der Gesichtsschädel

Auf einer gewöhnlichen Schädelkalottenaufnahme sind die Knochen des Gesichtsschädels schlecht zu erkennen. Sie werden deutlich überbelichtet, da eine geeignete Darstellung der Schädelkalotte eine höhere Röntgenstrahlenexposition erfordert. Haben Sie bei einem Patienten den Verdacht auf eine Erkrankung, die Röntgenaufnahmen des Gesichtsschädels erforderlich macht, so sollten Sie entsprechend Ihrer Fragestellung spezielle Aufnahmen anfordern, zu der die Frontalaufnahme nach Caldwell für die Darstellung der Stirnhöhle, der Siebbeinzellen und von Teilen der Orbita gehört **(Abb. 18-39)**, sowie eine ca. 25° kaudokranial orientierte Aufnahme (okzipitomentale Projektion nach Waters) zur Darstellung von Kieferhöhlen, Nasenseptum, Stirnhöhle und Jochbein **(Abb. 18-40)** und eine Seitaufnahme zur Darstellung der Strukturen in einer zweiten Ebene **(Abb. 18-41)**. Die Aufnahmen werden nach Möglichkeit im p.a. Strahlengang (Gesichtsknochen möglichst filmnahe zur bestmöglichen Detailerkennbarkeit der Knochenstrukturen) angefertigt.

Röntgenaufnahmen des Gesichtsschädels werden am häufigsten zum Nachweis oder zum Ausschluß von Frakturen nach einem entsprechenden Trauma durchgeführt. Sie sind aber ebenso indiziert bei Patienten mit Verdacht auf entzündliche Erkrankungen im Gesichtsbereich, wie z.B. Sinusitis und Orbitalphlegmone, oder aber bei Patienten mit Verdacht auf einen Gesichtsschädeltumor. Zusätzlich zu der üblichen Aufnahmeserie des Gesichtsschädels können bei bestimmten Fragestellungen spezielle Aufnahmen oder Aufnahmeserien indiziert sein. In diesem Fall empfiehlt sich die Konsultation des Radiologen, um für eine besondere Fragestellung die am besten geeignete Untersuchung zu bestimmen. Zu diesen Aufnahmen gehören spezielle Nasenaufnahmen (bei Verdacht auf Nasentrauma), Mandibulaaufnahmen (bei Verdacht auf Unterkiefertrauma) und Zielaufnahmen der Nebenhöhlen (zur bestmöglichen Darstellung der paranasalen Sinus).

Die Knochen des Gesichtsschädels stellen mit die komplexeste Anordnung bogiger Knochenoberflächen des ganzen Körpers dar. Diese bogigen Oberflächen umgeben vier Räume (die Mundhöhle, die Nasenhöhle und die beiden Orbitae) sowie die paranasalen Sinus (die Sinus frontales, maxillares, ethmoidales und sphenoidales). Der Gesichtsschädel ist oft schwierig mit konventionellen Röntgenbildern zu untersuchen, da diese die komplexe Anatomie visuell zu zweidimensionalen Schwarzweißbildern komprimieren. Mit der CT läßt sich diese komplexe Anatomie dagegen in Bildserien axialer und koronarer Schichten wesentlich besser darstellen **(Abb. 18-42)**. Mit der CT lassen sich mehr Frakturlinien und Bruchfragmente leichter nachweisen als auf Röntgenaufnahmen, und zudem können Position und Orientierung von Bruchfragmenten besser dargestellt werden **(Abb. 18-43)**. Multiplanare und dreidimensionale Rekonstruktionen (3-D-CT) von CT-Untersuchungen des Gesichtsschädels eignen sich besonders gut zur Darstellung der wesentlichen dislozierten Bruchfragmente und erleichtern damit eine optimale Operationsplanung **(Abb. 18-44)**.

Mit der CT können Weichteilstrukturen direkt sichtbar gemacht und daher auch Erkrankungen dieser Strukturen dargestellt werden, die mit Röntgenaufnahmen oder konventionellen Tomogrammen nicht nachweisbar wären. So können beispielsweise Augenmuskelverletzungen oder -einklemmungen, Bulbusverletzungen, Linsendislokationen, Fremdkörper oder Verletzungen des Sehnervs computertomographisch nachgewiesen werden.

Die MRT ist ebenfalls ein exzellentes Verfahren zur Darstellung pathologischer Veränderungen des Weichteilgewebes im Bereich von Gesichtsschädel und Hals, insbesondere bei tumorösen Erkrankungen.

Bei Patienten mit akuter oder allergischer Sinusitis können auf konventionellen Röntgenaufnahmen (Nasennebenhöhlenaufnahmen) verdickte Schleimhäute, pathologische Luft-Flüssigkeits-Spiegel und selten (bei weit fortgeschrittenen Entzündungsstadien) auch einmal knöcherne Destruktionen gefunden werden. Das bevorzugte bildgebende Verfahren zur Darstellung der Sinusitis ist jedoch die CT, mit der viele pathologische Veränderungen sichtbar gemacht werden können, die auf normalen Röntgenaufnahmen nicht erkennbar sind, darunter auch Zeichen einer frühen Sinusitis; ebenso die Ursachen wiederkehrender Sinusitiden (häufig das verlegte Ostium einer Nebenhöhle und manchmal auch eine andere, operationsbedürftige Ursache) sowie frühe Komplikationen einer Sinusitis.

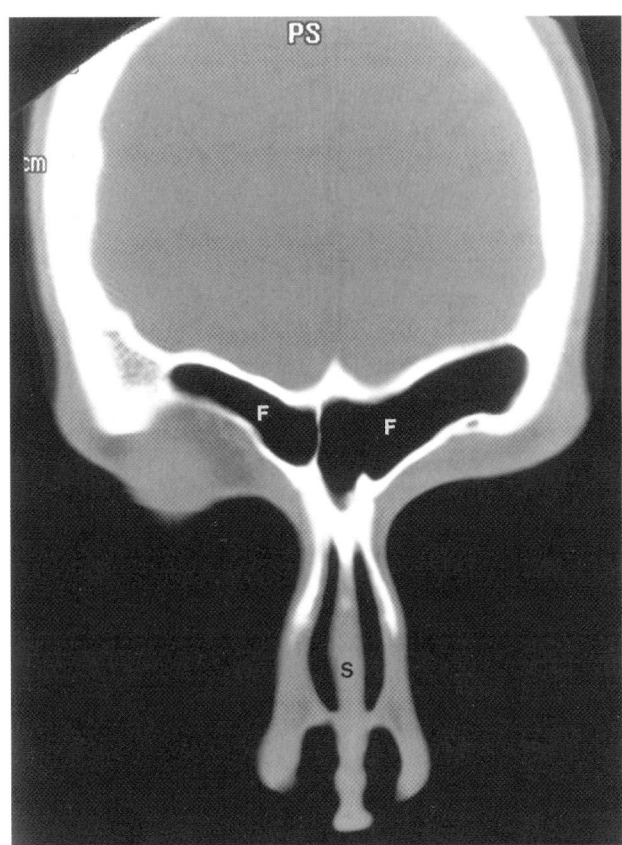

Abb. 18-42. Normalbefund einer CT-Untersuchung des Gesichtsschädels
A. Koronare Schicht durch die vordere Gesichtsregion mit Darstellung der Frontallappen des Gehirns, der Sinus frontales *(F)* und der Nase; *S* markiert das Nasenseptum.
B. Die koronare Schicht durch den mittleren Abschnitt der Orbita zeigt den rechten und linken Bulbus oculi, die Sinus ethmoidales *(E)* und das Septum nasi *(S)*.
C. Die koronare Schicht durch den posterioren Anteil der Orbitae zeigt den Sehnerv *(Pfeil)*, umgeben von den (extraokulären) Augenmuskeln (die sich aufgrund des umgebenden orbitalen Fettgewebes gut abgrenzen lassen), die Sinus maxillares *(M)*, die Nasenmuscheln oder Conchae *(C)* in der Nasenhöhle, den harten Gaumen (Palatum durum, *P*) und die Zunge *(T)* in der Mundhöhle.

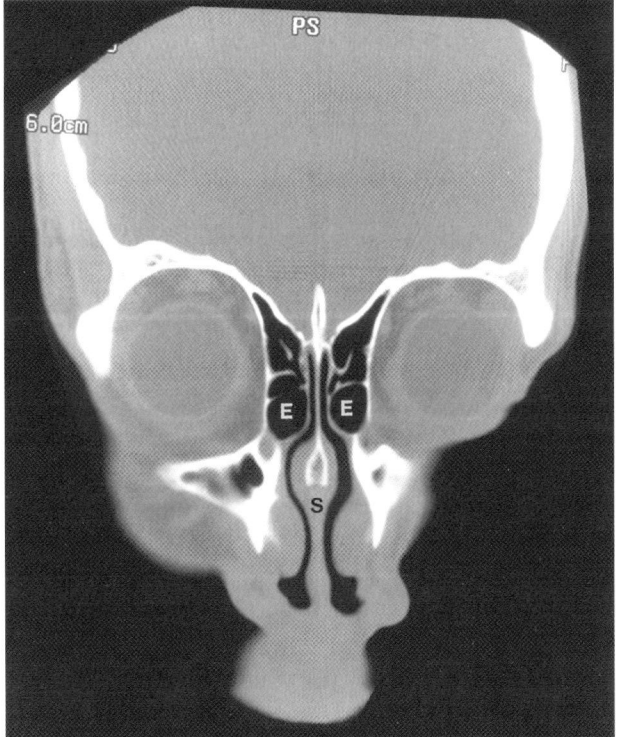

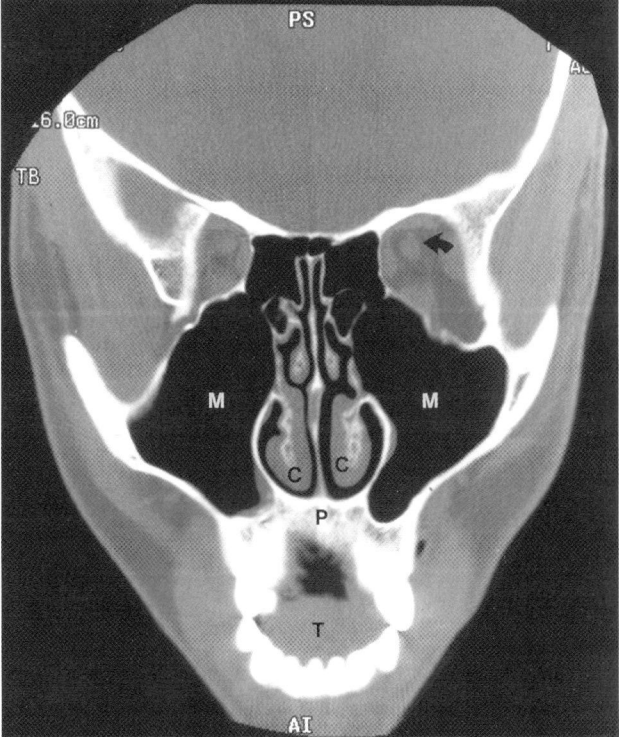

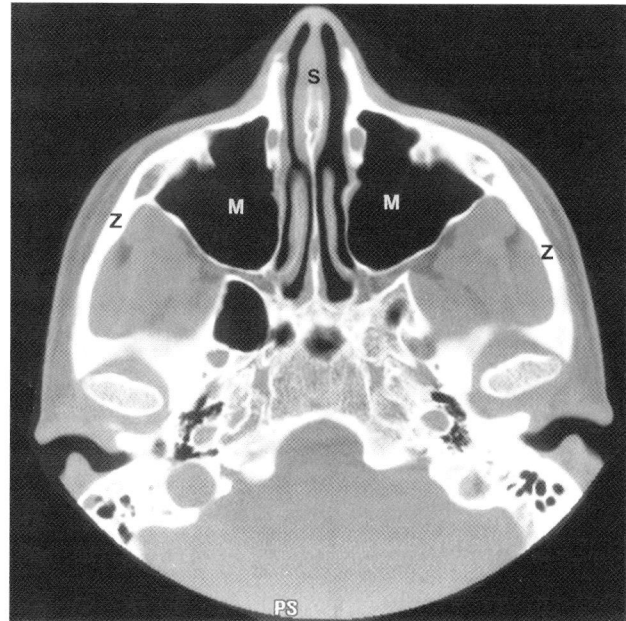

D

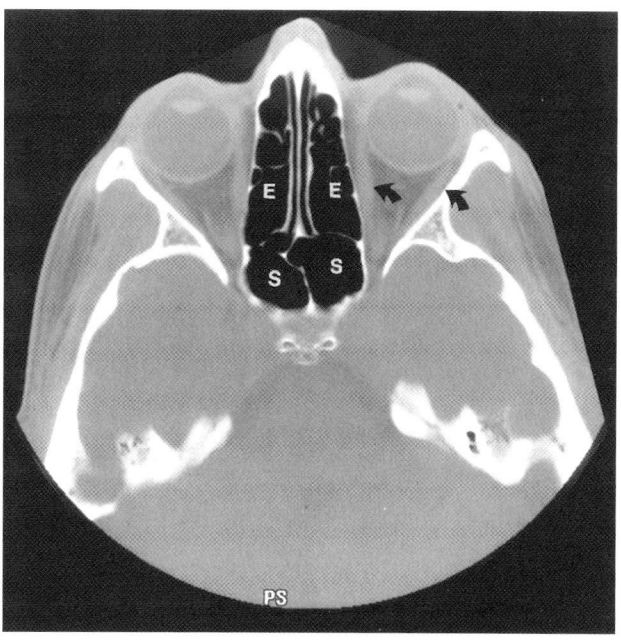

E

D. Axiale CT-Schicht durch den Gesichtsschädel in Höhe der Sinus maxillares *(M)*, der Jochbeinbögen (Ossa zygomatica, *Z)* und des Nasenseptum *(S).*

E. Die axiale Schicht durch den oberen Teil des Gesichtsschädels in Höhe der Orbitamitte zeigt die beiden Augäpfel (Bulbi), die Musculi rectus medialis und lateralis *(Pfeile),* die Sinus ethmoidales *(E)* und die Sinus sphenoidales *(S).* Beachten Sie auch die relativ dichten Augenlinsen im vorderen Anteil der Bulbi.

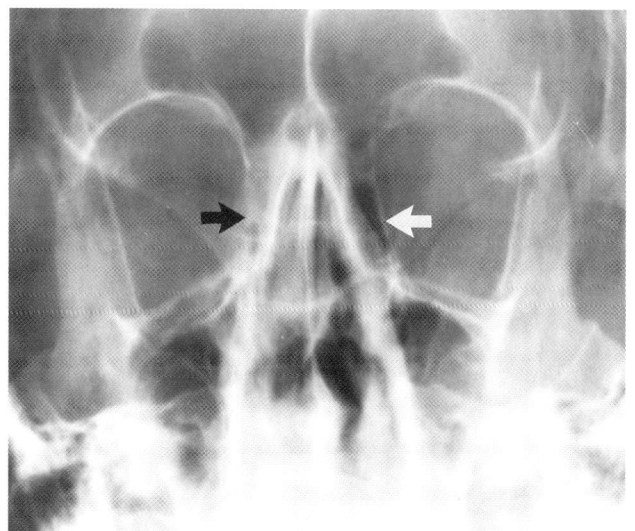

A

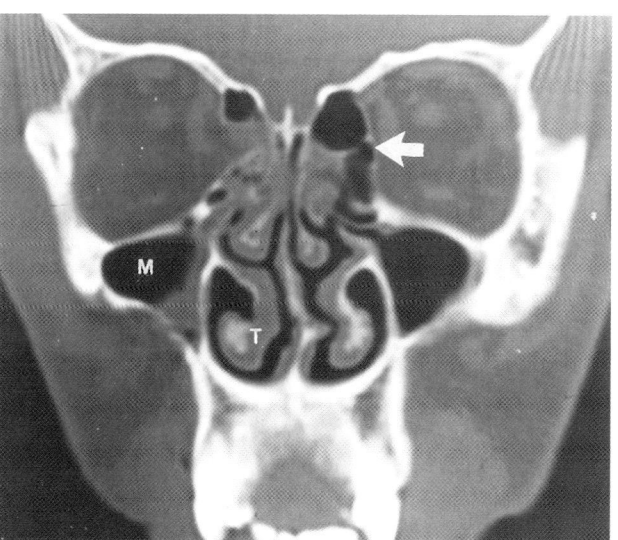

B

Abb. 18-43. Berstungs- oder Blow-out-Fraktur der rechten Orbita
A. Die Orbitaaufnahme zeigt eine Fraktur *(schwarzer Pfeil)* der medialen rechten Orbitawand und eine Einblutung in den rechten Sinus ethmoidalis. Vergleichen Sie die rechte Seite mit der normalen linken Orbitawand *(weißer Pfeil)* und den normal belüfteten linken Ethmoidalzellen.

B. Die koronare CT-Schicht durch den Gesichtsschädel zeigt die nach medial verlagerte rechte mediale Orbitawand. Die linke mediale Orbitawand *(weißer Pfeil)* befindet sich in regelrechter Lage. Im rechten Sinus ethmoidalis und Sinus maxillaris *(M)* befindet sich Blut. Darüber hinaus lassen sich die Nasenmuscheln sehr gut erkennen. (*T* = rechte untere Nasenmuschel)
Vielleicht haben Sie in **A** bemerkt, daß der rechte Orbitaboden etwas tiefer zu liegen scheint als der linke, doch zeigt die koronare CT-Schicht, daß es sich nicht um eine Fraktur, sondern um eine anatomische Variante handelt.

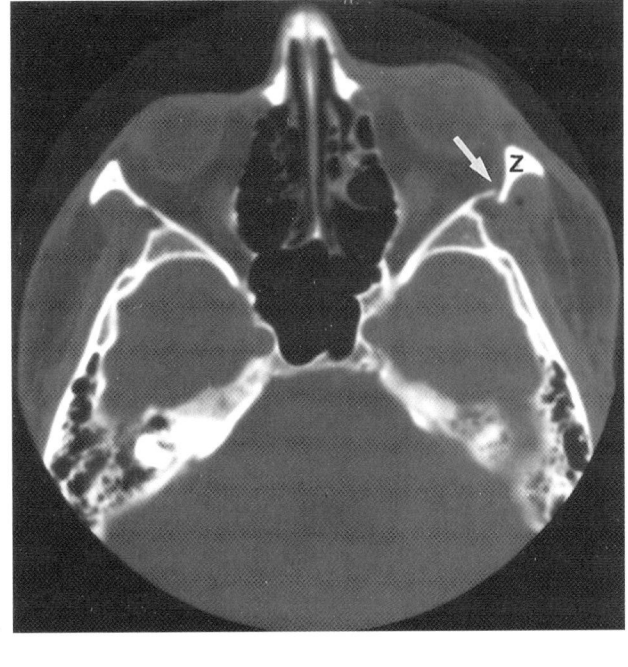

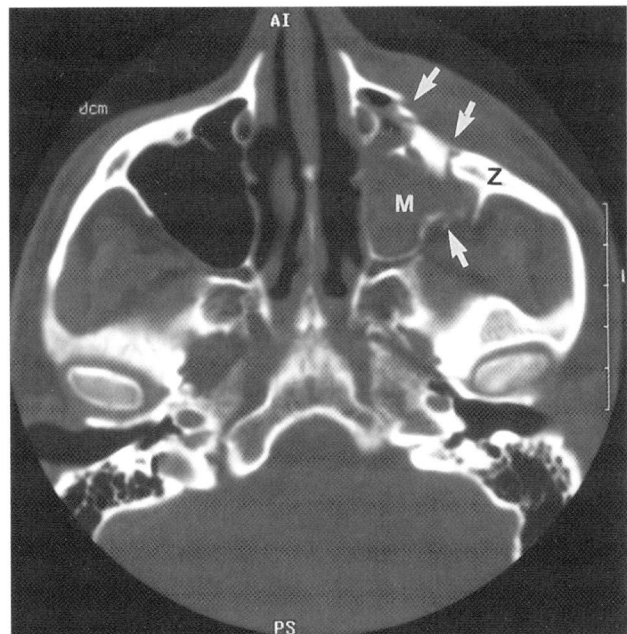

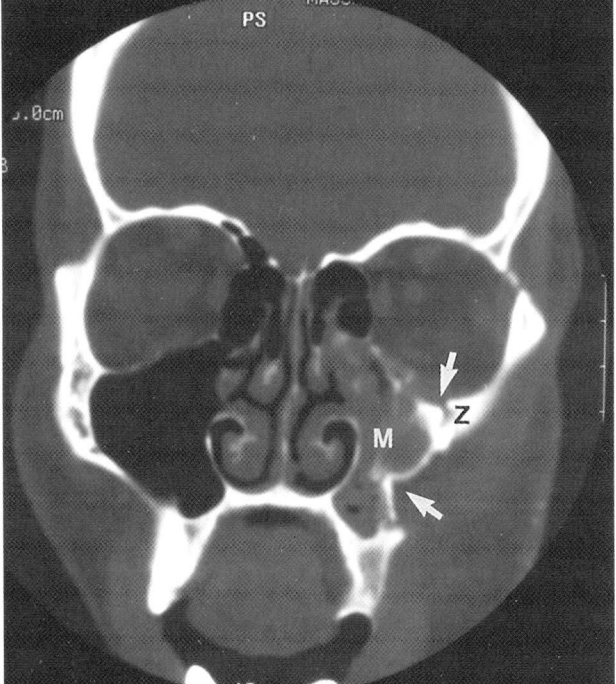

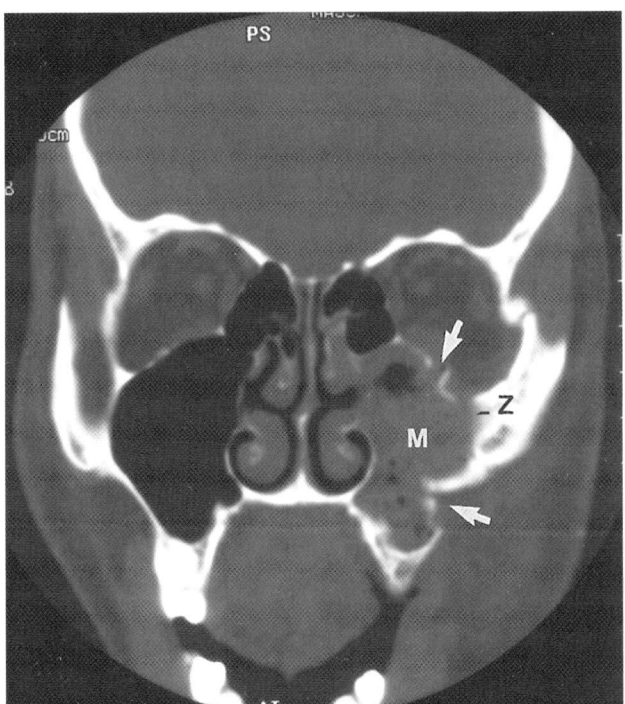

Abb. 18-44. Linksseitige Jochbeinfraktur, dargestellt in normalen CT-Schichten (axiale und koronare Schichtführung) und als dreidimensionale (3-D-) Rekonstruktion (mit Ansichten von vorne, von unten und von beiden Seiten). Dieser junge Mann erhielt einen Schlag auf die linke Schläfe. Die Folge sind Brüche im Bereich der Suturen zwischen dem linken Os zygomaticum und seinen Nachbarknochen (Maxilla, Os frontale, Os temporale und Os sphenoidale) mit hierdurch bedingter Verlagerung des Os zygomaticum nach hinten und unten. Eventuell sollten Sie sich noch einmal die Anatomie des Os zygomaticum in den Abbildungen 3-3 und 3-5 (Seite 43/44) anschauen, bevor Sie fortfahren.
A. Die axiale CT-Schicht durch die Orbitamitte zeigt eine Fraktur im Bereich der Sutur zwischen Os zygomaticum und Os sphe-

noidale *(Pfeil)* am posterolateralen Rand der Orbita. Das Os zygomaticum *(Z)* ist nach posterior verlagert.
B. Die etwas tiefer gelegene axiale CT-Schicht in Höhe der Sinus maxillares zeigt Frakturlinien im Suturbereich zwischen Os zygomaticum und Maxilla *(Pfeile)* entlang der Vorderwand und der posterolateralen Wand des linken Sinus maxillaris. Das linke Os zygomaticum *(Z)* ist nach posterior verlagert, der linke Sinus maxillaris *(M)* enthält Blut.
C–D. Die beiden koronaren CT-Schichten zeigen Frakturen *(Pfeile)* im Randbereich von Os zygomaticum *(Z)* und Maxilla, die bis in den Orbitaboden und die laterale Wand des linken Sinus maxillaris hineinreichen. Der linke Sinus maxillaris *(M)* ist blutgefüllt.

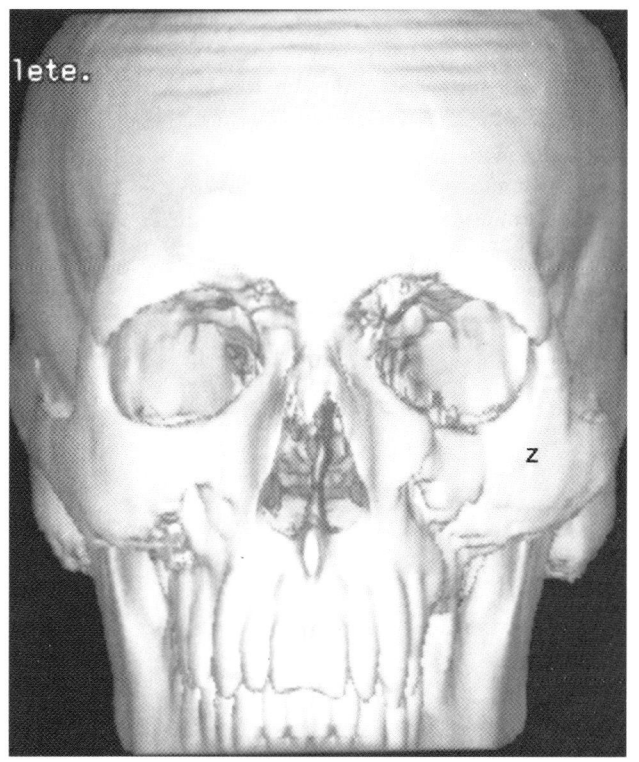

E

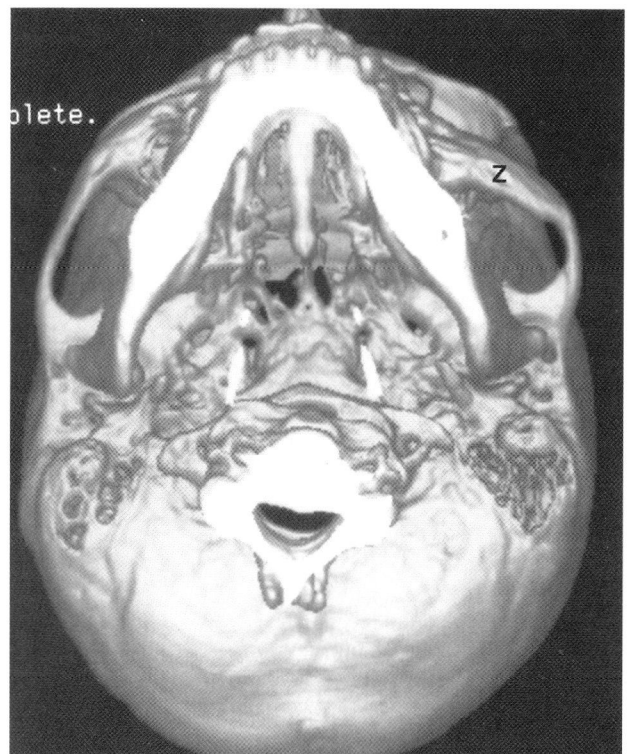

F

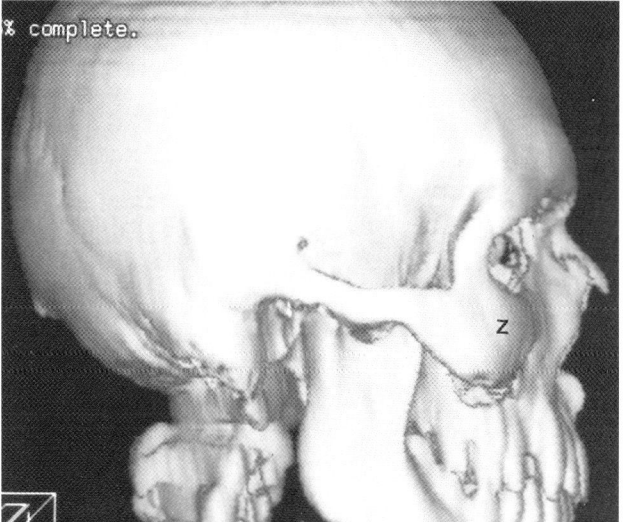

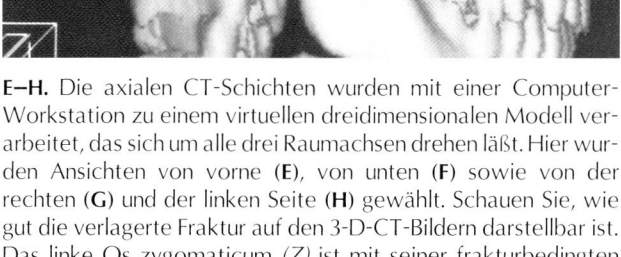

G

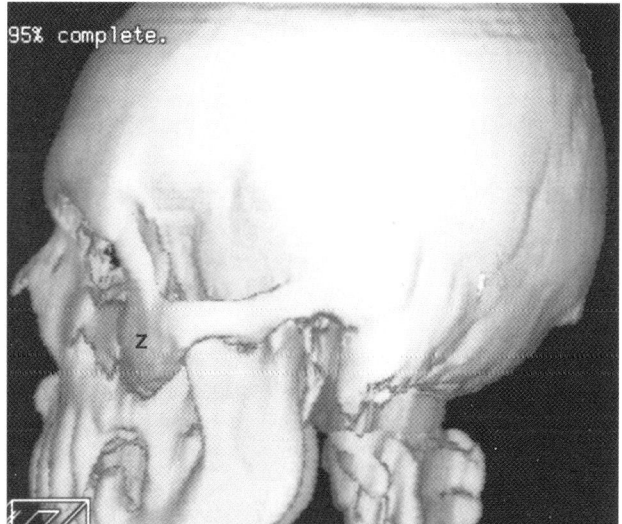

H

E–H. Die axialen CT-Schichten wurden mit einer Computer-Workstation zu einem virtuellen dreidimensionalen Modell verarbeitet, das sich um alle drei Raumachsen drehen läßt. Hier wurden Ansichten von vorne (**E**), von unten (**F**) sowie von der rechten (**G**) und der linken Seite (**H**) gewählt. Schauen Sie, wie gut die verlagerte Fraktur auf den 3-D-CT-Bildern darstellbar ist. Das linke Os zygomaticum *(Z)* ist mit seiner frakturbedingten Verlagerung nach posterior und inferior zu sehen. Die Verlagerung des Os zygomaticum nach inferior ist besonders gut auf der Ansicht von vorne erkennbar. Die Verlagerung nach posterior wird auf der Ansicht von unten klar, insbesondere im Seitenvergleich zwischen links und rechts. Wenn man diese Bilder sieht, ist es leicht nachvollziehbar, warum der Patient klinisch eine Abflachung seiner linken Schläfenregion aufweist.

Tiefsitzende Rückenschmerzen und lumbale Bandscheibenerkrankungen

Tiefsitzende Rückenschmerzen sind ein sehr häufig auftretendes Syndrom, und sie werden während Ihrer beruflichen Tätigkeit zweifellos viele Patienten mit derartigen Beschwerden sehen. Viele Patienten, die eine Notfallambulanz aufsuchen, leiden an akuten Symptomen, die durch ein Trauma oder durch das Heben einer schweren Last ausgelöst werden. Eine noch größere Zahl stellt sich jedoch mit subakuten oder chronischen Beschwerden in der Praxis oder Ambulanz vor. Tiefsitzende Rückenschmerzen können viele Ursachen haben, darunter Muskelverspannungen, Arthrose, Arthritis, Wirbelbrüche, lumbale Bandscheibenerkrankungen oder sogar Knochentumoren, und Sie sollten zur weiteren Abklärung das bildgebende Verfahren auswählen, das die von Ihnen vermutete Schmerzursache am besten darstellt.

Konventionelle Röntgenaufnahmen der Lendenwirbelsäule (LWS) in a.p. und seitlicher Projektion helfen nur dann weiter, wenn die Ursache der Beschwerden das röntgenologische Bild der Wirbelsäule verändert, wie es z.B. bei Frakturen, einer Spondylolisthesis (Wirbelgleiten), degenerativen und entzündlichen Veränderungen, Tumoren oder Metastasen der Fall ist. Nach einem Wirbelsäulentrauma sind Röntgenaufnahmen z.B. außerordentlich hilfreich zum Nachweis oder Ausschluß einer Wirbelfraktur. Hingegen helfen Röntgenaufnahmen im allgemeinen nicht, um Muskelverspannungen abzuklären.

> Junge Patienten mit tiefsitzenden Rückenschmerzen auf dem Boden von Muskelverspannungen, die keinerlei neurologische Symptome aufweisen, haben meistens einen normalen Röntgenbefund der LWS. Sie sollten nicht von vorneherein zu einer Röntgenuntersuchung geschickt werden, wenn Sie nicht ernsthaft eine röntgenologisch faßbare Ursache für die Symptome erwägen.

Stellt sich ein Patient mit Rückenschmerzen und neurologischen Symptomen wie z.B. Ischialgien oder Parästhesien vor, sollten Sie an die Diagnose einer lumbalen Bandscheibenerkrankung (degenerative Diskopathie, Bandscheibenvorfall oder -prolaps, Bandscheibenvorwölbung oder -protrusion) denken. Da konventionelle Röntgenbilder nur hilfreich sind, um Erkrankungen auszuschließen, die das knöcherne Erscheinungsbild verändern (Trauma, Tumor, Arthritis, Arthrose usw.), ist für Patienten mit lumbaler Bandscheibenerkrankung in der Regel der Einsatz aufwendigerer bildgebender Verfahren wie der MRT oder CT indiziert. Konventionelle Röntgenaufnahmen

können einen verschmälerten Intervertebralraum zeigen, doch ist dieser Befund wenig spezifisch, da die Verschmälerung des Zwischenwirbelraums einen Teil des normalen Alterungsprozesses darstellt und auch bei Patienten zu finden ist, bei denen eine andere Ursache der Rückenschmerzen vorliegt.

Patienten mit Ischialgien klagen häufig über Beschwerden oder Schmerzen, die wie ein elektrischer Schlag in ein Bein oder beide Beine ausstrahlen. Dieser *radikuläre Schmerz* wird ausgelöst durch die Irritation einer spinalen Nervenwurzel, die häufig im Bereich oder in der Nähe

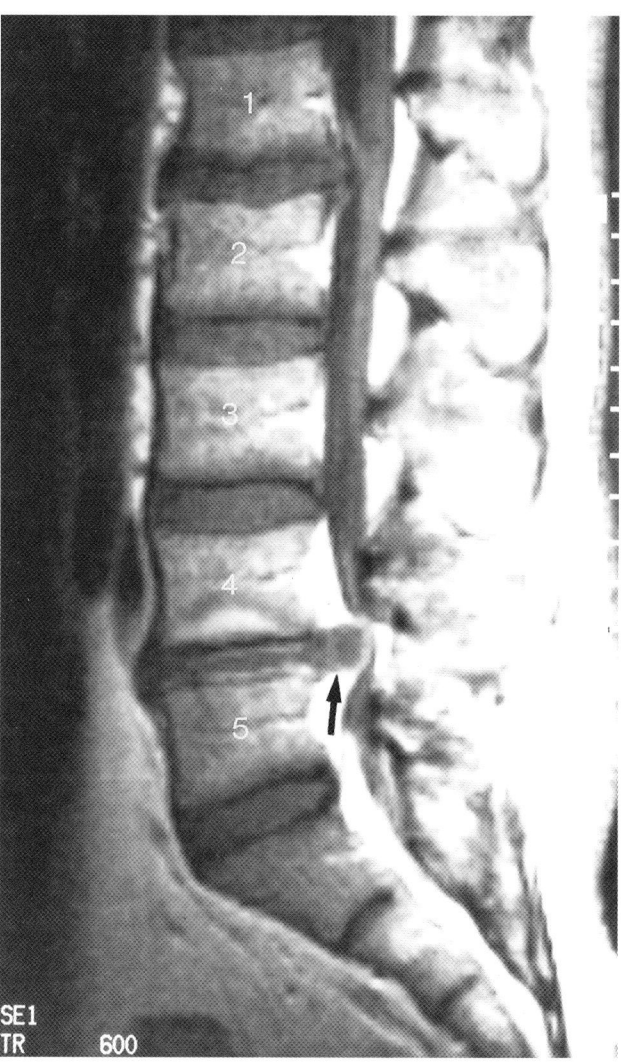

Abb. 18-45. Sagittales MR-Bild der LWS eines 55jährigen Mannes mit Bandscheibenvorfall im Segment L4/5 (*Pfeil*). Die Lendenwirbelkörper sind numeriert. Dorsal der Wirbelkörper ist der Duralsack als dunkle vertikale Struktur zu erkennen. Er enthält das Rückenmark und die spinalen Nervenwurzeln. Aufgrund der deutlichen Kompression der Strukturen im Spinalkanal ist es leicht vorstellbar, daß der Patient unter Schmerzen und motorischen Ausfällen der unteren Extremitäten leidet. Zudem zeigt sich einen Höhlenminderung des Intervertebralraums in diesem Segment.

ihres Austritts aus dem Spinalkanal stattfindet. Häufigste Ursachen sind ein Bandscheibenvorfall (Diskusprolaps) oder degenerativ-arthrotische Veränderungen, die zur Einengung eines oder mehrerer Foramina intervertebralia führen. Am häufigsten treten radikuläre Schmerzen in den Beinen seitlich oder dorsal auf und werden durch Nervenwurzelirritation in Höhe LWK 4/5 und LWK 5/SWK 1 verursacht. Außer Schmerzen können Muskel-schwäche, ein Sensibilitätsdefizit oder Veränderungen der Muskeleigenreflexe auftreten.

Das Rückenmark und die Nervenwurzeln sind auf konventionellen Röntgenbildern der Wirbelsäule nicht zu sehen, sie können aber durch die CT, MRT und die Myelographie dargestellt werden. Die wahrscheinlich beste Art, die LWS bei Patienten mit radikulärem Schmerz zu untersuchen, ist die Durchführung einer MRT. **Abbildung**

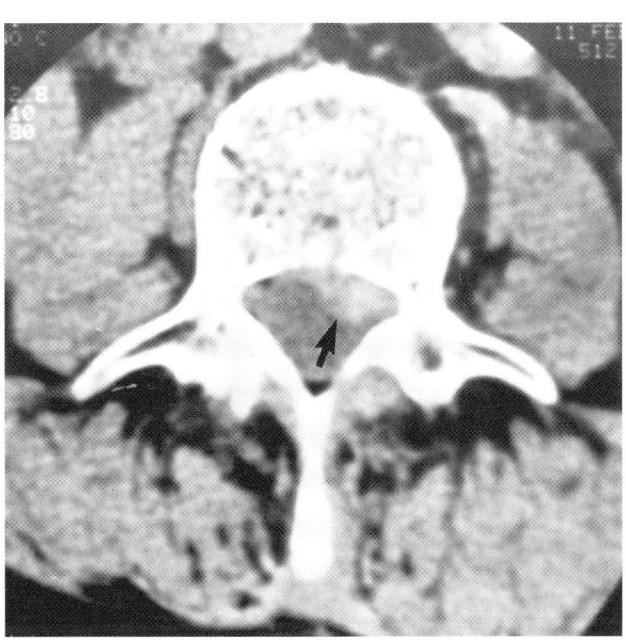

A

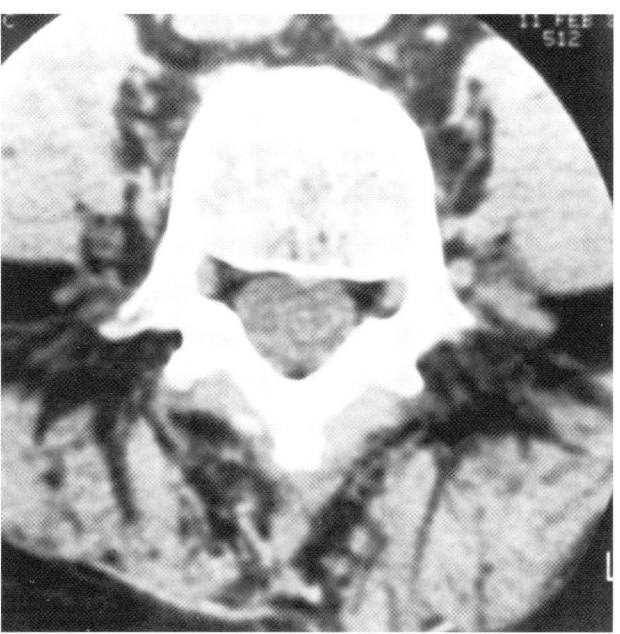

B

Abb. 18-46. Bandscheibenvorfall (Prolaps) in Höhe L4/L5
A. Die CT-Schicht durch das untere Drittel des 4. Lendenwirbels zeigt den sich linksseitig nach hinten in den Spinalkanal vorwölbenden Diskusprolaps *(schwarzer Pfeil)*.
B. Die CT-Schicht durch den unteren Anteil des 5. Lendenwirbels zeigt zum Vergleich einen normalen Spinalkanal mit schwarzem epiduralem Fettgewebe, das den zentral gelegenen Duralsack und die in den Recessus laterales gelegenen Nervenwurzeltaschen umgibt.
C. Die Myelographie desselben Patienten in a.p. Projektion zeigt eine beidseitige Kompression des kontrastmittelgefüllten *(weißen)* Duralsacks durch prolabierte Diskusanteile *(schwarze Pfeile)*. Die Kompression von links ist sehr viel ausgeprägter als die von der rechten Seite. Der Bildausschnitt zeigt den 3. bis 5. Lendenwirbel und einen Teil des Sakrums *(S)*.
D. Myelographie in Schrägaufnahme (derselbe Patient). Die *weißen Pfeile* zeigen auf die deutliche linksseitige Kompression des Duralsacks. Die *schwarzen Pfeile* zeigen auf zwei durch den Subduralraum ziehende Spinalnerven.

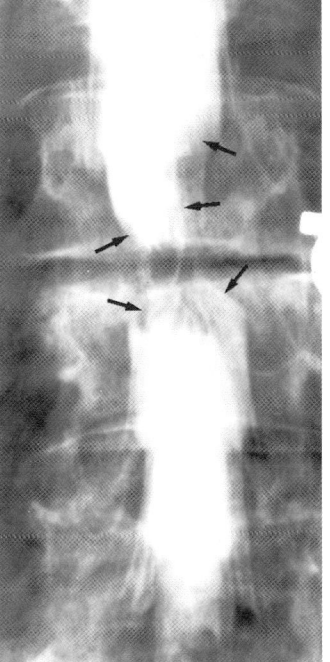

C

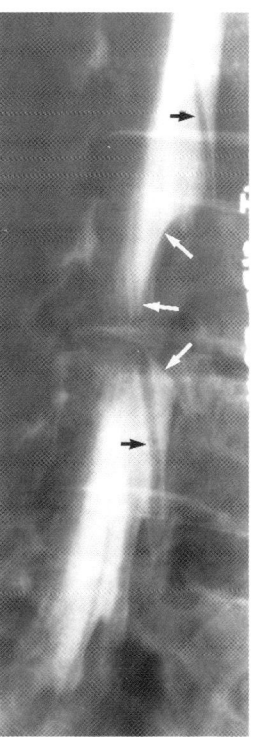

D

18-45 zeigt das sagittale MR-Bild eines Patienten mit einem Bandscheibenvorfall in Höhe LWK 4/5. Mit der MRT lassen sich aber auch Osteophyten darstellen, die ebenfalls Ursache einer Nervenwurzelirritation sein können und häufig bei degenerativen Veränderungen der LWS vorkommen.

Bandscheibenvorfälle können jedoch auch durch die CT und die Myelographie **(Abb. 18-46)** nachgewiesen werden. Zur Durchführung einer Myelographie plaziert der Radiologe perkutan von dorsal eine Nadel in den Rückenmarkskanal, so daß die Spitze innerhalb des Duralsacks und unterhalb des distalen Endes des Rückenmarks (Conus medullaris) zu liegen kommt. Dann wird unter

Durchleuchtungskontrolle ein spezielles Myelographiekontrastmittel injiziert, um das Rückenmark, die spinalen Nervenwurzeln und den Duralsack sichtbar zu machen. Da das Kontrastmittel röntgendicht ist, erscheinen nur Rückenmark und Nervenwurzeln strahlentransparent. Zusätzlich können nach der Kontrastmittelgabe in den Duralsack CT-Schichten angefertigt werden (CT-Myelographie), um eine noch bessere Detailinformation zu erhalten.

Bei der Mehrzahl der Patienten mit Nervenwurzelirritationen durch lumbale Bandscheibenvorfälle läßt sich durch konservative Therapie eine Rückbildung der Beschwerdesymptomatik erreichen, so daß nicht von vorn-

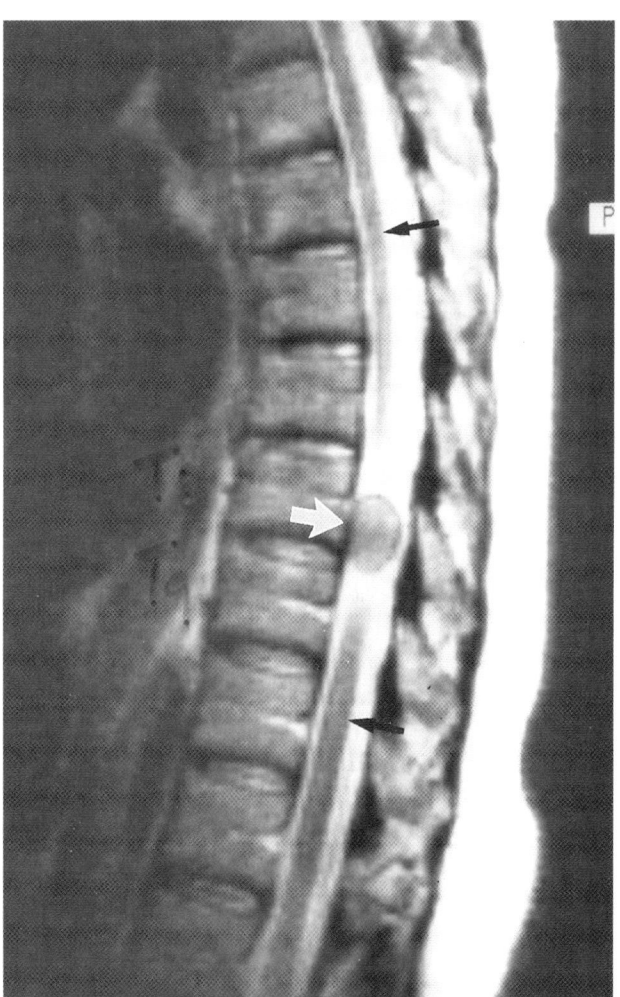

A

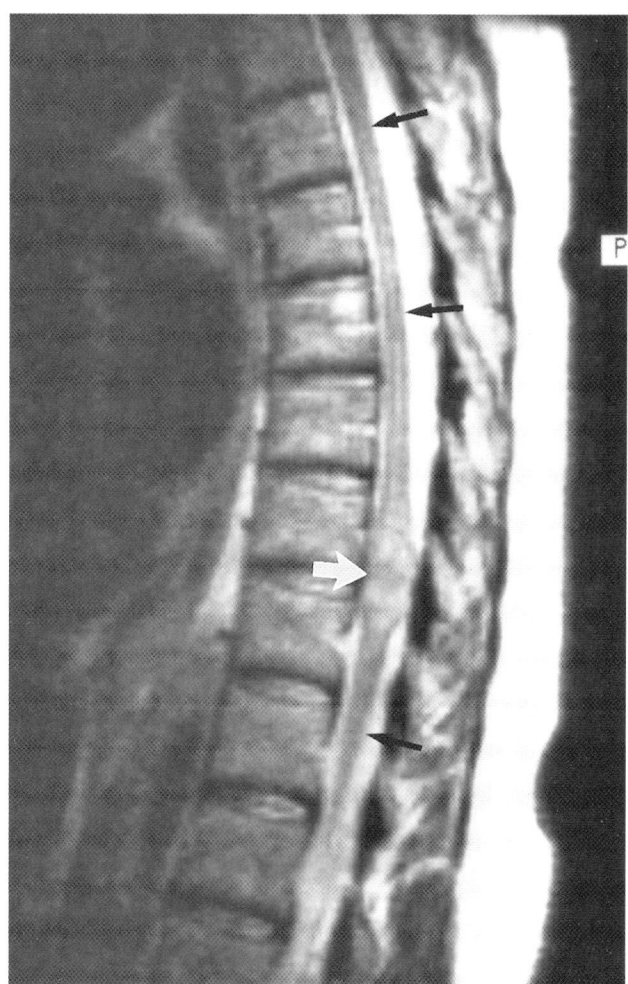

B

Abb. 18-47. Ein intraduraler/extramedullärer spinaler Tumor, der intraoperativ und histologisch einem Meningeom entsprach. (Siehe Text)

A–B. Benachbarte T2-gewichtete MR-Bilder in sagittaler Schichtführung durch die Mitte des thorakalen Spinalkanals. Der Tumor *(weißer Pfeil)* liegt in unmittelbarer Nachbarschaft zum Rückenmark *(schwarze Pfeile)*. Der Liquor innerhalb des Duralsacks erscheint bei den hier gewählten MR-Parametern weiß.

herein der Einsatz eines bildgebenden Verfahrens erforderlich ist. Ein operativer Eingriff ist in der Regel nur bei einer kleinen Gruppe von Patienten indiziert, bei denen eine optimale konservative Therapie nicht erfolgreich ist oder bei denen eine signifikante Beeinträchtigung motorischer Funktionen (einschließlich Dysfunktion von Harnblase und Mastdarm) vorliegt. Diese Patienten sollten mit der MRT untersucht werden; die Myelographie wird nur noch selten eingesetzt, und zwar bei Patienten mit ungewöhnlichen klinischen oder durch CT und MRT nicht sicher abzuklärenden Befunden.

Spinale Tumoren

Die radiologischen Untersuchungsmöglichkeiten spielen eine wichtige Rolle in der diagnostischen Abklärung spinaler Tumoren. Mit den bildgebenden Verfahren Myelographie, CT-Myelographie und MRT läßt sich bestimmen, ob ein spinaler Tumor *intramedullär* (im Rückenmark), *intradural/extramedullär* (innerhalb des liquorhaltigen Duralsacks, jedoch außerhalb des Rückenmarks) oder *extradural* (außerhalb des Duralsacks) liegt. Die Einordnung der Lage eines Tumors in eines dieser drei „Kompartimen-

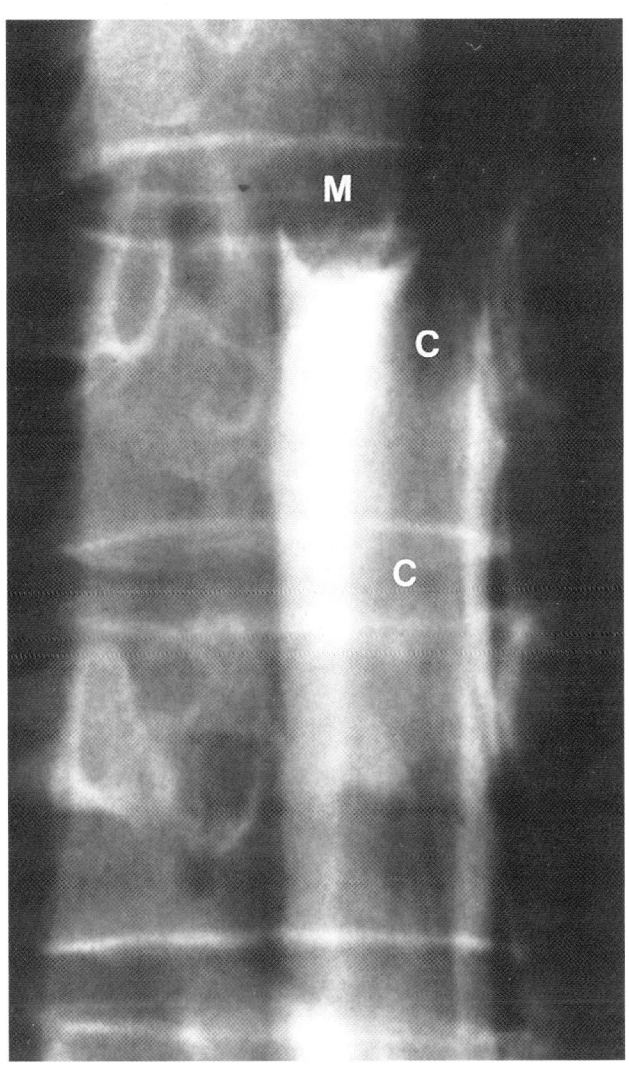

C

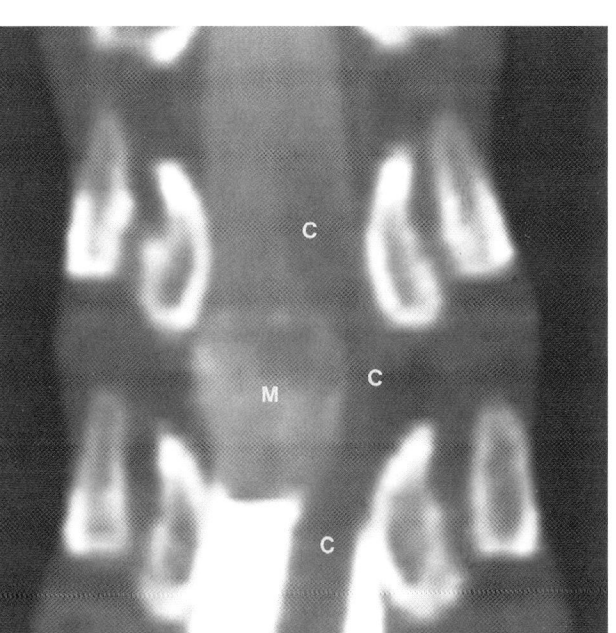

D

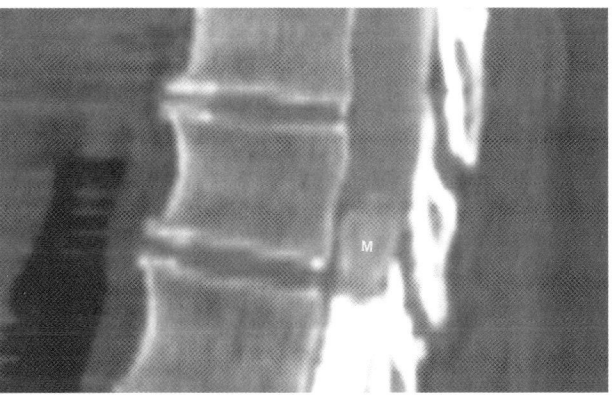

E

C. Das Myelographiebild zeigt eine Abflußbehinderung des in den Duralsack eingebrachten Kontrastmittels in Höhe der Raumforderung *(M)*. Das Rückenmark *(C)* wird durch die Raumforderung komprimiert und verlagert. Die CT-Bilder, die unmittelbar nach den Myelographieaufnahmen unter Nutzung des gleichen Myelographiekontrastmittels angefertigt wurden (**D** = koronare

Rekonstruktion, **E** = sagittale Rekonstruktion), zeigen eine Behinderung der Kontrastmittelausbreitung sowie eine Kompression und Verlagerung des Rückenmarks *(C)* durch die Raumforderung *(M)*. Die Raumforderung befindet sich eindeutig extramedullär (außerhalb des Rückenmarks gelegen).

te" ermöglicht das Aufstellen einer engeren Differential-diagnose. Intramedulläre Tumoren (Rückenmarkstumoren) sind meistens Ependymome (kommen am häufigsten vor), Astrozytome oder Hämangioblastome. Meningeome sind die häufigsten intraduralen/extramedullären Tumoren, jedoch können auch Nervenscheidentumoren innerhalb des Duralsacks vorkommen. Die häufigsten extraduralen Raumforderungen (mit Pelottierung oder Kompression des Duralsacks) sind Bandscheibenvorfälle (wie in **Abb. 18-46**), aber die häufigsten extraduralen Neoplasien sind Metastasen von Mamma-, Bronchial- oder Prostatakarzinomen.

Schauen Sie sich bitte die **Abb. 18-47** an, welche Bilder verschiedener Untersuchungsverfahren von einem Patienten mit einem intraduralen/extramedullären spinalen Tumor zeigt. Operativ und histologisch ergab sich ein Meningeom. In der spinalen MRT (Abb. 18-47 A und B) wurde ein spinaler Tumor (im thorakalen Spinalkanal) als Ursache für die Rückenschmerzen und die neurologische Symptomatik gefunden. Auf den MR-Bildern scheint der Tumor neben dem Rückenmark zu liegen. Nach Kontrastmittelgabe in den lumbalen Duralsack wurden konventionelle Myelographieaufnahmen (Abb. 18-47 C) und die CT-Myelographie durchgeführt. Aus letzerer wurden koronare (Abb. 18-47 D) und sagittale (Abb. 18-47 E) Rekonstruktionen angefertigt. Die Myelographie und CT-Myelographie bestätigen einen intraduralen/extramedullären (also innerhalb des Duralsacks, aber außerhalb des Rückenmarkes gelegenen) Tumor, der das Rückenmark komprimiert.

Beurteilungsprobleme

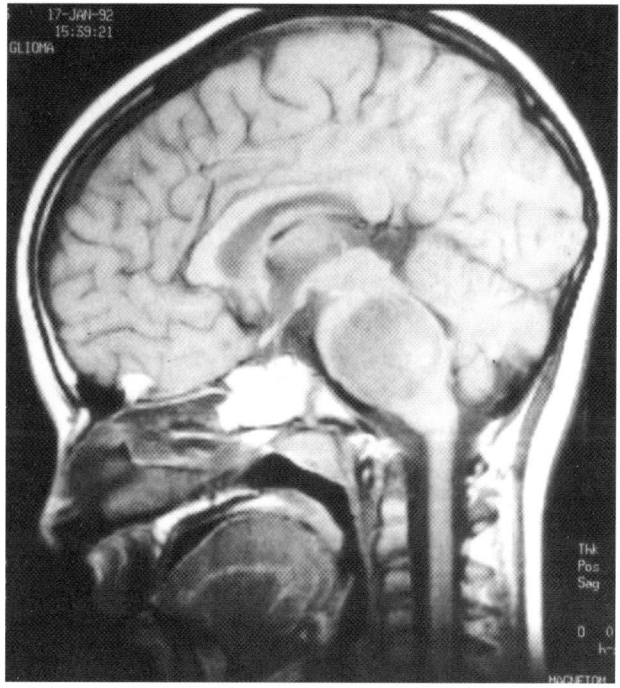

Abb. 18-48 (*Unbekannte 18-1*)

Unbekannte 18-1 (Abb. 18-48)
Dieses 9jährige Kind mit Kopfschmerz, Übelkeit und Benommenheit hat einen Hirntumor. Wo liegt er auf diesem sagittalen MR-Bild? Vergleichen Sie das Bild mit dem normalen MR-Bild in Abb. 18-13 auf Seite 491.

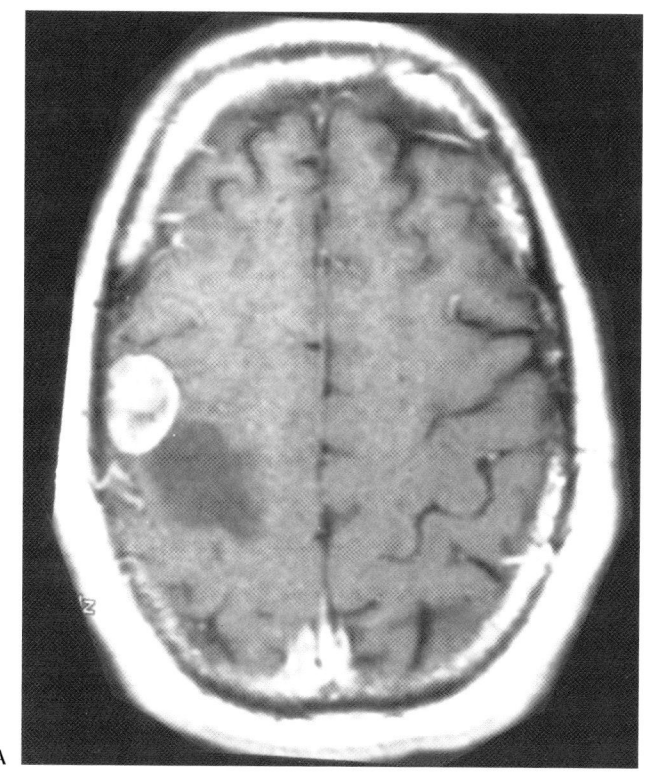

A

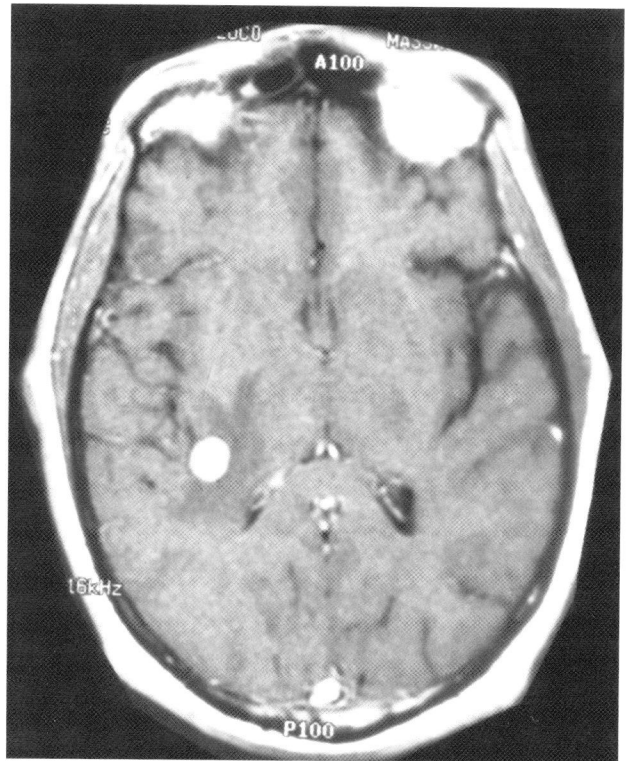

B

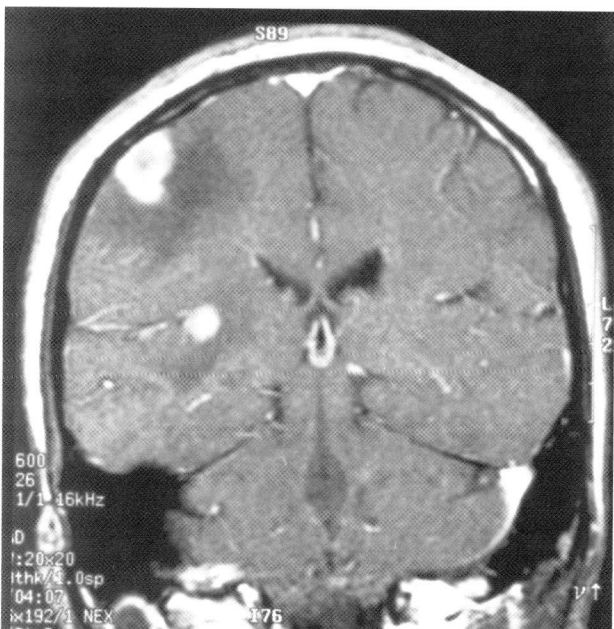

C

Unbekannte 18-2 (Abb. 18-49)

Schauen Sie sich die MR-Bilder dieses bisher gesunden
52jährigen Mannes mit Kopfschmerzen, herabhängender
linker Gesichtshälfte und Schwäche der linken Hand an.
Welche Schlüsse ziehen Sie?

Abb. 18-49 *(Unbekannte 18-2)*. A. Axiale, hochgelegene Schicht;
B. Axiale Schicht in mittlerer Höhe; C. Koronare Schicht

19   Die interventionelle Radiologie

Radiologen waren bisher die Berater für die Auswahl der bildgebenden Verfahren oder Begutachter der resultierenden Befunde. Darüber hinaus werden die Radiologen in zunehmendem Maße auch bei therapeutischen und interventionellen Verfahren aktiv. Es gibt eine ganze Reihe dieser Verfahren, und wir werden Ihnen diejenigen vorstellen, die Sie vermutlich am häufigsten für Ihre Patienten benötigen werden.

Die perkutane transluminale Angioplastie

Die perkutane transluminale Angioplastie (PTA) ist eine mechanische Rekanalisierung einer verschlossenen oder stenotischen Arterie durch Entfernen des obstruierenden Materials, meist einer arteriosklerotischen Plaque. Heute wird das Verfahren von Radiologen mit einem perkutan eingeführten Ballonkatheter durchgeführt **(Abb. 19-1)**, der in der betreffenden Arterie aufgeblasen wird. Die sehr sichere Methode weist nur geringe Morbiditäts- und Mortalitätsraten auf und verschafft dem Patienten ohne eine Operation Erleichterung von Claudicatio, Angina oder anderen ischämieabhängigen Symptomen. Die PTA ist bei der Behandlung kurzer einzelner Stenosen und Verschlüsse sehr erfolgreich, weniger bei der Behandlung langstreckiger Verschlüsse, diffuser multifokaler und erheblich verkalkter Stenosen. Bei Patienten mit Claudicatio, Ruheschmerz oder nicht verheilenden Ulcera der unteren Extremität aufgrund kurzstreckiger arteriosklerotischer Veränderungen bietet die PTA der Aa. iliacae, popliteae und tibiales eine sichere Alternative zur konventionellen arteriellen Bypasschirurgie **(Abb. 19-2)**. Den Patienten wird vor dem Eingriff Aspirin gegeben und die diagnostischen Angiographien werden vorher genau begutachtet. Während des Eingriffs werden die arteriellen Druckwerte über der Stenose gemessen. Ein Gradient von 20 mmHg oder mehr ist hämodynamisch signifikant. Ab diesem Gradienten ist eine Angioplastie erfolgversprechend. Der Radiologe wählt einen Ballonkatheter, der das Arterienlumen um einen Millimeter

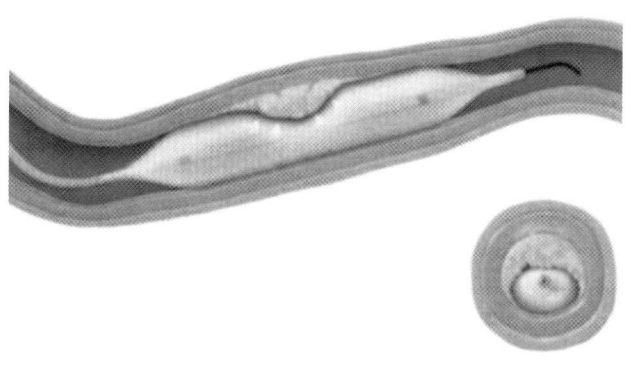

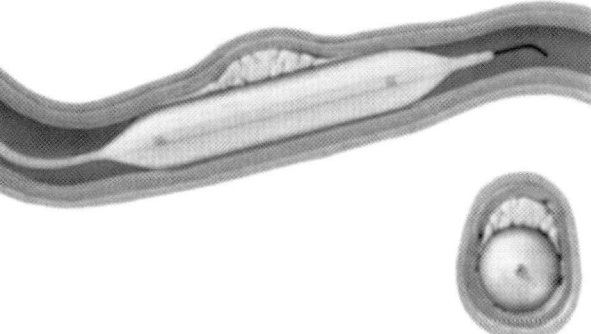

Abb. 19-1. Das Prinzip der Gefäßdilatation
A. Der perkutan eingeführte Ballonkatheter wird in der Stenose aufgeblasen. Zuerst bildet sich eine Ballon„taille", da die atherosklerotische Plaque den gefüllten Ballon eindrückt.
B. Mit weiterer Luftfüllung verschwindet die Ballontaille, da der Gefäßdurchmesser sich vergrößert und die Einengung des Lumens beseitigt wird.

überdehnt. Nach dem Aufblasen des Ballons im Stenosebereich werden die Druckwerte erneut bestimmt, um die Beseitigung des Druckgradienten zu dokumentieren. Außerdem wird eine Kontrollangiographie durchgeführt. Eine Gefäßdilatation ist dann erfolgreich, wenn der Reststenosegrad weniger als 20 % beträgt. Komplette arterielle Verschlüsse werden ähnlich behandelt.
Rezidivierende Stenosen und Reverschlüsse sind häufig Ursache eines Mißerfolgs der Angioplastie und korrelieren mit dem Ausmaß der Reststenose nach einem erfolgten Eingriff. In vielen Fällen wird dann eine Reangiopla-

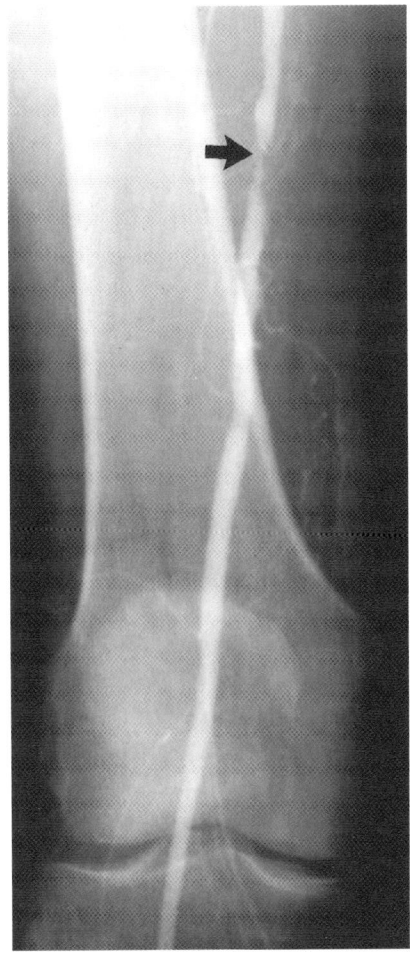

A

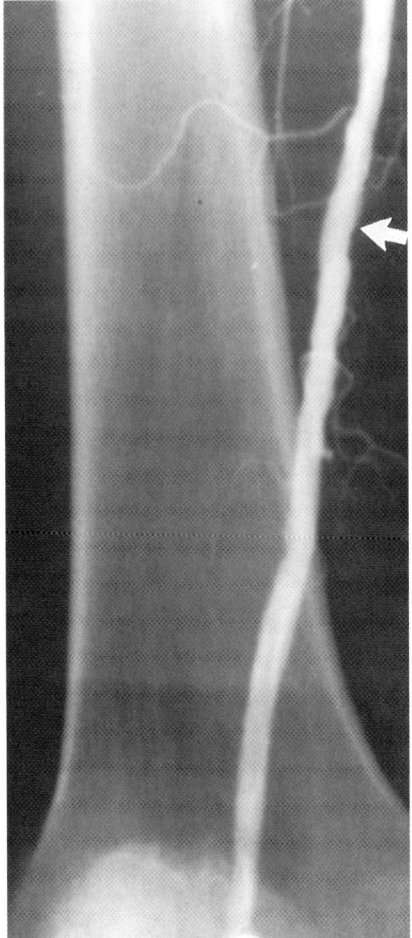

B

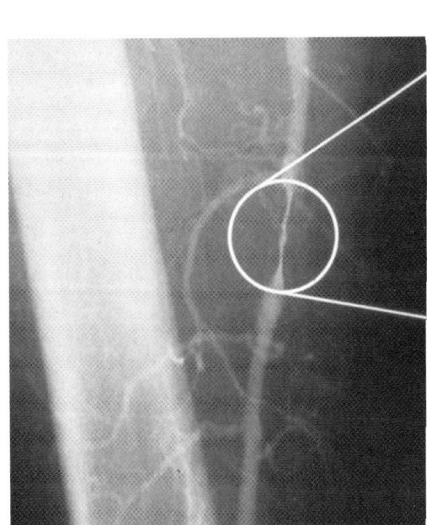

C

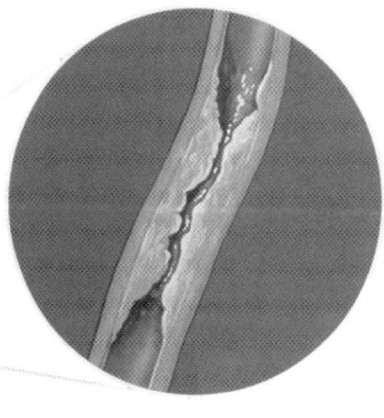

Abb. 19-2. Gefäßdilatation im Bereich des rechten Beins
A. Die diagnostische Angiographie vor Dilatation zeigt eine hochgradige Stenose *(Pfeil)* in der distalen A. femoralis superficialis in Höhe des Adduktorenkanals oberhalb des rechten Knies.
B. Die Angiographie nach dem Eingriff zeigt eine komplette Beseitigung der Stenose (der *Pfeil* deutet auf den ehemaligen Stenosebereich). Die Symptomatik des Patienten hatte sich deutlich gebessert.
C. Zeichnung einer ähnlichen Läsion bei einem anderen Patienten

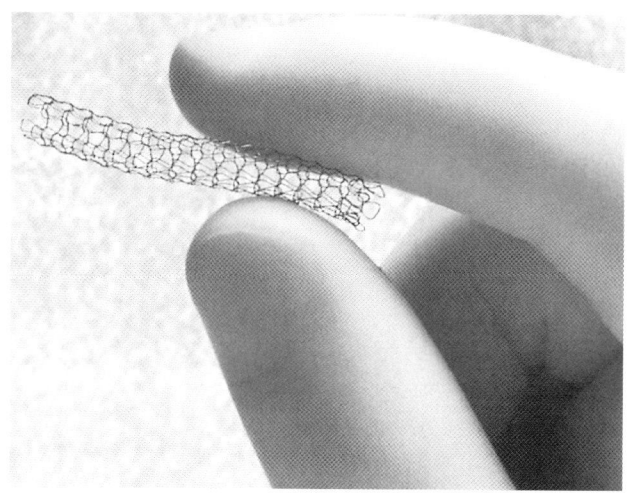

Abb. 19-3. A. Arterieller Stent
B. Mechanismus der Stentplazierung (von oben nach unten): Ein spezieller Ballonkatheter, der den Stent trägt, wird im Bereich der Stenose positioniert. Der Ballon des Katheters wird gefüllt, so daß sich der darüberliegende Stent entfalten und das Gefäßvolumen weit halten kann. Dann wird der Ballon am Katheter wieder entleert und der Katheter zurückgezogen.

stie durchgeführt. Eine Alternativmethode ist das Einsetzen eines intravaskulären Stents, um die Durchgängigkeit zu erhalten. Es gibt dehnbare Metallstents, die auf einem Ballonkatheter angebracht sind **(Abb. 19-3)**. Die Stents sind mehrere Zentimeter lang, und zur Behandlung eines längeren Stenosesegments können mehrere Stents hintereinander gesetzt werden. Sie kommen in Iliakal-, Koronar-, Nieren- und Femoralarterien zum Einsatz **(Abb. 19-4)**. Gefäßstents werden auch zur Behandlung venöser Erkrankungen verwendet, vor allem bei Verschlüssen der Vena cava inferior und superior durch bösartige Tu-

moren oder auch bei gutartigen venösen Verschlußkrankheiten.

Die perkutane transluminale Angioplastie der Nierenarterien kann einen renovaskulären Bluthochdruck lindern oder sogar heilen. Wie Sie wissen, ist die renovaskuläre Hypertonie eine der selteneren Ursachen einer Hypertonie, am häufigsten ist die essentielle Hypertonie. Wird eine Nierenarterienstenose bei einem Patienten mit Hypertonie entdeckt, sollte zunächst festgestellt werden, ob die Stenose ein Nebenbefund oder die Ursache für die Hypertonie ist. Zur Differenzierung wird der Reninspie-

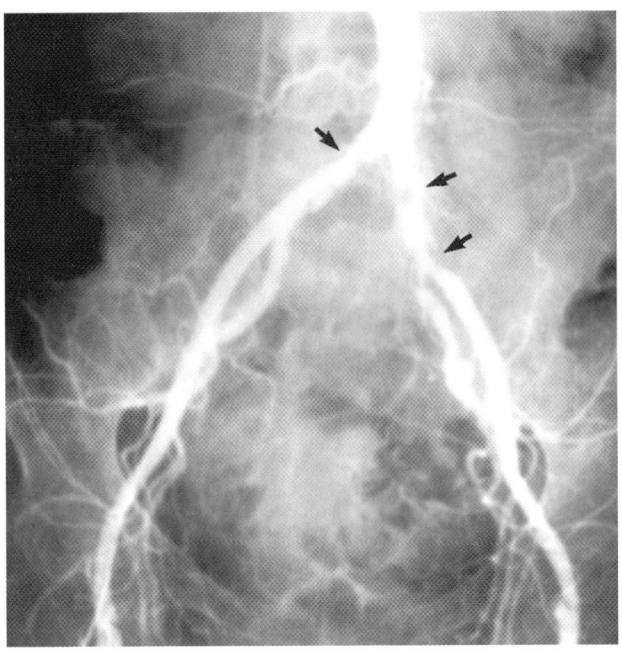

A

Abb. 19-4. Angioplastie von Stenosen der Arteria iliaca mit multiplen Stents bei einem älteren Patienten mit bilateraler arterieller Verschlußkrankheit

A. Die Arteriographie vor Angioplastie zeigt Stenosen *(Pfeile)* beider Aa. iliacae communes.

B. Der Ballonkatheter für die Angioplastie wird mit dem Stent in der Stenose der proximalen linken A. iliaca communis positioniert.

C. Der Ballon wird gefüllt, die Stenose geweitet und der Stent entfaltet.

D. Der Ballon wird wieder entleert, und der vollständig ausgedehnte Stent befindet sich nun in der richtigen Position.

E. Röntgenaufnahme, nachdem zwei weitere Stenosen dilatiert und mit Stents versehen wurden. Können Sie alle drei Stents finden?

F. Die abschließende Arteriographie zeigt eine deutliche Verbesserung des Flusses mit normalem Gefäßkaliber der Aa. iliacae.

G. Zeichnung ähnlicher Veränderungen bei einem anderen Patienten

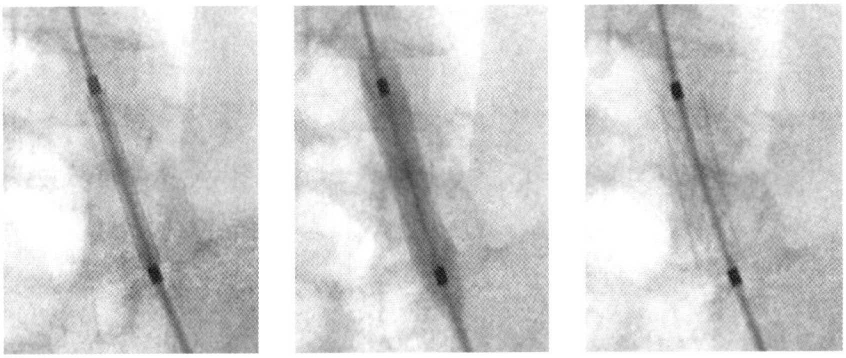

B   **C**   **D**

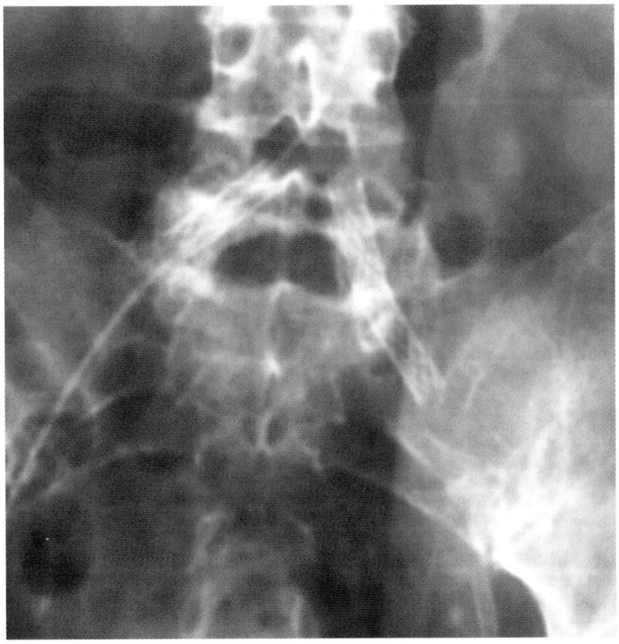

E 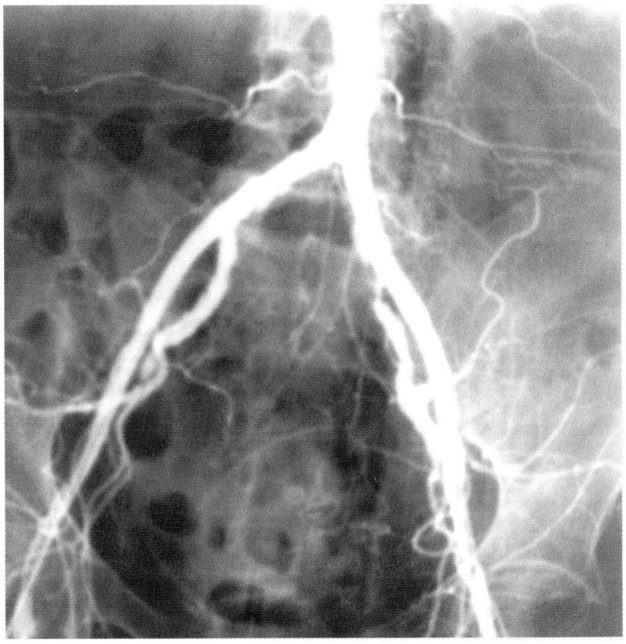   **F**

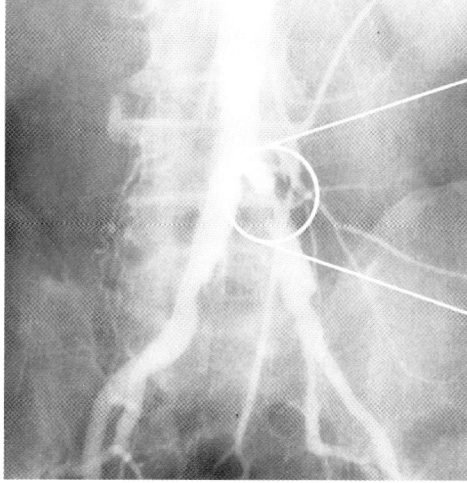
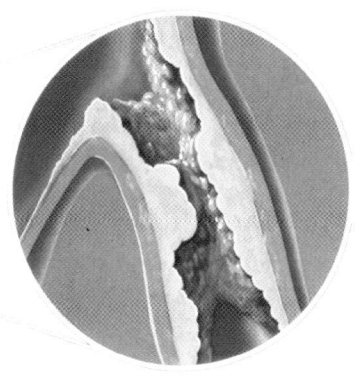

Abb. 19-4 G

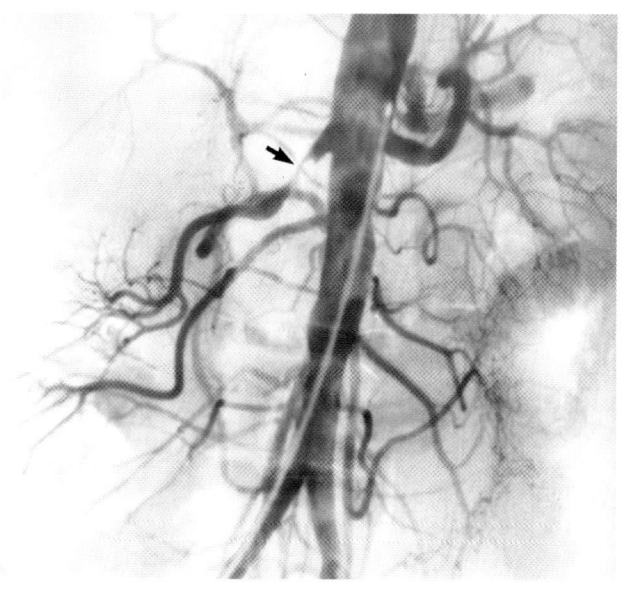
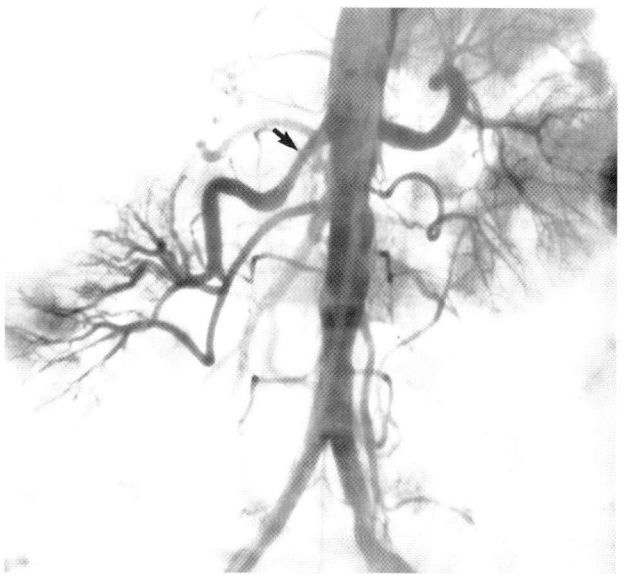

A

B

Abb. 19-5. Nierenarterienangioplastie zur Beseitigung einer re-novaskulären Hypertonie
A. Die abdominelle Aortographie vor der Angioplastie zeigt eine hochgradige Stenose *(Pfeil)* der rechten A. renalis.

B. Die Aortographie nach dem Eingriff zeigt ein sehr gutes Dila-tationsergebnis im Bereich der Stenose. Der Blutdruck des Pati-enten wurde durch den Eingriff erheblich gesenkt.

gel in venösen Blutproben gemessen, die durch selektive Katheterisierung der Nierenvenen gewonnen werden. Eine renovaskuläre Hypertonie liegt dann vor, wenn der Renin-spiegel im venösen Blut der distal der arteriellen Stenose gelegenen Niere 1,5fach höher ist als in den Proben der

gegenüberliegenden Nierenvene oder der V. cava inferior. Nach einer erfolgreichen Nierenarteriendilatation sollte der Reninspiegel in der Nierenvene auf der betroffenen Seite sinken; folglich sollte es auch zu einer Besserung der Hypertonie des Patienten kommen **(Abb. 19-5)**.

Katheterembolisation

Es gibt zwei angiographische Verfahren, die zur Verminderung des arteriellen Blutflusses eingesetzt werden: die Infusion vasokonstriktorischer Substanzen und die Embolisation über einen Katheter. Die Infusion eines Vasokonstriktors über einen selektiv positionierten arteriellen Katheter kann den Blutfluß zum Versorgungsgebiet der betreffenden Arterie vermindern. Sie werden bald schon Näheres zu dieser Therapieform erfahren, wenn die Behandlung gastrointestinaler Blutungen durch intraarterielle Vasopressingabe besprochen wird.

Die Embolisation über einen Katheter kann zur Unterbrechung des arteriellen Blutflusses eingesetzt werden. Sie wird zur Therapie einer unkontrollierten Blutung dann eingesetzt, wenn eine medikamentöse Therapie versagt oder ein chirurgisches Vorgehen nicht möglich ist, so zum Beispiel bei Blutungen im Becken nach einem massiven Trauma mit Beckenfraktur **(Abb. 19-6)**.

Als Ergänzung zur Operation kann die Embolisation kurz vor einem operativen Eingriff durchgeführt werden, um den Blutstrom zu einem malignen Tumor so einzuschränken, daß der intraoperative Blutverlust möglichst gering bleibt. Diese Methode wird oft präoperativ zum Verschluß der Nierenarterie bei Patienten mit hypervaskularisierten Nierenzellkarzinomen eingesetzt **(Abb. 19-7)**. Durch einen arteriellen Katheter in der Nierenarterie injiziert der Radiologe unter Durchleuchtungskontrolle so lange kleine Partikel eines embolisierenden Materials, bis das arterielle Gefäßbett verschlossen ist.

Abbildung 19-7 C zeigt die rechte Nierenarterie nach Embolisation mit Gelfoam (chirurgische Gelatine). Der Blutstrom zum Parenchym der rechten Niere und zum Tumor ist unterbrochen. Nach der Embolisation treten starke Schmerzen auf, die durch die renale Ischämie ausgelöst werden. Daher wird eine Embolisation am Morgen der Operation zwischen präoperativer Sedierung, Allgemeinanästhesie und Nephrektomie durchgeführt.

In Fällen von inoperablen Tumoren kann die Unterbrechung des arteriellen Blutstroms die Tumormasse verringern und den Schmerz lindern. Die Katheterembolisierung wird auch zur Behandlung von arteriovenösen Mißbildungen und Fisteln in allen Körperregionen eingesetzt.

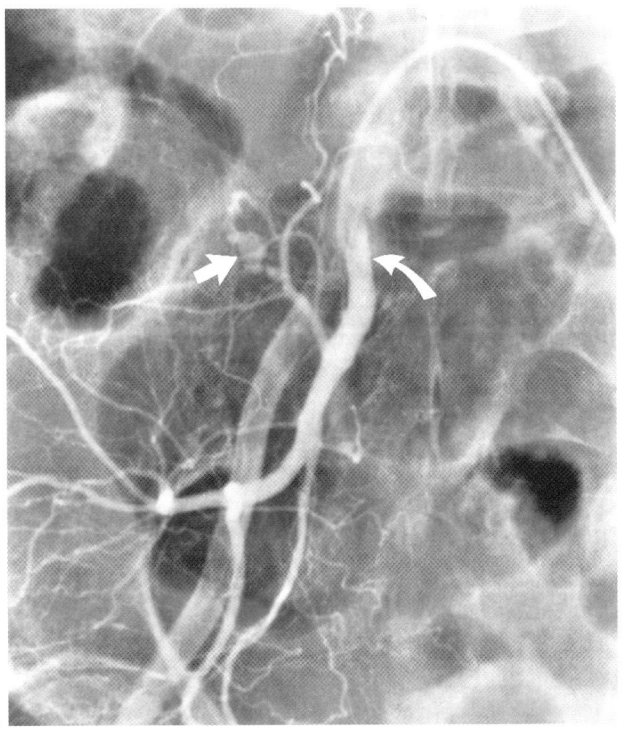
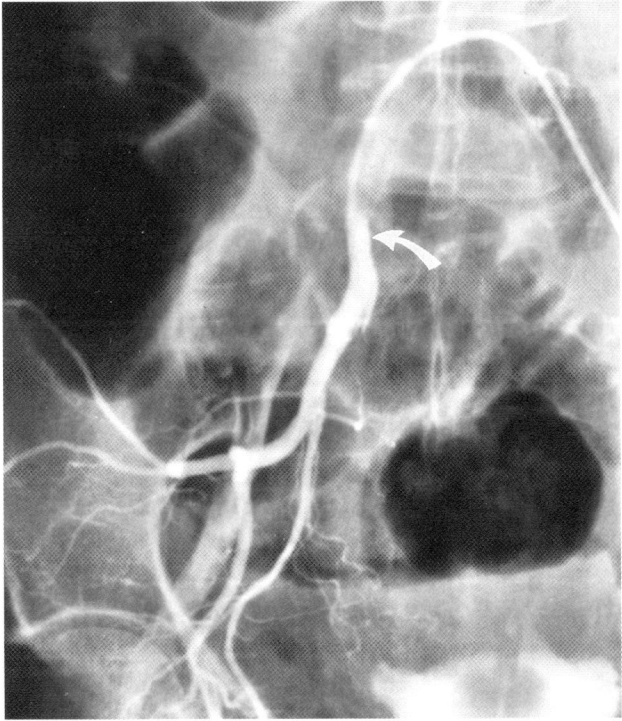

A

B

Abb. 19-6. Embolisation einer arteriellen Blutung im Becken bei einem Verletzten mit Beckenfrakturen
A. Die Arteriographie der rechten A. iliaca interna vor der Embolisation zeigt einen Kontrastmittelaustritt *(gerader Pfeil)* an der Blutungsstelle, die durch einen Einriß der rechten A. iliolumbalis entstanden ist. Der *gekrümmte Pfeil* bezeichnet den Abgang der rechten A. iliaca interna.

B. Die Arteriographie nach der Embolisation (der *gekrümmte Pfeil* weist wiederum auf die rechte A. iliaca interna) zeigt den Verschluß des Astes der A. iliolumbalis und den Stillstand der Blutung. Dem Patienten ging es im weiteren Verlauf klinisch gut.

Nicht jede Arterie kann ohne Risiko embolisiert werden.
Falls das Organ, das von der Arterie versorgt wird, nicht
entfernt werden soll, ist eine Embolisierung risikoärmer,
wenn ein Kollateralkreislauf vorhanden ist. Arterien, die
Endarterien speisen, wie zum Beispiel die Äste der
A. mesenterica superior die Vasa recta des Dünn- und
Dickdarms, werden gewöhnlich nicht embolisiert, weil
Organinfarkte verursacht werden können.

Es gibt verschiedene Materialien, die zur Embolisation
eingesetzt werden. Dazu zählen Gelfoam-Partikel, Stahl-
spiralen (Coils), ablösbare Ballone und verschiedene
Klebstoffe. Sie werden je nach der Größe der zu verschließenden Arterie, den technischen Voraussetzungen
zur selektiven Katheterisierung der Arterie und dem Zeitraum, den der Verschluß bestehen bleiben soll, eingesetzt. Gelfoam-Teilchen zum Beispiel erzeugen nur eine
zeitlich begrenzte Okklusion des Gefäßes, wohingegen
Klebstoffe und Coils zu einem permanenten Gefäßverschluß führen. Ablösbare Ballons werden zum Verschluß
zerebraler Aneurysmen und arteriovenöser Fisteln eingesetzt (**Abb. 19-8**).

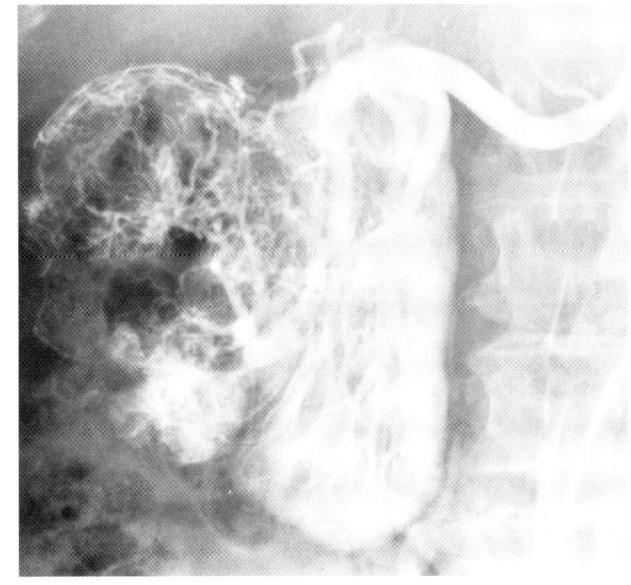

A

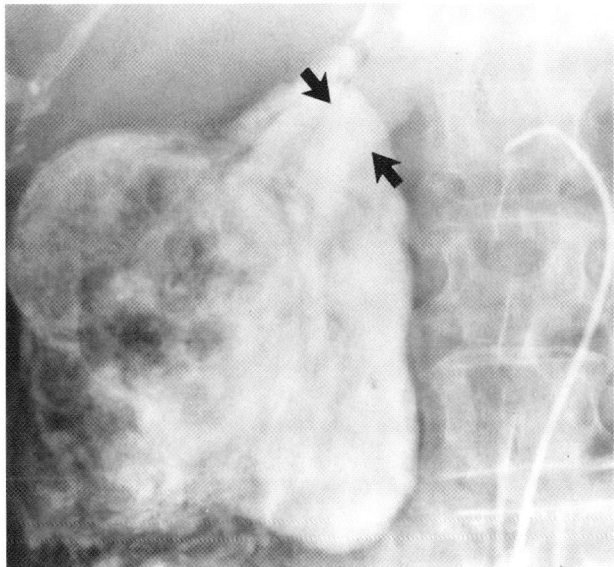

B

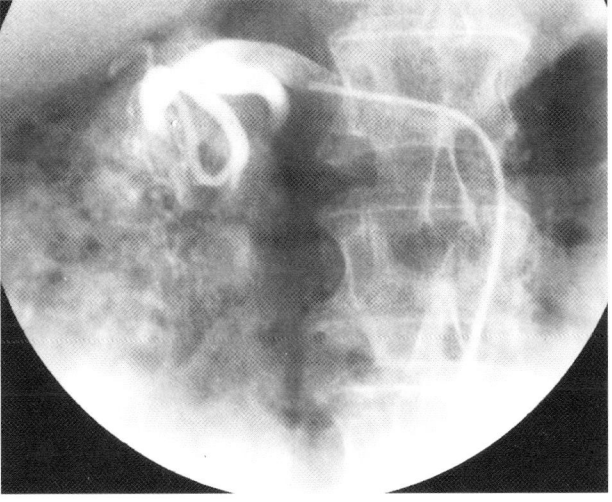

C

Abb. 19-7. Präoperative Embolisation eines großen Nierenzellkarzinoms der rechten Niere
A. Die arterielle Phase der initialen Arteriographie zeigt einen
großen, gefäßreichen Tumor im lateralen Teil der rechten Niere.
Beachten Sie die pathologische Gefäßarchitektur des Tumors.
B. Die venöse Phase der initialen Arteriographie zeigt eine normale rechte Nierenvene *(Pfeile)* ohne Hinweis auf eine Tumorinvasion.
C. Die Arteriographie nach Embolisation zeigt den Verschluß aller Äste der rechten Nierenarterie und die Unterbrechung des
Blutstroms zum Nierenparenchym und zum Tumorgewebe.

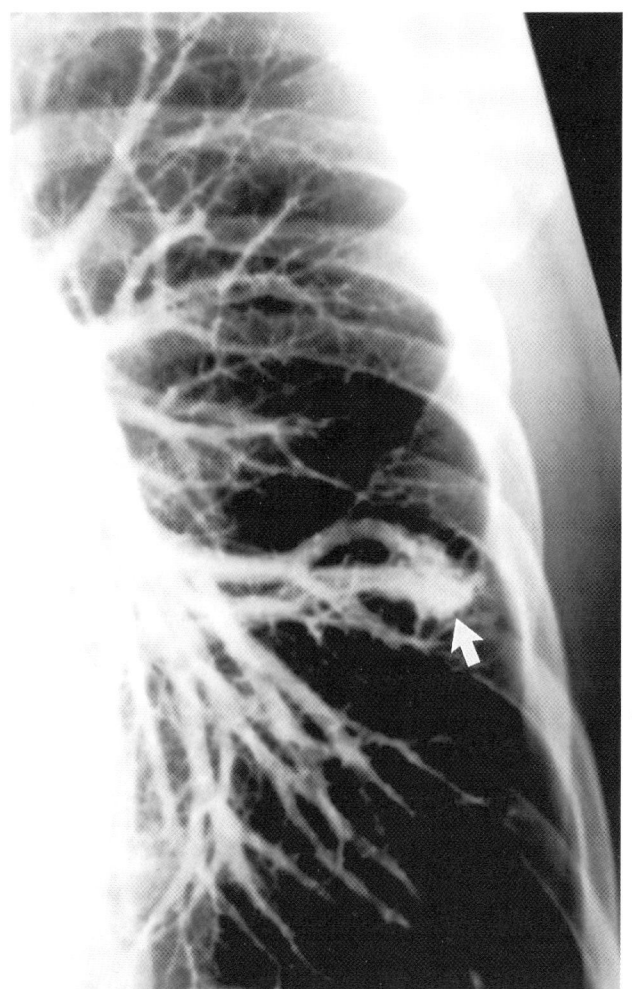

A

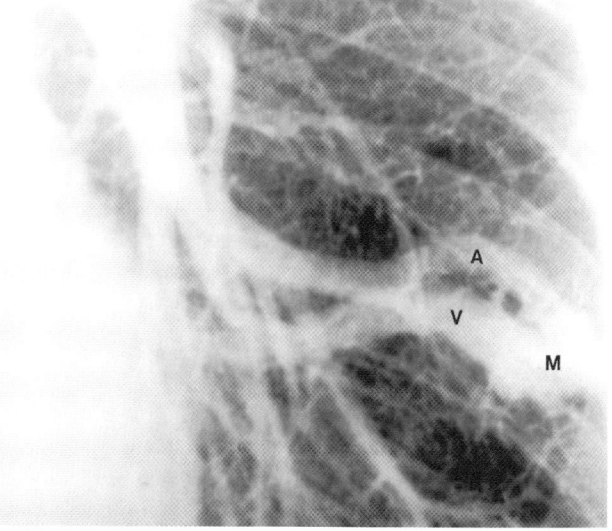

A
V
M

B

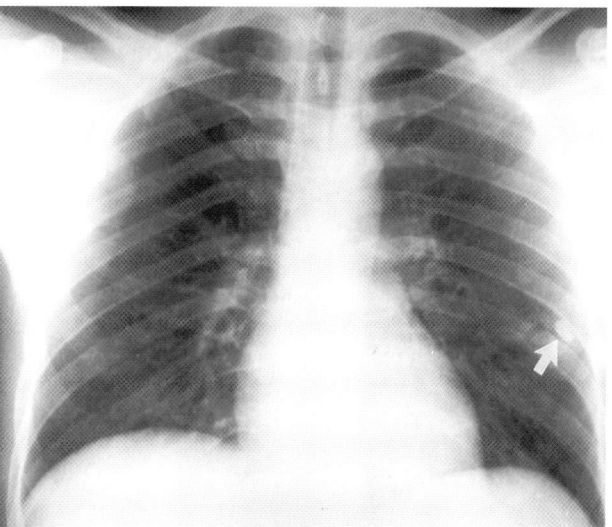

D

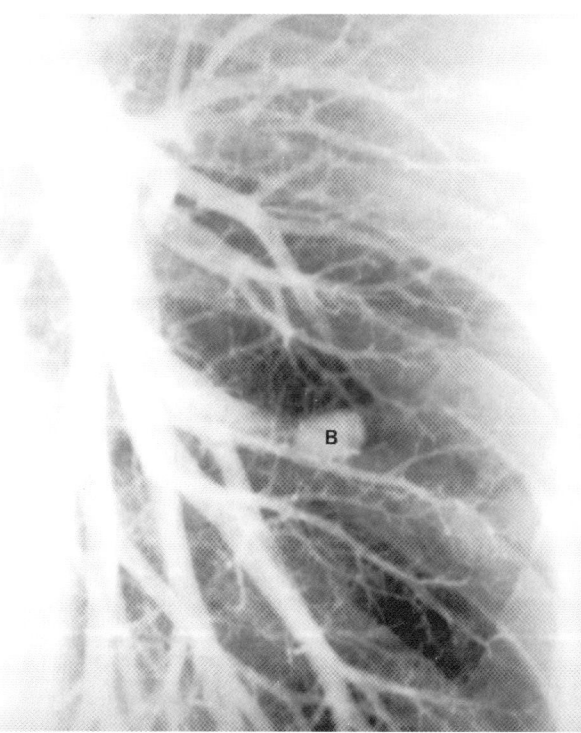

B

C

Abb. 19-8. Therapeutische Embolisation einer kongenitalen pulmonalen arteriovenösen Mißbildung. Dieser junge Mann hatte aufgrund eines paradoxen Embolus einen kleinen Schlaganfall erlitten, der über die a.v. Malformation in den systemischen Kreislauf und damit ins Gehirn gelangt war. Auf der Thoraxaufnahme konnte ein kleiner peripherer Rundherd in der linken Lunge erkannt werden.

A. Die Arteriographie der linken Pulmonalarterie zeigte, daß der Rundherd in der linken Lunge einer pulmonalen a.v. Mißbildung entsprach *(Pfeil)*.

B. Die Vergrößerung zeigt die zuführende Arterie *(A)* zur Mißbildung *(M)* und die drainierende Vene *(V)*.

C. Die zuführende Arterie wurde mit einem ablösbaren Ballon *(B)* embolisiert und dadurch der Blutstrom durch die Mißbildung unterbrochen.

D. Die Thoraxaufnahme nach Embolisation zeigt, daß der Ballon *(Pfeil)* noch etwas weiter in die Mißbildung gewandert ist. Der Patient erlitt in der Folge keine weiteren Schlaganfälle.

Angiographische Diagnostik und Therapie der akuten gastrointestinalen Blutung

Bei Patienten mit akuter, unstillbarer und lebensbedrohlicher gastrointestinaler Blutung bietet sich die Angiographie sowohl als Lokalisations- als auch Therapieverfahren an. Nach selektiver arterieller Katheterisierung der Arterie, die die verantwortliche Läsion versorgt, kann der Ort der gastrointestinalen Blutung durch Kontrastmittelinjektion dargestellt werden. Eine angiographische Hämostase wird durch die Infusion eines Vasokonstriktors oder im Falle mehrerer Blutungslokalisationen durch embolischen Verschluß der versorgenden Arterie erzeugt. **Abbildung 19-9** zeigt einen Patienten mit einem akut blutenden Magengeschwür, **Abb. 19-10** einen Patienten mit einem akut blutenden Kolondivertikel. Beide Patienten wurden erfolgreich durch eine Infusion mit Vasopressin therapiert.

Die Angiographie ist bei Patienten indiziert, die zum Untersuchungszeitpunkt bluten, weil der angiographische Nachweis einer Blutung den röntgenologischen Nachweis eines Kontrastmittelaustritts aus dem arteriellen Lumen in den Darm erfordert. Nachgewiesen wird eine aktive Blutung im oberen Gastrointestinaltrakt im allgemeinen dadurch, daß Blut im Sekret der Magensonde gefunden wird. Falls auch nach Spülen mit einer kalten, salzhaltigen Lösung ein hellrotes Aspirat nachgewiesen wird, befindet sich die Blutungsstelle wahrscheinlich proximal des Treitz-Bandes. Der Nachweis einer aktiven Blutung des unteren Gastrointestinaltrakts ist etwas schwieriger. Ein Patient mit einer Sickerblutung im Dünn- oder Dickdarm kann intermittierend blutigen Stuhl absetzen. Dazwischen kann nicht sicher festgestellt werden, ob die Blutung steht. Parameter, die eine Aussage bezüglich einer aktiven Blutung ermöglichen, sind die Vitalfunktionen, der Hämoglobinwert und die Häufigkeit blutiger Stühle.

In unklaren Fällen kann eine nuklearmedizinische Untersuchung zum Nachweis einer Blutung durchgeführt werden **(Abb. 19-11)**. Dazu werden entnommene Erythrozyten des Patienten mit einem Radioisotop markiert und reinfundiert. Anschließend werden in kurzen Zeitabständen Aufnahmen des Abdomens angefertigt. Normalerweise findet sich eine Aktivität nur innerhalb der Blutge-

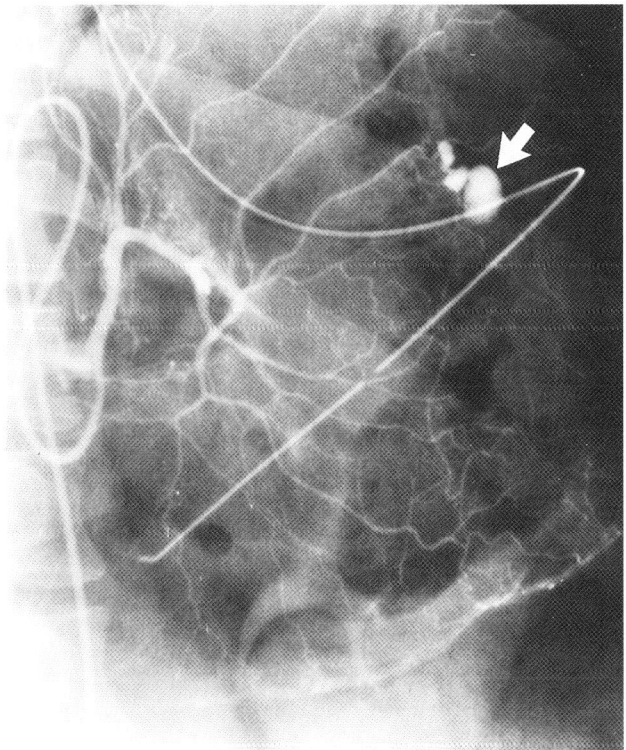

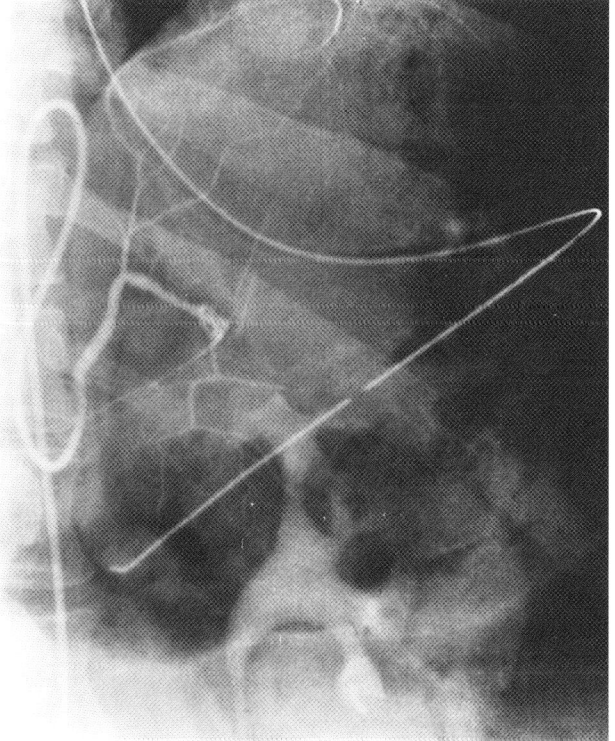

A

B

Abb. 19-9. Arteriographie der A. gastrica sinistra bei einem Patienten mit einem akut blutenden Magengeschwür
A. Der *Pfeil* bezeichnet den Austritt von Kontrastmittel an der Blutungsstelle.

B. Die zweite Arteriographie 20 Minuten nach der Behandlung mittels Vasopressininfusion zeigt ein kleineres Kaliber der linken Magenarterie und ihrer Äste und keine Blutung mehr. Die Infusion wurde über 24 Stunden fortgesetzt, danach wurde der Katheter gezogen. Dem Patienten ging es im weiteren Verlauf gut und es trat keine weitere Blutung auf.

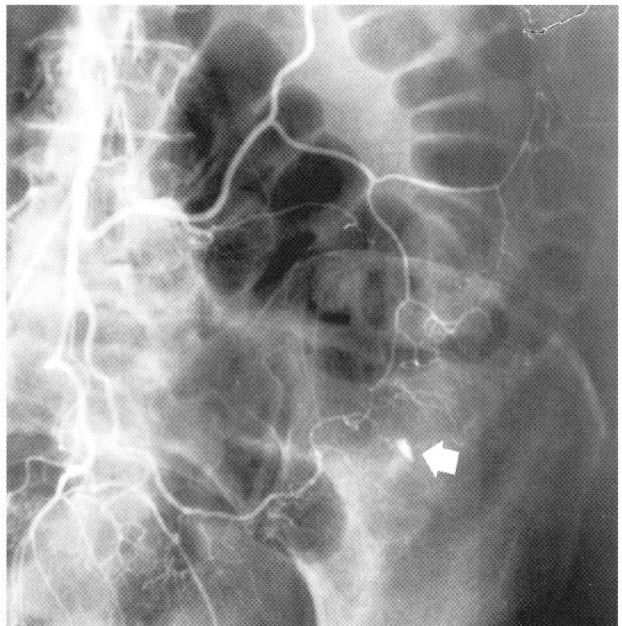

A

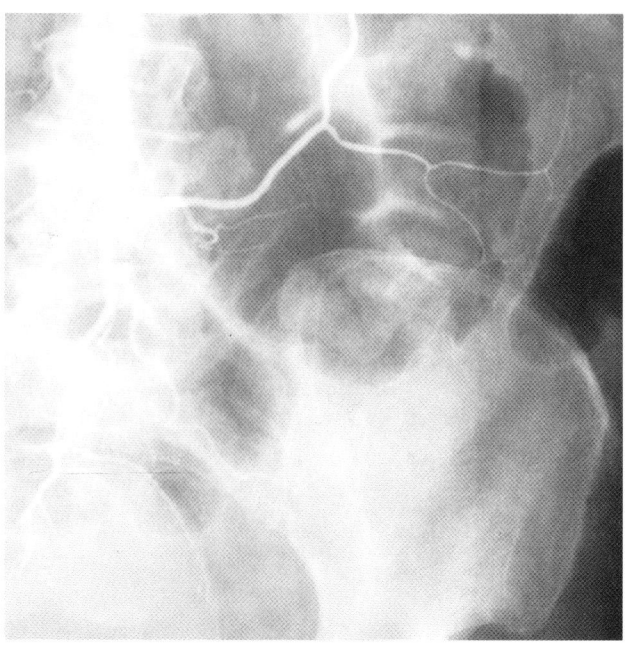

B

Abb. 19-10. Arteriographien der A. mesenterica inferior bei einem Patienten mit einer Kolondivertikelblutung
A. Der *Pfeil* deutet auf die Stelle der aktiven Blutung (Austritt von Kontrastmittel) in das distale Colon descendens.

B. Eine Wiederholungsarteriographie nach einer 20minütigen Behandlung mit Vasopressin zeigt keine Blutung mehr. Die Infusion wurde über 24 Stunden weitergeführt. Es trat keine Nachblutung auf.

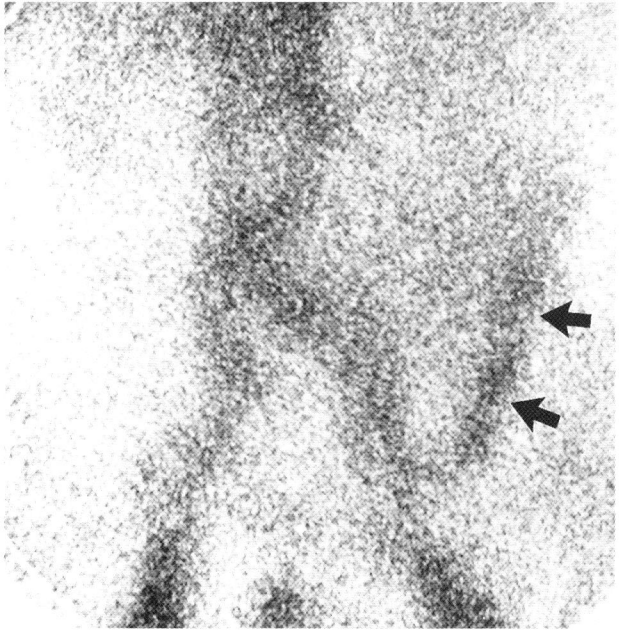

Abb. 19-11. Positive Radioisotopenszintigraphie des Patienten in Abb. 19-10. Die Untersuchung wurde vor der Arteriographie durchgeführt und zeigt eine Nuklidanreicherung, die über dem distalen Colon descendens gelegen ist *(Pfeile).*

fäße. Bei einem Patienten mit einer aktiven Blutung sind die Aufnahmen gewöhnlich innerhalb von 10–15 Minuten positiv und zeigen eine Konzentrierung der Radioaktivität außerhalb des Gefäßsystems im Gastrointestinaltrakt. Ist der Blutungsnachweis positiv, muß eine Notan-

giographie durchgeführt werden, wohingegen bei einer negativen Aufnahme keine Angiographie indiziert ist.
Zu den akut blutenden Läsionen des oberen Gastrointestinaltrakts, die durch eine selektive Arteriographie lokalisiert werden können, gehören die Ösophagitis, Mallory-

Weiss-Läsionen, Ösophagustumoren, Gastritis, Magentumoren, Magengeschwüre und Duodenaldivertikel. Darstellbare Veränderungen des unteren Gastrointestinaltrakts sind Kolondivertikel, Neoplasmen des Dünn- und Dickdarms und Gefäßmißbildungen. Da die Angiographie vor allem Blutungsstellen lokalisiert und weniger die Ursachen dafür darstellen kann, muß der Patient im blutungsfreien, stabilen Intervall zusätzlich mittels Endoskopie oder Kontrastmitteluntersuchung mit Barium untersucht werden, um zur endgültigen Diagnose zu gelangen. Obwohl Ösophagusvarizen angiographisch dargestellt werden können, gilt dies nicht für Sickerblutungen aus den Varizen. Daher sollten Patienten mit einer akuten Blutung des oberen Gastrointestinaltrakts vor der Angiographie endoskopiert werden, um Ösophagusvarizen auszuschließen. Bei Patienten mit einer Blutung im unteren Gastrointestinaltrakt sollte zunächst eine Sigmoidoskopie zum Ausschluß rektaler Ursachen wie Hämorrhoiden durchgeführt werden. Bariumuntersuchungen sollten bei

einem akut blutenden Patienten nicht als Erstuntersuchung durchgeführt werden, da Bariumreste die angiographische Beurteilung durch Überlagerungen einschränken können.

Vena-cava-Filter

Vena-cava-Filter werden bei Patienten mit nachgewiesener Lungenembolie oder einer tiefen Beinvenenthrombose eingesetzt, bei denen eine Antikoagulanzientherapie kontraindiziert ist oder die bereits rezidivierende Lungenembolien unter optimaler Einstellung mit Antikoagulanzien hatten. Die Filter werden in die Vena cava inferior genau unterhalb der Nierenvenen eingesetzt, wo sie lebensbedrohliche Emboli aus den Bein- oder Beckenvenen abfangen und daran hindern, die Lungen oder das Herz zu erreichen. Die Filter werden gewöhnlich über die

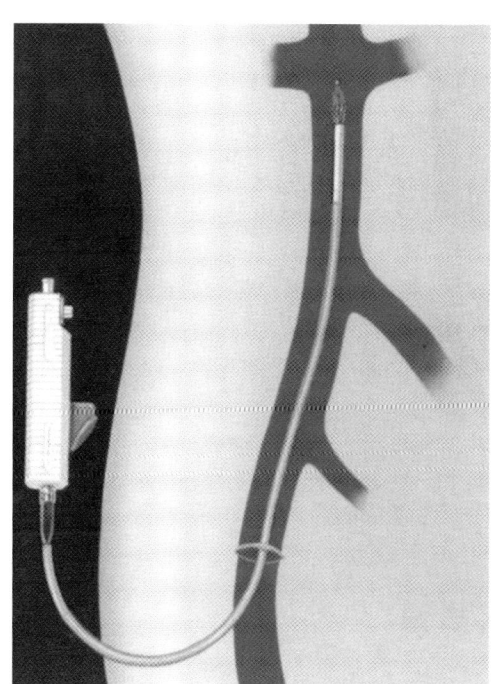
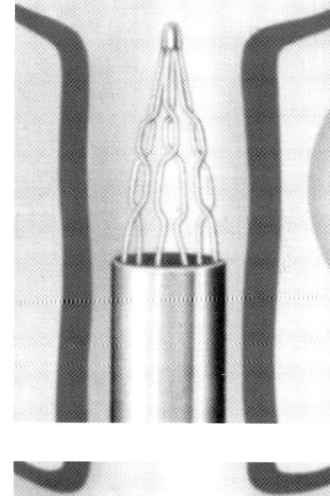
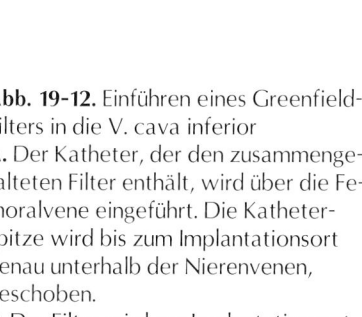
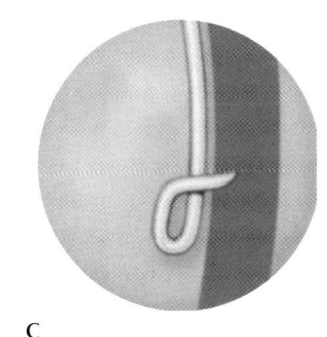
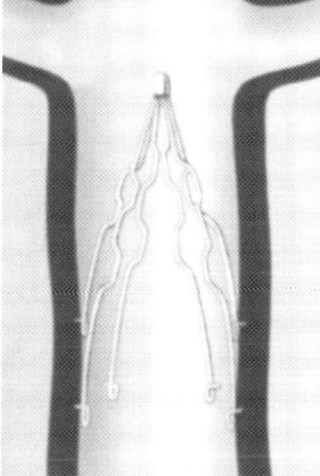

Abb. 19-12. Einführen eines Greenfield-Filters in die V. cava inferior
A. Der Katheter, der den zusammengefalteten Filter enthält, wird über die Femoralvene eingeführt. Die Katheterspitze wird bis zum Implantationsort genau unterhalb der Nierenvenen, geschoben.
B. Der Filter wird am Implantationsort freigesetzt, wo er seine normale konische Form annimmt.
C. Hakenförmige Füßchen verankern sich zur Stabilisierung des Filters in der Wand der V. cava inferior.
D. Enfalteter Filter in seiner endgültigen Position

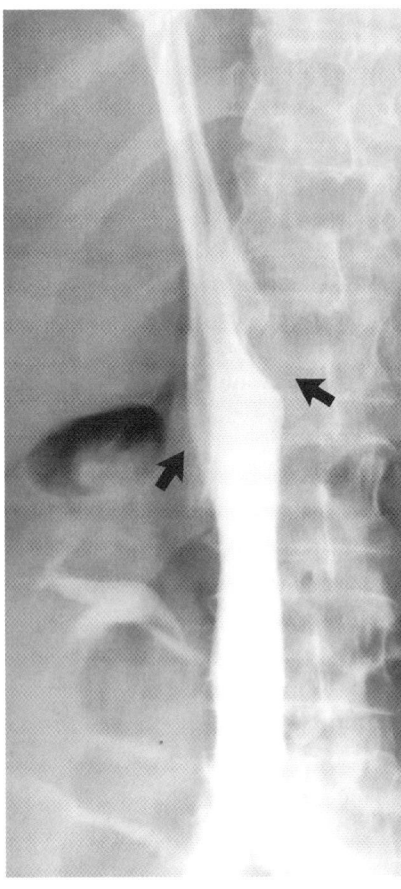

A

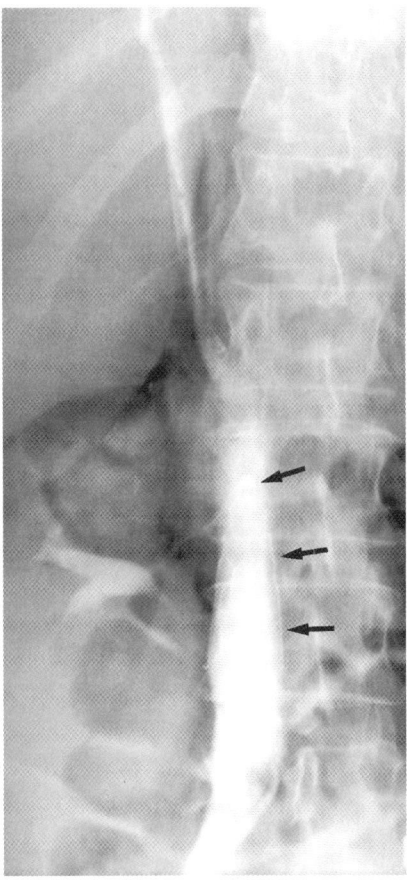

B

Abb. 19-13. Phlebographie der V. cava inferior mit einem Greenfield-Filter, der korrekt genau unterhalb der Nierenvenen sitzt

A. Frühe Aufnahme. Das dichte Kontrastmittel überdeckt den Filter. Die Abgänge der rechten und linken Nierenvene sind durch den Einstrom *(Pfeile)* von unkontrastiertem Blut aus den Nieren in die V. cava inferior gut erkennbar.

B. Eine etwas spätere Aufnahme. Der konische Filter mit seinen sechs metallenen Füßchen, die am oberen Pol verbunden und unten in der Kavawand verankert sind, ist jetzt erkennbar *(Pfeile)*.

V. femoralis eingeführt **(Abb. 19-12)**, aber gelegentlich auch über die V. jugularis, zum Beispiel bei Patienten mit einer Thrombose der V. iliaca. Das Einführen des Filters durch eine Femoralvene in die V. cava inferior bei einem Patienten mit einem Thrombus in den Iliakalvenen oder der V. cava inferior würde zu einer Ablösung des Thrombus und zusätzlichen Lungenemboli führen. Deshalb muß bei allen Patienten, die für das Verfahren in Frage kommen, eine Phlebographie der V. cava inferior mittels Kontrastmittelinjektion in die V. femoralis durchgeführt werden, um vor dem Einsetzen des Filters eine freie Passage nachzuweisen.

Die ursprünglichen Filterbestecke erforderten eine chirurgische Freilegung der Vene, aber technische Weiterentwicklungen ermöglichen heutzutage ein perkutanes Einsetzen. Verschiedene Filterarten sind in Gebrauch. Einer der am häufigsten verwendeten Filter ist der Greenfield-Filter **(Abb. 19-13)**, der röntgenologisch als konisches Gebilde mit sechs metallenen Haken imponiert. Die heutzutage verwendeten Filter sind zusammenklappbar und werden mittels Venenkatheter unter Durchleuchtungskontrolle eingesetzt.

Zentralvenöser Zugang unter Sichtkontrolle

Das Legen eines zentralvenösen Zugangs ist ein wichtiger und wesentlicher Bestandteil moderner medizinischer Verfahren. Die Behandlung vieler Krankheiten macht einen solchen Zugang für die Verabreichung von Chemotherapeutika, Antibiotika, parenteraler Nahrung oder Blutkonserven erforderlich. Üblicherweise werden zentralvenöse Zugänge ohne Sichtkontrolle durch „Blindpunktion" gelegt. Die zu punktierende Vene, z.B. die Vena subclavia **(Abb. 19-14)**, kann jedoch auch vorher mittels Ultraschall oder Röntgendurchleuchtung nach Kontrastmittelgabe dargestellt werden, um den genauen Verlauf der Vene zum Zeitpunkt der Punktion zu bestimmen. Eine Venendarstellung sollte der Anlage eines Hickman-Katheters, venösen Portsystems oder anderer Spezialkatheter vorausgehen. Die Venenpunktion unter Sichtkontrolle wird vor allem dann empfohlen, wenn die Blindpunktion nicht erfolgreich war.

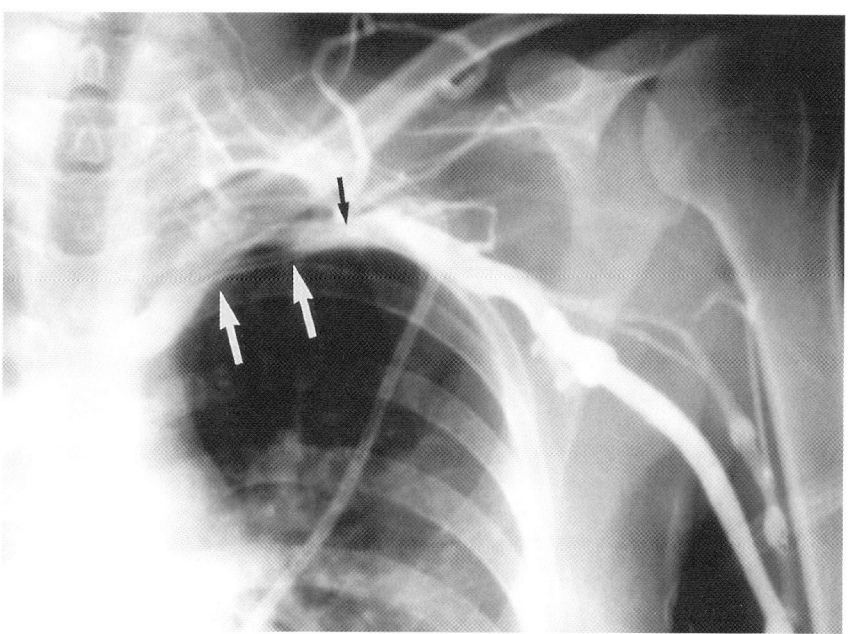

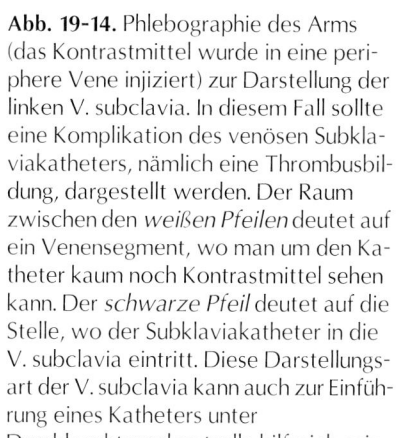

Abb. 19-14. Phlebographie des Arms (das Kontrastmittel wurde in eine periphere Vene injiziert) zur Darstellung der linken V. subclavia. In diesem Fall sollte eine Komplikation des venösen Subklaviakatheters, nämlich eine Thrombusbildung, dargestellt werden. Der Raum zwischen den *weißen Pfeilen* deutet auf ein Venensegment, wo man um den Katheter kaum noch Kontrastmittel sehen kann. Der *schwarze Pfeil* deutet auf die Stelle, wo der Subklaviakatheter in die V. subclavia eintritt. Diese Darstellungsart der V. subclavia kann auch zur Einführung eines Katheters unter Durchleuchtungskontrolle hilfreich sein.

Perkutane Feinnadelbiopsie des Thorax

Wenn ein Rundherd oder eine Raumforderung in der Lunge auf der Thoraxaufnahme Ihres Patienten neu diagnostiziert wurde, ist Ihre erste und wichtigste Aufgabe festzustellen, ob es sich um eine gutartige oder bösartige Veränderung handelt. Ein Rundherd, der bereits auf früheren Thoraxaufnahmen vorhanden war und sich über viele Jahre nicht verändert hat, kann als gutartige, wahrscheinlich alte granulomatöse Veränderung angesehen werden, die keiner weiteren Diagnostik bedarf. Ein Rundherd mit einer dichten zentralen Verkalkung kann ebenfalls als gutartig eingestuft werden. Wenn der Rundherd auf früheren Aufnahmen jedoch nicht vorhanden war oder keine Voraufnahmen zum Vergleich vorliegen, muß die Diagnostik weitergeführt werden.

Da die Computertomographie (CT) kleinere Rundherde erfassen kann als herkömmliche Röntgenaufnahmen, und auch an solchen Stellen, die auf herkömmlichen Aufnahmen schwierig einzusehen sind, sollte als nächstes eine CT-Untersuchung durchgeführt werden. Wenn zusätzliche Rundherde in der CT gesehen werden, ist die Wahrscheinlichkeit groß, daß es sich um Lungenmetastasen eines außerhalb der Lunge gelegenen Primärtumors handelt. Falls es sich um einen einzigen Rundherd handelt, muß auch an einen primären Lungentumor gedacht werden. Wenn sich ein solitärer Lungenrundherd als maligne erweist, kann das CT-Bild vergrößerte Lymphknoten im

Mediastinum zeigen, die ein weiteres Indiz einer bereits eingetretenen Metastasierung sind.

Die entscheidende Untersuchung zur differentialdiagnostischen Abklärung ist die histologische Untersuchung einer Gewebsprobe der verdächtigen Läsion durch den Pathologen. Zu den Möglichkeiten der Gewebsgewinnung gehören die perkutane Feinnadelbiopsie durch den Radiologen, die Bronchoskopie mit Lavage der Bronchien und die operative offene Biopsie. Die Bronchoskopie mit zytologischer Untersuchung der Flüssigkeit der bronchialen Lavage ist besonders geeignet bei der Diagnostik zentraler Tumoren, die Haupt- oder Lappenbronchien betreffen. Die perkutane Feinnadelbiopsie unter CT-Kontrolle wird heutzutage für die Diagnostik peripherer Rundherde und Raumforderungen empfohlen. Diese Technik kann in über 90 % der Patienten mit einem Lungenneoplasma die Diagnose sichern. Vor der Einführung der CT wurde die Feinnadelbiopsie der Lunge unter Durchleuchtungskontrolle durchgeführt. Da die CT kleinere Knoten als die Durchleuchtungstechnik darstellen kann, ist sie inzwischen die klar bevorzugte Technik. Der Radiologe kann mit dem CT-Bild bis zu 0,3 cm kleine Rundherde biopsieren.

Perkutane Feinnadelbiopsien werden entweder in Bauch- oder in Rückenlage des Patienten vorgenommen, je nachdem, wo sich die Veränderung befindet. Der Atem sollte angehalten werden. Dann führt der Radiologe die Spitze einer speziellen 22-G- oder 23-G-Biopsienadel in den Rundherd ein. Jetzt wird die Position der Nadel durch ein CT-Bild bestätigt **(Abb. 19-15)**. Dann wird aspiriert. So-

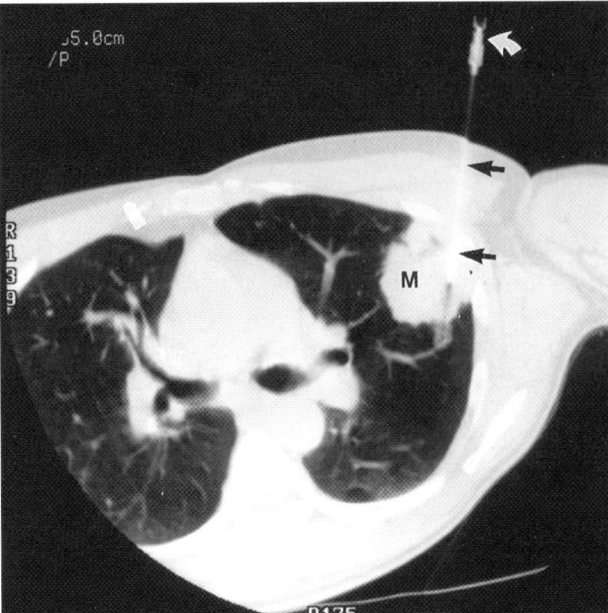

Abb. 19-15. CT-gesteuerte Lungenbiopsie. Die Biopsienadel *(Pfeile)* wird unter CT-Kontrolle perkutan durch die anterolaterale Brustwand bis zur Raumforderung *(M)* eingeführt. Während des Vorschiebens der Nadel werden wiederholt CT-Aufnahmen in Höhe der Veränderung gemacht. Der *gekrümmte Pfeil* deutet auf das äußere Ende der Nadel. Wenn man die Spitze innerhalb der Raumforderung sieht, wird Material für die histologische Untersuchung entnommen.

fort nach der Aspiration färbt und begutachtet ein anwesender Pathologe das Biopsiematerial. Wenn der Verdacht auf eine Infektion besteht, werden auch Proben für eine Kultur und zur Gram-Färbung genommen. Das Verfahren kann zwischen 30 Minuten und 1–2 Stunden dauern. Wie Sie vielleicht schon vermutet haben, ist der Pneumothorax eine potentielle Komplikation. Deshalb sollten sofort nach der Biopsie inspiratorische und exspiratorische Thorax- oder CT-Aufnahmen mit Lungenfenster angefertigt werden. Ein kleiner Pneumothorax erfordert häufig keine weiteren Maßnahmen. Wenn der Patient jedoch Symptome entwickelt, der Pneumothorax größer als 30 % ist oder eine zunehmende Vergrößerung zeigt, kann eine temporäre Behandlung mit einer Drainage erforderlich werden. Eine seltenere Komplikation der Feinnadelbiopsie ist die Hämoptoe, die gewöhnlich von selbst sistiert und keiner weiteren Behandlung bedarf. Die perkutane Biopsie kann auch ambulant durchgeführt werden.

Perkutane Feinnadelbiospsie des Abdomens

Eine perkutane abdominelle Feinnadelbiopsie unter CT- oder Ultraschallkontrolle ermöglicht eine histologische Untersuchung abdomineller Veränderungen, ohne daß der Patient sich einer Laparotomie und offenen abdominellen Biopsie unterziehen muß. Mit dieser Technik können Tumoren der Leber, der Nieren, des Pankreas, des Retroperitonealraums und anderer Strukturen unter minimaler Belastung und auch bei ambulanten Patienten biopsiert werden. Mit dieser Biopsietechnik können primäre abdominelle Tumoren und Metastasen diagnostiziert, das Stadium einer Krebserkrankung festgelegt und benigne Veränderungen wie abdominelle Zysten und Entzündungen des Bauchraums erkannt werden.

Der Patient darf 12 Stunden vor dem Eingriff keine feste Nahrung mehr zu sich nehmen, kann aber klare Flüssigkeit bis zu 2 Stunden vor der Biopsie trinken. Der Patient erhält vor dem Eingriff eine angemessene Prämedikation. Die Hauteinstichstelle wird mit Lidocain lokal betäubt, die Biopsie mit einer 18- bis 22-G-Nadel vorgenommen. Größere Nadeln (14–16 G) werden benötigt, um größere Gewebsstücke zu gewinnen und damit eine exakte Gewebsklassifikation und Subtypisierung von Erkrankungen, wie zum Beispiel bei Lymphomen, zu erreichen. Wenn Darm durchstochen werden muß, sollten nur dünne (18–22 G) Nadeln benützt werden.

Die Biopsie kann entweder unter CT- oder unter Ultraschallkontrolle durchgeführt werden. Wird der Ultraschall benutzt, wird die Läsion lokalisiert und die Entfernung und der Winkel des Biopsiewegs festgelegt.

Dann führt der Radiologe die Biopsie durch, wobei er die Nadel mit der Hand führt oder einen besonderen Ultraschallkopf für Biopsien benützt, der eine eingebaute Halterung für die Biopsienadel hat. Die Nadelspitze stellt sich als ein diskreter echoreicher Bezirk im Zielgewebe dar **(Abb. 19-16)**. Bei CT-gesteuerten Biopsien wird die korrekte Einstellung der Nadelspitze innerhalb der Veränderung durch das CT-Bild bestätigt **(Abb. 19-17)**.

Es ist wünschenswert, jedoch nicht zwingend, gewisse Strukturen bei der Passage der abdominellen Biopsienadel zu umgehen. Dazu gehören die Lunge, die Pleura, Gallenblase, Dünn- und Dickdarm, Pankreas und etwaige erweiterte Ausführungsgänge (Pankreas- und Gallengang). Nach der Aspiration wird sofort eine zytologische Untersuchung durchgeführt. Der Patient muß nach dem Eingriff Bettruhe einhalten. Seine Vitalfunktionen werden 1–2 Stunden lang überwacht. Nach 2–4 Stunden kann der Patient entlassen werden. In 85–90 % der Fälle ist die Gewebsprobe verwertbar, abhängig von der Größe und Lage der betreffenden Läsion. Komplika-

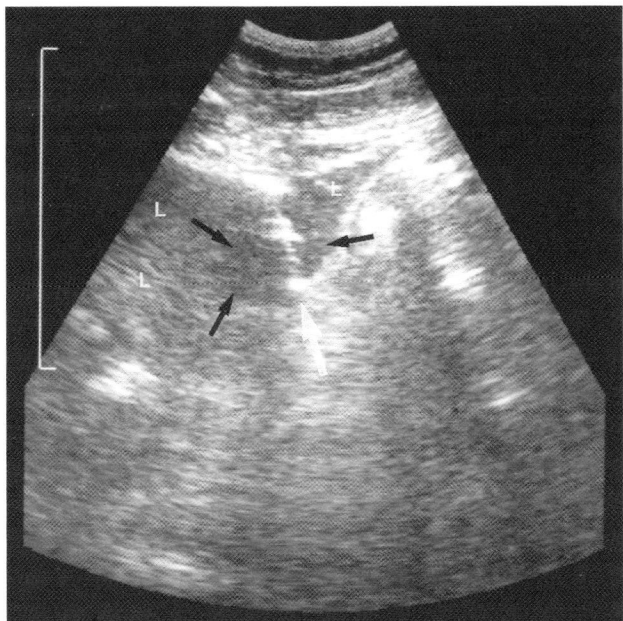

Abb. 19-16. Biopsie einer Lebermetastase unter Ultraschallkontrolle. Diese transversale (axiale) Aufnahme zeigt den linken Leberlappen *(L)* als eine dreieckige Struktur, die in den linken Bauchraum hinüberreicht (vergleichen Sie die normale Anatomie im CT, Abb. 3-62 bis 3-73, S. 74 ff.). Es zeigt sich eine echoarme Struktur *(schwarze Pfeile).* Der *weiße Pfeil* bezeichnet den linearen echoreichen Kanal der perkutan eingeführten Biopsienadel, die jetzt innerhalb der Läsion liegt.

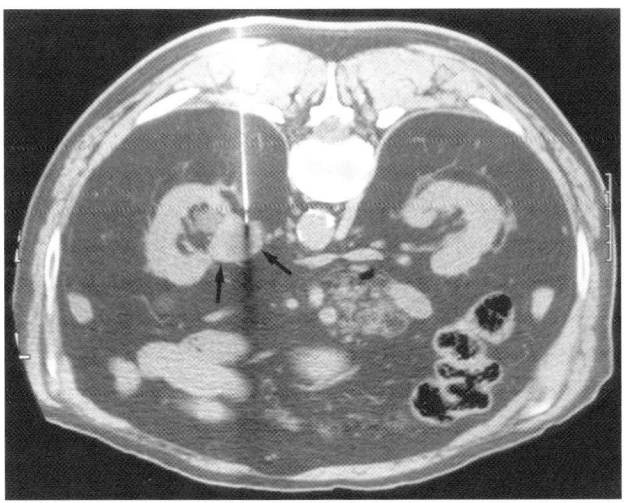

Abb. 19-17. Biopsie eines kleinen Nierentumors unter CT-Kontrolle. Der Patient liegt auf dem Bauch, die Biopsienadel ist vom Rücken aus eingeführt worden. Die Nadelspitze befindet sich in der Raumforderung *(Pfeile).* Der histopathologische Befund ergab ein Nierenzellkarzinom.

tionen sind selten und treten in weniger als 2 % der Fälle auf. Dazu gehören Blutung, Infektion, Organverletzung, Pneumothorax und die Pankreatitis (wenn das normale Pankreas biopsiert wird oder durchstochen werden muß).

Perkutane Abszeßdrainage

Die perkutane Drainage von Abszessen und nicht infizierten Flüssigkeitsansammlungen im Körper unter radiologischer Kontrolle ist eine etablierte und häufig angewandte Therapieoption geworden. Mit dieser Technik vermeidet man einen chirurgischen Eingriff und die damit verbundene Allgemeinanästhesie. Anfänglich wurde die Methode zur Drainage postoperativer Abszesse der Peritonealhöhle vor allem im subphrenischen, subhepatischen und in den parakolischen Räumen eingesetzt. Die perkutane Drainage wird heutzutage zur Behandlung verschiedenster Flüssigkeitsansammlungen angewandt. Dabei handelt es sich beispielsweise um Hämatome, Lymphozelen, Empyeme, Lungen- und Mediastinalabszesse, Darmfisteln, nekrotische Tumoren und gutartige Zysten.

Das Verfahren wird gewöhnlich unter CT-Kontrolle durchgeführt. In einigen Fällen kann die Drainage auch ultraschallgesteuert erfolgen, vor allem bei pleuralen Flüssigkeitsansammlungen. Zunächst wird eine dünne Nadel (20 oder 22 G) perkutan in die Flüssigkeit eingeführt. Über die Nadel kann eine diagnostische Aspiration erfolgen, wobei auch Material für eine bakteriologische Untersuchung entnommen werden kann. Anschließend wird ein Drainagekatheter entweder über einen Trokar oder in Seldinger-Technik (der Drainagekatheter gleitet über einen auswechselbaren Führungsdraht) parallel zur Feinnadel eingeführt **(Abb. 19-18)**.

Ausgedehnte visköse Eiteransammlungen erfordern die Einlage eines großlumigen (12–16 F) Drainagekatheters, um eine vollständige Drainierung und Spülung der Abszeßhöhle zu ermöglichen **(Abb. 19-19)**. Der Patient erhält zusätzlich Antibiotika, und der klinische Verlauf wird durch wiederholte CT-Aufnahmen und Kontrastdarstellungen der Abszeßhöhle überwacht. Der Katheter wird entfernt, wenn kein Sekret mehr abfließt, der klinische Verlauf des Patienten sich gebessert hat und die Abszeßhöhle im CT nicht mehr nachweisbar ist. Die perkutane Abszeßdrainage ist nur bei einem sicheren perkutanen Zugang zum Abszeß indiziert.

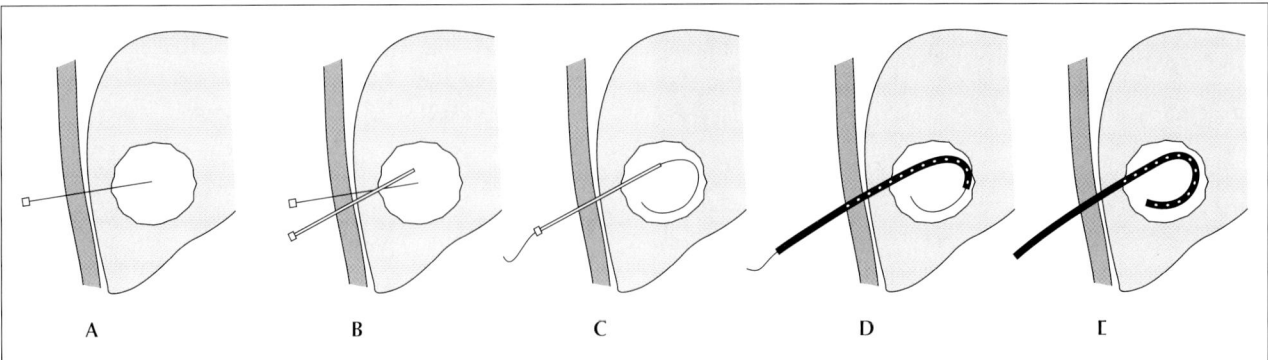

Abb. 19-18. Die fünf Schritte bei der perkutanen Nadelaspiration und Katheterdrainage eines Leberabszesses (Seldinger-Technik)
A. Die Lokalisationsnadel wird in das Zentrum des Abszesses positioniert.
B. Ein kleinkalibriger, kurzer Katheter wird perkutan in den Abszeß eingeführt. Dieser Katheter wurde in den Abszeß über einen Trokar vorgeschoben, der bereits wieder entfernt wurde.

C. Ein starrer, auswechselbarer Draht wird durch den Katheter eingebracht. Die Lokalisationsnadel wird entfernt.
D. Der kleinkalibrige Katheter wird durch einen großkalibrigen Drainagekatheter, der über den Führungsdraht eingebracht wird, ersetzt.
E. Der Draht wird zurückgezogen. Der Abszeß wird über den Katheter drainiert.

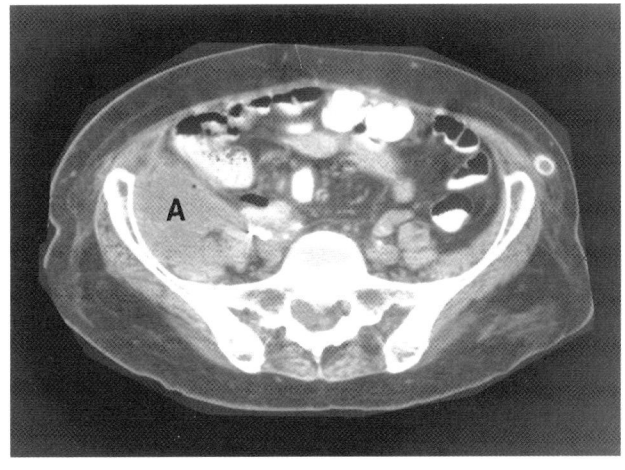

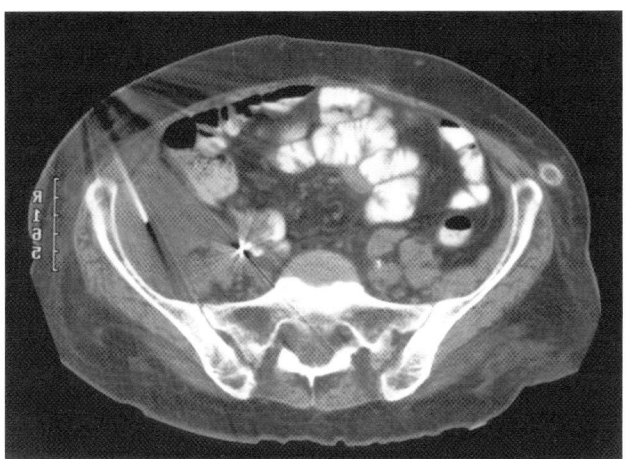

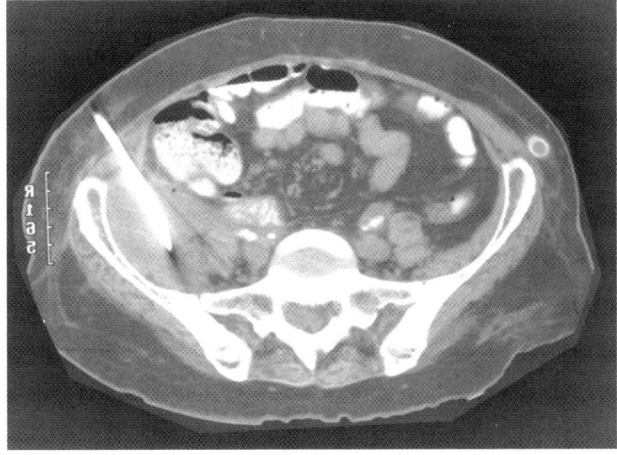

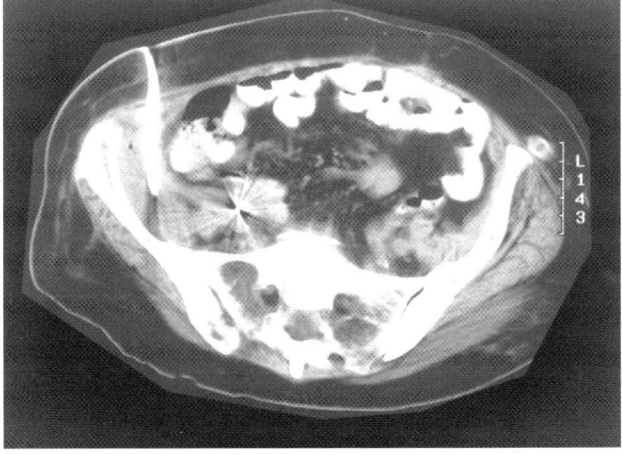

Abb. 19-19. Perkutane Drainage eines großen Abszesses bei einer älteren Frau mit Fieber, Schüttelfrost und Bauchschmerzen
A. Die initiale CT zeigt einen großen Abszeß *(A)* im rechten unteren Quadranten des Abdomens.

B. Die zuerst erfolgte perkutane Nadelpunktion bestätigt die Diagnose Abszeß durch aspirierten Eiter.
C. Perkutane Einlage eines großen Drainagekatheters
D. Größenabnahme des Abszesses unmittelbar nach Drainageeinlage

Perkutane Gastrostomie und Jejunostomie

Die perkutane Gastrostomie wird gewöhnlich vorgenommen, um Patienten mit prolongierter nasogastrischer Ernährung nach Schädeltrauma, Schlaganfall oder schwerer Verletzung zu versorgen. Das Verfahren kann in Lokalanästhesie und leichter Sedierung durchgeführt werden, ohne Operation und Allgemeinanästhesie. Der Darm wird vor dem Eingriff mit Barium dargestellt. Dem nüchternen Patienten wird eine Sonde über die Nase in den Magen eingeführt, so daß der Magen mit Luft gefüllt werden kann. Dann wird eine spezielle Nadel unter Durchleuchtungskontrolle perkutan in das Magenlumen plaziert. Anschließend wird ein Führungsdraht durch die Nadel ins Magenlumen geschoben, über den eine 12–16-French-Gastrostomiesonde mit der Spitze ins Magenlumen eingeführt wird. Die perkutane transgastrische Jejunostomie ist eine Variante der perkutanen Gastrostomie, die bei Patienten durchgeführt wird, die ebenfalls langfristig eine künstliche Ernährung brauchen, bei denen jedoch anamnestisch ein gastroösophagealer Reflux oder eine Aspiration bekannt ist. Um Refluxkomplikationen zu vermeiden, sollte die Nahrungssonde bei diesen Patienten über den Magen hinaus in den Dünndarm plaziert werden. Der Unterschied zwischen dieser Technik und der Gastrostomie besteht darin, daß der Führungsdraht über den Magen hinaus in das proximale Jejunum vorgeschoben und dann eine Jejunostomiesonde über den Führungsdraht eingeführt wird.

Perkutane Gallengangsdrainage

Die perkutane Gallengangsdrainage (perkutane transhepatische Cholangiodrainage, PTCD) ist eine Technik, die eine durch inoperable Pankreaskarzinome, Gallengangskarzinome, obstruierende Metastasen oder Gallenblasenkarzinome ausgelöste Gallengangsobstruktion mit begleitendem Ikterus, Sepsis und Pruritus entlasten soll. Die PTCD ist eine Erweiterung der perkutanen transhepatischen Cholangiographie (PTC), über die Sie bereits in Kapitel 14 gelesen haben. **Abbildung 19-20** illustriert die einzelnen Schritte dieses Verfahrens. Abbildung **19-20 A** zeigt, wie ein Tumor den Ductus choledochus einmauert und so eine mechanische biliäre Obstruktion verursacht. Ein Kombinationsbesteck aus Nadel und Katheter wurde in **B** perkutan in das Gallengangssystem vorgeschoben. Nach Entfernung der Nadel **(C)** wird ein kleinkalibriger, flexibler Führungsdraht durch den Katheter eingeführt und im Gangsystem durch die Stenose vorgeschoben, bis die Spitze dieses Drahtes im Duodenum liegt. In **D** ist der Gallengangskatheter vom Führungsdraht zurückgezogen und durch einen größeren, mit vielen Seitenlöchern ausgestatteten Drainagekatheter ersetzt worden, der so weit über den Führungsdraht vorgeschoben wird, daß seine Spitze im Duodenum zu liegen kommt. **E** zeigt den Situs nach Entfernung des Führungsdrahtes. Nachdem der Drainagekatheter an der Hautoberfläche abgeklemmt wird, ergibt sich so ein interner orthograder Drainageweg für die Gallenflüssigkeit. Wenn inoperable Tumoren die Gallengänge blockieren, kann

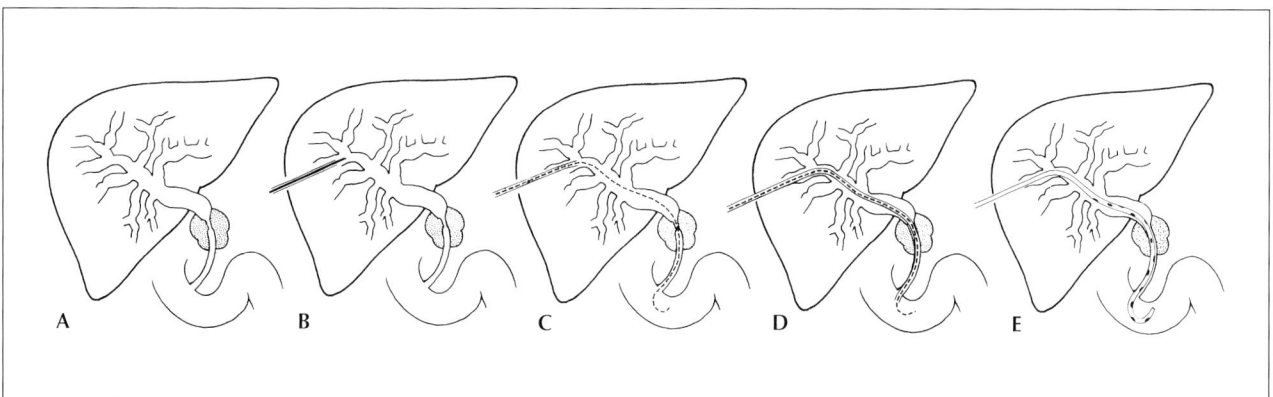

Abb. 19-20. Technik der perkutanen transhepatischen biliären Drainage. (Siehe Text)

diese palliative Behandlung die durch den Ikterus verursachten Symptome lindern.

In **Abb. 19-21** sehen Sie das Ergebnis einer perkutanen biliären Drainage. Wasserlösliches Kontrastmittel ist durch den externen Teil des Drainagekatheters gespritzt worden und füllt die intrahepatischen Verzweigungen der Gallengänge und den proximalen Hauptgang. Obwohl der distale Gang *(Pfeile)* im Bereich des Katheters deutlich durch das inoperable Pankreaskarzinom eingeengt ist, fließen das Kontrastmittel und die Galle unbehindert durch den Drainagekatheter ins Duodenum ab. Der Ikterus dieses Patienten verschwand völlig.

Heutzutage sind auch interne Stents erhältlich, mit denen man mechanische Gallenwegsobstruktionen ohne externen Katheter drainieren kann **(Abb. 19-22)**.

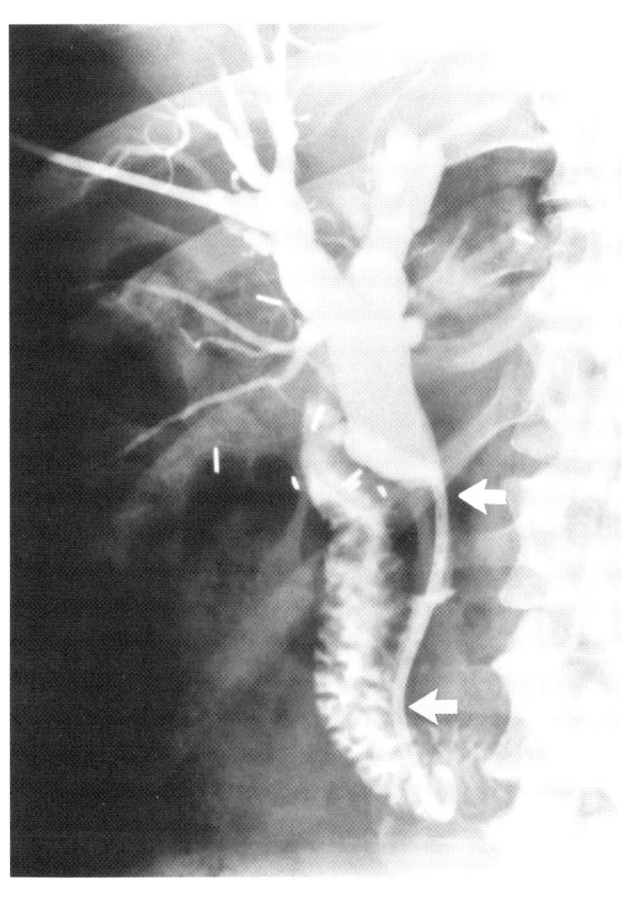

Abb. 19-21. Transhepatisches Cholangiogramm eines Patienten mit einem perkutanen biliären Drainagekatheter, der durch ein Pankreaskarzinom verläuft, das den Gallengang einmauert. (Siehe Text)

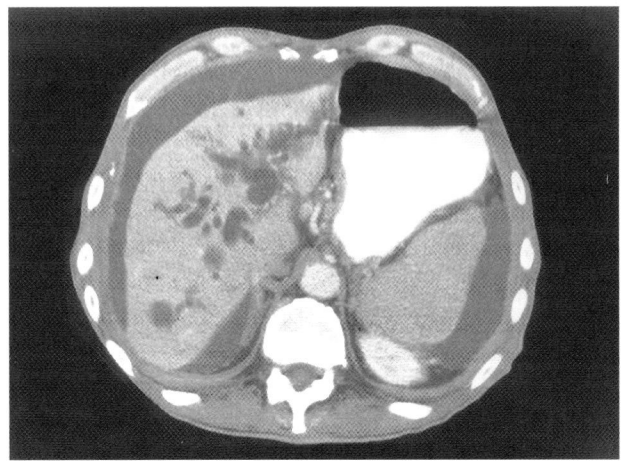

A

Abb. 19-22. Einsetzen eines Gallengangsstents zur internen Gallendrainage bei einem Patienten mit einer Obstruktion des Ductus choledochus durch einen metastasierenden Tumor
A. Die initiale abdominale CT zeigt eine deutliche Erweiterung der intrahepatischen Gallengänge und einen (malignen) Aszites um Leber und Milz.

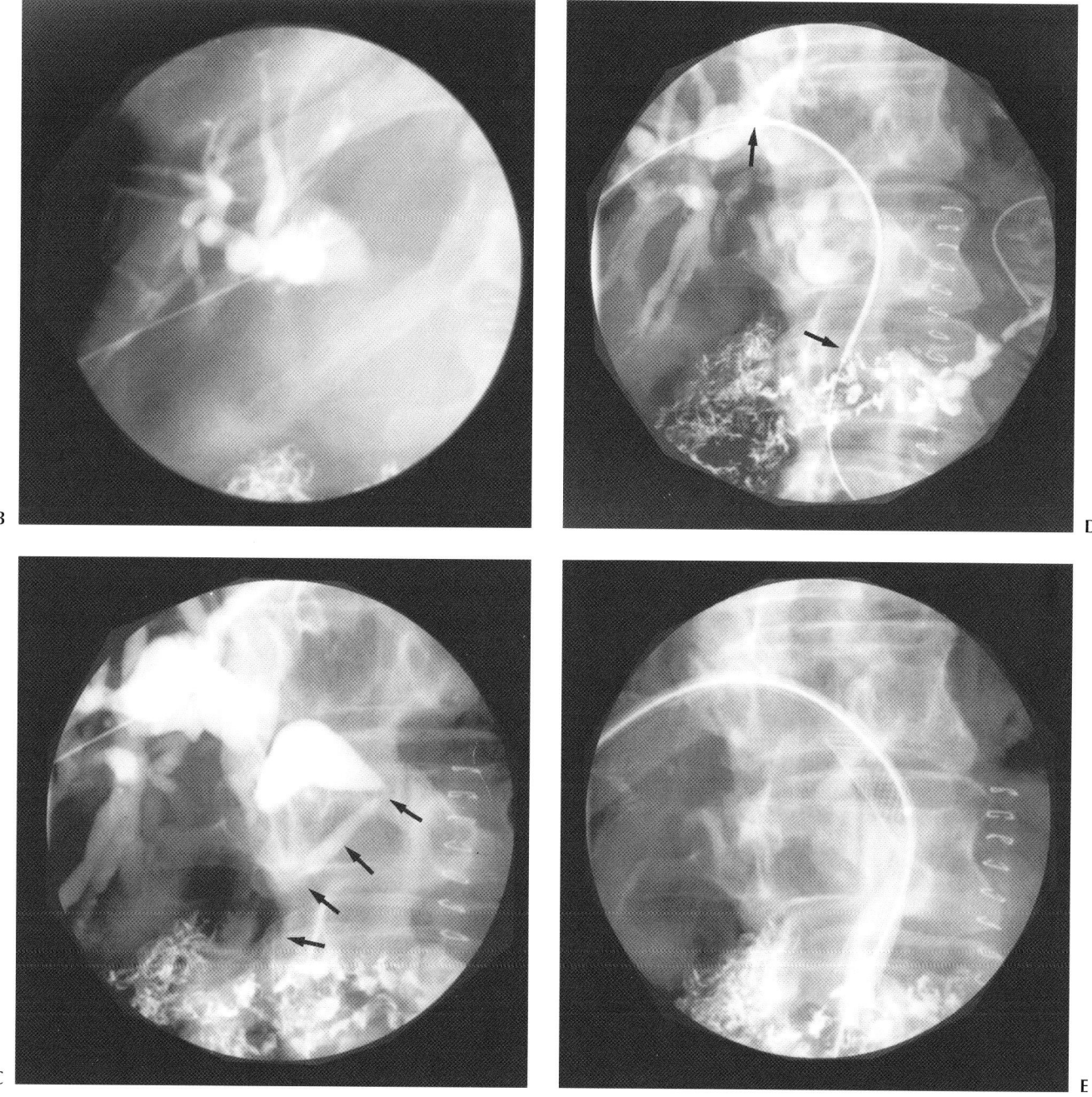

B und **C.** Die perkutane Punktion der Gallengänge und Kontrast-mittelinjektion unter Durchleuchtungskontrolle zeigt eine deutli-che Erweiterung der intrahepatischen Gallengänge mit Ein-engung und Obstruktion des D. choledochus (*Pfeile* in **C**) proxi-mal des Duodenums.

D. Perkutane Einführung eines Ballonkatheters mit einem zusam-mengefalteten Metallstent (zwischen den *Pfeilen*) in das einge-engte Segment des D. choledochus
E. Nach Entfaltung des Ballons und Ausdehnung des Stents hat der Patient eine interne Drainage seines obstruierten Gallen-gangssystems. Nach Entfernung des Dilatationskatheters ergab sich ein deutlicher Rückgang der Ikterussymptomatik.

Perkutane Cholezystotomie

Die perkutane Cholezystotomie ist ein überbrückendes Verfahren, das die Symptome eines an einer nicht lithogenen Cholezystitis erkrankten Patienten bis zur Cholezystektomie lindern kann. Mit diesem Verfahren kann man auch Patienten mit einer Sepsis unbekannten Ur-

sprungs behandeln, nachdem zuvor sämtliche anderen Ursachen des Fiebers ausgeschlossen wurden. Unter Ultraschallkontrolle punktiert der Radiologe die Gallenblase nahe ihrer Fixation an der Leber über einen transhepatischen Zugangsweg. Dieser Zugang vermindert die Wahrscheinlichkeit, daß Gallenflüssigkeit ins Peritoneum übertreten kann. Über einen Trokar wird ein Cholezystotomiekatheter in die Gallenblase eingeführt **(Abb. 19-**

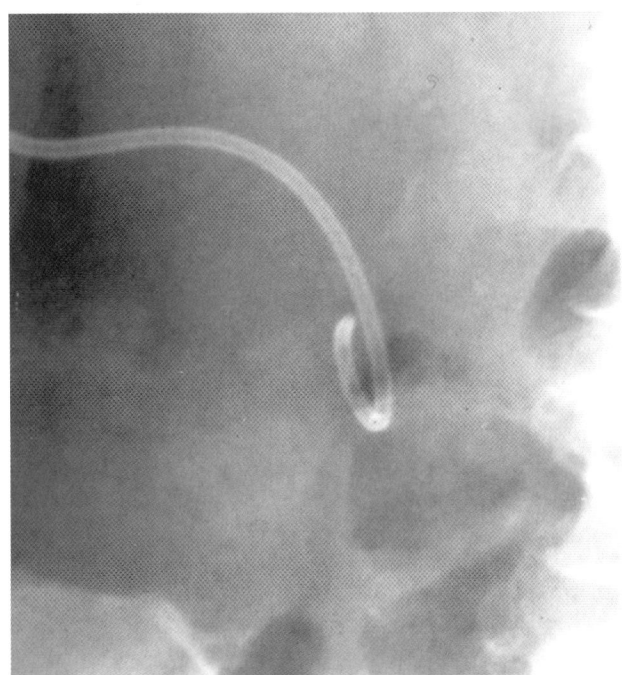

A

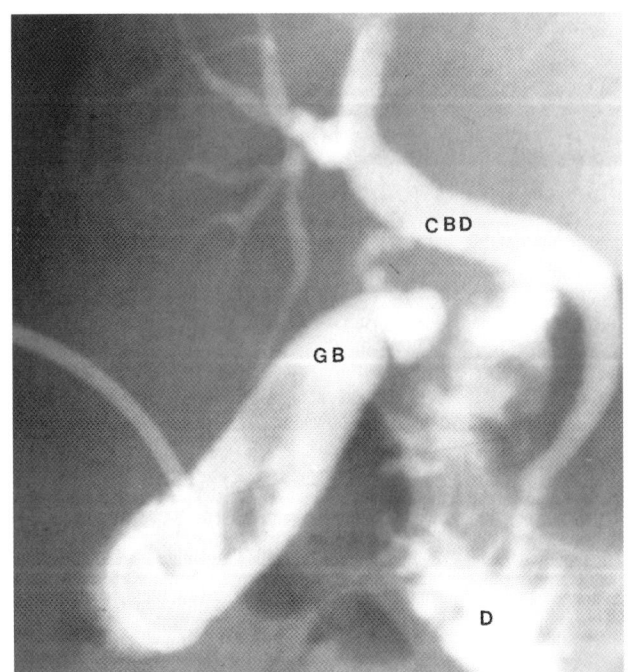

B

Abb. 19-23. Die perkutane Cholezystotomie
A. Detailvergrößerung einer Röntgenaufnahme, die den perkutan eingeführten Pigtail-Katheter für die Drainage der Gallenblase zeigt.
B. Das injizierte Kontrastmittel stellt die Gallenblase *(GB)* und den Ductus choledochus *(CBD)* dar. Das Kontrastmittel kann ungehindert ins Duodenum *(D)* abfließen.

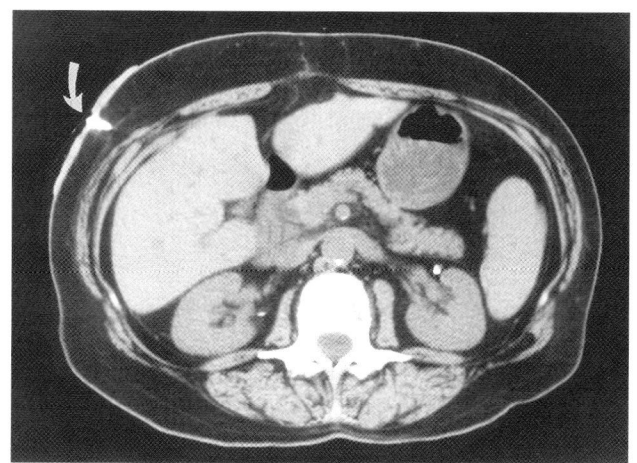

C

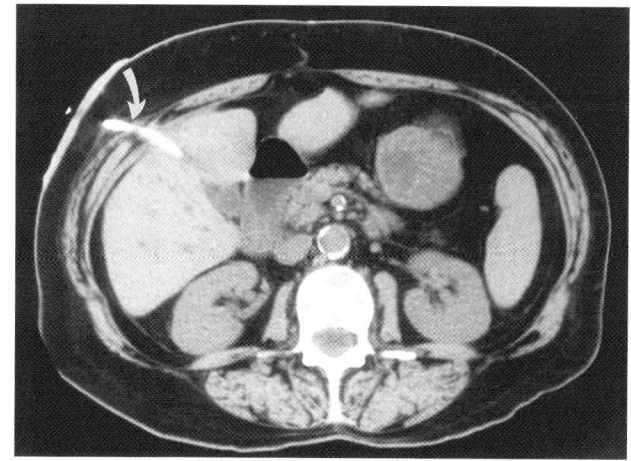

D

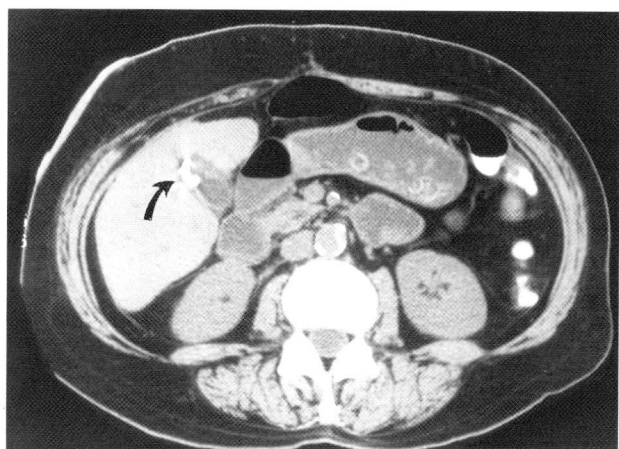

E

C–E. Folge von CT-Schichten, die dem Verlauf des Cholezysto-tomiekatheters *(Pfeile)* von der perkutanen Punktionsstelle bis zum Zielpunkt in der Gallenblase folgen.

23). Die Gallenblase wird dann entleert und der Katheter in seiner vorgesehenen Stellung fixiert. Der Katheter bleibt 3 Wochen liegen, damit sich ein Kanal bilden kann.

Radiologisches Verfahren bei Obstruktionen des Urogenitaltrakts

Ein häufiges Problem sind Harnwegsobstruktionen, die eine rasche Diagnose und Behandlung erfordern, um Spätschäden des Nierengewebes und einen Verlust der Nierenfunktion zu vermeiden. In Kapitel 14 haben Sie bereits erfahren, daß eine Harnwegsobstruktion durch eine intravenöse Urographie oder den Ultraschall diagnostiziert werden kann. Die Urographie kann sehr frühe Zeichen einer Harnabflußstörung darstellen. Diese sind ein zeitlich verzögertes und zunehmend dichtes Nephrogramm (Kontrastmittelstau) und ein Kontrastmittelauf-

stau des dilatierten Ureters in Höhe der Obstruktion. Eine Hydronephrose ist häufig erst Tage bis Wochen nach dem Beginn der Obstruktion feststellbar; auch diese wird in der Urographie dargestellt. Der Ultraschall kann die Hydronephrose ebenfalls mit großer Genauigkeit entdecken, dafür aber eine frühe Obstruktion übersehen.

Eine Harnwegsobstruktion kann zeitlich begrenzt sein. Es ist keine Intervention nötig, wenn sich die Obstruktion mit hoher Wahrscheinlichkeit von selbst auflöst, wie es bei einer partiellen Obstruktion des distalen Ureters durch einen Stein der Fall ist, der meist spontan abgeht. Eine Intervention ist dann erforderlich, wenn die Obstruktion sich nicht spontan auflöst, wie im Fall eines großen Steins oder einer Obstruktion durch einen bösartigen Tumor, oder wenn bereits eine Harnwegsinfektion oder gar eine Urosepsis eingetreten ist. Häufige Ursachen einer chronischen Obstruktion sind bösartige Tumoren der Harnwege und ihrer Umgebung, die den Ureter komprimieren und verschließen. Eingeklemmte Konkremente und gutartige Ureterstrikturen können ebenfalls die Harnwege verschließen.

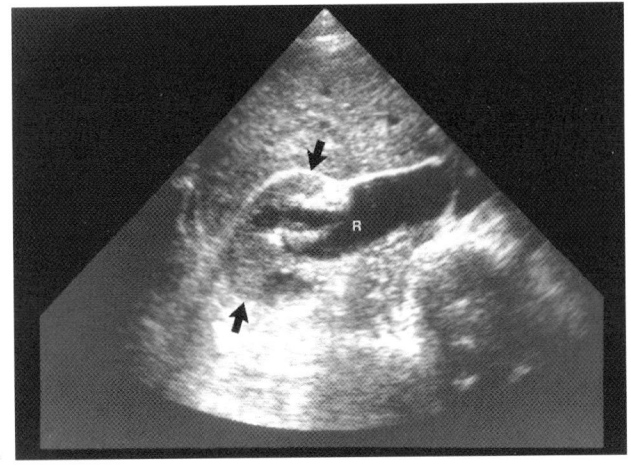

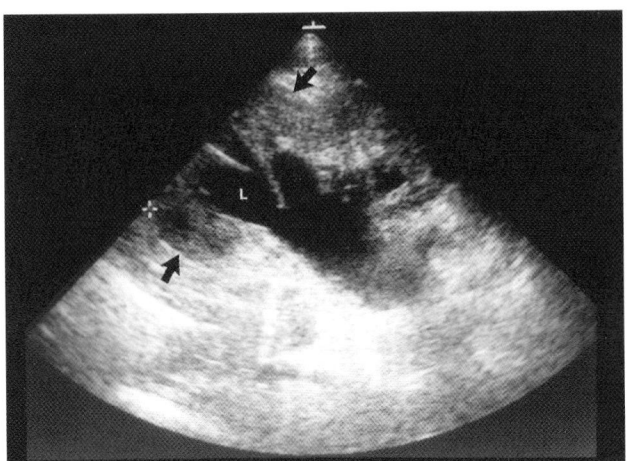

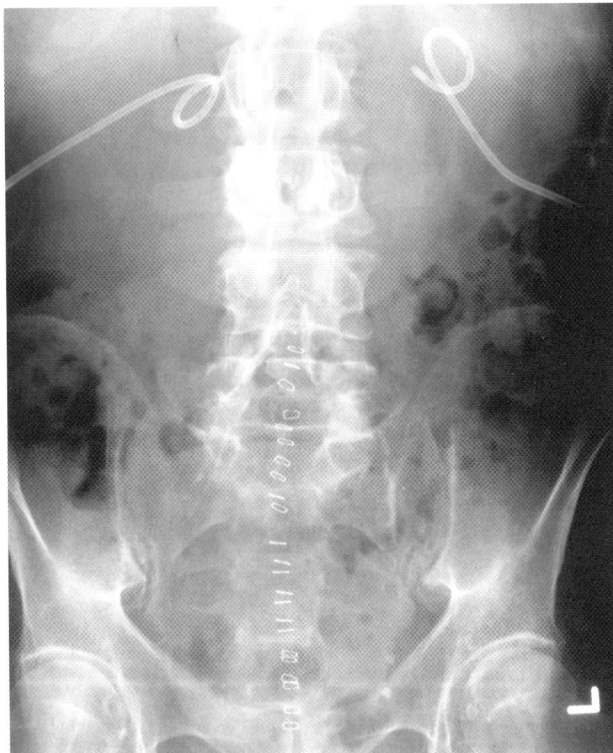

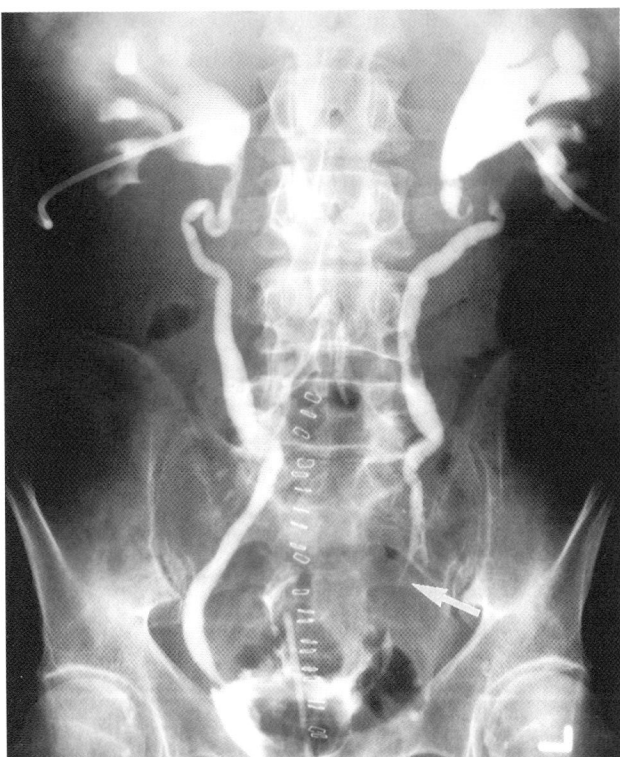

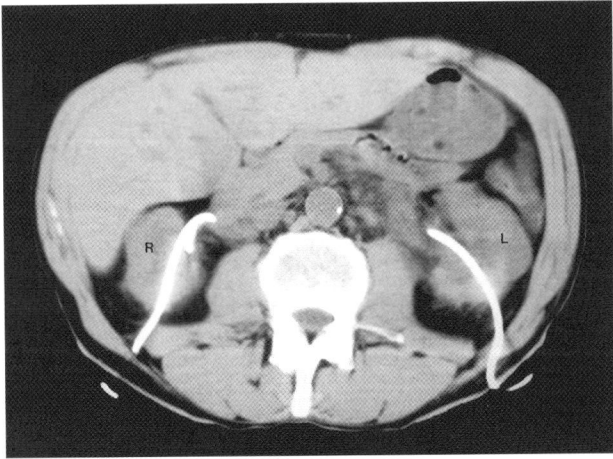

Abb. 19-24. Bilaterale perkutane Nephrostomie zur Behandlung einer beidseitigen Hydronephrose bei einem Patienten mit einem metastasierenden Prostatakarzinom

A und B. Der Ultraschall der rechten und linken Niere zeigt beidseitig eine Hydronephrose. Die *Pfeile* deuten auf die Nieren. *R* und *L* bezeichnen das erweiterte Nierenbecken auf der rechten bzw. linken Seite. (Schauen Sie sich im Vergleich einen normalen Ultraschall der Niere an: Abb. 14-53, S. 322.)

C. Die Röntgenaufnahme zeigt perkutane bilaterale Nephrostomiekatheter in regelrechter Position. Diese drainieren nun den von den Nieren produzierten Urin.

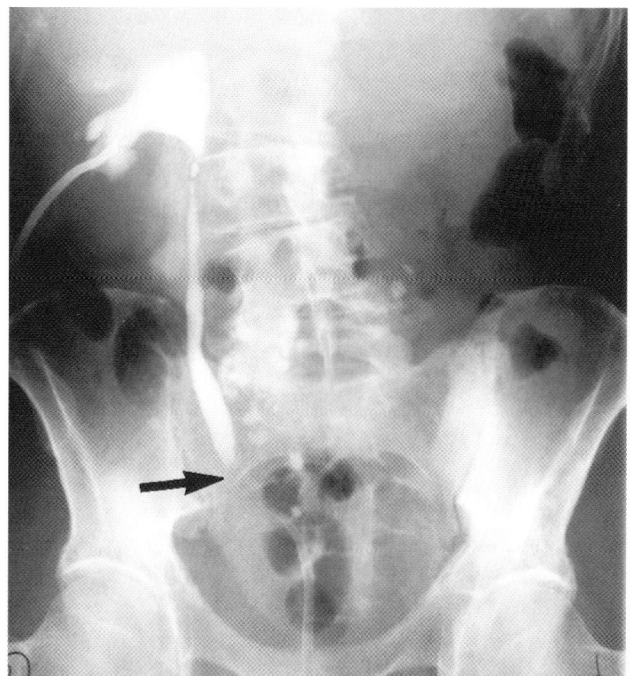

A

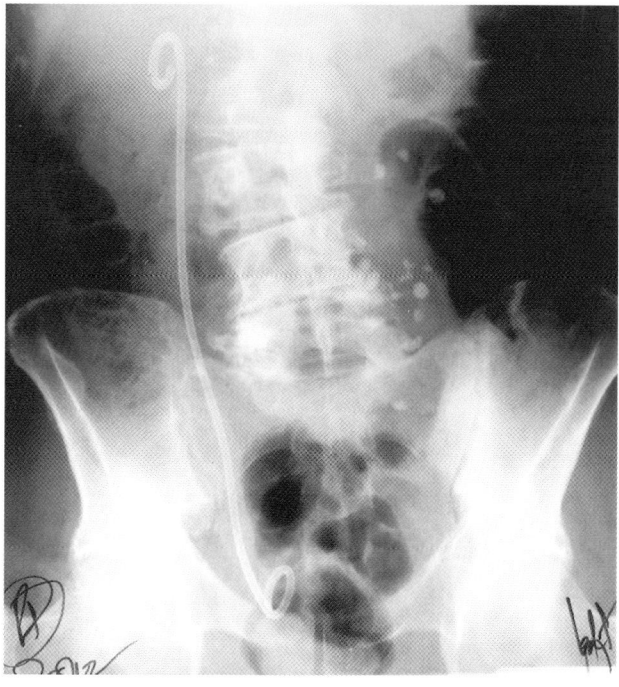

B

Abb. 19-25. Perkutane Einlage einer Schiene zur internen Drainage einer obstruierten rechten Niere
A. Die Röntgenaufnahme nach perkutaner Nephrostomie zeigt einen Verschluß des rechten Ureters *(Pfeil)* durch einen metastasierenden Tumor im kleinen Becken. In der Blase kann man einen zweiten Katheter erkennen.

B. Die Röntgenaufnahme zeigt die Schiene, die zur internen Drainage des verschlossenen Harnleiters eingesetzt wurde. Das proximale Ende der Schiene liegt im rechten Nierenbecken, das distale in der Blase. Zahlreiche Seitlöcher in der Schiene (nicht gut sichtbar) ermöglichen die Drainage des Urins.

Wenn eine Harnwegsobstruktion behandelt werden muß, kann der Stau durch eine perkutane Nephrostomie entlastet werden. In Bauchlage des Patienten führt der Radiologe unter Durchleuchtungs- oder Ultraschallkontrolle von posterolateral einen 8–10-French-Nephrostomiedrainagekatheter in das erweiterte Nierenbeckenkelchsystem ein **(Abb. 19-24)**. Der Katheter wird zur externen Drainage plaziert; Urinproben werden zur mikrobiologischen und zytologischen Untersuchung eingesandt.

Eine Erweiterung dieses Verfahrens ist die Einlage eines internen Katheters oder einer Schiene, die das Hindernis überwindet und eine interne Harndrainage von der Niere zur Blase ermöglicht. Nach der perkutanen Nephrostomie versucht der Radiologe unter Durchleuchtungskontrolle die Engstelle zu passieren und eine Verbindung zur Blase herzustellen **(Abb. 19-25)**. Die Schiene, die die Obstruktion überwindet, wird an Ort und Stelle belassen.
Die Ureterorenoskopie oder renale Endoskopie kann durch die perkutane Einführung eines kleinkalibrigen Endoskops durchgeführt werden. Mit dieser Technik können Uroheltumoren biopsiert und Konkremente entfernt werden. Obwohl die meisten kleinen Steine gewöhnlich mit der extrakorporalen Stoßwellenlithotrypsie (ESWL) behandelt werden, ist die perkutane renale Endoskopie für die nicht operative Therapie großer Steine, wie zum Beispiel von Nierenbeckenausgußsteinen, indiziert. Die kleinen Steine und Fragmente, die durch die endoskopische Lithotrypsie entstehen, können direkt über das Endoskop entfernt werden.

◁

D. Das über die Katheter injizierte Kontrastmittel stellt Anteile der ableitenden Harnwege dar. Der linke Ureter *(Pfeil)* ist fast völlig durch den metastasierenden Tumor ummauert. Der rechte wird an der Mündung in die Blase eingeengt. Man sieht einen Foley-Katheter in der durch umgebende Beckenmetastasen imprimierten Blase.
E. Das CT-Bild zeigt die Verläufe der perkutanen Nephrostomiekatheter, die im rechten *(R)* und linken *(L)* Nierenbecken enden.

Interventionelle Neuroradiologie

Interventionelle radiologische Verfahren haben sich vor allem bei der Therapie zweier Krankheitsbilder des zentralen Nervensystems als wertvoll erwiesen, nämlich bei zerebralen Aneurysmen und zerebralen arteriovenösen Malformationen.

Zerebrale Aneurysmen sind gar nicht selten. Man schätzt, daß sie bei etwa 2 % der Bevölkerung auftreten; jedes Jahr kommt es bei etwa 25 000 Menschen in Nordameri-ka zu einer Aneurysmaruptur. Ungefähr 50 % der Betroffenen sterben an der ersten Blutung, und etwa 50 % der Überlebenden sterben oder erleiden schwere neurologische Defizite durch wiederholte Blutungen oder Vasospasmen. Daher müssen Aneurysmen, wenn sie diagnostiziert werden, unbedingt therapiert werden.

Die konventionelle chirurgische Therapie zerebraler Aneurysmen besteht in einer operativen Kraniotomie mit Unterbindung des Aneurysmahalses mittels eines Clips. Einige Aneurysmen befinden sich jedoch an Stellen, die der Neurochirurg nur sehr schwierig und unter nicht geringen Risiken erreicht. Heute kann man diese

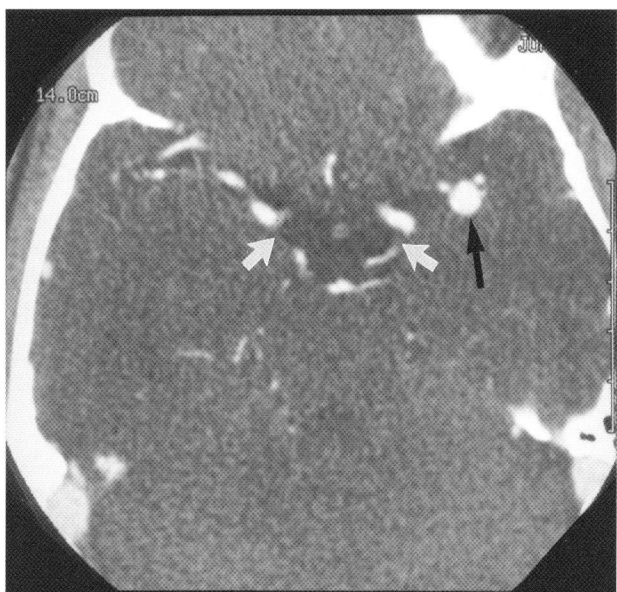

A

Abb. 19-26. Katheterembolisation eines Aneurysmas der linken A. cerebri media bei einer 58jährigen Frau, die sich mit Schwindelgefühl vorstellte.

A. Das initial durchgeführte CT zeigt ein kleines, mit Kontrastmittel gefülltes Aneurysma *(schwarzer Pfeil)* links der Circulus Willisi *(weißer Pfeil)*. Das Aneurysma geht von der linken A. cerebri media aus.

B. In der a. p. Projektion einer Arteriographie der linken A. carotis interna *(LIC)* sieht man ein kleines Aneurysma *(Pfeil)*, das von der linken A. cerebri media *(LMC)* ausgeht. Es werden auch Äste der linken A. cerebri anterior *(LAC)* dargestellt. Der dunkle Kreis links vom Aneurysma ist kein zweites Aneurysma, sondern nur die Überlagerung eines geschlängelten Anteils der A. carotis interna.

C. Die Arteriographie nach der Embolisation zeigt ein jetzt verschlossenes Aneurysma mit zahlreichen kleinen Metallspiralen.

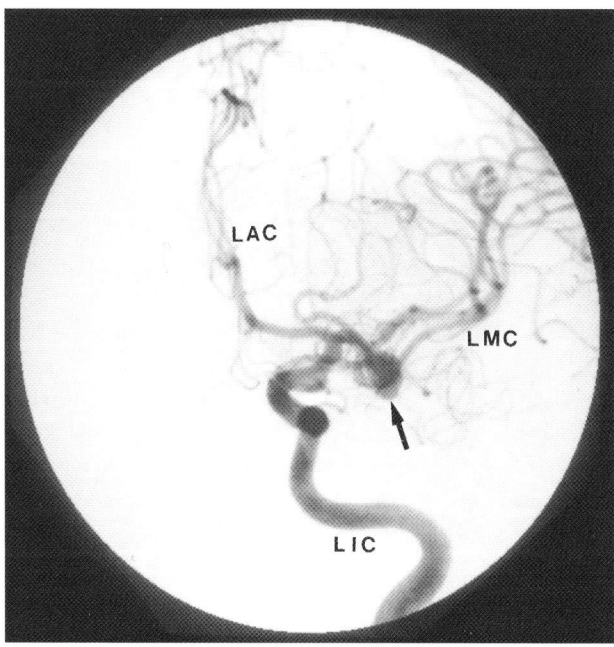

B

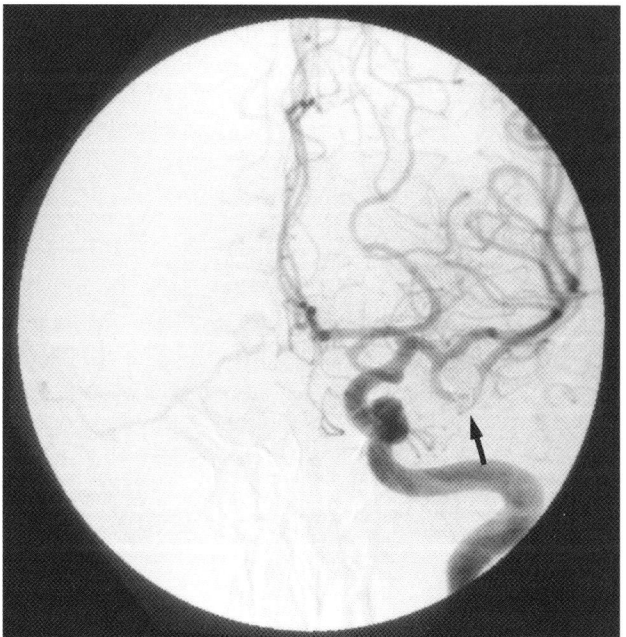

C

Aneurysmen erfolgreich mit einer Katheterembolisation behandeln **(Abb. 19-26)**. Nach Katheterisierung der intrazerebralen Arterien über einen femoralen Zugang wird die Spitze eines speziellen Embolisationskatheters direkt in das Aneurysma eingebracht, um es mit einem ablösbaren Ballon oder einer Metallspirale (Coil) zu thrombosieren.

Mit ähnlichen angiographischen Verfahren können auch zerebrale arteriovenöse Malformationen zur Vorbeugung einer Blutung thrombosiert werden. Die technische Durchführung zur Beseitigung einer arteriovenösen Malformation ist aufgrund der Anatomie der Mißbildung jedoch meist komplexer. Das Embolisationsmaterial hängt von der Konfiguration der Mißbildung ab und kann aus verschiedenen soliden Materialien wie Spiralen, Mikropartikeln und Polyvinylalkoholschaum oder flüssigen acrylhaltigen Substanzen bestehen, die in der Mißbildung aushärten

20 Wechselndes Erscheinungsbild von Krankheiten im zeitlichen Verlauf (Beispiel Tuberkulose) oder bei Multiorganmanifestation (Beispiel AIDS)

In den vorausgegangenen Kapiteln haben Sie Basiswissen über die Bildgebung erworben und sind in die breitgefächerten, klinisch verfügbaren bildgebenden Verfahren eingeführt worden. Außerdem hatten Sie Gelegenheit, das radiologische Erscheinungsbild vieler Krankheiten kennenzulernen, die Ihnen bei Ihrer Ausbildung und praktischen Tätigkeit begegnen werden. In diesem Kapitel werden Sie erfahren, wie die Radiologie pathologische Veränderungen einer bestimmten Krankheit aufzeigen und ihren zeitlichen Verlauf bzw. die Beteiligung verschiedener Organsysteme dokumentieren kann. Anhand der Lungentuberkulose wollen wir zeigen, wie die Radiologie das Fortschreiten einer bestimmten Krankheit über die Jahre dokumentiert, und am Beispiel von AIDS, wie der Befall oder die Aussparung von bestimmten Organsystemen eine Krankheit charakterisieren kann.

Die Lungentuberkulose im zeitlichen Verlauf

Die Lungentuberkulose wird von einem säurefesten aeroben Stäbchen, dem Mycobacterium tuberculosis, verursacht. Sie kann zwei Formen haben, die primäre Tuberkulose und die reaktivierte postprimäre Tuberkulose.

Die primäre Tuberkulose (Tbc) betrifft meist Kinder. Gewöhnlich ist sie asymptomatisch und kann auch ohne radiologisches Korrelat für die Infektion ablaufen. Wenn die Tbc symptomatisch ist, kann sie sich als Pneumonie manifestieren, die auf Röntgenaufnahmen als segmentale oder lobäre alveoläre Verschattung erscheint **(Abb. 20-1)**.

Diese Erkrankung kann eine bakterielle Pneumonie nachahmen. Ein Pleuraerguß in Verbindung mit einer Parenchymverschattung kann ebenfalls auftreten. Eine unilaterale oder bilaterale hiläre Lymphadenopathie ist bei Kindern mit Tbc häufig. Bei einigen asymptomatischen Patienten kann die Tbc einen Primärkomplex (Ranke-Komplex) hervorrufen, der aus einer parenchymalen Verkalkung (Ghon-Läsion) und einer hilären Lymphknotenverkalkung besteht **(Abb. 20-2)**. In den meisten Fällen bleibt die primäre Tbc im Stadium der inaktiven granulomatösen Reaktion, sie kann aber viele Jahre später als reaktivierte Tbc wieder auftreten.

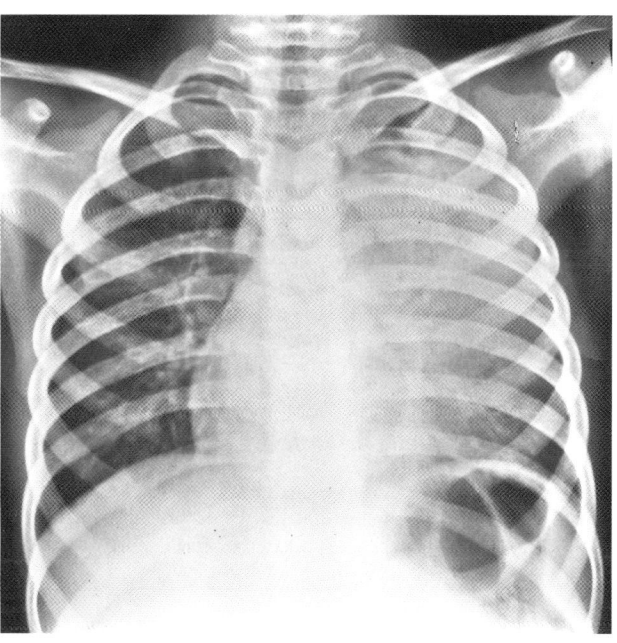

Abb. 20-1. Primäre Tbc bei einem Kind; sie manifestiert sich hier als Pneumonie im linken Oberlappen. Die alveoläre Infiltration hat den linken Herzrand verschattet.

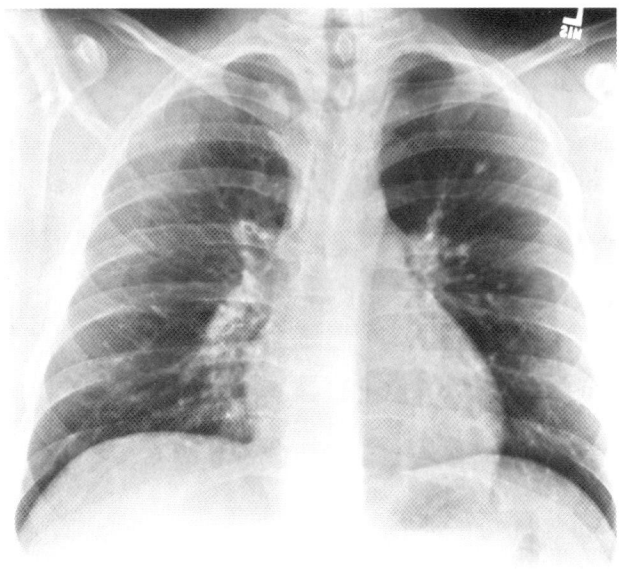

A

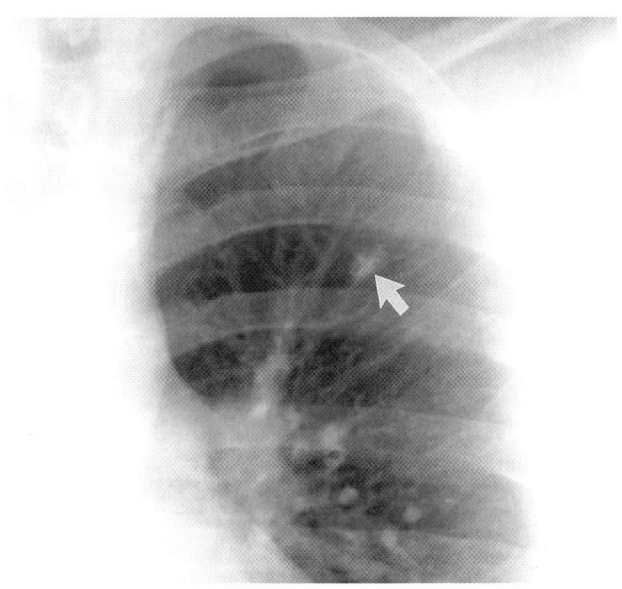

B

Abb. 20-2. Ranke-Komplex mit parenchymaler Verkalkung (Ghon-Läsion) in der linken Lunge und verkalkten Hiluslymphknoten links
A. Posteroanteriore Thoraxaufnahme
B. Die Vergrößerung des linken Oberlappens zeigt den verkalkten Herd *(Pfeil)* und winzige weiße Kalkherde im linken Lungenhilus.

Patienten mit einer reaktivierten oder postprimären Tbc leiden unter Husten, Schüttelfrost, Nachtschweiß und Gewichtsverlust. Sowohl die apikalen und posterioren Segmente der Oberlappen als auch die oberen Segmente der Unterlappen sind betroffen (**Abb. 20-3** und **20-4**). Fleckige alveoläre Infiltrationen und noduläre Verschattungen sind auf den Röntgenaufnahmen sichtbar, ebenso Kavernen, die gewöhnlich die Existenz einer aktiven und infektiösen Krankheit anzeigen (**Abb. 20-5** und **20-6**). Der Heilungsprozeß ist mit Vernarbung und Volumenverlust in den Oberlappen sowie mit Bronchiektasien verbunden. Tuberkulome (**Abb. 20-7** und **20-8**) sind noduläre Ver-

schattungen, die sich entweder bei einer primären oder reaktivierten Tuberkulose entwickeln können. Sie können verkalken oder wie solitäre Rundherde bei einem Bronchialkarzinom imponieren. Die Miliartuberkulose resultiert aus der hämatogenen Streuung im Organismus und kann sowohl eine Komplikation der primären als auch der reaktivierten Tuberkulose sein (**Abb. 20-9**).
Als Übung machen Sie jetzt eine kurze Pause beim Weiterlesen und wiederholen Sie die durch das Mycobacterium tuberculosis in der Lunge hervorgerufenen morphologischen Veränderungen, die auf Röntgenaufnahmen und CT-Bildern erkennbar sind. Gleich zu Beginn sollte

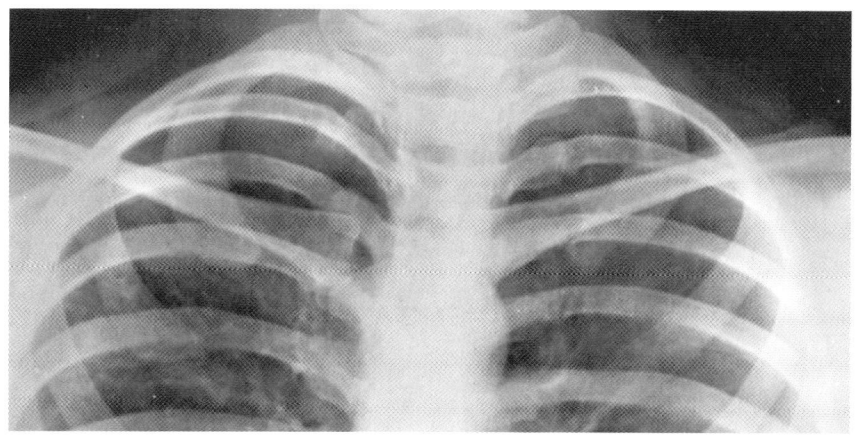

A

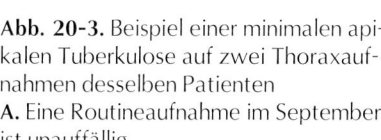

Abb. 20-3. Beispiel einer minimalen api-kalen Tuberkulose auf zwei Thoraxauf-nahmen desselben Patienten
A. Eine Routineaufnahme im September ist unauffällig.
B. Eine Aufnahme 5 Monate später zeigt zahlreiche kleine lockere Verschattun-gen im Lungengewebe links apikal im zweiten und dritten Interkostalraum und die ersten drei Rippen überlagernd. Ver-gleichen Sie die Interkostalräume.

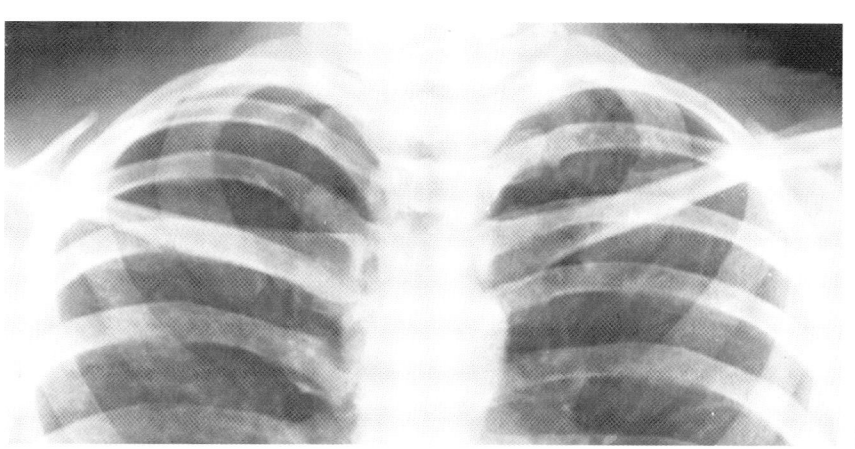

B

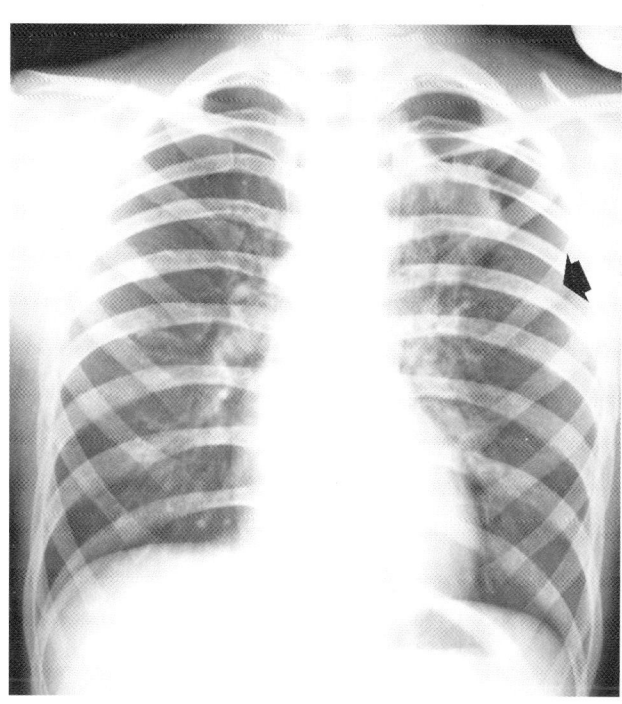

Abb. 20-4. Ausgedehntere Tuberkulose im linken Oberlappen mit einem kleinen Pneumothorax (der *Pfeil* deutet auf den sicht-baren Lungenrand). Die linearen Streifungen, die sich zur Brust-wand hin ausdehnen, sind Pleuraverwachsungen über der Lungenspitze, die das Ausmaß des Lungenkollapses einschrän-ken.

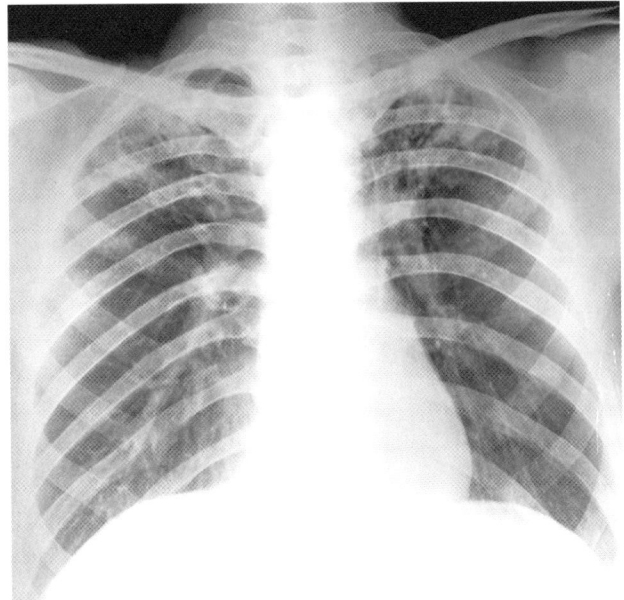

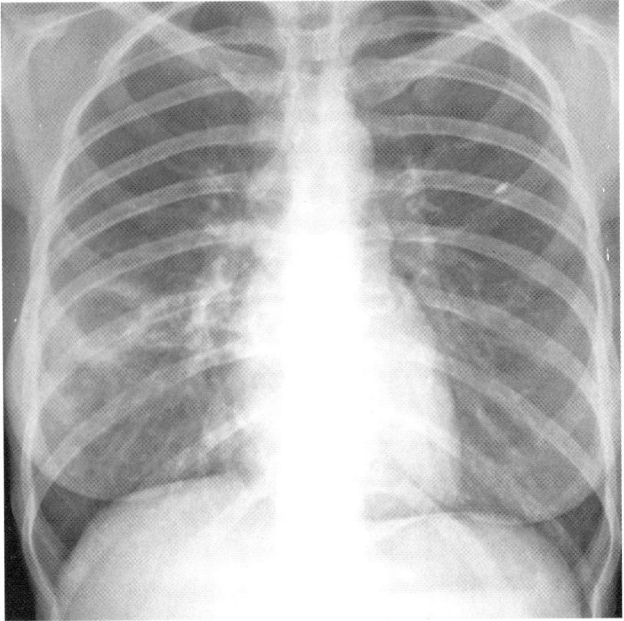

Abb. 20-5. Bilaterale chronische Tuberkulose des Oberlappens. Beachten Sie, daß zusätzlich zu den offensichtlichen streifigen Infiltrationen in beiden Oberlappen ringförmige Höhlen vorhanden sind. Die rechte sehen Sie oberhalb des medialen Endes des rechten Schlüsselbeins, die linke liegt über der vierten Rippe in der Nähe der lateralen Brustwand. Beachten Sie ebenso das sehr charakteristische Muster der Gefäße, die sich von den Hili aus in die Unterlappen erstrecken. Diese Gefäße sind länger, geradliniger und vertikaler verlaufend als die normalen Gefäße der unteren Lungenlappen und können mit den straffen Halteseilen eines Zeltes verglichen werden. Sie erinnern sich gut an ihr Erscheinungsbild, wenn Sie sich klar machen, daß bei diesem Typ der Tuberkulose des Oberlappens so viele Vernarbungen und Retraktionen entstehen, daß die Oberlappen deutlich verkleinert sind und beide Hili hochgezogen werden. Dadurch werden die Gefäße der Unterlappen elongiert.

Abb. 20-6. Kavernenbildung bei einer relativ frischen tuberkulösen Läsion. In Anbetracht der Größe der Kaverne auf dem Bild ist die Dichte des Parenchyms geringer, als man dies bei einem chronischen Prozeß erwarten würde.

Wenn Sie die Lungenabschnitte im siebten, achten und neunten Interkostalraum beidseits sorgfältig betrachten, erscheinen auf der linken Seite normal, während diejenigen rechts disseminierte unscharfe Verschattungen aufweisen. Sehen Sie hierbei eher den pathologischen Prozeß als röntgenologische Verschattungen.

Beachten Sie, daß das Gleichgewicht von Widerstandskraft des Patienten und Virulenz der Krankheit über das Ausmaß der Gewebezerstörung entscheidet. Daraus läßt sich ableiten, daß das Verhältnis der Kavernengröße zur Art der entzündlichen Verschattung des Lungengewebes des benachbarten Lungengewebes auf dem Röntgenbild einen Hinweis auf das Verhältnis von Immunstatus und Krankheitsaktivität gibt.

In einem Teil der Lunge mit vielen weichen, lockeren Verschattungen signalisiert das plötzliche Auftauchen einer großen dünnwandigen Kaverne eine schnelle entzündliche Gewebedestruktion in einer resistenzschwachen Lunge. Bei einer ähnlichen Kaverne in einem seit langem befallenen Lungensegment mit dichten, soliden und streifigen Verschattungen im Sinne fibrotischer Induration würde man nicht die gleichen Schlüsse ziehen.

So liefern Verlaufsbeobachtungen anhand wiederholter Röntgenaufnahmen wertvolle Hinweise auf das Gleichgewicht von Widerstandskraft und Krankheitsaktivität bzw. auf den Erfolg oder Mißerfolg einer Therapie.

Ihnen natürlich einfallen, daß die definitive Diagnose der Tbc niemals durch die Röntgenaufnahme gestellt wird. Tbc ist eine klinische Diagnose, keine radiologische, denn alle durch sie verursachten morphologischen Veränderungen können in nahezu gleicher Weise u.a. durch Pilze nachgeahmt werden. Die Radiologie kann die Diagnose einer Lungentuberkulose nahelegen, sie jedoch nicht endgültig stellen. Nur der mikrobiologische Nachweis des Mycobacterium tuberculosis kann das Vorliegen der Krankheit beweisen. Der Pleuraerguß ist eine leicht erkennbare Manifestation der Tbc, wobei der Erreger durch eine Pleurapunktion auch ohne sichtbare Ver-

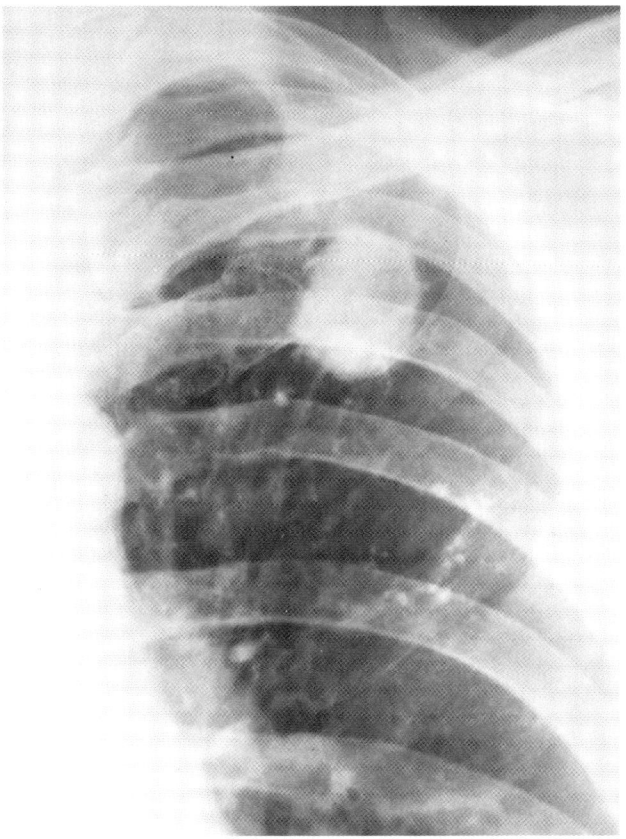

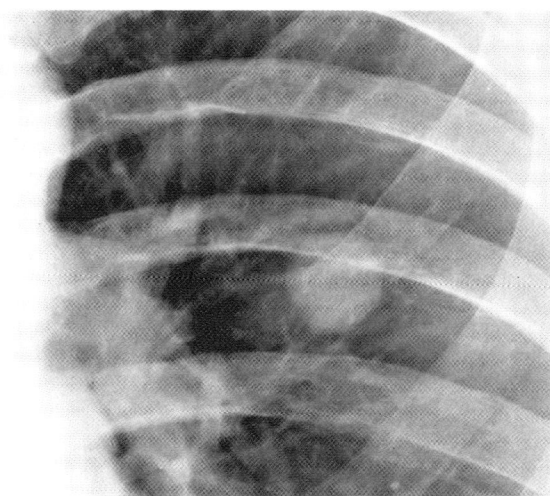

Abb. 20-8

Abb. **20-7** und **20-8**. Tuberkulome in der Lunge. Diese Veränderungen können sowohl solitären als auch multipel-metastatischen Tumoren sehr ähnlich sehen. Manche Tuberkulome enthalten kein Kalzium, während andere zentral verkalken (oder sich durch Ausdehnung einen älteren Kalkherd einverleiben). Wieder andere verkalken peripher und weisen eine Kalkschale auf.

Abb. 20-7

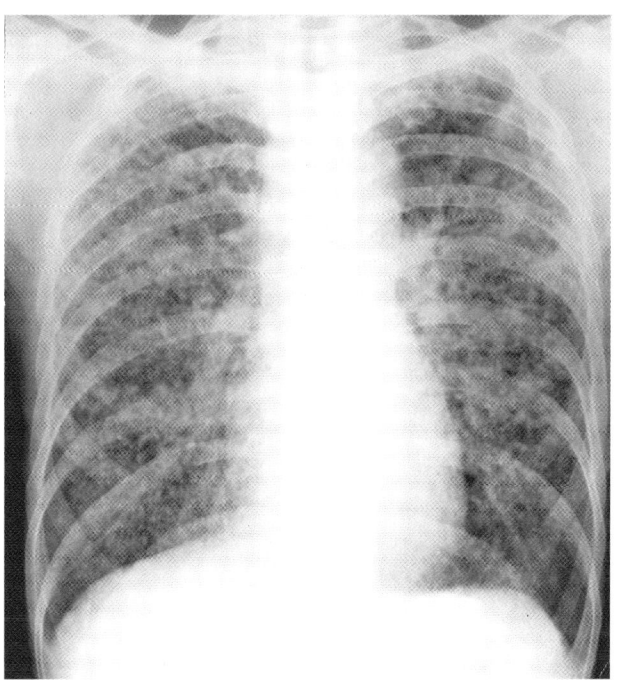

Abb. 20-9. Miliartuberkulose: Unzählige Knötchen, die hier über das Parenchym verstreut liegen und durch hämatogene Aussaat entstanden sind, haben sich noch zusätzlich zu den bereits vorhandenen tuberkulösen Infiltraten in den Oberlappen gebildet. Sie müssen immer daran denken, daß Verschattungen, die Sie auf einem Röntgenbild sehen, akute Veränderungen sein können, die bereits vorhandene chronische Prozesse überlagern.

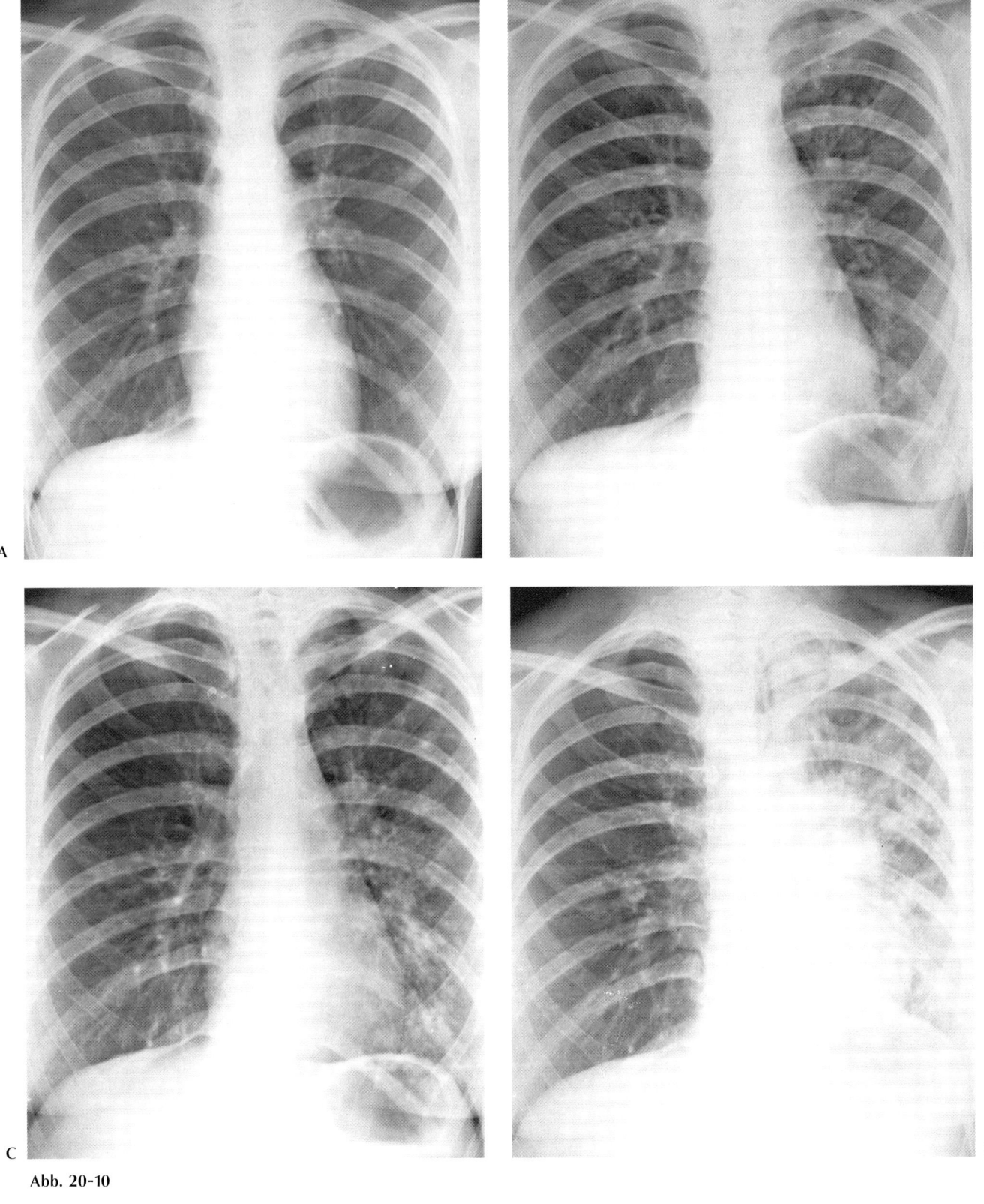

Abb. 20-10

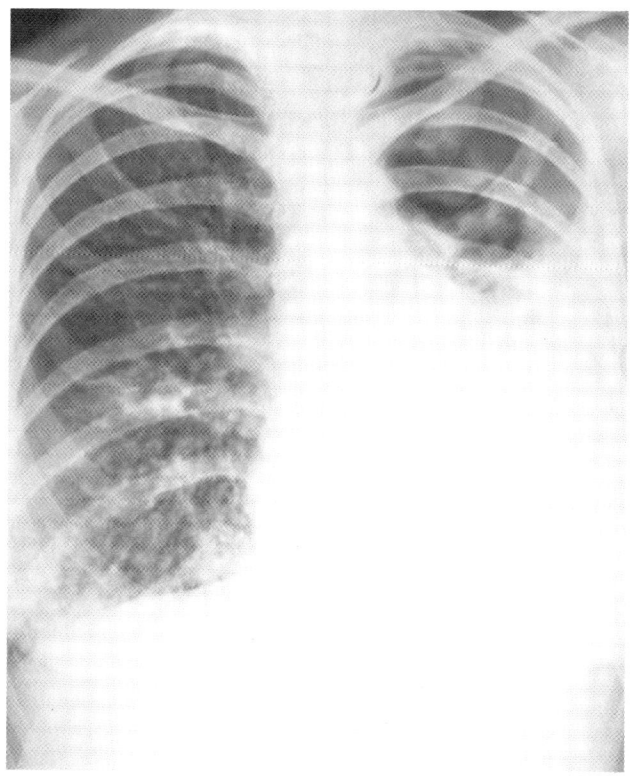

E

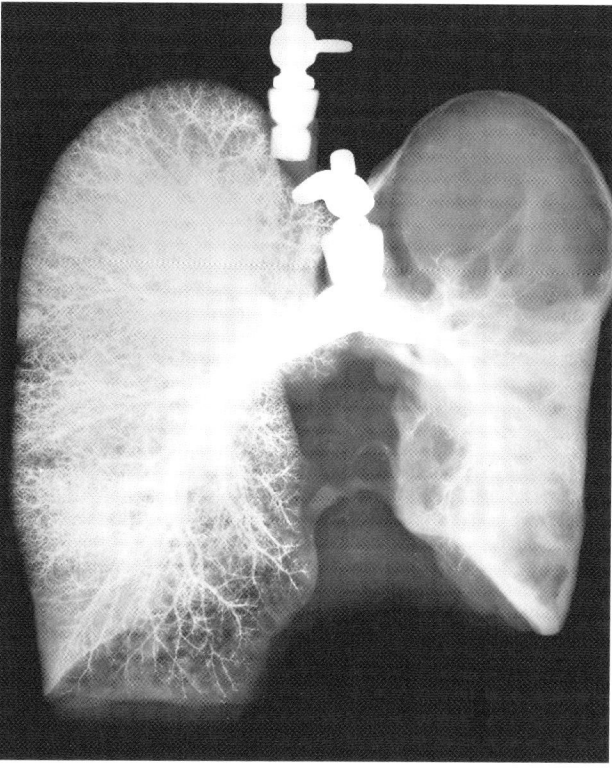

F

Abb. 20-10. Über einen Zeitraum von 3 Jahren angefertigte Röntgenaufnahmen eines Patienten mit Tbc vor Einführung moderner Therapieverfahren
A. Dezember 1943. Der Patient zeigt eine flaue, infiltrative Verschattung, die sich vom linken Hilus zur Lungenspitze hinaufzieht.
B. August 1944, 8 Monate später: Der linke Oberlappen ist zunehmend infiltriert, und es gibt neue Verschattungen, die sich bis zum linken Zwerchfell ausdehnen und entweder in der Lingula des Oberlappens oder im Unterlappen lokalisiert sind.
C. Februar 1945, 6 Monate später: Die gesamte linke Lunge ist in Mitleidenschaft gezogen, mit der Ausbildung von Narbengewebe erscheinen die Verschattungen jedoch härter, dichter und schärfer abgrenzbar.

D. Februar 1946, 1 Jahr später: Die Retraktionen durch Narbengewebe haben im Vergleich zu früheren Aufnahmen zugenommen. Beachten Sie, daß die Trachea und das Herz nach links verzogen sind. Im Oberlappen liegt eine Kavernenbildung vor. Die Silhouette des Zwerchfells ist noch erkennbar.
E. August 1946: Es besteht eine riesige Kaverne im Bereich des Oberlappens (Fehlen von Lungengefäßen). Die Silhouette des linken Zwerchfells und der linke Herzrand sind nicht mehr abgrenzbar; die Krankheit hat sich jetzt auch in der rechten Lunge ausgebreitet. Man kann links einen zusätzlichen Pleuraerguß nicht ausschließen.
F. Oktober 1946. Post-mortem-Aufnahme beider belüfteten Lungen mit Kontrastmittelfüllung der Gefäße.

änderungen in der Lunge identifiziert werden kann. Die Konsolidierung mit oder ohne Kavernenbildung kann durch Kontrollaufnahmen dokumentiert und verfolgt werden, wie auch der Heilungsprozeß unter der Therapie. Natürlich müssen Sie bei pulmonalen Konsolidierungen und Kavernen in den Lungenspitzen besonders aufmerksam werden. Sie haben vergrößerte Hilus- und paratracheale Lymphknoten gesehen, die, obwohl ganz und gar nicht für die Tuberkulose spezifisch, ein Teil des radiologischen Erscheinungsbildes sein können. Sie wissen auch, daß diese Lymphknoten während der Ausheilung verkalken können.

Die Tuberkulose kann einen Pneumothorax verursachen, und Sie wissen, wie Sie nach Luft im Pleuraspalt suchen. Die Miliartuberkulose ist auf Thoraxaufnahmen erkenn-

bar, sobald die winzigen interstitiellen Granulome mindestens 2 mm Durchmesser haben, obwohl Ihnen bekannt ist, daß sie radiologisch nicht von einer miliaren Karzinomatose unterschieden werden können, die auf dieselbe Weise über das Kapillarbett ins Interstitium gelangt.

Betrachten Sie nun die Serie der Thoraxaufnahmen bei einem Patienten mit einer 3 Jahre dauernden Lungentuberkulose noch vor Einführung der medikamentösen Tuberkulosetherapie **(Abb. 20-10)** Vergleichen Sie die Progression der Erkrankung bei diesem Patienten mit dem Verlauf der Tuberkulose bei dem Patienten in **Abb. 20-11**, dessen Thoraxaufnahmen die Ausheilung der Lungentuberkulose unter medikamentöser Therapie dokumentieren.

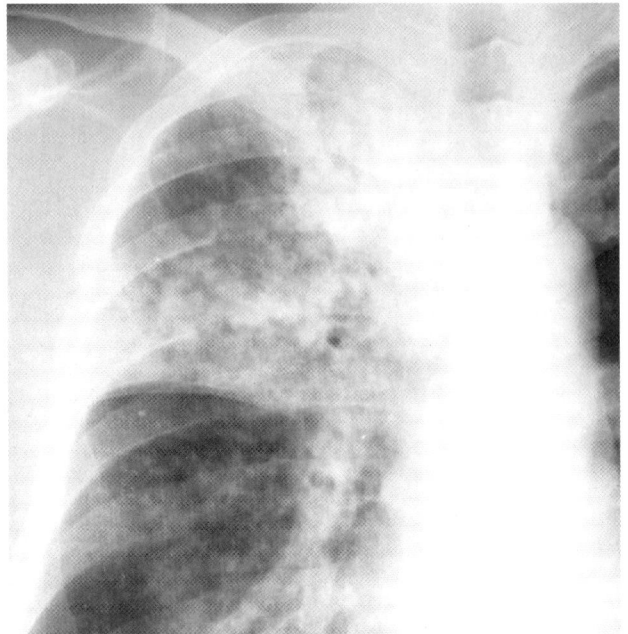

A

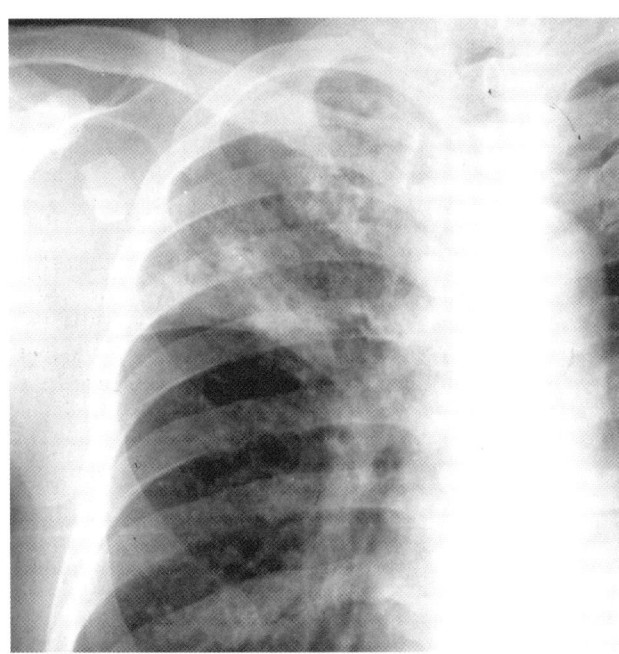

B

Abb. 20-11. Heilungsverlauf bei einem Patienten mit einer Tuberkulose im rechten Oberlappen
A. Patient vor Therapiebeginn
B. Die Krankheit heilt unter medikamentöser Therapie aus. Beachten Sie die Retraktion des kleinen Interlobärspalts nach oben während des Heilungsprozesses. Nach Ende der Behandlung war der Patient symptomfrei, sein Sputum negativ. Er wurde als geheilt betrachtet.

Diese Übersicht über die Lungentuberkulose sollte Ihnen sowohl die verschiedenen morphologischen Veränderungen einer Erkrankung in ihrem zeitlichen Verlauf aufzeigen als auch die vielen unterschiedlichen radiologischen Manifestationen eines einzelnen Krankheitsprozesses nahebringen. Wie viele andere Krankheiten auch, kann die Tbc je nach Stadium unterschiedliche Symptome hervorrufen. Sie sollten immer auch an die Tbc denken, wenn Sie eine Thoraxaufnahme sehen, die eine Pneumonie bei einem Kind, eine Kaverne bei einem Erwachsenen oder Miliarknötchen bei Patienten jeden Alters zeigt.

AIDS als Multiorganerkrankung

Seit das Acquired immune deficiency syndrome (AIDS) 1981 zum ersten Mal beschrieben wurde, hat es sich dramatisch ausgebreitet. Diese durch das Human immunodeficiency virus (Typ 1) (HIV-1), ein Retrovirus, verursachte Erkrankung hat sich inzwischen auf alle Kontinente ausgedehnt und ist in den USA zur Haupttodesursache bei jungen Männern geworden. Mehr als 500 000 Menschen sind an der Infektion verstorben; schätzungsweise 1 000 000 Menschen sind infiziert. In Deutschland waren es 1998 37 000 Infizierte bei jährlich etwa 2 000 Neuinfektionen; 16 000 Menschen verstarben bisher an dieser Erkrankung. AIDS befällt gewöhnlich mehrere Organsysteme einschließlich des Respirations-, des Gastrointestinaltrakts und des zentralen Nervensystems. Radiologische Verfahren werden häufig als erste diagnostische Methode eingesetzt, um die Ausbreitung der Krankheit zu erfassen.

Die pulmonale Beteiligung bei AIDS

Der häufigste Lokalisationsort opportunistischer Infektionen bei HIV-Patienten ist die Lunge. Über 50 % der AIDS-Patienten entwickeln im Krankheitsverlauf eine pulmonale Infektion oder ein pulmonales Neoplasma. Die häufigste Infektion ist die Pneumocystis-carinii-Pneumonie (PCP). AIDS-Patienten erleben oft eine oder mehrere Episoden dieser Pneumonie. Die Patienten stellen sich mit trockenem Husten, Dyspnoe und Fieber vor. Die Thoraxaufnahme zeigt diffuse bilaterale interstitielle Veränderungen mit kleinen zarten retikulären Verschattungen. In frühen Stadien kann das Röntgenbild auch na-

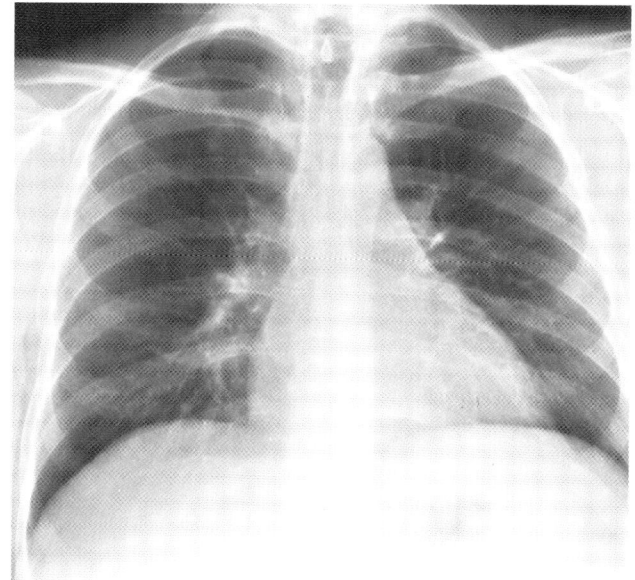

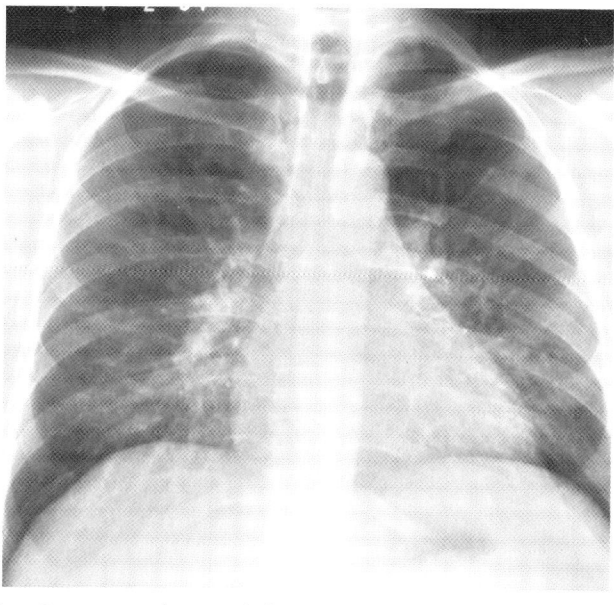

A B

Abb. 20-12. Pneumocystis-carinii-Pneumonie (PCP) bei einem jungen Mann mit HIV-Infektion
A. Unauffälliges Bild, einen Monat vor stationärer Aufnahme des Patienten.
B. Dieses Bild wurde angefertigt, als der Patient zum ersten Mal Fieber und Husten hatte. In diesem frühen Stadium der PCP se-

hen Sie nur eine feine retikuläre Zeichnungsvermehrung. Schauen Sie sich beide Aufnahmen aufmerksam an, dann können Sie die retikulären Verschattungen in **B** als Überlagerungen der Lungenhili (wodurch diese ausgefranster als in **A** wirken) und des mittleren Lungenbereichs identifizieren.

hezu unauffällig sein, obwohl eine Pneumocystis-Infektion vorliegt **(Abb. 20-12)**. Das erste radiologische Zeichen kann eine diskrete interstitielle Zeichnungsvermehrung sein, wie man sie auch als chronische Veränderungen bei langjährigen Zigarettenrauchern sieht. Deshalb ist es immer vorteilhaft, alte Aufnahmen zum Vergleich zu haben, wenn Thoraxaufnahmen von Patienten mit akuten pulmonalen Symptomen diskrete interstitielle Veränderungen zeigen.

Bei einer schweren Infektion kann man eine Kombination von alveolären Verschattungen und interstitiellen Veränderungen sehen **(Abb. 20-13** und **20-14)**. Dünnwandige Zysten, sog. Pneumatozelen, können sich im Lungenparenchym entwickeln. Kommt es zur Ruptur dieser Zysten, kann ein Spontanpneumothorax entstehen. Ungefähr ein Drittel der PCP-Patienten leidet zusätzlich an einer Infektion mit einem anderen Erreger, so daß Mischbilder mit zusätzlicher Hiluslymphknotenvergrößerung oder einem Pleuraerguß nicht selten zu sehen sind. Ein ausgedehnter Pleuraerguß spricht häufig für eine gleichzeitig bestehende bakterielle Infektion wie zum Beispiel die Pneumokokkenpneumonie.

Obwohl die Thoraxaufnahme die initiale Untersuchungsmethode ist, wenn ein AIDS-Patient sich mit dem Verdacht auf eine pulmonale Erkrankung vorstellt, sollte eine Computertomographie (CT) durchgeführt werden, wenn die Thoraxaufnahme bei einem symptomatischen

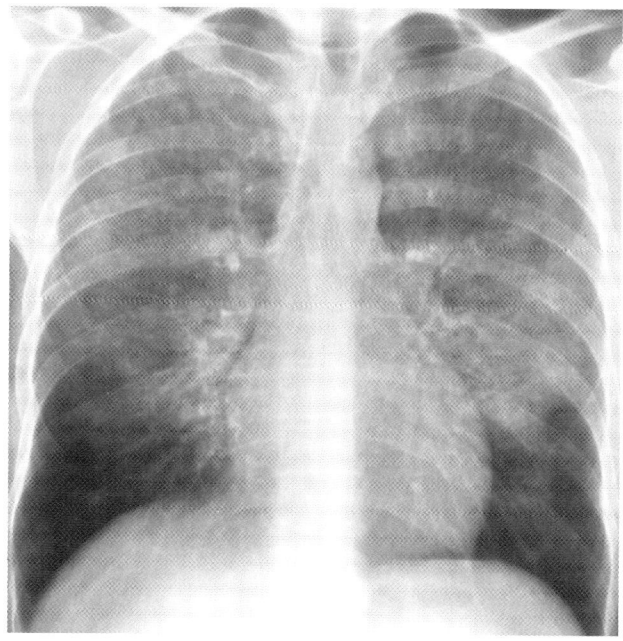

Abb. 20-13. PCP der Oberlappen mit retikulären und milchglasartigen Verschattungen. Die Beteiligung des Oberlappens tritt recht häufig bei HIV-Patienten auf, die prophylaktisch ein Pentamidinpräparat inhalieren und nicht systemisch Antibiotika einnehmen. Das inhalierte Medikament gelangt durch die Schwerkraft hauptsächlich in die Unterlappen, so daß für die Oberlappen ein erhöhtes Infektionsrisiko besteht. Sicherlich haben Sie bemerkt, daß diese Verteilung mit dem Bild einer reaktivierten Tuberkulose verwechselt werden kann.

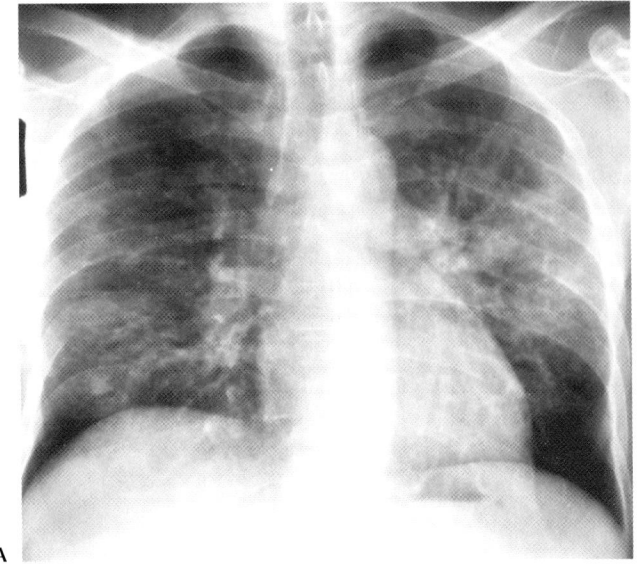

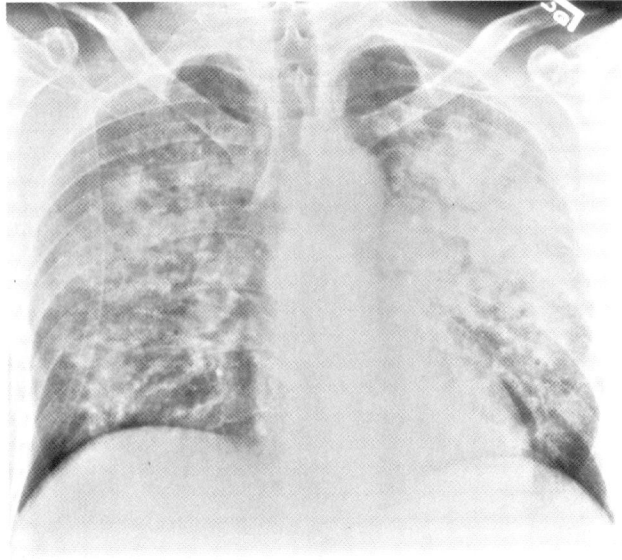

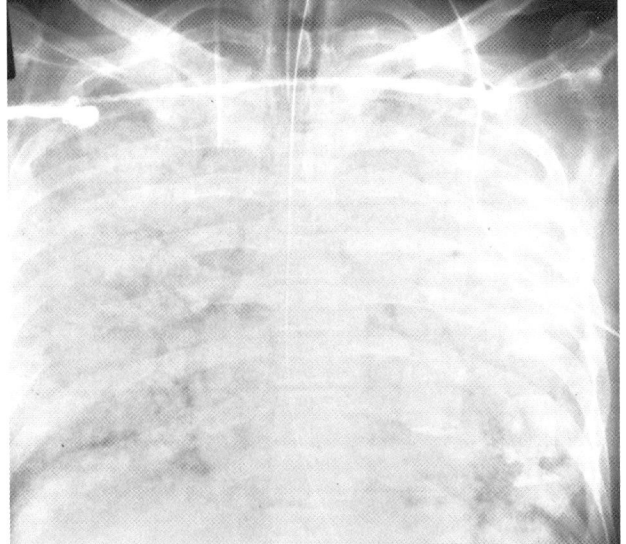

Abb. 20-14. Rapide Verschlechterung einer schweren Pneumocystis-carinii-Pneumonie innerhalb von 6 Tagen
A. Am ersten Tag, als sich dieser AIDS-Patient mit Husten und Fieber vorstellt, zeigt die Thoraxaufnahme nur zarte retikuläre Verschattungen mit einzelnen milchglasartigen Transparenzminderungen im linken Mittelfeld der Lunge.
B. Vier Tage später sind die milchglasartigen Verschattungen deutlich über beide Lungen verteilt zu sehen.
C. Sechs Tage später sind die Lungen vollkommen verschattet, und es zeigen sich ausgeprägte positive Luftbronchogramme. Der Patient verstarb kurze Zeit später.

Patienten unauffällig oder nicht eindeutig beurteilbar ist. Eine PCP-Pneumonie im frühen Stadium kann eine unauffällige Thoraxaufnahme zeigen, während ein hochauflösendes CT (HRCT) bereits interstitielle Veränderungen und milchglasartige Verschattungen zeigen kann **(Abb. 20-15)**.
Wenn eine Lungentuberkulose bei einem AIDS-Patienten auftritt, liegt meist eine Reaktivierung einer alten Infektion vor. Wenn im frühen Stadium der HIV-Infektion das Abwehrsystem des Patienten noch relativ intakt ist und die CD4-Zellzahl über 400 liegt, ähnelt das pulmonale Bild der frischen Tuberkulose dem der zuvor beschriebenen reaktivierten Form mit Kavernen und Verschattungen im Bereich der Lungenoberfelder. Der Patient hat dann einen positiven Tine-Test. Auch das klinische Bild

ist ähnlich mit Symptomen wie Fieber, Schüttelfrost, Nachtschweiß, Husten und Gewichtsverlust.
Im fortgeschrittenen AIDS-Stadium mit Beeinträchtigung des Immunsystems ist der Tine-Test negativ, und man kann eine disseminierte Tbc finden. Die Thoraxaufnahmen können verschiedene noduläre und retikulär-interstitielle Veränderungen sowie Wilms-Lymphknotenvergrößerungen zeigen.
Auch atypische, nichttuberkulöse Mycobacterium-Infektionen können bei AIDS-Patienten eine pulmonale Erkrankung verursachen. Mycobacterium avium ruft ähnliche Infiltrate wie die reaktivierte Tuberkulose hervor mit Verschattungen und Kavernen in den Oberlappen. Mycobacterium-avium-Infektionen befallen bei AIDS-Patienten häufig auch andere Regionen, darunter die Ab-

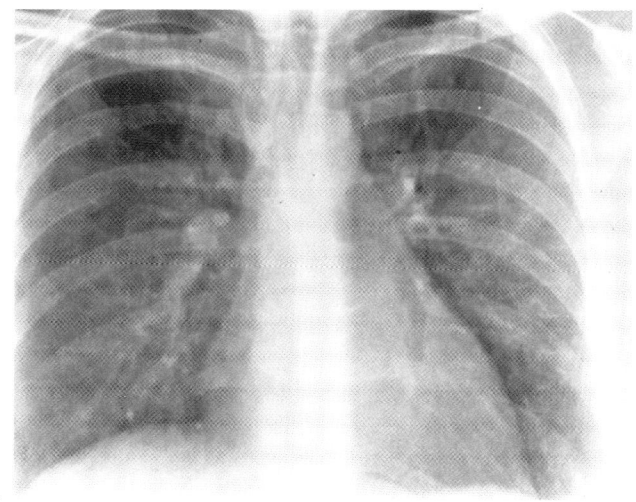

A

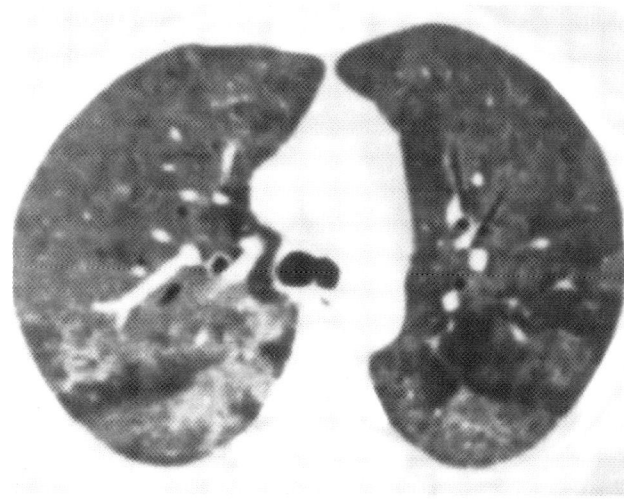

B

Abb. 20-15. Röntgenaufnahme und CT-Bild einer Pneumocystis-carinii-Pneumonie (PCP)
A. P. a. Thoraxaufnahme

B. Die milchglasartigen und retikulonodulären Verschattungen der PCP sind auf dem CT-Bild wesentlich besser zu erkennen als auf der Röntgenaufnahme desselben Tages. Vergleichen Sie das CT-Bild des Lungenparenchyms mit normalen CTs des Thorax in Kapitel 3.

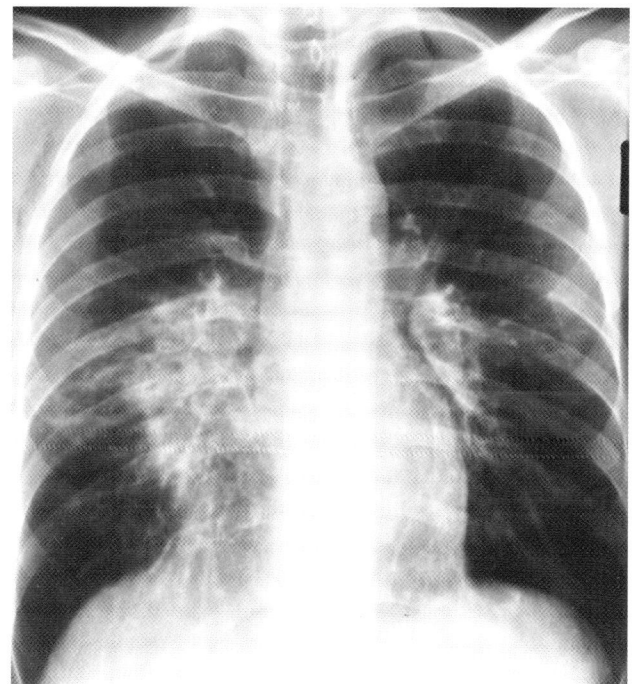

A

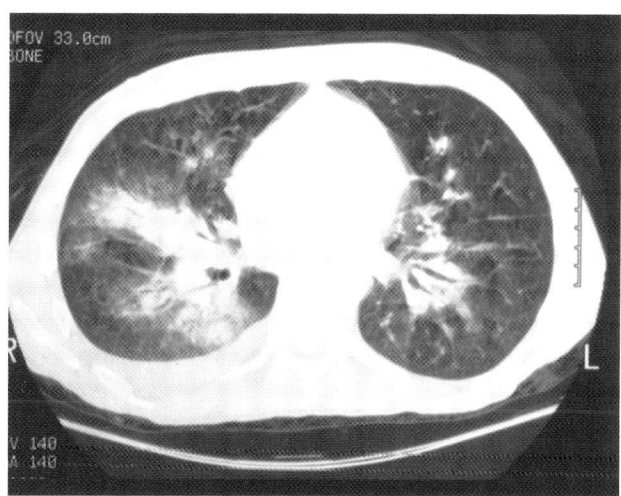

B

Abb. 20-16. Das Kaposi-Sarkom der Lunge
A. Die Thoraxaufnahme zeigt noduläre und lineare Verschattungen, die sich vom rechten Lungenhilus in die rechte Lunge ausdehnen. Links sieht man nur minimale hiläre Verschattungen.
B. Das CT-Bild zeigt beidseits positive Luftbronchogramme, die die konfluierenden, perihilären Verschattungen kreuzen.

dominalorgane, das lymphatische System und das Knochenmark.

Das Kaposi-Sarkom kann bei Patienten im fortgeschrittenen AIDS-Stadium in den Lungen, in Lymphknoten, der Haut und der Leber auftreten. Bei pulmonaler Beteiligung infiltriert der Tumor die tracheobronchiale Schleimhaut und auch das peribronchiale und perivaskuläre Interstitium der Lunge. Die Thoraxaufnahmen zeigen dann nichtsegmentale, noduläre und lineare Verschattungen, die sich von den Lungenhili in die Mittel- und Unterfelder der Lunge ausdehnen **(Abb. 20-16 A)**. Die CT bestätigt die peribronchovaskuläre Lokalisation der pathologischen Prozesse mit positiven Luftbronchogrammen im Bereich konfluierender Krankheitsherde **(Abb. 20-16 B)**.

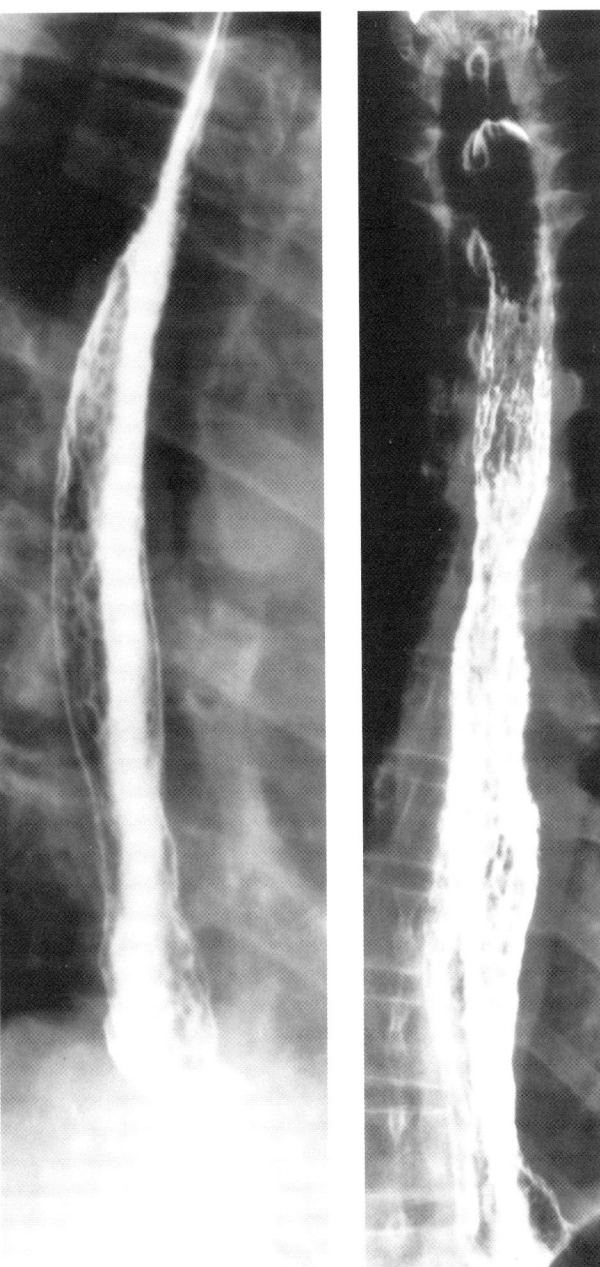

Abb. 20-17 und **20-18**. Bariumbreischluck bei zwei AIDS-Patienten mit Candida-Ösophagitis. In beiden Fällen kann man diskrete knotige, plaqueartige Läsionen sehen, wobei das Barium die Längsspalten zwischen den plaqueartigen Pilzkolonien kontrastiert.

Die gastrointestinale Beteiligung bei AIDS

Die häufigste Form einer Beteiligung des Gastrointestinaltrakts bei AIDS-Patienten sind opportunistische Infektionen. Ein opportunistischer Erreger besitzt generell eine geringe Virulenz, und er gehört häufig zur normalen Standortflora der Haut oder Schleimhaut, ohne eine Infektion hervorzurufen. Dazu gehören Candida albicans, das Zytomegalie-Virus, das Herpes-simplex-Virus, Kryptosporidien und einige Mykobakterien. Bei abwehrgeschwächten Patienten können diese Erreger jedoch eine Ösophagitis, eine Enteritis und Kolitis auslösen. Die Ösophagitis wird bei AIDS-Patienten meistens durch eine opportunistische Infektion mit dem Pilz Candida albicans hervorgerufen. Der orale Befall wird als Soor bezeichnet; er kann bei der klinischen Untersuchung diagnostiziert werden. Patienten mit einer Ösophagitis können entweder Schluckbeschwerden (Dysphagie) oder Schmerzen beim Schlucken (Odynophagie) haben. In den frühen Stadien der Ösophagitis zeigt die Darstellung des Ösophagus mit Barium Unregelmäßigkeiten der Schleimhaut, später eine knotige Verdickung der Schleimhautfalten und ein rauhes oder kopfsteinpflasterartiges Muster, da das flüssige Barium die Längsspalten zwischen den plaqueartigen Candida-albicans-Kolonien und nekrotischen Zellresten füllt (**Abb. 20-17** und **20-18**).

Bei HIV-Patienten kann die Ösophagitis auch durch eine Herpes-simplex-Infektion hervorgerufen werden, die multiple kleine, oft rautenförmige Ulzerationen bewirkt. Die Ösophagusschleimhaut zwischen den Ulzerationen kann normal erscheinen. Auch die Zytomegalie-Ösophagitis kann zu ulzerösen Schleimhautläsionen führen. Diese sind aber gewöhnlich größer und können aneinandergereiht erscheinen.

Die Enteritis bei AIDS-Patienten wird meist durch eine der vielen verschiedenen Cryptosporidium-Arten hervorgerufen. Kryptosporidien sind kleine Protozoen, die schwere Durchfälle mit Dehydrierung auslösen können. Gewöhnlich ist der proximale Dünndarm befallen (Duodenum und Jejunum). Bei der Untersuchung mit Barium sieht man eine Verdickung der Schleimhautfalten und einen deutlichen Anstieg der Dünndarmsekretion (**Abb. 20-19**).

Auch Mycobacterium avium kann eine Enteritis mit Verdickung der Schleimhautfalten und Dilatation der Darmschlingen verursachen. Der Erreger befällt eher den mittleren und distalen Dünndarm als den proximalen. Häufig besteht zusätzlich eine mesenteriale Lymphadenopathie (**Abb. 20-20**).

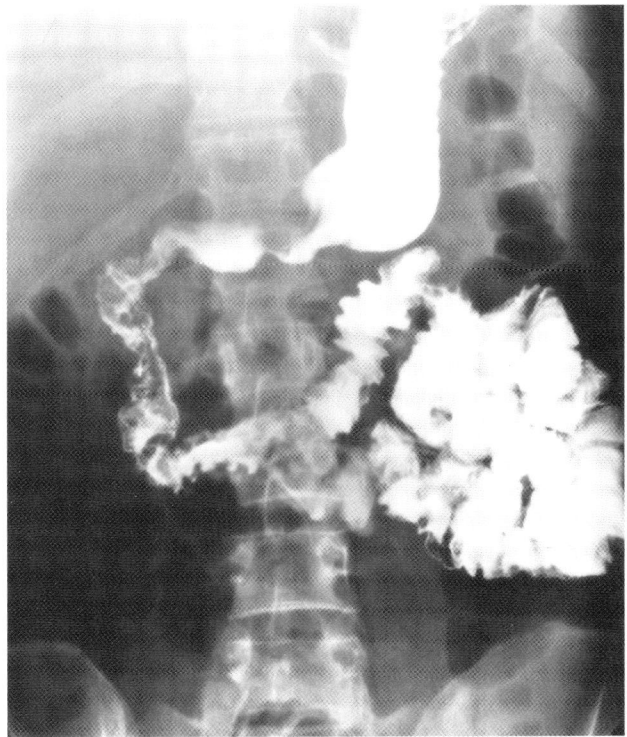

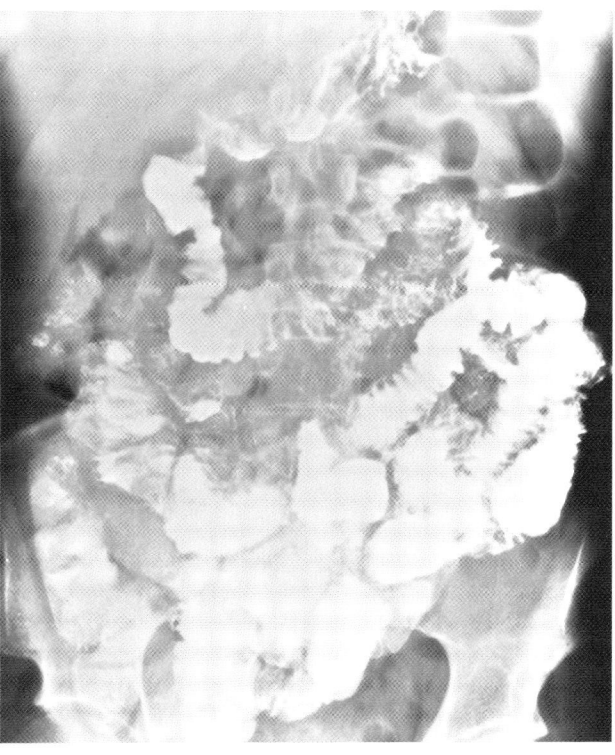

A

B

Abb. 20-19. Aufnahmen des oberen Gastrointestinaltrakts (**A**) und Dünndarmuntersuchung (**B**) eines AIDS-Patienten mit Cryptosporidium-Enteritis. Deutliche Verdickung der Schleimhautfalten in Duodenum und Jejunum. Der schlechte Schleimhautbeschlag mit Barium kommt durch die starke Sekretion der Mukosa infolge dieser Infektion zustande.

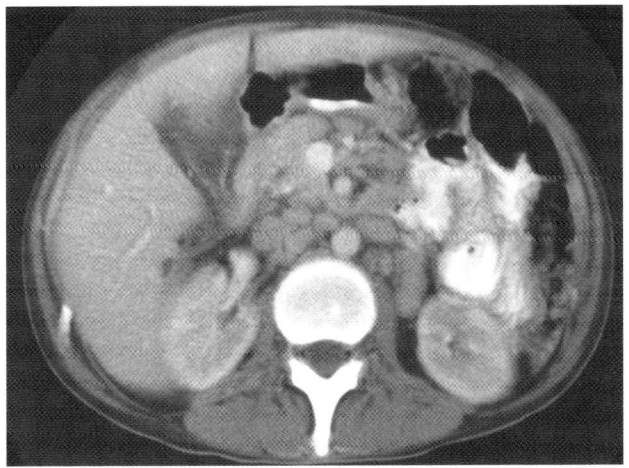

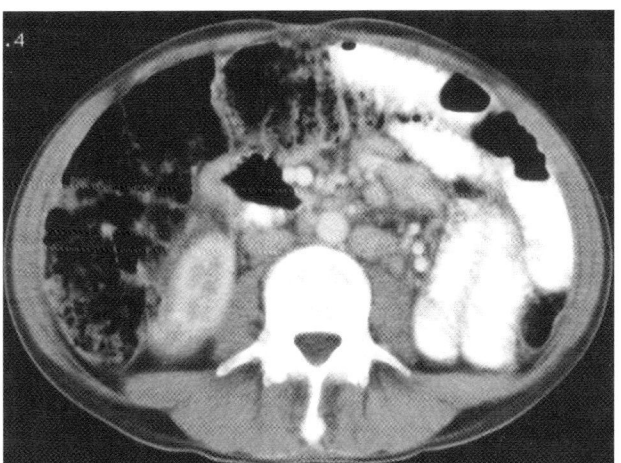

A

B

Abb. 20-20. CT-Bilder eines AIDS-Patienten mit einer Mycobacterium-avium-Infektion. Die kontrastierten Dünndarmschlingen sind erweitert und zeigen verdickte Schleimhautfalten. Beachten Sie auch die zahlreichen punktförmigen Verdichtungen um die Aorta, die Vena cava inferior und die mesenterialen Blutgefäße. Sie repräsentieren pathologisch vergrößerte Lymphknoten. Schauen Sie sich zum Vergleich die normalen abdominellen CT-Bilder in Kapitel 3 an.

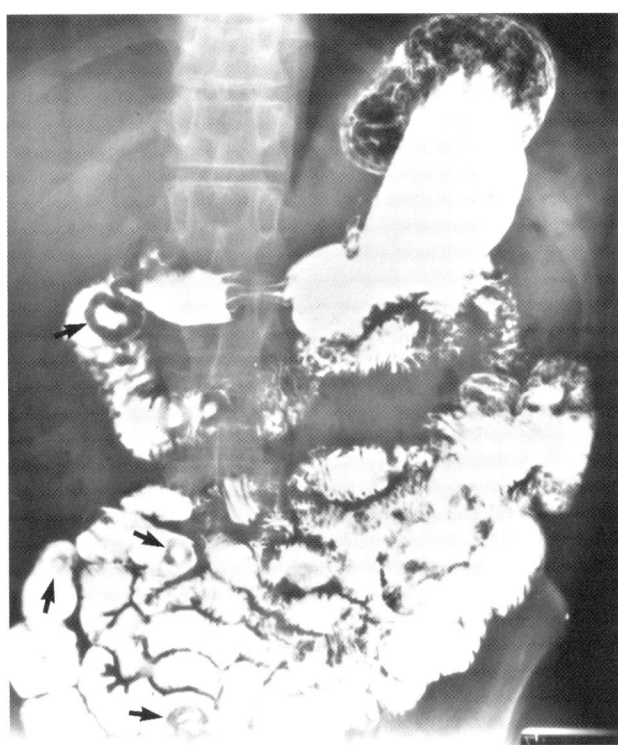

Abb. 20-21. Bariumuntersuchung eines Patienten mit Kaposi-Sarkom und Darmbeteiligung. Die *Pfeile* deuten auf die Schleimhauttumoren. Das flüssige Barium füllt den zentralen Krater auf.

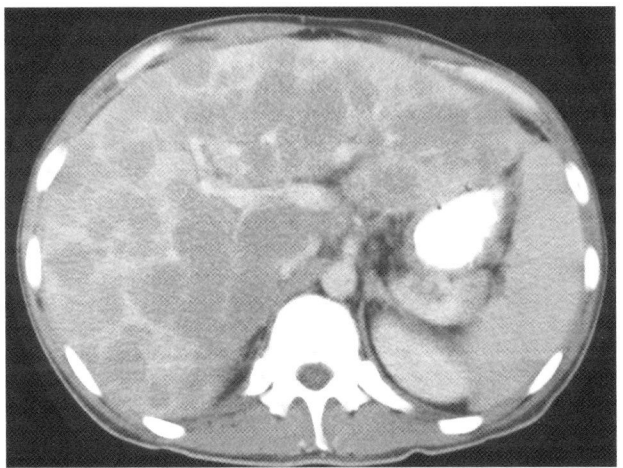

A

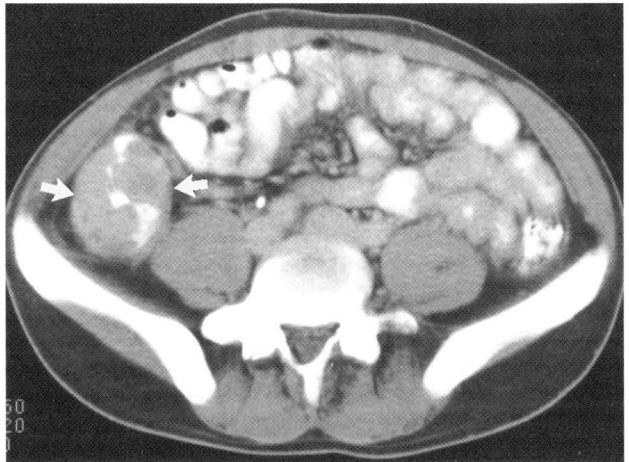

B

Abb. 20-22. Ein AIDS-Patient mit einem Non-Hodgkin-Lymphom vom B-Zell-Typ mit Beteiligung der Leber und des Colon ascendens.
A. Das CT-Bild des Oberbauchs zeigt multiple Tumorherde in der Leber.

B. Das CT-Bild des Unterbauchs zeigt eine Raumforderung *(Pfeile)* im Bereich des Zäkums.

Das Kaposi-Sarkom ist der häufigste abdominelle Tumor bei AIDS-Patienten, bei dem oft der Magen, der Darm und die Leber befallen sind. Bei der Bariumuntersuchung **(Abb. 20-21)** sieht man typischerweise multiple wandständige Knoten, von denen jeder einen charakteristi-schen zentralen Krater aufweist. Einige Patienten haben auch HIV-induzierte Non-Hodgkin-Lymphome, die häufig extranodal im Darm, den abdominellen Organen und Knochen lokalisiert sind **(Abb. 20-22)**.

Beteiligung des zentralen Nerven- systems bei AIDS

Ein Reihe opportunistischer Infektionen und Tumoren kann bei AIDS-Patienten das zentrale Nervensystem (ZNS) befallen. Darüber hinaus kann das HI-Virus das Nervensystem direkt schädigen, indem es eine subakute Enzephalitis und Meningitis hervorruft. Etwa 10 % der AIDS-Patienten leiden an einer ZNS-Beteiligung; ungefähr 50 % entwickeln im Laufe ihrer Erkrankung ZNS-Komplikationen. Bei der Autopsie zeigen ca. 75 % dieser Patienten Zeichen einer ZNS-Infektion.

Der häufigste Befund, der bei AIDS-Patienten im Bereich des ZNS erhoben werden kann, ist eine progressive diffuse Hirnatrophie, die durch die CT-Untersuchung nachgewiesen, am besten aber im MRT-Bild demonstriert werden kann. Gedächtnisschwund und kognitive Störungen (AIDS-Demenzkomplex) können dem Auftreten von pathologischen Befunden in CT- und MRT-Bildern vorangehen.

Sowohl virale als auch nonvirale zentralnervöse Infektionen treten bei AIDS auf. Cryptococcus neoformans und Toxoplasma gondii verursachen die meisten nonviralen Infektionen. Die Cryptococcus-Infektion löst eine granu-lomatöse Meningitis aus. Die Patienten leiden an Kopfschmerzen, Fieber, meningitischen Zeichen und Krampfanfällen. Die Infektion ruft nur wenige radiologisch nachweisbare Veränderungen hervor; die CT- und MRT-Untersuchungen sind oft unauffällig. Bei der Toxoplasmose dagegen sind die radiologischen Veränderungen deutlicher. Dieser intrazelluläre Parasit, der bei 15 % der HIV-Patienten beobachtet wird, verursacht raumfordernde Läsionen im Gehirn, die neurologische Herdsymptome und Krampfanfälle auslösen.

Im CT mit i.v. Kontrastmittel zeigen diese Veränderungen eine charakteristische randständige oder noduläre Kontrastmittelanreicherung in Verbindung mit einem mäßigen Ödem. Die Läsionen treten gewöhnlich multipel und bilateral auf; ihre Größe variiert. Häufig befallen sie auch die Basalganglien. Die MRT ist zur Darstellung dieser Veränderungen besser geeignet als die CT, weil sie Läsionen bereits frühzeitig entdecken kann, wenn das CT-Bild noch unauffällig ist. Auch in der kontrastverstärkten MRT findet man bei Patienten mit Toxoplasmose multiple, randständig anreichernde Läsionen (**Abb. 20-23**). In Kapitel 18 wurde bereits erwähnt, daß auch bestimmte Hirntumoren eine randständige Kontrastmittelaufnahme aufweisen können. Bei einem HIV-Patienten lassen derartige multiple Veränderungen jedoch eher

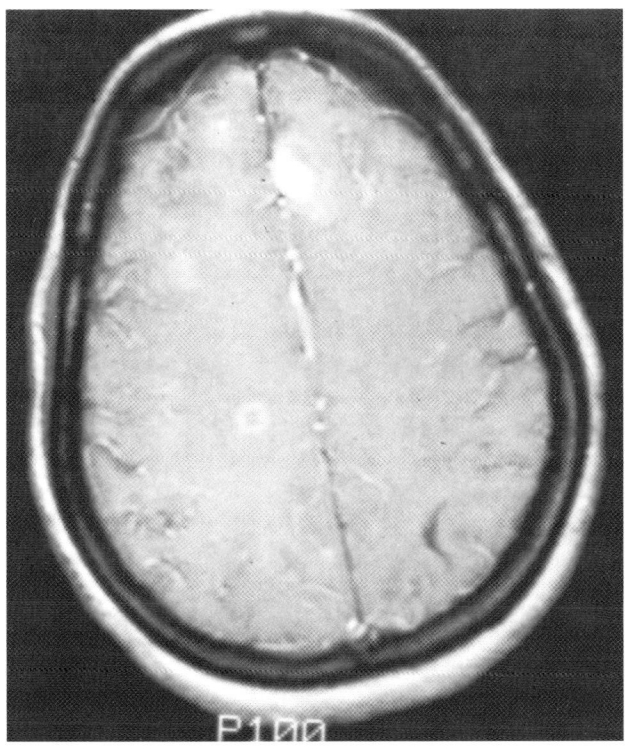
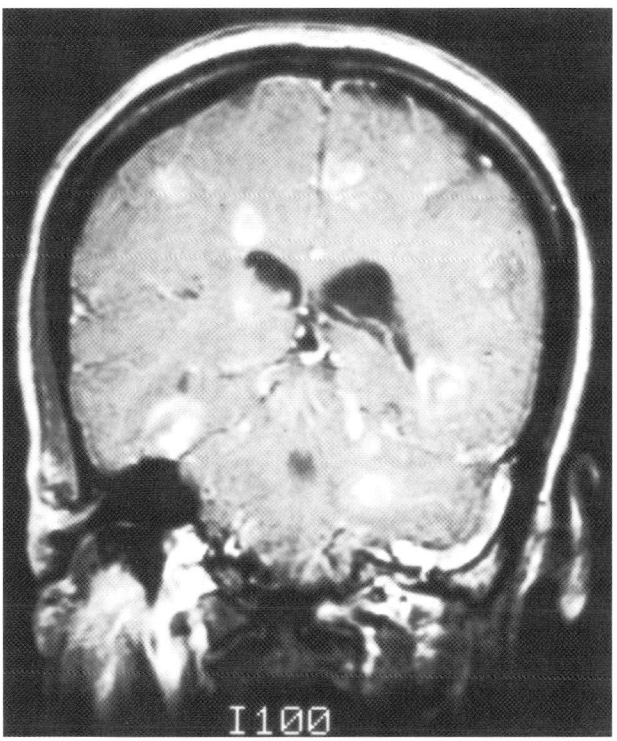

A

B

Abb. 20-23. MRT-Bilder eines AIDS-Patienten mit Toxoplasmose
A. Axiale Schicht

B. Koronare Schicht. Beide Bilder zeigen multiple ringartig Kontrastmittel anreichernde Läsionen, wie sie für die Toxoplasmose typisch sind.

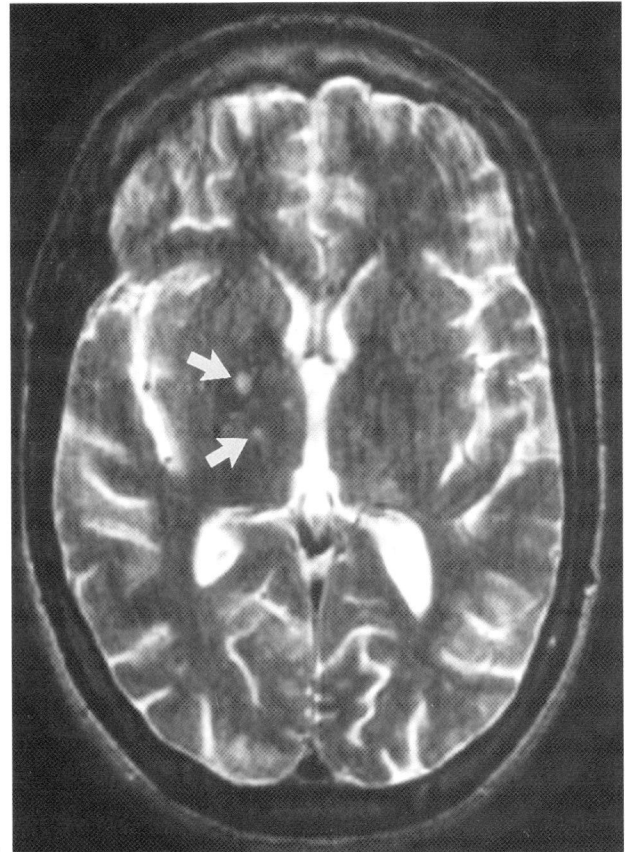

A

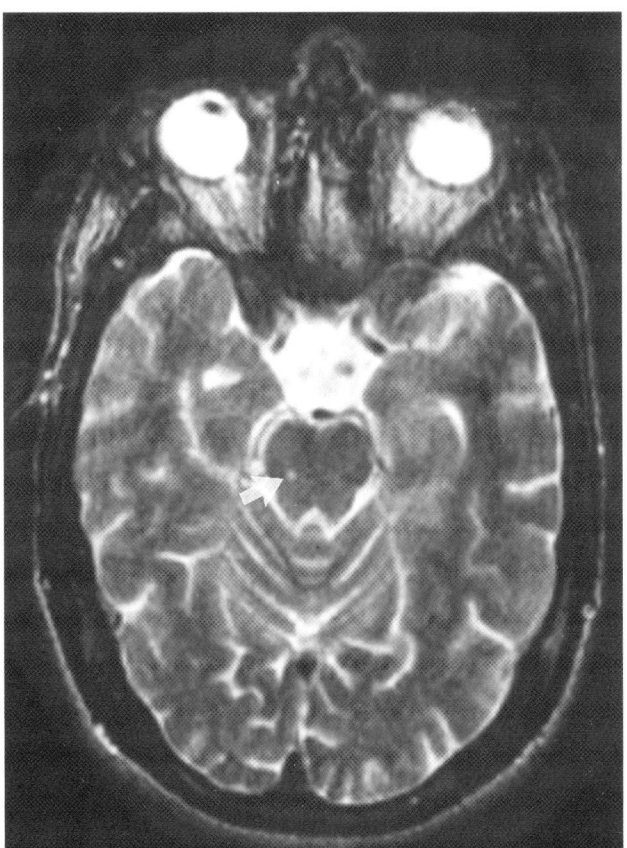

B

Abb. 20-24. MRT-Bild eines AIDS-Patienten mit einer progressiven multifokalen Leukenzephalopathie. Die T2-gewichteten MRT-Bilder zeigen multiple signalreiche Veränderungen *(Pfeile)* in den Basalganglien **(A)** und im Mittelhirn **(B)**.

an eine infektiöse als an eine neoplastische Ursache denken. Dennoch sollte jeder Patient, der auf eine Behandlung der Toxoplasmose nach 2–4 Wochen nicht reagiert, zum Ausschluß eines Neoplasmas biopsiert werden.

Andere Erreger, die nichtvirale ZNS-Infektionen bei AIDS-Patienten verursachen können, sind Candida albicans, Mykobakterienarten (sowohl Mycobacterium avium als auch Mycobacterium tuberculosis) und Kokzidien. Zu den häufigen opportunistischen viralen Entzündungen zählen bei AIDS-Patienten die progressive multifokale Leukenzephalopathie (PML), die durch ein Papovavirus ausgelöst wird, und die Zytomegalie (CMV). Die PML ruft eine Demyelinisierung und ein Ödem hervor. Klinisch imponieren Kopfschmerzen, Demenz und fokale neurologische Ausfälle. CT und MRT zeigen pathologische Veränderungen in der weißen Hirnsubstanz **(Abb. 20-24)**. Eine Infektion mit dem Zytomegalie-Virus führt zu einer fokalen nekrotischen Herdenzephalitis, die als raumfordernde Läsion auf CT- und MRT-Bildern erscheint. Das HI-Virus greift das ZNS auch direkt an, indem es eine subakute Enzephalitis auslöst, die sich klinisch mit Verwirrtheit und Gedächtnisverlust manifestiert.

Das primäre Lymphom des ZNS ist ein Hirntumor, der bei ungefähr 10 % der HIV-Patienten auftritt. Solche Veränderungen erscheinen als Raumforderungen, die oft größer als 4 cm im Durchmesser sind. In der CT zeigen sie eine Anreicherung i.v. verabreichten Kontrastmittels, und im MRT-Bild weisen sie eine ähnliche Signalintensität wie das normale Hirnparenchym auf. Multiple Läsionen treten bei ca. 50 % der Patienten auf. Die Kontrastmittelanreicherung variiert, kann aber eine charakteristische doppelte Ringstruktur zeigen. Das Erscheinungsbild dieser Veränderungen kann mit dem der Toxoplasmoseherde verwechselt werden. Die Toxoplasmose ist zwar viel häufiger als das ZNS-Lymphom, aber wenn ein Patient auf die Toxoplasmosetherapie nicht anspricht, muß an ein ZNS-Lymphom gedacht werden. Ein weiteres Lymphom des ZNS, das bei AIDS-Patienten auftreten kann, ist das systemische Lymphom, bei dem das Gehirn und die Rückenmarkshüllen oder die Meningen beteiligt sind. Schließlich kann das Kaposi-Sarkom, das in anderen Körperregionen häufig zu finden ist, in seltenen Fällen auch im Gehirn auftreten.

Antworten zu den Unbekannten

***Unbekannte 1-1* (Abb. 1-14).** Die beiden Würfel im rechten Bild wurden zuerst angebohrt, dann mit Blei gefüllt und wieder verschlossen. Die Zahlenpunkte wurden neu schwarz überstrichen. Von den gefüllten Würfeln wurde also der linke mit der gefüllten Seite nach unten, so wie er jetzt vorzugsweise fallen würde, geröntgt. Der rechte Würfel wurde auf die Seite gelegt und geröntgt: Sie sehen die Bleistücke nun seitlich, die gefüllte Seite weist (auf dem Bild) nach unten und ist sehr dicht. Der obere Teil des Würfels wurde ausgehöhlt und leer gelassen, damit er noch häufiger mit der 2 nach oben fällt. Will der Betrüger eine 5 würfeln, so nimmt er einfach den anderen Würfel.

***Unbekannte 1-2* (Abb. 1-15).** Nein, es ist kein Ei, das einen Nagel enthält. Das ovale Objekt kann kein Ei sein, da seine Röntgendichte zu den Rändern hin abfällt und zentral sehr viel höher und relativ einheitlich ist. Daher muß es sich, einmal von dem tatsächlich zentral gelegenen Nagel abgesehen, um einen soliden ovalen Körper von homogener Zusammensetzung und erheblicher Dichte handeln. Die dunklen Streifen entsprechen Luft, die sich nach dem Aufbrechen des Körpers zwischen den Bruchrändern befindet. Dieser Körper fand sich als Stein im Magen eines Pferdes. Der Nagel, ein typisches Exemplar, wie es beim Beschlagen von Pferden benützt wird, wurde zweifelsohne vor vielen Jahren vom Tier geschluckt und blieb im Magen liegen. Der „Stein" entspricht einem Konkrement, das sich langsam um den Nagel herum gebildet hat.

***Unbekannte 2-1 und 2-2* (Abb. 2-18 und 2-19).** Keine dieser Abbildungen ist ein Tomogramm. Sie erkennen es daran, daß die Bilder im Gegensatz zu den überlagerten unscharfen Bildern eines konventionellen Tomogramms (wie z.B. das in Abb. 2-13 B) klar und scharf sind. Diese beiden Unbekannten sind ebenfalls Röntgenbilder von Leichenschnitten. **Abbildung 2-18** ist eine weit dorsal gelegene koronare Schicht durch die auf der vorigen Seite gezeigte Leiche. In dieser Schicht erkennen Sie nur das Sakrum, die hinteren Anteile der Scapulae und Rippen, die Spitzen der Wirbeldornfortsätze

und die umgebenden Muskeln. **Abbildung 2-19** zeigt das Röntgenbild einer medianen sagittalen Schicht durch eine andere – weibliche – Leiche, wie Sie anhand der Beckenstrukturen erkennen können. Uterus, Cervix und Vagina liegen hinter der Harnblase und vor dem Rektum, das seinerseits wiederum direkt vor dem Sakrum liegt. Dieser Schnitt ist ungefähr 1 cm dick und beinhaltet die mittig gelegenen Anteile der Wirbelkörper und ihrer Dornfortsätze. Können Sie die Leber, die Darmschlingen und Herzhöhlen finden?

***Unbekannte 4-1* (Abb. 4-13).** Die Rippen sind korrekt durchnumeriert. Die durch die weißen Pfeile markierten Strukturen sind vom 7. Halswirbel ausgehende sogenannte Halsrippen, die eine kongenitale Assimiliationsstörung darstellen.

***Unbekannte 4-2* (Abb. 4-14).** Gebrochen ist die 8. Rippe links dorsal nahe dem Rippenköpfchen. Darüber hinaus ist eine Fraktur an der Margo lateralis der Skapula zu erkennen.

***Unbekannte 4-3* (Abb. 4-15).** Es liegt eine Schlüsselbeinfraktur vor. Die dunklen Streifen in den Weichteilen sind durch eingedrungene Luft zu erklären (subkutanes Emphysem oder Weichteilemphysem).

***Unbekannte 4-4* (Abb. 4-19).** Es fehlt der linke Teil des Schultergürtels, der aufgrund eines Knochentumors im Oberarm operativ entfernt wurde. Achten Sie auf den noch vorhandenen medialen Anteil der linken Clavicula.

***Unbekannte 4-5* (Abb. 4-20).** Abgesehen von einer alten verheilten Fraktur der linken Clavicula (vergleichen Sie die linke Clavicula mit der normalen rechten) ist dies eine unauffällige Thoraxaufnahme einer jungen Frau mit normalen Brustschatten.

***Unbekannte 4-6* (Abb. 4-21).** Es fehlt der rechte Brustschatten. Diese Frau hatte 2 Jahre zuvor eine rechtsseitige Mastektomie. Als Zufallsbefund und ohne Beziehung zu dem Mammakarzinom, das zur Mastektomie führte, sind linksseitig multiple verkalkte Hiluslymphknoten erkennbar. Letztere stammen von einer früheren Histoplasmoseinfektion.

***Unbekannte 4-7* (Abb. 4-22 A).** Die Brustschatten sind bei dieser Patientin außerordentlich dicht, und wenn Sie sich sorgfältig die Binnenstruktur der Brustschatten ansehen, erkennen Sie große, runde und gut abgrenzbare Verdichtungen, die Silikonimplantaten entsprechen. Diese Patientin ließ beidseits eine Augmentationsplastik zur Brustvergrößerung durchführen. **Abbildung 4-22 B** (unten) zeigt Ihnen die zugehörige Seitaufnahme.

***Unbekannte 5-1* (Abb. 5-32).** Die multiplen Höhlenbildungen mit Luft-Flüssigkeits-Spiegeln durch Einschmelzungen machen im Zusammenhang mit dem anamnestisch bekannten Drogenabusus das Vorliegen von Lungenabszessen auf dem Boden hämatogener Keimstreuung (bei diesem Patienten Staphylokokken) wahrscheinlich. Häufig geht mit diesen Befunden eine Infektion der Herzklappen einher (bakterielle Endokarditis).

***Unbekannte 5-2* (Abb. 5-33).** Im Vergleich mit einem normalen hochauflösenden CT (HR-CT) der Lunge zeigen sich in der HR-CT dieses Patienten feine Unterschiede. Beachten Sie die Vergrößerung und Blähung der distalen Lufträume, angeordnet in Gruppen innerhalb eines Netzwerkes von linearen interstitiellen Strukturen. Dieser Patient hat ein Emphysem.

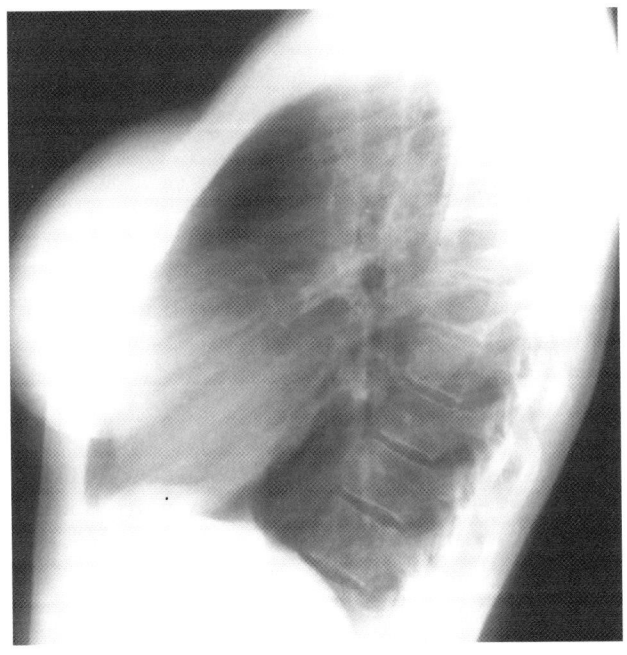

Abb. 4-22 B

***Unbekannte 6-1* (Abb. 6-13).** Das apikale rechte Unterlappensegment ist dicht verschattet. Es handelt sich eindeutig um eine Erkrankung des Lungenparenchyms eines bronchopulmonalen Lappensegments.

***Unbekannte 6-2* (Abb. 6-14).** Es handelt sich um eine Verschattung des (rechten) Mittellappens. Das klinische Erscheinungsbild entsprach dem einer Pneumonie.

***Unbekannte 7-1* (Abb. 7-7).** Das rechte Zwerchfell entspricht der fast horizontal verlaufenden linienförmigen Verdichtung, die teilweise die zehnte Rippe überlagert und unter der ebenfalls Luft liegt. Das hier vorliegende Pneumoperitoneum war eine der früher angewandten Methoden, die Lunge von Patienten mit Tuberkulose „zur Ruhe zu bringen". Sie sehen die Zwerchfellkuppel tangential getroffen, doch sind auch hier die konvex nach hinten und vorne verlaufenden Zwerchfellanteile nicht zu sehen. Die bis unterhalb der Zwerchfellkuppeln verlaufende Lungenzeichnung entspricht natürlich Gefäßen in den hinteren Anteilen des rechten Unterlappens. Der Patient hatte versucht, tief einzuatmen; es gelang ihm aber nicht, die Zwerchfelle gegen das infradiaphragmale Luftpolster noch weiter nach unten zu ziehen.

***Unbekannte 7-2* (Abb. 7-18).** Die Knochen und die extrathorakalen Weichteilgewebe sind bei diesem männlichen Patienten normal. Das Herz und das Mediastinum scheinen leicht nach links abzuweichen. Rechtsseitig besteht ein Pneumothorax mit ausgeprägtem Kollaps des rechten Unter- und Mittellappens, weniger stark ausgeprägt auch des Oberlappens, der fleckige Verdichtungen aufweist. Ähnliche Verdichtungen sind auch in der linken Lunge zu erkennen. Im rechten Sinus phrenicocostalis ist ein kleiner Flüssigkeitsspiegel als eindeutiger Hinweis auf das Vorliegen von Luft und Flüssigkeit im rechtsseitigen Pleuraraum zu erkennen. Die wahrscheinlichste Diagnose ist bei diesem fiebernden Patienten eine Tuberkulose; bei der Sputumuntersuchung ließen sich auch Tuberkelbakterien nachweisen.

***Unbekannte 7-3* (Abb. 7-19).** Bei Zustand nach Pneumonektomie links vor einigen Tagen liegt ein Hydropneumothorax vor. Das Mediastinum ist leicht in Richtung der fehlenden Lunge verlagert. Beachten Sie die fehlende 6. Rippe und die unter dem hochstehenden (aber unsichtbaren) Zwerchfell liegende Magenblase. Entsprechend ist der linke Hemithorax sehr viel kleiner als der rechte (fehlende Lunge, hochstehendes Zwerchfell).

***Unbekannte 9-1* (Abb. 9-33 A).** Ja, die Raumforderung im oberen Mediastinum rechtsseitig der Trachea

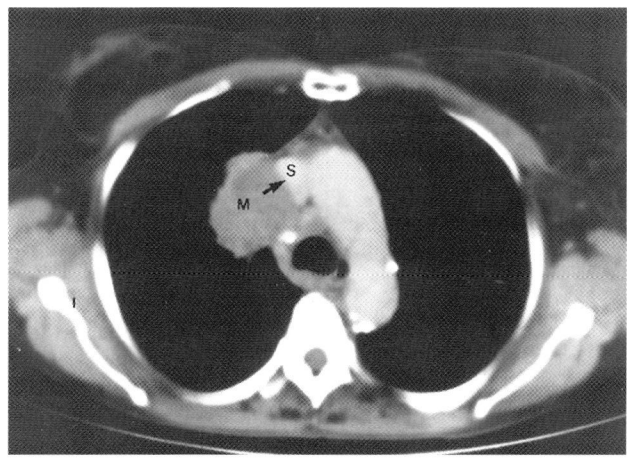

Abb. 9-33 B

könnte sicherlich in Beziehung zu der kleinen parenchymatösen Veränderung stehen (und sie tat es auch). In **Abb. 9-33 B**, einer CT-Schicht durch das Mediastinum, können Sie die Raumforderung *(M)* besser erkennen und abgrenzen. Es handelt sich um mediastinale Lymphknotenmetastasen, die die Vena cava superior *(S)* komprimieren *(Pfeil)*.

Unbekannte 12-1 (**Abb. 12-11**). Die Abdomenübersichtsaufnahme eines Patienten mit mechanischem Dünndarmileus zeigt zahlreiche luftgefüllte und dilatierte Jejunumschlingen und ein gasarmes Kolon.

Unbekannte 12-2 (**Abb. 12-12**). Abdomenübersichtsaufnahme eines anderen Patienten mit mechanischem Dünndarmileus. Im Gegensatz zu der Übersichtsaufnahme in Abb. 12-11 *(Unbekannte 12-1)* ist die Luftfüllung nur sehr gering, die Jejunumschlingen sind vor allem flüssigkeitsgefüllt.

Unbekannte 13-1 (**Abb. 13-4**). Der schmale, runde Füllungsdefekt im Magenantrum, kurz vor dem Pylorus gelegen, war sowohl unter Durchleuchtung als auch auf allen Zielaufnahmen konstant nachweisbar. Endoskopisch wurde ein gutartiger Magenpolyp gefunden und abgetragen.

Unbekannte 14-1 (**Abb. 14-81**). Bestimmt haben Sie die kontrastmittelgefüllten Darmschlingen bemerkt, die durch eine große Lücke in der Linea alba zwischen den beiden Rectus-abdominus-Muskeln außerhalb der eigentlichen Bauchhöhle liegen. In **B** erkennen Sie, daß die Darmschlingen im subkutanen Fettgewebe direkt unter der Haut liegen. Dieser Patient hat natürlich eine große ventrale Bauchwandhernie, die sich im Bereich der Lapa-

rotomienarbe ausgebildet hat. Ist Ihnen auch der Gallenblasenstein in **A** aufgefallen?

Unbekannte 14-2 (**Abb. 14-82**). Es sollte Ihnen eine kleine, geschrumpfte und knotig veränderte Leber sowie eine Splenomegalie und eine peritoneale Flüssigkeitsvermehrung mit niedriger Dichte (Ascites) aufgefallen sein. Dieser Patient mit chronischem Alkoholabusus hat natürlich eine Leberzirrhose. Die Ursache seiner Bauchschmerzen läßt sich ebenfalls erkennen: Die irregulär begrenzte Raumforderung mit geringer Dichte in der Leber ist ein Tumor. Wenn Sie an die Möglichkeit dachten, es könnte ein Hepatom (Leberzellkarzinom oder hepatozelluläres Karzinom) vorliegen, das bei Patienten mit Leberzirrhose gehäuft vorkommt, so klopfen Sie sich auf die Schulter, denn Sie haben den CT-Befund richtig mit Ihren klinischen Kenntnissen in Beziehung gebracht.

Unbekannte 14-3 (**Abb. 14-83**). Die CT-Untersuchung, aus der dieses Bild stammt, wurde nach oraler und i.v. Kontrastmittelgabe durchgeführt. Es sollte Ihnen die ausgedehnte Leberruptur und das begleitende Hämoperitoneum bei diesem Traumapatienten aufgefallen sein. Haben Sie auch die helle, sichelförmige Struktur erkannt, die lateral innerhalb des Hämoperitoneums liegt? Sie ist so hell wie intravasales Kontrastmittel, und es ist auch tatsächlich Kontrastmittel. Die Leberruptur reicht bis in einen Ast der rechten Arteria hepatica und die weiße, sichelförmige Struktur entspricht einem Extravasat des i.v. injizierten Kontrastmittels in das Hämoperitoneum. Ein solches Kontrastmittelextravasat stellt einen ungeheuer wichtigen Befund bei einem traumatisierten Patienten dar. Es sagt uns, daß der Patient auf dem CT-Untersuchungstisch aktiv blutet und auf dem schnellsten Weg zur operativen Versorgung in den OP gebracht werden muß. Genau das wurde bei diesem Patienten getan, und er erholte sich schließlich sehr gut!

Unbekannte 15-1 (**Abb. 15-17**). Trümmerfraktur des Humerus, die auch in die Basis des Tuberculum majus hineinreicht.

Unbekannte 15-2 (**Abb. 15-18**). Subkapitale Humerusfraktur, ebenfalls ins Tuberculum majus hineinziehend.

Unbekannte 15-3 (**Abb. 15-19**). Röntgenaufnahme einer mehrere Wochen alten Tibiafraktur, angefertigt am Tag der Entfernung des ersten Gipses. Die Frakturlinie ist nicht mehr scharf begrenzt, und an beiden Seiten des Frakturspalts zeigt sich eine flockige, langsam Mineral einlagernde Formation (Callus). Diese Veränderungen sprechen gegen eine frische Fraktur.

Unbekannte 15-4 (Abb. 15-20). Die Radiusköpfchenfraktur ist in der leicht schrägen Projektion von **B** leichter zu erkennen. Achten Sie auf die Stufe in der dichten Knochenoberfläche des Radiusköpfchens in **A**.

Unbekannte 15-5 (Abb. 15-21). Es handelt sich um eine Fraktur am distalen Ende der Radiusmetaphyse mit Verlagerung der Radiusepiphyse (wie auf der Seitaufnahme zu erkennen ist). Achten Sie auf die helle Überlagerung der Knochen in der a.p. Aufnahme, häufig ein Hinweis auf das Vorliegen von Frakturen.

Unbekannte 15-6 (Abb. 15-22). Hier liegt keine Fraktur vor. Es handelt sich um ein normales, noch nicht ausgewachsenes Handgelenk. Bei Verletzungen von Kindern wird immer die nicht betroffene Extremität mitgeröntgt, um einen spiegelbildlichen Vergleich mit der verletzten Seite zu haben. Die normale Wachstumsfuge ist immer durch ihre glatte, dichte Begrenzung von einer Fraktur zu unterscheiden.

Unbekannte 15-7 (Abb. 15-23). Eingestauchte distale Radiusfraktur 1,5 cm proximal des Handgelenks. Bei der typischen Colles-Fraktur wird sehr häufig noch eine Fraktur des Processus styloideus ulnae beobachtet, die hier jedoch nicht vorliegt.

Unbekannte 15-8 (Abb. 15-24). Beide Unterarmknochen sind gebrochen, und durch Muskelzug ist es zu einer Längsverschiebung der Bruchstücke gegeneinander mit Verkürzung des Unterarms gekommen (Dislocatio ad longitudinem cum abreviatione). Die Fraktur muß reponiert, d.h., die Fragmente müssen wieder genau aufeinandergebracht werden; wenn eine gute Stellung erreicht ist, wird der ganze Arm eingegipst.

Unbekannte 16-1 (Abb. 16-74). Wenn Sie die lufthaltigen Darmschlingen im Skrotum erkannt haben, war es für Sie sicherlich kein Problem, eine Skrotalhernie zu diagnostizieren.

Unbekannte 16-2 (Abb. 16-75). Die sehr echoreiche lineare Struktur mit Schallschattenbildung auf dem sagittalen Ultraschallbild ist ein Intrauterinpessar (IUP, „Spirale"). Vergleichen Sie die Ultraschallaufnahme mit dem auf dem Röntgenbild (**C**). IUPs gibt es in vielen Formvarianten. Eine wichtige Indikation für die Ultraschalluntersuchung ist es, die intrauterinel Lage des IUP zu kontrollieren. Ist es mit Ultraschall nicht im Uteruskavum nachzuweisen, muß eine Röntgenaufnahme angefertigt werden, um herauszufinden, ob das IUP frei in der Bauchhöhle liegt (also die Uteruswand perforiert hat) oder ob es aus dem Uteruskavum herausgerutscht ist.

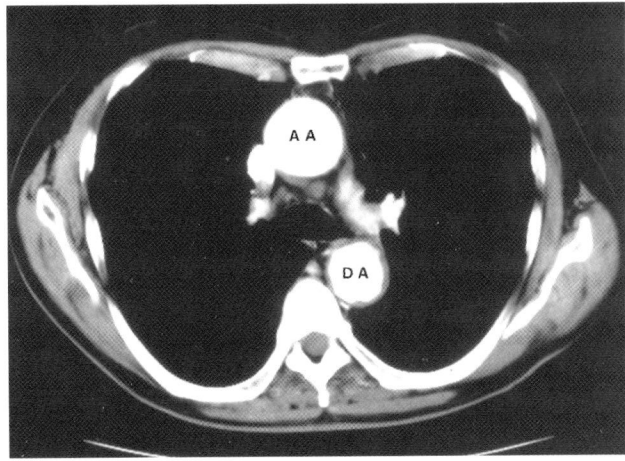

Abb. 17-63 C

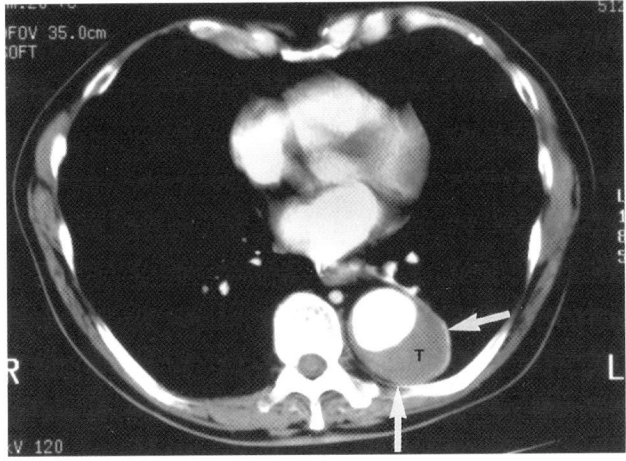

Abb. 17-63 D

Unbekannte 16-3 (Abb. 16-76). Für eine Frau diesen Alters ist der Uterus deutlich zu groß und das Cavum uteri ist mit heterogenem Inhalt von geringer Dichte gefüllt. Haben Sie an einen Tumor der Gebärmutter gedacht? Diese Patientin hatte ein Endometriumkarzinom mit Blutungen. Das Cavum uteri enthielt zum Teil nekrotischen Tumor und Blutkoagel.

Unbekannte 17-1 (Abb. 17-63). Jede thorakale Raumforderung in Projektion auf den Verlauf oder die Nachbarschaft der Aorta thoracalis könnte ein Aortenaneurysma sein und darf daher unter keinen Umständen biopsiert werden. Der Patient erhielt eine kontrastmittelverstärkte CT-Untersuchung des Thorax; Sie sehen das Resultat in den Abb. 17-63 **C** und **D**. In der anatomisch höher gelegenen Schicht (**C**) sind Aorta ascendens (*AA*) und descendens (*DA*) normal weit. Die tiefer gelegene Schicht in Höhe der Herzbasis (**D**) zeigt, daß die Raumforderung einem Aneurysma der Aorta descendens (*Pfei-*

le) entspricht, das dorsal und lateral von wandständigen Thrombus *(T)* ausgekleidet ist. Nur das frei durchflossene Lumen des Aneurysmas ist kontrastmittelgefüllt.

Unbekannte 17-2 (Abb. 17-64). Die Thoraxaufnahme dieser Patientin zeigt eine dilatierte Aorta und ihre CT-Bilder eine dünne Membran (Intima-Flap), die das Aortenlumen in zwei Anteile teilt. Die Patientin hat eine Aortendissektion mit durchströmtem wahrem und falschem Lumen. Beachten Sie in der Schicht oberhalb des Aortenbogens **(B)**, daß ein Ausläufer der Dissektionsmembran bis in den Truncus brachiocephalicus, die linke A. carotis communis und die linke A. subclavia reicht.

Der Intima-Flap ist am besten im Aortenbogen **(C)** und in der Aorta ascendens und descendens **(D)** zu erkennen.

Unbekannte 18-1 (Abb. 18-49). Es zeigen sich mehrere sehr signalreiche (helle) Raumforderungen, die von Ödemzonen niedriger (dunkelgrauer) Signalintensität umgeben sind. Sicherlich haben Sie bei der Entdeckung mehrerer Läsionen an Metastasen gedacht. Dieser Patient litt an einem metastasierenden Bronchialkarzinom.

Unbekannte 18-2 (Abb. 18-48). Der Tumor befindet sich im Pons und erwies sich als Gliom. War Ihnen aufgefallen, daß der Pons aufgetrieben ist?

Danksagung

Mein Dank gilt zuerst und vor allem Lucy Frank Squire. Sie hat bereits sehr früh den Bedarf nach einem Lehrbuch erkannt, das Medizinstudenten eine geeignete Einführung in die Radiologie gibt. 1964 schrieb sie die erste Ausgabe dieses Buches. Beispielhaft in seiner Klarheit und dem beim Lesen vermittelten Spaß, war es das erste, wirklich „benutzerfreundliche" Lehrbuch für Studenten. In den Jahren ihres Studentenunterrichtes lernte Frau Dr. Squire vor allem auch die Aspekte kennen, die für Studenten teilweise schwierig zu begreifen waren, und es gelang ihr, gerade diese Aspekte in einer sehr klaren, engagierten und einfach verständlichen Weise darzustellen. Als eine Pionierin des interaktiven Unterrichts in Kleingruppen verstand sie es, die Studenten mit der Lösung unbekannter Fälle (den sog. „Unbekannten") und dem Austüfteln von Diagnosen zu fesseln. Ich selbst war als Medizinstudent fasziniert von ihren *Fundamentals of Radiology.*

Während meiner Facharztausbildung im Massachusetts General Hospital hatte ich das große Glück, mit Frau Dr. Squire im Ausbildungsbereich Radiologie der Harvard Medical School zu arbeiten, dem ich jetzt vorstehe. Es war der Beginn einer 20jährigen kollegialen Verbundenheit, während der wir die radiologische Ausbildung von Medizinstudenten diskutiert und gestaltet haben. Ich fühlte mich sehr geehrt, als Co-Autor der 4. Ausgabe der *Fundamentals of Radiology* ausgewählt zu werden, und es ist mir natürlich eine besonders große Ehre, nun der Autor der 5. Ausgabe zu sein.

Mein Dank gilt auch „meinen" Studenten, die mir in mannigfacher Weise geholfen haben. Sie haben mir erstaunlich viele Ideen und Anregungen für die 5. Auflage gegeben, die einen noch näher an ihren Bedürfnissen orientierten Text ermöglicht haben. Ihr Enthusiasmus, ihre Fantasie und ihre Freundschaft haben mich stets inspiriert.

Ich danke auch allen meinen guten Freunden und Kollegen, die mir mit speziellem Rat oder geeigneten Fallbeispielen bei der Zusammenstellung des Buches geholfen haben. Mein Dank gilt auch Francis Cunningham und Shelley Eshleman, die die Zeichnungen bereits für die früheren Ausgaben angefertigt haben, und den vielen anderen, weiter unten genannten Personen, die einen Beitrag zu den früheren Auflagen geleistet haben. Für die Hilfe bei der Vorbereitung dieser Ausgabe möchte ich besonders Drs. Oksana Baltarowich, Beryl Benacerraff, Robert T. Bramson, Philip Costello, Steven L. Dawson, Jill Dobbins, Dennis W. Foley, Carol Hulka, John A. Kaufman, J. Nash Lawrason, Mark Lerner, Joachim Lotz, Theresa C. McLoud, William E. Palmer, Franzisca A.. Prosser, Carlos A. Rabito, Patrick M. Rao, James T. Rhea, Richard Sacknoff, Bruce Saffran, Jane C. Share, Arthur C. Waltman und Isabel C. Yoder danken. Ich möchte auch den Firmen ATL Co., DuPont Diagnostic Imaging, the Eastman Kodak Co., General Electric Medical Systems und J/B Woolsey Associates danken.

Mein Dank gilt auch meinem Institutsdirektor, Dr. James H. Thrall, für seine Unterstützung und Ermutigung. Einen besonderen Dank schulde ich meiner Sekretärin Evelyn M. DeBerardinis für ihre Geduld und Hilfe bei der Erstellung des Manuskripts.

Quellennachweis

Kapitel 1
Abb. 1-1 Dr. Merrill Sosman (Australien)
Abb. 1-3 Medical Record 1896; 149, 15. Februar
Abb. 1-4 Dr. W. Felts, Minneapolis, Minn.
Abb. 1-5 A, 1-11 Fundamentals of Radiography, S. 6, 25. Eastman Kodak Co., Rochester, N.Y.
Abb. 1-5 B DuPont Diagnostic Imaging, Wilmington, Delaware
Abb. 1-8 Dr. D. Eaglesham, Guelph, Ontario, Kanada
Abb. 1-9 Dr. E. Comstock, Wellsville, N.Y., und C. Bridgman, Rochester, N.Y.
Abb. 1-10 C. Bridgman, Rochester, N.Y., und S. Keck, New York, N.Y.
Abb. 1-12 I/B Woolsey Associates
Abb. 1-14 C. Bridgman, Rochester, N.Y.

Kapitel 2
Abb. 2-1 Dr. A. Richards. Medical Radiography and Photography 32: 28
Abb. 2-2 B Drs. W. Macklin Jr., H. Bosland und A. McCarthy. MR&P 31: 91

Abb. 2-3 C   DuPont Diagnostic Imaging, Wilmington, Delaware

Abb. 2-3 D, 2-20, 2-23, 2-24 A, 2-30, 2-36, 2-41   GE Medical Systems, Milwaukee, Wisconsin

Abb. 2-5   Bridgman, E. Holly und Dr. M. Zariquiey. MR&P32: 49

Abb. 2-6   I/B Woolsey Associates

Abb. 2-7, 2-8   Dr. H. Forsyth Jr. MR&P 25: 38

Abb. 2-10, 2-12   Dr. C. Behrens, Bethesda, Maryland

Abb. 2-22   Fundamentals of Radiography, S. 48. Eastman Kodak Co., Rochester, NY.

Abb. 2-33   Advanced Technology Laboratories, Bothell, Washinton

Kapitel 3

Abb. 3-1 bis 3-3, 3-5, 3-8 bis 3-11, 3-15, 3-16, 3-19, 3-20, 3-24, 3-25, 3-29, 3-34, 3-35, 3-39, 3-44 bis 3-46   I/B Woolsey Associates

Kapitel 4

Abb. 4-3, 4-18   I/B Woolsey Associates

Abb. 4-5, 4-6   Dr. O Alexander. MR&P 30: 35, 36

Abb. 4-7   T. Funke. MR&P 36: 9, 29

Abb. 4-9   S. Forczyk, Fall River, Massachusetts

Abb. 4-11, 4-12   Dr. John Hope, Drs. E. O'Hare, T. Tristan und J. Lyon Jr. MR&P 33: 30, 31

Abb. 4-13   Dr. J. Atlee, Lancaster, Pennsylvania

Abb. 4-15   A. Dini, Rochester, N.Y.

Abb. 4-16, 4-17   Fundamentals of Radiography, S. 25, 30. Eastman Kodak Co., Rochester, N.Y.

Abb. 4-19   Dr. J. Jollman, Omaha, Nebraska

Kapitel 5

Abb. 5-2   R. Morrison. MR&P 27: 132

Abb. 5-9, 5-11   Drs. B. Felson, F. Fleishner, J. McDonald und C. Rabin. Radiology 73: 744

Abb. 5-10   Dr. C. Dotter. MR&P 34: 48, und Dr. J. Reed, Detroit, Michigan

Abb. 5-12, 5-13   Dr. R. Epstein. MR&P 34: 58, 62

Abb. 5-15, 5-22   Dr. T. McLoud, Boston, Massachusetts

Abb. 5-16 bis 5-18   Drs. A. Bell, S. Shimomura, W. Guthrie, H. Hempel, H. Fitzpatrick und C. Begg. Radiology 73: 566

Abb. 5-20 B, 5-21 E   Dr. R. Sherman, New York, N.Y.

Abb. 5-21 F   Dr. R. Wagner, Detroit, Michigan

Kapitel 6

Abb. 6-1, 6-6, 6-9   I/B Woolsey Associates

Abb. 6-4, 6-5   Dr. M. Zariquiey. MR&P 33: 68–76

Abb. 6-13   Dr. G. Simon, London, England

Abb. 6-16   Dr. J. Woodring. MR&P 62:1

Kapitel 7

Abb. 7-2, 7-3 · Dr. J. Hope et al. MR&P 33: 26, 28

Abb. 7-5   Sobotta-Uhlenhuth, Atlas of Descriptive Human Anatomy, 7. Aufl. Hafner Publishing Co., New York, N.Y.

Abb. 7-6   Dr. C. Dotter, Portland, Oregon

Abb. 7-7   C. Brownell. MR&P 27: 114

Abb. 7-9   Dr. W. Brosius, Detroit, Michigan

Abb. 7-11   J/B Woolsey Associates

Abb. 7-12, 7-17   Dr. J. Petersen. Radiology 74: 36: 40

Abb. 7-16   Dr. E. Carpenter, Superior,Wisconsin

Abb. 7-18   Dr. G. Schwalbach, Rochester, N.Y.

Abb. 7-19   Dr. H. Forsyth Jr. MR&P 31: 129

Abb. 7-21   Dr. M. Fisher. MR&P 46: 2

Kapitel 8

Abb. 8-1   Drs. I. Harris und M. Stuecheli. MR&P 28: 20

Abb. 8-2   Dr. J. Hope et al. MR&P 33: 26

Abb. 8-4, 8-5, 8-18. 8-21   Dr. G. Simon, London, England

Abb. 8-7, 8-8, 8-15, 8-26   Dr. J. Woodring. MR&P 62: 1 (Rückseite) usw.

Abb. 8-9, 8-19, 8-21 bis 8-24, 8-28 bis 8-32   Dr. D. Godwin, Seattle, Washington

Abb. 8-13   Dr. W. Crandall, Sulphur, Oklahoma

Abb. 8-14   Dr. H. Fulton. MR&P 30: 81, 82

Abb. 8-17   Drs. E. Uhlmann und J. Ovadia. Radiology 74: 269

Kapitel 9

Abb. 9-1   Dr. J. Woodring. MR&P 62:1

Abb. 9-3 A, 9-4A   Dr. C. Dotter. MR&P 30: 70

Abb. 9-3 B, 9-4B, 9-5 B, 9-8 B   I/B Woolsey Associates

Abb. 9-5 A, 9-8   Drs. P. Markovits und J. Desprez-Curely. Radiology 78: 373, 377

Abb. 9-6   9-11 bis 9-14, 9-17 bis 9-22, 9-24, 9-26 bis 9-34   Dr. J. Woodring. MR&P 62

Abb. 9-7   Dr. G. McDonnell. MR&P 30: 84

Abb. 9-9   Dr. T. Newton. Am J Roentgenology 89: 277

Abb. 9-10   Drs. R. Ormond, A Templeton und J. Jaconette. Radiology 80: 738

Abb. 9-23   Dr. J. Hope et al. MR&P 33: 35

Abb. 9-25   Drs. A. Megibow und M. Bosniak, New York, N.Y.

Kapitel 10

Abb. 10-1, 10-5   Dr. H. Forsyth Jr., Rochester, N.Y.

Abb. 10-10   Dr. G. Simon, London, England

Abb. 10-16 Dres. M. Klein, E. Walsh. Radiology 70: 674

Abb. 10-19   Drs. M. Klein und E. Walsh. Radiology 70: 674

Abb. 10-21, 10-22, 10-24   Dr. R. Kubicka. MR&P 61: 14–39

Abb. 10-25   Dr. B. Epstein. MR&P 34: 68, 69

Abb. 10-27, 10-30   I/B Woolsey Associates

Abb. 10-33   Drs. A. Lieber und J. Jorgens. Am J Roentgenology 86: 1069–70

Abb. 10-43   Dr. W. Tuddenham et al. MR&P 33: 61

Abb. 10-46 B   Dr. A. Strashun, Brooklyn, N.Y.

Abb. 10-57, 10-64   Dr. M. Lipton und Imatron, Inc., San Francisco, California

Kapitel 11

Abb. 11-2, 11-3   Dr. J. Hope et al. MR&P 33: 37

Abb. 11-4   Drs. B. Kalayjian und M. Sapula. MR&P 30: 57

Abb. 11-5   Dr. J. McGillivray. MR&P 30: 27

Abb. 11-6, 11-27, 11-28, 11-40   I/B Woolsey Associates

Abb. 11-7B   Dr. C. Stevenson, Spokane, Washington

Abb. 11-11   Dr. G. Thompson und W. Cornwell. MR&P 25: 43

Abb. 11-15   V. Yamamoto. MR&P 26:121

Abb. 11-18   Drs. R. Salb und G. Burton. MR&P 33:106

Abb. 11-19   Dr. F. Nelans, Wagner, Oklahoma

Abb. 11-21   Dr. L. Cole, Blossburg, Pennsylvania

Abb. 11-23   Dr. J. Wainerdi, New York, N.Y.

Abb. 11-29   E. Holly und G. Weingartner. MR&P 29: 91

Abb. 11-31   Dr. W. Tuddenham. Radiology 78: 697

Abb. 11-32   C. Bridgman. MR&P 26:12

Abb. 11-39   Dr. W. Irwin, Detroit, Michigan

Abb. 11-42   Drs. G. Stein und A. Finkelstein. MR&P 31: 5

Abb. 11-43   Dr. G. Schwartz. MR&P 30: 55

Abb. 11-45   Dr. J. Becker, Brooklyn, N.Y.

Abb. 11-50   Dr. N. Alcock. MR&P 23: 27

Abb. 11-56   Dr. R. Filly und Acuson Corp., San Francisco, California

Abb. 11-57   Dr. G. Grube und Acuson Corp., Loma Linda, California

Abb. 11-58   1 Dr. E. Ferris und Acuson Corp., Little Rock, Arkansas

Abb. 11-60   Dr. L. Berland und Acuson Corp., Birmingham, Alabama

Kapitel 12

Abb. 12-2   Dr. D. Haff, Northampton, Pennsylvania

Abb. 12-6   Dr. C. Nice. Radiology 80: 44

Abb. 12-21   Dr. J. McCort. Radiology 78: 51

Abb. 12-28   Dr. E. Schultz. Radiology 70: 728

Abb. 12-29   Dr. H. Welsh. MR&P 34: 78

Kapitel 13

Abb. 13-3   Dr. C. Nice. Radiology 80: 43

Abb. 13-4   Dr. R. Sherman und Eastman Kodak Co., Rochester, N.Y.

Abb. 13-8, 13-36   T. Funke, Lorain, Ohio

Abb. 13-9   Dr. S. Wyman, Boston, Massachusetts

Abb. 13-10   Drs. W. Horrigan, H. Atkins, N. Tapley. Radiology 78: 440

Abb. 13-11   Dr. G. Joffrey, Olean, N.Y.

Abb. 13-14   Drs. J. Spencer und J. Schaeffer. MR&P 29: 22

Abb. 13-15   Dr. M. Kulick, Brooklyn, N.Y.

Abb. 13-19   Fundamentals of Radiography, S. 6. Eastman Kodak Co., Rochester, N.Y.

Abb. 13-20   Dr. T. Orloff. MR&P35: 53

Abb. 13-26, 13-27   Dr. S. Prather Jr., Augusta, Georgia

Abb. 13-30   Dr. G. Jaffrey, Santa Rosa, California

Abb. 13-31   Dr. E. Ahern. MR&P 30: 9

Abb. 13-33   Dr. J. Higgason. MR&P 30: 60

Abb. 13-34   Dr. J. Dulin, Iowa City, Iowa

Abb. 13-35   Dr. J. Reed, Detroit, Michigan

Abb. 13-40   Dr. C. Cimmino. MR&P 30: 45

Kapitel 14

Abb. 14-11   Dr. J. Ferrucci, Boston, Massachusetts

Abb. 14-31   Dr. J. Pepe, Brooklyn, N.Y.

Abb. 14-33, 14-34   Dr. K. McKusick, Boston, Massachusetts

Abb. 14-37   Drs. G. Stein und A. Finkelstein. MR&P 31:12

Abb. 14-38   Dr. E. Pirkey, Louisville, Kentucky

Abb. 14-40   Dr. T. Van Zandt, Rochester, N.Y., und Eastman Kodak Co.

Abb. 14-42   Dr. S. Dallemand, Brooklyn, N.Y.

Abb. 14-61   Dr. J. Hope et al. MR&P 33: 49

Abb. 14-62   Dr. K. Fengler. J Mount Sinai Hospital, New York, N.Y.

Abb. 14-66   Dres. M. Bosniak und J. Becker, New York, N.Y.

Abb. 14-68   Dr. W. Foley und General Electric Company

Abb. 14-72   Drs. A. Waltman und C. Athanasoulis, Boston, Massachusetts

Abb. 14-75   Drs. J. Edeiken, G. Strong und J. Khajavi. Radiology 79: 88

Abb. 14-76   Dres. J. Hope und C. Koop. MR&P 38: 47

Kapitel 15

Abb. 15-2   Chicago Museum of Natural History, Chicago, Illinois

Abb. 15-3   I/B Woolsey Associates

Abb. 15-4, 9   C. Bridgman. MR&P 26: 4, 27: 72

Abb. 15-5   Dr. G. Mitchell. MR&P 34: 6

Abb. 15-6, 15-31   Drs. H. Isard, B. Ostrum und J. Cullinan. MR&P 38: 97, 101

Abb. 15-8   J. Cahoon. Radiography and Clinical Photography 22: 4, 6

Abb. 15-12   Dr. L. Hilt, Eugene, Oregon

Abb. 15-17, 15-19 bis 15-21   T. Funke. MR&P 36: 9, 29

Abb. 15-25   Dr. W. Irwin, Detroit, Michigan

Abb. 15-26   Dr. D. Wilner, Atlantic City, N.J.

Abb. 15-39   Modifiziert nach A. W. Ham, Histology. 3. Aufl. S. 295. J. B. Lippincott, Philadelphia, Pennsylvania

Abb. 15-40   Dr. P. Lacroix, University of Louvain, Belgium

Abb. 15-41   Dr. M. Urist, Bone as a Tissue, p. 37. McGrawHill, New York, N.Y.

Abb. 15-42   Dr. L. Luck, Bone and Joint Diseases. Charles C Thomas, Springfield, Illinois

Abb. 15-43, 15-44   Dr. J. Feist, Pittsburgh, Pennsylvania

Kapitel 16

Abb. 16-2   Harriet Greenfield

Abb. 16-5   Dr. I. Andersson. MR&P 62: Umschlag

Abb. 16-7, 16-8, 16-33, 16-34, 16-44, 16-46, 16.59, 16-64, 16 66, 16-68, 16-72 A   Zeichnungen: I/B Woolsey Associates

Abb. 16-13   J. Hill, Lancaster, England

Abb. 16-24   Advanced Technology Laboratories, Bothell, Washington

Kapitel 17

Abb. 17-9, 17-11   Advanced Technology Laboratories, Bothell, Washington

Abb. 17-17 bis 17-22, 17-30, 17-41 bis 17-43, 17-53   I/B Woolsey Associates

Kapitel 18

Abb. 18-2, 18-3, 18-5, 18-7   I/B Woolsey Associates

Abb. 18-8   R. Matthias. MR&P 28 (Titelblatt)

Abb. 18-9   W. Davis

Abb. 18-10, 18-23, 18-24, 18-27   R. Novelline, L.F. Squire, Living Anatomy. Hanley and Belfus, Philadelphia, Pennsylvania

Abb. 18-39, 18-40   Drs. G. Potter und R. Gold. MR&P 51: 2

Kapitel 19

Abb. 19-1, 19-2 C, 19-3, 19-4 G, 19-12   Medi-tech/Boston Scientific Corporation, Natick, Massachusetts

Abb. 19-7   Drs. A. Waltman und C. Athanasoulis, Boston, Massachusetts

Abb. 19-18   I/B Woolsey Associates

Abb. 19-20   Dr. C. Athanasoulis et al. Interventional Radiology. W.B. Saunders Co., Philadelphia, Pennsylvania

Kapitel 20

Abb. 20-4   Dr. G. Schwalbach, Rochester, New York

Abb. 20-6   R. Bottin, Indianapolis, Indiana

Abb. 20-9   Dr. G. Baron, Rochester, New York

Abb. 20-10   Dr. W. Brosius, Detroit, Michigan

Abb. 20-11   Dr. B. Suster, Brooklyn, New York

Sachverzeichnis